U0226443

中西医结合微创骨科学

主　　编　孟　和　王和鸣

副 主 编　刘联群　李盛华　张兴平　苏继承　周　宁　谭远超

执行主编　陈长贤

编　　委（按姓氏笔画为序）

王玉春	内蒙古呼伦贝尔市中蒙医院	周奉皋	四川省成都骨科医院
王庆甫	北京中医药大学第三附属医院	周明旺	甘肃省中医院
王和鸣	福建中医药大学	孟　和	中国中医科学院望京医院
邓忠良	重庆医科大学附属第二医院	赵　河	北京大兴兴和骨伤医院
古恩鹏	天津中医药大学第一附属医院	赵建勇	河北省沧州中西医结合医院
刘　峻	山东省文登整骨医院	柳　健	西安仲德医院
刘又文	河南省洛阳正骨医院	钟远鸣	广西中医药大学第一附属医院
刘联群	福建中医药大学附属泉州市正骨医院	修忠标	福建中医药大学附属人民医院
苏纪权	辽宁省海城市正骨医院	聂伟志	山东省文登整骨医院
苏恩亮	哈尔滨市骨伤医院	贾卫斗	北京军区第 251 医院
苏继承	辽宁省海城市正骨医院	贾俊平	宁夏自治区第三人民医院
李行浩	上海市闵行区中医医院	徐福东	福建中医药大学附属泉州市正骨医院
李晓春	长春中医药大学第一附属医院	翁文水	福建中医药大学附属泉州市正骨医院
李盛华	甘肃省中医院	郭　卫	北京大学人民医院
李铭雄	福建中医药大学附属泉州市正骨医院	郭　豪	北京中医药大学国医堂协荣骨病医院
李逸群	广东省佛山市中医院	唐立明	广州中医药大学第一附属医院
杨利学	陕西中医学院附属医院	董　健	上海复旦大学中山医院
张广智	辽宁省海城市正骨医院	曾忠友	浙江武警总队医院
张兴平	中国中医科学院望京医院	温建民	中国中医科学院望京医院
张建新	福建省厦门市中医院	谭远超	山东省文登整骨医院
陈长贤	福建中医药大学附属泉州市正骨医院	翟明玉	深圳平乐骨伤科医院
陈经勇	四川省骨科医院	燕太强	北京大学人民医院
周　宁	北京大兴兴和骨伤医院		

人民卫生出版社

图书在版编目（CIP）数据

中西医结合微创骨科学 / 孟和，王和鸣主编. —北京：人民卫生出版社，2015

ISBN 978-7-117-21161-1

Ⅰ. ①中… Ⅱ. ①孟…②王… Ⅲ. ①骨疾病－显微外科学－中西医结合疗法 Ⅳ. ①R68

中国版本图书馆 CIP 数据核字（2015）第 173293 号

| 人卫社官网 | www.pmph.com | 出版物查询，在线购书 |
| 人卫医学网 | www.ipmph.com | 医学考试辅导，医学数据库服务，医学教育资源，大众健康资讯 |

版权所有，侵权必究！

中西医结合微创骨科学

主　　编：孟　和　王和鸣
出版发行：人民卫生出版社（中继线 010-59780011）
地　　址：北京市朝阳区潘家园南里 19 号
邮　　编：100021
E - mail：pmph @ pmph.com
购书热线：010-59787592　010-59787584　010-65264830
印　　刷：北京盛通印刷股份有限公司
经　　销：新华书店
开　　本：787×1092　1/16　印张：61　插页：4
字　　数：1562 千字
版　　次：2015 年 8 月第 1 版　2015 年 8 月第 1 版第 1 次印刷
标准书号：ISBN 978-7-117-21161-1/R·21162
定　　价：198.00 元

打击盗版举报电话：010-59787491　E-mail：WQ @ pmph.com
（凡属印装质量问题请与本社市场营销中心联系退换）

《中西医结合微创骨科学》编委会

主　　编　孟　和　王和鸣

副 主 编　刘联群　李盛华　张兴平　苏继承　周　宁　谭远超

执行主编　陈长贤

编　　委（按姓氏笔画为序）

王玉春　王庆甫　王和鸣　邓忠良　古恩鹏　刘　峻　刘又文　刘联群
苏纪权　苏恩亮　苏继承　李行浩　李晓春　李盛华　李铭雄　李逸群
杨利学　张广智　张兴平　张建新　陈长贤　陈经勇　周　宁　周奉皋
周明旺　孟　和　赵　河　赵建勇　柳　健　钟远鸣　修忠标　聂伟志
贾卫斗　贾俊平　徐福东　翁文水　郭　卫　郭　豪　唐立明　董　健
曾忠友　温建民　谭远超　翟明玉　燕太强

编写人员（按姓氏笔画为序）

王　斌　王友强　王汉龙　王武超　王建东　孔祥标　古建军　付　伟
成永忠　庄至坤　刘仍军　刘显东　刘福才　刘德忠　关永林　江和训
许志宇　孙卫东　杜自忠　李中钦　李炳钻　吴天然　吴志强　吴昭克
余庆阳　宋　渊　汪宝军　张建乔　张峻玮　陈鲁峰　陈小勇　陈献韬
林小明　孟庆才　柯晓彬　洪友谊　郭颖彬　陶海涛　黄胜杰　曹艳霞
梁克玮　董谢平　游玉权　赖展龙　裴　斐　潘良春

3

内容提要

本书是中西医结合骨科微创理论与技术的工具书。全书分总论、骨科微创技术、骨科疾病的微创治疗共3篇，收录图片750多幅。

全书集全国微创骨科专业人士编写，规范微创骨科的适应证、治疗原则和手术操作等，既展示最新的骨科微创新技术与新进展，又在临床实践中加以提炼，以加强对专业微创治疗的管理，促进微创骨科的行业发展，为日后制定统一的微创骨科临床路径打下基础。本书可读性强，具有权威性、实用性，许多内容还具有原创性，可作为中西医结合骨科微创专业的参考教材和诊治指南。

主编简介

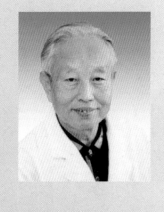

　　孟和,男,蒙古族,1933 年 11 月出生,辽宁省北票人,1961 年毕业于天津医科大学医学系。中国中医科学院望京医院(骨伤科研究所)教授、主任医师、博士生导师,享受国务院特殊津贴专家,中国中西医结合学会骨科微创专业委员会名誉主任委员,中国中西医结合骨科外固定器疗法的创始人和倡导者,中国中医研究院骨伤科研究所创始人之一,组建全国第一个骨科生物力学实验室,创建了全国首个骨科外固定学术团体"全国骨伤外固定学会"。从事中西医结合骨科的临床、科研、教学工作 50 余年,在中西医结合骨科及生物力学领域不断创新,在理论上首次提出骨折弹性固定准则,创新性建立了完整的骨折复位固定器疗法治疗体系,在骨折、矫形、骨病的临床治疗上得到广泛应用,先后公开发表学术论文 50 余篇,主编著作 8 部,获得国家专利 8 项,省部级科技奖励 14 项,实现了骨折复位固定器疗法的自主理论创新、技术创新与器具创新,在中西医结合骨科理论、技术和器械上作出了重要贡献,推动了我国中西医结合骨科治疗水平的进步。

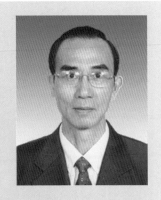

王和鸣，男，汉族，1943 年出生，福建省福州市人，1965 年 7 月毕业于福建医科大学医学系，曾西学中 4 年。现任福建中医药大学教授、主任医师、博士生导师、福建省骨伤研究所所长。荣获"国家有突出贡献专家"称号，享受国务院政府特殊津贴；第四批全国老中医药专家学术经验继承工作指导老师；全国名老中医药专家传承工作室、第一批全国中医学术流派传承工作室建设单位"南少林骨伤流派传承工作室"项目负责人。兼任中国中西医结合学会常务委员、中国中西医结合学会骨科微创专业委员会主任委员，世界中医药学会联合会骨伤专业委员会执行会长，《中国中医骨伤科杂志》执行主编等职。

学术专长：擅长治疗各种创伤性骨折、脱位，骨关节痹证；在痿证治疗方面有独到之长，曾参与开发多种治疗骨质疏松症新药。在脊柱治疗方面有很深的造诣，其创立的"多方位整脊疗法"于 1993 年由中华电子音像出版社出版，在海内外产生了较大影响，取得了良好的社会、经济效益。

学术成就：先后主持国家自然科学基金《补骨方对骨折愈合的实验研究》、《巴戟天影响骨髓基质细胞转化的分子生物学研究》等重大科研课题 10 余项。主编国家级规划教材《中医骨伤科学基础》、《中医伤科学》、《中国骨伤科学》及其他专著 20 余部，参编著作 20 部，发表学术论文 200 余篇。获省、部级科技成果奖 10 项。《我国第一个中医骨伤专业的创建与发展》获 1989 年国家级优秀教学成果奖。2005 年《中医骨伤科基础课程体系的创立与发展》荣获福建省教学成果特等奖，2010 年评为国家精品课程。

1985 年获福州市劳动模范称号，1989 年获福建省优秀教师称号，1994 年获福建省优秀专家称号。其领导与组织的"福建中医药大学中医骨伤科"列入国家中医药管理局重点学科与福建省"211"工程重点学科。2007 年中华中医药学会授予"中医骨伤名师"称号，2008 年获福建省高校名师奖，2013 年获"福建省名中医"称号。

序

几千年来，中医骨伤科为中华民族的繁衍昌盛作出了巨大的贡献。它是中华民族的骄傲，也是世界文明的瑰宝。20 世纪 50 年代，党和政府提出了中西医结合，在继承和发扬这一伟大事业中，一代代的骨伤科工作者付出了艰辛的劳动，取得了卓越的成效。交流中西医结合的新技术、新方法，宣传中西医结合的科学理论，弘扬创新精神，这是时代赋予我们的责任。

2010 年 3 月，我有幸参加了由中国中医科学院望京医院、福建中医药大学附属泉州市正骨医院和甘肃省中医院等 6 所医疗机构共同完成的"骨折复位固定器疗法治疗体系及临床应用研究"科研课题论证会，后来，该项成果分别获得中国中西医结合学会科学技术奖和北京市科学技术奖。2011 年 5 月，由上述医疗机构会同全国 20 余家骨伤科医院成立了中国中西医结合学会骨科微创专业委员会，提出"汇通中西，微创骨科，绿色人文，共谋发展"的办会宗旨。在该专业委员会组织下，全国 70 多位中西医结合骨科微创专家学者共同编写《中西医结合微创骨科学》学术专著，历时二载，现在终于完成了。喜读初稿，深切感到该书贴近临床，贴近读者，他们紧紧抓住骨科微创这个鲜活的主题，突显中西医结合特色，从骨折、骨病的防治，到疑难病、重大疾病的医疗等等均做了详细的论述，可以说是一本骨伤科临床工作者难得的微创技术工具书。

外科手术的技术前沿是微创，在骨科方面就体现为四肢微创、关节微创和脊柱微创等内容。微创原先是一种技术，经过相关理论丰富之后形成了学科，这也是编者的中西医结合学术定位和工作要点。本书具有科学的思维、严格的设计、确切的数据和恰如其分的文字表达，字里行间更感到他们勤奋严谨的治学精神之可贵。兹值该书付梓之际，吾遂欣然命笔为序。

陈可冀 于北京

2013 年 11 月

前　言

　　《中西医结合微创骨科学》是由中国中西医结合学会骨科微创专业委员会组织国内一批学有所成的骨科微创专家和中青年临床与基础研究工作者共同编纂而成，是中西医结合微创骨科专家多年工作经验的积累和总结；是在 2005 年人民卫生出版社出版的《中西医结合骨科外固定治疗学》基础上，又一部比较全面系统的现代中西医结合骨伤科工具书。

　　早在 20 世纪 60 年代，"手法整复、小夹板外固定治疗骨折"便成为了中西医结合骨科领域中比较显著的成果，而西医也尝试着与中国传统中医进行融合，两者的结合所注重的都是如何有效地相互促进与汇通，这些结合与发展促使了中国中西医结合微创骨科理念及技术的出现。20 世纪 70 年代，具有原创性的"骨折复位固定器"终于应运而生了。

　　从某种意义上说，中西医结合骨科微创避开了西医骨科开放手术大创伤、坚强内固定的弊病，也避免了传统骨伤科单纯手法治疗的不利因素，开拓出以中国人的思维模式、治疗方式与现代科学技术相结合的全新领域，也就是将中国式源于经验的表象思维与科学理性概念及内涵相统一，创新出骨伤科新的技术领域。

　　随着关节镜技术、计算机辅助骨科手术（CAOS）、导航技术等的临床应用，通过精确的术中定位，减少了手术对周围组织造成的创伤和对病人生理功能的干扰，降低了围手术期并发症的发生。中西医结合骨科微创治疗兼取中、西医骨科之长，故在骨折、矫形、骨病的治疗中，具有对病人损伤小、疗程短、疗效好、操作简捷、实用性强、医疗费用低等优点。对于降低骨科因伤病的致残率与致贫率，保护广大劳动人民健康有积极作用。不容否认，切开手术是治疗骨折的重要手段，但必然也给患者带来新的医源性损伤。创伤越大，应激反应越强烈，恢复越慢；微创治疗创伤越小，应激反应越小，恢复则快。因此，微创治疗特别适用于广大城乡的体力劳动者。

　　21 世纪外科发展的趋势是微创化、智能化与精确化，先进的现代科技成果应用于骨科后，使骨科微创治疗技术的发展突飞猛进，治疗领域不断拓展。就是在这种学术背景下，2011 年5 月中国中西医结合骨科微创专业委员会成立了。此间，专业委员会筹备组曾联合 15 所医院，共同编写了《骨伤科微创技术案例评析》《骨伤科专病护理路径》两部专著，分别于 2009 年、2010 年在人民卫生出版社出版，并且举办了多期与中西医结合微创骨科相关的学术会议与培训班。在频繁的学习与交流中，编写《中西医结合微创骨科学》专著的构想逐渐成熟了。

随之，该选题在人民卫生出版社立项。两年多来，骨科微创专业委员会先后召开多次编委会、统稿会，强调树立质量意识、精品意识；体现骨伤科微创的特点，突出科学性、实用性；同时要注意反映骨伤科科研成果和学术发展的主要成就。

为体现本书的实用性，总论由各相关专家撰写，骨科微创技术、骨科疾病的微创治疗主要出临床一线的医师完成，这样更能够使读者明确书中的技术特点与学术思想。本书所阐述的观点，均是应用中西医结合骨科微创理论和技术取得良好疗效的经验总结，以贯彻我国医界推崇的"医乃仁术"的理念和本专业委员会一贯倡导的"微创、人文、绿色、协作"思想。

本书编写过程中，编委们严格按照具体分工、进度计划等要求组织实施。由于一线人员临床工作繁重，他们不得不放弃节假日，有的甚至废寝忘食。尤其是最后修改阶段，编委们杜绝一切干扰，认真把关，听取并汇总各地专家的意见，终于历经两年多时间完成了。其间，各医院信息系统也为图片和资料的采集给予了支持；人民卫生出版社的编辑认真、反复地予以修订，付出大量心血；中国中医科学院陈可冀院士给本书提出了宝贵的意见并作序，在此一并表示最诚挚的谢意。

孟　和　王和鸣

2013 年 11 月

目 录

第一篇

总　论

第一章
骨科微创历史与回顾

　　有史以来，骨折就是一种常见的损伤，其治疗也经历了一系列的发展过程。从最开始的用砭石切割治疗外伤感染疾患，用植物、矿物药物包扎外治创伤，到后来总结出复位、固定、功能锻炼及内外用药的治疗原则，以及近代骨折治疗的 AO、BO 理论的形成和完善，同时随着现代工业的迅速发展，材料与人体组织相容性的提高，以及手术技术的日益完善，骨折的治疗更朝着微创的方向快速发展。

　　20 世纪末建立的微创理论与微创技术的应用，极大推动了临床骨科技术的进步。1983年，英国外科医师 Wickham 首次提出"微创外科（minimally invasive surgery，MIS）"的概念，现代影像技术、激光技术、计算机智能技术、生物工程技术等高新科技的进步，为现代微创骨科技术（minimally invasive orthopaedic surgery，MIOS）的迅速发展奠定了良好基础，促进了骨科微创技术的快速进步，微创理论及微创技术在骨科领域中也获得了日益广泛的应用。

　　微创技术是指以最小的侵袭和最少的生理干扰达到外科疗效的新型外科手术技术，比现行的标准外科手术具有更小的手术切口、更佳的内环境稳定状态、更轻的全身反应、更少的瘢痕愈合、更短的愈合时间、更好的心理效应。微创骨科是指以最小的侵袭和最少的生理干扰达到外科疗效的新型骨科手术技术，是现代微创理论和微创技术在骨科的应用，即通过特殊手术入路，应用特殊设备或新的器械，如内镜、计算机、影像技术、特殊穿刺针、专用自动拉钩和固定器材等，以获得一种比传统手术对组织创伤更小、手术精确度更高、治疗效果肯定、术后恢复快为目的的新技术和新兴学科。随着微创理论和技术在骨科领域的不断深入与普及，关节镜、内镜、腔镜、导航技术及骨科器械的不断更新和快速发展，微创骨科涉及的领域和手术种类不断进步，特别是在创伤、关节、脊柱和导航辅助等骨科领域中的应用日趋广泛。

　　传统的骨折治疗强调坚强内固定和解剖结构重建以达到骨折的一期愈合的生物力学观点。1958 年，瑞士 Maurice E.Müller、M.Allgower、R.Schneider 和 H.Willenegger 倡导组成的 AO（Arbeitsgemeinschaft für Osteosynthesefragen）学派，在骨折治疗的观点、理论、原则、方法、器械等各个方面建立了一套完整的体系，也称为"AO 思想"或"AO 理论"。AO 根据骨折固定的作用，将固定方法分为折块间的加压作用、夹板作用和支撑作用，通过折块间的加压达到坚强固定，以及通过坚强固定获得长骨骨折的一期愈合，即成为 AO 技术的两大基本特征。但近年来，随着 AO 技术的应用日益广泛，其弊端也愈发突出，如术后骨折不愈合、感染、固定段骨质疏松和去固定后再骨折等并发症。AO 原则为了达到坚强固定和解剖复位的目的，常常以严重损伤骨的血供为代价；AO 技术的弊端主要是过分追求固定系统力学上的稳定性，而未重视骨的生物学特性。1990 年和 1999 年，AO 学者 Gerber、Palmar 等相继提出了生物学固定（biological osteosynthesis，BO）的新概念，强调骨折治疗要重视骨的生物学特性，不破坏骨生长发育的正常生理环境。BO 的核心宗旨是保护骨的血供，在 BO 作用下，骨折愈合为典型的二期愈合，即骨愈合历经血肿机化、骨痂形成和骨痂塑形等阶段，表现在 X 线片上为大量外骨痂生成。在 BO 思想指导下逐渐发展起来的交锁髓内针技术、经皮微创钢板置入技术（minimally invasive percutaneous plate osteosynthesis，MIPPO）、微创内固定系统（less invasive stabilization system，LISS）等微创骨折内固定技术和方法逐渐成为骨折内固定的标准手术技术。

20 世纪 60 年代，方先之、尚天裕等学者在骨折治疗上开展中西医结合研究，取得了举世瞩目的开拓性成果，提出了动静结合（固定与运动结合）、筋骨并重（骨折愈合与功能恢复同时并进）、内外兼治（整体治疗与局部治疗兼顾）、医患配合（医疗措施须通过患者的主观能动性才能发挥）为主要内容的中西医结合骨折治疗原则，使骨折治疗发生了质的飞跃，在学术理论上发生了革命性的变化，形成了具有鲜明中国特色的 CO 学派。20 世纪 70 年代，唐山地震后，为了适应大批骨折伤员的治疗，特别是下肢骨干不稳定骨折，孟和成功研制了骨折复位固定器，提出了骨折治疗的弹性固定准则，即固定稳定、非功能替代、断端生理应力 3 个方面。创新性建立了"手法—器械—手法—器械"的骨折复位方法和内、外固定结合的骨折固定方式，创造性提出骨折治疗"三原则"[①无（少）损伤的正确复位；②无（少）损伤弹性立体固定；③早期无痛生理性活动]，并在治疗方法上提出了"四结合"[①复位：手法与器械结合；②固定：穿针（内）与压板（外）结合；③活动：主动（自身）与被动（按摩）结合；④用药：内服与外敷结合]。从骨折复位、固定、功能锻炼、内外用药等方面形成了骨折复位固定器疗法的规范化治疗体系，逐渐形成了具有中国微创特色的中西医结合骨穿针外固定器疗法，所倡导的"有限手术原则"是具有中西医结合特点的骨科微创技术，创新性发展了中西医结合骨折治疗理论，较 BO 理念的形成要早 10 余年，推动了骨折治疗水平的进步。

近年来，随着现代影像学技术的飞速发展，术中放射影像增强设备的广泛应用，经皮微创技术也在骨科领域使一些传统的微创骨科技术如经皮撬拨复位技术、经皮克氏针内固定技术、微创螺丝钉内固定技术、骨穿针外固定器技术、有限内固定结合外固定架技术等获得了快速发展。随着关节镜技术、计算机辅助骨科手术（CAOS）、导航技术等的临床应用，通过精确的术中定位，减少了手术对周围组织造成的创伤和对病人生理功能的干扰，降低了围手术期并发症的发生。

21 世纪外科发展的趋势是微创化、智能化与精确化，先进的现代科技成果应用于骨科后，使骨科微创治疗技术的发展突飞猛进，治疗领域不断拓展，新的手术种类不断涌现，手术技术日趋成熟，手术更精确、更安全、更有效，内镜直视下微创骨科手术、单人外科、远程疑难病例会诊与手术方案的拟定、机器人实施的远程遥控手术已逐渐开展，骨科微创技术将成为骨科领域的主流发展方向，并促使骨折治疗进入一个新的境界，使骨折治疗朝着微创、微观、微量或无创方向快速发展，向极微创或无创治疗的目标不断前进。

先进的现代科技成果和新技术的应用，使现代医学从有创到微创技术的转变，不但取得了良好的临床疗效，而且创造了可观的经济财富，但高昂的技术设备所带来的社会经济负担和患者经济负担也愈加突出，而传统的微创与无创技术因收费低廉则面临着艰难的选择。如何适应现代中华民族社会、科学、文化、经济背景，充分利用我国的中医药特色和优势，构建适应现代中国国情的骨折治疗方法，逐步建立具有中国特色的骨折治疗体系，抢占骨折治疗技术的制高点——微创技术，骨折的中西医结合微创治疗具有广阔的发展前景。

参 考 文 献

1. 裴国献，任高宏. 21 世纪骨科领域的新技术——微创外科 [J]. 中华创伤骨科杂志，2002，4（2）：89-95.

2. 王正国. 微创外科刍议 [J]. 解放军医学杂志，2002，27（2）：104-105.

3. 刘尚礼，李春海. 2006 年脊柱微创专家研讨会纪要 [J]. 中华骨科杂志，2007，27（4）：310.

4. 裴国献，任高宏. 微创骨科技术的临床应用与发展趋势 [J]. 武警医学，2008，19（1）：5-8.

5. 裴国献，任高宏. 21 世纪骨科微创技术发展的评价 [J]. 中国矫形外科杂志，2003，11（3）：151-154.

6. 王亦璁. 骨折治疗的微创术式 [J]. 中华骨科杂志，2002，22（3）：190-192.

7. Muller ME, Allgower M, Schneider R, et al. Manual of Internal Fixation[M]. 3rd ed. Berlin: Springer-Verlag, 1991.

8. Miclau T, Martin RE. The evolution of modern plate osteosynthesis[J]. Injury, 1997, 28（suppl 1）: A3-6.

9. Gerber C, Mast JW, Ganz R. Biological internal fixation of fractures[J]. Arch Orthop Trauma Surg, 1990, 109（6）: 295-303.

10. Palmer RH. Biological osteosynthesis[J]. Vet Clin North Am. Small Anim Pract, 1999, 29（5）: 1171-1185.

11. Blum J, Rommens PM, Janzing H. The unreamed humeral nail--a biological osteosynthesis of the upper arm[J]. Acta Chir Belg, 1997, 97（4）: 184-189.

12. Krettek C. Forword: concepts of minimally invasive plate osteosynthesis[J]. Injury, 1997, 28（Suppl 1）: A1-2.

13. Kregor PJ. Introduction[J]. Injury, 2001, 32（Suppl）: C1-2.

14. Micali S, Virgili G, Vannozzi E, et al. Feasibility of telementoring between Baltimore（USA）and Rome（Italy）: the first five cases. J Endourol, 2000, 14（6）: 493-496.

（孟　和）

第二章
微创理念与中西医结合骨科微创技术

第一节　微　创　理　念

一、微创的理念

微创医学（minimally invasive medicine，MIM）是医学和微创理念、人文思想相融合的一门医学。微创的理念是指用最小的创伤，完成最佳的手术治疗。1987 年，法国 Mouret 医师用腹腔镜做胆囊切除术获得成功后，"微创外科"的新概念逐渐形成。微创技术较以往传统手术治疗有明显优势，最大的区别体现在对病损周围组织破坏小，相对保持内环境稳定，具有切开小、疗效好、康复快、心理效应好等特点，患者能在最短时间内恢复其运动功能。近 20 年来，由于 C 型臂 X 线成像仪、CT、MRI、PET、DSA、UR 等先进设备的问世及普及，临床中容易获取患部冠状位、轴位、矢状位等不同体位与断层资料，同时分辨率高，医者能更客观及全面地分析及治疗骨科疾病，使骨科微创医学得到快速发展。

微创骨科与传统骨科并非对立关系，前者是后者的补充和发展。微创骨科应突显的是其微创技术的理念，以达到和传统手术同样甚至更好的效果为目的，而非拘泥于微创的技术形式。骨科医师需熟练掌握传统手术入路，由于开放性手术暴露的视野更清晰，手术过程中对神经血管及韧带等重要组织结构保护得更好，因此，手术所导致的创伤并不一定比微创手术大。反之，盲目追求小切口，钝性过度牵拉比锐性切口导致的损伤更大。由于手术视野小，因此损伤重要组织结构的概率则显得比传统手术高。骨科医师需严格掌握微创手术的适应证，权衡微创手术和传统手术对该疾病的优缺点，结合患者个体情况来选择最佳的手术方案。

二、微创技术应用的注意事项

（一）从整体上动态把握微创技术

微创或无创治疗是骨科医师追求的理想境界，但微创治疗应强调疾病整体治疗的观念，即促进患者心理、精神、社会协调及适应能力的康复，而不应盲目追求切口小，导致显露不充分造成不良损伤，也不应片面追求速度快而造成医源性损伤或病变探查不彻底。目前认为，骨科微创化从整体上理解应该包含两个方面：一是手术工具、途径和技艺的改进，将医疗介入给病人带来的损伤减少到最低程度；二是在器官、组织、细胞和基因调控的不同水平干预人体对重大创伤的反应，使其趋向"微小化"。此外，微创技术是动态发展的，在目前认识范围和科技背景下的微创技术，随着科技的进步，可能成为传统骨科技术的一部分，也可能通过长期的临床实践检验而受到质疑。骨科医师不仅要树立微创观念，而且要将微创贯穿于临床实践的始终,并在实践中不断发展和完善微创技术。这是对当代骨科医师的基本要求,也是任何一个骨科医师应具备的基本素质。

（二）选择合适的手术适应证

微创技术作为"生物 - 社会 - 心理"新型医学模式的一种具体体现,朝着更加以人为本的"人性化"方向发展,强调保护病人的正常组织和恢复病变组织的生理功能。微创骨科作为一种理念,可以指导所有骨科手术;而且作为一门新兴技术,微创技术已成为现今骨科领域中诊治疾病的重要手段之一,其适应证不断扩大,恰当地运用微创技术,可以显著减少手术创伤,降低手术并发症的发生。目前已经应用或具有应用前景的骨科微创技术,能否真正取得与传统手术相似或更佳的疗效,在广泛应用于临床之前,必须进行认真、反复的实验研究,严格掌握适应证,在有条件的医院审慎进行,取得成熟的经验后才能逐步推广应用,而不能无根据地滥用。微创手术本身也有潜在的缺点:需借助特殊设备和器械;由于暴露范围小,难以观察病变和解剖结构的全貌;要求骨科医师具有扎实的解剖知识和良好的临床技术及传统手术技术的功底;并非所有骨科微创手术都有益于患者,如采用关节镜活检关节附近的原发性骨肿瘤和骨囊肿,可能使关节外的病变扩展至关节内。微创技术是骨科医师不断追求的目标和努力的方向,当前骨科医师应根据自己的能力和患者的实际情况,积极、稳妥、细致地开展有明确适应证的微创手术。

（三）有选择有重点地逐步推广

当前微创骨科发展不平衡。尽管我国中西医结合微创骨科有自己的特色与优势,近年来在国内外已引起广泛关注,并已在骨科许多领域成绩斐然;但由于仪器设备的滞后和以往认识的不足,在某些领域与欧美等发达国家的微创骨科发展仍存在较大的差距。而在我国的不同地区、不同医院的条件和对相关技术的掌握程度又千差万别,因此我国骨科的微创治疗应组织有条件的医院,制定培训内容,建立严格的技术操作规范。在不断积累经验的基础上,对国内外许多成熟的微创操作技术积极稳妥地开展;在临床实践中不断总结经验,改进技术,经过严格的前瞻性临床对照研究的评价后才能加以推广;以提高治愈率,改善患者的生存质量为目标,更好地为患者服务。不能一味片面追求微创手术而放弃传统手术,以微创的近期益处牺牲骨科传统手术治疗的远期疗效。

（四）不断加强微创技术的基础和应用研究

微创技术是一门新兴技术,需要坚实的理论依据作支撑。目前在骨科领域的应用大多处于起步阶段,由于受到昂贵的设备、较高的技术要求及骨科学传统观念等因素的限制,临床尚不能广泛推广应用;同时,在骨科生物力学、骨折内固定理论、材料、方法及实验外科等诸多领域的基础研究也刚刚起步,微创治疗能否真正取得与传统手术相同、相似或更佳的疗效,尚需运用循证医学方法对大样本病例进行综合评价,客观分析其可行性、安全性、近期和远期效果。这些都需要深入研究,进行细致、长期的观察和科学的总结。

（五）提高微创骨科操作水平

目前,我国微创骨科从业人员操作水平参差不齐,努力提高操作水平是迫切任务。微创骨科技术人员的培训包括理论学习、模拟训练及临床技能培训3个方面。理论学习应有专门的教材和学习资料,以幻灯、录像、现场演示的形式集体授课。微创骨科学员应是熟练掌握人体解剖专业知识,能独立完成传统骨科手术,具有一定临床经验的骨科医师。模拟训练是微创骨科技术最好的学习方法,可以在尸体上进行模拟手术,或者利用视频训练箱训练微创操作技术,使学员迅速获得三维空间感知、手眼分离、双手协调运动及精细操作的能力。模拟训练方法有：①棋盘训练：主要培养二维视觉下的方向感及手对操作钳的控制；②拾豆训练：主要训练手眼协调能力；③走线训练：主要训练操作者的双手协调能力；④图案裁剪：用于训练双手精细协调能力；⑤缝合与打结：主要训练基本操作动作。骨科模拟技术、机器人、远程医学等高新技术对微创骨科的发展产生了巨大影响，应用数字视频信号可以使我们将新的技术用于教学和培训。目前应用的虚拟现实技术使得模拟训练成为许多计划的重要组成部分。临床技能培训以手术演示为主，在培训基地与手术室之间建立手术转播系统，可同时转播手术室场景及微创操作技术两套图像，并可在两地之间进行现场对话交流。少部分参加培训的学员可以进一步到微创骨科中心参加临床进修学习，由临床技术较熟练的老师负责带教。建立完善的微创骨科中心及微创骨科培训基地，让骨科医师接受系统而规范的微创骨科技术培训，并由相关部门制定和执行统一的培训计划及教学大纲，严格考核制度，实行微创骨科医师准入制度，是该技术在我国广泛开展、真正让骨科手术向微创化方向发展的保障。

（六）提高微创骨科医师对循证医学的认识

循证医学是一门遵循科学证据的临床医学，是防治疾病和医疗决策的最新思维方法和决策模式。它的形成对医学研究、临床实践、卫生管理都会产生巨大影响。任何一种微创骨科技术的创新、应用和推广前后，都要根据循证医学思维和原则对其进行真实性、安全性和适用性的评价。微创骨科医师有责任掌握循证医学，使自己为患者作出的各种决策更加科学合理、有效、安全和经济，同时也有责任进行高水平研究，为疾病治疗的临床决策提供更可靠的科学依据。许多微创骨科新兴技术已经得到了广泛应用，虽多数临床结果较为满意，但微创技术的手术指征、有效性、局限性和疗效尚缺乏严格的循证医学证据和标准化操作程序，因而还不能成为治疗疾患的标准替代术式。影响微创骨科循证医学研究的首要原因在于缺乏统一的疗效评价标准，通过 JOA 和 Oswestry 腰痛问卷调查等传统评分方法并不能对微创脊柱手术的住院时间、术后疼痛范围和使用止痛药物的量、恢复正常活动所需要的时间等指标进行合理的评估和比较。许多骨科疾病缺乏治疗的金标准是影响循证医学评价的另一重要因素。由于无法获得与传统手术方法一级可信度的近似治疗数据，以及骨科医师在使用微创技术时的诸多差异，使得临床评价存在较大困难。影响微创骨科循证医学研究的第三个因素是目前发表的文献中存在"选择偏倚"、"商业偏倚"和"个人偏倚"等现象。

三、骨科微创技术

（一）骨科微创技术的理念

骨科微创技术的精髓是以比传统手术更小的创伤，达到与传统手术相同或更佳的疗效。西医传统骨折治疗由于强调解剖复位、坚强内固定的生物力学观点，客观上使内固定承受更大的应力，导致内固定失效的危险性更大。临床实际中，应力遮挡、局部血运破坏均影响骨折愈合，导致钢板下骨质疏松等并发症屡屡发生，引发人们对西医传统骨折治疗观念的反思。骨科微创化的手术治疗固然重要，但与骨折的非手术治疗并不矛盾。手法复位、小夹板、石膏固定保守治疗骨折和骨科微创手术治疗骨折各有其适应证，医师选择个性化方案治疗骨折，治疗过程中注意保护骨折端局部血运，针对不同的病情与发病部位，采用创伤尽可能少的方法或技术，可靠地固定复位后的骨折断端，以患者能早期进行功能锻炼及早日康复为目的，这才真正实现骨科微创的理念和精神。

（二）AO、BO、CO 与骨科微创

1958 年，瑞士成立的"骨连接研究学会"，德文为"arbeitfuet osteosynthese"缩写为 AO，英文名称"association for the study of internal fixation"，缩写为 ASIF。AO（ASIF）建立 50 多年来，形成了在骨折内固定治疗的基本理念和理论体系，以及内固定设计和手术技术等方面的系统知识，其影响遍及全球。依据骨折固定作用，可将固定方法分为骨折块间加压作用（compression）、钢板作用（splinting）和支持作用（buttress）。其中，加压作用是 AO 技术的核心。依靠骨折块间加压和骨折断端之间所恢复的稳定达到坚强固定，这是 AO 技术的第一特征。骨干骨折在钢板的坚强固定下，往往出现骨折的一期愈合，这是 AO 技术的第二特征。由于钢板固定可导致局部血运障碍，因而 AO 学派之后又出现了 BO 学派（bio-logical osteosynthesis）。从原来强调生物力学固定的观点，逐渐演变为生物学为主的 BO 学派观点，即生物学的、生理的、合理的接骨术观点。

1958 年，毛泽东主席发出了"中国医药学是一个伟大的宝库，应当努力发掘加以提高"的号召，掀起了西医学中医的高潮，涌现出中西医结合治疗骨折的新技术。尚天裕融中国传统医学和西方医学之精华为一体，以生物力学为主要实验手段，以 5 万余病例为临床依据，改变了骨折治疗的传统模式，提出了一系列骨折治疗和骨折愈合的新观点，形成了 CO 学派（Chinese osteosynthesis），即"中国接骨学"。CO 学派是对以往各种学派的充实与革新，结合中国传统医学，故曾被称为"中西医结合治疗骨折"。CO 治疗原则是"动静结合，筋骨并重，内外兼治，医患合作"。这种以手法复位、小夹板外固定为特色的治疗，结合必要的牵引，经数以万计的病例复查取得满意疗效，受到患者和国内外学者的肯定和认可。

第二节　中西医结合骨科微创技术

中西医结合骨科微创治疗可分为 5 类，即经皮内固定疗法、骨外固定器疗法、微创介入疗法、内镜技术疗法和其他疗法。①经皮内固定疗法：经皮撬拨复位术、经皮骨圆针内固定术、经皮空心螺钉内固定术、经皮鳞纹钉内固定术、经皮梅花针或 V 型针内固定术、经皮 Enter 针内固定术、经皮矩形针内固定术、经皮带锁髓内钉内固定术、经皮钢丝内固定术、经皮可吸收内固定物内固定术等；②骨外固定器疗法：半环型框架式外固定支架、环型框架式外固定支架、单臂外固定支架、组合式外固定支架、髌骨爪、鹰嘴钩、大腿平衡牵引器、三联杆支架、胫骨钩拉复位器、跟骨反弹固定器、骨牵引装置等；③微创介入疗法：经皮椎间盘切吸术、经皮椎间盘激光气化减压术、经皮椎间盘微波减压术、经皮椎体成形术、经皮髓核化学溶解术、经皮骨样骨瘤抽吸切除术、经皮骨囊肿穿刺药物注射治疗术、经皮骨髓注射治疗骨不愈合术、药物介入治疗股骨头缺血性坏死等；④内镜技术疗法：关节镜和椎间盘镜等；⑤其他疗法：小针刀疗法、经皮截骨矫形术、经皮钻孔减压术、微创足外科术、微创联合治疗等。

一、经皮内固定疗法

（一）撬拨复位固定疗法

利用撬拨器械穿过皮肤和其他软组织，对手法不易整复的撕脱骨折、关节邻近骨折或长骨骨折等进行复位和固定的方法，称为撬拨复位固定疗法。在撬拨复位过程中需要撬拨器械及手法复位相结合，在 X 线机下操作更准确，损失较小，必要时外固定与内固定相结合，可取得更佳临床疗效。撬拨复位的适用范围：①撬拨嵌入骨折间隙的软组织，如肱骨外髁或内上髁骨折后骨膜或软组织嵌入骨折间隙，阻碍手法复位；②撬拨移位的骨折片，如桡骨头骨折、锁骨骨折、肱骨大结节撕脱性骨折、肱骨小头骨折、股骨外髁撕脱性骨折、尺骨鹰嘴骨折、胫骨平台骨折、胫骨棘撕脱骨折、跟骨骨折、距骨骨折等；③撬拨关节脱位，如月骨脱位等。

当前，国内外对 12 岁以下的儿童四肢长管状骨骨折，多主张非手术治疗。因儿童再塑能力强，通常通过牵引，配合石膏或夹板即可获得良好疗效。对儿童骨折使用切开复位内固定，可能造成对儿童骨骺损伤，引发骨化性肌炎。尤其是关节周围骨折，如邻近肘关节的骨折，手术复位内固定可导致肘关节活动障碍。对成人股骨或胫骨中下 1/3 极度粉碎的骨折，正确使用骨牵引可较切开复位有更大的愈合保证，但闭合复位也有禁忌证或相对禁忌证。如高暴力造成肢体严重肿胀，发生骨折并广泛软组织损伤，尤其是有筋膜间隔区综合征征兆或神经血管损伤者，均为闭合复位的禁忌。对某些患者术前估计可能发生脂肪栓塞或静脉栓塞者，闭合复位应视为相对禁忌证。

（二）微创接骨板固定（minimally invasive plate osteosynthesis，MIPO）

微创接骨板固定技术最初用于股骨转子下骨折和股骨远端骨折固定，是由 Krettek 等于 20 世纪 90 年代提出的一种微创固定技术。随着技术的发展，逐渐用于股骨干骨折、股骨粗隆间骨折、股骨远近端骨折及足部骨折的固定。MIPO 技术包括关节外骨折的微创经皮接骨板固定（minimally invasive precut-aneous plate osteosynthesis，MIPPO）和关节内骨折的经关节入路经皮接骨板固定（transarticular approach and percutaneous plate osteosynthesis，TARPO）。1990 年，AO 应用了 MIPO 技术，设计了微创内固定系统（less invasive stabilization system，LISS），适用于股骨远端和胫骨近端粉碎性骨折的固定，尤其对骨质疏松患者和假体周围骨折的固定更有其独特优势。

MIPPO 技术是在骨折远近两端做小切口，从皮下或肌下插入接骨板，再用螺钉将其固定在骨折远近端。由于跨过骨折部位的接骨板相对较长，螺钉固定的密集程度明显较低，与接骨板接触未被螺钉穿过的骨干相对较长，因而每单位面积上分配的应力相应减少；同样，没有固定螺钉的接骨板也相对较长，因而接骨板每单位面积应力也相应减少，这避免了接骨板应力集中。另外，骨折部位附着的软组织未被破坏，骨折处血供得以保存，因而加快了骨折的愈合速度，减少了所需接骨板的固定时间。这一切均使接骨板具有更大的抗疲劳能力。此外，MIPPO 技术所达到的是一种弹性固定，骨折块间一定程度的微动促进了骨折的愈合。

TARPO 技术是指在髌骨外侧切开关节囊，直接复位关节内骨折块，然后间接复位关节外骨折，在骨外侧肌下经隧道插入接骨板，经皮行螺钉固定，使关节周围骨折块和骨干形成一个整体。这种技术既改善了膝关节的暴露，有利于关节内骨折块的复位和固定，又减少了关节外骨折的剥离，有利于骨折的早期愈合。

LISS 不是一种传统意义上的内固定钢板，而是一种外固定支架式的内固定钢板。主要适用于胫骨的多段骨折，对于胫骨中、下段的单一横行骨折并不适用。它和外固定支架的相同点在于，螺钉的头部和钢板的螺孔之间有互相匹配的螺纹，螺钉旋紧后，螺钉和钢板浑然一体，为骨折提供很好的稳定性，作用犹如外固定支架。LISS 和外固定支架的不同点在于，其是置于体内的，螺钉不与体外沟通，不会产生外固定架的并发症，如钉道感染。LISS 和普通钢板的不同点在于，其钢板非常贴近骨面，但不与骨面接触，因而安置过程时无需剥离骨膜，安置到位后又不会对骨膜施压，从而避免对骨膜的破坏，达到保护骨骼血运的目的；此外，LISS 配有精致的安装模具，具有特有的锁定性固定，钢板形状与骨的解剖轮廓一致等优势。

（三）髓内钉固定

髓内钉固定是指利用不同类型的钢针，穿入所需固定的骨干髓腔内以稳定该骨折位置。髓内钉治疗骨折虽已有百余年历史，但真正确立其体系当属德国的 Kuntscher。他于 1940 年不仅报告了 V 形髓内钉应用于髋部骨折、股骨骨折、胫骨骨折和肱骨骨折的结果,展示了其成套设备,且提出了和以往完全不同的观点。即:①与长骨髓腔径相当的髓内钉具有更好的固定骨折作用,可免除外固定;②远离骨折的部位闭合穿钉,避免了对骨折局部软组织和血供的破坏。20 世纪 60 年代后出现了带锁髓内钉,至今有各式各样的髓内钉相继问世诞生,髓内钉已发展成一项成熟的技术。自从带锁髓内钉问世后,非带锁髓内钉基本上已被临床淘汰,目前常见的仅剩 4 种:

1. Ender 钉　Ender 钉系多根髓内钉处于髓腔中,呈扇形分开,应力分布均匀,合乎三点固定原理,骨折处无额外应力;而且系非坚强内固定,提供了某些数量可控制的压缩活动,这种运动有利于骨痂形成,合乎某些学者提出的骨折愈合动力控制理论。Ender 钉可用于治疗股骨粗隆部骨折和股骨干骨折,取得良好效果,近年也有学者运用于胫骨干骨折。Ender 钉用于治疗儿童股骨干骨折,损伤小,不易损伤骨骺。Ortiz-Espada 等采用弹性髓内钉加外固定治疗儿童股骨干骨折,结果表明 Ender 钉的并发症和再手术率较低。

2. Gamma 钉　Gamma 钉适用于股骨转子间骨折,通过髓内钉和拉力螺钉的结合,使股骨上段和股骨颈牢固结合成一体,通过远端自锁钉固定髓内钉,可防止旋转和短缩移位,固定可靠。其缺点是:①抗旋转能力差;② Gamma 钉外翻角度过大有明显应力集中,容易出现髓内钉远端股骨干骨折及锁钉断裂;③股骨头坏死的发生及并发症发生率高;④骨质疏松、过早负重及拉力螺钉偏离股骨头中心等情况下,拉力螺钉容易从股骨头颈切出;⑤ Gamma 钉主钉粗大的尾端(17mm)要求对近端进行充分扩髓,对股骨颈血运的影响较大。

亚太型 Gamma 钉系统设计适合东方人股骨近段的解剖。Gamma3 粗隆髓内钉是在综合亚太型短、长 Gamma 钉基础上改进的第 3 代新型产品。加长 Gamma 钉的适应证为粗隆间合并粗隆下的骨折或粗隆下合并股骨干骨折,还可用于短 Gamma 钉固定失败后的翻修以及股骨近端 1/3 内的骨折。转子下骨折对骨科医师来讲是个挑战,这个部位的骨折常常移位较大,难以复位。从 2003 年到 2007 年,Afsari A 治疗了 55 例高位转子下骨折,使用了复位钳辅助复位,并给予髓内固定;所有的病例都是顺行扩髓,外侧给予小切口使用复位钳辅助复位;有 9 例另外使用了钛缆环扎。44 例病人中,43 例骨折愈合。所有的病例,在冠状位和矢状位上解剖复位,移位不超过 5°;86% 的病例解剖复位;6 例轻微髋内翻畸形,内翻在 2°～5°,没有并发症。临床追踪结果认为,小切口复位钳辅助复位,可以减少软组织损伤,取得更好的复位效果,以达到骨折愈合快之目的。

3. 股骨近端髓内钉(proximal femoral nail,PFN)　PFN 是 AO 组织为 Gamma 钉的设计缺陷改良而成,为实心的非扩髓髓内钉,适用于股骨转子间骨折、转子间反向骨折、高位股骨转子下骨折。其优点是钉体直径较小(一般为 9mm),可以不扩髓打入,较 Gamma 钉手术创伤较小,感染率低,对骨髓腔血供影响较小,出血量较少。髓内固定有效降低髋关节和股骨机械轴心之间的距离,增加粗隆部固定的稳定性,可以术后早期负重。主钉的远端有一定的弹性,易于主钉插入,避免应力集中。PFN 近端一枚交锁螺钉较难控制股骨颈骨折块的旋转稳定性,因此近端有两枚交锁钉较一枚更能控制股骨颈骨折块的旋转稳定性。其近端有一个大概是 6 度的外倾角,外翻角度减小,牵引时不必强内收。股骨颈内双钉承载,抗疲劳能力增大,可用于治疗严重股骨近端粉碎性骨折。

4. 防旋型股骨近端髓内钉(proximal femoral nail anti-rotation,PFNA)　PFNA 适用于大部分股骨近端骨折,与 PFN 适应证相同,但更适用于骨质疏松患者。其费用比较昂贵,设计的优势是它对股骨头股骨颈的控制上,可以用一个组件控制旋转和成角。PFNA 的设计是用来防止头和颈旋转的,其螺旋刀片在股骨头内压缩聚合松质骨,阻挡头和颈的旋转,同时避免了 PFN 钉容易产生的 Z 形移位,即近段两枚螺钉承受的力不一样多,导致了其中一枚外移,一枚内移,造成固定失败。加长型 PFNA 适用于低位转子下骨折、同侧转子骨折、转子部合并股骨干骨折、病理性骨折等。

骨科医师术中需选择最适合的髓内钉,能用股骨钉则不用重建钉合伽马钉。如果不能用股骨钉则用重建钉。术中没有尝试闭合复位,因为牵引床牵引后,近端仍是外旋、外展畸形。如果近端没有良好的钉道,势必骨折端不可能获得良好的复位。所以做一辅助切口进行复位,临时用三爪固定,近端再开口、扩髓,置入髓内钉,远端钉锁好。3 个月后骨折端愈合不良,建议拆除远端锁钉。

二、骨外固定疗法(external skeletal fixation, EFS)

骨外固定是指骨折或脱位、半脱位后用外固定的方式保守治疗,包括骨牵引疗法和骨外固定器疗法。

(一)牵引疗法

牵引疗法是通过牵引装置,利用悬垂重量为牵引力,身体重量为反牵引力,以克服肌肉的收缩力,整复骨折、脱位,预防和矫正软组织挛缩,以及某些疾病术前组织松解或术后制动的一种治疗方法。牵引可达到复位与固定的双重目的,其作用主要在于治疗创伤、骨疾病及术前术后的辅助治疗等。牵引用具主要包括牵引床、牵引架、牵引绳、牵引重量、牵引扩张板、靠背架、床脚垫、牵引弓、牵引针和进针器具等。

牵引疗法有皮肤牵引、骨牵引及布托牵引等:①皮肤牵引是利用粘贴于肢体皮肤的粘胶条(或乳胶海绵条)使牵引力直接作用于皮肤,间接牵拉肌肉和骨骼,而达到患肢复位、固定与休息的目的;②骨牵引系通过穿入骨骼内的骨圆针或牵引钳,使牵引力直接作用于骨骼,而起复位、固定与休息作用;③布托牵引系利用厚布或皮革按局部体形制成相应的布托,托住患部,再用牵引绳连接布托和重量通过滑轮进行牵引,主要有枕颌布托牵引和骨盆悬吊牵引。

(二)骨外固定器疗法

骨外固定器疗法是跨越骨折段的骨折固定装置技术,由骨外固定器实现。骨外固定器又被称为经皮穿针骨外固定器,由不锈钢固定针(包括斯氏针、克氏针和各种螺纹针),金属、塑料或木质连接杆及固定螺栓和螺母组成,利用固定螺栓和螺母将穿入骨骼内的固定针固定在体外的连接杆上,通过连接杆连接固定达到对骨折或关节脱位的复位和固定作用。骨外固定器的种类众多。根据其几何构型,可大致分为:单边式、双边式、四边式、三角式(三边式)、半环式、全环式、针板结合式,孟式等。其原理是利用不锈钢固定针对骨骼的把持力,将体外连接杆的机械复位和坚强固定的力量传导至体内的骨骼,使其根据骨折或关节复位的需要进行移动和固定。

骨外固定器的适应证:①新鲜不稳定性骨折;②开放与感染骨折;③软组织损伤、肿胀严重的骨折;④长管骨骨折畸形愈合、延迟愈合或不愈合,经手术治疗后亦可使用外固定器固定;⑤关节融合术、畸形矫正术后均可用外固定器加压固定;⑥下肢短缩需要延长者;⑦伴有多发性的开放性骨折或多发骨折应用外固定器固定,可方便搬动患者,减轻疼痛,有利于休克和严重并发症的急救;⑧骨折合并脑损伤或其他原因造成意识障碍者。

骨外固定器固定已从长骨干骨折的固定器,发展到其他部位骨折的骨外固定器,如金鸿宾报道的治疗髌骨骨折的抓髌器；付光瑞等报道的治疗胫骨斜形、螺旋形骨折的钳夹式外固定器；林爵荣等报道的治疗锁骨骨折的简易锁骨骨折复位固定器；马毅等报道的治疗肩锁关节脱位和锁骨骨折的外固定器；马树枝、李树春等分别报道的治疗髌骨、尺骨鹰嘴及手足短状骨的微型外固定器；陈长贤等报道的治疗跟骨骨折的跟距反弹外固定器；辛景义等报道的三维踝关节复位固定器等。这些特殊类型的外固定器成功研制，使骨外固定器的适用范围进一步扩大。

三、微创介入疗法

（一）经皮穿刺化学髓核溶解术（percutaneous chemonucleolysis）

1963 年，Smith 首先采用经皮椎间盘穿刺，在硬膜外腔注入木瓜凝胶蛋白酶治疗腰椎间盘突出症，我国自 20 世纪 70 年代开始应用于临床。此技术的基本原理是利用蛋白酶的水解作用，将髓核组织胶原蛋白部分溶解，水分释放，最终萎缩，造成椎间盘内压力降低，从而解除神经根压迫。髓核化学溶解注射物最早应用临床的是木瓜凝胶蛋白酶，随后出现了胶原酶、软骨素酶等注射物。按胶原酶注射部位的不同，化学溶核术可分为盘内注射、盘外注射、硬膜外间隙置管注射 3 种方式。

1968 年，美国学者 Sussman 应用胶原酶进行椎间盘组织体外溶解试验证实胶原酶具有专一水解胶原蛋白的特性，椎间盘突出的髓核及纤维环上有胶原蛋白，将胶原酶注入椎间盘内，通过溶解椎间盘的髓核，使椎间盘内压力降低，突出的髓核回纳，1981 年，Sussman 首次报道用胶原酶治疗 29 例腰椎间盘突出症患者并获得成功。随后胶原酶溶解术治疗腰椎间盘突出症在临床得以广泛使用。在构成椎间盘结构的 3 种组织（软骨终板、纤维环、髓核）中，以髓核中蛋白多糖的含量最高，达到髓核干重的 40%～50%。胶原酶的作用底物是胶原蛋白，其在纤维环中则高达 50%～60%，在髓核中胶原蛋白只占其干重的 15%～20%，因此胶原酶溶解纤维环的能力大于溶解髓核。胶原酶化学溶核术最常见的副反应是腰背部麻木，其最严重的并发症是继于酶误注入蛛网膜下腔内形成的截瘫和死亡。美国于 1999 年已停止使用此技术，因应用过程中出现了神经根损害，甚至瘫痪、脑出血等严重并发症，目前组织毒性和抗原性更小的新制剂如软骨素酶 ABC、组织蛋白酶 B、G 等仍处于研究阶段。

（二）经皮椎间盘臭氧髓核消融术（percutaneous intradiscal ozone-injection, PIOI）

自 20 世纪 80 年代起，意大利 Siena 大学 Bocci 教授对臭氧机制进行了大量基础研究，1998 年，Muto 等较早报道椎间盘内注射臭氧 - 氧气（CO_3-O_2）混合气体可有效改善腰椎间盘突出症患者症状，2000 年我国南方医院介入科率先开展此技术，而近年在国内外已广泛应用并取得满意疗效。臭氧能够氧化分解髓核内蛋白质、多糖大分子聚合物，使髓核结构遭到破坏，髓核被氧化后体积缩小、固缩，随时间的延长髓核对神经根的压迫消失，而对纤维环和其他组织结构无任何损伤。田锦林等研究发现高浓度臭氧 10ml 以下注入猪蛛网膜下隙是安全的，脑脊液常规及生化检验，脊髓、神经束病理学光镜下没有发现任何损伤证据，为临床误注入蛛网膜下隙提供安全性依据。

在纤维环破裂的椎间盘突出患者，由于液状髓核由破裂口溢出扩散至相邻的神经根，液状髓核的糖蛋白和 β 蛋白对神经根具有强烈的化学刺激性，液状髓核与神经根接触后释放大量组胺，引起缺乏束膜神经的神经根的化学性炎症；另外，髓核的多糖蛋白和蛋白质具有免疫源性与神经根接触后可以引起免疫性炎症。注射臭氧后，臭氧可以特异性的氧化和"燃烧"髓核结构、收敛和固化液状髓核，消除髓核的化学刺激性和免疫源性，同时由于臭氧具有消炎和止痛作用，注射到神经根周围后患者的神经根性疼痛可以得到立刻缓解。随着时间的延长髓核结构逐渐萎缩固化，3 个月时可以获得治疗的最理想的疗效。由于臭氧具有强氧化作用可激活新陈代谢，甲状腺功能亢进应慎用臭氧。葡萄糖 -6- 磷酸脱氢酶缺乏症及蚕豆病应视为臭氧禁忌证。

臭氧具有特殊的刺激性气味，在浓度很低时呈现新鲜气味。由于臭氧（O^3）是由氧分子携带一个氧原了组成，决定了它只是一种暂存形态，携带的氧原子除氧化用掉外，剩余的又组合为氧气（O^2）进入稳定状态。所以臭氧具有不稳定特性和很强的氧化能力，在常温常态下，臭氧的半衰期约为 20～30 分钟。医用臭氧在国外尤其在欧洲临床应用已非常普遍，国内 CFDA 批准的臭氧治疗项目中包括皮肤病、宫颈炎、各种感染、结肠炎、糖尿病引起的难治性溃疡、口腔疾病等。可见臭氧不仅运用在治疗腰椎间盘突出症，在治疗其他疾患也有优良的疗效。

（三）经皮激光椎间盘减压术（percutaneous laser disc decompression, PLDD）

PLDD 于 1986 年由美国 Choy DS 和 Ascher 成功应用于临床，1987 年 Choy 等在奥地利进行了第 1 例 PLDD 治疗腰椎间盘突出症，目前该技术已广泛应用于临床。目前经皮激光椎间盘减压术分为接触式和非接触式，接触式有 SLT-Touch 接触式激光系统；非接触式激光有 CO_2 激光、钕（Nd：YAG）激光、氩（AR：YAG）激光、铒（Er：YAG）激光、半导体（Lasal diode, LD）激光、亚离子激光、钾钛磷（KTP）激光、钬（HO：YAG）激光、准分子（Excimer）激光等。激光治疗仪是通过发射脉冲式激光汽化烧灼髓核组织，使髓核气化形成空洞，腰椎间盘内压力减低，突出的椎间盘组织回缩，减轻或解除对神经根的压迫，达到缓解症状的效果。接触式激光系统达到精确切割、汽化、凝固、止血，周围组织创伤小于 0.5mm，彻底改进了非接触式在手术时不易控制的缺点，使得 PLDD 技术更完美、更安全。Iwatsuki 等通过动物实验用激光照射椎间盘后，椎间盘前列腺素 E_2、磷脂酶 E_2 明显下降，研究表明激光照射后椎间盘蛋白质的变化也是 PLDD 有效的因素。

Choy 等研究证实，激光汽化后椎间盘内压可降低 50% 以上，对 333 例 LDH 患者采用 Nd：YAG 激光行 PLDD，进行长期疗效观察（平均 26 个月，最长 62 个月），结果显示 78.4% 患者疗效良好，21.6% 疗效较差，166 例手术后立即缓解。Hellinger 采用 Nd：YAG 激光治疗 2500 名腰椎间盘突出症患者，显示有效率近 80%。认为该疗法安全性较好，偶有致神经根损伤，及探头经纤维环前部进入腹腔而致肠坏死并发症。Choy 和 Hellinger 均推荐使用波长为 1064nm、额定输出功率 60W 的 Nd：YAG 激光。杨茂伟等采用功率为 20W，单次能量 <1000J 的 Nd：YAG 激光，对 3200 例患者行 PLDD，结果显示术后 3 个月时有效率基本稳定，达 76%，年龄越小，有效率越高，以 10～20 岁组最高，达 93%。推测此年龄组患者椎间盘含水量多，汽化消融效果明显，认为 PLDD 以中青年患者为佳。池永龙等实验研究显示，在激光汽化椎间盘的过程中，椎间盘前、后缘及椎间孔内壁温度变化均在 2℃左右，未达到引起组织变性损伤的温度（60℃），对椎间盘周围组织不会造成热损伤。

（四）经皮等离子射频髓核消融术（plasma radio-frequency ablation, PRFA）

PRFA 于 1999 年正式被批准用于脊柱外科，2002 年在美国首次应用于临床并取得成功，2003 年我国开始引进此技术，临床报道多疗效理想。等离子态含有大量自由带电粒子，等离子刀是通过 100kHz 的强射频电场，使电解液变成低温等离子态（40℃），厚度 100μm，其自由带电粒子获得高能量，打断髓核分子链，组织细胞解体为分子单位，实现在低温下形成切割及消融作用。等离子刀髓核成形术就是利用该特性对病患椎间盘髓核起切割消融、皱缩止血作用，降低椎间盘内压力，解除神经根受压。此技术的主要设备为等离子消融仪及其工作棒，目前国内外应用较多的为美国 Arthro Care 2000 射频消融仪。

Chen 等通过对不同退变程度的尸体椎间盘进行射频消融,发现引起的变化仅限于髓核内,终板和椎体不受影响。测定手术前后椎间盘内压力变化,年轻、无退行性变椎间盘内压力在术后明显降低,而退变椎间盘内压力无变化,认为术后椎间盘内压力的变化与椎间盘的退变程度高度相关,推测此方法适用于椎间盘退变程度较轻的腰椎间盘突出症患者。肖少雄等采用射频消融髓核成形术治疗 97 例腰椎间盘突出症患者,结果不同年龄组疗效优良率不一。<40 岁组为 90.9%,41～60 岁组 88.7%,61～70 岁组 41.5%,>71 岁组 12.7%。认为该法主要适用于 60 岁以下中青年患者,以包容性腰椎间盘突出疗效最佳,而临床症状以腰痛伴下肢放射痛患者较单纯下腰痛疗效好。

（五）椎间盘内电热疗法(intradiscal electrothermal therapy, IDET)

椎间盘内电热疗法原理是通过热量使胶原组织发生固缩,凝固纤维环上的病变部位及肉芽组织,灭活病变部位的痛觉感受器以阻止痛觉传入。该方法是在电视下从病变侧将导针刺入椎间盘中心,自导针置入热阻丝,热阻丝穿过髓核并顺着纤维环内侧壁弯曲至纤维环的后部和后外侧部,然后电热丝加热到 80～90℃,维持 4～5 分钟后拔出。椎间盘是一个相对无血管分布的组织,在治疗过程中可以对其不间断施加热能,而通过椎间盘外的脑脊液循环及椎体血循环带走多余的热量,以避免损伤外侧的神经根及韧带等正常组织,使治疗的选择性较好,减少并发症的产生。同时,胶原组织的固缩及纤维环的封闭增强了椎间盘的牢固性及腰椎的稳定性,缓解了病变椎间盘所受到的压力,有助于消除疼痛症状。

IDET 的治疗机制是:①局部加热可以使胶原纤维收缩,使有裂隙的纤维环愈合;②加热能灭活椎间盘内炎性因子等化学致痛因素;③加热还能灭活神经末梢而使它不能感受痛觉;④热疗能改善椎管内的微循环。IDET 主要用于纤维环尚完整的,或后纵韧带完整的单纯腰椎间盘膨出或突出病例,也适用于椎间盘退行性变破裂引起的慢性腰腿痛。其禁忌证有:①椎间盘感染;②有脊柱手术史;③髓核已疝出或游离的患者;④脊髓或神经根受压。

Cohen 等报道 IDET 治疗腰椎间盘突出症 32 例,术后 9 个月随访疼痛明显缓解。方文等报道 IDET 的疗效在术后的 3 个月以内,症状可有缓解与加重的反复,但是,3～6 个月以后就进入稳定的缓解期,症状改善最为明显且稳定,总有效率达 87%。Findlay 等报道 IDET 治疗后,髓核内压降低 6%～13%,纤维环内压平均降低 0.28MPa。Welch 等报道 27 例腰椎间盘突出症患者行 IDET 的优良率为 75%。Kleinstueck 等在尸体椎间盘上行 IDET 试验研究,结果显示在加热线圈周围 1～2mm 的范围内组织最高温度可达 64～60℃,周围组织温度均低于 60℃,而只有当温度高于 60℃时才能使胶原组织变性,临床疗效可能与加热探头放置位置密切相关。Houp tJC 等发现 IDET 治疗时,盘外温度升高不到 5℃,认为行 IDET 治疗盘周组织不会受到损伤。由于这项技术开展时间不长,其远期疗效还在进一步观察研究之中。

（六）经皮椎体成形术(percutaneous vertebroplasty, PVP)、经皮椎体后凸成形术(percutaneous kyphoplasty, PKP)

1984 年法国放射科医师 Calibert 和 Deramond 等对颈椎血管瘤患者首次开展此手术并获得满意的临床效果,20 世纪 90 年代初被弗吉尼亚大学率先引入美国后,从此 PVP 成为治疗疼痛性椎体病变的一种常用技术。PVP 是一种在影像引导和检测下进行的微创治疗,经皮穿刺到椎体病灶内,注入聚甲基丙烯酸甲酯(polymethylnethacrylate, PMMA)等灌注剂,PMMA 聚合反应发热、凝固后达到一定的强度,通过一系列机械性、血管性、化学性、热效应等因素,起到止痛、增加椎体强度、防止塌陷、预防瘫痪、抑制肿瘤生长的作用。

PVP主要用于治疗椎体压缩性骨折或肿瘤浸润引起的疼痛,增加椎体强度,但不能缓解神经根或脊髓受压症状,也不能彻底杀灭肿瘤。PVP主要的并发症为骨水泥渗漏入椎旁软组织或静脉,研究者在其基础上改进并设计了球囊扩张椎体后凸成形术,又称经皮椎体后凸成形术(PKP),即将可扩张性球囊先撑开塌陷的椎体,然后才注入骨水泥,从而在一定程度上恢复骨折椎体的高度,改善局部后凸畸形,也使骨水泥渗漏的风险明显降低。

虽然PVP与PKP已广泛应用于治疗骨质疏松性,肿瘤性椎体骨折,但其并发症和效果随时间的考证也开始收到质疑,如术后邻近椎体继发骨折,骨水泥缺乏生物活性,不能降解仍是目前待解决的问题。2009年《新英格兰医学杂志》发表了两项关于PVP治疗骨质疏松性椎体压缩骨折的多中心、随机双盲、安慰剂对照研究的结果显示,治疗组与对照组疗效统计学分析无显著性差异,由此引发了一场较大的学术争议。

四、内镜技术疗法

(一)关节镜技术(Arthroscopy)

关节镜技术是在不切开关节,保持关节原生理及解剖情况下,进行动态观察及针对性极强的手术。1918年日本的Kenji Takagi教授首次采用膀胱镜检查膝关节,从此开始了骨科关节镜的序幕。经过了90多年的不断探索,目前关节镜已发展成为一个成熟的微创技术,所涉及的关节不仅限于膝关节,目前已广泛应用到肩、肘、腕、髋、膝、踝等各领域,并且不断延伸出许多新的类型技术。

1. 关节镜的优点 ①切口小,美观,可避免晚期因关节表面和运动部位的瘢痕而引起的刺激症状;②属于微创手术,痛苦小,术后反应较小,患者易于接受;③术后早期即可活动和使用肢体,避免长期卧床并发症,减少护理人员和费用;④并发症相对较少;⑤基本不影响关节周围肌肉结构,术后可早期进行功能锻炼,防止关节长期固定引起的废用和并发症;⑥可以在近乎生理环境下对关节内病变进行观察和检查,有"把眼睛和手指放入关节内"之称,可对关节进行动力性检查,提高了诊断能力,某些疾病如滑膜皱襞综合征,是通过关节镜才确立的;⑦关节镜可施行以往开放性手术难以完成的手术,如半月板部分切除等。

2. 关节镜的适用范围 ①肩关节镜适应证如各种肩关节滑膜炎、肩关节游离体、肩袖和肱二头肌损伤、盂唇损伤、肩关节撞击综合征、钙化性肌腱炎、肩关节不稳定、各种肩关节炎、肩关节周围炎等;②肘关节镜适应证如不明原因的肘关节疼痛、游离体取出、骨赘切除、剥脱性骨软骨炎及软骨损伤的清理、滑膜切除、桡骨头切除、网球肘、肘关节内骨折等及肘周关节挛缩或粘连需行松解者;③腕关节镜适应证如桡骨远端关节内骨折、三角纤维软骨复合体损伤、舟骨骨折、急性腕不稳、腱鞘囊肿切除等;④髋关节镜适应证如不明原因髋痛、髋关节骨关节炎、盂唇病变、髋关节游离体取出、韧带损伤、诊断滑膜病变及化脓性关节炎等;⑤膝关节镜适应证如膝骨关节炎、膝关节内骨折、膝关节软骨损伤、半月板损伤、交叉韧带损伤、滑膜病变、膝关节僵硬、膝关节游离体取出及确诊膝关节损伤类型等;⑥踝关节镜适应证如滑膜切除、化脓性关节炎清理、踝关节韧带损伤重建、关节游离体取出、踝关节融合及剥脱性骨软骨炎的钻孔、切除或固定等。

3. 关节镜手术的常见并发症 ①关节内结构损伤,如关节软骨面损伤、半月板损伤、脂肪垫损伤导致出血、增生和纤维化;②关节内血肿;③创伤性滑膜炎;④关节外组织结构损伤;⑤滑膜疝及滑膜瘘管;⑥关节肌肉功能障碍;⑦血栓性脉管炎和血栓症;⑧感染;⑨操作过程中器械断裂等。

（二）经皮椎间盘切吸术（percutaneous lumbar discectomy，PLD）、经皮椎间盘镜直视下椎间盘摘除术（arthroscop icmicrodiscectomy，AMD）

1975年日本Hijikata首例经皮穿刺使用钳摘取髓核治疗椎间盘突出，20世纪90年代PLD开始迅速发展。PLD治疗原理是切吸椎间盘中央偏患侧后方椎间盘组织，降低椎间盘内压力，依赖后纵韧带及纤维环张力，使突出物回纳，从而消除或减轻对神经根的压迫，切吸过程中生理盐水大剂量反复冲洗，有效减少炎性介质释放，从而使患者症减轻或消失。近30多年来PLD得到较快发展，为减少操作的盲目性，20世纪80年代以来，随着内镜技术的发展及其高精度器械的出现，PLD与内镜相结合，通过内镜进行椎间盘摘除术即AMD开始应用于临床。AMD是第二代的内镜（椎间孔镜、侧路镜），在直视下直接切出突出的髓核组织并可以观察神经根减压的情况，减少了神经根损伤的机会，增加间盘摘除数量，可以使间盘压力得到充分减压，降低突出髓核对神经根及硬膜囊的压迫程度，增加摘除大块退变间盘组织的机会。

PLD、AMD的适应证：①具有典型椎间盘突出临床症状、神经根性疼痛症状；②经CT或磁共振检查，证实与临床症状相符；③尤其适用于膨出及包容性突出及年轻人的椎间盘突出治疗。近年美国Stryker公司研发经皮腰椎间盘摘除器，是一种微型椎间盘减压器，与传统PLD相比创伤更小，穿刺和髓核切除一步完成，操作更简单且并发症少。它是利用外径为1～1.5mm的专用穿刺套管针，穿刺进入到突出椎间盘的髓核内后，再将带有螺纹的超细切吸针芯放入穿刺套管内，启动切除器开关，利用螺旋形刀头高速旋转产生的强力负压将髓核组织吸出，从而实施对突出椎间盘物理减压，又不破坏纤维环的完整性，达到了既治疗椎间盘突出症又不破坏椎间盘功能的目的。

美国科罗拉多州和英国伦敦脊柱临床中心应用皮椎间盘切除器（Dekompressor®）进行椎间盘切吸治疗后报道：90%的病人减压治疗后功能状态得到改善，并且对治疗的满意度大于80%。治疗程序没有相关的并发症出现。Dekompressor®临床前在羊和尸体椎间盘（T_5-L_5）的实验室测试表明，只要移去0.25～0.5mm^{3}的椎间盘，压力就会在10～120秒内显著地降低。国内近来在北京、深圳、山东、河南等少数医院临床应用该项技术。部分专家临床报道，应用Dekompressor®经皮椎间盘切除器治疗46例包容性腰椎间盘突出症患者，治疗后3天和3个月的优良率分别为82.61%和89.13%。其疗效与国外报道基本一致。多数术者认为使用该方法切除适量的髓核组织后，既可取得良好的综合疗效，也改变了以往髓核移除越多、越干净疗效越好的观点。

早期椎间盘突出的病人进行超微切吸盘内减压治疗，更科学合理。因椎间盘突出症的早期，绝大多数会先出现椎间盘内压力增高，进而引起椎间盘的膨出或局限性突出，纤维环还未破裂，还具有将髓核组织保留在椎间盘内对人体活动时的压力变化起到缓冲的作用和功能，此时卧床休息多数会有暂时的缓解，但由于该椎间盘内压力已经高于其他相邻椎间盘，所以日常活动时受到的应力比其他椎间盘增大，会加重膨出或突出，并且很快会发展到纤维环破裂，出现不可逆转的髓核组织流出到破裂的纤维环之外，呈现严重的临床症状。

早期椎间盘膨出或局限性突出的病人，如果在纤维环未破裂时去除部分髓核组织，又不破坏纤维环的完整性，降低突出椎间盘内的压力，可以保留髓核组织的基本生理功能。而对这类早期病人如果采取消融或手术的方法把病变椎间盘的髓核全部去除，则会使该间盘和髓核的生理缓冲功能完全丧失，引起相邻的上下两个椎间盘应力增加，很快会导致上下两个椎间盘的继发性椎间盘突出病变，两种治疗理念经对比，其优劣则显而易见。

（三）后入显微内镜椎间盘摘除术（microendoscopy discectomy, MED）

1995 年，美国研制出第 1 代中后路纤维间盘镜髓核摘除系统，随后椎间盘镜下腰椎间盘摘除术不断改进与发展，现已成为目前世界上最先进的腰椎间盘摘除手术系统。近年美国 SOFAMOR DANEK 公司在 MED 系统的基础上推出了第二代 METRX 椎间盘系统，在图像质量、器械类型、操作空间上都有明显提高，国内一些医疗单位已开始应用该系统，大大解决了摘除不彻底等缺点。目前广大脊柱外科医师应用的 MED 系统是经椎板间隙入路，由于 MED 操作技术的特殊性，因此手术医师不但应具有丰富的开放手术经验，而且要有丰富的三维空间想象能力和精细操作的潜质。内镜技术设备的高精度发展，手术视野可放大 64 倍，带来了骨科微创手术的革命性进步，具有切口小、组织创伤小、出血少等特点，不需广泛剥离椎旁肌肉，只咬除小部分骨质，保持了脊柱的稳定性，从而大大减少了患者的痛苦和心理负担，术后卧床时间短，恢复快，住院时间短，且减少了病人的用药。

MED 手术适应证主要为经保守治疗无效的单节段腰椎间盘突出症（突出、脱出、游离型）；髓核溶解术、经皮穿刺切吸无效的腰椎间盘突出症等，其优良率与常规椎间盘手术效果相当。MED 和早期的内镜器械比较，无论在构造上，还是操作上都有本质的区别。早期的侧后路椎间盘镜（AMD）系统经椎间孔入路，因此不会穿越黄韧带。刘尚礼利用中国期刊全文数据库，对近年正式发表的论文进行统计，分析椎间盘镜下椎间盘切除术的疗效，主要并发症的发生率及其原因和防治。统计结果显示早期的侧后路椎间盘镜（AMD）系统的手术优良率为 84.01%，而近期的后路椎间盘镜（MED）系统超过 95%。神经损伤与椎间隙感染的发生率分别为 0.45% 和 0.77%。结论认为与传统的椎间盘切除术比较，椎间盘镜下椎间盘切除术，尤其后路 MED 手术优良率高，并发症少，是治疗腰椎间盘突出症的一种有效方法。

（四）经皮内镜下人工髓核置换术（prosthetic disc nucleus, PDN）、人工椎间盘置换（artificial disc replacement, ADR）

椎间盘置换可分为椎间盘假体置换和人工髓核置换，目前在颈椎段和腰椎段开展，经典的是颈 3/4 至 6/7 为置换节段。临床上对于颈椎间盘置换主要是应用于神经根型和脊髓型的颈椎病，其次是对于间盘突出或椎体退变，腰椎则主要是椎间盘源性腰痛患者。临床上髓核置换系统的指征可以被分为 2 个方面，第一个指征是预防性措施，避免椎间盘突出的复发或者腰椎退行性疾病的加重，还有已经接受过椎间盘摘除术的年轻患者；第二个指征是尝试去减少有机械性后背痛的早期或者中期的退行性腰椎疾病的患者。对于采用人工间盘假体的理想病人应该是由椎间盘突出引起的神经症状或体征，无不稳定情况或者过度活动的相关节段，无骨质疏松及感染，脊柱矢状面排列正常者。

从功能上说，椎间盘置换可分为两类，即人造橡胶和机械式装置。人造橡胶装置又分为水凝胶和非水凝胶类二种。水凝胶类吸收水，然后膨胀，应当被安置在一个含水环境中（例如椎间盘）。非水凝胶类聚合物属低摩擦材料，有一些震动吸收能力。机械式装置可以分为 1 段或者 2 段式设计。这些非人造橡胶类的装置包括大量生物材料，含有不锈钢 Fernstrom 球、热解碳、聚醚酮等。

在后路显微内镜椎间盘切除术基础上，植入人工髓核假体，达到"椎间盘成形术"的目的，可以保持脊柱节段活动性，恢复脊柱节段稳定性，避免邻近椎间盘应力过度增加。同时，也能使椎间盘与椎体后柱的负荷获得再平衡，减少了小关节退变概率。PDN 由水溶性凝胶内核和聚酯纤维外套构成，凝胶内核吸水后立即开始膨胀，完全膨胀后可吸收其本身重量 80% 的水分，植入后不易脱出，其容积可随载荷而变化。

椎间盘置换的目的是为了保留椎体间的活动,避免并发症和椎体限制而发生的僵直。保留活动度可以减少邻近椎体间的压力,从而减少邻近节段的退变。椎间盘置换禁忌证包括:①椎间盘高度小于 5mm;②脊柱前移 1 度以上;③ Schmorl 结节;④体重指数(BMI)大于或等于 30;⑤多节段严重椎间盘退变,严重骨质疏松,伴严重的关节病,椎体不稳;⑥椎管狭窄或者后方神经根受压等。

人工髓核置换术和人工椎间盘置换术随设计理念不断更新,但远未成熟,世界范围内总共也才几千例,缺乏大宗病例、长期随访的认证,治疗费用也较高。置换方法最大的问题是一般退变的间盘中仅仅是部分髓核或纤维环退变,而置换手术却需切除整个的椎间盘或髓核。目前应用的假体,植入在短期内是相对安全的,并发症往往和手术入路、手术操作有关,而不是早期的移植失败;相对于关节融合术,康复时间是缩短的。这些手术虽在原理上取得了一些进步,但它们是否能够终止或延缓腰椎退变还难以定论。

五、其他疗法

(一)针刀医学治疗技术

1976 年朱汉章教授设计了将针灸针和手术刀融为一体的医疗器械,命名针刀,于 2003 年国家中医药管理局组织的《针刀疗法的临床研究》大型成果听证会、鉴定会,将"针刀疗法"正式命名为"针刀医学"。针刺经历了 3 个时代,即砭石时代、九针时代和毫针时代,针刀医学的诞生使针刺迈入现代针具时代,即毫针和针刀并存的时代。小针刀能松解粘连,切除瘢痕,解除痉挛,有效地松解神经根的卡压,快速消除神经根的炎症水肿状态。小针刀不仅具有刀的作用也具有针灸针的作用,通过针的刺激达到激发经气,平衡阴阳,疏通经络,达到"通则不痛"的效果。

针刀作用机制是:①松解软组织的粘连、瘢痕和挛缩,恢复软组织的力学动态平衡状态。②改善局部微循环,消除肌肉紧张、痉挛,改善代谢,促进炎症致痛物质的清除,解痉止痛。③针刀还具有针刺的效应,且"得气"感比针刺更强,能舒通经络,调节脏腑气血功能,激发体内调节作用,产生镇痛物质(如脑啡肽等),达到"去痛致松"的目的。董福慧等的动物实验证实,在筋膜层用具有不同端部的针具治疗在减张减压效应方面有显著差别。毫针在拔出针后其孔隙在半个小时即关闭,而铍针和针刀在拔出针具 24 小时后还有刃孔。认为铍针和针刀在筋膜上形成一个"缝",毫针是刺出一个"洞",因此铍针和针刀降低局部筋膜腔压力方面优于毫针。

笔者认为,对于脊柱的疾病和症状,位于腧穴、阿是穴可毫针、温针、电针、透针、浅针、浮针、埋线针等治疗;在筋上的阳性压痛点、皮下条索结节,范围较小而固定者可小针刀、刃针、铍针、水针、药刀、三棱针、钩针等松解粘连。具有放射痛,而痛点模糊、范围较大者可火针、梅花针、骨减压针、拨针、长圆针等治疗,而后二者尤擅于剥离大面积皮下筋膜粘连。

(二)经皮微创软组织手术

适用于筋膜肌腱切除术、肌腱延长术、关节囊切开松解术等。皮肤取小切口,采用小尖刀或其他特制刀具在患部行软组织松解手术,包括肌腱、韧带、筋膜和关节囊等坚韧而挛缩的组织的切断。根据不同的目的,可横形切断、斜形切断或"舌形"切断,以达到矫治部位呈自然平衡状态,术后置肢体于矫正体位,任切断组织瘢痕愈合,不需要吻合切断的组织。操作中如伤及小动脉出现活动性出血,可适当局部压迫止血,无需特殊止血措施。关键部分要松解彻底,无特殊情况皮肤无需松解。皮肤具有很大的延展性,术后经辅料包扎可逐渐使皮肤达到平衡状态,通常无需缝合,小切口可自行闭合。

（三）经皮微创截骨手术

常用于姆外翻等手足畸形。足部截骨矫形主要是通过特制的钻头截或侧截完成，要保留一侧骨膜完整，这不仅可保留一定的血运，更重要的是矫正畸形后起一定软组织夹板作用，防止截骨处的过多移位。如果操作精确，尚可保留背侧或跖侧（取决入路）部分骨膜。趾骨截骨用短钻头（4.5cm），须完全截断，可用于矫正锤状趾、歪斜趾。跖骨截骨用长钻头（5.5cm），可将跖骨完全截断，保留一侧薄层骨皮质与完整骨膜，以手法造成青枝骨折以矫正畸形，截骨线视不同目的与跖骨干成一定角度，可先在预定截骨部位中间钻孔，向两侧截或从一侧向另一侧截。根据手术的目的，可斜截、横截、成角截或楔形截等。截骨间隙视需要可加宽或成形，用于矫正足横弓塌陷、胼胝体疼痛、姆外翻、小趾内翻等。磨钻头用于骨赘磨除、骨面磨平。要先剥除局部骨膜，而后在骨面下磨除增生的骨赘。一般须磨除稍大于原骨赘的体积，并使残面平滑，防止遗留尖、刺、棱角和边嵴等。所有截骨、磨骨中产生的骨质微粒与血液相混成糊膏状，可从术野周围向切口方向挤压而出，有如挤牛奶和挤牙膏的动作。术野不冲洗，须遗留少许骨质颗粒，它有助于术后骨愈合。

（四）微创联合治疗

本章所提微创治疗技术除单一应用外，目前也广泛联合应用于临床，尤其是中西医结合骨科微创技术，如针刀联合化学髓核溶解术、激光椎间盘减压术（PLDD）联合电磁场（EMFs）、等离子联合臭氧、臭氧联合胶原酶等两或三种微创技术联合治疗，或经治疗后仍未完全解除患者症状，则可继续选用原微创技术治疗以外的其他技术。例：许俊榆选择360例腰椎间盘突出症患者经胶原酶溶解术后以小针刀治疗，结果显示愈显率为91.7%，总有效率为96.1%，认为小针刀疗法配合胶原酶治疗单纯性腰椎间盘突出症，既能消除或减少对神经根的压迫，又能松解突出节段软组织粘连。陈文君等对209例腰椎间盘突出症患者进行研究，等离子刀联合臭氧的优良率占92.8%，要比单用等离子刀（优良率82.1%）和单用臭氧（优良率68%～80%）治疗腰突症有明显提高，认为二者结合应用具有相辅相成之功效。张劼等对60例腰椎间盘突出症患者进行研究，经皮PLDD联合EMFs组治疗，优良率96.7%，明显高于PLDD联合扶他林组83.3%。微创联合治疗是一种新治疗思路，唯有结合患者个体的临床表现拟定适宜的综合治疗方案，才能更好地解决临床问题。

微创是一种"理念"，不应局限于"技术"的操作，小切口也会导致严重不良后果，它是一门更高层次的手术治疗学，医者必须掌握各种微创治疗方式的优点和适应证，具有熟练的解剖知识和通过严格训练后才能应用于临床。只有通过实践检验，取得良好效果，才能称得上真正意义的微创治疗。骨科微创随着时代的前进仍不断地诞生许多新技术，例如腰椎间盘突出症的微创治疗，20世纪60年代出现化学溶核术（CN），70年代诞生经皮椎间盘切吸术（PLD）和经皮椎间盘镜直视下椎间盘摘除术（AMD），80年代盛行经皮激光椎间盘减压术（PLDD），90年代发展内镜下椎间盘摘除术（MED）等。骨科微创技术在今后骨科领域越发呈现其重要意义与美好应用前景，而祖国传统医学也得以发扬光大，许多先进的科技成果应用于骨科领域，使骨科微创诊断与治疗技术取得不断进步，其发展突飞猛进，技术日趋成熟，因此，中西医结合骨科微创技术必将会成为我国治疗骨科疾病的新趋势。

参 考 文 献

1. 王和鸣，丁建中，周临东. 骨伤科基础研究[M]. 北京：北京科学技术出版社，2005：301-315.
2. 池永龙. 努力提高脊柱微创外科水平[J]. 中国脊柱脊髓杂志，2008，18（5）：325-326.

3. 吕国华. 关于开展微创脊柱外科的若干问题思考[J]. 中国脊柱脊髓杂志, 2008, 18 (5): 331-332.

4. 王和鸣. 骨科学[M]. 北京: 北京科学技术出版社, 2007: 44-48.

5. 孙树椿, 孙之镐. 临床骨伤科学[M]. 北京: 人民卫生出版社, 2006: 190-192.

6. 王亦聪. 骨与关节损伤学[M]. 北京: 人民卫生出版社, 2009: 111-117.

7. 李建军. Ender 钉治疗股骨转子间骨折的临床研究[J]. 中国实用医药杂志, 2007, 5 (2): 49-50.

8. Ortiz-Espada A, Chana-Rodriguez F, Torres-Torres M, et al. Elastic nailing vs external fication as methods to address pediatric femoral fractures: a review of 40 cases[J]. Rev Espan Cirug Ortop Traumatol (Engl), 2009, 53 (2): 106-112.

9. 狄鸥, 张海强, 原学军. 亚太型 Gamma3 髓内钉微创式内固定治疗股骨粗隆间骨折[J]. 华北国防医药, 2008, 20 (5): 47-48.

10. Afsari A, Liporace F, Lindvall E, et al. Clamp-assisted reduction of high subtrochanteric fractures of the femur[J]. J Bone Joint Surg Am, 2009, 91 (8): 1913-1918.

11. 吴焘, 杨杰山. 腰椎间盘突出症的微创外科治疗进展[J]. 中国矫形外科杂志, 2010, 18 (3): 238-240.

12. 鲁玉来, 刘玉杰, 周东生. 骨科微创治疗技术[M]. 北京: 人民军医出版社, 2010: 254-255.

13. Muto M, Avella F. Percutaneous treatment of herniated lumbar disc by intradiscal oxygen-ozone injection[J]. Interventional Neuroradiology, 1998, 4 (4): 279-286.

14. 段文帅, 张平, 杜敬仙, 等. CT 引导下微创臭氧治疗腰椎间盘突出症[J]. 大理学院学报, 2007, 6 (8): 45-48.

15. 田锦林, 张金山, 肖越勇, 等. 不同浓度臭氧注入猪椎间盘后氧化效果的实验研究[J]. 中国介入影像与治疗学, 2007, 4 (4): 304.

16. Choy DS. Percutaneous laser disc decompression (PLDD): a first line treament for herniated discs[J]. J Clin Laser Med Surg, 2001, 19 (1): 12.

17. 张劼, 都芳涛, 尚博. 经皮激光椎间盘减压术与电磁场联合治疗腰椎间盘突出症的临床观察[J]. 颈腰痛杂志, 2009, 30 (5): 389-392.

18. 颜廷卫, 李守斌, 朱峰等. 接触式激光刀治疗颈腰椎间盘突出症[J]. 实用骨科杂志, 2008, 14 (7): 421-422.

19. Iwatsuki K, Yoshimine T, Sasaki M, et al. The effect of laser irradiation for nucleus pulposus: an experimental study[J]. Neurolo Res, 2005, 27 (3): 319-323.

20. Choy DS, Ascher PW, Ranu HS, et al. Percutaneous laser disc decompression. A new therapeutic modality[J]. Spine, 1992, 17 (8): 949-956.

21. Hellinger J. Technical aspects of the percutaneouscervical and lumbar laser disc decompression and nucleotomy[J]. Neurol Res, 1999, 21 (1): 99-102.

22. 池永龙, 黄其杉, 王向阳, 等. 半导体激光颈椎间盘汽化减压术的实验研究[J]. 中国脊柱脊髓杂志, 2002, 12 (6): 427-429.

23. 付胜良, 于方. 等离子刀治疗腰椎间盘突出症疗效观察[J]. 山东医药, 2008, 48 (32): 103-104.

24. 肖越勇. 脊柱介入治疗技术[M]. 北京: 人民军医出版社, 2008: 106-107, 120-125.

25. Chen YC, Lee SH, Chen D. Intradiscal pressure study of percutaneous disc decompression with nucleoplasty in human cadavers[J]. Spine, 2003, 28 (7): 661-665.

26. 肖少雄, 夏平, 熊伟, 等. 射频消融髓核成形术治疗腰椎间盘突出症的疗效分析及评价[J]. 中国中医骨伤科杂志, 2006, 14 (2): 50-51.

27. Kleinstueck FS, Diederich CJ, Nau WH, et al. Acute biomechanical and histological effects of intradiscal

electrothermal therapy on human lumbar discs[J]. Spine, 2001, 26 (20): 2198-2207.

28. Bono CM, Iki K, Jalota A, et al. Temperatures within the lumbar disc and end plates during intradiscal electrothermal therapy: formulation of a predictive temperature map in relation to distance from the catheter[J]. Spine, 2004, 29 (10): 1124-1129.

29. 陈玮, 童国海, 黄蔚, 等. CT、"C"臂引导下经皮椎间盘内电热治疗疗效分析 [J]. 介入放射学杂志, 2005, 14 (3): 274-276.

30. Cohen SP, Williams S, Kurihara C, et al. Nucleop lasty with or without intradiscal electrothermal therapy (IDET) as a treatment for lumbar herniated disc[J]. J Spinal Disord Tech, 2005, 18 (1): S119-S124.

31. 方文, 滕皋军, 何仕诚, 等. 椎间盘内电热治疗椎间盘源性腰痛的实验研究及临床应用 [J]. 介入放射学杂志, 2005, 14 (3): 299, 302.

32. Pollintine P, Findlay G, Adams MA. Intradiscal electrothermal therapy can alter comp ressive stress distributions inside degenerated intervertebral discs[J]. Spine, 2005, 30 (6): E134-E139.

33. Welch WC, Gerszten PC. Alternative strategies for lumbar disc ectomy: intradiscal electrothermy and nucleoplasty[J]. Neurosurg Focus, 2002, 13 (2): E7.

34. Kleinstueck FS, Diederich CJ, Nau WH, et al. Temperature and thermal dose distributions during intradiscal electrothermal therapy in the cadaveric lumbar spine[J]. Spine, 2003, 28 (15): 1700-1708.

35. Houp t JC, Conner ES, McFarland EW. Experimental study of temperature distributions and ther mal transport during radiofrequency current therapy of the intervertebral disc[J]. Spine, 1996, 21 (15): 1808-1812.

36. 鲁玉来, 刘玉杰, 周东生. 骨科微创治疗技术 [M]. 北京: 人民军医出版社, 2010: 200-219.

37. 冯传汉, 张铁良. 临床骨科学 [M]. 北京: 人民卫生出版社, 2004: 2223-2233.

38. 郑召民. 经皮椎体成形术要不要继续开展下去 [J]. 中国脊柱脊髓杂志, 2010, 20 (6): 444-447.

39. 杨惠林. 科学认识椎体成形术与椎体后凸成形术的临床价值 [J]. 中国脊柱脊髓杂志, 2010, 20 (6): 441-443.

40. Buchbinder R, Osborne RH, Ebeling PR, et al. A randomized trial of vertebroplasty for painful osteoporotic vertebral fractures[J]. N Engl J Med, 2009, 361 (6): 557-568.

41. Kallmes DF, Comstock BA, Heagerty PJ, et al. A randomized trial of vertebroplasty for osteoporotic spinal fractures[J]. N Engl J Med, 2009, 361 (6): 569-579.

42. 张向阳, 孙正明, 郭东武, 等. 经皮髓核切吸联合胶原酶髓核溶解术治疗腰椎间盘突出症 [J]. 中医正骨, 2009, 21 (2): 32-33.

43. 肖越勇. 脊柱介入治疗技术 [M]. 北京: 人民军医出版社, 2008: 120-125.

44. 张德仁, 肖礼祖, 熊东林, 等. 经皮 Decompressor 髓核旋切腰椎间盘减压术 [J]. 中国疼痛医学杂志, 2006, 12 (5): 277-279.

45. 代宇, 叶俊强, 何慕舜. 脊柱微创手术进展 [J]. 医学综述, 2009, 15 (22): 3451-3452.

46. 宋玉杰, 王宁, 李双齐, 等. 椎间盘突出症的微创治疗现状与进展 [J]. 局解手术学杂志, 2008, 17 (3): 197-198.

47. 郑召民, 郭家伟, 刘尚礼. 椎间盘镜下腰椎间盘切除术疗效及主要并发症的防治 [J]. 中国微创外科杂志, 2003, 3 (4): 362-363.

48. Coric D, Mummaneni PV. Nucleus replacement technologies[J]. J Neurosurg Spine, 2008, 8 (2): 115-120.

49. Sekhon LH, Ball JR. Artificial cervical disc replacement: principles, types and techniques[J]. Neurol India, 2005, 53 (4): 445-450.

50. Bao QB, McCullen GM, Higham PA, et al. The artificial disc: theory, design and materials[J]. Biomaterials,

1996，17（12）：1157-1167.

51. Ray CD. The PDN prosthetic disc nucleus device[J]. Eur Spine J，2002，11（2）：137-142.

52. 吴绪平，张天民. 针刀医学发展概况 [C]// 中华中医药学会全国第九次针刀医学学术年会论文集. 南京：中华中医药学会针刀医学分会，2010：37-38.

53. 黄开斌，胡贤荒. 中国针刀学 [M]，香港：世界医药出版社，2000，6-10，76-78.

54. 刁吉亭. 铍针治疗肩胛提肌止点张力性疼痛的临床观察 [D]. 北京：中国中医科学院，2010.

55. 温建民. 中西医结合微创技术治疗踇外翻 [M]. 北京：人民卫生出版社，2010：8-9.

56. 许俊榆. 小针刀配合胶原酶治疗单纯性腰椎间盘突出症 360 例 [J]. 新中医，2006，38（2）：77-78.

57. 陈文君，赵晓梅，左会平，等. 经皮穿刺等离子刀与臭氧结合消融治疗腰椎间盘突出症 [J]. 河北医学，2009，15（8）：909-911.

58. 张劼，都芳涛，尚博，等. 经皮激光椎间盘减压术与电磁场联合治疗腰椎间盘突出症的临床观察 [J]. 颈腰痛杂志，2009，30（5）：389-391.

（王和鸣　黄胜杰）

第三章

骨科微创的理论和基础研究现状

一直以来，微创都是外科手术一种追求的境界。微创手术要求最小的侵袭和最小的生理干扰达到最佳手术疗效。微创技术是一个广义的概念，它有着比单用内镜、腔镜、介入、小切口、显微外科、定向引导等更为广泛的内涵。

微创骨科是指通过微小创伤和入路，将特殊器械、物理能量或化学药剂送入人体内部，完成对体内病变、畸形、创伤的灭活、切除、修复或重建等骨科手术操作，从而达到治疗目的的医学分支。微创骨科具有在任何骨科创伤应激情况下，具备最佳内环境稳定状态，最小的手术切口，最轻的炎症反应，最小的瘢痕愈合，即创伤小，痛苦少，操作简便、安全，愈合快，疗效好。

第一节　骨科微创的理论研究

微创医学是 21 世纪的医学，也是生命科学中最重要的组成部分。在公元前 4 世纪，希波克拉底就指出："医学干预首先必须尽可能无创伤，否则，治疗效果可以比疾病的自然病程更坏"。这表明，早在医学发展之初，人类就已经形成了微创的意识，这就是"微创"思想的原始理念。微创的核心内容，在词义上可以理解为"尽可能小的或者少的损伤"，然而在哲学上，它应该是一个相对的概念。

现代医学中的"微创"是以技术为先导的重新出现。1983 年，Wickham 首次提出了微创外科（minimally invasive surgery，MIS）的概念。1985 年英国一位泌尿外科医师 Payne 使用内镜治疗泌尿系结石以后发表了一篇文章，文中用词汇"minimally invasion procedure"来描述治疗过程，这是在英文文献中第一次出现"minimally invasion procedure"这个词汇。那么，中文"微创"词汇的来源是直译于英文的"minimally invasion"，它的词义是"微侵入或是微侵袭"。根据中文的理解与精练，译为"微创"，而且被广泛应用和接受。微创外科的概念源于 1985 年提出的"minimally invasion procedure"概念，然而真正被接受是在德国医师（1986）和法国医师（1987）完成了腹腔镜切除胆囊术以后，才以"minimally invasion surgery，MIS"的词汇形式被学界广泛接受和使用。

微创医学理论体系是一个综合临床体系，实质上，微创医学是以微创理念或者微创观念或者微创人文思想为指导，以人为本，以病人为主体，以现代微创医学上最先进的微创技术为核心手段，以相应独立的器官和人为医学的对象，以完全外科、内科和各种传统医学为基础，辅助以人文的、心理的以及所有对患者有利的手段和方法，最终实现善待人体、关切人心，实现治病、调心以及人文关怀。借鉴传统医学结构系统，微创医学理论体系是一个在"生物 - 心

理 - 社会"医学模式基础上建立起来的新的医学体系,在医院内实现、在实践中得到检验,是验证该理论体系是否符合医学及医院发展趋向、是否符合医疗"以人为本"的唯一检验途径和标准。内涵上,微创医学涵盖有理念和技术两个方面,从科学的角度来讲,它包括两种智慧,一种是微创人文思想,另一个是微创临床医学(微创技术)。其中,微创技术是用于善待人体的,尽可能以小的损伤、创伤诊断和治疗疾病,微创人文思想则是体现在关切人心,调节心态和保证健康。微创医学理念是糅合微创人文思想的一种思想,所谓"微创观念"是指努力实现在整体上最大限度减少医疗过程中诊断或治疗对病人的各种损伤,尽可能地保持机体内环境的稳定,以达到尽可能小而少的损伤的医疗思想;"微创人文思想"则指从人文关怀出发,确定病人的主体地位,确定医学的根本目标在于帮助病人预防治疗疾病,恢复身体健康,充分尊重病人以及病人的意愿,遵从循证医学的原则,以达到善待人体、关切人心的目的。

　　微创骨科并不是一门独立的新学科或新的分支学科,而是微创外科技术在骨科领域之中的应用。微创骨科手术技术是一种比传统骨科标准手术具有更小手术切口,更佳的内环境稳定,更轻的全身和局部反应,更快的组织愈合,更短的功能恢复时间和更好的心理效应的手术技术。随着医用手术器械高精技术、生物计算机技术、影像数码成像技术、组织工程技术、基因技术和纳米材料技术的迅猛发展,催育了微创骨科技术,拓展了微创骨科手术种类,以循证医学方法对微创技术在骨科领域中的应用进行科学总结,使微创骨科技术逐步走向成熟,加速了以人为本的微创骨科的快速发展。

　　骨科微创固定的基础是建立在 Rhinelander 的实验上,他发现骨的血供 2/3 来自于动脉,另 1/3 来自于骨膜。这些新的钢板固定方法减少了骨膜的剥离,得到 Farouk 和 Krettek 的支持,其进一步的实验研究证明了微创钢板固定(MIPO)与传统方法比较,其骨膜及髓内的血供增加了 70%。实验通过注射试剂显示股骨穿动脉,发现微创组穿动脉是完整的,而传统方法固定组穿动脉有部分破损。另外,Perrin 等也证实了通过有限的接触钢板和点接触钢板同样能达到保护血供的目的。骨愈合的应力理论认为,一定程度的微动会诱导骨痂的形成。生物力学试验表明一定程度的不稳定在骨愈合过程中可以被接受。这些发现解释了钢板与骨直接接触的固定方法所造成的骨膜血供破坏、压力性坏死、骨质疏松等问题。减少软组织损伤的微创技术和弹性固定不但保护了骨的血供,同时也保证了骨折愈合所需要的力学环境。这些理论基础促使 AO 国际内固定组织更加重视和强调骨折的生物力学固定(biological osteosynthesis,BO)。在 20 世纪末,AO 向 BO 转变的过程中,AO 学派提出了生物学固定的新概念,其实质就是微创理念形成和发展在创伤骨科中的体现,其核心强调了保护骨折局部的血供,即是对骨折不再强求解剖复位,而着重于恢复力线和长度,更加重视骨折部位的血液循环和术后早期的功能训练。其理论依据是由"生物力学为主"转变为"以生物学为主,兼顾生物力学"。

　　我们应当正确地理解微创概念,盲目追求切口的微小并非微创技术。外科手术的最低限度损伤可以理解为"尽可能"小的损伤,而绝非"微"乎其微,更不是没有损伤,没有损伤我们称之为"无创"。如果盲目追求过于微小的切口,即使有高精仪器的配置,也会使得解剖视野不清楚、操作不到位,人为地加大手术操作难度,延长手术时间,甚至误伤重要组织、中途改为传统手术,这样反而容易造成更加巨大的创伤,严重者更可危及生命。

　　小切口不等于微创。单纯缩小切口,暴露不充分,运用常规手术器械,操作难以得心应手,强力牵拉人为增加组织损伤,止血困难,易损主要组织器官;或者由于设备条件的限制,因惧怕 X 线辐射损伤,脱离影像仪器监视,只凭手感和经验操作,虽然完成操作,组织损伤也较小，但是手术操作的准确性缺乏客观检测，失去了微创技术的可靠性；为了达到微创目的，延长手术操作时间，扰乱机体内环境的稳定性，导致手术创伤增大，引发其他严重并发症，加重临床症状。这些做法绝不是微创手术。

第二节　骨科微创的基础研究现状

随着科技的不断进步和医学高新技术的快速发展，大众对骨科创伤恢复过程认识的不断了解，骨穿针外固定器技术、经皮微创技术、微创内固定技术、腔镜技术、介入技术及其他骨科微创技术都得到了进一步完善和发展。

1. 关节镜　关节镜是一只长杆状的光学仪器，中央有几组透镜，外面为金属包壳，直径4mm，长度20cm左右。它的一端可以插入关节，另一端连接到摄像装置上，通过图像转换器将关节内的图像显示在电视屏幕上。医师根据电视中的图像观察关节内的情况，进行诊断和治疗。关节镜有放大作用和超高清晰的分辨率，所以很多切开关节在肉眼直视下都无法分辨的病变在关节镜下却一目了然。

关节镜手术是20世纪骨科技术的重大进步，自20世纪60年代应用于临床以来，极大地提高了骨科领域关节疾病的确诊率，特别是可进行许多常规手术难以完成的操作。随着关节镜性能的提高，镜下手术器械的改善和操作技术的成熟，其临床应用范围不断拓展。目前从膝关节到全身各关节，不仅可以检查诊断，而且能进行镜下手术治疗。关节镜下手术通过很小的皮肤切口，在轻微的组织侵袭下进行，减少了手术创伤和并发症，明显缩短了治疗时间，降低了医疗费用。因此，近年来在临床上的应用得到了惊人的发展，成为骨科领域发展最快的微创外科技术，实现了许多骨科手术的微创。关节镜技术的日臻成熟，使关节镜下的手术适应证不断扩大，激光等高新技术应用于关节镜手术中，可使镜下手术进一步简化，对关节正常生理功能干扰进一步缩小。但由于各关节的发病率和关节结构复杂程度不同，关节镜的应用程度各异；关节镜的复杂操作技术、昂贵的价格，及其使用范围的局限性，限制了它的推广。

目前新发明的有一种三维立体硬质电子关节镜系统，其包括硬质电子关节镜，所述硬质电子关节镜包括硬质工作端部、内镜主体部分，硬质工作端部上设有能对关节腔进行三维立体扫描拍摄、显示其全景三维立体图像并对关节腔进行三维立体重构的多CCD阵列模块，多CCD阵列模块包括至少一置于硬质工作端部先端部前端面的端面CCD阵列模块及至少一置于硬质工作端部先端部外圆表面的圆周面CCD阵列模块。该系统通过至少两个部分的CCD阵列模块配合内镜的纵深运动，所得到的所有关于关节内的图像资料和测距器测出的距离数据传输到处理主机进行集中处理重构，重现关节的立体环境，帮助医护人员更为清楚地了解关节腔内病变状况，为制定处理方案提供更好的图像依据，具有重要的实际意义。

还有一种具有红外线热扫描功能的关节镜系统，包括硬质关节镜及与硬质关节镜连接的冷光源主机、摄像主机、内镜监视器，所述硬质关节镜上还设有红外线热扫描系统，红外线热扫描系统包括红外线热扫描探头、红外线热扫描处理系统主机和红外线热扫描系统监视器。该系统是在传统硬质电子关节镜的基础上，引入红外线热扫描技术，利用红外线热扫描探头做线性和环形的移动，清晰显示关节壁立体血管静态图像，为医师判断关节病变及功能状态提供可靠的客观依据。此外，该新型红外线热扫描处理系统提供多种工作模式，包括普通显示模式和夜视显示模式，医师可以通过分析和比较不同显示模式的诊断图像，作出正确诊断。

本实用新型极大地丰富关节病的诊断手段，有效地提高诊断的准确性。

关节镜是现代微创骨科技术发展较快的。关节软骨清理、关节粘连松解、胫骨髁间棘与平台骨折的复位和内固定都取得较好疗效，镜下半月板损伤的治疗与前、后交叉韧带损伤的重建已成为定型手术。目前膝关节镜已发展到肩、髋、腕、踝及指（趾）等关节，由以往的诊断检查到如今的镜下手术和重建、激光、射频、聚焦超声等高新技术应用于关节镜手术中，可使镜下骨科手术进一步微创化、简单化。随着新的关节镜下手术器械、手术方式和内固定材料的发展，可以完成许多常规难以完成的手术。

2. 计算机辅助导航系统　随着科学技术的发展，21世纪已日渐进入由生物学、信息学、物理学相互融合的生物智能时代（bio-intellgence age），外科学发展趋势的显著特征是智能化、微创化。目前，微创外科已由早期传统的内镜、腔镜技术逐渐进展到由影像学、信息科学、机器人技术、遥控技术等高新技术组合而成的计算机辅助系统导航术（computer assisted navigation surgery，CANS）。CANS在骨科手术中的应用，被称为计算机辅助导航骨科手术（computer assisted orthopaedics surgery，CAOS）。

计算机辅助导航系统是一种三维定位系统，其原理基于全球卫星定位系统，综合了当今医学领域的多种先进设备，如计算机断层扫描（CT）、磁共振成像（MRI）、正电子发射断层扫描（PET）、数字血管减影（DSA）、超声成像（US）以及医学机器人（MR）等。计算机辅助导航系统工作原理：利用数字化扫描技术所得到的患者术前影像信息通过媒介体输入到计算机工作站，工作站在经过高速运算处理（三维重建、图像配准、图像融合等）后重建出患者的三维模型影像并建立虚拟坐标空间，手术医师即可在此影像基础上操作相关软件进行术前计划并模拟进程，实际手术过程中系统红外线摄像头动态追踪手术器械相对患者解剖结构的当前位置（实际坐标空间），并明确显示在患者的二维/三维影像资料上，将两个坐标空间匹配就可实时显示定位图像，手术医师通过高解像度的显示屏从各个方位观察到当前的手术入路以及各种参数（角度、深度等），从而最大限度避开危险区，在最短的时间内到达靶点病灶，减少患者的失血量与手术创伤以及并发症。

计算机辅助导航系统一般由4个部分组成：①手术导航工具：用于发射或反射光信号以确定手术工具的位置；②位置跟踪仪：通过接受光电信号来监视跟踪手术器械的位置；③监视器：反映手术器械的位置和患者的影像资料；④工作站：将虚拟坐标系与实际坐标系通过计算匹配。而周凯华等认为由6部分组成：包括患者示踪器、导航手术工具、手术工具示踪器、监视器、与计算机连接的C型臂X线机及工作站。

分类：按照交互方式的不同，可分为主动式、半主动式、被动式3种；按照导航信号类型的不同，可分为光学定位（红外线）、磁（电磁场）定位、声学（超声）信号定位、机械定位；按照导航影像建立的不同，可分为基于X射线二维导航系统、基于X射线三维导航系统（IsoC3-D）、基于CT导航系统、基于MRI导航系统、完全开放式导航系统。

计算机辅助手术导航系统依据不同的分类标准，有不同的分类形式。计算机辅助手术导航系统是导航工具与手术环境（包括医师）的交互操作，从而实现一定的空间位置关系。按照交互方式的不同，可以分为主动式、半主动式及被动式3种。①主动式：即手术机器人系统，在进行预定手术的过程中无需医师的人工干预，但机器人的灵活性难以满足手术复杂性的要求，而使其在临床推广应用中受到限制；②半主动式：属于第二代机器人手术系统，医师可在术前预定的范围内进行手术，超出此范围，系统将会终止操作；③被动式：将术野中植入物的位置实时资料提供给医师，并控制手术工具的空间运动轨迹，但手术操作由医师完成。

计算机辅助手术导航系统的空间立体定位技术是关键技术,可确定手术器械与患者解剖结构之间的空间位置关系。计算机辅助手术导航系通过导航信号完成空间立体定位。按照导航信号的不同可分为光学定位(红外线)、磁(电磁场)定位、声学(超声)信号定位及机械定位4类。

计算机辅助手术导航系统的优势在于它可以更好的实现临床应用目的。术中实时测量评估,更好地制定详细的手术计划和模拟手术步骤。提供多平面监测图像及帮助准确安放固定物,提高手术的准确性,改进手术安全性和降低手术并发症。减少手术中医师、患者放射线暴露时间和辐射剂量。扩大微创手术的应用范围,使以往不能治疗或治疗困难的疾病得以治愈。无需输血,减少输血感染事故,避免感染病毒性肝炎及艾滋病等。减少手术创伤、减轻手术痛苦,缩短术后康复时间,降低医疗费用。缩短住院时间,减轻医护人员负担。

将 CAOS 技术真正应用于骨科,始于 1995 年,Nolte 应用计算机辅助微创导航手术系统(Syealth Station,Sofamor-Danek/Medtronic,Memphis,TN)在赫尔辛基实施了世界第 1 例腰椎椎弓根螺钉内固定术。自此,CAOS 在骨科手术中的优势逐渐凸显,伴随相关技术的发展,CAOS 的临床应用日益增多,但与人工关节、脊柱外科等其他骨科领域相比,CAOS 在创伤骨科的应用还相对较少,其基础和应用研究尚不够活跃。这是因为 CAOS 的核心技术是医学图像的后处理技术,术前、术中的医学图像如果变动不大,是最适宜图像处理的,但是骨折手术复位前后的图像变化是很大的,术前采集的图像要和术中正在复位的图像进行准确的对应(配准),难度较大。此外,骨科的治疗很多是需要急诊手术或者要求手术尽快完成,但 CAOS 在术中系统建立、图像采集和注册、线路连接等方面,较传统手术耗费时间。还有一个很重要的原因是创伤骨科医师目前还缺乏足够的临床应用证据和客观的评价手段来显示 CAOS 技术的优越。上述情况,由于近年迅猛发展的图像处理技术和导航示踪手段的改进,已经有所改变,为 CAOS 在骨科的应用带来新的机遇。相关研究表明,骨科正在成为 CAOS 临床应用的热点,计算机辅助导航骨科手术及医用机器人技术会显著提高创伤骨科的治疗效果,使手术更微创、更精确、更安全。

CAOS 的结构和工作模式:导航定位所应用的医学图像导引系统已经由使用单一的 C 型臂、CT 等传统影像设备向三维 C 型臂、多模态图像处理系统等新型影像设备的应用转变,新型影像设备加装 CAOS 的图像校准靶,能够使导航手术实时、简便。目前,导航定位系统针对采用的图像导引(image-guided)基础不同,分为基于图像系统(image-based system)和免图像系统(imaged-free)两大类,基于图像系统是应用术前或术中采集的手术部位的医学影像进行手术现场的图像注册,从而对手术目标和手术器械进行定位导航;免图像系统主要应用于手术部位可以充分暴露的手术,术前和术中的解剖结构没有太多变化,CAOS 系统利用已预先储存好的手术部位的通用医学影像数据库与暴露充分的解剖结构进行现场配准,无需术前和术中采集图像。基于图像 CAOS 系统根据采集图像的医学影像设备及所需图像种类的不同又分为:①基于 CT 的导航系统(CT-based navigation):采用术前采集的手术部位的 CT 图像进行导航定位,患者需术前进行 CT 扫描;②基于 X 线透视图像的导航系统(fluoroscopy-based navigation):采用术中 C 型臂 X 线机实时采集的 X 线透视图像进行导航定位。目前应用三维 C 型臂 X 线机进行连续多平面术中扫描,就可以利用专用图像软件,进行三维重建,更加方便术中定位导航。③基于多模态图像的导航系统(modality-based navigation):采用装备特殊影像导航设备的专用手术室,能够通用于各种影像采集设备,进行术前、术中的 CT、MRI、X 线透视扫描,并能够对不同模式的医学影像进行统一的融合处理,极大方便了术中导航定位。

医用机器人已经在自动化程度和人机交互模式方面,有了长足进展,摆脱了原有工业机器人的结构模式。根据机器人自动化程度进行分类,医用机器人现分为:①非全自动化设计的主动式结构机器手,美国的达芬奇手术机器人(intuitive surgicalinc, US)型代表,术者的操作完全依靠机器手,机器手精确遵从术者的手部动作,无需求中人为干预;②半自动化设计结构机器人,机器人按照预定程序执行手术操作,在机器人控制的安全范围内,允许人为干预,一旦手术超越安全范围,预定程序自动终止;③全自动化设计、被动式结构机器人,完全依靠既定程序进行手术操作,不需要术中人为干预。骨科医师应明确 CAOS 的结构和工作模式,理解医用机器人辅助骨科手术的操作特点,这样才能够选择适宜的导航系统并有针对性地开展 CAOS 技术,规范手术流程。

医学图像后处理技术的进展:手术导航中的图像后处理是指对获取的图像进行处理,使之满足各种需要的一系列技术的总称,主要分为图像配准和融合(registration)、图像分割与三维重建(3-D reconstruction)图像归档与传输系统(picture archiving and communication system, PACS)。①图像配准(注册)技术是将导航图像与术中真实的手术部位的解剖结构进行精确的对应,这关系到导航定位的精确性。目前,配准技术已从体外标记点技术(external marker)发展到解剖标志的注册技术(anatomical registration),根据手术特点及术中图像的特点,采用配对点注册(paired-point registration)和表面注册(surface registration)方法,极大简化了注册程序,缩短了配准时间,提高了定位的精确性。②图像分割与三维重建技术利用消隐或透明的图像分割技术、三维可视化技术,形成包含解剖结构和生理功能信息的多维图像,在手术医师面前呈现一幅栩栩如生的手术"地图"。③ PACS 技术将各种医学图像及相关病例信息规范为 DICOM3.0 数据格式,便于数据传输和交换,可以随时被导航系统采用,数字化图像及手术指令可以借助网络宽带进行异地传输,用于医用机器人支持的远程手术。上述技术是 CAOS 的软件部分,是定位导航的关键技术。传统手术中,医师需要在二维图像基础上,通过空间思维综合过程建立起抽象的三维立体图像,由于患者的个体差异及手术医师个人思维方式的不同,对创伤部位的理解就可能产生一些偏差和分歧,对手术的精确性会产生不利影响,而 CAOS 利用上述医学图像后处理技术,就可以简化图像的综合分析过程,提高诊断的准确性和手术的安全性、精确性。

导航追踪手段:目前应用的导航追踪手段分为:①红外光学定位方法;②电磁定位方法;③超声信号定位方法;④机器人定位方法。虽然红外光学定位方法仍然是目前 CAOS 的技术主流,但其接收装置容易受术中遮挡及周围光线或金属物体镜面反射的影响,所需设备价格昂贵。除光学定位方法外,工程技术人员也在探索完善其他 3 种定位方法:电磁定位的精确性非常高,而且所需设备相对简单,更方便手术环境中的安放;激光和超声信号作为导航信号,应用程序相对简单,设备价格较低;机器人定位稳定,便于引入机械臂术中操作;研究人员正在对上述定位不跟踪手段进行相互融合、取长补短的研究,准确性更高、操作更加简便、结构更加合理、价格更加低廉的导航追踪手段是未来的发展方向。

医用机器人技术:现代手术机器人具备机器人双目视觉功能至少 6 个自由度,能够克服术者在操作时手抖、视觉偏差、易疲劳的缺点,稳定、持久地夹持手术器械,按照经过精心设计规划的手术程序,进行手术操作。更为重要的是通过现代通信技术和网络传输手段,结合导航定位系统及遥感操作技术,可以实时远距离的远程手术。目前,双目视觉技术可以保证机器人具备一双慧眼,触觉反馈及虚拟现实技术可以让机器手像外科医师的手一样,进行灵活、精巧的操作。精密机械技术和自动限位技术可以保证手术的安全性。一旦发生息外情况,可以立即进入安全程序,终止机器人操作。2001年,美国纽约的外科医师通过法国电信公司的高速光纤和异步传输模式(ATM)的数字网,遥控位于法国斯特拉斯堡医院手术室内的ZEUS机器人,成功实施了腹腔镜胆囊切除手术。这是新世纪高精尖技术结合、多学科融合的典范,标志着不需要移动任何人的位置,世界上任何一个角落的患者都能够得到世界上任何一位顶尖专家亲自操作的手术治疗,这是远程手术的一个里程碑,标志外科手术跨时代的飞跃。

其他相关信息技术:CAOS及医用机器人技术是许多高科技成果的结晶,也就意味着它是不断丰富、完善、开放的技术,借助计算机对医学图像的高速处理能力,许多数字化信息技术被引入CAOS系统。虚拟现实(virtual reality,VR)技术是指借助计算机技术和硬件设备,实现人们可以通过视、听、触、嗅等手段所感受到的虚拟幻境,其特点可归纳为3"I":沉浸性(immersion)、交互性(interaction)和构想性(imagination)。虚拟现实技术具有模拟真实微创技术操作与手术中的视觉反馈、触觉反馈和力反馈信息的能力,特别是它的三维重建功能,在手术定位、手术导航方面独具优势。在微创技术的应用领域,它不仅可以用于各种操作、手术的训练和手术方案的设计,而且可直接用于手术的实施。

近年来,基于现实与虚拟互动的骨科生物力学研究方法,可以为CAOS提供更加科学、客观的导航手术规划方案、手术固定效果的评估体系;由于仪器和技术的限制,现有的生物力学测试方法只能检测到人体标本外部的力学变化,很难全面的解释标本各个部分内在的相互作用机制,对于内部结构的位移即内在的应力变化仅仅凭借病理能够猜测,缺乏客观的实验支持,采用三维图像重建后有限元分析的虚拟仿真实验可以解决这些问题。目前,相当数量的CAOS系统已经具备生物力学数据库,手术部位的骨折内固定方案可以据此规划和验证。无线蓝牙技术引入医用机器人系统,可以取消原有的很多术中线缆连接,使遥控操作更方便,也方便CAOS设备的消毒,节省手术空间。虚拟现实技术可以作为创伤骨科医师的手术训练评估系统,具有可反复操作,现场感强的特点。

目前计算机辅助导航系统在临床应用中存在的主要问题为:①技术设备复杂,操作烦琐,学习曲线较长,一般只能由经验丰富的医师操作使用,从而限制了这一技术的推广;②目前计算机辅助导航系统手术的适应证较窄,而且只是作为一种精确定位的手术辅助工具,尚不能替代外科医师独立完成手术;③手术方案是根据术前影像学资料确定,不能监测及避免各种原因造成的脊柱移位、变形所产生的误差;④最大的弊端在于受C型臂机、传输路线及术中组织结构移位的影响,可出现影像漂移现象,使计算机辅助导航系统出现定位误差,显著降低了手术的精准度和安全性;⑤设备昂贵,尚不能广泛开展这项技术。

目前CAOS的定位方法还比较单一,图像的术中注册时间较长,将几种导航定位方法互相融合,图像注册必将更加准确,应用更加方便。基于多模态图像的导航系统将成为导航手术的主流;数字化手术室的建立:与导航手术设备相配套的手术室将取代目前的手术室,影像设备及医用机器人在手术室内都有自己的合适位置,图像跟踪设备将吊装在手术室的屋顶,更加便于接受不跟踪信号;各种数据传输接口将布满墙壁,随时传输数字化图像和手术指令。CAOS将不局限于定位方法的研究,会拓展到骨折治疗的其他领域,可以实施导航骨折的复位,手术支援机器人会辅助手术。虚拟现实系统和康复机器人会极大改善骨折术后患者的功能练习情况,PACS技术将能够随时调阅患者的病例和医学图像,便于随诊。CAOS与微创手术相结合,建立智能化微创导航手术系统:微创的理念将很大程度依靠CAOS设备来实施,更加智能化的手术更将应用于骨科手术中,越来越多的创伤骨科手术,将采用智能化微创手术方案，使 CAOS 技术向数字化、智能化、微创化发展。

随着计算机技术、立体定向技术、人工智能技术的发展，计算机辅助导航系统在骨科手术中的应用日趋完善，并为骨科手术朝着微创、精准、安全的方向发展提供了可靠的保证。目前计算机辅助导航系统也有了新的发展方向，如应用于虚拟植入物、与内镜技术相结合、应用于远程遥感手术等。相信，随着计算机辅助导航系统稳定性和安全性的提高，以及导航手术的规范化、标准化，计算机辅助导航系统必将促使骨科治疗技术的发展实现新的飞跃。许多先进的科技成果应用于骨科领域后，大大改善了人们对疾病的认识，使骨科领域微创治疗的发展突飞猛进，手术技术日趋成熟、治疗领域不断拓宽，新的手术种类不断涌现，手术更精确、更安全、更有效。镜视下微创手术、单人外科、远程疑难病例的会诊与手术方案的拟定，以及由机器人实施的远程遥控手术已进入现实生活之中。但微创外科作为一种新兴技术，目前在骨科领域的应用大多处于起步阶段，由于受到昂贵的设备、较高的技术要求及骨科学传统观念等因素的限制，临床尚不能广泛推广应用。此外，微创技术能否真正取得与传统手术相同、相似或更佳的疗效，需要运用循证医学方法对大样本病例进行综合评价，客观分析其可行性、安全性、近期和远期效果。在考虑到需要和可能的基础上，以提高治愈率、改善患者的生存质量，使患者获得最佳疗效为目标来制订手术方案。

3．其他微创技术　现代科技的发展和微创观念的形成促进了传统外科手术器械的改进，钬激光手术是近年兴起的一项新技术，与传统的电凝、刨削技术比较，钬激光手术后无关节粘连、肿胀，疼痛水平低，因此优于传统的关节镜技术。双极射频汽化仪则是采用了冷融化的技术，它施加一定电压于电极与靶组织之间的导电液上，将导电液转变为离子汽化层或等离子体，通过后者带电颗粒与靶组织的撞击，使靶组织分子链断裂，从而起到组织切割与清除作用。双极射频汽化仪在对靶组织进行冷融化清除的同时，对邻近组织中的小血管起凝固作用，在修整的同时可止血。

近年来，纳米医学的研究已崭露头角，并在纳米材料、纳米器件和纳米检测等领域取得了令人瞩目的成就。纳米技术使疾病的诊断、检测技术一方面朝着微创、微观、微量或无创方向快速发展，另一方面朝着适时遥控、动态和智能化方向发展。用纳米技术制造的纳米物质与其在自然界中的常规状态相比，其物理性质有着巨大的区别。英国 Bonfield 成功地合成了模拟骨骼亚结构的纳米物质，具有与骨骼相似的强度和密度指数，不易骨折，且与正常骨组织连接紧密，显示了良好的临床应用前景。崔福斋等模仿天然骨骼的形成过程，制备出具有纳米尺寸的羟基磷灰石/胶原复合人工骨材料，在家兔颅颌骨骨缺损的修复实验中发现，其具有良好的生物相容性，能够促进和加速骨折的愈合。而 Kikuchi 等通过化学反应合成的羟基灰石/胶原复合类纳米材料的机械强度为正常骨组织的 1/4，体内实验表明，该材料通过破骨细胞样细胞的吞噬作用降解，并可在材料附近诱导成骨细胞形成新的骨组织。其他可望应用于临床的纳米物质有人工关节面与关节腔、美容植入物等。可进行人机对话的纳米机器人（nano robot）一旦研制成功，能在一秒内完成数十亿个操作动作，其对纳米医学和微创外科的作用将难以估量。基因治疗和组织工程研究也为微创外科的发展拓展了更为广阔的空间，目前已成为人们关注的焦点，并展示出诱人的前景。

21 世纪的微创外科具有广阔的前景，微创外科作为有创手术和无创治疗发展的桥梁，将外科学带入一个全新的境界，并将成为 21 世纪外科领域新的生长点和技术领域，具有广阔的发展前景。与其他疾病的诊疗一样，骨科疾病的诊疗也可能会从大体、细胞、分子水平走向基因水平，骨科医师将从传统开放手术中解脱出来，进入操纵内镜和微创器械的微创手术时代，进一步发展将走向由外科医师指挥机器人来完成的极微创或无创时代。这是人类社会进步和现代科技高速发展的必然,并不意味着骨科医师的消亡,相反对骨科医师有更高的要求,即未来骨科医师需要掌握更扎实的现代高科技知识并不断进行知识结构的更新,经过更加严格的岗前培训和资质认证,才能向着微创治疗的目标不断发展。

作为新时期的骨科医师必须正确理解骨科微创技术与传统疗法(传统手术及传统手法)之间的关系。传统疗法是骨科微创技术的基础,是骨科微创技术存在和发展的重要保证,两种治疗方式相辅相成。虽然微创技术在一些领域已经取代传统外科成为主流技术,而且其适应证仍在拓宽。微创手术在某些方面虽优于传统手术,但在许多领域还处于探索阶段,其优越性还有待进一步的证实,尤其是循证医学的有力支持。不能一味地片面追求微创手术而放弃传统手术,恰当地运用微创手术,可显著减少手术创伤、降低手术并发症,譬如较为成熟的腔镜手术也离不开传统手术,更不能替代传统手术,而是对传统手术的补充。临床医师必须以病人为中心,综合考虑传统治疗方法与骨科微创技术的利弊得失,选择合理的诊治方法。

参 考 文 献

1. 池永龙. 关于微创骨科技术若干问题的探讨 [J]. 中华外科杂志,2005,43(24):1561-1563.

2. 董志强. 微创外科与外科微创化 [J]. 中华外科杂志,2002,40(1):19.

3. Payne SR, Ford TF, Wickham JE. Endoscopic management of upper urinary tract stones[J]. Br J Surg, 1985, 72(10): 822-824.

4. 王永光. 微创医学理论与实践——回顾与展望 [J]. 中国医刊,2005,40(1):51-53.

5. 王永光. 微创医学——一个新的医学理论体系 [J]. 医学与哲学,2004,25(11):2-4.

6. 王亦聪. 骨折治疗的微创术式 [J]. 中华骨科杂志,2002,22(3):190-192.

7. 池永龙. 我国微创脊柱外科的今天与明天 [J]. 中国脊柱脊髓杂志,2004,14(2):70-72.

8. Perren SM. Evolution of the internal fixation of long bone fractures. The scientific basis of biological internal fixation: choosing a new balance between stability and biology[J]. J Bone Joint Surg Br, 2002, 84(8): 1093-1110.

9. 毕郑钢. 微创骨科的应用现状与前景 [J]. 黑龙江医学,2005,29(2):81-82.

10. 乔铁,谢景夏,何群芝,等. 三维立体硬质电子关节镜系统:中国,CN201968662U[P]. 2011-09-14.

11. 乔铁,黄万潮,谢景夏. 具有红外线热扫描功能的关节镜系统:中国,CN201939325U[P]. 2011-08-24.

12. Digioia AM. What is computer assisted orthopaedic surgery? [J]. Clin Orthop, 1998(354): 2-4.

13. 杨述华,傅德皓. 计算机辅助导航系统及其在骨科的应用 [J]. 中国医疗器械信息,2007,13(2):1-4.

14. 周凯华,罗从风. 导航技术在创伤骨科手术中的应用 [J]. 国际骨科学杂志,2007,28(5):285-287.

15. 喻忠,王黎明. 骨科手术导航系统研究现状 [J]. 国外医学:骨科学分册,2005,26(3):140-143.

16. Nolte LP, Zamorano LJ, Jiang Z, et al. Image-guided insertion of transpedicular screws: a laboratory set-up[J]. Spine, 1995, 20(4): 497-500.

17. Cehhard F, Krettek C, Hufner T. Computer aided orthopedic surgery(CAOS): a rapidly evolving technology[J]. Injury, 2004, 35, (1 Suppl): 1.

18. Leung KS. Fluoro-navigation in orthopaedic trauma[J]. Osteosyn Trauma Care, 2004, 12: 163-169.

19. Sikorski JM, Chauhan S. Computer-assisted orthopaedic surgery: do we need CAOS? [J] Bone Joint Surg(Br), 2003, 85(3): 319-323.

20. Noltz LP, Beutler T. Basic principles of CAOS[J]. Injury, 2004, 35(1 Suppl): 6-16.

21. Schep NW，Broeders IA，var der Werken C. Computer assisted orthopaedic and trauma surgery. State of the art and future perspectives[J]. Injury，2003，34（4）：299-306.

22. Meinzer HP，Thorn M，Vetter M，et al. Medical imaging：examples of clinical applications. [J] Photogramm Remote Sensing，2002，56（5-6）：311-325.

23. Lanfranco AR，Castellanos AE，Desai JP，et al. Robotic surgery：a current perspective[J]. Ann Surg，2004，239（1）：309-320

24. Marescaux J，Lerop J，Gagner M，et al. Tranaatlantic robot-assisted telesurgery[J]. Nature.2001，413（6854）：379-380

25. Wade FA，Oliver CW. Living with digital imaging[J]. Clin Orthop，2004（421）：25-28.

26. Parekh SG，Nazarian DG，Lim CK. Adoption of information technology by resident physicians[J]. Clin Orthop Relat Res，2004（421）：107-111.

27. Branislav J，Digioia AM，McGowan DP. The development of standards for CAOS[M]. Washington：AAOS Biomedical Engineering Committee Presented at the American Academy of Orthopaedic Surgeons 72nd Annual Meeting，2005：23-27.

28. Messmer P，Cross T，Suhm N，et al. Modality-based navigation[J]. Injury，2004，35（1 Suppl）：24-29.

29. Schmucki D，Gehhard F，Grutzner PA，et al. Computer aided reduction and imagine[J]. Injury，2004，35（1 Supply）：96-104.

30. 王满宜，王军强. 计算机辅助导航骨科手术及医用机器人技术在创伤骨科的应用 [J]. 中华创伤骨科杂志，2005，7（11）：1004-1009.

31. Imhoff A，Lederman T. Arthroscopic subacromial decompression with and without the Holmium：YAG-laster：a prospective comparative study[J]. Arthroscopy，1995，11（5）：549-556.

32. Du C，Cui FZ，Feng QL，et al. Tissue response to nano-hydroxyapatite/collagen composite implants in marrow cavity[J]. J Biomed Mater Res，1998，42（4）：540-548.

33. Kikuchi M，Itoh S，Ichinose S，et al. Self-organization mech-anism in a bone-like hydroxyapatite/collagen nanocomposite synthesized in vitro and its biological reaction in vivo[J]. Bioma-terials，2001，22（13）：1705-1711.

34. 毕郑钢. 微创骨科的应用现状与前景 [J]. 黑龙江医学，2005，29（2）：81-82.

（张兴平）

第四章
骨科微创的现状及微创技术的种类

　　微创外科经历了较长的发展历史，问世于 20 世纪 60 年代的关节镜被认为是骨科领域最早期的微创术式。20 世纪 70 年代以来，随着医学模式向"生物 - 心理 - 社会"医学模式的转变和外科疾病整体治疗观念的形成，推动了微创外科的发展。1985 年英国泌尿外科医师 Payne 和 Wickham 首次提出"微创外科（minimally invasive surgery，MIS）"的概念，但当时并未引起广泛的关注。直到 1987 年法国医师 Mouret 成功施行了世界首例腹腔镜胆囊切除术以后，"微创外科"才逐渐被广泛接受。20 世纪后期，由于微电子学、光学、材料学、现代工艺、计算机信息处理和实时成像、三维结构重建等的进步，特别是内镜、腔镜和介入治疗等技术的出现，以及人们对健康和美容提出的更高的要求，促进和加速了微创外科的快速发展。同时，人们也开始用循证医学方法对微创技术的应用进行总结。

　　所谓微创系指微小创伤（minimally invasive）。顾名思义，微创外科是指以最小的侵袭和最小的生理干扰达到最佳外科疗效的一种新的外科技术，它不是独立的新学科或新的分支学科，而是一种比现行的标准外科手术具有更小的手术切口、更佳的内环境稳定状态、更轻的全身反应、更少的瘢痕愈合、更短的恢复时间、更好的心理效应的手术。不难看出，微创外科绝不等于传统外科手术，也不等于单纯的"小切口"外科。微创技术是一个广义的名词，它有着比单用内镜、腔镜、介入、小切口、显微外科、定向引导外科等更为广泛的内涵。同时微创技术也只是一个相对的概念，随着科技的进步和外科学的发展，新的创伤更小的治疗方法不断涌现，人们对创伤与组织修复过程及机制的认识不断深化，微创技术的内涵将逐步丰富、完善和发展，今天我们认为是微创的治疗，不久的将来必将成为传统外科的一部分。目前，微创外科已由早期传统的内镜、腔镜技术逐渐进展到由影像学、信息科学、遥控技术等高新技术组合的计算机辅助微创技术。

　　微创涵盖了外科的理念和技术，在临床工作中应以微创理念为指导，微创技术为保证。作为一种理念，微创是外科学追求的境界，但对微创的认识不能单纯局限在手术上。需要指明的是，并非所有外科手术都适宜用微创技术来进行，医师更不应以牺牲治疗效果来一味追求微创手术。例如关节镜下手术治疗关节肿瘤就可能出现关节内种植的不良后果。Joyce 等曾报告位于股骨远端和胫骨近端的原发性骨肿瘤 11 例和骨囊肿 1 例，经关节镜活检，有 4 例出现膝关节内种植，使关节外的病变扩展为关节内的病变。

　　尽管传统的外科手术已经取得非常出色的成就，但人们同时也认识到外科手术是一柄双刃剑，它在去除病灶的同时，也可因手术创伤对患者带来负面效应。近年来，由于高新技术的飞速发展和在医学领域的应用，特别是内镜、腔镜、介入技术的问世和快速发展，以及医师经验的成熟和配套器械的发展，使以人为本的微创外科发展方兴未艾，在骨科领域中应用也日趋广泛。

一、骨折治疗观念的转变体现了微创技术

骨折治疗从原来强调坚强内固定达到一期愈合的生物力学观点,逐步演变为保护骨折局部血运的生物学固定达到二期骨愈合的观点,即生物的、合理的接骨术的观点。对长管状骨骨折的治疗,也由传统的解剖复位坚强固定转变为以维持长骨正常长度、不出现成角及旋转畸形、注意保护骨折局部血供的间接复位相对稳定的微创固定。通过施加牵引力间接复位,不剥离骨折部位的骨膜,尤其是不游离和复位粉碎性骨折块以免破坏其血运,行远离骨折端的固定。在内固定物的设计上,使其弹性模量接近骨骼,并采用生物降解材料或应力松弛钢板,以减少应力遮挡效应。在内固定物的选择上,注意生物固定与机械固定、髓内固定与髓外固定的结合,除关节附近或前臂骨折外,更多地采用对骨膜血运破坏较少的髓内钉,特别是带锁髓内钉或经皮钢板固定;与此同时,不断改进钢板的结构,减少钢板与骨骼的接触面积,以降低或防止局部形成的骨质疏松。此外,骨科医师应树立正确的微创观念,将医源性损伤降低到最低限度,尽量采用简便有效的方法进行稳妥固定,避免忽视非手术治疗和微创治疗的错误倾向。

二、关节镜介导的微创技术

关节镜手术是 20 世纪骨科技术的重大进步,自 60 年代应用于临床以来,极大地提高了骨科领域关节疾病的确诊率,特别是可进行许多常规手术难以完成的操作。随着关节镜性能的提高、镜下手术器械的改善和操作技术的成熟,其临床应用范围不断拓展。目前从膝关节到全身各关节,不仅可以检查诊断,而且能进行镜下的手术治疗。关节镜下手术通过很小的皮肤切口,在轻微的组织侵袭下进行,减少了手术创伤和并发症,明显缩短了治疗时间,降低了医疗费用。因此,近年来在临床上的应用得到了惊人的发展,成为骨科领域发展最快的微创外科技术,实现了许多骨科手术的微创。

膝关节是全身发病率最高的关节,关节腔较大而表浅,因此膝关节镜的应用最早也最普遍。膝关节镜下半月板损伤的治疗、前后十字韧带的重建已成为常规定型手术,镜下对关节软骨病灶的清理、打磨、微骨折的治疗等以及滑膜切除、关节粘连松解、胫骨髁间棘与胫骨平台骨折的复位等都取得了较好的临床疗效,镜下操作可最大程度减少手术创伤,简便易行。肩关节镜是继膝关节镜之后发展最快的关节镜之一,现已应用于肩关节病、肩关节损伤的诊断和组织活检,还可进行滑膜刨削、软骨面修整、异物及游离体摘除、盂唇修复、肩峰成形及肩袖损伤的小切口关节镜下手术或完全于关节镜下修补。肘关节镜手术约占所有关节镜手术的 10% 左右,主要应用于关节炎的清理与滑膜切除、游离体与骨赘摘除、关节粘连松解、桡骨小头切除及软骨损害成形等。髋关节镜为髋关节疾病的诊疗提供了全新的手段,作为一种微侵袭性技术,对不明原因的髋关节疼痛、髋关节骨性关节炎、盂唇病变、髋关节游离体、韧带损伤、化脓性关节炎的诊疗及滑膜病变清理等均极有价值。随着髋关节镜性能的改进和操作技术的提高,其适应证不断扩大,并有由诊断向治疗方向发展的趋势。近年腕关节镜的发展也较快,镜下可以直接观察到韧带损伤的部位、范围和程度,而且可以观察到关节软骨的损害程度和发现局部滑膜炎,并对三角纤维软骨复合体病变、腕关节不稳定及腕管综合征进行诊断和治疗,且手术切口小、创伤轻、出血少、恢复快、并发症明显低于常规手术。此外,还有踝关节镜等其他关节镜应用的报道。

关节镜技术的日臻成熟,使关节镜下的手术适应证不断扩大,激光等高新技术应用于关节镜手术中,可使镜下手术进一步简化,对关节正常生理功能干扰进一步缩小。但由于各关

节的发病率和关节结构复杂程度不同,关节镜的应用程度各异;关节镜的复杂操作技术、昂贵的价格及其使用范围的局限性,限制了它的推广。

三、内镜辅助的微创技术

应用内镜技术进行脊柱外科手术始于 20 世纪 80 年代,而 90 年代后,经内镜脊柱外科技术有了长足的进步。目前较具临床实用价值的技术包括内镜辅助下腰椎后方或侧后方入路椎间盘摘除术、腹腔镜辅助下腰椎病灶清除术及胸腔镜辅助下胸椎病灶清除术等。最近有内镜辅助下进行颈椎间盘切除与融合的报道。

近年椎间盘镜的微创手术越来越多地应用于腰椎间盘突出症的治疗。该方法通过术前MRI、CT 及术中 C 型臂 X 线机的准确定位,切口约 2cm,不广泛剥离椎旁肌,只咬除少量椎板下缘骨质完成椎板开窗,进行侧隐窝清理、扩大及髓核摘除术,在保证神经根充分减压的基础上,不干扰正常的脊柱的生物力学结构,具有切口小、出血少、康复快等优点,术后 1 周即可自由活动,但手术适应证较窄。

胸腔镜辅助胸椎间盘切除、脊柱畸形的前路松解及矫形融合固定、脊柱骨折的前方减压和重建、胸椎病灶活检、清除、感染的清创引流等是近年兴起的微创治疗新技术。Newton 等对 34 例脊柱畸形患者分别采用胸腔镜辅助微创手术(16 例)与开胸手术(18 例)治疗,结果脊柱侧凸矫正率分别为 56% 和 60%,后凸矫正率分别为 88% 和 94%,失血和并发症两组相似。还有研究认为从组织学、生物力学及影像学上比较,胸腔镜下进行的融合手术与开放式手术并无明显区别。

腹腔镜可经腹腔达到腰椎,也可通过后腹膜充气技术,将腹腔镜经腹膜后放至腰椎病灶处,然后用适配器械进行手术操作。采用这种技术不仅可以做经前路腰椎间盘摘除或腰椎病灶清除,还可施行腰段脊柱的融合手术,目前已有专用内镜和整套的专用器械推出,并为越来越多的人所接受。Hermantin 等将经保守治疗无效、无椎管狭窄的 60 例腰椎间盘突出症患者随机分为 2 组,分别采用内镜辅助的微创椎间盘手术与常规手术摘除治疗,结果 2 组疗效相似,但前者能直视椎间盘突出的部位及受累的神经根,患者术后应用止痛药的剂量大为减少,平均住院时间缩短,较早恢复正常工作。无论动物实验还是临床试验均表明经腹腔镜下的腰椎手术较经后腹膜腔入路创伤小,并发症少,手术操作较容易。

经腹膜外内镜下置入椎体间融合器(Cage)是腰椎节段性不稳定及退变性椎间盘病变治疗方法中发展迅速且具较多优点的现代外科技术。McAfee 等采用这种技术从侧方放置 Cage或骨皮质环治疗了 18 例腰椎疾病患者,结果所有患者均未出现手术并发症,平均住院时间2.9 天,平均随访时间 24.3 个月,未发现 Cage 移位、假关节及明显下沉。作者认为,该技术可避免损伤腹膜和腹部大血管,术野显露清楚,操作简便,并发症少,尽管例数较少且未设对照组,但展示了良好的前景。

通常内镜辅助下的微创骨科手术具有创伤小、术后恢复快、住院时间短等诸多优点,是一个很有价值、值得研究和应用的方向。但由于其显露、治疗范围受到一定的限制,远期疗效有待进一步评估,而现阶段由于该技术对人员的要求高,加上设备昂贵,故尚难以在临床上普遍推广应用。

四、经皮微创技术

应用经皮穿刺技术治疗脊柱疾病始于 20 世纪 60 年代。最初采用 X 线透视监测,将蛋白酶注入病变的椎间盘治疗某些经保守治疗无效的单纯性腰椎间盘突出症。但该手术并发症较多，远期疗效受到质疑。70年代后期在此基础上加以改进，在病变的椎间盘内置入套管并通过套管用特制器械对髓核组织进行机械切割，使并发症有所降低。90年代有人通过置入椎间盘的工作套管放入激光光纤纤维，利用激光的能量使腰椎间盘髓核组织气化，降低了椎间盘内部的压力，减轻或解除对神经根的压迫，从而使椎间盘突出症的症状消失，达到治疗的目的。由于经皮技术创伤小、恢复快，不干扰椎管内的结构，并发症低，操作简单，疗效较满意，在临床上得到较广泛的应用。

刘晓光等报道的CT监测下经皮穿刺寰枢椎侧块关节植骨融合术，在局麻下操作，手术费用低，出血少，创伤小。术中操作及植骨均在CT监测下进行，能够精确地了解寰枢椎周围的解剖结构，操作安全，术后第1天患者即可恢复术前的各项活动。作者认为，该方法融合时间相对较短，融合率高，与其他方法相比具有明显的先进性。

经皮椎体成形术是一种在影像增强设备或CT监视下，利用微创技术将骨水泥等生物材料经皮及椎弓根注入椎体，以恢复椎体高度，防止椎体进一步塌陷和畸形，减轻患者疼痛并改善功能的新技术。该方法并发症少，安全有效，20世纪80年代后期首先由法国医师采用，随着介入放射技术的发展，该项技术的应用日益广泛，目前欧美国家报道在治疗骨质疏松椎体压缩性骨折引起的疼痛和椎体肿瘤等方面已取得较理想的疗效，可大大提高患者的生活质量，骨痛范围减小，且骨痛减轻可持续较长时间。

为了进一步提高肢体创伤治疗的临床疗效，促进骨折愈合，加速关节功能的恢复，随着微创技术与理论的推广与普及，更多的骨科医师在治疗长管状骨骨折时倾向于采用闭合复位、交锁髓内钉和经皮钢板等微创技术，以达到生物学固定的要求，而不再主张直接复位坚强内固定。由于经皮微创接骨术的手术切口较小，以恢复肢体长度、纠正轴线角度及旋转畸形为目的，在不直接暴露骨折端的情况下进行间接复位，然后进行髓内固定或通过两侧有限皮肤切口间的皮下隧道，在肌肉下方放置钢板进行桥接固定。与传统的开放手术相比，可减少对骨折局部软组织和骨膜血供的破坏，也不干扰髓腔内的血液循环，提供了较理想的组织修复生物学环境，缩短了手术时间，降低了骨不连和感染的发生率，有利于患者术后的功能康复，临床疗效较为满意。

五、计算机辅助的微创技术

近年来，计算机技术的迅速发展促进了可视化技术的进步，将物理学、电子技术、计算机技术、材料学和精细加工等多种高科技手段结合，可将透视成像系统与影像导航结合，逐渐形成了外科导航系统。通过外科导航和远程手术系统，外科医师可以开展更加复杂的手术，甚至可以不直接接触患者，而是通过计算机控制的机器人进行远距离遥控手术。目前该技术可以完成手术某一部分或为手术提供稳定的支持平台，并已应用于骨科领域的脊柱外科手术、全髋与全膝关节置换术、股骨内固定手术、膝关节成形手术、骨盆截骨与内固定手术等临床治疗中，使传统骨科手术理念前进了一大步。不仅缩小了手术切口，简化了手术操作，而且可提高手术精确度，减少手术并发症和缩短患者康复时间。

传统的手术方法对于脊柱的椎弓根钉置入术，由于X线片及CT横断扫描不能清楚显示其表面轮廓和空间结构关系，加上解剖结构复杂，达到治疗区域异常困难，往往影响内固定装置放置的准确性，而手术导航系统则可对手术区附近的结构进行三维定向和定位，安全方便。Amiot比较采用手术导航系统辅助与传统方法进行胸、腰、骶椎椎弓根钉置入准确性的差异。

结果 100 例患者 $T_5 \sim S_1$ 采用传统方法固定的 544 枚椎弓根钉中,准确固定者仅 461 枚(85%),而采用手术导航系统辅助固定的 50 例患者 $T_2 \sim S_1$ 的 294 枚钉,准确固定者达 278 枚(95%),且未能准确定位的椎弓根钉后者的偏移距离也明显小于前者。因神经损伤而再次手术前者 7 例,而后者无一例再手术。因此,该系统可提高椎弓根钉置入的准确率,特别对颈椎采用椎弓根钉固定时,使用导航系统是较为安全的选择。

DiGionia 等介绍的 HipNav 全髋置换手术导航系统,包括术前计划、关节运动范围模拟、术中定位和引导系统 3 个部分。该系统能连续准确测量骨盆位置,实时跟踪术中移植物的位置与术前计划的对应关系,并将术中活动经过精确测量后及时反馈,避免由于植入错位引起的全髋关节置换术后的脱臼,确定和尽量增大安全范围,减少植入的股骨头和髋臼之间的磨损。

在四肢骨折的治疗中,计算机辅助手术导航系统可提供术前及术后的三维图像,显示骨折复位与固定情况。在采用带锁髓内钉固定骨折时,将髓内钉由断口或骨的一端穿入,连结骨折近端和远端,用计算机辅助手术导航系统引导插入交锁髓内钉远端的锁钉,可以减少误锁钉,提高手术质量。

此外,计算机辅助设计与制造、医用机器人和手术模拟已成为当今生物医学工程领域的研究热点,并已在计算机辅助矫形外科、袖珍机器人、远程遥控手术以及微创外科手术器械更新等方面的研究取得一些卓有成效的结果,同时也为微创及经皮微创接骨技术提供了新的手段。在关节置换手术中,采用计算机辅助设计(CAD)和计算机辅助制造(CAM)技术,通过对关节 CT 三维图像的重建,准确定量地描述关节的几何形状,为患者研制的个体化人工髋关节已开始应用于临床。而肩、肘、腕、踝、鞍形假体以及特制肿瘤假体等也有应用于临床的报道。美国的 Intergrated Surgical System(ISS)公司发明了一种用于全髋关节置换手术的机器人系统 RovDoc 及配套的模拟软件 Orthodoc。使用该系统时,医师首先将三枚小钉放入患者股骨中,用来获取骨骼的大小、形状、方向等信息,而后进行扫描,将数据传给 Orthodoc 构建骨骼的三维模型。通过使用可以选择合适的植入物并将其放入正确的位置,同时将一些必要的数据传给 RobDoc。RobDoc 根据预先放入的小针的位置和从 Orthodoc 得到的信息,在骨骼上打孔,植入人工材料。在手术过程中,医师监督、校正 RobDoc 的每一步动作。但由于目前机器人系统体积较大、用途单一,在骨科领域应用范围较局限。

通过良好的人机交互界面与演示技术和计算机可视化技术,可以建立起包括病人手术部位的形态、功能及特征(如骨骼的硬度、关节活动范围等)的计算机三维实体模型和手术场景,在医学教学和手术模拟中可以发挥积极的作用。Tsai 等采用具有三维交互功能的虚拟现实矫形外科模拟器,可以让骨科医师使用不同的手术器械在虚拟的骨、假体等刚性结构上进行关节成形、骨折切开复位和截肢等操作,进行骨科手术教学和手术模拟,取得良好的效果。

可以预见,计算机在医学领域的应用将会越来越广泛,利用理想的计算机手术模拟系统可以在术前检验、评价、预测各种可行性手术方案;术中对医师的手术操作进行实时指导和评价;方便外科医师反复进行各种复杂手术的操作训练,而不受病人数量和伦理方面的限制;此外还可以进行远程疑难病例会诊和遥控手术。

六、介入技术介导的微创技术

近年在影像学方面涌现出的新的检测技术对未来临床实践和研究将产生深远的影响。超声影像与 CT 透视等实时监测的结合,可为手术者提供复杂手术时的迅速、真实的影像反馈。新一代的 CT 具备速度更快、解析容量更大的特点,而四维 CT 使 CT 扫描由层面扫描方式转变为容积扫描方式，使我们可以得到更高质量的动态三维图像，即四维成像。在研究方面，用于骨形态定量学分析的高清晰度显微、用于探查软骨退行性变的和观察关节运动、变形的动态 MRI 亦相继问世。近年出现的 MRCP 使介入诊断和治疗更加丰富多彩，MRI 引导的激光治疗、冷冻治疗、射频治疗、聚焦超声外科技术等也具有诱人的前景。采用由激光定位系统、重建三维图像立体系统和机械手等组成的 CT Pinpoint 系统导引应用于肌肉骨骼穿刺活检，可即时自动显示介入活检的进针点和进针途径，提高活检的准确率，降低并发症，减少活检所需的时间。对合并盆腔血管损伤的严重骨盆骨折患者，采用微创介入治疗可有效控制盆腔血管出血，为抢救患者生命赢得宝贵的时间。

复杂的髋关节骨折脱位采用传统的 X 线检查及 CT 横断扫描只能提供单一平面图像，难以为手术设计提供直观的多方位立体图像信息，而螺旋 CT 扫描三维重建技术利用图像再处理功能可消除某一骨性结构影像，同时保留其余骨结构影像，避免了多骨重叠的影响而提供全面观察的机会，便于临床医师分析骨折情况及移位程度，为制订治疗方案提供了可靠信息。此外还可通过调整下限值消除金属内固定物的伪影，对内固定术后病例复查有独特的作用。

目前，新的影像学技术不断发展和完善，介入放射学诊断与治疗疾病的范围越来越宽，为微创外科提供了强有力的手段，同时也使人们更好地对外科疾病进行早期微创诊断、提高治疗效果和进行在体评估。

七、显微外科中的微创技术

将微创技术应用于显微外科，是减少供区破坏、保存美观的有效手段。应用内镜技术切取皮瓣或处理皮瓣血管蒂，可以在不增加皮肤切口长度的情况下扩大皮瓣切取范围，延长血管蒂的切取长度，方便转移或移植。Hallock 等应用内镜技术切取 10 例患者的游离股薄肌皮瓣，可以在较小的皮肤切口中完成较大的组织瓣的切取，其瘢痕长平均为 11.8cm，明显短于 16 例开放手术的瘢痕 27.7cm。近期的实验研究表明，采用内镜辅助可在血管腔内直视下切除静脉瓣以保证充分的回流，也可进一步发展为腔内除栓术，以改善血液流通情况。在采用膈神经移位治疗臂丛神经损伤时，可在胸腔镜直视下于近膈肌处切取全长膈神经，使其有足够的长度直接与受区神经吻合，缩短了膈神经远段至靶器官的距离，从而缩短靶器官失神经的时间，促进膈神经移位术后的功能恢复，以较小的创伤取得与开胸手术相同的疗效。

八、其他

现代科技的发展和微创观念的形成促进了传统外科手术器械的改进，钬激光手术是近年兴起的一项新技术，与传统的电凝、刨削技术比较，钬激光手术后无关节粘连、肿胀，疼痛水平低，因此优于传统的关节镜技术。双极射频汽化仪则是采用了冷融化的技术，它施加一定电压于电极与靶组织之间的导电液上，将导电液转变为离子汽化层或等离子体，通过后者带电颗粒与靶组织的撞击，使靶组织分子链断裂，从而起到组织切割与清除作用。双极射频汽化仪在对靶组织进行冷融化清除的同时，对邻近组织中的小血管起凝固作用，在修整的同时可止血。

近年来，纳米医学的研究已崭露头角，并在纳米材料、纳米器件和纳米检测等领域取得了令人瞩目的成就。纳米技术使疾病的诊断、检测技术一方面朝着微创、微观、微量或无创方向快速发展，另一方面朝着适时遥控、动态和智能化方向发展。用纳米技术制造的纳米物质与其在自然界中的常规状态相比，其物理性质有着巨大的区别。英国 Bonfield 成功地合成了模拟骨骼亚结构的纳米物质，具有与骨骼相似的强度和密度指数，不易骨折，且与正常骨组织连接紧密，显示了良好的临床应用前景。崔福斋等模仿天然骨骼的形成过程，制备出具有纳米尺寸的羟基磷灰石／胶原复合人工骨材料，在家兔颅颌骨骨缺损的修复实验中发现，其具有良好的生物相容性，能够促进和加速骨折的愈合。而 Kikuchi 等通过化学反应合成的羟基灰石／胶原复合类纳米材料的机械强度为正常骨组织的 1/4，体内实验表明，该材料通过破骨细胞样细胞的吞噬作用降解，并可在材料附近诱导成骨细胞形成新的骨组织。其他可望应用于临床的纳米物质有人工关节面与关节腔、美容植入物等。可进行人机对话的纳米机器人（nanorobot）一旦研制成功，能在一秒内完成数十亿个操作动作，其对纳米医学和微创外科的作用将难以估量。

　　基因治疗和组织工程研究也为微创外科的发展拓展了更为广阔的空间，目前已成为人们关注的焦点，并展示出诱人的前景。

（谭远超　聂伟志）

第五章
中医药在骨科微创治疗中的应用和优势

一、中医骨伤科的发展历史

（一）起源

原始人在烘火取暖和烤炙食物的基础上，发现热物贴身可以解除某些病痛，从而产生了原始的热熨疗法。由于原始人常常要遭受自然灾害及猛兽的侵袭，因此经常造成创伤，人们在伤处抚摸、按压以减轻症状，经过长期实践，便产生了最初的理伤按摩手法；在用树叶、草茎及矿石粉等对伤口裹敷的过程中，逐渐发现某些外用药物具有止血、止痛、消肿、排脓、生肌、敛疮的作用，这便是外治法的起源。

到了原始社会，由于生活环境恶劣，人们常患筋骨痹痿之疾，古代人在实践中创造出以舞蹈祛邪解郁，舒展筋骨，由此逐渐产生导引术。从大量的考古文物中不难发现，在旧石器时代晚期和新石器时代，古代人已经能够制作一些较精细的工具，如砭刀、骨针、石镰等。《史记·扁鹊仓公列传》记载："上古之时，医有俞跗，治病不以汤液醴酒、镵石挢引、案扤毒熨，一拨见病之应，因五脏之输，乃割皮解肌、诀脉、结筋，搦髓脑，揲荒爪幕，湔浣肠胃，漱涤五脏。"这说明新石器时代已经逐步开展外科手术。

夏代已有了人工酿酒，酒是最早兴奋剂、麻醉剂和消毒剂，可以通血脉、行药势，也可以止痛、消毒，这对治疗创伤疾病很有意义。商代冶炼技术有很大发展，医疗工具有出了改进和提高，据《韩非子》记载，古人"以刀刺骨"，说明"刀"已经作为手术工具出现在骨伤科手术中。商代甲骨文记载的几十种疾病中就有疾手、疾肘、疾胫、疾止、疾骨等骨伤科疾病。商代出现"汤液"，已开始应用桃仁等活血药内服治疗跌打损伤。周代出现了医政的设制和医疗的分科。《周礼》记载，医师分为"食医"、"疾医"、"疡医"和"兽医"。其中疡医就是外伤科医师，其职责是："掌肿疡、溃疡、金疡、折疡之祝药、劀杀之齐。"疡医已能运用"祝"、"劀"、"杀"疗法治疗上述4种外伤疾病。汉代郑玄对此注释："祝，当为注，谓附著药；劀，刮去脓血；杀，谓以药食其恶肉。"《礼记·曲礼》记载沐浴疗法，谓："头有创则沐，身有疡则浴。"以上外治法，为后世骨伤科医师所沿用。《礼记·月令》载："命理瞻伤、察创、视听、审断，决狱讼必端平。"蔡邕注："皮曰伤，肉曰创，骨曰折，骨肉皆绝曰折。"说明当时已把损伤分成4种不同类型，并采用了"瞻"、"察"、"视"、"审"4种诊断方法。

（二）基础理论的形成

战国时代，出现"百家争鸣"的局面，学术思想十分活跃，医学也得到了长足的发展，骨伤科基础理论初步形成。马王堆三号汉墓发掘的《足臂十一脉灸经》《阴阳十一脉灸经》《阴阳脉死候》《五十二病方》和《帛画导引图》等据专家们考证认为系属战国时代的文献，表明了当时骨伤科诊疗技术的进步。《足臂十一脉灸经》记载了"折骨绝筋"（即闭合性骨折）；《阴阳脉死候》记载了"折骨列肤"（即开放性骨折）。《五十二病方》载有"诸伤"、"胕伤"、"骨疽"、"骨瘤"等骨伤病症，同时还描述了"伤痉"的临床表现："痉者，伤，风入伤，身信（伸）而不能诎（屈）。"这是对创伤后严重并发症——破伤风的最早记载。《五十二病方》主张用酒处理伤口，以药煎水洗伤口，还记载伤口包扎方法，对感染伤口用药外敷后，以丝织品或麻絮等包扎。其中应用水银膏治疗外伤感染，这是世界上应用水银于外伤科的最早记载。《帛画导引图》还绘有导引练功图像与治疗骨伤疾患的文字注释。

中医理论体系的奠基之作——《黄帝内经》问世。该书较全面、系统地阐述了人体解剖、生理、病因、病机、诊断、治疗等基础理论。该书对人体解剖及生理功能都有精彩的论述。《灵枢·骨度》对人体头颅、躯干、四肢各部骨骼的长短、大小、广狭标记出测量的尺寸。《灵枢·经水》曰："若夫八尺之上，皮肉在此，外可度量切循而得之，其死可解剖而视之。其藏之坚脆，府之大小……脉之长短，血之清浊……皆有大数。"《内经》对人体的骨、脉、筋、肉及气血的生理功能都有精辟的论述。如《灵枢·经脉》曰："骨为干，脉为营，筋为刚，肉为墙。"人体外部皮肉筋骨与体内五脏六腑关系密切，《内经》阐发的肝主筋、肾主骨、肺主皮毛、脾主肌肉、心主血脉及气伤痛、形伤肿等基础理论，一直指导着骨伤科的临床实践。《内经》还阐述骨病的病因病机，《灵枢·痈疽》曰："热胜则腐肉，肉腐则为脓。"《灵枢·刺节真邪》曰："烂肉腐肌为脓，内伤骨，内伤骨为骨蚀……有所结，深中骨，气因于骨，骨与气并，日以益大，则为骨疽。"《素问·痹论》曰："风寒湿三气杂至，合而为痹。"《素问·生气通天论》曰："因于湿，首如裹，湿热不攘，大筋软短，小筋弛长，软短为拘，弛长为痿。"《素问·痿论》还将痿证分为痿躄、脉痿、筋痿、肉痿、骨痿等五痿分别加以论述。

秦汉时期，骨伤科临床医学得到发展。《仓公诊籍》是我国最早见于文献记载的医案，其体例内容是为后世病历医案的创始，其中记载了名医淳于意诊疗"破石病"（堕马致伤）、"脊痛"（举重致伤）2 例完整伤科病案。东汉早期，《武威汉代医简》载录治疗金疡外伤方 10 余首，有止痛、逐瘀、止痉的作用，配伍较之《五十二病方》有明显的进步。汉代著名医家华佗发明了麻沸散，施行于剖腹术、刮骨术，进行了历史上著名的"刮骨疗毒"术等，还创立了五禽戏，对后世骨伤疾病之康复产生了较大影响。东汉末年杰出医学家张仲景总结了前人的医疗成就，并结合自己的临床经验著成《伤寒杂病论》，这是我国第一部临床医学巨著，他在《内经》《难经》的理论基础上，以六经论伤寒，以脏腑论杂病，创立了理、法、方、药结合的辨证论治方法，对骨伤科疾病的诊治至今仍有很高的实用价值。

（三）骨伤科诊疗技术的进步

三国、晋朝至隋唐、五代，是我国历史上战乱频繁时期，骨伤科疾患更多见，从而积累了临床经验，促进了骨伤科诊疗技术的进步。晋代葛洪著《肘后救卒方》中，首创下颌关节脱臼口内手法整复方法："令人两手牵其颐已，暂推，急出大指，或咋伤也。"书中还首先记载用竹片夹板固定骨折："疗腕折、四肢骨破碎及筋伤蹉跌方：烂捣生地黄熬之，以裹折伤处，以竹片夹裹之。令遍病上，急缚，勿令转动。"他论述了开放性创口感染的毒气学说，强调早期处理的重要性，并指出损伤的四大特征为骨折、脱位、筋伤、内伤。南齐龚庆宣整理的《刘涓子鬼遗方》对创口感染、骨关节化脓性疾病采用外消、内托、排脓、生肌、灭瘢等治法；运用虫类活血药治疗金疡；提出骨肿瘤的诊断和预后；记述了"阴疽"（似髋关节结核）、"筋疽"（似脊柱结核）的证候。北魏太医署已有骨伤专科医师——折伤医。隋代巢元方等编著的《诸病源候论》，记载"金疮病诸候"23 论，腕折（泛指骨折、扭伤等）证候 9 论，还有妇人与小儿金疮、瘀血证候数十论；该书精辟论述了金疮化脓感染的病因病理，提出尽早彻底清创、正确地分层缝合、正确包扎等清创疗法要点，为后世清创手术奠定了理论基础；指出破伤风是创伤后的并发症，并对其症状进行了非常详细的描述；"金疮伤筋断骨候"、"金疮筋急相引痛不得屈伸候"、"腕折破骨伤筋候"等论述了"伤筋"的证候、治疗方法及其预后，指出筋断"可连续"；"箭簇金刃入肉及骨不出候"、"金疮久不瘥候"对创口不愈合的病因病理有了较深刻的认识，强调了去碎骨和清除异物的重要性；"附骨疽候"指出成人的髋关节、膝关节与儿童的脊椎、膝关节是附骨疽的好发部位。

唐代药王孙思邈著《备急千金要方》《千金翼方》，是中医临床的百科全书，在骨伤科方面总结了补骨髓、生肌肉、坚筋骨药物药物治则，介绍了人工呼吸复苏、止血、镇痛、补血、活血化瘀等疗法；采用蜡疗、热敷、针灸、按摩等外治法，丰富了伤科治疗法；并提出以补肾法治疗骨肿瘤。如卷二十五载论"治金疮者，无大小冬夏，及始初伤血出，便以石灰厚敷裹之，既止痛，又速愈。无石灰，灰亦可用。若疮甚深，未宜速合者，内少滑石，令疮不时合也。凡金疮出血，其人必渴，当忍之。啖燥食并肥腻之物以止渴，慎勿咸食。若多饮粥及浆，犯即血动溢出，杀人。又忌嗔怒大言笑，思想阴阳，行动作劳，多食酸咸，饮酒热羹臛辈，疮瘥后犹尔，出百日半年，乃可复常也。"指出了金创及时止血的重要性，并提出了将养康复的禁忌。王焘著《外台秘要》，是一部综合性医学论著，其中收录了折损、金疮、恶刺等骨伤科疾病治疗方药；把损伤分为外损和内损；将伤科分为骨折、脱位、内伤、金疮和创伤危重症等五大类。蔺道人著《仙授理伤续断秘方》，是我国现存最早的骨伤科专著，分述骨折、脱位、内伤三大类证型；总结了一套诊疗骨折、脱位的手法，如相度损处、拔伸、用力收入骨、捺正等；提出了麻醉、清创、整复、固定、练功、用药等骨伤科治疗六大原则；提出了整体观、辨证论治、内外用药、筋骨并重、动静结合的治疗观；提出无菌要求，如冲洗创口必用"煎水"，皮破必用"绢片包之，不可见风着水"；创立了七步内治伤损法及服药法，奠定了创伤辨证用药的基础；该书首次将髋关节脱臼分前、后脱臼两类，首创采用手牵足蹬整复手法治疗髋关节后脱位、"椅背复位法"治疗肩关节脱位；创立近节牵引法和离节牵引法治疗四肢骨折，产生"以子对母"的骨折对位原则，提出了伤损按早、中、晚3期治疗的方案，对后世骨伤科发展产生了深远的影响。

（四）中医骨伤科的发展

宋元时期医学在隋唐五代的基础上，出现了百家争鸣蓬勃发展的局面，促进了中医骨伤科的发展。宋代"太医局"设立"疮肿兼折疡科"，元代"太医院"设"正骨科"和"金镞兼疮肿科"。宋代解剖学有了显著的进步。《欧希范五脏图》是由医师和画师解剖欧希范等人刑后尸体后画制成图，该书描绘了内脏形态及解剖关系，对心、肝、肾、大网膜等都有较为准确的记载。法医鼻祖宋慈所著《洗冤集录》是世界第一部较为完整的法医学专著，对全身骨骼、关节结构均有较详细的描述，同时还记载了人体各部位损伤的致伤原因、症状及检查方法。解剖学的进步，为中医骨伤科的发展奠定了良好的基础。我国第一部官修方书《太平圣惠方》记载"折伤"、"金疮"属伤科范畴；提出了"补筋骨，益精髓，通血脉"的骨折治疗思想，提出治疗创伤的三大原则：活血化瘀，养血舒筋，培元补肾；推广淋、熨、贴、熁、膏、摩等外治法治疗损伤；并列金创主要合并症：伤筋断骨、肠出、中风痉、烦闷、下血虚竭、久不差、中风水、生肌等。由宋徽宗钦定的《圣济总录》内容丰富，其中折伤门总结了宋代以前的骨伤医疗经验，强调骨折、脱位复位的重要性，并进一步明确提出四肢的运动功能必须依靠筋肉关节骨骼的"联结缠固"；记载用刀、针、钩、镊等手术器械，对腹破肠出的重伤采用合理的处理方法；对创口的早期处理强调"要在血气未寒，急施治法"，采取"淋渫"洗疮法以祛秽解毒，用刀剪清除坏死组织，用活血药物生肌收口。对于骨折脱臼的整复已经认识到恢复原来解剖关系的重要性，当手法正骨不能复位时，采取切开复位法。张杲著《医说》记载了随军医师手术治疗胫腓骨粉碎性骨折成功取出死骨的病案，作出切除死骨后骨能再生的结论；该书还介绍了采用脚踏转轴及竹管的搓滚舒筋练功疗法。《夷坚志》记载了邢氏同种异体骨移植颌骨成功病例。宋金元时期出现不少著名医学家，他们从各角度总结和论述了自己的临证经验，出现了学术上的争鸣局面。张元素《医学启源》总结了治疗内伤的引经药，促进了骨伤理气活血疗法的发展。张从正主张采用攻下逐瘀法治伤。李杲《医学发明》发挥了《内经》"肝藏血"的理论，认为："血者，皆肝之所主，恶血必归肝，不问何经之伤，必留于胁下，盖肝主血故也。"创制疏肝活血逐瘀的方药——"复元活血汤"。朱震亨提倡养阴疗法，强调补肝肾治本的原则，对治疗筋骨痹证、骨疽及伤患都有其独特经验。

元代李仲南《永类钤方》中"伤折风损"卷是中医骨伤科专篇，首创过伸复位治疗腰椎骨折及悬吊复位法治疗颈椎骨折与脱位。该书首次记载指出："凡摔进颈骨，用手巾一条，绳一茎，系与枋上，垂下来，以手巾兜缚颏下，系于后脑绞绕接绳头却以瓦罂一个五六寸高，看摔入浅深，斟酌高低，令患人端正坐于其罂，令伸脚坐定。医用手采捺平正，说话不觉，以脚踢去罂子。"此兜颈坐罂法是一种牵引快速复位，现代虽不用，但其运用类似四头带牵引复位，却是医学史上首创。书中记载："凡腰骨损断，先用门扉一片，放斜一头，令患人覆眠，以手捍止，下用三人拽伸，医以手按损处三时久。"此外，还创制曲针用于缝合伤口；提出"有无粘膝"体征作为髋关节前后脱位的鉴别，至今仍有临床意义。危亦林著《世医得效方》，按元代十三科分类，其中"金镞正骨科"不仅继承前人治骨伤病经验，而且对骨折、脱位的整复手法和固定技术有所创新。危亦林在世界上最早施用"悬吊复位法"治疗脊柱骨折，书中载："凡剉脊骨，不可用手整顿，须用软绳从脚吊起，坠下身直，其骨使自归窠。未直则未归窠，须要坠下，待其骨直归窠。然后用大桑皮一片，放在背皮上，杉树皮两三片，安在桑皮上，用软物缠夹定，莫令屈，用药治之。"危亦林主张扩创复位加外固定治疗开放性骨折。危亦林创制了"草乌散"（又名麻药方）用于手术麻醉，对其组成、功用、剂量及注意事项都有详细记载。另外，危亦林发明梯架法、杆撑坐凳法整复肩关节脱位，并首次将踝关节骨折与脱位分为内翻型和外翻型。元代《回回药方》集中医传统医学与阿拉伯医学之精妙，书中依伤口的形状、深浅、损伤肌肉筋骨的程度把外伤分为十等，提出止血带的止血法，谓："将伤的一体离伤稍远处拴，此体比别体要放高（抬高伤肢），令血来的力不能到伤处。拴系的方法：从伤的一体稍远处拴，将带子自伤处往后紧缠去，复缠回拴定，则血流可止。"

（五）中医骨伤科的兴盛

明清时代，骨伤科出现了许多学术上有相当成就的医学家，撰写了大量的骨伤科专著，他们不仅总结了前人的经验，而且不断提出新的理论和观点，从而形成不同学派，这是中医骨伤科发展史的兴盛时期。

明初，太医院设有十三科，其中属骨伤科范畴的有"接骨"、"金镞"两科。隆庆五年（1571）改名为正骨科（又名正体科）。清代建立后太医院设九科，其中有"疮疡科"和"正骨科"，后者又名"伤科"。《金疮秘传禁方》记载了用骨擦音检查骨折的方法；对开放性骨折，主张把穿出皮肤已被污染的骨折端切除，以防感染等。明代朱橚主持编著《普济方》，其中"折伤门"、"金疮门"和"杖伤门"等辑录治疗骨伤科方药1256首，是15世纪以前治伤方药的总汇。在"接骨手法"中，介绍了12种骨折脱位的复位固定方法；在"用药汤使法"中又列出15种骨折、脱位的复位固定法。嘉靖年间异远真人著《跌损妙方》记载全身57个穴位，总结了一套按穴位受伤而施治的方药，其"用药歌"在骨伤界亦广为流传。真人疗伤首先根据其受伤穴位、损伤程度，结合四诊，特别是望诊判断预后吉凶；根据中医五轮所属首创察目验伤法；强调局部及全身检查；根据经络学说和子午流注提出"血头行走穴道"理论，书中记载"周身之血有一头，日夜行走不停留。遇时遇穴若伤损，一七不治命要休。子时走往心窝穴，丑时须向泉井求。井口是寅山根卯，辰到天心已凤头。午时却与中原会，左右蟾宫分在未。凤尾属申屈井酉，丹肾俱为戌时位。六宫直等亥时来，不教乱缚斯为贵。"强调因时取穴论治。此书对后世产生了极为深远的影响，为伤科少林派的开山之作。薛己撰《正体类要》共 2 卷，上卷论正体主治大法及记录治疗伤科内伤验案 65 则；下卷介绍诸伤方 71 首。薛己重视整体疗法，如序曰："肢体损于外，则气血伤于内，营卫有所不贯，脏腑由之不和。"强调突出八纲、脏腑、气血辨证论治，注重内治，用药主张以补气血、补肝肾为主，行气活血次之，其"气血学说"和"平补法"对后世产生巨大影响，经历年而逐渐形成薛己平补派。王肯堂《证治准绳·疡医》载述了气管吻合术、头颅、肩胛、胸腹、腰背脊柱外伤等外伤急救术，总结了颅骨闭合与开放性骨折的不同药物疗法；根据损伤早、中、后期病理变化，提出治疗上依次运用攻、和、补等治则；首创非过伸复位法整复胸腰椎骨折；首创局麻药物，以川乌、草乌、南星、半夏、川椒为末调搽局部。该书对骨伤科的方药还进行了由博而约的归纳整理，深为后世所推崇。

清代吴谦等编《医宗金鉴·正骨心法要旨》，较系统地总结了清代以前的正骨经验，对人体各部的骨度、损伤的治法记录周详，既有理论，亦重实践，图文并茂。该书将正骨手法归纳为摸、接、端、提、推、拿、按、摩八法，强调了整复前用手法检查诊断的重要性，还记载："摸者，用手细细摸其所伤之处，或骨断、骨碎、骨整、骨软、骨硬、筋强、筋柔、筋歪、筋正、筋断、筋走、筋粗、筋翻、筋寒、筋热，以及表里虚实，并所患之新旧也。先摸其或跌扑，或为错闪，或为打捽，然后依法治之。"书中还介绍了腰腿痛等疾患的手法治疗，及运用攀索叠砖法、腰部垫枕法整复腰椎骨折脱位等。在固定方面，主张"爰因身体上下、正侧之象，制器以正之，用辅手法之所不逮，以冀分者复合，欹者复正，高者就其平，陷者升其位"，并改进了多种固定器具，如脊柱中段损伤采用通木固定；下腰损伤采用腰柱固定；四肢长骨干骨折采用竹帘、杉篱固定；髌骨骨折采用抱膝圈固定等。胡廷光著《伤科汇纂》，收集了清代以前有关骨伤科的文献，结合其临床经验加以整理，是一本价值较高的伤科专著。该书重视手法治疗，记载了肘关节脱位复位后合掌检查法、肩关节脱位复位诊断法等功能检查法；明确提出了肱骨骨折与脱位的区别；提出腰椎骨折首先分突出、隐入两型，再依病情而"治法各异，要相机而行"；提出推膝盖骨归原法治疗髌骨损伤，车转法治疗肩关节脱位，腹部枕缸法治疗胸腰椎骨折脱位，挪脚踝骨入臼手法治疗踝关节脱位，牵头踏肩法治疗颈椎伤病等。赵兰亭著《救伤秘旨》，收录少林学派的治伤经验，记载人体 36 个致命大穴，介绍了损伤各种轻重症的治疗方法，收载"少林寺秘传内外损伤主方"，并增加了"按证加减法"。赵兰亭对于新鲜创口主张早期清创缝合，重视术后观察；对于骨折脱位主张采用手法复位、器具固定、功能锻炼、药物治疗的 4 个治疗原则，对四肢骨折脱位主张"单人复位法"。嘉庆年间钱秀昌著《伤科补要》，较详细论述骨折、脱位的临床表现及诊治方法。钱氏重视损伤辨证内治，提倡辅以运、熏、灸等外治法疗伤；重视损伤局部审查，提出"凡视重伤，先解开衣服，遍观伤之轻重"；重视正骨手法，发明了提膝屈髋伸足法整复髋关节后脱位；介绍骨伤科内伤气闭证急救手法"敲击其背心，使气从口出得苏"。王清任著《医林改错》，对解剖尤其重视，纠正了前人脏腑记载的某些错误，对气血研究亦较深入，尤善活血化瘀法治伤，某些方剂如血府逐瘀汤、通窍活血汤、膈下逐瘀汤、少腹逐瘀汤、身痛逐瘀汤等至今仍为骨伤医家广为采用。

（六）中医骨伤科的低谷

鸦片战争后，中国逐渐沦落为半封建半殖民地的国家，随着西方文化的侵入，中医被冠以伪科学的帽子，受到了歧视，中医骨伤科面临危机。骨伤科医师被视为"走江湖、卖膏药之九流"，中医骨伤科处于花叶凋零、自生自灭的境地。

新中国建立前，中医骨伤科的延续以祖传或师承为主，医疗活动只能以规模极其有限的私人诊所形式开展。中医的许多宝贵的学术思想与医疗经验正是以这种方式以流传下来。全国各地的骨伤科诊所，因其学术渊源的差别，出现不少流派，较著名的诸如：河南平乐郭氏正骨世家，天津苏氏正骨世家，上海石筱山、魏指薪、王子平等伤科八大家，广东蔡荣、何竹林等五大伤科名家，武汉武当派李氏正骨，福建少林派林如高、庄子深，四川杜自明、郑怀贤，江苏葛云彬，北京刘寿山，山东梁铁民及辽宁孙华山、海城苏氏正骨，等等，各具特色，在当地影响甚隆。

（七）中医骨伤科的新生

中华人民共和国成立后，随着社会经济、政治与文化的变革，中医骨伤科也从分散的个体开业形式向集中的医院形式过渡。1958年以后，全国各地有条件的省、市、县均相继成立了中医院，中医院多设有骨伤科，不少地区还建立了专门的骨伤科医院。现在规模较大的有北京中国中医科学院望京医院、河南洛阳正骨医院、广东佛山中医院、山东文登整骨医院、辽宁海城正骨医院、福建泉州正骨医院、浙江富阳骨伤医院等。在医疗事业发展的基础上，1958年河南成立洛阳正骨学院，上海市成立了伤科研究所，70年代北京中国中医研究院（现中国中医科学院）骨伤研究所与天津市中西医结合治疗骨折研究所相继成立，嗣后其他不少省市也纷纷成立骨伤科研究机构。

除了医疗与科研组织机构外，自50年代开始，全国各省市普遍建立中医医院与中医学校，为国家培养了大批伤科人才。1983年国家教委批准了福建中医学院率先开设骨伤专业，1986年北京针灸骨伤学院成立。前后中医学院相继成立中医骨伤系，现如今除了招收学士学位的大学本科生外，不少院校还培养骨伤专业硕士研究生与博士研究生。

新中国成立后，各地的著名老中医的正骨经验普遍得到整理与继承，有代表性的著作如：石筱山《正骨疗法》、郭春园《平乐郭氏正骨法》、李国衡《魏指薪治伤手法与导引》、郑怀贤《伤科疗法》、杜自明《中医正骨经验概述》、梁铁民《正骨学》、北京中医学院东直门医院《刘寿山正骨经验》、张安桢《林如高正骨经验》等。

1958年，我国著名骨伤科专家方先之、尚天裕等虚心学习著名中医苏绍三正骨经验，博采各地中医骨科之长，运用现代科学知识和方法，在中医传统的"摸、接、端、提、按、摩、推、拿"正骨八法基础上，总结出"手摸心会、拔伸牵引、旋转屈伸、提按端挤、摇摆触碰、夹挤分骨、折顶回旋、按摩推拿"的新正骨八法；研制成功新的夹板外固定器材，同时配合中药内服、外治及传统的练功方法，形成一套中西医结合治疗骨折的新疗法，其编著的《中西医结合治疗骨折》一书，提出"动静结合"、"筋骨并重"、"内外兼治"、"医患合作"治疗骨折的四项原则，使骨折治疗提高到一个新水平，在国内外产生重大影响。70年代，中西医结合在治疗开放性感染骨折、脊椎骨折、关节内骨折及陈旧性骨折脱位等方面总结了成功经验，治疗慢性骨髓炎、慢性关节炎也取得了一定的效果。传统的中医骨伤科经验得到进一步发掘、整理与提高，逐步形成一套有中国特色的治疗骨折、骨病与软组织损伤的新疗法。在外固定方面，各地在总结中西医固定器械的优缺点基础上，把两者有机结合在一起，运用现代科学理论加以论证，这方面工作较突出的，如中国中医研究院"孟氏骨折复位固定器"、天津医院"抓骸器"、河南洛阳正骨医院

"尺骨鹰嘴骨折固定器"及上海第六人民医院"单侧多功能外固定器"、泉州正骨医院"跟骨力臂复位固定器"等。1986 年中国中医药学会骨伤科学会成立，中医骨伤科学术交流日趋频繁，一方面推广传统、有效的医疗方法，另一方面用先进的科学技术深入研究骨伤病治疗机制。

近年来，骨伤科的科学研究工作发展十分活跃。先后承担了多项国家科研课题。孙树椿、朱立国等结合科技部课题提出的颈椎不定点旋转手法及腰椎分步斜扳法，此手法容易掌握，强调了手法的安全性，可以有效避免对患者造成副损伤，并且也提高了临床疗效。中日友好医院谭明生率先报道寰椎"椎弓根螺钉"技术，为骨科的治疗提供了先进的手术技术系统，使这一领域的诊断和治疗理念发生了很大的进步。上海研究整理了治疗腰椎骨关节退行性疾病的"麻醉下大推拿手法"、治疗颈椎骨关节病的"仰卧位拔伸整复手法"，并形成治疗骨关节疾病的综合诊疗方案。广州佛山在"九五"引进了一些先进的微创的技术与医疗，如椎间盘镜等。对于四肢骨折，在一些患者不要求手术时，尽量采用闭合手法复位，或应用闭合穿针，该技术损伤小，骨折愈合快，深受患者欢迎。山东文登开展了高选择性脊神经后根切断术治疗脑性瘫痪、脑外伤、脑血管意外后遗症、脊髓损伤后遗症以及全椎体截骨矫形固定治疗脊柱畸形等。在中医药防治颈椎病方面，施杞、王拥军等建立了"动、静力失衡性颈椎病"动物模型，提出并证明"动力失衡为先，静力失衡为主"的颈椎病发病机制，建立了符合中医理论的"风寒湿痹证型颈椎病"动物模型。张军建立了符合中医血瘀气滞脉络闭阻证理论的"神经根型颈椎病"动物模型。朱立国教授的旋提手法治疗神经根型颈椎病的临床与机制；从海波教授的中西医结合早期治疗手部大范围多元组织缺损的研究；温建民教授的中西医结合治疗踇外翻及相关畸形。

随着科技发展，光镜、电镜、电生理、生物化学、生物力学、同位素、电子计算机、磁共振等现代科学技术已在本学科的基础研究与临床医疗中得到应用。中医骨伤科已走出国门，对外交流日益频繁。中医骨伤科正迎来一个科学的春天，必将更加茁壮成长，为人类健康事业作出更大的贡献。

二、中医药在骨科微创治疗中的应用

中医药是中医学几千年的临床经验积累传承下来的瑰宝，其在骨伤科方面的应用由来已久。中医药治疗骨科疾病的原则，是在中医整体观念的指导下，以辨证论治为基础，并结合了骨科疾病的特点。"动静结合"、"筋骨并重"、"内外兼治"、"医患合作"的治疗原则体现了中医骨科治疗的整体性及特殊性。

中医药在骨科微创治疗中，同样遵循中医整体观念，辨证论治原则，应用方法主要分为内治法和外治法两大类。临床根据病情有针对性地选择使用。

（一）内治法

通过内服药物以达全身性治疗的方法，亦成为药物内治法。诊治过程中，从整体观点出发，辨证论治，通过口服药物的方式，调整纠正脏腑、经络、气血功能的紊乱。内治法主要治法简述如下：

1. 攻下逐瘀法　该法适用于术后兼损伤初期皮肉筋骨或脏腑经络受伤而致气滞血瘀，恶血内留，壅塞经络之证。代表方为复元活血汤、桃核承气汤等。

2. 行气活血法　适用于伤后术后气滞血瘀肿痛并见或瘀血内停，但无严重的实热闭结，不必攻下者，常用活血止痛汤、桃红四物汤、血府逐瘀汤、膈下逐淤汤、少腹逐瘀汤、通窍活血汤等。

3. 清热凉血法 适用于术后引起的错经妄行，创伤感染，火毒内攻，邪热内结等证，适应证特点为失血、血热、火毒内盛而无明显瘀血者。常选用五味消毒饮、黄连解毒汤、小蓟饮子等。

4. 和营止痛法 适用于术后及伤病中期，瘀凝、气滞、肿痛尚未尽除，但继用攻消之法又恐伤正气者，特点为瘀、滞、肿、痛均较轻。常用方为和营止痛汤、定痛和血汤、七厘散等。

5. 接骨续筋法 适用于术后伤病中期，筋已理顺，骨位已正，瘀肿渐消，筋骨已有连接但未坚实，尚有瘀血未去者。常选用续骨活血汤、新伤续断汤、接骨丹、壮筋续骨丹等。

6. 舒筋活络法 本法以活血化瘀之剂配伍舒筋活络之品，佐以理气之药，适用于术后瘀血凝滞、筋膜粘连或筋络挛缩、强直，关节屈伸不利者。常用方为舒筋活血汤、宽筋散等。

7. 补气养血法 适用于术后内伤气血、外伤筋骨，以及长期卧床日久体虚者，如素体气血虚弱或气血耗损较重，筋骨痿软或延迟愈合者。气虚者常选用四君子汤，血虚者常用四物汤，气血两虚可用八珍汤或十全大补汤。

8. 补益脾胃法 适用于术后伤病日久，脾胃虚弱，饮食不消、四肢无力、形体虚弱、肌肉萎缩，筋骨损伤修复缓慢者，常用参苓白术散、归脾汤等。

9. 补益肝肾法 适用于术后伤病后期出现肝肾虚衰之象者，如年老体衰、筋骨痿弱、骨折愈合缓慢、骨质疏松等。常用方为壮筋养血汤、生血补髓汤、左归丸、右归丸、健步虎潜丸等。

10. 温经通络法 适用于术后损伤后气血运行不畅，或因阳气不足，腠理空虚，风寒湿邪乘虚侵袭；或筋骨损伤日久失治，气血瘀滞，风寒湿邪滞留者。如陈旧损伤经久不愈，关节痹痛，遇气候变化则发或加重。常用麻桂温经汤、大红丸、大活络丹等。

（二）外治法

外用药物局部或穴位贴敷、外洗，以达到局部作用或全身调节的治疗目的。骨科外用药物种类较多，临床剂型可分为敷贴药、搽擦湿敷药、熏洗药、热熨药四大剂型。

1. 敷贴药 将药物制剂直接敷贴于局部，使药力经皮肤发挥作用，常用的有药膏、膏药、药散等剂型。临床常用药物为云南白药膏、青鹏软膏、如意金黄散等。

2. 搽擦湿敷药 包括搽擦药和湿敷药。搽擦药系直接涂搽于患处或在施行治筋手法时配合作为推拿介质应用的制剂，常用的有活血酒、舒筋药水、正骨水、正红花油、跌打万花油等。湿敷药即用新棉蘸药水浸渍患处，临床常把药物制成水溶液，供创口或感染伤口湿敷洗涤用。常用药为黄柏溶液、鲜蒲公英药汁、野菊花煎汁等。

3. 熏洗药 将处方置于锅中煮沸，先用热气熏蒸患处，候水温稍凉再浸洗患处。此法具有舒利关节筋络、疏导腠理、流通气血、活血止痛等功效。多用于四肢关节，常用方为海桐皮汤、舒筋活血洗方等。

4. 热熨药 借助物理热疗促进药物吸收的局部治疗方法，适用于腰背躯干等不易熏洗的部位，具有温经散寒、活血祛瘀、行气止痛、通经活络等功效。常用药物有寒痛乐、热敷灵等。

三、中医药在骨科微创治疗中的应用优势

中医药应用于骨科微创治疗前后，能够发挥其调补阴阳、滋养肝肾、固护脾胃、理气活血、化瘀止痛、舒筋活络、去腐生肌等功效，从而提高微创治疗的整体疗效，降低创伤造成的不良影响。

1．中医药能够有效降低下肢术后深静脉血栓的发病率　在骨科微创手术前后，运用中医药发挥其行气、活血、化瘀的功效能够有效降低下肢术后深静脉血栓的发生。临床多用血府逐瘀汤、桃红四物汤加减。亦可根据"骨科微创术后伤气耗血"的实际情况，予以适当益气生血之品。王春祯等在髋关节置换术后给服八珍汤加减，观察 140 例患者下肢术后深静脉血栓发生情况，结果发现术后辨证运用中医药效果明显优于口服阿司匹林及丹参片。林青等观察 46 例全髋人工关节置换术后患者下肢深静脉血栓的发生率，结果发现服用益气活血中药汤剂能够显著西医常规治疗的疗效。

2．中医药能够促进骨生长，加速骨折愈合　骨折愈合受各种内在因素如局部血供、损伤程度及各种外部因素如创伤严重程度、术中骨折复位情况等影响。微创术、整复术中难免会增加局部软组织受损程度，影响骨折部位血液供应。运用中医药辨证施治，可用于整体调节，积极调动促进骨折愈合内因，促进骨折修复，提高骨量及骨生物学性能，缓解或消除症状。骨折初期常选用活血行气舒筋，活血化瘀，清热解毒之法，有利于患者整体康复；后期多选用健脾、补肝、益肾之法，促进骨折的愈合。张广顺等人观察经导管灌注丹参注射液治疗股骨头坏死 380 例患者，其中 148 例均见有不同程度的修复（53.8%）。

3．中医药能够有效缓解骨科微创术后疼痛　骨科微创手术对人体组织的破坏，造成人体经络不通、气血运行不畅。根据中医"气行血行，气滞血凝，通则不痛"的理论，运用中医药活血化瘀、疏通经络的作用能够缓解骨科术后的疼痛。常庚申等人证实电针刺激内麻点用于四肢手术后镇痛效果及安全性均优于常规镇痛药。何伟等人利用微创植骨内固定术配合中药对非创伤性股骨头坏死的疼痛进行干预，取得了良好的效果。

4．中医药能够促进微创术后肢体关节功能恢复　骨折损伤等往往需要长期制动或减少活动，手术本身亦对人体组织造成一定的伤害，导致经络不通、筋脉挛缩、气滞血瘀等症，需要一定时期的恢复。而中医药能够通过舒筋活络、行气活血、化瘀等方法加速肢体功能的恢复。

5．中医药能够明显减少并治疗其他术后并发症　中医药能够治疗和减少骨科微创术后的常见并发症，如术后感染、术后非感染性发热、导尿管遗留的尿路感染、尿道疼痛不适、术后消化不良、排气不畅、便秘、盗汗、失眠等症。临床可根据病情的需要，辨证施治。

6．中医药在骨科微创治疗中的优势明显　中医药现已广泛应用于骨科疾病的微创治疗中。有实验研究证明，中医药具有改善局部血液循环，促进炎症吸收，延缓关节软骨退变，促进软骨修复，改善关节微循环，降低骨内压，调节性激素水平等作用，且对人体产生的危害都非常小，能够利用最小的解剖损伤和生理干扰换取最好的疗效。中医药具有"简、便、易、廉、效"的优势，临床应用中使用仪器较少，方法、操作简单，容易推广，治疗效果确切，医疗费用低廉。而手术切口小、全身炎症反应轻、瘢痕愈合少、医疗效果好、医疗时间短正是微创技术的优势所在。中医药与骨科微创技术的结合，使两方面的优势得到了统一。大量临床报道证实，中医药结合微创技术在骨科疾病的诊治中能够取得更加良好的疗效。

四、中医药在骨科微创治疗中展望

骨科微创是一项技术、一种理念，近年在国内外得到了迅猛的发展。中国骨科微创技术今后的发展应该走中西医结合的骨科微创之路，中医药在骨科微创治疗中有广阔的应有和发展前景，将两者的优势相结合并发挥起来，更好地为广大患者服务。这符合人民利益的要求，符合时代的要求。

参 考 文 献

1. 王春祯,李登禄,张红,等.髋关节置换术后预防深静脉血栓形成的临床观察 [J].中国骨伤,2004,17(9):552-553.

2. 林青,唐上德,林苗正,等.益气活血法防治全髋人工关节置换术后下肢深静脉血栓形成的临床观察 [J].甘肃中医,2010,23(3):53-54.

3. 张广顺.经导管灌注丹参注射液治疗股骨头坏死 380 例 [J].中国中医药现代远程教育,2011,9(11):42-43.

4. 常庚申,冯坤,于国军.电针内麻点用于四肢手术后镇痛效应 [J].中国针灸,2005,25(10):675-677.

5. 贾晓军,何伟.中药加微创手术对 NONFH 疼痛干预的初步临床研究报告 [D].广州:广州中医药大学,2006.

6. 褚立希,周恩元,赵敏辉.关节Ⅰ号方治疗骨关节炎的实验研究 [J].上海中医药大学学报,2001,15(1):47-50.

7. 唐旭升,杜宁.手法治疗大鼠膝关节炎的超微结构研究 [J].中国中医骨伤杂志,2001,9(2):7-10.

（郭 豪）

第六章
中西医结合微创骨科的现状与展望

第一节　中西医结合微创骨科的现状

一、概述

微创骨科的概念是通过微小创伤和入路，将特殊器械、物理能量或化学药剂送入人体内部，完成对体内病变、畸形、创伤的灭活、切除、修复或重建等骨科手术操作，从而达到治疗目的的医学分支。

微创骨科的特点：创伤小，痛苦少，操作简便、安全，愈合快，疗效好。即微创骨科具有在任何骨科创伤应激情况下，具备最佳内环境稳定状态，最小的手术切口，最轻的炎症反应，最小的瘢痕愈合。

微创是骨科操作技术的灵魂，其伴随着骨科学发展壮大而渗透于骨科学理论、手术操作技术和辅助器械等的发展过程之中。骨科理论的进步，操作技术的提高和辅助器械的更新换代促进了骨科技术微创化目标的实现，而微创化骨科观念又推动了微创化骨科理论、技术和设备的进步。

微创旨在最大程度地减少损伤，是一个整体化概念，指在整体上最大限度减少损伤。当代骨科的发展在强调了常规手术操作的规范化、标准化和微创化后，微创程度的再减少，依赖于微创相关观念的更新、辅助器械及用品的开发和推广。微创观念诞生于骨科学发展初期，成长于骨科学壮大之时，成熟于骨科学之现代，并将成为 21 世纪及未来世纪骨科学发展的主要目标之一。

近年来，微创骨科跨出的步伐很大，形势很好。例如，从"复杂术式"向"简单术式"过渡；从"开放术式"向"闭合术式"探索；从"大暴露式"向"内镜术式"开拓；从"常规切口"向"最小切口"迈进；从"经验探索"到"影像导航"应用；从"刀剪切割"到"激光切割"操作；从"根治性观念"到"功能性观念"变迁。上述推陈出新，朝气蓬勃的喜人景象，显示出这个新开拓的学术领域，有可能逐步充实发展成为有完整学术理论体系的新的分支骨科—"微创骨科学"。

微创骨科的发展同其他学科一样，也是在探索、创新、完善中发展起来的。20 世纪后期，由于微电子学、光学、材料学，计算机信息处理和实时成像（高分辨率影像增强器和数字成像血管造影机、超声实时监测探头）、三维结构重建（CT、MRI、MRCP）、电子定向导航系统等的进步，使大批的高新技术设备出现，促进和加速了微创骨科的出现和发展。所以这些新设备新材料是微创骨科发展的原动力。

二、微创骨科的分类

有些研究人员将微创骨科疗法分为 5 类，本作者经研究大体上分为 6 类：即经皮内固定疗法、骨外固定器疗法、微针刀疗法、内腔镜技术、微创介入疗法和其他疗法。其中：①经皮内固定疗法：包括经皮撬拨复位术、经皮骨圆针内固定术，经皮空心螺钉内固定术、经皮鳞纹钉内固定术、经皮梅花针（或 V 形针）内固定术，经皮 Enter 针内固定术、经皮矩形针内固定术，经皮带锁髓内钉内固定术、经皮钢丝内固定术和经皮可吸收内固定物固定术等；②骨外固定器疗法：包括孟氏架（骨折复位固定器）、半环型、环型框架式外固定支架、单臂外固定支架、组合式外固定支架，髌骨爪、鹰嘴钩、大腿平衡牵引器、三联杆支架、胫骨钩拉复位器、跟骨反弹固定器等；③微针刀疗法：包括"小宽针"、"针灸针"、新九针"小针刀"、"针刀"、"松针"、"带刃针"、"钩针"、"水针刀"等；④内腔镜技术：包括关节镜和椎间盘镜；⑤微创介入疗法：包括经皮椎间盘切吸术、经皮椎间盘激光气化减压术、经皮椎间盘微波减压术、经皮椎体成形术、经皮髓核化学溶解术、经皮骨样骨瘤抽吸切除术、经皮骨囊肿穿刺药物注射治疗术、经皮骨髓注射治疗骨不愈合术、药物介入治疗股骨头缺血性坏死等；⑥其他微创骨科疗法：包括经皮截骨矫形术、经皮钻孔减压术、微创足外科术等。

鲁玉来等将骨科微创手术归纳为 6 类，在他的专著中除了系统讲述以上 6 类技术以外，还阐述了微创骨科麻醉、神经阻滞术、心血管评估及应对措施等。

三、脊柱微创技术现状

虽然骨科微创手术种类比较多，但是近年来脊柱微创技术发展迅速，已经成为微创骨科中的重要的一个组成部分，而且具有鲜明的特点，因此，单独列出论述。

一万四千年前的旧石器时代后期在我国出现了以石为针治病的砭石疗法。公元前十几世纪随着冶炼术的发明，开始出现金属针具，并逐渐形成"九针"。多为带刃针具用于外科脓疡的治疗，后我国古代又出现金针拨骨法整复骨折移位。这可以称之为微创技术的萌芽。随着科学技术的不断发展，特别是自近代西方工业革命后，才形成真正意义上微创技术。20 世纪初，Kelling 将膀胱镜放入腹腔进行疾病诊断，1910 年瑞典内科教授 Jacobaeus 首次进行了腹腔镜技术。1921 年瑞士耳鼻喉科医师 Nylen 和 Holmgren 在放大镜及手术显微镜下进行了内耳减压术。Stone 在 1924 年用鼻咽镜观察了犬的腹腔。1934 年 Ball 经脊柱后外侧入路行椎体穿刺活检术开创了经皮穿刺脊柱微创诊断技术的先河。同年，Mixter 和 Barr 证实了椎间盘突出和坐骨神经痛的关系。此后，设计和制作了不少手术器械用于手术入路和治疗椎间盘病。1938 年，哥伦比亚大学的 Pool 利用改良后有照明的耳镜观察了椎间盘和神经根的形态。1955 年，Malis 开始在术中使用双目手术显微镜和双极电凝辅助手术。1956 年 Thomas 将木瓜蛋白酶粗提取物注射入家兔耳内，出现家兔耳下垂；1963 年 Smith 在动物椎间盘内注射木瓜凝乳蛋白酶导致椎间盘溶解，1964 年即报道用木瓜凝乳蛋白酶经皮穿刺治疗腰椎间盘突出症 10 例取得成功，成为脊柱微创治疗发展的一个里程碑。随后，该治疗技术在加拿大和欧洲各国得到广泛应用。1966 年 Gazi Yasargil 和 R Peardon donaghy 在 Vermont 大学研究并设计了显微外科手术及器械，对神经外科的发展起到了革命性的作用，1967 年 Yasargil 在瑞士苏黎世大学将显微外科技术应用到了腰椎间盘疾病的治疗中，显著降低了伤残率。随着手术显微镜在手术中的使用，Yasargil 和 Caspar 提出了显微镜下椎间盘切除术的脊柱微创概念。1968 年，美国哈佛大学矫形外科专家 Sussman 首次提出使用胶原酶化学溶解术治疗腰椎间盘突出,认为胶原酶可溶解椎间盘髓核和纤维环,而对椎间盘周围组织、血管、神经没有损伤。1975年,日本骨科医师Hijikata首次在X线机透视下经皮后外侧穿刺在椎间盘内置入导管,使用特制的钳子和刮勺进行髓核切除,报道治疗136例患者成功率为72%。1975年,Hankinson和Wilson首次报道在显微镜下前路颈椎间盘切除术。1976年,我国的朱汉章发明了小针刀,在软组织慢性损伤的治疗上取得显著的疗效。1977年,Caspar和Yasargil又报道用显微镜进行腰椎间盘切除。1982年,Schreiber首次在内镜下进行椎间盘切除并称之为椎间盘镜手术。1983年,Kambin和Gellman又设计了刨刀、枪钳、髓核钳等,采用Hijikata类似的方法进行了椎间盘切除并称之为"关节镜下的显微椎间盘切除系统"。1984年,放射学医师Gary Onik和外科动力公司的工程师设计操作器械并开展了自动经皮椎间盘切除术;同年,Galibert和Deramond应用经皮穿刺椎体内注射骨水泥治疗血管瘤7例取得成功。1986年,Schreiber和Suizawa将内镜与Hijikata经皮髓核切除方法结合开创双通道治疗技术。1986年,Choy和Ascher在奥地利Graz大学首次使用激光经皮腰椎间盘减压取得成功。1989年,Kaemmerlen采用经皮穿刺椎体内注射骨水泥治疗椎体转移瘤获得良好效果。1990年,Deramond又采用经皮穿刺椎体内注射骨水泥治疗骨质疏松性椎体压缩骨折,起到很好的止痛作用。1991年,Obenchain首次使用腹腔镜进行椎间盘切除。1991年,德国的Gibert发明椎间隙内置入导管激光消融椎间盘的方法治疗椎间盘突出。1992年,Davis使用KTP激光切除腰椎间盘,其成功率达到80%。20世纪90年代,随着电视成像技术的发展,1992年德国的Daniel和美国的Michael等率先使用胸腔镜治疗脊柱疾患。1993年,Mack首次进行了电视辅助下的胸腔镜脊柱手术治疗胸椎间盘突出、脊柱畸形及椎体切除术等。1997年,Foley和Smith研制出了后正中入路显微内镜椎间盘手术系统。1998年,Saal兄弟在北美脊柱外科年会上报道了射频消融治疗椎间盘疾病技术。1998年,德国慕尼黑Harlaching脊柱矫形外科中心应用三维立体成像技术实施了脊柱显微外科手术。Steinmann将计算机辅助导航技术应用于脊柱外科。2000年7月,低温等离子射频消融髓核成形术在美国首先应用。进入21世纪,计算机辅助导航系统在脊柱手术中的应用已经成为今后脊柱外科发展的新兴热门领域。随着影像技术、计算机技术、智能机器人研究的深入,脊柱外科微创技术必将有更大的发展。脊柱外科手术将向着更加微创和智能化、精确化、数字化、实时化的方向发展,这将是一个激动人心的世纪。

（一）脊柱微创外科的概念与理念

中医学强调"医乃仁术"。早在公元前4世纪,古希腊医学家Hippocrates就指出,自然是疾病的康复师,告诫医师"不要做的太多",这是医学微创理念的萌芽,这说明医学在其自身的发展中在诊治上追求最小的损伤就一直蕴含其中。而真正意义上的微创观念和技术是在近百年发展起来的。1958年,瑞士以Muller为首的AO（association of osteosynthesis）学派通过大量的临床实践和系统的随访,总结出4条骨折治疗原则:①骨折要求解剖复位,特别是关节内骨折;②为满足局部生物力学需要而设计的坚强内固定;③无创外科操作技术的应用,以保护骨折端及软组织的血运;④肌肉及骨折部位邻近关节早期、主动、无痛的活动,以防止骨折病的发生。其中提出了骨折手术治疗的微创或无创原则。随后发展形成的生物学固定"BO"（biological osteosynthesis）学派又进一步深化微创理念:①对骨骼血供最小的手术损害;②改善内固定物所覆盖的危险区域的愈合;③对与内固定物走行一致的骨骼损伤很小,以降低内固定物取出后再骨折的危险。中国接骨学派（Chinese Osteosynthesis."CO"）提出了治疗骨折的十六字原则"内外兼顾、筋骨并重、动静结合、医患合作"。它追求的目标符合Clay Ray

Murray 提出的理想骨折疗法："用仁慈无损伤的办法让骨折对位,将骨局部固定而不要影响关节活动,让患者在骨折愈合期间能像正常人一样生活。"近些年"CO"学派一直倡导有限手术论,即,微创手术,主张能闭合复位就不切开复位,不但要求切开复位的切口要小,而且要达到有效固定,很好地体现了骨科微创理念。

　　总之,古今中外医师和病人总是在实施和接受治疗前均要权衡其代价和为此将应得到的益处两者比值 C(coast)/B(benefit)越小越好,这也是现代骨科微创理论的真谛。

　　1985 年,英国泌尿外科医师 Payne 和 Wickam 首次提出"微创外科"(minimally invasive surgery,MIS)的概念。在 1987 年法国医师 Mouret 成功实施世界首例腹腔镜胆囊切除术以后,"微创外科"的理念才逐渐被广泛接受。然而,"微创外科"到目前还没有比较确切的定义。

　　脊柱微创外科(minimally invasive spine surgery,MISS)通常是指经非传统手术途径并借助特殊手术器械、仪器或手段进行脊柱疾患的诊断与治疗的技术和方法。其目的在于将医源性创伤减小到最低程度,同时获得最佳治疗效果。它不是一个独立的学科或分支,而是建立在传统脊柱外科手术之上,对传统开放手术技术进行改进,变"开放手术"为"闭合手术"、"大切口手术"为"小切口手术"、"充分暴露"为"有限暴露"、"经验探索"为"精确导航"、"传统器械"为"微型器械"。虽然它的手术适应证和禁忌证与传统手术已有不同,但是它的治疗原则和目的与传统手术没有根本区别。脊柱微创外科技术是指应用于脊柱外科手术和诊断的一系列具有微创性质的方法、器械、及技术手段。

　　脊柱外科的微创理念是指导和发展脊柱外科微创技术的核心,可以这么说,没有脊柱微创的理念就不可能很好地开展脊柱微创技术。脊柱外科微创理念首先是建立在医师对病人的高度责任心和使命感,立志为患者解除病痛,一心为他们着想,最大程度地减轻他们的痛苦,包括生理上的和心理上的等。其次,应认真研究和谨慎开展脊柱外科微创技术,在最小的损伤和确实的治疗效果之间找到最佳的平衡点,也即是说,在保证治疗目的和效果以及安全性的基础上最大程度地减少医源性损伤。第三,脊柱微创外科技术是传统开放手术的升华,不能脱离传统开放手术,而应是在熟悉传统开放手术的基础上,遵循循证医学的原则,多方位考虑治疗效果、预后、远期疗效、经济以及安全因素。这样才能达到真正的微创,而不是片面地追求手术的艺术效果。

　　(二)脊柱外科微创技术的研究领域

　　1. 脊柱手术的微创侵入　这里的侵入是指手术器械由体外进入体内到达病灶或所要手术的部位的过程。微创应该是从器械进皮的那一刻起,应尽可能减小皮肤切口,这就要求术前要精确的定位并设计手术入路和皮肤切口。要尽可能避免留下明显的瘢痕,尤其是在颈部和胸部等。手术入路的设计也应充分考虑到既能避开重要的神经血管和骨性结构,又要以最短的途径进入到手术部位。应积极寻找解剖上的安全区。尽量避免切开重要的组织结构。应将非必要性损伤降到最低,又能很好地进入手术部位,而不影响手术操作。

　　2. 脊柱手术的微创治疗　脊柱手术微创治疗应在充分保证手术目的和治疗效果的基础上,并在对疾病病理、传统手术治疗的充分了解下,尽可能地减少治疗性的损伤,应准确把握治疗的"度","不要做的太多",也不要做的不够。今后的研究应认真考虑如何用最有限的治疗达到最好的治疗效果。如椎间盘突出症的治疗已由最初的髓核摘除术转变为椎间盘内的有限减压,其切除的髓核量减少而手术效果相当。这得益于对椎间盘的基础生理病理以及生物力学研究的进展。

　　3. 脊柱手术的微创器械　脊柱外科微创技术的发展很大程度上就是微创手术器械的发

展。没有微创手术器械的发展，微创技术就只能是一种设想而无法实施。当今脊柱外科微创手术器械包括用于侵入和治疗的器械、光学成像设备、定位导航系统等。后二者需要专业人士的研发，而前者需要骨科医师在工程师的协助下积极地去研究和不断加以改进，以利于更加微创化的诊断和治疗。

（三）开展脊柱外科微创诊疗技术对医师的要求

1．对脊柱外科微创理念要有充分的理解　脊柱外科微创技术的根本目的就是要最大程度地减少医源性损伤和病人的痛苦。医师应牢记这一点，时刻想着病人的这一愿望。这样才不至于迷失方向，而盲目急切地开展微创手术，或因惧怕迟疑而未能开展。

2．对解剖的精确掌握　除了对正常解剖的熟悉，更重要的是对病理状态下的解剖以及解剖变异都要有很深入的了解。对解剖要有精细化的认识和三维立体性的认识。

3．要有开放手术的坚实经验。

4．术前要进行训练　在充分了解手术要点的基础上，在尸体上进行手术入路的充分熟悉和治疗操作的训练和演练。

5．对每一项技术的适应证、禁忌证、并发症要有充分的认识和掌握。

6．医师对手术器械和设备的原理要有全面的了解，对监视影像要有立体化的认识。

7．要有一定的显微外科手术经验。

（四）开展脊柱外科微创技术的注意事项

1．不可单纯追求小切口，过小的切口使得解剖不清楚，显露不充分，操作不到位，反而增加操作的难度，止血难以完善，神经容易遭到损伤，甚至误伤重要器官。使手术操作时间延长，甚至中转为传统手术，成为有创或巨创手术。带来严重的损伤，达不到微创目的，违背微创原则。

2．操作必须全程在影像监视下进行，切忌脱离影像仪器监视，只凭手感和经验操作。由于设备条件不具备，或因惧怕 X 线辐射损害，手术医师只凭丰富的临床经验和手感进行操作，手术操作的准确性难以控制，容易误伤重要神经血管及组织器官，造成严重后果，脱离了微创技术的理念。

3．术前术中定位一定要准确，千万不可大意。否则造成严重医疗事故。

（五）开展脊柱外科微创技术应遵循的伦理原则

1．对患者有利的原则　在开展微创脊柱外科技术时要牢记"救死扶伤，防病治病"的道德标准。一切的治疗方案均要以患者的利益为中心，要站在人道主义的高度，权衡各种治疗技术的利弊，选择更有利于患者健康的治疗方法，发挥脊柱外科微创技术的优点。

2．尊重患者知情和自主权的原则　术前应向病人说明微创技术与传统治疗技术的优缺点，可能出现的并发症以及手术意外等，让患者确认或拒绝使用该技术，并签署书面知情同意书。必须在病人同意后方可施行该技术，为了自己做课题或个人练习获取业务知识，未经病人许可，置病人痛苦和安危不顾，就采取相应的治疗是道德所不允许的。在应用一项新技术时，还必须让病人知道治疗中的不确定因素和最新进展情况。

3．医疗技术运用的最优化原则　正因为医疗技术存在利弊两重性，所以，我们对任何一项医疗技术应用都应谨慎，必须遵守一定的伦理原则，符合医疗的最优化原则。在治疗方案的选择和实施中以最小的代价获取最大效果，追求相似或更佳疗效下的整体微创的决策。使临床诊疗中医学判断与伦理取向的协调统一，实现对病人诊疗最完美的结果。要积极获取最佳效果，确保治疗安全无害，竭力减轻病人痛苦，力求降低治疗费用。

四、微创骨科来源于临床实践

在临床工作中应用微创观念做指导，微创技术为保证，二者缺一不可。如：骨折的治疗对骨膜的破坏越少、越轻，则越有利于骨折愈合，这里减少骨膜的损伤就是微创化的核心。如：不稳定肱骨干骨折，手法复位小夹板固定，有时难以维持良好对位，切开复位内固定骨膜损害大，术后有发生骨延迟愈合或不愈合的可能，而用经皮骨圆针髓内固定术，则可达到维持良好对位，避免再移位，不损伤骨膜，有利于促进骨折愈合。

操作技术的微创化是保证治疗过程微损伤的根本。如经皮空心螺钉内固定术，它的微创观念体现在骨折的手法整复和经皮内固定操作两个方面，在整复骨折时，术者和助手牵拉患肢时动作要轻柔，缓缓用力，对合骨折块时，按照骨折移位的方向、程度，在心中有数的情况下，术者手要准确抵在骨折块上，巧用其力，使骨折复位，切不可盲目粗暴，反复用力，造成医源性整复部位的再损伤。

器械的微创化或无创化为手术操作微创化提供了必要条件。如：微针刀疗法，其器械是在传统中医针刀的基础上发展起来的系列刀具，具有针灸针和小手术刀相兼的功能，刀具细小、锋利、种类齐全，治疗时损伤小，安全性大，使用时得心应手，可以解除组织粘连、硬化、增生、缺血、缩窄等病理变化，能治疗许多粘连性、增生性、劳损性骨关节与软组织疾病。

五、微创骨科与传统骨科的关系

骨科医师主要是以手的操作和器具的配合来治疗疾病，骨科医师离不开"制造"创伤和"愈合"创伤，所以器具便成为骨科学的标志。骨科学的发展，无不是当代科学技术的发展而日臻成熟，而骨科学的发展又推动着科学技术的发展。然而，骨科的模式是服从于当代医学的观念的。所以，骨科学本身并无"巨创"与"微创"之分，这完全取决于医师对特定疾病治疗的理解和当时科学技术的发展。

手术微创化是未来的骨科的发展方向，但并非传统手术将被微创手术完全替代而不复存在。微创骨科需要专门的设备和器械，也需要完整的理论和一定的经验技术，在临床工作中需根据病情和术者对各类技术掌握、应用的熟练程度，以及各种方法的适应证、禁忌证来选择适宜的方法。任何一种方法都不可能替代所有的方法。

微创骨科源于西医骨科的手术疗法和中医骨伤科的传统疗法，二者在此暂称为传统骨科，传统骨科秉承的一般原则和操作技术依然适用于微创骨科的手术实践，微创骨科又具有与传统骨科的不同之处。传统骨科的培养模式是以经验为中心的"传、帮、带"式，而21世纪及未来世纪的骨科医师的培养应向着以病人服务为中心、循证医学为依据、微创技术为方向的模式转变。微创涵盖了骨科观念和技术两个方面的内容。

六、微创骨科观念的细化与原则

1. 微创与有创的关系　组织损伤对手术来说是绝对的，而程度是相对的。为保证实现与有创手术是有相似或更好的疗效，而尽量减少损伤程度的手术操作为少创或微创手术的前提。

2. 微创强调整体治疗观念　手术治疗的最终目的是使患者康复，即心理、精神及社会协调适应能力的康复，亦即WHO所提倡的新的"健康"观念。为达到此目标，微创即指在治疗中实现总体上的微创或少创，而不应为盲目追求切口小，而致显露不充分造成副损伤；也不应片面追求速度而造成医源性损伤；更不应图方法简单而致固定不牢靠或治疗不彻底。追求相似或更佳疗效下的整体微创为微创观念的根本。

3. 微创是骨科美感的体现，是骨科艺术的基础　骨科大师将手术视为决定命运的一种选择，出色的骨科医师应具备"鹰眼、狮心和女人的手"，骨科医师必须是"一位实用科学家、一位工程师、一位艺术家和患者的服侍者"，以对生命价值的热爱和深刻理解去展示技艺，挽救生命于危难。

4. 微创骨科的涵盖及技术培训　微创骨科涵盖了传统手术的一般原则，更有其特殊性。微创骨科医师除了应接受正规、传统骨科教育，有一定的实践经验外，其培训应有更高的要求，必须接受专门的微创技术培训。

第二节　中西医结合微创骨科的展望

一、建立新的分支学科所需的条件

环顾学科发展的历史，一个新兴分支学科的建立和被认同，虽然所需条件很多，但下面是一些基本条件。

1. 专业学术园地　有了这个园地，才有可能利用这个讲坛进行学术交流，发表新的学术见解，传播新的学术理论，形成新的学科。我国在这方面已经起步，创办有《中国微创外科杂志》《中国介入放射学杂志》等。并在相关的骨科杂志中辟有"微创"栏目，使微创理论与技术及时传播推广。

2. 相应学术团体　有了这个团体，就有了统率全国的学术领导机构，才能组织学术队伍，开展学术活动，培养专业人才。现已有中国中西医结合学会骨科微创专业委员会及中华医学会骨科分会微创学组等。

3. 系统学术理论体系　具有系统完整的骨科微创学术理论体系，才有可能最终建成新兴的分支学科。单纯的微创骨科技术仅能扮演骨科学中的一部分，不过技术是十分重要的，在科学发展历史上，技术往往超前于理论研究成为基础理论实践的先导。

二、运用循证医学，促进微创骨科发展

循证医学是遵循证据的医学，是指临床医师在获得了患者准确的临床依据的前提下，根据自己纯熟的临床经验和知识技能，分析并找出患者的主要临床问题（诊断、治疗、预后、康复等），应用最佳、最新的科学证据做出对患者的诊治决策。循证医学的实践主要包括三个部分：①患者的参与：患者求医通常对医师寄予厚望，对自己所患的疾病和对健康的恢复极为关注。而医师的任何诊疗措施都必须取得患者的同意和合作，良好的医患关系是进行循证医学实践的关键；②高素质的临床医师：临床医师是循证医学实践的主体，医师的理论水平、临床技能以及临床经验、医德医风决定着循证实践的水平和科学性；③最佳的研究证据：最佳临床研究证据是指应用临床流行病学研究的原则和方法对临床研究文献进行科学评价，获得最新最有效可靠，具有很高临床应用价值的研究成果或证据为患者服务。微创骨科发展到一定阶段，必须运用循证医学的研究方法，回顾总结，克服自身缺点，找出每一种疾病的最佳治疗方案，摒弃那些单纯为了"微创"而实施的微创技术。疗效的最大化，副损伤的最小化，功能恢复的最佳状态，始终是微创骨科技术追求的目标。

三、为创建新的分支学科而努力

近二三十年来，尤其是近 10 年来，纵观骨科的发展既实实在在，又深不可测，在可预见的未来，对常见多发病的微创治疗将是骨科学重点研究的课题之一，并将出现新的突破，展现了良好的发展前景。当前我们要做的主要有：

1. 转变观念，促进微创骨科发展 目前骨科的发展趋势是有限化、显微化和替代化，微创骨科就是有限化的突出代表。在明确了微创骨科在骨科学中的地位之后，就明确了该学科的技术发展方向，就会积极主动地跟上时代学科发展的需要，更好地去开拓，去工作。

2. 当前最重要的任务就是尽快普及微创骨科技术 当前我国开展的微创骨科技术与国外先进国家相比既有一定优势和独创，又有一定差距和不足。优势和独创在于我们有传统丰富、细腻有致的正骨手法、针刀技术、骨外固定器疗法，经皮复位内固定技术；差距和不足在于我们的器械、材料、设备较为陈旧、粗糙、落后，内腔镜技术、介入技术的应用范围和开展的技术深度尚显逊色。因此在未来的一般时间内，普及这些技术是我们工作的重点。

3. 继续加强对微创骨科概念的讨论 目前微创骨科的概念尚不清楚，它们所包含的内容也未形成一致，因此尚未能形成统一的统率机构，这就难以形成独立的新的分支学科。

4. 扎扎实实地做好理论研究工作 有关微创骨科的基础理论研究，国内外已进行了很多，例如：关节镜下解剖，椎间盘镜下解剖，髓核溶解酶的药理与髓核溶解术的机制，激光源与经皮激光椎间盘气化减压术的原理，带锁髓内钉扩髓与不扩髓对膜内化骨与愈合的影响，空心螺钉与实心螺钉的力学性能比，不同关节部位骨折导针进针点的解剖与固定长度的稳定关系等，但尚未形成完整的理论体系。随着有组织的学术活动的不断深入，学术期刊的大力传播，学术专著的陆续出版，微创骨科器械、装备、技巧日臻完善，特别是微创骨科的基础理论研究（应用解剖学、病理生理学等）的深入，这时为建立新兴学科的系统理论必将出现，那时，代表骨科学中新的分支学科——微创骨科就会被认可。

5. 研制和开发新的微创骨科设备 在微创骨科手术所应用的新设备和器械依然会日新月异，层出不穷，通讯网络和计算机技术的进步，可以做到图像和声音双向传送。微型机器人的研究，使之可以在完全无创或微创下进行图像采集和简单的手术操作。大型计算机和人工机械手的应用，将使远距离遥控操作成为现实。河南洛阳正骨研究所已成功研制出计算机控制的机器人完成闭合穿针、牵引复位外固定支架固定治疗胫腓骨骨折，其穿针和复位的精确度大大高于人工操作、且减少了 X 线对医务人员的危害。另外，基因治疗和组织工程的研究也越来越受到医学界的重视，但是尚在实验室研究阶段，许多问题尚未解决，临床应用还有很长的路要走。

微创骨科的理念应是每一位骨科医师的信念，微创骨科技术亦是每一位骨科医师的追求，纳米技术、组织工程结合计算机辅助技术的发展，智能机器人研究的深入，将使骨科进入另一个新的境界。

参 考 文 献

1. 李盛华. 骨科微创治疗学 [M]. 兰州：甘肃民族出版社，2003.
2. 鲁玉来. 骨科微创治疗技术 [M]. 北京：人民军医出版社，2010.
3. 池永龙. 脊柱微创外科学 [M]. 北京：人民军医出版社，2006.

（李盛华）

第七章
骨科微创手术的围手术期处理

手术是骨科治疗的关键组成部分和重要手段。手术的成败，并非只决定于手术时的操作过程，术前微小疏忽和术后处理不当往往直接导致手术的失败。因此，骨科医师要认真对待手术操作，重视外科围手术期的处理。

围手术期（perioperative）泛指的是手术前后的一段时期，主要包括了术前的准备以及至术后的恢复的阶段。它不同于病人住院的全部时期，强调的是以手术治疗为中心，包含手术前、手术中及手术后恢复的一段时间。黎介寿的概念：围手术期是指从确定手术治疗时起，至与这次手术有关的治疗基本结束为止的一段时间。由于不同级别医院，手术后住院时间长短难于统一，术后恢复只能用功能恢复来界定。

微创手术定义是指以最小的侵袭和最少的生理干扰达到最佳疗效的一种新的治疗手段。微创手术比经典的标准手术具有更小的切口与瘢痕、更稳定的内环境状态、更少的全身干扰、更短的恢复时间以及更好的心理效应。微创手术与经典外科手术存在区别，依然是外科手术的一部分。微创手术的围手术期处理，除了必须与经典手术准备一致外，还要涵盖因微创手术所带来的特殊准备。

经典的术前准备，描述的都是手术前要给病人做的相关准备，方能保障手术的安全与获得手术的疗效。似乎很少有人在术前准备中论及医疗团队需要准备的事项。因为公众，甚至医务人员自己也认为：手术前医师、护士已经都做好了一切准备。所以，术前准备只是对病人做的事。在知识、技能日新月异的今天，分科不断细化，专业技术高度专业化、新的医疗设备不断涌现，特别是专业技术的精细化。医师、护士术前已经做好万全准备并不是现实，手术团队人员术前准备已经是不得不提出来面对的现实。

经典手术的术前准备都受到冲击的今天，微创骨科作为一门新兴的医学领域，它在传统保守治疗与经典手术之间，存在相当宽泛的选择空间。许多微创治疗是由全新理念，在高科技成像系统的导引下开展的新技术。即使是有成熟、规范的治疗手段，也存在一些探索性的治疗方法。正是这种相对于经典手术而言存在模糊空间的时期，我们在遵守经典手术的术前准备项目之外，认为微创骨科手术前准备，还应当重视术者及医疗团队手术前的准备。这不仅是理念的认知，也是手术安全与疗效的根本保证。作者把微创骨科术前准备，划分为两个范畴：病人的术前准备与医疗团队的术前准备。

第一节 病人的手术前准备

病人的手术前准备，我们遵循经典手术前准备事项，除对病人全身情况进行评估外，重点描述微创骨科手术前,应当为病人做哪些方面的准备。它包括一般准备与特殊准备。

一、一般准备

(一)心理准备

对不确定前景的猜测和无所适从是恐惧的基础。疾病导致病人健康失常,心理、生理状态随之产生变化,病人对于疾病信息的掌握有限,紧张与焦虑难免。特别是手术风险无可避免,对健康、生命不确定性必须导致恐惧。无论医师再如何向病人解释微创的损伤甚轻,依然是极严重的心理应激。

向病人详细的解说疾病诊断,治疗程序,手术的必要性,恢复的概率及预后,让病人充分了解和掌握自己的病情是解除病人心理负担的基础。让病人及家属充分的知悉针对病人疾病潜在的各种治疗方案,解释各种手术可能带来的利弊,尊重病人对于疾病的选择权,以便取得病人的充分配合。手术适应证除了是医师的责任外,与病人及家属充分解释是病人日后满意度基础。将必要的操作过程告知病人,事先取得病人认同,特别是那些必须在清醒状态下手术的患者,事先的说明手术过程可能带来的不适是克服病人心理障碍的保证。各种知情同意书不能仅视为医疗安全的程序和法律责任,更应认识到是对病人权利的尊重,也是对病人信任的承诺。双方有效的交流、沟通是建立病人心理信任的保障。

(二)生理准备

1. 适应性锻炼 为防止咳嗽带来的危害,抽烟者住院后应立即戒烟。教导病人正确的咳嗽、咳痰方法。要求特殊体位下手术的病人,术前2~3天应在医师指导下,进行相应的训练。如颈部手术,术中取头后仰、颈部过伸姿势,气管推移训练。腰椎后路手术者俯卧位训练,卧床大小便的练习。术后需要进行的康复训练动作,应当在术前就掌握功能活动要领。

2. 输血及补液 术前纠正病人水、电解质及酸碱平衡失调。术前纠正严重贫血。术前开放有效的静脉通路。血型及交叉配合试验,备好血制品。有条件的患者可预采自体血。

3. 预防感染 提高病人体质,及时处理潜在感染灶,如已发现的感染灶、体癣。除大手术符合使用抗生素指南的手术外,并不主张预防性使用抗生素。

4. 胃肠准备 局麻下的一般手术,肠道无需准备。需要全麻和硬膜外麻醉者,手术前一日晚和手术当日清晨各灌肠1次,排出积存的粪块,可减轻术后的腹胀,并防止麻醉后肛门松弛粪便污染手术台。术前8~12小时禁食、术前6小时禁水。防止术中或麻醉后吸入性窒息或术后肺炎。必要时胃肠减压。

5. 术前常规检查 完成各项手术前常规检查。根据手术的具体需要,做好相应的专病评估。术中需要用药的准备。如麻醉药、抗生素及造影剂皮试等。

6. 手术部位的皮肤准备 病情允许时,病人在手术前1日应洗澡,洗头和修剪指(趾)甲,并更换清洁的衣服,按各专科的要求剃去手术部位的毛发,清除皮肤污垢,范围一般应包括手术区周围5~20cm,剃毛时应避免损伤皮肤。备皮的时间,多数在手术前1日完成,现在也有部分手术野不备皮,或者手术时才备皮,反而降低局部感染。

7. 其他 手术前夜给适当的镇静剂,保证良好的睡眠。依据手术需要决定是否放置胃肠减压管或导尿管。入手术室前务必要取下义齿。

二、特殊准备

除非急症手术,特殊准备往往是在决定手术后就开始做的准备。甚至许多病人在入院前就开始着手准备。社会进入老年化后,需要做特殊准备的病人日益增多,这方面的准备工作越显得重要。特殊准备往往不是骨科医师独自能够完成,需要内科、麻醉科等专科医师的配合与协助。

1. 营养不良　目前营养不良的病人并不多见。当血浆蛋白测定值低于 30g/L 或转铁蛋白 < 0.15g/L,需要术前行肠内或肠外营养支持。减少影响术后愈合、手术死亡率及手术感染率。

2. 脑血管病　围手术期脑卒中一般为 <1%,80% 发生在术后。多因低血压、心房颤动的心源性栓塞所致。危险因素包括老年人、高血压、冠状动脉疾病、糖尿病和抽烟。有颈动脉杂音、短暂性脑缺血就进一步检查。近期有脑卒中,择期手术推迟 2 周,最好 6 周。

3. 心血管病　高血压病人准备期间应持续服药。血压在 160/100mmHg 以下不必特殊准备。血压高于 180/100mmHg,术前应适当给予降压药,使血压平稳于适当水平。不要求降至正常。

心脏病人,手术死亡率明显高于非心脏病人。常用 Goldman 指数量化心源性死亡的危险性和危及生命的并发症。

Goldman 心脏风险指数(Goldman's index of cardiac risk)的,用于评估 40 岁以上患者的围手术期心脏并发症发生风险,包括 9 项指标:

(1) 术前第三心音或颈静脉怒张(11 分)

(2) 术前 6 个月内发生心肌梗死(10 分)

(3) 手术前任何时候记录到的室性期前收缩,> 5 次 / 分(7 分)

(4) 术前心电图提示不是窦性心律或存在房性期前收缩(7 分)

(5) 年龄超过 70 岁(5 分)

(6) 急诊手术(4 分)

(7) 主动脉瓣狭窄(3 分)

(8) 一般情况不佳(3 分)

(9) 胸腔或腹腔手术(3 分)

评分为 0~5 分,上述危险性 <1%;6~12 分,危险性为 7%;13~25 分,危险性为 13%(死亡率 2%);<26 分时,危险性为 78%(死亡率 56%)。

4. 肺功能障碍　术后肺部并发症和相关的死亡率仅次于心血管病,居第二位。危险因素包括:慢性阻塞性肺疾病、抽烟、老年、肥胖,急性呼吸道感染。$PaO_2 < 8.0kPa$(60mmHg)和 $PaCO_2 > 6.0KPa$(45mmHg),围手术期肺并发症可能增加。对高危病人,术前肺功能检查具有重要意义,第 1 秒最大呼气量(FEV_1)< 2L 时,可能发生呼吸困难,$FEV_1 < 50\%$,提示肺功能不足全,可能需要术后机械通气和特殊监护。

抽烟者必须戒烟,时间越长越好,并做呼吸训练。呼吸系统感染推迟手术或加用抗生素。阻塞性呼吸道疾病者,应用支气管扩张药,推迟手术。

5. 肾疾病　麻醉、手术会加重肾负担。危险因素包括术前血尿素氮、肌酐升高、充血性心力衰竭、老年、术中低血压、使用肾毒性药物。生化检查为助于判断肾功能。术前应尽量改善肾功能,必要时使用透析。

6. 糖尿病　糖尿病人围手术期都处于应激状态,并发症发生率和死亡率较无糖尿病者上升 50%。增加了伤口愈合、感染概率。重在术前评价糖尿病慢性并发症和血糖控制情况。用饮食与降糖药控制。

7. 凝血障碍 常规凝血试验阳性率低,靠凝血酶原时间(PT),活化部分凝血酶原时间地(aPTT)及血小板计数识别严重凝血异常仅占 0.2%。所以询问病史与体检尤其重要。询问病人及家族成员有无出血和血栓栓塞史。是否曾经输血有无出血倾向,饮酒,服用阿司匹林或止痛药史,处理往往需要血液科医师的协助。

8. 下肢深静脉血栓成形的预防 危险因素包括年龄大于 40 岁,肥胖,有血栓形成病史,静脉曲张,抽烟,下肢手术,长时间麻醉,血液学异常。预防性用低分子量肝素,下肢加压泵有积极作用。

9. 急诊手术前的准备 除特别紧急的情况,如呼吸道梗阻,心搏骤停、脑疝及大出血等外,大多数急诊室病人,在不延误病情发展的前提下,进行必要的检查,尽量作出正确的评估。拟订出较为切合实际的手术方案。立即建立通畅的静脉通道,补充适量的液体和血液。大出血,应在快速输血的同时进行手术止血。伴有中毒性休克的病人,术前即应开始抗感染治疗,同时要纠正水、电解质紊乱,迅速扩容改善微循环的灌注,必要时辅助以升压药及利尿药,待休克情况有所改善时,再行手术治疗。

10. 老年病人的准备 世界卫生组织(WHO)将年龄 65 岁以上定为老年人,我国的标准为 60 岁以上。年龄不成为手术的禁忌。在没有心血管、肾或其他系统严重疾病的情况下,老年病人进行一般大手术的危险性仅有轻度增加。然而,老年人由于各种脏器的生理功能减退,对手术的承受能力较青年人明显减弱;随着衰老过程出现的一些常见病,如冠心病、高血压、肺部感染、糖尿病等,对手术也会产生不利影响或者成为手术的禁忌,手术本身也会引起这些伴随病的恶化;手术还有可能使一些化验检查属正常范围、无明显临床症状的老年性生理功能衰退演变为疾病,从而成为围手术期的主要危险。因此老年病人的术前准备应更加广泛、充分,除全面体格检查和常规化验外,应对心、肺、肝、肾等主要脏器功能进行测定,并对合并的疾病给予适当的治疗,对病人作全面分析,判断能否耐受手术并预测手术的危险性。合理应用抗生素;营养不良及水和电解质平衡失常时,应测算出病人所需的热量、蛋白和水、电解质补充的精确数值,注意静脉输液不要过量。

第二节 医疗团队的手术前准备

一、术前准备的基础知识

(一) 手术的类型

手术前准备与手术的类型有密切关系。骨科手术种类繁多,就手术急缓的程度,大致可分为三大类。

1. 急症手术 各种运动系统创伤,大出血和急性脊髓压迫等,属于急症手术。这类病人发病急,病情发展快,只能在一些必要环节上分秒必争地完成准备工作,及时手术,否则将会延误治疗,造成严重后果。

2. 限制手术 有些疾病如脊髓型颈椎病、骨肿瘤等,手术前准备的时间不能任意延长,否则会失去了手术的时机。为了取得较好的手术效果,要在相应的时间内有计划地完成各项准备工作,及时完成手术,这类病的手术称为限制性手术。

3. 择期手术 大多数需要手术治疗的病人,病情发展均较缓慢,短时期内不会发生很大变化,手术的时间可选择在病人的最佳状态下进行。如腰椎管狭窄、关节骨性关节炎、小儿麻痹后遗症的手术,均属于择期性手术。这类手术的特点是术前准备时间的长短不受疾病本身的限制,手术的迟早也不会影响治疗的效果,手术可选择在做好充分准备和条件成熟的情况下进行。

（二）病人耐受性的分级

1. 根据病变程度、主要脏器功能状态及全身健康情况,可将病人对手术的耐受性分成二类四级(表1-7-2-1)。

表 1-7-2-1　病人耐受性的分类、分级

病人情况	一类		二类	
	Ⅰ级	Ⅱ级	Ⅲ级	Ⅳ级
外科疾病对机体的影响	局限,无或极小	较少,易纠正	较明显	严重
主要脏器的功能变化	基本正常	早期,代偿期	轻度,失代偿期	严重,失代偿期
全身健康状况	良好	较好	差	极差
术前准备的要求	无需准备	一般准备	积极准备	纠正失偿功能

2. 各类不同级病人术前准备的要求

（1）第一类病人:经过一段时间一般准备后即可进行手术。

（2）第二类病人:耐受性差,需要对主要脏器的功能进行认真检查,针对性做好细致的特殊准备后,才能考虑手术。如有必要,可分期手术,先采取简单地紧急措施(如止血、气管切开等),暂时改善全身情况后,再彻底的手术。

二、主刀者自我评估

1. 术者的理念　希波克拉底誓言(原始版):我愿在我的判断力所及的范围内,尽我的能力,遵守为病人谋利益的道德原则,并杜绝一切堕落及害人的行为。现代版的希波克拉底誓言:为了病人本人的利益,我将采取一切必要的诊断和治疗的措施,同时,我一定要避免两种不正当的倾向:即过度治疗或无作用的治疗。我将牢记尽管医学是一门严谨的科学,但是医师本人对病人的爱心、同情心、及理解有时比外科的手术刀和药物还重要。

医学本身是一种实验科学,谁也不能否认临床医疗是经验积累过程。离开了临床医师的开拓,医学也就停滞不前。鼓励医师不断探索新的临床领域是医学进步的基础。特别是医师临床自主权是法律保障的权利,这种权利的运用是医师们发挥主观能动性的保障,也可能造成如何选择手术的失衡。现实中用道德来制约人的潜在意识不是容易的事。手术者每次的手术准备,都与术者本人长期生存的外部环境,家庭背景、个人修养,特别是对待病人的情感密切相关。这些因素既是长期形成的观念,又是临床中显现于每个病案选择过程。

2. 术者的态度　手术者,特别是主刀医师如何对待即将进行的手术,与手术的成败密切相关。无论是新开展手术或者是做过数百遍的手术,术前细致的观察病人的全部资料,对于手术中要使用的资料,比如,X线片从各个角度不间断的阅读半小时,琢磨病灶可能存在的方方面面,是医师必须养成的习惯。临床中经常出意外的,往往不是那些疑难病例,而是那些新开展的手术。由于各方面重视与严密的制定手术预案及人员准备,出现意外情况的并不多,即使出现一些意外情况,往往由于术者做好了意外的管控,不至于出现严重的危险。出现手术意外的病案往往是那些经典而又经常做的常见病多发病。固然失误率与手术数量有关,但与手术医师,特别是主刀医师的重视程度密切相关。当手术医师认为自己已经熟练掌握了治

疗技术,不再从心理高度重视手术操作过程,不再那么严格的遵守手术程序时,有时为了追求速度忽略了必要的步骤,意外就可能随时出现。

3. 术者的心智　手术者对于手术的重视程度如果说是种可以避免的灾难,那么对于一些新开展项目的手术,主刀医师客观评估治疗成功的概率就是手术医师必须面对的另一个风险。特别是在现行医疗进入市场化,专业技术竞争激烈的状态下,既有年轻一代为超越前辈而努力,也有前辈为保持自己的技术优势而奋起,更有不少手术是为了占据当地的医疗市场,抢占当地医学制高点而为。面对这种激烈的竞争,特别是目前的医疗行业制度转型期,医者的心态的稳定及成熟度,与手术承担的风险性及预后之间的关系可想而知。

4. 术者处于学习曲线上的位置　每种新开展手术,对于术者来说都有一个学习曲线。学习曲线是每个医师都要面对的难题,再聪明与有天赋的医师也必须面对。手术医师公正客观的对于自己技能做评价,真正做到自知之明其实是件很难的事。特别是在面对上级医师的质疑,下级医师的推崇时,但这又是医者术前对于病人及自己承担责任所必需的准备过程。每个术者真实的评估自己在将开展手术项目中,处于学习曲线的何种位置,对于严谨认真的医者来说是至关重要自我检验过程。

5. 术者技术能力　每个人都有其学习、成长的阶段,也有停滞或回落的阶段。人还有易于适宜某项技术或对某些技术不适应的情况。这是人生中难于克服或不可避免的选择。人与人之间存在能力的差异,有时这种差别不是靠勤奋能够弥补,更不是通过简单的提高手术量可以得以提高手术质量。当不得不面对自己力所不逮的手术时,如何正确评估自己的技术能力也不是件简单的事。敢于承认自己在某种手术技术上的缺陷,主动放弃承担那些自己不擅长的手术,既是对自己负责,也是对病人最大的负责任。

6. 术者所处的环境　每个人的能力有所不同,可以有自身的因素造成,但更多的是外部环境的必然后果。外在条件也可能就是造就你出现技术瓶颈的现实。有些技术就算你有能力完成,但你所在的医院也可能是你完成这项技术必须考虑的背景。在基层医院做临床工作,面对的是家门口的病人,研究性的手术需要相当的勇气与胆略。开展少见病、重症与复杂性手术,必须比大城市大医院承担更多的风险,这种环境的危险性是每个医者必须考虑和承受的客观现实。

7. 防患措施　一个准备开展微创手术的医师,最好能够先有操作经典的开刀手术的经历。当微创手术不成功或者出现误伤时,能够及时的变换治疗方案,避免不必要的医疗纠纷。许多从事微创骨科的医师本身就经历了从传统手术医师向微创医师的转换过程。

对于毕业后就从事微创治疗的医师或者从其他专业(麻醉、疼痛科)转让从事微创骨科的医师,本身不具备开刀手术的经验,那么在做微创治疗前与外科、骨科手术医师取得共识,相互配合,能够在意外情况下,外、骨科医师及时的介入,这是微创治疗时事先必须的准备,也是确保病人安全,手术成功的基础。

三、手术预案准备

1. 诊断的准确性　疾病诊断的准确是一切治疗的开端和基础,除了传统的定性、定位外,经常出现的是影像上或部位上的多发、重叠,诸如老年性压缩性骨折可以是多个部位,此时确定责任病灶就是疾病诊断的一部分,责任病灶选择是否准确,预计手术预案的成败。

2. 立体解剖的建构　解剖学是每个医师基础,未能熟练掌握解剖知识,做手术治疗就是一种冒险行为。尸体上的解剖可以是大体的,也可以是多方位的。尸体解剖是手术的基础,但尸体解剖与人体手术是两种截然不同的探索方式。手术时解剖知识的运用则是立体的，必须是多维判断，几乎是必须即时成功的操作，容不得重复或过量。

微创手术的每次进步，几乎都是建立在新的解剖发现与新的路径探索。正是这些解剖发现才使微创变为可能。正因为病灶在人体中是立体的，微创进路往往是 1 个单平面的，为了准确抵达病灶，需要放射或 B 超的引导，这些成像都是从 1 个平面、1 个平面的组合，比如，正侧位或再加上斜位。那么，透过 2 个或 3 个平面位置的图像，手术者能够建构起 1 个病灶部位的立体位置，决定了手术器械是否准确抵达靶点。

透过不同平面建构病灶立体位置的能力，不是手术的当下能够形成的，需要的是长期反复对于实体组织（如椎体）有清晰的解剖认识。手术当下对于手术器械所在位置与靶点的位置判断，源自于术前对于病灶认识的观察与手术前术者在脑海里建构的病灶立体图。

3. 适应证的选择　随着科学技术，医疗设备，专业分工的不断发展，同一种疾病的治疗方法不断的翻新或呈现出新的手段，往往一种疾病有多种治疗方法。如，腰椎间盘突出，能够使用的微创治疗方法就不下五种。在手术适应证的选择中，病人的身体条件、疾病的种类、分型、部位、最佳手术方案、费用、及是否自己希望开展的术式，都是术者考虑的选项。是从病人需要、医院利益、社会风潮到术者希望获得的技术，可能都在适应证的选择范围内。此时是做病人需要的，还是做医师想做的手术？这似乎不能单纯的归纳于医疗道德问题范畴，更多的与制度及医师们生存的环境及医院职业理念、个人价值观密切相关。

用最适宜的处理方法去做病人需要的治疗，而不是做医师想做，是医学的伦理，但两者依然是一个充满商榷的领域。

4. 手术计划　每台手术都必须书写手术计划，这是常规的工作。作为日常事务，现在许多的手术预案不外是千篇一律的操作过程拷贝。手术预案流于形式是术前准备的大忌。防患于未然是手术计划的核心，但许多的手术计划对手术中可能出现并发症等关键点，很少体现在手术计划中，更少有针对并发症预防路径。

一份详尽的手术预案，除了常规的入路，操作过程，对于可能出现的各种并发症也需要做种种的准备，最好形成一个个看似单项，实质上是相互关联的手术预案手册。注意收集失误病例，编辑成手术预案参考手册，不让意外的每一滴血白流。每次手术前的阅读，不仅能够提升手术医师的应变能力，提高抢救成功率，也是缩短学习周期最好的临床教学方式。

5. 术前讨论　术前讨论本意上是一项针对疾病手术过程中可能出现意外的预测。无论是新开展手术方式或者是反复操作的经典手术，组织相关的医师、护士针对病人的实际情况，进行团队式讨论，集思广益探讨。不仅要讨论这类疾病的普遍规律，更要有的放矢的讨论即将手术病人的具体个案，应当是每台手术前必备的工作。但将讨论的过程及结论详尽的记录下来，现在已经比较少见，更不用谈真正落实到临床工作的每一次。

出现这样的情况，除了医师们繁重的日常工作外，也有对于病情的记录越多，探讨的意见越多，万一出现意外时，从法律的角度上看，医师更难在法律上自我辩护。现在的病案更多的是记录过程，而不记录医务人员对于疾病的认知过程。

6. 术者与手术团队的配合　不可否认主刀在手术中的主导地位，但主刀与助手的配合是手术成功至关重要的因素，助手能否准确理解术者的意图，作出及时反应，在显露、分离，特别是止血的操作中的协助，往往是手术能否顺利进行的关键之一。

微创手术与传统手术有着极大的差别。它对于微创手术的主刀是种对手术的重新认识，对于配合的助手，不管是第二、三助手或者是配合手术的护士更是全新的过程。许多微创治疗,既没有经典手术所能够阅读的手术学可以预习,就是相关的杂志期刊也可能是五花八门,难于统一,可能术者操作的程序也不是助手们能够理解和熟识的过程是。正因为如此,术前术者与整个手术团队的预演涉及手术能否顺利进行。

7. 手术器械的准备 传统外科手术器械比较单纯,刀、剪、钳、线,骨科也就是骨膜剥离器、骨凿、骨刀、钻等,随着医疗技术的提高,手术器械日益复杂化,骨科手术器械共用的情况越来越少见,针对某疾病治疗的专病技术器械越来越普遍,诸如:后路或侧路椎间盘镜,各自的器械互不相通。

每种疾病的专用设备也是器械繁杂,这里除了使用者对于发明者的不理解外,也有每套器械适用的涵盖了这种疾病手术可能的种种并发症,但使用者往往不会遭遇到各种的并发症,结果就是术者往往是单独使用一套器械设备中的几件,还有大量的手术器械废置不用。或者用并不是专用的器械代替专属器械,这不仅容易损坏器械设备,也达不到手术器械发明者的真正用意。

手术前,反复熟悉多样化的专科器械,是合理使用各种器械基础。如果能够与助手共同的配合演练使用器械设备,更能事半功倍。

8. 手术监控系统的准备 术中神经系统监测为脊柱、脊髓手术的安全性提供了一定的保障,许多国家及国内大医院脊柱、脊髓手术都在术中监测这下进行。基层医院尚不具备这些条件,在麻醉下进行脊柱、脊髓手术时,要对手术刺激神经系统可能造成的危险给予足够的重视。

9. 导航系统的准备 导航系统的临床应用越来越受到重视,为手术操作的准确性、安全性提供了保障。对于准备应用术中导航的病例,术前必须按照导航系统的具体要求,进行必要的影像学准备,如拍摄标准的 X 线片、CT 扫描、MRI 扫描等,为术中三维图像模拟、重建提供资料。另外,手术操作者应对导航系统有足够的了解,达到熟练操作的目的,从而可以缩短手术时间,并提高导航系统的准确性。

10. 支具或石膏准备 术后有效、合理的制动、固定,影响到骨科手术的成败。对于一些术后需要佩戴支具的病人,首先要让病人了解佩戴支具的必要性和拒绝医嘱可能出现的危险后果,使病人尽量做到积极主动配合。术前应尽量完成取模、支具制作、试带等准备工作,否则术后进行这些工作,会给病人增加许多不必要的痛苦。

四、术前沟通

1. 与病人的沟通 医学作为专业让病人与医师获得相同的资信,平等的交流是不现实的,但病人有知情权,更有参与的权利。他们有权知道他们所得疾病有几种治疗路径与方法,各种方法之间疗效的比较。他们也有权知道手术可能带给他们的利弊。作为当事的一方,他们在听取了医师全面的病情介绍,不同的治疗方案、手术风险后,有权作出他们认为最适宜的治疗,也许他们的选择从医师的角度看并不是最佳方案,但医师无权要求病人像专业人员一样做决策,尊重病人的选择有时看似不理智,但结果与疗效并不一定站在医师这边。

在尊重病人的权利同时,也要告知病人有权选择的同时,也要承担选择所带来的风险。绝大部分的病人家属对于自己的选择是会承担相应的责任。与病人有效的沟通是避免手术疗效病人不满意的最好途径之一。

2. 与麻醉师的沟通 麻醉的目的为了达到安全、无痛、易于操作。传统手术的麻醉方式已经十分成型,由于手术医师技能的不断提高,过去使用局麻的病案,往往可以采用更为无痛的方式来完成。比如:早期腰椎间盘手术常用局麻,现在腰椎间盘手术,最常用的是硬膜外麻醉，更有甚者会采用全麻来作为手术的麻醉方式。麻醉方式的变化，与医师能够熟练把握手术关键，出现误伤的概率很小有关。

微创手术，经常是通过特殊通道来抵达靶点，在操作的路径上，往往稍有偏差就会损伤重要的血管神经。正是特殊的操作路径，导致目前许多的微创治疗采用的是局麻。局麻通常意味着增加了手术的安全性，却要牺牲麻醉的无痛性，由于手术中疼痛导致的病人躁动，更易危及病人的安全。

在安全与无痛之间，手术医师与麻醉师有效的沟通是最大的公约数。取得麻醉师的理解与配合，才能真正做到手术的安全与无痛。

3.术前康复训练　康复医学日益普及，只是临床医师真正认识到康复必要性的程度尚且不够。临床医师往往把康复放在手术后，而不是手术前就请康复医师介入。许多微创骨科治疗后，关节、肌肉的康复训练，往往由于手术本身出现肌力下降或疼痛导致运动变成，给术后康复带来麻烦。康复医师手术前介入术后康复，能够让病人最大限度的恢复功能。

在术前康复介入中，需要请康复医师在术前就教会病人：深呼吸、卧床大小便、中轴性翻身，床上移动等术后需要的动作，这些康复措施如果未能在术前让病人掌握，术后病人在练习可能就是事倍功半。

五、进入手术室后的准备

1.手术体位的摆放　病人体位摆放目的是为了让病人安全、舒服，医师操作方便。由于体位摆放不适造成的意外并不少见，如体位放置不慎致桡神经瘫痪，大腹便便的病人不能忍受长时间的俯卧位等。现在许多疾病的手术，已经有了专用的手术床，诸如脊柱科、关节科都有专用手术床，专用床更需要在术前摆放好病人的体位，病人体位的摆放不仅要顾及手术时的安全，也要顾及到医师能够方便、顺手的完成手术，所以病人体位的摆放最好是手术医师亲自动手。

大量的微创骨科手术都在影像系统的引导下完成，那么随着手术不断移动的影像设备的机位摆放，也成为了手术前准备的一个项目。如何才能让导引的影像设备快捷移动，不影响手术时间，同时又不因为不断的设备移动造成手术区域污染。病人体位与机器位置旋转就是关键。同心圆式的定点机位摆放，能够达到这样的目的。

2.手术部位的定位　根据骨科手术的具体需要，做好相应的绘图、测量等准备工作。比如，Cobb 角，截骨剪纸等，以期术中能达到预期矫正的目的。手术部位标记、体表挂标识应当作为进入手术室时必须有核查必备。一定要做到准确无误。

3.手术灯光的准备　手术室的无影灯是手术必不可少的工具，通过灯光照射清晰无误地显示病灶是手术中完整切除病灶的基本要求，有时止血、分离是否会误伤其他组织，灯光照明决定了成败一刻。微创骨科手术，由于切口小，又往往是在影像引导下抵达病靶点，或者通过内镜达到病灶，在这样小通道中手术，更需要灯光能够达到深部，充分显示病灶。

现在部分无影灯已经有了消毒手柄，可以供手术者术中完成无影灯的移动，但术前准备好能够达到深部的照明设备也是手术医师应当关注的事。事先准备好头灯、深部照明灯，而不是仅仅依靠无影灯，也是手术者需要考虑周全。

4.放射线问题　C 型臂 X 线机、CT 是目前微创手术最经常应用的引导系统。射线对人体有伤害，对于医务人员来说是种常识，医务人员视射线如虎是常态，过去医师们由于对射线的恐惧，致使他们不愿意更多的从事微创治疗。正是医务人员的恐惧心理，才让射线的防护成为手术室基本的配置,有了防护屏、防护衣帽,极大减少了射线对医务人员的伤害。另一方面,由于防护设施的配置,长期使用 C 型臂 X 线机、CT 的危险不会立即显现,导致了手术室医务人员的麻痹,甚至有些人忽略了射线的危险性。

在新开展的微创手术过程中,医师们往往存在人体直接暴露在 X 线下,或者过多使用 C 型臂 X 线机。重视射线的副作用,做好防护隔离,是医师必须坚守的底线。

5. 术中特殊化验检查和冰冻切片　对于某些特定类型的手术,如肿瘤、类风湿等需要术中特殊检查、活检冰冻切片的病人,手术时应与有关科室取得联系,请他们在手术室外等候。

第三节　术后处理

一、常规处理

1. 病人进手术室后:重新整理病床,备好常规设备,如氧气、引流瓶等。专科所需的急救药品和器材,如气管切开包、颈托等。

2. 术后医嘱　医疗文书包括诊断、手术方式、治疗措施。具体为护理等级、输液量、管理处理。

3. 监测　常规病人按时观察和记录生命体征的变化。重危病人和重大手术后,术后送重症监护病房(ICU)。下列情况之一者应在手术后送入 ICU 实施监护:①手术后病人多项生命体征不稳定者;②术中出血较多、血压不稳定;③全麻术后尚未完全清醒;④自主呼吸尚未完全恢复;⑤合并有严重肺、心、肾等疾病或并发症者。

4. 静脉输液　术后输液的用量、成分、输液速度取决于手术的大小,病人的状态。成年人每日补液总量为 2500~3500ml,其中等渗盐水不超过 500ml,其余液体由 5% 或 10% 葡萄糖注射液补充。3 日后仍不能进食者,每日可静脉补钾 3~4g。术后病人应接受足够量的静脉输液直至恢复进食。慢性失血伴贫血的病人,术后应继续给予输血,以保证手术的成功。

二、病人的体位

术后病人的体位取决于麻醉方法、手术部位和方式,以及病人的全身情况,以病人舒适和方便为度。全麻未清醒之前,应平卧并将头转向一侧,以防呕吐物的误吸。硬膜外麻醉和腰麻手术后,应平卧 6 小时,可减少麻醉后并发症,如头痛的发生。颈部、胸部、腰部或臀部手术的手术,常采用仰卧位或俯卧位。四肢术后要抬高患肢。

三、饮食的管理

由于手术创伤的影响,麻醉和镇痛药物的作用,术后短时间内病人食欲有所减退。中小手术后,饮食不需严格的限制。大手术,累及或影响食管和胃肠手术后,进食的时间和饮食的种类取决于病变的性质和手术的方式。

饮食的原则是先从容易消化吸收的流质开始,逐步过渡到半流质,最后恢复到正常的普通饮食。要素饮食可提供足够的热量和蛋白质,可以适当采用。

四、术后的早期活动

局麻的手术,只要病情允许,术后应尽早开始活动。重病人和大手术后的病人,次日即可在康复师帮助下,做深呼吸运动和四肢的伸屈运动,并逐步增加活动量和活动范围,第二天即可坐起,在搀扶下离床。坐位时拍打病人背部,让病人用力咳嗽,有利于肺的膨胀。早期活动可改善呼吸和循环,减少肺部并发症和下肢深静脉血栓形成的机会,也有利于胃肠道和膀胱功能的迅速恢复。

五、各种管道的处理

出手术室的病人常带有各种管道,因放置管的目的不同,各管道拔出的时间不尽相同。认真管理,发挥各管道的治疗作用,又要防止因管道所产生的并发症。

1. 胃肠减压管 涉及腹部的手术,术前常规经鼻腔下胃肠减压管,术后接在胃肠减压器上,起到减压作用。目的是防止术后胃肠道过度膨胀,减少对呼吸的影响。病人能自行排气即可拔出。

2. 留置导尿管 大手术后,常留有导尿管。应记录每日尿量,定时更换外接管和引流袋。防止尿管脱出。每4小时开放1次,以促使膀胱功能的恢复。

3. 引流管 术后应仔细观察引流物数量和性质方面的变化,定时更换外接管及敷料,保持清洁,防止脱出。达到治疗目的拔管。

六、各种不适的处理

1. 切口疼痛 在术后24小时内最剧烈,2~3日后疼痛明显减轻。切口持续疼痛,或在减轻后再度加重,可能是切口血肿、炎症乃至脓肿形成。疼痛剧烈者,常需用哌替啶肌肉或皮下注射,必要时可间隔4~6小时重复使用。

大部分病人由麻醉科医师进行术后镇痛。要达到镇痛目的,可通过以下3种方式:①减少周围致敏;②阻滞伤害感受传入;③降低中枢兴奋性。常用药物:①非甾体类抗炎药(NSAIDs):目前选择性 COX-2 抑制剂效果较好,副反应少,已成为临床医师的常用选择。②局部麻醉药:局麻药主要通过阻断伤害性感受向中枢神经系统的传导,从而防止中枢致敏而发挥其镇痛作用。用于围手术期镇痛的局麻药主要包括布比卡因和罗哌卡因,其中罗哌卡因在产生有效镇痛时的药物浓度对运动神经无阻滞作用,可使感觉和运动神经阻滞分离,且毒副作用小,是用于镇痛的最佳局麻药。③阿片类药物:阿片类药物有镇痛效果好、作用时间长的优点,常用的主要有吗啡、芬太尼和舒芬太尼等,其中吗啡虽然是最古老的镇痛药,但由于其价格低廉,且剂量与时间效应成正相关关系,仍是临床医师的常用选择。

围手术期镇痛常用方法:①局部神经阻滞:常用于髋关节、膝关节手术后,在电刺激器的作用下,准确找到神经鞘膜,注入药物以达到神经分布区域阻滞的作用。使用的药物一般为局麻药,也可联合使用阿片类药物。②关节注射:关节注射主要用于膝关节,优点在于有明确的镇痛效果且全身副反应少。关节注射最常使用的药物是吗啡,它镇痛时间长,关节内注射后可维持8~12小时。对于行关节镜的患者,目前主张将阿片类药物直接注射到滑膜和半月板外侧1/3处,有固定局部组织阿片受体的作用。③硬膜外镇痛:在硬膜外给予适当剂量的阿片类药物,使之影响脊髓背侧胶质中的受体,有效的阻滞了疼痛的传导,又能保留本体感觉和运动功能。硬膜外镇痛阿片类镇痛药的起效时间与药物的脂溶性呈正相关,维持时间取决于药物的亲水成分。吗啡脂溶性低,硬膜外给药后镇痛作用强,持续时间长,用药量小,是单次硬膜外注射的最佳药物。④ PCA:PCA 是近年来围手术期镇痛的主要进展,即病人感觉疼痛时按压启动键,通过微处理器控制的微量镇痛泵,向体内注入设定剂量的镇痛药物以消除疼痛。主要包括静脉 PCA（PCIA）和硬膜外 PCA（PCEA）。静脉 PCA 方法简便，起效快，适用范围广，但是用药量大，对全身影响也大。而硬膜外 PCA 用药量小，镇痛效果可靠，全身影响小。

2. 发热　术后一般体温升高幅度 1.0℃ 左右。术后 3～6 日的发热，要警惕感染的可能；如果发热持续不退，要密切注意是否由更为严重的并发症所引起，如腹腔内术后残余脓肿等。

3. 腹胀　术后早期腹胀一般是由于胃肠道蠕动受抑制所致。如手术后已数日而仍有腹胀，没有肠鸣音，可能是某种原因所致的肠麻痹。处理原则：可应用持续胃肠减压，放置肛管，以及高渗溶液低压灌肠等。

4. 尿潴留　凡是手术后 6～8 小时尚未排尿，下腹部耻骨上区作叩诊发现有明显浊音区，即表明有尿潴留。可采取协助病人坐于床沿或立起排尿，下腹部热敷等措施。如无效，则可在严格无菌技术下进行导尿。尿潴留时间过长，导尿时尿液量超过 500ml 者，应留置导尿管 1～2 日。

5. 恶心、呕吐　多为麻醉药物反应，可自行缓解，必要时可应用镇静剂。

6. 呃逆　可能是神经中枢或膈肌直接受刺激所致。可压迫眶上缘或胃肠减压，给予镇静解痉药物。上腹部手术后出现顽固性呃逆，要警惕膈下感染可能。

七、手术切口的处理

术后无渗出第 2 天换敷料，有渗出及时更换。缝线拆除的时间：一般头面颈部 4～5 日，下腹部、会阴部 6～7 日，胸部、上腹部、背部、臀部 7～9 日，四肢 10～12 日，减张缝线 14 日（表 1-7-3-1）。

表 1-7-3-1　缝合切口分类

切口	基本条件	手术举例	表示法
无菌切口	手术基本上在无菌情况下进行	颈、腰椎间盘摘除术	Ⅰ类
污染切口	手术野与外界相通	开放性骨折	Ⅱ类
感染切口	在感染的病灶中进行	结核病灶清除术	Ⅲ类

第四节　术后并发症的防治

微创手术与经典手术一样，多数病手术后顺利康复，部分病人可能发生各种不同的并发症。术后并发症化为两大类：一类为一般性并发症，即各专科手术后共同的并发症如切口感染、出血和肺炎等；另一类各特定手术的特殊并发症，如腰椎手术的神经损伤，脑积液漏。

一、手术后出血

手术后出血可发生于术后 24 小时内（称为原发性出血）和术后 7～10 天左右（称为继发性出血）。术中止血不彻底、不完善，如结扎血管的缝线或电凝块脱落，也有闭合穿刺误伤血管。

表浅手术后的原发性出血，表现为局部渗血多，并逐渐形成血肿，如颈椎术后的颈部血肿，可压迫气管引起呼吸困难，甚至可突然发生窒息。病灶腔内的原发性出血，引流管可流出大量鲜血；或术后短期内出现休克。术后 1～2 周内，化脓伤口深部突然出现血块或有鲜血涌出，或大量呕血、黑便、尿血和咳血，这些都是继发性出血的主要表现。严重的出血可发展为出血性休克，后果较为严重。

一旦发生术后出血，浅表可以加压止血，深部应立即做好再次手术止血的准备，尽早手术探查并止血。再次止血后。

二、肺不张与肺炎

抽烟、止痛药、镇静剂、切口疼痛、术后胃肠胀气和长期卧床，使肺的扩张受到影响。过于黏稠的分泌物无力咳出时，可阻塞小支气管，所属肺泡内的空气被完全吸收后，肺组织萎陷。轻者仅限于肺底部，严重者有大块肺组织萎陷，使纵隔拉向患侧，引起呼吸功能障碍。肺不张常常伴有肺部的感染，使病情更加严重。

病人表现为术后 2～3 天开始烦躁不安，呼吸急促，心率增快。严重者伴有发绀、缺氧，甚至血压下降。病人常有咳嗽，但黏稠痰液不易咳出。合并感染时，出现体温升高，白细胞总数增加等。患侧肺叩诊发实，呼吸音消失，有时呈管状呼吸音。胸部透视或拍片，即可确诊。

术前严格禁烟，积极治疗急、慢性呼吸道感染；术后强调早期活动，帮助病人咳嗽，定时作雾化吸入，排出黏痰。重症行气管切开术。合并肺部感染，应用抗生素。

三、成人呼吸窘迫综合征（ARDS）

ARDS 是由于过度吸氧、窒息等直接因素以及创伤、休克、败血症等间接因素引起的急性呼吸衰竭，循环血量降低及左心室功能减低均可使 ARDS 加重。

四、下肢深静脉血栓形成

术后发生深静脉血栓形成（DVT），少数可造成肺栓塞导致死亡。国内对于 DVT 防治工作的重视程度远低于国外。术后长期卧床，下肢静脉回流缓慢；手术、创伤和组织的破坏后，大量凝血物质进入血流；严重的脱水，血液浓缩，血流缓慢。血栓好发于下肢的深静脉内，尤其是多见于左侧腓肠肌静脉丛内，栓子可向上蔓延到股静脉和髂静脉内。已经形成的血栓容易脱落，可引起肺梗死或致死性的肺动脉栓塞。

病人自觉小腿肌肉疼痛，下肢肿胀。如果髂、股静脉内形成血栓，则整个下肢严肿水肿，皮肤发白或发绀，局部有压痛，浅静脉常有代偿性扩张。血管造影可以确定病变的部位。

术后早期活动。低分子右旋糖酐静脉点滴，对容易发生静脉栓塞的病人有一定预防作用。如证实为深静脉血栓形成，应卧床休息，抬高患肢，全身应用抗生素，局部理疗，并早期应用链激酶和尿激酶，对血栓的溶解有一定作用。

五、脂肪栓塞

发生于创伤（尤其是长骨骨折及骨盆骨折）后 24～72 小时，死亡率为 10%～15%。脂肪栓塞发生后可出现气急、心悸、精神状态变化和上肢瘀斑等。治疗包括：应用呼吸机持续正压给氧，类固醇类药物仅有一定的预防作用，以尽早固定骨折作为预防措施才是关键所在。

六、心肌梗死

临床表现为急性胸痛并放射性疼痛，心电图上有典型变化。心肌梗死一旦发生后，应将病人放置监护环境中，对心肌酶类、心电图的变化进行持续监测。年老、抽烟、高胆固醇、高血压、主动脉狭窄、有冠心病史等均可增加心肌梗死发病的危险。

七、急性胃扩张

水电解质的紊乱,麻醉口罩下加压呼吸时大量氧气灌入胃内,严重感染和休克等,均能诱发急性胃扩张。

病人觉上腹饱胀和重物感,呈进行性加重。频繁、无力的呕吐,每次呕吐物的量很少,呕吐后自觉症状不减轻,呕吐物为棕绿色或褐色,潜血阳性。严重者呼吸急促,烦躁不安,面色苍白,迅速出现脱水和电解质失调,甚至发生休克。查体见上腹部或全腹部膨隆,伴压痛,振水音阳性。胃管减压时,可吸出大量胃液,随后腹胀有所减轻。

保持胃肠减压管的通畅,是预防急性胃扩张的主要措施。彻底减压,并持续3~4天,以保证胃壁张力的完全恢复。同时应注意纠正水电解质紊乱,必要时输入适量的全血或血浆。

八、泌尿系感染

手术后泌尿系的任何部位均可并发感染,但以膀胱炎最为常见。原因是尿潴留,导尿和长期留置导尿管等,均容易引起膀胱炎。膀胱的感染又可沿输尿管逆行向上,蔓延到肾盂。导尿本身的刺激,也可引起尿道和尿道球腺的感染。

表现为尿道和尿道口的疼痛,排尿时尤为明显尿道有脓性分泌物。膀胱炎发生后,则出现膀胱刺激征:尿频、尿急和尿痛,有时伴有排尿困难。如出现发冷、发热和肾区疼痛,则表示肾盂已有感染。

预防和治疗尿潴留是减少泌尿系感染的关键。已发生感染时,应碱化尿液,保持充分的尿量和排尿通畅。局部理疗、热敷和口服解痉药物,可解除膀胱颈的痉挛,减轻疼痛,同时可全身应用抗生素。

九、切口感染和裂开

感染发生的时间大多在术后7~10天,个别发生在3~4周。手术后3~4天,已经正常的体温重新上升,应首先想到切口的感染。如同时出现切口的胀痛和跳痛,应立即进行检查。切口局部肿胀、发红、有明显的压痛,甚至有脓性分泌物由缝合针眼溢出,均说明已发生感染。少数病人可伴有全身症状,有时因感染的位置较深,不易早期发现。

1. 引起手术切口感染的因素

(1)局部因素:术后切口引流不当,血肿形成,局部感染;切口内遗留死腔;组织缺损或肿胀致切口在高张力下缝合后裂开等。

(2)全身因素:如上呼吸道感染、疖肿、龋齿等作为感染灶,在手术创伤后、身体抵抗力下降的情况下,发生血源性感染。

2. 预防感染的措施 原则是:①术前将原有的感染灶治愈、改善机体营养状况。②严格无菌操作技术,缩短暴露时间,不留死腔,彻底止血,保护组织血运,保证无张力缝合切口;术后切口引流48~72小时,注意保持引流管通畅。③严重污染切口的延期缝合。④增强病人的抵抗力等。

感染的早期阶段,及时进行物理治疗。切口已化脓时,应拆除缝合线,充分引流,并剪去已经坏死的皮下组织、肌膜和腱膜。脓汁应进行培养及药敏试验,为选用有效抗菌药物提供依据。为缩短治疗时间,可加强交换敷料后肉芽新鲜的创面行二期缝合。

3. 抗生素的使用 不提倡任何手术前均以常规使用抗生素来预防术后感染,特别是血运丰富的部位,如手部手术,一般软组织手术,时间短,不超过1～2小时的无菌手术,均不需预防性使用抗生素。但人工关节置换、植骨手术、大关节开放手术,可考虑应用预防性抗生素,使用的方法是术前1天开始,术中1次,术后2～3天,体温正常即可停用。

一旦手术部位出现感染迹象,如术后持续发热,伤口疼痛、肿胀,白细胞增高等,可考虑应用抗生素。作为治疗,应选用广谱、高效及敏感的抗生素,而且要有足够的剂量;在应用抗生素的同时,应给予全身支持疗法,当发现切口内有脓性液时,应根据不同手术的具体情况,采用切开引流或闭合冲洗的方法,将脓性物排除。

十、压疮

压疮易出现在高龄、重疾病及神经系统疾病的患者中,好发部位为腰骶部足跟、臀部等。压疮可以成为感染源,甚至危及生命。经常变换体位、使用特殊床垫、积极治疗全身疾病及纠正营养不良是预防压疮的基本手段,一旦发生后,对严重程度达三度者应尽早行清创及肌皮瓣转移覆盖。

十一、术后认知功能障碍(POCD)

手术技术和麻醉水平的提高降低了老年病人围手术期各种并发症的发生率和死亡率。随着复杂手术越来越多,时间越来越长,成为常见的一种并发症,发病率约为6%～46.7%。术后认知功能障碍主要为精神症状,通常发生于术后4天。其诊断标准主要根据病史手术后发生精神症状持续时间利临床表现。或请神经内科、精神科医师进行诊断、治疗。美国精神病学会1987年版和中国老年神经精神病诊断标准均有相同描述:注意、记忆、定向、知觉、精神运动性行为和睡眠障碍等短暂的器质性脑综合征。其特点是昼轻夜重。根据病情程度,可分为:①轻度:轻度记忆损害,对指令反应功能障碍,轻度认知异常;②中度:较严重的记忆缺失,健忘综合征;③重度:出现严重的记忆损害,痴呆,丧失判断和语言概括能力及人格的改变。临床上根据表现可分为:焦虑型、安静型和混合型3种类型。焦虑型:主要表现,警觉和活动增强,过度兴奋;安静型:表情淡漠活动能力降低;混合型:兼而有之。大部分持续1周以上,有的可发展为永久性认知减退。

参 考 文 献

1. 黎介寿. 围手术期处理学 [M]. 北京:人民军医出版社,1999.

2. 吴在德,吴肇汉. 外科学 [M]. 北京:人民卫生出版社,2004.

3. 温建民. 骨伤科手术研究 [M]. 北京:北京科学技术出版社,2005.

4. 邱贵兴,戴尅戎. 骨科手术学 [M]. 北京:人民卫生出版社,2009.

5. D.C.萨比斯顿. 克氏外科学 [M]. 曾宪九,译. 北京:人民卫生出版社,1983.

6. 杨薇. 改良备皮法与传统备皮法效果观察 [J]. 中国误诊学杂志,2011,11(2):279-279.

7. 苏坤,于建军. 患者术前常规准备外的必要准备 [J]. 临床护理,2007,45(21):81.

8. 刀艳青. 加速康复外科的术前准备 [J]. 肠外与肠内营养,2008,15(5):89.

9. 刘同生,施明凯,王迪,等. 老年骨科病人手术前风险评估及术前准备 [J]. 中国骨与关节损伤杂志,2008,23(11):210.

10. 杨丽华. 手术患者术前准备项目表在术前查对中的应用 [J]. 护理与康复,2010,9(2):156-157.

11. 刘仕莲, 余丽华, 黄德全, 等. 术前不同备皮方法的切口感染率比较 [J]. 中国感染控制杂志, 2008, 17 (14): 262-263.

12. 樊宏, 胡剑超, 谭旭芬, 等. 术前准备质量控制研究与实践 [J]. 中国卫生质量管理, 2009, 16 (5): 5.

（刘联群）

第八章
骨科微创的康复和护理

第一节　骨科微创的康复

一、康复的概述

（一）康复的含义

康复就是针对功能上的障碍，综合协调地运用各种手段（包括功能练习、物理治疗、心理疏导等）促进术后患者身心健康，最大限度地恢复功能，以使患者重返社会，提高患者的生活质量。

恢复功能（关节活动度、肌肉力量、行走、跑动、跳跃等）是康复的直接目标，重返社会（日常生活、工作学习、运动娱乐等）是康复的最终目标。

（二）康复的作用

1. 促进肿胀消退　损伤后由于组织出血、体液渗出，加之疼痛反射造成的肌肉痉挛，肌肉泵（或唧筒）现象丧失，静脉、淋巴回流障碍，导致局部肿胀。在骨折复位、固定的基础上，早期指导患者进行肌肉等长收缩训练，有助于血液循环，促进肿胀消退。

2. 预防肌肉萎缩　骨折后肢体长时间制动，会引起肌肉的失用性萎缩和肌力下降。通过肌肉收缩训练能改善血液循环和肌肉营养，促进肌肉的生理作用，可预防或减轻失用性肌萎缩。

3. 防止关节挛缩　康复治疗能促进血肿及炎症渗出物的吸收，减轻关节内外组织的粘连。适当的关节运动，能牵伸关节囊及韧带、改善关节的血液循环，促进滑液分泌，从而防止失用性关节挛缩。

4. 促进骨折愈合　康复治疗可促进局部血液循环，加速新生血管的成长，正确的功能锻炼可保持骨折端的良好接触，产生轴向应力刺激，促进骨折愈合。

二、康复治疗原则

（一）早期康复

康复治疗在骨折复位、固定后及应开始。早期功能训练有助于防止或减少并发症、后遗症，加速骨折愈合，缩短疗程，促进功能恢复。关节内骨折，通过早期有保护的关节运动训练，有助于关节面的塑形，减少创伤性关节炎的发生。

（二）整体恢复

骨折后的康复治疗不应仅注重于局部骨折的愈合和功能恢复，更重要的是促进患者整体功能的恢复。如肘关节、前臂或腕部骨折的患者，由于长时间不做关节功能训练，在原骨折部位完全治愈后,肩关节反而遗留功能障碍。因此,制定康复治疗方案,必须考虑到局部和整体兼顾。

（三）循序渐进

骨折愈愈合是一个较长的过程,康复治疗应随着骨折愈合、修复的进程,采取重点不同的措施,具有明确的针对性,从而使康复治疗更加安全、可靠。

三、康复治疗中的注意事项

（一）自身心态的调整

1. 摒弃养病的观念 "伤筋动骨一百天",是民间广泛流传的一句关于"养病养伤"的俗话,但现代科学的研究表明,这并不一定是正确的,至少是不全面的。同时还有"三分治,七分养"的说法,所谓的"养"应理解为"康复",即科学的养。

因为对于人的骨骼、关节、肌肉、韧带、肌腱等运动系统来说,良好的功能来自于适当的功能练习。过度卧床静"养"只能加重伤病肢体的肌肉萎缩,造成关节粘连、压疮、深静脉血栓、静脉炎、本体感觉（也就是人对肢体的位置和运动的感觉能力）下降、协调性下降、肢体功能持续下降等不良后果。同时由于整体的活动量减少,身体的脏器功能也衰退。

所以,不仅伤病的肢体必须进行适当功能练习外,身体其他部位也应进行练习,以保持良好整体身体素质,促进局部损伤的恢复。同时,能够独立完成的日常生活活动,也不应依赖他人帮助,以避免身体功能的进一步衰退。

2. 树立"早期康复"的正确理念 功能的缺失和衰退是从伤病发生后马上开始的。因此必须把握早期良好的治疗时期,在各项功能刚刚开始甚至还没有减退时就开始练习和治疗,避免和减少并发症及后遗症的发生,做到早康复,早受益。以免延误时机造成恢复周期的延长,甚至是遗留下一些不可逆的永久性功能障碍。

3. 克服伤病后对运动的恐惧感 患者只要在练习的过程中随时复查、及时评定功能状态、调整练习、接受专业的指导,一般就会安全的。过度的恐惧紧张只会造成不必要的心理负担,影响功能的恢复。

4. 克服练习中的惰性 任何功能的提高与恢复都不可能一蹴而就。多数功能练习较为枯燥,需要多次重复,并且长期坚持进行,才会产生并达到良好效果。抱有"立竿见影"和"等着慢慢恢复"的思想都是错误的,只会造成不良后果或耽误治疗的最佳时机。

5. 克服练习中的急躁情绪 人体组织的愈愈合、改建,肢体功能的提高、恢复,组织炎症及疼痛的消退等,都有其发展规律,需要一段时间。不可勉强尝试医师尚未允许的活动,否则极可能造成始料不及的严重不良后果。

6. 康复练习要持之以恒 一般康复治疗的周期很长,很多功能的恢复进程缓慢,并且需在日常生活中坚持练习,将练习生活化、习惯化才能受益终生。尤其是接受正规康复治疗及练习以前有很长时间伤病史,功能上曾经长期受限的患者,更要有足够的毅力和耐心坚持治疗和练习。

（二）常规注意事项

随着科学技术的发展,手术方式和各种治疗在不断更新,康复方案也逐步调整。但人体的运动形式是不变的,练习的方法和姿势等是相对固定的,调整的只是各项治疗和练习开始的时机,运动量和运动强度等。患者在康复训练过程中,根据自身条件及伤病和手术情况的不同,在专业医师指导下,完成练习。在练习中,根据个人的体力情况,视自身练习后疲劳程

度,疼痛的程度,随时调节练习的强度。循序渐进,逐渐增加练习的次数、组数、时间和强度等,注意如下:

1.练习中的疼痛　某些功能练习会引起疼痛,这是不可避免的。只要疼痛程度不重,并且在练习停止半小时内消失,或者消退到练习开始前的水平,就说明不会对组织造成损伤。但如果疼痛剧烈不能忍受或者持续很久不能消退,说明可能发生新损伤,就必须马上停止练习,并且及时与医师沟通,调整训练方案。

2.肌力练习的疲劳　进行肌力练习时,必须每次练习到肌肉有酸胀疲劳感,完成每一项或每次练习后充分休息2~3小时再进行下一次练习。练习中应集中精神,专注于动作及肌肉收缩的感觉。这样既可以确保练习完成的质量,使神经能够动员更多的肌纤维参与运动达到更好的练习效果,同时避免注意力分散造成的危险。边练习边看电视或说话等是不可取的。既无法达到预期的练习效果,又可能造成不必要的危险发生。

肌力的提高是关节、肢体、脊柱稳定及功能提高的关键因素,因此必须认真练习,才能逐渐恢复和提高功能。

3.动静结合　除手术或病损肢体根据情况应该适当地制动和保护外,身体的其他部位应该尽可能多地活动和练习,才能确保身体的基础素质不会下降太多太快,并且能提高整个身体的循环和代谢,促进手术或病损局部的恢复。

4.练习强度　关节及关节附近手术后,通常在术后早期不宜过多活动关节,更不应该以反复活动的方式作为练习来提高活动度和灵活性。否则极易造成关节肿胀积液,影响组织愈合及功能恢复。同时可能由于过度的刺激使创伤和炎症积累,造成"异位骨化"等非常严重的后果。灵活性是随着被动关节活动度的改善,以及关节周围相关组织延展性的恢复,才能逐渐提高的。

5.关节肿胀　关节及肢体的轻度肿胀通常会伴随整个练习过程,肿胀的程度不随练习及活动量增加而增加就是正常的反应。直到关节活动角度和肢体的肌肉力量基本恢复正常,伤病局部不再有新的刺激后,肿胀才会逐渐消退并恢复健康。肿胀突然加重时应该马上调整练习,减少活动量,如果还不能缓解就应该及时到医院就诊。

6.遗忘　在康复的适当时候就应该学会"遗忘"。当功能基本恢复后,不要过分关注伤病或手术肢体局部的细微感觉。过分关注只会加重心理负担,使很多本来可以进行的活动不敢去做,造成心因性的功能障碍。

四、骨伤科常用康复治疗技术

(一)关节活动技术

1.关节活动的末端感觉

(1)正常末端感觉:末端感觉是指被动活动关节,在终末端时稍微施加压力所获得的感觉。一般分为以下3种正常的末端感觉。

1)软:由于关节两端的肌肉比较丰富,当被动活动关节到末端时,肌肉限制了其进一步活动,此时是一种软感觉。如肘关节或膝关节的屈曲。

2)韧:当关节活动到末端时,由于关节囊和关节周围韧带等软组织的牵拉所遇到的感觉。如肩关节和髋关节的旋转。

3)硬:关节活动到末端,骨与骨相互碰撞的感觉,如伸肘和伸膝时的感觉。

(2)异常末端感觉:包括以下几种:

1）松弛：关节活动到末端时无任何阻力，活动范围明显超过正常。常见于神经麻痹。

2）痉挛：当关节活动到末端，由于肌肉痉挛而产生的一种回弹感觉。如脊髓损伤或周围神经损伤引起的肢体痉挛。

3）阻滞：关节开始活动正常，突然不能活动，有一种被卡住的感觉，如关节内骨刺，游离体等。

4）其他异常感觉：发条感，如半月板损伤；泥泞感，如关节内积液等。

2．影响关节活动的因素　关节活动范围的大小，受下列因素的影响。

（1）构成关节的两关节面积大小的差别：两关节面积的大小相差越大，关节活动的幅度也越大。

（2）关节囊的厚薄、松紧度：关节囊薄而松弛，则关节活动幅度大，反之则小。

（3）关节韧带的多少与强弱：关节韧带少而弱，则活动幅度大，关节韧带多而强，则活动幅度就小。

（4）关节周围肌肉的伸展性和弹性状况：一般来说，肌肉的伸展性和弹性良好者，活动幅度增大，反之，活动幅度就小。

此外，年龄、性别、训练水平对活动范围也有影响，如儿童和少年比成人大，女子比男子大，训练水平高者比低者大等。

3．关节活动范围异常的原因　关节活动异常分为活动减少和活动过度，临床上以前者更常见，引起的主要原因有以下几个方面：

（1）关节及周围软组织疼痛：由于疼痛导致了主动和被动活动均减少，如骨折、关节炎症、手术后等。

（2）肌肉痉挛：中枢神经系统病变引起的痉挛，常为主动活动减少，被动活动基本正常，或被动活动＞主动活动，如脑损伤引起的肌肉痉挛、关节或韧带损伤引起的肌肉痉挛、主动和被动活动均减少。

（3）软组织挛缩：关节周围的肌肉、韧带、关节囊等软组织挛缩时，主动和被动活动均减少，如烧伤、肌腱移植术后、长期制动等。

（4）肌肉无力：不论是中枢神经系统病变引起的软瘫，还是周围神经损伤，或肌肉、肌腱断裂，通常都是主动活动减少，被动活动正常，被动活动＞主动活动。

（5）关节内异常：关节内渗出或有游离体时，主动活动和被动活动均减少。

（6）关节僵硬：主动和被动活动均丧失，如关节骨性强直、关节融合术后。

4．改善关节活动的技术与方法

（1）主动运动：主动运动可以促进血液循环，具有温和的牵拉作用，能松解疏松的粘连组织，牵拉挛缩不严重的组织，有助于保持和增加关节活动范围。最常用的是各种徒手体操，一般根据病人关节活动受限的方向和程度，设计一些有针对性的动作，内容可简可繁，可以个人练习，也可以把有相同关节活动障碍的病人分组集体练习。主动运动适应面广，不受场地限制，但在重度粘连和挛缩时，治疗作用不太明显。

（2）主动助力运动

1）器械练习：是借助杠杆原理，利用器械为助力，带动活动受限的关节进行活动。应用时根据病情及治疗目的，选择相应的器械，如体操棒、木棒、肋木，以及针对四肢不同关节活动障碍而专门设计的练习器械，如肩关节练习器、肘关节练习器、踝关节练习器等。器械练习可以个人参加，也可以小组集体治疗，由于趣味性大，病人很愿意参加。

2）悬吊练习：利用挂钩、绳索和吊带将活动的肢体悬吊起来，使其在解除肢体重力的前提下进行主动活动，类似于钟摆样运动。悬吊练习的固定方法可以分为两种，一种为垂直固定，固定点位于肢体重心的上方，主要用于支持肢体；另一种是轴向固定，固定点位于关节的上方主要是使肢体易于活动。

3）滑轮练习：利用滑轮和绳索，以健侧肢体帮助对侧肢体活动。

（3）被动运动

1）关节可动范围运动：是治疗者根据关节运动学原理完成的关节各个方向的活动，具有维持关节现有的活动范围，预防关节挛缩的作用。

2）关节松动技术：主要利用关节的生理运动和附属运动被动地活动病人关节，以达到维持或改善关节活动范围，缓解疼痛的目的。常用手法包括关节的牵引、滑动、滚动、挤压、旋转等。源于澳大利亚治疗师的麦特兰德（Maitland）手法。

3）关节牵引：是应用力学中作用力与反作用力的原理，通过器械或电动牵引装置，使关节和软组织得到持续的牵伸，从而达到复位、固定，解除肌肉痉挛和挛缩，减轻神经根压迫，纠正关节畸形的目的。牵引的治疗作用主要为：①解除肌肉痉挛，改善局部血液循环，缓解疼痛；②松解组织粘连，牵伸挛缩的关节囊和韧带，矫治关节畸形，改善或恢复关节活动范围；③增大脊柱的椎间隙和椎间孔，改变突出物（如椎间盘、骨赘）与周围组织的相互关系，减轻神经根受压，改善临床症状。

牵引的种类根据牵引部位可分为颈椎牵引、腰椎牵引、四肢关节牵引；根据牵引的动力可分为徒手牵引、机械牵引、电动牵引；根据牵引持续的时间可分为间歇牵引和持续牵引；根据牵引的体位可分为坐位牵引、卧位牵引和直立位牵引。

（4）持续性被动活动：持续性被动活动（CPM）是利用机械或电动活动装置，在关节无疼痛范围内，缓慢、连续性活动关节的一种装置。该装置一般由活动关节的托架和控制运动的机构组成，包括针对下肢、上肢、甚至手指等关节的专门设备。

1）治疗作用：动物实验证明，CPM可以促进伤口的愈合和关节软骨的修复和再生，加快关节液的分泌和吸收，促进关节周围软组织的血液循环和损伤软组织的修复。大量临床文献报告，CPM可以缓解疼痛，改善关节活动范围，防止粘连和关节僵硬，消除手术和制动带来的并发症。

2）临床应用：CPM在骨科临床康复治疗中主要用于四肢关节术后及关节挛缩的治疗，例如关节内骨折和干骺端骨折，创伤性关节炎经关节囊切除或关节松解术后，类风湿关节炎和血友病性关节炎滑膜切除术后，关节粘连松解术后，膝关节的内侧副韧带重建术后等。虽然CPM没有明显禁忌证，但对出血疾病、血栓塞性静脉炎要特别注意。

3）实施方法：使用CPM，强调早期开始。一般可在术后即可，甚至病人仍处于麻醉状态下进行。使用前，首先需要确定关节活动范围的大小，如果没有明确的禁忌条件或限定的活动范围，可以选定在关节无疼痛范围内活动，并根据病人的耐受程度每日或间隔逐渐增加，直至达到关节的最大活动范围。根据病情或手术方式，采取不同的程序，如连续数小时（或24小时），或连续30～60分钟，每日1次。训练中密切观察病人的反应及连续被动运动训练器械的运转情况在使用之前，可配合使用理疗、主动 - 辅助关节活动度训练或悬吊训练。疗程至少1周以上，或达到满意的关节活动范围为止。

（二）关节松动技术

1. 基本概念　关节松动技术是现代康复治疗技术中的基本技能之一，是治疗者在病人关节活动允许范围内完成的一种手法操作技术，属于被动运动范畴，临床上用来治疗关节功能障碍如疼痛、活动受限或僵硬等，具有针对性强、见效快、病人痛苦小、容易接受等特点。操作时常选择关节的生理运动和附属运动作为治疗手段。

（1）生理运动：是指关节在生理范围内完成的运动，如屈、伸、内收、外展、旋转等。生理运动可以由病人主动完成，也可以由治疗者被动完成。

（2）附属运动：关节在自身及其周围组织允许范围内完成的运动，是维持关节正常活动不可缺少的一种运动，一般不能主动完成，需要由其他人帮助才能完成。例如，一个人不能主动地使脊柱任何一个相邻的关节发生分离，或者使相邻椎体发生前后移位、旋转，但他人可以很容易完成上述活动，这些活动就属于关节的附属运动。

（3）生理运动与附属运动的关系：当关节因疼痛、僵硬而限制了活动时，其生理运动和附属运动均受到影响。在生理运动恢复后，如果关节仍有疼痛或僵硬，可能附属运动尚未完全恢复正常。通常在改善生理运动之前，先改善附属运动；而附属运动的改善，又可以促进生理运动的改善。

2．与我国传统医学手法的区别　关节松动技术类似于我国传统医学中的手法治疗（推拿术或按摩术），但在理论体系、手法操作中两者均有较大的区别。在我国传统医学中，推拿又称按摩，两者所指相同。但在西方治疗技术中，推拿术与按摩术是两个完全不同的概念。

（1）西方按摩术：是指作用于皮肤、皮下组织、肌肉、肌腱、韧带等软组织的一些手法操作，其手法比较简单，主要有揉法、推法、叩击法、震颤法。临床上常用来治疗软组织损伤，如烧伤后的皮肤瘢痕、肌腱移植或缝合术后的组织粘连和瘢痕等。

（2）西方推拿术：是指作用于脊柱及四肢关节的一种快速、小范围的手法操作多在关节活动的终末端，趁病人不注意而突然发力。一般分为快速推拿术和麻醉下推拿术2类。临床上主要用于治疗脊柱小关节紊乱、椎间盘突出、四肢关节脱位后的复位等。

关节松动技术在广义上可以归入推拿术的范畴，但在实施时其操作手法的速度比推拿术要慢。20多年来，国外关节松动技术发展很快，临床应用广，已经形成了独立的体系，与按摩术、推拿术一起共同构成了治疗骨科疾患的三大基本操作技术。由于澳大利亚的麦特兰德（Maitland）对这一技术的发展贡献很大，故此也有将其称为"麦特兰德手法"或"澳式手法"。

3．手法等级　关节松动技术的一个最大特点是对操作者施加的手法进行分级。这分级具有一定的客观性，不仅可以用于记录治疗结果，比较不同级别手法的疗效，也可以用于临床研究。手法分级中以澳大利亚麦特兰德的4级分法比较完善、应用较广。

Ⅰ级：治疗者在关节活动允许范围内的起始端，小范围、节律性地来回推动关节。

Ⅱ级：治疗者在关节活动允许范围内，大范围、节律性地来回推动关节，但不接触关节活动的起始端和终末端。

Ⅲ级：治疗者在关节活动允许范围内，大范围、节律性地来回推动关节，每次均接触到关节活动的终末端，并能感觉到关节周围软组织的紧张。

Ⅳ级：治疗者在关节活动的终末端，小范围，节律性地来回推动关节，每次均接触到关节活动的终末端，并能感觉到关节周围软组织的紧张。

上述4级手法中Ⅰ级、Ⅱ级用于治疗因疼痛引起的关节活动受限；Ⅲ级用于治疗关节疼痛并伴有僵硬；Ⅳ级用于治疗关节因周围组织粘连、挛缩而引起的关节活动受限。手法分级范围随着关节可动范围的大小而变化，当关节活动范围减少时，分级范围相应减少，当治疗后关节活动范围改善时，分级范围也相应增大。

4. 治疗作用

(1) 缓解疼痛：当关节因肿胀或疼痛不能进行全范围活动时，关节松动可以促进关节液的流动，增加关节软骨和软骨盘无血管区的营养，缓解疼痛，同时防止因活动减少引起的关节退行性变化，这些是关节松动的力学作用。关节松动的神经作用表现在松动可以抑制脊髓和脑干致痛物质的释放，提高痛阈。

(2) 改善关节活动范围：动物实验及临床均发现，关节不活动可以引起组织纤维增生，关节内粘连，肌腱、韧带和关节囊挛缩。关节松动技术，特别是Ⅲ级、Ⅳ级手法，由于直接牵拉了关节周围的软组织，因此，可以保持或增加其伸展性，改善关节的活动范围。

(3) 增加本体反馈：目前认为，关节松动可以提供下列本体感觉信息：关节的静止位置和运动速度及其变化，关节运动的方向，肌肉张力及其变化。

5. 临床应用

(1) 适应证：关节松动技术主要适用于任何因力学因素（非神经性）引起的关节功能障碍，包括：关节疼痛、肌肉紧张及痉挛；可逆性关节活动降低；进行性关节活动受限；功能性关节制动。

对进行性关节活动受限和功能性关节制动，关节松动技术的主要作用是维持现有的活动范围。延缓病情发展，预防因不活动引起的其他不良影响。

(2) 禁忌证：关节松动技术的禁忌证为关节活动已经过度、外伤或疾病引起的关节肿胀（渗出增加）、关节的炎症、恶性疾病以及未愈合的骨折。

6. 操作程序

(1) 病人体位：治疗时，病人应处于一种舒适、放松、无疼痛的体位，通常为卧位或坐位，尽量暴露所治疗的关节并使其放松，以达到关节最大范围的被动松动。

(2) 治疗者位置及操作手法：治疗时，治疗者应靠近所治疗的关节，一手固定关节的一端，一手松动另一端。为叙述方便，本节中凡是靠近病人身体的手称内侧手；远离病人身体的手称外侧手；靠近病人头部一侧的手为上方手；靠近病人足部一侧的手为下方手。其他位置术语与标准解剖位相同，即靠近腹部为前，靠近背部为后，靠近头部为上，靠近足部为下。

(3) 治疗前评估：手法操作前，对拟治疗的关节先进行评估，分清具体的关节，找出存在的问题（疼痛、僵硬）及其程度。根据问题的主次，选择有针对性的手法。当疼痛和僵硬同时存在时，一般先用小级别手法（Ⅰ级、Ⅱ级），缓解疼痛后再用大级别手法（Ⅲ级、Ⅳ级）改善活动。治疗中要不断询问病人的感觉，根据病人的反馈来调节手法强度。

(4) 手法应用技巧

1) 手法操作的运动方向：操作时手法运用的方向可以平行于治疗平面，也可以垂直于治疗平面。治疗平面是指垂直于关节面中点旋转轴线的平面。一般来说，关节分离垂直于治疗平面，关节滑动和长轴牵引平行于治疗平面。

2) 手法操作的幅度：不论是附属运动还是生理运动，手法操作均应达到关节活动受限处。例如，治疗疼痛时，手法应达到痛点，但不超过痛点；治疗僵硬时，手法应超过僵硬点。操作中，手法要平稳，有节奏。不同的松动速度产生的效应不同，小范围、快速度可抑制疼痛；大范围、慢速度可缓解紧张或挛缩。

3) 手法操作的强度：不同部位的关节，手法操作的强度不同，一般来说，活动范围大的关节如髋关节，胸腰椎，手法的强度可以大一些，移动的幅度要大于活动范围小的关节，如手腕部关节和颈椎。

4) 治疗时间：治疗时每一种手法可以重复 3～4 次，每次治疗的总时间在 15～20 分钟。根据病人对治疗的反应，可以每天或间隔 1～2 天治疗 1 次。

5) 治疗反应：关节松动技术治疗后一般症状有不同程度的缓解，如有轻微的疼痛多为正常的治疗反应，通常在 4～6 小时后应消失。如第 2 天仍未消失或较前加重，提示手法强度太大，应调整强度或暂停治疗一天。如果经 3～5 次的正规治疗，症状仍无缓解或反而加重，应重新评估，调整治疗方案。

需要指出的是关节松动技术不能改变疾病的病理过程，如类风湿关节炎和损伤后的炎症反应。在这些情况下，关节松动的主要作用是缓解疼痛，维持现有关节的活动范围以及减少因力学因素引起的活动受限。

要有效地应用关节松动技术，治疗者必须具备良好的解剖学、关节运动学、神经系统和运动系统疾患病理学等医学基础知识，掌握适应证和基本操作手法，并与其他改善关节活动的技术如肌肉牵拉技术以及肌力训练技术结合起来应用才能提高整体治疗效果。

（三）软组织牵伸技术

1. 软组织挛缩及其类型　挛缩是指经过关节的肌肉或其他软组织发生缩短，从而引起关节活动范围降低。挛缩可以通过检查肌肉的紧张度和关节的活动范围而证实，例如病人伸肘达不到全范围，检查发现屈肘肌群紧张或缩短，则为屈肘肌群挛缩；又如病人髋内收肌紧张，髋外展时受限，则为髋内收肌挛缩。根据挛缩发生的组织及其性质，可以将挛缩分为以下几种。

（1）肌静力性挛缩：肌静力性挛缩是指肌肉、肌腱缩短，关节活动范围明显受限，但没有明确的组织病理学表现。有时，肌肉、肌腱的一过性轻度挛缩，也称为肌紧张。在这种情况下，紧张的肌肉可以被拉长，但不能达到肌肉的最大长度。正常人如不经常进行肌肉的伸展性锻炼，会引起肌肉轻微的挛缩或紧张，特别是双关节肌，如腘伸肌、股直肌等。

（2）瘢痕粘连：瘢痕如果发生在正常组织中，可以形成粘连，引起组织的活动范围降低，从而限制关节的活动和功能。肌肉、肌腱、关节囊或皮肤的瘢痕组织粘连可以引起组织挛缩。临床上相当一部分由于瘢痕组织粘连引起的挛缩，都可以通过锻炼来预防或减轻。

（3）纤维性粘连：软组织的慢性炎症和纤维性改变而形成的挛缩称纤维性粘连，纤维性粘连可以明显限制关节活动，而缓解又非常困难。

（4）不可逆性挛缩：正常软组织或结缔组织如果由于某些病理性原因被大量的非伸展性组织如骨、纤维组织所替代，使软组织永远失去伸展性，称为不可逆性挛缩。通常不能通过保守治疗来缓解，而需要手术松解。

（5）假性肌静力性挛缩：中枢神经损伤引起的肌张力增高可使肌肉处于一种不正常的持续收缩状态而引起关节活动受限，称为假性肌静力性挛缩。

2. 肌肉牵伸种类与方法

（1）被动牵伸

1) 手法牵伸：治疗者对发生紧张或挛缩的组织或活动受限的关节，通过手力牵伸，并通过控制牵伸方向、速度和持续时间，来增加挛缩组织的长度和关节活动范围。手法被动牵伸是最常用的牵伸技术。与关节的被动活动不同，软组织的被动牵伸是使活动受限的关节活动范围增大，而关节被动活动是在关节活动未受限、可利用的范围内进行活动，目的是维持关节现有的活动范围，但无明显增加关节活动范围作用。

2) 机械牵伸：指借助机械装置，增加小强度的外部力量，较长时间作用于缩短组织的一种牵伸方法。其牵伸力量通过重量牵引、滑轮系统或系列夹板而发生作用。牵伸时间至少20分钟，甚至数小时，才能产生治疗效果。

3）自我牵伸：病人自己完成的一种肌肉伸展性训练，可以利用自身重量作为牵伸力量，牵伸强度和持续时间与被动牵伸（徒手、器械）相同。

（2）主动抑制：主动抑制是指在牵伸肌肉之前，病人有意识地放松该肌肉，使肌肉收缩机制受到人为地抑制，此时进行牵伸的阻力最小。主动抑制技术只能放松肌肉组织中具有收缩性的结构，而对结缔组织则无影响。这种牵伸主要用于肌肉神经支配完整，病人能自主控制的情况下，而对那些由于神经肌肉障碍引起的肌无力、痉挛或瘫痪，则无太大作用。常用以下方法。

1）收缩—放松

操作步骤：①牵伸的肌肉处于舒适的拉长位置；②紧张或挛缩的肌肉先进行等长抗阻收缩约10秒，使肌肉感觉疲劳；③病人主动放松肌肉；④治疗者被动活动肢体通过增加的活动范围，以牵伸肌肉。休息几秒后重复上述过程。

注意事项：在无痛状态下完成紧张肌肉的等长抗阻收缩；牵伸前，紧张肌肉并非一定要进行最大强度的等长抗阻收缩，亚极量、较长时间的等长抗阻收缩可以有效地抑制紧张肌肉，也便于治疗者控制。

应用举例：踝跖屈肌牵张。踝背伸到适当的位置，使跖屈肌紧张；治疗者一手放在小腿远端固定，一手放在足底，向足背方向施加阻力；病人跖屈抗阻等长收缩约10秒；跖屈肌放松；治疗者被动将病人踝背伸，拉长跖屈肌。

2）收缩—放松—收缩

操作步骤：①～③步与"收缩～放松"技术相同；④紧张肌肉的拮抗肌做向心性收缩，使肢体通过增加了的关节活动范围。

注意事项：同"收缩—放松"技术。

应用举例：踝跖屈肌紧张。①～③同"收缩～放松"技术；④病人放松紧张的踝跖屈肌，主动做踝背伸。

3）拮抗肌收缩

操作步骤：①先将紧张的肌肉被动拉长到一个舒适的位置；②紧张肌肉的拮抗肌做等张收缩；③对收缩肌肉施加轻微阻力，但允许关节运动。当关节运动时，由于交互抑制的结果，紧张的肌肉可以放松。

注意事项：避免加太大的阻力，因其可以引起紧张肌肉的张力扩散，限制关节运动或引起疼痛。当肌肉痉挛限制了关节运动时，也可以用此技术。如果病人不能在"收缩—放松"技术中完成紧张肌肉无疼痛范围内的强力收缩，用主动抑制技术很有帮助。

应用举例：踝跖屈疼痛、紧张。病人将踝关节处于一个舒适的位置，主动踝背伸，同时，治疗者在足背处施加轻微阻力，但允许关节运动。

3. 肌肉牵伸临床应用

（1）牵伸目的：①改善或重新获得关节周围软组织的伸展性，降低肌张力；②增加或恢复关节的活动范围；③防止发生不可逆的组织挛缩；④预防或降低躯体在活动或从事某项运动时出现的肌肉、肌腱损伤。

（2）适应证和禁忌证

适应证：由于软组织挛缩、粘连或瘢痕形成，引起肌肉、结缔组织和皮肤缩短，关节活动范围降低或软组织挛缩影响了日常功能活动。

禁忌证：关节内或关节周围组织有炎症，如结核、感染，特别是在急性期。新近发生的骨折，新近发生的肌肉、韧带损伤，组织内有血肿或有其他创伤体征存在。神经损伤或神经吻合术后1个月内，关节活动或肌肉被拉长时剧痛，严重的骨质疏松。

此外，当挛缩或缩短的组织具有下列作用时牵伸应慎重，为了维持关节的稳定性或者为了使肌肉保持一定的力量，增加功能活动的基础，特别是截瘫或肌肉严重无力的病人。

（3）注意事项

1）避免过度牵伸已长时间制动或不活动的组织：因长时间制动后，结缔组织失去了正常的张力，特别是大强度、短时间的牵伸比小强度、长时间的牵伸更容易引起损伤。

2）避免牵伸水肿组织：水肿的组织比正常组织更易受到损伤，同时，牵伸后水肿扩散，可以增加疼痛和肿胀。

3）避免过度牵伸肌力较弱的肌肉：对肌力较弱的肌肉，应与肌力训练结合起来，使病人在伸展性和力量之间保持平衡。

4）为了避免牵伸中挤压关节，对关节可稍加分离牵引力：牵伸力量要适度、缓慢、持久，既能使软组织产生张力，又不会引起或加重疼痛。避免跳跃性牵伸，在关节活动末端应避免弹动关节，因为可以刺激被牵伸肌肉的牵张反射，反射性引起收缩。

4. 肌肉牵伸程序

（1）先评估：了解病人关节活动受限的原因是软组织引起的还是关节本身所致。根据原因选择适当的治疗方法，如果软组织是引起活动受限的主要原因，可用肌肉牵伸技术；如果是关节本身的原因，可用关节松动技术或两者兼用。在大多数情况下，可先用关节松动技术，使关节内的相互关系尽量恢复正常，再用肌肉牵伸技术。此外，还要评估活动受限的肌肉力量，了解牵伸这些结构的可能性及实际价值。

（2）牵伸之前：应选择好最有效或最佳的牵伸方法，并向病人解释牵伸的目的和牵伸步骤，以取得配合。病人尽量保持在舒适、放松的体位，被牵伸部位处于抑制反射、易于牵伸的肢体位。充分暴露牵伸部位，如有可能，应去除绷带、夹板或较多的衣服。牵伸局部可先用热疗，以增加组织的伸展性以及降低发生损伤的可能性。

（3）牵伸时：牵伸力量的方向应与肌肉紧张或挛缩的方向相反。先在关节可动范围内，缓慢地活动肢体到受限处，然后，固定关节近端，牵伸远端，以增加肌肉长度和关节的活动范围。

5. 牵伸的放松及抑制技术

（1）主动抑制技术：具体方法见本节肌肉牵伸技术与方法中的主动抑制。

（2）局部放松：常用以下方法来帮助肌肉放松，提高牵伸效果。

1）热疗：牵伸前使组织加热，可以增加缩短组织的伸展性，加热后的肌肉更容易放松和被牵伸，牵伸时病人的感觉较舒服。

2）按摩：特别是深部按摩，可以增加局部的血液循环，降低肌痉挛和肌紧张。按摩通常在热疗后进行，可以进一步改善软组织的伸展性。

3）关节松动：牵伸前，应用关节松动技术中的轻手法如关节分离牵引，可以缓解关节疼痛和关节周围软组织的痉挛。

（四）增强肌力技术

增强肌力的方法很多，根据肌肉的收缩方式可以分为等长运动和等张运动；根据是否施加阻力分为抗阻力运动和非抗阻力运动。抗阻力运动又包括等张性（向心性、离心性）、等长性、等速性抗阻力运动；非抗阻力运动包括主动运动和主动助力运动。需要指出的是，只有主动运动才能增加肌力，而被动运动只能改善关节的活动范围，没有任何增加肌力的作用。

1. 主动助力运动　主动助力运动是指肌肉在去除肢体自身重量的条件下，能主动收缩使关节运动，即肌力评估中的2级肌力。根据助力的来源又分为徒手助力和悬吊助力两类。

(1) 徒手助力主动运动：当肌力为1级或2级时，治疗者帮助病人进行主动锻炼。随着主动运动能力的改善，治疗者逐渐减少给予的帮助。例如，当股四头肌肌力为2级时，先让病人侧卧位，训练患侧下肢在下，膝关节屈曲，治疗者面向病人站立，一手托起上方下肢，让病人主动伸下方下肢的膝关节，同时，另一侧手在下方下肢小腿后方稍稍施加助力；当肌力增加，能抗重力完成部分范围的伸膝动作时，在最后伸膝范围时给予助力。

(2) 悬吊助力主动运动：利用绳索、挂钩、滑轮等简单装置，将运动肢体悬吊起来，以减轻肢体的自身重量，然后在水平面上进行运动锻炼。助力可以来自通过滑轮的重物或治疗者徒手施加，助力大小则根据病人肢体的肌力而定。悬吊助力主动运动适合于肌力2级或稍低的情况上，例如，股四头肌悬吊助力主动运动时，病人取侧卧位，训练侧在上，在正对着膝关节的上方置一挂钩，踝关节处用"8"字形吊带固定，用一绳将挂钩与吊带连结起来即可。运动时，病人主动全范围屈、伸膝关节，动作宜缓慢、充分、要避免下肢借助性做钟摆样动作。也可以将膝关节和踝关节都悬吊起来，但在训练时应固定膝关节，以防摇摆。

当肌力增强到能克服重力的影响后，可以将挂钩向头部移动，这样，肢体运动时会形成一个斜面，以增加运动时的阻力。滑轮通常在下肢后面，与小腿成直角，这种方法常用在肌力恢复较好，但不能坐起训练的病人。

2. 主动运动　主动运动是指动作的发生和完成完全是由肌肉主动收缩，无需借助任何外界的力量来完成。根据在动作完成的过程中是否对抗阻力，主动运动又分为随意运动和抗阻力运动。

(1) 随意运动：在动作的完成过程中，既没有助力的参与，也没有阻力。通常在肌力为2级时，就可以进行主动随意运动，可以将病人需训练的肢体放在去除重力的位置上，进行主动运动。当肌力3级或以上时，可以让病人将需训练的肢体放在抗重力的位置上，进行主动运动。

(2) 主动抗阻力运动：主动抗阻力运动是克服外加阻力的一种主动运动，常用于肌力已达到3级或以上的病人。根据肌肉收缩类型分为等张抗阻力运动（也称为动力性运动）、等长抗阻力运动（也称为静力性运动），以及等速运动（也称为等动运动）。根据疾病或损伤的类型、组织愈合的阶段、关节状况及对压力和运动的耐受情况、训练目的和拟训练肢体的功能性活动，可采取静力运动、动力性运动、向心性运动、离心性运动。如果增加静态力量，可采用等长训练；如果增加动态力量，可采用等张收缩（又可分为向心性运动和离心性运动）；肌肉骨骼损伤早期可采用渐抗阻力的等长训练；促进功能性活动则采用向心性收缩和离心性收缩交互的形式。

1) 阻力运动：肌肉在抵抗阻力收缩时，长度缩短（向心性）或被拉长（离心性），关节发生运动。

A. 手抗阻力运动：治疗者施加阻力的方向与所需运动的相反方向，一般将阻力置于肢体的远端。训练前，提供先确定适宜的阻力，刚开始为次最大阻力，以后逐渐增大阻力。施加阻力的大小、部位与时间应根据肌力大小、运动部位而变化。病人的最佳反应为无痛范围的最大努力。关节发生运动时的运动应平稳，没有颤动。阻力应与关节活动范围内的肌力相匹配，逐渐增加或减轻阻力，避免跳跃式地增加阻力。当病人不能完成关节的全范围运动，施加阻力的部位出现疼痛,或动作的完成过程中出现肌肉震颤、发生替代运动时,应改变施加阻力的部位或降低阻力的力量。同时,治疗者提供简单、同步的语言指令。运动的重复次数为8~10次,并在一定休息以后逐渐增加。

例如,进行股四头肌肌力训练时,病人可采取坐位或仰卧位下肢垂于治疗床外。治疗者站在训练下肢的外侧,一手固定大腿远端,另一手放在小腿上施加阻力。肌力在 3^+、4^- 时,在小腿上 1/3 处加压,4 级时在小腿的下 2/3 处加压,4 级以上时在踝关节处加压。

B. 抗机械阻力运动:阻力可以用沙袋、哑铃、墙壁拉力器或专用的肌力练习器等,重物可以直接固定在关节的远端或通过滑轮、绳索固定,这种方法一般用于肌力 4 级或 4 级以上的肌力训练。根据经验,重量大,重复次数少,有利于发展肌力;重量中等,重复次数多有利于发展肌肉耐力。

初始负荷量一般以最大负荷量进行。先测某一肌群对抗最大阻力完成 10 次动作的重量(只能完成 10 次,做第 11 次时已无力完成),这个量称为 10 次最大重复量(10Rm)。此外,也可用体重的百分比计算,例如,下肢伸展训练为 20% 体重,下肢屈曲训练为 50% 体重。每次重复次数 >5~6 次,<15~20 次;以轻阻力改善耐力时,则可安排 3~5 组,共 30~50 次。每日 1 次或每周训练 4~5 次。总疗程应至少 6 周以上才有明显的增强肌力效果。以下以渐进抗阻力训练法为例,介绍具体方法如下。首先确定 10Rm,以该极限量为基准,分 3 组训练。

第 1 组:取 10Rm 的 1/2 量,重复练习 10 次。

第 2 组:取 10Rm 的 3/4 量,重复练习 10 次。

第 3 组:取 10Rm 的全量,重复练习 10 次。

也有人将上述训练分为 4 组,分别以 10Rm 的 1/4、1/2、3/4 和全量,每组重复练习 10 次。每组训练之间可 1 分钟,每天训练 1 次。其中前几组可作为最后一组的准备活动。每重新测定 1 次 10Rm 量,作为下周训练的基准。由于阻力是逐渐增加的因此称为渐进抗阻力训练。

2)等长抗阻力训练:当阻力等于或大于肌肉可产生的力量、关节不产生运动时,即可发生等长训练,故采用自由重量和重量滑轮系统等设备、等速装置在角速度为 0°/s 的各个关节角度均可进行该训练。此外,徒手或不用设备也可进行之。等长训练可改善肌肉耐力,但作用较小。常用以下方法。

A. 短促等长训练:①基本方法:训练肌群在可耐受的最大负荷下等长收缩,持续 6 秒,重复 20 次,每次间歇休息 20 秒,每日 1 次。②"tens"法则方法:训练肌群在可耐受的最大负荷下等长收缩,持续 10 秒后休息 10 秒,重复 10 次为 1 组训练,共做 10 组;每日 1 次,每周训练 3~4 次,持续数周。短促等长训练时,应在间隔休息时辅以节律性呼吸,以预防血压升高。

B. 多点等长训练:在关节活动范围内,每隔 10° 做一组等长训练,每组重复收缩 10 秒(其中初始 2 秒为增加张力的时间,最后 2 秒为降低张力的时间,中间 6 秒各持续高强度等长收缩时间);在等速装置上使用时,角速度设定为 0°/s,然后按要求在定点角度位置上训练。多点等长训练可克服等长训练的角度特异性,但由于生理性溢流的范围一般在该角度前后方向的 10° 左右,故进行多点等长训练时两点间的角度范围不应超过 20°。多点等长训练更适合于存在慢性炎症、关节运动尚可,但无法进行动态抗阻训练的病人。多点等长训练时,每一点的阻力应逐渐增加以确保在无痛条件下增强肌力。

C. 短暂最大收缩训练:为等张和等长相结合的抗阻力训练方法,肌肉抗阻力等张收缩后,再持续最大等长收缩 5~10 秒,然后放松,重复 5 次,每日训练只做一个动作,每次增加负荷 0.5kg。若等长收缩不能维持 5~10 秒者,可不加大负荷。

3．等速训练器　等速运动是指关节在运动的全过程中，运动的角速度保持恒定，肌肉收缩产生的关节力矩与电脑控制自动产生的反向力矩所平衡。等速训练器在关节运动过程中的各种生物力学数据由电脑实时采集和处理，产生各种指标，包括肌力、肌肉做功量和功率输出，肌肉爆发力和耐力等。

（1）作用原理：生理情况下关节活动开始、中间和结束时的运动力矩有差异，导致肌肉负荷不同，因此，肌力训练能在关节活动全范围均达到肌肉最大负荷，从而限制最大训练负荷。而等速训练器通过电脑控制力矩与角速度，因此保证在关节活动的全范围均可行最大肌肉收缩训练，而不会超过肌肉负荷，从而提高训练效果。

（2）适应证和禁忌证

适应证：肢体可自由运动或抗重力运动的任何增加肌力的病人。

禁忌证：绝对禁忌证包括关节失稳、骨折、局部严重的骨质疏松，骨关节恶性肿瘤，手术后早期，关节活动度严重受限，软组织瘢痕挛缩，关节的急性肿胀、急性拉伤、扭伤，关节严重疼痛。相对禁忌证包括关节活动度受限，滑膜炎或渗出，亚急性或慢性扭伤。

（3）治疗实施方案

1）技术参数：角速度可在 $0\sim300°/s$（或更高）的范围内选定，$<60°/s$ 为低速，$60\sim180°/s$ 为中速，$>180°/s$ 为高速。低速产生较大张力，但软组织损伤愈合早期和关节内病变时不宜使用；中速用于增加肌力、耐力，且不易产生练习疲劳；高速为功能速度练习，适合于运动员。大于 80% 最大肌力强度为最大收缩练习，30%～80% 为次大收缩练习，<30% 为轻、中度次大收缩练习。高强度增强肌力，低强度增强耐力，康复早期和某些关节病变时宜选用低强度练习。

2）运动范围：全弧等速练习（全关节活动度）、短弧等速练习，后者多用慢、中速形式，并可避开疼痛点练习。

3）以等速运动为主的综合训练：顺序为次度、多点等长练习；最大强度、多点等长练习；次大强度、短弧等速练习；短弧等张练习；最大强度、短弧等速练习；次大强度、全弧等速练习；最大强度、全弧等速练习。

4）等速离心收缩练习：应用条件为康复后期，并且有 80% 以上的主动关节活动度。一般采用低、中速范围，$60\sim120°/s$ 相对安全；次最大收缩强度可减少延缓性肌痛发生；等速离心收缩速度练习一般选择4～5个低、中速度，每一速度20次，共3组。

4．选择肌力训练方法的原则

（1）按肌力等级选择

1）肌力为 0 级：可以采取电刺激的方法，以延缓肌萎缩发生。同时，可以进行传递神经冲动的训练，即做出试图引起瘫痪肌肉主动收缩的意念，此时大脑皮质运动区发放的神经冲动，通过脊髓前角细胞向周围传递，直至神经轴突再达到瘫痪肌群。这种主观努力可以活跃神经轴突，增强神经营养作用，促进神经本身的再生。实际操作时，这种传递神经冲动训练可以与被动运动结合进行。

2）肌力为 1～2 级：可以采取主动助力训练，在肌肉主动收缩的同时给予部分外力，帮助完成关节的运动。在实施主动助力训练时，应注意强调肌肉的部分外力，帮助完成关节的运动。在实施主动助力训练时，应注意强调肌肉的主动参与，仅在必要时给予最低限度的助力，避免以被动运动替代助力运动。此外，也可以采取肌电反馈式神经肌肉电刺激疗法，借助肌电的反馈来训练肌力，这种将肌电反馈训练与神经肌肉刺激相结合的训练方法比较理想。

3）肌力为 2 级：在去除重力下进行肢体的主动活动，增强肌力。减除重力的主动训练可用吊带悬挂肢体或把肢体放在敷有滑石粉的光滑平板上；或在温水浴中运动，利用水的浮力消除部分肢体自身的重力，使训练易于完成。

4）肌力为 3 级或以上：由主动训练逐渐过渡到抗阻力训练。抗等长阻力训练时，肌肉有收缩但没有可见的关节运动。虽然肌肉没有做功（功＝力×距离），但肌肉能产生相当大的张力，由此能增加力量。等长抗阻力运动时力量增加的范围只能在完成收缩的位置上，因此，为了增加关节活动全范围内的肌力，必须把关节置于不同角度的位置上训练，每次抗阻力维持 5～10 秒为宜。与等张抗阻力训练相比，等长训练产生的张力比最大等张向心性收缩大，但小于最大等张离心性收缩。

（2）按肌肉收缩形式选择

1）等长训练：动作较为简单，容易掌握；不需要或需要很少器械；可用于某些等张训练不易锻炼的肌群，如四肢的内收肌群。训练可在夹板固定或关节活动范围内存在疼痛症状等情况下。等长训练潜在的损伤少，较为安全，故可在术后早期康复应用，或教会病人在家中进行。而且，等长训练不会引起肌肉肥大，且所用的时间较少，费用较低。其缺点是训练效果与功能和技巧之间无直接的关系，一般不直接用于增强工作或行为活动能力。等长训练增强的肌力与训练时的角度特别相关，只在关节活动范围的某一角度上才能获得训练效果，若欲达到关节活动范围内各点均增强肌力的目的，则需要逐点训练，这相对较为费时。由于等长收缩时有屏气效应，可加重心血管负担，对有心血管疾病的病人，需要谨慎。

2）等张训练：由于可在关节活动全范围内运动，客观量化地观察运动。肌力的大小及进展情况，比较容易获得训练效果，因此具有较好的心理学效果。等张练习不像等长训练，一般不产生血压的明显上升，因此更适宜于老年人和心血管系统疾病的病人。等张训练可以训练病人的辅助肌和稳定肌，等张训练的不足有时需要应用器械，阻力必须与病人自身的肌力水平相匹配，训练时需要一定的医疗监督，并需要根据病人肌力改善随时调整运动量或施加阻力的大小。

5．增强肌力技术的注意事项

（1）注意心血管反应：等长抗阻力运动，特别是抗较大阻力时，具有明显的升压反应，加之等长运动同时常伴有闭气，容易引起 Valsalva 效应，对心血管造成额外负荷。因此，有高血压、冠心病或其他心血管疾病者应禁忌在抗阻力运动时，过分用力或闭气。

（2）选择适当的训练方法：增强肌力的效果与选择的训练方法是否恰当直接有关。训练前，应先评估训练部位的关节活动范围和肌力是否受限及分级，并根据肌力等级选择运动方法。

（3）阻力施加及调整：增强肌力训练的关键之一是阻力的施加及调整是否得当。

1）部位：阻力通常加在需要增强肌力的肌肉远端附着部位，这样，较小的力量即可产生较大的力矩。例如，增加三角肌前部肌纤维的力量时，病人肩前屈，阻力加在肱骨远端。但在肌力稍弱时，也可靠近肌肉附着的近端。

2）方向：阻力的方向总是与肌肉收缩使关节发生运动的方向相反。

3）强度：每次施加的阻力应平稳，非跳动性。

4）在下列情况上，可降低阻力或改变施加阻力的部位：病人不能完成全范围关节活动；施加阻力的部位疼痛；肌肉出现震颤；出现替代或代偿性运动。

（4）保持稳定：为了避免替代或代偿运动，肌力训练时必须固定肌肉附着近端，固定不稳，肌肉很难用上力量。

（5）掌握好运动量：肌力训练的运动量以训练后第二天不感到疲劳和疼痛为宜。根据患者全身状况（素质、体力），局部状况（关节活动、肌力强弱），选择的训练方法，每天训练 1～2 次，每次 20～30 分钟，可以分组练习，中间休息 1～2 分钟。由于人体各关节的每一运动都是由几组肌群分工合作，而不是由一块肌肉单独收缩完成，因此，康复治疗中的肌力训练通常都是训练一组肌群，只有在少数情况下，如运动员或从事专项工作的人，才需要训练单一的肌肉。

第二节　骨科微创的康复护理

一、康复评定

通过评定治疗师可判定患者的运动功能，并在既不延误训练进度，又不造成过度训练的前提下制订合理的训练计划，及在训练后对训练效果作出评定。评定的主要内容包括以下几方面：

1. 常规检查　了解患者的一般情况、临床治疗情况及疼痛的部位、性质等；了解患处的皮肤颜色、有无水肿及固定方法等情况；了解患处的水肿程度及远端有无循环障碍。

2. 肌力检查　通过徒手肌力检查，治疗师可了解非固定关节的肌力及健侧肌力。对因固定而无法采取常规体位进行检查的，应在检查记录中注明。

3. 关节活动度检查　通过此检查，可判定非固定关节有无活动受限及受限程度。

4. 肢体长度测量　骨折、脱位造成的骨缺损、断端位移或重叠、骨骺损伤引起的骨发育不良等，可导致肢体长度的改变。肢体长度测量可帮助治疗师判定肢体长度有无改变及其程度，上肢的测量方法是用皮尺测量从肩峰通过桡骨茎突至中指之间体表投影线的长度；下肢的测量方法是用皮尺测量从髂前上棘至内踝的体表投影线的长度。

5. 肢体周径的测量　可帮助治疗师判定受伤肢体水肿、肌肉萎缩的程度。

6. 感觉检查　因骨折可能造成神经损伤，通过浅感觉检查可判定神经受损程度。

7. 步态分析　对步行障碍患者进行步态分析再综合上述评定方法，可帮助治疗师全面了解患者所存在的问题及受损伤的程度。

8. 日常生活活动能力评定　可系统地判定关节活动受限、患处疼痛、肌力下降等因素对日常生活能力的影响。

二、四肢骨折术后的康复

四肢骨折后的康复治疗分两个阶段进行。骨折未愈合，固定未解除时为第一阶段，骨折已愈合、固定解除后为第二阶段。

（一）第一阶段

骨折经复位、固定或牵引 3 天左右，损伤反应开始消退，肿胀与疼痛减轻，即可开始康复治疗。

1. 康复治疗的基本作用

（1）肌肉收缩能促进局部血液、淋巴循环，肌收缩所产生的生物电有助于钙离子沉积于骨骼，促进骨愈合，防脱钙。

（2）维持一定的肌收缩运动，可防止失用性肌萎缩。

(3) 关节运动牵伸关节囊及韧带,防止其挛缩并能促进关节内滑液的分泌与循环,从而预防关节内粘连。

(4) 促进局部血肿及渗出液的吸收,减轻水肿与粘连。

(5) 改善病人情绪,增强新陈代谢,改善呼吸、循环、消化系统功能,防止合并症的发生。

2. 康复治疗方法

(1) 伤肢未被固定关节的各个轴位上的主动运动,必要时给以助力。上肢应注意肩外展、外旋与掌指关节屈曲,下肢应注意踝关节的背屈。老年病人更应注意,以防止关节挛缩。

(2) 在骨折复位基本稳定、肌肉组织基本愈合时,进行固定部位的肌肉有节奏的等长收缩练习,以防止失用性肌萎缩,并使骨折断端靠近而有利于骨愈合,例如胫骨骨折后膝关节被固定时,应进行股四头肌的等长收缩练习。

(3) 累及关节面的骨折,常遗留较显著的关节功能障碍,为减轻障碍程度,在固定 2～3 周后,如有可能应每日短时取下固定物,做受损关节不负重的主动运动,并逐步增加活动范围,运动后继续固定。这可促进关节软骨的生化修复,并使关节面有较好的塑形,同时也可防止或减轻关节内粘连。

(4) 对健肢与躯干应尽可能维持其正常活动,可能时应尽早起床。必须卧床的病人,尤其是年老体弱者,应每日做床上保健操,以保证全身状况,防止发生合并症。

(5) 为改善血液循环、消炎、消肿、减轻疼痛、减少粘连、防止肌肉萎缩以及促进骨愈合,应及时、合理采取物理治疗。如用超短波疗法或低频率磁场,以使成骨再生区代谢过程加强,治疗后纤维细胞和成骨细胞出现早,对软组织较薄部位的骨折(如手、足的骨折)更适合用低频磁场,而深部的骨折适于用超短波治疗;防止肌肉萎缩,可用低中频电流刺激固定部位两端的肌肉;为减少瘢痕与粘连,可采用音频或超声波治疗等。

(二) 第二阶段

1. 康复治疗的目的　是最大限度地恢复关节活动范围和肌力,并在此基础上恢复日常生活活动能力与工作能力。

2. 康复的基本方法

(1) 恢复关节活动范围:要恢复关节活动范围,就要牵伸、松解关节内外粘连、挛缩的组织,增强血液循环,为此要进行主动及被动的牵伸运动,并配合应用物理治疗及按摩等。

1) 主动运动:受累关节进行各方向的主动运动,以温和牵伸挛缩、粘连的组织。运动时以不引起明显疼痛为度,幅度应逐渐增大。每一动作重复多遍,每日练习数次。

2) 助力运动与被动运动:刚去除固定的病人可先采用助力运动,以后随着关节活动范围的增加而减少助力。对组织挛缩、粘连严重而用助力运动与主动运动难以奏效者,可使用被动运动,但运动方向与范围应符合解剖功能,动作应平稳、缓和,不应引起明显疼痛及肌肉痉挛,不可使用暴力引起新的损伤与骨化性肌炎。

3) 关节功能牵引:对比较僵硬的关节,可加做关节功能牵引,即使受累关节近端适当固定,在远端按需要的方向(屈、伸、内收、外展、内旋、外旋)用适当重量进行牵引。每次牵引时间为 15 分钟左右,每日可进行数次。重量的大小以引起可耐受的酸痛感觉,不致产生肌肉痉挛为宜。

4) 夹板、石膏托及弹性支架:当关节挛缩较顽固时,可在运动与牵引的间歇期以夹板或石膏托固定患肢,以减少纤维组织的弹性回缩,加强牵引的效果。随着关节活动范围的逐渐增大,夹板或托也做相应的更换。此外,亦可用特别的弹性支架做关节的持续牵伸。以上方法常相互配合应用,一日多次反复进行。

5)理疗与按摩:为促进钙质沉着与镇痛,可行局部紫外线照射;为促进血液循环、改善关节活动功能、可采用蜡疗、红外线、短波、湿热敷等疗法;为软化瘢痕、松解粘连可用离子导入疗法;按摩对促进血液循环、松解粘连有较好作用,治疗时手法宜较重,以作用到深部组织;旋涡浴水中运动兼有温热、按摩与运动的作用,尤适于采用。

(2)恢复肌力:恢复肌力的主要、唯一有效的方法是逐步增强肌肉的工作量,引起肌肉的适度疲劳。当肌力为0~1级时,可采用水疗及水中运动、按摩、低频脉冲电刺激、被动运动、助力运动等。在做被动运动时进行传递冲动练习;当肌力为2~3级时,以主动运动为主,亦可做助力运动、摆动运动、水中运动。做助力运动时助力应小,以防止用被动运动来替代助力运动;当肌力达4级时,应进行抗阻运动,以争取肌力的最大恢复。通常采用渐进抗阻练习,亦可用等速练习仪进行锻炼。如关节活动范围恢复较快,而肌力增长缓慢,可能导致关节不稳,在关节成形术后应加以注意。有关节损伤时,关节活动应以等长收缩练习为主,以免加重关节损伤性反应。

(3)恢复日常生活活动能力及工作能力:可通过作业治疗及健身训练活动来改善动作技巧、提高身体素质、恢复日常生活活动能力及工作能力。

三、脊柱骨折后的康复

脊柱骨折后,由于创伤及固定的影响,常出现脊柱周围肌肉失用性萎缩,使脊柱稳定性差,易引起劳损,往往遗留慢性腰痛。严重骨折或骨折脱位常导致脊髓损伤。

康复治疗的目的是恢复脊柱的稳定性、防止慢性腰痛、最大限度地恢复脊柱功能、消除长期卧床对机体的不利影响。

单纯性椎体压缩性骨折以 T_{12}~L_2 最为常见,且几乎均是屈曲型损伤,这类病人的康复医疗分两期进行。

(一)愈合期

1. 无需石膏固定者　伤后应仰卧木板床,并在骨折部垫约 10cm 高的枕头,使脊柱处于过伸位,以利用前纵韧带的张力,使骨折稳定。

(1)3~5天后开始卧位保健体操,包括四肢运动、呼吸练习、背肌练习等。练习中避免脊柱前屈及旋转,注意保持脊柱稳定。可通过下肢直腿抬高来训练腹肌,以维持腰、腹肌平衡,增强脊柱的稳定性。进行以上练习时,动作应平稳、缓慢,以不引起明显疼痛为度。

(2)伤后 3~4 周,可增加翻身练习。翻身时,腰部应维持伸位,注意使肩与骨盆同步翻转,避免脊柱屈曲与旋转。翻身后进行俯卧位的背肌练习。背肌练习时,负荷应逐渐增加,常用方法为:①双臂支撑抬起上身与头,髋部不离床;②双下肢交替后伸,膝关节保持伸直;③不用上肢支撑,抬起上身与头;④双下肢同时后伸,上体保持不动;⑤"燕式"即抬起上身与头,双臂及下肢同时后伸,双肘、双膝伸直。

(3)伤后 2~3 个月,指导病人俯卧位下床。其方法是:翻身俯卧后,一腿下地,然后用双手支撑抬起上半身,待躯干接近直立时,再将另一腿移下地,以避免脊柱屈曲。这期间病人可在直立位、匍匐位进行脊柱后伸、侧弯及旋转练习,但要避免脊柱前屈的动作与姿势。

2. 需石膏固定者　一般过伸位上石膏背心固定,待石膏干燥后即可开始卧位下的背肌等长收缩练习。1~2 周后可离床下地行走。但应不觉疼痛,活动要适度。可增加颈部运动、上肢运动及腿后伸、足尖站立运动,并逐步增加头顶重物的背肌等长收缩练习。

（二）恢复期

骨折愈合后，病人不再卧床，石膏背心亦可拆除，为进一步改善脊柱的柔韧性与稳定性，恢复脊柱的活动范围，防止慢性腰痛，应进一步进行活动训练。脊柱活动范围练习宜在体操凳上骑坐位进行，以防止髋关节代替腰部活动，增强背肌的练习宜与适当的腹肌练习配合进行。功能锻炼之前，先进行热疗或按摩，以减轻疼痛，防止肌肉痉挛，并增强锻炼效果。

陈旧性胸腰椎骨折伴有慢性腰痛者，可采用按摩、针灸、理疗，同时亦应进行恢复脊柱活动范围及增强背肌的练习。伴有椎板骨折或关节突骨折的不稳定性骨折者，须待骨折愈合后方可开始脊柱的功能锻炼。

参 考 文 献

1. 纪树荣. 康复医学 [M]. 北京：高等教育出版社，2004.
2. 马诚，成鹏. 实用康复治疗技术 [M]. 上海：第二军医大学出版社，2005.
3. 周谋望，陈亚平，葛杰，等. 骨关节损伤与疾病康复治疗方案及图解 [M]. 北京：清华大学出版社，2007.
4. 苏继承. 骨伤科康复技术 [M]. 北京：人民卫生出版社，2008.

（苏继承）

第二篇

骨科微创技术

第一章
骨穿针外固定器技术

　　骨外固定是治疗骨折的一种方法，骨外固定的特点是通过在骨折的近心与远心骨段经皮穿放钢针（pins），再用连接杆（connectors）与固定夹（clamps）把裸露在皮肤外的针端彼此连接起来，构成一个新的空间力学稳定体系，以固定骨折。现代骨外固定的概念是指根据应力刺激组织再生与重建理论，在微创原则下，应用体外固定调节装置经皮骨穿针与骨构成的复合系统，治疗骨折、矫治骨与关节畸形和肢体组织延长的技术，简称骨外固定（external skeletal fixation，ESF）。用于骨外固定的机械装置称为外固定器（external fixation，EF）。

　　骨穿针外固定器疗法治疗骨折，是以固定针为传力体，通过连接装置，以装于肢体外部的外固定器械为固定物，构成一个包括固定针、外固定器械、肌肉和已准确复位的断骨为一体的不变力学体系，作为断骨部分功能的暂时替代物（骨外组织），在稳妥复位固定前提下，以保证骨断面上的适宜应力刺激及断端良好血运，早期规范锻炼，以达到加速骨愈合，恢复断骨原有功能的目的，是一种特殊结构的外固定形式，在治疗上要求准确的复位、稳定的穿针外固定、早期的规范锻炼，骨折端受力不受干扰，而又不是功能替代，且无多余联系的外固定方法。

第一节　骨穿针外固定器发展简史

一、西方医学骨科外固定器简史

　　在 19 世纪中叶，首次出现了经皮穿针的外固定方法。1840 年，Jean-Francois Malgaigne 首次提出在骨上穿入钉子，皮外部分的钉柄用绳带系结加以固定，来防止胫骨骨折复位后的再移位。1843 年他设计了由 4 个类似金属爪组成的一个钳夹固定器（马氏爪）经皮穿入（图 2-1-1-1），用以整复和固定髌骨骨折。马氏从临床实践中发展了穿针外固定疗法，从而使后世的许多学者发展设计了各种各样的穿针外固定系统，使穿针外固定疗法成为现在治疗骨折的一种常用方法。

　　1850 年，法国的 Rigaud 用两枚螺丝钉来固定鹰嘴骨折，两枚螺丝钉之间用一根简单的绳带将其拉拢以起加固作用。1870 年，Beranger-Feraud 改进了 Rigaud 的固定器技术，用一根木棒将两螺丝钉连接起来，用以加固。1894 年美国丹佛的一位外科医师 Parkhill 设计了一个"骨钳"，即在长骨骨折的上、下段各插两根"半针"，并在外面用一个精巧的夹子将之连接起来进行骨折的复位和固定，这是首次发明了容易调节使用的外固定器，在 1897 年、1898 年 2 年间共收治 14 例病人，收到了很好的效果。Parkhill 称这种固定器能容易和准确的调整，可防

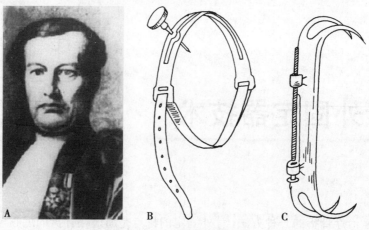

图 2-1-1-1　1843 年马氏爪

止骨折两端发生纵向或横向移位；没有任何东西进入骨折附近组织，减少了病人的疼痛和感染；病人不用再受第二次手术的痛苦。1902 年，比利时外科医师 Albin Lambotte 第一个创造了可用于股骨、胫骨、锁骨、肱骨、前臂和手的各种外固定器（图 2-1-1-2）。按照 Lambotte 的观点，固定器的优点应是多样而实用，安装固定器应容易而迅速，用于开放性创伤时能容易换药，在治疗期间，能对肢体做主动或被动的活动。Lambotte 发明的各种固定器，分别应用于胫骨、股骨、肱骨、尺骨、桡骨骨折的治疗，治愈了大量病人，使不少病人避免了截肢之苦，因此 Lambotte 被称为"骨折体系之父"。1924 年，Ombredanne 为儿童骨折设计了一种韧性外固定架，但韧性降低了牢固度。

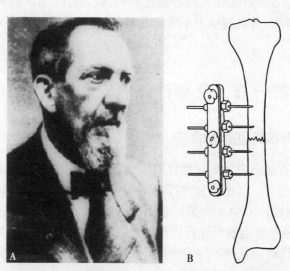

图 2-1-1-2　1902 年 Lambotte 与其骨穿针外固定装置

　　1934 年，美国西雅图的外科医师 Roger Anderson 设计了一个多平面的横向固定针。用一个可移动调节的金属杆与固定针相连接，可在不同水平上调节骨折断端，待获得满意的复位后，把针柄和金属杆连接外用石膏封埋形成一体，从而加强了固定的稳定性。不久，Anderson 又设计了一个金属外固定装置来代替石膏封埋固定法。接着 Haynes 设计了一个半架固定器，可在三个平面上独立地整复骨折断端。同年，Henri Judet 首次将固定针贯穿通过骨的两侧骨皮质,他十分强调预防感染的重要性,要求上固定器前,皮肤要彻底清洗和消毒,防止皮肤被针压迫而坏死,随时观察针道的情况,以免发生感染。随后 Henri Judet 之子 Robert 和 Jean Judet 在技术上又进行了一些改进。

1938 年,Raoul Hoffmann 设计了一种新颖的外固定器(图 2-1-1-3,图 2-1-1-4),他称为"骨整复器"(osteotaxis)。是一个多面的球状关节固定器。固定器是用 3～5 根针钻进骨折的上下段,然后用一对外固定金属杆和穿针紧密相连,在 3 个平面上对骨折进行复位,可随时进行调整矫正。以后他又用加压和牵开的滑动杆代替了连接穿针的固定杆,按这种方法,骨折块之间的加压和肢体长度均不受影响。

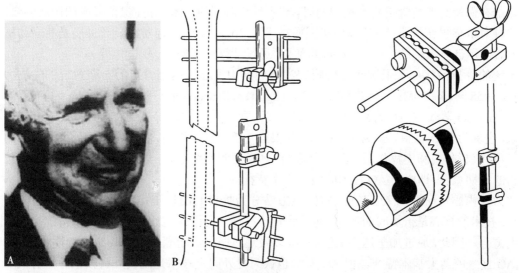

图 2-1-1-3　1938 年,Hoffmann 与其穿针外固定装置　　　　图 2-1-1-4　Hoffmann 外固定装置分解示意图

目前临床上广泛使用的两种类型的外固定器,一种是从 Parkhill 和 Lambotte 的固定器发展而来,要求在安装固定器之前把骨折端整复对位,固定器只起固定作用;还有一种是从 Anderson 和 Hoffmann 的固定器发展而来的,固定器不仅起固定作用,还可起到整复骨折的作用。

1942 年,Geure Breidenbach 设计了一种固定器,将贯穿在骨折上下段的固定针与肢体一侧的固定杆相连接,将对位后骨折端牢固地加以固定。1956 年,Orell 也有类似的设计报告。1953 年 Charnely 和 1955 年 Müller 设计了固定膝关节的加压固定器用于膝关节的融合术。为了增强固定器的稳定性,一般是通过对骨折端处的直接作用或增加固定装置的固定刚度而获得,从而能使骨折断端间产生压应力而促进骨折愈合。1959 年,Robert 和 Jean Judet 兄弟在固定针上附加了弹性装置,这样可以进行加压。以后发展起来的固定器都有加压装置。固定针的强度与直径成正比,但其直径又不能随意增大,过粗的固定针在贯穿骨骼时会造成人工骨折。因此,1978 年 Wagner 采用直径 6mm 的 Schanz 针和较大的四边形外固定连接杆治疗股骨骨折,他认为固定针的大小应限制在骨骼直径的 20% 左右,这样既加强了固定针的强度,又可避免人工骨折。

1970 年,Vidal 等改进了 Hoffmann 架,从原先的单半针装置改为四边形的双皮质框架外固定装置,为两边各有两根连接杆的双 Hoffmann 架而形成的复合体。其优点是能为粉碎性骨折提供牢靠的固定力量,但不足之处是结构复杂,装置沉重。由于对骨折端固定力过于强大,致使骨折端缺乏应有的应力刺激,常成为骨折延迟愈合的因素。这些研究极大地扩展了外固定术应用的适应证。随后 Jorgensen、Olerud、Karlstorm 和 Olerud 等在以后数年内进一步证实,在各种开放性及粉碎性骨折即不愈合中采用此方法是有益的。

1976 年,前苏联的加夫里尔·阿布拉莫维奇·伊里扎诺夫(G.A Ilizarov)设计的全环式外固定器,属于多平面式固定器。在骨的 2～5 个平面上,垂直交叉穿针,针的直径约 1mm,在针的中部有一球形隆起,其作用是将分离的骨折块横向压缩在一起。此器械结构较复杂,由于在多平面上交叉穿针,常受到解剖结构的限制。近年来,在外固定器的设计和应用上又有了很大进步,最重要的转变是应用半针支架和保留外固定器直至不稳定性骨折完全愈合。Ilizarov 外固定器能在保持高能量骨折稳定性的同时,减少对软组织的手术损伤,保留关键的血液供应,他把这种对机体损伤极小的方法称为"无血技术"。Ilizarov 外固定器的最新进展是其立体框架结构。应用计算机辅助,可明确骨折的部位,通过计算矫正畸形、复位骨折。

传统的骨折治疗由于强调坚强内固定和解剖结构重建以达到骨折的一期愈合的生物力学观点,1958 年,瑞士 Maurice E.Müller、M.Allgower、R.Sehneider 和 H.Willenegger 共同倡导组成著名的 AO 学派,在骨折治疗的观点、理论、原则、方法、器械等各个方面建立了一套完整的体系,也称为"AO 思想"或"AO 理论",AO 根据骨折固定的作用,将固定方法分为折块间的加压作用、夹板作用和支撑作用,通过折块间的加压达到坚强固定,以及通过坚强固定获得长骨骨折的一期愈合,即成为 AO 技术的两大基本特征。

致力于内固定研究的 AO 学派,将固定方法分为折块间的加压作用、夹板作用和支撑作用。AO 技术的核心是折块间的加压,而长骨骨折在这种坚强固定的作用下,所获得的愈合属于一期愈合。因此,通过加压达到坚强固定,以及通过坚强固定获得长骨骨折的一期愈合,即成为 AO 技术的两大基本特征。但 AO 学派也认为骨外固定技术是现代外科技术中不可缺少的一部分,AO 外固定器分为管状外固定器和螺纹杆外固定器两种。管状外固定器是由瑞士人 Müller 设计,1976 年起广泛应用于临床。AO 外固定器属于典型的简单针外固定器,轻巧牢固,可调式夹头可沿着金属管冠状面和矢状面做 360° 旋转,可在任何平面上对骨折进行复位或加压,有良好的可调性,因此穿针时可根据不同骨折部位和不同骨折类型来选择合适的进针点。AO 推荐使用三角式骨外固定器,即在单平面双侧外固定器的基础上,从骨的矢状面增加固定针和连接杆而形成。能有效中和多方向弯曲和扭转应力,可使多向移位的骨折连成整体呈中心型固定,使固定更加稳定。另一种是 AO 螺纹杆外固定器,自 1973 年经临床应用一段时间后,因螺纹连接杆的操作比较复杂,目前多为管状外固定器所取代。

二、中西医结合骨外固定器发展概况

在 20 世纪 50 年代末、60 年代初,我国的一些学者在整理、继承、发掘祖国骨伤科学遗产的同时,也注意到了国外日益发展起来的经皮穿针外固定疗法的优点,并在临床做了尝试。1956 年,积水潭医院英籍专家洪若诗曾首先报道了他改良 Thomas 架对股骨干骨折治疗的穿针固定牵引装置。随后周人厚撰文指出这种固定牵引装置"最大缺点是对抗点处的痛苦,病人难以忍受而不能坚持治疗",周氏用此法时发现对抗点处皮下瘀血,皮肤有压迫坏死,多数病人因痛苦难忍而不能坚持。

20 世纪 60 年代,我国著名的骨科专家方先之、尚天裕等在骨折治疗上开展中西医结合研究,取得了举世瞩目的开拓性成果,提出了动静结合、筋骨并重、内外兼治、医患配合为主要内容的中西医结合骨折治疗原则，使骨折治疗发生了质的飞跃，在学术理论上发生了革命性的变化，形成了具有鲜明中国特色的 CO 学派。1960 年尚天裕等报告了"治疗胫骨干骨折的改进四针固定牵引法，"在骨折的远近段各穿 2 枚克氏针，手法整复后，外用石膏筒将四针固定，治疗了 100 例，全部愈合，其中 6 例穿针处有感染，2 例骨感染。1963 年郭巨灵等改进了 Charnely 固定装置并进行了力学测定，用于膝关节加压融合术，取得了较好疗效。

1976 年唐山地震后，出现了大批骨折的伤员，特别是下肢骨干不稳定骨折急需重力牵引治疗，而很多伤员对余震心有余悸，不肯接受此这种治疗。而且，传统的重力牵引固定在那样的环境下应用不便，病人不易搬运。那么能否寻求一种比较方便、安全、简单的整复固定方法进行治疗呢？能否将重力牵引改为机械牵引呢？在前人经验教训的启发下，许多骨科工作者在很困难的条件下，经过不懈地努力，研制了各种既能整复，又能固定的装置，用于治疗骨折伤员，首次命名为"下肢骨折复位固定器"。其中有治疗股骨骨折的（慕精阿 1976 年、朱振田 1976 年、孟和等 1976 年）（图 2-1-1-5，图 2-1-1-6）；

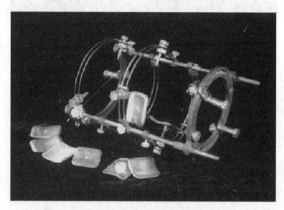

图 2-1-1-5　股骨骨折复位固定器Ⅰ型

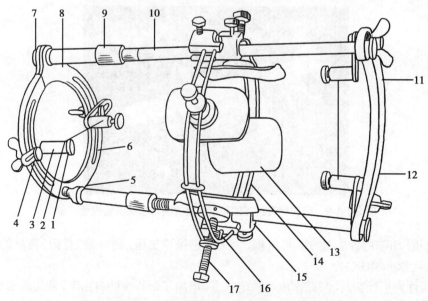

图 2-1-1-6　股骨骨折复位固定器Ⅰ型示意图

有治疗胫腓骨折的（孟和等 1977 年）（图 2-1-1-7～图 2-1-1-9）；

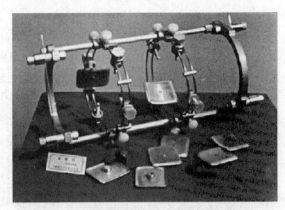

图 2-1-1-7　胫腓骨骨折复位固定器整体外观

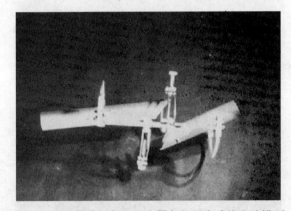

图 2-1-1-8　胫腓骨骨折复位固定器复位固定功能实验模型（一）

模型是硬塑料管，取 45° 截面，截断穿针固定后，因针与截面
平行，故呈现远端向下倾斜移位；近端则上前倾斜移位

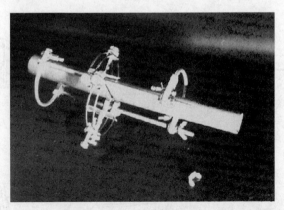

图 2-1-1-9　胫腓骨骨折复位固定器复位固定功能实验模型（二）

在"骨折"端前后各加 1 枚弧形压板，上下交错推顶加压，则可见"骨折"良好的对位与对线，并能保持骨折端的稳定。

由于两针为平行穿入，与截面成不稳定状态，增加了骨折端的自由度，应用弧形压板固定，来弥补两平行针不稳定的不足，同时保证了骨折端的稳定，可以达到减少穿针数量的效果。

也有治疗前臂（图 2-1-1-10，图 2-1-1-11）与上臂骨折的（孟和等 1979 年）（图 2-1-1-12，图 2-1-1-13）。

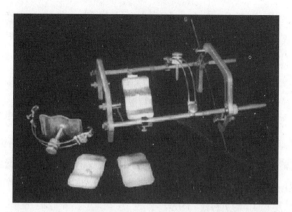

图 2-1-1-10　前臂型骨折复位固定器及蝶形压板示意图

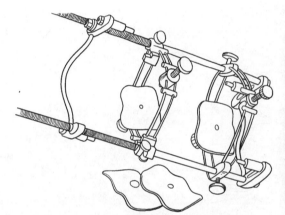

图 2-1-1-11　前臂骨折复位固定器

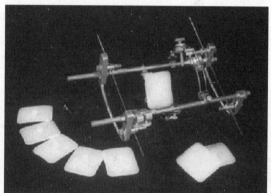

图 2-1-1-12　肱骨骨折复位固定器Ⅰ型实物外观

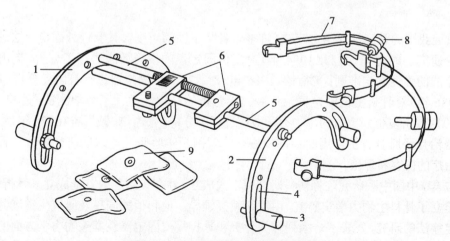

图 2-1-1-13　肱骨骨折复位固定器Ⅱ型

1976年后，在天津、河北、内蒙古、上海、广东、福建、江苏、浙江等地相继出现了各种外固定装置治疗骨折的临床应用报道，使得骨折外固定器具的研究应用进入了一个发展较快的历史时期。

进入20世纪80年代以来，我国不少省市的医院、科研单位对穿针外固定装置进行了广泛深入的研究。在吸取国外经验教训的基础上，产生了具有我国特色的骨折复位固定器，其治疗范围也有了新的发展。如经皮穿针股骨粗隆间骨折外固定架（荣金刚、曲克服等1983年），胫骨钳夹式固定器（河南洛阳正骨研究所1983年），脊柱骨折金属外固定器（马景昆1983年），力臂式外固定器治疗股骨颈、股骨粗隆间骨折（黄克勤、董福慧等1984年）（图2-1-1-14），骨盆骨折外固定器（孙锡孚1982年），股骨干骨折平衡固定牵引架（天津医院、山东文登整骨医院1983年），半环槽式外固定器（李起鸿1984年）；抓髌器（金鸿宾1983年），微型系列固定器治疗髌骨和尺骨鹰嘴骨折（徐从波、王正义1984年）；锥形固定器（詹经山1984年）；骨干固定器（李也白1982年），单臂多维固定架（王世清等1984年），跟骨多平面固定器（孟和等1984年）等等。为推动外固定的广泛应用，1984年成立了全国骨伤科外固定学会，孟和教授被推选为理事长，沈志祥为秘书长。随后举办了21期全国骨折外固定器疗法培训班，为全国27个省市培训了1200多名专业人员。并先后在北京、西安、海南等地举办了5届全国性学术会议，大大推动了骨穿针外固定的学术发展和临床应用。

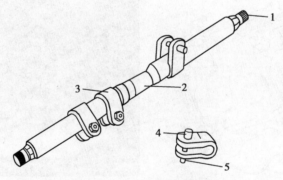

图2-1-1-14　力臂式固定器
1. 伸缩螺母　2. 刻度尺　3. 可移动的克氏针固定夹
4. 克氏针孔　5. 克氏针锁定装置

为发展我国的骨穿针外固定疗法，许多学者从不同的角度对骨穿针外固定疗法进行了实验和理论研究。顾志华、孟和（1984年）对复位固定器的生理效应进行了分析，提出了复位固定器疗法的弹性固定准则；曾衍钧（1985年）对骨折复位固定器进行有限元分析；高瑞亭、金阳（1986年）对骨折复位固定器治疗胫腓骨骨折的稳定性进行了力学测试；孟和、顾志华（1987年）对骨折复位固定器的生物力学效应进行了分析；张连仁、戴世吉（1986年）对骨折复位固定器治疗胫腓骨骨折常用穿针部位进行了解剖学实验研究。这些研究丰富了骨科穿针外固定治疗的内容和理论。

1977年，中国中医研究院骨伤科研究所正式成立，并在该所之内首批成立了骨折研究室，随后还建立了骨科生物力学实验室，由孟和教授领导。他和他的同事及研究生继续并加快骨折外固定疗法的研究，发表了一系列有关骨折和骨折复位固定器及其生物力学方面的研究论文，研制成功了一系列适于不同部位骨折的骨折复位固定器，1984年成立了全国骨伤科外固定学会，为全国各地培养了大批专业人才，孟和教授也为此而荣获全国科学大会奖和国际金奖。这种治疗不仅具有自己系列的治疗器具，而且形成了具有自身特点的学术理论观点，因而被业内人士称之为孟氏架、孟氏骨折复位固定器（疗法），鉴于这种疗法在国外的影响和所具有的中国特色，目前已被建议称之为中国骨折复位固定器（疗法）。中国骨折复位固定器疗法，是研究骨折后病理变化，以生物力学为基础，在疾病谱发生重大改变的前提下，总结中西医临床经验，研制成的骨折复位固定器为手段，经大量临床研究后形成的新方法，所采用的是三维立体的、弹性的、内外结合的固定，穿针与压板相结合，不仅具有良好的固定效果，而且可以很好地发挥和保存骨断端的生理性应力刺激，对骨折的愈合极为有利。

1986 年出版的《骨科复位固定器疗法》标志着骨折复位固定器疗法建立，并形成了较为完整的理论体系，提出骨折治疗的弹性固定准则，创新性建立了手法—器械—手法—器械的骨折复位方法和内、外固定结合的骨折固定方式，创造性提出骨折治疗三原则：无（少）损伤（有限手术）的正确复位（有限手术）；无（少）损伤弹性立体固定；早期无痛生理性活动。在治疗方法上提出了四结合：复位要手法与器械结合；固定要穿针（内）与压板（外）结合；活动要主动（自身）与被动（按摩）结合；用药要内服与外敷结合。从骨折复位、固定、功能锻炼、内外用药等方面形成了骨折复位固定器疗法的规范化治疗体系，不仅用于治疗骨干骨折，对于关节内骨折、开放性骨折、陈旧性骨折、感染骨折、四肢畸形、骨病等骨科疑难疾病疗效确切，创伤小，并发症少，临床上已广泛采用该疗法治疗骨科疾病，在国内各医疗机构中广泛使用，是具有微创理念的中西医结合治疗方法，是中西医结合手法复位、小夹板治疗骨折的延续和发展，推动了中西医结合骨科治疗水平的进步。中国骨折复位固定器产品已经形成系列，分别具有用于股骨、胫腓骨、肱骨、前臂等部位的专用骨折复位固定器，并已规模化的批量生产。

与自然界的任何事物一样，生物体有其自身的生物特性和生长发展规律。骨骼作为人体的主要生物支撑组织，其组织学、生理学、生物化学、生物力学、结构力学、材料力学的生物学特性是十分突出的。使用过度可以造成损伤（例如创伤性关节炎或疲劳性骨折），而负重和运动不够，又易形成骨质脱钙或骨质疏松。人们从实践和研究中发现，适当的应力刺激是骨骼生长和保持一定强度必不可少的条件，这一特点在骨折复位固定器中得到了充分的运用和体现。无疑，中国骨折复位固定器疗法将骨折的治疗推向了历史的新高峰，孟和也成为继霍夫曼（Hoffmann）、伊里扎洛夫（Ilizarov）之后在骨折外固定器方面的代表人物。实际上中国骨折复位固定器早已不是传统意义上的骨折外固定器，它将生物力学、材料力学、结构力学等现代科学与传统中医学有机结合，固定有利于运动，是一种生物学固定；运动又加强了固定，是一种生理应力再现的运动，因此它的适应证早已不再局限于骨干、关节内骨折的治疗，多种骨关节病和畸形等的治疗也显示了同样优良的疗效。它精巧的结构、方便的使用和低廉的成本更使它的价值突现。随着人们日益增多的应用实践，它在全球医学界、特别是在发展中国家的普及应用将会发挥重大的作用。

随着我国对外开放的发展，中国骨折复位固定器也被介绍到了国外。1986 年，孟和教授应邀赴德国巴伐利亚参加第 12 届 Hoffmann 会议，在会上报告了应用骨折复位固定器治疗膝内翻的经验，受到与会专家的广泛重视。1996 年他还应邀赴美国奥兰多参加北美外固定学术会议，在会议上作了外固定器的专题演讲，充分介绍了我国外固定的技术和学术思想，在国际骨科外固定学术舞台上引起了极大的兴趣和关注。特别是 1992 年，由国家科委组团参加了在匹兹堡举行的第 9 届国际发明博览会上，孟和教授荣获金奖，也意味着中西医结合外固定技术受到国际同行的认可。

三、现代骨穿针外固定器的发展

骨穿针外固定器应用最多是骨折的治疗,应重视如何为骨折愈合提供良好的环境和生物力学条件,以及对外固定器力学性能、强度调整方法和技术应用的掌握,使得外固定器在满足骨折复位、固定功能和生物力学性能要求的前提下,构造越简单,部件越少,性能越稳定,操作越简单,越有利于人体功能锻炼和康复。

随着社会与经济的进步,科技的发展和治疗经验的积累,许多先进的科技成果应用于骨科领域后,大大改善了人们对骨科疾患的认识,骨科微创理念、技术的不断进步,21世纪骨科微创技术将成为骨科领域的主流技术。随着相关学科如生物力学、生物工程技术、材料学、影像学、计算机技术的飞速发展,新型替换材料的合理使用,智能化传感器的进一步开发更广泛应用于临床,相关科学,特别是生物组织工程、骨愈合机制的深入研究,外固定器和其他疗法结合,将使骨折治疗产生重大变化,使骨外固定器的构形、体积、重量、灵活性以及透X线等性能日趋符合临床需要。各种新型的更适用于临床的骨穿针外固定器将会相继面世,成为骨折治疗的理想方式之一。

参 考 文 献

1. 王亦璁. 骨与关节损伤 [M]. 第4版. 北京: 人民卫生出版社, 2007: 120-121.
2. Canale, S.T(美). 坎贝尔骨科手术学 [M]. 第11版. 王岩, 主译. 北京: 人民军医出版社, 2011: 2406-2414.
3. Korzinek K, Delimar D, Tripkovic B. External fixator for war purposes: the CMC fixator[J]. Mil Med, 1999, 164(5): 358-360.
4. 胥少汀, 葛宝丰, 徐印坎. 实用骨科学 [M]. 第2版. 北京: 人民军医出版社, 1999: 391-399.
5. 葛宝丰, 卢世璧. 矫形外科学 [M]. 北京: 人民军医出版社, 1996: 279-297.
6. 孟和. 下肢骨折复位固定器 [J]. 中国医疗器械杂志, 1978(6): 18-23.
7. 李起鸿. 骨外固定技术临床应用中的几个问题 [J]. 中华骨科杂志, 1996, 16(10): 604.

(张兴平)

第二节 中西医结合骨穿针外固定器治疗骨折概况

中西医结合骨穿针外固定器治疗骨折是在继承传统中医治疗骨折理论和技术的基础上,结合现代医学、现代科学技术发展起来的,具有中国特色的医学技术。它以中医治疗骨折指导思想中的整体观念、辨证论治和动静结合思想为指导,集手法整复、几何穿针、弹性固定以及早期功能锻炼为依据,注重不加大损伤的复位手法的应用和有利于发挥肢体内在动力及保证功能活动,同时结合现代医学稳定的固定方式,促进骨折愈合,从根本上改善了患者长期卧床疗伤、石膏固定、床上消极等待骨折愈合的治疗状况,减少开放性伤口造成的伤口感染的风险。

中西医结合骨穿针外固定技术发展至今,主要在治疗开放性或者感染性的骨折、骨不连、股骨或胫骨多段骨折、不稳定的粉碎性骨折、关节融合术等疾病及肢体延长等方面,已经取得了一定的效果,且积累了丰富而宝贵的临床经验。

一、中西医结合骨穿针外固定器技术的产生与发展

中西医结合治疗骨折的临床科研工作开始于20世纪50年代,并积累了大量的研究材料。

20世纪60年代著名的骨科专家方先之、尚天裕等在骨折治疗上开展中西医结合研究，于1966年出版《中西医结合治疗骨折》一书，继之中西医结合治疗骨折在全国推广，取得了举世瞩目的开拓性成果，尚天裕等运用唯物辩证法和历史唯物论的观点，对中医百家和西医各派的学说和疗法进行了比较鉴别，看到了古今中外医学的联系和区别，以及各自的长处和缺点，认识到在骨折治疗中存在着动与静、筋与骨、内与外和人与物四对矛盾。动与静是四对矛盾中的主要矛盾，前者又是矛盾的主要方面。固定应以肢体功能活动为目标，而活动又以不能影响骨折部固定为限度。有效的固定是肢体能以进行活动的基础，而有节制的活动又是加强固定的必要措施。在骨折治疗中，固定与运动同样重要，骨折愈合和功能锻炼恢复应相辅相成，局部与整体同时兼顾，外固定只有通过患者机体的内在固定力才起作用。提出了动静结合、筋骨并重、内外兼治、医患配合为主要内容的中西医结合骨折治疗原则，使骨折治疗发生了质的飞跃，在学术理论上发生了革命新的变化，形成了具有鲜明中国特色的CO学派。

1976年唐山地震后，为了治疗大批的骨折伤员，特别是下肢不稳定骨折，孟和等研究了一种既能整复，又能固定的装置，首次命名为"下肢骨折复位固定器"，并将其研究成果于1978年以《下肢骨折复位固定器》一文发表于"中国医疗器械杂志"上，文章的发表标志着骨折复位固定器的研制成功及其在临床广泛应用的开始，治疗胫腓骨骨折的优良率为90.21%～95.83%，尚可和差共占4.17%～9.80%。孟和此后分别于1980年及1986年研制成功前臂、髋部及股骨干骨折复位固定器，并发表论文《前臂骨折复位固定器的研制与临床应用》《力臂式骨折复位固定器临床应用报告》《股骨骨折复位固定器的临床应用》，将骨折复位固定器逐渐运用于四肢各部位骨折，并扩展至开放性骨折及关节内骨折。在将骨折复位固定器不断应用于四肢骨折的同时，充分拓展骨折复位固定器在骨科其他领域的应用范围。

在骨科矫形方面，分别于1986年、1987年，完成论文《长骨骨折延迟愈合与不愈合病例的骨折复位固定器治疗》《膝关节骨性关节炎及其复位固定器疗法》《应用U形截骨术及复位固定器治疗膝内翻》，此3篇论文奠定了骨折复位固定器在骨科矫形方面应用的理论基础。通过归纳总结，于1988年出版《膝内外翻防治》，系统介绍了骨折复位固定器在膝关节矫形方面的应用。自此骨折复位固定器在骨科骨折及矫形两个重要的领域都得了广泛的应用。

苏继武等报道采用骨折复位固定器疗法治疗胫腓骨骨折5600例，总愈合率为89%，不愈合率为11%。孟和报道的103例成人移位型不稳定胫腓骨骨折骨折共105个肢体应用骨折复位固定器治疗，优良率达到97.1%，病例在治疗结束时功能完全恢复，其有效率均优于切开复位钢板内固定（总愈合率84%，不愈合率16%），其后分别于1980年及1986年研制成功前臂、髋部及股骨干骨折复位固定器，将骨折复位固定器逐渐运用于四肢各部骨折，并扩展至开放性骨折及关节内骨折，肢体矫形。文献报道骨折复位固定器疗法治疗肢体畸形优良率为94.64%～96.97%，可和差所占比例为3.03%～5.36%。高景华对24例膝关节骨性关节炎患者采用骨折复位内固定器疗法治疗，优良率为87.5%；朱立国对18例膝内翻患者采用骨折复位器疗法治疗，术后1～3年的优良率为94.44%，差所占的比例为5.56%，5年内优良率达77.78%；沈志祥等报道骨折复位内固定器疗法治疗膝内外翻畸形33例，畸形完全矫正率达97%，骨折复位固定器疗法对股骨粗隆部骨折治疗的优良率达91.56%～93.88%，尚可和差所占比例为3.80%～8.43%；王庆甫等报道216例股骨粗隆部骨折应用骨折复位内固定器治疗，优良率达到93.88%，病例在治疗结束时功能完全恢复；余伟吉对98例股骨粗隆部骨折应用骨折复位内固定架、牵引治疗，结果发现外固定架组优良率达到81.33%，效果明显好于其余两组。骨折复位固定器疗法治疗前臂骨折有效率介于6.67%～97.3%，平均愈合时间为4～

15 周,孟和等通过对 37 例前臂双骨折患者应用骨折复位器后,其功能优良率达到 96.66%。骨折复位固定器治疗临床骨不愈合或延迟愈合的临床愈合率达到 95.08%,而未愈合的仅占 4.92%,其平均愈合时间为 6~9 个月具有良好的临床疗效。

1986 年出版的《骨科复位固定器疗法》标志着骨折复位固定器疗法建立,并形成了较为完整的理论体系,它是以中医古代小夹板技术为基础,发展起来的一门新技术。沿用了传统小夹板骨折治疗的弹性固定准则,创新性建立了手法—器械—手法—器械的骨折复位方法和内外固定结合的骨折固定方式,创造性提出骨折治疗三原则:①无(少)损伤的正确复位;②无(少)损伤的立体固定;③早期无痛生理性活动。并在治疗法方法上提出了四结合:①复位:手法与器械结合;②固定:穿针(内)与压板(外)相结合;③活动:主动(自身)与被动(按摩)相结合;④用药:内服与外敷相合。从骨折复位、固定、功能锻炼、内外服药等方面形成了骨折复位固定器疗法的规范化治疗体系,不仅用于治疗骨干骨折;对于关节内骨折、开放性骨折,陈旧性骨折、感染骨折、四肢畸形、骨病等骨科疑难疾病疗效确切,创伤小,并发症少,临床上以广泛采用该法治疗骨科疾病,在国内各医疗机构中广泛应用,是具有微创理念的中西医结合疗法,是中西医结合手法复位、小夹板治疗骨折的延续和发展,推动了中西医结合骨科治疗水平的进步。

二、外固定器的临床医用

骨折复位复位外固定器疗法作为中西医结合的集骨折复位与固定于一体的骨折治疗方法,以弹性固定准则作为自己理论体系的核心。在器械本身及骨折治疗理论方面都有自己的特点和优势。骨外固定是指在骨折近心与远心端经皮穿放钢针(钉),再用连杆及钢针(钉)固定夹将裸露在皮外的针端彼此连结起来,从而固定骨折的一种治疗方法。固定骨折的这种特殊装置称为骨外固定器。它是利用力的平衡条件,由钢针发生变形而产生作用力,作用于骨折断面上,稳定骨折,使骨折端可以产生纵向压力,避免了坚强内固定产生的应力遮挡作用,从而促进骨折愈合。是一种可调的弹性固定形式,它是根据肢体的动态平衡原理,以各种形式的复位固定器、骨针及压板等组成内外结合的固定力学系统来对抗骨折断端再移位的倾向。其最大优点在于既能为骨折端提供稳定的固定,又不进一步破坏局部血液循环,从力学和生物学两方面为骨折愈合创造了有利条件。特别是在开放性骨折治疗中有效地解决了伤口处理与骨折固定之间的矛盾。

中西医结合骨折复位固定器与国外骨外固定器装置相比较,就结构、原理、应用方法上都有很大区别,在骨折骨干两端各穿 1 枚骨针,用调节支撑杆的伸缩螺母以进行纵向的牵引与加压,以充分发挥"筋束骨"的作用;利用调整在托板滑动槽内骨针插座位置来纠正与控制旋转。因而对骨针的刚性要求不高,故减少了较复杂的结构。由于仅用两枚骨针,其可调幅度大,操作简单易行,对于骨折端的成角与侧方移位的倾向,则可采用中医传统小夹板、纸压垫横向固定形式进行,所以骨折复位固定器不仅有固定的性能,还具有复位轻巧,固定可靠的特点。

肢体骨折合并广泛的软组织损伤、软组织缺损、感染或血管神经损伤,仍是目前创伤治疗中的难题之一。传统的石膏外固定和接骨板内固定均不适用。单纯的牵引则不能精确复位和有效地控制骨折端的相对稳定,或不能为软组织的愈合提供足够的支撑和制动。而穿针外固定装置在骨折制动、防止感染、创面护理等方面显示出很大的优越性。近年来,越来越多的作者使用外固定装置治疗复杂性骨折取得了良好效果。由于穿针外固定治疗骨折可达到:①操作简单迅速,不损害髓内血液循环;②对患者局部干扰小,手术创伤小,小切口甚至不切口,不损伤内骨膜;③便于观察处理伤口及患肢,对更换敷料、植皮、植骨、灌洗等不干扰骨折的固定;④将牵引、复位、加压、矫正成角等融为一体,对延迟愈合、不愈合的病例尤为适宜,必要时能对骨折端行加压或分离;⑤骨折固定可靠,易于早期功能锻炼,利于消肿,增加关节软骨面的营养,减少关节的纤维化、关节僵硬、肌肉萎缩和骨质疏松等骨固定综合征,故对一些严重的肢体复杂性骨折和不稳定性骨折提供了一个良好的治疗条件;⑥可调整,具有再复位作用;具有一定弹性和硬度,可达生物固定;⑦易于拆除,无需再次手术摘除内固定物。

1984 年全国骨伤科外固定学会成立,1987 年中国骨伤科新技术推广学会在深圳成立。促进了国内学者对骨穿针外固定技术的认识,也培养了一大批专业技术人才。1987 年在重庆召开的全国首届骨折固定专题座谈会上外固定器被认为是一种独特的外固定技术,可根据肢体的形状灵活调整,且具有骨折愈合快、关节功能恢复好的特点。

三、中西医结合穿针外固定器治疗多种骨折概况

1. 胸腰椎不稳定型骨折　Magerl 等 1984 年首先报道经椎弓根骨外固定技术治疗胸腰椎不稳定型骨折。刘洪等设计的新型脊柱外固定器是根据 Magerl 脊柱外固定器的原理,由通用型脊柱系统第 3 代——3D 改进而来,与传统脊柱外固定器比较,具有以下优点:①结构简化;②外露部件少,减少术后针道感染并发症;③手术操作简单,方便与椎间盘镜减压技术和椎体成形技术结合,既可以实现微创复位、固定,又可以达到微创减压;④用一种钉棒绞连部件能完成外固定器的连接组合、使对脊柱的矫形、复位、固定并分开调节,不会因调节某一部位而影响其他部位的固定。

2. 股骨转子间骨折　李振宙等应用单边外固定器治疗 63 例老年股骨转子间骨折,获得了满意的骨折愈合和髋关节功能。其总结外固定技术治疗股骨转子间骨折保证治疗效果的关键是:①近端外固定针置入技术:股骨颈内 1 根外固定针需尽量贴近股骨矩以增强固定效果和改进固定物的受力情况,防止骨折端移位及固定针松动;近端两枚外固定针成角度置入,与近端固定针夹具构成三角形固定平面,增大面积,防止近骨折端的移位。②外固定器的连接和动力化:通过近端万向节调整,使上固定夹具向外倾斜约 5°,使近端两根外固定针产生弹力变形,带动骨折远端产生外翻力来抵消由于骨折端受压产生的内翻剪力,并使之转变成压应力,加速骨折愈合。③阔筋膜张肌和髂胫束松解技术:术中经皮肤小切口潜行纵向切开针道周围阔筋膜张肌或髂胫束,使患者术后早期进行屈髋、屈膝功能锻炼。

3. 桡骨远端不稳定骨折　王纪亮等设计的桡骨远端不稳定骨折的骨外固定器治疗患者 28 例,其中优良率达 92.86%。其基本方法是骨折复位后,采用超关节外固定,固定针分别固定在第 2 掌骨基底部和距骨折端 3～4cm 以上的近骨折端桡骨干上。复位后一般固定在尺偏中立或尺偏轻度屈腕位,固定均较稳定;尚欠稳定者,辅以有限经皮克氏针固定。术后 72 小时内患处可做冰敷、抬高患肢。术后 2 天开始行主、被动手指、肘、肩关节的功能锻炼。该固定器适用于手法复位和石膏固定较为困难的桡骨远端不稳定骨折,同时具有制作简单,操作简便、省时,固定可靠的优点。此外,固定器最大特点在于改变了常规外固定器要求固定针必须平行一致或近于平行的缺点,因针夹可于防滑杆上做 360° 旋转,再配合中心关节达到了万向的功能,使手术中不用刻意的要求固定针平行与否,缩短了手术时间,降低了操作难度。

4. 特殊部位骨折　侯庆忠等运用锁骨外固定器治疗锁骨骨折,方法是局部麻醉下闭合正骨复位,经皮刺入锁骨外固定器的抓持爪,旋紧抓持爪紧固螺钉,固定骨折近端,同法固定骨折远端,锁紧万向节紧固螺钉及调节螺杆的螺母,无菌敷料包扎。其优点为闭合正复经皮外

固定器固定术创伤轻微、固定可靠,有利于术后早期进行患肢功能锻炼,促进骨折愈合与关节功能恢复,避免了传统外固定法的不稳定性和并发症以及切开复位内固定手术医源性创伤。张征石等应用可调式跟骨外固定器治疗跟骨骨折取得了满意的效果。可调式跟骨外固定器针对跟骨骨折的病理变化,有效地解决了骨折复位、固定及早期功能锻炼之间的矛盾,把传统功能疗法、切开复位内固定、撬拨复位的优点有机地结合起来,手术的关键是恢复 Bohler 角,恢复跟距关节面和恢复跟骨体横径的宽度。李三忠等应用单侧沟槽式外固定器治疗股骨颈骨折取得了满意效果。该方法符合生物学固定这一现代骨折治疗原则,故而骨折不愈合及股骨头坏死率较低。同时创伤小,操作简单,在 X 线透视下针的位置准确可调,固定牢靠,手术时间及术后卧床时间短,功能恢复快,特别是患有内科疾病的老年患者,避免了开放复位手术的打击,较之其他内固定又无需二次手术,患者更容易接受。

5. 开放性骨折 20 世纪 80 年代初到现在,应用外固定器治疗开放性骨折取得了重大突破,外固定器起到了消除骨折端对皮肤的威胁,减少污染扩散的机会,便于软组织损伤的处理,便于伤口的闭合,为晚期处理打好基础。应用骨外固定技术治疗开放性骨折有利于二次或多次清创,便于创面处理,促进愈合,因不破坏骨膜和血供,有助于骨愈合。季祝永等利用组合式骨外固定器治疗 22 例胫腓骨Ⅲ度开放性骨折获得满意效果,具有创伤小,复位满意,固定牢稳,穿针任意,构型灵巧,骨折固定呈三维固定等特点,不剥离骨膜及软组织,对骨折端的血供几乎无影响,同时始终给予骨折端应力刺激,动力性加压更符合骨折愈合的生理要求,利于骨折愈合。

6. 重建肢体功能 应用骨外固定器治疗骨不连,肢体延长,矫正各类畸形及恢复肢体正常功能等方面都取得了满意的临床效果。陈振强等采用单臂外固定器治疗胫骨骨不连取得了确实的效果,其优点如下:①骨端始终保持均匀的压应力刺激和肢体功能锻炼时产生的生理应力刺激,为骨折愈合创造必要的生物力学条件;②对骨折端局部的影响较小,不需要剥离太多的骨膜,对骨折端血运干扰小,有利于骨折愈合;③手术操作简单,较少有血管、神经损伤等并发症;④对感染性骨不连、骨缺损伴伤肢短缩可配合肢体延长联合使用,既治愈了骨不连,又均衡了双下肢长度,有利于肢体功能恢复。

7. 重度骨盆骨折和多发伤 重度骨盆骨折属高能量损伤,由于合并伤多,出血量大,伤后全身抵抗力急剧下降,而致休克不可逆转、感染等导致死亡。吴国正应用骨盆外固定器对 31 例重度骨盆骨折急诊行复位外固定,取得了良好的疗效。其基本方法是生命体征平稳后,在局麻或硬麻下,C 型臂下整复骨盆骨折、脱位,取髂前上棘后方 1cm 处开始沿双侧髂嵴按外固定器螺钉孔距离各做 2 个 0.5~1cm 小切口。口达髂嵴骨膜,以直径 5.5mm 钻头从髂骨内外板之间钻入 10~15cm。退出钻头,先在钻孔放入 4 枚克氏针,C 型臂机透视证实克氏针未穿透髂骨内外板皮质后取出克氏针。拧入直径 6mm 外固定器螺钉,连接多功能竖杆,抓牢 4 枚螺钉,加压固定骨盆,锁定。吴国正认为应用外固定器治疗旋转不稳定的骨盆环骨折能够早期固定,控制出血,救治休克,降低患者病死率。骨外固定器对多发伤中大的管状骨折实施早期外固定,可作为一种急诊处理,有方法简便,利于施行抢救性手术,明显降低病死率和减少并发症的优点。

骨折复位固定器疗法的不断完善,治疗疾病谱不断扩大,1992 年"骨折复位固定器疗法"被列为中华人民共和国卫生部"十年百项成果推广计划"第二批面向农村和基层推广的适宜医药卫生技术向全国推广,在全国应用范围不断扩大。根据"骨折复位固定器疗法的推广病例调查"的数据,通过对 51 家医院共 11 560 例患者的调查,骨折复位固定器疗法应用于小腿、股骨、前臂等不同部位,在全身四肢不同部位均可应用;此外,骨折复位固定器疗法还应用于感染性骨折、陈旧性骨折和下肢畸形,该类骨科疑难病例共有 1730 例,占病例总数的 14.97%。数据显示骨折复位固定器疗法应用范围从创伤骨科拓宽到矫形骨科等领域,可以治疗开放性骨折、感染性骨折和陈旧性骨折,还可治疗下肢畸形等,疗效良好。

骨折复位固定器疗法治疗患者的平均住院费用为 10 211.68 元,平均手术费用为 1870.08 元,西药费 2258.25 元;而同时期行内固定的患者平均住院费用为 17 662.26 元,平均手术费用为 8488.06 元,西药费 3884.25 元。住院费用人均节省约 7000 元,手术费用人均节省约 6000 元,药费节省约 1500 元(尚不包括内固定患者二次取出内固定物的手术及治疗费用)。

但是外固定装置的发展始终伴随着针的问题。为了保证骨折端足够的稳定,防止骨针松、弯曲、折断,钢针由细到粗,由光滑骨圆针发展到中段带螺纹的骨圆针,针的材料由一般钢发展到特种钢;穿针方向从垂直于骨干的平行穿针发展到可根据骨折线从不同方向随意进针。但是针的数量并不减少,由针而引起的并发症还经常发生。Jackson 等(1978)查阅了文献显示,由针导致的并发症的平均发病率为 12%,包括感染、死骨、松动、断裂等。其中最常见的是针道感染。针道分泌物,软组织感染较多,而感染深及骨质以至于必须去除固定器者较少见。Edge 报告的 38 个病人,249 枚针中 34 枚感染,但无一例严重到必须提早去架,除一例经搔刮后愈合外,其余都自然愈合。Jackson 报告的 10 例中 3 例发生针道感染,其中一例导致骨髓炎。所以常规或广泛地使用外骨骼固定是不适宜的。但也有一些作者认为,只要加强针周护理,增加针在骨质中的稳定性,针道感染也不构成一重要问题。综上所述,外固定技术正以其适应面广、不影响骨的血运、功能恢复快等优势,促进了骨科治疗技术和理论的更新。在我国以半环槽式和单臂式外固定器为主流,主要用于复杂性的胫腓骨骨折。其骨延长技术优势,是其他手术方法所无法比拟的。外固定器适应证,在临床上仍需严格掌握。骨外固定应用最多的是治疗骨折,应重视如何为骨折愈合提供良好的生物学和生物力学条件的研究。以及对外固定器力学性能、刚度调整方法和技术应用的掌握,使得外固定器在满足骨折复位、固定功能和生物力学性能要求的前提下,构造越简单,部件越少,性能越稳定,操作越简单,越有利于人体功能锻炼和康复,使得外固定器在骨折治疗中更能充分发挥自己独特的作用。

四、展望

近些年来,经各医学专家的不断研究改良,取得较大的进展随着社会与经济的进步,科技的发展和治疗经验的积累,许多先进科技成果应用于骨科领域后大大改善了人们对骨科疾患的认识,骨科微创理念技术的不断进步,21 世纪骨科微创技术将成为骨科领域的主流技术。随着相关学科如生物力学、生物工程技术、材料学、影像学、计算机技术的飞速发展,中西医结合骨科微创穿针外固定器疗法以"弹性固定准则"为其理论基础,所倡导的"有限手术","无(少)损伤的弹性立体固定"的微创理念为指导原则正在逐渐形成,具有中国特色的中西医结合治疗骨折肢体矫形的微创治疗体系,在中西医结合微创骨科领域具有广阔的应用前景。

参 考 文 献

1. 孙永强,张德,田松云. 骨外固定器的骨骼穿针原则及操作要点 [J]. 中医正骨,1999,11(7):122.
2. 李起鸿. 骨外固定原理与临床应用 [M]. 成都:四川科学技术出版社,1992.
3. Smith SR, Bronk JT, Kelly PJ, et al. Effects of fixation on fracture blood flow[J]. Orthop Trans, 1987, 11(4): 117-124.

4. Shtarker H，David R，Stolero J，et al. Treatment of open tibial fractures with primary suture and llizarov fixation[J]. Clin Orthop Relat Res，1997（335）：268-274.

5. 孟和. 下肢骨折复位固定器 [J]. 中国医疗器械杂志，1978（6）：18-23.

6. 孟和. 骨折复位固定器治疗成人不稳定性移位型胫腓骨骨折 103 例报告 [J]. 辽宁中医杂志，1983（7）：722-723.

7. 苏纪武，苏继承，张广智，等. 苏氏正骨与孟氏疗法结合的探讨 [J]. 辽宁中医杂志，2003，30（5）：357-358.

8. 董福慧，孟和. 力臂式骨折固定器临床应用报告 [J]. 中医骨伤科杂志，1986，2（3）：18-21.

9. 孟和，朱云龙，沈志祥，等. 前臂骨折复位固定器的研制与临床应用 [J]. 中华外科杂志，1980，188（5）：405-408.

10. 孟和，张连仁. 股骨骨折复位固定器的临床应用 [J]. 骨伤科研究，1986（3）：46-49.

11. 张连仁，孟和. 骨折复位器疗法治疗开放骨折 [J]. 骨伤科研究，1986（3）：106-109.

12. 张连仁，张兴平，孟和，等. 复位固定器治疗掌侧 Barton's 疗效观察（附 6 例报告）[J]. 中医正骨，1996（4）：112.

13. 沈志祥，孟和，王正义. 应用胫骨 U 形截骨术及复位固定器治疗膝内翻 [J]. 中华骨科杂志，1987，7（5）：326-329.

14. 孟和，董福慧，李可心. 膝关节骨性关节炎及其复位固定器疗法 [J]. 骨伤科研究（外固定资料论文专辑），1986，3（10）：123.

15. 郭效东，孟和. 长骨骨折迟延愈合与不愈合病例的骨折复位固定器治疗 [J]. 中华外科杂志，1986，24（10）：577-579.

16. 高景华，程灏，朱立国，等. 胫骨高位截骨治疗膝关节骨关节炎并内翻畸形 [J]. 中国骨伤，1999，11（5）：19-20.

17. 朱立国，高景华，罗杰，等. 膝骨性关节炎内翻畸形的胫骨高位截骨外固定器治疗的远期疗效分析 [J]. 中国骨伤，2000，13（12）：744.

18. 王庆甫，孟和. 力臂式固定器治疗股骨颈、粗隆间骨折的临床疗效分析——附 216 例报告 [J]. 中国中医骨伤科杂志，1989（6）：102.

19. 余伟吉，张桂燕，陈立，等. 股骨粗隆间骨折的治疗方法分析 [J]. 黑龙江医药科学，2005，28（3）：81.

20. 孟和，朱云龙，沈志祥，等. 前臂骨折复位固定器的研制与临床应用 [J]. 中华外科杂志，1980，18（5）：405-408.

21. 王勇，杨生录. 孟氏架治疗胫骨骨不连 20 例 [J]. 中国骨伤，1999，12（2）：47-48.

22. Magerl F. Stabilization of the lower thoracic and lumbar spine with external skeletal fixation[J]. Clin Orthop Relat Res，1984（189）：125-141.

23. 刘洪，王文军，宋西正，等. 新型脊柱外固定器的研制和生物力学测试 [J]. 医学临床研究，2006，23（2）：148-150.

24. 李振宙，侯树勋，李文峰，等. 单边外固定器在老年股骨转子间骨折治疗中的应用 [J]. 中华创伤骨科杂志，2005，7（2）：101-108.

25. 王纪亮，许建中，马树枝，等. 桡骨远端不稳定骨折骨外固定器的研制和临床应用 [J]. 重庆医学，2005，7（7）：992-994.

26. 侯庆忠，李书耀，刘乃彬. 闭合整骨复位外固定器治疗锁骨骨折 [J]. 中国民康医学杂志，2005，10（10）：571-572.

27. 张征石，吕建元，徐峰. 可调式跟骨外固定器治疗跟骨骨折的生物力学测试和临床研究 [J]. 苏州大学学报，2004，24（1）：76-77.

28. 李三忠,雷春湘,陈文格,等. 单侧沟槽式外固定治疗股骨颈骨折 [J]. 中国骨伤,2004,17(1):41-42.

29. 季祝永,韩乃付,孙凤翔,等. 组合式骨外固定器及肌皮瓣转移治疗Ⅲ型胫腓骨开放性骨折 [J]. 中国创伤骨科杂志,2006,8(1):95-96.

30. 陈振强. 单臂外固定架治疗胫骨骨不连临床疗效分析 [J]. 中国骨伤,2006,19(5):281-283.

31. 吴国正. 外固定器在重度骨盆骨折急诊救治中的应用 [J]. 实用骨科杂志,2006,12(2):151-153.

32. 董福慧,孟和. 力臂式骨折固定器临床应用报告 [J]. 中医骨伤科杂志,1986,2(3):18-21.

33. 孟和,朱云龙,尚天裕. 前臂骨折复位固定器的研制与临床应用 [J]. 中华外科杂志,1980,18(5):405-408.

34. 孟和,张连仁. 股骨骨折复位固定器的临床应用 [J]. 骨伤科研究,1986(3):46-49.

35. 张连仁,孟和. 骨折复位器疗法治疗开放骨折 [J]. 骨伤科研究,1986(3):106-109.

36. 沈志祥,孟和,王正义. 应用胫骨 U 形截骨术及复位固定器治疗膝内翻 [J]. 中华骨科杂志,1987,7(5):326-329.

37. 孟和,董福慧,李可心. 膝关节骨性关节炎及其复位固定器疗法 [J]. 骨伤科研究,1986,3(10):123.

38. 郭效东,孟和. 长骨骨折迟延愈合与不愈合病例的骨折复位固定器治疗 [J]. 中华外科杂志,1986,24(10):577-579.

（张兴平）

第三节　中国骨折复位固定器疗法的学术思想及渊源

骨折复位固定器疗法最早源于 1840 年,法国医师 malgaigne 用一颗钉子经皮穿入胫骨以控制胫骨骨折移位,是世界上最早使用骨折复位固定器疗法的医师之一。中国骨折复位固定器疗法历史较短,但发展较快,并在结合中医治疗骨折的优势之上,发展出了中国特色的外固定器治疗方法。在实践中创造了许多既简便易行,又科学可靠的技术方法。

一、中国外固定器思想的起源

公元前 16 世纪,甲骨文中就有了记录骨折的名称以及小腿,肘、手等部位损伤的文字。公元前 11 世纪西周时代,创伤骨科已经成为当时医学四大分科之一,《周礼·天官》中就有了伤疡科,主张对创伤骨科进行内外用药及包扎固定的治疗。

公元 3 世纪,华佗及其弟子就实行了骨科手术,并创立了五禽戏,指导骨折的恢复。公元 4 世纪,以葛洪为代表的正骨学家明确提出了在骨折局部敷药后用竹制小夹板治疗骨折的方法,"用竹片夹裹之,勿令转动"。首次提出了不超关节的夹板外固定原则,后来一直成为了中医治疗骨折的基本原则。他是第一个提出小夹板治疗骨折的骨科医学专家,并发表了对后世影响甚大的骨伤医学专著《肘后备急方》,将骨折分为四大证:骨折、脱位、筋伤和内伤,并记载了下颌关节脱位的复位方法。

唐代蔺道人根据葛洪的《肘后备急方》编写了《仙授理伤续断秘方》是中医骨伤科外固定治疗骨折发展史中的经典名著之一。书中对小夹板的制作及用法都做出了详细的介绍,指出:"凡夹缚用杉木皮数片,周回紧夹缚,留开皆一缝,夹缚必三度,缚必要紧。凡平处骨碎皮片包缚。庶可曲转屈伸。有数处如指骨断,止用苎麻夹缚。腿上用苎麻绳夹缚,绳如钱绳许大。凡贴药,用板子一片,将皮纸或油纸,以水调黑龙散,摊匀在上,然后卷之,贴损处。凡用杉皮,浸约如指大片,疏排令周匝用小绳三度紧缚,三日一次。如前淋洗,换涂贴药。凡曲缚，如手腕脚凹手指之类，要转动，用药贴，将绢片包之。后时时运动，盖曲则得伸，得伸则不得屈，或屈或伸，时时为之方可。凡损伤，其初痹而不痛。应拔伸捺正，复用刀取开皮，皆不痛。三二日后方痛。凡损，一月尚可整理，久则不可。""夹缚"就是我国"外固定"最早的名称，不论是骨折或脱位，闭合性的或是开放性的，经过手法或手术整复对位后，为了防止再移位、止痛和伤肢的迅速修复，在伤处外面用竹片、杉木皮等有一定弹性的夹板来加以固定，是有利于促进伤处修复的。书中提出了以手法整复为主的复位、固定和活动三大骨折治疗原则，体现了中医药整体观念、筋骨并重、动静结合、内外并治的治疗思想，对葛洪的经验进行了总结，改进了小夹板外固定方法。标志着我国治疗骨折完整理论体系的形成。

《备急千金要方》《传信适用方》和《太平圣惠方》均提出了使用小夹板治疗骨折的方法。《圣济总论·折伤门》提出了骨折治疗的四原则：整复、固定、药物、按摩。元代危亦林著《世医得效方》集元代以前治疗骨折的方法，对骨折固定提出了自己的见解，既减轻了患者的痛苦，又体现了治疗骨折动静结合的治疗原则。

宋代至元代是骨折治疗的探索及发展阶段，而明清阶段则更重视经验的总结，出现了一大批骨伤科的学术专著，有利地促进了骨伤科的发展，其理论体系更趋完善，药物和外固定方法更加丰富。

1406年，朱橚等编著了《普济方》记载了正骨、固定的方法及治伤用药方剂1000多首，尤其是对肱骨外科颈骨折柳木夹板固定的治疗方法进行了记载，强调了固定后要活动上下关节，以利于骨折后关节功能的恢复，发明了髌骨骨折按压复位、抱膝圈外固定方法，并主张采用牵引治疗下肢骨折。

1608年，王肯堂编著了《疡医准绳》一书，将夹板分为正、副夹板，固定长骨骨折时，采用局部小夹板加超关节的硬托板，改善了治疗骨折的疗效。

1742年，清代吴谦等编著了《医宗金鉴·正骨心法要旨》，记述了30多种骨折脱位类损伤和正骨图谱及相应的外固定器具。该书明确提出了摸、接、端、提、按、摩、推、拿正骨八法，强调手法整复要手摸心会，识其体相，在了解人体骨骼结构和骨折脱位的病理解剖改变的情况下，通过手的触摸而体察其移位变化，采用轻、巧、稳、准的方法整复骨折脱位。

书中描述的攀索叠砖法整复胸腰椎骨折及脱位（图2-1-3-1）以及采用腰部垫枕法和披肩固定法保持脊柱过伸，不仅可以起到治疗脊柱骨折的作用，而且也是一种良好的外固定。该书中介绍的"腰柱"就更能方便、有效地应用于脊柱骨折（图2-1-3-2），达到较可靠的固定和保护作用。本书中提出的"跌扑损伤，虽用手法调治，恐未尽得其宜，以致有治如未治之苦，则未可云医理之周详也。爰因身体上下正侧之象，制器以正之，用辅手法之所不逮，以冀分者复合，欹者复正，高者就其平，陷者升其位"等学术观点，非常明确地提出了用"器械"整复、固定骨折的学术思想，至今仍对骨伤科手法复位和外固定治疗起着一定的指导作用。

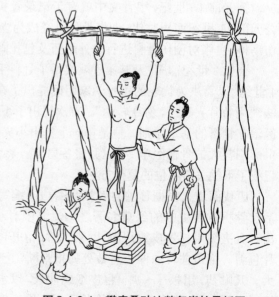

图2-1-3-1　攀索叠砖法整复脊柱骨折图

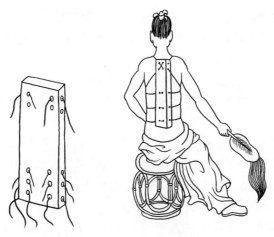

图 2-1-3-2　通木固定腰柱方法

　　1815 年，胡廷光在《伤科汇纂》集历代伤科医书的精华，主要介绍了使用小夹板加托固定这种超关节外固定方法治疗肱骨髁上骨折，还介绍了多种整复和外固定方法，提出了腰部枕缸法治疗腰椎骨折和脱位。

　　1852 年，赵廷海在《救伤秘旨》一书中提出用布兜牵引治疗颈椎骨折和脱位，这种方法不仅具有可靠的治疗作用，同时也能起到较好的外固定保护作用。

二、中国外固定器思想的发展

　　1949 年，中华人民共和国成立以后，政府制定了中西医并重的发展政策，中医治疗骨折得到了极大的发展，开展了中医中药治疗骨折的研究；固定材料及生物力学研究促进了临床治疗骨折疗效的进步，中医外固定技术得到了继承和发展。

　　1955 年，我国著名骨科专家朱伯通编译了《骨折疗法》一书，引进了德国先进骨外固定技术。

　　1956 年，洪若诗首次提出了治疗股骨干骨折的牵引治疗方法。

　　1960 年，著名骨科专家方先之、尚天裕凭借良好的解剖学基础与手术切开复位的临床经验，在仔细观察分析了中医各家正骨手法，借鉴《医宗金鉴·正骨心法要旨》的摸、接、端、提、按、摩、推、拿等老八法的基础上，提出正骨新八法，后来发展为正骨新十法。

　　中西医结合小夹板外固定治疗骨折是以中医正骨为基础，吸取了麻醉学、X 线的诊断学、解剖学与病理解剖学等产生的，为骨折临床发展注入了活力，可看作是中西医结合的初级阶段。随着临床与生物研究的不断深入，在学术思想上的解放，学术交流日益增多。同时，疾病谱的改变，伤病员物质与文化水平提高的要求，为骨科医师提出了新的科研课题，于是在中西医结合手法复位小夹板外固定治疗骨折的基础之上，吸取医疗器械与材料科学上的成就，研制成骨折复位固定器，开辟了中西医结合治疗方法的新阶段。

　　1961 年，孟和等根据天津人民医院中西医结合治疗骨折经验，对外固定材料进行了材料力学测试与研究，总结出外固定材料应具备：弹性、韧性、可塑性、通透性、轻便性五个特性，发表了"局部柳木夹板外固定治疗骨干骨折的力学研究"论文。并根据各部位骨折的特殊要求，对柳木夹板的长、宽、厚，各种弧度与纸压垫的大小、形状、规格提出规范化的意见，为中西医结合治疗骨折在全国范围内推广奠定了理论与实践基础。他们根据相关的力学原理提出了骨折固定的生物力学理论，包括布带约束力、夹板固定力、纸压垫压应力、肢体重力、肌肉收缩内在动力和必要的牵引力，所组成的外固定力学系统。随着研究的不断深化，又提出了骨折端啮合力及骨折周围软组织对维持固定重要性的新观点，把传统的中医正骨固定经验上升到理性认识的高度。

1966年，我国著名专家方先之、尚天裕编著了《中西医结合治疗骨折》，提出了动静结合、筋骨并重、内外兼治、医患结合等完整的治疗骨折体系。打破了西方骨折坚强、广泛固定的理念。

1973年朱伯通教授组织一大批骨科专家，经过研讨，提出了中西医结合、取长补短是我国传统小夹板技术发扬光大，同时大胆引进西方先进的医疗技术为我所用，

1976年，唐山发生了7.6级强烈地震，当时，在数十万骨折伤员中，大部分是成人股骨干与胫腓骨不稳定性骨折。伤员数量大，手术的医师有限，且医疗设备、骨科内固定器械、器材严重短缺，血源与抗生素严重不足。再则正值夏季7月底，当时阴雨连绵，气候湿热，余震不断，也不具备无菌条件。因此，要想用切开复位内固定治疗这类病人是有很大困难的。应用手法复位小夹板外固定治疗骨折，虽然能够取得过较好地疗效，而面对大批伤员，又在这种特殊环境下，只能考虑应用中西医结合治疗骨折的方法。但对股骨干骨折与不稳定的胫腓骨骨折又必须同时应用重力骨牵引相配合，一般至少要在4～6周的时间不等，有时还需长到12周。在那种余震不断的情况下，随时都可能要转移伤员，以重力牵引为主的下肢骨折治疗方式显然不适合当时的环境。长期的临床实践与生物力学研究，孟和积累了丰富的临床经验，就想到用器械牵引代替重力牵引，目的是把伤员从牵引床上解放出来。随后他与工程技术人员合作，于是在第一个器械牵引架研制成功。用于临床后发现，它不仅可以有效地牵引，并有一定的复位作用，再将纸压垫固定技术"移植"到牵引架上，即用压板对成角、侧方移位进行矫正，所以对骨折的整复与固定效果更好。因而，定名为骨折复位固定器。它植根于中医正骨小夹板外固定的基础之上，故有非常明显的中医正骨特点。之后，他们又相继研制出专门用于股骨、胫腓骨、尺桡骨、肱骨的系列骨折复位固定器，又根据股骨粗隆间、股骨颈骨折的解剖特点，研制出单臂多功能外固定装置用于临床，一直沿用至今。

有了理想的器械，接下来面临的是穿针部位、方法、解剖学定位、复位固定机制、生物化学和克氏针变形等项研究，于是，如何确定适应证、禁忌证，总结各种临床操作常规与护理常规都逐一摆上日程。骨折复位固定器比较合理地解决了针道渗液、感染、针体松动、疼痛瘢痕等问题。各地医疗机构广泛采用该疗法，均取得了良好的疗效，广大患者也非常乐于接受这种既疗效肯定又简捷易行而且医疗成本较低的新方法，各地也都积累了很好的经验。在这个理论指导下，相继出现了类似的外固定器。这样经过20余年的潜心努力，终于完成了代表作《中国骨折复位固定器疗法》等学术专著，相关论文也发表在国内外学术杂志上，使大家有了互相交流的平台，其学术水平与医疗质量也在逐年提高。

1976年，黄克勤提出了骨关节骨折闭合复位外固定法的研究和四肢骨折改进内固定向体外穿针的研究。1977年，孟和研究了胫腓骨骨折复位外固定器。

中西医结合小夹板治疗骨折突破过去一个家族、一个派系的思想，破除了门户之见，对提高中医、西医在骨折治疗水平起到了推动作用，在思想上给人们以启迪，也为提高骨折复位固定器疗法提供了的思想动力。骨科复位固定器疗法是中西医结合的成果，它突破了传统中医与西医思维方式的束缚，吸取中西医之长并得到发挥，在治疗手段上进入了新时期，取中西医之长，避中西医之短，因而，又有了新的重大发展与突破。

中医和西医治疗骨折都不外是先复位、再固定、后活动，而骨折复位固定器疗法，是集整

复 - 固定 - 活动融为一体的新器械与新方法。中医正骨主张闭合的手法复位，虽骨折对位较差，但对骨折周围组织的损伤较小；西医治疗骨折主张切开骨折部位，直视下以器械复位，骨折对位较好，但对骨折周围组织的损伤较大。骨折复位固定器疗法在整复中主张手法与器械结合，既可以提高骨折的解剖学对位，又避免切开复位造成的医源性损伤。我们将这种手法与器械结合复位的方式，概括为手法—器械—手法—器械。中医治疗骨折采用夹板外固定；西医治疗稳定骨折采用石膏外固定，对移位较大的骨折采用钉板或髓内针内固定。前者对骨折端周围的组织损伤虽较小，但固定的稳定性较差；后者对骨折端固定较稳定，但是将内固定物置于骨折端局部，增加了异物，也造成了周围的组织与血运的损伤。骨折复位固定器疗法，在固定时主张内固定与外固定结合，既可以提高骨折端固定的稳定性，又可减少对骨折端周围组织的医源性损伤。由于穿针在远离骨折端的干骺端部位，通过骨干的截面核心，还可减少钉板固定的偏心作用。由于针径较细，用针较少（一般为 1～2 枚），使固定具有弹性，骨折端得到生理性应力刺激，减少了刚性固定的应力遮挡作用。我们将这种内外固定结合方式，定为穿针与压板结合（半针固定结合）。这种固定形式，也可称为三维立体空间固定。

中医治疗骨折不固定关节，主张早期的关节活动；西医治疗骨折应用石膏固定时，主张固定范围超过上下两个关节，待骨折愈合后再行功能训练。骨折复位固定器疗法对骨干骨折，一般均不超关节固定，在复位固定后 10 天左右，即可进行上下关节的活动，对于股骨干与胫腓骨等下肢骨折，还可下床拄拐步行活动。这种疗法有利于血液循环的改善，既可以提高骨折的愈合速度，也可因受到生理性应力刺激，提高骨痂的质量。对一些特殊病例还可以做些按摩治疗。我们将这种活动方式定为主动活动与被动活动相结合，但主张以主动活动为主。以上将骨折复位固定器疗法概括为：复位将手法与器械相结合；固定将内固定与外固定相结合；活动将主动与被动相结合；用药将内服与外敷相结合；简称正骨方法的四个结合。

骨折复位固定器疗法扩大了骨科中西医结合治疗的范围：

新鲜骨干骨折的治疗：本法适用于成人股骨干骨折、胫腓骨骨折、肱骨骨折、尺桡骨骨折、孟氏骨折、盖氏骨折。

陈旧骨干骨折的治疗：本法适用于骨折迟延愈合、不愈合和畸形愈合。

开放及感染骨折的治疗：本法适用于开放骨折经清创整复固定后，再关闭伤口，对伤口关闭有困难的，可进行植皮对创面加以覆盖；对感染骨折在确保骨折端稳定的情况下，应用中西药对创面加以治疗，必要时可以植骨，以达到骨折的愈合与创面的修复同时进行。

关节内及关节附近新鲜骨折的治疗：本法适用于股骨颈骨折、股骨粗隆间骨折、股骨髁上骨折、股骨髁间骨折、胫骨平台骨折、踝关节骨折、跟骨骨折、肱骨髁间骨折、桡骨下段的粉碎骨折（史密斯骨折、克雷氏骨折、巴通氏骨折）。

骨病与感染的治疗：本法适用于骨病需要做大段骨组织切除；骨感染所造成的骨缺损；退行性膝、踝骨性关节炎。

肢体畸形的矫正：本法适用于先天性的髋内翻；膝内、外翻；踝内翻；肢体长度不均衡，身材矮小。均可通过小切口有限手术，施以相应的截骨术，再以复位固定器穿针外固定，早期功能活动加以治疗。

综上，本疗法扩大了中西医结合小夹板治疗骨折的范围，提高了疗效，缩短了疗程，丰富了中西医结合的治疗范围与手段。它是中西医骨科临床与生物力学研究的结果，是医师与工程技术工作者有机结合的结果，是中西医结合治疗骨折在思路与方法上的又一次拓宽与深化，是骨折治疗史上又一次飞跃。

交流是学术发展的原动力:

学术思想只有在交流中得到继承与发展。交流可分纵向与横向两大类。传统中医正骨与西医创伤骨科,都早已各自形成一套对骨折治疗、整复、固定、用药的方法与理论。不论中医家传、师授的"单兵"教练式的学术思想与知识传授,抑或西医采用学院式、经典式的"大规模"的课堂学术思想和知识的传授,均可理解为纵向交流,都是一种思想和知识技能的延续,是继承。可以看做是一种"封闭式"与"半封闭式"的学术交流模式,虽然有发展,但仍然受到一定限制。中西医结合骨伤科,可以看做是一种在特定条件下,中医正骨与西医骨伤的横向交流,它是以中医正骨为基础,结合西医创伤骨科及现代科学手段发展,而成为新的学术思想和新技术,建立了新体系。

三、中国复位固定器疗法学术思想的建立

从用中西医结合手法复位小夹板外固定治疗骨折到骨折复位固定器产生并应用于临床历经 40 多年,其代表人物孟和教授均参与研究与实践,为骨科界进一步深入研究提供借鉴思路,使这种学术思想逐渐成熟。孟和等对横向外固定力学与相关问题的研究所做出的贡献,首先始于其对小夹板材料性质研究。他与天津大学合作,提出柳木夹板具有轻便、弹性、韧性、可塑性、透光与通透性的特性,取材方便,因而对固定骨干骨折效果较好,并根据 5000 例临床的实践对多部位小夹板的长、宽、厚及相应弧度与纸压垫大小、形状、厚度做了规范化的研究。

关于布带捆扎指标的确定,小夹板、纸压垫固定骨折是通过捆扎小夹板的 3～4 条布带束缚完成的,孟和教授等观察到布带捆扎过松时,骨折可在固定过程中发生移位,达不到预期的效果;布带捆扎过紧,可在固定期间出现肢体肿胀、缺血坏死;纸压垫过厚,可出现压疮,使治疗失败,这是老中医的经验。如何对其客观化、量化,通过用弹簧秤和压力测试装置的结合测试出,用 800 克拉力、布带在小夹板上滑动 1cm 的规律,为小夹板外固定治疗推广普及确定了新指标。

小夹板外固定后的病生理变化,骨折经手法复位小夹板固定后,由于受外力大小和肢体局部产生生理反应的多样性,以及复位时应用手法轻重与次数的多寡也有不同反应,孟和等观察到伤后肢体肿胀程度也呈现多种变化与差异,因而提出小夹板外固定后随时检查与调整布带松紧度的要求。为提高外固定效果找出新依据。

小夹板纸压垫固定骨干骨折优于石膏管型与石膏夹板效果的理论的确立,得到了南开大学陈仁烈教授的指导,将理论力学上的一些概念应用于骨科。提出了布带约束力、小夹板弹性固定力、纸压垫效应力、肢体重力、肌肉舒缩活动的内在动力等新概念,与必要牵引力相配合所组成的外固定力学系统,是小夹板外固定不必超关节固定也能有效地固定骨干骨折的原因所在。它是通过骨干骨折采用横向约束固定的临床、生物力学、病理生理学的一些初步研究实践完成的,这些研究成果在 1963 年发表的《天津医药》骨科副刊上的"局部柳木夹板外固定治疗骨干骨折力学研究"一文中得到阐述。

纵向加压固定力与加速截骨端愈合实验研究,20 世纪 60 年代初,由于我国物质生活水平的低下,虽然已有链霉素等抗痨药物应用于临床,但骨与关节结核病的发生率仍很高。特别是当时对晚期全膝关节结核病例,在无条件保留膝关节功能时,只能以在病灶清除的同时采用关节融合术才可治愈。

曾经采用三种固定方法:一般在病灶清除后,一种是采用交叉克氏针固定;另一种采用钉

板固定；还有一种采用 Charneley 架加压固定法。经查阅文献发现 Charneley 分析：其治疗效果中表明压力超过 36kg（80 磅）的 6 个病例，全部在术后 4 周有坚固的临床愈合；压力在 27～36kg（40～60 磅）的 5 例中 3 例在术后 4 周有临床愈合，2 例仍有活动；而压力在 27kg 以下的 4 例中都没有临床愈合。所以压力必须超过 36kg，才能保证多数病例在术后 4 周有临床愈合。在天津人民医院郭巨灵的指导下，孟和等完成这项"膝关节加压固定力试验"，证明改进后的关节架的加压力都能达到 42kg 以上，因此用于临床后，膝关节加压融合均可在 4～5 周愈合，大大提高了临床疗效。1963 年此项研究在《天津医药》骨科副刊上以"膝关节加压固定力实验"发表。

手法复位力与整复效果的研究，由于手法复位效果除受骨折类型、移位程度、复位者手法技巧及部位肌肉发达等因素影响外，还常因术者拉、捏、握力密切相关，为此孟和等于 1974 年曾就此问题对 30 名骨科医师的拉、捏、握力进行测量，并就前臂双骨折整复效果进行研究。确定了前臂骨折中上 1/3 解剖对位率较低，而且受局部解剖学与术者施拉、捏、握力有关。可见手法复位时，常因力不从心而不能达到满意效果。1979 年，《中华医学》杂志发表了题为"中西医结合治疗前臂骨折力学问题再探讨"的文章，并得到了专家们的肯定。

骨折复位固定器的研制，1975 年，孟和因工作需要被借调到北京，在中国中医研究院做全国中西医结合骨关节损伤学习班教师，但主要还从事骨科临床工作，对骨折复位固定器的应用方法和相关要点进一步细化。于 1984 年，他在吸取国内外经验与教训的同时提出了：

1. 治疗三原则
（1）无、少损伤的正确复位。
（2）非、少侵入的弹性立体固定。
（3）无痛性生理活动。
2. 应用四个结合
（1）整复：要手法与器械结合（手法—器械—手法—器械）。
（2）固定：要穿针与压板结合（内固定与外固定兼用）。
（3）活动：要主动与被动结合（伤员自身锻炼与医护指导按摩相互配合，发挥两个积极性）。
（4）用药：要内服与外敷结合（中药与西药，局部与全身并用以缩短骨愈合与功能恢复期）。

通过大量临床病例随访分析，本疗法收到了骨折愈合快（较传统方法快 1/3）、疗程短（较传统方法缩短 1/2）、操作简捷（40～60 分钟左右），大部分伤员避免了切开复位内固定的医师受累伤员受罪，避免了二次手术之苦，减少输血输液与抗生素的应用量，因此，可大大降低医疗费用（减少 1/3～1/2）。同时，在骨折治疗方面不仅用于新鲜骨干骨折，也扩大到开放骨折、陈旧骨折与关节附近及关节内骨折的治疗，对于肢体畸形与骨病也均可治疗，大大地扩大了骨科治疗范围。

对一些需要手术治疗的伤员，由于有了这种新器械，采用小切口有限手术弹性立体外固定的方法，充分显示其优越性。这项新方法的应用改变了传统的手术方式与治疗模式。从手法复位小夹板外固定治疗骨折到骨折复位固定器及其疗法的发展过程可以看出科学研究是一个连续过程，在选择好研究的方向后要持之以恒，在研究上要不断吸取新营养。特别是基础科学的学习与运用，包括生理学、病理学，对骨科生物力学尤其具有特殊意义，它可以使人们将骨折病因、病理、诊断、治疗乃至预后都有效地联系在一起。材料科学是当前发展的前沿学科，骨科器械的创新、改进、发展需要多种学科通力合作才能有所突破。我国中医骨伤科有数千年历史，有着丰富的经验积累，我们要不断汲取现代科学成就与研究手段，来充实自己的研究思路，只有这样才能与世界医学同步。

半个世纪以来，中西医结合骨科的发展之所以能取得不断进步，是随着信息时代的发展与时俱进的，我们要立足于民族特色的学术思想体系来发展中西医结合事业，越是具有民族特色，也越就是世界的。但是在研究过程中难免有一定的局限性，这些都有待于后来者去逐步完善和提高，相信"青出于蓝而胜于蓝"，在大家的努力下，植根于中华民族这块沃土上的中医骨科奇葩定会增加新的色彩，在中医学的园地里熠熠生辉。

孟和曾得到两届卫生部部长题词。

钱信忠部长题词是："骨科复位固定器疗法是中西医结合产物，深入研究逐步推广，为人类健康服务。"

陈敏章部长题词是："继承不泥古，发扬不离宗。"

这项成果 1992 年被卫生部列为"十年百项成果推广计划"之一，向全国推广普及。

1993 年，孟和教授出席美国匹兹堡第九届国际发明博览会，获金奖、证书与奖牌。

1995 年，孟和教授应北美骨外固定学会主席卡宏教授邀请赴美国得克萨斯大学医学院做学术交流，并在奥兰多北美外固定学术年会上做了"外固定在中国—孟氏架与孟氏疗法"的专题讲座。

继孟氏外固定架发展以来，外固定器疗法犹如雨后春笋般发展起来，全国各地研制出的外固定器上百种。此外，在外固定器技术的基础理论研究方面，在外固定的生物力学研究方面，也取得了新的成就。特别是外固定器具的研究已经从单功能向多功能发展，它不仅可以治疗骨干的骨折，还可以治疗某些部位关节内的骨折，且具有较多的优越性。中国骨折复位固定器疗法的发展，符合骨折的弹性固定准则。为骨折的二期愈合奠定了基础。

回顾历史是为展望未来，随着社会与经济的进步，人们文化与物质水平的不断提高，中西医结合骨科必将有更新的进步，整个中西医结合的医学事业，还会有更大的发展，相信我们在 21 世纪必将为中国医学对人类健康事业做出贡献。

参 考 文 献

1. 张德桂. 骨科外固定学 [M]. 哈尔滨：黑龙江科学技术出版社，1992.
2. 孟和. 中西医结合骨科外固定治疗学 [M]. 北京：人民卫生出版社，2005.

（张兴平）

第四节　中西医结合骨穿针外固定器疗法的基础研究现状

一、骨穿针外固定器疗法的生物力学

随着近年来材料力学、生物力学和骨折愈合基础理论等相关学科的发展，骨外固定技术不断完善成熟，不但成为治疗骨折的标准方法之一，还广泛应用到短肢畸形和骨病的治疗中。目前 Ilizarov 外固定技术和骨延长理论已被国内外学者所公认，但环形装置具有结构复杂、装卸调整不便、质量大、不便于携带等缺点，因此各种结构简单、操作容易、便于携带的骨外固定及骨延长器械相继设计出来，并广泛应用于临床。

外固定器虽有多种形式和不同功能，但其设计目的和要求具有一致性，其中最基本要求应为：

（一）实现固定稳定

固定稳定是提高疗效的必要条件。所谓固定稳定是指若忽略骨折端的相对微小位移，骨折远近端与固定装置形成几何不变体系，即保持骨折远近端整复后的相对几何位置不变。好的固定装置应是既构成几何不变体系，又没有或较少有多余联系。此外，在实现固定稳定上还应注意骨针的有效长度、刚度、穿针部位及针的锁紧程度等。

（二）防止功能替代

作为生物材料的骨，无论在几何形式、空间结构还是强度及密度分配上，都是与应力状态相适应的。骨的功能适应性不仅表现在几何形式和力学性质上，在骨组织的成分上也表现出来。因此，在骨组织修复和塑型过程中，必须使断端得到相应的力学环境，否则重建的骨组织可能是脆弱的，不能适应正常功能的需要。所以，在骨折治疗过程中应尽量减少功能替代。这就要求在保持固定稳定的前提下，减少不必要的多余联系，注意针径、针的刚度选择。

（三）使骨断端获得生理应力

我们把可加快骨断端愈合速度、提高愈合质量的断面应力称为生理应力。生理应力分为恒定的和间断性的，对目前使用的骨外固定器，恒定生理应力是由器械给予的，它可增加断端摩擦力，增强固定稳定性，缩小新生骨细胞的爬行距离；而间断性生理应力多是功能活动得到的，它可促进局部血循环，产生压电和动电效应，激发新生骨细胞增长，对加速断面愈合、提高愈合质量颇为有益。

（四）操作灵活、整固兼得整体结构稳定性好，具有全方位刚度和强度，而各构件间具有相对独立性，便于拆卸和组装。同时具有整复和固定功能。

目前最常用的骨外固定器有 3 种结构，即单臂半针固定器，双臂单 / 复平面外固定器和代表环形结构的半环槽式外固定器。单臂半针外固定器使用的是 5～6mm 直径的螺纹针，双臂式外固定器使用的是 3～4mm 直径的骨圆针，而半环槽式外固定器使用的是 2～2.5mm 直径克氏针。

不同类型外固定器的几何构型不同，力学特性及固定骨折后的稳定性亦不一样。其影响因素主要表现在以下几方面：

1. 材料因素　常用的有铝合金、不锈钢、尼龙和钛钢等。从材料力学角度看以钛钢最合适，用不锈钢制作的外固定器的刚度显著高于其他材料的固定器，但重量大，患者携带不便，应力遮挡作用强，使用较少。现一般外固定器为合金或有机高分子聚合材料制成。

2. 几何构型　单平面半针或全针固定型系单平面施力，其垂直面抗形变能力差，故稳定性和刚度欠佳；而多平面固定型采用多平面全针交叉贯穿固定，各个平面均有良好的稳定性和刚度。McCog 通过体外力学测试研究了 4 种外固定器的力学特征，发现 Kronmer 架（全环式，5 杆）刚度最强，能有效地抗压缩、牵伸、扭转等变形；标准的 Hoffmernn-Vidal 三角型架次之，Roger-Anderson 双边型固定器具有中等水平，而 Volkov-Oganesian 外固定器除在前后弯曲时表现出最强的刚度外，其他状态时的刚度均最低。类似的生物力学测试发现，双边结构的外固定器刚度比单边结构的大 50%，已近似于金属接骨板的刚度。

3. 钢针及连接杆的数目、直径等　增加钢针数目及钢针直径，增大针组间距，减小连接杆间距、增加连接杆数目均能增大外固定器的刚度。单边"4"针型固定器的刚度只为"6"针型的 70%，抗前后弯曲强度仅为 50%。将高刚度结构外固定器的连接杆数由三根减为两根，固定器的屈服强度下降 8%～11%。

4. 骨折端加压状态　利用固定器对固定骨段轴向加压能增加骨折端的静态摩擦力，显著提高外固定器的固定刚度。Terjesen 等用 Vidal-Adery 双杆外固定器固定人离体完整胫骨后进行复合体刚度测试，发现其刚度较单纯胫骨刚度增加 1012%，横断胫骨在不加压固定状态时为单纯胫骨的 815%，而在加压固定状态时为 1919%。体外分析 ILizarov 固定器固定人体胫骨横形、斜形及螺旋形骨折模型的生物力学特性发现，在骨折端加压固定状态下复合体的压缩、拉伸、扭转及弯曲强度均明显高于非加压固定状态。当两种或多种不同刚度的材料组成的复合结构受载时，弹性模量高的材料将承受较多的载荷，从而保护其有较低弹性模量的材料，使其少受载荷，是为应力遮挡效应。骨外固定器是通过钢针将骨与外固定器相连接而构成的几何结构体系，因固定器的材料刚度大于骨轴向压缩刚度，故有应力遮挡现象存在，只是比金属钢板所致的应力遮挡率小，发生时间较晚。固定器的刚度越大，对骨折端的应力遮挡作用越强，减少钢针及连接杆数目和直径，可有效降低固定器刚度，改善其应力遮挡效应。

另外，骨折端的接触状态不仅影响固定复合体刚度，也直接影响固定器应力遮挡作用。如骨断端分离，外固定器将承受 100% 的外加载荷，即固定器应力遮挡率高达 100%，骨折端无应力通过；骨折端一旦接触，应力遮挡率可减少 97%，即应力遮挡率为 3% 左右。如果利用外固定器对骨断端施行轴向加压，则会有更多载荷传到骨断端，使外固定器的应力遮挡达最低水平。体外力学研究证实，国内半环槽式外固定器在预加压固定状态下的应力遮挡率仅为 11.12%。

上述研究表明，多平面固定具有优良的稳定性，是新型固定器研制和改进的发展趋势。加压固定是提高固定强度，增加固定稳定性，同时能显著降低固定器应力遮挡效应的有效手段之一。

骨外固定条件下骨折端应力分布特征：不同几何构型及刚度的骨外固定器固定骨折时骨折端应力分布不同，骨外固定器对骨折端实施不同加压状态时骨折端应力分布亦有变化。单边半针型外固定器固定骨折时如同钢板一样，采用的是单边施力，固定侧压应力增加，而对侧减小，甚至为张应力，从而形成偏心性应力分布和应力集中现象。多平面骨外固定则采用交叉穿针，使骨断面各点均匀受力，故断面应力分布均匀。有作者检测了国内应用较广泛的半环槽式外固定器固定人胫骨后骨表面应力分布情况，发现单纯固定及利用固定器对骨断端行加压固定时的骨表面各点应力分布特征与单纯完整胫骨表面的应力分布特征相似，说明本固定器对骨断端是均匀施力，对胫骨表面的应力分布状态无显著影响，是较理想的固定器之一。

二、骨外固定器力学分析

稳定性是对外固定器最主要和最基本的要求。外固定器稳定性概念分解为整体强度、轴向强度和剪切强度。

1. 外固定器整体强度　在弯曲试验中，呈环形结构的半环槽式外固定器受偏心力方向改变影响较少，整体强度最为稳定。而单臂半针外固定器受方向影响最大，在侧向弯曲试验中整体强度最强，而前后弯曲试验中整体强度最弱。在试验中，双臂单平面外固定器亦表现了与单臂式外固定器相同的特点。试验中骨骼在环形的中心较之偏离中心时扭转试验整体强度增加。在扭转试验中单臂外固定器整体强度最高。双臂多平面外固定器与半环槽式外固定器相仿。

2. 剪切强度　剪切强度反映了外固定器对抗骨折断端侧向移位的能力。单臂半针外固定器因其侧向弯曲平面与穿针平面方向一致，剪切强度最大，而在前后弯曲试验中剪切强度最低。双臂多平面外固定器在前后弯曲和侧向弯曲试验中剪切强度与半环槽式外固定器相近，但前者扭转剪切强度较高。

3. 外固定器轴向强度　轴向强度表现了外固定器对骨折线轴向压力的遮挡能力。检测结果显示：在轴向压缩试验中，双臂式外固定器的轴向强度最大，半环槽式外固定器轴向强度最弱，仅为双臂架的一半。在弯曲试验中，3 种外固定器的轴向强度差别略有减少，但仍以双臂式外固定器最强。双臂带有弹簧装置的肢体弹性延长器可以通过调整弹簧张力来达到控制轴向强度的效果。

目前就外固定器性能对骨愈合影响方面的讨论多集中在 2 个因素上，一是轴向压应力，一是断端弯曲力。实验研究发现沿骨骼轴向断端微动在一定阶段能促进骨折愈合。在张应力小幅变化的刺激下，延长段骨痂生长较快，按受力方向排列也更为规则。但对周期性断端弯曲微动，一些学者没有发现对骨愈合有显著影响；剪切力矩被公认是有害的，Ilizarov 在实验中发现骨延长过程中剪切力矩造成的断端失稳，阻碍了骨生发带上纵向骨组织的生成。因此评价一种外固定器性能时，我们认为应掌握这样一个标准，即应该有较弱的轴向强度，较强的整体强度和剪切强度，同时还要结构简单，安装快速容易，患者携带轻便。为使这个标准更为直观和通俗，我们称轴向强度较弱为轴向弹性较好。通过检测发现半环槽式外固定器有较好的轴向弹性，分析结构可以看出：尽管单臂式和双臂式外固定器结构简单，但穿针较粗，有较强的结构刚度。环形结构外固定器穿针较细，固定在环上，在超静定形态下受力，保持了一定张力，因而不但轴向弹性最好，并且在弹性范围内比其他几种外固定器能够承受更大的载荷。单臂半针外固定器在弯曲试验中整体强度和剪切强度表现了很强的方向性，提示使用时将固定臂置于骨骼受力的张力侧可以提高固定效果。在实验中我们检测了在延长臂上安装了弹簧的双臂式弹性肢体连续延长器，弹簧装置起到了降低轴向强度的作用，同时又保留了双臂架结构简单、携带轻便的特点。经动物实验和临床应用证实，延长段骨痂生长质量好，愈合时间大大缩短；由此可见，根据生物力学检测结果，有针对性地对外固定器进行使用和改进，确实能起到扬长避短，提高疗效的作用。

综上所述，骨折复位固定器整复骨干骨折有如下特点：

1. 功能多样，使用灵活　从结构上看，骨折复位固定器既有轴向牵引加压机构，又有侧压机构，还有轴向旋转机构。而且，这些机构都是相对独立的系统。因此，从功能上讲，骨折复位固定器既能整复重叠、分离畸形，又能整复成角、侧移位畸形，还能整复旋转移位。并且，根据整复的需要，可以灵活选用某一机构，而不受其他机构的影响。

2. 整固兼得，固定稳妥　骨折复位固定器的各个机构都是螺旋机构。当各个机构整复相应的骨折畸形后，由于螺旋机构的自锁作用，骨折端便处于相对静止状态。也就是说，整复一毕，固定即始。这种整复与固定一举两得的特点，大大减少了骨折端及其周围软组织的再损伤。在临床中，表现为伤肢早期无肿胀和疼痛，晚期肌肉不萎缩，保证了肢体能在接近于正常生理状态下进行组织修复。

3. 结构简单、操作方便　骨折复位固定器主要是由螺旋机构组成的。而螺旋机构的特点，在一般情况下是"得之于力，失之于位移"。在理想情况下，轴向拉压对位术者所用力只是肌肉收缩力的 1/345。利于功能锻炼，疗效显著提高。骨折复位固定器体积小，重量轻（重者1455g，轻者290g）、患者可带着固定器活动，从而摆脱了重力牵引和石膏固定骨折疗法的病床束缚。又骨折复位固定器采用非超关节的点固定形式，因而利于患者的功能锻炼和肢体的血液循环。这样，更好地体现了"动静结合、筋骨并重、局部与全身兼顾，患医协作"的中西医结合治疗骨折的原则，从而提高了疗效。

三、骨外固定器固定条件下的骨愈合过程

很早以前人们就发现，使用坚强内固定后由于应力遮挡效应而出现骨质疏松，且取出内固定物后容易发生在骨折，而多平面外固定器的刚度与钢板相似，坚强的外固定器加压固定，也会出现应力遮挡效应，这些均说明单纯提高外固定器的刚度对骨折愈合不一定有利。为此学者们对外固定器的刚度与骨折愈合之间的关系进行了大量研究。

骨折发生后，骨组织具有强大的修复再生能力，这为骨折愈合提供了良好的基础。但是骨折愈合是一个是较复杂的机体结缔组织再生修复过程，有一系列十分复杂的组织病理学、生理学、生物化学、细胞学和分子生物学变化；也接受内外环境多种因子的影响和调制。所以骨折愈合的速度、质量和功能恢复情况，会由于骨折的原因、性质、严重程度、治疗和康复情况等的差别而异。固定器的刚性，准确的恢复长度及对位，骨折的形态，骨折的负荷，骨折区域血液供应破坏的程度也会影响骨折的愈合过程。

1. 常见的骨折愈合方式　在解剖复位和坚硬固定条件下，骨折通过哈佛系统直接模造或间隙新骨组织的直接形成而愈合，无内外骨痂形成为一期愈合。如在非坚硬固定条件下，骨断端在应力刺激下通过骨痂形成和重建而愈合为二期愈合。这两种方式是骨折部在不同力学环境下所经历的两种不同的愈合过程，其主要区别在于前者缺乏膜内成骨及软骨内化骨过程。如果骨外固定器刚度高，形成的是坚硬固定，将导致骨折一期愈合。反之则为一种弹性固定，骨断端存在一定微动，在肢体进行功能锻炼时，骨膜及骨能受到一定应力刺激，促进成骨活性细胞增殖和分化，形成纤维骨痂和软骨骨痂，产生二期愈合方式。

所以，考虑好使用骨外固定器治疗骨折的每一因素对于骨折愈合的影响，对选择使用外固定器类型都很重要。

2. 外固定器治疗骨折愈合的影响　骨折固定的坚固性能明显影响骨折愈合的生物学行为，尽管应用坚强度较差的外固定支架其修复组织较弱，但几何分布能提供结构稳定性。从组织学来看，坚强固定者皮质骨将获得直接愈合，而坚强固定较差者则以外骨膜骨痂形成及间接愈合为特点。应用双平面外固定架，其弯曲及扭转均较单一平面为佳，但轴向刚度相同，两种外固定架均获得骨性连接。较坚强的双平面者，在愈合过程早期，骨折部位刚度较高，骨痂形成较少。外固定架坚强度较大者可使骨折部位刚度较快恢复，但在愈合晚期均达同一生物力学水平。

外固定架属动态性，允许骨折断端接触，在对固定器加载时骨应力降低。当骨痂有足够刚度并能支持一定载荷时，将骨 - 螺钉界面载荷明显降低。如果用较大直径螺钉，螺钉非螺纹部分穿入近侧皮质或骨与外固定器支柱的距离减少均可使骨 - 螺钉界面应力降低。增加螺钉直径只要不超过骨的最小宽度的 1/4，不会加大螺钉孔骨折的危险，一般取出螺钉时，螺钉孔及周围已逐渐被重建的新骨充填。螺钉的螺纹形式也会施加一定力学影响，细的螺纹会使骨的推进 - 拉出衰竭载荷增高，而螺钉与骨的接触表面积增加则可使螺钉产生的应力减少。不管应用何种骨外固定器类型，骨折的稳定性均将影响固定坚强度。在相似固定器构造及负重水平下，骨折纵向不稳定较纵向稳定骨折的活动更大。

应用骨外固定治疗骨折，其愈合方式和过程也遵循一般原则。根据稳定程度，是坚强固定或弹性固定，可出现直接或间接愈合，外固定装置刚度越高，固定越坚强，应力遮挡作用越

大，将明显减少骨折断端的应力刺激，应力遮挡与外固定时间成正比，时间越长，骨折部位的力学强度包括抗弯强度降低越明显。

单平面外固定器稳定性相对较差，因此必须增加外固定器的材料结构刚度才能达到稳妥固定骨折的目的。固定器结构刚度的增加势必产生较强的应力遮挡效应。而对于多平面固定器，其钢针采用多平面交叉穿放，几何构型优化，各向刚度提高，稳定性亦增加，因而避免了高应力遮挡效应形成。早期的应力遮挡，可起稳妥固定骨折的作用，但在骨折愈合的中后期，则将干扰骨折愈合和重建，使骨折愈合延迟，骨重建不良。这主要是具有成骨活性的细胞未能获得有效的应力刺激而处于"功能性休眠"状态，破骨细胞则相对功能活跃，使骨质成骨——吸收处于负平衡状态，骨基质不能有效地骨化所致。固定器刚度越高，上述变化越明显。因此，在能稳妥固定骨折的前提下，优化固定器材料和构型，或在骨折愈合的中后期减少固定钢针数目和直径，有效降低固定器刚度使之成为一种弹性固定，将有利于骨折愈合。另外，利用固定器的调节作用，对骨折端实施适当加压，亦是促使骨折愈合的有效手段。

在临床使用外固定器治疗骨折时，为保持恒定的轴向压力，维持骨折愈合最佳力学环境，术后早期（2周内）适当调节外固定器压力以补充损失量是非常必要的。由于轴向加压量过大会造成骨质压缩吸收且压力衰减过快，在术中加压时，以轴向加压 0.5～1 倍患者体质量为宜。在术后 2 周时，在体骨组织已建立起新的组织结构（骨密度增高、骨纤维数量增多和骨细胞间隙压缩等），以适应新的力学环境，所以应用外固定器治疗骨折，在术后 2 周内每天适当加压能补充骨折断端压力衰减，而保持骨折断端间的压应力更有利于骨折愈合。

它包含两个方面的内容：一是各种骨折修复细胞的增殖活动；二是有机基质的形成和无机盐的沉积。这一过程受众多因素的影响，其中骨折部的生物学状态和力学环境已被证实为影响骨折愈合的重要因素。早在 100 多年前，Wolff 就已认识到活骨的形态结构随其所受应力和应变的大小而改变，适当的负荷能使骨的沉积 - 吸收活动维持动态平衡而保持骨的形态结构稳定，过高或过低的负荷都将破坏这一动态平衡，使骨的吸收大于沉积而致骨质破坏，骨密度下降，骨折愈合不良。

作为力学器官的骨组织对外界应力刺激有极强的敏感性，表现为骨组织的形态、结构、密度分布与应力分布的充分适应性。不同构型的固定器对骨折端应力分布影响不同，因而对骨折愈合的影响作用亦不相同。单边式固定所形成的偏心性应力分布及单平面固定所致的应力相对集中破坏了骨的正常应力分布，常致骨愈合不良。而多平面骨外固定的应力分布均匀，对骨断端应力分布干扰小，有利骨愈合。应力的促进作用只有在骨断端处于最佳应力状态时，才能使骨折获得最佳愈合。这种最佳应力状态（或最佳应力）尚有待于进一步研究和探讨。

综上所述，关于外固定器对骨折愈合的影响，与固定针的数目、固定针的直径、连接杆的间距、单平面或多平面外固定器的类型、加压未加压、骨折的类型等等因素都有关系。但目前尚未有统一标准，临床实践的时候应根据病人情况，多种因素结合考虑，方可有效地促进骨折愈合。

四、骨外固定器针道的解剖学

当为外固定器置入钢针和钢丝时，必须考虑到相关软组织解剖。不当的置入操作可以引发软组织炎症、坏死或感染。此外，在置入过程中还存在刺穿神经血管和肌腱的风险，以及钢针和钢丝位置安放不当所致的二次损伤。因为钢丝直径较细，一般在进行经皮操作时没有危险。但钢丝的置入要经过刺穿的皮肤切口，注意不要损伤其下方的软组织结构。在预钻孔和置入钢针时，必须使用保护套管，而且在经软组织窗到骨骼放置保护套管前需要进行钝性分离。在使用组合式外固定设备时并不要求在置入钢针和钳夹之前对骨折进行复位，但必须考虑复位前的软组织在骨折复位后所在的位置。置入钢针和钳夹之后进行骨折复位可能引起钢针周围软组织紧张。为预防软组织炎症和坏死，减张切口是必要的。在置入钢针和钢丝的操作时，必须注意不能刺穿肌腱，否则在相关组织结构附近生成的瘢痕将会永久的限制邻近关节的活动度。

在临床中，经常会遇到，穿针方向和角度不确切，使用外固定器与骨针无法连接固定，不能形成一个新的平衡力系，造成骨折端移位更加严重。术者必须熟悉损伤部位的局部解剖学，特别是熟悉穿针点周围的解剖结构，选择合适的进针道路。

1. 置入钢针的安全软组织区域取决于肢体特定固定平面的解剖学横断面。

胫腓骨解剖示意：小腿新鲜尸体解剖（图 2-1-4-1）示胫骨结节部穿针与踝上部穿针部位；安放胫腓骨型骨折复位固定器与针连接，使骨折得到整复与固定，在骨折端放置弧形压板，以加强骨折端的稳定性。

胫腓骨新鲜解剖学骨折模型及骨折复位固定器示意（图 2-1-4-2）：显示胫腓骨中段短斜面骨折伴有蝶形折块。可见胫骨近端所穿克氏针与胫骨平台关节面不平行，故造成两针端之间的距离不等长，胫骨向外侧成角畸形，得不到纠正。

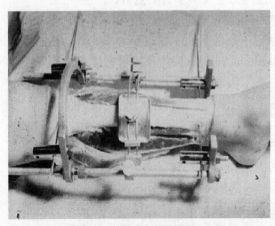

图 2-1-4-1　小腿新鲜尸体解剖

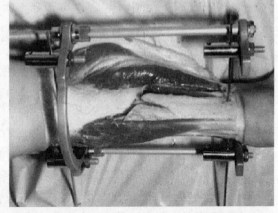

图 2-1-4-2　胫腓骨新鲜解剖学骨折模型及骨折复位固定器示意图

胫腓骨骨折远端穿针部位示意（图 2-1-4-3）：外踝尖上 6～7cm 处，在腓骨前缘，由外而内，在内侧出针时要避开大隐静脉。

小腿穿针解剖示意（图 2-1-4-4）：小腿近端胫骨结节与腓骨小头连线的终点由外而内穿针，针应与骨干垂直，与胫骨平台关节面平行穿入。

肱骨解剖示意（图 2-1-4-5）：在上臂处于旋后 90° 位，于三角肌止点平面，穿针前可做一小切口，以血管钳分离软组织，直达肱骨髁上部，再由前向后穿入克氏针（直径 2mm），于肘窝上 3cm 肱二头肌腱外侧缘，由前向后穿入同样克氏针。

尺桡骨解剖示意（图 2-1-4-6）：前臂新鲜尸体解剖，示尺骨鹰嘴穿针与尺桡骨远端穿针部位，安放前臂型骨折复位固定器。

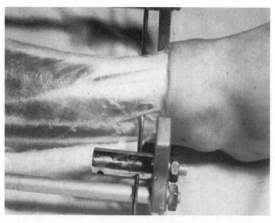

图 2-1-4-3　胫腓骨骨折远端穿针部位示意图

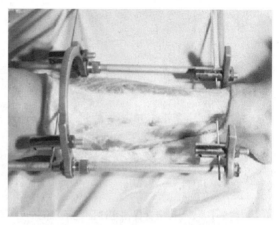

图 2-1-4-4　胫腓骨穿针解剖示意图

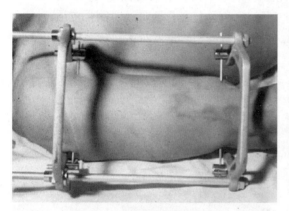

图 2-1-4-5　肱骨穿针示意图

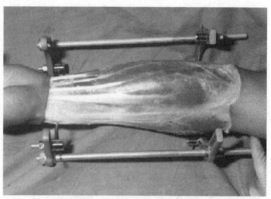

图 2-1-4-6　尺桡骨新鲜尸体解剖示意图

前臂背侧穿针固定解剖示意（图 2-1-4-7）：尺骨鹰嘴下 2cm 由尺侧向桡侧垂直骨干穿入。
前臂中上 1/3 解剖横截面，圆柱状分骨垫应用示意（图 2-1-4-8）。

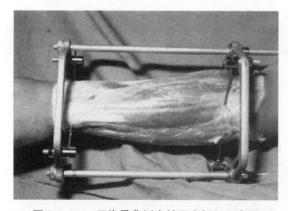

图 2-1-4-7　尺桡骨背侧穿针固定解剖示意图

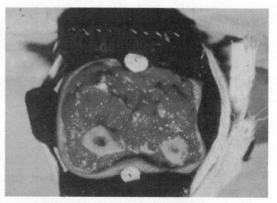

图 2-1-4-8　尺桡骨中上 1/3 解剖示意图

前臂骨折复位固定器，穿针后以蝶形压板将靠拢的尺桡两骨分开示意（图 2-1-4-9）。
前臂骨折复位固定器固定后，背侧蝶形压板使用情况（图 2-1-4-10）。

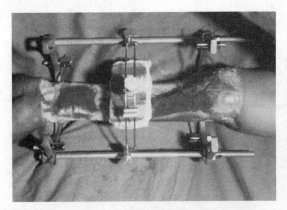
图 2-1-4-9　尺桡骨复固定器固定示意图

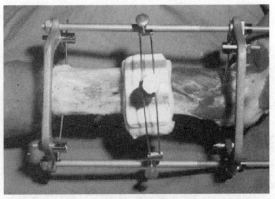
图 2-1-4-10　尺桡骨复位固定器固定示意图

股骨颈及粗隆间解剖示意（图 2-1-4-11）：右股骨颈基底骨折，穿针外固定后，A、B 两针平行于股骨颈，直达股骨头软骨帽下，C 针于股骨中下 1/3 部垂直股骨干贯通两侧骨皮质。

解剖图示意左股骨颈骨折（图 2-1-4-12）：A、B：股骨颈与粗隆部骨折穿针解剖示意。C：位于股骨中下 1/3 外侧由外而内穿针，与固定架连接在一起。

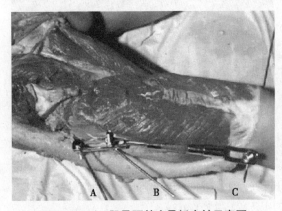
图 2-1-4-11　股骨颈基底骨折穿针示意图

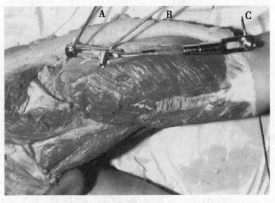
图 2-1-4-12　股骨颈骨折穿针示意图

穿针部位的横截面图：

上臂：肱骨穿针进针点示意图（图 2-1-4-13）；右臂部上 1/3 横断面（图 2-1-4-14）；右臂部下 1/3 横断面（图 2-1-4-15）。

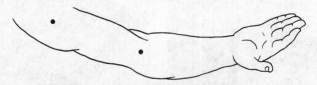
图 2-1-4-13　肱骨穿针进针点示意图

前臂：尺桡骨穿针进针点示意图（图 2-1-4-16）。由尺骨茎突上 1cm 向桡骨穿针，贯穿尺桡两骨，要求针与骨干垂直。肩关节外展，肘关节屈曲 90°，由助手做分骨动作，保持前臂稳定。对于上 1/3 骨折，前臂要处于旋后位，对于中 1/3 骨折，前臂处于中立位。

在尺骨鹰嘴下 1cm，由尺向桡侧穿入，出针时切勿穿入桡骨。前臂下 1/3 横断面（图 2-1-4-17）。

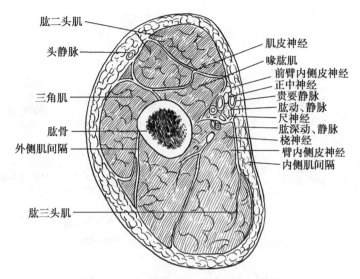

图 2-1-4-14 右臂上 1/3 横断面示意图

肱二头肌
头静脉
三角肌
肱骨
外侧肌间隔
肱三头肌

肌皮神经
喙肱肌
前臂内侧皮神经
正中神经
贵要静脉
肱动、静脉
尺神经
肱深动、静脉
桡神经
臂内侧皮神经
内侧肌间隔

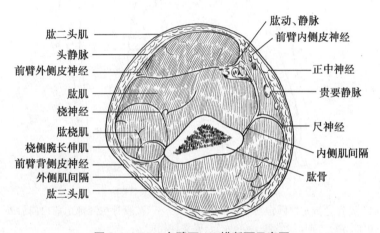

图 2-1-4-15 右臂下 1/3 横断面示意图

肱二头肌
头静脉
前臂外侧皮神经
肱肌
桡神经
肱桡肌
桡侧腕长伸肌
前臂背侧皮神经
外侧肌间隔
肱三头肌

肱动、静脉
前臂内侧皮神经
正中神经
贵要静脉
尺神经
内侧肌间隔
肱骨

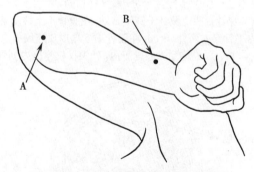

图 2-1-4-16 尺桡骨穿针进针点示意图

大腿：股骨穿针示意图（图 2-1-4-18）。

右大腿下 1/3 横断面（图 2-1-4-19）。

小腿：胫腓骨穿针要求（图 2-1-4-20）

胫骨粗隆横断面（图 2-1-4-21）。踝上横断面与穿针示意（图 2-1-4-22）。

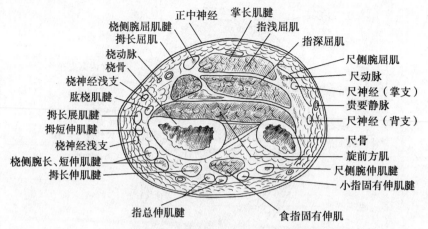

图 2-1-4-17　尺桡骨下 1/3 横断面示意图

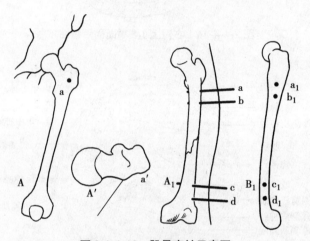

图 2-1-4-18　股骨穿针示意图

（1）股骨骨折复位固定器 I 型穿针示意。a-a'：在股骨粗隆部由前内向后外 60°的穿针方向，股骨髁上穿针与一般穿针相同

（2）股骨骨折复位固定器 II 型穿针说明：在股骨中上 1/3 处避开股腘管由内而外垂直骨干穿入，股骨髁上穿针与一般穿针相同

（3）应用单臂架穿针说明。股骨干侧位 a_1、b_1 在股骨干上端皮质连线的中点分别由外向内平行穿入两针，c_1、d_1 在股骨干下端皮质连线中点由外向内平行穿入两针；a_1、b_1、c_1、d_1 均穿入股骨干内，针尖仅仅穿出内侧骨皮质

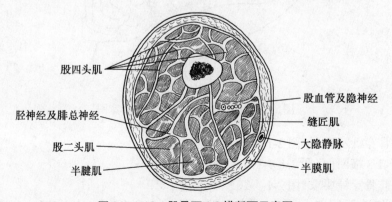

图 2-1-4-19　股骨下 1/3 横断面示意图

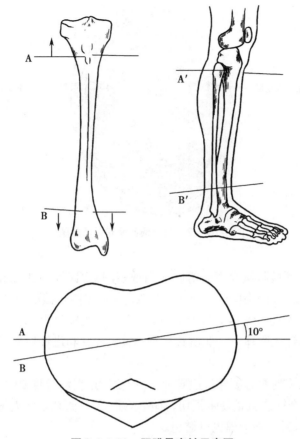

图 2-1-4-20　胫腓骨穿针示意图

A 针与 B 针都要与骨干纵轴线垂直，在额状面内的投影交角尽可能小，一般不超过 10°

A. 正位显示：胫骨结节下由外向内，平行于胫骨平台关节面穿入

A′. 侧位显示：胫骨结节与腓骨小头连线中点由外向内平行于胫骨平台穿入

B. 正位显示：在外踝尖上四指于腓骨前缘由外向内平行踝关节面穿入

B′. 侧位显示：于腓骨前缘由外向内平行踝关节面穿入

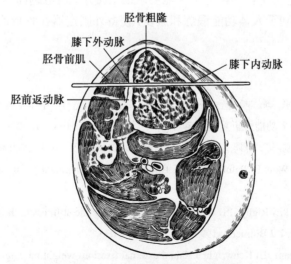

图 2-1-4-21　胫骨粗隆横断面示意图

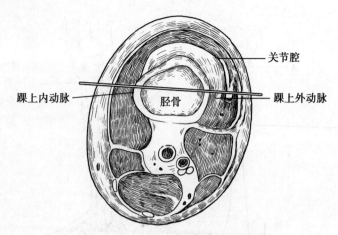

关节腔

踝上内动脉　　　胫骨　　　踝上外动脉

图 2-1-4-22　踝上横断面穿针示意图

2．穿针夹角　将四肢按圆台型做等距截面观察，每等距面为 30mm，再在肢体穿针截面上，以骨截面形心为轴心画一圆，分为 360°，在规定的测量圆台截面上分成 3 个夹角区，即：

（1）安全夹角区：在此夹角内无神经血管，无丰厚的肌肉组织，无关节囊和重要的运动肌束，针道感染率低，骨针在肢体上可保留数月不感染。皮肤和进针口的紧密包裹，形成封闭的固定环境。

（2）危险夹角区：有时骨针要穿过肌腱或丰厚的肌肉，但没有重要的神经、血管分布，进针有可能并发肌间隔综合征或肌腱韧带损伤、肌肉挛缩、关节僵硬。此夹角区并发症发病率高，但掌握好穿针技术，术后加强护理也可避免。

（3）不安全夹角区：有重要的神经血管、肌腱及影响功能活动的肌肉走向，靠近重要器官，在此夹角进针难度大，稍有疏忽易引起严重的神经血管损伤。进针切忌盲目，要在有限的手术视野下，直视下避开进针固定。

骨外固定应用最多的是治疗骨折，应重视如何为骨折愈合提供良好的生物学和生物力学条件的研究。以及对外固定器力学性能、刚度调整方法和技术应用的掌握，使得外固定器在满足骨折复位、固定功能和生物力学性能要求的前提下，构造越简单，部件越少，性能越稳定，操作越简单，越有利于人体功能锻炼和康复，使得外固定器在骨折治疗中更能充分发挥自己独特的作用。

参 考 文 献

1. 李起鸿,曾宪政,区伯平,等. 半环槽式外固定器的研制与临床应用 [J]. 中华骨科杂志,1984,4(6):332-336.

2. 赵书哲,等. 介绍一种多功能骨折复位固定器 [J]. 中华骨科杂志,1989,10(3):226.

3. 闫敬军,吴其常,张志刚,等. 可调式肢体连续延长器的研制及临床应用 [J]. 小儿麻痹研究,1992,9(4):197.

4. Egger EL, Gottsauner-Wolf E, Palmer J, et al. Effects of axial dynamization on bone healing[J]. J Trauma, 1993,34(2):185-192.

5. Goodship AE, Watkins PE, Rigby HS, et al. The role of fixator frame stiffness in the control of fracture healing. An experimental study[J]. J Biomech, 1993,26(9):1027-1035.

6. Kershaw CJ, Cunningham JL, Kenwright J. Tibial external fixation, weight bearing, and fracture movement[J]. Clin Orthop, 1993(293):28-36.

7. Lewallen DG, Chao EYS, Kasman RA, et al. Comparison of the effects of compression plates and external fixators on early bone healing[J]. J bone Jiont Surg Am, 1984, 66 (7): 1084-1091.

8. O'Sullivan ME, Bronk JT, Chao EY, et al. Experimental study of the effect of weight bearing on fracture healing in the canine tibia[J]. Clin Orthop, 1994 (302): 273-283.

9. Browner, Jupiter, Levine, et al. 创伤骨科学 [M]. 第 3 版. 王学谦, 娄思权, 侯筱魁, 等译. 天津: 天津科技翻译出版公司, 2007.

10. 黄克勤, 郎凤萍, 黄永勋, 等. 实用外固定治疗学 [M]. 北京: 北京科学技术出版社, 2006.

11. 孟和, 顾志华, 王坤正, 等. 中西医结合骨科外固定治疗学 [M]. 北京: 人民卫生出版社, 2005.

12. 李起鸿. 骨外固定技术临床应用中的几个问题 [J]. 中华骨科杂志, 1996, 16 (10): 604.

(张兴平)

第五节　骨外固定器的结构和种类

骨外固定器治疗骨折已有近 170 年的历史。自 1840 年 Malgaigne 构思设计了第一个外固定器 pointe métallique，并于 1843 年在 *Journal de Chirurgie* 上发表起至今，骨外固定器已经发展得多种多样，各具特色，也更加契合临床应用。虽然在 20 世纪，内固定技术取得了令人可喜的发展，但外固定器仍有其独特的价值所在，在急性骨折、脱位、骨不愈合、骨缺损等方面，尤其是为难于治疗的关节周围骨折、骨盆骨折提供暂时的稳定作用，并可应用于肢体矫形。

随着科学技术的飞速发展，原始的外固定技术已经远远不能满足现代快节奏生活的需要，由此外固定技术正不断趋向于微创发展，即在保证骨折部位达到理想的复位程度及其稳定性的同时，又要求保障局部软组织的血供，以利于骨与其他组织的修复。仅就外固定器本身而言，尚有诸多的不足。因此，对外固定器械的构型及其固定提出了相对完美的要求。

1. 空间固定，结构优化，固定效果可靠　结构优化指外固定器的整体结构在确保稳定和治疗要求的前提下，以最简单的结构，最少、最细的钢针组成所需构型，并且要符合轻便、灵巧，便于操作，便于术后调整以及肢体活动等要求。固定效果可靠指外固定器与骨复合系统，在各种载荷下（拉、压、弯、扭），结构不发生明显变形，骨折端不发生明显的位移、成角和旋转畸形，且固定不易失效。

2. 功能优化　外固定器具有固定、加压、牵伸、矫形等多种功能，同时符合人体生物力学原理，既保证骨组织的坚强固定，同时尽量避免应力遮挡，使断端处仍有应力刺激，有利于骨组织的修复和愈合。

3. 灵活性能好　易于掌握，方便调整。

4. 固定针的合理布局　固定针布局合理与否，不但影响复合系统的稳定性，而且涉及并发症的高低和手术创伤的大小。固定针布局的基本原则是：应用最细、最少的钢针，选择合理的位置，实施多向、多点和多平面穿针。多向、多点、多平面的钢针布局，使应力分布均匀、钢针与骨界面不发生滑动，对骨折段有较好的约束力，便于术后的调整。

（1）骨折段上的固定针布局：每个骨折段的固定针布局要求最好达到三维约束，尽可能不同方向、多平面、多点的穿针布局原则。在一个主骨折块上，要选择两个以上平面、方向和点进行穿针，进针的方向要与骨干垂直。半螺纹针应尽量多向穿针，全螺纹针尽可能为交叉穿针，在骨折段短于 5cm 的近关节端全螺纹针交叉布局，固定针有一个平面也可；全螺纹针与半螺纹针的布局，要有两个平面。

（2）整体的固定针布局：整体固定针布局分为半螺纹针单向多点、半螺纹针多向多点、全螺纹针单向多点、全螺纹针交叉多平面、全螺纹针与半螺纹针多向多点等基本形式。

（3）固定针种类的选择：半针单向多点布局要选用螺纹半针、半针多向多点可以由螺纹和无螺纹结合应用，全针多平面、全针交叉多平面、全针与半针多向多平面的布局，全针均为无螺纹针，半针尽可能用螺纹半针。

（4）进针点要避开血管神经和肌腹，以免造成主要神经血管的刺伤、压迫以及针孔的相关并发症。

（5）固定刚度可调：外固定器的特点是在治疗的不同阶段，根据骨折愈合的情况进行经常性的调整，特别是固定刚度。在选择构型时要考虑允许通过外固定器的调节，对固定刚度进行调整，以便为骨折愈合提供合理的生物力学环境。

（6）便于功能锻炼：长期佩戴的体外装置，对肢体活动和功能锻炼带来很多不便之处，但如果外固定器构型选择得当，就可以减少这方面的缺点。所以在选择构型时就要考虑到构型要尽可能方便术后的功能锻炼。

骨外固定器的演变可谓是适应战场变化、符合人文历史、顺应时代发展等多方面综合因素，只有对骨骼解剖、生理、生物力学等因素的充分熟悉，才能够把握住骨外固定器的适应证，并针对不同疾病的临床表现，合理选择最适宜的外固定器。

一、骨外固定器的结构

骨外固定架由骨圆针、固定夹及连杆 3 个基本部件构成。

1. 固定针　它的作用是暂时稳定断骨折块，将骨与外固定器的其他部分连接起来，以达早期复位。

（1）固定针的材料：使用较高弹性模量的材料制作的固定针，由于最大地降低了弯曲度，从而减少了固定针的松动率。但是，使用等弹性模量材料如钛合金制作的固定针也能够减少松动率。所以，对此问题目前仍在争论。

金银等贵重金属能够抑制细菌的生长，因此有作者建议使用镀金的固定针，并经有限的临床和实验研究证明确实可以降低感染率，但是在临床上还难以广泛使用。

（2）固定针的直径：直径为 2.0～6.0mm，并按照其直径大小分为 3 类。

1）斯氏针（Steinmann 针）：指直径大于及等于 3mm 的骨圆针（图 2-1-5-1），多用于下肢骨折的固定，可用手摇钻或慢速电钻经皮直接钻入，干骺端及松质骨部位也可用骨锤经皮直接徐徐锤入。多用于全针固定，如双侧型、四边形、半环型及全环型外固定器；用于半针固定时，由于针体光滑，与骨骼间缺乏把持力，容易滑针。

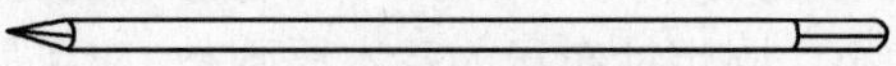

图 2-1-5-1　斯氏针

2）克氏针（Kirschner 针）：指直径小于 3mm 的骨圆针（图 2-1-5-2），多用于成人上肢骨折及儿童上、下肢骨折的固定。克氏针常用手摇钻或慢速电钻经皮直接钻入，主要用于全针固定。

图 2-1-5-2　克氏针

3）尚氏针（Schanz 针）：指针尖部带有螺纹的半螺纹针（图 2-1-5-3），直径一般在 5mm 左右，用于半针固定。由于增加了螺纹结构，增强了针体在骨骼内的把持力，克服了针体在骨骼内滑动的危险性。但由于有螺纹结构，降低了针体的刚度，为防止固定针断裂，从而被迫增加固定针的直径，过粗的尚氏针容易造成术后针道骨折的严重并发症，同时，固定期间也易于形成应力遮挡效应，影响骨折的愈合。

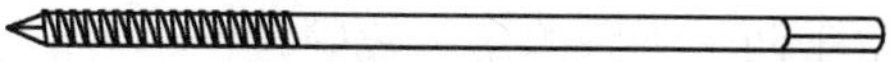

图 2-1-5-3　尚氏针

（3）固定针的螺纹分布：按照螺纹的分布可分为末端螺纹、中央螺纹和光滑螺纹 3 类。末端螺纹为半针，从肢体一侧进入后，穿过邻近的骨皮质，止于远侧骨皮质。中央螺纹为贯通型，从肢体一侧进入后，穿过邻近的骨皮质，并穿透远侧的骨皮质，从肢体远侧穿出，两端均与固定器的支架连接。光滑螺纹，同贯通型，均贯穿肢体，两端固定在外固定器上，但因缺少螺纹固定，故有随时间推移而产生滑动的倾向，现应用的主要为球形针（又称橄榄头钢针），它是在针尾部有一个球形的膨大，在固定针穿过骨皮质后，球形的突起可将钢丝锁定于该侧皮质，通过在对侧拉紧固定针，以增加其拉力，使骨折块向一侧移动，以纠正骨断端的侧方移位，并增加针 - 骨界面的把持力以防止滑针。球形针在治疗粉碎性骨折时，则更显其优势。

现代还有学者设计了新型的固定针，其针体为圆柱体不锈钢棒，两端为三角刃形，在钉体内有导向孔，针体表面设有刻度槽。采用上述结构后，以期在手术时先用定位针固定连接部位，然后将固定针套在定位钉上，使固定针顺着定位钉到达连接处，根据针体上的刻痕确定进针深度，提高手术准确性。由于其尚未经过临床研究证实该固定针的可行性，故未能投入生产、被广泛应用。

2. 固定夹　有的称为夹具。固定针穿过肢体后，需将其与连杆相连接，以此固定在外固定器的支架上，起到稳定骨折端、防止再移位、替代部分断骨功能的作用，这就需要一个连接钢针与支架的装置。Malgaigne 最初构思设计的 pointe métallique 即是使用手指样的螺丝钉通过一个半环形的金属弓上的狭槽固定在骨折块上的。这种装置仅对骨折块施加一个简单的压力以维持之复位，对维持骨折块本身稳定性和再移位的作用却收效甚微，因此有学者认为该装置不应看做外固定器。

在现代，商品化的夹具已被制作成针夹。穿针复位以后，需要用针夹夹持钢针的一端，然后使之再与支架相连接。简单的针夹只能用做固定一根钢针使用，在组合的外固定系统中，一个针夹通常可以夹持一组（两根或两根以上）平行的钢针。在某些组合式外固定系统中，针夹可以通过万向球形接头与连杆相连接，以方便固定后的调整和矫形。

3. 连杆　用来将多个夹具连接起来，使之成为一个整体，组成外固定系统。1843 年，Malgaigne 描述了它设计的金属爪 griffe métallique，它有两对弯曲呈爪型的尖端，每对与一块钢板相连，而这两部分钢板通过扣环型螺丝钉而相互接近，使其中一块钢板可以在另一块钢板的槽中滑动。这大概就是最早的有连杆装置的外固定器。

随着科技的发展进步，连杆也在不断推陈出新，从最初的普通金属材质，到铝合金、不锈钢、钛合金制，连杆的刚性、耐久性、耐腐蚀性大大增强，再到现阶段具有 X 线可透性的碳纤维连杆，使得复查时连杆对肢体内的外固定物及骨折线影像遮挡的情况得以解决，增加了图像的清晰度。

随着中西医结合治疗骨伤病的技术发展,患者对外伤后早期保留肢体、恢复肢体形态,后期保障肢体功能的意识越来越强烈,外固定器械也在朝着微创的道路不断发展。我过近来研制较多并取得较大成就的,是以孟和、李起鸿为代表的半环槽式外固定器。该固定器采用半环式框架结构,基于中医小夹板压垫原理的蝶形压板,在肢体外施加横向压力,且结构简单、重量轻便、操作简便,在治疗骨科疾病时,有其独特的优势。

4. 构型　每一枚固定针独立地与连杆相连接被称为简单外固定架,它要求首先对骨折端进行手法复位,并分别将位于两骨折段的第 1 枚固定针尽可能远离骨折线,且要相互平行。然后,2 枚固定针分别通过钳夹与连杆相连。每一个骨折段上的第 2 枚固定针应该尽可能靠近骨折线,使同一骨折段上的 2 枚固定针间的距离保持最大。简单外固定架的有点是稳定性较好,缺点是首先要复位骨折端,并且在安放外固定架过程中必须保持骨折段的复位。因此,技术上要求高,耗时也相对较长。

Hoffmann-Vidal-Adrey 系统及 ASIF 的管型外固定架系统为了增加固定的牢固程度,利用其自身所特有的简便、易于组合的优势,按力学结构分为单平面单支架半针固定型、双平面单支架半针固定型、单平面双支架全针固定型及双平面双支架全针半针结合固定型四种基本构型,其每一种构型均具有独特的临床和机械特征。

对于简单的骨折类型,若复位较好,可使用简单的单平面构型就可以满足大部分损伤情况的固定需要。双平面构型能够更有效地中和多方向弯曲和扭转活动,仅需用于处理严重粉碎性骨折、骨缺损、关节融合术及截骨术、双平面的构型确实可以提高骨折端的稳定性,但对大多数需要用外固定架固定的骨折来讲,并非必须依靠复杂的构型才能获得足够的稳定。不可一味地追求增加固定强度。

二、骨外固定器的种类

由于骨穿针外固定作为一个介于内固定与外固定之间的固定方法,包含了诸多内固定与外固定的优点,故而近些年来已是越来越受到广大医师及学者的重视,再加上国家对中西医结合治疗骨伤病的大力支持和推广,外固定器的研制与革新,是现阶段的骨科界的重头戏。为了适应不同的患者、不同的伤情变化,许多外固定器应运而生,其种类繁多,各具优劣,使得其功能、形态大相径庭,而分类方法也有所不同,各式外固定器难以用此有限篇幅一一列举,仅选一些常用的外固定装置加以剖析,以见其不同。

(一)按功能分类

1. 固定器　此类固定器是通过钢针,将断骨与器械相连接,通过锁紧各部件,使得断骨稳定,防止其发生再移位,替代其部分生理功能(如承担重量、维持肢体长度等)。因为这类固定器不具有复位功能,故仅简单的称固定器。

这类固定器多用于某些特定部位。如 Malgaigne 早期设计的 griffe métallique 金属爪即属于此类。这个装置仅用一对爪型装置刺入股四头肌肌腱及髌骨周围的坚韧的软组织中,从而对髌骨的骨折块施加压力,达到迫使骨折块稳定的目的,其本身并未起到使骨折块复位的作用。

2. 复位固定器　此类固定器在穿针后,通过对各部件的调整,既能达到稳定断骨按,防止再移位的作用,又能使移位的断骨复位,从而达到较为满意的解剖位置,尽量多的保留原有骨的功能,为拆除外固定器后的功能恢复奠定基础;同时又有利于断骨间的应力刺激,促使骨折部位的骨痂形成,加速骨折愈合过程。因为此类固定器有使移位的断骨复位的功能,故称为复位固定器。如 Hoffmann 与改进后的 Anderson 外固定器均属于此类。

复位固定器的应用较为广泛，骨折、骨不连、骨畸形均可采用此器械，甚至是针对某些关节病变、外科矫形等仍可应用。如环式外固定器，先用球形针穿入一侧骨折块，并在该侧锁定，然后在另一端用拉紧器使骨折块紧压与骨断端，调整好适当的拉力后，在球形针拉紧时再将另一侧锁定。如此法在该平面穿入一组固定针，且均固定于同一个环形组件上，再将骨的不同平面的多个环形组件用连杆连接起来，形成一个环式外固定器。这类外固定器要求穿针少，便于调节，且应保证其有良好的固定性，同时操作便捷，在固定时能克服偏心效应，避免应力遮挡，不影响肢体的功能活动。

（二）按体积大小分类

1. 一般外固定器械　主要指常规应用于躯干及四肢骨折及矫形用器械。

2. 微型外固定器械　用于特殊部位的外固定器械，如手足、尺骨鹰嘴等部位。

（三）按结构的几何形状分类

1. 单边架（图 2-1-5-4）　此类固定方式是介于内固定和非侵入性外固定之间的一种方法，具有结构简单、操作方便、力学性能稳定可靠，可塑性强的特点。该类外固定器秉承动静结合的特点，通常都有万向关节作为调节和矫形之用，使断骨在有坚强外固定的同时，还能获得动态的外固定，促进骨的修复。

单边架为一个杠杆结构，由一个可调节伸缩的主体和一些可锁紧骨针的金属夹构成，在肢体的一侧穿针，针透过对侧骨质但不穿透对侧皮肤，呈一悬臂式的结构。其特点是穿针少，创伤小，操作简便，愈合快，但稳定性差，容易发生再移位，常用于胫腓骨骨折等疾病的治疗。如单侧多功能外固定器、螺纹针外固定器、Lambotte、Hoffmann 的外固定器，均属此类。

2. 双侧架（图 2-1-5-5）　可简单看成是两个单边架相对连接而成，其骨针需贯穿整个肢体的，而后在肢体两侧均放置可调节伸缩的金属杆以固定骨针。它的特点是肢体两侧受力均匀，针与杆形成封闭的四边形结构，使其灵活性大大降低，故而稳定性增加。如国内使用的组合式双边固定器、于氏架及国外 Anderson Fiayhes、Day Frame 以及 Lamare 和 Larget 的装置等均属此类。

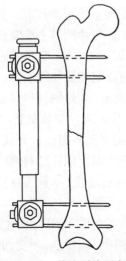

图 2-1-5-4　单边型外固定器

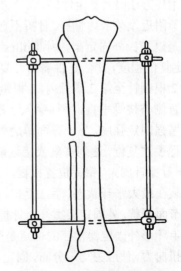

图 2-1-5-5　双侧型外固定器

3. 四边形架（图2-1-5-6） 可简单看成是双侧架的空间立体结构，在肢体两侧各放置一对金属杆，连接横贯骨干的固定针，每侧的杆之间也有连接结构的主体。这种固定架操作相对复杂，穿针相对较多，以削弱其灵活性来增加相应的稳定性，故此架的抗干扰能力强，但不便于调节，且极大程度减少了骨断端之间的应力刺激，不利于骨折愈合。因其固定强度不如内固定，现已很少采用这种装置。国外的 Vial-Adreny 支架等属于四边形外固定架。

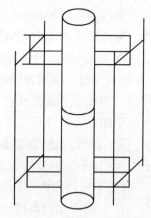

图 2-1-5-6 四边形外固定器

4. 半环形架（图2-1-5-7） 可简单看做是环形外固定架的一半结构，用2～3个金属半环连接装置在肢体两侧可伸缩调节螺杆，在半环上刻有固定针座的滑槽，用针座连接穿在骨干两端的骨圆针，这类器械可以对骨折施行拉、压、扭转复位及固定，再配合装在滑轨上各型压板，可有效地防止骨折再移位。

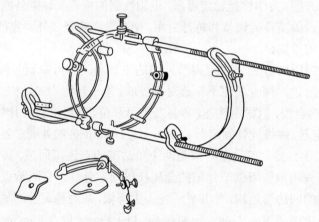

图 2-1-5-7 半环型外固定器

该治疗方法因其稳定性好，调节灵活，现已被广泛应用和发展，主要用于四肢长骨的骨折、四肢关节附近及关节内骨折、骨折不愈合、截骨术后的固定及畸形矫正治疗等。其中，具有代表性的是以孟氏外固定架治疗 Colles 骨折。在臂丛麻醉下，先将骨折端手法复位，C 型臂透视，确定复位程度，评估是否需切开复位。在第 2 掌骨背侧近端 1/3 处，与掌骨垂直方向，平行穿入 2 根钢针至第 2 掌骨内，2 根钢针相距 1.0～1.5cm，与固定装置间距相当。然后，在桡骨近段背侧与桡骨垂直，平行穿入 2 根钢针，针间距离约 1.5cm。4 根钢针尽量靠近骨折端，一方面增强固定强度，另一方面单边外固定器牵开复位的工作距离。安装支架，在电视 X 线透视下行手法复位，达到解剖或接近解剖复位后，旋紧外固定支架各螺丝。开放性骨折先行清创，再行穿针固定，钢针位置根据创口情况尽量靠近骨折端。固定钢针过对侧皮质，尽量将支架安装在最大张开状态，手法复位，张开支架。C 型臂 X 线机透视，尽量恢复桡骨长度，角度及关节面平整，外固定架撑开至骨折周围韧带、肌腱保持一定张力。

用半环形外固定器治疗的优点是交叉穿针使外固定架呈多个平面固定，可控制骨折端的剪力和扭曲力，使应力均匀分布，固定牢靠，同时，手术方法简单，创伤小，不受伤口局部及软组织调节影响，拆除外固定架时，无需二次手术。

5. 环形架（图 2-1-5-8） 这类器械用金属环形杆架把肢体完全包绕，可在多平面多方位穿针。其特点同四边形外固定架，通过增加穿针数量以增强其稳定性，提高抗干扰能力，但由于穿针较多、结构复杂，灵活性不如半环形外固定架，同时要求的操作技术较高，又不便于携带，而使其应用受到一定限制。前苏联使用多年，美国 Kronner 改良了这种固定，在前苏联使用细针的部位改用石膏部件和横向固定针。国内使用的股骨骨折复位固定器就是在前者方法的基础上进一步加以改进，使穿针的数目减至 2 根，但由于近端穿针部位受局部解剖的限制，还需要进一步改进。我国李起鸿、马景昆氏架、Ilizarov 外固定架等同属此类外固定器械。

6. 三角架（图 2-1-5-9） 可简单看做是在双侧架基础上，于不同平面再添加一根平行的金属杆，使之连接起来，形成"品"字结构，并用金属贯穿两个或多个平面来增加固定的稳定。该固定架可供 2～3 个方向穿针，多采用全针与半针相结合的形式实现多向性固定，国际内固定研究学会的三角式管道系统为其代表。此类器械最常用的是 ASIF 的管状架，适用于股骨干不稳定骨折。

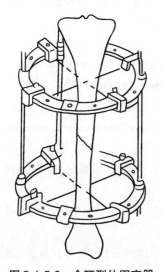

图 2-1-5-8 全环型外固定器

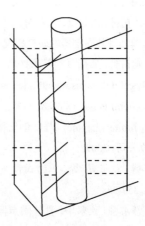

图 2-1-5-9 组合式外固定架

7. 脊柱外固定架 用于脊柱骨折、脊柱侧弯术前准备及术后配合固定。

8. 其他形状的外固定架

（1）单臂棒状多针支架：一般用 4 枚直径在 3.5mm 的骨圆针，可用于股骨颈及股骨粗隆间骨折的固定。也可用于股骨干骨折的治疗。

（2）单臂架组合固定形式：可用于骨盆骨折的治疗。

（3）镶嵌式骨外固定器：单侧双臂式结构，可用于治疗股骨远端复杂性骨折。近来也有人将其用于治疗股骨创伤感染性骨不连，并有其特有的疗效。

（4）组合式外固定器：是 20 世纪 80 年代初发展出来的组合结构形式的外固定架，以 AO 外固定器、Hoffmann Ⅱ 外固定架等为代表，根据病情的具体需要，来决定外固定架的几何构型。连接时，以一个组件为基本组合单位，可组合成单边式、双侧式、三角式等。其通用性好，适用范围广，穿针位置也可随意选择，因此此类外固定架也较常用。

（5）微型骨外固定器：用于特殊部位的骨外固定器械，如手足、尺骨鹰嘴等部位的骨折。

（四）力学结构分类法

1. 单平面半针固定型 这类外固定器是依靠半针的钳夹式把持力保持骨断端的固定，骨断端的受力为不对称性（偏心受力），抗旋转与前后向弯曲力最差，钢针可发生变形或断裂，用于不稳定骨折时，骨折端易发生再错位。

2. 单平面全针固定型 这类骨外固定是将钢针贯穿骨与对侧软组织，肢体两侧有连接杆将钢针两端固定，骨断端的受力呈对称性，和单平面单侧固定相比较，固定的稳定性有所加强，但抗前后向弯曲力与扭力的能力仍差，用于肢体牵引延长时，可发生骨端旋转与成角畸形。

3. 多平面固定型 半环、全环与三角式构型的外固定器可提供多向性传真固定，有良好的稳定性。

参 考 文 献

1. Bérenger Féraud, LJB. De l'emploi de la pointe de Malgaigne dans les fractures[J]. Rev Ther Medicochir, 1867, 15: 228, 256.

2. 孟和，顾志华，王庆甫，等. 中西医结合骨科外固定治疗学 [M]. 北京：人民卫生出版社，2005.

3. 王亦璁. 骨与关节损伤 [M]. 第4版. 北京：人民卫生出版社，2007.

4. 田伟. 实用骨科学 [M]. 北京：人民卫生出版社，2008.

5. 王书明，盖树静，刘起富. 一种骨折内固定针：中国专利，CN202036305U[P]. 2011-11-01.

6. 黄永雄. 国内骨外固定器的研究概况 [J]. 广西中医学院学报，2000，17（3）：128-129.

7. 张铁良，党耕町. 实用骨科手术技巧 [M]. 天津：天津科学技术出版社，1999.

8. Cucuel, Rigaud. Des vis métalliques enfoncées dans le tissue des os pour le traitement de certaines fractures[J]. Rev Medicochir Paris, 1850, 8: 113.

9. Browner, Jupiter, Levine, et al. 创伤骨科学 [M]. 第3版. 王学谦，娄思权，侯筱魁，等译. 天津：天津科技翻译出版公司，2007.

10. 谷卫，王博，乔海涛，等. 单边式骨外固定器治疗胫腓骨骨折 [J]. 世界核心医学期刊文摘：眼科学分册，2002（5）：357-358.

11. 贡小强，韩志强，狄东华. 骨外固定器治疗桡骨远端粉碎性骨折19例分析 [J]. 中国煤炭工业医学杂志，2008，11（10）：1562.

12. 谢江芹. 半环槽外固定架治疗胫骨下段骨折及骨不连 [J]. 中国骨伤，1999（2）：83.

13. 肖光，吴其常，朱东，等. 三种骨外固定器生物力学检测分析 [J]. 医疗卫生装备，2004，25（4）：49-50.

14. 朱光辉，黎志宏，张湘生. 镶嵌式骨外固定器治疗股骨创伤感染性骨不连接 [J]. 中国医学工程，2006，14（4）：383-384.

15. 穆林，刘丹平. 骨外固定器的临床应用进展 [J]. 医学综述，2007，13（21）：1631-1633.

（张兴平　陈经勇）

第六节　骨外固定器的应用指征及选择

内固定系统能够达到维持骨折复位的坚强固定效果，对于关节内骨折能够恢复关节面的平整度等，尽管如此，内固定方式仍有许多不足之处。

1. 操作相对复杂，对机体及损伤局部造成的创伤较大。

2. 骨膜的剥离、钻孔、髓腔的扩大以及对周围软组织的损伤，会导致不同程度的血运破坏，影响骨折愈合以及软组织覆盖，严重者致骨坏死、软组织坏死、切口不愈合、切口化脓、溃烂等术区的并发症。

3．在切开复位、曝露术区、钻孔安装内固定物的同时，易造成周围肌腱炎或肌腱松弛、脱位以及神经的损伤。

4．坚强的内固定固然可使骨断端稳定，但由于应力遮挡，骨断端缺少应力刺激，对骨折愈合产生一定影响。

5．尚需二次手术，取下内固定器械。

6．皮肤伤口较大，影响美观。

因此，外固定技术的产生为解决上述问题提供了有力的保障。仅通过了解外固定器械的组成和分类，是无法解决这些问题的，合理、灵活地掌握外固定术的应用指征，根据具体情况选择适合的外固定器械，是运用好外固定技术的前提条件。

一、骨外固定器的应用指征

在了解骨外固定器的应用指征之前，先要知道，我们为什么要运用外固定器械。难道仅仅是因为内固定器械有诸多的不足点，就得选择外固定器械么？当然不是。这就需要我们清楚地知晓，骨外固定器有哪些优缺点。

（一）骨外固定的优、缺点

骨外固定器是与内固定器是一对相对的名词，在经历了漫长而曲折的发展变化之后，随着基础研究的进展、使用的规范化以及器械的革新，骨外固定技术已被注入了新的活力，被赋予了新的生命。现代骨外固定概念是指根据应力刺激组织再生与重建理论，在微创原则下，应用体外固定调节装置经皮骨穿针与骨构成的复合系统，用来治疗骨折、矫治骨与关节畸形和肢体组织延长的技术。由此，骨外固定技术的适应证也由最初的特殊部位的简单骨折，发展为严重复杂骨折、骨感染、骨不连、骨缺损、肢体延长和矫形等除头面骨意外的骨与关节损伤的治疗。

1．骨外固定的优点

（1）适应证广：可适应各种复杂的骨科疾病，如严重的开放性骨折、严重的粉碎性长骨干骨折、近关节及关节内骨折、骨不连、骨感染、骨畸形等，是骨外科的常用器械之一。

（2）体现微创外科技术原则：针道小，穿针部位远离骨折端，术中无需广泛切开软组织、剥离骨膜，不加重创伤局部血运破坏，出血少，无需输血治疗，对全身的生理干扰小。手术遗留瘢痕小，对肢体美观影响较小。

（3）疗效确切，固定可靠：采用空间立体几何结构，巧妙运用力学原理，稳定骨折端，防止再移位，减少血运的破坏，其远期疗效显著，并发症少。

（4）操作简便，方便携带，易于调节：体积小，重量轻，可在无手术条件的特殊情况下，施行有效的固定，为骨伤的二次处理奠定基础。其空间结构，架空创伤外的空间，允许骨折与软组织伤共同处理，互不影响。在固定后，依旧可以根据治疗需要，对外固定装置进行调整，以利于创伤的恢复及肢体的矫形。

（5）符合骨与关节及周围组织的生物力学特性：Ilizarov曾认为，骨外固定能够提供骨折愈合所需的全部复杂条件，而其他固定方式均无法做到。这是因为骨外固定器有机结合固定刚度与骨再生及其功能重建的生物学要求，能够根据不同病情需要，为分离骨折端提供坚强、加压、弹性固定，为短缩的骨折端提供牵引固定，其稳定性能好，能极大程度地降低骨折后骨折处的不稳定性,防止骨折再移位,加重损伤,又能避免应力遮挡,使骨折端受到应力刺激,促进骨痂生成及骨小梁重建,提高骨折愈合质量,缩短骨折愈合时间。

(6)便于早期功能锻炼:各种类型的骨外固定器,可很好地适应多种骨科疾患,其固定刚性及固定稳定性可维持骨断端的位置,部分替代其原有功能,为早期的伤肢功能锻炼,提供安全、可靠的充分必要条件。

(7)可与其他固定方式搭配:一般情况下,无需结合其他固定方式,有人曾尝试将外固定器与其他固定方式配合使用,意在使两种固定方式之间互相取长补短,加强其固定效果,常见的有与内固定器结合使用和与其他外固定方式(如小夹板外固定)结合使用。

(8)无内植入物留存体内:与内固定相比较,无内固定物留存于体内,减轻身体对固定物的排异反应及固定物对周围组织的影响,无需二次手术切开取出固定器。

2. 骨外固定的缺点

(1)在控制桡骨的短缩、关节面塌陷及关节脱位方面,略逊于内固定方式。

(2)稳定性较内固定不足,易发生骨的再移位,控制旋转的作用相对较弱,易发生弯针和针部骨折。

(3)骨折位于骨干的近端或远端时,大骨片上的支持针不足以承担杠杆作用,而需要跨关节进行固定。在跨越关节时,贯穿肌肉或近关节处的钢针,不同程度地影响关节活动。

(4)术后需经常调整。

(5)针道处容易感染,尤其是粗直径和贯穿肌腹的钢针。

(6)体外装置会对日常生活带来一定的影响。

(二)骨外固定的应用指征

了解了骨外固定方式的优缺点,就该针对其特点,扬长避短,发挥其特有的优势。所谓应用指征,即是在伤情需要的情况下,在外固定原则的指导下,符合外固定器械使用的适应证,又无明显的禁忌证。

1. 骨外固定的使用原则

(1)外固定架必须适合肢体的解剖形态。

(2)使患者感到舒适,容易为患者所接受。

(3)能够满足伤肢的生理力学的需要,替代其部分生理功能。

(4)为患者施行二次手术奠定基础。

2. 骨外固定的适应证

(1)开放性骨折:曾有学说说明,新鲜的开放伤应用内固定物,会增加其急性感染和慢性骨髓炎的风险。由于外固定架的穿针部位远离伤口,保护损伤部位骨和软组织的血运,从而可降低伤口的感染概率,因此此用于治疗开放性骨折。

绝大多数的开放骨折,无论何种原因导致,均可以首先考虑使用外固定架固定。开放性骨盆骨折、肘部严重的Ⅲ型开放骨折及胫骨干的 Gustilo Ⅲ度开放骨折等,都是外固定架的很好适应证。

(2)感染性骨不连:骨不连是指骨折愈合过程的中断,是骨折后期常见的并发症之一。导致骨不连的原因有:全身性因素、药物影响、局部因素及其他因素,但究其最主要影响因素,当数局部因素。这其中包括:固定系统的不稳定、骨折局部骨与软组织的血运较差、感染等因素。有些学者认为,骨不连接是由于缺乏牢固可靠的固定,是一个力学上的问题。他们认为加压外固定可使骨断端密切接触对位,并因骨断端间产生静态摩擦而增强固定的稳定性,且压应力能够刺激骨折处产生骨痂,使骨小梁爬行过骨折端并重新排列,起到促使骨愈合的作用。另外,国内也有多项研究表明,感染是导致骨折不愈合的重要原因。导致感染的因素很多,包括骨折部位的粉碎程度,周围软组织损伤的严重程度,感染及医源性因素等,但主要与严重外伤和早期处理不当有关。他们认为治疗这类骨不连需要同时兼顾骨愈合和清除感染两大方面,而彻底清创是消除感染的根本,必须去除所有坏死和感染组织,并将被慢性炎症组织包裹的内固定物完全去除,才能做到彻底清创。

　　传统观点认为,感染性骨不连不宜采用内固定治疗,大多数学者主张采用骨外固定技术,解决感染性骨不连的四大关键因素:软组织覆盖、感染、骨端不接触及肢体短缩畸形。通过大量临床实践表明,外固定方法简单,对骨端血供干扰少,通过有一定弹性的钢针固定骨端,不仅可以提供牢靠的固定,同时也克服了坚强内固定的应力遮挡;在压应力的作用下,通过骨断端见加压增强固定的稳定性提供生物力学刺激,使间充质细胞和成纤维细胞的组织环境得到改变,使这两种细胞分化的潜能被激活,骨断端间的纤维组织和软骨可很快的转化成骨;术后可随治疗的需要进行调整加压,始终保持骨端的紧密接触,对骨端提供持续压应力刺激,为骨愈合提供有利的条件。同时,外固定装置架空了感染、坏死的软组织,有利于感染的控制和治疗,方便观察,并允许在该部位施行其他手术(如筋膜切开术、植骨术、皮瓣转移等),又不致使骨折产生再移位的可能,利于肢体早期活动,避免了患肢的功能障碍,还产生间断性的应力刺激,利于骨的修复,加速骨的修复和愈合过程。其治疗方法体现了坚强固定与生物力学的合理结合,充分契合和贯彻了"动静结合"的原则。

　　在治疗感染性骨不连方面,积水潭医院还采用了一期开放植骨的方法,将扩创与植骨在一次手术中完成,术后使伤口保持开放。据称该方法基本克服了传统方法之不足,具有简单、有效、省时等特点。

　　(3)合并有严重软组织损伤:高能量损伤所致开放性骨折,均伴有严重软组织损伤,且伤口污染较重。治疗上采用传统的石膏、夹板、牵引已无法兼顾维持复杂骨折的稳定性与伤口换药之间的矛盾,还可导致骨折畸形愈合或骨不连、创面感染等问题。此时采用内固定方法治疗,尤其是软组织条件不佳的骨折,一旦发生软组织坏死、感染,处理起来相当麻烦,最终不得不取出内固定物。应用髓内针固定时,一旦发生骨折断端的感染,势必导致难以控制的骨髓炎。Young曾经报道内固定术后感染率和内固定的内置物成正比,可高达23%,即使清创时再严密,创面也不会绝对无菌。采用内固定时,因剥离骨膜和扩大髓腔容易导致细菌扩散,使机体的免疫力及药物对附着在内固定物甚至骨面上的细菌失去作用。且内固定术后,尚需用石膏等外固定方式辅助固定,以免发生折钉、折板及骨折再错位等。且此类患者的换药工作困难,无法冲洗,长时间采用外固定方式,势必导致关节僵硬、肌肉萎缩、压疮、感觉功能减退,甚至导致肢体功能丧失,无法保留肢体等,给患者日后的恢复和生活带来诸多不便。

　　骨外固定器在治疗合并有广泛软组织损伤的骨折时,有其特有的优势:①穿刺处远离骨折断端,不加重骨折局部的血运破坏;②骨折处不留异物,同时可架空软组织,便于观察、引流及换药,而不影响骨折复位;③可早期进行功能锻炼,防止关节僵硬和肌肉萎缩,促进骨折愈合及伤肢的功能恢复;④骨外固定器的刚度具有可调性,可满足骨折愈合所需的多种复杂条件,加速骨折愈合过程;⑤操作简单,对机体创伤小,对全身的生理功能干扰小;⑥一般情况下无需二次手术,节约医疗成本和患者花费。其治疗原则为:稳定骨折的状态,敞开创面,充分引流及换药处理创面,必要时可采用带血运的肌皮瓣移植来修复软组织的缺损。

　　(4)复杂的近关节骨折及关节内骨折:近关节端的骨折,特别是开放性、粉碎性骨折,通常都较难处理。其原因有二：一是其骨折部位的解剖原因，其骨折部位为长管状骨的干骺端，为松质骨结构，其穿针固定的稳定性较皮质骨为差，且此处多有肌肉的附着点及关节囊的牵拉，参与邻近关节的动力平衡，故在骨折后极易发生分离、成角、旋转等移位，由于肌肉的强有力保护性收缩，给骨折复位和固定带来极大的困难，遗留畸形，影响关节功能活动，也使得日后的康复工作进展缓慢且收效甚微；二是其损伤原因所致，近关节处的骨折，由于其损伤暴力较大，使干骺端骨与软组织血运破坏严重，导致软组织的感染和坏死、骨外露、骨不连，最终导致关节功能的受限。有时为了抢救患者的生命、维持血流动力学的稳定，不允许对上述骨折实施用时较长的复位、固定和植骨术等手术步骤，而不得不采用外固定架作为一种临时的固定装置。

关节内骨折指关节囊内的骨折，同近关节骨折类似，属于高能量损伤所致，多因直接暴力作用于关节处，或间接暴力传导至关节处，使关节软骨面遭到破坏及关节周围软组织撕裂，导致关节的不稳定。此种关节内骨折，手法复位石膏外固定易因为再移位而治疗失败，尤其是粉碎性骨折，其困难是显而易见的，且整复后骨折端的稳定性难以确保。当关节内骨折导致关节面对合不佳，软骨面不平整、光滑时，最易因为软骨过度磨损，而发生创伤性关节炎和关节僵硬，影响关节日后的功能活动，甚至关节磨损，广泛退行性改变，引起长期疼痛。多数学者对此，有不同的见解。但统一的是，在治疗方面，关节内骨折采用手法复位较难成功，且复位后骨断端的稳定性不佳，大多学者还是主张进行手术治疗的，如不稳定移位性桡骨远端关节内骨折，Ilyas 等认为应进行手术复位。

一部分人认为，此类骨折不宜应用外固定架治疗。Weber 等曾报道应用外固定架会增加并发症的发生率。因此稳定骨折端是促进愈合过程，减少并发症的基础；恢复关节面平整、光滑是降低创伤性关节炎的根本。故在治疗过程中，要求有良好的复位，早期循序渐进的功能活动，使关节面在骨折愈合过程中得到磨造，防止滑膜反折部的粘连，以恢复关节的正常活动范围。以切开复位内固定为主要治疗方法：在直视下整复塌陷、碎裂的骨折块，术中骨缺损处同时植骨，可确保桡骨远端关节面的平整，恢复骨折的解剖位置，为关节功能的恢复提供解剖学基础。在稳定的内固定基础上，早期进行功能锻炼，可有效避免关节固定时间过长、关节僵硬、骨质疏松及其他并发症的发生，符合解剖复位、坚强固定、早期活动治疗关节内骨折的AO 原则。它适用于简单的关节内骨折，如Ⅱ、Ⅲ型病例。其缺点是对周围组织有损伤，需要二次手术取出内固定物。

对此，不少学者认为关节内骨折同样可以应用外固定架治疗，并有报道说明，应用外固定架会取得良好效果。他们认为，此时若采用切开复位内固定术，由于软组织的广泛剥离，对血运的破坏极大，且存在切口感染及关节面坏死等并发症，因此切开复位内固定适宜在骨折部位软组织条件较好的情况下采用。其机制主要是通过韧带整复作用对抗前臂肌肉的牵拉力所致的骨折断端移位，从而使骨折短缩移位得到恢复。外固定支架手术操作简单，保护了骨折部位的血运，减少了对腕关节软组织的破坏和干扰，还可以通过放松支架远端球形关节来调整腕关节位置，并允许早期的功能锻炼。

周孜辉等通过研究得知，内固定疗法能够体现出其力学稳定性上的优势，桡骨远端 LCP 依靠角稳定原理形成固定骨折的内支架，通过锁定螺钉与螺孔的耦合，减少了内固定松动的风险，这种角稳定作用非常适合对复位后的关节面的支撑，在骨质疏松病例中也有较好的安全性。Jenkins 等对桡骨远端骨折患者用外固定支架治疗，显示支架固定在维持复位和防止再移位方面更有效；Van Dijk 等用超关节动力外固定支架治疗 29 例不稳定的关节内移位骨折年轻患者,发现解剖复位和功能复位均较好。

(5)骨盆骨折:抢救合并失血性休克的骨盆骨折患者,其重要措施就是尽早固定不稳定的骨盆骨折。对于前后骨盆环均严重断裂的骨盆骨折而言,虽然仅以外固定架固定骨盆的前侧不足以达到牢固固定骨盆环骨折的目的,但是却有助于止痛、减少出血并利于搬运和护理伤员。尤其是开放性骨盆骨折,是外固定架的最佳适应证之一。保持骨盆环的稳定是控制出血、处理软组织损伤进而使伤员得以早期活动的基础。

(6)骨骼矫形及延长:外固定架可应用于软组织挛缩所致的畸形。通过牵拉矫正关节挛缩,不是简单地将软组织拉长松弛。根据伊利扎诺夫肢体延长理论,组织在受到缓慢牵拉时,细胞会发生增生性改变,血管、神经都有相应的生长,故长期牵拉可使关节挛缩畸形得到矫正。但如果牵拉速度过快,超过组织细胞的承受能力,则可造成牵拉失败,甚至造成神经、血管损伤,故矫正过程宁慢勿快,每天可分多次进行矫正。另外,牵拉过程中,长时间持续加压会造成软骨组织的损害,尤其在矫正足部畸形时易损伤关节软骨,故每天应松开矫形杆1~2次,使软骨受压得到一定时间的缓解。对合并有严重肌力不平衡的关节畸形,用外固定器矫形后,必须矫正肌力或行关节融合术,否则,畸形仍会复发,但在三关节融合术前或肌腱移位术前,先矫正固定畸形,则可使手术简化,取得更好的效果。对下肢畸形,应选择畸形最显著的部位进行截骨,膝外翻多发生股骨下段弓畸形,选用股骨髁上截骨,达到矫正负重力线与畸形,恢复膝关节水平位与负重平衡。

外固定架用于截骨后骨延长术时,有其特定的疗效。据报道,目前牵伸成骨的器械主要有 Ilizarov 支架、Orthofix LRS 和联合髓内钉的延长系统。Ilizarov 支架由细钢针及环形架组成,能提供三维方向的稳定性,实施多平面弹性固定,生物学效应好,具有加压、延长、成角矫正的功能,但其结构复杂、外形笨重、安装烦琐、贯穿穿针容易损伤局部软组织及限制肌腱的活动,护理困难。因此出现了基于单边外固定支架的肢体重建系统 Orthofix LRS,其具有轻巧,操作简便,便于患者自己掌握等优势,但由于是单侧固定,其稳定性不如双侧外固定器或多平面固定器,矫正成角和旋转畸形的能力也有限。为了更好的防止轴向偏移和尽早去除外固定器,有学者尝试用 Ilizarov 支架联合髓内钉进行肢体延长,但由于髓内钉破坏了骨内膜的血供,可能导致新生骨皮质化的时间延迟。另外高达 1.7%~21% 的深部感染的发生率,也使该方法的应用存在争论。

外固定架应用于肢体延长的理论依据是,在张力-应力刺激下,组织的生成、细胞的增生繁殖和生物合成等功能更加旺盛,轴向加压以及骨折间隙弹性微动(通过钢针强度实现)而刺激成骨。实验研究证明:利用外固定架牢固固定后,使截骨部位弹性连接,缓慢牵拉后,组织代谢异常活跃,同时刺激细胞增殖以及生物合成功能,延长区域中部出现一生长带。生长带的类纤维母细胞形成胶原纤维,其排列方向与牵开方向一致,在胶原纤维上骨母细胞产生骨样组织,逐渐形成骨小梁;固定后逐渐骨化;血管壁的中层出现活跃的平滑肌细胞,新生毛细血管借许多交通支与牵开区四周软组织内的血管吻合,建立延长区与周围的血液循环。周围的神经、肌腱、结缔组织以及皮肤均呈现出增长改变,使肢体延长在一定程度上增大了幅度。

余黎等,在 Hoffmann Ⅱ型外固定器基础上,设计出新型的 KW 组合式外固定骨延长器,并治疗 15 例肢体短缩及骨缺损患者。肢体短缩者 10 例,平均短缩 8.7cm(6.0~22cm);外伤性骨骺损伤后遗症 4 例,骨髓炎后遗症所致下肢不等长 3 例,其中 4 例肢体延长同时行预防性跟腱延长术,1 例合并足外翻畸形行胫距关节融合术矫正,3 例合并膝内翻畸形,同期或先行膝内翻截骨矫形手术;3 例脊髓灰质炎后遗症合并马蹄内翻足畸形,行三踝关节融合术矫正。

应用骨迁移技术治疗骨缺损患者 5 例，平均骨缺损长度 7.3cm（5.0～8.5cm），其中 2 例合并足下垂，延长同时行跟腱延长术矫正。结果所有患者均完成术前预定的肢体长度重建、下肢畸形的矫正及骨缺损修复。下肢骨最长延长或迁移 21.0cm，最短 5.7cm；平均 7.5cm；平均外固定时间 89 天（68～343 天）；平均外固定指数为 16.3d/cm（9.0～32.5d/cm）；延长后的外固定时间为 3～10 个月，平均 6.5 个月，平均骨愈合指数为 39d/cm（30～62d/cm）。术后随访 1.0～4.0 年，4 例患者出现膝踝关节功能障碍，均通过功能锻炼和调整延长速度恢复正常；2 例创伤性骨缺损患者，年龄分别为 53 岁、55 岁，原缺损区成骨不全，行自体髂骨植骨术促进骨愈合；3 例股骨延长患者出现外固定器针道浅表感染，经局部换药治愈或治疗结束时拔除钢针后自愈；1 例股骨和 1 例胫骨延长出现轻度轴向偏移（成角小于 5°），对患者功能影响不大，未做特殊处理。此研究说明，外固定器在骨延长术中确有疗效。

（7）伴有多发肢体骨折的不稳定病例：在这类具有挑战性的病例中，组合式外固定架能提供足够的稳定性，并允许病人活动。而且如果需要，组合式外固定架能迅速应用于手术间或监护室。虽然外固定器通常不用于此类骨折的治疗，但如果有必要也可以使用。当股骨干骨折因为患者的内科情况太不稳定，初期不适宜髓内钉固定而应用外固定器治疗时，可以在损伤的第 1 周内将外固定器改为髓内钉固定。当病人的内科条件将这一改变延迟到第 1 个月以后时，外固定可在手术室拆除，并且在改成内固定之前需要牵引几天，以解决针道污染问题，然后再实施髓内钉固定。这种快速外固定方法的适应证包括：病人有多发肢体骨折，并合并有必须早期进行手术干预的其他危重损伤或多发伤，如严重的头部外伤伴颅内压升高和严重的肺挫伤伴肺换气障碍，并很快造成呼吸功能衰竭。病人有严重的低体温和凝血病也是适应证之一。再有，病人有严重的骨盆环损伤，在前侧应用外固定支架，可以控制骨盆容积进而控制腹膜后出血，使不稳定的血流动力学重新变得稳定。

（8）其他适应证：如给去除关节软骨的关节面加压，以完成关节融合术；断肢再植术及伴有血管神经损伤需修复或重建的骨折以及需用交腿皮瓣、肌皮瓣、游离带血管蒂肌皮瓣移植等修复性手术等。

3．骨外固定的禁忌证

（1）伤肢有广泛的皮肤病。

（2）因各种原因，患者不能或者不愿意配合手术及术后管理者。

二、骨外固定的应用及选择

骨穿针外固定治疗骨折，通过骨针将伤肢与外固定架组成一组相对稳定的力学系统，能较好地保留肢体的固有功能，使伤员在生理状态下养伤，使伤肢在符合生物力学要求下对运动系统进行修复。

（一）穿针的方法与数量的选择

1．两针的应用　对一般闭合性骨干骨折以用两枚针为佳，配合应用压板，可有效地防止骨折成角及侧移位。同时减少因穿针而可能出现的并发症。

2．三针的应用

（1）适用于三段骨折：以胫腓骨骨折为例，先在踝上与骨折的中间游离段各穿一枚直径 2～3mm 的克氏针，使之复位固定后再于胫骨结节部穿入第 3 枚针，将三枚针与固定器连结组成一个外固定系统，即完成骨折的复位固定。

（2）适用于骨干骨折发生在近关节部位的病例，如股骨下 1/3 骨折，胫骨下 1/3 骨折。为防止较短的骨折块发生移位，可在该部位平行骨干穿入 2 枚克氏针，针间距离可在 1.5～2.0cm，而另一枚针仍按原部位进行，可以减用压板。

3. 四针的应用

（1）适用于开放性骨折：因皮肤大面积损伤，不能应用压板做横向固定时，清创后可首先在干骺端部位各穿入 1 枚克氏针直视下使骨折复位，在闭合伤口前再于固定座的针孔内另行钻入或打入另 2 枚克氏针。

（2）适用于肢体骨干牵伸延长：可于骨干两端平行穿入 4 枚直径 3～3.5mm 的骨针，然后再根据拟延长的长度确定做 Z 型或 S 型截骨进行牵伸延长。

（3）对于干骺端或骨骺牵伸延长，可在干骺端部位或骺板下方与其平行水平方向穿入 2 枚直径 3～3.5mm 的骨针，再于另一段平行于骨干方向穿入另 2 枚相同直径骨针，然后按预定目标进行牵伸延长治疗。

4. 六针与八针的应用　适用于骨质大块缺损骨折不愈合，或先天性胫骨假关节病需做较大块病变骨质切除的病例。根据术前设计或骨缺损长度来决定在干骺端或骨骺下拟延长的长度。可行近、远端干骺端或骨骺牵伸延长（需针 8 枚），或做一端延长（需针 6 枚）。

不同类型的穿针外固定架要求用针的数量多在 4～10 枚不等，其直径要在 4～6mm，现已规定用针直径不得超过骨直径的 1/5，以防针道骨折。有时为增强针的刚度，需要特殊钢材，为防止针的拔出或窜动要在针的适当部位加螺纹。因此，其结构有时要求很复杂，造价自然昂贵。由于用针多，操作较困难，调节位置欠灵活。针孔多，感染渗液机会增多。

孟氏架由于吸收了传统医学中的压板，故减少针为 2 枚，由于采用了移动式锁针器，把悬臂梁、简支梁改为固定结构，因而可以缩小针直径为 1.5～3.5mm，不需在针上增加螺纹或特殊钢材。且具有复位固定两种性能，复位一毕，固定即始，大大缩短了操作时间，也可发挥手法与器械两者复位之长。因固定采用针、板结合形式，构成了稳定的三维立体固定。在需要用多枚针进行固定时，锁针器可以随时增减，组装方便，亦可同时用 3 枚、4 枚、6 枚、8 枚针以满足各种治疗需要。

（二）外固定器构型的选择

外固定器是临床中常用的固定器械，其中以组合式外固定器较为多用。夏和桃组合式外固定器是根据排列组合的机械工程学原理，通过构件互换的组合，可以随意组成所需的各种构型和任意的钢针布局，为临床实践提供了很好的发挥空间，强化了外固定器的适应性和实用性。组合式外固定器由多种功能不同、相对独立的构件进行组合。通过各功能构件的连接组合，可随机组成骨折固定器、骨关节矫形器、肢体延长器，以及各种特殊构型。具有确切的固定、牵伸、加压和矫形等功能。各种钢针用 317L 医用不锈钢或钛合金制作，体外构件分别由不锈钢、铝合金、碳纤维（透 X 线）等强度高、重量轻的材料制作而成。

组合式外固定器在创伤骨科主要用于骨折固定，分为骨干构型、关节端构型和关节构型 3 个系列。骨折固定的构型分为骨干、干骺端、关节构型和骨段延长与加压构型。

1. 骨干构型

（1）单侧三维构型（图 2-1-6-1）：适用于上肢骨折和胫骨稳定骨折、或斜行、螺旋形骨折，结合简单内固定使用。

（2）方框式构型（图 2-1-6-2）：适用于胫骨、肱骨不稳定骨折和股骨稳定骨折。

（3）三角式构型（图 2-1-6-3）：适用于股骨干不稳定骨折。

（4）半环式构型（图 2-1-6-4）：适用于胫骨干多段骨折、不稳定骨折。

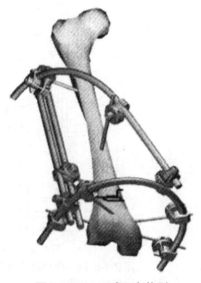

图 2-1-6-6 环式三角构型

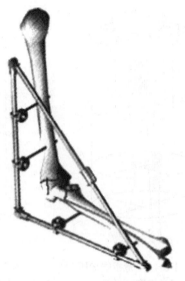

图 2-1-6-7 肘关节构型

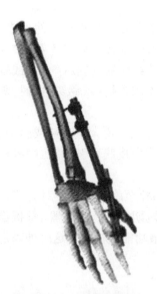

图 2-1-6-8 腕关节构型

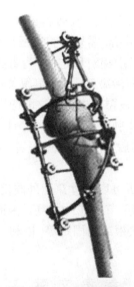

图 2-1-6-9 膝关节构型

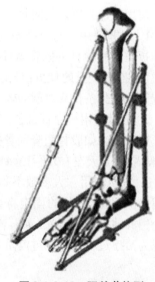

图 2-1-6-10 踝关节构型

4. 骨缺损构型

（1）骨折端加压骨端延长构型（图 2-1-6-11）：适用于骨骼缺损少以及小腿伴有腓骨缺损病例。

（2）骨段滑移延长构型（图 2-1-6-12）：适用于骨骼缺损较多，短缩后影响血液循环及不伴有腓骨缺损的胫骨缺损。

（3）骨段滑移及皮肤延长构型：适用于伴有皮肤缺损的病例，即在骨段滑移延长骨折端加压构型的基础上，在滑移骨段对应的皮肤穿针，使皮肤在骨骼滑移的同时向缺损处滑移，达到皮肤延长修复缺损的目的。

（4）内外结合骨段滑移延长构型（图 2-1-6-13）：适用于没有感染的骨骼缺损。在各种构型的基础上，结合使用带锁髓内钉。此法可根据情况简化外固定器构型。

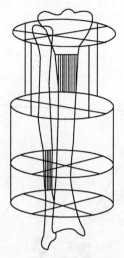 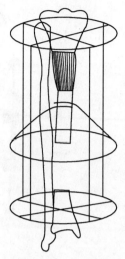 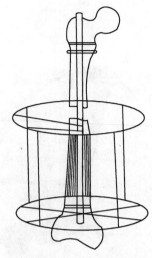

图 2-1-6-11　骨折端加压　　　图 2-1-6-12　骨段滑移　　　图 2-1-6-13　内外结合骨段
骨端延长构型　　　　　　　　延长构型　　　　　　　　　　滑移延长构型

（三）骨穿针外固定的时间选择

使用穿针外固定的时机应根据患者的年龄、骨折部位、骨折类型以及软组织条件来选择。

1. 立即使用　对一些不稳定性骨折，需要牵引克服肢体短缩、旋转成角移位者；或开放性骨折需用骨穿针外固定器保持骨折端相对稳定性，为骨折与软组织修复创造条件；或软组织损伤、挫灭严重的骨折；或局部创面污染严重、软组织条件较差的骨折；或感染性骨折需提供方便的换药条件或对创面较大需植皮覆盖者均可立即应用。

2. 延迟使用　穿针部位有较大血肿或感染创面，穿针可能导致针道大量渗液或感染者，应延期使用。如股骨粗隆间骨折在伤后 2～3 天时就医者，则应先做皮肤牵引，待血肿机化后（一般需在 10 天左右）再行穿针固定。

3. 短期使用　大多数不稳定骨折可以用骨穿针外固定器治疗至临床愈合。对有些骨折需超关节固定，过长的固定将会影响关节功能的恢复。因而可短期应用外固定器，骨折稳定后改用其他外固定方法，如石膏、小夹板或内固定等，以利于关节功能的恢复。这时外固定器可视为治疗过程的一个过渡阶段。

参 考 文 献

1. 王亦璁. 骨与关节损伤 [M]. 第 4 版. 北京：人民卫生出版社，2007.

2. 马楚平，何光联，梁江山，等. 桡骨外固定器和钢板内固定治疗骨远端不稳定性骨折的效果比较 [J]. 广东医学院学报，2008，26（4）：406-407.

3. 谢锋志，许军. 胫骨外固定器加腓骨髓内针治疗胫腓骨骨折 [J]. 实用诊断与治疗杂志，2005，19（9）：688-689.

4. 焦绍锋，秦泗河，王振军，等. 有限内固定结合骨外固定器治疗股骨下段畸形 [J]. 中国骨伤，2011，24（8）：695-697.

5. 李康养，朱通伯，胡培贤. 骨外固定器与小夹板固定互补治疗重度胫腓骨开放性骨折 34 例 [J]. 现代诊断与治疗，1998（3）：174-175.

6. 田伟. 实用骨科学 [M]. 北京：人民卫生出版社，2008.

7. Byrd HS, Cierny GⅢ, Tebbetts JB. The management of open tibial fractures with associated softtissue loss, External pin fixation with early flap coverage[J]. Plast Reconstr Surg, 1981, 68（1）: 73-82.

8. Gallinaro P，Crova M，Denicolai F. Complications in 64 open fractures of the tibia[J]. Injury，1973，5（2）：157-160.

9. Wade PA，Campbell RD Jr. Open versus closed methods in treating fractures of the leg[J]. Am J Surg，1958，95（4）：599-616.

10. 刘国平. 实用骨科外固定学 [M]. 北京：科学出版社，2000.

11. 胥少汀，葛宝丰，徐印坎. 实用骨科学 [M]. 北京：人民军医出版社，2001.

12. 郝良增，于龙，丛守会. 组合式骨外固定器治疗股骨不连接体会 [J]. 中国冶金工业医学杂志，1995（5）：291.

13. 李起鸿. 骨外固定器及其临床应用 [M]. 北京：人民军医出版社，1988.

14. 杨谦，傅源，严耘，等. 骨外固定器治疗感染性骨不连 [J]. 新疆医学，1997（3）：154-155.

15. 朱光辉，黎志宏，张湘生. 镶嵌式骨外固定器治疗股骨创伤感染性骨不连接 [J]. 中国医学工程，2006，14（4）：383-384.

16. Pearson R，Perry CR. The Ilizarov technique in the treatment of infected tibial nonunions[J]. Orthop Rev，1989，18（5）：609-613.

17. 黄正乾. 骨外固定器治疗骨不连 [J]. 现代中西医结合杂志，2000，9（24）：2486.

18. Vachal J，Stehlik J，Jiricka J. Treatment of fractures of the distal part of the froermusing external fixation[J]. Act a Chir Qrthop Traumatol Cech，1989，56（6）：473-483.

19. 王文涛，贺利军，王秀霞，等. 组合式骨外固定器治疗合并广泛软组织损伤的四肢开放性骨折 [J]. 中国创伤骨科杂志，2001，3（3）：235-236.

20. 鲁巍，孙国绍. 骨外固定器治疗合并软组织挫灭伤管状骨骨折 132 例分析 [J]. 中国误诊学杂志，2008，8（4）：902-903.

21. Young MJ，Barrack RL. Complications of internal fixation of tibial plateau fracture[J]. Orthop Rev，1994，23（2）：149-154.

22. Webb LX，Holman J，Arauo B，et al. Antibiotic resistance in staphylococci adhevent to cortical bone[J]. J orthop Trauma，1994，8（1）：28-33.

23. 朱通伯. 处理开放性骨折及关节创伤的新观点 [J]. 中华骨科杂志，1995（6）：393-396.

24. 唐瑛. 骨外固定器在骨和软组织缺损中的应用 [J]. 中国骨伤，1996（5）：32-33.

25. 王端焱，陈光胜，郭路松，等. 自制多功能骨外固定器在近关节骨折的应用 [J]. 临床外科杂志，2006，14（12）：808-809.

26. 朱式仪，刘伟航，李佩芳，等. 应用调节固定器治疗股骨髁间骨折的研究 [J]. 中华骨科杂志，1994（1）：19-23.

27. 王兵，刘贻运，李俊龙，等. 组合式骨外固定架超关节固定治疗下肢关节骨折 14 例 [J]. 骨与关节损伤杂志，2000，15（5）：374-375.

28. Ilyas AM，Jupiter JB. Distal radius fractures-classification of treatment and indications for surgery[J]. Orthop Clin North Am，2007，38（2）：167-173.

29. Weber SC，Szabo RM. Severely comminuted distal radial fractures as an unsolved problem：complications associated with external fixation and pins and plaster techniques[J]. J Hand Surg Am，1986，11（2）：157-165.

30. 于夕兰，王敦壮，翟英. 闭式穿针内固定治疗关节内骨折的体会 [J]. 中医正骨，1999（2）：39.

31. 李国强，张希彦，张永飞，等. 外固定架与切开复位内固定治疗桡骨远端关节内骨折疗效分析 [J]. 中国骨与关节损伤杂志，2008，23（2）：128-129.

32. Suso S，Combalía A，Segur JM，et al. Comminuted intra-articular fractures of the distal end of the radius treated with the Hoffman external fixator[J]. J Trauma，1993，35（1）：61-66.

33. 陈俊武. 外固定支架与锁定加压钢板在桡骨远端关节内骨折治疗中的临床疗效比较 [J]. 中国现代医生，

2011，49（8）：30-31.

34. 周孜辉，高伟，王秋根，等. 外固定支架与锁定加压钢板治疗桡骨远端关节内骨折的比较研究 [J]. 中国矫形外科杂志，2010，18（2）：89-91.

35. Jenkins NH，Jones DG，Johnson SR，et al. External fixation of Colles fractures：an anatomical study[J]. J Bone Joint Surg Br，1987，69（2）：207-211.

36. Van Dijk JP，Laudy FG. Dynamic external fixation versus nonoperative treatment of severe distal radial fractures[J]. Injury，1996，27（1）：57-61.

37. 赵海，李勇. 骨外固定器矫治关节挛缩畸形 39 例疗效观察 [J]. 山东医药，2000，40（15）：38-39.

38. 王兰，陈艺新，彭少英. 骨外固定器在双膝外翻矫治的应用 [J]. 贵阳医学院学报，1997（4）：408.

39. 余黎，余国荣，蔡林，等. KW 组合式外固定骨延长器在下肢截骨延长及骨迁移中的应用 [J]. 中国矫形外科杂志，2011，19（23）：2019-2021.

40. Simpson AH，Cole AS，Kenwright J. Leg lengthening over an introamedullary nail[J]. J Bone Joint Surg Br，1999，81（6）：1041-1045.

41. Rozbruch SR，Kleinman D，Fragomen AT，et al. Limb lengthening and then insertion of an introamedullary nail：a case-matched comparison[J]. Clin Orthop Relat Res，2008，466（12）：2923-2932.

42. Ilizarov GA. The tension-stress effect on the genesis and growth of tissue Part I [J]. Clin Orthop Relat Res，1989（238）：249-281.

43. Fleming B，Paley D，Kristiansen T，et al. A biomechanical analysis of the Ilizarov external fixator[J]. Clin Orthop Relat Res，1989（241）：95-105.

44. Yang L，Nayagam S，Saleh M. Stiffness characteristics and inter-fragmentary displacements with different hybrid external fixations[J]. Clin Biomech，2003，18（2）：166-172.

45. 王晓东，张锚庆，王科文，等. 张力 - 应力下再生骨的超微结构研究 [J]. 中华小儿外科杂志，1994（3）：172-173.

46. Browner，Jupiter，Levine，et al. 创伤骨科学 [M]. 第 3 版. 王学谦，娄思权，侯筱魁，等译. 天津：天津科技翻译出版公司，2007.

47. Thordarson DB，Markolf KL，Cracchiolo A Ⅲ. External fixation in arthrodesis of the ankle，A biomechanical study comparing a unilateral frame with a modified transfixion frame[J]. J Bone Joint Surg Am，1994，76（10）：1541-1544.

（张兴平　刘显东）

第七节　骨外固定器的操作技术及注意事项

一、骨外固定器的操作技术

骨外固定器疗法，作为治疗骨折的三大疗法之一，有其独特优越性，它以手法整复、几何穿针、弹性固定、折端加压、早期锻炼为特点，从根本上改善了患者长期卧床疗伤、石膏固定、床上消极等待骨折愈合的治疗情况。20 世纪 70 年代具有我国特色的外固定器相继问世，理论体系也初步形成，并进入迅速发展阶段。由于骨骼及其周围组织的特定结构、固定器虽形态各异，但骨骼各部位穿针有相同之处。

（一）进针部位的选择

对骨干骨折穿针多选择软组织较少有骨性突起处，以利于操作及减少软组织反应引起的渗液。如胫腓骨骨折采取胫骨结节与胫骨下端（距内踝尖 4～6cm 处）穿针；股骨干骨折采取股骨大粗隆（由前向后）与股骨髁上穿针；尺桡骨骨折采取尺骨鹰嘴与桡骨茎突上 1cm 处穿针；肱骨骨折采用三角肌结节处与肱骨髁上 1.5～2cm 处穿针。

对关节附近及关节内骨折，多采用跨关节穿针固定。如肱骨髁间骨折采用肱骨上端与尺骨鹰嘴；桡骨远端骨折（粉碎型科雷氏骨折及巴通氏骨折）采用尺骨鹰嘴与第 2、3 掌骨颈处穿针；股骨髁间及胫骨平台骨折采用股骨中段与胫骨下段穿针；踝部与跟骨骨折采用胫骨结节与跟骨结节处穿针。此外，部分关节内骨折亦可采用不超关节局部穿针，如股骨颈、股骨粗隆间骨折等；

（二）穿针外固定的时间选择

使用穿针外固定的时机应根据患者的年龄，骨折部位，骨折类型以及软组织条件来选择。

1. 立即使用　对一些不稳定性骨折，需要牵引克服肢体短缩、旋转成角移位者；或开放性骨折需用复位固定器保持骨折端相对稳定性，为骨折与软组织修复创造条件，为感染开放性骨折提供方便的换药条件或对创面较大需植皮覆盖者均可立即应用。

2. 延迟使用　穿针部位有较大血肿或感染创面，穿针可能导致针道大量渗液或感染者，应延期使用。如股骨粗隆间骨折在伤后 2～3 天时就医者，则应先做皮肤牵引，待血肿机化后（一般需在 10 天左右）再行穿针固定。

3. 短期使用　大多数骨折可以用复位固定器治疗至临床愈合。对有些骨折需超关节固定，过长的固定将会影响关节功能的恢复。因而可短期应用复位固定器，骨折稳定后改用其他外固定方法，如石膏、小夹板等，以利于关节功能的恢复。这时复位固定器可视为治疗过程的一个过渡阶段。

（三）穿针外固定技术操作

1. 穿针前准备

（1）定点画线：穿针应根据部位、类型及移位方向确定进针出针点，为保证准确穿针，以甲紫棉棍标好进出针点，并画好线段，再以碘酒加以固定。穿针时按标记方向进行。穿针外固定的成败，在很大程度上取决于穿针的质量，若穿针不合要求，常有事倍功半之虞；反之符合标准要求，则可收到事半功倍之喜。

（2）软组织损伤的预防：对新鲜骨折重叠移位较大者，要由助手做适当牵引后再穿针，以防皮肤及其他软组织被固定于骨骼的骨针随骨骼牵引后产生钝性切割、压迫坏死而裂开，并可防止针道渗液和针道感染。有较大旋转移位畸形者，应首先纠正旋转移位，可防止穿针固定之后，无法进一步矫正旋转畸形。

（3）体位的维持：为保证穿针达到预定要求，由一助手牵引并纠正旋转移位外，另一助手在肢体的穿针对侧，给予适当的把持，以防穿针时引起骨折段的成角移位和旋转，造成穿针方向性错误。

2. 要严格按照无菌技术操作　术者与助手都必须戴好帽子和口罩。术者戴无菌手套后以酒精—碘酒—酒精消毒术区皮肤，铺无菌巾，再戴第二副手套进行穿针等技术操作。

对新鲜骨折重叠移位较大者，要由助手做适当牵引后再穿针，以防皮肤及其他软组织被固定后的骨针钝性切割而裂开，并可防止针道渗液。有较大旋转移位畸形者，应首先纠正旋转移位，特别是双骨干骨折时，如此可防止穿针固定之后，无法进一步矫正旋转畸形。

为保证穿针达到预定要求，除由助手牵引之外，亦可由另一助手在肢体的穿针对侧，给予适当的把持，以防穿针时引起骨折段的旋转，造成穿针方向性错误。

骨骼内穿针究竟以手摇钻钻入好，还是以骨锤打入好，实验研究及临床观察都证明，钻入骨内的骨针易松动脱出，以锤打入者则相反。用钻时骨折受震动较小，也不致造成针道劈裂，但所需时间较长；用锤时折端受震动较大，且易造成劈裂，但较为省力，可缩短操作时间。一般说来，在干骺端处进针时，可用锤入法，在骨干部进针仍以钻入法为稳妥。

穿针时皮肤是否要切口，各家经验不一，我们主张用骨针直接刺进皮肤，不先作切口。因这样能减少操作程序，使针与周围皮肤等软组织紧密无间，减少污染机会，但由于某种原因使皮肤张力过大时，则应减张切开，并缝合减张部分。由于骨针在行进的过程中，常有进针侧皮肤向内陷入，而出针侧皮肤及软组织则向外突出，待穿好后，应将骨针逆向转动，退出至两侧皮肤平整时为止，然后用剪口无菌纱布，将骨针的进出口处覆盖好。剪去过长的骨针，与复位固定器连接好，用胶布粘好针端，以防下床步行或做其他锻炼时，划破对侧肢体和损坏被服。

3. 穿针方式　不论以任何方式进行骨骼穿针，均绝对禁止以高速电钻钻入。高速电钻钻入时对周围组织（包括骨骼和软组织）的热损伤将导致周围组织坏死，造成术后针道松动、渗液增加和针道感染。

（1）圆针的穿针：骨骼内穿针究竟以手摇钻或慢速电钻钻入好，还是以骨锤打入好，实验研究及临床观察都证明，钻入骨内的骨针易松动脱出，以骨锤打入者则相反。用钻钻入时骨折受震动较小，也不致造成针道劈裂，但所需时间较长；用锤击入时折端受震动较大，且易造成劈裂，但较为省力，可缩短操作时间。一般说来，在干骺端或松质骨处进针时，可用锤击法进针，也可用手摇钻或慢速电钻钻入，而在骨干部则必须以钻入法进针。

穿针时皮肤是否要切口，一般认为用骨针直接刺进皮肤，不先做切口。因这样能减少操作程序，使针与周围皮肤等软组织紧密无间，形成一种半闭合状态，减少针道污染机会。但由于某种原因使皮肤张力过大时，则应减张切开，并缝合减张部分。由于骨针在行进的过程中，常有进针侧皮肤向内陷入，而出针侧皮肤及软组织则向外突出，待穿好后，应将骨针逆向转动，退出至两侧皮肤平整时为止。

（2）螺纹针的穿入：由于骨针增加了螺纹结构，穿针时为防止螺纹对皮肤及其他软组织的损伤，需事先在皮肤上切一小口，并分离软组织直至骨骼，在专用外套管的保护下，骨干部位需预先用电钻在骨骼内钻孔，并以丝锥攻丝后，再将螺纹针旋入；干骺端或松质骨部位以电钻预钻孔后，用自攻螺钉的螺纹针旋入，撤除外套管后再缝皮肤。对针尖带有螺纹的半螺纹针，要求螺纹针需贯穿对侧骨皮质。

（四）操作要点

骨外固定的优势，不仅仅是体现在其本身固有的微创性能上，而更需要在各方面的操作上掌握合理的尺度，才能获得最理想的效果。

1. 固定针选择与布局　参照外固定构型的基本要求及外固定构型的选择，针对各类骨折的共性及特性，辨证施治，筋骨并重，又要将全身整体情况与骨折局部相联系，满足骨折愈合修复的生物力学特性，做到以最简单的结构、最细最少的固定针实现有效的固定，使骨外固定方法、器械及结构对组织损伤和生物学环境的干扰最小，避免了某些复杂结构可能造成对生物学环境的破坏。具体选择与布局可参照本章第五节及第六节。

2. 穿针位置和角度的选择　由于骨折局部解剖的特殊性，使得不同解剖部位的穿针方法有所异同，其主要表现在穿针位置及穿针角度的选择方面。孙永强等对国内200余种固定器的穿针部位及特点进行分析和总结：

（1）锁骨：锁骨由于特殊的形状，使介入固定物为固定针和钳爪。穿针时，一定要由下向上进针,针与皮肤呈35°角,防止针尖滑脱。固定针要穿过截面的核心,穿透对侧皮质稍许。钳爪固定时,应在局麻下将进爪处的皮肤切开,并切开包绕锁骨的坚韧骨膜鞘,使钳爪介于锁骨与骨膜鞘之间,防止损伤锁骨下动、静脉和臂丛神经。

(2)肱骨:外固定治疗肱骨骨折,大多采用单臂或框架式结构。由于肱骨周围血管神经的分布,使骨穿针非常严格。如采用单臂式外固定器,穿针时,自肱骨大结节至肱骨外上髁做一连线,由该连线向外后穿针,针尖不穿透对侧骨皮质为安全。近端骨针不能在肱骨头下进行,该处四边孔有腋神经、腋动、静脉走行。也可在三角肌粗隆上4~5cm,距臂内侧1.5~2cm处,自前向后穿针,远端穿针部位要在内外髁连线向上5cm处,紧贴肱二头肌外缘,如需再向下穿针,需注意桡神经的走行,稳妥安全起见可用尖手术刀将皮肤刺破,然后用血管钳分离到骨膜再进针。桡神经在肱骨中下段与肱骨干紧贴,在使用弧形压板时,应注意勿使该神经受压。

(3)尺桡骨:前臂骨穿针的选择应为前臂骨直径的15%~20%。远近端骨穿针的位置,决定着穿针术的成败。近端骨穿针在尺骨半月切迹下方尺骨冠状突与尺骨轴线垂直向下1.0cm处为好,此点进针安全,拉力强度大。远端穿针时,要特别注意桡骨远端向掌侧有一凹陷,背侧向上凸起状,穿针时要掌屈,针略偏向背侧进针,针的方向要在对侧尺骨茎突上。前臂骨髓腔内径值变化很大,骨穿针术中,要注意髓腔变化特点与针体在骨骼上固定之稳定程度的关系,防止针体松动。

(4)掌骨、指骨:掌指骨骨折大多采用双针固定,距远近端1.0cm处,自掌指骨的背侧面,钻入克氏针,不穿透对侧骨皮质,两骨针平行,与骨轴线垂直,通过截面核心。如偏背侧应将伸肌腱拨开,以免肌腱被钉在掌骨上。

(5)股骨:股骨颈及粗隆部,由于此部位的特殊构造,对于其骨折,应用外固定器治疗时,无法采用框架及空间式外固定,而只有通过介入股骨头颈或粗隆部的固定针,在其留于皮外部位与支撑物连接而达到固定效果。而其介入头颈部分的固定针必须注意三方面:一是股骨颈颈干角度;二是头颈与干的前倾角度和头颈解剖测量指数;三是股骨颈的穿针形式,它包括股骨头双针固定法和三针固定法。双针固定法的双针在股骨头上端会合,成A形,也可平行穿针,头内大小交叉穿针,体外交叉穿针等。三针固定法的穿针形式有头内三针交叉固定法、三针A形穿针法、三针不等式及三针平行穿针法。股骨上1/3骨折近端穿针点,是在股骨大粗隆部画一条水平线,在腹股沟部股动脉搏动点外侧3cm画垂直线,两线交点即为进针点。中1/3及下1/3骨折的近端穿针点,是做一髂前上棘至股骨内髁部内收肌结节的连线,在此连线的外侧缘向着股骨干进针即为安全点。中下段骨折也可采用髂前上棘至髌骨内缘作一连线,在连线上向股骨外后方穿针,并且骨针与床面呈30°角。如应用单边式外固定器,股骨全段的外侧皆可进行。

(6)髌骨:因其位于膝关节前侧、周围无重要血管和神经,故可根据需要和设计原理而随意进针。

(7)胫骨:近端穿针在腓骨小头和胫骨结节连线中点,由胫骨内侧缘斜面缘穿出。远端穿针,在外踝点向上4cm靠腓骨前缘,垂直胫骨纵轴线自胫骨中心,由胫骨内侧中线穿出。在这个横断面上,胫骨位于前内侧,腓骨位于后外侧,腓深神经和胫前动脉位于胫骨前外侧,胫神经和胫后动脉位于胫骨后侧,距离稍远,故不会损伤血管神经束。

(8)跟骨:固定跟骨的固定器,采用骨穿针有横向交叉固定、牵引和纵向撬拨固定2个作用。其进针点需注意的是,偏于内侧针的针尖,不宜穿过内侧骨皮质,防止损伤胫后动静脉及胫后神经。

（9）跖骨：其进针点要从跖骨的背外侧和背内侧进针，不宜从正中部进针，防止伸趾肌腱被钉在跖骨上。克氏针以刚好穿出对侧骨皮质为宜。针与跖骨纵轴垂直。对于基底部及颈部的骨针，可超关节进针固定。

（10）脊柱：脊柱的结构及形状较骨干复杂，而且不规则性特别大，其中间及周围的重要组织较多，所以较少采用局部介入穿针、外连接金属支架的疗法。大多应用外固定支具进行治疗，通过与外固定相同的原理，而达到牵引、复位与固定的目的。应用非介入局部穿针的颅环支撑牵引在行髂骨穿针时，应特别注意，进针点是在髂前上棘上后方 2cm 处穿入，一手把持固定针，一手锤击，用等长的固定针置于前后上棘之间作导向。针进行中的手感很重要，如出现空虚感或坚硬感，一定要注意是否进入盆腔和误入椎体内。

（11）骨盆：骨盆骨折采用外固定器治疗，其进针点和方向很重要。第 1 根针的进针点应为髂前上棘后方 1.5cm，髂嵴正中处，针与躯干矢状角成 15°～20°，锤击固定针有阻力感，锤入固定针无晃动且不易拔出，进入髂骨深度 5cm 为合格，第 2、3 根针也按上法锤入，各针距离保持 1.5cm。另外常用的不介入方法，是应用按髂嵴塑形的骨盆弹力夹板。

（12）胸廓：胸廓创伤以肋骨骨折多见，而肋骨骨折多采用经皮穿针或刺钩固定肋骨进行治疗。固定肋骨时，从上缘进入的固定钩要避免刺入过深误入胸腔，下钩要紧贴肋骨上缘，或者切开肋骨骨膜沿肋骨固定，以防损伤血管和神经。

二、骨外固定器操作的注意事项

骨外固定器操作需注意的有五大方面，即解剖、穿针、骨折复位、骨折固定、术后管理及功能锻炼。

1. 解剖学注意事项　当为外固定器置入固定针时，必须考虑到相关软组织的解剖。不当的置入操作会引发软组织炎症，甚至发生感染和坏死。此外，在置入过程中还存在刺穿神经血管和肌腱的危险，以及固定针与钢丝位置安放不当所致的二次损伤。

因为固定固定针直径较细，一般在进行经皮操作时没有危险。但固定针的置入要经过刺穿的皮肤切口，注意不要损伤其下方的软组织结构。在预钻孔和置入固定针时，必须使用保护套管，而且在经软组织窗到骨骼放置保护套管前需要进行钝性分离。

当使用组合式外固定设备时，并不要求在穿针之前对骨折进行复位，但必须考虑复位前的软组织在骨折复位后所在的位置。穿针后进行骨折复位，可能引起固定针周围软组织紧张。为预防软组织炎症和坏死，减张切口是必要的。

在穿针的操作中必须注意不能刺穿肌腱，否则在相关组织结构附近生成的瘢痕将会永久地限制邻近关节的活动度。

穿针的安全软组织区域取决于肢体特定固定平面的解剖学横断面。Behrens 和 Searls 在小腿上确定出了"安全通道"。在其他区域，最佳置入点的选择可以参考肢体的断面解剖。必须避免选择使肌腱与神经血管处于危险之中的置入点。理想的置入点是沿着皮下的骨边界，例如胫骨和尺骨。在其他区域，也必须小心地选择皮肤与骨之间软组织最少的部位，以减少软组织感染、继发性软组织炎症和固定针松动的机会。

2. 穿针注意事项　为使骨折获得牢稳的固定，避免发生合并症，穿针时应格外注意：

（1）避免副损伤：充分了解穿针部位的解剖，避免刺伤主要血管与神经。

（2）严格无菌操作技术：穿针须在感染病灶区外 2.0～3.0cm。

（3）严格无创技术，穿好固定针后，应活动关节检查固定针处皮肤有无张力，有张力时应切开减张并缝合。

（4）正确选择穿针位置和角度：固定针尽可能少或不穿越肌肉，尽量选在肌间隙穿针。固定针在骨折线或关节面的距离不少于 2cm。多平面穿针时固定针的交叉角度、全针为 25°～80°，半针与全针为 60°～80°。针对不同部位的骨骼，其穿针的进针点和穿针方向也有所不同。

3. 骨折复位注意事项　骨外固定条件下的骨折复位，还是要充分发挥手法复位和切开复位的有利条件，以手法为主，外固定器为辅，小切口切开复位的综合复位原则，不应完全依赖外固定器，复位调节功能再先进的外固定器，也不可能完全替代医师的脑和手的作用。一些学者设计的具有整复功能的外固定器经实践证明效果并不理想。

骨外固定条件下的骨折复位，应先在骨折线远处各穿一组固定针，并用外固定器连接，利用外固定器牵伸功能矫正重叠移位，然后应用触摸、推提、挫压、旋转等手法试将骨折基本复位。然后在外固定器维持基本复位的情况下，再穿放近骨折线处的固定针，固定固定针的同时对骨折进行再准确复位，使骨折复位 - 穿针 - 复位 = 骨折固定的操作，复位与固定在稳、准、轻的操作中逐步、交替地完成。对复位困难的骨折，也可行小切口下器械撬拨配合手法复位。

复位时应避免骨折局部软组织和血运的再度损伤，并保护骨折碎片和骨膜、软组织之间的附着。小切口尤其要注意避免损伤肌内血管，切忌剥离骨膜。

一个部位多个问题、一侧肢体多个问题、一个部位与邻近部位之间的问题，以及双侧肢体多个问题等等，传统的方法需要分期治疗，多次手术才能达到最终目的。在外固定条件下，则可同期治疗，如截骨延长与加压固定治疗骨缺损，甚至同期治疗感染性骨与皮肤缺损，以及骨不连、内固定折断伴肢体短缩的同期治疗等。大量临床实践证明，骨不连、骨缺损的治疗，骨与关节畸形的逐步矫治，以及肢体延长等，均可应用骨外固定技术，按照自然重建法则完成重建，而无需任何自体、异体物植入，或人工合成材料的植入与替代，甚至有的无需切开或截骨。

4. 骨折固定注意事项　以 Wolff 定律、Pauwels 理论和骨对应力适应性理论和骨胚胎原始发育方式的生物学特征为基础，根据临床实践总结，提出外固定条件下的骨折适应性固定刚度与实施原则。

（1）坚强固定：坚强固定的目的在于维持骨折复位的稳定，为创伤修复和血供重建，提供一个稳定的生物学环境，为原始骨痂转化创造条件。早期可以减少或避免因断端活动引起的疼痛刺激而影响血供，为早期肢体功能活动的必要条件。固定的要求必须达到复位后的骨段与器械构成几何不变体，形成一新的空间稳定体系，在外力和内力作用下，不发生移位，不发生成角畸形，保持骨折段之间结构形态的稳定与平衡，实现阶段性功能替代。坚强固定适用于骨损伤早期和肉芽组织形成期。简单稳定骨折、移位不明显和局部软组织损伤轻的 1～2 周；复杂骨折、移位严重、局部软组织损伤严重的 2～3 周或更长。

（2）轴向弹性固定：轴向弹性固定的力学性能，是在坚强固定的基础上降低轴向刚度，允许外固定器在加载时有一定范围的轴向弹性变形，轴向弹性固定在于使骨折端局部承受一定的轴向应力刺激，避免剪切应力的干扰。微动的量可根据骨折类型和复位后的折块间稳定程度而定。有的学者建议每个骨折间隙的微动量控制在 0.5Hz 及 1mm 左右的形变。严重粉碎性骨折，折块间难以稳定而形成多个骨折间隙时，微动量可以酌情增加到 2～4mm 左右。应变与骨折间隙呈反比，小的间隙轻微活动，较大的间隙可有相对大的应变变化。轴向弹性固定适用于骨折中期的骨痂形成期。在骨折局部创伤基本修复，临床肿胀及疼痛明显减轻，断端活动消失，可以进行主动与部分负重功能锻炼时，X 线平片上显示连续性少量骨痂生成。

应力刺激分为主动和被动刺激。主动应力刺激是由功能锻炼、特别是肢体负重运动时的肌肉内在动力所产生，既可促进局部血液循环，又能激发骨折断端新生骨细胞的增长。主动应力刺激是目前实施应力刺激的简便有效的手段，可以通过运动量、时间、幅度进行调整、控制。被动应力刺激，在骨外固定条件下可以通过器械调节控制加载产生，也可以通过手动、电动或电脑方法控制调节装置，提供间断的或持续的应力刺激。

（3）综合弹性固定：综合弹性固定的力学性能，是在轴向弹性固定的基础上，降低外固定器的剪切刚度，允许骨折端承受轴向、剪切复合载荷时有一定范围的弹性变形，使骨折端承受综合应力刺激。综合应力刺激主要来自逐步接近正常的负重和关节运动的主动、无痛性功能锻炼加以实现。

以往认为骨折断端间的滑动或剪切活动会影响骨折愈合。近些年来一些学者对综合应力刺激作用也进行了研究；Liskova 与 Hert 指出，施加在总的胫骨上的间歇性弯曲，可使骨膜下成骨。O'Sullivan 对成年狗胫骨骨折给予外固定器治疗，并分别观察不同载荷下骨折愈合情况，结果显示增加载荷在伤后 6、12 周均较减少载荷及基线负荷有明显骨外膜骨痂增加，其衰竭能量吸收，旋转角及血流量在 6 周时也明显增加，此时正相当于重建前最大骨痂反应时期。研究说明增加剪切应力对骨皮质重建有较大影响。综合弹性固定是充分利用功能状态下，在机械应力和骨再生之间寻求一种生理的平衡，提供一个相对的最佳应力刺激，增加骨折端的综合应力刺激，使骨生长和吸收维持平衡，使骨折愈合在功能状态条件下进行骨结构优化重建。

综合弹性固定适用于骨折中期的板层状骨痂形成期。可以进行无痛、主动运动和负重锻炼。在 X 线正、侧位平片上显示连续性中等量骨痂形成阶段。

（4）平衡固定：平衡固定是指在综合弹性固定的基础上，进一步降低综合外固定器的刚度，此时的外固定器处于一种去功能替代状态，仅仅是在充分载荷运动时对骨与外固定复合刚度的一种补充。外固定器仅是防止功能锻炼时不良应力的一种保护，以便使患者在接近正常的载荷下进行功能锻炼，使骨充分承受多种载荷，适应多种功能（拉伸、压缩、扭转、剪切、弯曲）的力学环境变化，最终实现骨结构的优化重建，避免在拆除外固定器后发生骨质疏松、再骨折等并发症。

5. 术后管理的注意事项

（1）注意观察伤肢血运和肿胀情况，因体位或肢体肿胀造成外固定器部件压迫皮肤时应及时处理。有松动的螺丝应及时拧紧。应特别重视针道护理，防止感染与压迫。2 周后，应根据不同骨折类型和部位实施弹性固定。

（2）针道的管理：穿针外固定已有近百年的历史，其不能被多数骨科医师所接受的主要原因，是针道的感染问题，使应用者感到麻烦。1979 年，有人用 Dresden 系统治疗 219 例，99例有针道感染（占 45%，包括 30% 的轻度感染和 13% 的严重病例）。最严重的针道感染可导致骨髓炎。虽然近年来国内外已发展了各种不同形式的穿针外固定装置，并临床上都取得了较好的疗效，但针道感染仍是大家所关心的问题。据我们的临床统计，在股骨干骨折治疗中，有分泌物者为 27%，这些情况必须引起临床医师的重视。有效的方法是密切观察针道及其周围的组织反应，伤员主诉针道有痛感，周围有红晕，应及时处理。包括局部清洁，停止下床活动，必要时给予抗生素，一般 1 周内即可控制。

针道清洁换药是防止针道感染的重要措施。经常更换敷料既可保持针道清洁，又能对局部进行检查，以便及时发现情况，及时处理。穿针部位尽可能选择软组织表浅有骨性突起处，穿针数量亦应尽量减少。在小腿与前臂骨折的治疗中则很少见到有针道渗液现象的发生。

（3）压板的管理：根据骨折平面，将复位固定器的滑轨放好，再按骨折线的不同情况安放压板。对大斜面大螺旋形骨折用斜压法，对短斜面骨折采用交错压法，对横断骨折采用对压法。

一般将压板分两组应用。主压板组（2片）是针对骨折移位的固有方向而使用的，力量要大些。辅助压板组（2片）用以防止因意外情况而发生的移位，亦是增加主压板组作用的不可缺少的形式，起保护作用，力量要小些。在压板下方要衬垫8～12层纱布，用胶布将纱布固定在压板上，以免脱落。

主压板组与辅助压板组的位置，必须放置准确，否则将会导致骨折再移位。所以应向病人交代清楚，学会自己管理压板的位置与松紧程度。

压板对肢体表面的压力来源于滑轨上的复位固定螺杆对压板的挤压作用。由于固定螺杆与压板接触处成球凹关节，能将压力均匀地作用在肢体表面，且较恒定。所以用力不宜过大，临床应用时，以示中指按压压板后，压板能上下活动0.2～0.4cm为宜，过松则压板容易滑落起不到应有的固定作用；过紧则会造成压板下的皮肤压疮。一些初用者多因压力过大而失败。

（4）体位的管理：体位放置是否合适，常能影响复位固定后的效果。这是因肢体重力作用对骨折端的剪力所造成的，骨折线平面以下的肢体重量越大，则这种剪力越大，再移位的倾向力亦越大。因此术后必须将肢体垫实，有效地控制骨折端移位的倾向力，并可防止因骨折局部的应力集中而在压板下出现压疮。

术后抬高患肢，可以减少肿胀，一般以高于心脏水平为宜。上肢可用枕头垫起；下肢可根据具体情况应用布朗氏架或托马氏架垫起。

上肢病人术后可屈肘90°，前臂中立位悬吊在胸前，肩、肘、腕、掌、指可以自由活动，以保持其原有功能，亦促进循环。但前臂骨折病人，在早期切忌旋转活动；肱骨骨折病人，要避免内收、外展及内外旋转活动。下肢骨折病人，可早期无痛性下床活动，使骨折端承受生理性应力刺激，加速骨折愈合，同时可以保持髋、膝、踝各关节的功能。站立位还可将因重力造成的骨折端再移位力转变为保持骨折端稳定的力。

（5）功能锻炼：术后早期的功能锻炼，有助于防止关节僵直和肌肉萎缩，改善局部血液循环，促进伤肢消肿。杨春雷等针对外固定支架术后功能锻炼进行分期管理：

1）软组织修复期（1～2周）：此期间重点治疗软组织创伤，进行伤肢的功能锻炼。予中西药物对症处理，消肿止痛、活血化瘀，有神经血管及肌腱损伤的应做关节制动，软组织损伤较轻的，可于术后7天内在床上进行肌肉收缩及关节活动，上肢进行手部的捏、握及腕肘关节的自主运动，1周后开始旋转功能锻炼，下肢于1周或创面愈合后扶双拐部分负重离床活动，注意患肢不负重。

2）骨痂连接期（2～4周）：此期着重患肢关节的功能锻炼，松解软组织粘连，每天的运动量是2～3次，每次10～30分钟或100～500次的关节屈伸活动，鼓励患者扶拐下床活动。稳定型的骨折病人4周后患肢开始循序负重。

3）骨折初愈期（4～8周）：此期进一步加大运动量，可用弹力带来增加屈伸力量，以进一步松解粘连，并给予应力刺激。运动处方：每天2～3次，每次30分钟或500～1000次的关节屈伸活动。此期复查一次X线片。有骨痂生长的稳定型骨折6周左右可弃拐带架行走；骨痂生长正常的不稳定型骨折8～10周开始弃拐行走。

4）骨折坚强愈合期（或骨痂改建期8～14周）：此期的目的是部分直至全部解除骨折端的应力遮挡，促使骨痂加速生长及骨痂质量在生理应力下的改建。其方法是打开外固定器上的应力保护锁定螺丝，每天除室内活动外还需2次、每次30分钟的户外散步。

（6）外固定器的拆除：经上述循序功能锻炼的患肢，即可进入外固定器拆除程序。外固定器拆除后应达到：①可正常行走（跑跳等剧烈运动或重体力劳动拆除后的4周内暂避免）；②无须扶拐或辅助外固定；③关节功能完全或接近正常。故应有选择性地去除外固定支架。多数支架在拔除固定针之前可先行拆解，以便评估骨折部的稳定性。这有利于判断骨质本身是否足够坚强到能够去除外固定器的程度。

外固定器拆除检测标准：①固定时间，成人下肢10～14周，上肢6～8周，儿童下肢6～8周左右；②X线片检查骨折线变模糊或消失；③临床检查，为决定性标准。具体要求：①局部环压痛、肢体纵叩痛消失；②将外固定器螺丝全部拧松或去架留针，患肢单腿站立3～5分钟或行走5～10分钟骨折端无酸痛感。通过上述检测的患者即表示已达坚强愈合，可以拆除外固定器并结束治疗。

去除外固定器首选手术室进行，因为手术室可给予更充分的镇静和麻醉，其无菌条件相对较高，必要时可予紧急处理；若无条件，也可选在诊所里拆除，在患者可足够配合的情况下，也可不用镇静剂。地点的选择主要取决于病人的一些特殊因素，如对不适的耐受能力等。虽然由拔针引起的实际疼痛通常是可以耐受的，但对于有些病人而言，从骨内拔除或拧出固定针，往往会使其心里充满极大的压力，这样有可能在操作时引起不必要的麻烦，故应用过镇静剂后再进行拔针会更好些。当存在活动性针道感染伴蜂窝织炎时，即使简单的处理外固定支架，也会引起较剧烈的疼痛，这就需要更充分的镇静。

去除外固定器后常规搔刮所有针道可能并无必要。然而对于感染的针道，特别是那些放射学显示固定针周围存在大量骨坏死的针道，必须进行彻底清除，以防止发展成慢性骨髓炎。

去除固定针后，不宜封闭针道，因为封闭针道虽然可防止渗出，却增加了慢性感染的危险。

参 考 文 献

1. 孙永强，张德喜，田松云.骨外固定器的骨骼穿针原则及操作要点[J].中医正骨，1999（7）：52.
2. 王亦璁.骨与关节损伤[M].第4版.北京：人民卫生出版社，2007.
3. Browner，Jupiter，Levine，et al.创伤骨科学[M].第3版.王学谦，娄思权，侯筱魁，等译.天津：天津科技翻译出版公司，2007.
4. Behrens F，Searls K. External fixation of the tibia, Basic concepts and prospective evaluation[J]. J Bone Joint Surg Br, 1986, 68（2）: 246-254.
5. 杨春雷，柯继锋，朱登峰，等.骨外固定器应用的术后管理工作初步总结[J].中国骨伤，2003，16（3）：165-166.
6. 胥少汀，葛宝丰，徐印坎.实用骨科学[M].第2版.北京：人民军医出版社，1999.

（张兴平 王建东）

第八节 骨外固定器常见并发症及护理

一、骨外固定的常见并发症

骨外固定固然应用广泛，操作简便，对关节功能活动影响小，能早期进行功能锻炼，减少因骨折而长期卧床引发的并发症。然而有利必有弊，骨外固定技术也同样有并发症。并发症的产生，延误了疾病的治愈，甚至造成一定的残疾，如能及早发现，进行预防性治疗和护理，可使并发症的发生率及其危害降至最低。临床工作中想要熟练掌握和运用，不断提高疗效，减少术后并发症却并非易事。因此，在熟练操作技术之外，还须严格的掌握无菌技术，明确骨外固定的应用指征，做好围手术期的抗感染治疗，增强患者体质及抵抗力，术后进行密切观察，防止和杜绝并发症的发生。

1. **针道感染**　针道感染是骨外固定最常见的并发症，有的不得不拔出钢针，终止外固定器的应用。该并发症曾一度制约了外固定架的发展。其发生率依不同肢体部位、不同术者及不同种类的器械而异。随着外固定架理论、技术及器材的发展，现在临床上针道感染的发生率已明显降低。只要早期小心预防，及时发现，积极治疗，此并发症将不会明显影响到骨折的治疗。

据世界 Ilizarov 协会的研究人员调查研究，他们在总结了 1970—1975 年使用 Ilizarov 外固定器的 3669 例患者的并发症后，发现软组织化脓和骨质化脓性溶骨性破坏的发生率为 8.3%。肢体使用的外固定器，不管是光滑针还是螺纹针穿过都破坏了肢体皮肤的完整，因而针道感染是外固定器的主要并发症。

他们提出了用于防止针道化脓感染的一个重要原则，是阻止组织沿着插入物体运动。为了通过适当的处理措施以减少骨外固定器插入物体的化脓感染发生率，在皮肤和固定器之间的空隙中包扎大量起到隔离作用的无菌棉片或特殊开孔的海绵。此后，许多骨科医师把药瓶塞放在每一枚穿针的针端，与皮肤间置放无菌棉片或海绵隔离，从而起到穿针和皮肤之间的无菌与稳定双重作用。

按照从轻到重的程度，将针道的感染分为 4 期。

第一期：不规则性或浆脓性渗出期。此期应加强针道卫生护理，抬高患肢并口服光谱抗生素，炎症常在数日内即可消退。

第二期：表浅性蜂窝织炎。此期应在加强针道护理的同时应用抗生素治疗。

第三期：深部感染。感染从浅至深弥漫整个针道。此期应及时拔除松动的固定针，应对针道进行清创术，并保持引流通畅以及通过肠外途径全身使用敏感抗生素。若骨折端不稳定，则另行穿针。应绝对避免经过或邻近炎性组织重新置入固定针。

第四期：骨髓炎。固定针松动伴感染且影像学显示骨质受累，这就意味着发生了骨感染。此期通过去除固定针和肠外应用抗生素等措施，能够有效地治愈畸形感染。若 X 线片显示固定针周围有一环形死骨区，针道反复渗出脓性液体，则须进行清创术。术后予以静脉输注敏感抗生素，且注意保护患肢，防止发生因骨质缺损而再骨折。

导致针道感染的原因有：

（1）无菌操作不严格，操作时细菌进入针道。

（2）围手术期抗感染控制不规范：应于术前 1～2 小时或麻醉开始时应用，应一次给予足量有效的抗生素；手术时间超过 3 小时或根据需要，可追加 1 次，以保证组织内药物浓度的维持；术后再用 1～2 天，最多不超过 3 天。一般采用静脉给药，过早给药或术后长时间使用抗生素并无益处。

（3）针道处软组织损伤：如电钻长时间的钻动，导致局部组织热量过高，使骨与软组织损伤；穿针位置选取不佳，针下软组织丰厚，进针后，尤其是全针和半针，极易导致软组织因与针螺纹的缠绕而撕裂；置入钢针与钳夹之后进行骨折复位，可能引起钢针周围软组织紧张，导致针道周围皮肤张力过大或受压；针道封闭不严导致酒精流入，又未得到及时清理，导致针道处软组织损害。鉴于此，穿针时应使用低速动力钻（500 转 / 分钟以下）或手摇钻；穿针前应熟悉穿针部位的局部解剖，选择较理想的穿针点（具体选择方法，见本章第七节）；穿针时应在切口内放置套管并直达骨骼表明，避免钢针与软组织的接触；若不能放置套管，则在穿针时，应避免钻头持续旋转，以防产生热量过高，或者软组织的缠绕，最好选择环式往复转动；针道处皮肤应无张力，若穿针后发现针道周围软组织张力较高，应立即切开减张；封闭钻孔时及术后皮肤消毒时，应仔细、小心，尽量避免酒精的流入，不应为了防止针道感染而应用多次、大量酒精消毒针道，一旦怀疑酒精流入针道，应立即以生理盐水冲洗，后以无菌纱布吸附干净。

（4）钢针与皮肤界面产生滑动：钢针在骨内松动，导致肌肉收缩时皮肤亦随之移动。故在操作时需注意：

1）半针前端要有自攻式螺纹，其螺纹最好为锥形，以便于在治疗期间钢针一旦松动时能再拧紧。

2）全针尽可能行交叉穿针。

3）尽量少穿越肌肉，有选择地采用全针与半针结合的穿针方式。

4）单平面固定时，钢针正确预弯后可减少钢针滑动，但预弯方法不当仍可发生滑动。

5）松质骨处的穿针应选用全针，最好行交叉穿针。

（5）穿针位置不当：在感染灶内、污染严重或清创不彻底的伤口以及血肿内穿针。

（6）针道护理不当：钢针周围皮肤形成的纤维性包裹，对防止针道感染有重要意义。护理过程中，切忌把纤维性包裹当做一般痂皮去掉。在针道皮肤清洁、干燥的情况下，只需用一滴管吸取酒精或碘伏溶液滴在针道皮肤周围即可。

防止针道感染需要医师与患者的共同努力，其中最重要方法就是使用正确的固定针置入技术和术后护理。除此之外，还应向患者讲清使用和术后护理外固定架的注意事项及方法，使患者在发现针道感染的早期表现后及时治疗。

（7）骨外固定器的选择不当：此系对骨外固定器不熟悉，不了解各类骨外固定器械的适用范围，又对创伤部位的解剖不熟悉，以至于张冠李戴，使安装的骨外固定器不能很好适应损伤局部的生物力学，从而对骨折段起不到良好的固定和复位作用。

（8）骨外固定器存在的问题：骨外固定器存在的问题指的是骨外固定器本身对病人引起的一些问题。譬如，骨科医师忽略了肢体的肿胀，骨外固定器没有为组织肿胀留出充足的空间，从而肿胀的组织顶压在固定器的部件上。同理，固定器的各个部件也可妨碍肢体段的活动。必要时在移动骨外固定器一些重要结构组成之前，先调整固定器的固定支柱，以达到不致发生上述情况的可能。固定器的钢针也可能褛住衣服、被褥，即使将针的尖端包起来或卷进固定器里，也难免会发生这种情况，最好采用直径是针两倍粗的编织物将外固定器围套起来。

2．皮肤压迫坏死　钢针与皮肤间存在张力、外固定器的连杆或骨针对皮肤的压迫以及肢体的放置受到自身重力加外固定器的压迫，以上情况均可造成皮肤压迫坏死。术中穿钢针时，应在肢体自然位置，软组织自然张力状态下进针。如有张力，应不姑息地切开减张，保持皮肤与钢针间无张力。连接杆应注意保持皮肤与连接杆之间的距离不应少于2cm。

3．神经与血管损伤　神经、血管损伤虽然少见，但亦有在某些危险区域穿针而致截肢的报告。故在危险区内尽可能应用半针。

（1）在大腿的危险区穿全针时，应由内向外，并先用10cm长的7号注射针试穿无误后再沿试穿方向进针。

（2）做皮肤切口时，手术刀的平面须与神经、血管走行方向平行刺入。

（3）术中、术后一旦发现神经与血管损伤时，应立即采取相应补救措施，更换穿针位置，或放弃外固定器治疗。

4. 骨折延迟愈合与不愈合

（1）骨折延迟愈合与不愈合的原因：其一是对外固定器治疗骨折的力学特点了解不够，应用技术不当。其二是力学环境不合理，过分坚强的骨折固定，可使骨折部缺乏所需的生理应力刺激而减少骨痂。未满足骨折固定的牢稳性要求，不能保护正常骨折愈合过程而影响连续性骨痂的生长。

（2）防治方法：尽量使骨折达到解剖复位，并选择力学性良好的外固定器。防止固定强度不足同时也应避免长期过分坚强的固定。施力需合理，对骨缺损施以牵伸力、粉碎性骨折施以中和力、横断骨折施加压力。

5. 钢针折断 钢针折断与金属疲劳有关，较细的钢针易在钢针固定夹的钳夹部发生断裂，而螺纹半针则易在靠皮质骨外的螺纹部折断。预防办法，除选用设计合理的钢针外，尚须注意：

（1）使每根钢针受力均匀，避免多次紧旋固定钢针的螺钉，或在固定夹面上加放非金属垫圈，可防止某一钢针应力集中。

（2）钢针勿重复使用。

（3）固定细钢针的紧固力拉力要适宜。

6. 针道骨折 采用与骨直径比例不相适宜的钢针，有可能在针道处发生骨折。钢针直径不应大于骨直径的 1/5。

7. 再次成角、移位 早期系骨折后肌力不平衡及活动后产生的剪力，使骨折成角、移位。外固定器应用对抗这些剪力的固定力，两周内应及时复查，支架螺丝需经常检查以防松动，后期因肌力恢复较一般治疗方法好，造成的剪力较大，易于发生成角。故有人建议在拆架后应常规给予其他外固定方式继续固定一个月，但是由此带来的以牺牲关节功能活动为代价的固定是否可行，仍有待进一步观察和研究。

8. 关节功能障碍 近关节及经越肌肉的穿针，可不同程度地影响穿针平面以下的关节功能活动而致关节僵硬。术中、术后应注意：

（1）穿针时关节位置：穿针时必须置上下关节于中立位或功能位。股骨穿针时置膝关节于屈曲 $90°\sim130°$ 位。

（2）正确选择进针点：小腿中段尽可能不穿全针，于前内侧穿半针。踝上及胫骨结节处穿全针，其他部位虽无法避免不穿越肌肉，但穿针点应尽可能选择在肌间隙。

（3）术后尽早进行被动与主动功能锻炼。

（4）骨折愈合后及时拆除外固定器：固定时间过长影响关节活动。

9. 其他并发症

（1）软组织损伤的拴桩效应：一旦肌肉或肌腱被外固定架的固定针所穿入，就如同被拴在树桩上一样，产生类似肌腱固定术或肌肉固定术一样的后果，其所跨越的关节的活动范围将受到影响。

（2）骨筋膜室综合征：这种并发症较少发生。究竟是因为原始损伤所致，还是由于在置入固定针的过程中出血导致了骨筋膜室内压力增高尚无定论。总之，在使用外固定架过程中不要以为置入的固定针容积较小，不会造成骨筋膜室内容物增加，而对骨筋膜室综合征的发生掉以轻心。一旦临床上出现了此并发症的表现，当尽早进行处理。

二、骨外固定的护理

近年来，随着医学模式的转变，护理工作模式已从功能制护理转变为整体护理模式。整体护理强调从身心、社会、文化的需要和发展考虑病人的健康问题。本章拟从中医整体观点出发，与整体护理有机结合在一起，详细论述了骨科外固定患者护理，并在护理过程中注意把以病人为中心的整体护理的思想贯穿了整个护理工作的全过程。

（一）外固定患者的心理护理

骨科患者来自社会的各个阶层，他们有不同的社会角色、观念和风俗习惯，因病住院后，虽然他们的角色转换为病人，但以上诸多因素会无形地影响护士与病人的沟通，在为患者实施护理的过程中，护士面对大量烦琐的事务性工作，随着整体护理的推广，更突出了护士相对患者的数量不足。而住院病人看似在专心治病，表面上很悠闲，而实际上病人无时无刻不在担心病程的进展，疗效的优劣，在这众多压力之中，对护士的要求也随之提高。而护士在疲惫、忙碌状态下难以满足病人的需求，使护患之间的矛盾增加，造成难以沟通的局面。解决这种局面就需要做到：

1. 转变护理观念　培养良好个性品质，加强工作的责任心，真诚对待病人，掌握与病人沟通技巧，学会尊重和倾听病人的心声。可采用互换位置的办法，了解这时病人的需求，和怎样与病人交谈。

2. 培养良好的个性品质　个性品质是影响人际关系的根本因素，在护理过程中，护士的一言一行、一举一动都能够表现出来。一个优秀护士所具有良好的个性品质主要有：

（1）尊重：尊重不仅是一种态度，也是一种价值，即相信人的人格和尊严，在行为上，主要体现在对所有病人要一视同仁。

（2）体贴：体贴是一种爱心的体现，体贴能带给患者一种温暖，会使患者产生好感，容易接近，这就需要护士细心观察了解患者的需求。

（3）真诚：真诚是建立良好护患关系的一种不可或缺的态度。在临床护理工作中，护士面对患者提出各种各样的要求，有合理的、有不合理的，对合理的护士要尽量满足，对不合理的要坦率指出不能给予，但要以诚肯的态度耐心地给以解释。

（4）责任心：责任心是对工作的态度，在行为上表现为对工作认真，对患者负责。责任心是获得患者信任的最基本条件，没有基本信任就不可能沟通。

培养良好的个性品质，是搞好护患关系的根本途径，也是做好整体护理工作的重要因素。

（二）骨穿针外固定器患者的护理

1. 术前护理

（1）心理护理：首先让病人对复位固定器疗法有所认识，把手术基础操作向病人做简单的介绍，使病人对手术过程有个基本了解，这样就可以大大减少了病人的思想顾虑和恐惧心理，取得合作。

（2）一般护理：术前练习床上大小便、术后的上下床方法和如何使用拐杖等。

（3）皮肤准备：除急诊外，在手术前 1 日要观察手术区域皮肤有无破溃、疖肿等，对手术区域要用肥皂水、清水清洗干净。术晨日将手术区域用 2% 碘酒，75% 乙醇溶液消毒后用无菌备皮巾包扎。

备皮要点：

1）认真、仔细清洗及观察皮肤情况。

2）动作要轻，搬动患肢时要适宜，不要加重骨折移位，给病人增加不必要痛苦。

2. 术中配合　手术前 1 天手术室护士到病区看望病人，查看病历，了解全面情况，与病人直接交谈，介绍手术基本情况，消除紧张情绪，安慰并鼓励病人与医师充分合作。手术当日应由手术室护士到病区接手术病人，与病区护士交接病人体温、脉搏、呼吸、血压及体重及术前准备等各种情况，并与主管医师一起进入手术室，在手术的全过程中这位护士始终陪伴在病人身边，观察病人的生命体征变化，这样方能解除一些病人的紧张情绪和恐惧心理，保证手术的顺利进行。

3. 术后护理

（1）术后交接：由责任护士向麻醉医师及主管医师了解病人在手术中的情况，根据病人不同的麻醉方法采用相应的护理常规。

（2）体位：体位放置是否合适，常能影响复位固定后的效果。这是因肢体重力作用对骨折端的剪力所造成的，骨折线平面以下的肢体重量越大，则这种剪力越大，再移位的倾向力亦越大。因此术后必须将肢体垫实，有效地控制骨折端移位的倾向力。

术后抬高患肢，可以减少肿胀，一般以高于心脏水平为宜。上肢可用枕头垫起；下肢可根据具体情况应用布朗氏架或托马氏架垫起。

上肢病人术后可屈肘90°，前臂中立位悬吊在胸前，肩、肘、腕、掌、指可以自由活动，以保持其原有功能，亦可促进血液循环。但前臂骨折病人，在早期切忌旋转活动；肱骨骨折病人，要避免内收、外展及内外旋转活动。下肢骨折病人，可早期双拐保护下无痛性下床活动，使骨折端承受生理性应力刺激，加速骨折愈合，同时可以保持髋、膝、踝各关节的功能；同时，站立位还可将因重力造成的骨折端再移位力转变为保持骨折端稳定的纵向压力。

（3）观察指标：术后注意观察术肢肢端血运，皮肤肿胀情况，有无血管神经损伤，如皮肤温度降低，指甲苍白或青紫，按之不变色，疼痛剧烈，肢端不能自主活动，肢体远端动脉搏动不能触及等情况，应立即报告医师处理。术后1周内注意测体温，每日测四次，超过38.5℃以上体温要通知医师；并观察穿针针眼处渗血、渗液情况，针道口是否发红、有无分泌物等。

（4）针道护理：外固定器的适当护理能大幅度减少针道感染，从而充分增加钢针的使用寿命。出院前，应该由有经验的专业人员常规对使用外固定器的病人直接进行钢针护理方面的指导，并要证实其具备这一护理能力。

穿针后的最初几天一般可见少量血性或浆液性渗出，如发现针道处渗出量多，应立即使用无菌干敷料覆盖针道，有建议说此时应每天至少更换2次无菌干敷料，因为渗湿的敷料是细菌的优良培养基。每次更换敷料时，都应该用含50%生理盐水和50%过氧化氢的混合液将针道清洁干净。加过氧化氢的目的是去除针与皮肤之间干燥的血痂，以确保每次更换敷料并在接下来的钢针常规护理时把所有干燥的血都清除干净。术后视针道情况，敷料是否干燥清洁情况，可3~5天换药1次，如开放骨折的伤口可按常规换药，避免交叉感染。

外固定器下的任何其他伤口，如有限内固定切口或开放骨折伤口，其处理方法与不使用外固定器者相同。根据所选用外固定器的结构，更换敷料可在外固定器下面或在其周围进行。必须强调，在为一名患者选择使用何种类型外固定器时，必须考虑伤口护理的要求以及需要给予的伤口护理类型。

一旦针道周围渗液停止，就没有必要再用敷料覆盖针道。针道处的常规护理是应用50%浓度的过氧化氢溶液每天清洁2次。如果该肢体上没有其他伤口，病人可以带着支架淋浴。下肢淋浴时，先擦净患者的外固定器和患肢，然后彻底冲洗外固定器和患肢，可以用普通的香皂和水，通常用牙刷清洁黏附在外固定器上的污物，然后小心地擦干患肢和外固定器，最后用50%浓度的过氧化氢溶液进行针道护理。不允许游泳、泡浴以及其他能使外固定器浸在有潜在污染的水中的活动。

当出现明显针道感染表现时,早期治疗可坚决防止继发性钢针松动。针道浅表感染的表现是渗液、针道周围发红及疼痛。感染的有效治疗需要找到软组织反应的根本病因。口服一代头孢菌素可用于控制任何致病菌(金黄色葡萄球菌和其他存在于皮肤的微生物是最常见病原菌)。但是感染很少只是由于细菌污染引起,急性炎症过程的更常见原因是针道周围软组织的过多活动以及针 - 骨交界处的过大应力,炎症或坏死组织所引起的细菌感染是继发原因。因此,规范的治疗还应该包括固定感染区域的上下关节,以消除钢针周围软组织的活动,并且通过限制负重来减少针 - 骨界面的应力。如果通过短期的上述治疗炎症并没有得到控制,应该拍 X 线片来寻找针 - 骨界面骨吸收的迹象。在钢针周围透亮区超过 1mm 提示钢针松动。松动的钢针必须去除,因为它不仅不能有效地固定骨,而且它的存在可使其周围的感染无法得到有效的控制。未得到控制的针道感染会导致骨髓炎和钢针周围的环状骨吸收,进而造成骨内压力增大和继发性骨折。

(5)压板的调整:如病人术后带有压板,护士应注意观察压板的位置、压板松紧度,不同形状的压板,应放在不同位置;压板的松紧度,对纠正骨折端成角和移位的作用至关重要,如位置不当松紧度不适宜,都可能影响骨折愈合或影响使用骨折复位固定器的效果。

(三)外固定患者的功能锻炼

中医学认为,合理的功能锻炼,可以起到理气、活血、舒筋活络、强壮筋骨、加速接骨续筋的作用。中西医结合治疗骨折,采用局部外固定,主张动静结合、筋骨并重,功能锻炼是骨科治疗的一项重要措施。骨折复位固定器的应用将整复、牵引、固定融为一体,为骨折愈合创造了有利条件,它可以早期下地,合理地功能锻炼,从应用复位固定器后即可开始,并始终贯穿整个治疗过程中。

1. 功能锻炼的意义 应向病人讲清早期功能锻炼意义,此期间病人最大的心理障碍就是疼痛。责任护士必须耐心讲解早期功能锻炼可促进肢体的血运,肌肉收缩时,组织间压力增高,推动静脉环流;肌肉舒张时,压力减低,更多的动脉血通过毛细血管流向静脉,促进了肢体软组织和骨内的血液循环,血流量明显增加,血不仅收回了骨折部的代谢产物,亦带来了成骨所必需的氧及其他物质。因而,骨折局部的间叶细胞分化成为成骨细胞的数量增多,成骨细胞形成骨基质和基质的转化亦得到保证,新骨即能迅速形成。同时早期功能锻炼可防止关节活动障碍。

2. 功能锻炼的方法

(1)肱骨干骨折的功能锻炼法:应用骨折复位固定器后,肘关节屈曲 90°,前臂中立位,用三角巾兜住,术后第 1 日即可开始练习握拳,2 周后练习屈肘及抬肩,3 周后可做肩关节活动及小云手。

(2)前臂骨折的功能锻炼法:应用固定器后,患肢屈肘 90°,前臂中立位,术后第 1 日即可开始练习握拳,用力伸屈手指,握紧拳。1 周后可练习肘关节伸屈活动,肘关节弯曲度由小到大,次数由少到多,循序渐进,练习时用健肢保护伤肢,随着活动增加,2 周后即可开始做小云手锻炼,3 周后可做大云手,直至骨折愈合,骨折临床愈合拆除固定器时,可做前臂旋前、旋后活动。

(3)股骨颈骨折的功能锻炼法:应用复位固定器后即可进行股四头肌的舒缩和足背伸、跖屈活动,1 周后即可用双拐下地,初下地时患肢不负重,经过 4 周锻炼后可轻负重,多活动。过早负重易发生股骨头坏死,半年后可部分负重行走。在治疗全过程中,忌腿内收、盘腿及侧卧。

(4)股骨粗隆间骨折的功能锻炼法:应用复位固定器后即可进行股四头肌的舒缩和足背

伸、跖屈活动,1周后可使用双拐下地,全足着地,患肢轻负重,2~3周可逐渐加力负重;下地锻炼时健肢鞋底垫高 1cm,使骨盆轻度向患侧倾斜,使患髋处于外展位置,是防止发生髋内翻的一种手段。在治疗全过程中,忌腿内收、盘腿及侧卧。

（5）股骨干骨折的功能锻炼法:应用复位固定器后即可进行股四头肌的舒缩和足背伸、跖屈活动,1周后下地,下床时由护士一手握紧小腿下端防止患肢旋转,另一手托住骨折部,防止成角及侧移位,同时令患者健肢与双手撑床面,抬起臀部,向床边移动,直至站立为止。1周后下地,轻负重,随着骨折端的稳定性增加,负重力逐渐加大,走路时间不断延长,迈步步幅由小变大,8~12周可拆除固定器,骨折愈合不够坚强时可用夹板辅助固定。

（6）胫腓骨骨折的功能锻炼法

1）床上练习法:术后第 1 天即可以足背伸跖屈和股四头肌的舒缩活动,床上锻炼可增加血液及淋巴循环,减轻肿胀。

2）床下练习法:应用骨折复位固定器3~5天即可下床活动,不但减轻了患者长期卧床带来的生活不便及精神上的痛苦,同时由于早期下床患肢负重锻炼,在骨折线之间形成一种生理性的对向压力,这种生理压力是骨组织增长所需要的,可加速骨折愈合。

3）注意事项:患者对上下床的心理负担会很重,不知该怎样做才合适。一怕摔倒,二怕骨折异位,所以责任护士必须教会和协助病人上下床。

下床时护士应站在病人患侧,让病人髋、膝屈曲,身体微前倾,双上肢支撑床面,护士一手平托患肢的腘窝,另一手握住患肢足踝,轻轻放在地上。

上床时患者慢慢靠近床边坐下,双手撑在床面上,移动臀部、屈髋、屈膝,护士站在患侧,一手托腘窝,一手握住足踝,轻轻放在垫枕上。

（7）膝内、外翻的功能锻炼法:同胫腓骨骨折,下床时间要略长于一般胫腓骨骨折,需 1周后下地锻炼。

（8）跟骨骨折功能锻炼方法:应用复位固定器后第 1 天即可做足趾屈伸活动及膝关节屈伸活动,3~5 天开始下床扶双拐练习行走,患肢不负重,6~8 周骨折临床愈合,拆除外固定器,加强踝关节功能活动,但仍需扶双拐或单拐患肢轻负重行走,直到 3~4 个月才可逐渐负重,这样可防止因过早负重而造成的关节面再度塌陷。

（9）脊柱骨折护理:脊柱损伤,如已发生截瘫,或没有截瘫,他们都失去自理生活的能力,而长期卧床。合并症主要有压疮、肺部和泌尿系感染等。长期卧床是造成合并症的重要原因,所以由护理人员协助定时翻身,尤为重要。一般 1~2 小时翻身 1 次。

1）单纯压缩性骨折:无神经压迫症状,若翻身不当,可使脊柱弯曲、旋转致使骨折移位,造成骨折端压迫或刺伤脊髓,发生截瘫。

2）脊柱骨折脱位合并截瘫:若翻身不当,可使原有的不完全瘫痪及单纯脊髓受压所致的可恢复性截瘫,变为脊髓严重损伤的不可恢复性截瘫。

3）护理要点

A. 卧硬板床,腰下垫枕,绝对卧床。

B. 2 小时翻身 1 次。

C. 功能锻炼:神经损伤或有轻度神经损伤者2~4 周后可做腰部功能锻炼,由 5 点支撑到 3 点支撑,次数由少到多,循序渐进。

D. 翻身方法和注意事项

a. 一人翻身法:先将病人双下肢屈曲,一手托肩,另一手托臀,双手协同将病人翻至侧卧位。翻身时保持脊柱平直，头、脊柱、下肢3点成一线，翻身时需取得病人的积极配合。

b. 二人翻身法：如截瘫病人，应二人翻身为妥。左右各一人，由一人扶病人，另一人准备将垫子松动好并铺平，二人要紧密配合，动作协调给病人翻身。

（四）用拐的方法

1. 步态、步幅与时间 双拐的高度调节到略低于患者两肩，拐托与横杠间距离为腋窝与腕部的距离。拐托垫应软，拐杖下端应是橡皮头，以免损伤腋下软组织及滑倒。用拐时，拐托放在腋窝正中，双手握住横杠，两支拐之间距离比肩略宽，身体略向前倾。

新鲜骨折一般3～5天可下床锻炼。陈旧骨折1周左右可下床锻炼。

2. 行走的方法 行走时先出双拐，使拐与身体呈等边三角形，迈患肢半步与双拐平行，健肢跨前跟半步，如此反复。行走的前数天，取患足在前，健足在后步态，步幅要小，数天后可双足交替行走，增大踝关节的活动范围，但步幅仍不宜大。下肢行走锻炼要点：一定要全足着地，持重要循序渐进，以维持骨折对位、对线良好，有利于骨折愈合。不负重行走，则达不到应有的效果。失去了早期下床锻炼的意义。

初下地时必须有责任护士或医务人员协助并指导病人正确的锻炼方法，要采取少时多次，每次半小时，每日3次，循序渐进。挂拐下床锻炼时，一定要注意地面上有无水迹，穿软底防滑鞋，严防摔倒。

（五）骨穿针外固定器的拆除时间与条件

严格掌握穿针外固定拆除的时间与条件，是获得良好的治疗效果的重要保证。过早地拆除穿针外固定装置，可能导致再骨折或畸形愈合；过晚则易发生针道松动，渗液及感染。

骨折愈合时间常受患者年龄、体质、致伤外力性质（生活伤多为间接暴力；交通伤、火器伤多为高能暴力）影响，因此拆除外固定装置时要多方面考虑，不能千篇一律。

1. 新鲜骨折拆除外固定装置的时间

股骨颈骨折：12～16周

股骨粗隆间骨折：9～13周

股骨干骨折：6～12周

股骨髁骨折：6～8周

髌骨骨折：5～7周

胫骨髁骨折：6～8周

胫腓骨骨折：6～10周

踝部骨折：6～8周

肱骨骨折：6～8周

肱骨髁间骨折：6～8周

尺骨鹰嘴骨折：5～7周

尺桡骨双骨折：8～12周

孟氏骨折：6～10周

盖氏骨折：6～10周

桡骨远端骨折：6～8周

本奈氏骨折：6～8周

骨盆骨折：8～12周

颈椎骨折：12～14周

2. 拆除穿针外固定装置的条件

（1）病人自觉伤肢有力，下肢可以弃拐行走。伤腿踏力与健腿相同，达体重的100%。上肢推、拉、握力与健侧相同。

（2）骨折局部无压痛及轴向叩击痛。

（3）骨折处无异常活动。

（4）X线片显示骨痂连续，骨折线模糊。

为慎重起见，在拆除外固定装置后，拔针前，应在床上反复检查骨折局部，并再次拍X线片，确认已达临床愈合标准后，让病人带针下床步行。若其步态稳健有力，甚至有轻松感时，再于无菌条件下拔除骨针，针道以无菌纱布保护。

若病人感到伤肢无力，或检查骨折局部及X线片尚达不到临床愈合标准时，可继续以外固定装置固定。

3. 穿针外固定与小夹板或石膏的协调应用　对多数骨折应用骨穿针外固定器治疗即可达到临床愈合，拆除外固定装置后不必采用其他外固定形式。但拆除外固定装置后，仍要密切观察患者，了解患肢的局部情况，是否感到沉重或疼痛，骨折处是否又出现异常活动或轻微变形。若有这些症状或体征，则表明是拆除外固定装置过早，骨折处的愈合还不能对抗外力干扰，可应用小夹板或石膏继续维持固定1～2周或更长时间。

在一些特殊情况下，如由于针道松动，有渗液甚至有炎症反应不宜继续应用骨穿针外固定器时，则在骨折处相对稳定后，拆除外固定装置，改用小夹板或石膏外固定。

有些骨折经骨穿针外固定器治疗后，在骨折端已有纤维连接，其重叠移位倾向已完全克服，也可改用小夹板或石膏外固定。将骨穿针外固定器与小夹板或石膏外固定相互配合使用，可进一步提高骨折的临床疗效。

参 考 文 献

1. 张瑞香，刘建华. 骨外固定器临床应用的并发症及其防护 [J]. 中医正骨，2003，15（9）：62.

2. 刘国平. 实用骨科外固定学 [M]. 北京：科学出版社，2000.

3. 田伟. 实用骨科学 [M]. 北京：人民卫生出版社，2008.

4. 张铁良，党耕町. 实用骨科手术技巧 [M]. 天津：天津科学技术出版社，1999.

5. 王自贵. 围手术期抗生素的合理应用 [J]. 中国实用医药，2008，3（36）：168-169.

6. 徐雯，应静，王磊. 围手术期预防性用药，择机何时 [J]. 中国医院用药评价与分析，2005，5（5）：263-266.

7. 王亦璁. 骨与关节损伤 [M]. 第4版. 北京：人民卫生出版社，2007.

8. 张启明，祈峰，杨槐彭，等. 穿针外固定器治疗的并发症与防治 [J]. 骨与关节损伤杂志，1994（4）：276-277.

9. Browner，Jupiter，Levine，et al. 创伤骨科学 [M]. 第3版. 王学谦，娄思权，侯筱魁，等译. 天津：天津科技翻译出版公司，2007.

10. Pettine KA，Chao EY，Kelly PJ. Analysis of the external fixator pin-bone interface[J]. Clin Orthop Relat Res，1993（293）：18-27.

（张兴平　曹艳霞）

第二章
经皮微创技术

第一节 针 刀 技 术

一、针刀概论

1. 定义

针刀：以针的理念刺入人体，又能发挥刀的治疗作用的医疗器械称为针刀。针刀是针灸针和手术刀的融合，其形状与针灸针类似而略粗，直径 1mm，前端针尖部位为一与针体垂直的刀刃，宽 0.8mm，扁葫芦型的针柄与前端的刀刃在同一平面内。因此，针刀既可以通过针刺手法起到针灸作用，又能在体内起到切割、剥离等手术刀作用，因为针刀针体细像针灸针一样刺入人体，所以对人体的损伤很小。

针刀疗法：在精细解剖、立体解剖、动态解剖等理论知识的指导下，应用针刀治疗疾病的方法，称为针刀疗法。

针刀医学：针刀医学是在中医理论的指导下，吸收现代医学及自然科学成果，再加以创造而形成的新的医学学科。

2. 发展概况
针刀疗法最早出现于 1976 年，1978 年这一全新的疗法被江苏省卫生厅列入了重点科研课题，1980 年江苏省卫生厅组织江苏省几家大医院对小针刀疗法进行了严格的临床实证检验，1984 年通过了专家鉴定，从而标志着"针刀疗法"的正式诞生。1986 年经江苏省政府批准向全国推广，2003 年"针刀疗法"经国家认定形成了"针刀医学"，从此"针刀医学"诞生了。

"针刀"一词在 1976 年以前没有任何文献有记载过。《黄帝内经》讲到的"九针"中，是有"带刃的针"，但也不叫"针刀"，而叫"铍针"等名称，此类针只能在体表放脓、放血，而不能任意进入人体。近年来，山西针灸研究所师怀堂教授的"新九针"，其基本理论还是依据针灸的经络学说。而针刀医学的"针刀"与"九针"中所谓"带刃的针"从基本结构上和作用机制上，有很大差异。针刀的针柄和针刃是在同一个平面内，通过针柄可以判定针刃在人体内的方向，也就是说针刀是具有方向性的，而九针的"带刃的针"是没有方向性的，而且那时也没有解剖学作为基础，所以九针的"带刃的针"不能任意的进入人体深层组织，即使有解剖学作为基础，因为它没有方向性，也无法进入人体深层组织，因为没有方向性就无法使刀刃避开重要的神经、血管、脏器。"九针"的指导理论是传统中医学的经络学说，技术操作过程是循经取穴，刺入穴位后"得气"或在局部放点血就出针，以达治疗疾病目的。而"针刀"是在人体解剖学、人体生理学、病理学、生物力学等现代医学理论指导下，其进入人体时是个"针"的理念，进入人体并到达需要的解剖位置后，就完全是西医的"手术刀"的作用了，以切、削、铲、磨、刮、凿和组织剥离等手术方式，以达治疗疾病的目的。当然在临床实践中也发现"针刀"可以按中医理论进行"循经取穴"，并可以收到比传统的针灸针更好的治疗效果，但它的治疗机制和针灸是有些不同的。针灸针是以调节经络之气来治病，而"针刀"是以切开粘连，调节电生理线路来治病。调节电生理线路是利用"针刀"的"方向性"来实现的，调节经络之气是用针灸针"捻、转、提、插"的运针手法来实现的，这正说明针刀是来源于针灸学的理论和方法，又不完全等同于针灸学的理论与方法。因此说，针刀既得到了中医理论的传承，又具备了现代医学的内涵。针刀医学是经过 30 余年临床和基础研究，在中医理论的指导下，吸收现代自然科学和西医学的最新成果，在集成的基础上进行创新而形成的一个新的医学学科。

3. 针刀医学理论新认识　针刀医学有四大基本理论，包括闭合性手术理论、慢性软组织损伤病理学理论、骨质增生的病理学理论及经络实质理论。

(1) 对于闭合性手术的新认识：闭合性手术是近代医学追求的目标，但因没能建立起一套闭合性手术的理论而未能实现。针刀医学从 8 个方面建立了闭合性手术的基本理论与方法，使闭合性手术进入了可操作阶段，这是针刀治疗技术 30 余年来迅速发展的根本条件和原因。

由于闭合性手术是在不可视下进行的，相对于开放性手术来说难度要大得多。因此，精细解剖知识成为闭合性手术成功的前提。闭合性手术对解剖知识的要求比开放性手术更高。具体体现在 4 个方面：

1) 精细解剖定位：即对机体的局部精细结构的掌握，以保证在不可视状态下，精确地对准病变组织施术，尽量减少对健康组织的损伤。

2) 立体解剖定位：通过对机体的立体组织结构的掌握，以确保在闭合性手术中，针刀可沿一条安全的手术入路进入体内。

3) 动态解剖定位：即对非标准体位下的解剖结构掌握，以确保患者因肢体畸形或处于强迫体位等非标准体位下的正确定位。

4) 体表定位：描述体内解剖结构在身体表面对应的点或线的位置。只有清楚了解体内结构在体表的投影位置才能有效避免损伤神经、血管等重要组织和健康组织。

根据闭合性手术的要求，结合针刀器械的特点，提出了独特的操作规程，包括：①闭合性手术进针刀 4 步规程，此 4 步规程能够有效地保证精确定位，避免误伤神经血管等重要组织。②闭合性手术入路：有 11 种不同的闭合性手术入路。③闭合性手术方法：有 23 种不同方法。针对不同部位和不同病理改变，运用不同的手术方法使人体恢复到健康状态。

由于开放性手术在治疗疾病的同时造成比较大的损伤，而引起诸多后遗症和并发症。因此，前人也在不断探索闭合性手术的方法，如内镜外科学，注射外科学等，但这些都无法代替外科学，因为过去没建立起闭合性手术必需的解剖学体系、闭合性手术的操作规范和闭合性手术的器械，所以闭合性手术一直是人类的理想而不能成为现实。直至针刀医学出现才真正实现了人类闭合性手术的理想，创立了一整套包括从基础解剖学知识到具体操作原则和方法的闭合性手术理论体系，发明了闭合性手术器械。使闭合性手术达到了可广泛应用于临床的适宜技术。把开放性手术转变为闭合性手术除了理论上的创新以外，必然需要一套与之相适应的闭合性手术器械，为此，研制了 14 种类型 39 种型号的针刀，以用于各种疾病。

(2) 对慢性软组织损伤的新认识

1) 重新界定软组织的范围：以往国内外医学理论把软组织限定在运动系统，而针刀医学则认为软组织包括人体除了唯一的硬组织（骨组织）之外所有的组织，因为它们具有相似的力学特性，其损伤的病理变化过程也有相同规律。这一认识对临床具有重要的指导意义，改变了过去对内脏组织器官的慢性疾病的治疗思路和方法，为这类顽固的慢性内脏组织器官疾病的治疗找到了有效的方法。

2）明确慢性软组织损伤的概念

内涵：软组织受到各种损伤以后；在治疗和自我修复的过程中，在特定条件下产生的新的致病因素，导致新的慢性软组织损伤类疾病的发生。

外延：慢性软组织损伤是一种迁延难愈的慢性疾病，涉及内外妇儿各科疑难杂症。

3）提出软组织损伤的各种形式：认为软组织损伤的形式包括暴力性损伤、积累性损伤、情绪性损伤、隐蔽性损伤、疲劳性损伤、侵害性损伤、人体自重性损伤、手术性损伤、病损性损伤、环境性损伤、功能性损伤 11 大类。这极大地拓宽了人们认识慢性软组织损伤的视野，提高了对许多慢性病本质的认识。

4）首次提出软组织损伤的病理变化过程：损伤（生物物理学）—变化（骨折移位、骨错缝、筋出槽）—力学状态改变—软组织器官受到破坏—引起挤压、牵拉、松弛—致使大量细胞破裂坏死、组织渗出—成为体内异物—刺激周围组织—引起疼痛—产生生物化学变化（缓激肽类、5-羟色胺类等化学物质含量的变化）—人体通过神经反射系统、体液调节系统作用—产生生理病理过程的变化（被破坏的机体组织要修复、被扰乱的生理功能要恢复）—由于病区有关组织的保护机制处于警觉状态而制动—结果产生瘢痕、粘连、挛缩、堵塞—形成新的病理因素。

5）认为慢性软组织损伤疾病的根本病因是人体的动态平衡失调：人体的组织、器官，在特定的时间和空间的范围内，能够自由的活动叫做动态平衡，反之叫做动态平衡失调。造成动态平衡失调的病理因素有 4 类，即粘连、挛缩、瘢痕和堵塞。我们的内脏受到各种形式的损伤之后，在人体自我复修过程中，最后的结果同样是粘连、挛缩、瘢痕、堵塞，形成了新的病理因素，同样导致内脏实体的动态平衡失调和流体的动态平衡失调。因此，内脏的慢性损伤性疾病和运动系统的慢性软组织损伤性疾病的本质是一样的。

临床医师在上述理论的指导下治疗慢性软组织损伤疾病，取得了良好的临床疗效，把对慢性软组织损伤的认识和临床应用研究提高到了一个新的水平。

（3）对于骨质增生病因学的新认识：骨质增生疾患一直是困扰人类健康的一大疾病，以往普遍认为它的病因是退行性变。所谓退行性变就是老化，人的衰老是可以推迟但不可以逆转的，就是说骨质增生这一类疾病从根本上来说是无法治疗的。这一病因学理论曾经使临床医师对治疗骨质增生疾病彻底丧失信心，也曾使医学研究人员一度认为研究骨质增生的治疗方法是一种徒劳无益的工作。

经过大量的临床实践和研究，针刀医学认为骨质增生的根本病因是人体组织内力学状态的异常变化——人体内力平衡失调。其基本认识是：①力学因素在人体生命活动中的重要作用和力学因素失调对生命活动的影响。②人体对体内外力学状态的变化的适应和调节。③人体对软组织力学状态异常变化所做出的对抗性调节的结果——骨质增生，④这种适应性改变的 3 个阶段是硬化、钙化和骨化。⑤人体内硬组织之间（关节内）的力平衡失调是造成关节面软骨细胞坏死、分解的根本原因，即所谓骨性关节炎。

通过针刀治疗骨性关节炎的临床实验研究，证明上述的新理论是成立的。具体的研究报告有：持续压应力诱导体外软骨细胞产生细胞因子的影响（从细胞学的水平探讨针刀医学关于骨质增生的病因是"力平衡失调"的新理论是否正确）；针刀治疗骨性关节炎的临床对照研究；针刀治疗骨性关节炎的临床机制研究；针刀干预对兔骨性关节炎模型组织形态、致痛物质，免疫细胞组织化学的实验研究等。

（4）调节电生理线路的理论——对经络实质的认识：根据针刀医学关于经络实质的理论，人体是一个庞大的电生理线路系统，人体的电生理线路系统既对人体生命活动发挥巨大的生理功能，也会由于电生理线路出问题产生病理变化。一般有四种情况：①电生理线路短路；②电生理线路的电流量减弱；③电生理线路的电流量增强；④电流缺失。当电生理线路发生短路时，人体就要产生相应的疾病，用针刀将电生理线路接通，疾病也就治愈了。具体的操作方法是，通过相应的仪器检测出电生理线路短路的位置，一般在电生理线路短路的部位都有病变反应，如局部增生性结节、炎症疙瘩、皮肤变色、局部痛点等，可用一支针刀在病变反应部位刺入，使刀刃和电生理线路平行，纵行疏通数次即可。此即是利用针刀的导电作用，将离断的微量金属元素链连接起来，此法适应于短路范围较小、距离较短的情况。如果短路的范围较大、距离较长，则可用两支针刀沿电生理线路两断端对刺，并使两支针刀的刃反复触碰，在针刀有滞动感时，即拔出针刀，此时电生理线路即被接通，相应的疾病也就会得到根本的治疗。当电生理线路的电流量减弱时，针刀刺入电生理线路一点或数点（此点最好是在针灸穴位上），使刀刃和电生理线路平行，轻轻慢慢地摆动刀刃，数次和数十次即可出针，此是将电生理线路上部分离断的金属元素链又重新连接起来。电生理线路上电流量就会增强而恢复到正常状态，疾病也就会被治愈。当电生理线路的电流量过强时，针刀刺入电生理线路上一点或数点（此点最好是在针灸穴位上），使刀刃和电生理线路垂直，快速地、有力地摆动刀刃，数次和数十次即可出针，此是将电生理线路上部分金属元素链铰断。电生理线路上电流量就会减弱，而恢复到正常状态，疾病也就会被治愈。当电生理线路由于某种原因被阻断，就会出现被阻断以下的电生理线路电流缺失，如果此种情况出现在心、肺等重要脏器电生理线路的全部分布区域，就会立即危及生命，有些患者猝死，大多数是这种原因。另外，如果此种情况出现在不足以危及生命的部位，或某些细胞层面，就会出现某些小器官的功能丧失，或某些组织结构的缺失，或局部新陈代谢的停止，或某些方面新陈代谢的停止，如面肌痉挛、面肌瘫痪、白癜风、银屑病等类疾病是局部生物电线路紊乱所引起。此种情况可从病变部位的电生理线路的上缘用针灸针或针刀向病变部位平刺一针或数针，并将针体在病变组织内反复抽拉，如果在其上缘有结节之类增生物，用针刀刺入该结节，沿电生理线路纵行将其切开，并反复缓慢摆动刀刃，即可将被阻断或短路的电生理线路的电流重新延伸到病变区域，疾病就能治愈。另一种情况，当电生理线路发生异常时，亦可用药物来调节，凡是电生理线路的电流量过强，所产生的疾病都是亢进性；凡是电生理线路的电流量减弱，所产生的疾病都是抑制性或衰退性；凡是电生理线路短路所出现的疾病都是代偿性或增生性的，应用针对性药物治疗，对电生理线路的调节往往也是很有效的。

（5）人体对于脊柱区带病因学的新认识：脊柱区带是以脊柱为中轴线的背部，上至枕骨上项线，下至尾骨，在颈部旁开1.5cm，在胸腰骶部旁开3cm，这样的一个区域，我们称之为脊柱区带。脊柱区带内的软组织极容易劳损，根据慢性软组织损伤的病因病理理论可知，损伤后的自我修复过程中形成新的病理因素，即粘连、瘢痕、挛缩、堵塞，这四大病理因素在适当的深度和部位均有可能卡压、牵拉区带内的神经末梢，造成这些神经末梢功能障碍，这些功能障碍通过和内脏自主神经相连接的通道，直接影响内脏器官的功能——影响自主神经功能的实质就是自主神经电流量的变化，另外如果这四大病理因素发生在某一脏器的电生理线路上，使电生理线路上的电流量发生变化，那将直接影响内脏的功能。

脊柱骨性组织因某种原因引起它的位置发生移动（用针刀医学影像学的方法读片），因为自主神经节大多位于脊柱的前面及其两侧,如果椎体的位置发生变化,必然牵拉或挤压有关的自主神经节,同样引起自主神经的功能障碍,从而导致有关脏器的疾病。

二、针刀类型和适应证

1. 针刀类型 由于闭合性手术的广泛开展,适应于各种治疗要求的不同模式的针刀随之应运而生,目前临床已研制了 14 种类型 39 种型号的针刀。

(1)Ⅰ型齐平口针刀:根据其尺寸不同分为 4 种型号,分别记作Ⅰ型 1 号、Ⅰ型 2 号、Ⅰ型 3 号、Ⅰ型 4 号。

Ⅰ型 1 号针刀,全长 15cm,针柄长 2cm,针身长 12cm,针头长 1cm,针柄为一扁平葫芦形,针身为圆柱形,直径 1mm,针头为锲形,末端扁平带刃,刀口线为 0.8mm,刀口为齐平口,同时要使刀口线和刀柄在同一平面内,只有在同一平面内才能在刀锋刺入肌肉后,从刀柄的方向辨别刀口线在体内的方向(图 2-2-1-1)。

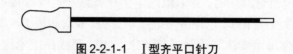

图 2-2-1-1 Ⅰ型齐平口针刀

Ⅰ型 2 号针刀,结构模型和Ⅰ型 1 号同,只是针身长度比Ⅰ型 1 号短 3cm,即针身长度为 9cm。

Ⅰ型 3 号针刀,结构模型和Ⅰ型 1 号同,只是针身长度比Ⅰ型 1 号短 5cm,即针身长度为 7cm。

Ⅰ型 4 号针刀,结构模型和Ⅰ型 1 号同,只是针身长度比Ⅰ型 1 号短 8cm,即针身长度为 4cm。

Ⅰ型针刀的适用范围和功用:Ⅰ型针刀适应于治疗各种软组织损伤和骨关节损伤,接通电生理线路,以及其他杂病的治疗。

(2)Ⅱ型截骨针刀(小号):全针长 12.5cm,针柄长 2.5cm,针身长 9cm,针头长 1cm,针柄为一梯形葫芦状,针身为圆柱形,直径 3mm,针头为楔形,末端扁平带刃,末端刀口线 0.8mm,刀口线和刀柄在同一平面内,刀口为齐平口(图 2-2-1-2)。

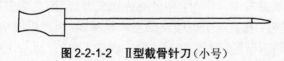

图 2-2-1-2 Ⅱ型截骨针刀(小号)

Ⅱ型针刀的适用范围和功用:Ⅱ型针刀适用于较小骨折畸形愈合凿开折骨术和较小关节融合剥开术。

(3)Ⅲ型截骨针刀(大号):全针体长 15cm,针柄长 3cm,针身长 11cm,针头长 1cm,结构模型和Ⅱ型同。

Ⅲ型针刀的适用范围和功用:适用于较大骨折畸形愈合凿开折骨术和较大关节融合剥开术。

(4)Ⅳ型斜口针刀:根据其尺寸不同分为 3 种型号,分别记Ⅳ型 1 号、Ⅳ型 2 号、Ⅳ型 3 号。

Ⅳ型 1 号针刀,全长 15cm,针柄长 2cm,针身长 12cm,针头长 1cm,针柄为一扁平葫芦形,针身为圆柱形,直径 1mm,针头为锲形,末端扁平带刃,刀口线为 0.8mm,刀口为斜口,要使刀口线和刀柄在同一平面内,才能在刀锋刺入肌肉后,从刀柄的方向辨别刀口线在体内的方向(图2-2-1-3)。

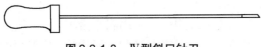

图 2-2-1-3　Ⅳ型斜口针刀

Ⅳ型2号针刀,结构模型和Ⅳ型1号同,只是针身长度比Ⅳ型1号短3cm,即针身长度为9cm。

Ⅳ型3号针刀,结构模型和Ⅳ型1号同,只是针身长度比Ⅳ型1号短5cm,即针身长度为7cm。

Ⅳ型针刀的适用范围和功用:用于筋膜、骨膜、皮肤划开术,根据其施术部位的深浅层次不同而选长短不同的型号。

(5)Ⅴ型圆刃针刀:根据其尺寸不同分为3种型号,分别记Ⅴ型1号、Ⅴ型2号、Ⅴ型3号。

Ⅴ型1号针刀,全长15cm,针柄长2cm,针身长12cm,针头长1cm,针柄为一扁平葫芦形,针身为圆柱形,直径1mm,针头为锲形,末端扁平带刃,刀口线为0.8mm,刀口为月牙状,要使刀口线和刀柄在同一平面内,才能在刀锋刺入肌肉后,从刀柄的方向辨别刀口线在体内的方向(图2-2-1-4)。

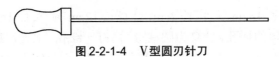

图 2-2-1-4　Ⅴ型圆刃针刀

Ⅴ型2号针刀,结构模型和Ⅴ型1号同,只是针身长度比Ⅴ型1号短3cm,即针身长度为9cm。

Ⅴ型3号针刀,结构模型和Ⅴ型1号同,只是针身长度比Ⅴ型1号短5cm,即针身长度为7cm。

Ⅴ型针刀的适用范围和功用:适用于神经点弹、剥离骨膜、筋膜及其他坏死组织。

(6)Ⅵ型凹刃针刀:根据其尺寸不同分为3种型号,分别记作Ⅵ型1号、Ⅵ型2号、Ⅵ型3号。

Ⅵ型1号针刀,全长15cm,针柄长2cm,针身长12cm,针头长1cm,针柄为一扁平葫芦形,针身为圆柱形,直径1mm,针头为锲形,末端扁平带刃,刀口线为0.8mm,刀口为凹刃口,要使刀口线和刀柄在同一平面内,才能在刀锋刺入肌肉后,从刀柄的方向辨别刀口线在体内的方向(图2-2-1-5)。

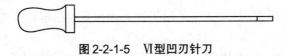

图 2-2-1-5　Ⅵ型凹刃针刀

Ⅵ型2号针刀,结构模型和Ⅵ型1号同,只是针身长度比Ⅵ型1号短3cm,即针身长度为9cm。

Ⅵ型3号针刀,结构模型和Ⅵ型1号同,只是针身长度比Ⅵ型1号短5cm,即针身长度为7cm。

Ⅵ型凹刃针刀的适用范围和功用:适用于切开细小神经周围挛缩筋膜。

（7）Ⅶ型剑锋针刀：根据其尺寸不同分为 3 种型号，分别记作Ⅶ型 1 号、Ⅶ型 2 号、Ⅶ型 3 号。

Ⅶ型 1 号针刀，全长 15cm，针柄长 2cm，针身长 12cm，针头长 1cm，针柄为一扁平葫芦形，针身为圆柱形，直径 1mm，针头为锲形，末端扁平带刃，刀口线为 0.8mm，刀口为剑锋口，要使刀口线和刀柄在同一平面内，才能在刀锋刺入肌肉后，从刀柄的方向辨别刀口线在体内的方向（图 2-2-1-6）。

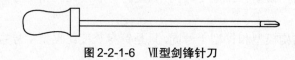

图 2-2-1-6　Ⅶ型剑锋针刀

Ⅶ型 2 号针刀，结构模型和Ⅶ型 1 号同，只是针身长度比Ⅶ型 1 号短 3cm，即针身长度为 9cm。

Ⅶ型 3 号针刀，结构模型和Ⅶ型 1 号同，只是针身长度比Ⅶ型 1 号短 5cm，即针身长度为 7cm。

Ⅶ型剑锋针刀的适用范围和功用：适用于肌肉、筋膜、腱鞘点状切痕松解术。

（8）Ⅷ型注射针刀：根据其尺寸不同分为 3 种型号，分别记作Ⅷ型 1 号、Ⅷ型 2 号、Ⅷ型 3 号。

Ⅷ型 1 号针刀，全长 15cm，针柄长 2cm，针身长 12cm，针头长 1cm，针柄为一扁平葫芦形，但有一个连接注射器的插孔，针身为圆柱形（内有一细孔，上连注射器的插孔，下连刀口上 0.2cm 的小孔）直径 1mm，针头为锲形，末端扁平带刃，刀口线为 0.8mm，刀口上 0.2cm 处有一小孔和针柄上注射器插孔相通，要使刀口线和刀柄在同一平面内，才能在刀锋刺入肌肉后，从刀柄的方向辨别刀口线在体内的方向（图 2-2-1-7）。

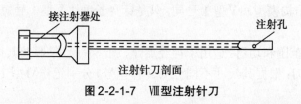

接注射器处　　　　　　　　　　　　　　　　注射孔

注射针刀剖面

图 2-2-1-7　Ⅷ型注射针刀

Ⅷ型 2 号针刀，结构模型和Ⅷ型 1 号同，只是针身长度比Ⅷ型 1 号短 3cm，即针身长度为 9cm。

Ⅷ型 3 号针刀，结构模型和Ⅷ型 1 号同，只是针身长度比Ⅷ型 1 号短 5cm，即针身长度为 7cm。

Ⅷ型注射针刀的适用范围和功用：适用于较大面积需要松解治疗的疾病和某些针刀手术时的局部药物注射。

（9）Ⅸ型鸟嘴刃针刀：根据其尺寸不同分为 3 种型号，分别记作Ⅸ型 1 号、Ⅸ型 2 号、Ⅸ型 3 号。

Ⅸ型 1 号针刀，全长 15cm，针柄长 2cm，针身长 12cm，针头长 1cm，针柄为一扁平葫芦形，针身为圆柱形，直径 1mm，针头为锲形，末端扁平带刃，刀口线为 0.8mm，刀口为鸟嘴形刃口，要使刀口线和刀柄在同一平面内，才能在刀锋刺入肌肉后，从刀柄的方向辨别刀口线在体内的方向（图 2-2-1-8）。

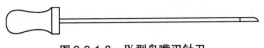

图 2-2-1-8　Ⅸ型鸟嘴刃针刀

Ⅸ型 2 号针刀，结构模型和Ⅸ型 1 号同，只是针身长度比Ⅸ型 1 号短 3cm，即针身长度为 9cm。

Ⅸ型 3 号针刀，结构模型和Ⅸ型 1 号同，只是针身长度比Ⅸ型 1 号短 5cm，即针身长度为 7cm。

Ⅸ型鸟嘴刃针刀的适用范围和功用：适用于两个相邻组织平面分离的治疗或体内囊状病灶的切开。

（10）Ⅹ型剪刀刃针刀：根据其尺寸不同分为 3 种型号，分别记作Ⅹ型 1 号、Ⅹ型 2 号、Ⅹ型 3 号。

Ⅹ型 1 号针刀，全长 14.5cm，针柄长 2cm，针身长 12cm，针头长 0.5cm，针柄为一扁平葫芦形，针身为圆柱形，直径 1.2mm，针头为锲形，末端扁平带刃，刀口线为 0.8mm，刀头为剪刀形，由两片可活动的剪刀刃构成，当剪刀刃张开时就是一个微型剪刀，当剪刀刃闭合时，外观与齐平口针刀相同，同时要使刀口线和针柄在同一平面内，只有在同一平面内才能在刀锋刺入肌肉后，从刀柄的方向辨别刀口线在体内的方向（图 2-2-1-9）。

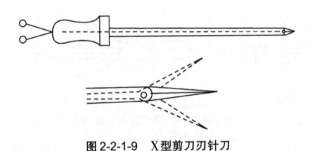

图 2-2-1-9　Ⅹ型剪刀刃针刀

Ⅹ型 2 号针刀，结构模型和Ⅹ型 1 号同，只是针身长度比Ⅹ型 1 号短 3cm，即针身长度为 9cm。

Ⅹ型 3 号针刀，结构模型和Ⅹ型 1 号同，只是针身长度比Ⅹ型 1 号短 5cm，即针身长度为 7cm。

Ⅹ型剪刀刃针刀的适用范围和功用：适用于体内一些紧张肌纤维和紧张筋膜的剪断松解治疗及体内小瘤体的剥离。

（11）Ⅺ型芒针刀：根据其尺寸不同分为 3 种型号，分别记作Ⅺ型 1 号、Ⅺ型 2 号、Ⅺ型 3 号。

Ⅺ型 1 号针刀，全长 10cm，针柄长 2cm，针身长 7cm，针头长 1cm，针柄为一扁平葫芦形，针身为圆柱形，直径 0.5mm，针头为锲形，末端扁平带刃，刀口线为 0.4mm，刀口为齐平口，同时要使刀口线和针柄在同一平面内，只有在同一平面内才能在刀锋刺入肌肉后，从刀柄的方向辨别刀口线在体内的方向（图 2-2-1-10）。

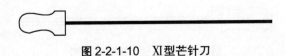

图 2-2-1-10　Ⅺ型芒针刀

ⅩⅠ型 2 号针刀,结构模型和ⅩⅠ型 1 号同,只是针身长度比ⅩⅠ型 1 号短 3cm,即针身长度为 4cm。

ⅩⅠ型 3 号针刀,结构模型和ⅩⅠ型 1 号同,只是针身长度比ⅩⅠ型 1 号短 5cm,即针身长度为 2cm。

ⅩⅠ型芒针刀的适用范围和功用:适用于眼角膜和其他黏膜表面的治疗和因电生理线路紊乱或短路引起的各种疾病。

（12）Ⅻ型旋转刃针刀:根据其尺寸不同分为 3 种型号,分别记作Ⅻ型 1 号、Ⅻ型 2 号、Ⅻ型 3 号。

Ⅻ型 1 号针刀,全长 14.5cm,针柄长 2cm,针身长 7cm,针头长 0.5cm,针柄为一扁平葫芦形,针身为圆柱形,直径 1.2mm,针头处有 3 片微小的活页刀刃,当活页张开时,跟电风扇风页相似,当活页收回时,类似Ⅰ型针刀,针头为锲形,末端扁平带刃,刀口线为 1mm,刀口为齐平口,同时要使刀口线和刀柄在同一平面内,只有在同一平面内才能在刀锋刺入肌肉后,从刀柄的方向辨别刀口线在体内的方向（图 2-2-1-11）。

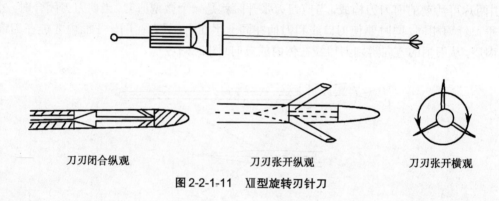

刀刃闭合纵观　　　　　　　刀刃张开纵观　　　　　　刀刃张开横观

图 2-2-1-11　Ⅻ型旋转刃针刀

Ⅻ型 2 号针刀,结构模型和Ⅻ型 1 号同,只是针身长度比Ⅻ型 1 号短 3cm,即针身长度为 9cm。

Ⅻ型 3 号针刀,结构模型和Ⅻ型 1 号同,只是针身长度比Ⅻ型 1 号短 8cm,即针身长度为 4cm。

Ⅻ型旋转刃针刀的适用范围和功用:适用于各种因血管阻塞造成的疾病及其他微小管道型器官阻塞造成的疾病。

（13）ⅩⅢ型探针式针刀:根据其尺寸不同分为 3 种型号,分别记作ⅩⅢ型 1 号、ⅩⅢ型 2 号、ⅩⅢ型 3 号。

ⅩⅢ型 1 号针刀,全长 15cm,针柄长 3cm,针身长 10cm(针身一侧带刃),针头长 2cm(为探针形),针柄为一扁平葫芦形,针身为扁条状,宽 2mm,一侧厚 0.8mm,一侧为刀刃,同时要使刀刃和刀柄在同一平面内,只有在同一平面内才能在刀锋刺入肌肉后,从刀柄的方向辨别刀口线在体内的方向（图 2-2-1-12）。

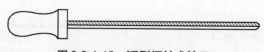

图 2-2-1-12　ⅩⅢ型探针式针刀

Ⅻ型2号针刀,结构模型和Ⅻ型1号同,只是针身长度比Ⅻ型1号短3cm,即针身长度为7cm。

Ⅻ型3号针刀,结构模型和Ⅻ型1号同,只是针身长度比Ⅻ型1号短5cm,即针身长度为5cm。

Ⅻ型探针式针刀的适用范围和功用:适用于人体内部部分瘤体和其他病变组织的摘除。

(14)ⅩⅣ型弯形针刀:根据其尺寸不同分为3种型号,分别记作ⅩⅣ型1号、ⅩⅣ型2号、ⅩⅣ型3号。

ⅩⅣ型1号针刀,全长15cm,针柄长3cm,针身长10cm(针身一侧带刃),针头长2cm(为圆锥形),针柄为一扁平梭形,一侧有刀刃,一侧厚0.8mm,上有一针孔,针身为圆柱形,弯曲180°(图2-2-1-13)。

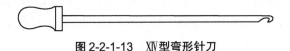

图2-2-1-13　ⅩⅣ型弯形针刀

ⅩⅣ型2号针刀,结构模型和ⅩⅣ型1号同,只是针身长度比ⅩⅣ型1号短3cm,即针身长度为7cm。

ⅩⅣ型3号针刀,结构模型和ⅩⅣ型1号同,只是针身长度比ⅩⅣ型1号短5cm,即针身长度为5cm。

ⅩⅣ型探针式针刀的适用范围和功用:适用于人体内部瘤体和其他病变组织需要拉出体外摘除的治疗。

2.适应证　随着针刀医学基础理论的不断完善,小针刀疗法也逐渐扩大了适应证的范围,历经30余年的发展,针刀由最初主要用于慢性软组织损伤疾病、骨性疾病的治疗,发展至目前已经可以应用于内、外、妇、儿、皮、五官、杂病等临床各科疾病的治疗,且收到了很好的疗效。

(1)各种因慢性软组织损伤而引起四肢躯干各处的一些顽固性疼痛点,慢性软组织损伤疾病中"粘连"这一病理概念,我们从两个方面来认识,一种是外伤性软组织粘连,一种是病理性软组织粘连。

外伤性软组织粘连,包括暴力外伤、积累性损伤、隐蔽性外伤、情绪性损伤以及许多种损伤方式所引起的软组织粘连。所谓隐蔽性外伤,就是有外伤但并不明显,在受伤时患者并无感觉,在很长时间内也不产生病痛,在发病时病人也不认为是外伤,医师也不容易发现。比如开玩笑时在背上被击了一拳,而后并无明显不适,或只觉轻微不适,很快也就消失了,这种外伤在一定条件下也会引起软组织粘连,由这种外伤引起的软组织粘连,称之为隐蔽性外伤的软组织粘连;至于暴力外伤和积累性损伤引起的软组织粘连,即由暴力外伤和长期慢性疲劳积累导致的软组织粘连;情绪性损伤这是我们过去所没有认识的问题,一个人过悲、过喜、过怒、过分激动都会引起软组织损伤。情绪性损伤所导致的慢性软组织损伤性疾病的病理变化,同样是粘连、挛缩、结疤、堵塞。

病理性软组织粘连,诸如风湿和疽、痈、疖切开排脓及其他做切开手术治疗的疾病伤口愈合后,均可能引起软组织粘连。可能引起肌肉与骨、肌肉、韧带、神经、血管等粘连,使局部疼痛,功能受限。这些都可以用针刀来治疗。

外伤性和病理性软组织损伤性疾病引起的各种方式的粘连,使人体的正常活动功能受到限制。并且在粘连点均有顽固性疼痛,此种疼痛由于它特定的病理因素,一般的处理治疗很难见效,也无法将粘连松解,故功能障碍不能恢复,疼痛也就不能解除。

另外,凡粘连面积大,疗效差,粘连面积较小或是一个点的,疗效最佳。

(2)部分骨刺(或骨质增生):骨刺的生成,有的是关节本身压应力过高引起,有的是软组织拉应力过高引起,主要是肌肉和韧带紧张、挛缩引起,应用针刀可将紧张和挛缩的肌肉和韧带松解。在所有骨关节附近的肌肉和韧带附着点处的骨质增生(或骨刺)大多是软组织的原因,针刀有很好的疗效。

压应力过高引起的骨刺,就不是单用针刀所能治疗的,因为小针刀无法恢复它的力平衡。小针刀只适应软组织拉应力过高引起的骨刺,因为小针刀能够恢复它的力平衡,从而也就可以恢复动态平衡,所以小针刀是治疗这部分骨质增生(或骨刺)的最有效方法。

(3)滑囊炎:人体的滑液囊非常之多,是肌肉和关节活动所需润滑液的供给器官。

滑液囊受到急、慢性损伤之后,就会引起滑液囊闭锁,而使囊内的滑液排泄障碍,造成滑囊膨胀,而出现酸、胀、疼痛、运动障碍等症状。或由于过度膨胀而挤压周围的神经、血管,出现麻木,肌肉萎缩等症状。

此种病变用常规的治疗方法,难以奏效,应用针刀闭合性将滑囊从深面十字切开,针刀术后用手指迅速将滑液囊压扁,往往可立见成效。

(4)四肢躯干因损伤而引起的后遗症:损伤后遗症,包括四肢、躯干损伤,经治疗急性症状已解除,超过一百天以上者,尚残留的功能障碍或肌肉萎缩,无其他引起骨断筋伤并发症时,均可用针刀疗法来治疗,但有时需要配合其他疗法,若肌肉已经萎缩到没有再生能力的情况下,针刀疗法也并不理想。

(5)骨化性肌炎初期(包括肌肉韧带钙化):对于骨化性肌炎,针刀治疗适应在骨化还没有完全僵硬之前,就是说肌肉还有弹性的情况下,才适应针刀治疗,不过疗程比较长,一般要60天左右。骨化性肌炎的病因和骨质增生一样,是肌肉和韧带拉应力过高引起,限制了人体的正常功能。

(6)各种腱鞘炎:针刀治疗各种腱鞘炎,有时疗效极快,尤其对狭窄性腱鞘炎、跖管综合征、腕管综合征之类,有特殊的疗效,但有时也必须配合一些药物。

(7)肌肉和韧带积累性损伤:针刀治疗肌肉和韧带积累性损伤,对病损较久的疗效显著,对病损时间较短的疗效较差。

(8)外伤性肌痉挛和肌紧张(非脑源性的):外伤性肌痉挛和肌紧张在临床上表现极为复杂。有的单独构成一种疾病,有的夹杂在其他疾病当中表现为一种症状,有的表现比较隐蔽。而由于肌痉挛和肌紧张继发出一种突出的临床症状。但只要搞清原因,是肌肉痉挛和肌紧张者,应用针刀治疗,都能取得立竿见影的效果。

(9)手术损伤后遗症:做切开手术如在四肢施行,特别是在关节附近容易造成腱鞘狭窄,筋膜、肌肉韧带、关节囊挛缩,结疤粘连,导致功能障碍。这是很令人烦恼的后遗症,针刀对此施行闭合性松解术,有很理想的疗效。

(10)病理性损伤后遗症:病理性损伤,指由于某种疾病导致软组织变性挛缩、结疤、粘连这一类疾病,如骨髓炎愈合后,类风湿关节炎导致的关节伸屈受限,软组织变性挛缩、结疤、粘连,针刀也有很好的疗效。特别是类风湿关节炎中期、晚期这种变化导致肢体畸形,一直是无法解决的难题,针刀就可以解决。

(11)骨干骨折畸形愈合:骨干骨折畸形愈合影响功能或有肿胀不消,肌肉萎缩麻木疼痛无法解除者,必须在愈合处折断,再行复位,重新固定,纠正畸形。通常要做切开手术,创伤大，软组织损伤重，容易造成肢体无力等后遗症。传统中医治法用三角木垫于畸形愈合处，手法将其强行折断，再复位治疗。此法亦易损伤软组织，更易将健骨折断，不易在需要折断的部位截断而造成新的骨折创伤，应用针刀闭合性折骨，可完全避免上述两种方法的不足，准确无误地在需要折断的地方折断，又不损伤周围的软组织，保证这些软组织形态的完整性，有利于功能的恢复。关节附近骨折及关节内骨折畸形愈合，也可以应用针刀闭合性折骨，但成功率不到60%，所以不列为适应证。

（12）针刀治疗关节内骨折具有特殊的疗效，可以避免关节功能障碍等后遗症。

（13）针刀治疗用于整形外科疗效也非常满意。如矫正部分五官不正、消除皱纹、矫正小儿"0"形腿、"K"形腿、"X"形腿及成人肢体畸形等。

（14）针刀医学对部分慢性内科疾病的病因病理有了全新的认识，在这种新的病因病理的指导下，不仅对此类疾病能够从根本上治愈，而且速度很快，一般针刀治疗1~2次即可。如糖尿病、慢性支气管炎、功能性心脏病、浅表性胃炎、慢性胰腺炎、慢性结肠炎、慢性肾炎、慢性膀胱炎、前列腺炎、慢性盆腔炎等，疗效在80%以上。

（15）针刀对肛肠科疾病疗效也很确切，不需要外科手术，即可将内、外痔核消除。

（16）对一部分皮肤病也有很好的疗效。它是在对部分皮肤病的病因病理新观点的指导下进行的，疗效极为神速，如鸡眼、痤疮、慢性荨麻疹、白癜风、顽癣、牛皮癣等。

（17）针刀医学对一部分妇科病的病因病理进行了深入的研究，并且有了崭新的认识，在这些新观点的指导下，用针刀治疗取得了很好的疗效。如痛经、乳腺小叶增生、卵巢囊肿、月经不调等。

（18）针刀对急性软组织损伤的治疗也取得了良好的疗效。

（19）针刀对一部分内分泌失调疾病和部分感染性疾病，应用针刀治疗已经取得部分疗效，现正在深入研究，有望有较大的突破。

针刀疗法对以上这19个方面的疾病都有相当好的疗效，对其中一大部分疾病则有独特的疗效，随着时间的推移，在国内外学者共同努力下，针刀医学还会有更大的发展，并广泛地应用在临床实践中。

三、针刀操作技术

小针刀在临床上的应用有它独特的使用方法和操作技巧，在施行操作时，术者须严格掌握适应证，遵照进针四步规程操作，选择正确手术入路，并能熟练运用手法进行操作，还要注意严格执行无菌操作，小针刀要高压或煮沸消毒，进针部位的皮肤要先用碘酒涂擦，然后再用酒精脱碘，再铺上消毒小洞巾，只有这样才能保证疗效和避免感染差错。

1. 进针四步规程　所谓四步规程，就是小针刀手术在刺入时，必须遵循的4个步骤，一步也不能省略，而且每一步都有丰富的内容。

（1）定点：在确定病变部位和搞清该处的解剖结构后，在进针部位用紫药水做一个记号，局部碘酒消毒再用酒精脱碘，覆盖上无菌小洞巾。

（2）定向：使刀口线和大血管、神经及肌肉纤维走向平行，将刀口压在进针点上。

（3）加压分离：在完成第二步后，右手拇指、食指捏住针柄，其余三指托住针体，稍加压力不使刺破皮肤，使进针点处形成一个长形凹陷，刀口线和主要血管神经及肌肉纤维走行平行。这样，神经血管就会被分离在刀刃两侧。

（4）刺入：当继续加压，感到一种坚硬感时，说明刀口下皮肤已被挤到接近骨质，稍一加压，即可刺破皮肤，此时进针点凹陷基本消失，神经血管即膨起在针体两侧。此时可根据需要施行手术方法进行治疗。

2. 小针刀手术方法　小针刀在临床上的应用操作较为复杂，经过不断实践，总结为八法：

（1）纵行疏通剥离法：粘连结疤发生于肌腱韧带附着点时，将刀口线和肌肉韧带走行方向平行刺入患处，当刀口接触骨面时，按刀口线方向疏剥，按附着点的宽窄，分几条线，疏剥，不可横行剥离（图 2-2-1-14）。

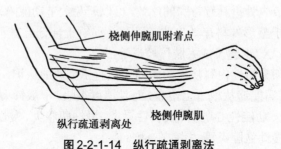

图 2-2-1-14　纵行疏通剥离法

（2）横行剥离法：当肌肉与韧带和骨发生粘连，将刀口线和肌肉或韧带走行方向平行刺入患处，当刀口接触骨面时，做和肌肉或韧带走行方向垂直铲剥，将肌肉或韧带从骨面上铲起，当觉得针下有松动感时，即可出针（图 2-2-1-15）。

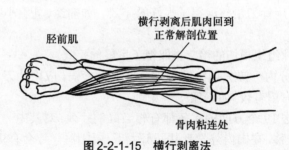

图 2-2-1-15　横行剥离法

（3）切开剥离法：当几种软组织互相粘连结疤，如肌肉与韧带，韧带与韧带互相结疤粘连时，将刀口线和肌肉或韧带走行方向平行刺入患处，将互相间粘连或瘢痕切开（图 2-2-1-16）。

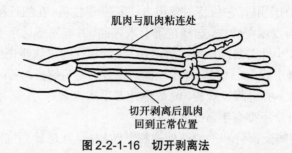

图 2-2-1-16　切开剥离法

（4）铲磨削平法：当骨刺长于关节边缘或骨干，并且骨刺较大，将刀口线和骨刺竖轴垂直刺入，刀口接触骨刺后，将骨刺尖部或锐边削去磨平（图 2-2-1-17）。

（5）瘢痕刮除法：瘢痕如在腱鞘壁或肌肉的附着点处和肌腹处，可以小针刀将其刮除。先沿软组织的纵轴切开数条口，然后在切开处反复疏剥两三次，刀下有柔韧感，说明瘢痕已碎，出针（图 2-2-1-18）。

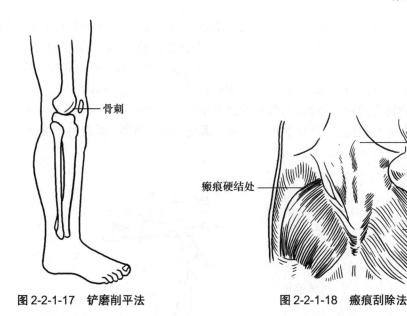

图 2-2-1-17　铲磨削平法　　　　图 2-2-1-18　瘢痕刮除法

（6）骨痂凿开法：当骨干骨折畸形愈合，影响功能，可用小针刀穿凿数孔，将其手法折断再行复位，较小骨痂，将小针刀刀口线和患骨纵轴垂直刺入骨痂，在骨折间隙或两骨间隙穿凿两三针即可分离，较大骨痂同法穿凿七八针后，再行手法折断，并且不会在手法折断时再将好骨折断，只会在骨痂需要折断的位置折断（图 2-2-1-19）。

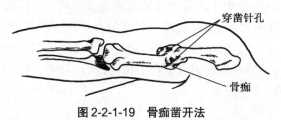

图 2-2-1-19　骨痂凿开法

（7）通透剥离法：当某处有范围较大的粘连板结，无法进行逐点剥离，在板结处可取数点进针，进针点都选在肌肉和肌肉，或其他组织相邻的间隙处，当针接触骨面时，除软组织在骨面的附着点之外，都将软组织从骨面铲起，并尽可能将软组织互相之间的粘连疏剥开来，并将结疤切开（图 2-2-1-20）。

（8）切开肌纤维法：当某处因为部分肌肉纤维紧张或挛缩，引起顽固性疼痛，功能障碍时，将刀口线和肌肉纤维垂直刺入，切断少量的紧张或痉挛的肌纤维，往往可使症状立解。此法可以广泛用于四肢腰背痛疾病的治疗（图 2-2-1-21）。

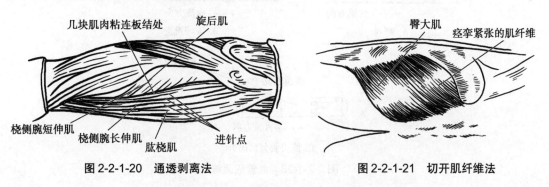

图 2-2-1-20　通透剥离法　　　　图 2-2-1-21　切开肌纤维法

（9）关节内骨折复位法：当关节内发生骨折，骨折片脱离骨折线或者游离于关节周围和关节腔内时，用Ⅰ型针刀经皮刺达骨折片的背面，用骨锤轻敲针刀柄顶端，使刀锋进入骨折片，这时针刀和骨折片就连在一起，并且比较稳定。此时术者持针刀可将骨折片任意移动，将骨折片准确地对到骨折线上（在 X 线下观察），达到解剖对位时，用骨锤轻敲针柄顶端，让刀锋穿过骨折线，将骨折片固定于断端，另外按照进针的常规经皮再打入一根Ⅰ型针刀，并穿过骨折线，使之与以上针刀相交叉，这样骨折片就被牢固地固定于断端，然后用无菌纱布块将针孔处针刀包扎紧，用胶布固定（图 2-2-1-22）。

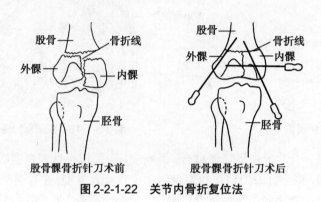

股骨髁骨折针刀术前　　　　　　　　股骨髁骨折针刀术后

图 2-2-1-22　关节内骨折复位法

（10）血管疏通法：此法适用于各种因血管阻塞造成的疾病。用Ⅻ型旋转刃针刀，将旋刃收紧在刃槽内，在被阻塞的血管上游（血流向阻塞的血管流来的部位）刺入血管，然后转向被阻塞的部位，将旋刃张开，使之紧贴血管内壁，轻轻地使旋刃旋转，并将针体沿血管内向前推进，直至阻塞被疏通为止，然后将旋刃收紧在刀槽内，拔出针刀，压迫针孔 3～5 分钟，用无菌纱布覆盖，胶布包扎（图 2-2-1-23）。

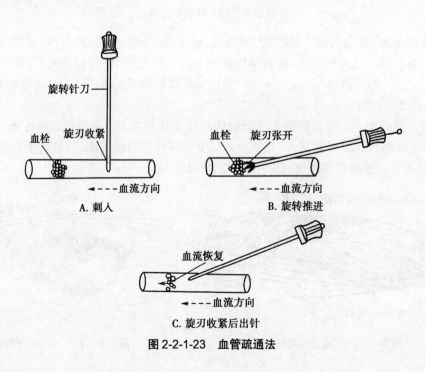

A. 刺入　　　　　　　　　　　B. 旋转推进

C. 旋刃收紧后出针

图 2-2-1-23　血管疏通法

（11）划痕切开法：此法用于眼角膜和其他黏膜表面的治疗。选好这些黏膜需要切开的部位，确定方向、长短，用Ⅺ型芒针刀，在所确定的部位上画一条线，然后用手法将膜的内容物向画线部位推顶、挤压，这些膜就会被切开而不会损伤健康组织（图2-2-1-24）。

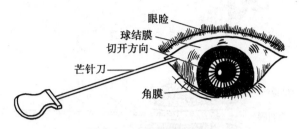

图2-2-1-24　划痕切开法

（12）剪断松解剥离法：此法适用于体内一些紧张肌纤维和紧张筋膜的剪断松解治疗及体内小瘤体的剥离。用Ⅹ型剪刀刃针刀，将剪刀刃收紧闭合，经皮刺入人体，刀锋到达需剪断或剥离的部位，再将剪刀刃轻轻张开，慢慢剪断需要剪断的组织，直至达到治疗目的。然后将剪刀刃收紧、闭合，拔出针刀，无菌纱布覆盖针孔，胶布包扎（图2-2-1-25）。

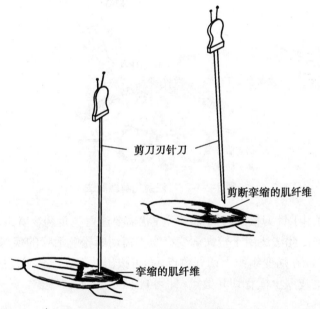

图2-2-1-25　剪断松解剥离法

（13）平面松解剥离法：此法适用于两个相邻组织平面分离的治疗。用Ⅸ型鸟嘴刃针刀，刺入浅层平面组织的深面，令刀刃和病变组织平面平行，摆动针柄，使刀刃在浅层平面组织的深面运动，也可将刀面旋转180°和平面平行，使刀刃在平面浅层组织的深面向相反方向运动，直至两个相邻平面组织的病变部位全面分离为止（图2-2-1-26）。

（14）注射松解剥离法：此法适用于较大面积需要松解治疗的疾病。用Ⅷ型注射针刀刺入需治疗的部位进行小面积松解剥离，然后接上备有30～50ml 0.9%氯化钠溶液的注射器，用注射器将0.9%氯化钠溶液加压注入病变部位后，拔出针刀，用无菌纱布覆盖针孔。此时治疗部位有一个球形的隆起，立即用手法按揉之，利用液体的高压状态使病变部位得到充分的松解（图2-2-1-27）。

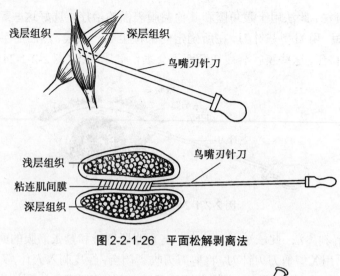

图 2-2-1-26 平面松解剥离法

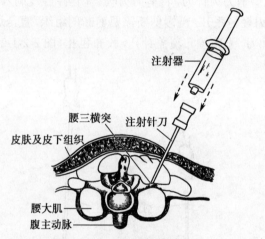

图 2-2-1-27 注射松解剥离法

另外,此法也可用于针刀松解后局部应用症状需要注射少量药物者。

(15)切痕松解法:此法适用于较大病变组织不需切断松解治疗的疾病。用Ⅶ型剑锋针刀经皮刺达病变组织后,在病变组织上切开数点,即可拔出针刀。或体表皮肤挛缩紧张时,用Ⅶ型剑锋针刀在紧张的皮肤上横行切开数点,即可(图 2-2-1-28)。

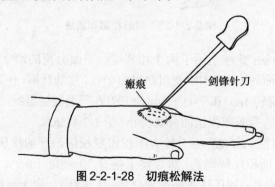

图 2-2-1-28 切痕松解法

(16)周围松解剥离法:此法适用于条索状细小组织病变而又不能将其全部切断时的治疗。用Ⅵ型凹刃针刀经皮刺达病变组织后,刀口线和病变组织垂直切开,但不可将病变组织完

全切断,这样的治疗结果就是将条索状病变的细小组织周围切开,而中心部位仍然保留完好
(图 2-2-1-29)。

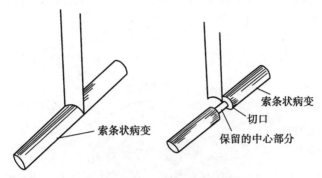

图 2-2-1-29 周围松解剥离法

(17)打孔疏通法:此法适用于人体内局部组织严重缺血、微循环障碍造成的疾病。用 V
型圆刃针刀,经皮刺入达病变部位,让刀口线尽量和纤维组织平行,在不同部位垂直刺入病变
组织几针或十几针,每一针都沿纤维方向小幅度平行摆动(图 2-2-1-30)。

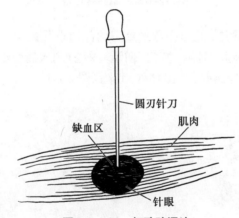

图 2-2-1-30 打孔疏通法

(18)电生理线路接通法:此法适用于因电生理线路紊乱或短路引起的各种疾病。用 XI 型
芒针刀两支从病变的电生理线路的两端经皮刺入,让两支芒针刀的刀刃反复接触(务使两针刀
在同一条直线上),一般选择 2~3 条;这样的直线进行上述操作,操作完毕出针(图 2-2-1-31)。

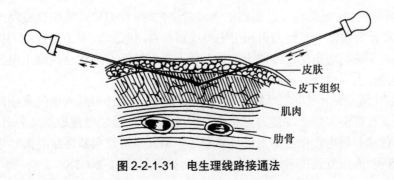

图 2-2-1-31 电生理线路接通法

（19）点弹神经法：此法适用于某一神经控制区域的大面积病变和长距离病变以及一些内脏病的治疗。用圆刃针刀在某一神经上使刀口线和神经的纵轴平行刺入，直达神经表面，然后调转刀口线，使之和此神经纵轴呈 90°角，用刀刃在神经上频频点弹，但不可损伤神经，此时患者会有电流沿神经流动的感觉（图 2-2-1-32）。

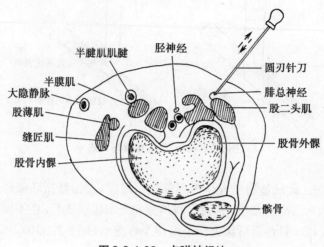

半腱肌肌腱　胫神经　　圆刃针刀
半膜肌　　　　　　　　腓总神经
大隐静脉　　　　　　　股二头肌
股薄肌
缝匠肌　　　　　　　　股骨外髁
股骨内髁
　　　　　　　　　　　髌骨

图 2-2-1-32　点弹神经法

（20）病变组织体外切除法：此法在弯形针刀的针柄小孔处穿一长的丝线，用弯形针刀经皮或人体的管腔（如口腔、鼻腔、耳道、肛门、阴道、尿道）刺入病变组织后，通过弯型针刀将丝线的另一端带出，将病变组织结扎，拉出体外，切除（图 2-2-1-33）。

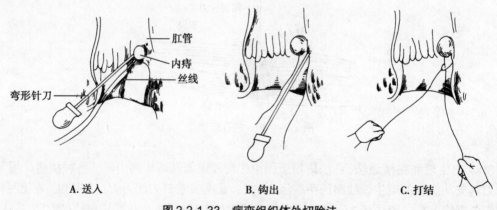

肛管
内痔
丝线
弯形针刀

A. 送入　　　　　　　　　B. 钩出　　　　　　　　　C. 打结

图 2-2-1-33　病变组织体外切除法

（21）减弱电流量法：当电生理线路的电流量过强时，针刀刺入电生理线路上一点或数点（此点最好是在针灸穴位上），使刀刃和电生理线路垂直，快速地、有力地摆动刀刃数次和数十次即可出针（此手法是将电生理线路上部分金属元素链铰断），电生理线路上电流就会减弱而恢复到正常状态，疾病也就会被治愈（图 2-2-1-34）。

（22）增强电流量法：当电生理线路上的电流量减弱时，针刀刺入电生理线路上一点或数点（此点最好是在针灸穴位上），使刀刃和电生理线路平行，轻轻慢慢地摆动刀刃，数次和数十次即可出针（此法是将电生理线路上部分离断的金属元素链又重新连接起来），电生理线路上电流量就会增强，而恢复到正常状态，疾病也就会被治愈（图 2-2-1-35）。

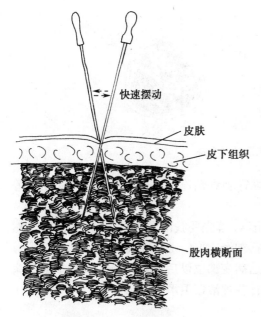

快速摆动
皮肤
皮下组织
股肉横断面

图 2-2-1-34　减弱电流量法

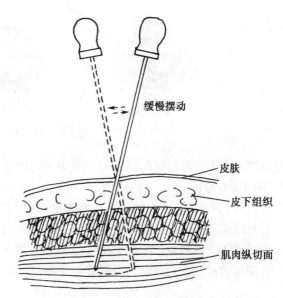

缓慢摆动
皮肤
皮下组织
肌肉纵切面

图 2-2-1-35　增强电流量法

以上 22 种方法,是目前针刀医学在临床上常用的操作方法,相信随着时间的推移,针刀治疗的领域不断扩大,将会出现更多的新的操作方法。

3. 小针刀的手术入路　针刀的手术入路,是一种闭合性手术入路,要想保证手术的安全有效,没有一套精确科学的手术入路方法是不能达到目的的。闭合性手术入路的难度相对来讲比较大。它是建立在对疾病病变部位的精确定位的基础上的,这种定位不仅平面要定位,而且要立体定位。比如治疗肱桡关节滑囊炎,我们不仅以体表的平面定位(上肢伸直状态在肘横纹偏桡侧的远侧约 1.5cm 处),而且要知道它浅层被肱桡肌近端尺侧所覆盖,在肱二头肌止腱的深面,在桡骨粗隆之前面,它的内侧中层有桡动、静脉和正中神经走行,向远端桡侧走行,在肱二头肌止腱的末端尺侧一角为桡动、静脉所覆盖,桡动、静脉的尺侧就是正中神经,肱二头肌止腱的桡侧缘还有桡动脉返支和桡神经深支和浅支。在这样精确定位的前提下,我们必须要选择一个安全而科学的手术入路,才能安全有效地进行手术。当然这里还有很多技巧问题。然而技巧必须在精确定位的前提下,才能发挥作用。

闭合性手术入路,有治疗多种疾病的一般手术入路,有用于特殊疾病的特殊手术入路。本节所谈之手术入路是应用于骨伤科疾病的手术入路。

(1) 一般手术入路:在骨伤科方面的一般手术入路,主要是用于慢性软组织损伤疾患的治疗。

1) 定点、定向、加压分离、刺入:这四步规程是治疗骨伤科疾病普遍使用的手术入路方法。当定好点,将刀口线放好以后(刀口线和施术部位的神经血管走行方向平行,无神经血管处和肌肉纤维的走行方向平行),给刀锋加一适当压力,不使刺破皮肤,使体表形成一长形凹陷,这时刀锋下的神经、血管都被推挤在刀刃两侧,再刺入皮肤进入体内,借肌肉皮肤的弹性,肌肉和皮肤膨隆起来,长形凹陷消失,神经血管也随之膨隆在针体两侧。

这一方法可有效地避开神经、血管和避免损伤健康组织,将针刀刺入体内(图 2-2-1-36)。

2) 治疗腱鞘炎的手术入路方法:按手术入路 1)的方法刺入,刺穿腱鞘的外侧壁(离骨远侧的腱鞘壁),再穿过肌腱(因刀口线和肌肉纤维走向平行,故不会损伤肌纤维)到达腱鞘内

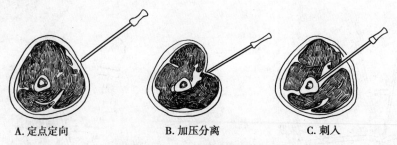

A. 定点定向   B. 加压分离   C. 刺入

图 2-2-1-36　针刀手术进针刀方法

侧壁（和骨相邻的腱鞘壁），然后再进行手术。如纵行剥离粘连，切开硬结（即瘢痕组织）等（图 2-2-1-37）。

3）治疗深层组织的手术入路方法：治疗深层组织，首先要找准深层组织的体表投影，然后找准病变位置，并搞清覆盖于病变各种组织（包括神经、血管、肌肉、韧带等）的解剖层次，依浅层组织为依据，按手术入路 1）的方法刺入，到达病变部位以后，掉转刀锋，使刀口线和病变部位的神经血管或肌肉纤维走向平行，然后再进行各种治疗手术（图 2-2-1-38）。

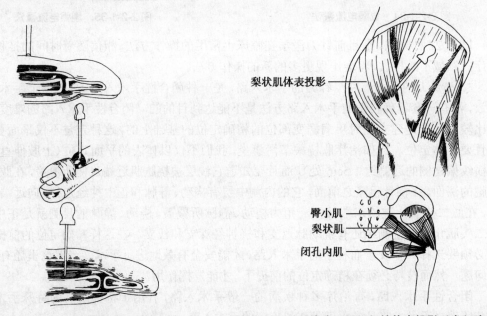

梨状肌体表投影

臀小肌
梨状肌
闭孔内肌

图 2-2-1-37　治疗腱鞘疾患手术入路   图 2-2-1-38　治疗深层组织按体表投影手术入路

4）按骨突标志的手术入路：骨突标志是在人体体表都可以精确触知的骨性突起，如喙突、桡骨茎突、关节突、上下肢的内外髁、足部的内外踝等。依据这些骨性突起，除了可以给部分病变组织定位外，也是手术入路的重要参考。骨突一般都是肌肉和韧带的起止点，也是慢性软组织损伤的好发部位。如是骨突处附着的软组织病变，按手术入路 1）刺入后，直达骨面，然后再进行手术。如果是腱鞘病变，按腱鞘的手术入路方法。如骨突周围的滑囊病变，根据滑囊的立体定位，先按手术入路 1）的方法刺入，穿过滑囊，刀锋到达滑囊对侧的内侧壁就是靠近骨的一侧滑囊的内壁进行十字型切开（图 2-2-1-39）。

5）按肋骨标志手术入路：在治疗胸背部疾病的时候，肋骨虽潜藏于肌肉之内，但在针刀刺入浅层以后即达到肋骨平面，此时以肋骨为依据。当胸部的慢性软组织损伤疾病不在肋骨表面以上而在肋骨之上下缘时,让刀锋先刺到病变部位最靠近肋骨上或肋骨边缘,然后再移动刀锋到病变部位,这样术者心中有数,能很好掌握深度,也不会使刀锋失控而刺入胸腔(图2-2-1-40)。

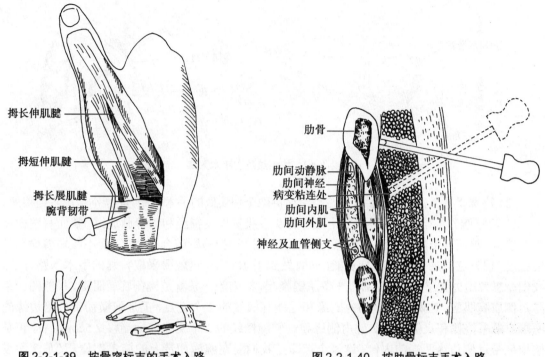

图 2-2-1-39 按骨突标志的手术入路   图 2-2-1-40 按肋骨标志手术入路

6)以横突为依据的手术入路:在治疗脊柱两侧,颈、胸、腰部慢性软组织损伤疾患时,以横突骨性组织为依据,先按手术入路1)的方法刺入,当刀锋到达横突以后,然后再移动刀锋到病变组织部位进行治疗。这样可以做到心中有数,易掌握住深度,而不会使刀锋刺入胸腔、腹腔,也不会损伤颈椎横突前方的重要组织。注意,脊柱附近的软组织损伤疾病的手术入路,都从背侧,不可从前方入路(图2-2-1-41)。

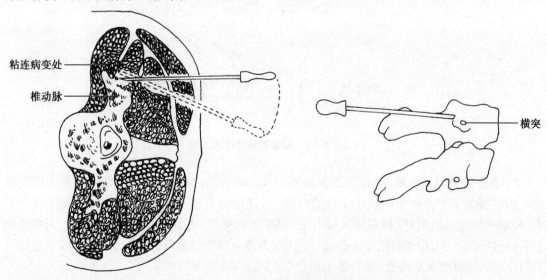

图 2-2-1-41 以横突为依据的手术入路

7）按组织层次手术入路：病灶在多种组织层次之间时，应分清组织层次，不断掉转刀口线，使刀口线和各层的神经血管、肌纤维平行，逐层深入，直到到达病变部位。注意，勿使刀锋穿过病变组织，否则手术不能施行到病变组织，轻则无效，重则后果严重（图 2-2-1-42）。

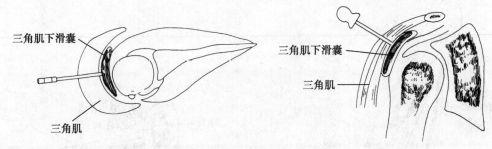

图 2-2-1-42　按组织层次手术入路

（2）特殊手术入路：特殊手术入路是治疗特殊个别疾病的手术入路方法，不适用多数疾病。

1）治疗腕管综合征的手术入路：腕管有 9 条肌腱以及神经和动静脉通过，掌面有腕横韧带覆盖，且腕横韧带厚而坚韧。要想把腕横韧带松开，把腕管综合征治好，而不减弱腕横韧带的强度，保持它对屈肌腱的支持功能，同时做到手术安全，这就要采取特殊的手术入路方法。我们令患者用力握拳屈腕，腕部有 3 条肌腱隆起，桡侧的一条就是桡侧腕屈肌腱，尺侧的一条是尺侧屈腕肌腱，这两条肌腱的内侧缘和远侧腕横纹的 2 个交点，正是腕横韧带近侧边缘的两端。沿着桡侧和尺侧腕屈肌腱内侧缘和远侧腕横纹的 2 个交点向远端移 2.5cm 左右，正是腕横韧带远侧边缘两端的内侧，这 4 个点即是我们要在腕横韧带上的施术部位，又是深面没有重要神经、血管的位置。这样刺入皮肤就达腕横韧带两侧两端的施术部位，进行切开松解手术（图 2-2-1-43）。

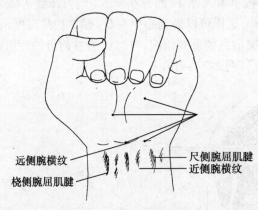

图 2-2-1-43　按体表特征手术入路

2）手法推开浅层组织，直接进入深层的手术入路方法：此种方法用于治疗肱桡关节滑囊炎。因肱桡关节滑囊位于肱桡肌上端的深面，且深层尚有诸多神经、血管，为了能够安全手术，用手法将肱桡肌扳开，用左手拇指下压，将深层的神经、血管分开，推挤到两侧，刀锋紧贴左手拇指甲刺入（刀口线和指甲面平行），这样，刀锋可以穿过皮肤到肱二头肌止腱，穿过肱二头肌止腱即达桡肱关节滑囊，进行手术治疗（图 2-2-1-44）。

3）闭合性截骨的手术入路：治疗陈旧性骨折的畸形愈合，也有特殊的手术入路方法。从皮肤到达骨面,按手术入路1)刺入,到达骨面以后,采取一点三孔的手术入路方法,在皮肤上就只有一个点,在骨质内穿三道孔,甚至四五道孔,就骨直径大小而定。此方法可避免损伤软组织结构,最大限度地保证了软组织结构组织形态的完整,对保证重新复位后的功能恢复,具有重要的意义(图2-2-1-45)。

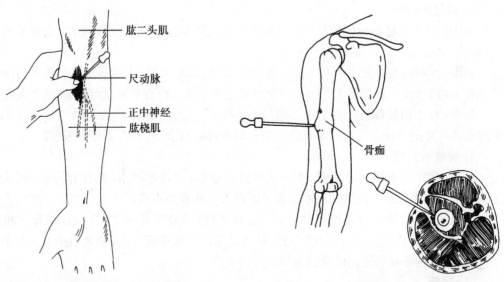

图 2-2-1-44 推开浅层组织进入深层的手术入路　　　　图 2-2-1-45 闭合性截骨的手术入路

　　以上我们简单叙述了 10 种手术入路方法,这其中必需补充说明的一点就是,这 10 种方法只是概括性的叙述,在个别疾病的治疗时,还有详细说明。但这些是最重要、最基本的手术入路方法。这里的每一种手术入路,有两个角度问题:一是刀口线和神经、血管、肌纤维、肢体纵轴之间的夹角;二是针体和施术部位体表或骨平面的夹角。这两个方面,在具体施术时要搞清楚。当然我们在对个别具体疾病的具体治疗时还要详细叙述。

　　另外,在施术过程中,刀口线和针体变换角度时需搞清方位,否则将导致手术失败。

四、针刀常见并发症和注意事项

(一)常见并发症

针刀治疗操作是手术,它必然具有一般手术后的普遍规律。手术操作的刺激会引起心血管等系统的一系列变化,如心率加快,代谢增加,某些器官的功能处于抑制状态;然后进入紊乱期,而后才进入恢复期,逐渐恢复到原来正常功能状态。针刀闭合型手术后也完全符合这些规律。针刀手术由于切口微小,对正常组织侵袭轻微,对病变组织的切割剥离也不大,因而总体来说对患者的干扰很小。所以,绝大多数患者的术后反应很小,有的几乎没有什么不适症状。只有那些剥离范围较大、对刺激极为敏感的部位才会有较大的反应,表现比较明显的是膝关节与手足部位。心理素质较差,对针刀手术有恐惧心理的人也会有一些不适的反应。有些术后所产生的血肿、感染、神经卡压等严重症状,则属术后并发症。

1. 疼痛的处理与预防

(1)处理

1)轻微疼痛

原因:绝大多数的针刀术后的病人,只有针刀口轻微的疼痛,对活动毫无影响。因为治疗点少、松解、剥离面较小，组织的敏感性又低，故疼痛极轻微。

表现：这样的疼痛多产生于本来对疼痛不大敏感的部位，如项部、腰背部等处。痛处无红、热的表现，即无炎症表现。

处理：这种疼痛不超过3天，3天后则应基本恢复正常。对于这样的疼痛，自然无须处理。

2）较重的疼痛

原因：少数人对疼痛比较敏感，针刀手术的某些部位对刺激反应较大，或者手术剥离面大，损伤组织较多，因而疼痛反应强烈。

表现：此种疼痛多发生于对疼痛较敏感的部位，如膝关节、手足等部位。这种疼痛从局麻药物作用消失起，一般可达3～5天，甚至有的达到7天。检查局部无红、肿、热等表现。

处理：对于四肢部位针刀手术后的病人可给予一般止痛药、片剂、注射剂均可，无须应用麻醉药品。疼痛应在3天后逐渐减轻。如有增重现象，则应考虑有其他并发症。

3）炎症性疼痛

原因：多由于无菌观念不强、不按无菌要求办事、消毒不严格、操作有污染，或根本不讲无菌技术等原因所致。这里的根本原因是医护人员的素质不高。

表现：炎症的第一个表现便是疼痛。此种疼痛，应该在术后2～3天以后发生和逐渐加重，而无缓解趋向，且局部可发现红、肿、热等征象。体温相应升高，血象也应有所反应。

处理：这种疼痛的处理请见感染节。

（2）预防

1）定点数目要适当，不可一次定点过多。操作点多，反应可能就大些。

2）操作要轻柔，对切开、剥离的操作要以达到目的的最少操作为标准。初学者往往总觉得剥离得不够。总而言之，时时刻刻要注意针刀手术是微侵袭为原则。

3）针刀操作中应注意所有的疏通、剥离操作都应在骨膜外进行。如果伤及骨膜则易引发疼痛。

4）做好病人的思想工作，让病人了解针刀松解的优越性，增强病人的治疗信心。这样，可以减少病人的思想负担，也就可以减轻病人的疼痛。

2. 感染的处理及预防

（1）原因

1）适应证选择不当，病人全身状态不佳，对疾病抵抗力及抗感染能力低下，如体质衰弱、患有糖尿病、贫血等疾病，切口有污染时则可酿成感染。

2）病人已有深部或浅部感染灶，如深部原有炎症，或浅部有毛囊炎，窦道等未被发现或未予重视。

3）在手术操作过程中，无菌操作过程中，无菌操作不严格，有污染的可能。如戴手套时有菌区与无菌区区分不严格，穿戴过程中被污染。又如在刀具、敷料传递过程中被污染。

4）备皮不够，特别是头部有毛发处没有处理好，皮肤消毒不严格。碘酊、乙醇溶液、器械浸泡液等浓度不够。

5）手术器械、手套、敷料、棉球、泡镊桶、镊子等物灭菌未达到要求。

6）消毒面积较小，在操作中超出消毒面积而污染。

（2）临床表现

1）切口疼痛：术后3～4天后切口疼痛不减轻反而增重，或者切口疼痛一度减轻后又加重。

2）体温升高：术后有微热已经下降，而后体温又有上升者。

3）切口部反应：有组织发硬、水肿紧胀感、有压痛、逐渐增重，或切口部皮肤已有红肿。

4）组织深部反应：筋膜以下的感染有特殊性，即切口表面只有轻度发红，或根本无发红，但局部肿胀压痛和自觉疼痛则明显；如果体温持续不降或温度再度升高，切口肿胀表现有增无减，而体温却不再升高、甚至反有下降者，可能脓肿已经形成。

（3）处理：针刀手术后切口一旦感染，肯定是较深层组织的感染，所以处理起来比较麻烦。其处理方法，可分以下几个方面：

1）全身处理：给予敏感的抗生素，用量要足够，时间也要足够。

2）局部热敷或理疗。

3）必要时做脓肿试穿，有脓者予以及时切开引流。凡切开引流者，引流口一定要足够大，而且要"底小口大"才能引流充分。如果只切小口，则引流不畅，不仅拖延病程，而且对组织的破坏会更大。

4）如对感染的处理经验不足，应请专业医师来处理。

（4）预防：对待切口感染的态度，最根本的是预防，而不是治疗。要从杜绝污染着手。针刀手术切口小，几乎不见裂痕，本不易感染，所以感染的事不易发生。但是，针刀闭合型手术后确有感染者，所以对感染问题必须认真对待，并要注意下列各点：

1）必须提高医护人员对无菌技术操作的认识，树立无菌观念，提高思想认识，体现在工作实践中。

2）必须严格按无菌技术要求办事。不管是器械、敷料、手套、棉球、钳镊、器械液等，必须按规定的消毒、灭菌和更换。

3）术者、助手、配合的护士等人的技术操作都必须严格执行无菌技术规范，有不符合操作规范的就要相互提醒、相互监督、马上纠正，绝不可马虎大意，更不能爱面子而"姑息养奸"。

3. 眩晕乏力的处理及预防 原因与表现：应用局部浸润麻醉，对此症状应做以下处理：

（1）如为心情紧张所致，应多做解释。说明针刀手术的操作比较简单，不会造成不良影响等、解除思想顾虑，则可消除不适症状。

（2）为避免由于眩晕，乏力，进而发生晕倒以致跌伤的事件，一定要在针刀手术后休息或卧床观察 15 分钟，经测血压、脉搏正常后再离开医院。一般在颈椎病、腰椎间盘突出症等针刀术后都要做牵引，因此病人在 15 分钟之内是不能离开医院的。所以，并未遇到由此而晕倒的病人。

（3）少部分人症状持续时间较长者，应嘱病人休息一、二天，症状重者应卧床休息，一般无须给予药物处理。

（4）由局麻药中毒和过敏反应引起的。

预防：

（1）做好病人的思想工作，消除对针刀手术的恐惧心理，打消对施术疼痛的顾虑，减轻思想负担。

（2）局麻药物的浓度和剂量要适当。局麻药不是浓度越高越好，更不是用量越多越好。应当以达到麻醉效果的最低的浓度、最少的药量为最佳组合。

（3）绝对不可将局麻药注入血管内，在注射麻药时要不时回吸，保证麻醉正确无误。

4. 出血血肿的处理及预防 针刀闭合型手术的创口出血很少。Ⅰ型针刀操作，一般无出血，有出血也只几滴而已，经压迫止血即可。多年来，从不在术前、术中或术后给予止血剂，从未发生血肿或大出血的情况。据了解，也有发生针刀手术后血肿的情况。因此不能认为针刀的刀刃小,而忽略了切割血管而发生出血、血肿的问题。这里只讨论椎管外的血肿,硬脊膜外血肿不在此范围。

原因:

(1)血友病病人和未确诊的血友病患者这类病人应特别注意,绝不可漏诊。这是最易发生出血的病人,而且一旦有出血发生,将较难处理。

(2)出凝血时间、血小板正常术前应做常规检查,不能忽视。

(3)女性经期全身血管均处轻度扩张充血状态,应避免做针刀操作。这一点,只要注意询问就不会遗漏。

(4)对针刀手术部位较大血管解剖不熟悉,针刀切破较大血管,因而产生出血或血肿;较大范围的针刀松解术,特别是瘢痕大、粘连多、涉及面广的关节松解术(使用Ⅱ、Ⅲ型针刀者),往往刀口处渗血较多。既使外渗不多,手术部位的肿胀,除水肿外也有血肿的原因。①针刀操作粗暴切割、剥离过多,损伤了某组织的小血管造成血肿。②针刀操作不到位特别是在肌腹中的操作较大、较多。针刀操作,绝大部分都是在肌腱、韧带、关节囊等部位。这些部位,特别是有粘连、瘢痕的部位的血管较少,血液循环状态应较差。如果这些部位血液循环丰富,它就不该有瘢痕等病变了。

处理和预防:

(1)一般出(渗)血,可以压迫止血,应无问题。

(2)四肢较多出血,可患肢抬高,用枕垫起肢体至少达30°,即达到高于心脏的水平。

(3)对关节强直针刀松解术后的病人要做好关节的屈曲固定。如果关节松解比较充分,固定的角度足够,只要度过几个小时的时间,那么,内出血肢体肿胀将大大减轻,会大大促进肢体功能的恢复。在固定时,一定要注意不能环形缠绕肢体,保证肢体的血供和神经功能不受影响。应特别注意肢体远端的毛细血管恢复时间、疼痛程度,有无麻木感觉、足背屈、足趾活动障碍等症状的观察,如有改变要及时处理。

(4)对于已经发生肢体严重肿胀、血运不良或有麻木等神经功能障碍者,要不失时机的及时松解对肢体的固定,包括绷带、夹板等。如果等到已出现严重麻痹症状(如足下垂等)时才发现和处理,则为时已晚。

(5)对于重大针刀松解术的术后,医护人员一定要密切观察伤口渗血、肿胀及有无异常感觉等情况。术后医嘱应明示各项观察项目,按时测量血压、脉搏等生命特征,以免发生意外。对确有较多渗(出)血、血肿的病人则应及时给予止血、补充液体及输血等处理。

(6)事先考虑有出血可能者,术前可给予止血剂,术后继续给予。但请注意的是,止血药的效果是有限的,单靠止血药来止血往往是靠不住的。

(7)防止和减少出血的最重要办法是针刀操作要轻柔,应做到对正常组织损伤最小,不损伤较大血管,出血、血肿自然就可避免。这就必须对针刀手术部位的血管走行、体表投影等有深入的了解,对针刀入路作合理的设计,避免损伤血管,造成出血。

(8)不可在肌腹,特别是在肌肉处做针刀的无效剥离操作。

5.神经损伤的处理及预防

原因:

(1)针刀入路选择不当:由于对针刀治疗处的解剖不够熟悉,没有弄清治疗部位的神经、血管投影情况就盲目定点,或者将压痛点一律视为针刀手术的治疗点,不加区别的一律"以痛为俞",把本是神经本身的压痛点也作为治疗点,当然容易造成神经损伤,如坐骨神经、腓总神经、桡神经浅支等的损伤等。或者由于误把针刀当做"带刃的针"而做针刺治疗，往往没有考虑治疗点处有无神经通过。这是对"针刀"的误解！自然易于造成神经损伤。

（2）控刀技术掌握不佳：在做颈椎后路小关节时，没有按规范沿椎板的上缘只切开关节囊的要求而切入过深造成神经根损伤。

（3）误刺颈神经根：在神经根处治疗，而这又是术者有意选择的施术部位，但因施术方法不当而误刺伤神经根。

表现：

针刀对神经根的损伤可能出现如下情况：

第一种情况是：刀锋刚压在神经根上，还没有切到神经根的实质。在颈椎小关节囊的操作中病人会感到程度不同的窜麻感，病人的手或上肢可能有轻微的反应；腰椎间管外口操作中，可能出现下肢至足趾的轻微窜麻感。术后3天内可能仍有轻微的麻窜感，日后不治而愈。

第二种情况是：刀锋切到了神经根的实质，但很轻微，对神经的切伤很小，因此，当时的感觉是又痛又麻，比较强烈，同时，病人的上肢或下肢会有明显的抽动。敏感的病人，可将手臂缩回或下肢抽动，甚至全身都有活动。术后，可能痛麻1～2周，有的无须特殊处理即可痊愈；有的则要给予止痛药物或脱水剂。

第三种情况是：刀锋确确实实切在神经根上，对神经已经形成切割伤。病人手术当时的反应可能是极其强烈的窜麻和剧烈的疼痛。有的病人可能会立刻抽回手臂或下肢，甚至从床上跳起来，疼痛十分严重，其症状可能持续几周、几个月或一年。

第四种情况是：针刀确实切割在神经干上，损伤了神经的功能。如果这种损伤出现在腓总神经干上，其后果比较严重，有时会造成麻痹性尖足。神经损伤的后果不容乐观。

处理：

第一种情况一般不必处理。

第二种情况则要及时处理。其处理如下：

（1）向病人讲清道理，给予病人必要的安慰。

（2）给予地西泮、止痛药，减轻病人疼痛，可以使病人得到适当的休息。

（3）可适当给予脱水剂治疗。20% 甘露醇 250ml，静脉快速输入（30 分钟内输完），1～2 次/天，连续3天，视病情再予以处理。

（4）适当给予神经营养药物，有利于神经的恢复。

第三种情况则较难处理。除上述针对第二种情况的处理外，更要加强肢体的功能训练，争取肢体功能得到良好的康复。

第四种情况就更难处理。这种失误是不应该出现的。因为针刀本来就不是"毫针"，更不能当成"针灸针"来用。

预防：

（1）多学习相关解剖知识，对针刀操作部位的解剖要了如指掌，尤其是要熟悉神经根、神经干的所在部位和走行的投影等。这是理论知识基础。有了正确的理论指导，才会有成功的实践。

（2）学习针刀的基本理论，理解针刀的实质，而不是简单地从字面上去理解、去解释。这是从根本上解决这一问题的关键。

（3）苦练基本功，包括疾病的诊断、针刀入路点的设计，以及针刀操作的技法等基本功。针刀操作中有许多是极其精细的，要求有较高超的操作技能。

（4）对病人要有认真负责的高尚医德，不做自己做不到的事。有自知之明很重要。如果自己确实没有掌握针刀治疗颈椎病、腰椎间盘突出症、侧隐窝松解术等操作本领，那就要认认真真地学。每一个做针刀操作的医师都能这样做，就会减少或消灭医疗差错和事故。

6. 气胸的处理和预防　气胸，是许多治疗操作时易于产生的并发症。针刀是金属器械，有锋利的刀刃；而针刀所做的操作又往往是一些与胸壁、肺脏相关联之处。如冈上、冈下，肩胛间区、腋下等处，都与胸膜腔相邻近，如将刀锋刺入过深，则可造成气胸。

气胸的预防：气胸并发症是比较严重的并发症，应极力加以预防。

首先，必须了解胸壁解剖，肺在体表的投影，尤其是肺尖（肺裸区）在体表的投影。不仅要了解正常的肺胸壁解剖，还应该了解异常状态下的解剖。如病人在精神紧张的状态下屏住呼吸时，肺泡会膨胀，有如肺气肿一样，肺的投影将比正常时要扩大许多。如不注意这一情况，也会出现问题。

其次，应该明确哪些部位可以做针刀操作，哪些部位不可以做针刀操作。比如，锁骨上窝，一般不应做针刀操作，因为此处是肺裸区。有人问，锁骨上区疼痛怎样做针刀闭合型手术？肺尖部暂为针刀手术禁区，目前不应在该处做针刀治疗，可以选择其他疗法。

第三，在做针刀闭合型手术操作时，定点要准确。一般说，定一个点基本上须有四次检查确定：即体格检查时要触到；治疗前定点时要触到；麻醉时要进一步确定；针刀操作前要做最后一次确认其定点是正确的。如果每一次都是认真、无误地确定了操作点，又是按照规范操作，那么可以肯定的说不会失误。

第四，在针刀操作规范中，绝大多数的定点都在某一骨面上，这又是一个非常严格的规范。如果在胸廓周围做针刀操作，其定点必须在肋骨面上、肩胛骨面上、胸骨、锁骨骨面上。如不在骨面上，便易于出现失误。也就是说，在胸廓上如果不能确定针刀下是骨面，也就不允许进刀。这样也就不会出现失误。当然，出现失误时也不要惊慌，而应该按气胸的各种情况进行果断处理，也就不会加重病情了。

以上所述 6 种并发症为临床较常见并发症，至于有时会出现颅内压降低、硬脊膜外血肿等较严重的并发症，则属于少见之列，这里不加予详述。当然，为了降低并发症的发生率，我们要做到的就是加强业务学习，严格无菌操作，把握正确适应证，做到如此，并发症也就离我们相去甚远了。

（二）注意事项

1. 由于小针刀疗法是在非直视下进行操作治疗，如果对人体解剖特别是局部解剖不熟悉，手法不当，容易造成损伤，因此医师必须做到熟悉欲刺激穴位深部的解剖知识，以提高操作的准确性和提高疗效。

2. 选穴一定要准确，即选择阿是穴作为治疗点的一定要找准痛点的中心进针，进针时保持垂直（非痛点取穴可以灵活选择进针方式），如偏斜进针易在深部错离病变部位，易损伤非病变组织。

3. 注意无菌操作，特别是做深部治疗，重要关节如膝、髋、肘、颈等部位的关节深处切割时尤当注意。必要时可在局部盖无菌洞巾，或在无菌手术室内进行。对于身体的其他部位只要注意无菌操作便可。

4. 小针刀进针法要速而捷，这样可以减轻进针带来的疼痛。在深部进行铲剥、横剥、纵剥等法剥离操作时，手法宜轻，不然会加重疼痛，甚或损伤周围的组织。在关节处做纵向切剥时，注意不要损伤或切断韧带、肌腱等。

5. 术后对某些创伤不太重的治疗点可以做局部按摩, 以促进血液循环和防止术后出血粘连。

6. 对于部分病例短期疗效很好, 1~2个月后或更长一些时间, 疼痛复发, 又恢复原来疾病状态, 尤其是负荷较大的部位如膝关节、肩肘关节、腰部等。应注意下述因素: 病人的习惯性生活、走路姿势、工作姿式等造成复发; 手术解除了局部粘连, 但术后创面因缺乏局部运动而造成粘连; 局部再次遭受风、寒、湿邪的侵袭所致。因此, 生活起居尤当特别注意。

参 考 文 献

1. 朱汉章. 小针刀疗法 [M]. 北京: 中国中医药出版社, 1992.
2. 崔秀芳. 针刀医学 [M]. 北京: 科学出版社, 2008.
3. 朱汉章. 针刀医学原理 [M]. 北京: 人民卫生出版社, 2002.

（张建新）

第二节　经皮撬拨复位技术

一、经皮撬拨复位技术概述

1. 定义　经皮撬拨复位技术是四肢创伤性骨折中常用的经皮微创复位方法, 凡是采用手法不易整复的撕脱骨折、关节内及邻近骨折或长骨骨折等, 可用撬拨专用工具穿过皮肤和其他软组织、对骨折块、关节或长骨骨折等用撬拨复位的方法。在撬拨复位的过程中常需要撬拨器械及手法复位相配合, 在 C 型臂 X 线机下操作更得心应手, 更准确、损伤小, 外固定与内固定相结合会达到事半功倍的效果。

2. 发展概况　骨折复位几千年来绝大多数采用手法整复。晋代葛洪的《肘后救急方》, 隋代巢元方的《诸病源候论》, 唐代王焘的《外台秘要》、蔺道人的《仙授理伤续断秘方》等著作, 对骨折脱位的处理均有明确记载。无论对闭合性骨折还是开放性骨折, 能手法牵引复位的就"拔伸捺正", 如"拔伸不入"——徒手复位失败而影响骨折的愈合——缝连, 即手术切开复位。到清代,《医宗金鉴·正骨心法要旨》中指出: "制器以正之, 用辅手法之所不逮, 以冀分者复合, 欹复正高者就其平, 陷者升其位。"明确提出了"用器械"整复固定骨折的学术思想。但是由于历史的原因, 在很长一段时间内, 这一光辉的学术思想并没有得到很好的发挥。

经皮撬拨复位并非是一种新的方法, "金针拨骨", 古早有之。之前报道此法较少, 治疗骨折的种类及范围也比较少。随着各地各医院手术技术和仪器设备的不断更新完善, 近年来应用此法的学者越来越多, 治疗的范围也更加广泛。马元璋 1960 年应用钢针经皮撬拨整复桡骨颈骨折, 取得满意效果, 患肘功能恢复良好。在总结上述经验的基础上, 不断改进手术方法和探索新的治疗途径。马元璋于 1972 年以来在需要做手术切开复位的关节骨折, 采用经皮撬拨复位钢丝缝合的方法亦收到很好效果。于是逐渐发展成为经皮的撬拨复位、钢针、钢钉、钢丝内固定和缝合三位一体的治疗方法, 大大扩展了该疗法的应用范围, 并编著成书"关节骨折——经皮撬拨复位, 内固定和缝合", 该书介绍骨折种类较少, 钢丝缝合亦需要较熟练的技巧, 一般不好掌握。1979 年, 武汉医学院附属第一医院报道采用金针拨骨法整复掌指关节脱位和腕掌关节脱位各 1 例。20 多年来马教授曾用斯氏针经皮撬拨复位桡骨颈骨折等 10 余种, 获得良好复位, 且经皮钢丝缝合。1979 年, 李同生采用金针拨骨法整复掌指关节脱位和腕掌关节脱位各1例获得成功。广泛应用于四肢骨折和骨折合并脱位、关节内骨折，均获得满意的复位和肢体良好的功能恢复。如马元璋、傅常青、李小如、陶沛霞等一批学者，采用钢针撬拨配合手法牵引内固定治疗关节内、邻近关节及难于复位的骨干骨折，同样取得良好的治疗效果。有的学者在此基础上作了一些技术改进，以利于提高疗效。如史精良采用切开关节囊外组织后钢针撬拨复位及闭式穿针固定治疗18例小儿肱骨外髁骨折和髁间骨折，均获成功。黄晓明使用经皮撬拨复位固定法治疗9例踝部翻转移位骨折。马文学应用斯氏针双向撬拨复位治疗跟骨丘部塌陷型骨折31例（37足），全部达到良好复位。陈兆兴采用克氏针撬拨整复难复性前臂双骨折11例均获得成功。周丙彦采用经皮撬拨结合使用跟骨囊挤压治疗跟骨骨折33例，经2~9年随访，功能恢复良好。徐贺明应用经皮钢针撬拨配合中药内服外洗。治疗肱骨外髁翻转骨折26例，成功24例，对失败的2例分析为就诊较迟已达2周以上，周围已血肿机化和纤维组织增生，经撬拨复位带来困难勉强操作造成骨折片的关节面碎裂而告失败。王崇武应用钢针撬拨配合手法牵引复位治疗上肢关节内及某些徒手难于复位的骨干骨折、脱位也应用经皮穿针内固定治疗不稳定的关节内邻近关节及小骨片撕脱骨折共75例，复位成功率达100%，对位优良率94.7%。无针孔感染和血管、神经损伤等并发症。笔者提出了用钢针撬拨复位固定上肢骨折、脱位的病例。近年来，有选择性的，不能一概而论，且认为对撬拨的复位方法、穿针部位、撬拨方向等应根据不同骨折部位和移位情况灵活掌握。陈长贤、李铭雄等人利用多枚粗克氏针撬拨复位反弹固定治疗复杂性跟骨骨折取得良好的效果，其认为提高疗效的关键是：恢复跟距关节面；恢复结节关节角；恢复跟骨横径。许鸿照采用撬拨复位，双爪固定器托举固定治疗胫骨平台骨折21例，优良率达95.2%。认为撬拨复位成功的关键在于进针点的选定，且以在电视X线机监视下进行为宜，用托举固定法，有效固定力强，骨折对位好，可早期进行功能锻炼，所以骨折愈合快功能恢复早而好克服了其他疗法不能过早负重的不足。余传红采用手法折骨，钢针撬拨复位，小夹板外固定等综合方法，治疗桡尺骨双骨折整形愈合56例，结果达解剖复位者23例，近解剖复位者28例，功能复位者5例，经平均随访29个月，功能恢复优良率达95.65%，明显高于文献报道的手法复位。闫乔生采用撬拨整复难复性小儿桡尺骨远端双骨折23例均获成功，认为此法对完全移位、复位固定困难的小儿尺、桡骨远端双骨折提供了一个简便易行的非手术治疗方法，且操作简单，成功率高避免了骨骺损伤的发生。适用于横形、斜形、有明显移位，手术复位失败或肿胀明显难于整复者。

国外在19世纪以前骨折整复与固定方法，与我国传统相似，到19世纪中叶才提出器械复位和穿针外固定方法。逐渐发展到今天，手法整复与外固定相结合，手法整复达不到目的者，可借用器械帮助，但未形成一套完整的整复方法。后来人们不断地探索与总结，逐渐形成一套手法整复理论，特别是尚天裕教授提出中西医结合治疗骨折四原则即"动静结合、筋骨并重、内外兼治、医患配合"。尚教授的四原则曾在世界骨科产生很大影响，得到周恩来总理的肯定与支持，不久批准成立了中国中医研究院骨伤研究所，在20世纪60~70年代中国得到普及，但深入实践中，又逐渐使人民体会到尚有不足。一是关节内骨折、开放性骨折和高度肿胀的骨折不能使用小夹板，二是管理繁杂而严格，必须检查和高速否则引起不良后果。进入70年代后，以孟和教授等为代表的一批骨伤专家，开始寻找新的治疗方法，这就是后来产生的骨折复位外固定器疗法，手法整复与固定器结合，逐渐形成一个新的学派，外固定学，不但骨折而且部分骨病亦用外固定器械治疗，收到满意疗效，随着器械的改进与提高，逐步被广大骨伤科工作者所接受，为越来越多的患者所欢迎。虽复位与器械结合收到较理想效果，克服了高度肿胀,和开放性骨折不能用小夹板的困难,但关节骨折,复位方法和针道感染等原因困扰着外固定的开展。80年代中期,又有一批骨科工作者开始探索解决复位方法,以弥补针道感染及外固定方法之不足,使撬拨复位技术趋于完善,此时骨折复位外固定方法也更加臻于完善,但仍有部分关节损伤或复杂骨折不能解决,如半月板损伤,十字韧带损伤,脊柱粉碎性骨折,特别是压迫神经要和脊髓者仍需手术治疗,总之因不同的骨折部位、伤情和类型,选择合适的治疗方法,才能起到事半功倍的效果。同期,骨科专家李庆新充分利用各种力学总整出撬拨复位技术的几个作用力,即推挤力、撬拨力、撬抬力和杠杆力,并精辟阐述这些作用力的机制及来源,同时予以设计相应的器械,使撬拨复位技术的特点更加突出,功能更加完善,通过这些系统的撬拨技术的使用,骨折复位变得更加简单与准确,比徒手整复容易得多。这些技术在C型臂X线机透视配合下,就越加的便捷,复位也更加准确,其治疗效果也显得更加理想,因此,整个撬拨技术的操作显得清晰与简单,方便易行。

经皮撬拨复位技术是一种复位手法,这种复位手法是经皮的、器械的,同时这种手法并不单纯的机械地去操作,必须根据骨折的具体情况而定,有时候要结合各种角度、各种作用力去合理使用,而且更多的时候还得结合传统的手法整复。在临床运用过程中,只有多种方法结合,合理利用骨折类型及骨折移位的方向,采取单针撬拨、多针撬拨、单角度撬拨、多角度撬拨、手法与器械相结合、器械与器械相结合等方法方能取得良好的复位效果。

经皮撬拨复位内固定治疗四肢骨折,尤其是邻近关节和关节内骨折有许多其他疗法没有的优点和长处,这就给许多学者选择并和一些其他治疗方法配合应用开拓了广阔的前景。通过不断的临床应用和创新改进,在不同程度上提高了疗效。但由于客观条件及术者技术操作熟练程度和撬拨针具的单一化不配套,在实际临床应用上还存在一定的局限性,对有些部位和类型的骨折、脱位在应用上受到制约。例如对腕部经舟骨、月骨周围脱位,肱骨小头冠状位骨折,肱骨内上髁骨折,肱骨大结节骨折,股骨单髁或髁间骨折,股骨内上髁撕脱骨折,胫骨棘骨折,胫骨结节骨折,踝部三踝骨折脱位和髂前上棘脱骨折,髂骨嵴骨折等。在临床上就必须认真仔细地选择相关的撬拨器械方能解决问题。

二、经皮撬拨复位技术的原理和适应证

临床上许多经手法整复不易复位的四肢骨折、撕脱骨折、关节内骨折、关节邻近骨折或脱位,可用钢针穿过皮肤对骨折块或关节部分作撬拨复位或同时以钢针、钢钉、钢丝、丝线或特制固定器材作相应的固定,这是一种简便有效的治疗方法。因各项手术操作均在针孔内进行,故具有损伤轻,并发症少,投资小,见效快等优点。通过简单的手术操作,同样能达到切开复位内固定相同的目的。不至于延误治疗时间,且无手术切开复位的各种危险,所以很容易在临床上推广使用,尤其适用于许多基层医院,在骨折方法上无疑是一个跃进。

撬拨复位技术是在对抗牵引和无菌操作下,用一枚撬拨针经皮刺入两骨折端之间,以一骨折端为支点,另一骨折端为力点,撬拨针为力臂,利用杠杆原理,向错位的反方向撬拨复位。撬拨复位技术具体运用时,可能会有如下几种情况:①对于牵拉暴力引起的撕脱性骨折,由于骨折块较小,此时的撬拨复位技术的使用并不是将撬拨针刺入骨折端利用杠杆力进行,而是直接将适当直径的骨圆针直接打入撕脱骨块内,通过撬拨针的各种撬拨力量对抗肌性的牵拉力而使撕脱骨块达到位,此时撬拨技术运用的力更多的推顶力、撬抬力等等,撬拨同时于复位后采用适当的固定手段进行固定,如穿针内固定。②对于重叠移位的骨折类型,此时撬拨针要经皮刺入骨折断端之间,以一侧骨折端为支点,利用杠杆力量,将另一骨折段予以撬拨

复位,主要利用的就是杠杆力,解决的是短缩移位的问题。撬拨复位后再根据情况采用经皮穿针固定或外支架固定。③对于软组织嵌压于骨折端的情况,撬拨时主要是将撬拨针通过安全通道(即避开神经、血管走向,经皮入路)刺入骨折端,根据骨折的具体类型,判断嵌入的软组织性质(如肌腱、骨膜、肌肉等)并决定撬拨方向,然后用撬拨针将嵌入的软组织往正确的方向予以解脱,此时利用的力量是撬抬力,主要目的是为了排除骨折复位的障碍,然后再使用各种方法对骨折端复位后选择合适固定方式进行固定。撬拨时力量要适中,以防将骨折端撬劈裂。对关节附近的骨折先将骨圆针钉入骨折块,利用骨圆针的撬拨提拉使其复位,之后顺势击入钢针固定。

（一）经皮撬拨技术适用于如下情况

1. 解除复位阻碍　撬拨嵌入骨折间隙的软组织,如内踝骨折破裂的骨膜嵌入骨折间隙,跖趾关节脱位肌腱嵌入关节间隙阻碍手法复位者。可以通过撬拨针的插入,顺着嵌入物的走行理顺,从而解除复位障碍。

2. 撬拨移位的撕脱骨折片　更多应用于撕脱性骨折,如肱骨内上髁骨折、胫骨结节撕脱骨折、胫骨棘撕脱骨折、股骨大粗隆骨折、股骨外髁骨折。

3. 撬拨分离移位明显的骨折块　如尺骨鹰嘴骨折、髌骨骨折等。

4. 撬拨压缩移位的骨折块　如胫骨平台骨折、跟骨骨折、肱骨外科颈骨折、股骨粗隆间骨折。

5. 撬拨重叠移位的骨干骨折　如尺桡骨骨折、肱骨骨折、锁骨骨折、胫骨干骨折、股骨干骨折、股骨髁上骨折、距骨骨折、趾骨骨折、掌骨骨折、指骨骨折。

6. 撬拨陈旧性骨折　可通过插入骨折端对重叠移位或成角移位的陈旧性骨干骨折、关节内骨折等进行撬拨复位。

7. 撬拨关节脱位　舟、月骨脱位等。

（二）撬拨复位技术适用病证的特征

1. 骨折片位于关节面或关节附近。如胫骨棘撕脱性骨折、胫骨平台塌陷骨折、跟骨丘部骨折和胫骨下端关节面骨折。

2. 骨折位置表浅、手指可触及,但不易手法复位。如跟骨的内外侧突骨折、骨折片嵌入结节部的骨松质。

3. 骨折片位置较深,无韧带和坚强的关节囊附着,手法间接牵拉对骨折常无作用。

4. 骨折片的一侧位于关节面的中部而另一侧位于关节面周围部。手法只能间接牵拉骨折片的周围韧带和关节事,不易整复旋转复位。牵引重量较大,可加重旋转错位。例如:肱骨髁间骨折。

5. 关节脱位呈交锁状。例如腕部经舟骨月骨周围脱位,月骨前脱位等。

6. 病人全身情况较差,不宜采用较复杂的切开复位和内固定手术治疗。

7. 多部皮肤挫伤或发生水疱,不宜手术切开复位,但部分皮肤仍完好,可供进针做撬拨复位。

8. 肱骨骨折、尺桡骨骨折、掌骨骨折等均可撬拨复位。

三、经皮撬拨复位术的操作技术

经拍片证实骨折类型及部位后,然后确定撬拨复位方案。常规消毒皮肤,在无菌下操作。器械牵引、手法复位与撬拨复位相结合,最好在 C 型臂 X 线机透视下选好进针部位方向,深度,并判断使用何种力度撬拨易成功,千万不能盲目进针。进针前要反复复习进针区域的解剖,一定要避开血管神经,选择安全通道作为进针点及进针走行。撬拨复位成功以后,四肢长骨干骨折可使用外固定支架固定,而关节内或近关节骨折等可以通过撬拨针的继续击入直接固定或者另取螺钉或克氏针经皮穿入(或拧入)为内固定物,然后对使用克氏针或撬拨针直接作为内固定物予以针尾处理并剪除多余针尾部分埋于皮下,使用螺钉的直接予以缝合螺钉进入切口。针尾处理后视情况予以加用石膏外固定。总之必须根据不同的骨折部位,类型,伤情确定治疗方案。不能千篇一律。如十字韧带和半月板损伤,脊柱粉碎性骨折等不适宜行撬拨手术者就应须予以考虑切开复位手术或关节镜探查、重建或修补等手术治疗。

1. 器械和手术前后的准备　骨折撬拨复位的操作应按手术切开的一般治疗原则进行准备。过去马元璋教授等只用克氏针撬拨复位,对小的骨片尚能复位,但有相当一部分骨折尚难复位。李庆新主任医师发明一套骨折撬拨复位器械,对绝大多数部位的骨折均能适用,其设计相对合理,应用较得心应手,复位效果亦满意。但有一些骨折尚需准备一些其他常用器械:如跟骨丘部骨折,需准备骨牵引弓、手术锤、骨摇钻和尖形手术刀。绝大多数用外固定架,部分用切开复位内固定或丝线环扎,缝合效果更理想,养活二次手术切开取内固定物。在操作过程中,应注意严格的无菌技术。有些操作步骤需经 X 线透视或摄片检查,如在 C 型臂 X 线机透视下手术更便捷准确,同时有利于无菌操作和减少接受射线的照射。完成复位后,常需用外固定器,亦可用小夹板或石膏等作外固定,必要时切开内固定:如半月板损伤、交叉韧带损伤,还有肱骨内外髁骨折。撬拨推向复位后,顺便击入固定针,尾端剪断,加石膏托外固定。

2. 操作原则

(1)根据病史、临床和 X 线检查,分析损伤机制和骨折类型,对需要撬拨的骨折片位置、进针部位、方向和深度等应预先有充分估计。同时,操作人员要有一定解剖知识,避免损伤重要的血管神经等。

(2)某些操作步骤需牵引和手法配合。如肱骨髁间骨折,应在手法或者牵引下行撬拨复位;跟骨丘部骨折用撬拨器撬起丘部塌陷骨折片后,再用手法整复外侧臂劈裂和外向的移位。

(3)进针位置应离开重要神经和血管。皮肤针孔尽可能离骨折间隙较远,以养活感染的可能性。

(4)在 X 线线或电视 X 线下,调整进针方向和深度,对准骨折片,撬拨复位,完成复位后,拔除撬拨器或继续用此作内固定,或另用钢钉经皮内固定,再拔除撬拨复位器,皮肤表面仅有针孔,不需缝合,但用敷必康敷料包扎好后加石膏托外固定。

3. 操作方法

(1)推挤力(或推顶力):适用于关节劈裂骨折、撕脱骨折或长骨游离较大骨片等。

(2)撬抬力:适用于关节面担塌陷骨折,撬拨器经皮插入骨组织或骨折间隙,一直到塌陷骨折片的软骨下皮质骨下方,利用撬抬力,将骨折片撬回原位,例如胫骨外侧中部塌陷骨折。

(3)杠杆力:适用于关节脱位呈交锁状或旋转移位的关节内骨折片,前者使撬拨器介入交锁的两骨之间,用杠杆力解除交锁,并配合手法,以完成复位,如腕部经舟骨月骨周围脱位。后者系在使用推挤力无效时,可将撬拨器插入骨折片,利用杠杆力整复旋转移位,如股骨髁间骨折。

(4)适用于骨折间隙存在碎骨片或骨膜等软组织嵌入,阻碍手法复位。利用撬拨针撬开碎骨片或拨出骨膜等组织,再配合手法复位如内踝骨折。

4.具体操作步骤

(1)予以采取合适的麻醉,上肢骨折一般采用臂丛神经阻滞麻醉。

(2)麻醉成功后,予以按照常规消毒铺巾。

(3)试行手法整复,采用传统的正骨八法,根据骨折的部位、类型及骨折移位的方向及严重程度,采用手摸心会、拔伸牵引、折顶成角、拉按端提等手法,初步纠正骨折端各种移位,恢复骨折的大致外开。

(4)予以根据手法整复后所形成的残余移位或者通过手法整复后仍然不能解决的移位问题,判断移位方向及可能需要采用的撬拨方法、撬拨针数(是单针还是双针或者是多针等)、撬拨针进针点、进针方向、撬拨角度、撬拨力度及安全通道等问题。在助手协助复位并维持的前提下,术者根据撬拨前所制订的撬拨方向将使用撬拨工具对骨折端进行撬拨并使之复位。同时经C型臂X线机透视确认骨折端对位对线良好后继续维持对位。

(5)予以根据骨折类型及部位选择合适的内固定物,并通过安全通道植入。

(6)再次经C型臂X线机透视确认骨折端对位良好,内固定物位置在位良好后,予以处理针尾,剪除多余部分。

(7)处理针口并缝合。无菌敷料覆盖。结束手术。

四、经皮撬拨复位术的常见并发症和注意事项

1.并发症 经皮撬拨复位术常见的并发症如下:

(1)损伤血管、神经:原因在于术前没有熟悉撬拨针通道的解剖,没有选择好安全通道。在操作时过于粗暴,没有注意操作过程中对组织的保护,从而导致术中出现神经血管的损伤。

(2)骨折块劈裂或碎裂:原因在于撬拨针没有从中央进入要撬拨的骨折块内而是明显偏于一侧,或者撬拨针进行骨折端之间,没有考虑用相对完整的一侧作为支点等,从而造成被撬骨折块碎裂或者被做支点一侧的骨折端出现劈裂。

(3)撬拨入口出现针眼炎症或感染:原因常于术中及术后没有注意无菌技术操作,从而导致术后感染。

2.注意事项

(1)按各种骨折的具体情况、撬拨器针尖确切地抵住骨折片,则易完成撬拨复位,但不宜做多次反复的盲目撬拨复位,最好在C型臂X线透视直视下操作,既准确简单又损伤小,无电视X线者可在X线透视下操作(只是多注意X射线防护),以免加重组织损伤,操作准确轻柔,用力过猛则可引起骨折片碎裂,若在骨折片塌陷区及其周围做多次地、各方向盲目撬拨,将加重松质骨的损伤,即便最后能撬起骨折片,但也容易造成再塌陷移位和骨缺损,如胫骨外侧平台骨折中部塌陷和周围部劈裂骨折。

(2)用推挤力和撬拨力复位时,尽量使用钝头撬拨针操作,防止穿透皮质骨。如针尖部推挤力过大,易穿透骨皮质,但如果骨块未碎,又能复位,进一步加深固定在骨体上,剪断针尾,埋于皮下,石膏托外固定,效果也很好,如用太尖的撬拨针抵住塌陷骨折片的软骨下皮质骨,施加撬抬力,防止穿透骨折片和损伤关节面。

(3)用杠杆力整复骨折及旋转移位时,使针前端靠近关节面软骨下骨皮质,较易复位,如针前端远离关节面软骨下骨皮质,撬动时则针前端的着力点较差,不易完成复位,且又加重松质骨破坏。

（4）术前制订后安全通道，注意撬拨针入针处的血管、神经走行，避免损伤及重要的血管、神经束。

（李铭雄）

第三节　经皮穿针固定技术

一、概述

1. 定义　经皮穿针固定技术是在创伤性骨折进行整复后为了得以固定予以经皮将骨圆针通过一定的入针点及入针角度穿入进行有效的固定骨折端而设计的一种固定技术。它与传统切开复位内固定及闭合复位单纯的夹板或石膏外固定有明显的不同，其特点是微创有效的固定，与切开复位内固定相比优势在于微创，与闭合复位单纯石膏或夹板外固定相比优势在于固定更加有效。一般来讲，这种技术大概有两种固定方式，一种是经髓内固定、一种是经骨折端有限固定。大多数骨折经手法整复可以达到理想对位，但要保持骨折整复后的位置就较困难。往往反复错位，须多次手法整复，甚至需手术切开复位内固定，这无疑要增加患者痛苦和经济负担；而采用手法整复、穿针固定，则取二者所长，可使骨折在良好的固定环境中不再移位，迅速愈合。

2. 发展概况　穿针技术是一种基于传统手法整复基础上的微创手术方法。要掌握穿针技术就必须良好地掌握并熟练传统手法整复方法与技巧。没有手法整复的基础，穿针就无从谈起。手法乃正骨之首务。《医宗金鉴》说："夫手法者，谓以两手按置所伤之筋骨，使仍复于旧也。"手法有整复移位、消肿散结，舒筋活络之功。施法前要详细进行临床检查和辅助检查，认真阅读 X 射线片，在医者头脑中形成一个伤患局部内、外的立体形象，确实了解骨折端的方位，也就是《医宗金鉴》所说的"知其体相，识其部位，一旦临证，机触于外，巧生于内，手随心转，法从手出"。施法者应以早期、稳妥、准确、轻巧为原则。我们常用的手法有 8 种：

（1）手摸心会：手摸心会是正骨手法的基础手法，通过用手触摸了解整个骨折端的移位方向、移位类型，整个软组织的肿胀情况，同时对整复的方案了然于胸，只有手摸心会这个手法做到位了，方有判断骨折移位及是否对位的基础，也方有整复的基础。手摸心会是贯穿于整个整复过程中的一种基础手法。

（2）拔伸牵引：主要用于矫正骨折的重叠移位，以达"欲合先离，离而复位"之目的。可由助手分别握持骨折的远、近段，先沿肢体原来的畸形体位顺势牵引，之后再沿肢体纵轴用力对抗牵引，用力要轻重得宜，持续稳妥，一般 3～5 分钟可将重叠牵开。若患者过于紧张，术者可与其交谈，令其张口哈气等减少注意力。对肌肉发达或下肢骨伤病人，徒手牵引难以奏效者，可暂时用机械方法牵拉，常用的有皮肤牵引、骨牵引。

（3）推挤提按：主要用于整复骨折的左右、前后移位。术者先用手掌或拇指从两侧推挤，以矫正侧方移位；然后再用一手托骨折凹陷端，手按翘起端，利用提按以纠正前后移位，使之平复。

（4）折顶成角：主要用于横断骨折且拔伸手法难以牵开者。术者双拇指抵于骨折突出的一端，示、中、环 3 指托于骨折凹陷的一端，双拇指用力推挤折顶，使成角加大，当手下感到两骨折端皮质相对峙时，反折回来，使两断端相对，复位就比较省力。此法操作时要仔细，以免骨锋损伤软组织。

（5）屈伸收展：主要用于近关节部位的骨折，因某一折段短小，只有在牵引下通过屈伸收展改变肢体的位置，方可较省力地使骨折复位。如伸直型肱骨髁上骨折牵引下屈曲肘关节，屈曲型则伸直肘关节；内收型肱骨外科颈骨折，先内收牵引后外展，外展型先外展牵引后内收；矫正外科颈骨折向前成角错位则牵引下前屈上臂，甚至高举过头等。

（6）夹挤分骨：用于有 2 根以上骨骼并排的肢体发生的骨折，且有靠拢移位，使骨间隙变窄者。术者双手拇指与示、中、环 3 指构成钳形，在两骨之间用力钳夹挤压，使之分开；若不成功或时间稍久者，可用一骨圆针制成钩状，经皮刺入直接挂于骨折成角处，向相反方向（凹侧）牵拉，即可使骨间隙分开。

（7）回绕旋转：主要用于长斜形背向移位和螺旋形骨折。回绕法是术者一手握近折端，另一手握远折端，结合受伤机制、沿原来背向移位路径的相反方向进行回绕，使背向移位得到纠正。旋转法是在牵引下令远端助手沿肢体纵轴向近端内外旋转，使两折端的对合稳定。

（8）摇摆纵压：是整理手法，主要用于纠正骨折残余移位和折端分离，也是对整复与否成功的检验。斜形和粉碎性骨折不可用此法，以免招致错位。对横断或锯齿形骨折，前后及侧方移位已经矫正，术者一手固定折端，另一手握远折段，轻轻地前、后、左、右摇摆，可使骨折茬吻合更加紧密，然后沿骨干纵轴轻轻挤压，使两折端嵌插，有利于愈合。若骨折复位优良，则摇摆时有碰触感，纵压时有抵触感。

上述八法是正骨手法的基础，应熟练掌握、得心应手。在具体运用时，还必须根据病人的受伤机制、年龄、性别、体质、骨折部位、移位程度等辨证施法，或一法即可，若数法交替，力争解剖对位。

穿针技术在通过整复手法获得良好复位的同时，与单纯手法整复不同之处是其为了在维持整复后良好骨折端对位对线的前理下穿针，还必须有一种方法使整复后的骨折端维持在良好的对位对线上。而单纯依靠徒手并无法做到这一点。但切开显露又不符合穿针技术微创的要求及特点，因此我们就必须有相应的工具做到这些。以下是在穿针技术过程中常用到的维持穿针位置的工具：

（1）牵引支架：对于重叠移位的骨折患者，若受伤时间稍久，即使行拔伸牵引予以纠正重叠以后，若没有办法有效维持这种对位者，则极有可能在穿针过程中再移位，而牵引支架可以在术中作为一种暂时维持复位的工具使用，能有效维持牵引后的位置，防止再短缩。

（2）分骨器械：对于两根以上骨骼并排的骨折部位，由于其解剖结构的特点，常常导致骨折后出现一侧的成角，而因为骨骼并排的特点，单纯手法整复后很难徒手维持整复后的位置，尤其是整复后在行穿针时，由于进针的影响，往往针体还没进入髓腔，骨折端已经出现再移位。我们常需要一种有效的分骨器械来维持这种对位以利穿针，我们常用的分骨钩，通过分骨钩挂吊于骨折端成角处，省力有效，可以很好地维持住整复后的骨折端对位并方便于穿针操作。

（3）钳夹器械：对于斜形骨折、螺旋形骨折、分离移位的骨折等，在行手法整复后很难用徒手使骨折端的间隙达到吻合，这时候我们可以通过钳夹经皮刺入，并使钳夹针与骨折面垂直，然后行钳夹加压并维持，这时候骨折端的吻合程度往往很好，而且有钳夹的力量维持，骨折端也不再容易错位，此时，在这种良好的复位条件下行穿针手术就显得方便快捷。

（4）推顶技术：对于侧方移位较明显且骨折处附近肌肉比较强有力者，有时候在手法整复后很难维持整复后的对位，此时采用对骨折远折段及近折段分别对向用骨针推顶的方法，一者可以纠正残余移位，使复位更加彻底，二者可能有效维持复位。为穿针技术的实施创造更加便利的条件。此法常用于股骨干骨折复位后的维持复位。

经皮穿针技术是一种微创的操作方法，其要求在达到治疗要求的前提下，尽量少损伤组织、少破坏骨折内环境，因此，这种技术对医者的要求更高，操作者必须做到熟悉穿针区域局部解剖、熟悉受伤患者受伤机制、熟悉所使用的器械与手法的机制与来源等，甚至对于所植入内固定物的属性、特点都必须要了然于胸，否则极易在穿针时出现折端对位不良、重要结构损伤如血管、神经损伤等不良事件发生。

穿针技术古代即已有之，但一直处于较粗糙地阶段。近年来，随着放射、病理、解剖、器械材料学以及生物力学的研究深入，穿针技术越来越多地被应用于临床。早在 20 世纪 50 年代，中国与欧洲的一些骨科医师几乎在同时分别向骨折治疗发起了挑战。虽然不同国度、社会及政治背景各异，但面临的共同点是对当地或说是传统的骨折治疗方法及其效果不满意。不论医师还是患者都痛感骨折治疗周期太长，方法单调，就是骨折愈合后又往往遭遇到骨质疏松、关节僵硬、肌肉萎缩等所谓的"骨折病"。为了改变这种状况，1958 年在中国兴起了"中国医药学是一个伟大的宝库，应当努力发掘加以提高"的号召，掀起了西医学习中医的高潮，涌现了中西医结合治疗骨折新疗法。之后，以微创理念为推动力，中西医结合治疗骨折从简单到复杂，从闭合到微创，从骨干到关节，从新鲜到陈旧，从四肢到躯干，不断扩大治疗范围，取得了很好的积极成果。此时穿针技术被很好地使用。越来越来的骨科医师熟练掌握了这门穿针技术，从最早的骨干骨折穿针到近段时间来，穿针技术已经广泛应用于关节内骨折、近关节骨折等等复杂的骨折应用上。

经皮穿针技术还必须要有良好的术后管理相配合，所有采用经皮穿针技术的患者，其固定特点皆是微创的、弹性的固定，与传统的切开复位钢板坚强内固定不同，其术后护理相对更加严格，必须良好地交代术后注意事项，循序渐进地做好功能锻炼计划，以期让患者有一个良好的治疗疗效。

二、经皮穿针固定技术的原理和适应证

经皮穿针技术所涉及的原理基本源于微创固定、髓内固定、有限固定等。其利用的是生物力学原理。通过穿针使骨折端得到一个暂时的、相对稳妥的力学稳定，从而为骨折端的愈合创造一个良好的环境。①微创固定原理：首先经皮穿针技术采用的是经皮外科手术技术，利用术前充分地评估骨折处软组织情况、骨折的移位情况，采用单针或多针进行穿针固定、通过髓内固定及折端固定的方式使骨折端达到力学上的暂时稳定。这时候，穿针技术要求的是骨折端复位时的轻柔及，避免反复操作，进针点选择准确，固定方式判断得当等。②髓内固定原理：在行经皮穿针技术时，对于骨干骨折，我们采用的更多是髓内固定方式，通过选择合适的穿针点，将骨针穿入髓腔并超过骨折端，使骨折得到一个髓内方式的固定。由于针体处于骨折后的骨干髓腔内，能良好地控制折端的成角、侧方等再移位，这种固定方式是中心性的固定方式，但由于骨针的特点，这种固定方式并不能有效地维持骨折端的旋转对位，不能有效地处理骨折端的分离移位。故很多时候，我们必须结合经皮骨折端穿针有限固定的方式来避免这种弊端。③经皮有限固定：是在行经皮穿针技术通过选择合适的入针点，采用两根以上的骨圆针对骨折端行交叉固定或多维固定，以期让骨折端局部得到一个有效稳妥的固定。这种固定利用的是力学局部稳定性的原理，两枚以上的骨圆针呈角度地将骨折端固定在一起，能有效地控制骨折端的旋转移位、分离移位，但这种固定方式从力学原理分析，由于其涉及的固定集中于骨折端局部区域，并不能有效地控制骨折肢体的内外翻运动，同时也就不能有效地控制骨折端的成角移位，故常常需加用有效的外固定方式来辅助，以达到内外联合固定结果，

取得更好的力学稳定方能奏效。

经皮穿针固定主要适用于四肢新鲜的、手法能够复位的骨折脱位，或经撬拨等经皮器械复位方法可以复位者；忌用于陈旧性、手法整复不能复位者。其适用于：①四肢新鲜性骨干骨折，尤其适用于长骨干骨折，如锁骨骨折、肱骨干骨折、尺桡骨骨折、掌指骨骨折、股骨干骨折、胫腓骨骨折、跖趾骨骨折等；②关节内或近关节骨折，适用于分离或塌陷性的关节内骨折，如肱骨髁上骨折、尺骨鹰嘴骨折、桡骨远端骨折、胫骨平台骨折、踝关节骨折等；③关节脱位，如肩锁关节损伤、肩关节后脱位、桡腕关节脱位、舟骨周围脱位、踝关节骨折伴脱位等。其禁忌证主要是对于一些陈旧性骨折的骨折由于受伤较久，无法通过闭合手法复位或经皮器械复位达到良好对位的骨折类型，因为此时已经没有了复位的基础与条件，那么就无从使用经皮穿针技术；另外，对于一些严重粉碎性骨折，由于骨折端失去了良好的力学稳定条件，那么即使给予了髓内穿针技术或者有限穿针固定技术，也无法保证提供稳定的力学环境，必然会造成骨折愈合延缓或不愈合，甚至折端移位或内固定物断裂等不良事件。故这种类型也是经皮穿针术的禁忌。

三、经皮穿针固定技术的操作技术

1. 经拍片证实为骨折，通过良好的术前讨论，确定骨折端的移位方向、骨折类型，选定好所需植入固定物的类型、数量等。常规消毒皮肤，绝对无菌条件下进行操作。器械牵引、手法复位与各种经皮器械复位方法相结合，最好在 C 型臂 X 线透视下选好进针部位方向，深度，千万不能盲目进针。进针前要反复复习进针区域的解剖，一定要避开血管神经，选择安全通道作为进针点及进针走行。骨折整复成功以后，利用各种方法良好地维持整复后的良好折端对位对线，使用骨圆针作为内固定物通过髓内植入或骨折端交叉固定，同时予以针尾处理并剪除多余针尾部分埋于皮下，使用螺钉的直接予以用相应工具植入并缝合切口。针尾处理后还必须视情况予以加用夹板或石膏外固定。总之，必须根据不同的骨折部位，类型，伤情确定治疗方案。不能千篇一律。

2. 操作原则

(1) 准备物品：皮肤消毒用的碘酒、酒精，外固定用的夹板、绷带，C 型臂 X 线透视设备和无菌消毒包 1 个（内包手套 2～3 双，1m×1m 的布巾和洞巾各 1 块，纱布 5～10 块，骨锤 1 把，钢丝钳 1 把，尖刀 1 把，克氏钻 1 把，剪丝钳 1 把，合适的固定针 2～3 枚）。常用的针有克氏针、斯氏针、骨圆针、三角形髓内针、撬拨针、钩拉针等，骨圆针适用于肱骨、股骨颈、膝部、胫部、跟骨等骨折，克氏针适用于锁骨、外科颈、肘部、前臂、腕手部和踝足部骨折，髓内针适用于股骨骨折，撬拨针用于复位，分骨针用于分骨。

(2) 操作技术：严格掌握无菌操作原则，根据不同骨折选用适当麻醉及恰当的固定针具，尤其是骨圆针、克氏针，宁长勿短，粗细适宜。穿针时仅用尖刀在皮肤上点一 0.3～0.5cm 小口即可；长管状骨髓腔内穿针时，先穿入一折段的髓腔，至折端时进行手法复位，并用 X 射线核对，解剖对位后将固定针击入另一折段髓腔足够长度；穿针固定后剪短并折弯针尾，埋于皮下或留于皮外，以免继续进入，并利于日后拔出；酒精敷料包扎针眼，外用夹板或石膏外固定。术后内服活血行气、清热解毒的中药和应用抗菌药物，必要时可输液 3～5 天。

(3) 外固定：钢针内固定只起到"内夹板"作用，维持骨折的对位及轴线，并不能控制旋转等，所以必须配合紧强的外固定。钢针一般仅固定到骨折粘连，不会因肌肉牵拉和轻度外力而移位时即可拔除，必用单纯外固定。临床常用的外固定是夹板固定和石膏固定。

1）夹板固定：夹板是外固定的主要器材，以有弹性和可塑性的柳木为好。小夹板的长度一般为所要固定的肢体段或接近该肢体段的长度，每块宽度为不超过所要固定肢体周径的1/4，每块夹板厚度 0.3～0.5cm，要根据肢体的正常形态塑形，贴近肢体面要衬以棉药或薄海绵，外套针织套；一般用 4 块小夹板，个别骨折有用 5、3 或 2 块夹板者，板与板之间要有 0.5～1cm 的间隙。固定带一般为 4 根，用 1～2cm 宽的白扁带或绷带折叠制成，依次捆扎中间、远端、近端，每根带子都要绕肢体 2 周，活结要扎在前侧或外侧板的边缘。扎带的松紧以可在夹板上下活动 1cm 为宜，其拉力约为 800g。固定后要注意肢体远端的颜色、温度、感觉和活动情况，随着肿胀的消退应每 2～3 天调整松紧 1 次，直至骨质愈合。四肢常用的固定夹板有：超肩关节夹板、超肘关节夹板、超肩肘关节夹板、肘关节半伸直夹板、前臂夹板、克雷夹板、大腿夹板、小腿夹板和踝关节翻转夹板等，其具体规格和使用方法详见骨折各节。

2）石膏固定：石膏具有良好的可塑性，固定范围大，不需反复调整，尤适用于肢体肿痛已消，骨折初步粘连而需回家疗养的病人。缺点是影响拍片检查骨折愈合情况，因其遮挡 X 线之故。石膏绷带有专家厂家生产，按需购买即可；使用时要先制好适当宽度，长度和厚度（8～12 层）的石膏托，平放于 30～40℃温水中，待气泡出净后，以双手握其两端，挤出多余水分，捋平并放置好棉垫及衬垫，将石膏托用手掌托起抚贴在伤肢要求的位置上，然后用纱布绷带包缠（石膏托）或石膏绷带包缠（管形石膏）。包缠时应在石膏上滚动缠绕而不可用力牵拉过紧。施行石膏外固定时，应有专人自始至终用手掌（忌用手指）扶持固定肢体在功能位或特殊需要的位置，中途不要变动，以免引起石膏折裂。外固定后要抬举患肢，以利静脉回流和消肿；还应定期检查远端肢体的循环、运动和外固定的松紧，以防压伤甚至肢体坏死。临床常用的管形石膏有：肱骨骨折用肩人字石膏、肘部骨折用从腋至腕横纹的管形石膏，前臂骨折石膏固定自上臂中段至掌指关节，手舟骨骨折石膏固定自肘下至掌指关节，肢骨干骨折打单髋人字石膏，膝部骨折石膏固定自腹股沟至踝关节上，小腿骨折石膏固定自大腿中上段至足前（尖），踝足部骨折打石膏靴等。

3．具体操作步骤

（1）予以采取合适的麻醉，上肢骨折一般采用臂丛神经阻滞麻醉。下肢骨折一般采用硬 - 腰联合阻滞麻醉。

（2）麻醉成功后，予以按照常规消毒铺巾。

（3）试行手法整复，采用传统的"正骨八法"，根据骨折的部位、类型及骨折移位的方向及严重程度，采用手摸心会、拔伸牵引、折顶成角、拉按端提等等手法，初步纠正骨折端各种移位，恢复骨折的大致外态。

（4）予以根据手法整复后所形成的残余移位或者通过手法整复后仍然不能解决的移位问题，判断移位方向并通过经皮器械植入纠正残余移位，经皮钳夹植入、经皮推顶技术、经皮分骨钩植入等，并灵活与手法整复技巧相结合，使骨折端达到一个良好的对位。同时经 C 型臂 X 线透视确认骨折端对位对线良好后继续维持对位。

（5）予以根据骨折类型及部位选择合适的内固定物。通过术前确认的穿针点、穿针方向，采用单根（或双根、多根）骨圆针髓内固定方式、经皮多维交叉有限固定方式等通过安全通道经皮对骨折端进行固定。

（6）再次经 C 型臂 X 线透视确认骨折端对位良好，内固定物位置在位良好后，予以处理针尾，剪除多余部分。

（7）处理针口并缝合。无菌敷料覆盖。结束手术。

四、经皮穿针固定技术的常见并发症和注意事项

1.并发症 经皮撬拨复位术常见的并发症是针道感染,偶可伤及血管、神经或出现术后骨折端再移位。只要严格掌握操作原则,这些并发症是完全可以避免的。

(1)损伤血管、神经:原因在于术前没有熟悉穿针通道的解剖,没有选择好安全通道。在操作时过于粗暴,反复进针,再加上手法整复时不够轻柔软,骨折端的反复错动,没有注意操作过程中对组织的保护,从而导致术中出现神经血管的损伤。

(2)骨折块再移位:原因在于没有良好有效地固定骨折端,没有选择好固定方式,或者没有在穿针固定后利用合适的外固定方式联合固定,从而导致术后骨折端再移位。

(3)穿针入口出现针眼炎症或感染:原因常于术中及术后没有注意无菌技术操作,从而导致术后感染。

2.注意事项

(1)利用经皮穿针技术,一定要与传统的手法整复良好地配合,先用传统手法整复将骨折端予以达到一定的对位并维持,然后才能有经皮穿针的基础,否则一开始就盲目穿针,反复进出,极容易使针体进入软组织区域,导致不必要的医源性副损伤。

(2)必须严格进行术前讨论,术前术者必须严格复习区域解剖,对穿针区域的重要血管、神经走向必须了解于胸,在手术操作时必须要制定安全通道,良好地避开上述重要组织以免损伤。

(3)行髓内穿针时穿针时一定要注意穿针的角度,否则针体极容易从对侧穿透皮质,而无法通过髓腔走行到骨折端处,也就无法达到骨折端的固定,而且一旦已经穿透对侧皮质,形成固有的走行通道后就很难改道,甚至造成穿针失败。

(4)行经皮有限固定时,一定要注意多枚针体的排列方式,注意每根针必须要达到的固定效果。以斜形骨折为例,在经皮有限固定时,必须要有一根骨圆针此以垂直于骨折面进行穿针,这种穿针设计是为了良好地使骨折端达到对位;而同时,还必须有一根针通过骨折端垂直骨干固定,这个针的作用是防止骨折端短缩移位,这样两枚针形成的交叉立体固定,才能有效地维持住骨折端的稳定性。到于粉碎性骨折者,必须判断哪些部分是主要骨块,对骨折端及整体对位起关键作用的骨块,然后选择合理的固定角度进行固定。

(5)经皮穿针技术后必须配合适宜的外固定方式,这点至关重要。因为经皮穿针技术的固定方式相对来讲是一种微创弹性的固定方式,与钢板内固定的坚强固定方式完全不一样,必须联合各种外固定加强固定,然后制定合理的术后管理方案,分步拆除各种固定物,使固定物的作用时间与骨折的愈合周期性相结合,有效地使骨折端达到良好的固定,稳妥的愈合之目的。

(李铭雄)

第四节 经皮椎间盘微创技术

一、经皮椎间盘微创技术概述

1.定义 经皮椎间盘微创技术包括两类。其一为经皮椎间盘穿刺技术,包括经皮腰椎间盘摘除术(percutaneous lumbar discectomy, PLD)、经皮激光椎间盘减压术(percutaneous laser disk discectomy，PLDD)、经皮射频髓核成形术(nucleoplasty)、经皮椎间盘臭氧消融术、经皮椎间盘高温热凝消融术；其二为经皮椎间盘内镜技术，包括后路椎间盘镜技术(microendoscopy Discectomy，MED)、腰椎板状光源镜技术、椎间孔镜技术(transforaminal Endoscopic Surgical System，TESSYS)。

2. 发展概况　1964年，Smith首次报告应用木瓜凝乳蛋白酶注入椎间盘，溶解髓核组织治疗腰椎间盘突出症，取得了良好效果，但约有1%的病人发生过敏反应，1969年Sussman提出用胶原蛋白水解酶进行椎间盘溶解，但少数患者术后出现剧烈疼痛或椎间盘感染。1975年，Hijikata在椎间盘造影的基础上，对此技术加以改进，率先实施了经皮椎间盘切吸术(PLD)并获得成功。此后，不少学者相继报道了此技术的应用方法及其疗效。1985年，Onik首次报道了在经皮椎间盘切吸术基础上使用自动切除器(一种与关节镜刨削器相类似的套管式刨刀)，提高了工作效率，降低了并发症的发生率，称为自动经皮椎间盘切吸术(APLD)，1985年美国矫形外科学会正式将这一方法列为安全有效的治疗非复杂性腰椎间盘突出症的手段。在APLD的基础上，欧洲的一些学者受关节镜技术的启发，进一步附加椎间盘镜，从两侧对突出的椎间盘穿刺插管进行手术摘除髓核(APED)取得了优于APLD的效果，但同时也增加了另一侧的创伤。1992年，国内孙刚等将髓核钳与自动切割器相结合研制出电动式椎间盘切吸仪器，由于其良好的效果在国内迅速推广应用，在此基础上，周义成、李行浩等将这一技术加以改良用于颈椎间盘突出症的治疗，取得了良好疗效，称为经皮穿刺椎间盘切吸术(APCD)。在此之后的20年来，诸多椎间盘微创技术在腰椎间盘切吸术、经椎间盘切吸术的基础上有了新的发展。尽管椎间盘切吸术创伤明显小于传统的椎间盘手术，但与后来出现的激光、射频、臭氧等"一根针"微创技术比较其直径6mm套管的创伤仍显较大，椎间盘感染、术后部分病例远期效果欠佳等问题仍不可避免，因而这两项技术的应用则逐渐减少；但它奠定了腰椎间盘穿刺、颈椎间盘穿刺的入路、角度、路线的基础。1984年，Choy首先报道运用Nd∶YAG激光进行要椎间盘髓核汽化(PLDD)，此后半导体激光出现，2000年前后国内一些学者相继应用于临床。1996年，Yeung首次报道将低温等离子射频技术应用于临床治疗腰椎间盘突出症取得良好的疗效，此后国内也将该技术逐渐推广应用。以上治疗椎间盘突出症的新技术其适应证基本相同，就是只能治疗突出包容型椎间盘突出症，对于脱出型难以奏效。

1982年，Schreiber等将内镜技术引进经皮髓核摘除术中，在椎间盘后外侧"安全工作三角"区内置入5mm左右的工作套管，在改良的关节镜辅助下完成椎间盘减压。其优点为可通过工作通道将关节镜置入椎间盘内，可以看见椎间盘的改变，从而达到更为有效的减压。其缺点为只能通过工作通道可视椎间盘内的改变，但其操作是一种"盲"的操作，存在一定的危险性，仍为一种间接的减压。1997年，Yeung研制出第3代经皮椎间孔镜，在内镜辅助下建立手术工作通道，在全监控下进行所有操作过程。但其适应证相对狭窄，主要适用于包容性腰椎间盘突出症。1997年美国研制出第一代经后路切除黄韧带、椎板间小开窗的椎间盘镜(MED)，此后3年又改进为第二代MED，由于其适应证较椎间盘切吸术、激光汽化术、等离子射频消融术广泛，切口仅18mm，接近于经典的椎板间开窗突出椎间盘组织摘除式的效果，且创伤小，安全性较高，2000年后在国内迅速开展。

2003年，Hoogland研究设计出具有比YESS更为广泛适应证的TESSYS技术，为一种更为彻底的直接减压技术。现代经皮椎间孔镜技术已从过去的间接减压发展到直接减压，从过去治疗单纯的包容性椎间盘突出发展到直视下完成脱出、游离的各种类型的椎间盘突出，从过去单纯的减压发展到经皮椎间融合、经皮细胞移植等。临床上最常采用的两种经皮椎间孔内镜技术术式分别为 Yeung 等介绍 YESS 经皮椎间孔镜技术和 Hoogland 等提出的 TESSYS 经皮椎间孔镜技术。YESS 技术是一种组合式、多管道的经皮椎间孔内镜系统,经 Kambin 安全三角进入椎间盘,由内向外的切除椎间盘组织。但存在适应证狭窄,难以摘除脱出、游离的椎间盘组织等问题,为一种间接减压方法。Hoogland 设计的 TESSYS 技术,由外向内的取出脱出或游离的椎间盘组织,为一种理想的直接减压方法,扩大了椎间孔镜手术适应证。但其对手术医师的技术要求较高。不适用于初次开展或无丰富经皮椎间孔镜技术经验的脊柱外科医师。

二、经皮椎间盘微创技术的原理和适应证

（一）经皮椎间盘微创技术的原理

1. 经皮椎间盘穿刺技术原理 经皮腰椎间盘摘除术、经皮激光椎间盘减压术、经皮射频髓核成形术、经皮椎间盘臭氧消融术等治疗原理为降低椎间盘内的压力,使突出的髓核部分还纳,减轻了突出的椎间盘组织对神经根的压迫和刺激,从而缓解症状。

2. 经皮椎间盘内镜技术原理 椎间盘镜下腰椎间盘摘除术,椎间孔镜下腰椎间盘摘除术治疗原理为内镜下直接突出突出或脱出的椎间盘组织,解除其对硬脊膜和神经根的压迫和刺激,从而达到治疗目的。

（二）经皮椎间盘微创技术适应证

1. 经皮椎间盘穿刺技术

（1）经皮颈椎间盘穿刺技术适应证:①颈椎间盘突出症病史、症状、体征、影像学表现相符合,诊断明确,以单纯颈椎间盘突出为主要表现;②突出的椎间盘组织无钙化、骨化,无合并骨性椎管狭窄,无合并椎体失稳;③无心、肺、脑等重要脏器功能不全;④无颈部手术瘢痕,无甲状腺肿大,无颈部肿瘤、结核,无颈部皮肤感染。

（2）经皮腰椎间盘穿刺技术适应证:①腰椎间盘突出症病史、症状、体征、影像学表现相符合,诊断明确,以单纯腰椎间盘突出为主要表现;②突出的椎间盘组织无钙化、骨化,无合并骨性椎管狭窄,无合并椎体失稳;③无心、肺、脑等重要脏器功能不全;④无腰椎肿瘤、结核,无局部皮肤感染。

2. 经皮椎间盘内镜技术 经皮椎间盘内镜技术适应证:①腰椎间盘突出症病史、症状、体征、影像学表现相符合,诊断明确,以单纯腰椎间盘突出为主要表现;②突出的椎间盘组织无钙化、骨化,无合并骨性椎管狭窄,无合并椎体失稳;③无心、肺、脑等重要脏器功能不全;④无腰椎肿瘤、结核,无局部皮肤感染。

三、经皮椎间盘微创操作技术

（一）经皮椎间盘穿刺操作技术

（1）术前准备

1）停用抗凝剂至少 10 天,以减少术中和术后出血形成血肿。

2）不得有感染性疾病存在,如感冒,发热、脚气和牙周炎等。手术区域不得有皮肤感染性疾病或未愈合的皮肤创伤。

3）临床症状明确,持续存在 3 个月以上,并且,经过 3 个月以上保守治疗无效,影响正常工作和生活者可以住院接受微创手术治疗。

4）手术前应该建立随访档案,首先评估手术前的病情轻重,以便疗效评估。

5）糖尿病患者术前必须经过正规治疗空腹血糖在 8mmol/L 以下，餐后血糖在 10mmol/L 以下。

6）老年患者血液生化检查必须正常。

7）如果有终板炎得患者应该事先告知手术后恢复时间偏长。

8）手术前不禁食水，以避免患者出现不良反应，如低血糖等。

（2）术中准备

1）预留透视空间，最好使用可透视手术床。

2）术前准备头架和托盘架。

3）移动式 C 型臂 X 线机套无菌罩。

4）术中建立静脉输液通道。

1. 椎间盘切吸操作技术

（1）经皮穿刺颈椎间盘切吸术（以 C_{4-5} 椎间盘为例）

1）确定穿刺点：患者取仰卧位，颈后部放一软垫使颈椎处于生理中立位置，在颈前部标记出气管中线及右侧颈动脉的体表位置，在 C 型臂 X 线透视引导下确定 C_{4-5} 病变节段椎间隙的体表投影位置，以确定皮肤进针穿刺点。

2）检测仪器：将刨削切吸仪的电源与电线回路正确连接后，打开电源，检查旋切式管状刨削刀运行正常备用。

3）手术方法：患者在清醒状态下取仰卧位，颈后部放一软垫使颈椎处于生理中立位置（如上述），常规消毒铺无菌单，先用 1% 利多卡因溶液 3ml 局部浸润麻醉至 C_{4-5} 病变节段椎前筋膜，术者站在患者右侧用左手食指放在右侧动静脉鞘和内脏鞘之间隙，将动静脉推向外侧，气管、食管推过中线并触及病变椎体前缘。在 C 型臂正侧位透视引导下确定 C_{4-5} 病变节段椎间隙体表投影位置，以确定皮肤进针穿刺点，用 8 号穿刺导针在 C 型臂透视引导下穿刺至 C_{4-5} 病变的椎间隙内，透视下再次确定穿刺针的位置：正位像针尖在椎间隙中外 1/3 处，侧位像针尖进入椎间隙 5mm（图 2-2-4-1，图 2-2-4-2），用 11 号小圆刀于穿刺点处横行切开皮肤长约 3mm，沿导针由细至粗依次逐级扩张插入套管，套管进入椎间隙前缘的深度约为 3mm，插

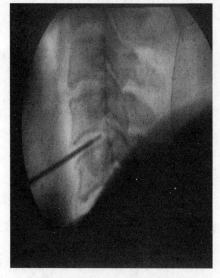

图 2-2-4-1 术中穿刺侧位像

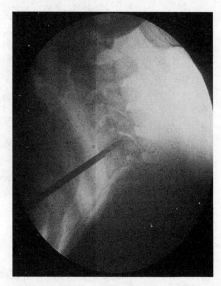

图 2-2-4-2 术中穿刺正位像

入套管的方法：套管径由小到大，旋转式逐级插管，最后保留外套管为工作套管，拔出其他内套管，工作套管进入 C_{4-5} 椎间隙前缘的深度不得超过 5mm。沿工作套管通道送入环锯，缓慢切割纤维环后，退出环锯，再用颈椎髓核钳夹取髓核，椎间隙后缘部分突出的髓核应尽量取出（图 2-2-4-3）。然后，经工作套管插入旋切式管状刨削刀（图 2-2-4-4），接通电源，刨削切吸取髓核组织，采用边切吸边冲洗的方法，冲洗液配制为庆大霉素 16 万 U 加入 500ml 生理盐水，操作过程中直至冲洗出的液体澄清无髓核组织碎屑为止，拔出工作套管，穿刺处按压 5 分钟，局部不出血为止，术毕（图 2-2-4-5）。

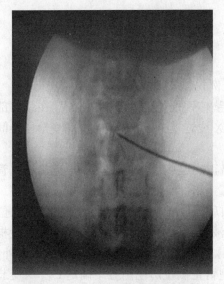

图 2-2-4-3　术中髓核钳夹取髓核

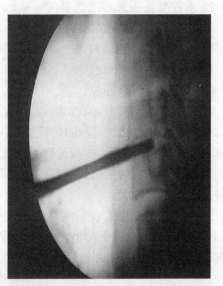

图 2-2-4-4　刨刀经套管插入椎间隙切吸髓核组织术中侧位像

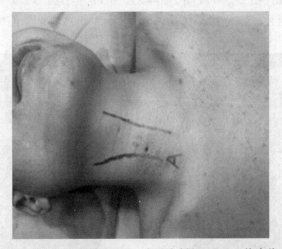

图 2-2-4-5　术前体表定位、术后穿刺创口 3mm 体表像

4）并发症和注意事项

A. 在整个治疗过程中，应保持患者在清醒状态下操作，便于配合术者治疗，避免刺激或损伤脊髓神经。

B. 治疗中患者颈椎应置于生理中立位置，便于术中颈椎透视，确定定位针与套管是否位于脊柱中外 1/2～1/3 处，以免损伤颈动静脉、椎动脉及食管，否则，要调整穿刺针的方向与角度。

C. 术前选择标记正确的穿刺路线，透视下完成穿刺、插管全过程，以避免对周围组织损伤，并注意射线防护。

D. 用局部浸润麻醉时，如果针尖到达椎前筋膜，回抽见全血，即刻退出改变方向。

E. 在椎间隙切吸髓核时，工作套管进入病变的椎间隙前缘不得超过 5mm，以免损伤脊髓。用颈椎髓核钳夹取髓核，特别是椎间隙后缘部分突出的髓核应尽量取出。

F. 椎间盘内操作时，工作套管可呈左右扇形摆动 45°，以最大程度地清除髓核组织。

G. 穿刺针从皮肤至椎间盘前缘的穿刺过程中，可边进针边回抽针筒，如有血液抽出，则表明穿刺针进入颈动静脉或甲状腺的动静内，应立即退针并按压穿刺点 3～5 分钟，再改变穿刺点及进针角度重新穿刺，穿刺点每次移动不超过 2～3mm，进针角度改变不超过 5°。

H. 深部穿刺针过程中，要避免食管损伤，即穿刺时左手的食指尖向内侧推移食管，穿刺针在椎间隙中外 1/2～1/3 处穿入。

I. 在工作套管通道送入环锯切割纤维环时，要注意平行于椎间隙，以免损伤软骨板。

J. 手术结束后，观察患者双上肢感觉、运动、腱反射等情况，判断是否有神经根损伤表现；饮水是否呛咳，以判断是否有喉上神经及喉返神经损伤；吞咽是否疼痛，以判断是否有食管损伤；观察颈部是否有血肿形成，以了解是否有血管损伤；观察患者体温、血象、血沉是否正常，以判断是否有椎间隙感染。

5）本法治疗可能出现的不良现象主要是血管损伤，对于血管损伤的预防与处理方法如下：

A. 穿刺过程中采用负压抽吸穿针法，如发现注射器内有血液说明针尖刺入血管，应立即拔出穿刺针，局部按压 5 分钟，改变穿刺方向，重新穿刺，每次调整穿刺方向的角度不超过 5°。

B. 其次穿刺位置应确保正位透视在椎间隙平面中、外 1/3 处，侧位透视在椎间隙内 5mm，如穿刺点偏外，可能损伤椎动脉，偏内则可能损伤食管。注意以上两点，可避免负损伤的发生。如果损伤血管引起大出血，应立即手术切开止血。

（2）经皮穿刺腰椎间盘切吸术（以 L_{4-5} 椎间盘为例）

1）确定穿刺点：患者清醒状态下取俯卧，双髂前上棘处垫枕，腹部悬空，使腰椎处于生理中立位置，以病变节段为中心，以 L_{4-5} 节段椎间隙平行线标记出横线，距腰椎后正中线及 L_{4-5} 病变左侧旁开 8cm 的脊柱纵轴体表标记，画出垂线，两线交点为穿刺点，并通过 C 型臂透视确定病变 L_{4-5} 节段椎间盘间隙的正侧位体表投影线，以确定皮肤进针穿刺点（图 2-2-4-6）。

2）检测仪器：检查刨削切吸仪、吸引器、冲洗用生理盐水瓶各连接管与电源线路正确连接，打开电源，将刨削切吸仪正确连接后，打开电源开关，旋切式管状刨削刀运行正常备用。

3）手术方法：患者清醒状态下取俯卧位，腹部下垫软垫悬空，在 C 型臂透视监导下，对 L_{4-5} 节段椎间盘间隙水平的正侧位体表投影线确认，确定皮肤进针穿刺点（图 2-2-4-6）。常规消毒铺无菌单，术者先用 1% 利多卡因溶液 8ml 用 7 号腰穿针由皮肤至腰骶棘肌后深筋膜层浸润麻醉生效后，术者站在病变左侧，选用 18 号穿刺套管针于标记点处进针，注意保持穿刺针垂直于脊柱纵轴，与冠状面成 45° 角插入穿刺针，经皮肤、皮下组织、筋膜、腰方肌、腰大肌、安全三角区进入病变 L_{4-5} 节段椎间盘内。确认穿刺针部位是：透视下见针尖进入 L_{4-5} 病变节段椎间隙椎间盘内 2mm 处，正位透视像针尖位于椎间隙中央与关节突连线内缘处，侧位透视针尖位于椎间隙后 1/3 处且与椎间隙平行（图 2-2-4-7，图 2-2-4-8）。退出穿刺针的针芯，经穿刺针芯插入导丝针至病变椎间盘中央部，一手固定导丝针，另一手旋转拔出穿刺针。以导丝为中心用 11 号尖刀横行切开皮肤及深筋膜约 5mm，沿导丝针先旋入最细的一根套管，然后逐步由细到粗旋入另外五根锥形套管，使套管前端突破病变椎间盘纤维环至盘内 2mm。再次 C 型臂透视确认套管在盘内位置无误，一手固定留下最外层工作套管（图 2-2-4-9），另一手拔出导丝针及其余套管，经外层套管内插入环锯，术者与患者密切沟通，确认患者无出现激烈的腰腿痛症状，缓慢向椎间盘内旋转切开纤维环，退出环锯，将髓核钳插入椎间盘内夹取髓核组织（图 2-2-4-10），夹取椎间盘过程中，在盘内改变方向 10°，重新调整工作套管插入 2mm，再夹取操作后，退出髓核钳。然后，经外套管的工作通道插入旋切式管状刨削刀，检查刨削切吸仪、吸引器与冲洗用生理盐水瓶正确连接，打开电源，刨切吸取髓核组织，刨刀以 300r/min 的速度在盘内刨削残余的髓核组织，边刨切边吸取冲洗（图 2-2-4-11），冲洗液浓度为庆大霉素 16 万 U 加入 500ml 生理盐水，直至冲洗液澄清无髓核残渣吸出为止，退出刨削刀及工作套管，压迫穿刺部位 5 分钟，局部不出血为止，包扎穿刺点，无需缝合切口。

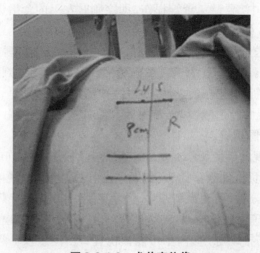

图 2-2-4-6　术前定位像

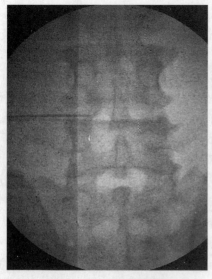

图 2-2-4-7　术中正位像

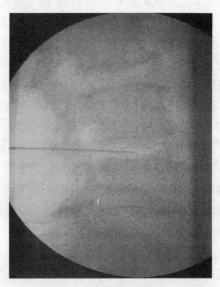

图 2-2-4-8　术中侧位像

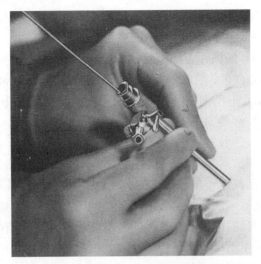

图2-2-4-9　由细至粗插入扩张管

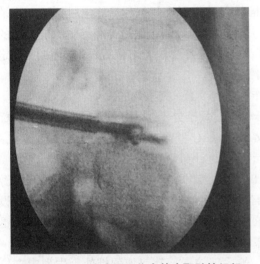

图2-2-4-10　术中经工作套管夹取髓核组织

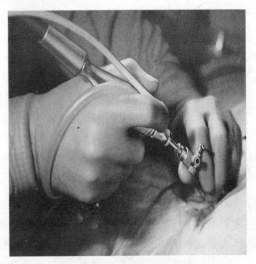

图2-2-4-11　吸取冲洗体表像

4）并发症和注意事项

A. 在整个治疗过程中，应保持患者在清醒状态下操作，便于配合术者治疗，避免刺激或损伤脊髓神经。

B. 局部皮肤、筋膜层麻醉要充分，否则在逐级套管插入时患者会有疼痛不适感。

C. 在安全工作三角区内应避免麻醉药浸润，使神经根处于失敏状态，以免出现神经损伤。

D. 在插入逐级套管时动作要轻柔，患者有下肢放射痛时要停止操作，重新调整穿刺针的位置与角度，在无下肢放射痛的状态下完成插管程序。

E. 髓核钳在椎间隙后缘盘内夹取时动作要缓慢，注意观察患者有无神经刺激症状出现，以防止神经损伤。

F. 髓核钳摘除髓核组织时，将髓核钳插入椎间隙由浅至深夹取髓核组织，并不断变换髓核钳开口方向以利于较充分夹取不同部位与方向的髓核组织。当髓核组织无法取出后，在透视下先将髓核钳放置于病变椎间隙内，然后将工作套管头端沿髓核钳退至纤维环外缘处并轻轻向腹侧压低其尾端,髓核钳向椎体后缘开口以利于夹取椎间隙后缘部分突出的髓核组织,必须密切注意,以防伤及神经。

G. 在整个操作过程中,髓核钳要尽量注意平行于椎间隙,以免损伤软骨板。

5)本法治疗可能出现的不良的现象主要是神经根损伤。对于神经根损伤的预防与处理:

安全工作三角区内不宜麻醉药浸润,避免神经根处于失敏麻痹状态;在进针时,确认患者无出现激烈的腰腿痛症状,缓慢向椎间盘内穿针;在插入套管过程中,应旋转式缓慢插入由细到粗旋入各级管道,如出现下肢神经根刺激症状出现放射痛,应立即停止操作,重新调整穿刺针的位置与角度,在无下肢放射痛的状态下完成插管程序,以避免伤及神经根;在盘内摘除髓核时,髓核钳进入椎间盘的深度不应超过25mm,以免突破健侧纤维环损伤对侧组织;在透视下先将髓核钳放置于病变椎间隙内,然后将工作套管头端沿髓核钳退至纤维环外缘处并轻轻向腹侧压低其尾端,必须密切注意,以防伤及神经。如发现手术后有脊神经损伤症状,可滴注甲泼尼龙脱水消肿及营养神经药物等对症处理。

2. 经皮穿刺等离子射频髓核成形术(以 C_{6-7} 椎间盘为例)

(1)确定"靶点":所谓"靶点",即通过术前复习影像学资料,找出病变部位。计算方法:既可以通过颈椎 X 线正位片的左右位置和上下椎体间的位置及侧位片计算出射频针工作端进入病变椎间隙的深度,也可以通过 MRI 或 CT 片上的比例尺测出压迫神经最重的层面上的突出物与病变椎体中线的距离,即该部位在颈椎 X 线正位片上的左右位置,该层面的 CT 定位线即穿刺针在上下椎体间的位置。计算公式如下:

垂直进入病变椎间隙深度 =(所用穿刺针工作端长度×2)−突出物的大小

(2)确定穿刺点:患者取仰卧位,颈后部放一软垫使颈椎处于生理中立位置,在颈前部标记出气管中线及右侧颈动脉的体表位置(图 2-2-4-12),在 C 型臂 X 线机透视引导下确定 C_{6-7} 病变节段椎间盘间隙的正侧位体表投影线,以确定皮肤进针穿刺点。

(3)检测仪器:将汽化棒导线的尾端插入 ArthroCare 2000 型组织气化仪接口,打开电源开关,射频气化仪的功率分为 1~4 挡,根据仪器性能规定,椎间盘射频消融术功率一般应设定为 2 挡,将汽化棒的工作端放入盛有生理盐水的杯内,踩压气化踏板,汽化棒工作端周围迅速有大量气泡产生,此提示:该仪器与射频汽化棒性能正常时,可进行射频治疗。

(4)手术方法:患者在清醒状态下取仰卧位,颈后部放置一软垫使颈椎处于生理中立位置,穿刺点选在病变椎间隙平面,胸锁乳突肌内缘与颈内脏鞘与血管鞘之间进针。常规消毒铺无菌单,先用 1% 利多卡因溶液 3ml 局部浸润麻醉至病变节段的椎前筋膜,术者站在患者右侧用左手食指放在右侧动静脉鞘和内脏鞘之间隙,将动静脉推向外侧,气管推过中线并触及病变节段椎体前缘,术者右拇食指持射频仪专用颈椎穿刺针与沿着已确认穿刺点穿刺进入椎间盘,在 C 型臂 X 线监视引导下穿刺针至病变节段椎间隙内,针尖距椎间隙前缘的深度约为 3mm。正侧位像显示:正位透视穿刺针位于椎间隙中外 1/3 处,针尖不超过脊柱中线;侧位透视针尖位于椎间隙前 3mm 处,退出穿刺针芯,沿穿刺针管道将颈椎射频汽化棒缓慢旋转进入椎间隙内(图 2-2-4-13,图 2-2-4-14),在 C 型臂的监视下,使射频汽化棒工作端插入椎间隙前 1/3 处,再旋转进入到椎间隙后缘 1/3 处,同时踩压汽化消融踏板,先对椎间盘内的髓核组织进行汽化消融,然后,将射频汽化棒针尖继续缓慢接近椎间隙后缘椎间盘突出部位,即"靶点",再次踩压汽化踏板,继续对突出的部位进行消融治疗(图 2-2-4-15)。当患者感觉到患肢有轻微的热、痛感时,即停止针尖前进,但可间断踩压汽化脚踏 1 秒 / 次,共 5 次,以达到对突出的椎间盘组织继续进行汽化消融之目的。之后,脚踩热凝固化踏板以 1mm/s 的速度缓慢退出汽化棒,以达到对髓核组织进行热凝固化的目的。再后,在椎间盘内以 1mm/s 的速度来回移动射频汽化棒并不断变换消融、固化之角度,汽化棒的角度变化每次一般不超过 5°,且汽化和固化各 1 分钟以达到盘内减压的目的。对椎间盘内进行操作完毕后,先退出射频汽化棒,然后将穿刺针芯放入穿刺针内,将穿刺针一起拔出,穿刺点压迫 5 分钟,见无局部出血为止,覆盖穿刺针眼,术毕。

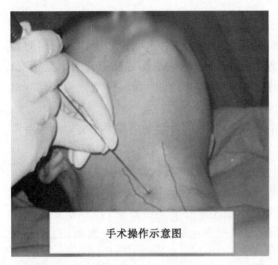

图 2-2-4-12 定点

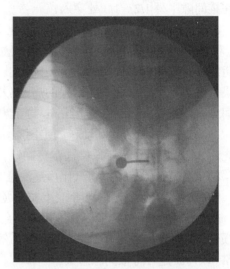

图 2-2-4-13 术中正位像

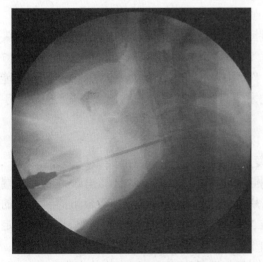

图 2-2-4-14 术中侧位像

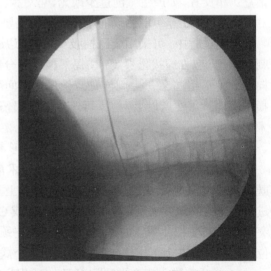

图 2-2-4-15 射频电极进入椎间隙后缘消融

(5)并发症和注意事项

1)在整个治疗过程中,应保持患者在清醒状态下操作,便于配合术者治疗,避免刺激或损伤脊髓神经。

2)治疗中患者颈椎应置于生理中立位置,便于术中透视,确定穿刺针是否位于脊柱中外 1/2~1/3 处,以免损伤颈动静脉、椎动脉及食管等器官。

3)术前选择标记正确的穿刺路线,透视下完成穿刺及消融治疗的全过程,以避免对周围组织及脊髓、神经根的损伤，并注意射线防护。

4）穿刺针从皮肤至椎间盘前缘的穿刺过程中，可边进针边回抽针筒，如有血液抽出，则表明穿刺针进入颈动静脉或甲状腺的动静内，应立即退针并按压穿刺点 3～5 分钟，再改变穿刺点及进针角度重新穿刺，穿刺点每次移动不超过 2～3mm，进针角度改变不超过 5°。

5）深部穿刺针过程中，要避免食管损伤，即穿刺时左手的食指尖向内侧推移食管，穿刺针在椎间隙中外 1/2～1/3 处穿入。

6）对椎间盘突出的最高点进行汽化和固化消融时，应先采用间断踩压汽化脚踏 1 秒 / 次，对髓核组织进行汽化消融，同时观察患者肢体反应，一般 5 次，即可换踩固化踏板，对髓核组织进行固化，而后，逐步将汽化棒退出。在治疗过程中应注意密切观察患者的耐受情况。如果患者感到上肢出现不能耐受的痛、热及明显触电感，即停止前进，及时将汽化棒工作端向椎间盘内调整深度，每次调整 2mm，直至患者能够耐受为度。

7）颈椎穿刺针因吞咽动作固定困难，故术中应嘱咐患者尽量避免吞咽动作，如确需吞咽应先告知医师，以便术者原位固定穿刺针。

8）在整个消融过程中，汽化棒要注意平行于椎间隙，以免损伤软骨板。

9）手术结束后，观察患者双上肢感觉、运动、腱反射等情况，判断是否有神经根损伤表现；饮水是否呛咳，以判断是否有喉上神经及喉返神经损伤；吞咽是否疼痛，以判断是否有食管损伤；观察颈部是否有血肿形成，以了解是否有血管损伤；观察患者体温、血象、血沉是否正常，以判断是否有椎间隙感染。

10）检测汽化棒时，工作端周围有大量气泡产生，提示射频汽化棒性能正常，可进行射频治疗。相反者，如产生气泡量少或无，可更换汽化棒，以免影响治疗效果。

（6）本法治疗可能出现的不良现象主要是血管损伤。对于血管损伤的预防与处理：

穿刺过程中，可采用负压抽吸穿针法，边进针边回抽，如发现注射器内有血液，说明针尖刺入血管，应立即拔出穿刺针，局部按压 5 分钟，改变穿刺方向，重新穿刺，每次调整穿刺方向的角度不超过 5°。穿刺位置应确保在椎间隙平面中、外 1/2～1/3 处，如穿刺点偏外，可能损伤椎动脉。注意以上两点，可避免血管损伤的发生。如果损伤血管引起大出血，应立即手术切开止血。

3. 经皮穿刺椎间盘低温等离子髓核成形术（以 $L_{4,5}$ 椎间盘为例）

（1）确定"靶点"：所谓"靶点"，即通过术前复习影像学资料，找出病变部位。计算方法：既可以通过颈椎 X 线正位片的左右位置和上下椎体间的位置及侧位片计算出射频针工作端进入病变椎间隙的深度，也可以通过 MRI 或 CT 片上的比例尺测出压迫神经最重的层面上的突出物与病变椎体中线的距离，即该部位在颈椎 X 线正位片上的左右位置，该层面的 CT 定位线即穿刺针在上下椎体间的位置。计算公式如下：

垂直进入病变椎间隙深度 =（所用穿刺针工作端长度 ×2）－ 突出物的大小

（2）确定穿刺点：患者取俯卧于介入床上，双侧髂前方垫枕，腹部悬空，使腰椎处于生理中立位置，以 $L_{4,5}$ 病变节段为中心，标记出横线，距腰椎后正中线及 $L_{4,5}$ 病变右侧旁开 10cm 的体表位置标记，画出纵线，两线交点为穿刺点，并通过 C 型臂透视确定病变腰 4/5 节段椎间盘间隙的正侧位体表投影线，以确定皮肤进针穿刺点。

（3）检测仪器：将汽化棒导线的尾端插入 ArthroCare 2000 型组织汽化仪接口，打开电源开关，射频机的功率分为 1～4 挡，根据仪器性能规定，椎间盘射频消融术功率一般应设定为 2 挡，将汽化棒的工作端放入盛有生理盐水的杯内，踩压汽化踏板，汽化棒工作端周围迅速有大量气泡产生,此提示:该仪器与射频汽化棒性能正常时,可进行射频治疗。

（4）手术方法:患者清醒状态下取俯卧位,腹部下垫软垫悬空,使腰椎处于生理中立位置（如上述）,在 C 型臂 X 线机透视引导下确定病变 L_{4-5} 节段椎间隙的正位与侧位体表投影画线标记,来确定皮肤进针穿刺点,距后正中线右侧旁开 10cm 为进针点并标记。常规消毒铺无菌单,先用 1% 多卡因溶液 3ml 局部浸润麻醉至腰骶棘肌后深筋膜层麻醉生效后,术者站在病变右侧,选用 17 号穿刺套管针与冠状面呈 45° 插入穿刺针,经皮肤、皮下组织、筋膜、腰方肌、腰大肌、安全三角区进入病变节段椎间盘内。确认穿刺点部位应是:正位透视穿刺针尖位于右侧关节突内缘,侧位透视针尖于椎体后 1/3 处且与椎间隙平行（图 2-2-4-16,图 2-2-4-17）。拔除针芯,先行该病变节段椎间盘造影,注入欧乃派克 2ml,未发现椎间盘造影剂溢入椎管（图 2-2-4-18,图 2-2-4-19）,确定为包容性椎间盘突出。将汽化棒导线的尾端插入 ArthroCare 2000 型射频治疗仪接口,检查牢固后,打开电源开关,射频治疗仪的功率设定为 2 挡。将汽

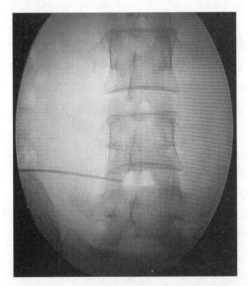

图 2-2-4-16　术中射频电极汽化棒正位像

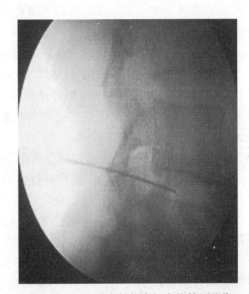

图 2-2-4-17　术中射频电极汽化棒侧位像

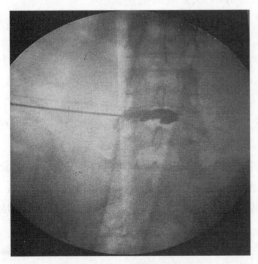

图 2-2-4-18　术中造影正位像

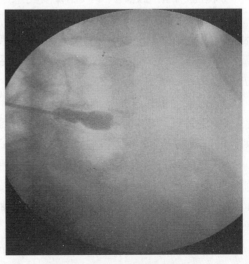

图 2-2-4-19　术中造影侧位像

化棒的工作端放入盛有生理盐水的麻醉杯内,踩压气化踏板,检验仪器与汽化棒性能,汽化棒工作端周围迅速有大量气泡产生,仪器可正常工作,可进行射频治疗。在 C 型臂 X 线机监视下射频汽化棒工作端旋转向椎间盘内推进直到预先设定的工作深度,即"靶点"位置。之后,脚踩"固化"踏板缓慢退出,射频汽化棒对髓核组织进行热凝固化,以 5mm/s 的速度原路退回,同法完成一个方向的消融,旋转汽化棒分别在 2 点、4 点、6 点、8 点、10 点共 6 个方向进行消融。反复在椎间盘内不断变换角度,且以较慢的速度来回移动射频汽化棒对椎间盘内进行汽化和固化各 1 分钟,以达到椎间盘内减压。经上述操作后,即热凝消融治疗完毕后,先退出汽化棒,然后将穿刺针芯原位放入穿刺针内,一并退出,穿刺点针眼压迫 5 分钟后,见无出血,创可贴覆盖穿刺点,术毕。

(5)并发症和注意事项

1)术前准备应确定"靶点",准确找出病变部位,提高提高临床疗效。

2)在整个治疗过程中,应保持患者在清醒状态下操作,便于配合术者治疗,避免刺激或损伤脊髓神经。

3)在安全工作三角区内应避免麻醉药浸润,使神经根处于失敏状态,从而出现神经损伤。

4)术前选择标记正确的穿刺路线,透视下完成穿刺及消融治疗的全过程,穿刺时动作要轻柔,患者如有下肢放射痛时,要停止操作,重新调整穿刺针在安全三角区的位置与角度,每次不超过 5～10°,应在无下肢放射痛的状态下完成穿刺程序,以避免对周围组织及脊髓、神经根的损伤,并注意射线防护。

5)在治疗过程中,正位透视应在病变椎间隙中后 1/3 处,针尖不超过脊柱中线;侧位透视针尖进入病变椎间隙 1/3 处。对椎间盘内髓核组织进行汽化消融,同时密切观察患者耐受情况,即疼痛复制现象的程度,以便及时调整深度,每次不超过 2mm。

6)旋转汽化棒在盘内应分别在 2 点、4 点、6 点、8 点、10 点共 6 个方向进行消融,以便广泛作用于盘内各部位的髓核组织,最大限度地减少整个椎间盘内压。

7)手术中造影观察髓核突出、纤维环破裂的方向和范围,造影剂是否向椎管内溢出,如发现椎间盘造影剂溢入椎管,同时出现疼痛复制,确定不是单纯包容性椎间盘突出,可以考虑在该治疗中,配合胶原酶等治疗手段。

8)在整个消融过程中,汽化棒要注意平行于椎间隙,以免损伤软骨板。

9)检测汽化棒时,工作端周围有大量气泡产生,提示射频汽化棒性能正常,可进行射频治疗。相反者,如产生气泡量少或无,可更换汽化棒,以免影响治疗效果。

(6)本法治疗可能出现的不良现象主要是神经根损伤。对于神经根损伤的预防与处理方法如下:

1)在安全工作三角区内不宜麻醉药浸润,避免神经根麻痹,处于失敏状态;

2)进针过程中,如出现下肢神经根刺激症状出现放射痛,应立即停止操作,重新调整穿刺针的位置与角度,在无下肢放射痛的状态下完成椎间盘穿刺过程。

3)在进行盘内汽化前,应按预先设计进针方向将汽化棒工作端先到达椎体后缘,然后逐渐向椎间盘突出部位(即靶点)靠近,患者出现患侧上肢轻微热、痛,即提示达到靶点位置。如患者出现剧烈触电感或疼痛,应重新调整针尖位置及角度;在无下肢放射痛的状态下完成椎间盘穿刺程序。

4)如发现手术后有脊神经损伤症状,可滴注甲泼尼龙脱水消肿及营养神经药物等对症处理。

4. 靶点热凝射频消融术

（1）经皮穿刺颈椎间盘靶点热凝射频消融术（以 C_{4-5} 椎间盘为例）

1）确定"靶点"：所谓"靶点"，即通过术前复习影像学资料，找出病变部位。计算方法：既可以通过颈椎 X 线正位片的左右位置和上下椎体间的位置及侧位片计算出射频针工作端进入病变椎间隙的深度，也可以通过 MRI 或 CT 片上的比例尺测出压迫神经最重的层面上的突出物与病变椎体中线的距离，即该部位在颈椎 X 线正位片上的左右位置，该层面的 CT 定位线即穿刺针在上下椎体间的位置。具体计算方法可根据下列计算公式：

　　　　垂直进入病变椎间隙深度＝（所用穿刺针工作端长度×2）−突出物的大小。

2）确定穿刺点：患者取仰卧位，颈后部放一软垫使颈椎处于生理中立位置，在颈前部标记出气管中线及右侧颈动脉的体表位置，在 C 型臂 X 线机透视引导下确定 C_{4-5} 病变节段椎间盘间隙的正侧位体表投影线，以确定皮肤进针穿刺点。③检测仪器：将 Leksell 神经射频仪的回路电极板粘贴于右小腿外侧皮肤处，并加以外包扎，检测仪器备用。

3）手术方法：患者在清醒状态下取仰卧位，颈后部放置一软垫使颈椎处于中立位置。常规消毒铺无菌单，先用 1% 利多卡因溶液 3ml 局部浸润麻醉至病变节段椎前筋膜，术者站在患者右侧用左手食指放在右侧动静脉鞘和内脏鞘之间隙，将动静脉推向外侧，气管推过中线并触及病变椎体前缘，助手帮助选取 22G/97mm/0.71mm/5mm 的穿插针，术者右手拇食指持穿刺针沿着已确定穿刺点穿刺进入椎间盘，在 C 型臂 X 线监视正侧位像确认在病变节段（图 2-2-4-20，图 2-2-4-21），并按术前设计方案到达椎间盘突出最高点即"靶点"（图 2-2-4-22），取出穿刺针芯，将颈椎专用射频电极沿穿刺针管道置入并稳定穿刺针，并将射频电极线与神经射频仪主机正确连接（图 2-2-4-23），检查牢固后打开电源，当射频仪显示阻抗应在 150～250Ω，用高频 0.8～1.0mA，低频 2.0～3.0mA 刺激，观察患者是否上肢及肩背部疼、热及肌肉颤动等异常反应。依次用 60°、70°、80° 的温度各治疗一个周期 100 秒，在治疗过程中随着温度的提升，患者可能出现颈后部热胀感逐渐增加，但是能够耐受。最后用 90℃ 的温度再治疗 2～3 个周期 200～300 秒，经上述操作后，即热凝消融治疗后先退出射频电极针，将穿刺针芯放入穿刺针内，一起拔出，穿刺点针眼压迫 3～5 分钟后，见无出血，创可贴覆盖穿刺点，术毕。

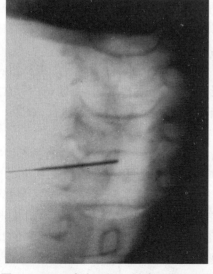

图 2-2-4-20　术中正位 C 型臂 X 线机透视

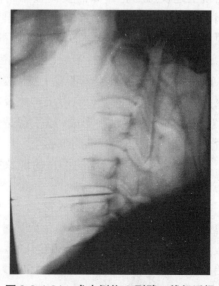

图 2-2-4-21　术中侧位 C 型臂 X 线机透视

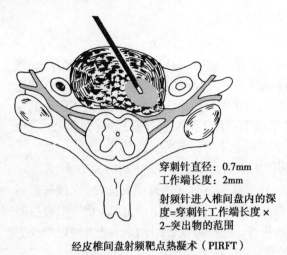

穿刺针直径：0.7mm
工作端长度：2mm

射频针进入椎间盘内的深
度=穿刺针工作端长度×
2-突出物的范围

经皮椎间盘射频靶点热凝术（PIRFT）
颈椎间盘突出 前入路穿刺法

图 2-2-4-22 射频靶点消融图   图 2-2-4-23 术中体表像

4）操作中应注意如下几点

A. 术前确定"靶点"是成功操作的关键：通过术前复习影像学资料，找出病变部位，即所谓的"靶点"，在治疗过程中，应确认所用穿刺针工作端的长度与进针方向，及"靶点"部位。

B. 在整个治疗过程中，应保持患者在清醒状态下操作，便于配合术者治疗，术者操作必须谨慎，勿暴力，避免刺激或损伤脊髓神经。

C. 治疗时，患者颈椎宜置于生理中立位置，便于术中颈椎透视，确定穿刺针是否位于脊柱中外 1/2～1/3 处，以免损伤颈动静脉、椎动脉及食管等器官。术前正确选择穿刺路线并标记，透视下完成穿刺、插管全过程，以免对周围组织损伤，并注意射线医患的防护。

D. 局部浸润麻醉时，注药前回抽见全血，即刻退出针，或改变方向，或压迫止血。

E. 术中，应与患者密切沟通，以患者自觉出现颈后部热、胀感并能够耐受为佳。如果没有上述反应，术者再次调整穿刺针的深度和角度，深度每次 1～2mm，角度每次不超过 5°，直到出现上述反应为止。如需要调整穿刺针深度和角度，不要接通电源，以免损伤颈髓神经。如病人出现无法耐受或严重的烧灼感，则提示进针深度或角度有所偏差，应立即停机并向椎间隙内退回穿刺针 2mm，再次经过仪器神经电生理测试患者无异常反应，重新将温度设定为 60℃后，逐步提升温度进行治疗，以免颈髓神经损伤。

F. 手术结束后，观察患者双上肢感觉、运动、腱反射等情况，判断是否有神经根损伤表现；饮水是否呛咳，以判断是否有喉上神经及喉返神经损伤；吞咽是否疼痛，以判断是否有食管损伤；观察颈部是否有血肿形成，以了解是否有血管损伤；术后密切观察患者体温、血象、血沉是否正常，以判断是否有椎间隙感染。

5）本法治疗可能出现的不良的现象主要是脊髓神经的热损伤问题。对于脊髓神经的热损伤问题的预防与处理：

术前靶点定位，是成功的关键之一，必须认真对待；术中进针至靶点处时，应反复影像确认位置无误后，且电刺激无异常反应后才可以开始治疗，如有异常反应剧热，需要针尖退回，或改变方向；热凝温度一般从 60℃开始，最高增至 90℃，依次为 60℃、70℃、80℃、90℃温度各治疗 1～2 个周期，每个周期为 100 秒。一旦出现脊髓神经的热损伤，即给予滴注甲泼尼龙、甘露醇脱水消肿及营养神经药物等处理。

（2）经皮穿刺腰椎间盘靶点热凝射频消融术（以 L_{4-5} 椎间盘为例）

1）确定"靶点"：所谓"靶点"，即通过术前复习影像学资料，找出病变部位。计算方法：既可以通过腰椎 X 线正位片的左右位置和上下椎体间的位置及侧位片计算出射频针工作端进入病变椎间隙的深度，也可以通过 MRI 或 CT 片上的比例尺测出压迫神经最重的层面上的突出物与病变椎体中线的距离，即该部位在腰椎 X 线正位片上的左右位置，该层面的 CT 定位线即穿刺针在上下椎体间的位置。计算公式如下：

$$垂直进入病变椎间隙深度 =（所用穿刺针工作端长度 \times 2）- 突出物的大小$$

2）确定穿刺点：患者取俯卧于介入床上，骨盆的髂前方垫薄枕，腹部悬空，使腰椎处于生理中立位置，以 L_{4-5} 病变节段为中心，画出横线，标记腰椎后正中线及 L_{4-5} 病变侧旁开 8～12cm 的体表位置，画出纵线，两线交点为穿刺点，并通过 C 型臂透视确定病变 L_{4-5} 节段椎间盘间隙的正侧位体表投影线（图 2-2-4-24）。

3）检测仪器：将 Leksell 神经射频仪的回路电极板粘贴于小腿外侧或大腿后侧皮肤处，并加以外包扎，检测仪器备用。

4）手术过程：患者在清醒状态下取俯卧于介入床上，骨盆的前方垫薄枕，腹部悬空，使腰椎处于生理中立位置，常规消毒铺无菌单，先用 1% 利多卡因溶液 5ml 行局部浸润麻醉生效后，术者站在病变左侧，选取 22G/97mm/0.71mm/5mm 的穿刺针，用右手拇食指持穿刺针沿着病变节段腰椎小关节内侧缘，已确定穿刺点入路，与冠状面呈约 30° 插入穿刺针，经皮肤，皮下组织，筋膜，腰方肌，腰大肌，通过病变节段的安全三角进入椎间盘内。在 C 型臂 X 线机监视下，确认针尖位于病变节段椎间盘后 1/4 部并偏 L_{4-5} 椎间盘病变左侧，即到达椎间盘突出最高点即"靶点"（图 2-2-4-25，图 2-2-4-26）。取出穿刺针芯，将腰椎射频电极针沿穿刺针管道置入并稳固（图 2-2-4-27），并将射频电极线与 Leksell 射频仪主机正确连接线路，检查牢固后，打开电源，当射频仪表显示阻抗在 200Ω 之间，频率高频 1.0mA，低频 2.0mA，刺激无腰腿疼及肌肉颤动等异常反应依次用 60°、70°、80° 的温度各治疗 1 个周期，每个周期为 100 秒，在治疗时，术者与患者密切沟通，患者通常出现原腰腿痛症状，即疼痛复制，在治疗过程中随着温度的提升，患者可能出现腰腿部潮热胀感逐渐增加，但是能够耐受。最后，再用 90° 的温度治疗 3 个周期 200 秒，靶点治疗完毕后，在椎间盘内调整穿刺针，使针尖放置于椎间盘中央，再治疗

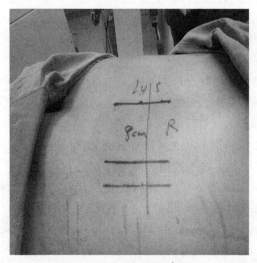

图 2-2-4-24　体表定位像

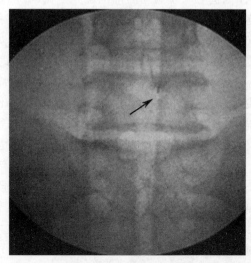

图 2-2-4-25　术中正位像

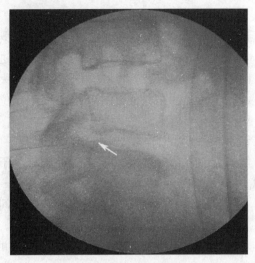

图 2-2-4-26　术中侧位像

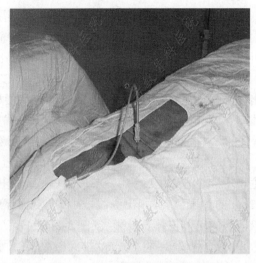

图 2-2-4-27　射频治疗中体表像

2 个周期 100 秒,经上述操作后,即热凝消融治疗后先退出射频电极针,将穿刺针芯放入穿刺针内,一并退出,穿刺点针眼压迫 5 分钟后,未见出血,创可贴覆盖穿刺点,术毕。

5)并发症和注意事项

A. 术前确定"靶点"是成功操作的关键:通过术前复习影像学资料,找出病变部位,即所谓的"靶点",在治疗过程中,穿刺时一定要准确无误地让穿刺针直达突出的髓核组织,即"靶点"部位。否则有时不但无效,还可能损伤正常的纤维环、髓核和终板。

B. 在整个治疗过程中,应保持患者在清醒状态下操作,便于配合术者治疗,术者操作必须谨慎,勿暴力,避免刺激或损伤脊神经。

C. 治疗前,必须先用低频高电流刺激,确定靶点位置的安全性,先设定温度为 70℃,时间 60 秒做试验性治疗,如果患者出现难以耐受的疼痛,则提示穿刺部位过于接近硬膜囊或神经根,停止穿刺针前进,需要将穿刺针退回并缓慢调整方向。

D. 在治疗过程中,当温度提升到 80~90℃时,必须要有不同程度的复制出原腰腿痛症状,部位与原发病痛的部位应完全相同,否则达不到预期效果,更不能立即显效。如果没有疼痛复制出现,术者再次调整穿刺针的深度和角度,深度每次 1~2mm,角度每次不超过 5°~10°,直到出现上述反应,且患者可以耐受,如果此时病人无法耐受或下肢神经根分布区有严重的烧灼感,则提示进针深度或角度有所偏差,应及时调整深度。

E. 穿刺时一定注意保护好穿刺针的绝缘保护膜,特别从腰椎小关节内侧缘入路时,如针尖超过原设计的深度,且用低频电刺激时,还有神经根性反应以及无法达到设定的治疗温度,说明此针的绝缘层可能已磨坏,必须换针另行穿刺。

6)本法治疗可能出现的不良现象主要是神经根损伤。对于神经根损伤处理与预防:

A. 应注意控制局麻药物的总量及注射部位,避免引起神经根麻痹。

B. 进针过程中,如出现下肢神经根刺激症状出现放射痛,应立即停止操作,重新调整穿刺针的位置与角度,在无下肢放射痛的状态下完成椎间盘穿刺程序,以避免伤及神经根。

C. 脊神经热损伤,术前靶点定位,是成功的关键之一,必须认真对待;术中进针至靶点处时,应反复影像确认位置无误后,且刺激无异常反应后才可以开始治疗,如有异常反应剧热,需要调整穿刺针深度和角度,或需要针尖退回,或改变方向;热凝温度一般从 60℃开始,最高增至90℃。一旦出现脊神经的热损伤，即给予滴注甲泼尼龙、甘露醇脱水消肿及营养神经药物等处理。

5. 椎间盘臭氧消融术

（1）经皮穿刺颈椎间盘臭氧消融术（以C_{5-6}椎间盘为例）

1）确定穿刺点：患者取仰卧位，颈后部放一软垫使颈椎略处于后伸位置，在颈前部标记出气管中线及右侧颈动脉的体表位置，在C型臂X线机透视引导下确定C5/6病变节段椎间盘间隙的正侧位体表投影线，以确定皮肤进针穿刺点。

2）检测仪器：将SYZ-2000型三氧治疗仪连接电源，检查仪器与医用氧气筒臭氧管道连接无泄漏现象，调节氧分压为0.2，臭氧仪器氧分压为0.2，仪表显示用臭氧浓度在60mg/L，此提示：该仪器性能正常时，可进行臭氧消融治疗，并将仪器出臭氧管道口碘伏消毒备用。

3）患者手术前进行碘过敏试验，以便在治疗中必要时使用非离子水溶碘造影剂，如欧乃哌克。

4）手术方法：患者在清醒状态下取仰卧位，颈后部放一个软垫使颈椎略处于后伸位，常规消毒铺无菌单，先用1%利多卡因溶液3ml局部浸润麻醉至病变节段的椎前筋膜，术者站在患者右侧，用左手食指放在于胸锁乳突肌内侧缘，右侧动静脉鞘和内脏鞘之间隙，将动静脉推向外侧，气管推过中线并触及病变节段椎体前缘，术者右拇食指持8号臭氧专用穿刺针，在C型臂X线机监视引导下，穿刺针与椎体矢状面呈30°夹角，经颈血管鞘与颈内脏鞘间隙进针刺入至病变节段椎间隙内，深度达10mm。正位透视显示：穿刺针尖位于椎间隙右侧中外1/3处，针尖不超过脊柱中线（图2-2-4-28）；侧位透视显示：针尖在椎间隙中央，距椎体前缘约10mm处，退出穿刺针芯。在侧位透视下，向病变椎间盘内注射欧乃哌克1ml进行椎间盘内造影，证实C_{5-6}椎间盘突出，但未见病变椎间盘脱出（图2-2-4-29）。将出臭氧管道口再次碘伏消毒，调节氧气筒氧分压为0.2，臭氧仪器氧分压为0.2，臭氧浓度为60mg/L，取臭氧20ml，用纱布迅速堵住注射器口，脉冲式推注臭氧进椎间盘内（图2-2-4-30），每次推注约2ml，如此往复5次，共推注10ml。操作时，可调整穿刺针的角度，每次变化一般不超过10°。对椎间盘内操作完毕后，退针，穿刺点局部压迫5分钟，见无局部出血（图2-2-4-31），创可贴外敷，术毕，平车返回病房。

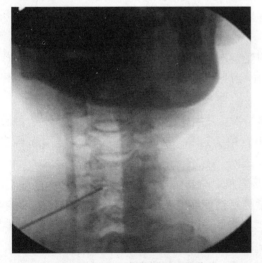

图2-2-4-28 术中正位X线像

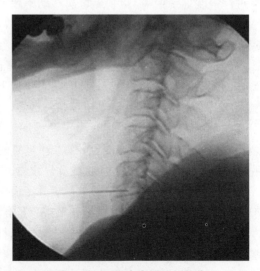

图2-2-4-29 术中侧位X线像

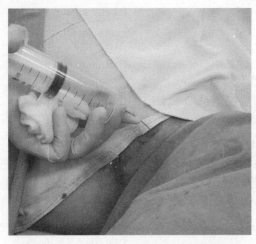

图 2-2-4-30　术中脉冲式推注臭氧进椎间盘内体表像

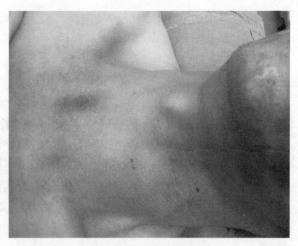

图 2-2-4-31　术后体表像

5）并发症和注意事项

A. 在整个治疗过程中，应保持患者在清醒状态下操作，便于配合术者治疗，避免刺激或损伤脊髓神经。

B. 术前应摆好患者体位，先行透视确定病变间隙的体表投影位置并标记。因该患者病变节段较低，可颈后部放置一个软垫或垫薄枕于肩胛部，使颈椎略后伸位置，增宽椎间隙前方距离以便于穿刺进针。有时遇到行 C_{6-7} 节段穿刺，常常需台下助手向下牵拉患者双手方可顺利显露。

C. 术前选择标记正确的穿刺路线，术前沿颈动脉画线标记，穿针时手指将颈血管鞘推向外侧固定，同时其他手指将气管、食管推向对侧，在画线内约 3～5mm 处进针，避免误伤脊髓、神经根、颈部血管、气管和食管，并注意射线防护。

D. 从皮肤至椎间盘前缘的穿刺过程中，可边进针边回抽针筒，如有血液抽出，则表明穿刺针进入颈动静脉或甲状腺的动静内，应立即退针，并按压穿刺点 3～5 分钟，再改变穿刺点及进针角度重新穿刺，穿刺点每次移动不超过 2～3mm，进针角度改变不超过 5°～10°。

E. 颈椎穿刺针因吞咽动作固定困难，故术中应嘱咐患者尽量避免吞咽动作，如确需吞咽应先告知医师，以便术者原位固定穿刺针。

F. 在治疗过程中，应注意密切观察患者的耐受情况，穿刺针尖的位置应以靠近突出髓核为佳，但不能超过椎体后缘，如果患者感到上肢出现轻微的酸痛、热感，但能耐受，如有明显触电感，即停止前进，以免损伤颈髓及神经。

G. 在手术中有时要进一步了解椎间盘突出情况，采用碘造影技术，观察纤维环是否破裂，如发现有纤维环破裂现象，在推注臭氧时，不宜用力过猛，或过多用臭氧，以免引起再次脱出，压迫颈髓神经，加重症状或臭氧中毒。

H. 在手术中，一般调节氧气筒氧分压为 0.2，臭氧机氧分压为 0.2，调节臭氧浓度为 60mg/L，但我们在病例治疗中，观察到另一个现象是高浓度臭氧治疗比低浓度臭氧治疗，患者疗效较佳。

I. 臭氧在抽出到推注进入椎间盘内，时间越少越好，以免降低臭氧浓度影响治疗效果；臭氧注射器在移动过程中，要用纱布堵住注射器口迅速连接穿刺针，采用脉冲式推注。

6）本法治疗可能出现的不良现象主要是臭氧中毒，其原因大致有以下 3 种：

A. 购买使用的臭氧治疗仪未安装臭氧分解器，多为早期生产的仪器，为不合格产品。近年来研制的臭氧治疗仪都安装了臭氧分解器。在治疗中剩余的臭氧被分解，不会引起臭氧中毒。

B. 同一个治疗室内多个患者多次应用臭氧治疗，引起臭氧浓度过高，吸入过多。

C. 术中椎间盘纤维环破裂，推注过多的臭氧，引起臭氧积蓄发生臭氧中毒。

可能采取如下预防处理方法：

A. 一是购买使用安装有臭氧分解器的臭氧治疗仪。

B. 是治疗多个患者过程中应及时通风换气。术中如患者突发胸闷，头晕，欲呕等症状，应首先关闭臭氧发生器，并立即将患者搬至通风良好的房间进一步观察，一般无须特殊处理，严重者行吸氧治疗。

C. 是根据影像学与临床症状考虑有椎间盘纤维环破裂者，应采用碘造影技术，进一步了解椎间盘突出情况，以免加重压迫颈髓神经，或臭氧中毒。

（2）经皮穿刺腰椎间盘臭氧消融术（以 L_5-S_1 椎间盘为例）

1）确定穿刺点：患者取俯卧位，双髂前上棘垫枕，腹部悬空，使腰椎处于生理中立位置，在 C 型臂 X 线透视下确定病变 L_5-S_1 椎间隙正侧位体表投影线，来确定穿刺点：将金属尺沿 L_5-S_1 椎间隙的体表投影平行放置，用甲紫溶液作线性体表标记为横线，以脊柱纵轴的体表投射为垂线，两线相交处即为 L_5-S_1 椎间盘中心的体表投射点；取左髂后上棘与左侧髂嵴最高点的连线中点为穿刺点，穿刺点与椎间盘中心的体表投射点的连线即为进针路线（图 2-2-4-32）。

2）检测仪器：将 SYZ-2000 型三氧治疗仪连接电源，确认仪器与医用氧气筒管道连接，检查无泄漏现象，氧气筒压力表调节为 0.2Mpa，臭氧仪器压力表为 0.2Map，仪表显示医用臭氧浓度在 60mg/L，提示该仪器性能正常时，可进行臭氧消融治疗，并将仪器出臭氧管道口碘伏消毒备用。

3）手术方法：患者在清醒状态下取俯卧，在 C 型臂 X 线透视下，按手术前设计确定的 L_5-S_1 椎间隙体表穿刺：即取左髂后上棘与左侧髂嵴最高点的连线中点为穿刺点，穿刺点与椎间盘中心的体表投射点的连线即为进针路线。术区常规消毒铺无菌单，先用 1% 利多卡因溶液 5ml 行穿刺局部浸润麻醉生效后，术者站在病变左侧，从病变侧椎间隙安全三角穿刺入路。采用 10 号臭氧专用穿刺针进行穿刺，在 C 型臂 X 线监视下：正位透视下穿刺针与冠状面呈约 55°，与横切面呈约 30° 插入穿刺针（图 2-2-4-33），经皮肤，皮下组织，筋膜，腰方肌，腰大肌，通过安全三角区进入病变 L_5-S_1 椎间盘内，透视确认针尖正位像在关节突内侧缘（图 2-2-4-34），侧位像在 L_5-S_1 椎间盘后 1/3 处（图 2-2-4-35）。退出穿刺针芯，在侧位透视下向椎间盘内注射欧乃哌克 2ml 造影剂，观察所见椎间盘内的造影剂无向外泄漏现象，属包容型突出。将准备好的医用氧气筒管道连接到三氧治疗仪，调节医用氧气筒压力为 0.2Map，臭氧仪压力表为 0.2Map，臭氧浓度为 60mg/L，将出臭氧管道口再次碘伏消毒，用注射器取臭氧浓度为 60mg/L 20ml，堵住推注器口，迅速往椎间盘内脉冲式推注（图 2-2-4-36），每次注入量约 2ml，如此往复 5 次，总量为 10ml。操作治疗中，如果增加疗效，可调整穿刺针的角度，每次变化一般不超过 5°～10°。对椎间盘内操作完毕后，退针后局部按压 5 分钟，见无局部出血，创可贴外敷，平车返回病房。

4）并发症和注意事项

A. 在整个治疗过程中，应保持患者在清醒状态下操作，便于配合术者治疗，避免刺激或损伤脊髓神经。

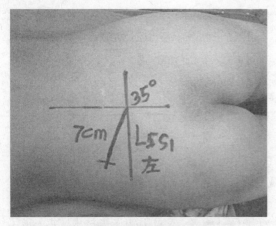

图 2-2-4-32 术前体表定位像

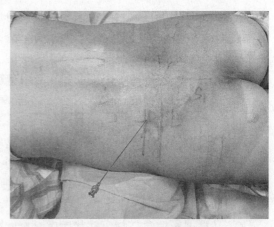

图 2-2-4-33 术中进针的方向

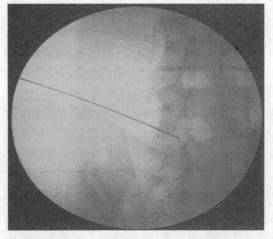

图 2-2-4-34 术中正位像针尖位于病变 L_5-S_1 椎间盘内

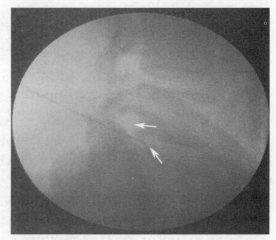

图 2-2-4-35 术中侧位像针尖位于 L_5-S_1 椎间盘后 1/3 处

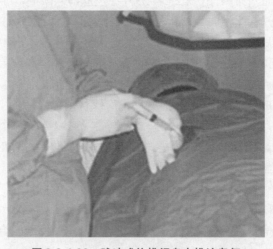

图 2-2-4-36 脉冲式往椎间盘内推注臭氧

B. 术前选择标记正确的穿刺路线，避免误伤脊髓、腰神经根，并注意射线防护。

C. 进针困难：对于 L_5-S_1 椎间盘突出症的患者，穿刺难度较大，宜选择低髂嵴的患者进行操作较佳，操作中一般采用双夹角穿刺，如正位透视下穿刺针与冠状面呈约 55°，与横切面呈约 30° 插入穿刺针，通过安全三角区进入病变椎间盘内。

D. 双向定位：穿刺针在椎间盘内的位置必须通过 C 型臂 X 线机的监测下正侧位双向透视定位确定。因为无论单纯的正位或侧位透视均不能确定穿刺针的准确位置，所以，在 C 型臂 X 线机的监测下进行操作时，当俯卧位或侧卧位透视观察到穿刺针进入椎间盘内后，应转动 C 型臂 X 线机 90° 再次透视确定；若用单向上或下球管 X 线机的监测下进行操作，当俯卧位或侧卧位透视观察到穿刺针进入椎间盘内后，应使病人翻转 90° 变换体位再次透视确定。

E. 术中有时要进一步了解椎间盘突出情况，采用碘造影技术，观察纤维环是否破裂，如发现有纤维环破裂现象，在推注臭氧时，不宜用力过猛或过多，以免引起再次脱出，加重症状，或臭氧中毒。

F. 臭氧在抽出到推注进入椎间盘内，时间越少越好，以免降低臭氧浓度影响治疗效果；抽出臭氧注射器在移动过程中，要用纱布堵住注射器口，迅速与穿刺针对接，进行脉冲式注射。

G. 避免神经根损伤：在穿刺过程中，麻醉的部位不能过深，以免导致脊神经根麻痹误伤；在治疗过程中，应注意密切观察患者的耐受情况，穿刺针尖的位置应以靠近突出髓核为佳，但不能超过椎体后缘，患者穿刺椎间盘过程中，如病人出现神经根放射痛，说明针尖距离神经根太近，应立即退针重新变换进针角度与深度再次穿入，调整针尖的深度每次不超过 2mm，纠正进针角度每次不超过 5°～10°，患者在无神经根放射痛状况下，使穿刺针进入椎间盘内；根据"安全三角区"的解剖结构，腰脊神经根构成该三角的前斜边，因此，进针时应首先将穿刺针与人体的冠状面的夹角变小，若仍不能避开神经根时，应将穿刺点的棘突旁开距离加大 1～2cm，则常可穿刺成功。

5) 本法治疗可能出现的不良的现象主要是臭氧中毒。发生臭氧中毒的有以下 3 种原因：

一是购买使用的臭氧治疗仪未安装臭氧分解器，多为早期生产的仪器，为不合格产品。近年来研制的臭氧治疗仪都安装了臭氧分解器。在治疗中剩余的臭氧能自动分解，不会引起臭氧中毒。

二是在同一个治疗室内多个患者多次应用臭氧治疗。

三是开放创面的臭氧治疗，使臭氧积蓄发生臭氧中毒。

其预防方法：

一是要购买使用安装有臭氧分解器的臭氧治疗仪。

二是治疗多个患者时在更换患者时应及时通风换气。术中如患者突发胸闷、头晕、欲呕等症状，应首先关闭臭氧发生器，并立即将患者搬至通风良好的房间进一步观察，一般无须特殊处理。严重者行吸氧治疗。

6. 经皮激光椎间盘减压术（PLDD）　设备准备：常用激光医疗设备：Nd∶YAG 激光，输出功率 5～50W；980nm 半导体激光，输出功率 5～50W；810nm 半导体激光，输出功率 5～50W。

(1) 经皮激光颈椎间盘减压术（以 C_{5-6} 椎间盘为例）

1) 体位、穿刺步骤及术后处理同颈椎经皮穿刺等离子射频髓核成形术，光导纤维前端位于椎间盘中央（图 2-2-4-37～图 2-2-4-39）。

2) 能量设置：Nd∶YAG 激光能量设置：间隔 1 秒以 10J/s 的预设能量向椎间盘内发射激光。总能量为 250～500J。每 100J 向外拔出穿刺针 1 次，分 3 次拔出，当病人出现背部或上肢热、痛、麻木感觉时应立即终止激光照射,当患者起初阶段感觉不适应暂停激光照射,拔出光导纤维,充分排出热气,减低椎间盘内压力或降低每秒输出功率后再继续行激光照射。如仍感不适或疼痛时应立即停止激光照射。半导体激光能量设置:每秒 15J 预设能量向椎间盘内发射,总能量为 400～600J。

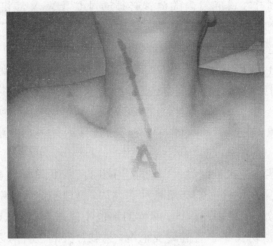

图 2-2-4-37　颈椎穿刺体表像

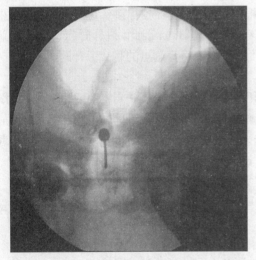

图 2-2-4-38　颈椎透视正位像

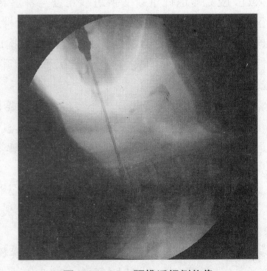

图 2-2-4-39　颈椎透视侧位像

（2）经皮激光腰椎间盘减压术（以 L_{4-5} 椎间盘为例）

1）体位、穿刺步骤及术后处理同腰椎经皮穿刺等离子射频髓核成形术,光导纤维前端位于椎间盘中央(图 2-2-4-40～图 2-2-4-42)。

2）能量设置:Nd:YAG 激光能量设置:每秒 27 个脉冲,间隔 1 秒设置,每脉冲能量为 500mJ,以 13.5J/s 的预定能量向椎间盘发射激光,每 200J 向外拔出穿刺针 1 次,分 3 次拔出,最后一次拔出针尖应位于椎体后缘。当病人出现腰痛或下肢热、痛、麻木感觉时应立即终止激光照射,当患者起初阶段感觉不适应暂停激光照射,拔出光导纤维,充分排出热气,减低椎间盘内压力或降低每秒输出功率后再继续行激光照射。如仍感不适或疼痛时应立即停止激光照射。总能量为 500～800J。半导体激光能量设置：每单脉冲 1 秒，间隔时间 1 秒，以 20J/s 的预定能量向椎间盘内发射激光，总能量为 600～1000J。

注：经皮激光髓核成形术（激光椎间盘减压术）其穿此方法同椎间盘等离子髓核成形术，不再赘述。

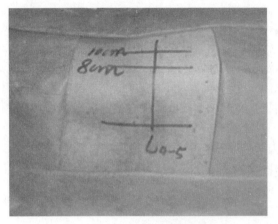

图 2-2-4-40　腰椎穿刺体表像

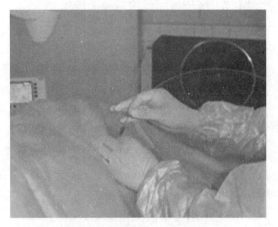

图 2-2-4-41　腰椎 PLDD 手术中

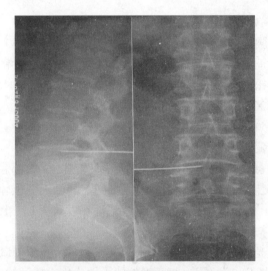

图 2-2-4-42　腰椎穿刺正侧位像

（3）经皮激光椎间盘减压术的并发症和注意事项：PLDD 具有操作简单，医师易于掌握，无椎管内操作，术后并发症或后遗症很少，入路远离椎管，不影响脊柱的稳定性，又可同时或间隔短时间内进行多椎间盘突出症的治疗，安全性高。一般无明显并发症，若操作不当可造成血管损伤，腰大肌血肿和神经根损伤及椎间盘感染。目前在临床上有较好的应用前景的微创技术。但是应注意：

①严格遵循无菌操作技术；②治疗前检查光导纤维尖端是否超出穿刺针尖端 3～5mm，以免激光导致穿刺针过热灼伤针道周围组织；③局部麻醉时注意避免将麻药注入血管；④透视下穿刺应位于椎间隙正中且平行于终板；⑤当患者诉不适时应当暂时停止照射，拔出光导纤维，用注射器抽吸，使椎间盘内压力及热度减低，如继续照射患者仍感不适，应终止治疗；⑥当调

整针尖方向或位置时，必须先拔出光导纤维，以防光纤折断，同时应再次确认穿刺针位置。

7. 腰椎间盘突出症胶原酶化学融核术　目前已很少单独应用，其注射方法也有原来的椎间盘内注射演变为盘外突出部位注射，即靶点注射。现多与腰椎间盘切吸技术、射频技术、臭氧技术、激光技术等配合应用，其穿刺方法同以上各项技术，不再赘述。

（二）经皮椎间盘内镜操作技术

（1）术前准备

1）停用抗凝剂至少 10 天，以减少术中和术后出血形成血肿。

2）不得有感染性疾病存在，如感冒、发热、脚气和牙周炎等。手术区域不得有皮肤感染性疾病或未愈合的皮肤创伤。

3）临床症状明确，持续存在 3 个月以上，并且，经过 3 个月以上保守治疗无效，影响正常工作和生活者可以住院接受微创手术治疗。

4）手术前应该建立随访档案，首先评估手术前的病情轻重，以便疗效评估。

5）糖尿病患者术前必须经过正规治疗空腹血糖在 8mmol/L 以下，餐后血糖在 10mmol/L 以下。

6）老年患者血液生化检验必须正常。

7）如果有终板炎的患者应该事先告知手术后恢复时间偏长。

（2）术中准备

1）预留透视空间，最好使用可透视手术床。

2）患者侧卧时注意腰垫的舒适度，必要时加用腋下垫。

3）束缚患者躯体在正侧位，不得过度向腹侧火背侧旋转以免影响透视。

4）术前准备头架和托盘架。

5）检查移动 C 型臂 X 线机工作状态正常，套无菌罩。

6）准备冷光源和视频系统。

1. 后路腰椎间盘镜髓核摘除术（以 $L_{4,5}$ 椎间盘为例）

（1）准确定位：患者腰椎连硬膜外麻醉成功后，取俯卧位，腹部悬空，使腰椎处于生理中立位置，在 C 型臂 X 线透视下确定病变 $L_{4,5}$ 节段椎间盘间隙正侧位体表投影定位线，并于 L_4 棘上韧带注射美蓝 0.2ml 为定位标记，用 2% 甲紫溶液在以病变 $L_{4,5}$ 椎间隙为中心脊柱后正中棘突旁开 15mm 作线性体表标记约 3cm。

（2）检测仪器：将冷光源光纤头端连接于后路腰椎间盘镜光源接口，尾端连接固定于 MED 冷光源主机，接通电源，打开电源开关，将亮度按钮设置为由 1 挡开始，依次升高为 2 挡、3 挡，由低亮度升为高亮度，使光源照明达到最清晰状态，提示该仪器性能正常时，备用。

（3）手术方法：常规消毒术区，铺无菌手术巾，用 1.5mm 细定位针在病变 $L_{4,5}$ 椎间隙水平棘突右侧旁开 15mm 插入达椎板，在 C 型臂 X 线透视监视下确认定位针于 $L_{4,5}$ 病变节段椎间盘间隙水平（图 2-2-4-43）。以定位针为中心做长约 20mm 的纵行切口，依次切开皮肤、皮下组织、腰背筋膜，沿定位针用套管由小至大逐级扩张插入，安装手术工作套管，用自由臂连接工作套管与手术床固定，调节合适位置旋紧自由臂，使其对工作套管有一个向下的压力，再次侧位透视确定工作套管对准病变 $L_{4,5}$ 椎间隙后将内镜插入工作管道并将其锁定（图 2-2-4-44），调整内镜头上的对焦环，使镜下视野放大并光源照明达到最清晰状态，调整镜下视野于实际的解剖方位，即脊柱中线的图像位于显示器的上端 12 点位置。用髓核钳清除管道内椎板上的软组织，清楚显示上位 L_4 椎板的下缘、椎板间黄韧带、下关节突的内侧缘及下位 L_5 椎板之上缘。用刮匙或剥离器分离黄韧带（图2-2-4-45），以枪式咬骨钳咬除黄韧带，切除上位椎板下1/3及下位椎板上缘，显露并牵开右侧 L₅ 神经根和硬膜囊（图2-2-4-46），显露所见突出的椎间盘压迫于右 L₅ 神经根的肩上，用11号微型尖刀纵行切开病变节段的纤维环，用髓核钳摘除髓核组织（图2-2-4-47，图2-2-4-48），并行右 L₅ 神经根管扩大减压，再次探查右 L₅ 神经根、硬脊膜周围无破碎的髓核组织存在，右 L₅ 神经根骨性管道松弛无受压，并使神经根能横向移动10mm。用0.9%生理盐水反复冲洗，直到未见残留髓核组织冲出为止，冲洗后仔细止血，检查术区无出血后，清点纱布器械无误，拔出工作管道，放置一引流片，由内到外逐层缝合切口，纱布外敷包扎，术毕。

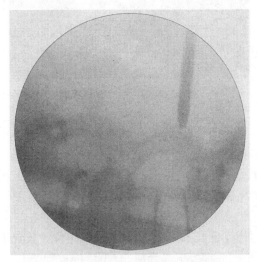

图2-2-4-43　术中侧位定位像

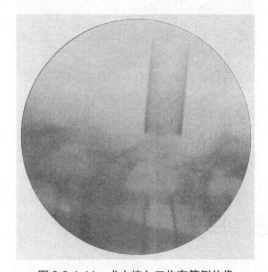

图2-2-4-44　术中植入工作套管侧位像

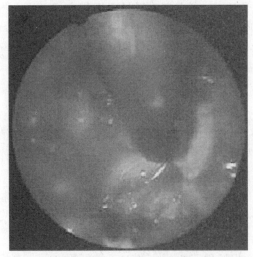

图2-2-4-45　分离切除黄韧带

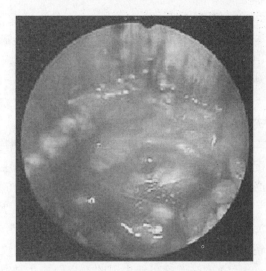

图2-2-4-46　显露硬膜囊和神经根

（4）并发症和注意事项

1）术前应常规定位，避免节段性错误。特别是应提倡双次定位，即放置定位针时应透视定位，固定好工作套管后应再次定位。否则，常常因为安放扩张管时发生移位导致节段偏移甚至节段错误。

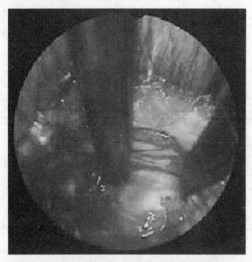
图 2-2-4-47　显露突出椎间盘

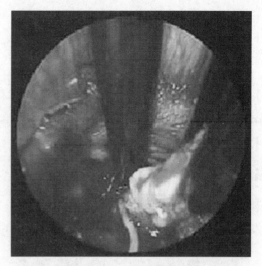
图 2-2-4-48　摘除髓核组织

2）镜下操作开始之前，应先清除镜下视野内残余肌肉组织，调整内镜头上的对焦环，使镜下视野放大并显示清晰，以便于操作确认病变椎间隙。

3）操作前应先调整镜下视野的实际解剖方位，通常使脊柱中线的图像位于显示器的上端即 12 点位置，可根据个人习惯设定。并用神经剥离探子探查椎板，关节突，黄韧带等解剖结构，以进一步证实方位正确。

4）由于椎板与椎间盘位置关系的不同，一般来说，行 L_{4-5} 节段手术操作时，定位针放置于 L_4 椎板下缘；而行 L_5-S_1 节段手术操时，需要咬除小部分椎板下缘骨质，定位针应放置于 L_5-S_1 椎板间隙中间。

5）由于椎管中央容积最大，一般在咬除椎板骨质时，术中应先尽量靠近棘突根部进入椎管，再咬除椎板外侧骨质，开窗后首先寻找硬脊膜，再沿硬脊膜分离寻找神经根。对于脊柱退变严重，关节突增生内聚，黄韧带肥厚者，术者操作慎重，动作轻柔，以免刺激或损伤脊髓神经。

6）剥离黄韧带附着点时，刮匙应该刮口朝上，并紧贴上位椎板下缘内侧面，由内向外剥离黄韧带附着点。

7）咬除椎板间黄韧带时，应先用"L"型剥离探子探查或剥离硬膜囊与黄韧带的粘连情况，对有些病人病史较长，椎管内粘连，突出髓核钙化，解剖不清者，咬除黄韧带时，术者操作必须谨慎，勿暴力，否则易造成硬膜囊撕裂伤而引起脑脊液外漏。

8）术中出现神经根周围静脉从出血时，应先用双极电凝止血。如椎管内出血，可用明胶海绵或脑棉填塞止血，如出血过多难以控制，影响镜下视野，则应立即改行开放手术。因此，镜下操作对每一个细节都要予以注意，以免致使手术失败。

（5）本法治疗可能出现的不良现象主要是神经根及硬膜囊损伤。对于神经根及硬膜囊损伤预防与处理：

1）作者认为，术中并发症的发生与疾病因素和技术因素两个方面有关，疾病因素有：脊柱退变关节突增生内聚，黄韧带肥厚，操作慎重，动作轻柔；椎管内粘连，突出髓核钙化，解剖不清或变异，术者在术前要注意解剖结构，操作时必须谨慎。技术因素：主要是与操作者的熟练程度和手术技巧密切相关，由于镜下操作对术者的手术技巧要求更高，所以，初学者必须具备脊柱外科手术基础，并进行椎间盘镜下的专门技术训练，在镜下熟悉解剖结构和操作技巧后，先选择病情相对简单的病例进行手术，积累经验后再逐步扩大手术适用范围。

2）术中出血问题，一直是困扰椎间盘镜术者的主要问题，由于术野的限制及镜下的放大效应，故少量出血即可影响整个镜下视野，此时如盲目继续镜下操作下去，极易损伤神经根及硬膜囊，故此种情况下应立即冲洗，暂时压迫止血，寻找出血部位，镜下双极电凝止血或明胶海绵压迫止血。如此处理仍不能止住出血时，应果断改行常规开放性手术治疗，亦可改行椎板镜手术治疗。

3）分离或牵拉神经根不当：在手术操作中，必须充分显露、准确判断神经根或硬膜囊的位置，加以保护，不可勉强分离、牵拉神经根，镜下辨认清楚组织结构，摘除突出髓核组织。

2. 腰椎板状光源镜髓核摘除术（以 L_{4-5} 椎间盘为例）

（1）准确定位：患者腰椎连硬膜外麻醉成功后，取俯卧位，双髂前上棘垫枕，腹部悬空，使腰椎处于生理中立位置，在 C 型臂 X 线透视下确定病变 L_{4-5} 节段椎间隙体表投影线，并于 L_4 棘上韧带注射美蓝 0.2ml 为定位标记，用标记笔在脊柱后正中体表画线标记切口约 3cm。

（2）检测仪器及准备腰椎板状光源镜：采用 HDL-500-1500 腰椎板状光源镜，将 HDL1500 冷光源光纤头端连接于腰椎椎板状镜光源接口，尾端连接固定于 HDL 冷光源主机，接通电源，打开电源开关，将亮度按钮设置由 1 挡开始，依次升高为 2 挡、3 挡，由低亮度升为高亮度，使光源照明达到最清晰状态，提示该仪器性能正常时，备用（图 2-2-4-49）。

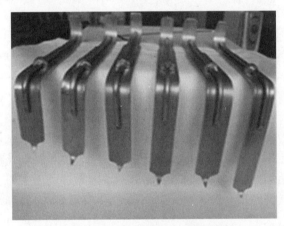

图 2-2-4-49　不同大小板状光源镜

（3）手术过程：常规对术区消毒，铺无菌手术巾，以术前 L_{4-5} 节段标记点为中心，取后正中切口 3cm，依次切开皮肤、皮下组织、腰背筋膜，钝性剥离右侧椎旁肌，压迫止血，将腰椎板状镜的齿端固定在病变节段椎间关节突外侧缘，尾端由助手手握固定，椎板状镜的头端与光纤线连接口固定于冷光源主机上，打开电源开关，将亮度按钮由 1 挡依次升高到 3 挡，即由低亮度升为高亮度，使光源照明达到最清晰状态（图 2-2-4-50）。镜下见黄韧带肥厚达 1.0cm，椎板与关节突增生内聚，用椎板钳靠近棘突根部进入椎管开窗，然后首先寻找硬脊膜，去除右侧椎板间黄韧带，咬除 L_4 椎板下部与 L_5 椎板上部及增生的关节突下关节内侧部，L_{4-5} 椎间开窗约 1.5cm×2.5cm，沿硬脊膜分离寻找神经根与椎间盘，探查见 L_{4-5} 椎间盘脱出，呈菜花状，已突破后纵韧带向上游离于 L_4 椎体下 1/2 处偏右侧，脱出物压迫位于硬脊膜右腹侧及右 L_5 神经根神经节的起始部，又见右 L_5 神经根管狭窄。用神经根拉钩将右 L_5 神经根向中央牵拉，同时保护好硬脊膜及神经根，用髓核钳取出游离于 L_4 椎体下的髓核，并沿着纤维环破口进入

L$_{4-5}$椎间盘内，取出残留破碎的髓核。见右 L$_5$ 神经根与神经根骨性管道松弛，神经根可移动超过 1cm。用庆大霉素 8 万 U 加入 500ml 生理盐水反复冲洗，直到未见病变椎间盘残留髓核组织冲出为止。再次探查硬脊膜腹侧、神经根的肩上方及腋下方无破碎的髓核组织存在，仔细止血，清点纱布器械无误后，放置一条引流管，由内到外逐层缝合切口（图 2-2-4-51），纱布外敷，术毕。

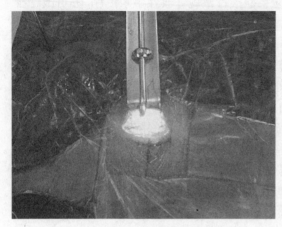

图 2-2-4-50 术中椎板状光源镜的应用

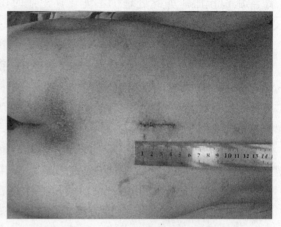

图 2-2-4-51 术后体表像手术切口 3cm

（4）并发症和注意事项

1）准确的定位是保证手术成功的前提，初学者往往因切口较小而弄错间隙定位错误，术前必须在 C 型臂 X 线透视下确认病变节段椎间盘间隙正侧位投影线，确认切口与间隙定位。术中应保证手术视野内光线充足，并灵活调整腰板状镜齿端的固定位置和角度，根据解剖特点确认手术间隙。

2）在板状镜下应控制神经根周围静脉丛的出血，以免因局部出血影响手术操作。因此，术中应用软性环形腰椎垫，腹部悬空，减少腹压；有条件尽量应用双极电凝止血；对于病程较长，粘连较为严重的，操作时慎重，以免创面渗血，可采用冰盐水反复冲洗，持续吸引。

3）术中应仔细辨认神经根，牵拉神经根时应轻柔，并且牵拉持续时间不能太长以免神经根损伤。

4）术中应尽量靠近棘突根部进入椎管，开窗后首先寻找硬脊膜，再沿硬脊膜分离寻找神经根，必须在保护神经根下才能进行髓核摘除，可减少神经根的误伤。

5）对侧隐窝狭窄或由于黄韧带肥厚和椎板增生肥厚引起的中央型椎管狭窄，采取先扩大侧隐窝或中央椎管减压后，使神经根在无张力下牵向内向中，显露摘除髓核时可避免神经根损伤。

6）术中分离硬膜与突出物的粘连时，轻柔应动作，不可强行撕扯，对有炎性粘连者，仔细分离硬脊膜粘连后，应尽量避免椎板钳开口朝向棘突中线方向咬除黄韧带和椎板，以免撕裂硬脊膜。如果非要如此操作，必须在肉眼直视下咬除黄韧带或骨质，避免造成硬膜囊破裂和马尾神经损伤。

7）术中取出椎间盘髓核务必彻底，需要探查神经根的肩上、腋下、硬脊膜腹侧及后纵韧带下方是否有破碎残存的椎间盘髓核存在，注意年轻者髓核水分多，术中见髓核为浆糊状，髓核难以切除干净，应耐心反复刮除、钳夹。脱出或游离的髓核容易残留，更要小心。

8）术中摘除髓核时，髓核钳进入椎间隙的深度不可超过 2.5cm，以免损伤椎体前方大血管。摘除髓核时必须注意。一旦血管损伤，后果极为严重。

9）手术结束后，观察患者双下肢感觉、运动及二便等情况，以判断是否有神经根损伤、硬膜外血肿、脑脊液漏及马尾神经损伤；观察引流液的量、色，以判断是否有活动性出血或脑脊液漏；观察患者体温、血象、血沉是否正常，以判断是否有椎间隙感染。

（5）本疗法可能出现的主要不良现象是定位错误，可采取如下方法预防：

1）术前认真仔细阅读影像学资料，结合临床表现及局部体征，确定病变节段。

2）在 C 型臂 X 线透视下确认病变节段椎间盘间隙正侧位投影线对应的体表处，做定位标志。

3）术中以标志切开皮肤、皮下组织、腰背筋膜，插入腰板状镜，以此清楚显示上下椎板边缘，确定病变椎间隙。

4）术中若发现所见病变与术前影像学检查不符，一定要行 C 型臂 X 线透视确认手术节段正确无误。

3．椎间孔镜技术（TESSYS）　德国 Joimax 的 TESSYS™ 椎间孔镜技术是一种"由外向内（outside-in）"技术。是由德国慕尼黑脊柱中心 HooLand 设计、Joimax 公司专利产品，独特设计的椎间孔镜和相应的配套手术器械，通过经皮穿刺套管扩张从病人身体侧方或侧后方 Kambin 三角即"安全三角"向背侧移动 6～8mm 进入椎间孔边缘，再用环锯切割下位椎体的上关节突之腹壁少量骨质，扩大椎间孔，使内镜进入椎管内到达突出椎间盘后方顶点，直视下摘除突出或脱出的椎间盘组织，并利用高能射频消融髓核，修补纤维环。这是 TESSYS 系统区别与 YESS 系统的特点，工作套管放在硬膜外腔，神经根的下部，因此，可以避免损伤神经根。工作套管不放在椎间隙，从椎间盘纤维环之外使用 Joimax 独特设计的一套完整的手术器械，在内镜直视下摘除突出的髓核组织后，使用美国 ellman 公司独特设计的、可控制长度和弯曲角度的双频射频机专用的 Trigger-Flex 双极技术消融残余组织、止血、和利用局部热收缩的原理，封闭破损的纤维环。手术时，病人在完全清醒的状态下，医师和病人之间可以互相交流。可以根据情况采取侧卧位或俯卧位实施手术。手术过程简单，整个手术过程可以不到 1 小时，病人在手术后当天就可以出院。手术可以在门诊手术室完成。与目前其他的脊柱微创髓核摘除技术相比，TESSYS™椎间孔镜技术适应证更广、更微创、损伤更小、效果更明显、恢复更快。

（1）手术步骤

1）手术前准备

A．影像学准备：需要拍矢状位和横断面的 MRI 确定突出的性质。拍侧面的 X 片确定椎间孔的大小和髂脊的高度。如果椎间盘突出在 L_{2-3} 和 L_{3-4} 水平，选择在旁开中线 10cm 进入。如果椎间盘突出在 L_{4-5} 和 $L_5\text{-}S_1$ 水平，选择在旁开中线 12～14cm 进入。实际的旁开距离还需要依病人的身体大小和肥胖程度作适当调整。肥胖、椎间孔狭小、小关节面假性关节病的病人旁开的距离要大一些。经验告诉我们，对向下掉的髓核，进入点要偏向头侧和外侧。

B．椎间孔镜和设备准备：Joimax 提供两个系列的椎间孔镜。一个是独特设计的专门配合其光电一体机的椎间孔镜，另一个是可以与其他光源和摄像系统兼容的椎间孔镜。椎间孔镜的工作通道（的内径）最大可以达到 3.7mm（图 2-2-4-52）。

C．病人体位：根据医师的手术习惯，任意选择俯卧位与侧卧位，各有利弊，$L_5\text{-}S_1$ 节段操作选择侧卧位有利于穿刺操作。采取侧卧位，髓核突出侧朝上。在腰部放一个弧形软垫，髋关节和膝关节保持屈曲（图 2-2-4-53-a、b）。

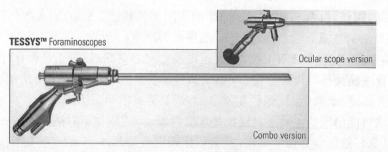

图 2-2-4-52 椎间孔镜

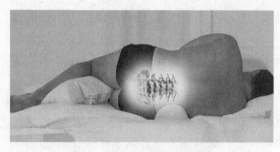

图 2-2-4-53-a 侧卧位示意图

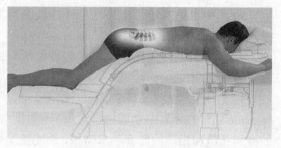

图 2-2-4-53-b 俯卧位示意图

2）确定进针路线：L_{3-4} 或 L_{4-5} 节段进针路线的确定：正位透视下标定棘突中线和经椎间盘上缘的水平线，侧位透视下沿椎间隙倾斜方向标定一条经下位椎体后上缘的侧位线，该侧位线与经椎间盘上缘的水平线的交叉点为穿刺点。

L_5-S_1 节段进针路线的确定：正位透视下标定髂嵴最高点连线和经 $L_5$$S_1$ 椎间盘上缘的水平线，侧位透视下标定一条经 S_1 上关节突到 S_1 椎体后上缘的侧位线，该侧位线与髂嵴最高点连线的交叉点即为进针点（图 2-2-4-54）。

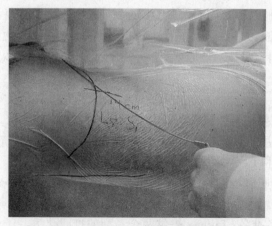

图 2-2-4-54 L_5-S_1 标记进针路线

3）局部麻醉：用 0.5% 盐酸利多卡因溶液 2ml 穿刺点局麻，深筋膜层 3ml 局麻，关节突处 5～10ml 局麻（图 2-2-4-55，图 2-2-4-56）。临床试验证明，该浓度的利多卡因既能达到关节突局部的镇痛，又能保持神经根对疼痛感觉的敏感性，从而防止神经根的损伤，辅助静脉镇痛，麻醉效果更佳。

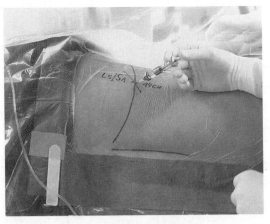

图 2-2-4-55 局麻进针点

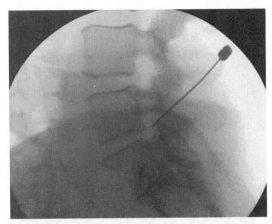

图 2-2-4-56 穿刺针位于小关节突局麻

4）椎间盘造影：局麻进针点，插入 18G 穿刺针到达突出髓核的后外侧。在 18G 穿刺针内套入 21G 穿刺针，进入椎间盘内。向椎间盘内注入 1ml 亚甲蓝（indigo carmine）与 9ml 欧乃派克混合的显影液。通常可以看到损伤的髓核。亚甲蓝通常把髓核组织染成蓝色或蓝绿色（图 2-2-4-57-a、b）。

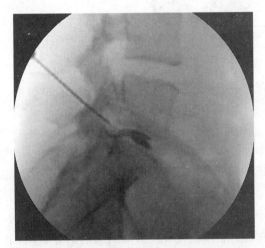

图 2-2-4-57-a 髓核组织（蓝）

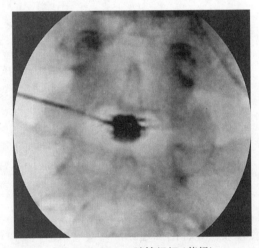

图 2-2-4-57-b 髓核组织（蓝绿）

5）放置导丝：退出 21G 穿刺针，插入导丝。沿着导丝退出 18G 的针，导丝保留在原位。用锋利的小手术刀在进针点皮肤切开一个大约 7.5mm 的切口，沿着导丝向小关节方向插入带有绿色标记的导杆（图 2-2-4-58）。Joimax 按照交通灯的概念设计导杆的插入顺序。第一步插绿色标记的导杆，第二步插黄色标记的导杆，最后插红色标记的导杆，它们分别表示，绿色：安全，直径 5.0mm；黄色：注意，直径 6.5mm；红色：警惕，直径 7.5mm（图 2-2-4-59）。如果是 L_5-S_1 则需要插入一个特制的头部弯曲的有绿色标记的导杆（图 2-2-4-60）。

在导杆外沿着导杆由细至粗逐级扩张插入放套管向外扩张软组织。套管也根据绿 - 黄 - 红的次序逐级加大直径。如果需要额外的局麻，可以拔出黄色套管，用 21G 或 22G 的针插入红、绿套管之间向小关节局部注射 0.5% 盐酸利多卡因注射液 5～10ml。

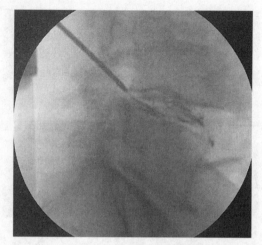

图 2-2-4-58　C 型臂侧位显示导杆位置

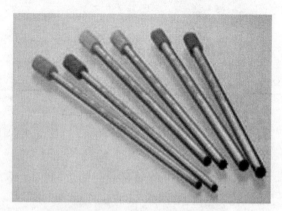

图 2-2-4-59　3 种规格环锯与套管

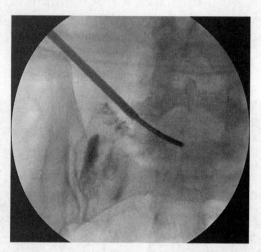

图 2-2-4-60　C 型臂侧位显示特制的前部弯曲的导杆位置

6）用环锯扩大椎间孔（深色代表粗齿，浅色代表细齿）：如图所示，环锯套在套管的外边，套管放在导杆的外边。沿着套管放置环锯，切除下位椎体上关节突头端腹侧的部分骨质，扩大椎间孔。使用环锯时注意：正位透视环锯的最前端不能超过椎弓根的中线；侧位影像显示环锯前端位于椎体后缘。环锯也根据绿 - 黄 - 红的次序逐级加大直径。首先使用绿色环锯，依次使用黄色环锯，最终使用红色环锯。针对椎间孔特别狭窄的病人，Joimax 还有小直径（4.0mm）的有蓝色标记的环锯。环锯的锯齿采用特殊设计，当逆时针方向旋转时不会损伤周围的软组织。环锯一旦接触到关节突时，就应该沿顺时针的方向旋转切割增生的骨质。后退时也要保持逆时针旋转。

下一步更换直径大一些的黄色导杆和黄色环锯。在更换导杆和环锯时，注意导丝保留在原位。使用黄色环锯时，也遵循上述的方法。更换步骤依次是：退出绿色环锯、逆时针旋转退出绿色套管、退出绿色导杆；导丝保持在原位不动，然后再依次插入黄色导杆、黄色套管、黄色环锯。按照前述的方法在 C 型臂 X 线机透视下切割关节突，注意避免刺激或损伤神经根。遵循上述方法更换红色环锯。完成扩大椎间孔的工作（图 2-2-4-61～图 2-2-4-66）。

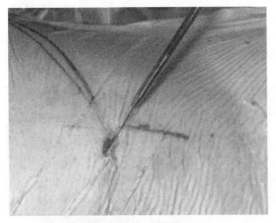

图 2-2-4-61 插入导杆

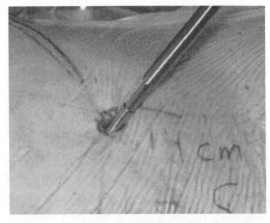

图 2-2-4-62 插入套管

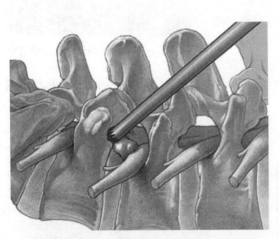

图 2-2-4-63 用环锯去除部分小关节

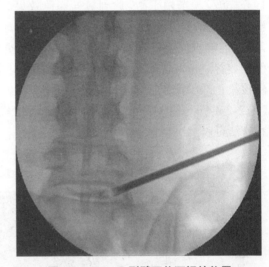

图 2-2-4-64 C型臂正位环锯的位置

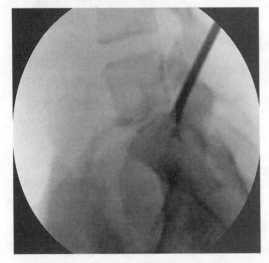

图 2-2-4-65 C型臂侧位环锯的位置

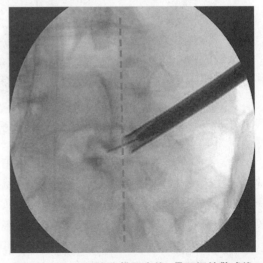

图 2-2-4-66 红线为椎弓中线，是环锯的警戒线

注意：如果病人椎间孔较大，导杆和套管有可能滑过关节突，刺激或损伤神经根。遇到此类病例要特别注意，可省略环锯扩孔步骤。

7）放置工作套管：扩完椎间孔后，取出环锯，沿着红色导杆放置工作套管。Joimax 设计有多种样式的工作套管，以满足不同医师的特殊需要。标准配置提供的是最常用的工作套管，所有工作套管的外径都一样是 7.5mm。确定放好工作套管以后，取出导丝和红色导杆。用 C 型臂 X 线机确定工作套管放置的位置。正确的位置应该是放在神经根下方，椎间盘水平，正位透视其舌状尖端位于脊柱中线，开口朝向突出的髓核。侧位透视仅舌状尖端进入椎间隙 2mm（图 2-2-4-67～图 2-2-4-69）。

8）放置椎间孔镜：连接椎间孔镜到光源和摄像机。打开光源，调节白平衡，达到最佳彩色效果。把椎间孔镜放入工作套管。用 3L 生理盐水加硫酸庆大霉素注射液 48 万 U，连接椎间孔镜进水孔，出水孔用硅胶管连接负压吸引器装置。插入椎间孔镜后可以看到各种组织结构，由于髓核染色，可以清楚地区别突出的髓核、神经根和硬脊膜

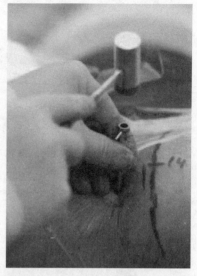

图 2-2-4-67　用蓝垫锤敲击工作套管

（图 2-2-4-70～图 2-2-4-72）。如果病人有中央椎管狭窄，Joimax 有独特设计的专用手术器械和方法可以解决椎管狭窄。

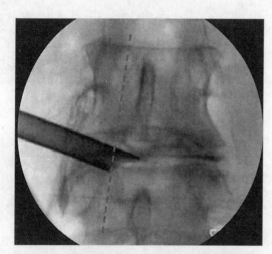

图 2-2-4-68　正位像工作套管顶端所在的位置

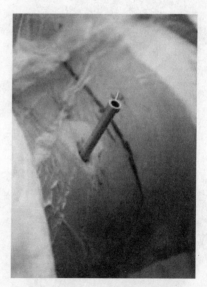

图 2-2-4-69　工作套管示意图

9）摘除突出的髓核：在整个手术过程中病人必须保持清醒和配合。Joimax 配备成套的椎间盘摘除器械，如神经探子、神经钩、神经提拉器、抓钳、咬钳、打孔器、切割器等。这些器械都可以通过椎间孔镜的工作通道操作。如果突出的髓核比较大，也可以不用通过椎间孔镜，用大号的髓核钳通过工作套管直接摘除突出的髓核（图 2-2-4-73～图 2-2-4-75）。

全部摘完突出的髓核后，通过椎间孔镜可以清楚地看到神经根和硬脊膜。转动工作套管观察是否还有游离的髓核碎片并彻底清除。

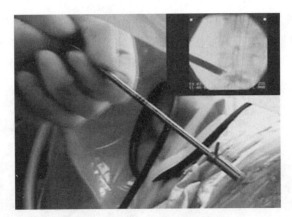

图 2-2-4-70　放置椎间孔镜

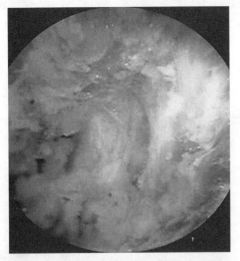

图 2-2-4-71　镜下所示突出髓核和硬膜囊

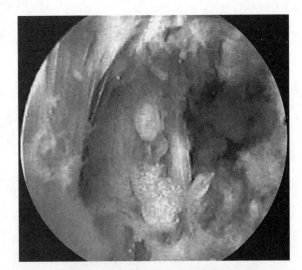

图 2-2-4-72　镜下所示突出髓核和神经根

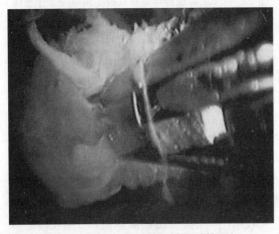

图 2-2-4-73　椎间孔镜下摘取髓核组织

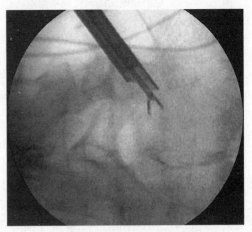

图 2-2-4-74　C 型臂下显示夹取髓核

10）应用双极射频消融髓核、修补纤维环：采用独特设计的可伸屈和转向的高能双极射频，射频电极可以通过椎间孔镜的工作通道达到工作区域用于止血、消融髓核、封闭纤维环直径裂口（图2-2-4-76～图2-2-4-78）。

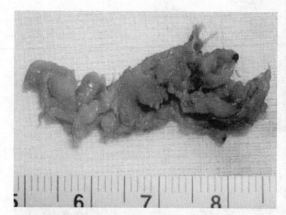

图 2-2-4-75　椎间孔镜下取出的髓核

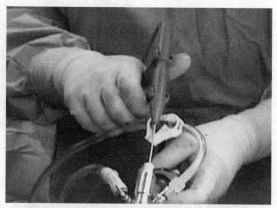

图 2-2-4-76　极射频电极通过椎间孔镜的工作通道

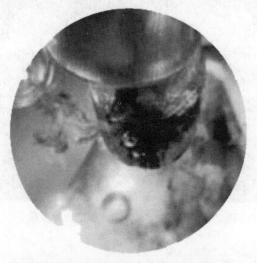

图 2-2-4-77　极射频电消融汽化髓核组织

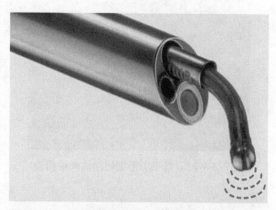

图 2-2-4-78　特设计可弯曲双极射频电极工作原理

11）治疗椎管狭窄与轻刮终板：Joimax 具有一整套有著名脊柱外科医师发明的、专利的、独特设计的治疗椎间孔狭窄和椎管狭窄的手术器械。可以有效地去除骨质增生，消除压迫症状。德国医师 Michael Roberts 等人对此进行轻刮终板，国内尚无应用：用特制的刮匙轻轻刮破终板造成适度出血，局部炎性反应刺激血管和组织增生有利纤维环恢复。

12）缝合伤口：手术完成后，放置硅胶引流管，拔出工作套管，切口缝合一针。

（2）椎间孔镜技术（TESSYS）的并发症和注意事项：自从 Schreider 等首次报道经皮内镜下腰椎间盘髓核摘除术以来，伴随着脊柱内镜和手术器械的不断发展，微创腰椎间盘手术已发生了革命性的变化。从经皮穿刺椎间盘切吸术发展到内镜直视下椎间盘切吸；从以 YESS 技术为代表的经 Kamdin 安全三角区进入椎间盘进行椎间盘内减压（yeung endoscopicspine），发展到经椎间孔进入到椎管内，直接行椎间孔扩大减压、椎间盘突出物摘除减压、神经根松解减压的 TESSYS 技术（transforaminal endoscopic spine system）；从只能治疗单纯的包容性椎间盘突出症,发展到能完成各种类型腰椎间盘突出、脱出物的摘除,及椎间孔狭窄的经皮椎间孔扩大成形术。国内外学者相继开展了这项新技术。

术中体位的选择可依医师的经验与习惯而定,对于青壮年患者或 $L_{4,5}$ 以上节段俯卧位与侧卧位均可完成手术,其优点是一次手术能完成两侧操作;对于 L_5-S_1 节段,特别是髂骨位置偏高者,健侧卧位可以使患侧的髂骨下移,患侧椎间孔与椎间隙张开,易于完成穿刺、插管操作。另外,老年人或伴有心肺疾患者常难以耐受俯卧位,此种情况下,侧卧位更具有优势,但遇到一次手术需两侧减压操作者,术中需要转换体位才能完成手术是其缺点。

经皮椎间孔镜是在经皮穿刺腰椎间盘切吸术的基础上发展而来。在局麻下行腰椎侧后路穿刺将直径 7.5mm 手术工作套管经椎间孔直接插入椎管内至椎间盘突出物的顶点与硬膜腹侧,在内镜直视下取出突出或脱出的椎间盘组织,解除突出物对硬脊膜及神经根的压迫,达到"靶点"技术的要求。手术经腰椎侧后方穿刺入路既不损伤腰椎后方肌肉,也不破坏腰椎重要的骨关节韧带结构,因此不会造成腰椎失稳。术中无须牵拉神经根和硬脊膜,因此对椎管内神经组织无明显骚扰,不会导致椎管内明显的出血和粘连。手术在局麻下进行,每一部操作患者都有切身体会,不易造成神经根与硬脊膜损伤。

目前临床最常采用的椎间孔技术为 YESS 技术和 TESSYS 技术,虽然这两种技术均为经腰椎后外侧入路行腰椎间盘切除,但在手术理念、穿刺方法和手术工作套管的位置等方面有所不同,Yeung 和 Tsou,在原有腰椎侧后路经皮椎间孔镜的基础上设计了一套硬杆状、组合式、多管道、广角的经皮椎间孔系统,同时将手术工作套管末端设计为不同角度斜面,这种设计可在广角手术视野下经单通道完成直视下的椎间盘切除和神经根减压,也可在同一视野下观察到硬膜外间隙、纤维环外环和椎间盘内间隙。在具体手术操作技巧上,Yeung 首先采用经椎间孔内 Kambin 安全三角区进入椎间盘的方法,由椎间盘内向外逐步切除椎间盘组织,并在高速磨钻、侧孔激光辅助下行椎间孔扩大成形术,取得了成功。但 YESS 技术存在一定的局限性,包容型和后纵韧带下型腰椎间盘突出症是 YESS 技术的最佳适应证,另 YESS 技术对髂嵴较高和椎间孔狭窄的 L_5-S_1 椎间盘突出者操作困难。

Hoogland 等针对 YESS 技术存在的不足,设计了一套不同直径的椎间孔环锯,逐级切除部分上关节突头端外侧和腹侧的骨质,扩大椎间孔,TESSYS 技术经扩大后的椎间孔将手术工作套管直接插入椎管内,在椎间孔镜的直视下,经硬膜前间隙直接取出突出和脱出的椎间盘组织。该技术不仅能处理各种类型的腰椎间盘突出或脱出组织,而且还能行椎间孔扩大成形术。TESSYS 技术不经过范围狭小的 Kambin 三角,避免了穿刺与插管过程中对出行神经根的损伤。在应用环锯扩大椎间孔时应在正、侧位透视下进行,严格掌环锯前端不可超过椎弓根中线这一原则,可防止损伤神经根、硬脊膜、马尾神经。

脊柱椎间孔镜(TESSYS)系统是治疗腰椎间盘突出症较为安全有效的新技术,具有创伤小,出血少,视野清晰,操作精细,术后恢复快,安全性能好,手术效果优良等优点,是治疗极外侧型腰椎间盘突出症的首选术式,对于术后复发者的治疗亦安全、有效,对于拒绝再次开放性手术者,可作为选择术式之一。对于脱出向上、下游离的病例术前必须行 MRI 检查,确定其向上、下游离的椎间盘组织中间没有断裂,是连续一体的,才能应用,否则会遗留椎间盘组织于椎管内。对于合并有椎管狭窄者,应选择以椎间孔、侧隐窝狭窄为主要表现者。该技术不适合以下病情:退变性中央型椎管狭窄者;椎间盘脱出、游离其碎块进入硬脊膜腔内者;椎间盘脱出、游离组织绕行于硬脊膜后方者;椎间盘突出合并有椎间失稳者;内科疾病有手术禁忌证者。

经皮椎间孔镜下的椎间盘摘除术虽然具有许多优点,但也存在不足。内镜下的手术使手术医师视觉局限于内镜摄像头的狭小平面视野,缺乏开放性手术的立体视野,对初学者技术难以掌握,术中可能发生神经根于硬脊膜的损伤。该技术学习曲线陡峭,常需要具有脊柱外科手术经验,MED 使用经历,有应用用 APLD 技术或 YESS 技术经验的医师会有利于快速掌握 TESSYS 技术。严格掌握手术适应证与禁忌证,提高手术技术水平可减少并发症的发生。由于本组病例少、时间短,其远期疗效及并发症尚需长期随访、观察。

展望未来,经皮椎间孔内镜技术可与注射式人工髓核、球囊式人工髓核相结合用于椎间盘突出症的治疗,有望与椎间盘内干细胞移植新技术配合应用,形成独特的治疗腰椎间盘突出症的新技术。

四、经皮椎间盘微创技术的并发症和注意事项

(一)经皮椎间盘穿刺操作技术并发症和注意事项

1. 经皮颈椎间盘穿刺操作技术的并发症和注意事项

(1)血管损伤:经皮颈椎间盘穿刺技术血管损伤是常见的并发症,主要为颈血管鞘损伤出血,甲状腺血管损伤出血,椎动脉损伤出血。其注意事项为:①术前标记颈血管鞘走行和甲状腺位置,穿刺时术者左手示、中指触摸颈动脉搏动,并将其置于指尖腹侧,推向外侧保护,如此可避免血管鞘损伤;②穿刺过程中穿刺针去掉针芯,连接 5ml 注射器,穿刺针进入皮肤后在注射器负压抽吸状态下向椎间盘方向穿刺,边进针边抽吸,如果遇到甲状腺血管或其他无名血管注射器内会有血液抽出,此时应停止穿刺,改变穿刺方向 5°～10°,再行穿刺,只要穿刺过程中注射器内无血液抽出,即可避免血管损伤。

(2)甲状腺与气管损伤:术前触摸、标记气管与甲状腺体表投影位置,穿刺过程中术者用示、中指在胸锁乳突肌内缘(颈血管鞘内缘)与气管食管鞘(颈内脏鞘)之间进行分离,逐渐深入,直到触及椎前结构,穿刺针于颈血管鞘与颈内脏鞘之间的疏松结缔组织间隙穿刺进入椎间盘,如此可避免甲状腺与气管损伤。

(3)食管损伤:食管位于颈椎前缘,与椎前筋膜之间有潜在间隙。术者用示、中指在胸锁乳突肌内缘(颈血管鞘内缘)与气管食管鞘(颈内脏鞘)之间进行分离,逐渐深入,直到触及椎前结构,此时指尖向对侧分离推挤食管,穿刺针于颈血管鞘与颈内脏鞘之间、食管外侧壁穿刺进入椎间盘,如此可避免食管损伤。另有两种方法也可有效防止食管损伤:①在术前向食管内插入带有金属导丝的胃管,术中通过移动式 C 型臂 X 线机的透视即可确定食管位置;②术中吞咽调和后的医用硫酸钡,通过移动式 C 型臂 X 线机的透视可确定食管位置。

(4)脊髓损伤:在颈椎间盘穿刺术中,脊髓损伤是严重的并发症。防止措施为:颈椎间盘穿刺过程中在移动式 C 型臂 X 线机正、侧透视下进行,操作过程中应该遵循严禁超越椎体后缘的原则,可以有效避免脊髓损伤。

(5)椎间隙感染:椎间隙感染同样是经皮颈椎间盘穿刺技术严重并发症之一,注意事项:严格按照脊柱手术无菌操作原则进行。

对于各种不同的颈、颈椎间盘经皮穿刺技术的并发症及注意事项,在上述的各项技术操作介绍中已作详细叙述。

2. 经皮腰椎间盘穿刺操作技术的并发症和注意事项

(1)神经根损伤:神经根损伤是经皮腰椎间盘穿刺技术的常见并发症,分为穿刺针损伤与工作套管挤压性损伤两种。注意事项为:穿刺过程中如果出现下肢放射性疼痛,应立即改变

穿刺针的穿刺方向和角度 5°～10°另行穿刺，直到无下肢放射痛，穿刺针正确进入椎间盘为止。在局级插入工作套管的过程中如出现下肢放射痛也应立即改变工作套管的方向与角度。

（2）腹腔内血管、脏器损伤：腹腔内血管、脏器损伤是经皮腰椎间盘穿刺技术严重并发症，其原因在于穿刺针或工作套管进入椎间隙过深，穿过对侧纤维环进入腹腔所致。注意事项：腰椎间盘穿刺过程中在移动式 C 型臂 X 线机正、侧透视下进行，操作过程中应该遵循穿刺针、工作套管进入椎间隙中后 1/3 的原则，可以有效避免该并发症的发生。

（3）椎间隙感染：椎间隙感染同样是经皮腰椎间盘穿刺技术严重并发症之一，注意事项：严格按照脊柱手术无菌操作原则进行。

对于各种不同的颈、腰椎间盘经皮穿刺技术的并发症及注意事项，在上述的各项技术操作介绍中已作详细叙述。

（二）经皮椎间盘内镜技术的并发症和注意事项

（1）在整个治疗过程中，应保持患者在清醒状态下操作，便于配合术者治疗，避免刺激或损伤脊髓神经。

（2）局部皮肤、筋膜层、关节突外围麻醉要充分，选用 1% 盐酸利多卡因注射液 10ml 分层次浸润麻醉，否则在逐级套管插入时患者会有疼痛不适感。

（3）关节突外侧壁进行二次浸润麻醉应避免使用 1% 盐酸利多卡因注射液浸润，而改用 0.5% 盐酸利多卡因注射液 5ml 浸润麻醉，使神经根的运动支保持兴奋状态，避免神经根损伤。

（4）在插入逐级套管时动作要轻柔，患者有下肢放射痛时要停止操作，重新调整穿刺针的位置与角度，在无下肢放射痛的状态下完成插管程序。

（5）全程在内镜系统监视下应用髓核钳在椎间隙后缘取出突出的椎间盘组织，在深入椎间隙内夹取残留破碎的髓核组织，动作要缓慢、轻柔，注意观察硬脊膜、神经根是否与突出物粘连，如粘连紧密，应用双极射频进行消融、松解粘连，或用神经剥离器镜下仔细分离粘连；防止在取出椎间盘组织时撕裂硬脊膜或神经鞘膜。

本法治疗可能出现的不良的现象主要是神经根损伤（神经根反应性水肿），如发现手术后有脊神经损伤症状，可滴注甲泼尼龙脱水消肿及营养神经药物等对症处理。

参 考 文 献

1. 孙钢，李洪福，李广峰，等. 自控式经皮穿刺椎间盘抽吸仪及临床应用 [J]. 中华放射学杂志，1992（6）：367-370.

2. Onik G, Maroon J, Helms C, et al. Automaled percutaneous diskectomy: initial patient experience. Work in progress[J]. Radiology, 1987, 162（1 Pt 1）: 129-132.

3. 周义成，周云清，王承缘，等. 经皮穿刺摘除颈椎间盘治疗颈椎间盘突出症 [J]. 中华放射学杂志，1993（27）：587-589.

4. 刘宝仁，党耕町，陈仲强，等. 经皮穿刺椎间盘切除术治疗腰椎间盘突出症的初步报告 [J]. 中华骨科杂志，1993（13）：8-10.

5. 何海龙，贾连顺，李家顺，等. 经皮穿刺腰椎间盘切除术后并发椎间盘炎的分析 [J]. 第二军医大学学报，2000，21（7）：S5-S6.

6. 孙钢，肖湘生，袁成，等. 术后椎间盘炎的抗生素预防和介入治疗及影像学表现 [J]. 医学影像学杂志，2000，10（2）：92-94.

7. 王晨光,肖湘生,董生,等.经皮椎间盘穿刺髓核摘除术治疗腰椎间盘突出症64例[J].中国骨伤,1995,8(4):14-15.

8. 张学哲,孙钢.积极谨慎地开展经皮椎间盘切除术[J].中华放射学杂志,1995,29(11):741.

9. 腾皋军.经皮腰椎间盘摘除术[M].南京:江苏科学技术出版社,2000:160-178.

10. 汤华丰,丁鑫昌.髓核化学溶解(胶原酶)治疗腰椎间盘突出症30例近期随访报告[J].中华骨科杂志,1989,9(2):88-90.

11. 王执敏,王义清,吴智群,等.注射胶原酶治疗腰椎间盘突出症的临床应用研究[J].实用放射学杂志,1997,13(8):458-460.

12. 王鲁博.髓核化学溶解术——关于胶原酶治疗腰椎间盘突出症[J].中国矫形外科杂志,1996,3(2):139-140.

13. 黄祥龙,念丁芳,吕俊明,等.经皮穿刺激光腰椎间盘减压术的临床应用[J].中华放射学杂志,2000,34(3):203-205.

14. 齐强,党耕町.经皮激光椎间盘减压术的实验研究[J].中华外科杂志,1993(7):407-410.

15. 王晨光,洪庆坚,朱海波,等.经皮穿刺半导体激光腰椎间盘汽化减压术的临床研究[J].中国激光医学杂志,2001,10(1):31-34.

16. 朱海波,王晨光,肖湘生.经皮穿刺激光腰椎间盘减压术治疗腰椎间盘突出症[J].第二军医大学学报,2000,21(5):497-498.

17. 程杰平,杨有赓,任宪盛,等.经皮激光术治疗腰椎间盘突出症不同年龄组的疗效比较[J].中国脊柱脊髓杂志,2004,14(2):114-116.

18. 任龙喜,焦守国,白秋铁,等.经皮激光椎间盘减压术治疗腰椎间盘突出症的疗效观察[J].中国脊柱脊髓杂志,2007,17(11):826-829.

19. 陈虹,丁亮华,赵爱民.经皮激光椎间盘减压术治疗神经根型颈椎病[J].现代实用医学,2004,16(4):201-202.

20. 杨茂伟,吕刚,范广宇,等.Nd:YAG激光治疗腰椎间盘突出症的临床分析[J].中国激光医学杂志,2002,11(2):99-101.

21. 关家文,孙海涛,刘录明,等.149例经皮激光椎间盘减压术的临床分析[J].中国矫形外科杂志,2006,14(11):32-33.

22. 胡玉华,王长峰,胡传亮,等.经皮激光减压术治疗颈椎间盘突出症的临床研究[J].生物医学工程与临床,2003,7(1):16-18.

23. 肖业生,蒲丹,李永平,等.经皮激光椎间盘汽化减压术治疗颈椎间盘突出症[J].中国脊柱脊髓杂志,2004,14(5):301-302.

24. 朱杰诚,镇万新,王多,等.经皮激光颈椎间盘减压术的临床应用[J].中华骨科杂志,2003,23(6):349-352.

25. Schreiber A, Suezawa Y, Leu H. Does percutaneous nucleotomy with discoscopy replace conventional discectomy? Eight years of experience and results in treament of herniated lumbar disc[J]. Clin Orthop Relat Res, 1989(238):35-42.

26. Yeung AT, Tsou PM. Posterolateral endoscopic excision for lumbar disc herniation: surgical technique, outcome and complications in 307 consecutive cases[J]. Spine, 2002, 27(6):722-731.

27. Hoogland T, Schubert M, Miklitz B, et al. Transforaminal posterolateral endoscopic discectomy with or without the combination of a low-dose chymopapain: a prospective randomized study in 280 consecutive cases[J]. Spine, 2006, 31(24):E890-897.

28. Jang JS, An SH, Lee SH. Transforaminal percutaneous endoscopic discectomy in the treatment of foraminal

and extraforaminal lumbar disc herniations[J]. Spinal Disord Tech，2006，19（5）：338-431.

29. 张西峰，王岩，肖嵩华，等. 经皮侧方入路内窥镜下椎间盘切除术的可行性及临床应用 [J]. 中国脊柱脊髓杂志，2006，16（9）：659-662.

30. Choi G，Lee SH，Bhanot A，et al. Percutaneous endoscopic discectomy for extraforaminal lumbar disc herniations：extraforaminal targeted fragmentectomy technique using working channel endoscope[J]. Spine，2007，32（2）：E93-99.

31. 林国兵，沈锋，薛青贵，等. 双侧潜行扩大开窗髓核摘除术治疗老年人腰椎间盘突出合并椎管狭窄症 [J]. 中国伤残医学，2007，15（4）：9-10.

32. 刘郑生，侯克东，王岩，等. 老年退行性腰椎管狭窄症的手术疗效分析 [J]. 中国脊柱脊髓杂志，2006，16（1）：19-22.

33. 关万宁，黄光锐. 手术治疗老年性椎管狭窄症的临床研究 [J]. 河北医学，2008，14（11）：1311-1313.

34. 栗景峰，沈洪兴，侯铁胜，等. 青少年型腰椎间盘突出症的诊断与治疗（附 40 例临床分析）[J]. 第二军医大学学报，2005，26（9）：1053-1056.

35. 肖文德，刘午阳，高辉，等. 两种手术方式治疗青少年腰椎间盘突出症的疗效比较 [J]. 中国矫形外科杂志，2011，19（1）：64-66.

36. 李宏宇，梁斌，李荣祝，等. 椎间盘镜微创手术治疗青少年腰椎间盘突出症的临床分析 [J]. 微创医学，2009，4（2）：106-107.

37. 鲁凯伍，翟东滨，张树芳，等. 经皮内窥镜下腰椎间盘切除术治疗外侧型腰椎间盘突出症 [J]. 中国脊柱脊髓杂志，2010，20（2）：107-111.

38. Hoogland T，van den Brekel-Dijkstra K，Schubert M，et al. Endoscopic transforaminal discectomy for recurrent lumbar disc herniation：a prospective，cohort evaluation 262 consecutive cases[J]. Spine，2008，33（9）：973-978.

39. 王建，周跃，张正丰，等. 经皮内窥镜下腰椎间盘切除术治疗极外侧型腰椎间盘突出症 [J]. 中国脊柱脊髓杂志，2008，18（7）：494-497.

40. 李振宙，吴闻文，侯树勋，等. 经皮腰椎间孔成形内窥镜下椎间盘切除术治疗腰椎间盘突出症的疗效观察 [J]. 中国脊柱脊髓杂志，2008，18（10）：752-756.

41. 周跃，李长青，王建，等. 经皮. 经皮椎间孔成形术治疗 L5/S1 神经根管狭窄症 [J]. 中国脊柱脊髓杂志，2009，19（5）：345-349.

42. 周跃. 经皮椎间孔内窥镜技术的现状与未来 [J]. 中国脊柱脊髓杂志，2009，19（5）：326-328.

（李行浩　陶海涛　刘福才　梁克玮　陈长贤）

第五节　经皮椎体成形技术

一、经皮椎体成形技术概述

1. 定义　经皮椎体成形技术（percutaneous vertebroplasty，PVP）是在影像设备监视下，经皮椎体穿刺注入骨水泥以增加椎体强度，稳定病变椎体，防止椎体塌陷，从而起到减轻疼痛等作用。由于近年来介入设备的飞速发展，在 PVP 基础上新发展了 PKP，PKP 是在 PVP 基础上，先利用球囊扩张塌陷的椎体，推挤邻近骨质，在椎体内创造出一个空间，再注射骨水泥，以恢复椎体高度，增加椎体强度等，起到解除或减轻疼痛等作用。

2. 发展概况　1984 年首先由法国 Deramond 和 Cralibert 两位医师用骨水泥灌注椎体治

疗颈椎椎体海绵状血管瘤,达到满意的结果。后受到启发,经皮穿刺骨水泥灌注椎体用于治疗老年骨质疏松性骨折,即椎体成型技术(PVP技术),也得到了良好的效果,然而由于骨水泥外漏可引起严重并发症,故这项技术受到一定的限制,为了解决这一难题,经10余年的探索,国外学者探索研制出球囊扩张椎体后凸成形技术(PKP技术),Garfin等首先提出了椎体后凸成形技术(kyphoplasty,PKP)概念。1998年美国FDA批准使用气囊扩张椎体后凸成形技术,使得此项手术的安全性大大提高,在临床上得以广泛应用。且经皮穿刺球囊扩张术有望在近期内研发出单向定位球囊与双向定位球囊新技术,为复杂的难复位型的后凸畸形患者提供更有效的治疗方法。到目前为止,经权威数据库检索有关该技术治疗老年性骨质疏松胸腰椎压缩性骨折,在检索范围中,国内已见多位学者的文献报道,临床实践研究认为:球囊扩张椎体后凸成形术可以快速改善运动功能和减轻疼痛,可安全增加椎体高度,迅速恢复老年患者活动水平,短期效果好,远期随访效果还有待最终评价。

　　SKY骨扩张器经皮椎体后凸成形技术系统是继球囊经皮椎体后凸成形手术系统(PKP)问世后,以色列Disc-O-Tech公司研制的,其可以通过SKY骨扩张器分次对陈旧性压缩的椎体进行逐渐扩张复位,注入骨水泥后恢复椎体高度,同时可以矫正后凸畸形。该系统的优点是可以逐渐、多次扩张,使椎体恢复高度,矫正后凸畸形,对单节段椎体压缩骨折比较球囊系统更为适用,对于治疗此种特殊类型陈旧性的椎体压缩骨折,采用SKY骨扩张器经皮椎体后凸成形技术更具有独特的优势。根据福建省中医药文献信息检索中心科技查新报告,国内已见多位学者采用SKY扩张器治疗有关老年性骨质疏松胸腰椎压缩性骨折。有学者研究认为,SKY骨扩张器设计理念严谨,操作规范,治疗骨质疏松性压缩性骨折安全、有效。

二、经皮椎体成形技术的原理和适应证

　　1. 技术原理　经皮椎体成形技术(PVP)是在影像设备监视下,经皮椎体穿刺注入骨水泥以增加椎体强度,稳定病变椎体,防止椎体塌陷,从而起到减轻疼痛等作用。由于近年来介入设备的飞速发展,在PVP基础上新发展了PKP,PKP是通过C型臂X线透视、经皮穿刺,经过套管,使压缩的椎体内气囊扩张,复位椎体高度,于气囊移走的空腔内,灌注同等量的骨水泥,达到了骨折复位、重塑正常椎体的生物力线、增强椎体强度和减轻疼痛的目的。

　　许多学者认为,PVP与PKP的止痛作用与以下几方面有关:①骨水泥在聚合阶段,尤其在硬化阶段有明显产热作用,最高可达82℃,这种产热作用可使邻近部分神经末梢坏死,从而产生镇痛效果;②增加了椎体的强度,尤其PKP明显恢复了椎体的高度,提高了椎体稳定性,减轻压迫症状及避免出现新的细微骨折;③骨水泥的注入所产生的机械压迫作用部分或完全切断了肿瘤的血液供应,从而加速肿瘤组织的坏死;④单纯的毒性作用损害神经末梢,从而使神经末梢敏感性下降而缓解疼痛。

　　2. PVP与PKP的适应证　目前绝大多数用于治疗各种原因引起的椎体压缩性骨折(vertebral compression fractures,VCF),常见原发疾病有:①骨质疏松症:由于60岁以上老年人半数以上存在不同程度骨质疏松,近年PVP与PKP治疗主要应用于骨质疏松引起的VCF;②转移性肿瘤;③骨髓瘤;④侵袭性血管瘤;⑤外伤性VCF。值得注意的是,随着人们对其临床疗效与并发症的原因分析增多,许多作者提出了更加严格的适应证标准,其中Watts等在回顾文献的基础上认为选择疼痛局限、明显且经X线、CT、MR证实为近期或进展性VCF效果最佳。

　　3. PVP与PKP禁忌证　一般认为PVP与PKP无绝对禁忌证,而相对的禁忌证有:①椎

体压缩超过 75%；②爆裂骨折或椎体后缘累及者；③成骨性转移；④凝血功能障碍者；⑤严重心血管疾病或体质过差不能耐受手术者。

三、经皮椎体成形技术的操作技术

（一）经皮椎体成形技术（PVP）

1. 术前准备

（1）以老年性骨质疏松性脊柱骨折为例，根据术前 CT 片和脊椎 X 线侧位片确定皮肤穿刺点，测量椎弓根倾斜角度和穿刺点的棘突旁开距离及穿刺点皮肤至椎弓根前缘至病灶的深度（图 2-2-5-1）。在正位透视下，C 型臂 X 线机倾斜 25°，使 X 线垂直于椎弓根走行，穿刺点位于棘突旁开 3cm 处，椎弓根的体表投影处即为该术式的皮肤穿刺点并标记（图 2-2-5-2）。

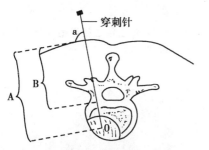

图 2-2-5-1 a. 穿刺针与皮肤夹角；B. 穿刺点皮肤距离椎体后缘的深度；A. 穿刺点皮肤距离椎体前 1/3 的深度

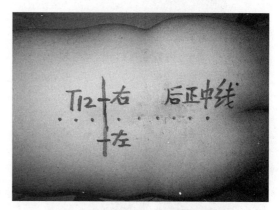

图 2-2-5-2 PVP 术前定位体表像

（2）备好聚甲基丙烯酸甲酯粉剂（PMMA）15g、调和液单体 10ml、30% 欧乃派克 5ml。

（3）做碘过敏试验。

2. 手术过程 患者清醒状态下取俯卧位，腹部悬空，使胸腰椎处于生理中立位置，体表定位皮肤穿刺点（如上述）。常规皮肤消毒铺巾。用 1% 利多卡因 5ml 从皮肤穿刺点至椎弓根穿刺点的骨膜下施行局部麻醉浸润，选用直径 3mm，长度 150mm 的 PVP 专用穿刺针，在 C 型臂 X 线机监视下，由皮肤穿刺点向左侧椎弓根透视影"牛眼征"之内穿刺。到达椎弓根的骨性穿刺点，即病变椎体椎弓根透影的"牛眼征"的 2 点钟处的关节突后壁，左手持稳穿刺针并向外倾斜 10°，向尾端倾斜 25°，右手持骨锤轻轻击打穿刺针尾部，使针尖穿透关节突骨皮质，经椎弓根中央向椎体中央前进。进针过程中，必须在 C 型臂 X 线机监视下确定穿刺针的进针方向和深度。当侧位透视针尖到达椎体前 1/4 处，向下成角 15°（图 2-2-5-3），正位透视针尖在脊柱棘突中线时，椎弓根穿刺完成（图 2-2-5-4）。用调和碗将聚甲基丙烯酸甲酯粉剂 15g、调和液单体 10ml、30% 欧乃派克 5ml 按 3∶2∶1 的比例调和骨水泥，盛入加压注射器内，当调和碗中残余的骨水泥凝固到牙膏期时，拔出穿刺针芯，将加压注射器安装于穿刺针上，连接牢固，在 C 型臂 X 线机动态监视下向病变椎体内加压注射骨水泥 5ml，未见骨水泥向椎管内、椎体外渗漏，正位透视像骨水泥已分布于 T_{12} 压缩椎体内（图 2-2-5-5），侧位透视像骨水泥已均匀分布于压缩椎体内，椎体高度较术前恢复 10%（图 2-2-5-6），将针芯重新插入穿刺针内，保留20 分钟，骨水泥已经完全固化，拔除穿刺针，压迫穿刺针眼 5 分钟，覆盖穿刺点，术毕。

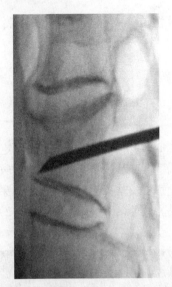

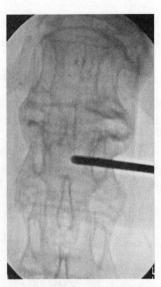

图 2-2-5-3　术中侧位透视穿刺针经椎弓根中央进入椎体，向下成角 15°

图 2-2-5-4　术中正位透视穿刺针位于椎体内，针尖位于脊柱中线

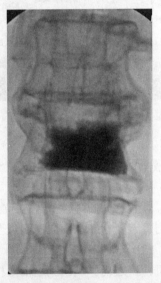

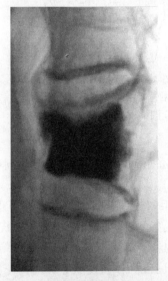

图 2-2-5-5　术中正位像骨水泥均匀分布于 T_{12} 压缩椎体内

图 2-2-5-6　术中侧位像见骨水泥均匀分布于压缩椎体内，椎体高度较术前恢复 10%

（二）经皮穿刺球囊扩张技术（PKP）

1. 术前准备

（1）术前确定皮肤穿刺点：患者取俯卧位，腹部悬空，使腰背椎处于生理中立位置，以 T_{12} 椎体两侧椎弓根体表投影并标记，画出横线，胸椎后正中线画出纵线，双侧椎弓根的体表投影中心为皮肤穿刺点，位于棘突旁开约 3cm 处，通过在 C 型臂 X 线机正位透视下进一步确定椎弓根的正侧位体表投影位置，在椎弓根入路时，C 型臂 X 线机倾斜 25°，使 X 线束垂直于椎弓根，观察椎弓根走行（图 2-2-5-7）。

（2）备好聚甲基丙烯酸甲酯粉剂（PMMA）15g、调和液单体 10ml、30% 欧乃派克 5ml。

（3）做碘过敏试验。

2. 手术过程　患者在清醒状态下俯卧于介入手术床上，骨盆前方垫薄枕，腹部悬空，使胸腰椎处于生理中立位置，体表定位皮肤穿刺点。常规皮肤消毒铺巾，用 0.5% 利多卡因溶液 5ml 配注射用水 5ml 于两侧进针点由皮肤至上、下关节突骨膜行局部麻醉。在 C 型臂影像监视下，先从左侧开始，将穿刺针针尖置于椎弓根影的外上缘，即左侧位椎弓根投影"牛眼征"的 10 点钟位置为进针点。此时，左手持稳穿刺针并向外倾斜 10°，向尾端倾斜 25°，右手握住穿刺针旋转手柄，向下施压左右旋转，通过椎弓根、椎弓、椎体后缘、椎体内钻入穿刺针。当正位透视下针尖在棘突中线，侧位透视下针尖至椎体后缘前方约 3mm 处后，抽出穿刺针针芯，置入专用骨钻，扩张管道，其深度为侧位透视钻头尖至椎体的前 1/4 处，正位透视钻头尖在棘突中线。然后，取出专用骨钻，置入球囊，根据球囊上的放射标志物判断其位置，加压推注造影剂扩张球囊压力达 50Pa（帕斯）以维持其位置。按同样方法再放置右侧的球囊，两侧球囊直接扩张推开周围疏松骨产生空间，椎体开始逐渐复张。预扩张压力 70Pa 时，暂时固定球囊 4 分钟，继续扩张压力至 300Pa 时压缩椎体基本复张，后凸畸形基本矫正。此时，吸出两侧球囊内的造影剂，并保持负压，取出球囊。用调和碗将聚甲基丙烯酸甲酯粉剂（PMMA）15g、调和液单体 10ml、30% 欧乃派克 5ml 按 3:2:1 的比例调和骨水泥至牙膏期，装入骨水泥推注管内，透视下将骨水泥推注管沿穿刺针空心插入至椎体内球囊扩张空间处，注入骨水泥（图 2-2-5-8），两侧共 6ml，向骨水泥推注管插入固定棒，固定 20 分钟，待骨水泥固化，先拔出推注棒及固定棒，然后将穿刺针左右旋转使骨水泥与穿刺针尖之间断开，观察压缩骨折椎体复位情况（图 2-2-5-9，图 2-2-5-10）。拔出穿刺针，两侧穿刺点各压迫 5 分钟，观察针眼无出血，无皮下血肿现象，无菌辅料包扎穿刺针眼，术毕。

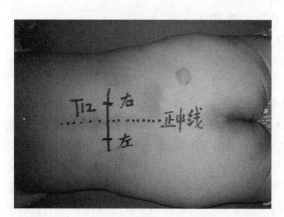
图 2-2-5-7　T$_{12}$ 压缩性椎体骨折 PKP 术前定位体表像

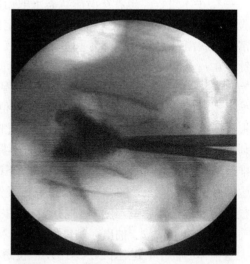
图 2-2-5-8　术中球囊扩张 PKP 注入骨水泥

（三）经皮穿刺 SKY 骨扩张器椎体后凸成形技术

1. 术前准备　术前确定皮肤穿刺点。取俯卧位，胸腰椎处于生理中立位，根据术前 CT 片和脊椎 X 线侧位片测量椎弓根倾斜角度和穿刺点的棘突旁开距离及穿刺点皮肤至椎弓根前缘至病灶的深度（图 2-2-5-11），定皮肤穿刺点，即以 L$_1$ 椎体两侧椎弓根体表投影即为该术式的皮肤穿刺点并标记，画出横线，胸椎后正中线画出纵线，双侧椎弓根的体表投影中心为皮

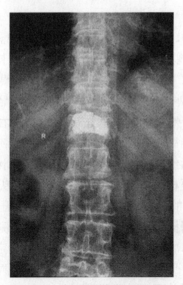

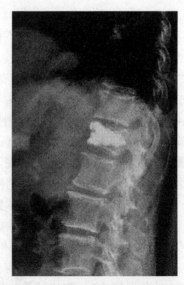

图 2-2-5-9　T₁₂ 压缩性椎体骨折 PKP 术后复位正位像

图 2-2-5-10　T₁₂ 压缩性椎体骨折 PKP 术后复位侧位像

肤穿刺点，位于棘突旁开约 3cm 处，通过在 C 型臂 X 线机正位透视下 C 型臂透视进一步确定椎弓根的正侧位体表投影位置，在椎弓根入路时，C 型臂 X 线机倾斜 25°，使 X 线束垂直于椎弓根，观察椎弓根走行。

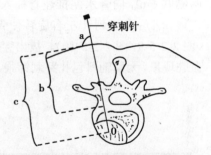

图 2-2-5-11　a. 穿刺针与皮肤夹角；b. 穿刺点皮肤距离椎体后缘的深度；c. 穿刺点皮肤距离椎体前 1/3 的深度

2. 手术过程　患者在清醒状态下取俯卧于手术床上，腹部悬空，胸腰椎处于生理中立位，体表定位皮肤穿刺点。常规皮肤消毒铺巾，用 0.5% 利多卡因溶液 15ml 于两侧进针点由皮肤至上、下关节突骨膜行局部麻醉，先从左侧开始，插入穿刺针，其路径同局麻路径，将穿刺针针尖置于椎弓根投影的外上缘（图 2-2-5-12），即正位透视左侧椎弓根投影"牛眼征"的 10 点位置为进针点，此时，左手持稳穿刺针向外倾斜 15°，向尾端倾斜 15°，右手握住穿刺针，左右旋转手柄，并向下施压向椎弓根、椎体后缘、椎体内钻入穿刺针，X 线监视下确认穿刺针的进针方向和深度：当侧位透视针尖抵达椎弓根的 1/2 处（图 2-2-5-12），正位透视针尖在"牛眼征"的中线；当侧位透视穿刺针经椎弓根针尖到达椎体后壁，正位透视针尖在"牛眼征"的内侧缘；并在侧位透视下继续进针至椎体前缘后方约 3mm 处，抽出穿刺针针芯，置入专用精细骨钻，扩张管道，其深度为侧位透视钻头尖至椎体的前 1/4 处（图 2-2-5-13），正位透视钻头尖在脊柱棘突中线；取出专用精细骨钻，置入 SKY 骨扩张器，侧位透视 SKY 骨扩张器前端达椎体前 1/4 处（图 2-2-5-14），正位透视 SKY 骨扩张器前端在脊柱棘突中线；再次 X 线监视证明其位置准确无误时，同法行右侧穿刺，即正位透视右侧位椎弓根投影"牛眼征"的 2 点位置为穿针点，插入穿刺针，操作同上，放入两侧骨扩张器后，用左手固定穿刺针，右手顺时针旋转扩张器手柄，透视下观察椎体内骨扩张器扩张（图 2-2-5-15），等待 5 分钟后再行扩张（图 2-2-5-16），使椎体逐渐复张，直到使病变椎体后凸畸形矫正后停止扩张。两侧同时逆时针方向旋转手柄，使骨扩张器恢复原状，病变椎体扩张后，退出 SKY 骨扩张器棒。将按比例定量配制包装的高强度骨水泥及调和剂一起放入调和杯内,即调和杯是加压推注器的组成部分,骨水泥与调和剂调和至牙膏期,在调和杯杯口处拧上杯口盖,杯口盖带推注器,即是加压推注射的另一组成部分,排出空气,取 SKY 骨扩张器系统专用连接管,其一端与加压推注器连接固定,另一端与穿刺针尾端连接固定,透视下将骨水泥加压推注至椎体内经 SKY 扩张器扩张后形成的空间内(图 2-2-5-17),注入骨水泥两侧共6ml,停止注射稳定推注器 20 分钟,待骨水泥固化后,将穿刺针左右旋转使骨水泥与穿刺针尖之间断开,拔出穿刺针,两侧穿刺点各压迫 5 分钟,观察针眼无出血,无皮下血肿现象,无菌辅料包扎穿刺针眼,术毕。

注:SKY 系统骨扩张器扩张前后形态对比示意图(图 2-2-5-18)。

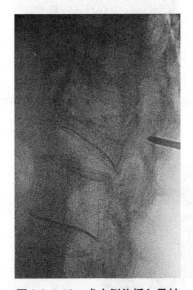

图 2-2-5-12　术中侧位插入导针

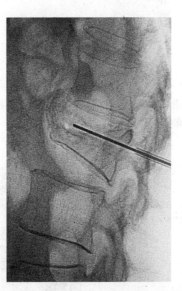

图 2-2-5-13　术中 L₁ 插入 SKY 骨扩张器导针

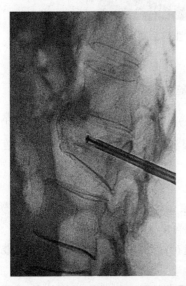

图 2-2-5-14　术中植入 SKY 骨扩张器

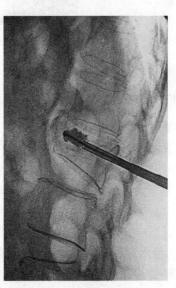

图 2-2-5-15　术中植入 SKY 骨扩张器第一次扩张

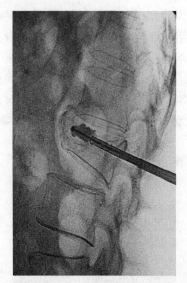

图 2-2-5-16　术中植入 SKY 骨扩张器
第二次扩张

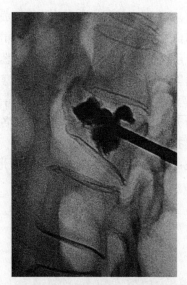

图 2-2-5-17　术中注入骨水泥术后椎体恢复

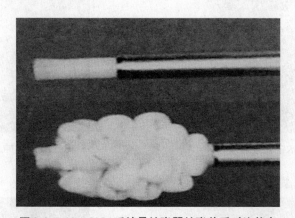

图 2-2-5-18　SKY 系统骨扩张器扩张前后对比状态

四、经皮椎体成形技术的常见并发症和注意事项

PVP 与 PKP 治疗并发症发率 0～10%，最常见是骨水泥外溢，PKP 与 PVP 比较，由于前者通过球囊扩张形成空腔，注射压力较低，因而骨水泥渗漏发生率明显降低。并发症有骨水泥渗漏、神经根热损伤、肺栓塞、肋骨骨折、感染等。

1. 对于骨水泥外溢的预防与处理

（1）如出现暂时的局部疼痛及神经根发热感，通常是因注射部位材料的热效应所致，一般在术后 2～4 天内消失。可以口服非甾体类镇痛药物有助于缓解发热与疼痛。

（2）骨水泥外溢压迫神经，骨水泥溢入椎间孔压迫神经，引起神经痛，在胸段主要表现为肋间神经痛，可应用局部神经封闭浸润治疗。

（3）水泥外溢入椎管造成脊髓损害，应立即外科手术处理，急诊行椎板切除减压术取出骨水泥。

（4）骨水泥的单体溢出伤椎，进入血液循环，造成血管栓塞，严重可导致患者术后肺栓塞致早期突然死亡。其预防措施主要有：①选择适当的适应证，有神经压迫症状或影像学有严重的硬膜外压迫时，要防止渗漏加重压迫，或放弃 PVP 治疗。②骨水泥应在凝固牙膏期进行注射，过稀时不但容易渗漏，而且易随静脉回流扩散，引起肺栓塞。③术前压缩椎体应常规行椎体 CT 扫描，观察椎体后缘有无裂隙，从而进一步评估手术的风险，如椎体后缘有裂隙则放弃该技术。术中常规用欧乃派克 2～5ml 进行椎体造影，从而进一步判断椎体后缘的完整性，如椎体后缘有裂隙造影剂溢入椎管，亦应放弃该技术。术中在推注骨水泥时应在 X 线全程监视下进行，一旦发现有少量骨水泥外溢的情况应立即停止推注。④未反应的材料单体引起心肺系统反应，导致缺氧和栓塞：注射骨水泥前常规静脉推注地塞米松 5～10mg，注射时要监护患者的生命体征，发现异常，应及时停止注射。

2．对穿刺部位有感染者；出凝血功能障碍有出血倾向者；严重心肺疾病，体质极度虚弱，不能耐受手术者；椎体成骨性转移性肿瘤；胸椎椎体压缩程度超过 50%；腰椎椎体压缩程度超过 75% 者，应纳入禁忌证。

参 考 文 献

1. Melton LJ 3rd. Epidemiology of spinal osteporosis[J]. Spine, 1997, 2 (suppl 24): 2-11.

2. Melvin M, Clifford J, Samnel C, et al. Kyphoplasty for vertebral compression fracture via a nui-pedicular approach[J]. Pain Physician, 2005, 8 (4): 363-367.

3. Lee ST, Chen JF. Closed reduction vertebroplasty for the treatment of osteoporotic vertebral compression fracture: technical note[J]. J Neurosury, 2004, 100 (4 Suppl Spine): 392-396.

4. 史金铭, 杨惠林, 陈岩. 椎体后凸成形术的现状与发展 [J]. 国际骨科学杂志, 2006, 27 (2): 91-93.

5. Mathis JM, Barr JD, Belkoff SM, et al. Percutaneous vertebroplasty: a developing standard of care for vertebral compression fraction[J]. AJNR Am J Neuroradiol, 2001, 22 (2): 373-381.

6. Ren H, Shen Y, Zhang YZ, et al. Correlative factor analysis on the complications resulting from cement leakage after percutaneous kyphoplasty in the treatment of osteoporotic vertebral compression fracture[J]. J Spinal Disor Tech, 2010, 23 (7): e9-15.

（李行浩　陶海涛　刘福才　梁克玮　吴志强　陈长贤）

第六节　经皮椎弓根螺钉固定技术

一、经皮椎弓根螺钉固定技术概述

脊柱后路固定已有 100 多年的历史。采用传统术式椎弓根螺钉内固定治疗胸腰椎骨折，组织创伤大、并发症多、住院时间长、费用高。1981 年，开始有人在相邻棘突上用钢丝缠绕固定治疗颈椎骨折脱位，开创了脊柱内固定的先例。1982 年，Magerl 首先报道经皮椎弓根螺钉固定加用外固定装置治疗胸腰椎骨折，Wilson 在 20 世纪 30 年代中期开始采用接骨板在棘突两侧行固定。King 在 1944 年报道了螺钉固定脊柱关节突。Holdsworth 在同期也报道了脊柱接骨板配合螺丝栓固定治疗胸腰椎骨折。Harrington 在 1962 年报道采用脊柱侧凸矫正器械，使脊柱内固定器械开始有了纵向撑开的力量。而 20 世纪 70 年代 Luque 首先使用椎板下钢丝固定方法（SSI），增加了脊柱的横向固定力。1970 年，Roy-Camille 开始采用经椎弓根螺钉及接骨板固定,得到了临床的广泛应用,基本取代了以往的固定器械。1997年,美国FDA正式批准椎弓根螺钉技术作为治疗脊柱骨折的后路固定方法。

椎弓根螺钉内固定技术(MIPPSO)在脊柱三柱固定生物力学方面具有以往其他器械无法比拟的优越性,因此被广泛应用于脊柱外科手术。但许多外科医师发现手术后发生的部分并发症与医源性的肌肉软组织损伤有关。因为传统的开放手术需要进行广泛的软组织剥离和长时间的牵拉,以显露置钉的解剖标志,这样往往导致椎旁肌肉失神经支配和萎缩,引起下腰痛的发生。Kawaguchi等分析发现肌肉损伤相关的磷酸肌酐激酶水平与术中拉钩叶片的压力和牵拉时间成正比。Gejo等通过术后MRI和腰背肌肉力量的比较,总结出术中牵拉时间与腰椎肌肉结构的破坏明显相关,而且长时间肌肉牵拉的病人中下腰痛发生的概率更高。Rantanen等则发现腰椎患者疗效不佳者多与术后椎旁肌肉的病理改变显著相关。

近年来,随着现代医学科学技术的进步,计算机辅助外科技术的发展,微创脊柱外科得到迅速发展。为保护脊柱结构的完整性及预防开放手术导致的医源性下腰痛,人们在力求安全并准确植入椎弓根螺钉的同时,又探索运用微创的手段经皮植入椎弓根螺钉,从而有效减少人为损伤。Magerl在1982年首先报道了经皮椎弓根钉外固定技术。但其组件笨重,患者需要特殊的床垫,生活不便,许多患者不能接受。而且由于力臂较长,固定时间长容易导致弹性变形,病椎高度丢失;固定时间短则病椎未完全骨化,也易导致塌陷。同时其属于外固定装置,感染的风险较大。1995年,Mathews与Long报道了使用皮下纵行连接器的经皮椎弓根钉,减少了感染的风险,但仍有较高的骨不连发生,可能与力臂过长有关。而且固定装置表浅,患者感到不舒服。2001年,Foley与同事发明将椎弓根螺钉固定放置在筋膜下,与传统开放手术位置类似。后来Medtronic公司采用了该产品并进行生产成为Sextant系列,这也是目前最常用的经皮椎弓根螺钉内固定系统。其他国内外厂商也纷纷推出了自己的经皮椎弓根螺钉固定系统,如Stryker公司的Mantis系列等。由于经皮椎弓根螺钉技术减少了椎旁肌肉损伤,有效预防了术后并发症的发生,已经逐渐成为微创脊柱外科的一项重要技术。

二、经皮椎弓根螺钉固定技术的原理与适应证

经皮椎弓根螺钉植入技术(MIPPSO)是脊柱微创外科手术治疗方式的一个飞跃,经皮椎弓根螺钉固定技术原理是在影像监视下通过微创经皮操作器械,经导针准确植入椎弓根及椎体,通过经皮植入中空椎弓根螺钉、接骨板内固定及连接棒后,可做经皮撑开及压缩,从而达到骨折复位固定,有效减少人为损伤。小口即可完成手术,手术快速、简洁,手术流程顺畅,避免了传统开放手术对软组织的干扰,克服了传统脊柱后路内固定植入手术的大切口、肌肉剥离多,术后康复慢等的缺点,可以最大程度避免手术并发症,减少住院日、出血量、术后止痛药,减少肌肉损伤和并发症,及早恢复工作。

MIPPSO技术的机制:后纵韧带在椎体后中央水平最厚,在椎间盘与椎骨相连处向两侧逐渐变薄,其宽度在椎间盘水平宽于椎体水平,除后纵韧带外,还发现能使椎体后壁骨折间接复位的另一途径是位于后纵韧带深部下面的椎体后壁与椎间盘的连接,其作用可能较后纵韧带更重要。Harrington的实验表明,单纯靠后纵韧带产生的间接复位在L_1水平至多能使椎管受压的35%得以恢复,再加后路器械和过伸体位依靠后纵韧带和椎体后壁与椎间盘的连接等,能使爆裂骨折椎管受压恢复到较好程度。因此利用后纵韧带、椎间关节软骨及椎间盘轴向撑开力使椎管内占位小骨块有限闭合复位回纳原理和经皮椎弓根螺钉结合皮下隧道和垂直安装原理,达到使伤椎恢复椎体高度及椎间隙正常高度的目的进而恢复脊柱的生理曲度,

维护节段完整性和稳定性。其优点为最大程度减少对后柱稳定性的破坏，减少组织损伤和肌肉剥离，严格地说可以减少椎旁肌的血管神经破坏，从而维护脊柱软组织的平衡，避免脊柱活动影响。无论是住院时间还是术中出血均大为减少，具有术后恢复快、住院时间短、切口小、平整美观、费用少等优点。

经皮椎弓根螺钉内固定术的主要适应证：①脊柱胸、腰椎骨折；脊柱骨折后，椎体高度丧失，高度低于原有的 1/2，脊柱不稳定者；或脊柱生理曲线丧失，后凸畸形 > 20°，但无损伤平面以下的神经功能损害的患者，均无须进行椎板减压。通常采用前路椎间融合后再行后路经皮椎弓根螺钉内固定，或者后路内镜下减压后再行经皮椎弓根螺钉内固定。②Ⅱ度以内的腰椎滑脱。③椎间盘源性腰痛、腰椎间盘突出合并腰椎不稳、慢性下腰痛等。

经皮穿刺椎弓根螺钉内固定技术无绝对的手术禁忌证。相对手术禁忌证为：①严重心肺疾病的老年患者及有出血倾向的患者。②严重的骨质疏松的患者。③明显的腰椎或胸腰椎脊柱侧凸患者，伴有 2 个以上椎体压缩性骨折；伤椎至相邻椎的椎弓根有骨折者。④先天性椎弓根发育不良患者。⑤术前定位不明确的患者及不能耐受手术者，如脊柱骨折严重，同时伴有损伤平面以下的神经功能损害，需要进行彻底的椎管减压，则不能采用该微创技术。如脊柱骨折不严重，且不伴有损伤平面以下的神经功能损害，可采用保守方法治疗，无须采用该微创技术。⑥其他如峡部裂、椎体滑脱Ⅱ度及以上、二次手术局部粘连严重等。

三、经皮椎弓根螺钉固定操作技术

以微创经皮穿刺椎弓根系统治疗脊柱骨折为例，介绍该技术的操作要点：

1. 工具和植入物　专门的手术操作器械，包括定位钻套、导针、空心钻、空心丝锥、各种规格的扳手和导管、置棒器、断臂器、撑开钳、骨锤。它采用长臂万向单芯螺钉，直径从 5.0mm 到 7.0mm，长度从 30 到 55mm；连接棒直径为 6.0mm，长度从 50～100mm（图 2-2-6-1a～图 2-2-6-1f）。

2. 术前规划和病人体位　经皮椎弓根螺钉内固定手术成败的关键是螺钉能否准确地经椎弓根到达椎体。因此从后路正确地找到椎弓根标志，进以确定螺钉的入点及进针方向极为重要。轴位片可以看到皮肤进针点与椎弓根体表投影之间的距离，皮肤进针点一般在椎弓根外上缘再往外平移 1～2cm，而不在椎弓根的正上方。建议螺钉与椎体上下终板平行拧入椎弓根，螺钉不向内侧成角，与矢状面平行，即"直线朝前"法（straight ahead），螺钉进入约 50%～60% 的椎体前后径的深度；病人采取俯卧位，使用透 X 线的体位架或者胸垫，不要使用膝胸位。手术操作前要保证椎弓根在前后位和侧位片上可以正确地显示。

3. 手术操作　用穿刺针确定皮肤进针点，通过前后位的引导，将穿刺针置于椎弓根的正上方，然后向外侧平移 1～2cm 后穿入皮肤，达到小关节和横突的交点。通过前后位片和侧位片共同确定正确的进针点。由于椎弓根为一圆柱体结构，最理想的椎弓根进针点位于小关节和横突交界处（圆柱体的外缘）。进针方向应该指向圆柱体内壁，但是不要太接近。尽量将螺钉头置于小关节的外侧缘，可以防止破坏上关节突，有助于降低螺钉切迹，同时可以配合椎弓根的倾斜角度。

拔出穿刺针，在皮肤上做一个 1.5cm 的切口，切开皮肤和筋膜。然后通过定位钻套对椎弓根进行穿刺。在这个过程中最重要的确认定位钻套的位置。先是定位钻套的头端在未进入骨质时，前后位透视下显示针尖在进针点处位于椎弓根投影的外缘中部；当侧位显示针尖穿到椎体后缘时，前后位显示针尖位于椎弓根投影的内缘。确认位置正确后，用锤击定位钻

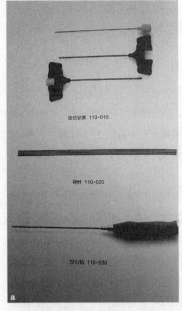
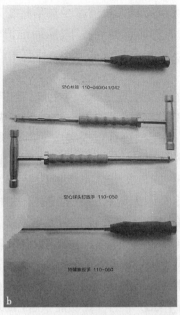
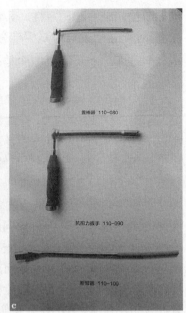
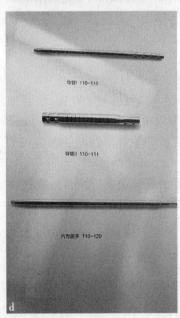
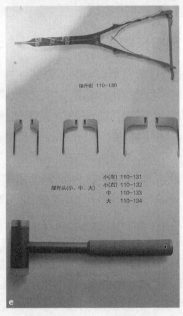
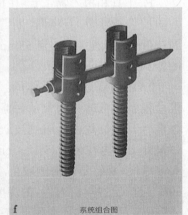

图 2-2-6-1　工具和植入物

套尾部，使钻套进入椎体 0.5cm。拔出内套芯，置入一个钝头的导针（导针在置入椎体的过程中，应该有在松质骨内的手感）。再拔出外套管，这样完成整个椎弓根穿刺过程。

在透视下，沿导针依次置入Ⅰ、Ⅱ、Ⅲ号导管扩张创口，取出导管Ⅰ，留下导管Ⅱ作为组织保护器。通过导针置入空心钻进行钻孔，置入空心丝锥进行攻丝。在整个过程中保证空心钻和丝锥的前端不能超出导针的最前端。取出导管Ⅱ，选择合适长度和直径的椎弓根钉，通过导针拧入，注意透视监测下确认椎弓根螺钉到达的位置。植入后逆时针旋转持钉钮，卸下椎弓根钉扳手，取出导针。所有螺钉植入完成后，用置棒器将一只尖头的棒送入螺钉的钉尾槽内，需要时可将棒预弯。通过透视或小的微型拉钩确认棒位于螺钉的长尾槽内后，拧紧棒尖端的螺塞。插入椎体撑开器进行撑开复位,在撑开状态下,拧紧另外一端的螺塞,最终锁紧连接棒。通过断臂器折断所有螺钉的长臂,最后通过透视了解椎体的复位情况(图 2-2-6-2～图 2-2-6-12)。

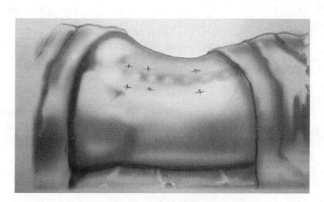

图 2-2-6-2 皮肤切口

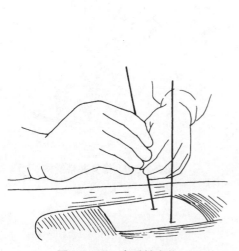

图 2-2-6-3 克氏针定位

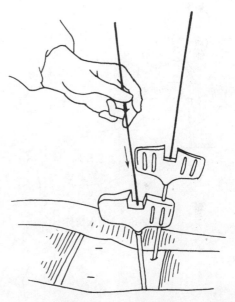

图 2-2-6-4 置入导针

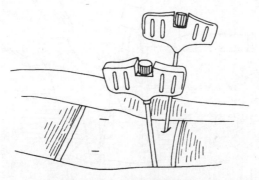

图 2-2-6-5 定位钻套定位

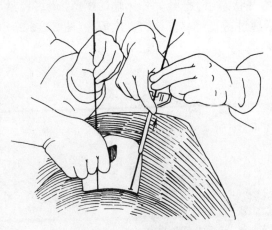

图 2-2-6-6 拔出外套管

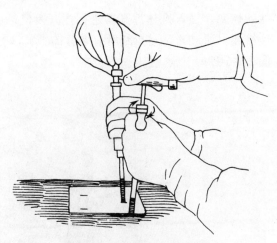

图 2-2-6-7 植入椎弓根钉

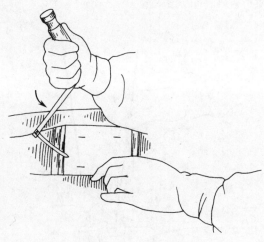

图 2-2-6-8 植入棒体

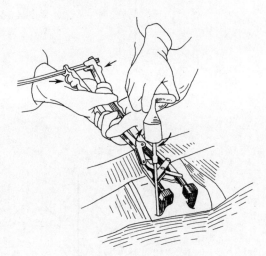

图 2-2-6-9 撑开并锁紧

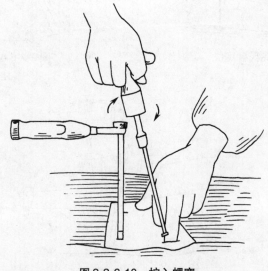

图 2-2-6-10 拧入螺塞

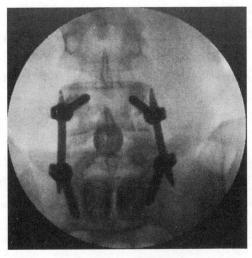 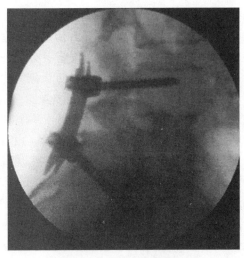

图 2-2-6-11 示意图正位　　　　　　　　　　图 2-2-6-12 示意图侧位

四、经皮椎弓根螺钉固定技术的常见并发症及注意事项

与传统切开内固定手术比较，MIPPSO 手术组织损伤轻，可显著降低术中出血量、术后引流量，减轻术后疼痛，术后并发症较少。中空结构的经皮操作器械和椎弓根螺钉，通过定位针置入，可避免螺钉置入时发生再度移位。但是微创经皮内固定手术必须具备手术专用器械，具有扎实的局部解剖知识和娴熟的开放手术技术基础，还须戒骄戒躁。

随着计算机技术在微创脊柱外科的应用，计算机导航技术及术中有三维成像功能的实时移动式 C 型臂 CT，都已在临床应用，经皮椎弓根螺钉技术因此获得更广泛的临床应用。它不仅使得操作更准确、更安全、更省时，减少手术过程中 X 线对患者和医师的损害，而且该技术使术中出血明显减少，手术创伤变小，而且住院时间缩短。

但是经皮穿刺椎弓根螺钉内固定手术的并发症和常规开放手术相似，经椎弓根内固定手术的关键是掌握好进针点及进针角度，准确地将螺钉经椎弓根拧入椎体。由于脊柱的解剖复杂，错误的进针可导致严重的并发症，如：①脊髓和硬膜囊损伤：术中进针时向内角度大于15°，易造成脊髓和硬膜囊锐性损伤；②神经根损伤：椎弓根螺钉方向偏外侧及下方，螺钉靠近或部分通过椎间孔，有可能损伤神经根；③导针损伤内脏或大血管：由于术者只能在正位投照下操作，而不能进行侧位观察，导针易穿破椎体前缘皮质，伤及内脏和大血管；④内固定物折断：术后过早负重活动或内固定物质量问题可导致内固定物断裂。

所以在经皮穿刺椎弓根螺钉内固定操作时，应注意以下几个方面：

（1）术前规划及准备时，必须严格把握手术适应证，完善术前影像学检查，有条件时应完成需治疗节段的三维螺旋 CT 重建，这样通过不同影像学的检查可以在术前规划时预估选用螺钉的直径及长度，以及明确患者有无椎弓根变异，防止术中出现多次置钉或置钉失败。

（2）强调经皮椎弓根螺钉置入必须在透视引导下完成，标准正侧位检查准确定位螺钉置入点和监控螺钉置入轨迹，才能避免错误放置导致神经根损伤。经皮操作时器械的深度难以准确判断，因此在椎间盘的清除、软骨终板的刮除过程中一定要在 C 型臂 X 线机监控下进行，并注意操作器械上的刻度，以免穿破椎间盘而损伤腹腔脏器；用丝攻穿过导针经椎弓根丝攻时，因导针有时会跟随丝攻穿破椎体，因此应在透视下检查导针的深度，避免导针穿破椎体后损伤腹腔脏器和血管。

(3)术中打入导针及置钉时需同时注意进针角度、螺钉头的位置。最理想的椎弓根进针点位于小关节和横突的交界处,进针方向应指向圆柱体内壁,但不应该太接近。将螺钉头置于小关节突的外侧缘,这样可以防止破坏上关节突,同时可以配合椎弓根的倾斜角度。进钉点过于靠内有可能伤及脊髓和硬膜囊,在正位投照时,钉尖接近或超越脊柱中线,螺钉就有可能进入椎管,应稳妥地退出螺钉或导针。如有脑脊液溢出,说明已伤及硬膜或脊髓,在钉道填塞明胶海绵与骨蜡,重新调整角度,术后密切观察运动感觉及括约肌功能。

(4)骨质疏松患者:椎弓根螺钉难以锚状固定,此时极易松脱。需在椎弓根内植入碎骨或注入骨水泥,做椎弓根强化后再行螺钉固定。另外,骨质疏松患者单位面积骨小梁减少,开钉道后有一定的导向误差,导针置入时力求准确并争取一次开钉道成功,此时操作要求较高。

(5)术中置入连接棒时,不应该给予任何额外的外力,如果连接棒不能顺利轻易的穿过螺钉头部时,需重新评估整个手术操作。经皮椎弓根螺钉固定时,在冠状面和矢状面上,应保持2枚螺钉的尾端在同一水平面上,否则将导致钉棒置入的困难与错位;钉棒安装完毕后应在C型臂X线机监控下行正、侧位透视以确保钉棒安装无误,以免发生螺钉与螺棒的分离。

参 考 文 献

1. Magerl F. External skeletal fixation of the lower thoracic and the lumbar spine[M]//Unthoff HK, stahl E, eds. Current concept s of external fixation of fractures. New York: Spring Verlag, 1982: 353-366.

2. Mathews HH, Long BH. Endoscopy assisted percutaneous anterior interbody fusion with subcutaneous suprafascial internal fixation: evolution for technique an d surgical considerations[J]. Orthop Int Ed, 1995(3): 456-500.

3. 郑祖根,徐又佳,董启榕,等. 经椎弓根外固定器的设计和临床应用[J]. 中华骨科杂志, 1996, 16(10): 616-619.

4. 池永龙. 微创脊柱内固定技术(二)[J]. 浙江创伤外科, 2003, 8(2): 71-73.

5. 王向阳,池永龙,徐华梓,等. 骨水泥的单体-粉配置及强化老年人骨质疏松椎体的生物力学效果[J]. 中华老年医学杂志, 2004, 23(2): 93-95.

(王汉龙　贾卫斗　陈长贤)

第七节　经皮椎板关节突螺钉固定技术

一、概述

1. 定义　椎板关节突螺钉固定技术(translaminar facet screw fixation, TLFSF),即将螺钉自一侧棘突基底经对侧椎板、对侧下关节突固定至下位椎体上关节突、横突的固定技术。

2. 发展概况　1948年,King首先报告采用螺钉进行腰椎关节突间固定,即关节突螺钉技术,以加强腰椎的稳定性,但由于仅经关节突间固定,其强度较差,加之未采用有效的植骨技术,假关节的发生率较高,未能获得很好的临床运用。1959年,Boucher在脊柱融合中使用长螺钉经椎板、关节突间至椎弓根进行固定,即关节突椎弓根螺钉技术。1984年,Magerl报道一组下胸椎和腰椎病例经椎弓根外固定的同时使用椎板关节突螺钉固定技术(TLFSF)。随着对脊柱解剖的深入、影像技术的发展、操作技术的成熟以及生物力学实验的支持,TLFSF无论作为一项独立抑或辅助性的固定技术获得了广泛而大量的应用,特别是应用于下腰椎病变的固定融合治疗，成为除椎弓根螺钉技术以外，又一重要的固定技术。然而，随着影像技术的发展和瞄准器的发明，其置钉技术逐渐由开放转为影像引导下或瞄准器引导下的经皮操作。其经历了采用 X 线机引导、CT 引导及瞄准器引导的发展过程，1998 年 Humke 等首次提出经皮微创置入椎板关节突螺钉的概念。Kumar 等于 2000 年报道通过术中采用不同角度的影像投照方法并辅助于小切口置入椎板关节突螺钉，未发现螺钉穿透的问题。Shim 等报道自2001 年至 2002 年采用经前路椎间融合器植骨，后经后路 X 线引导下经皮置入椎板关节突螺钉治疗下腰椎退行性病。Kang 等于 2002 年 12 月至 2003 年 8 月，经前路椎间融合器植骨后在 CT 引导下经皮置入椎板关节突螺钉治疗下腰椎病变。曾忠友等发明设计了一种可调节深度和角度的椎板关节突螺钉瞄准器，经过临床应用并与开放置钉进行了对比，其认为：经皮置入椎板关节突螺钉技术相对于开放置钉，可根据个体化数据而进行调整的瞄准器具有更好的精确性和安全性，而且大大简化了手术操作、缩短了手术时间、减少了对医护人员和患者的放射性损害，具有创伤小、操作简单、准确性和安全性高等优点，是一可行的技术，而且是前路融合器植骨后又一有效的、微创的后路加强方法，是一较好的选择。近些年，在外科微创化发展的同时，其智能化的发展亦获得了长足的进步，有作者先后报告了微型机器人在椎板关节突螺钉置入中的实验研究，微型机器人的使用提高了椎板关节突螺钉置入的精确性，但要求术前和术中充分的数据收集及完善的置钉计划的制订。

二、经皮椎板关节突螺钉固定技术的原理和适应证

1. 应用解剖 腰椎椎板呈向外向下走行，上腰椎关节面的方向近似矢状，至腰骶部改变为斜面。根据腰椎的解剖及影像学研究发现：椎板的走行与棘突基底及横突基底构成一平面，且此平面的中轴线正好位于椎板中部，而此中轴线就是椎板关节突螺钉的走行线。采用椎板关节突螺钉固定技术的病例术前除常规行腰椎 X 线、CT 扫描及 MRI 检查外，还需做沿椎板关节突走行的 CT 扫描（图 2-2-7-1），以测量如下几个参数（图 2-2-7-2，图 2-2-7-3）作为术中参考：①钉道长度：一侧棘突基底上中 1/3 至下一椎体对侧横突中线与上关节突外侧缘交点的连线长度；②椎板厚度：一侧棘突基底上中 1/3 至下一椎体对侧横突中线与上关节突外

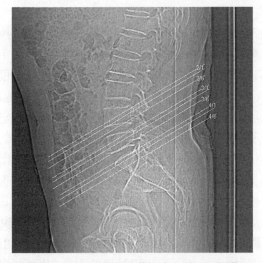

图 2-2-7-1 沿椎板关节突走行的 CT 扫描

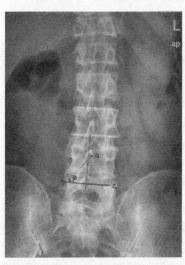

图 2-2-7-2 椎板关节突螺钉相关参数的测量示意图

侧缘交点的连线中椎板最薄处的厚度；③椎板外斜角：一侧棘突基底上中 1/3 至下一椎体对侧横突中线与上关节突外侧缘交点的连线，连线与腰椎冠状面夹角；④椎板下倾角：一侧棘突基底上中 1/3 至下一椎体对侧横突中线与上关节突外侧缘交点的连线，连线与腰椎横断面夹角。在临床应用中，曾忠友等建议在测量以上 4 个参数的基础上再测量棘突基底入点与棘突基底深面的距离以及横突交点距横突表面的距离，以提高椎板关节突螺钉置钉的准确性。解剖研究发现：上腰椎活动范围小，其椎板较厚长，而下腰椎活动范围大，椎板短且薄。腰椎椎板的厚度大概 5~6mm，L_2 与 L_3 椎板最厚，其次为 L_1 和 L_5，L4 最薄，而男性椎板厚度较女性大。Lu 等通过对 30 具尸体腰椎椎板的研究发现：从 L_1 至 L_5 其钉道长度及椎板外斜角逐渐增大。而曾忠友等通过影像测量获得的结果（表 2-2-7-1）为：椎板、关节突的钉道长度自 L_{3-4} 至 L_5-S_1 逐渐增大，椎板厚度 L_3 和 L_4 较 L_5 大，椎板外斜角 L_{3-4} 至 L_5-S_1 渐减小，椎板下倾角 L_{4-5} 较 L_{3-4} 小，L_5-S_1 较 L_{4-5} 大。男性椎板厚度及钉道长度较女性大，有统计学差异（$P < 0.05$），椎板外斜角及椎板下倾角男性与女性之间无统计学差异。通过患者影像学的测量，获得个体化数据，术前即能知道每例患者螺钉的入点、角度，所用螺钉的大概直径与长度，从而提高了手术的可预见性和操作的精确性。

表 2-2-7-1　下腰椎椎板、关节突影像学测量结果（$\overline{X} \pm SD$）

项目	L_{3-4}		L_{4-5}		L_5-S_1	
	男	女	男	女	男	女
钉道长度（cm）	4.63±0.75	4.40±0.63	5.12±0.45	5.03±0.39	5.47±0.65	5.35±0.57
椎板厚度（mm）	5.4±0.8	5.2±0.73	6.7±1.4	6.4±1.5	6.4±1.4	6.2±1.45
椎板外斜角（°）	46±5.1	45±4.8	43±3.8	44±4.1	36±3.5	35±3.0
椎板下倾角（°）	49±3.6	48±3.0	47±3.1	48±2.2	51±2.5	50±1.8

2. 生物力学研究　作为腰椎唯一真正意义上的活动关节——关节突关节具有较好的屈伸和旋转活动度。一般情况下，关节突关节承担的轴向载荷约为整个腰椎的 10%~20%。与椎弓根螺钉固定系统能承担载荷不同，椎板关节突螺钉自身并不能提供载荷能力，而是由于椎板关节突螺钉走行较长，且垂直于关节面固定，能较好地控制关节突的活动，通过固定关节突来强化其载荷能力，同时达到抗屈伸及抗旋转的目的。与其他固定技术相同，TLFSF 技术在临床的逐步应用和进展亦是建立在生物力学实验的基础之上，其生物力学实验经历了从简单到系统、从单一到对比、从单节段到两节段、从双侧固定到单侧固定乃至联合椎弓根螺钉固定、从联合后外侧植骨到椎间植骨并现在广泛应用的椎间融合器植骨方法的发展。Kornblatt 等在国际上首次对 TLFSF 进行了生物力学对比测试，通过对腰 5 骶 1 采用 4 种固定方法：①椎板关节突螺钉固定；②鲁克氏直角框固定；③采用加尔维斯顿技术固定至骨盆的鲁克氏固定；④组合的脊柱骨盆棒固定。结果为：椎板关节突螺钉固定后的脊柱刚度差于组合的脊柱骨盆棒固定方法，但好于鲁克氏直角框固定和采用加尔维斯顿技术固定至骨盆的鲁克氏固定法，四组方法的固定强度基本一致，即椎板关节突螺钉固定具有较好的稳定性。其后，Heggeness 等进一步采用更加科学的静态和动态循环加载的实验方式来证实椎板关节突螺钉固定的稳定性，结果表明：椎板关节突螺钉固定组较非固定组在屈曲载荷增加 9 倍时引起恒定的位移，经过 5000 次屈曲载荷的重复作用后固定组的强度出现轻度的下降，从而从生物力学上肯定了椎板关节突螺钉固定的意义。20 世纪 90 年代中期，BAK 融合器的出现，使

得 TLFSF 联合椎间 BAK 植入成为可能,弥补了椎板关节突螺钉不能承载轴向载荷的不足。Rathonyi 等使用 6 具人体脊柱标本设定为 4 组:①完整脊柱组;②椎板关节突螺钉固定组;③经前路椎间植入 BAK 组;④经前路椎间植入 BAK 联合椎板关节突螺钉固定组。在轴向载荷作用下测量其各向活动度:经前路椎间植入 BAK 组其在前屈及侧屈方面有较好的稳定性,而辅助于椎板关节突螺钉固定后更是在后伸及轴向旋转方面明显地减少了椎间活动度,但作者特别指出:虽然不同的固定或手术方法其在某些活动方向上具有较好的稳定性,特别是经前路椎间植入 BAK 联合椎板关节突螺钉固定方式,但何种程度的稳定才能达到良好的骨融合,两者之间并不是非常的清楚。至 20 世纪 90 年代中后期,椎弓根螺钉技术获得了广泛的认可,其被认为固定节段短、固定强度大、融合率高而大量地应用于胸腰椎固定,Deguchi 等通过 9 具新鲜绵羊标本对比了三种材料两种固定方式的稳定性:椎弓根螺钉固定术、经椎板关节突皮质骨螺钉固定术和可吸收螺钉固定术,实验结果表明:双侧椎弓根螺钉固定稳定性最好,双侧经椎板关节突皮质骨螺钉固定明显地减少了固定节段的三维活动度,具有与双侧椎弓根螺钉固定同样的稳定性,经椎板关节突可吸收螺钉固定术其稳定性虽然弱于前两者,但较之脊柱完整组,其明显地减少了固定节段的活动度。双侧椎板关节突螺钉单节段固定稳定性如此良好,双节段固定强度如何?有作者对此进行了生物力学研究获得了同样的结果,即对于双节段固定,双侧椎板关节突螺钉联合椎间融合器植入与双侧椎弓根螺钉联合椎间融合器植入具有同样的稳定性。相对于双侧固定,单侧椎板关节突螺钉固定其强度怎样?Harris 等采用 5 具新鲜冷冻人体脊柱标本进行了四种固定方式的对比:经椎间孔减压椎间融合器植骨术(TLIF)、TLIF + 对侧 TLFSF,TLIF + 同侧椎弓根螺钉固定,TLIF + 双侧椎弓根螺钉固定,其结果为:较之 TLIF,TLIF + 对侧 TLFSF 在各向活动度有减少,但固定强度有限,而 TLIF + 双侧椎弓根螺钉固定稳定性最好。为了增加固定强度,近年来,有作者将椎板关节突螺钉技术与椎弓根螺钉技术结合,即单侧椎弓根螺钉联合对侧椎板关节突螺钉固定,并进行了生物力学测试,结果显示:单侧椎弓根螺钉并对侧椎板关节突螺钉固定联合椎间融合器植入其三维运动范围明显减少,刚度增加,对增加腰椎节段强度和稳定性十分有效,与单侧椎弓根螺钉固定联合椎间融合器植入组相比,其各向活动度减少,而刚度增加,差异有统计学意义;而与双侧椎弓根螺钉固定联合椎间融合器植入组相比,其各向活动度无明显增加,且刚度无明显下降,两者差异无统计学意义,意即对于单节段固定,单侧椎弓根螺钉并对侧椎板关节突螺钉固定联合椎间融合器植入与双侧椎弓根螺钉固定联合椎间融合器植入具有相同的稳定性。

3. 临床应用　TLFSF 技术最早的应用报道是作为辅助性固定用于下胸椎和腰椎的骨折治疗,但后来作为主要的固定方法多应用于下腰椎及腰骶部的固定融合,特别是在生物力学实验结果的支持下,其应用的范围与方式获得了较大的拓展,虽然主要应用于单节段固定,但也有双节段固定的应用报告,TLFSF 技术的固定方式目前主要有 3 种:双侧固定、单侧固定和联合椎弓根螺钉固定。1986 年,Kornblatt 等在生物力学测试的基础上将其应用于一组 L_5-S_1 病例的固定并进行后外侧植骨,同时与其他几种不同固定方式就影响融合率的因素、临床结果及融合时间 3 个方面进行临床对比发现:椎板关节突螺钉固定和组合的脊柱骨盆棒固定明显减少了假关节的发生,大大缩短了融合时间。Jacobs 等报道自 1983 年 1 月—1986 年 3 月对 88 例进行腰骶部融合的病例进行双侧椎板关节突螺钉固定,其中 43 例病例获得 12 个月以上的随访,平均融合时间为 6 个月,随访病例中,93% 的病例获得了较好的临床改善,91% 的病例获得良好的骨性融合。作者认为,对比以前未采用内固定的融合病例,加用椎板关节突螺钉固定明显改善了临床结果、缩短了融合时间,而且未增加手术风险。同样,Heggeness 等在获得生物力学实验支持后,选择 35 例腰骶部融合的病例采用椎板关节突螺钉固定,其中 18 例获得了 2 年以上的随访,而 18 例病例中有 12 例进行了双节段的固定,18 例病例均获得了骨性融合,作者认为,椎板关节突螺钉固定提供了较好的生物力学稳定性,是一种有价值的内固定方法。1998 年,Humke 等报道了一组经 52~83 个月(平均 68 个月)随访的 173 例病例,采用椎板关节突螺钉固定并后外侧植骨,其中单节段固定的占 57%,双节段固定的占 40%,三节段或以上固定的占 3%,94% 病例获得影像学上的融合,螺钉松动率为 3%,出现螺钉断裂 2 枚,疼痛评分由术前的 7.6 至术后的 2.9,99 例结果优秀,70 例结果满意,4 例结果差。作者认为,椎板关节突螺钉固定可提高固定节段的即刻稳定性,而且无神经并发症,对于腰椎及腰骶部融合是一有效而价廉的固定方法。Aepli 等对 1987 年至 2004 年共 643 名患腰椎各种退变性疾病经行椎板关节突螺钉固定并融合术,进行问卷调查,476 例(74%)完成并交回问卷,应用多因素 logistic 回归分析,结果,在平均随访 10 年(2~20 年不等)期间,352 例(74%)效果很好或较好,124 例(26%)效果不明显或较差。而椎间融合器的出现,则进一步促进了椎板关节突螺钉固定技术的应用,两者的联合不仅加强了固定节段的稳定性,而且大大地提高了融合率。Pavlov 等报道采用经前路椎间融合器植骨联合后侧椎板关节突螺钉固定治疗 32 例病例,经过 4 年的随访,所有病例骨性融合,病变椎间高度和腰椎前凸获得良好的恢复与保持,且 VAS 和 Oswestry 评分获得明显改善。通过临床应用并长时间的随访,已有较多的文献报道:相对于双侧椎弓根螺钉固定联合椎间融合器植骨,双侧椎板关节突螺钉固定联合椎间融合器植骨不仅具有切口小、创伤小、费用省,而且明显降低了术后并发症。但是,由于临床上下腰椎退行性病变往往合并一侧或双侧神经根症状,术中需要进行一侧的椎板间隙减压及通过此间隙植入椎间融合器,因此,部分病例只能做一侧椎板关节突螺钉固定。曾忠友等通过严格的病例选择,先后报道了采用单侧椎板关节突螺钉固定而椎间植骨方式不同的两组病例,均获得了良好的骨性融合和临床结果。虽然单侧椎板关节突螺钉固定并椎间植骨获得了较好的临床效果,但生物力学实验已证明,单侧固定较双侧固定其强度较弱,而且临床上其手术适应证亦相对较窄,因而,出现了椎弓根螺钉技术与椎板关节突螺钉技术的联合,即单侧椎弓根螺钉结合对侧椎板关节突螺钉固定,Sethi 等采用本方法治疗 19 例下腰椎病例,经过 15~54 个月(平均 32 个月)的随访,所有病例均获得骨性融合,作者认为:单侧椎弓根螺钉联合对侧椎板关节突螺钉固定并椎间融合方法在获得较好的临床效果的同时大大降低了治疗费用。曾忠友等报道采用此方法治疗 35 例下腰椎病变,其中 30 例获得 1 年以上平均 22.5 个月的随访,除 1 例不能明确外,其余 29 例获得椎间融合,融合率为 96.7%。随访过程中椎弓根螺钉与椎板关节突螺钉未出现松动、移位、断裂,椎间融合器亦无移位现象,JOA 评分由术前的 10~16 分(平均 12.98 分)提高到 22~27 分(平均 25.2 分),改善率为 61.7%~90.5%,平均 72.5%。其结论为:单侧椎弓根螺钉联合对侧椎板关节突螺钉固定并椎间融合器植骨方法具有创伤小、稳定性好、融合率高和费用省等优点,可早期下床,且手术适用范围相对扩大,是部分下腰椎病变固定融合治疗的较好选择。

4. 适应证与禁忌证 TLFSF 技术主要应用于腰椎和腰骶部病变的前、后路融合术,以提高植骨融合率。如椎管狭窄、腰椎间盘退变伴有顽固性下腰痛、巨大型腰椎间盘突出症、极外侧型椎间盘突出、椎间盘炎、腰椎滑脱 I 度或退变性不稳、医源性腰椎不稳或腰椎再次手术者,较少用于创伤性或创伤后胸腰椎不稳,但 Grob 等及殷渠东等将 TLFSF 作为辅助固定手段用于胸腰椎骨折治疗。目前普遍认为对二节段或以下融合较佳。使用经椎板关节突螺钉原则上要求保持后柱骨性结构（主要是椎板和关节突关节）的完整性。若手术中必须行椎板切除减压，则应保留大部分椎板才能使用该方法。

由于椎板关节突螺钉固定的解剖和生物力学特点，其禁忌证不适合于腰椎椎弓峡部裂伴或不伴椎体滑脱、身高体重指数异常患者、多节段（两节段以上）病变、腰椎退行性滑脱Ⅱ度或以上、腰椎管狭窄需行全椎板切除或双侧椎板间隙开窗减压、腰椎三维畸形、严重骨质疏松、椎板或关节突发育不良。

三、经皮椎板关节突螺钉固定操作技术

1. 术前准备 经皮椎板关节突螺钉固定技术应在影像引导及瞄准器引导下进行手术准备（图 2-2-7-3）。

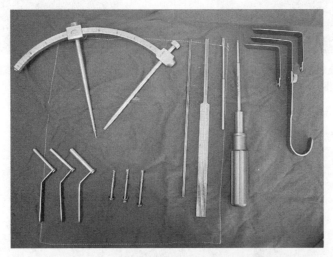

图 2-2-7-3 椎板关节突螺钉瞄准器及配套器械

2. 具体操作步骤 在瞄准器引导下，经皮椎板关节突螺钉置入的具体步骤如下：

在 C 型臂 X 线机引导下，确定病变节段下位椎体对侧横突中线与上关节突外缘的交点为瞄准器定位杆的插入点，根据术前测量的椎板外斜角确定导向套筒的角度，经皮插入导向套筒，抵于棘突基底横线上中 1/3 处，作为导针的入点，在瞄准器引导下经一侧棘突基底经对侧椎板、下关节突、下位椎体上关节突至横突钻入导针，导针进入深度参考术前测量的钉道长度及导向套筒留置在弧形臂外的长度。经腰椎正侧位透视确定导针位置及深度合适，即正、侧位像上导针均沿椎板关节突方向走行，正位像上导针尖位于下位椎体横突中点，侧位像上导针尖位于下位椎体横突深面，不超过椎体后缘（图 2-2-7-4，图 2-2-7-5），撤除瞄准器，予扩孔、攻丝、拧入相应长度及直径并带垫片的钛合金空心螺钉，再次腰椎正侧位透视检查螺钉位置是否合适（判断标准同导针位置，图 2-2-7-6，图 2-2-7-7）。

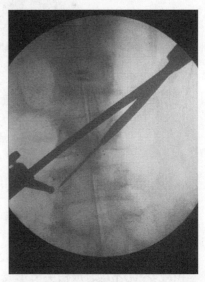

图 2-2-7-4 术中通过椎板关节突钻入导针后腰椎正位 X 线透视图

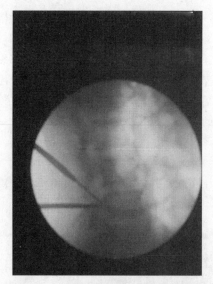

图 2-2-7-5　术中通过椎板关节突钻入导针后腰椎侧位 X 线透视图

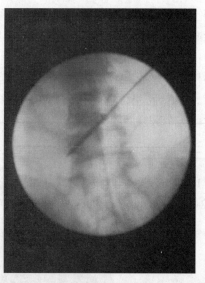

图 2-2-7-6　术中椎板关节突螺钉置入后腰椎正位 X 线透视图

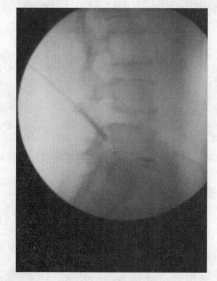

图 2-2-7-7　术中椎板关节突螺钉置入后腰椎侧位 X 线透视图

四、经皮椎板关节突螺钉固定技术的常见并发症和注意事项

1. 经皮椎板关节突螺钉固定的技术，虽然手术并发症出现较少，但仍不可避免，常见并发症主要有以下几个方面：①血管、神经损伤；②椎板关节突骨折；③螺钉位置不正确；④螺钉松动、移位、断裂；⑤融合器移位或陷入终板甚或进入椎体内；⑥椎间隙高度下降和椎间孔容积减少；⑦不融合或假关节形成。

2. 注意事项　①严格的手术适应证的选择；②术前对每例病例影像资料的仔细测量，以获得个体化数据，确保手术操作的可预见性和精确性，特别是钉道长度及椎板外斜角的数据；③术中操作时，应根据术前测量的椎板外斜角进行瞄准器导向角度的设定，否则难以达到棘突基底的准确入点,最终可能影响螺钉的位置和稳定性。需要指出的是本手术方式并非坚强固定,因此,强调椎间融合器床的制作质量,有条件单位可使用头灯或内镜光源辅助;下腰椎的解剖及本手术方式的固定特点,椎间传导是脊柱载荷的主要传导方式,因此在处理终板软骨及放置融合器时须十分注意保护终板的完整性,避免造成终板骨折和椎间融合器陷入终板甚或椎体内;放置融合器前于椎间隙深部尽量多植入松质骨粒,并充填塌实,以提高融合质量并有助于评价融合状况;融合器的选择:①建议采用解剖型融合器,以更好地沿椎间隙方向植入(而非解剖型融合器如长方体融合器在植入过程中易偏离方向造成终板的切割),同时增加与终板的接触面积。②根据椎间高度尽可能选择合适尺寸的融合器,以保持纤维环的张力及融合器置入后的稳定性,同时可增加抗旋转扭力。

参 考 文 献

1. King D. Internal fixation for lumbosacral fusion[J]. Am J surg, 1948, 30(3): 560-565.

2. Boucher HH. A method of spinal fusion[J]. J Bone Joint urgr, 1959, 41B(2): 248-259.

3. Magerl FP. Stabilization of the lower thoracic and lumbar spine with external skeletal fixation[J]. Clin Orthop Relat Res, 1984(189): 125-141.

4. 曾忠友, 江春宇, 宋永兴, 等. 下腰椎椎板、关节突的影像学测量与临床意义[J]. 中国临床解剖学杂志, 2009, 27(4): 420-422, 425.

5. Lu J, Ebraheim NA, Yeasting RA. Translaminar facet screw placement: An anatomic study[J]. Am J Orthop, 1998, 27(8): 550-555.

6. Kornblatt MD, Casey MP, Jacobs RR. Internal fixation in lumbosacral spine fusion. Abiomechanical and clinical study[J]. Clin Orthop Relat Res, 1986(203): 141-150.

7. Heggeness MH, Esses SI. Translaminar facet joint screw fixation for lumbar and lumbosacral fusion. A clinical and biomechanical study[J]. Spine, 1991, 16(6 Suppl): S266-269.

8. Rathonyi GC, Oxland TR, Gerich U, et al. The role of supplemental translaminar screws in anterior lumbar interbody fixation: a biomechanical study[J]. Eur Spine J, 1998, 7(5): 400-407.

9. Deguchi M, Cheng BC, Sato K, et al. Biomechanical evaluation of translaminar facet joint fixation. A comparative study of poly-L-lactide pins, screws, and pedicle fixation[J]. Spine, 1998, 23(12): 1307-1313.

10. Eskander M, Brooks D, Ordway N, et al. Analysis of pedicle and translaminar facet fixation in a multisegment interbody fusion model[J]. Spine(Phila Pa 1976), 2007, 32(7): E230-235.

11. Harris BM, Hilibrand AS, Savas PE, et al. Transforaminal lumbar interbody fusion: the effect of various instrumentation techniques on the flexibility of the lumbar spine[J]. Spine, 2004, 29(4): E65-70.

12. Schleicher P, Beth P, Ottenbacher A, et al. Biomechanical evaluation of different asymmetrical posterior stabilization methods for minimally invasive transforaminal lumbar interbody fusion[J]. J Neurosurg Spine, 2008, 9(4): 363-371.

13. 曾忠友, 陈国军, 吴鹏, 等. 下腰椎不同固定方式的生物力学对比研究[J]. 中华实验外科杂志, 2011, 28(10): 1783-1785.

14. Jacobs RR, Montesano PX, et al. Enhancement of lumbar spine fusion by use of translaminar facet joint screws[J]. Spine, 1989, 14(1): 12-15.

15. Humke T, Grob D, Dvorak J, et al. Translaminar screw fixation of the lumbar and lumbosacral spine. A 5-year follow-up[J]. Spine, 1998, 23(10): 1180-1184.

16. Aepli M, Mannion AF, Grob D. Translaminar screw fixation of the lumbar spine: long-term outcome[J]. Spine (Phila Pa 1976), 2009, 34 (14): 1492-1498.

17. Pavlov PW, Meijers H, van Limbeek J, et al. Good outcome and restoration of lordosis after anterior lumbar interbody fusion with additional posterior fixation[J]. Spine, 2004, 29 (17): 1893-1900.

18. 曾忠友, 裴仁模, 裴斐, 等. 椎板、小关节及棘突间固定并环形植骨治疗椎间盘退变性下腰痛 [J]. 中国脊柱脊髓杂志, 2004, 14 (3): 184-186.

19. 曾忠友, 张建乔, 严卫锋, 等. 椎板关节突螺钉瞄准器在治疗下腰椎退行性病变的临床应用 [J]. 中国矫形外科杂志, 2011, 19 (5): 378-381.

20. Sethi A, Lee S, Vaidya R. Transforaminal lumbar interbody fusion using unilateral pedicle screws and a translaminar screw[J]. Eur Spine J, 2009, 18 (3): 430-434.

21. 曾忠友, 严卫锋, 陈国军, 等. 单侧椎弓根螺钉联合对侧经皮椎板关节突螺钉固定并椎间融合治疗下腰椎病变的临床观察 [J]. 中华骨科杂志, 2011, 31 (8): 834-839.

22. Kumar N, Wild A, Webb JK, et al. Hybrid computer-guided and minimally open surgery: anterior lumbar interbody fusion and translaminar screw fixation[J]. Eur Spine J, 2000, 9 (Suppl 1): S71-77.

23. Shim CS, Lee SH, Jung B, et al. Fluoroscopically assisted percutaneous translaminar facet screw fixation following anterior lumbar interbody fusion: technical report[J]. Spine, 2005, 30 (7): 838-843.

24. Kang HY, Lee SH, Jeon SH, et al. Computed tomography-guided percutaneous facet screw fixation in the lumbar spine. Technical note[J]. J Neurosurg Spine, 2007, 7 (1): 95-98.

25. Jang JS, Lee SH, Lim SR. Guide device for percutaneous placement of translaminar facet screws after anterior lumbar interbody fusion. Technical note[J]. J Neurosurg, 2003, 98 (1 Suppl): 100-103.

26. 曾忠友, 江春宇, 张建乔, 等. 腰椎椎板关节突螺钉瞄准器的研制 [J]. 中国骨与关节损伤杂志, 2009, 24 (4): 761-762.

27. 曾忠友, 陈国军, 汤永华, 等. 椎板关节突螺钉两种不同置钉方法的临床对比研究 [J]. 中国临床解剖学杂志, 2011, 29 (5): 581-584.

28. Lieberman IH, Togawa D, Kayanja MM, et al. Bone-mounted miniature robotic guidance for pedicle screw and translaminar facet screw placement: Part I--Technical development and a test case result[J]. Neurosurgery, 2006, 59 (3): 641-650.

29. Togawa D, Kayanja MM, Reinhardt MK, et al. Bone-mounted miniature robotic guidance for pedicle screw and translaminar facet screw placement: part 2--Evaluation of system accuracy[J]. Neurosurgery, 2007, 60 (2 Suppl 1): ONS129-139.

30. Grob D, Rubeli M, Scheier HJ, et al. Translaminar screw fixation of the lumbar spine[J]. Int Orthop, 1992, 16 (3): 223-226.

31. 殷渠东, 郑祖根, 蔡建平. 椎弓根螺钉联合经椎板螺钉治疗胸腰椎骨折的实验研究及临床初步应用 [J]. 中国骨与关节损伤杂志, 2005, 20 (6): 379-381.

（曾忠友　张建乔　裴　斐）

第三章

微创内固定技术

第一节　骨折内固定发展概述

一、骨折治疗的 AO 原则

1. 国际内固定研究协会简介　国际内固定研究协会（Arbeitsge-meinschaft fur Osteosyn-thesesfragen，AO）/（As-sociation for the Study of Internal Fixation，ASIF）成立于 1958 年，下设研究、教育、信息、基金和技术发展五个管理机构。核心任务是协调国际研究、组织临床协作，发展内固定技术，传播 AO/ASIF 教育。

AO/ASIF 拥有自己的学术刊物 *AO/ASIF Scientific Supplement of NJURY*，每年在世界各地定期举办技术培训和专题研讨。专业分中心研究组、长骨外科组、手足外科组、脊柱外科组、颌面外科组、关节外科组和生物材料组，通过收集各协作医院的临床病例作回顾性研究，为技术发展、产品开发、基础研究、学术交流和教育培训提供资料，基金部负责专题论证，提供项目资金。

2. AO 治疗骨折的基本理论与原则　AO 的目标是改善骨折治疗的结果，它的成功带来了外科理论和技术的一场革命，并使他们成为过去 50 多年中在创伤治疗方面最具有影响的学派。骨折都导致骨骼及周围软组织的复合伤，骨折发生后我们会很快看到局部循环障碍和炎症表现，以及因此而产生的疼痛和反射性制动。循环障碍、炎症和疼痛这 3 种因素将引起关节、肌肉功能失用，从而造成所谓“骨折病”的发生。骨折病的临床表现为慢性水肿、软组织萎缩和局部骨质疏松，水肿则引起肌肉内部纤维化及肌肉萎缩，使肌肉与骨骼和筋膜之间发生非生理性粘连，出现邻近关节僵硬。这些后遗症即便经过长期的理疗也难以改善，病人极有可能从此部分或全部丧失工作能力。为了避免骨折病的发生，AO/ASIF 推出了“功能性康复”的概念，强调骨折后的功能。其座右铭是“生命在于运动，运动即是生命”。这一骨折治疗观点的基础是认为如果对骨折进行绝对稳定的固定，则可完全消除疼痛，使肢体的早期和全范围活动成为可能。对骨折治疗的“4R”原则，即诊断、复位、固定和功能锻炼也由此改变。术后可立即进行功能锻炼，而不用等到骨折愈合之后。由此，AO/ASIF 归纳了新的 4 项治疗原则：

（1）骨折端的解剖复位，特别是关节内骨折，对于所有关节内骨折后功能的完全恢复具有重要意义，同时，对于骨干及干骺端的长度、旋转和轴线也有价值。

（2）为满足局部生物力学需要而设计的坚强内固定。所有手术固定的方法，对于控制长度、轴线和旋转都应提供良好的稳定。拉力螺钉是稳定内固定的基石，在需要的时候与保护或中和钢板或支撑钢板联合应用，简单的横形骨折或斜形骨折不用拉力螺钉的方法进行固定，可通过加压钢板予以轴向加压。治疗的重点是机械稳定性，内固定的目的就是将所有骨折片转变成一个坚固的整体。

（3）无创外科操作技术。AO/ASJF 更强调手术者的素质，对软组织的处理和操作技术要求较高，以保护骨折端及软组织的血运。

（4）肌肉及骨折部位、邻近关节早期、主动、无痛的活动。术后立即进行活动，已被证实可以明显减少大多数骨折后造成的永久性障碍，同时可以避免久卧于非生理性的仰卧位，而导致长期的心脏呼吸功能紊乱，预防多器官衰竭。

二、骨折治疗的生物学固定理论（BO 理念）

50 年来，骨折治疗无论在理论上、原则上、方法上以及材料上都有了长足的进展。众所周知，AO 学派的观点与技术起到了重要作用。近 20 年来，其在国内也被广泛应用，使骨折治疗的疗效得到了显著的提高。

1. AO 技术利弊　　AO 技术的核心是骨折块之间的加压，而长骨干骨折在这种坚强固定的作用下所获得的愈合属于一期愈合。因此通过加压达到坚强固定，以及通过坚强固定获得长骨干的一期愈合，即成为 AO 技术的两大基本特点。其理论依据则是"借助坚强固定一期恢复骨干骨折的解剖学连续性和力学完整性"这一生物力学概念。AO 学派也曾试图将骨折内固定的目标从保证骨折的正常愈合及早期功能锻炼发展到肢体的早期使用。长期实践证实了有些相当复杂的骨折经 AO 技术处理后获得满意的疗效，但同时也逐渐暴露了 AO 技术的一些严重缺点和问题。首先，有些骨折即使按照 AO 原则进行了"坚强固定"，实际上也难以达到目的，肢体不仅无法早期使用，甚至连早期功能锻炼都需要极其慎重。其次，由于坚强固定后骨折愈合但去除钢板后发生再骨折的病例，促使人们开始对骨折一期愈合进行反思。经过大量的探索研究，有学者先后提出"应力遮挡"的观点和"钢板下皮质骨因供血破坏而出现的哈佛系统加速重塑"的观点。

2. BO 的提出及内涵　　由于逐步认识到 AO 学派单纯强调生物力学观点的不足，逐渐演变为以生物学为主的观点，即生物的合理的接骨术的观点（biological osteosynthesis，BO）。生物学固定的内涵是：充分重视局部软组织的血运，固定坚强而无加压。其原则是：

（1）远离骨折部位进行复位，以保证骨折局部软组织的附着。

（2）不以牺牲骨折部的血运来强求粉碎骨折块的解剖复位。如必须复位的较大骨折块，也应尽力保存其供血的软组织蒂部。

（3）使用低弹性模具，生物相容性好的内固定器材。

（4）减少内固定物与所固定骨之间的接触面。

（5）尽可能地减少手术暴露时间。

Palmer 指出："骨折的治疗必须着重于寻求骨折稳固和软组织完整之间的平衡，特别是对于严重粉碎的骨干骨折过分追求骨折解剖学的重建，其结果往往是既不能获得足以传导载荷的固定，又使原已损伤的组织血运遭受进一步的破坏。"这一论点是 BO 概念对骨折治疗的指导思想。临床上骨折复位方法的限制，手术切口的改良、新型内固定物的应用，固定技术的调整等，都是 BO 观念的具体体现。

3. BO 技术的操作

（1）骨折复位：髓内钉固定及骨外固定器固定均可行闭合复位，避免干扰骨折局部，手法应轻柔、准确，反之仍有可能加重骨折局部血运破坏。切开复位则应利用间接复位技术，先恢复长度和对应关系，再将中间段的骨折块归拢复位。但绝不可以破坏局部血运的手段强求解剖复位。就粉碎骨折而言，复位主要是恢复骨干的长度、轴线和无旋转。应特别保护和利用完整的软组织铰链，不但可以维护尚存的血运，而且还可借助它完成复位并维护复位。

（2）骨折固定：骨折愈合的主要条件并非一期的稳定，而是依靠存有活力的骨块，通过骨痂形成与主骨的迅速连接，钢板对侧骨折端获得支撑，防止固定物的断裂。这是对 AO 原有理论的重要修正。这在 Brunner Weher 架桥式固定（bridge plating technic）应用于临床的若干报告中得到体现。用长跨度的钢板跨越骨干部，而仅以较少的螺钉将骨折块固定，被称为长跨度—低密度钢板固定。其中以 95° 长角钢板固定于股骨多见，由于在恒定的弯曲力矩下，钢板愈长，其发生的应变愈小，作用于螺钉的应力也愈小，从而延长了钢板疲劳失效的时间，使得被保护的骨折局部骨痂得以如期完成并形成支撑，对粉碎骨折或确有缺损者，用桥接式钢板固定主要是维护其长度和对线。它不属于坚强固定，但可以充分保存粉碎骨折部位软组织的附着及血供，以期获得二期愈合。桥接式钢板跨越粉碎骨折部，远近两端分别以 3 枚以上螺钉固定。从临床疗效看，间接复位 - 生物学固定，均比既往的解剖复位 - 坚强固定优越（包括骨折愈合率、内固定失败率、再手术率、整体失败率的比较）。

任何一种固定方法皆有其不足之处，两种以上创伤较小的简单固定结合使用，相互以长补短，更易达到前述的平衡。其形式可以是内固定 + 外固定（石膏夹板），内固定 + 骨外固定或内固定的叠加。

4. AO 与 BO 的区别

（1）理论依据的区别：20 世纪 60～70 年代是生物力学日渐深入到骨科学范畴的时期，而 60 年代末兴起的 AO 体系也正是以生物力学作为主要理论依据的。AO 学者认为，骨折愈合的主要条件是一期稳定，因此，通过解剖复位，坚强固定，消除骨折局部的微动，以重新获得解剖学的连续性和力学的完整性。在这种条件下的骨干骨折愈合是直接愈合，即一期愈合。而非常见的二期愈合。

BO 概念下的骨折固定则是以生物学为理论依据的，认为骨折愈合的主要条件并非一期稳定，而是有活力的骨块与主骨的迅速连接，因此，必须充分保护骨折局部的血运。

（2）治疗原则的区别：AO 的坚强固定是在解剖复位的基础上，以骨折块之间的加压获得的。可以说：折块之间的加压是 AO 技术的核心。至于仅起到夹板作用或支撑作用的其他固定则属于 AO 的辅助方法。由于重新获得了解剖学的连续性和力学的完整性，所以在部分骨折术后不仅可以早期功能锻炼，而且得以早期使用。AO 早期所列的四大原则即为：①解剖复位；②坚强固定；③保护血运；④功能康复。

BO 的理论决定了其原则必须是充分保护骨折局部的血运，因此决不允许牺牲局部血运的方式来强求骨的解剖复位。Palmer 的论点："寻求骨折稳固和局部软组织完整之间的一种平衡。"辩证地概括了 BO 的骨折治疗原则。这一原则不仅包括骨折的固定，而且也必然涉及复位，即应该间接复位。

（3）治疗方法的区别：以骨折块之间的加压为核心的 AO 技术包含有四大类方法：①螺钉加压；②钢板加压；③角钢板加压；④张力带缝合。这些操作细节都是为了确保固定的坚强性。

而 BO 概念下的一些方法则是在认识到"坚强固定"所造成的与固定物紧密接触的骨质严重萎缩以及遮挡效应后，改进或创新而来的。有以下几方面：①固定物的改进；②复位方法的改进；③固定方法的改进；④固定方式的改进。

　　固定物的改变大体有以下 3 类：①低弹性模量固定物：塑料、碳纤维、石墨、树脂均有过实验报道，但迄今尚未获得成功。钛合金材料仍是最理想的。②不同构形的固定物：部分接触钢板（LC-DCP）、点状接触钢板（PC-Fix）、不接触钢板（NCP）。前两类钢板无论在国外或国内已见有临床报告，而非接触钢板则鲜见。桥接钢板（bridging plate）跨越粉碎骨折部，远近两段分别以三枚以上螺钉固定。主要是维持骨折的长度和对线。它不属于坚强固定，但可以充分保存粉碎骨折部位软组织的附着及血供，以期获得二期愈合。其中 Weber 波形钢板是近年应用最为广泛的一种桥接钢板，不仅其刚度更佳，而且其扇形结构也回避了应力集中的缺点。③以生物降解材料制成的钢板（PLA、PGA），或应力松弛钢板（stress relaxation plate，SRP），即在钢板钉孔内加一具有蠕变性能的黏弹性聚乙烯垫圈，使固定装置刚度逐渐下降，而固定的骨折得以较早地承受一定的应力刺激。大多仍处于研究或观察阶段。④钢板以外的固定物：原不被 AO 学派所依赖的髓内钉和骨外固定，由于其自身的特点及近年的重要改进，使之在原理及应用原则上更加符合 BO 的概念，即将骨折局部医源性的破坏降低到尽可能少的程度。带锁髓内钉固定作用大为增强，控制旋转和成角的能力优于无锁者。其使用原则也有相应的改变，不再强调扩髓是髓内钉固定的必要前提。骨外固定器材料的改进、构型的更新、固定的合理化已基本消除了使用者对骨外固定可靠性的疑虑。现代的骨外固定器不仅同样可以达到骨端的加压，而且多样化的用途也大大提高了其使用价值，使其所具有的保护局部血运的自身特点更为突出。

　　除了针对 AO 原则的问题在固定物的设计和应用上的改进及创新以外，更突出地从尽量保护局部的血运，同时又能获得有效的固定这一目标出发，在骨折复位、固定方法和固定方式等方面进行了多项改革。

　　骨折复位：避免干扰骨折局部。切开复位时应利用间接复位技术，以整复器把持上下两骨折段，先恢复长度和对位关系，再将中间段的骨折块拢归原位。但决不可以破坏局部血运的手段强求解剖复位。就粉碎骨折而言，复位主要是恢复骨干的长度、轴线和无旋转。应特别注意保护和利用完整的软组织铰链，不但可以维护尚存的血运，而且还可借助它完成复位并维护复位，称之为软组织复位。髓钉固定及骨外固定器固定均可行闭合复位。和原 AO 概念不同的是不需强求解剖复位。

　　固定方法：AO 学派概括了 30 年来在固定方法上的改变，从解剖复位 - 坚强固定到以后的长板少钉、少钉 - 拉力钉、95°角钢板固定股骨上下端的长板少钉等间接复位 - 生物学固定，二者总的疗效比较（包括愈合时间、固定失效率、非正常愈合率、再手术率），后者明显优于前者。早在 1981 年，Brun-ner 和 Weber 即提出了架桥技术（bridge plating technic），但直到近年应用者才日见增多，并体验到了其优越性。

　　固定方式：骨折固定方法的选择有三种：分别应用—择长弃短，结合应用—取长补短，阶段应用—以长代短。近年在 BO 概念下也已提出了结合固定技术（combined fixation technic CFT）。任何一种固定方法皆有其不足之处，两种以上创伤小的简单固定结合使用，相互以长补短，更易于满足前述的平衡。其形式可以是内固定＋外固定（如石膏夹板），内固定＋骨外固定，或内固定的叠加。结合固定的另一方式则是阶段固定，根据骨折不同阶段的不同问题，选择适当的方法加以解决。近年出现的无针骨外固定即是在骨折早期的某些情况下，作为骨折阶段性固定的一种方法。数周后再更换为终极治疗，例如带锁髓内钉固定。

　　近年来，外科技术日益倾向于微创化，即将医源性的创伤尽可能减少到最低限度，以期获得更加理想的疗效。BO 概念下的骨折治疗也正是体现了微创化的精神。"微创术式"缩写为 LISS（less invasive surgical system）、MIP（minimally invasive procedure）。在骨折治疗上的微创术式有 MIPO（minimally invasive plate osteosynthesis）、UFN（unreamed femoral nailing）、UTN（unreamed tibial nailing）等。AO 学派的 Gautiertr 和 Ganz 于 1994 年曾将发展中的 BO 概括为四点原则。在复位方面主要要求正确的长度和轴线，无扭转，而不再强求解剖复位；在固定物方面特别强调了"小而理想的固定物"，未再强调坚强的固定。这些与原来的 AO 原则大相径庭。

三、骨折内固定现状及存在的问题

近年来，骨折的治疗已取得巨大进展，内固定研究学会（AO/ASIF）在这方面为世界作出了重要贡献。他们的理念代表着创伤骨科发展的方向，他们研究的结果及其在临床上的应用和推广影响着骨折治疗技术的改进和效果。骨折的生物学固定就是他们近代研究的成果，已经成为当代骨折治疗的原则。生物学固定的中心是保护骨折端局部的血供，为骨折的愈合维持良好的生物学环境。手术时不再强调骨片间加压和骨折坚强固定，转而力求恢复长骨的长度、轴线排列和旋转对位，提供相对稳定的固定方式。首先是治疗上强调间接复位和桥接固定的技术，建立微创的概念和技术；其次是应用适合生物学固定的内植入物。微创手术是当代外科技术发展的趋势，其在创伤骨科领域的研究、应用和普及是近代骨折固定技术发展的集中表现。微创技术要求在实施外科手术时尽可能减少对肢体组织的损伤，以减轻肢体疼痛，术后及早开始康复锻炼，促进功能的恢复，改善手术治疗的效果。手术操作的原则是尽可能不剥离骨折片的软组织附着，用间接复位的方法对骨折进行整复，经皮或肌层下置入用于固定骨折的内植入物。具体实施时，要根据骨折的实际情况选择适当的固定器具，依照内植入物的不同应用相应的技术和手段。

目前，在骨折的内固定方面，仍存在许多问题，正确的分析和解决这些问题，会一步促进创伤骨科临床实践和科研的进步。

1. 如何正确理解骨折治疗理念的转变问题

（1）骨折治疗理念从 AO 到 BO 的演变与发展：自 20 世纪 70 年代起，AO 组织骨折治疗原则（解剖复位、坚强内固定、无创操作技术、早期功能锻炼）在国际得到广泛认可，其技术核心是骨折块间的加压，长骨干骨折在这种坚强固定的作用下获得 I 期愈合。在该原则指导下骨折治疗效果有了巨大提高，但同时也逐渐暴露了 AO 原则的一些问题和缺陷：①因为骨折的解剖复位和坚强内固定需要广泛地剥离骨膜和软组织，使骨折部位的血液供应在损伤时受到破坏的基础上进一步破坏，甚至丧失血供，不仅给骨折愈合带来障碍，还增加感染的机会；②接骨板的应力遮挡使接骨板下骨折发生骨质疏松，且骨折愈合质量不高，甚至在内固定取出后发生再骨折。故许多学者提出了新观点：骨折愈合的主要条件并非 I 期的稳定，而是依靠存有活力的骨块，通过骨痂形成与主骨的迅速连接，钢板对侧骨块获得支撑，防止内固定物的断裂。骨折的治疗必须着重于寻求骨折稳固和软组织之间的平衡，特别是对于严重粉碎的骨干骨折，过分追求骨折解剖学的重建，其结果往往是既不能获得足以传导负荷的固定，又使原已损伤的血运遭受进一步破坏。这些理论均挑战了经典 AO 原则。

从 20 世纪 90 年代开始，国际上开始倡导以保护血运为主的内固定技术，并逐渐形成了生物接骨术（biological osteosynthesis，BO）的概念，强调在骨折治疗中要重视骨的生物学特性，尽量不要破坏骨骼的正常生理环境，通过间接复位保护骨折碎片的活力，避免植入物对骨质的压迫,强调有效而非坚强的合理固定,从追求无骨痂的Ⅰ期愈合,转为弹性固定不断激发原始骨痂反应,以达到快速的骨痂愈合,促进骨折顺利愈合。BO技术的核心是保护骨折端血运,为骨折愈合维持良好的生物学环境,并且BO也体现了微创的概念。所以骨折治疗原则从AO到BO的演变就是从机械固定模式向生物固定模式的演变。

(2)辩证对待AO和BO原则:AO理念经过几十年的发展,已成为一个相对成熟的理论体系,并处于持续发展和不断充实之中,而BO是正在发展的新概念,所以AO是BO的基础,BO是AO的发展。AO和BO原则两者并不矛盾,且有许多共同之处:①AO原则的无创操作技术含义与BO基本相同,均为保护血供,只是AO未提出针对此原则的具体方法和手段;②解剖复位和追求绝对稳定性仍是关节内骨折治疗原则;③BO原则并不意味良好的复位和稳定的固定不重要,骨折对位仍然至少要满足功能复位的标准,同时稳定的固定也仍然是骨折愈合的首要条件。所以既不能用BO完全取代AO,也不能完全抛弃AO。

目前针对BO原则的手术方法的临床报道日渐增多,但由于缺乏经验,在应用的初始阶段务必慎重。作为骨科医师,要有全面的生物力学和生物学知识,对两种原则要熟练掌握,并且灵活应用,根据具体病情合理运用治疗原则和手术方法。

2. 如何理性认识与运用骨科微创技术问题　微创就是以最小的手术侵袭和组织干扰达到最佳的治疗效果,是当代外科技术发展的趋势。微创治疗理念的确立与微创治疗技术的应用,极大推动了临床骨科技术的发展。微创技术作为有创手术和无创手术发展的桥梁,无疑已将骨科带入了一个全新的世界。但随着微创技术在骨科领域的全面启动与进一步发展,人们也逐渐意识到对微创技术认识上的偏颇与应用中存有的误区。

微创外科是一个整体的理念与外科新技术,对微创的认识与运用不能单纯局限在手术上,应全局、系统、综合地考虑与应用,故应合理手术指征,正确技术实施。同时,微创技术(包括导航手术)是建立在坚实的外科手术基本功及丰富的外科手术经验之上的一项现代外科新技术,良好的手术基本技能及丰富的手术阅历是微创手术的重要前提与基础。如使用不当会事与愿违,从而将手术短时变长时、简单变复杂、轻创变重创。

(1)目前临床微创手术存在的主要问题:①对微创手术器材的作用原理及应用特征缺乏正确的理解及认识,存在技术操作与治疗上的误区,影响了治疗效果;②手术指征过宽,一味追求微创手术。存在应理性认知微创技术同样有其性能及应用的局限性,简单手术复杂化及禁忌证的问题,需要指出并非所有手术都适宜采用微创技术进行;③混淆微创技术和小切口,微创技术不仅是手术切口小,其核心内容是在保证外科手术效果的前提下,减少手术对周围组织创伤和生理功能的干扰,达到更小的手术切口、更少的组织损伤、更轻的全身反应、更快的康复周期和更好的心理效应。小切口仅仅是皮肤切口较小,但对手术区组织的损伤并不减少,甚至由于术区暴露不充分而影响手术操作及加重了对手术区的软组织损伤,因此绝不能为了盲目追求小切口而影响手术质量;④四肢微创手术小切口及非直视下的手术操作,增加了重要神经损伤的概率;熟悉局部解剖及个性化手术操作是降低或避免发生之举措。

(2)针对以上问题的处理对策:①转变观念,要认识到微创技术的先进性主要体现在对微创观念的认识、对微创手术入路、微创手术器械以及相应的操作技术革新,同时要避免产生微创外科意味着手术的危险性降低或手术技巧变得容易的错误观念,有必要针对微创外科手术中的危险因素采取预防措施;②利用循证医学方法对微创技术的应用及其临床价值进行总结和评价;③加强继续教育与手术技术的培训,努力减少由于"学习曲线"而产生的手术并发症;④不断研究新的术式及手术器械,简化操作步骤,缩短手术时间,降低手术费用。

3. 骨折治疗原则与方法的规范化问题

（1）正确处理手术与非手术的关系：国内自开展 AO 技术以来，骨折内固定技术和器材的发展使切开复位内固定的指征不断扩大，并且治疗理念似乎产生一种手术为更先进有效的治疗手段的错误倾向，这些原因均导致手术率大增，甚至骨科手术微创化有可能会进一步加重忽视非手术治疗骨折的倾向。

针对该问题应注意以下几方面：①非手术和手术治疗骨折各有其适应证，从微创化的角度来看，显然非手术治疗更符合微创的理念；②我国骨折手法复位的技术已发展到很高水平，在手法复位方面继续深入研究的同时，在外固定方面应保留那些切实可行的方法，并逐步探索新材料和新形式；③非手术方法对于一些移位不明显或经简单手法复位即可以达到较好效果的长管状骨稳定性骨折，治疗简单方便，疗效满意，仍不失为一种理想的治疗手段，特别是对儿童骨折的治疗有较高的应用价值。

（2）正确理解与使用骨折不同的固定技术

1）接骨板固定技术：接骨板固定技术是治疗长管状骨骨折的常用有效手段。随着对 AO 原则缺陷的认识和骨折治疗理念的改变，接骨板从材料、形状和使用方法均得到不断改进和发展。

常规接骨板固定技术：常规接骨板手术是经典 AO 理论的代表。尽管骨折治疗理念改变，但是各地骨折治疗技术发展仍不均衡，且应用 AO 技术行接骨板内固定术操作简单，临床上仍在普遍使用，故出现问题仍屡见不鲜。接骨板内固定失败的原因除与 AO 技术本身缺陷有关外，更多是违反了 AO 技术的原则和方法：违反了张力侧钢板固定和恢复钢板对侧骨结构的解剖学稳定原则，造成钢板疲劳断裂；钢板选择过短：钢板固定骨干骨折，长度最好大于所固定骨干直径的 4～5 倍，且骨折两端应至少置入 3～4 枚螺钉，否则力臂短、载荷加重，极易引起内固定失败；钢板与骨质接触不良：钢板与骨的外形不匹配，不能形成良好的钢板 - 骨整体，致使钢板与骨不能产生负荷分载，应力集中在钢板螺钉上，固定作用大为减低；骨孔未钻在钢板孔的中央：这使螺钉头不能完全进入钢板孔，不能压紧钢板，且明显高出钢板，增加了对软组织的刺激，故应在导向器的引导下钻孔；有孔无钉：钢板的每一个螺孔都要配之以钉，因为孔是钢板的明显薄弱环节，应力必然在此集中，通过螺钉对钢板孔的固定，能减少钢板的强度损失及分散各螺钉负荷；螺钉在钢板下误入骨折面：不但失去固定作用，并且影响骨折愈合；螺钉太短没有穿透对侧的皮质骨 2～3mm 或螺钉的方向和角度不符合固定原则；钢板螺钉材质不配，造成术后发生电解腐蚀，出现螺钉松动，骨缺损未处理。

因此不能错误地认为切开复位接骨板内固定术是简单的手术方法，其中每一个操作要点都需很强的理论依据和实践基础。术者应深刻理解 AO 技术，严格按照手术要求操作，如进行攻丝增强螺钉把持力，钻孔使用导向器，不能无故简化操作步骤。

微创接骨板固定技术：微创接骨板固定技术（minimally invasive plate osteosynthesis，MIPO）是 20 世纪 90 年代提出的一种微创固定技术，是微创外科和骨折内固定理论发展相结合的生物学固定新技术。该技术的核心是避免直接暴露骨折端，最大程度地保护骨块活力，使用长接骨板进行桥接固定，为骨折愈合提供良好的生物学环境来提高骨折愈合率。其手术方法包括：微创经皮接骨板固定（minimally invasive percutaneous plate osteosyn-thesis，MIPPO）技术：适用于关节外骨折，间接复位后远离骨折部位做小切口，在骨膜外或肌层下置入接骨板以螺钉固定；经关节入路 - 经皮接骨板固定（transarticular approach and percutaneous plate osteosynthesis，TARPO）技术：适用于累计关节面的干骺端骨折，有限切开关节囊直视下恢复关节面的解剖复位，并坚强内固定，再间接复位关节外骨折，恢复肢体长度和轴线，纠正旋转移位。MIPO 技术代表了骨折治疗新的发展趋势，与传统方法相比，在促进骨折愈合、降低骨不连、延迟愈合、骨髓炎、内固定断裂和减少骨移植等方面已显示其显著的优越性。

在新的固定理论和手术方法的指导下，内固定物也不断被改良和更新，如微创稳定系统（less inva-sive stabilization system，LISS）和锁定加压钢板（loc-king compression plate，LCP），它们带来了内固定器设计与使用原则的全新概念和深刻变革。LISS 在设计上结合了内固定接骨板和外固定架的理念，可以理解为内置的外固定架，其稳定性来自螺钉与接骨板的锁定装置，避免了接骨板与骨紧密接触，保护了骨膜血运，通过单皮质螺钉角度稳定性，以微小的手术创伤取得了对血液供应侵扰程度和复位稳定程度之间的平衡。LCP 是在 LISS 基础上的进一步发展，它结合了动力加压钢板（dynamic compression plate，DCP）接骨板的动力加压单位和 LISS 螺钉的锁定装置，根据骨折情况，可作为锁定接骨板使用锁定螺钉，也可作为加压接骨板使用普通螺钉，扩大了使用的灵活性。

对于这些先进的微创术式和微创器械应积极地学习应用，但由于缺乏经验，在应用的初始阶段务必保持谨慎的态度：对于应用 MIPO 技术，无论切口的大小、手术操作的难易，微创操作的理念要始终贯穿于手术当中，小切口就是微创的认识是非常错误的，只有严格遵循 MIPO 原则进行手术才能达到真正的微创。MIPO 技术要求间接复位，对于一些相对复杂的骨折而言，要达到满意的复位可能较为困难。在复位时如何正确判断肢体排列情况也比较困难，尽管目前已提出许多测定肢体排列的临床和放射学技术，但这些技术有的无法在术中使用，有的实际操作困难，加上对侧肢体被手术巾覆盖，无法进行两侧肢体的比较，这完全依赖于术者的实践和技能，故要求术者有良好的骨折闭合复位技术。LISS 和 LCP 在解决长骨骨折微创治疗方面提出新的理念，除对长骨远近端累及关节面的骨折有特殊优势外，还适用于骨干各种类型骨折，这在一定程度上挑战了髓内针固定，并且两者在骨质疏松骨折表现出良好的特性。此外，亦有报道其用于开放性骨折，可见适应证非常广泛。但是需要认识到这还是一项新技术，许多问题需要进一步的长期临床观察。对于这些新技术术后同样会出现与常规接骨板手术相同的并发症，如术后感染、内固定断裂松动，所以详细了解接骨板固定的生物力原则、术前仔细分析骨折、制定手术及康复计划和术中严格按器械要求操作，对于手术成功非常重要。

2）髓内针固定技术：髓内针固定技术是 20 世纪骨折治疗所取得的最大进展之一，特别是交锁技术使髓内针的适应证得以扩大，长管状骨的骨折治疗得到很大改善，交锁髓内针不仅具有较好的固定和生物力学性能，也是一种骨折微创治疗的理想固定器，现已经成为治疗有适应证的长骨骨折的首选方法。

目前对于髓内针的使用方法上仍存在较多争议，但总的来说各种使用方法均有优缺点和一定的适应证，在临床实践中应注意合理解决，主要包括：

扩髓与不扩髓：现不扩髓带锁髓内钉固定更得到认同，新型髓内针 UFN（unreamed femoral nailing）和 UTN（unreamed tibial nailing）更体现了微创概念。扩髓固定适用于非感染性骨不连的治疗。

静力与动力固定：现多倾向于静力性固定，特别是对于不稳定骨折。动力性固定主要用于长骨干稳定性骨折，当骨折愈合达到暂时稳定后，将骨折一端锁定钉拔除而使之动力化，成为动力固定。但该法仅在发现患者有明确的延迟愈合或不愈合迹象时作为促进骨折愈合的一种措施,不宜常规使用。

闭合穿钉与开放穿钉:闭合穿钉操作较复杂,需要术者掌握一定的手术技巧,且需要影像设备,但出血及损伤小,故应尽可能行闭合复位穿针,避免干扰骨折局部,确实需要切开复位时应利用间接复位技术。

髓内针在开放性骨折中的使用:既往视髓内钉为开放性骨折治疗的禁忌证,这一观点现已改变,大量的临床报道表明髓内针治疗的感染率并未增高,而且其疗效也更加满意。现不扩髓腔的髓内钉治疗的适应证已从闭合性骨折扩展到 Gustilo Ⅰ度、Ⅱ度和Ⅲa度开放型骨折的治疗,但对 Gustilo Ⅲb、Gustilo Ⅲc 和就诊较晚的开放性骨折需要特别慎重。

3) 外固定架固定技术:外固定架是一种介于手术和非手术治疗之间的半侵入固定方法。其优点是手术操作简便及术后可调节性,符合微创原则,并且随着材料的改进、构型的更新、固定的合理化已基本消除了使用者对骨外固定可靠性的疑虑。现代的骨外固定器不仅可以达到骨端的加压作用,而且多样化的用途也大大提高了其使用价值。但外固定架也存在针道感染、延迟愈合、成角畸形等并发症,故在临床实践中要正确把握其适用范围:

用于治疗开放性骨折:尽管髓内针和接骨板越来越多用于开放性骨折,但在Ⅲ度开放性骨折和感染性骨不连的治疗中有不可替代性;

用于早期临时固定:待软组织条件改善后再改作内固定,当然也可以用作非负重性长骨,如肱骨及桡骨骨折的最终治疗;

用于结合固定:如关节内骨折可采用有限切开复位内固定结合外固定支架的方法实现骨折的复位和固定,既最大限度地减少手术创伤对骨折片血液供应的破坏,又达到尽可能解剖复位满足肢体功能恢复的需要,体现微创原则。

4. 骨折分类和功能评定标准的规范化问题 使用骨折国际统一分类和功能评定标准长期以来一直得不到广泛的重视,它的使用对于骨科临床实践和科研均具有重要的指导作用。使用骨折国际的诊断、治疗、疗效评价提供一个统一的标准。重视和标准化使用骨折分类和功能评定标准是对现代骨科医师的必须要求,可以提高和培养良好的临床科研意识,并且对与国际骨科界的接轨、改善和促进国内外骨科学术交流有重要意义。

四、中西医结合微创治疗骨折的特点和优势

任何科学技术的产生和发展都离不开其社会、文化和科学背景。近年来,方兴未艾的微创技术给人们带来的冲击越来越强烈,有人称其为 20 世纪外科技术皇冠上的明珠,但它的理念却与过去某些年代惊人相似。从狭义理解"微创"是用最小的解剖损伤和生理干扰换取最好的疗效,从广义理解"微创"是用最低的社会负担和生物负担获得最佳的健康生活。

1. 中医"微创"治疗骨折的历史渊源 "微创"并不是泊来品,无论在治疗观念和临床技术方面,中医的微创均有其特色和优势。以针刺为例,早在 2000 多年前就有系统的文字记载。《素问·刺要论》载有:"病有沉浮,刺有浅深,各至其理,无过其道。"《素问·刺齐论》载有:"刺骨者无伤筋,刺筋者无伤肉,刺肉者无伤脉,刺脉者无伤皮,刺皮者无伤肉,刺肉者无伤筋,刺筋者无伤骨……刺骨无伤筋者,针至筋而去,不及骨也。刺筋无伤肉者,至肉而去,不及筋也。刺肉无伤脉者,至脉而去,不及肉也。刺脉无伤皮者,至皮而去,不及脉也。所谓刺皮无伤肉者,病在皮中,针入皮中,无伤肉也。刺肉无伤筋者,过肉中筋也。"这是多么清晰的解剖层次。当时还有用于各种治疗目的的九针针具,一直沿用至今。称其为早期的微创医疗器械是当之无愧的。再以骨折的治疗为例,清代《医宗金鉴》载有:"夫手法者,谓以两手安置

所伤之筋骨,使仍复于旧也。但伤有重轻,而手法各有所宜。其痊愈可之迟速,及遗留残疾与否,皆关乎手法之所施得宜,或失其宜,或未尽其法也。盖一身之骨体,既非一致,而十二经筋之罗列序属,又各不同,故必素知其体相,识其部位,一理临证,机触于外,巧生于内,手随心转,法从手出。或曳之离而复合,或推之就而复位,或正其斜,或完其阙,则骨之截断、碎断、斜断,筋之弛、纵、卷、挛、翻、转、离、合,虽在肉里,以手扪之,自悉其情,法之所施,使患者不知其苦,方称为手法也。"在解剖学和病理学还不发达的当时,这些观念和方法无疑是相当高明的,而且在中华民族的繁衍过程中一直发挥着主流医学的作用,时至今日,我们能自立于世界医学之林的还是这些观念和方法。

2. 中西医结合"微创"治疗骨折的特色和优势　"微创"技术在东西方两种文化的相互碰撞、互相影响、互相渗透的过程中,在中西医结合的研究工作中产生了深远的影响。从古希腊的希波克拉底誓言,到黄帝与岐伯的对话,始终贯穿着"医者仁术"这种不要增加患者额外创伤的理念。20世纪60年代,在毛泽东主席的倡导下,我国的西医开始学习中医,方先之、尚天裕等在骨折的治疗上开展中西医结合研究,取得了举世瞩目的开拓性成果,其结合点正是"微创"。尚天裕为此付出了毕生的精力,他以辩证唯物主义思想为指导,比较和分析了古今中外医学的联系和区别,各自的长处和缺点,揭示出在骨折治疗中存在着动与静、筋与骨、内与外、人与物四对矛盾。这也正是中医与西医各学派之间长期争论的焦点。根据长期的临床实践及在反复总结资料的基础上,按照对立统一的辩证关系,提出了中西医结合治疗骨折的原则:即动静结合(固定与运动相结合)、筋骨并重(骨折愈合与功能恢复同时并进)、内外兼治(局部治疗与整体治疗兼顾)、医患配合(医疗措施与患者的主观能动性相配合)。形成了一套以内因为主导、小夹板固定为特点、手法整复和功能锻炼为主要内容的中西医结合治疗骨折的新疗法。从而打破了治疗骨折的传统概念,使骨折治疗发生了质的飞跃,在学术领域发生了革命性的变化。中西医结合治疗骨折在全国各级医院得到了广泛的应用,通过几十万例的病历随访结果显示,骨折愈合快,功能恢复好,患者痛苦少,医疗费用低,1964年4月在国家科学技术委员会组织的专家鉴定会上认为是一项发明创造,授予中西医结合治疗骨折发明奖,建议全国推广应用。中西医结合骨折疗法被医学院校广泛采用,编为教材。《中西医结合治疗骨折》这一专著在国内多次再版印刷发行,并被翻译成英、德、日文向国外发行。在尚天裕教授的领导下,对骨折愈合的机制进行了深研究,提出治疗骨折的关键问题是要采取绝对固定(坚强固定)还是相对固定(弹性固定);骨折到底应该是直接愈合(Ⅰ期愈合)还是间接愈合(Ⅱ期愈合)这一当代最富挑战性的课题。通过基础医学、生物力学、电子学、机械工程学等基础和应用学科的研究,认为:①骨折是伤不是病,医师的任务就是创造条件,让患者恢复正常生活;②肢体的生理功能是活动,治疗的方法不能违背它的生物学特性;③骨组织有再生、塑形的能力,治疗方法不应对其干扰和破坏;④整复、固定只是骨折愈合的条件,功能活动不仅是治疗的目的,更是治疗的重要措施;⑤骨折端的活动是绝对的,固定是相对的,对骨折愈合有利的动,要鼓励,不利的动,要加以限制;⑥医师只是为骨折愈合创造条件,任何措施都要通过患者才能起作用;⑦间接愈合是骨折愈合的普遍规律,直接愈合只是特定条件下的个别现象;⑧骨折的治疗方法有手术、非手术和有限手术,各有其适应证。医师应该做那些非做不可的手术,而不是做想做或能做的手术。这一成果与当时风靡全球的AO学派相较形成了具有鲜明中国特色的CO学派。而后的BO学派则是前两者殊途同归的必然结果。

参 考 文 献

1. Muller ME, Allgower M, Schneider R, et al. 骨科内固定 [M]. 第 3 版. 荣国威, 翟桂华, 刘沂, 等译. 北京: 人民卫生出版社, 1995: 423.

2. Palmer RH. Biological osteosynthesis[J]. Vet Clin North Am Small Anim Pract, 1999, 29(5): 1171-1185.

3. Weller S, Hontzsch D, Frigg R. Epiperiostal, percutaneous plate osteosynthesis: a new minimally invasive technique with reference to biological osteosynthesis[J]. Unfallchirurg, 1998, 101(2): 115-121.

4. Farouk O, Krettek C, Miclau T, et al. Minimally invasive plate disrupt femoral blood supply Less than the traditional technigue? [J]. J Orthop Truama, 1999, 13(6): 401-406.

5. Rüedit P, Sommer C, Leutenegger A. New techniques in indirect reduction of Long bone fractures[J]. Clin Orthop, 1998(347): 27-34.

6. Gtautier E, Ganz L. The "Biolgical" Plate osteosynthesis in multfragment fractunes of the para-articular femur: a prospective study[J]. Unfallchirurg, 1994, 97(2): 78-84.

7. Gerber A, Ganz R. Combined internal and external osfeosynthesis: a biological approach to the treatment of complex fractures of the proximal tibia[J]. Injury, 1998, 29(suppl 3): 22-28.

8. Gautier E, Ganz R. The biological plate osteosynthesis[J]. Zentralbl Chir, 1994, 119(8): 564-572.

9. Krettek C, Schandelmaier P, Miclau T, et al. Minimally in-vasive percutaneous plate osteosynthesis(MIPPO) using the DCS in proximal and distal femoral fracture[J]. Injury, 1997, 28(Suppl 1): 20-30.

10. Miclau T, Martin RE. The evaluation of modern plate osteo-synthesis[J]. Injury, 1997, 28(Suppl 1): A3-6.

11. Krettek C, Schandelmaier P, Richter M, et al. Distal femoral fractures[J]. Swiss Surg, 1998, 4(6): 263-278.

12. Krettek C. Forward: concepts of minimally invasive plate osteosynthesis[J]. Injury, 1997, 28(Suppl 1): A1-2.

13. Wagner M. General principles for the clinical use of the LCP[J]. Injury, 2003, 34(2): 31-36.

14. Sommer Ch, Bereiter H. Actual relevance of minimal inva-sive surgery in fracture treatment[J]. Ther Umsch, 2005, 62(2): 145-148.

15. Cole PA, Zlowodzki M, Kregor PJ. Less invasive stabilization system(LISS) for fractures of the proximal tibia: indica-tions, surgical technique and preliminary results of the UMC clinical trail[J]. Injury, 2003, 34(1): 16-20.

16. Sommer C, Gautier E. Relevance and advantages of new angular stable screw-plate systems for diaphyseal fractures(locking compression plate versus intramedullary nail)[J]. Ther Umsch, 2003, 60(12): 751-755.

17. Sommer C, Babst R, Muller M, et al. Locking compression plate loosening and plate breakage: a report of four cases[J]. J Orthop Trauma, 2004, 18(8): 571-577.

18. Gregory P, Sanders R. The treatment of closed unstable tibial fractures with untramed interlocking nails[J]. Clin Orthop, 1995, 315(1): 48-55.

19. Megas P, Panagiotopoulos E, Skriviliotakis S, et al. Intramedullary nailing in the treatment of aseptic tibial nonunion[J]. Injury, 2001, 32(3): 233-239.

20. Alberts KA, Loohagen G, Einarsdottir H. Open tibial frac-tures: faster union after unreamed nailing than external fixation[J]. Injury, 1999, 30(8): 519-523.

21. Mayr E, Braun W, Ruter A. Can unreamed tibial nailing replace external fixations in management of open tibial fracture[J]. Chirurg, 1994, 65(11): 983-987.

（聂伟志　张峻玮　谭远超）

第二节　闭合(复位)髓内钉技术

一、髓内钉技术概述

髓内钉的起源与发展　自 1939 年德国 G.Kuntscher 首次使用髓内钉治疗股骨干骨折以来,髓内钉以其手术操作简单、切口小、损伤少、骨折愈合后髓内钉取出方便、术后无需外固定、可早期负重活动、避免局部及全身并发症等诸多优点,赢得了外科界的瞩目,并得到不断发展和广泛应用。Russell 教授将髓内钉技术分为 3 代。

第 1 代髓内钉以 Kuntscher 设计的不锈钢二叶草结构髓内钉为代表。由于不能锁定,抗旋转能力差,稳定性依靠骨折端相互嵌入,且操作技术比较困难(使用锥钻、可屈曲导针和外部操纵器械,易损坏扩髓钻),加上仅通过简单锻压和折弯而成,制造工艺粗糙,该钉在临床上仅适用于治疗占股骨骨折 2%~5% 的稳定性股骨中段骨折。

第 2 代髓内钉包括目前广泛应用的各种交锁髓内钉。其特点是具有锁定能力,由髓内钉、骨和锁定螺钉连接成一体,提供骨折固定的稳定性,适用于粉碎性骨干骨折的治疗,效果比较好,但对于干髓端骨折需采用双平面交叉锁定,这使螺钉断裂率增加,治疗效果不佳。交锁髓内钉固定骨折的手术技术基本与第 1 代髓内钉相同,只是增加了锁定螺钉的手术步骤。目前第 2 代髓内钉在美国仍被认为是治疗股骨骨折的金标准。① Kuntscher 交锁髓内钉:在 20 世纪 40 年代 Ger-hard Kuntsche 即报告了用其本人设计的髓内钉治疗股骨干骨折,但由于 Kuntscher 髓内钉的固定作用来自髓内钉与髓腔内壁紧密接触,使之互相紧密相嵌,从而控制骨折端的旋转和消除骨折端的剪力,因此,对粉碎性、长斜形和螺旋形骨折,以及髓腔较宽的近 1/3 及远 1/3 骨折,则非 Kuntscher 髓内钉所能胜任,由于这些局限性,其他方法如钢板固定术,在某些时候已经取代了髓内钉固定术。为了扩大髓内钉的手术适应证,Kuntscher 穷真毕生精力进行了不懈的探索。1968 年,他报告了在治疗股骨干粉碎性骨折时,在 Kuntscher 钉上横向钻 2~3 个孔,穿入螺钉,以提高其抗旋转和短缩移位的能力,并称之为阻挡钉,后改为 Kuntscher 交锁髓内钉,开创了髓内钉发展的新的一页。② Klemm-Schellman 钉:1972 年,Klemm 和 Schellman 用阻挡钉治疗因感染而发生股骨骨不连的病例取得成功,并将其加以改进,在征得 Kuntscher 同意后,将其改名为内锁钉(interlocking nail)。随后,Kuntsche 将其推荐用于各种复杂股骨骨折的治疗。1967 年以来,Huckstep 钉又称为"加压髓内钉"(intramedullary compression nail),广泛用于临床,它能牢固地固定股骨的粉碎性和斜形骨折,防止术后骨折的旋转、分离、短缩等移位。它是由钛合金制成,呈实心方型,直径 12.5mm,每隔 15mm 有一个 4.6mm 的锁孔。③ Grosse-Kempf 钉:20 世纪 70 年代后期,Grosse 和 Kempf 对内锁钉做了进一步改进,为了增加插入粗隆间锁钉的直径,将钉的近端扩大为子弹型,成为 Grosse-Kempf 钉,并将其推而广之。Grosse-Kempf 钉近端的螺钉与髓内钉成 130°角,其远端锁钉及配套的器械也与 K-S 钉相似。④ Brooker-Wills 钉:20 世纪 80 年代中期,髓内钉家族中又出现了 Brooker-Wills 钉,该钉截面亦为三叶草形,近端锁式及锁孔以及通过螺钉锁住骨折近端与 Grosse-Kempf 钉相同,而远端有两个小槽,由此伸出并展开两个具有双刃的翼状固定片,将髓内钉固定于骨髓腔内侧皮质上。Brooker-Wills 钉近端展开的双翼,在抗扭矩方面,与交锁髓内钉远端的横螺钉有异曲同工之妙,从而避免了远端锁定操作时需作切口及 X- 透视的烦琐操作,降低了放射线及切口损伤。

　　第 3 代 R-T 髓内钉系统,如弹性髓内钉,包括早年的 Ender 钉及现今流行的 AO 弹性钛制髓内钉(TEN)。① Ender 髓内钉:属于多根可屈钉系统。1976 年首先在美国的圣•迈克尔医院使用。主要用于治疗股骨转子间和转子下骨折。Ender 钉于 20 世纪 80 年代初进入我国,开始也主要用于股骨转子间骨折,后来扩大应用于胫腓骨骨折,股骨干骨折、肱骨干骨折等。② AO 弹性钛制髓内针(AO titanic elastic nailing stable,TEN)是一种由钛合金制作、带有镰刀状弯头的专门治疗儿童长骨骨折的内固定器械。法国 Ligier 医师最早报道了采用弹性钛制髓内针固定治疗儿童股骨骨折的临床结果。随后 TEN 在欧洲和北美地区得到了流行,成为处理儿童长骨骨折中普遍采用的一种方法和技术,随着在儿童骨折中的成功应用,目前也越来越多的应用于成人长管状骨。

二、髓内钉技术原理和适应证

　　1. Ender 钉　Ender 髓内钉属于多根可屈钉系统。Ender 髓内钉的直径为 3.5～4.5mm,故可屈性和柔韧性较佳,可较方便地从股骨内髁上方进入股骨头。其生物力学原理是,将内固定装置向股骨内侧即压力侧移位来减少作用于内固定装置的弯矩。与股骨侧方钢板相比,Ender 钉受到的弯曲应力较小,有更好的负重能力。这种情况在不稳定骨折时更明显,此时内固定装置由于骨折端不参与负重而要承担全部重量。主要用于股骨转子间骨折,后来扩大应用于胫腓骨骨折,股骨干骨折、肱骨干骨折等。

　　2. AO 弹性钛制髓内钉(TEN)　其使用原理:在使用前被预弯成弧形,然后从干骺端对称插入,每根髓内钉在髓腔内有三个支撑点。在插入过程中,相对直的髓腔通道(和被弯曲的 TEN 相比较)推动弯曲的针在髓腔内变直。这个弹力形变在髓腔内产生了一个弯曲力矩,促使骨折的横向移位和成角移位得到纠正。当第 2 根相同弯曲度的髓内针插入髓腔,已用相同并且相对的力矩平衡了第一根针。如此两根 TEN 在髓内产生的交叉应力达到了维持骨折纵向轴线的目的,生物力学研究中将这种方法称之为“内夹板”理论。目前主要适用于儿童长管状骨骨折和成人股骨转子间骨折、肱骨、尺桡骨骨折。弹性钛制髓内针主要用于治疗儿童骨干部和干骺端骨折固定,临床指证需根据患者的年龄、骨折类型和部位决定。一般年龄下限为 3～4 岁,年龄上限为 13～15 岁。①骨折类型:横形骨折、带有楔形骨块的短斜形或横形骨折、具有骨皮质支持的长斜形骨折、螺旋形骨折、多段骨折和双灶骨折、青少年骨囊肿导致的病理性骨折;②骨折部位:股骨干部、股骨远端干骺端、股骨近端转子下区域、小腿骨干部、小腿远端骨骺端、肱骨干部和头下区域、肱骨髁上区域、尺桡骨骨干部、桡骨颈和桡骨头。

　　3. 交锁髓内钉的设计原理　交锁髓内钉仍保留普通髓内钉的优点:作为骨折的内夹板固定在髓腔内并与髓腔内壁相嵌;髓内钉固定骨折的力线处于骨干受力的中轴线上;力臂从骨折端延伸到骨干的两端,较之钢板大得多;与普通髓内钉一样,可以闭合穿钉;即使开放手术,对骨膜的干扰也较钢板小;髓内钉的取出手术也较钢板的损伤小得多。同时也克服普通髓内钉的缺点,普通髓内钉的主要缺点是手术适应证较窄,只适合长管状骨中 1/3 的横形、短斜、短螺旋形骨折,对粉碎性、长斜形、长螺旋骨折以及骨端骨折、多段骨折、骨缺损等就显得无能为力。要克服普通髓内钉的缺点,就必须解决上述问题,扩大髓内钉的手术适应证。

　　通过横穿的锁钉获得骨折的最大稳定性　对髓腔宽大部分,交锁髓内钉可通过横穿的锁钉与之相嵌,使之与整个长骨形成一个整体,因此具有最大的稳定性。交锁髓内钉近、远端的锁钉尚具有防止骨折短缩或旋转移位,起到坚强固定作用,这种固定方式亦称为静力固定

(static fixation)。对于横形和短斜形骨折,只固定远端或近端,未固定一侧的骨折段可以顺髓内钉产生纵向移动,并在骨折端产上纵向压力形成骨折端的嵌插和利于骨折愈合,从而形成动力固定(dynamic fixation)。有些骨折,早期需静力固定,当骨折愈合达一定程度后,可先拔出一侧的锁钉,改为动力固定。其应用于股骨骨折、股骨干合并股骨颈或粗隆间的骨折、涉及膝关节内的粉碎骨折;胫骨骨折、涉及膝关节内的粉碎骨折;肱骨骨折及矫正截骨术等。

三、髓内钉技术的操作技术

(一) Ender 钉的操作技术

1. 股骨转子间骨折应用　采用硬膜外麻醉,个别病人可采用全麻。患者仰卧位,下肢固定于骨科牵引床上,患侧下肢外展30°,内旋15°,并稍做牵引。C 型臂 X 线机透视下复位。在患肢股骨内髁下方,相当于髌骨上缘水平处向上做一切口,长为4～6cm(图 2-3-2-1)。在股内侧肌和内收肌之间分离直达股骨干与股骨内侧髁交界处,用直径 6mm 骨钻向股骨近端钻孔,并排做连续 3 个孔,形成约 20mm×6mm 的一个骨孔,作为"进钉孔"。将 Ender 钉在距离其近端7～8cm处弯成135°～145°,每个钉的度数相差3°～5°,在远端3～4cm处弯成5°左右的弧度,使整个钉形成"C"形,以符合股骨的生理弯曲。先从"进钉孔"插入弯曲度大的一根 Ender 钉,依次再插入略小的一根,直至最后一根(图 2-3-2-2)。Ender 钉转入股骨头内正确的钉的位置应该是:在正侧位像上,相互之间都应散开分布,最下一根钉应压在小转子的骨皮质上,最上一根钉应在大转子骨皮质的下方。髓腔粗大者可插入 4～5 根 Ender 钉。在进钉时,当钉的长度估计已到达股骨头时,要进行透视以了解钉的位置和深度。有时钉的尖端会从大转子上方或小转子下方穿出,可能是钉的弯曲度不够,可调整钉的弯曲后重新插入。钉的深度以在股骨头关节面以下 0.5cm 为宜。术后患肢穿防旋鞋或持续皮牵引。对不稳定性骨折或复位、固定不理想者,术后用胫骨结节骨牵引维持 2～3 周。稳定性骨折,术后 2 周左右可坐起非下地活动。8～10 周经 X 线片证实有明显骨痂时,可扶双拐下地行走并逐渐弃拐。不稳定性骨折应推 2～3 周下床活动。

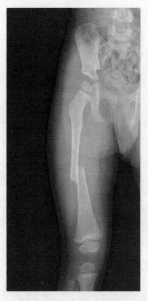

图 2-3-2-1　手术切口

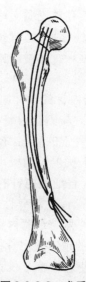

图 2-3-2-2　术后

2. 胫骨骨折应用　手术在硬脊膜外麻醉或股＋坐神经阻滞麻醉下施行，个别患者可采用全麻。患者仰卧，采用气囊止血带。先在胫骨结节外侧偏后 1.5cm 处做 5cm 长纵形切口（图 2-3-2-3），切开皮肤后将小腿肌群向外牵开，显露胫骨外侧面，稍做骨膜剥离，在该处凿 2cm×0.5cm 的纵形骨窗取 1 枚 Ender 钉放在小腿胫前，在 C 型臂 X 线机下确定所需 Ender 钉的正确长度（即自骨窗上缘至胫骨下端关节面的距离）。然后即将第 1 枚 Ender 钉（φ4.5mm）自骨窗插入，在 C 型臂 X 线机下用导钉器控制钉尖方向，当钉尖达骨折线上 0.5～1cm 时，作牵引手法复位，骨折对位满意后由助手固定患肢，术者迅速将钉继续击入，越过骨折线，进入骨折远端髓腔，同样方法自胫骨结节内侧偏后方打入第 2 枚 Ender 钉，2 枚 Ender 钉尖均插到胫骨下端关节面上 1cm（图 2-3-2-4），此时钉尾刚好留在骨窗口，钉尖分别指向胫骨内、外踝，缝合切口，加压包扎。根据患肢骨折情况，术后石膏固定 2～6 周，术后疼痛消退后即开始知道患肢功能肌肉等长收缩活动，8～10 周经 X 线片证实有明显骨痂时，可扶双拐下地行走并逐渐弃拐。不稳定性骨折应推迟 2～3 周下床活动。

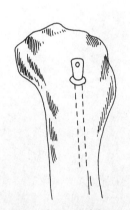

图 2-3-2-3　手术切口

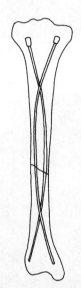

图 2-3-2-4　Ender 弹性髓内钉治疗胫骨干骨折

（二）AO 弹性钛制髓内针的操作技术

1. 儿童股骨干骨折应用

（1）逆行穿针技术：在硬膜外麻醉下，C 型臂 X 线机透视闭合复位满意后，测量 X 线片上髓腔最窄部位的直径，所选髓内钉的直径至少为其 1/3，进针点应位于股骨远端骨骺板近侧 1～2cm，在儿童，这个位置大概位于伸膝时髌骨上缘近侧一横指的位置。逆行穿针技术进针点，在进针点平面的内外侧各做一长度 1～2cm 向远端延伸的切口，对阔筋膜进行足够的分离，在切口的近侧端垂直于骨皮质插入开孔骨锥，慢慢旋转骨锥刺入骨皮质，然后进入方向与股骨长轴成 45°角，弹性髓内钉先进行预弯，弧度约为髓腔直径的 3 倍，髓内钉头应与弧形一致，插入第 1 枚髓内钉，旋转或适当敲击，逐渐打入髓内钉，同样操作打入第 2 枚髓内钉，在 C 型臂 X 线机透视下检查髓内钉顶端的位置，直至顶端达到近端骨骺板远端的位置，然后检查旋转，剪断髓内钉，保留约 1cm 的残留长度。术后予单髋人字石膏固定约 4 周，6 周后逐渐负重行走（图 2-3-2-5～图 2-3-2-8）。

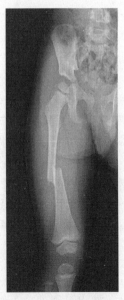

图 2-3-2-5 儿童股骨干骨折术前片

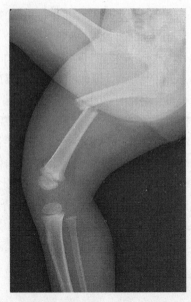

图 2-3-2-6 儿童股骨干骨折术前片（侧位）

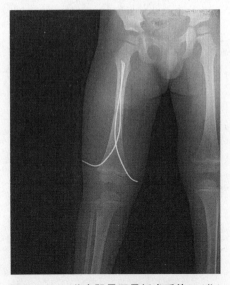

图 2-3-2-7 儿童股骨干骨折术后片（正位）

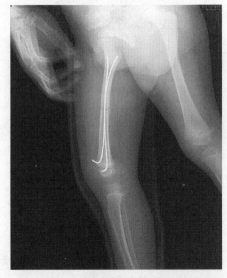

图 2-3-2-8 儿童股骨干骨折术后片（侧位）

　　(2) 顺行穿针技术：麻醉体位同上，入钉点位于股骨转子下的前外侧，两个开孔处在纵线上相隔 1～2cm，相互偏离 0.5～1cm（图 2-3-2-9）。如果入钉点相靠太近，在打入髓内钉时骨皮质可能发生爆裂。需确保正确的内支架固定（三点固定），将一枚髓内钉预弯成 S 状，这样在骨折区域水平具有内支架固定作用。打入预先执弯的髓内钉，使用髓内钉对骨折进行复位并获得初期的稳定性。打入预弯的 S 形髓内钉。一旦它与对侧接触，将髓内钉旋转 180°（图 2-3-2-10），如果需要，可以增加预应力。继续向骺板方向打入髓内钉股骨，并调整髓内钉顶端的位置与方向，使它们呈反方向分开（图 2-3-2-11）。

　　2. 儿童胫骨干骨折应用　全麻或硬膜外麻醉。胫骨结节水平处分别在内外侧作长约 2cm 的小切口（图 2-3-2-12），显露至胫骨骨膜，C 型臂 X 线机透视证实在距胫骨近端骺板远侧

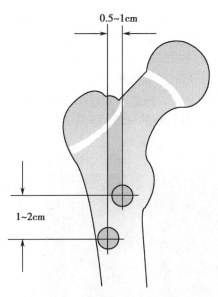

图 2-3-2-9　股骨顺行穿针进针点

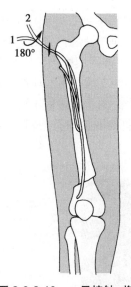

图 2-3-2-10　一旦接触,将髓内钉旋转 180°

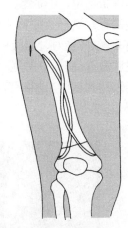

图 2-3-2-11　调整髓内钉顶端的位置与方向,使它们呈反方向分开

1～2cm 处与胫骨长轴成 45° 开髓,将预弯过的弹性髓内钉用持钉器导入髓腔,在 C 型臂 X 线机监控下,到达骨折端时不断旋转髓内钉,以利于髓内钉通过骨折端,复位后继续打入髓内钉至胫骨远端骺板近侧 1～2cm 处即可;另外 1 根进钉方法基本相同,钉尾留于骨皮质外约 5mm（图 2-3-2-13）。

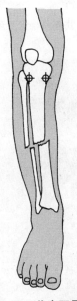

图 2-3-2-12　儿童胫骨弹性髓内钉进针点

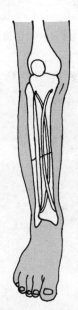

图 2-3-2-13　胫骨弹性髓内钉术后示意图

3. 尺桡骨干骨折应用　臂丛麻醉或全麻下,常规消毒铺巾,对于桡骨骨折,使用由远至近技术固定桡骨。入钉点大约位于桡骨远端骺板近侧 2cm 处,做一长度约 2～3cm 的桡背侧切口。这个切口需注意避免损伤桡神经浅支。对于尺骨,使用由近至远技术固定。在尺骨鹰

嘴骺板远侧做桡背侧切口，入钉点大约在骨骺远端 2cm。沿桡骨和（或）尺骨继续打入髓内钉至骨折部位，复位骨折断端后，使弹性髓内钉通过骨折端，建议先复位较难复位的骨折（通常是桡骨），这样会使整个前臂骨折得到较好的复位。调整髓内钉的位置使髓内钉的顶端能相向而立，这样能对骨间膜提供弧形的支撑作用。前臂骨也能恢复它们生理弯曲的形状。为了避免皮肤激惹，髓内钉的尾端露在骨外的长度最好不要超过 5～6mm。若桡骨或尺骨经过数次努力仍未达到复位，那很有可能是肌肉嵌顿，可经皮钢针撬拨出具备嵌顿的软组织（图 2-3-2-14～图 2-3-2-17）。

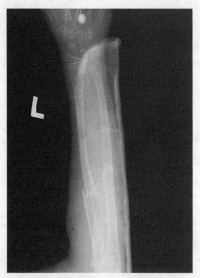

图 2-3-2-14　儿童尺桡骨干骨折术前正位片

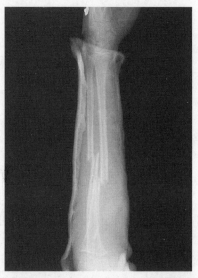

图 2-3-2-15　儿童尺桡骨干骨折术前侧位片

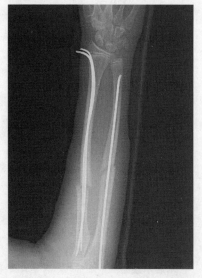

图 2-3-2-16　儿童尺桡骨干骨折术后正位片

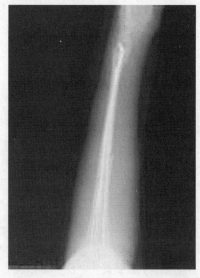

图 2-3-2-17　儿童尺桡骨干骨折术后侧位片

　　4. 桡骨小头骨折应用　根据术前 X 线片选择合适的弹性髓内钉，在臂丛神经阻滞或全麻下进行，患儿仰卧位，患肢外展于透 X 线桌面上，将肘部伸直，以便术中 C 型臂机监测于桡骨远端茎突上2cm处（桡骨远端桡背侧）做约2cm的纵形切口，逐层切至骨膜，保护桡神经浅支，牵开伸肌，在切口的近侧端垂直于骨皮质，插入开孔骨锥，缓缓旋转骨锥刺入骨皮质，进入方向与桡骨长轴成45°，然后继续向下刺穿皮质，开髓过程中使用C型臂机检查骨锥的位置和进入的深度，避免损伤桡骨远端髓板将髓内钉安装于插入器上，导入弹性钉。先用经皮导针轻柔地使桡骨头部分复位，然后旋转弹性髓内钉，通过其弯曲的尖部帮助骨折完全复位。至骨折端水平，在C型臂X线机监测下，通过闭合复位的方法完成对骨折的部分或完全复位，必要时辅以克氏针经皮撬拨复位，继续打入髓内钉，务必使髓内钉的顶端勾住骨折近端，C型臂X线机显示达桡骨头软骨下，再通过旋转髓内钉达到骨折的复位，在C型臂X线机下检查髓内钉顶端在近端髓腔内位置最后轻轻击打推进器将髓内钉完成固定，剪断髓内钉，保留约0.5cm的残留度，以方便骨愈合后取钉。术后后屈肘90°，中立位石膏托外固定（图2-3-2-18）。

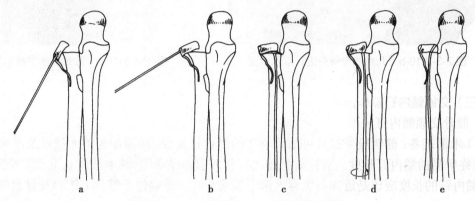

图2-3-2-18　儿童桡骨小头骨折复位示意图

5.肱骨骨折应用　臂丛麻醉或全麻下，常规消毒铺巾，选择一个桡侧切口进行手术。不要在尺侧做切口，以免损伤尺神经。远端入钉点位于骨骺板近侧1～2cm处。第二入钉点位于远端入钉点近侧1～2cm，并向内侧偏移0.5～1cm（图2-3-2-19-a～c）。

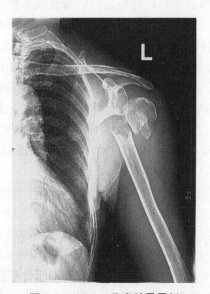

图2-3-2-19-a　儿童肱骨骨折

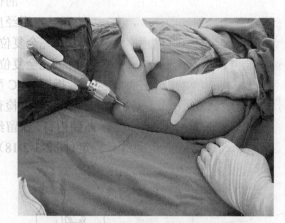

图 2-3-2-19-b　儿童肱骨骨折进针点示意图

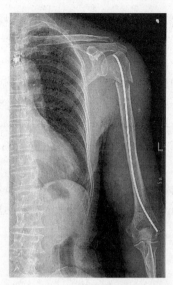

图 2-3-2-19-c　儿童肱骨骨折术后

（三）交锁髓内钉操作技术

1. 股骨交锁髓内钉应用

（1）术前准备：健侧股骨摄片可估计合适的髓内钉直径，预测髓腔扩大量以及严重粉碎骨折最终所需的髓内钉长度。首次顺行髓内钉打入前需经牵引，恢复股骨长度（急症患者除外）。髓内钉的长度应该是近端与股骨大转子顶端平齐。远端位于髌骨上缘和股骨远端骨骺线之间。

严重粉碎性骨折早期活动偶尔可发生髓内钉进一步嵌入，在选择髓内钉长度时应考虑到防止早期髓内钉移位进入膝关节或髓内钉突破股骨近端。选择的髓内钉型号主要根据患者股骨髓腔大小和股骨骨折粉碎范围而定。需要注意的是，髓内钉既不能承受患者急性期的全部负荷也不能承受恢复期的大部分负荷，故在良好的骨痂形成之前应避免承受大重量的负荷，对于过度肥胖，不顺从者以及预料可能发生延迟愈合或不愈合者必须进行辅助固定。

（2）患者体位：采用仰卧位或侧卧位。①仰卧位：患者仰卧，使躯干及患肢内收 - 患侧髋关节屈 15°～30°，通过骨牵引针或骨科矫形术的足固定架施加牵引，通过影像增加器判断近端骨折段旋转角度，旋转远端骨折段与近端对齐。②侧卧位：如果患者采用侧卧位，应确保躯干的重量大部分落在未受伤的股骨转子部支托上，做跟骨牵引或胫骨结节牵引。因正常髋关节有 15° 的前倾角，参照正常解剖位置，足置于牵引器时呈 15° 内旋。骨折侧髋关节屈曲 15°～30°，正常侧置于中立位或轻度屈髋位。使用影像增强机观察股骨全长从膝关节到髋关节的前后位和侧位情况。擦洗消毒并按标准准备患者，臀部、大腿、腋窝以下铺消毒布单，影像增强机的 C 型臂 X 线机用单独的消毒布单包裹。

（3）手术操作：从大粗隆近端至髂骨翼水平位行直切口，长约 4～10cm（图 2-3-2-20），达髂胫束时进行止血，触摸大粗隆顶点，向粗隆内侧牵开髂胫束纤维，用手检查粗隆范围，入口应在粗隆的中线，如果不能肯定，应显露大粗隆，特别是近端骨折，清楚显露大粗隆是很重要的，这样可保证入口的正确。钉点的理想位置应在大粗隆顶点偏内后侧即卵圆窝（图 2-3-2-21），进钉点选好后用骨锥（开孔器）钻透骨皮质，锥子尖应位于股骨干正位及侧位轴线，最好的入口应该是锥子尖与髓腔一致，而不仅是解剖标志，如果有必要，应将锥子拔出，重新放置，然后

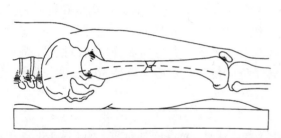

图 2-3-2-20　大粗隆近端至髂骨翼水平位的切口

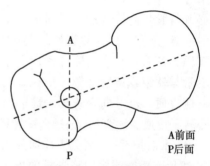

A前面
P后面

图 2-3-2-21　股骨髓内钉进针点

沿股骨轴线插进 3~4cm，保持手柄直的部分，要与骨干成一条直线并用力旋转加压，特别是年轻病人，由于骨质比较坚硬，需要锥子延伸入口才能穿透骨骺端。选择正确的进钉点非常重要。若进钉点太靠外侧，将造成钉的插入困难，并可能导致股骨近端内侧皮质粉碎骨折；如果进钉点太靠内，可造成骨折近端的外侧皮质骨折。

针对不同类型的骨折，可有不同的导杆插入。用导杆手柄将所选用的导杆导入到骨折水平，确定导杆在前后位和侧位片上都位于股骨髓腔内。用空心扩孔钻以 0.5mm 增值将近端骨折段扩孔至 12mm 扩孔时使用皮肤保护器。用骨折内置式复位器将骨折近端和远端复位对齐。将导杆插入骨折远端直达股骨下端的骨骺线，移去骨折内复位装置。采用影像增强机确定导杆位于股骨内穿过 3.2mm 的导杆开始扩孔，每次增加 0.5mm，直至所需的直径。最终扩孔器直径需经扩孔器模板验证，如果骨折近端或中段骨折，扩孔直径必须比选用的髓内钉直径大 10mm，如果股骨过度向前弯曲或远端 1/3 骨折，则近端扩孔应比所需髓内钉直径大 1.5mm。因此，最终选择的髓内钉直径应比扩孔直径小 1.0~1.5mm，绝不可应用比最终扩孔直径大的髓内钉。通过导杆导入髓内交换管以维持骨折复位。当髓内交换管插至远端干骺端后，用 4mm 的髓内钉导杆替换原球形头导杆，移去髓内交换管。握住近端导向器柱状手柄（与水平面垂直）。水平握住交锁髓内钉，使其前屈弧度与股骨弧度相符，使近端导向器与髓内钉对齐，然后将滑动锤或仰卧打入器接到导向器的六角形螺栓上。用手柄控制髓内钉的旋转，插入髓内钉。在髓内钉最终定位前，必要时重新锁紧近端导向器装置的螺栓股骨髓内钉正确方向，应该是手柄位于冠状面。对过度肥胖患者可采用附加器接到股骨导向器近端平板上。这种仰卧打入器的附加器使得髓内钉更容易打入。在髓内钉进骨折远端干骺端髓腔后退出 4mm 髓内钉导杆。打入髓内钉，使近端导向器与股骨大转子顶端平齐。撤除滑动锤或仰卧位打入器。

远端锁钉的放置有以下几种方法：①在钉打入髓腔前定位器应预先与髓内钉近端装配在一起。髓内钉远端锁孔应与定位器侧孔对准，完全在水平面上。由于定位器较长，有时在髓内钉插入过程中，尤其是打入时，可能会使髓内钉变形，导致定位错误。因此，该方法在插入困难时可能会失误。②带有定位器的 C 型臂 X 线机：C 型臂 X 线机下，当定位器孔与髓内钉远端锁孔完全在一条直线上时，用尖锥通过定位器孔在皮肤上做一压迹，用锥刺入，然后在骨面做标记。用套筒替换锥子，当 C 型臂 X 线机光束通过套筒与钉孔钻透内，外侧皮质，测量深度，拧入远端锁钉。③徒手技术：借助 C 型臂 X 线机用徒手方法安装远端锁钉。透视侧位，当髓内钉远端两个孔最大最圆时，在远端锁钉孔处股骨外侧做一 0.5cm 切口，达骨皮质放入导针套筒。用直径 45mm 钻头由外向内钻透股骨两侧皮质。再将外侧皮质用直径 60mm 钻头扩大。测深后拧入 45mm 自攻型半螺纹螺钉。以同样方法，拧入第 2 枚螺钉。远端两枚锁钉必须与股骨内侧皮质牢固固定。否则,螺钉有可能自锁钉孔退出,失去作用。近端锁钉因有导向器,放置一般比较容易。主钉的位置满意后,拔除导针,检查近端导向器和钉的固定是否牢固。若有松动应及时拧紧,以免影响近端锁定的位置。从导向器近端孔放入导向套管,在套管与软组织接触处做一长约0.5cm切口,切开阔筋膜。将导向套管沿切口推进,至大转子外侧皮质。沿导向套管插入锥子,钻透大转子外侧皮质。然后用直径50mm的长钻头,钻透小转子皮质。测深后,选择合适螺钉拧入。

(4)术后护理:术后无需任何外固定,术后1~2天拔除引流条后,即可下床行走。定期复查X线片。横断或短斜形骨折的患者即可进行主动活动,允许部分负重(不超过15kg)和短暂的完全负重。只要患者无不适,部分负重可逐渐过渡到完全负重。对于重度粉碎性骨折,采取静力固定后,只有在X线片显示有足够的骨痂形成后方可负重。负重应该按计划循序渐进,这一过程通常需要4周。髓内钉的拔除一般来说,手术后18~24个月,如果X线片提示骨折已愈合,髓内钉即可考虑拔除。但对于有骨折延迟愈合或骨质疏松者情况,应延期拔除髓内钉。

2. 胫骨交锁髓内钉应用

(1)术前准备:患者仰卧下手术台上,患肢轻度内旋以保证胫骨中立位(图2-3-2-22)。

(2)手术操作

1)切口:纵形切口为常用切口。以髌骨下极为中心,远端至胫骨结节,近端至髌骨中部,长5cm,逐层切开后,沿髌韧带内侧缘将髌韧带牵向外侧。亦可从中间劈开髌韧带,缺点是容易导致关节疼痛。主要用于胫骨近端骨折。横形切口。以胫骨结节和关节面的中点为中心,做平行于膝关节面的横形切口,长5cm,逐层切开后,向外侧牵开髌韧带或将其纵形劈开。

2)导针置入:在髌骨结节、髌腱止点上方,平台下1cm处,用骨锥向下穿透骨皮质,进锥点必须位于髓腔轴线上。用圆头导针插入髓腔,经骨折处到达骨折远端踝下2cm处。导针应位于髓腔中央(图2-3-2-23),以免扩髓时偏向一侧骨皮质。

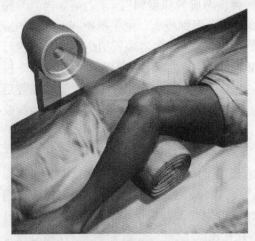

图2-3-2-22　胫骨交锁髓内钉体位

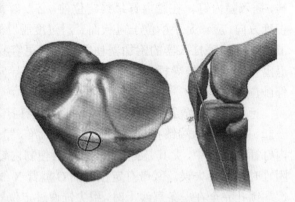

图2-3-2-23　导针进针点

3)扩髓(若采用扩髓髓内钉):置入导针后,用可曲性髓腔扩大器沿导针扩髓,一般先从8mm直径的钻头开始,由细至粗,用直径每隔1mm的髓腔锉缓慢进入,稍遇阻力,即可往返扩髓,以免使髓腔锉卡在髓腔狭窄处,造成进退困难。沿导针放入塑料套管,拔出圆头导针,沿塑料管插入一个直头导针。

4）髓内钉的置入：将髓内钉与连接器固定后，沿导针将髓内钉打入髓腔。一旦髓内钉进入骨折远端，即拔出直头导针，以免发生嵌卡。髓内钉上端的合适位置应位于平台下方0.5～1.0cm，下端应距胫骨远端1～3cm。

5）锁钉的置入

A．近端锁钉：带锁髓内钉的近端锁钉一般是2枚。不同类型的髓内钉近端锁钉的方向不完全相同，有前后位锁钉与锁钉交叉，亦有由前内向后外与前外向后内方向交叉。还有两枚横行锁钉平行方向。一般来讲，近端锁钉都是在瞄准器的导引下置入，其定位较准确。

B．远端锁钉：远端锁钉的置入可通过3种方法。①远端锁钉瞄准器：将瞄准器与髓内钉牢固地固定在一起，调整瞄准器长度，使与合适的髓内钉长度相等。通过皮肤切口，用直径4.5mm钻头由内向外钻孔，测量后通过瞄准器拧入合适的全螺纹螺钉。不同类型的带锁髓内钉其瞄准器也不完全相同。②C型臂X线机的引导。③激光导向（C型臂X线机）的应用：因激光呈直线走行，当激光束穿过钉孔时在对侧显示，这样患者和医护人员避免放射线的接触。

（3）术后处理：负重主要取决于患者不适的程度及骨折的类型。一般来讲对稳定骨折（横断或斜形），术后第1天即可完全负重。对于粉碎骨折，应借助支具，尽早采用保护性负重。通常至术后6～8周，X线显示有一定量的骨痂形成后完全负重。髓内钉的拔除一般来说，手术后18～24个月，如果X线片提示骨折已愈合，髓内钉即可考虑拔除。但对于有骨折延迟愈合或骨质疏松者情况，应延期拔除髓内钉。

3．肱骨髓内钉应用

（1）顺行交锁钉技术

1）术前准备：将患者置于半斜坐姿或仰躺在能透过射线的手术床（图2-3-2-24）；患者体位的设置应尽可能避免移动患者的身体。

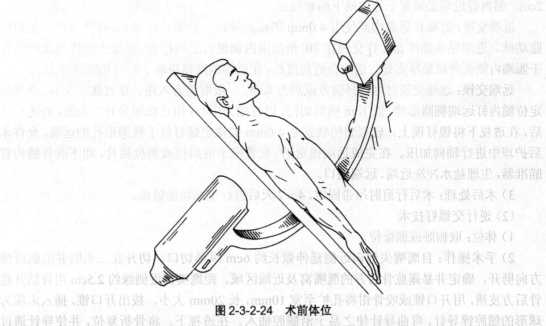

图2-3-2-24　术前体位

2）手术步骤：在肩峰内侧做2～3cm纵形切口，沿肌纤维方向劈裂。三角肌，三角肌切开不超过5cm注意不要损伤腋神经，内收肩关节使脆骨大结节位于侧面便于操作。髓内钉插入部位应选择大结节顶部内侧位于二头肌沟后方约0.5cm处（以减少对肩袖的损伤）。将开口锥从肱骨大结节内侧插入至肱骨头内,透视证实入口位于正侧位透视图像中心,以保证插入的肱骨交锁钉位于髓腔中央(图 2-3-2-25)。拔出开口锥,插入圆头髓腔针,将导针沿髓腔插入,透视以确定导针是否位于髓腔内;复位骨折,将导针插入骨折远端距鹰嘴窝 1～2cm,然后测定所需髓内钉长度。采用髓腔锉扩髓。每次增加 0.5mm 进行整个肱骨髓腔的扩髓。在远端距鹰嘴窝 1～2cm 处扩髓时操作应轻柔。注意如果入口太偏,肱骨近端侧壁会将髓腔锉破,或髓内钉插入时发生骨折。扩髓直径须超过髓内钉直径为 0.5～1mm,将髓腔锉导针套上交换导管以维持骨折复位,用 2.4mm 髓内钉导针替代 2.0mm 髓腔导针后,移去交换导管。

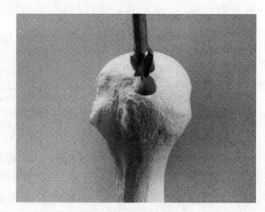

图 2-3-2-25　进针点

对于不扩髓髓内钉,在插入髓内钉前。必须选择合适的髓内钉尺寸。但肱骨近端需扩髓至深度 4cm,直径为 10mm。以配合髓内钉上端的增粗部分。徒手将髓腔探头沿导针插入,注意不要用动力装置。能顺利通过狭窄处探头的最大直径即为合适的髓内钉直径。术前应估测一下髓腔管直径以确定髓内钉合适直径。将髓内钉打入髓腔。实心钉需拔除导针,在 X 线透视下将髓内钉打入,装上近端钻孔导向器可控制旋转,如果用异针,则髓内钉应沿导针缓慢通过骨折处。在髓内钉达到骨折部位时,须维持复位,髓内钉应缓慢通过骨折处。髓内钉通过骨折处后。需通过内旋和外旋前臂,并以前后位和侧位透视像证实髓内钉位于骨折远端髓腔内。在髓内钉进入骨折端远端后去除导针。然后继续向远端插入髓内钉直至距鹰嘴窝 1～2cm。髓内钉近端必须置于骨皮质下约 0.5mm。

近端交锁:近端和远端均需使用 4.0mm 的锁定螺钉。在锁定近端时,将臂内收以免损伤肱动脉。近端钻头瞄准器允许交锁在 20°角范围内调整合适的位置,能最大程度地选择肱骨干骺端内侧而骨质最厚实处。选定合适角度后,在近端瞄准器帮助下将近端锁钉锁上。

远端交锁:远端交锁时可选择前方或后方入路,一般取前方入路。穿过肱二头肌,透视下定位髓内钉远端椭圆形槽,做 1cm 横形切门,以钉槽为中心,用止血钳分开二头肌,到达皮质后,在透视下将锁钉锁上。较理想的状态是 4.0mm 的锁定螺钉位于椭圆形孔的远端,允许术后护理中进行轴向加压。在完成远端锁定后,肱骨应于前后位或侧位摄片,卸下肱骨髓内钉瞄准器,生理盐水冲洗近端、远端切口。

3)术后处理:术后行肩肘吊带固定,4～7 天后进行主动功能锻炼。

(2)逆行交锁钉技术

1)体位:取俯卧或侧卧位。

2)手术操作:自鹰嘴尖部向近侧延伸做长约 6cm 纵形切口。切开肱三头肌并沿肌纤维方向劈开。确定并暴露肱骨后方的鹰嘴窝及近端区域。距鹰嘴窝近侧缘约 2.5cm 用骨钻开肱骨后方皮质,用开口锥或咬骨钳将孔扩至宽 10mm,长 20mm 大小。拔出开口锥,插入末端为球形的髓腔锉导针,弯曲导针使之易于沿髓腔插入。在透视下。将骨折复位,并使导针通过骨折端并将导针插至肱骨头,然后测定所需髓内钉长度。采用扩髓髓内钉,每次沿髓腔锉导针增加 0.5mm,进行整个肱骨髓腔扩髓,入口 4cm 内髓腔直径需扩至 11～12mm、以适应髓内钉上端的增粗部分。扩髓直径须超过髓内钉直径为 0.5～1cm。切忌将直径大于髓腔锉直径的髓内钉插入髓腔内。将髓腔锉导针套上交换导管，以维持骨折复位，用 2.0 髓内钉导针替换 2.0 髓腔锉导针后，移去交换导管。不扩髓髓内钉，在插入髓内钉前，应用髓腔探头探测髓腔直径，以选择合适的髓内钉尺寸，但肱骨远端需扩髓至深度 4cm，直径为 10mm 以配合髓内钉上端的增粗部分。徒手将髓腔探头沿导针插入，注意不要用动力装置，如遇到阻力则停止插入并抽出探头。能顺利通过狭窄处探头的最大直径即为合适的髓内钉直径。为确定髓内钉合适直径，术前应估测一下髓腔直径。上述工作完成后，即可将髓内钉打入髓腔。髓内钉应缓慢通过骨折部位以免造成粉碎。髓内钉进入骨折端远端后去除导针，然后继续向近端插入髓内钉直至钉尾距结节下约 2cm。因为过近会导致近端内锁螺钉损伤结节下区组织。

远端交锁与近端交锁：远端交锁在直视下进行，由前向后锁定，完成后 X 线透视肱骨全长前后及侧位像。近端交锁需在透视下在肱骨近端外侧做 1 切口并钝性分离至骨皮质面，然后由外向内锁定。

3）术后处理：术后第 2 人可在指导下开始进行一定程度的功能锻炼。术后 2～4 周可开始进行抵抗性功能锻炼，一般临床愈合的时间为 8～12 周。

4．尺桡骨髓内钉应用

（1）术前体位：患者取平卧位，上肢外展 90°，前臂置于可透 X 线的手术台板上。

（2）手术操作：于桡骨远端的桡管茎外侧做 1.5cm 皮肤切口，剥离皮下组织，于桡侧腕长、短伸肌腱之间，仔细确定确定桡骨远端边缘，避免损伤舟状骨。在桡骨远端背侧。用 2mm 直径的手枪钻或锥子开一骨窗。用一顶端呈球形的导针，经骨窗插入骨髓腔，将骨折复位后，于透视下继续将导针插入近端，然后根据需要，用扩髓器扩大髓腔。将已选好的髓内钉预弯成桡骨外形状，沿导针经扩大的髓腔缓慢打入，拔除导针，缝合切口。桡骨髓内钉的外形有左右之分，而尺骨髓内钉不需区分左右。尺骨近端 1/3 弓形朝向桡侧，所以尺骨髓内钉的入点位于尺骨鹰嘴的桡侧。距外侧皮质约 5mm 处。需要扩大尺骨远端髓腔，以免在打入髓内钉时，使骨折端发生分离，导致骨折不愈合。此外，尺骨髓内钉的入点还可选用尺骨远端，即尺骨茎突中央（图 2-3-2-26）。

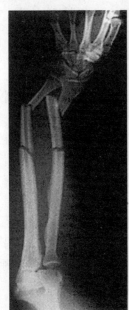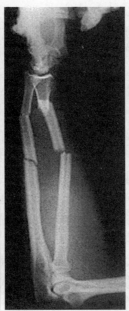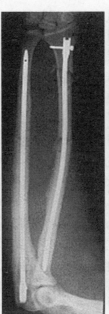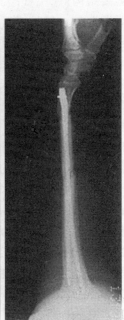

图 2-3-2-26　尺桡骨多段骨折髓内钉固定

（3）术后处理：前臂骨折髓内钉固定术后，可用石膏或夹板固定手、腕、肘关节，待消肿后，改用上肢管形石膏固定。稳定骨折固定 2 周，不稳定骨折固定 4 周。通常不需要物理治疗。2 周内可逐渐恢复日常生活。

5. 股骨近端骨折应用

（1）Gamma 钉：股骨转子间、转子下骨折以及合并股骨颈骨折的股骨干骨折，临床处理比较困难。此类骨折大多发生于老年病人。以往缺乏有效的手术治疗手段。20 世纪 80 年代后期，Holdon 和 Grosse 等为解决这类骨折的治疗问题，分别设计了能同时插入股骨髓腔内和股骨颈内的内固定装置。这种内固定装置形似"V"符号（图 2-3-2-27），故称为"Gamma 钉"或"伽马钉"。

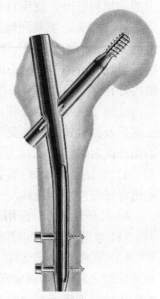

图 2-3-2-27　Gamma 钉

Gamma 钉具有以下优点：①具有良好的生物力学优势，有良好的抗短缩和旋转作用，还对骨折端有加压作用；②具有较高的强度和稳定性。对合并股骨颈骨折的股骨干上段骨折，以及股骨转子间骨折和转子下骨折的病人，可同时达到坚强的内固定，从而可以早期负重；③可以采用闭合复位内固定手术，手术切口小，可实现闭合穿针，手术创伤小，术后恢复快，并发症也少；④手术失血较少，可减少老年人的手术风险及术后并发症；⑤除加长型外，在股骨髓腔内的力臂较短，便于操作和远端锁钉的定位；⑥手术后的低感染率，深受临床医师喜爱。

常用的 Gamma 钉分为普通型、亚太型、加长型和改进型等 4 种。我国使用亚太型较多。其特点是：股骨颈拉力螺钉与主钉之间的角度固定为 125° 和 130°。Gamma 钉远端呈三叶草花瓣状，与钉体的弯曲和加压螺钉共同形成平衡扭矩，使之固定牢固。

Gamma 钉主要由 2 个主要结构和 3 个附属结构组成：

主要结构：①主钉：与普通股骨交锁髓内钉相似，但近端明显加粗，近端直径为 17mm，远端直径为 11～16mm，钉长 180～200mm；②拉力螺钉：长 80～120mm，每隔 5mm 为一个型号，与主钉的角度为 125°～140°，常用 130° 的拉力螺钉。

附属结构：①远端锁钉 2 枚；②防旋螺钉 1 枚，防止拉力螺钉旋转而推出；③钉盖，安放在钉的顶端，防止软组织长入钉内。

Gamma 钉手术适应证：股骨转子下骨折，股骨转子间骨折，合并股骨颈骨折的股骨干上部骨折。

1）术前准备：术前要拍患髋的正侧位 X 线片和带两侧髋关节的骨盆正位片，以便能较准确地估计所用 Gamma 钉的型号和规格。要对 X 线片进行测量，测出健侧的颈干角，股骨头至大转子外侧骨皮质的长度，还要测量近端股骨髓腔的大小和股骨中 1/3 髓腔的直径，以择合适的 Gamma 钉备用。全麻、腰麻或硬膜外麻醉均可，全麻较安全。患者仰卧于骨科手术牵引床上，患肢内收、伸直位，健侧肢体尽量外展，将 C 型臂 X 线机球管置于两大腿之间的会阴部。

2）手术步骤：C 型臂 X 线机透视骨折复位满意后，将患肢内旋 10°～15° 固定，髌骨侧处在水平位或轻度内旋位，并保持此位置消毒、铺单。经皮沿股骨颈纵轴方向于股骨前侧置入直径为 2mm 克氏针 1 枚。并用 C 型臂 X 线机正侧位观察骨折复位情况和克氏针位置。从大转子顶点开始向臀部切开皮肤 5～8cm，顺臀大肌肌纤维方向分开，到达大转子顶点。用曲柄锥向梨状窝穿刺。穿刺点应选在中点偏前，不能太靠近股骨颈，也不能太靠外，否则易发生钉的安放困难或继发大转子骨折。曲柄锥穿破骨皮质,进入骨松质内。拔出曲柄锥,将一导针沿曲柄锥穿出的骨道进入股骨髓腔。扩髓腔时先取直径为 8mm 的髓腔钻,然后以递增 0.5mm 直径的髓腔锉扩大股骨近端髓腔,直到扩大到 11mm 以上,深度达 20cm,近端要扩大到 17mm。选择合适的 Gamma 钉与专用导向器相连。然后将其插入髓腔内,注意一定要边转动边向前推进,而不能用骨锤锤击进去。锤击的结果可能造成股骨近端皮质裂开等并发症。插入的 Gamma 钉要比髓腔锉的直径小 1mm,否则也将造成插入困难。由助手把持导向器,因股骨远端已经内旋 15°,故导向器把手应与患者冠状位平行稍向前倾。在 C 型臂 X 线机下观察主钉与拉力螺钉缺口的方向,用一克氏针在体表投影至股骨颈,投影线应落在股骨颈轴线偏下。当确定拉力螺钉的位置基本正确后,在导向器上装入拉力螺钉导向套管,在相应皮肤做一小切口直达转子下骨皮质,钻入克氏针至股骨颈顶部,离关节软骨下约 5mm。为了使克氏针的位置在股骨颈的中央,要注意用 C 型臂 X 线机透照。位置满意后,用阶梯钻扩髓,将拉力螺钉拧入股骨颈内。将一枚防旋螺钉通过导向器置入并拧紧,再将钉盖拧在钉的近端。通过远端瞄准器可拧入远端锁钉。最后要注意再次用 C 型臂 X 线机透照骨折复位和 Gamma 钉的位置,确定满意后,冲洗、缝合。

3）术后处理:术后抬高患肢,预防感染,复查 X 线片。如骨折位置良好,内固定满意,可于 CPM 机上进行被动功能锻炼。

（2）股骨近端钉（PFN）:股骨近端钉（PFN）是股骨近端髓内钉为髓内内置物,用于不稳定的股骨近端骨折（图 2-3-2-28）。

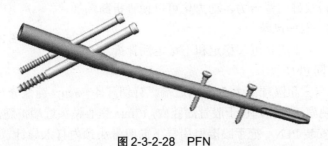

图 2-3-2-28　PFN

主钉总长度 240mm,近端直径为 17mm,干的直径有 10mm、11mm 和 12mm。髓内钉的尖端形状特殊,可以减轻插入时的阻力并减小股骨干的应力集中和张力。近端部分和干部的外翻角 6°,11mm 的股骨颈螺钉是承重螺钉,其末端有安全阻挡,可防止由于推进过度穿出髓内钉。通过该螺钉将股骨头、股骨颈和股骨干连成一体。为了防止股骨头、股骨颈的旋转,在髓内钉的近端和股骨头、股骨颈内与股骨颈螺钉相隔一定的距离平行插入 1 枚 6.5mm 的抗旋转髋螺钉。同股骨颈螺钉一样,髋螺钉的钉头部有一尖领,可以防止穿出股骨头。髓内钉对左右股骨均适用。通过远端的上下孔可以分别对髓内钉行静力性或动力性的交锁。远端尾侧的凹槽为卵圆形,可用于进行原发性或继发性动力化。最后在髓内钉的顶端放置尾帽,以防软组织长入。

1）术前准备:术前准备与 Gamma 钉基本相同。手术可以在常规手术台上进行,但通常需要骨科牵引床。患肢轻度内收,这样容易到达大转子顶点。C 型臂 X 线机的位置应该能对股骨近端和股骨头做良好的透视。精确的闭合复位是治疗骨折的关键。

2）手术步骤:理想的开口点位于大转子的顶端或者稍偏外侧,即股骨颈长轴与股骨干长轴交点外侧。正位上确定大转子,大转子顶点和股骨干长轴。在理想的开口点插入导引针,正侧位透视下监测其位置,沿导针插入保护套和钻套,将 17mm 空心钻头穿入保护套,做髓腔开口直到钻头阻挡,透视下监测操作。取出钻头、保护套和导针,将股骨近端髓内钉安装到插入手柄上,用手轻度旋转手柄,将髓内钉插入髓腔,不需要用锤子敲,并通过透视确定髓内钉的位置。可以在插入手柄的标记孔中插入 1 枚克氏针,确认髓内钉的顶点是否与大转子的顶点相平。调整髓内钉使股骨颈螺钉接近股骨距。将瞄准臂插入到手柄上,依次锁定远近端锁钉。

3)术后处理:同 Gamma 钉。

(3)股骨近端防旋髓内钉(PFNA):20 世纪 90 年代后期出现了另外一种针对股骨粗隆周围骨折的内固定系统 PFNA(图 2-3-2-29),广泛的应用与临床,其后不断改进,由此发展成PFNA 系列产品。其具有以下特点:

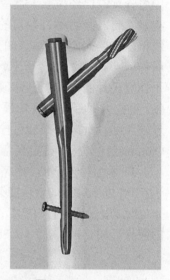

图 2-3-2-29 PFNA

PFNA 内固定物包括一个长的髓内钉,螺旋,刀片,两个远端锁钉孔,钉子近端有一防止软组织长入钉心的钉盖。PFNA钉主钉近端有 6° 外偏角,需要一个更内侧的入钉点度的外偏角,其螺旋刀片一个部件完成抗旋转及稳定支撑功能。其螺旋刀片一个部件完成抗旋转和稳定支撑功能,抗切出稳定性比传统的螺钉系统高,抗旋转稳定性和杭内翻畸形能力比 1 枚螺钉强,和 2 枚螺钉相似。螺旋刀片尖端宽大的表面积可以很好的填压骨质,从而获得很好的锚合力。动力化可以使骨折断端加压并且降低内置物失败的风险。

手术适应证:适用于股骨近端稳定和不稳定性骨折。

1)术前准备:同 PFN

2)手术步骤:自大粗隆顶点上 5cm 向近端纵行切开 4～5cm,钝性分开肌层,于大粗隆顶点插入导针,透视观察正侧位均位于股骨髓腔内,17mm 空心钻头近端扩髓,沿导针插入 PFNA主钉,拔出导针。安装 PFNA 把手瞄准臂引导下向股骨头颈内打入导针。透视下使导针正位位于股骨头颈中线偏下,侧位位于股骨颈正中,深度为关节面下 5～10mm。沿导针向股骨头内捶击打入合适长度螺旋刀片,顺时针将刀片锁定,远端锁定钉根据病情决定动态或静态锁定,最后拧入尾帽(图 2-3-2-30a、b、c)。

(4)自锁髓内钉:由于交锁髓内钉远端操作有一定难度,尤其是远端锁钉置入比较困难,近年出现了许多新型的“自锁髓内钉”,如髓内开叉式扩张自锁钉、髓内膨胀式扩张自锁钉、旋入式自锁钉等。

1)可膨胀自锁式髓内钉(FIXION):可膨胀自锁式髓内钉(FIXION)是骨科内固定技术的一项最新技术。该髓内钉的主体部分由合金柱状薄管和四根径向辐条组成,髓内钉的外形设计与竹髓腔的弯曲形状一致,髓内钉的远端呈锥形。近端带内螺纹口,内设单向阀门。经特殊加工后,合金柱状薄管呈缩折叠形态,从而缩小了髓内钉进入髓腔时的直径,扩髓不再成为必须的手术过程。经骨折复位后,髓内钉通过骨折位少并处于正确的位置后,通过压力泵向钉体内压注生理盐水使髓内钉顺应髓腔的形状膨胀。而钉体上的四根径向辐条随着髓内钉的不断膨胀而以正交的方向逐渐展开,髓内钉沿钉体全长与骨髓腔内壁紧密接触从而达到坚强的内固定效果(图 2-3-2-31)。无须交锁钉,沿钉体全长的内固定力一式均匀分布了负荷应力。髓内钉的这种结构设计大大简化了插钉、固定等手术过程,同时有效保证了髓内钉在骨

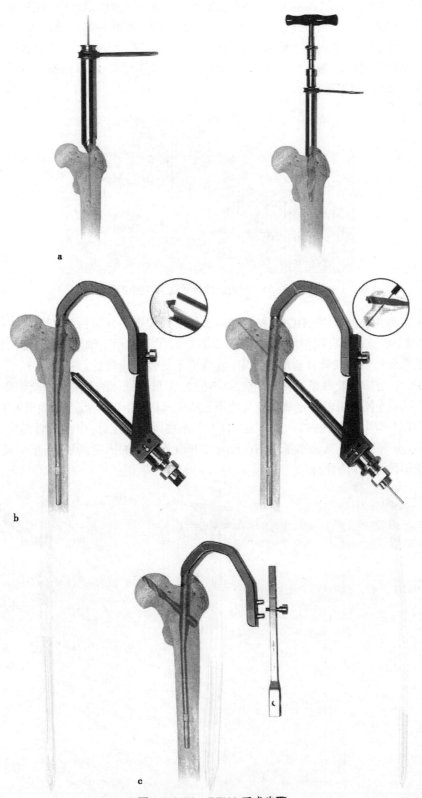

图 2-3-2-30　PFNA 手术步骤

折端抗扭转力、抗横向移位和承受径向应力的能力。髓内钉膨胀过程中，通过观察压力泵的压力表指示值确定髓内钉内的压力。髓内钉拔钉过程中。在髓内钉的近端接上取钉杆，先释放钉体内的压力，钉体的合金柱状薄管会略微塌而减小直径，再将滑锤连接到取钉杆的近端即可轻松的从髓腔内拔除髓内钉。膨胀钉由4个主要部分组成，即单向阀、近端非膨胀部分、髓内钉膨胀主体、远端锥形部分。

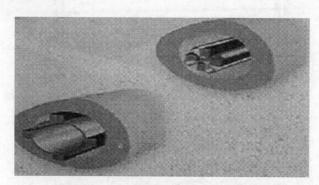

图 2-3-2-31 可膨胀自锁式髓内钉固定原理

可膨胀自锁式髓内钉（FIXION）根据作用部位及原理不同分为3个型号：

FIXION IM 型膨胀自锁型髓内钉（图 2-3-2-32）：①不使用交锁螺钉；②髓内钉通过自身在髓腔内的膨胀达到对长骨骨折的内固定；③适用于长骨中段骨折。

FIXION IL 型膨胀交锁型髓内钉（图 2-3-2-33）：①只在钉体的近端使用交锁螺钉；②髓内钉的中段和远端在髓腔内的固定通过自身的膨胀实现；③适用于长骨近、远端至关节面的骨折。

FIXION PF 型可膨胀髓内钉（图 2-3-2-34）：①不使用交锁螺钉；②由股骨髓内钉和股骨头栓钉等组成，分别通过自身的膨胀达到在股骨干和股骨头内的固定；③用于股骨转子部分（甚至合并股骨中段骨折）的骨折。

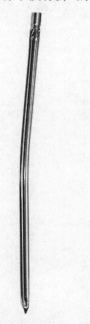
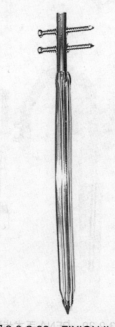
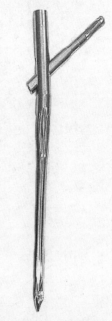

图 2-3-2-32　FIXION IM 型膨胀自锁型髓内钉　　图 2-3-2-33　FIXION IL 型膨胀自锁型髓内钉　　图 2-3-2-34　FIXION PF 型膨胀自锁型髓内钉

2）手术步骤（以 FIXION IM 为例）：术前采用 Disco-O-Tech 公司提供的髓内钉模板来选择合适的直径和长度的髓内钉。根据骨折情况选择髓内钉入口。将髓内钉连接到插钉手柄。逆时针旋转压力泵手柄，使压力泵吸满生理盐水，并排空气泡。取下压力泵，将髓内钉插入长骨髓腔，必要时可使用滑锤。将膨胀杆连接到压力泵，排空膨胀杆内的气泡。将膨胀杆连接到插钉手柄，接上压力泵膨胀髓内钉，压力不要超过 70Pa。髓内钉膨胀完成后，减压，取下压力泵和膨胀杆（图 2-3-2-35）。

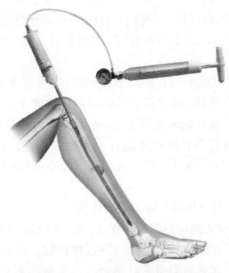

图 2-3-2-35　利用压力泵使髓内钉膨胀

四、髓内钉技术的常见并发症和注意事项

髓内钉技术第 1 代髓内钉以 Kuntscher 教授设计的不锈钢二叶草结构髓内钉为代表。由于不能锁定，抗旋转能力差，稳定性依靠骨折端相互嵌入，且操作技术比较困难，加上仅通过简单锻压和折弯而成，制造工艺粗糙，该钉在临床上仅适用于治疗占股骨骨折 2%～5% 的稳定性股骨中段骨折。但是，髓内钉技术的发展，使用扩髓髓内钉方面始终存在着争论。一些学者对包括严重创伤的所有患者均建议使用扩髓髓内钉，而另一些则担心扩髓髓内钉会对多发创伤患者造成肺部损害。在一些多中心、前瞻性随机研究中发现，与扩髓型股骨髓内钉治疗股骨干骨折相比，非扩髓型股骨髓内钉导致骨折不愈合的发生率明显升高。此外，扩髓型股骨髓内钉能使骨折愈合加快，骨折延迟愈合的发生率更低。对多发创伤患者，尤其是当合并胸部创伤时，扩髓型股骨髓内钉可能是严重影响肺部功能的一个原因。实验研究表明，与非扩髓型股骨髓内钉相比，应用扩髓型股骨髓内钉会引起肺动脉压升高，肺部通透性增加。但是，应用非扩髓型股骨髓内钉只能降低但不能完全去除肺部并发症的风险。除引起肺部并发症外，临床和实验研究还发现髓内钉对凝血系统和全身炎性反应有影响。在实验研究中发现，扩髓型股骨髓内钉会引起凝血因子的明显消耗。多发创伤对凝血系统有类似的影响，D- 二聚体水平增高。应用非扩髓型股骨髓内钉也可以观察到同样的趋势，只是没有那么严重。已经有报道应用扩髓型股骨髓内钉和非扩髓型股骨髓内钉都会对全身炎性反应有影响，白细胞介素 -6 和 C- 反应蛋白水平增高。除原发创伤外，股骨干骨折髓内固定会对肺部功能、凝血系统和全身炎性反应有明显影响。一项对股骨干骨折，一期选择髓内钉作为最

终治疗会显著加重钝性损伤患者的应激反应。目前对股骨干骨折应用髓内钉的普遍认识是：扩髓型股骨髓内钉仍然是治疗单一股骨干骨折的金标准。非扩髓型股骨髓内钉的优点（术中出血更少，手术时间更短）对多发创伤患者可能更适合，因为此时治疗速度和减小出血量非常重要。

1. 交锁髓内钉手术的优点 ①仅进入主钉的一个切口，插入锁片即完成全部自锁过程，无需增加远、近端锁钉切口，无需瞄准装置和 C 型臂 X 线机设备，极大地减少了手术步骤，明显缩短手术时间，减少手术的创伤；②旋转进钉，阻力小、无震动，闭合穿钉易对位；③髓内固定与桡神经无接触，减少了医源性损伤的机会；④有顺行和逆行钉 2 种选择，优势互补，减少了肩关节功能障碍的发生；⑤二次手术取钉时，仅用主钉入口一个切口，即可取出主钉和锁片，操作简便，手术损伤小。

其手术应注意以下几点：①髓内钉尖端螺纹段最好完全置入骨折远端，分叉段应在髓腔的膨大部位。②髓内钉长度选择：股骨最长从粗隆顶至髌骨上极（经膝逆行进钉时，钉尖可穿出粗隆顶 1cm）；胫骨从结节上 2cm 至踝上 2cm；肱骨从大结节顶至鹰嘴窝上 2cm，所选长度可参考健侧肢体。③髓内钉直径选择要适宜，当进钉阻力较大时可更换小一号髓内钉或用丝攻开道后置钉。④粉碎性开放性骨折不宜做髓内固定；⑤闭合固定应选择在伤后 1 周内进行。

2. PFN、PFNA、Gamma 钉 3 种髓内固定装置比较

（1）Gamma 钉：结合了动力髋与髓内钉的优点，髓内钉与股骨头颈相连，力臂短，弯矩小，远端锁钉抗缩短和旋转的能力强，对防止旋转移位、髋内翻有自锁作用，抗剪力大，不对股骨粗隆部压拉应变造成倒转。远端截面呈三叶草瓣状与钉体的弯曲面和拉力螺钉共同形成扭矩，使之固定坚强，能有效均匀地传递负荷。

（2）PFN：继承了 Gamma 钉的力臂短、弯矩小、滑动加压的特点，同时还增加了防旋螺钉，使股骨颈内双钉承载。大大加强了骨折的防旋、抗压及抗拉能力，增加了术中及术后骨折端的稳定性，此外远端锁孔与主钉远端距离较长，远端的特殊凹槽可减少股骨干应力集中，减少局部的应力遮挡。

（3）PFNA：是一种在 PFN 的基础上研制而成的新型髓内固定系统。除具有 PFN 的优点外，还具有以下特点：①主钉具有 6° 外偏角，设计更符合股骨解剖形态，方便从股骨大粗隆顶部插入，减少血供和骨质的破坏；②抗旋转和抗切出稳定性比传统的螺钉系统高；③远端锁定孔可根据需要选择静态或动态锁定；④较长的尖端及凹槽设计，使 PFNAR 插入更方便，并且避免了局部应力集中；⑤旋入螺旋刀片时不移除骨质，只打开外侧皮质即可，即便是在骨质疏松非常严重的患者，仍可以感觉到螺旋刀片牢固的锚合力；⑥螺旋刀片可快速可靠地插入其自动锁定装置可有效防止刀片及股骨头旋转。

3 种髓内固定的选择

（1）Gamma 钉：可用于各种类型的股骨粗隆间骨折，目前多数学者认为 Gamma 钉可能对反股骨转子间骨折或合并转子下骨折更能显示其优越性。但对于老年患者骨质疏松，前侧骨皮质易裂开，易发生上段骨折。Edwards 等随访了 51 例 Gamma 钉固定的患者，并发症发生率为 10.2%。

（2）PFN：是治疗股骨粗隆间骨折最为牢固的髓内固定方式之一，尤其适用于内侧皮质不连续的不稳定股骨转子间粉碎性骨折，其具有手术创伤小，操作简单，固定牢靠，抗旋转确实，骨折的并发症少的特点。Simmermacher 观察了 191 例 PFN 治疗的不稳定股骨转子周围

骨折患者，各种并发症发生率为 4.16%，无骨折端塌陷及股骨近端骨折发生，螺钉切割股骨头发生率仅为 0.6%。但 PFN 也存在一些问题：①在股骨颈内正确地平行插入 2 枚螺钉有一定难度，而且 2 枚动力螺钉间的骨质容易退变并有发生股骨头坏死的危险；②钻入固定股骨颈内的螺钉，所需钻孔的钉道直径大，骨质破坏多，对于伴有严重骨质疏松的患者来说，固定的稳定性较差；③由于 PFN 是弧度大，长度较长的髓内钉，故不宜用于股骨干过度前弓的患者。

（3）PFNA：是一种在 PFN 的基础上研制而成的新型髓内固定系统，生物力学测定显示了满意的结果能克服 PFN 的上述缺点。可用于各种类型的股骨粗隆间骨折，尤其适用于老年骨质疏松性不稳定股骨转子间骨折。

3. 第 3 代 R-T 髓内钉系统　如弹性髓内钉，包括 Ender 钉及 AO 弹性钛制髓内钉（TEN）。具有如下特点：①经皮穿针、精确地进针点定位、精确打髓，应用的是先进的微创外科技术。②有多功能系列型号，适用于下肢骨折治疗；每一种钉可有多个适应证，使用灵活。③生物力学性能良好，截面呈圆形设计，不影响骨内膜的血供，最适合钛合金特性，避免应力提升；髓内钉在设计中采用剖面系数修正，具有最佳生物相容性和疲劳寿命。④采用改良的骨折复位技术及避免畸形愈合的策略。

第 3 代髓内钉的生物力学要点：①依靠弹性形变使髓内钉与骨的纵向界面贴合，从而维持骨折的稳定性；②要求髓内钉与骨髓腔曲率匹配；③单纯依靠髓内钉不能维持干髓端骨折的稳定；④静力交锁时，锁定螺钉能控制骨骼的长度和旋转排列；⑤阻挡螺钉可作为主钉施加复位力量的支点，控制成角和侧方移位，适用于干髓端骨折和髓内钉的直径与骨髓腔的直径不相匹配的病例。

应用第 3 代髓内钉的技术要点：①锁定：开放性骨折病例首选静力交锁，而闭合性骨折除了轴向稳定型骨折采用动力交锁外，其他类型也都采用静力交锁；②扩髓：建议使用深槽扩髓钻，以最低限度的压力扩髓；③髓腔曲率不匹配：钉的直径应当比髓腔的矢状面直径小 1～2mm；④髓腔充填间隙：应小于 1～2mm；⑤锁钉的数量与安置：依据骨折的稳定性、骨折近、远端髓腔直径的差别来决定。

4. TEN 和 Ender 钉的比较　尽管 TEN 和 Ender 钉都是可屈钉，提供弹性髓内固定，但两者一是有区别的：首先固定原理及技术是不同的。Ender 钉固定原理是通过钉的弯曲插入和堆积来增加"髓内填充"作用。而经典的 TEN 技术是通过平衡两个相对柔韧植入物的力来达到纠正骨折移位的效果。其中钉与骨皮质的三点接触是骨折稳定的基础，要求进针点对称，钉的直径、弧度和长度必须一致，如此才能产生"内夹板"的作用。其次材料不同。Ender 钉材料是不锈钢，TEN 是钛合金，Ender 钉比 TEN 弹性差。再则 TEN 的结构设计使其操作更加符合微创手术的特点，特别是圆弧形的弯头设计为闭合复位时髓内钉的腔内折弯和顺利穿过骨折端提供了方便，避免了 TEN 在插入和内置时有可能造成的骺板损伤。

参 考 文 献

1. 王立臣. Ender 弹性髓内钉治疗胫骨干骨折 [J]. 中国现代药物应用，2008，2（8）：54.

2. 潘骏，汤骏，郭晓山，等. 弹性髓内钉固定治疗儿童长骨干骨折 [J]. 温州医学院学报，2008，38（1）：77-79.

3. Metaizeau JP, Lascombes P, Lemelle JL, et al. Reduction and fixation of displaced radial neck fractures by closed intramedullary pinning[J]. J Pediatr Orthop, 1993, 13（3）：355-360.

4. 李晓林，罗从风. 髓内钉技术的历史与发展 [J]. 国际骨科学杂志，2006，27（1）：62-63.

5. （瑞士）鲁迪（Riiedi TP），（加）巴克利（Buckley RJ），（英）莫兰（Moran CG）. 骨折治疗的 AO 原则 [M]. 第 2 版. 危杰, 等译. 上海：上海科学技术出版社, 2010.

6. 王秋根, 纪方. 骨与关节损伤现代微创治疗学 [M]. 北京：人民军医出版社, 2007：23-35.

7. 鲁玉来, 刘玉杰. 骨科微创治疗技术 [M]. 北京：人民军医出版社, 2010：300-329.

8. Schemitsch EH, Kowalski MJ, Swiontkowski MF, et al. Cortical bone blood flow in reamed and unreamed locked intramedullary nailing: a fractured tibia model in sheep[J]. J Orthop Trauma, 1994, 8(5): 373-382.

9. Wiss DA, Stetson WB. Unstable fractures of the tibia treated with a reamed intramedullary interlocking nail[J]. Clin Orthop Relat Res, 1995(315): 56-63.

10. Pape HC, Krettek C, Maschek H, et al. Fatal pulmonary embolization after reaming of the femoral medullary cavity in sclerosing osteomyelitis: a case report[J]. J Orthop Trauma, 1996, 10(6): 429-432.

11. Pape HC, Regel G, Dwenger A, et al. Influences of different methods of intramedullary femoral nailing on lung function in patients with multiple trauma[J]. J Trauma, 1993, 35(5): 709-716.

12. Klein MP, Rahn BA, Frigg R, et al. Reaming versus non—reaming in medullary nailing: interference with cortical circulation of the canine tibia[J]. Arch Orthop Trauma Surg, 1990, 109(6): 314-316.

13. Hupel TM, Aksenov SA, Schemitsch EH. Cortical bone blood flow in loose and tight fitting locked unreamed intramedullary nailing: a canine segmental tibia fracture model[J]. J Orthop Trauma, 1998, 12(2): 127-135.

14. Wenda K, Runkel M, Rudig L, et al. The effect of bone marrow embolization on the choice of procedure in the stabilization of femoral fractures[J]. Orthopade, 1995, 24(2): 151-163.

15. Coles RE, Clements FM, Lardenoye JW, et al. Transoesophageal echocardiography in quantification of emboli during femoral nailing: reamed versus unreamed techniques[J]. J South Orthop Assoc, 2000, 9(2): 98-104.

16. Heim D, Regazzoni P, Tsakiris DA, et al. Intramedullary nailing and pulmonary embolism: does unreamed nailing prevent embolization?An in vivo study in rabbits[J]. J Trauma, 1995, 38(6): 899-906.

17. Anwar IA, Battistella FD, Neimann R, et al. Femur fractures and lung complications: a prospective randomized study of reaming[J]. Clin Orthop Relat Res, 2004(422): 71-76.

18. Weresh MJ, Stover MD, Bosse MJ, et al. Pulmonary gas exchange during intramedullary fixation of femoral shaft fractures[J]. J Trauma, 1999, 46(5): 863-868.

19. Canadian Orthopaedic Trauma Society. Nonunion following intramedullary nailing of the femur with and without reaming. Results of a multicenter randomized clinical trial[J]. J Bone Joint Surg Am, 2003, 85(11): 2093-2096.

20. Hildebrand F, Giannoudis P, van Griensven M, et al. Secondary effects of femoral instrumentation on pulmonary physiology in a standardised sheep model: what is the effect of lung contusion and reaming? [J] Injury, 2005, 36(4): 544-555.

21. Pape HC, Hildebrand F, Pertschy S, et al. Changes in management of femoral shaft fractures in polytrauma patients: from early total care to damage control orthopaedic surgery[J]. J Trauma, 2002, 53(3): 452-461.

22. Garvanos C, Xirou ST, Nikolatos A, et al. Alteration of body temperature, erythrocyte sedimentation rate, and C-reactive protein after reamed intramedullary nailing: a prospective study[J]. J Orthop Trauma, 2005, 19(5): 323-328.

23. Nowotarski PJ, Turen CH, Brumback RJ, et al. Conversion of external fixation to intramedullary nailing for fractures of the shaft of the femur in multiply injured patients[J]. J Bone Joint Surg Am, 2000, 82(6): 781-788.

24. Scalea TM, Boswell SA, Scott JD, et al. External fixation as a bridge to intramedullary nailing for patients with

multiple injuries and with femur fractures: damage control orthopedics[J]. J Orthop Trauma, 2000, 48(4): 613-621.

25. Pape HC, Grimme K, van Griensven M, et al. Impact of intramedullary instrumentation versus damage control for femoral fractures on immunoinflammatory parameters: prospective randomized analysis by the EPOFF Study Group[J]. J Trauma, 2003, 55(1): 7-13.

26. Bosse MJ, MacKenzie EJ, Riemer BL, et al. Adult respiratory distress syndrome, pneumonia, and mortality following thoracic injury and femoral fracture treated either with intramedullary nailing with reaming or with a plate. A comparative study[J]. J Bone Joint Surg Am, 1997, 79(6): 799-806.

27. Finkemeier CG, Schmidt AH, Kyle RF, et al. A prospective, randomized study of intramedullary nails inserted with and without reaming for the treatment of open and closed fractures of the tibial shaft[J]. J Orthop Trauma, 2000, 14(3): 187-193.

28. 尚庆, 阳运康, 卓乃强, 等. Gamma 钉、PFN 及 PFNAR 治疗股骨粗隆间骨折的疗效分析 [J]. 中国骨与关节损伤杂志, 2008, 23(9): 726-728.

29. 熊鹰, 余之培, 赵峰, 等. 旋入式自锁髓内钉的研制及临床应用 [J]. 西藏医药杂志, 1999(S1): 10.

30. 刘志祥, 江永发, 才忠民, 等. 旋入式自锁钉与常规手术治疗肱骨干骨折疗效比较及相关问题探讨 [J]. 中国矫形外科杂志, 2006, 14(10): 734-737.

31. 廖文杰, 何春雷, 饶勇辉. 髓内扩张自锁钉(IESN)内固定治疗肱骨骨折 [J]. 浙江创伤外科, 2008, 13(5): 440-441.

（聂伟志　张峻玮　谭远超）

第三节　微创螺丝钉内固定技术

一、微创螺丝钉概述

螺纹钉的种类很多,按拧入骨的方式可以分为自攻螺钉和非自攻螺钉,按应用部位可以分为骨皮质螺钉、骨松质螺钉;按材料不同可以分为不锈钢螺钉、钛合金螺钉、可吸收螺钉等;另外还有根据特殊部位和应用目的设计的螺钉,如空芯加压螺纹钉、Herbert 螺钉。微创螺纹钉,主要指可以结合闭合复位或经皮穿刺撬拨复位,对骨折进行内固定所应用的螺纹钉,常用的有空芯加压螺纹钉和 Herbert 螺钉等。

1. 空心螺纹钉　又叫空心加压螺纹钉,是一种经过改进的骨松质螺钉,钉的中央设计成为空心,可以套在导针上,方便在导针打入后沿其拧入螺钉,固定骨折。目前国内常用直径有 3.5mm、4.0mm、4.5mm、5.0mm、6.5mm、7.0mm、7.5mm、8.0mm 等。直径较细的空心钉主要用于肱骨远端、内踝、后踝骨折、腕舟骨骨折以及肌肉附着点的撕脱骨折。直径较粗的空心钉(通常直径 > 7mm,螺柱直径 > 45mm),空心可容纳 2mm 导针通过,常用于股骨颈骨折、股骨髁骨折、胫骨平台骨折等。

2. Herbert 螺钉　由 Herbert、Fisher 于 1975 年合作设计(图 2-3-3-1),1984 年首先报告了应用 Herbert 螺钉治疗腕舟骨骨折后,Herbert 螺钉在骨科临床得到越来越广泛应用,已成为治疗舟骨骨折主要方法之一。腕舟骨骨折分类方法较多,按部位分类简单易懂。因腕舟骨血供解剖特点及腕关节活动时,骨折断端间剪切力较大等原因,造成腕舟骨骨折容易并发延迟愈合、骨不连或缺血性坏死,尤其是腰部或近端骨折者。对于新鲜舟骨骨折,无移位或轻度移位者,多主张保守治疗。随着生物技术的发展,对于陈旧性舟骨骨折、骨不连患者,大多需手术治疗，内固定和植骨术就可以取得较好的疗效。随着内固定技术的发展，微型 Herbert 螺钉的出现，Herbert 螺钉作为无帽、空心加压螺钉的代表，在关节内骨折中发挥很大的作用。股骨头骨折是一种严重的，相对少见的损伤，通常并发于髋关节后脱位，Pipkin 分型是最常用的分类系统。Herbert 螺钉治疗股骨头骨折取得满意疗效。对于股骨头骨折，在手术径路的选择及其对预后的影响、骨折片切除或固定的标准、手术方式及内固定材料的选择等方面存在一定的争议。内固定材料目前主要有 2 种，一以钛合金为主，一以生物可降解材料为主，国内外均有大量报道，总体效果相似，各有优缺点，尚缺少大样本对比性研究。Herbert 螺钉治疗股骨头骨折具有固定牢固，骨折间加压等优点，按 Tompson Epstein 评分方法优良率为 72.7%，疗效较为满意。近年来，微创技术的发展，Herbert 螺钉设计上的更新，应用在经皮内固定方面，提高了手术的安全性和疗效。事实上，Herbert 螺钉还用在如肱骨头骨折、桡骨头骨折、踝部和足部的骨折或指（趾）间关节融合等方面，取得了不错的效果。但大多数患者可应用 Herbert 螺钉固定治疗，疗效确切，手术相对简单，值得推广使用。

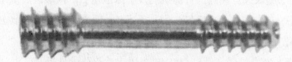

图 2-3-3-1　Herbert 螺钉

二、微创螺丝钉技术原理与适应证

1. 空心螺丝钉　由于自身结构的特点，旋入时两骨折块之间可维持持续的动力加压作用，钉帽与外侧骨皮质之间产生一定的静力加压作用，而空心钉起到了导轨的作用，将剪力和弯曲应力转化为轴向压应力，有利于骨折愈合。在离体标本的实验中，曾显示 2 骨折块间可产生 >3000N 的压应力。主要用于肱骨远端、内踝、后踝骨折、腕舟骨骨折、股骨颈骨折、股骨髁部骨折、胫骨平台骨折以及肌肉附着点的撕脱骨折等。

2. Herbert 螺钉　其设计原理：①前后两端均有螺纹，中段系圆形光滑面，前端的螺距较后端宽、且螺纹段长度较长，前端的螺纹直径较后端略细。此螺钉内固定时，由于前后两段螺纹的螺距差异，对骨折起加压作用。②空心、无尾帽设计。空心设计使其可以通过临时固定的导针进行固定，方便操作。无尾帽是 Herbert 的显著特点之一，由于无尾帽，其尾部可埋入关节软骨面以下，避免影响关节活动。③由钛合金制成，与人体相容性好，可长期存留体内，避免 2 次手术，亦不影响 CT、MRI 等检查。早期应用于腕舟骨骨折，目前已广泛应用于指间关节融合、Bennett 骨折、腕舟骨骨折、桡骨头骨折、肱骨小头骨折、踝部和足部的骨折或关节融合等加压内固定手术。

其操作要点如下：①复位骨折断端，通过手法复位或手法结合钢针撬拨复位骨折断端，经皮以克氏针临时固定骨折断端。②插入导针，使用适当的电动工具，使用转头导向器，根据螺钉直径插入不同直径的导针至合适的深度，C 型臂 X 线机透视确定。③测量螺钉长度，将直接探测仪沿导针滑入，可直接读出自导针尖端开始的插入部分深度。确保螺钉的最后位置与导针尖端位置相符。选择适当的螺钉长度，长度的调整在接近关节面的骨折中尤为重要。④插入螺钉，使用空心钉的螺丝起子和持钉保护套，沿着导针插入选择的螺钉，在拧紧螺钉前放松持钉保护套。调整最后的复位；整螺钉的位置，取出并弃去导针，如需要重复上述步骤插入另外的螺钉。

三、微创螺丝钉技术操作

1. 空心螺丝钉技术

（1）股骨颈骨折

手术方法：透视下将骨折解剖复位后，取股骨颈外侧小切口，沿股骨颈方向紧贴股骨颈前侧皮质向股骨头插入导针 1，经透视确定其与股骨颈轴线及前倾角平行后，钻入导针 2，该针位于股骨颈中心，于导针 1 平行，拔除导针 1，利用平行导向器，在平行导向器周边 3 孔分别钻入 3 枚导针，近侧 1 枚，远侧 2 枚，且 3 枚导针均与导针 2 平行，X 线监测进针达股骨头关节面下方，去除导针 2 及平行导向器，用直接测量尺分别测量 3 根导针在股骨颈内的长度，测得数据减去 5mm。为选用空心钉的长度。用空心钻（直径 4.5mm）钻孔，深度为读数减 10mm，空心丝锥攻出螺纹，分别拧入 3 枚中空加压螺纹钉，去除 3 枚导针，X 线下观察复位，固定满意，术毕（图 2-3-3-2～图 2-3-3-4）。

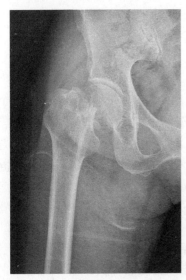

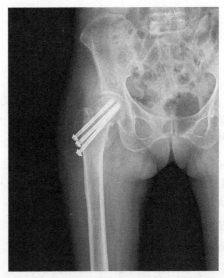

图 2-3-3-2　股骨颈骨折空心螺丝钉固定术前片　　　　图 2-3-3-3　股骨颈骨折空心螺丝钉固定术后片

（2）肱骨外科颈骨折

手术方法：高位肌间沟阻滞或高位肌间沟阻滞加全身麻醉，患者仰卧位，患肩置于手术床外，方便 C 型臂 X 线机透视。用牵引带绕过患侧腋窝拉向健侧上方，患侧肩部及上臂常规消毒铺巾，一助手向健侧上方牵拉牵引带并固定患肩，另一助手使患侧肘关节屈曲 90°，上臂置于旋转中立位或轻度内旋位，一手握肘部，沿肱骨纵轴方向行内收、轻度前屈位牵引以放松胸大肌。然后向外、后方推压以矫正内收移位和向前成角。C 型臂 X 线机行正位和腋位透视证实骨折断端对位对线良好后，于肱骨前外侧三角肌止点上 1～2cm，冠状位与肱骨干成 45°角，矢状位与肱骨干成 30°角，经皮钻入 2～3 根 1.5mm 的骨圆针，经骨折断面至肱骨头软骨面下。空心钻扩孔后选择合适长度的 4.5mm 粗的空心钉植入。然后选用 1 根 1.5mm 的骨圆针从肱骨大结节植入肱骨内侧，扩孔后选择合适长度的 4.5mm 粗的空心钉置入。再次 C 型臂 X 线机透视证实骨折无移位，空心钉全长位于骨道内，内固定牢靠。术毕屈肘 90°角用三角巾悬吊前臂 4 周，术后第 2 天进行腕、肘关节活动，术后 2 周逐步进行肩关节功能锻炼。

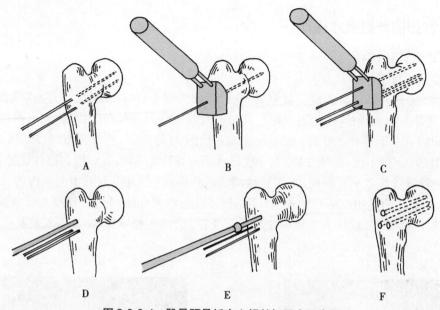

图 2-3-3-4 股骨颈骨折空心螺丝钉固定示意图

（3）肱骨近端骨折脱位

1）操作方法：在肌间沟臂丛神经阻滞＋腋窝内浸润麻醉下，取仰卧位，患肩垫高约30°，局部皮肤常规消毒，铺无菌巾。用直径2.5mm导针自肱骨折端外下3～4cm、肱骨前、后缘的中点在冠状面上与肱骨干成45°角、矢状面上与肱骨干成30°角经皮进入达肱骨折端。应用形似反"?"手法复位：上臂外展约90°、内旋45°、前屈20°沿肱骨轴线轻轻牵拉，将肱骨折端沿外上、后、内下的顺序以紧张的肱二头肌长头腱为中心做环形运动绕开肱二头肌长头腱及喙肱肌对肱骨折端的缠绕和嵌入阻挡，同时肘部配合肱骨折端做相应的反方向运动，而最终处于过度外展、后伸位，此时肱骨折端通过关节囊的破裂口与肱骨头折面相对，然后者以双手拇指从腋窝内侧壁抵于肱骨头外下球形面，余四指环绕肩峰处作反向力点，用力向外、上、后推顶肱骨头，使之与折端紧密对位后，方可使导针继续进入固定肱骨头。当导针进入肱骨头内出现较大阻力且导针进入深度与肱骨头的高度基本相一致时，再将尾部加压调角空心螺纹钉在导针引导下缓缓拧入达肱骨头软骨下，安放垫圈并拧入螺帽加压，退出导针，恢复了可操纵肱骨头的肱骨"杠杆"，使骨折脱位变为"单纯"肩关节脱位。再按肩关节脱位手法复位，这在以往肩关节脱位的手法复位中我们已有了成熟的经验，利用一助手固定躯干作对抗，另一助手向前下方推动肩胛骨，第三名助手环抱肘部并使肘关节屈曲90°、上臂外展60°，做持续牵引，此时术者协助用力向外、上推顶肱骨头，并逐渐外展肩关节达90°～100°、外旋30°，当迫使肱骨头离开肩胛盂的阻挡（图2-3-3-5-d），且手下感觉肱骨头已移至肩胛盂平面时，助手逐渐内收内旋上臂，此时即感（听）肱骨头的滑动入臼声，视方肩畸形消失，Dugas征（－），则证明复位成功。脱位复位后肱骨大、小结节骨折多复位良好，如仍有明显移位时，则可利用克氏针撬拨复位固定，钉尾折弯留于皮下，无菌包扎（图2-3-3-5-a～d）。

2）术后处理：复位与固定完成后，结合X线透视，术者持患肢行前屈、后伸、内外旋活动，一方面检查笔位后骨折脱位的稳定性，另一方面确定复位后允许的最大活动范围。麻醉消退后，即可行肩部肌肉等张收缩，3～7天局部肿胀减轻，即可行肩关节前屈、内旋活动，2周后行肩外展、后伸、外旋活动，4～5周后可逐步行肩关节负重功能锻炼。应注意3周内功能锻

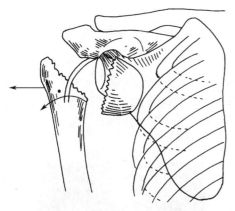

图 2-3-3-5-a　克氏针进入肱骨远折端

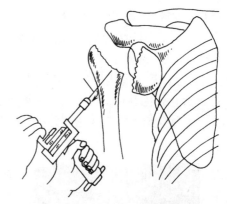

图 2-3-3-5-b　形似反"?"手法绕开肱二头肌腱
的缠绕与阻挡，使肱骨折面与肱骨头断面相对

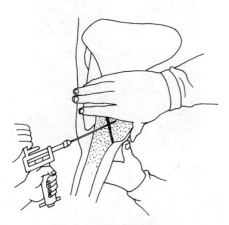

图 2-3-3-5-c　导针导引

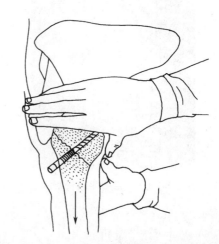

图 2-3-3-5-d　导针引导行尾部加压骨折端固定

炼时应先测量肩关节主动活动范围，再辅以适度的被动活动，辅助的活动范围不能超过术中
检测的"安全"范围。4 周后辅助锻炼的强度可逐步加强。但仍注意循序渐进。锻炼过程中配
合手法按摩及理疗等有利于功能恢复。上臂环绕固定于胸壁，前臂颈 - 腕带悬吊胸前。术后
不需特殊护理，6～8 周经原钉孔取出尾部加压调角空心螺纹钉，继续行肩关节功能锻炼。

　　（4）肱骨内上髁骨折

　　手术方法：在臂丛阻滞麻醉下，屈肘肘部 90°位和前臂旋前位，用手指触及内上髁骨折
片，在其下方用一导针穿过皮肤，针尖直接戳住骨折片，将它撬回原位。X 线检查复位良好
后，用电钻使导针穿过骨折片，再穿入肱骨骨下端，沿导针拧入空心螺钉并埋入皮下。在操作
过程中，应注意皮肤的进针位置略偏向骨折片的前侧，以避免损伤尺神经；若用手指在皮肤外
面固定骨折片，则导针较容易戳住骨折片。不宜多次反复过度用力撬拨，以免引起骨折片碎
裂。完成复位及内固定后，患肢用石膏托固定 3 周，再做功能锻炼。用空心螺丝钉内固定时，
应使螺丝钉方向与骨折线呈垂直位，不宜在关节软骨面内固定。凡需要在关节软骨面做内固
定者，应使螺丝钉后端埋入关节面的软骨内，冠状位骨折可在股骨髁前面向后做内固定，或在
骨折片侧面的非关节区斜向前面做内固定。

（5）股骨髁部、胫骨平台骨折

手术方法：手法结合钢针经皮撬拨复位骨折断端后，采用 1～2 枚空心钉垂直骨折线固定，手术创伤小，透视下定位准确，骨折复位效果佳，加之其具有强大的轴向加压力和滑动加压作用的特点，可消除内固定后，骨折断端间骨质吸收所留有的间隙，使骨断端紧密接触，以利于骨折愈合。因其内固定可靠，多数病例可在术后 2～5 天即开始主、被动功能锻炼，关节粘连少。若复位后关节面下出现较大骨缺损，可行小切口植骨（图 2-3-3-6-a、b）。

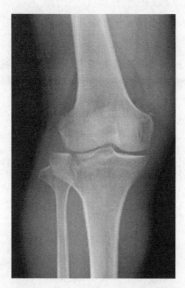

图 2-3-3-6-a 胫骨平台骨折术前

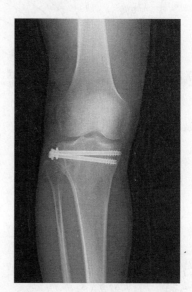

图 2-3-3-6-b 胫骨平台骨折术后

（6）肱骨大结节骨折

对此骨折可采用钢针经皮撬拨复位空心螺钉内固定法。操作方法：系在肩部外上方，用一导针穿过皮肤和三角肌，直至针尖触及骨面，在 X 线监测下，调整针尖位置，使抵住大结节骨折片，做向下推挤复位。再将导针用电钻旋入，穿过两骨断端，使与肱骨上端做内固定。同样的，用另一导针旋入，做 2 导针的经皮交叉内固定。沿导针拧入空心螺钉。完成操作后，患肢暂时用颈腕带固定 3～4 周，再去除颈腕带，开始主动锻炼肩关节活动。此法可替代手术切开，亦能够获得较好的骨折复位和内固定。

（7）跟骨骨折

操作方法：先自跟骨内侧向外侧横行穿过一根斯氏针，注意避开内侧的血管神经束，通过横向穿过跟骨后部的斯氏针向后下方牵拉并适度外翻，矫正短缩及内翻。自跟骨结节的后上方稍偏外侧处，瞄准后距下关节面最远端处稍下方（Gissane 角的顶点）穿入 1～2 根斯氏针至后关节面下方。术者一手掌握足背，一手掌握斯氏针，两拇指相对抵于足底大约是跟骨中部的位置。以拇指为支点，撬拨矫正舌形骨块的距面移位并旋转，侧位透视见复位良好，Bohler 角和 Gissane 角恢复后向前敲入斯氏针临时固定，透视轴位，如果位置满意，侧位透视下从跟骨结节打入 2 枚 7.3mm 空心钉导针，指向跟骨前结节和骰骨，若载距骨亦骨折，则从外踝下后方打入 2 枚 3.5mm 空心钉导针，指向载距突，透视轴位确定导针方向和深度。测深后分别拧入空心钉（图 2-3-3-7）。

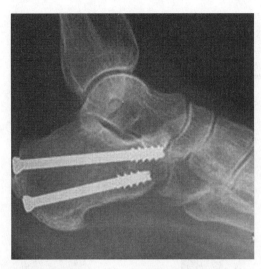

图 2-3-3-7　跟骨骨折术后

（8）内踝骨折

操作方法：患肢伸直稍内旋，患足中立位。C 型臂 X 线透视下定位导针于内踝尖中心，手法复位骨折断端后，经皮钻入直径 1mm 的导针 1 枚于远端骨块，注意透视踝关节正侧位影像，确定内踝骨块复位满意，助手维持体位，透视引导下，导针直至对侧皮质下。切开导针处之皮肤 0.5～1cm，分离皮下组织至内踝骨膜，空心钻钻孔略过骨折线，达骨折近端后，沿导针拧入一枚直径 4.5mm 空心加压螺丝钉，当进钉有阻力时，透视下轻微收紧加压即可。若内踝骨折合并下胫腓关节分离，亦可在透视下经腓骨远端外侧（下胫腓联合上方 1～2cm），微创置入 1 枚松质骨加压螺丝钉直达对侧胫骨，收紧下胫腓关节，使分离得到复位固定。术后石膏外固定，4～6 周后去除石膏扶拐下地锻炼。若内踝处复位困难，可能是断端软组织镶嵌引起，可通过骨折断端以一枚直径 2mm 克氏针经皮挑拨断端卡压软组织后再行复位。有时为防止单枚螺钉固定术后出现断端旋转的发生，可加用一枚克氏针固定启动防止旋转的作用（图 2-3-3-8-a、b，图 2-3-3-9-a、b）。

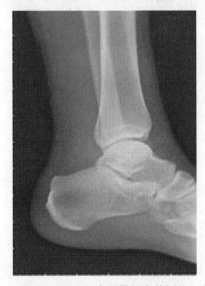

图 2-3-3-8-a　内踝骨折术前侧位

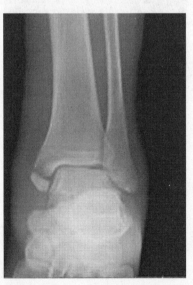

图 2-3-3-8-b　内踝骨折术前正位

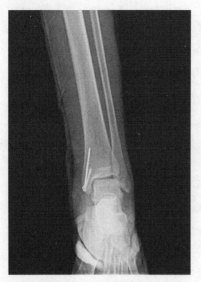

图 2-3-3-9-a　内踝骨折术后正位

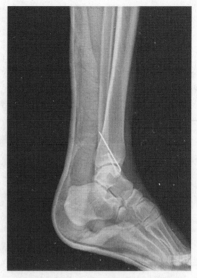

图 2-3-3-9-b　内踝骨折术后侧位

（9）髌骨骨折

操作方法：取平卧位，取髌前纵切口，分离显露髌骨，清理骨折端及关节腔凝血块及碎骨块，较大碎骨块放回原处，以免影响对位及愈合，将骨折推挤复位后用 2 个布巾钳固定，示指通过扩展部裂隙伸入关节腔触摸关节面是否平整，将关节微屈，选 2 枚空心钉由上极或下极平行拧入通过骨折，从对侧拧出，空心钉尽量位于髌骨断面前后径正中点，用钢丝穿两侧空心钉与髌前 8 字捆扎，欠牢固之碎骨块可用粗丝线缝合固定，C 型臂透视，骨折复位固定满意后，缝合切口，局部加压包扎，不用石膏固定（图 2-3-3-10-a、b）。

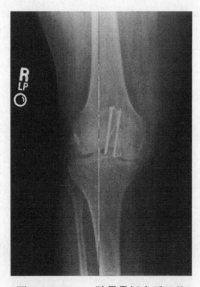

图 2-3-3-10-a　髌骨骨折术后正位

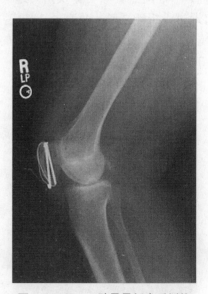

图 2-3-3-10-b　髌骨骨折术后侧位

2. Herbert 螺钉技术　指间关节融合、Bennett 骨折、腕舟骨骨折、桡骨头骨折、肱骨小头骨折、踝部和足部的骨折或关节融合等加压内固定手术。

四、微创螺丝钉技术常见并发症与注意事项

1. 空心螺丝钉技术　具有操作方便,骨折加压可靠,内固定坚强的优点。多根空心螺丝钉治疗股骨颈骨折的优点已被广泛认可,也是空心钉应用最广泛的部位。但是术中需注意如下问题:①良好的复位;②3 枚钉呈等腰三角形平行打入;③螺丝完全通过骨折线,钉尖部达关节面下 1cm,并使下面 2 枚钉的螺纹恰好位于张、压力两组小梁交界处;④术后早期活动,通过髋关节周围肌肉运动产生动力加压作用。而应用于肱骨外科颈骨折,由于肱骨外科颈位于解剖颈下方 2～3cm,是肱骨头松质骨和肱骨干皮质骨交界的部位,很易发生骨折。各年龄段有可能发生,其中以老年人为多。对于手法复位不成功,复位不满意,或骨折后 3～4 周未经复位,仍有明显移位青壮年,应采用手术复位,经皮骨圆针或空心钉内固定,如骨骺分离,为了准确复位可切开复位,适当内固定。对于肱骨近端骨折并脱位者,肱骨近端骨折并肩关节前脱位是一种复杂而严重的创伤,闭合治疗极为困难,常因失去可操纵肱骨头的"杠杆",使留滞于囊外的肱骨头不能从脱出的"通道"还纳复位。因此,目前国内外对该损伤的治疗大都采用切开复位内固定方法,但均存在着创伤大、易感染、肩关节功能恢复差、手术瘢痕影响美观等缺点。杨茂清、谭远超等应用自行设计的尾部加压调角空心螺纹钉,应用经皮导入内固定的方法治疗肱骨近端骨折并肩关节前脱位取得较好效果。其适应证年龄在 20 岁以上或肱骨近端骨骺已闭合,身体状况良好,局部皮肤条件不影响操作,无严重血管神经损伤,脱位时间在 2 周以内,肱骨头无碎裂、肱骨折端外侧骨皮质劈裂不超过 3～4cm,不影响螺纹钉的进入,X 线片显示为肱骨近端 2～4 部分骨折并肩关节前脱位。

2. Herbert 螺钉治疗腕舟骨骨折　因腕舟骨血供解剖特点及腕关节活动时,骨折断端间剪切力较大等原因,造成腕舟骨骨折容易并发延迟愈合、骨不连或缺血性坏死,尤其是腰部或近端骨折者。对于新鲜舟骨骨折,无移位或轻度移位者,多主张保守治疗。在具体治疗中,应根据骨折不愈合的具体情况,如骨折部位、有无驼背畸形、有无骨坏死、SNAC 腕严重程度等具体分析,选择最佳手术方案。但大多数患者可应用 Herbert 螺钉固定技术加植骨术治疗,疗效确切,手术相对简单,值得推广使用。股骨头骨折是一种严重的损伤,通常并发于髋关节后脱位。对于股骨头骨折,在手术径路的选择及其对预后的影响、骨折片切除或固定的标准、手术方式及内固定材料的选择等方面存在一定的争议。尤其伴有坐骨神经损伤者。骨折片视骨折部位、大小确定是否切除,如为承重面应尽量固定。从某种意义上说,预后与 Pipkin 分型密切相关。用 Herbert 螺钉治疗股骨头骨折具有固定牢固,骨折间加压等优点,按 Tompson Epstein 评分方法优良率为 72.7%,疗效较为满意。近年来,微创技术的发展,Herbert 螺钉设计上的更新,应用在经皮内固定方面,提高了手术的安全性和疗效。

参 考 文 献

1. 卡内尔 - 坎贝尔. 骨科手术学 [M]. 北京:人民军医出版社,2009:2491.

2. 杨茂清,谭远超,毕宏政,等. 经皮导入内固定治疗肱骨近端骨折并肩关节前脱位临床观察 [J]. 中医正骨,2005,17(6):7-9.

3. 朱光明,徐耀增,耿德春,等. Herbert 螺钉治疗关节内骨折回顾性分析 [J]. 中国矫形外科杂志,2009,17(14):1056.

（聂伟志　张峻玮　谭远超）

第四节　微创钢板内固定技术

一、微创钢板内固定技术概述

微创经皮钢板固定（minimal invasive percutaneous plate osteosynthesis，MIPPO）技术，已成为目前生物学固定的重要方法。在提供适当的骨折端固定强度的同时，减少了骨折周围软组织的破坏，最大限度保留了骨折愈合的血运，这些对于骨折的治疗十分必要。

MIPPO 技术包括利用骨折间接复位技术，经远离骨折端的两侧小切口，采用肌肉下插入接骨板，横跨骨折端予以桥接，螺钉固定骨折远近两端以获得骨折有效固定。

MIPPO 技术的典范是 LISS 微创内固定系统（less invasive stabilization system）。LISS 接骨板在配套的瞄准装置的辅助下，以通过微创小切口置入，钢板不需要与骨面接触，放置钢板时无需剥离骨膜，不破坏骨膜的供血系统，从而避免对骨膜血供产生破坏，大大减少了骨折固定过程中对软组织的二次损伤问题，明显提高了创伤骨折的愈合率，减少了并发症发生率。

1. 微创经皮钢板接骨技术的提出与发展　20 世纪 70 年代 AO 组织提出骨折治疗的原则：①骨折端的解剖复位，特别是关节内骨折；②为满足局部生物力学需要而设计的坚强内固定；③无创外科操作技术的应用，以保护骨折端及软组织的血运；④肌肉及骨折部位邻近关节早期、主动、无痛的活动，以防止骨折病的发生。AO 学说强调尽早复位，使骨折恢复解剖学上的连续性和力学上的完整性，手术要求尽可能达到解剖复位和坚强的内固定，这种观点几十年来被全世界广泛接受，成为骨折治疗的 AO 标准学说。近 20 年来，AO 学派的观点与技术在国内也被广为应用，对提高骨折治疗的效果起到了重要的作用。AO 技术的核心是骨折块之间的加压，而长骨干骨折在这种坚强固定的作用下所获得的愈合属于无骨痂形成的一期愈合，如果骨断端出现骨痂，通常认为是固定不稳的征兆，应该尽量避免。在骨折愈合过程中，坚强固定可以使关节肌肉尽早进行充分、主动、无痛的活动，而不需借助任何外固定，防止"骨折病"的发生。长期实践在证实 AO 原则疗效的同时，也逐渐暴露了 AO 技术的一些严重缺点和问题：首先，有些骨折即使按照 AO 的原则进行了"坚强固定"，实际上也难以达到目的，肢体不仅无法早期使用，甚至连早期功能锻炼都需要极其慎重。其次，临床上不断出现使用加压钢板固定的骨干骨折愈合去除钢板后发生再骨折的病例，由此提出应力遮挡的观点和钢板下皮质骨血供破坏而出现哈佛系统加速重塑的观点。此外，为获得解剖复位和坚强内固定常需要广泛切开直视下手术操作，导致了骨血流灌注减少，骨折块血运降低和易发感染。而临床研究发现骨折块在缺乏加压情况下仍可以达到愈合，骨折并不必定需要绝对稳定的固定。针对上述情况，AO 学者对其固定原则的科学性进行反思后认为，AO 技术的弊端主要是，过分追求固定系统力学上的稳定性，而未重视骨的生物学特性。从 20 世纪 90 年代初开始，AO 学者 Gerber、Palmar 等相继提出了生物学固定（BO 生物接骨术）的新概念，强调骨折治疗要重视骨的生物学特性，不破坏骨生长发育的正常生理环境。其基本概念是"骨折的治疗必须着重与寻求骨折稳固和软组织完整之间一种平衡"，重视骨的生物学特性，最大限度保护骨折局部的血供，而不骚扰骨生长发育的生理环境，使骨折的愈合速度更快，防止各种并发症的发生。主要包括以下几个方面：①远离骨折部位进行复位，以保护骨折局部软组织的附着；②不以牺牲骨折部的血运来强求粉碎骨折块的解剖复位，如必须复位的较大骨折块，也应该尽力保存供血的软组织蒂部，不强求骨折的解剖复位，关节内骨折仍要求解剖复位；③使用低弹性模量、生物相容性好的内固定物；④减少内固定物与骨皮质之间的接触面积（髓内及皮质外）等；⑤尽可能减少手术暴露时间。从其概念可以看出，BO 的外延较广泛，而内涵则不确定，概而言之，凡能保护骨血供的骨折治疗手段和技术，均可看作 BO 范畴。因此，从这一点上讲，BO 并非是一种理论体系，而只是一种"策略"。BO 概念下，骨折愈合并非像既往 AO 那样追求一期愈合，而是二期愈合，这表明骨的愈合方式并不重要，最短的愈合时间和最好的功能恢复才是目的。另外，从 BO 的产生背景上看，提出 BO 这一概念者，正是 AO 学者本身，因而 BO 与 AO 并不矛盾，前者是对后者的补充和完善。追溯内固定发展的历程，不难发现，尽管 BO 这一具体概念出现在 20 世纪 90 年代以后，但是 BO 中的许多技术很早就孕育在 AO 之中，例如 AO 小组在成立之初，就提出了无创操作的思想，这一思想正是当今 BO 概念的核心，可惜这一观念在当时过分追求固定坚强的情况下，并未受到应有的重视。又如，有限接触动力加压钢板（LC-DCP），通常认为属于 BO 技术，但是早在 20 年前，AO 学者就报告了 LC-DCP 的使用经验。所以说，用 BO 这一词来描述 AO 技术中的变化，只是 AO 本身为了突出其固定原则的某些改良而已。其核心宗旨是在保护骨的血供下，骨折愈合为典型的二期愈合，即骨愈合历经血肿机化演进、原始骨痂形成和骨痂改造塑形等阶段，表现在 X 片上的大量骨痂形成。与既往 AO 追求的无骨痂性一期愈合相反。BO 认为，骨痂的出现提示骨折愈合出现积极的反应，是一种受欢迎的象征。随着 BO 原则的确立，微创钢板内固定（MIPPO）技术得到了发展。1989 年 Mast 首先介绍通过利用间接复位技术进行骨折复位固定，Ch.Krettek 于 1997 年提出微创外科技术及桥接接骨板技术的概念，即 MIPPO 技术。其核心是避免直接暴露骨折端，维持适当稳定的固定，最大程度地保护骨断端及其周围的血供，为骨折愈合提供良好的生物环境。其核心内容包括：①保护骨愈合的生物学环境，特别是骨折端周围的血运；②运用"内支架"概念进行骨折固定，用普通或特殊设计的钢板对骨折行桥接固定；③利用肌腱复位作用及间接复位技术进行骨折复位。MIPPO 技术的优点是最大限度地保留骨折处血供，促进骨折愈合，减少感染和再骨折的危险性，维持骨折稳定性以及降低对植骨需求，在骨折治疗中有广阔的应用前景。

2. 微创钢板的设计和发展历程　AO 在 1960 年首次推出圆孔型钢板和加压装置，使在骨的纵轴得到加压固定成为可能。在世界上首次使用系统化的钢板、螺钉及标准化的相关器械进行骨折内固定的治疗。1969 年首次推出动力加压孔设计，并成功地应用于动力加压钢板，成为骨折钢板内固定历史上的一次革命。手术时，直接通过动力加压孔完成骨折断端的加压固定，免除使用烦琐的加压装置。在许多地方，动力加压钢板仍然作为标准的钢板在临床使用。1981 年研究、发展了动力加压单位（DCU）。一方面，动力加压单位允许进行更大角度的螺钉固定，尤其有利于骨折部位的固定；另一方面，对称的加压孔设计更符合医师对加压方向的要求。基于 DCU 而设计出有限接触动力加压钢板（LC-DCP））具有以下优点。

（1）钢板背侧骨接触面的独一无二的切割槽设计大幅度降低了钢板与骨面的接触面积，使钢板下方骨质的血运得到明显的改善，有效地减少该处暂时性的骨质疏松。

（2）允许钢板下有骨膜下成骨，形成外骨痂。

（3）钢板下切割槽设计以及钢板整体均一的强度使钢板具有一致的预弯成形刚度，使钢板的预弯更理想，应力分布更均匀，从而克服了传统钢板预弯时应力集中于钢板孔处的缺点。

（4）AO 独特的 DCU 孔设计，较普通 DCP 钢板更易进行斜形骨折块间的加压固定并允许手术中进行双向加压。

（5）等距螺孔设计，更有利于手术中准确地安置钢板。

　　因此，可见 LC-DCP 已经在一定程度上具有了 BO 固定的理念。

　　1987 年，AO 提出点接触钢板固定系统，进一步促进了对具有稳定成角固定作用的单皮质螺钉固定系统的临床研究。1000 多例临床点接触钢板病例的资料积累，为 AO 在钢板研究领域的进一步发展奠定了基础。在生物学固定（BO）原则及微创经皮钢板技术（MIPPO）大行其道的背景下，基于加压钢板的多年临床成功应用的经验，外固定支架"体内化"的思路即所谓"内固定支架"理念的指引，以微创稳固系统（LISS）为首的新型锁定钢板螺钉固定系统应运而生，并立即引起了世人的强烈关注。由于使用体外螺钉孔瞄准器，使手术对软组织的损伤降低到最低程度。具有成角固定作用的自钻螺钉可以提供更可靠的固定。微创固定系统（LISS）适合于股骨远端和胫骨近端粉碎性骨折的固定，尤其对骨质疏松患者和假体周围骨折的固定更有其独特的优势。但 LISS 最初只是设计用来固定股骨远端骨折（LISS-DF），随后才出现了孪生兄弟胫骨近端骨折微创稳固系统（LISS-PLT），并且整个 LISS 是针对膝关节周围骨折累及关节面、软组织厚、肌肉力量强等特点而优化的，对于胫骨远端、肱骨等部位没有必要也不适合应用 LISS；此外 LISS 只能应用锁定螺钉（LHS）而不能使用传统的加压螺钉，临床应用的灵活性受到限制。LISS 获得的巨大成功和缺点促使学者们将锁定螺钉桥接钢板的优势与传统加压钢板的益处相融合，终于产生集新旧两代钢板螺钉系统优点于一体的"混血儿"——锁定加压钢板（LCP）于 2001 年经 AO 推出。LCP 使医师在手术中有更多的自由来决定是选择 AO 标准螺钉、AO 锁定螺钉还是两者的组合应用。

　　3. 操作步骤与技术要领　微创经皮钢板接骨术（MIPPO）的技术要点包括利用骨折间接复位技术，经骨折端两侧小切口，采用皮下或肌肉下插入接骨板，横跨骨折端予以桥接，螺钉固定骨折远近两端以获得骨折有效固定。应用普通解剖钢板性 MIPPO 技术固定，虽然其对骨膜仍有一定压力，但其固定主要是骨折两端固定螺丝产生的摩擦力，加之骨折端仍保留血供，为骨折愈合提供了相对稳定及合理的生物环境。解剖钢板无需预弯，术中能利用钢板复位和作为解剖力线恢复的参照。应用 LISS 钢板或 LCP 钢板桥接固定，其固定的稳定性靠自锁型螺钉与钢板锁定后的成角稳定性来维持，固定可靠，其对骨面无压迫，经肌肉下插入，对骨折端血运无干扰，是目前 MIPPO 技术最佳内置物。更能体现生物接骨术和微创骨科的精髓，只是其昂贵的价格限制了其广泛应用。

　　从保护骨折处血液循环考虑，一个良好的生物学环境是骨折愈合的先决条件之一。应把微创理念贯彻于手术的具体操作中。①在远离骨折处做 2 个纵形小切口，于皮下深筋膜与骨膜之间做钝性分离建立皮下隧道，此层组织疏松，分离很容易。由于不做髓腔的扩髓，也未涉及骨膜的剥离，钢板放置在骨膜表面，故骨折处的血运干扰很少。②采用间接复位技术：在钢板推入同时，通过手法牵引，使轴线与长度恢复，主要骨折块得到复位。因为间接复位对骨折处血运的破坏小，因而骨折愈合快。术后随访后发现，采用 MIPPO 技术治疗的病例大多数在术后 3 周可见明显的骨痂生长，少数则以骨折之间新骨形成的方式愈合，说明影响骨折愈合并不在于解剖复位。③经皮撬拨复位：对于关节内有移位的骨折，则可在透视或关节镜监视下行撬拨复位，必要时可有限切开复位。钢板和螺钉的选择：用锁定头螺钉作为内固定支架作用不需要像标准方法那样塑形。

　　(1) 微创接骨板的长度的选择：选择合适长度的钢板作为内固定支架的最重要步骤之一。它取决于骨折的类型和所用固定的力学理念。在髓内钉固定中，所用钉的长度不再争论了。钉的长度约为从一个骺区到另一个骺区的骨折骨的全长。与髓内钉相反，钢板接骨术中钢板长度长期以来仍有争议。过去，经常选用短（或过短）的钢板以避免长的皮肤切口和过多的软组织切开。随着新的间接复位技术，经皮或经肌肉下置入物插入，钢板长度可以增加而不会增加软组织切开。因此不会对生物学方面产生过多的额外损伤。可以根据特定骨折的纯力学稳定需要而选择钢板长度。从力学角度，我们应将钢板和螺钉的负荷保持尽可能低，以避免周期负荷下的劳损。微创接骨板的长度决定于两个值：钢板的跨度和钢板螺钉密度。钢板的跨度是钢板长度与整个骨折长度的商。在粉碎骨折钢板跨度应高于 2～3 而在简单骨折则高于 8～10，条件允许的情况下，尽量选择长的接骨板固定。钢板螺钉密度是插入的螺钉数目和钢板孔数目的商。根据经验我们建议其值在 0.5～0.4 之下，这表示少于一半的钢板孔插入螺钉（图 2-3-4-1，图 2-3-4-2）。

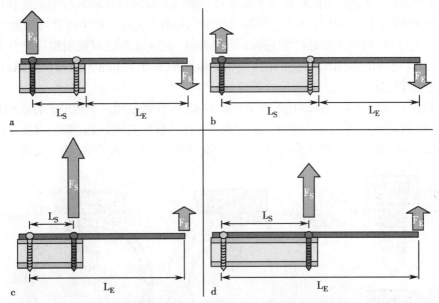

图 2-3-4-1　FE 使钢板弯曲的力，LE 使钢板弯曲的力的力臂，FS 使螺钉拔出的力，LS 使螺钉拔除的力的力臂。在条件允许的情况下，钢板越长，作用于螺丝的力越小

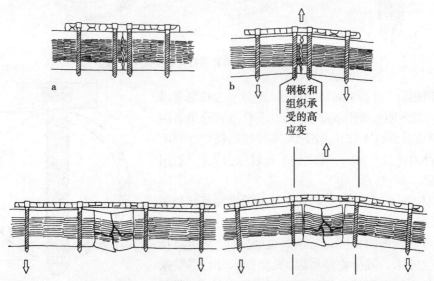

图 2-3-4-2　钢板跨度的增大，断端同样的应力产生通常的钢板形变，但这种形变被更长的钢板所分担，作用于每处的应力明显变小

（2）螺钉的数目的选择：先前的 AO/ASIF 对每个骨折端规定特定的螺钉数目不应再作为将钢板固定于主要骨折端取得固定稳定的唯一参考。如前所述，插入较少螺钉很重要但这些螺钉应要有高的钢板扭转力矩以减少螺钉负荷。

从纯力学角度，每个主要骨折端 2 枚单皮质螺钉是保持结构稳定的最低要求。这样的结构当由于过载后一枚螺钉断裂或骨皮质与螺纹界面骨吸收而后螺钉松动（拔出）时将失效。骨折每端使用 2 枚双皮质螺钉不能够改善螺钉抗疲劳性，但确能增加螺纹骨界面的稳定。因此，这样的结构仅用于骨质好且外科医师确信所有螺钉都被正确插入。对其他所有情况，出于安全，建议至少三枚螺钉。骨端或下骺区骨折固定时钢板的长度和螺钉的数目都不能仅根据力学需要而选择，因为局部的解剖及干骺端骨折块的长度将会影响钢板的位置和长度。在这种情况下，推荐用干骺端钢板将置入物等同的固定到两个主要骨折块以获得均衡的固定。

（3）单皮质螺钉和双皮质螺钉的选择：研究表明，4.5mm 普通双皮质螺钉把持力 = 5mm 单皮质锁定螺钉的 60%～70%，5mm 单皮质锁定螺钉把持力 = 5mm 双皮质锁定螺钉的 70%，单皮质锁定螺钉把持力于同直径双皮质普通螺钉。

单皮质螺钉（图 2-3-4-3）主要用于以下几个方面：①在微创锁定钢板中的自攻或自钻螺钉（如 LISS），一般性单皮质固定。强度已经足够，且自钻螺钉尖端锋利，如果双皮质固定则可能在对侧引起神经血管或软组织损伤；②关节周围骨折，避免进入关节，用单皮质。

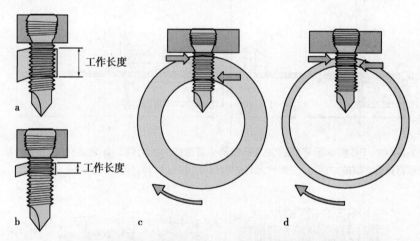

图 2-3-4-3　骨质疏松患者螺钉有效固定长度减少

双皮质螺钉（图 2-3-4-4）的应用：①骨质疏松患者以及正常骨质的干骺端采用双皮质；②对于骨质疏松患者的骨皮质，单皮质螺钉工作长度减少，即使应用锁定螺钉所提供的把持力也是不够的；③肱骨干扭转应力大，一般用双皮质固定。

（4）复位技术：新系统的内固定支架的主要目标仍未变，如：解剖复位，关节面骨折的稳定固定，正确恢复轴线和旋转成角及骨的长度。为达到这些目标，采用直接或间接复位技术。就生物学原因，只要技术可行尽量采用间接复位方法。股骨骨折经肌下钢板插入技术，胫骨骨折经皮下钢板插入技术（骨干或干旁骨折），通过牵引

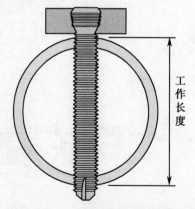

图 2-3-4-4　对于此类患者采用双皮质骨螺钉固定，可获得满意固定效果

获得正确长度(人工、手术台、牵引器)。轴线复位需要在术中两个方向上透视或摄 X 线片而控制；旋转移位主要由临床控制。间接复位的优点是术中很小的软组织损伤，骨折块的血供破坏也可忽略。这些优点会导致近似自然过程的骨愈合，将活性骨块迅速结合到骨折骨痂以支持置入物相对的骨折部分，防止置入物疲劳。间接复位闭合内固定技术比开放手术更需技巧。因此，术前需要制定精确的计划方案，选择合适的置入物大小和长度、钢板外形，插入螺钉的数目、位置和插入顺序(标准或锁定)。

二、微创钢板内固定技术的原理与适应证

1. 微创稳定固定系统(LISS)技术的设计原理及特点　LISS 接骨板具有以下特点：

(1) 锁定螺钉与螺纹孔洞钢板的完美结合：LISS 具有"内支架"的特性，从大体上看，LISS 仍是钢板螺钉组成的系统。但是其螺钉是锁定螺丝钉(LHS)，钉头的螺纹与钢板孔洞的螺纹可以匹配。这样使得螺钉能而且只能沿着钢板孔洞预先设定的角度拧入，不能有丝毫偏差；螺钉拧入后不再仅仅依赖于单纯的摩擦力，而是通过螺纹与钢板更紧密地联合成一个整体，使得整个钢板螺钉系统的稳定性能有了显著提高(图 2-3-4-5-a、b)。如果螺钉视为外固定支架的固定针，而钢板则为外固定支架的力臂，则 LISS 好似在骨表面与皮下软组织之间安装了一个内部的"外固定支架"，正是这种特别的"内支架"整体结构提供了超常的稳固性，使得单皮质螺钉固定成为可能，有效降低了，因局部骨质疏松引起螺钉松动而导致内固定失败的风

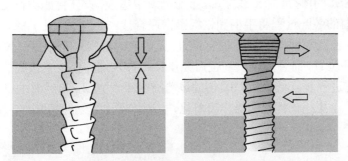

图 2-3-4-5-a　LISS 接骨板与普通接骨板螺钉固定的区别(示意图)

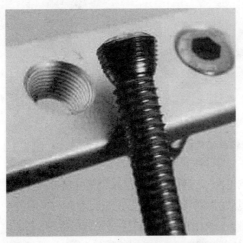

图 2-3-4-5-b　LISS 接骨板与普通接骨板螺钉固定的区别(实物图)

险，也为关节置换后假体周围骨折的积极有效固定带来新的希望。这也是 LISS 钢板骨干部螺钉长度相对较短的原因之一。

（2）特殊的角度设计：传统钢板的螺钉大多与钢板垂直以求达到最大的机械稳定性，这就出现了在后前位 X 线片上出现所有螺钉均接近平行的情况。实际上如果对于骨质疏松的患者而言，平行螺钉在螺钉长轴方向上的固定意义会大打折扣，正所谓"牵一发而动全身"，有出现多枚螺钉松动脱出的可能。而这种情况在松质骨为主的干骺端出现的风险更高，即便是骨质正常的患者，也可能出现。LISS 系统在干骺端部位大胆地应用了独具匠心的设计—成角螺钉。干骺部的螺钉并不完全与骨干长轴线垂直，螺钉之间亦非平行而是呈一种交错角度的排列方式组成"锁扣"系统，使得外界应力作用时螺钉与骨块之间的稳定性有了进一步的提高（图 2-3-4-6）。很容易看出，钢板的外形是依据干骺端部位进行了预先的解剖塑型的，但干骺部每个螺钉应该沿何角度钉入，确实花费了 AO 研究者们的大量精力。得益于螺钉头与钢板孔洞匹配的螺纹，这些预先设定好的角度可以轻易实现并很有保证，也意味着螺钉拧入的方向不再能随心所欲，而是必须依照拟定的方案严格执行。

（3）可穿透射线的插入导向手柄：LISS 设计的应用部位是股骨远端和胫骨近端，而且放置部位均为外侧，如果采用经典的 MIPPO 技术插入钢板后肌肉层的阻隔对钢板的走向、定位以及后续螺钉经皮拧入都会造成不小的困难。那么，如何在肌肉软组织较厚的骨骼部位也能实现钢板的精准定位、固定以及螺钉的准确拧入呢？为了解决这个问题 AO 学者将插入导向手柄引入了 LISS。手柄允许 X 线穿透，不影响术中透视，设计目的类似于交锁髓内钉的体外定位装置。术前的装配过程将手柄和钢板紧密联合成一个整体，且手柄即钢板在体表的投影，因此不仅可以使插入钢板的过程较为省力，尤需实时透视即可根据体表的手柄判断体内钢板的实际方向和位置，而且为钢板到位后经皮穿刺拧入螺钉提供了精确的参考。插入导向手柄的参与，对更进一步降低软组织损伤的风险有着重要意义，与经典的钢板螺钉固定系统相比，LISS 在设计上更趋人性化和操作简单化，也更体现出微创的精髓（图 2-3-4-7）。

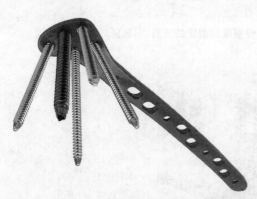 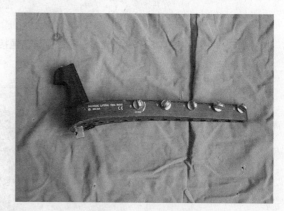

图 2-3-4-6　LISS 接骨板螺钉之间成交错角度　　　　图 2-3-4-7　导向手柄

（4）多种螺钉类：LISS 的另一特点是同一系统中包含了多种螺钉，不同的设计特性使其在骨折固定中可以根据需要发挥各自的长处。

1）自攻 - 自钻 - 自锁螺钉（SD/STLHS）：这是 LISS 系列螺钉中最常用的一种，也是用得最多的一种。其特点是钉体采用硬度很高的特殊合金制造，并以蓝色与普通不锈钢或钛金属材料螺钉相区分。除了钉头有与钢板孔洞相匹配的螺纹之外，其钉尖不再采用经典的 AO 螺钉的形式,而是应用特殊切削工艺使得钉头自身同时即具备钻头的功能。因此在临床实际应用中,省去了先用钻头在骨皮质上钻孔,攻丝在骨皮质孔洞壁上旋出螺纹一拧入螺钉的烦琐过程,而是将自攻、自钻螺钉装配在钻机上,利用钻机带动高速旋转以及手术医师施予恰当方向和大小的压力,螺钉即可很轻松钻透皮质并自动深入到髓腔。由于螺钉与钢板要达到锁定,对螺钉的方向要求很高,如果仍采用传统的先钻孔、用丝攻旋出螺纹的厅式,难免会出现钢板孔洞与骨皮质孔洞螺纹的中心轴线不在一条直线上的情况,螺钉无法与骨质紧,密结合或是无法与钢板锁定而造成固定失败。当然,自攻、自钻螺钉的好处显而易见,但同时它的特性也决定了钉入只能是"一锤子买卖",尽管有套筒等相应辅助工具帮助维持正确方向,但仍对手术医师的技巧提出了更高的要求。此外,在钉入过程中必须考虑到以后取出内固定物的情况,而不能将螺钉旋得太紧(图2-3-4-8)。

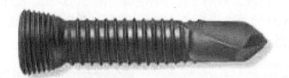

图 2-3-4-8 自钻-自攻-自锁螺钉

2)提拉装置:与普通拉力螺钉的作用不同,LISS 配备的提拉装置并非用于最后完成固定,而是扮演着骨折复位辅助工具的角色,其特点是在螺钉旋转的过程中,钉体螺纹使骨块产生的运动不是顶离钢板而是拉向钢板。对于下肢骨折尤其是胫腓骨多段骨折,如果广泛切开剥离软组织,不仅达不到微创的初衷,甚至违背了骨折治疗的原则。LISS 在完成固定之前又要求骨折必须达到基本复位,对于一些移位或错位而远离胫骨外侧 LISS 钢板的骨块手法整复不满意,特别是在骨皮质较硬或复位不稳定的情况下,第一枚螺钉的拧入有将骨推向内侧的趋势。提拉装置可以帮助解决这个问题。因为提拉装置的钻头直径为 4.0mm,所以用直径为 5.0mm 的 LISS 锁定螺钉仍能在骨内获得良好的固定强度(图2-3-4-9)。

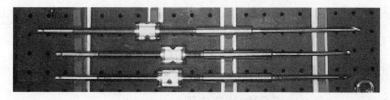

图 2-3-4-9 LISS 系统的提拉装置

3)螺钉帽:LISS 的另一独特之处在于只有 5 孔、9 孔、13 孔 3 种长度 6 种规格(左右双侧)的钢板,术中并非所有孔洞都必须拧入螺钉,而是根据骨折固定生物力学的基本要求,即骨折线两端各需保证至少 3~4 枚螺钉良好固定。这就使得旷置的钢板孔洞会因软组织及骨痂包裹而造成日后拔出内置入物的困难。于是设计师们巧妙地想出了应用无钉体的单纯螺钉帽对洞进行填塞的应对措施。事实证明这个措施对成功也是十分必要的。

4)其他特殊螺钉:5.0mm 锁定螺钉——长度35mm,具有针对特别厚骨皮质的长钻头。其他还有用于假体周围骨折的特殊工具:4.3mm 直径的钻头和钻头导向器;长度为 14mm 和 18mm 的 5.0mm 假体周围骨折锁定螺钉。作为 MIPPO 技术的最佳内置物,Rtiedi 等将 LISS 阐释为一种内固定支架原则的概念,即用外固定支架来理解,只是固定杆非常贴近骨面,接骨板与骨面无接触和压迫,这个特点可以防止任何对骨血运的破坏。使用长接骨板来代替长的管状固定杆;使用能紧紧地锁扣于接骨板的头部带螺纹的强力自攻螺丝钉来取代外固定支架中广泛使用的 Schanz 钉和突起的紧固夹钳。锁定螺丝钉在疏松的骨质内也能获得更好的把持力,故 LISS 更适合于假体周围骨折及骨质疏松性骨折的固定。LISS 接骨板的每个锁定螺丝钉可借助于精确的螺钉孔轴心定位经皮拧入,因此在不暴露骨折区域的情况下,经皮插入接骨板并完成锁定螺丝钉的固定,体现了微创外科技术的原则,而且干骺端多不需要再植骨。

2. 微创稳定固定系统(LISS)的分类   由于 LISS 之初是针膝关节周围骨折及关节置换假体周围骨折的特点设计的,所以目前临床上得到较广泛应用,并相对完善和成熟的。LISS 主要分为 2 类:一类是相对较早出现的应用股骨远端骨折的 LISS-DF(distal femoral)(图 2-3-4-10),随着 LISS-DF 的成功,又出现了应用于胫骨近端骨折的 LISS-PLT(proximal lateral tibia)或简称为 LISS-PT(图 2-3-4-11),二者大体设计理念相同,具体操作步骤也大同小异,只是在钢板的外形、解剖塑型及干骺端螺钉的成角角度规定上有所差别。

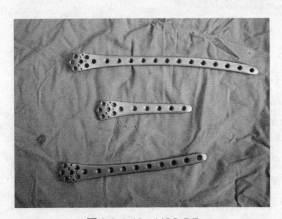

图 2-3-4-10   LISS-DF

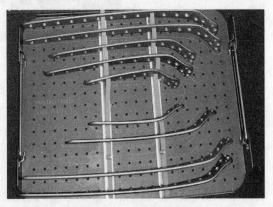

图 2-3-4-11   LISS-PLT

3. 适应证与禁忌证   LISS-DF 适合于股骨远端干部骨折、股骨髁上骨折、股骨远端关节内骨折的治疗。LISS-PLT 的临床指征:①胫骨近端干部、干骺端骨折;②胫骨近端关节内骨折。

三、微创钢板内固定技术操作

(一)微创稳固系统(LISS-DF)的临床应用

1. 股骨远端微创稳固系统(LISS-DF)的临床应用

(1)术前准备:术前必须摄高质量的正、侧、斜位 X 线片。对于多平面的复杂骨折,有条件者可行额状面和矢状面的三维 CT 重建。必须明确:①骨折是否影响关节;②若有影响,是简单或是复杂的髁间骨折是在髌骨槽还是内侧;③ Hoffa 骨折是在内侧还是外侧髁部;④髁间有无分离的骨块。笔者体会术前摄与肢体实际大小一致的正位片,有利于术中与 LISS 模具片对照,准确选择长度合适的锁定螺钉。

术前选择合适的内置入物:由于 LISS 的钢板螺钉锁定固定方式对精确性要求较高,所以必须在术前即根据前述 X 线片或 CT 等影像学辅助检查,选择好恰当的内置入物,并对术中可能出现的问题提前计划拟定相应的处置措施。选择方法:使用国际内固定研究学会(AO/ASIF)术前计划模板来决定 LISS 接骨板的长度和螺钉的位置。注意所有的模板图像均按平均放射摄像成像率放大10%。当然，图像可以根据需要有所改变，术前必须对拉力螺钉的放置有所计划。

（2）体位：患者仰卧于透X线的手术台，臀下垫高，患肢必须可以自由移动。对侧肢体可以固定于手术床的腿支架上。膝关节略微曲置于手术床铰链的远端，这样能在手术中屈曲膝关节，防止断端向后成角（图2-3-4-12-a、b）。

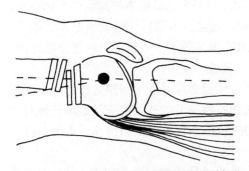

图2-3-4-12-a　伸直位下，腓肠肌的牵拉引起断端向掌侧成角

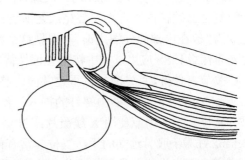

图2-3-4-12-b　通过3种方式可以纠正断端的向后成角
1. 使患者肌肉松弛　2. 断端垫圆枕　3. 屈曲膝关节

（3）插入工具的装配：在插入导向手柄的A孔插入固定螺栓，在对应LISS接骨板三点固定装置上放置插入导向手柄，将固定螺栓通过插入导向手柄捅入至LISS接骨板并用杆状扳手轻轻拧紧，按插入导向手柄的方向旋紧固定螺栓并用杆状扳手轻轻拧紧，为了在插入时LISS接骨板有更好的稳定性，在插入导向手柄的B孔中插入带钻套的锁定螺栓并将其拧紧于LISS接骨板（图2-3-4-13）。

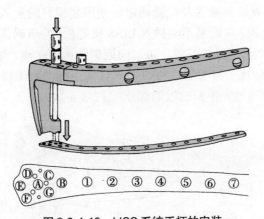

图2-3-4-13　LISS系统手柄的安装

为了防止软组织的长入和便于内置入物将来的取出，在内固定器插入之前，在不准备拧入螺钉的螺钉孔内拧入填塞螺丝帽。使用扭力限制的螺丝刀拧紧直至发出咔嗒声。

（4）手术入路：非关节内骨折和简单的关节内骨折，使用前外侧入路。自胫骨结节近端3～6cm弧形向下至股骨远端前外侧，一般长6cm，关节内骨折需要8～10cm。多平面的复杂骨折、内侧髁间骨折、Hoffa骨折，则使用髌前外侧入路。于髌前正中线外2cm做直切口，直接切开皮肤、皮下至伸肌支持带，翻开髌骨，以充分暴露关节面。对关节外和关节内骨折推荐的手术入路有所不同。

1）关节外骨折：从 Gerdy 结节向近侧做一长度约 80mm 的皮肤切口，沿纤维走向分离髂胫束，打开骨膜和股外侧肌之间的间隙。在远端，股外侧肌主要附着于股骨嵴，在骨与外侧骨膜没有肌肉的附着点。内固定器可以沿骨膜和肌肉间隙插入。

2）关节内骨折：前外侧关节切口可以为复位提供良好的显露。通过该切口能够插入内固定器，并能从内侧拧入拉力螺钉。

（5）骨折复位和固定：与传统钢板螺钉固定方式相比，LISS 的最根本的原则性变化在于，骨折块复位必须在内固定物安装完成之前就已经实现。这是因为螺钉与钢板锁定为一体，即使之成为"放在内部的外固定架"。根据这个特性，LISS 本身是不宜用作骨折块复位用途的，这也是为什么 LISS 应用过程中特别强调骨折复位的重要性。

在关节内骨折，首先应复位重建并固定整个关节。注意必须确保这些拉力螺钉不会阻碍以后从 LISS 插入导向手柄中螺钉的拧入。使用暂时的跨膝关节的外固定支架或牵开器对骨折进行复位。手术中应使用 X 线摄片或 X 线影像增强仪检查骨折复位的情况。内外向打入的 Schanz 钉对于股骨远端的手法复位非常有帮助。

1）第一步：关节内骨折的复位、固定与干骺端、骨干骨折的暂时复位。在 LISS 固定之前，必须完成关节内骨折的复位、固定。传统的复位方法同样适用于 LISS 系统，包括：①利用内髁或者外髁的 Schanz 钉辅助髁间骨折的复位；②大点状复位钳或者骨盆复位钳将髁间骨折复位固定；③利用克氏针暂时固定直到螺钉固定完毕。复位完毕后，利用多枚 3.5mm 松质骨螺钉从外侧向内侧固定髁间骨折，或者从前向后固定 Hoffa 骨折。小的骨折碎片也可以使用 2.7mm 的拉力螺钉，特别是髁间小骨折块。在关节内骨折复位后，开始利用 LISS 复位于骺端和骨干的骨折。LISS 技术的目的在于保存骨折周围软组织的血运，故利用闭合复位技术。可先手法牵引，髁上垫敷料，然后观察正、侧位 X 线片，矫正各种畸形。

2）第二步：LISS 接骨板的插入及位置确定。使用装配好的插入导向手柄在骨膜和股外侧肌之间插入 LISS 接骨板，向近端不断插入 LISS 接骨板，并应确保接骨板近侧端与骨始终接触。接骨板的远侧端贴伏于股骨外髁。可以向近侧和远侧移动、调整 LISS 接骨板的位置，直至接骨板能够很好地贴伏于股骨髁。有时插入导向手柄的近侧端及软组织可能会影响接骨板的插入，这时可以取下透光手柄的近侧部分（图 2-3-4-14）。

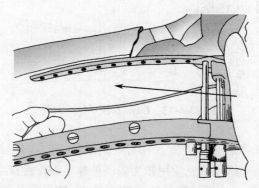

图 2-3-4-14 插入 LISS 接骨板

由于重量作用，插入导向手柄容易向背侧倾斜。如果患者处于仰卧位，插入导向手柄的方向与地面平行，那么内固定器会处于外旋位置，接骨板与股骨外髁无法平整地贴伏。固定螺栓的方向必须与髌股关节方向平行。因此，插入导向手柄应该处于内旋 10° 的位置。在 X

线影像增强仪后前位 AP 相上可以看到该影像。内固定器必须与股骨髁完全贴伏以确保其与骨面的理想接触。一旦 LISS 接骨板与骨面面有良好的贴伏，从 B 孔取下钻套和锁定螺栓。在接骨板最远端的孔（第 5、9 孔或 13 孔）通过钻套插入穿刺器。做一微小的刺切口，将钻套和穿刺器推至 LISS 接骨板。可以使用克氏针或直接通过触诊来检查 LISS 接骨板在骨面上的位置是否正确。通过插入导向手柄的外侧螺丝拧紧钻套，用固定螺栓来替换穿刺器。将固定螺栓拧入 LISS 接骨板来闭合固定框架。由于固定螺栓作为软组织的限制，所以一旦它被拧入，再调整改变接骨板或手柄的位置将非常困难。

确定 LISS 接骨板在股骨远端髁部的合适位置。由于外侧皮质有约 10°的倾斜面（图 2-3-4-15），因此插入手柄一般都要相对于水平面抬高 10°~15°（图 2-3-4-16）；接骨板位置一般位于距股骨远端前侧 1.5cm，股骨外髁平面上 1.5cm。检查骨折复位的长度和旋转，放置近端导针。正位 X 线片可检查合适的肢体长度与旋转情况。观察外部力线，若足部外旋 10°~15°，提示无旋转畸形。侧位片可判断钢板置于股骨外侧中心。若位置很好，即可安放近端锁定套筒股骨近端导针。

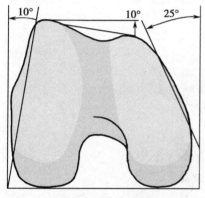

图 2-3-4-15 倾斜面

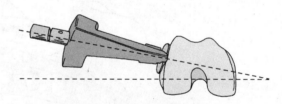

图 2-3-4-16 抬高角度

3）第三步：自钻 - 自攻 - 自锁螺丝钉的拧入。螺丝钉的安置需要根据骨折的类型而定。可以根据内固定的生物力学原则来选择螺丝钉的位置。螺丝钉可以靠近和远离主要骨折块的骨折间隙。在每一骨折端至少使用 4 枚螺丝钉。股骨髁的螺丝钉长度可以通过导向套筒使用直径为 2mm、长度为 1280mm 的克氏针来测量长度。使用 X 线影像增强仪，将克氏针推进至所需深度。使克氏针顶端与骨内侧皮质至少留存 5mm 的距离，将导向套筒留于原位，使用克氏针测深尺测量螺丝钉的长度，选用长度最近似的螺丝钉，这样能确保螺丝钉顶端不会穿越内侧骨皮质。

在骨干区域使用长度为 26mm 的螺丝钉。在骨皮质非常坚厚的情况下，可以使用提拉装置后特殊的、长度为 35mm 带有长钻头的锁定螺钉。

在骨皮质较硬或复位不稳定的情况下，第一枚螺钉的拧入有将骨推向内侧的趋势。提拉装置可以帮助解决这个问题。在第一个永久固定螺钉的邻近孔，通过钻套拧入不带旋紧螺母的提拉装置。在提拉装置的螺钉完全拧入之前，停止使用动力工具。取下动力工具和钻套。在提拉装置上拧入旋紧螺母，将骨拉向 LISS 接骨板。因为提拉装置的钻头直径为 4.0mm，所以用直径为 5.0mm 的 LISS 锁定螺钉仍能在骨内获得良好的固定强度。

使用电动或气动工具拧入螺钉。为了获得螺丝钉和骨之间最佳的固定界面及防止骨向内侧的移位,应使用不具有高轴向扭力(3～5kg)的动力工具。为了防止骨热坏死,非常重要的是在钻孔时通过钻套注入生理盐水进行冷却。插入套筒有一个小的侧孔用于冷却灌注,可以接管子或针筒来灌注生理盐水。

注意:一旦每个主要骨折块被一枚螺丝钉固定后,它的长度和旋转便无法改变。前屈和后屈畸形还可以通过手法进行相对的调整,而内翻或外翻畸形矫正将更难,因此推荐先在远端骨折块拧入螺丝钉。远端螺钉应该与膝关节保持平行,然后在近端骨折块拧入一枚螺钉。如果不得不需要取出螺钉并再拧入,这时应该手工拧入螺钉,而不要使用动力工具。继续向骨内拧入螺钉直至螺丝刀的第2根刻度线没入钻套。使用带有扭力限制的螺丝刀最后拧紧,当扭力达到4N(牛顿)时会发出嗒嗒声响。检查螺钉头是否完全进入 LISS 接骨板。

拧入螺钉后螺丝刀的取出应有一定困难,可以将其从动力工具上取下,并取下钻套,然后再连接于动力工具,将其从螺钉头上取出。

在远侧螺钉拧入及锁定之前再次评价是否存在过度后伸或外翻畸形。在确定无畸形后可以置入远侧锁钉,注意冰生理盐水降温。利用持续牵引和近端导针维持恰当的位置,此时还可以通过手法加压来调整骨折的位置,在确定位置后拧入近侧锁钉。然后完成附加螺钉的放置(图 2-3-4-17)。

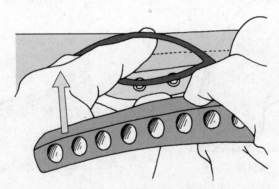

图 2-3-4-17　为确保 LISS 接骨板近端位于骨干中轴,可切一长 3～4cm 切口,以手指探查接骨板的位置,以确保位于骨干中轴上

4)第四步:去除外侧定位器。评估骨折复位和稳定性。充分活动膝关节,以确定固定是否可靠。应用正位、侧位和斜位 X 线片评价骨折复位和固定情况(图 2-3-4-18-a、b)。

5)第五步:闭合切口。所有切口均冲洗,关节囊、髂胫束使用可吸收 1 号缝线缝合,皮肤和皮下常规方法缝合。

(6)术后处理:术后治疗应遵循传统内固定手术的原则。基本功能性治疗为膝关节的自由活动和部分负重训练。物理康复治疗应在手术后立即开始,包括关节活动训练。在特殊的病例应有适当的限制。

(7)内置入物的取出:只有骨折完全牢固愈合后才可以取出内置入物。内置入物的取出与置入时的顺序相反。首先在原手术瘢痕处切开暴露并安装插入导向手柄。做小切口,使用带扭力限制的螺丝刀手拧出螺钉。然后可以使用动力工具取出所有的螺钉。清洁工具可以帮助清理螺钉帽上的内六角形孔。所有的螺钉取出后,取下 LISS 接骨板。所有螺钉取出后LISS 接骨板留于原地,取下插入手柄,使用固定螺栓。最后将 LISS 接骨板拨松。

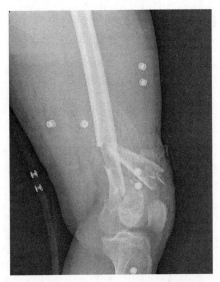

图 2-3-4-18-a　粉碎性股骨远端骨折应用 LISS 接骨板固定术前 X 线片

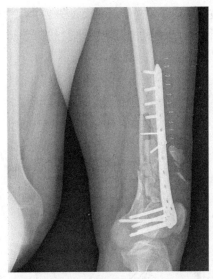

图 2-3-4-18-b　粉碎性股骨远端骨折应用 LISS 接骨板固定术后 X 线片

2. 胫骨近端微创稳固系统(LISS-PLT)的临床应用　胫骨平台骨折影响膝关节的稳定性及其功能。这些骨折大致可以分为低能量和高能量两大类。骨折类型不同，其合并损伤、潜在合并症、骨折预后等都有所不同。胫骨平台骨折的治疗目的是保留和恢复膝关节功能；为此需要维持下肢力学轴线，解剖复位胫骨平台关节面，恢复韧带稳定性，保留膝关节无痛活动。近年来，人们逐渐认识到保护伤后周围软组织的重要性。保护软组织、分期固定和微创手术技术改善胫骨平台骨折的预后。LISS 固定器有别于其他固定器的生物力学优点在于其贴合胫骨自然的角度。由于其应用于胫骨的侧面，可避免干骺端骨折或累及齿状突的胫骨平台骨折所产生的各种各样的塌陷；钢板预先解剖塑型，使之更能贴合骨面且软组织并发症更少。钢板不必再次外力塑型，一把射线可穿透的手柄引导钢板穿过肌内下间隙并保证螺钉能位置准确且轻易地经皮钉入。标准的力学测试保证 LISS-PLT 能提供和传统钢板相似的抗疲劳性。

(1) 术前准备：影像学检查；选择合适的内置物。

(2) 体位：患者仰卧于透 X 线的手术台上，患肢必须可以自由移动。对侧肢体可以固定于手术床的腿支架上。这是重要的，是保证胫骨近端能在这个位置自由地进行 X 线透视。用手术巾叠成垫子置于膝关节下方，以适当地屈曲膝关节。

(3) 手术入路：从 Gerdy 结节向远侧做一弧形(曲棍球杆状)皮肤切口(图 2-3-4-19)。大约距胫骨嵴半厘米位置，自骨膜剥离胫前肌。牵开胫前肌，在骨膜和肌肉之间插入 LISS 接骨板。为了使 LISS 接骨板的近端能够安放在比较正确的位置，重要的是必须适当剥离肌肉附着点。对于复杂的关节内骨折，前外侧关节切开能够对复位提供良好的显露(图 2-3-4-20)。

(4) 骨折复位和初步固定：处理胫骨平台骨折及关节内骨折的复位重建以及整个关节的固定工作必须在 LISS 置入之前完成。为了达到关节骨折块之间的加压，可以使用拉力螺钉，实践证明可以非常方便地使用空心螺丝钉来进行固定。但必须确保这些额外的拉力螺丝钉不会阻碍以后从 LISS 插入导向手柄中螺丝钉的拧入。骨折可以通过牵引弓、使用暂时的跨膝关节的外固定支架(图 2-3-4-21)或牵开器对骨折进行手法复位。对于平台塌陷骨折，需行撬拨复位,必要时给予植骨(图 2-3-4-22)。手术中推荐使用 X 线摄片或 X 线影像增强仪检查骨折复位的情况。若内侧平台粉碎骨折,则需要利用内侧切口给予充分的固定。

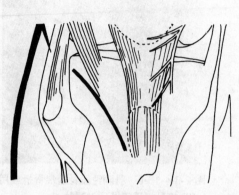

图 2-3-4-19 手术入路 1

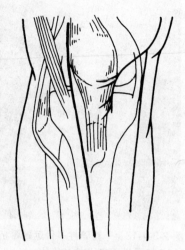

图 2-3-4-20 手术入路 2

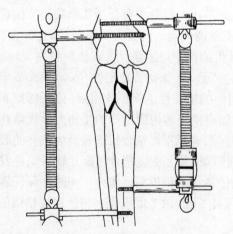

图 2-3-4-21 利用外固定架复位

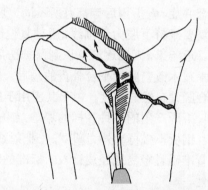

图 2-3-4-22 平台关节面塌陷,需撬拨复位,必要时给予局部植骨

　　干骺端及骨干骨折的复位可通过踝关节牵引闭合复位。助手持续牵引,通过手法复位维持力线,术中 C 型臂 X 线机检查。一旦复位成功,在放置钢板时一名助手应负责维持位置。必要时也可用复位钳、牵引器等帮助复位。

　　(5)LISS-PLT 钢板的置入:在骨膜和胫前肌之间将 LISS 钢板置入前筋膜室,并保持接骨板远端与骨始终接触的情况下,向远端不断插入 LISS 接骨板。接骨板的近侧端放置于胫骨平台外侧。仔细寻找 LISS 接骨板在胫骨近端的正确位置,可将拇指置于胫骨嵴以感觉钢板是否同胫骨接触,也可通过术中 X 线监测,此过程应注意维持骨折复位。

　　检查接骨板的位置是否正确。接骨板远端位于胫骨的前外侧面,近端应位于胫骨外髁。接骨板的位置通过术中 C 型臂 X 线机确定准确后,2mm 克氏针通过定位器放置在钢板的近端和远端以确定定位器和胫骨的关系。同股骨近端一样,此时可在胫骨远端做一个小切口,以触摸接骨板是否位于胫骨的外侧，防止在钻孔时损伤神经、血管，这在 13 孔 LISS 远端锁钉时尤其重要。接骨板必须平整地贴伏于胫骨外髁。由于重量作用，插入导向手柄容易向背侧倾斜。如果在胫骨外髁寻找 LISS 接骨板的位置有困难，可以延长切口，进一步松解近端的软组织。板孔内的螺钉方向应该是朝向胫骨内髁边缘，必须避免插入导向手柄的过度内旋，以防止这枚螺钉对腘动脉造成损伤。一旦 LISS 接骨板与胫骨对合贴伏，取下钻套和固定螺栓。做一微小切口，从 LISS 接骨板的最远端孔（第 5 孔或 9 孔或 13 孔）的钻套中插入穿刺器。如果使用的是一块 13 孔的 LISS 接骨板，在插入穿刺器和钻套之前，进行仔细的软组织分离，直至接骨板平面，这样可以避免损伤腓浅神经。使用固定螺栓将钻套和插入导向手柄固定。用固定螺栓代替穿刺器。将固定螺栓拧入 LISS 接骨板来闭合固定框架。

（6）经皮拧入自钻螺钉：拧入自攻 - 自钻型锁定螺丝钉。骨折远、近端各上 4 枚锁钉。冲洗刀口，关闭切口（图 2-3-4-23～图 2-3-4-24）。

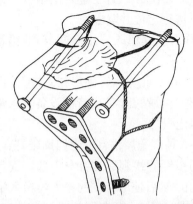

图 2-3-4-23　LISS 接骨板结合空心钉固定胫骨平台骨折，主要空心钉位置不要影响接骨板的放置

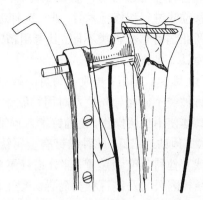

图 2-3-4-24　插入胫骨 LISS 接骨板

（7）术后处理：LISS 是符合 MIPPO 技术要求的典型内固定方法，螺钉钢板锁定为整体，加之对骨表面压迫少，较好地保留了骨折局部的血供，与同骨折部位应用传统钢板螺钉的病例相比，术后出现感染、螺钉松动脱出导致内固定失败以及延迟愈合、骨不连等并发症的发生率确实明显降低，术后无需长期的石膏外固定，可根据临床实际情况予以石膏托短期保护。国外在术后更注重早期无痛的负重功能锻炼及关节功能的保存和恢复。

（聂伟志　张峻玮　谭远超）

第五节　锚固技术

一、概述

近年来生物工程的发展较快，越来越多的生物可降解材料开始应用于临床。对生物可降解锚钉来说，必须要求其组织相容性好，锚钉材料及降解产物对组织无毒副作用，能提供比较牢固的初始固定强度，并在一段时间（一般为 12 周左右）内能维持其固定强度，植入后逐渐在人体内匀速降解吸收，不会有异物残留及发生无菌性炎症，材料便于消毒等。

目前生物降解的商业锚钉材料来源大多是聚乳酸（PLA）。PLA 因其良好的生物相容性、降解性、无毒被广泛应用于生物医学领域。PLA 锚钉植入后降解产物乳酸参加三羧酸循环，生成水和二氧化碳排除体外，一般 2 年左右被机体完全吸收。其中较为常用的材料是聚消旋乳酸（PDLLA）和聚左旋乳酸（PLLA）。PLLA 结晶度较大，强度大，但降解速度较慢。所以 PLLA 锚钉能维持更长时间的固定强度。由于 PDLLA 是非结晶共聚物，所以比 PLLA 更容易降解。有人将金属钛锚钉和 PDLLA 锚钉分别植入羊的骨松质内，在第 6、12 周时取得标本进行生物力学测试。结果证实在相同时间内取材的 2 种锚钉固定强度之间均无显著性差异，12 周内无明显强度丢失。

目前临床常用的商业锚钉从材料上可分为金属锚钉和生物降解可吸收锚钉 2 种。

商业金属锚钉大部分为金属钛锚钉，有少部分为不锈钢锚钉。钛是惰性金属，组织相容性好并提供足够的初始固定强度，但价格昂贵；不锈钢锚钉初始固定强度较大，价格低廉，但组织相容性不如钛锚钉。金属锚钉植入人体后锚钉的位置在 X 线片上非常清晰。如果锚钉发生移位或进行翻修手术时，外科医师很容易在透视下进行定位并取出。

商业锚钉形状种类不同，其专用植入器械也不一样。从其植入方法来说，商业锚钉大致可分为以下 4 种：

（1）锁定式锚钉：一般多为可降解材料制成，带有线孔。此类锚钉外形相差较大，因公司及锚钉种类不同而异。植入时用特制钻头在植入骨面处行预钻孔，使用特制设备置入锚钉后按其具体使用说明操作，使锚钉卡入预钻孔内而达到锁定目的。

（2）预钻式锚钉：此种锚钉有金属钛和可降解材料 2 种。金属锚钉钉身四周带有金属翼、倒钩或其他特制交锁装置，部分锚钉尾部有线孔，有的锚钉缝线则通过钉身内部。其具体外形及结构因公司及锚钉种类而异。使用前需进行预钻孔，然后使用特制的植入器植入锚钉至预钻孔底部。此系列的可降解锚钉大部分均带有螺纹或凹槽，一般在尾部或钉身带有线孔。使用前也须进行预钻孔，有的还需要进行攻丝。一般预钻孔的直径要小于锚钉钉芯直径，这样可以增大拔出强度。最后使用各种专用器械植入预钻孔。

（3）非预钻加压锚钉：此种商业锚钉大部分为金属钛制成，其周围有螺纹，钉尾有线孔。不需要进行预钻孔或攻丝，使用专用器械直接拧入即可。一般来说锚钉上的螺纹直径与螺芯直径比值越大，拔出强度则越大。由于在拧入骨质的过程中骨质随之被压紧，从而提高了锚钉的拔出强度。

（4）伞状软组织锚钉：又称为平头钉，尾部较大，不带缝线，尾部多为可降解材料制成，前面钉身为金属或可降解材料制成并带螺纹。植入后依靠其宽大的尾部固定软组织。

前 3 种锚钉均带有缝线，而伞状软组织锚钉用尾部直接固定软组织，它不带缝线，大大简化了手术操作过程。伞状软组织锚钉和普通双股带线缝合锚钉相比，在固定的软组织产生 10mm 裂隙时平头锚钉的循环负载次数要明显低于后者。由于不能提供牢固的固定强度，可能会导致术后远期固定及软组织修复失败。

对于带线缝合锚钉而言，缝线的强度非常重要，所以目前商业带线缝合锚钉所使用的缝线大多为不可吸收编织缝线，成分为聚乙二醇纤维。传统的带线缝合锚钉一般只带 1 根缝线，可能无法提供足够的初始固定强度，目前商业锚钉大部分均带 2 根缝线，这样不但保证了足够的固定强度而且还能起到"双保险"的作用，即防止 1 根缝线断裂后导致缝合的失败。此外，由于多了 1 根缝线，手术时给软组织提供了一个附加的固定点，进一步加强了缝合的安全性（图 2-3-5-1）。

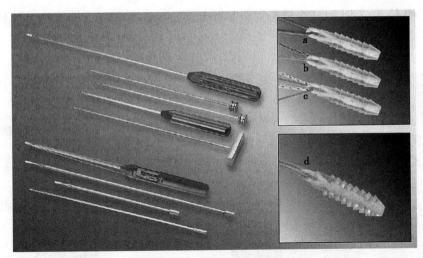

图 2-3-5-1　锚钉及手术工具

二、锚固技术的原理与适应证

1. 锚钉固定原理　锚钉修复骨与软组织损伤的理论源于美国南得克萨斯州农场的地下"沉坠物"支持篱柱的原理。大岩石埋入地下用钢丝稳稳地固定着篱柱。钢丝和地面的夹角称为沉坠角呈 45°。目前临床应用的缝合锚钉即使用了上述设计原理。为了起到有效的固定作用同时减小缝线的张力，目前临床上选择置入缝合锚钉的角度取 45°。

2. 锚钉的临床应用　锚钉主要用于治疗肌腱、韧带本身的损伤及其止点的撕脱骨折，肌腱、韧带损伤引起的关节脱位，常见的疾病如肩袖损伤，膝关节交叉韧带、侧副韧带断裂，跟腱断裂，踝关节侧副韧带断裂，肱骨大结节骨折，肱骨内外髁骨折，髂前上下棘骨折，胫骨髁间隆突骨折，踝部骨折，肩锁关节脱位，胸锁关节脱位等。

三、锚固技术的操作技术

1. 微型锚钉治疗锤状指

(1) 术前准备：通常采用强生公司的 Mini QuickAnchor 锚钉来进行固定，Mini QuickAnchor 钉是一种微型钛合金植入物（图 2-3-5-2），主要用于修复肌腱止点，bankart 修复，舟月韧带重建等。产品包括一个微小锥形锚体（图 2-3-5-3），大小为 5.4mm×1.8mm，骨锚钉头部带有 2 个倒钩，尾部连有带有双针的 #0Ethibond 肌腱缝合线，该缝合线不可吸收，可承受 100N 的拉力，同时配有与骨锚匹配的钻头和骨锚植入的手动操作器，以利于锚钉的置入。

(2) 操作方法：在远侧指间关节背侧做"S"形切口，显露伸指肌腱断端和远节指骨基底背侧止点撕脱处，伸肌腱近端稍做游离，注意采用锐性分离，并保护远侧指间关节的关节囊、指骨骨膜及支持韧带斜束纤维，以防术后粘连疼痛及功能恢复不满意。首先用 1 根直径0.8～1.0mm 从指尖转入克氏针或斜行钻入，将远侧指间关节固定于过伸 10°～15°位，将止点处骨面搔刮制成糙面，如残留稍多腱性组织可直接使用专用钻头于远节指骨基底背侧伸指肌腱附着处远侧钻孔，再将锚钉植入器顶部置在预钻孔的洞口（保证植入器的方向垂直于钻孔口），将锚钉顶入钻孔，锚体部的 2 个尖突在骨皮质深面展开。牵拉附着在锚钉上的缝线，确认锚钉安全固定于钻孔内。在 C 型臂 X 线机透视确定骨锚和克氏针的位置。用穿

过锚尾部小孔的 #0 双针缝合线将伸指肌腱以褥式（双针交叉）缝合法重建伸肌腱止点结构（图 2-3-5-4）。

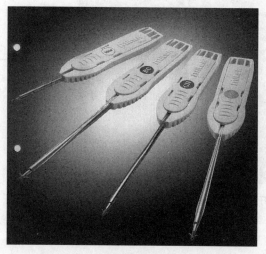

图 2-3-5-2　强生 Mini QuickAnchor 钉

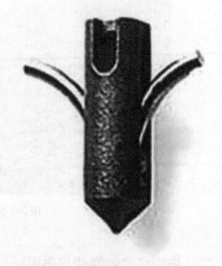

图 2-3-5-3　强生 Mini QuickAnchor 钉锥形锚体

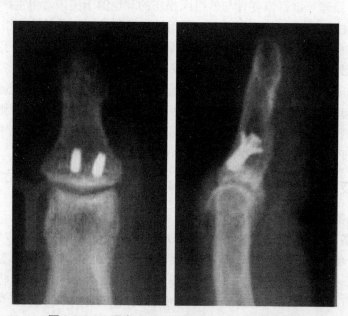

图 2-3-5-4　强生 Mini QuickAnchor 钉治疗锤状指

2. 锚钉固定修复膝关节韧带 / 肌腱附着点损伤　以后交叉韧带损伤为例：

患者采用股 + 坐神经麻醉、或持续硬膜外麻醉或者全麻，患肢驱血后，大腿近端上止血带。膝关节伤侧做切口，暴露韧带 / 肌腱断端及撕脱骨面，以钻头打磨骨面，使其粗糙渗血，用开口器骨面钻孔后，将锚钉植入器顶置入预钻孔内，植入锚钉，位于骨面下 2～3mm，拔出植入器，牵拉附着在锚钉上的缝线，确定锚钉固定牢固，必要时 C 型臂 X 线机透视确定锚钉位置，用锚尾端缝线将韧带或肌腱进行 Bunnell 式或褥式缝合，收紧固定确实，以重建韧带或肌腱止点结构（图 2-3-5-5）。

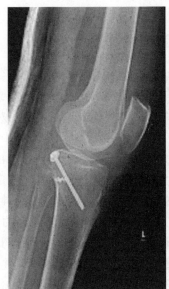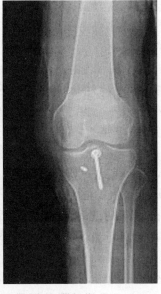

图 2-3-5-5 锚钉治疗后交叉韧带损伤

3. 锚钉修复足踝部损伤

（1）内外踝韧带损伤

手术方法：所有患者伤后局部立即用冰块冷敷，石膏托制动，待确诊后在伤后 7 天内完成手术。手术在硬膜外麻醉或股 + 坐麻醉下进行、气囊止血带下进行。若合并踝骨骨折脱位，则首先处理足踝部的骨折和脱位，在骨折脱位稳定内固定后，修复韧带。

对于外踝韧带损伤者采用外踝前下方弧形切口，切开皮肤后清除血肿，显露损伤的韧带，将其分离清楚，切除挫灭失活韧带纤维，使踝保持 90° 背伸轻度外翻位，然后将缝合锚钉拧入腓骨远端，锚钉线与断裂的韧带编制缝合。

对于内侧三角韧带损伤患者，先采用踝关节前内侧切口，显露内踝，分别探查三角韧带浅、深层。浅层常在内踝前丘部撕脱或在体部断裂；探查三角韧带深层应切开胫后肌腱鞘，向前牵开胫后肌腱后才能显露。深层断裂有距骨附着点撕脱、内踝附着点撕脱和体部断裂三种方式。对在三角韧带深层附着的距骨止点处将锚钉（完全拧入距骨内，将距骨对应面磨凿成粗糙面，以利于肌腱长入；以锚钉尾部所带风险编织缝合韧带，对深层在内踝止点处断裂的，对于在内踝止点撕脱的，则将锚钉拧入距骨内，将距骨对应面磨凿成粗糙面，编织缝合韧带，须注意对内侧三角韧带的缝合应再踝内翻下进行，对于体部体部断裂则直接缝合即可。浅层韧带断裂予以直接修补。

（2）修复跟腱近止点断裂

手术方法：在持续硬膜外麻醉或股 + 坐麻醉下，患者采用俯卧位，均在止血带下操作。取跟腱后内侧纵行切口长约 6cm，锐性切开至跟腱外膜，暴露跟腱及撕脱的骨块，清除周围的血凝块，将锚钉钻入跟骨撕脱部至整个锚钉完全进入跟骨内。然后采用锚钉尾部的超强缝线，采用 Kessler 或 Krackow 法编织缝合跟腱的两侧断端，编织缝合的跟腱长度为 3cm，以可吸收缝线加强缝合可重叠的跟腱纤维。术后予踝关节跖屈 30°，屈膝 30°，以长腿石膏托固定 4 周，此间可行足趾活动；4 周后改踝关节跖屈 30° 短腿管型石膏固定，进行膝关节功能及股四头肌力量训练；6 周后拆除石膏，进行踝关节功能及小腿肌力训练并穿高跟鞋逐步负重，8 周后可完全负重，半年内避免剧烈运动。

4. 锚钉修复肩关节周围韧带损伤

（1）肩袖损伤的修复

1）手术修复与处理：肩袖撕裂通常都发生在冈上肌的止点，断端会短缩至肩锁关节下方的隐窝中。大多数撕裂不仅有横行的，同时还有纵向的破裂部分，使得撕裂处呈卵圆形或三角形。除非常小的撕裂伤外，所有撕裂都需要向前侧和外侧牵拉，而不仅仅向外侧牵拉，以便恢复肩袖的解剖位置，并恢复肩-肌单元的长度。在2～3cm以上的撕裂中，冈下肌腱亦同时受累。一旦确定肩袖缺损及其大小，修复就成为重点。通常需行一定程度的肩关节松解。开始向后松解冈下肌，用一钝头探针或手指松解关节内外的粘连。注意切开时不要超过小圆肌平面以下，避免损伤四边孔的腋神经，或冈上窝下缘的冈盂切迹的肩胛上神经。继续松解，向前至冈上肌。在此处，松解喙肱韧带能使冈上肌进一步外移。修整游离的肌腱末端，形成新鲜边缘。注意不要将肌腱与覆盖其上的滑囊相混淆。松解的目的是获得具有足够强度的组织，让肩袖在解剖位置修复而不损伤其神经支配，不损害三角肌的功能，并肩峰下减压，以防止修复后的肩袖发生机械撞击。一旦达到这些目的，就可开始真正的肩袖修复术。肩袖修复术，我们认为将肌腱缝合于骨松质槽并用锚钉固定于骨上效果最好，因为锚线可以减少骨槽中肌腱的张力并增加肌腱与骨的愈合面积。在肌腱的边缘缝合3～4针2号不可吸收缝线。用磨钻沿大结节磨串骨槽。骨槽宽0.5cm，深0.7cm以容纳厚实的冈上肌腱和冈下肌腱，骨槽近端用磨钻或骨锉修成斜面。紧靠骨槽的近侧缘拧入2～3枚肩袖锚钉，并将锚线在骨槽的缝线的近侧3～5mm处的肩袖处穿过，在骨槽远端2～3cm处钻出几个孔用于缝合，然后用5号May0针、巾钳或特殊器械，将孔与骨槽之间穿通注意勿折断此处菲薄的骨皮质，因为可能存在局部骨质疏松。肱骨骨皮质表面钻孔之间的距离至少5mm（最好1cm），以便为打结留下适宜的皮质骨面。用2号不可吸收缝线，以双圈缝合技术缝合肌腱的表层，然后从骨槽穿出，这样有助于将肌腱拉入骨槽中。然后在肌腱表面打结4～5个，以免线结造成撞击。缝合时必须用粗线牵引肌腱，而不要用血管钳来牵拉肌腱，以免肌腱受到挤压损伤。如果在打结、钻孔时外侧骨皮质骨折，可以使用锚钉技术作为一种补救措施。经观察锚钉能在骨松质内提供足够的把持力，在遇到困难时是一种选择。在骨槽线打结时，锚钉线可以提供额外的牵拉作用，然后在肌腱表面打结。每条缝线打4个结，以防缝合线结形成新的撞击点（图2-3-5-6）。

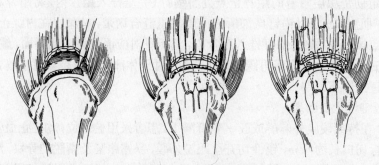

图2-3-5-6 锚钉修复肩袖损伤

2）术后处理：标准修复术后，可使用外展枕、低位枕吊带或肩关节制动器6周。然后去除制动，开始肩关节的保护下屈曲、外旋练习，以免出现粘连、失用性萎缩和肩袖修复处的破裂。修复处于术后3周时最为薄弱，肌腱的强度在术后前3个月要小于其修复当时的力量。

指导患者在术后 6 周进行肩关节外旋的等长收缩练习，术后 12 周允许主动活动。应告诫患者在术后 6～12 个月过度使用患肢，会导致修复处的破裂。

（2）肱骨大结节骨折的治疗

手术方法：麻醉成功后，仰卧位，常规消毒铺巾，自喙突稍弧向外侧，远端达肱骨干外侧三角肌止点处，长约 8cm，切开皮肤及皮下脂肪、筋膜组织，钝性分开三角肌及胸大肌间隙（避免伤及头静脉）。牵开三角肌，暴露肱骨大结节骨折块，（骨折块多向后、向上移位），清除积血。直视下牵引复位、克氏针临时固定，再于肱骨干远端距骨折端约 4cm 处钻孔，拧入锚钉，钉尾的超强缝合线穿上圆针，连带部分肩袖双"8"字捆绑肱骨大结节，抽紧后打结固定，摄 X 线片示骨折端对位对线可，拔去临时克氏针，活动患肢见大结节稳定后冲洗、逐层缝合伤口放置负压引流管。术后常规抗生素静脉滴注 3 天，患肢肩关节外展 90°悬吊，2 天后在医师指导下行肩关节被动功能锻炼。

（3）肩锁关节脱位的治疗

手术方法：在臂丛、颈丛神经联合阻滞麻醉下，患者取仰卧位，患肩垫枕手术。作前侧弧形切口，锐性分离肩锁关节囊，剥离三角肌锁骨外侧附着部分，并向前下方翻转，显露肩锁关节、喙突及斜方韧带、锥状韧带。探查肩锁关节，若关节盘发生旋转及交锁，切除以防止肩锁关节复位。于喙突体部中央部分以 1.2mm 克氏针由上而下钻 2 个孔，两孔相距约 4mm，将 2 枚带线骨锚钉植入骨孔；分别于锁骨上喙突上方锥状韧带附着处及斜方韧带附着处上下方向钻 2 个孔，将 2 枚带线骨锚钉自带的其中 1 束高强度缝线分别于两骨孔中穿过，按压锁骨肩峰端复位肩锁关节后，将 2 束高强度缝线分别打结固定。根据术中复位程度，必要时于肩峰钻孔植入 1 枚带线骨锚钉，并在锁骨肩峰端钻孔穿线打结固定，以加强固定效果。切除关节盘或其他影响复位的结构，肩锁关节复位后克氏针临时固定。修复斜方韧带与锥状韧带，修补破裂的肩锁关节囊，将剥离的三角肌部分肌束原位缝合于锁骨上止点，逐层缝合切口。

四、锚固技术的常见并发症和注意事项

锚钉是修复腱骨连接部位损伤的一种有效方法，具有手术切口小、创伤小、固定可靠等优点，属于现代骨科重要的微创技术之一。锚钉植入人体后，由于手术操作或术后功能锻炼不当等原因可能会发生锚钉固定失败，其结果大致可分为：锚钉脱出、缝线断裂、锚钉毁损 3 种。而缝线在锚钉线孔处的断裂、锚钉线孔的毁损及缝线的强度则是公认的弱点所在。

1. 微型锚钉治疗锤状指　随着手部的创伤逐渐增多，指伸肌腱止点撕脱性损伤已较为常见，若早期处理不当可导致疼痛及功能障碍，又影响美观。手指 I 区的伸指肌腱断裂或撕脱引起的远侧指间关节屈曲畸形，即末节手指下垂，不能主动伸直称为锤状指。传统对锤状指治疗采用保守治疗或者手术治疗，保守治疗如铝板、小夹板或者手指支具外固定。手术治疗主要是通过抽出钢丝法重建伸指肌腱止点或关节融合等方法。近年来，随着骨锚钉在肌腱韧带重建中的应用越来越广泛，用微型锚钉重建伸肌腱止点的方法逐渐被认同，并在临床治疗中发挥十分重要的作用。

2. 锚钉固定修复膝关节韧带 / 肌腱附着点损伤　体育运动或机动车事故是膝关节韧带 / 肌腱附着点损伤的常见原因，机械暴力可致韧带 / 肌腱组织成撕脱性，断面成马尾状，严重者可致骨面撕脱性骨折，韧带 / 肌腱损伤的严重程度取决于作用力的大小和消散的情况。对于膝关节韧带 / 肌腱附着点损伤，既往多采用石膏或绷带外固定法、螺钉固定法、抽出钢丝法、

钻孔丝线缝合法、骨开洞后腱性组织置入固定法、"U"形钉固定法进行修复。而锚钉治疗膝关节周围关节韧带肌腱附着点损伤主要应用于膝关节内侧副韧带、前后交叉韧带、髌韧带的损伤以及相关部位肌腱附着点的撕脱骨折。

传统固定方法固定不牢固，外固定时间长，易致关节粘连僵硬，术后韧带/肌腱组织可能再次断裂，膝关节功能部分丧失。其中，抽出钢丝法易致压疮；螺钉固定法附着点骨折块较大，骨折块易碎裂，且上述两种方法均须再次手术将植入物取出，而骨开洞后腱性组织置入固定法手术方法较为烦琐，创伤较大。

带线锚钉固定具有：①手术适应证广，不受骨折块大小的限制；②能简单完成韧带/肌腱与骨的固定缝合，一般无需透视以调整锚钉方向，手术简单，创伤小；③可完全恢复韧带/肌腱与附着点的解剖关系，骨面及韧带的锚定力量强大，固定可靠抗牵拉强度高，外固定时间短，早期康复，避免关节功能的丧失；④避免了对骨骼的过多操作致局部骨折的可能；⑤锚钉较小，钛合金成分，组织相容性好，埋入骨质，无需二次手术取出等优点。

手术中需注意以下几点：①带线锚钉拧入骨质中时，需保证植入部位骨量足够。如为骨质疏松患者，可通过术中调整锚钉置入角度改变锚钉受力方向，适当增加锚钉数量或于骨面下开一骨槽，植入骨水泥，以骨水泥将锚钉牢固固定于骨质中，严重骨质疏松患者则考虑放弃锚钉固定。②根据韧带/肌腱长度于附着点确定锚钉进钉点。③处理附着点骨面，去除其上软组织，打磨骨面，使其粗糙化、渗血，以便韧带断端长入。④置入锚钉完全，钉尾没入骨面2～3mm，防止锚钉脱出。⑤以锚钉尾部的编织缝合线编织缝合韧带/肌腱，缝合线在韧带/肌腱内能恢复和增加韧带/肌腱的力量早期能替代韧带/肌腱承受张力。⑥于骨面置入锚钉时，感觉阻力很大，可先行钻孔。⑦于膝关节附近置入锚钉时，如怀疑锚钉不慎置入关节内时，则以C型臂X线机明确锚钉位置。

3. 锚钉修复足踝部损伤

（1）内外踝韧带损伤：踝关节的稳定是由骨性的踝穴及其周围韧带、关节囊等软组织的完整性所决定的。骨性平衡的重建是显而易见的，非骨性平衡的重建容易被忽视，踝关节软组织包括外侧副韧带、三角韧带及关节囊，外侧副韧带虽然有三束，但较分散，影响了整体强度。踝关节内侧损伤时，内踝骨折远比三角韧带损伤常见，外侧韧带损失在临床上比三角韧带损伤多见。20世纪90年代初，有部分学者强调外侧结构是维持踝关节稳定的关键。但近年来，生物力学研究结果基本倾向于内侧结构对维持踝关节稳定性起到了最重要的作用。内、外侧结构在踝关节稳定性中各有其特有的作用，虽有主次但绝不能忽视任一方的存在。

对于踝关节韧带损伤，传统方法多以钢丝和丝线固定，但固定往往不牢靠，术后需加用石膏固定4～6周，等石膏去除后踝关节的功能都有所丢失。带线锚钉固定牢靠已被公认。

（2）修复跟腱近止点断裂：随着群众性体育运动的广泛开展，跟腱断裂的发生率明显上升。而在临床治疗过程中，部分跟腱断裂的部位发生在跟腱远端近止点处（<2cm），甚至直接从跟骨结节止点处撕脱。由于腱性组织至骨面止点逐渐移行为菲薄的结缔组织，血运较差，且损伤后的修复属于腱-骨面修复，使修复难度加大。单纯肌腱缝合法操作简便，容易掌握，但由于跟腱远侧断端残余少，缝合不可靠，术后再断裂概率较高，甚至有患者在术中再次断裂。比较经典的手术固定方法是钢丝 Bunnell 缝合法，钢丝自足底穿出，用纽扣固定于皮外，虽然肌腱修复较可靠，但操作较困难，且钢丝有切割肌腱的可能，术后纽扣压迫足底皮肤，可形成压疮、感染等并发症，增加患者手术后痛苦。近年来，采用锚钉修复跟腱近止点断裂取得

较为理想的效果。利用锚钉治疗跟腱断裂，具有以下优点：①肌腱修复可靠：在肌腱缝合的同时加用锚钉固定于跟腱止点，增加了肌腱修复的牢固性；同时，由于锚钉的使用使小腿三头肌的力量经过锚钉直接传到跟骨，而不是作用于跟腱断端，减少术后再断裂概率。②操作简单，手术时间短：具有适应人体结构的手动操作柄，适合单手操作，锚钉预载性，提供快速简易的植入，从植入骨锚到缝合结束一般只需 5 分钟。③由于固定可靠，术后外固定时间缩短，便于早期功能锻炼。④手术创伤小，术后锚钉无需取出，无需二次手术，并发症少。

4. 锚钉修复肩关节周围韧带损伤

（1）肩袖损伤的修复：肩袖损伤临床较常见，严重影响患者的生活质量。肩袖具有独特的生物力学特征，它是肩关节的重要组成部分，构成了肩关节的立体结构，同时对肩关节的活动起到决定作用，对维持肩关节的力学平衡至关重要。因此，肩袖损伤的治疗效果对肩关节的功能恢复影响很大。肩袖对肩关节的稳定作用主要通过冠状面和矢状面两对力偶来平衡关节活动。肩袖前方的肩胛下肌和后方的冈下肌围绕肱骨头形成一对力偶，以平衡肩关节内外旋；三角肌、冈上肌与下方的小圆肌、大圆肌组成另外一对力偶，以平衡肩关节的外展与内收。当肩关节外展时，三角肌和冈上肌收缩拉肱骨头压向关节盂，这种压力增加了外展时肩关节的稳定性。Burkhart 等认为，如果患者仅有冈上肌撕裂，即使是大的撕裂，由于肩袖形成的力偶可以保留，加上三角肌等肩周肌肉的代偿，肩关节的功能尚能维持，然而这种代偿性维持会使肩关节功能逐渐恶化，因此早期手术是必要的。如果撕裂延伸至前方（肩胛下肌）或后方（冈下肌、小圆肌），则力偶被破坏，肩关节功能早期即有较大损失。

（2）肱骨大结节骨折的治疗：以往对大结节骨折复位的好坏不够重视，骨折块往往不能达解剖复位，愈合后造成冈上肌、冈下及小圆肌的长度缩短，肌张力下降，收缩力不强，造成肩关节外旋、外展活动受限，同时肩关节外侧间隙变窄，上举时出现肩峰撞击症，影响肩上举运动。蔡海源认为对于青壮年骨折移位 >5mm、老年 >1cm 者，如手法复位不能达满意效果，最好行切开复位，使之达解剖复位，以恢复 3 个肌腱的正常长度、张力和收缩力，促进肩关节功能最大恢复。焦利斌、洪勇等对 18 例肱骨大结节骨折患者行带线锚钉治疗肱骨大结节骨折，取得良好的效果，认为带线锚钉的主要优点有：①损伤小，手术切口一般只需要 8cm 左右，对于骨折端周围软组织剥离比较少；②恢复快，术后 2 天后开始肩关节功能锻炼，1 个月患肢肩关节主动外展上举 0°～135°，越早行功能锻炼，功能恢复越理想；③固定牢靠，骨锚一头固定于远端骨皮质，另一端超强缝合线连同部分肩袖一同捆绑于大结节，不容易发生再移位；④费用低，对于一般患者来说比较容易接受，且不用再次取出，省了二次手术的费用。

随着手术例数的增多及随访时间的延长，锚钉所引起的一系列问题已开始浮出水面。金属锚钉会永久停留在患者骨质内，由于是异物，会引起锚钉周围骨融解、锚钉外露，导致关节软骨损伤、滑膜炎，甚至曾经有金属钛锚钉从手术部位迁移到重要脏器、大血管内的灾难性并发症的报道。并且由于植入金属锚钉后会导致局部骨缺损，不利于远期翻修手术的进行。对于可降解锚钉目前存在争议的是究竟其降解过程中会不会对锚钉的固定强度产生影响，并且如果锚钉降解的话是否会导致其松动移位。

相比之下，同种异体骨锚钉似乎是个很不错的选择。同种异体骨锚钉是近年来报道的另一种锚钉，使用同种异体皮质骨加工制成，可提供牢固的初始固定强度，术后逐渐与宿主骨质结合。但目前对同种异体骨锚钉的基础及临床研究相对偏少，锚钉种类有限，还未广泛用于临床。以上一切问题均有待解决。

参 考 文 献

1. 李光辉,刘玉杰. 锚钉在肩袖撕裂修复术中的临床应用 [J]. 中国矫形外科杂志,2006,12(14):1877-1878.

2. 曾展鹏,苏博源,黄学员,等. 应用微型骨锚钉重建指伸肌腱止点恢复关节功能 28 例 [J]. 中国组织工程研究与临床康复,2007,11(47):9581-9583.

3. 顾玉东,于澍寰,侍德. 手外科学 [M]. 上海:上海科学技术出版社,2002:103.

4. 过邦辅. 临床骨科生物力学基础 [M]. 上海:上海远东出版社,1993:1062-1091.

5. Pederson B,Tesoro D,Wertheimer SJ,et al. Mitek Anchor System:a new technique for tenodesis and ligamentous repair of the foot and ankle[J]. J Foot Surg,1991,30(1):48-51.

6. Brustein M,Pellegrini J,Choueka J,et al. Bone suture anchors versus the pullout button for repair of distal profundus tendon injuries:a comparison of strength in human cadaveric hands[J]. J Hand Surg,2001,26(3):489-496.

7. 庄明,董启榕,王志荣,等. 带线锚钉固定修复急性膝关节韧带/肌腱附着点损伤 [J]. 苏州大学学报(医学版),2010,30(3):637-638.

8. 寇冬权,王伟,林忠勤,等. 缝合锚钉治疗Ⅲ度踝关节外侧副韧带断裂 [J]. 浙江创伤外科,2011,16(2):160-162.

9. 陈农,李智,董健,等. 应用缝合锚钉治疗踝关节三角韧带损伤 [J]. 中国骨与关节损伤杂志,2011,26(7):650-651.

10. 黄俊锋,王大平,杨欣建,等. 锚钉在跟腱断裂修复中的应用 [J]. 中国现代手术学杂志,2010,14(2):132-134.

11. 刘晓琳,王金武,戴尅戎. 肩袖损伤机制及外科治疗的研究进展 [J]. 实用骨科杂志,2011,17(3):232-235.

12. 卡内尔-坎贝尔. 骨科手术学 [M]. 北京:人民军医出版社,2009:2050-2051.

13. 蔡海源. 缝合锚钉固定治疗肱骨大结节骨折 [J]. 创伤外科杂志,2008,10(5):392.

14. 焦利斌,洪勇,田纪青,等. 带线锚钉治疗肱骨大结节骨折 [J]. 中国骨与关节损伤杂志,2010,25(7):660-661.

15. 赵斌修,王坤正,陈晓亮. 带线骨锚钉治疗 Tossy Ⅲ型肩锁关节脱位 [J]. 中国修复重建外科杂志,2011,25(10):1271-1272.

（聂伟志　张峻玮　谭远超）

第六节　肌间隙入路单侧椎弓根螺钉内固定技术

一、概述

脊柱后路手术是治疗胸腰椎退变性疾病和椎体骨折常用的方法,传统后路手术由于大范围剥离牵拉能够造成脊柱旁肌肉的缺血和神经性损伤,继发平背畸形和顽固性腰背疼痛等并发症,为避免上述损伤,各种腰椎后路微创入路应运而生。微创手术与传统的开放性手术的区别在于前者是通过采用更小的手术切口到达了病变的区域,并且避免了对重要软组织的剥离和切除,进而维持了脊柱的稳定性,减少了相关术后并发症,获得了更好的临床效果。腰椎后路微创手术根据手术部位的不同可分为正中、旁正中和侧方入路 3 种类型。现介绍的肌间隙入路属于旁正中手术入路,这种手术的优点就在于可以直达小关节-横突复合体从而避免了对棘突上和棘突间韧带的破坏。

1. 单侧椎弓根螺钉固定的生物力学研究进展　Goel 等于 1991 年发表的关于脊柱内固定

物刚度效应的生物力学综合研究结果中首次涉及单侧固定,通过体外、有限元分析、犬体内三部分实验,发现应用单侧 Steffe 钢板与传统的双侧 Steffe 钢板固定相比可降低内固定物刚度与椎体的引力遮挡效应,尽管与完整状态标本组相比脊柱三维运动均减少,但单侧固定本身作为非对称性固定、可产生双倍于双侧固定的活动度,因而在后路减压及椎间盘切除术后采用单侧固定可能提供不了足够的节段稳定性,这与 Kabins 的临床研究结果似乎并不一致。Chen 等选取了 30 具猪脊柱标本($L_3 \sim L_6$),通过将 1 个或 2 个融合器和单侧或双侧固定这几个因素互相组合将其分成双侧固定组(BF)、双侧固定双枚 Cage 固定组合组(BF2C)、单侧固定单枚 Cage 固定组合组(UFIC)与单侧固定双枚 Cage 固定组合组(UF2C)。各组均模拟椎间盘退变性疾病行 L_{4-5} 椎间盘切除并辅以对应的内固定后行生物力学测试。试验机以 25mm/min 的位移率进行 5 个循环,测试各组屈曲,仰伸,压缩,侧屈和轴位旋转五个方向的刚度值。试验结果表明不同方向运动状态下 BF2C 的刚度值最大;UF2C 的刚度值与 BF 甚至与 BF2C 的刚度值相似;UFIC 的刚度值最小,除轴向压缩位刚度值小于完整组,但差异无统计学意义外($P > 0.05$)、均高于完整组,屈曲位的刚度值甚至与 BF、UF2C 相似。作者认为,考虑到初始稳定性与载荷分担效应,PLIF 后单侧固定与双枚 Cage 固定组合可作为腰椎融合术的良好选择,而单侧固定与单枚 Cage 固定组合在大部分脊柱三维运动方向能获得即刻稳定性,选择单枚还是双枚 Cage 应取决于脊椎结构的缺损程度,如果椎间盘严重破坏则需双枚 Cage 稳定脊柱。Kemal Y 等选取了 7 具完整脊柱标本($T_{12} \sim S_1$)并制作了 L_{2-3} 和 L_{3-4} 单侧病变模型,所有标本根据固定范围的不同分为 6 组。分别对各组进行生物力学测试,实验结果表明单侧固定对于 2 个节段的单侧脊柱病变的固定作用是不够的。而不管是对称的还是非对称的双侧固定对于这种类型的损害可以提供充分的固定。

陈志明等通过建立正常人 $L_3 \sim L_5$ 节段三维有限元模型(INT),分析腰椎单侧椎弓根螺钉固定融合的生物力学特性。同时分别建立 L_{4-5} 单侧椎弓根螺钉内固定加后外侧植骨融合模型(M1)、单侧椎弓根螺钉内固定加单枚融合器置入模型(M2)及双侧椎弓根螺钉内固定加单枚融合器置入模型(M3)。在 L_3 上表面施加 500N 预载荷,再施加 10N·m 的力矩模拟腰椎前屈、后伸、侧屈及旋转等生理活动,观察不同情况下 L_{4-5} 节段角位移、椎弓根螺钉及融合器应力分布情况。实验结果表明:单侧椎弓根螺钉固定不能很好地控制侧屈和旋转载荷,椎弓根螺钉承受较大的应力;附加单枚融合器置入可以重建融合节段的稳定性,明显减少螺钉的应力。Schleicher 等对 8 具新鲜人腰椎标本模拟单侧微创 TLIF 后采用 4 种不同固定组合,包括双侧固定、同侧单侧固定、同侧单侧固定加对侧经椎板关节突螺钉、同侧单侧固定加对侧关节突螺钉,试验结果表明,单侧固定与其他 3 种固定组合在各个运动方向的活动度与弹性模量差异无统计学意义($P > 0.05$),在大多数的测试状态下双侧固定比单侧固定能提供更高的稳定性,但所有的内固定均至少可提供完整组状态下的稳定性。

王建华等通过选取 5 具新鲜小牛腰椎标本,将其分成以下几组力学模型:A 组:双侧开窗 + 双枚融合器置入 + 双侧椎弓根钉棒固定;B 组:单侧小关节切除 + 单枚融合器斜向置入 + 同侧椎弓根钉棒固定;C 组:单侧开窗 + 单枚融合器置入 + 同侧椎弓根钉棒固定;D 组:单侧开窗 + 单枚融合器置入 + 对侧椎弓根钉棒固定。在生物力学平台上测试各试验组在不同工况下的 ROM 值。结果表明,A 组的固定最稳固,各工况下 ROM 值最低。B 组的前后抗弯 ROM 值与 A 组差异无显著性($P > 0.05$),其左右侧弯和旋转方向的稳定性较 A 组有所降低。与 B 组比较,D 组的前后弯曲性能与 B 组差异无显著性($P > 0.05$),其左右侧弯方向的 ROM 低与 B 组。两组的抗旋转 ROM 值差异无显著性($P > 0.05$)。C 组的左右抗弯及抗旋转性能均差于

B、D 组。得出结论，单枚椎间融合器联合对侧椎弓根钉棒固定是一种力学性能较为优良组合，可以替代单侧斜向融合器并同侧椎弓根钉棒技术用于下腰椎微创手术。

在 Harris 等的研究中，他们选取了 5 具尸体腰椎标本，并且在屈曲，仰伸，侧屈和轴位旋转对各组标本进行生物力学测试，同时计算机记录位移曲线。根据固定模式的不同总共分成了以下 5 组：完整的腰椎标本（A）；L_{4-5} 单节段单侧斜形植入单枚碳素 cage（B，无辅助内固定）；除按前述方法植入 Cage 外另外复合 3 种不同后路固定方式包括经对侧椎板关节突螺钉固定（C）、同侧单侧固定（D）、双侧固定（E）。腰椎标本整体的曲度通过负荷 - 位移曲线确定。此外在 L_4 和 L_5 椎体上安置 LED 传感器以收集 L_{4-5} 节段屈曲运动的动力学参数并确定其屈曲度。研究发现单纯 Cage 是否附加后路固定对整个腰椎的柔韧度均无明显影响，这与邻近节段增加活动度有关；而对于 L_{4-5} 单节段，双侧固定后的 L_{4-5} 柔韧度与完整组近似，单侧固定后屈曲一后伸与侧屈位柔韧度与为完整组无显著差异（$P > 0.05$）、而轴向旋转位与完整组有显著差异（为完整组的182%），提示尽管稳定性优于关节突螺钉固定，但仍存在较多的旋转活动度，从而提示 TLIF 切除一侧椎间关节对旋转稳定性的影响要比对屈伸与侧屈稳定性大。作者建议 TLIF 后采用双侧固定这一标准技术来重建脊柱稳定性。

Wetzel 等研究证实后方的小关节对腰椎稳定性尤其是旋转功能起着重要作用。实验结果表明，无论是单节段还是双节段标本，应用单侧或双侧固定后，左右旋转方向腰椎即刻稳定性相同。在后伸、右弯运动中，单侧模型因保留了非手术侧的关节突关节、棘突间韧带、上下椎板及其间的黄韧带等非骨性结构，所以其即刻稳定性较双侧模型小。在单侧模型中，左弯方向（向椎弓根螺钉右侧固定的对侧弯曲）上右侧椎弓根钉棒内固定系统与椎间融合器在空间上构成三角形，其顶点指向左侧。同理，右侧椎弓根钉棒内固定系统与左侧的关节突关节在空间上也构成了三角形，两个三角形抗变形的压应力作用叠加，即向非内固定侧（左侧）弯曲时，刚度增加，而在向椎弓根钉棒固定侧弯曲（右侧）时，这两个三角形抗变形的拉应力作用减小。Slucky 等测定人尸体腰椎 TLIF 后双侧固定组、单侧固定组、单侧固定附加对侧关节突螺钉固定组 3 种不同内固定方式的稳定性，研究发现，不同方向运动状态下双侧固定组与附加关节突螺钉固定组的刚度值与活动度无任何差异，单侧固定组只能提供这 2 组约一半的刚度值且可出现明显的离轴旋转运动而对稳定性及融合不利。

曾忠友等研究认为，所有的固定结构均可减少节段的活动度及刚度值，单侧固定减少内植物体积，可明显减少节段活动度、更少的刚度值、产生离轴旋转运动，单侧固定附加对侧关节突螺钉固定组可获得与双侧固定相同的稳定性且具有微创优越性。而后路单节段单侧椎弓根钉棒结合椎间融合器与双侧椎弓根钉棒结合椎间融合器生物力学性能相似，在各个状态能提供即刻稳定性，是一种力学性能较为优良组合。

2. 单侧椎弓根螺钉固定的临床应用研究进展 Kabins 等最早于 1990 年北美脊柱年会报道、并于 1992 年正式发表了单侧固定的临床应用，通过对 L_{4-5} 单节段腰椎后外侧自体植骨（PLF）后行单侧固定、术后融合率达到 97%，该临床结果与双侧固定术后融合率相似，但同时发现单侧固定并不适于多节段。Suk 等的前瞻性临床比较研究中 87 例 PLIF 采用的是腰椎体间自体骨植骨融合，分单侧固定组与双侧固定组 2 组，各组均有单节段与双节段病例，双侧固定组的疗效优良率、融合率分别为 82.5%、97.5%，2 组临床疗效优良率、植骨融合率差异均无统计学意义（$P > 0.05$）。Deutsch H 等的前瞻性对比研究中共选取了 34 例单节段的后路经椎间孔腰椎间融合术（TLIF）病例，这些病例经物理和镇痛治疗无明显效果，并且全部经磁共振检查确定为退变性椎间盘疾病。所有患者都接受了 TLIF 和后方单侧椎弓根螺钉固定术。所有患者平均 VAS 评分由术前 8.3 分降至术后 1.4 分。术后 6 个月接受 CT 随访检查的 20 例患者中有 13 例有不同程度融合，同时未发现假关节形成。Sethi A 等分析了 19 例接受单节段 TLIF 加单侧椎弓根螺钉固定的患者。其中有 16 例植入了异体同种骨，3 例植入了 cage（PEEK）。患者的平均随访期为 32 个月。术后 9 到 26 个月（平均 19 个月），影像学检查提示所有患者手术部位均出现了不同程度的融合。Jang 等在行 cage 腰椎椎间融合基础上，采用单侧椎弓根螺钉＋对侧经椎板间关节突螺钉新的内固定组合方式治疗 23 例退变性腰椎滑脱患者，取得了良好的临床效果，认为能减少手术创伤，优于传统的双侧椎弓根固定。

羊国民等报道了 14 例采用单边椎弓根钉内固定减压椎间植骨融合治疗的极外侧椎间盘突出症患者，经 7～37 个月随访，植入钉棒稳定无松动，无断钉，椎间植骨融合率 100%，优良率达 92.3%。薛化名等回顾研究了 48 例采用经椎间孔入路椎间融合术治疗的腰椎退行性病变患者，病例按照手术切口及内固定方式的不同分为两组。A 组 18 例采用单侧 TLIF 联合单侧椎弓根钉内固定治疗，B 组 30 例采用后正中入路 TLIF 术联合双侧椎弓根钉固定治疗。比较两组患者手术的一般情况、临床效果和影像学结果。随访结果表明两组切口大小、手术时间、失血量、住院时间、VAS 评分、ODI 评分与个人平均器械费用比较有显著性差异（P＜0.05），两组患者满意率、植骨融合率、并发症发生率比较无显著性差异（P＞0.05）。研究认为，单侧 TLIF 术联合单侧椎弓根钉内固定具有切口小、出血少，不破坏对侧的正常结构，手术时间和住院时间短，器械费用低，功能恢复满意的优点，为治疗腰椎退变疾患的较好选择。贡小强等为了观察减压后采用单侧椎弓根螺钉加椎间植骨融合术和双侧椎弓根螺钉加椎间植骨融合术治疗退行性腰椎不稳症的疗效，研究总结，减压后采用单侧椎弓根螺钉加椎间植骨融合术都能有效治疗退行性腰椎不稳症，且手术方法简单，是治疗退行性腰椎不稳可供选择的较好方法。

曾忠友等对 28 例极外侧型椎间盘突出患者采用肌间隙入路单侧椎间融合内固定术，根据手术前后的 X 线平片、CT 检查、JOA 及 VAS 评分判定该术式的融合率和临床效果。手术平均时间为（110±16.8）分钟，术中出血量（206±40.1）ml。患者随访时间平均为 15.2 个月。JOA 评分术前平均为（8.1±0.9）分，术后末次随访时为（14.2±0.5）分，术后平均改善率为 88.4%，其中优级改善率（75%～100%）26 例（92.9%），良级改善率（50%～74%）1 例（3.6%），可级改善率为（25%～49%）1 例（3.6%）。JOA 评分优良率为 96.5%。VAS 评分术前为（7.9±0.4）分，术后末次随访时为（1.9±0.5）分，下降了 75.9%。所有病例随访期间 X 线检查提示椎间融合器无移位及沉降，内固定无松动、断裂等，椎间植骨均获得骨性融合，植骨融合率为 100%（图 2-3-6-1）。此外，统计学分析提示所有病例 JOA 评分及 VAS 评分末次随访时与术前均存在显著性差异（P＜0.05）。根据随访结果，采用肌间隙入路单侧椎弓根螺钉内固定术治疗极外侧型椎间盘突出有效地缩短了手术时间，减少了出血，同时尽可能多地保留了椎旁组织，避免了医源性的脊柱失稳，取得了良好的治疗效果。

赵斌等回顾分析了 5 例腰骶段疾患病例，其中极外侧椎间盘突出伴钙化 2 例，椎间盘突出游离型 1 例，腰椎管狭窄 1 例，椎弓根峡部裂伴极外侧椎间盘突出 1 例。全部病例均接受了后路单侧钉棒系统固定术。平均 46 岁，随访时间为 5～16 个月，平均 11.5 个月。术后 JOA 及 VAS 评分均有显著改善，术后 X 线未发现内固定物松动、断裂等，椎间植骨均获得骨性融合，但该研究存在病例数较少，随访时间较短的问题，中长期疗效尚需观察。朱云荣等对 96 例行腰椎后路融合手术的患者进行了随访，其中接受改良腰椎后路椎间植骨单侧椎弓根螺钉固定术的 40 例（A 组），行传统腰椎后路椎间植骨椎弓根螺钉固定术的 56 例，比较两组手术 ODI

评分、VAS 评分、手术时间、出血量、住院时间、住院费用、植骨融合率、椎间隙高度等多项指标。随访结果表明两组术式术后短期 ODI、VAS 评分、椎间隙高度变化无明显差异。改良术式组较传统术式组手术时间短、出血量少、住院费用少，且具有统计学差异（$P < 0.05$）。术后 12 个月两组植骨融合率均为 100%。Suk 等研究发现，单侧与双侧椎弓根螺钉固定具有相似的融合率，而单侧固定手术时间及住院时间明显缩短，医疗费用降低；单侧椎弓根螺钉固定内置物失败率仅为 5.9%，但对于峡部裂性腰椎滑脱病例而言，单侧内固定内置物失败率则高达 30.8%。因此，他们认为单侧固定不适于峡部裂性腰椎滑脱患者（图 2-3-6-1）。

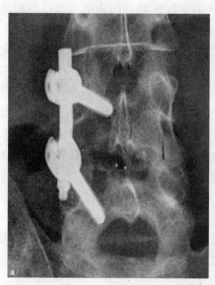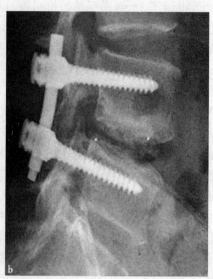

图 2-3-6-1 腰椎正位（a）及侧位（b）X 线片
内固定位置良好，椎间融合器无明显移位、塌陷，融合器中及其周围可见连续性骨小梁形成，植骨融合

　　近年来，微创脊柱外科技术在下腰椎领域取得了很大的进展，不仅可以完成腔镜下开窗、椎间盘摘除，同时还能置入椎间融合器，实施病变节段的融合，同时还可以利用微创椎弓根钉棒技术经皮穿刺完成椎弓根螺钉的固定。随着微创成为了脊柱外科的主导思想之一，如何通过手术方式的改进减少手术中对组织的损伤、出血量及平均住院时间等成为了外科医师所面临的课题。而微创单侧手术入路可以减少对椎旁肌肉、软组织的损伤，保留了肌肉-韧带复合体结构（对椎间置入物可产生压缩性张力带作用和防止置入物脱出）和非手术侧稳定结构。临床研究也证实，经传统后正中入路手术时椎旁肌肉萎缩程度比椎旁间隙入路明显严重，微创手术术后测定血肌酸激酶水平明显低于开放手术。微创单侧椎弓根螺钉固定术具有创伤小、术后疼痛轻、患者恢复快等优点，微创单侧椎弓根螺钉固定联合单枚椎间融合器置入可以为椎间融合提供足够的稳定性，具有微创手术的优点，为腰痛患者提供了一种有效治疗方法，但需要手术者严格把握适应证，当患者伴有明显椎体不稳需要固定、退变性椎体滑脱需要复位或双侧峡部裂性椎体滑脱、椎管狭窄需要双侧减压、对侧稳定结构完整性已破坏及患者伴有其他影响骨融合因素时应慎重考虑。

二、单侧椎弓根螺钉内固定的原理和适应证

　　当非手术侧的解剖结构完整时，单侧椎弓根螺钉固定联合置入单枚椎间融合器可以提供

有效的脊柱节段稳定性,而当对侧的解剖结构破坏时,如对侧曾行椎板减压、小关节突部分切除或峡部裂时,单侧椎弓根固定难以提供有效的节段稳定性。因此,在选择单侧椎弓根螺钉固定时,应充分评估手术对侧结构的完整性,如有无肌肉-韧带复合体损伤等。

单侧椎弓根螺钉固定椎间融合术的适应证:

1. 外侧型腰椎间盘突出症,伴有严重腰部疼痛,术中发现腰椎明显不稳。

2. 单侧椎间盘突出根管狭窄症。

3. Ⅰ度腰椎滑脱,伴有单侧肢体无力、疼痛、麻木,并且同时存在腰痛。患者的年龄不是禁忌,符合上述指征的年轻或年老患者均可以使用该方案。

对于退变性椎体滑脱或峡部裂性椎体滑脱需要复位、脊柱退变所致的继发性椎管狭窄需要双侧减压和伴有严重椎体不稳的患者不宜选用单侧椎弓根固定术。此外对于椎体前方骨桥形成而无法撑开椎间隙者,严重骨质疏松者,双侧硬膜外严重纤维化者,有后路广泛椎板切除减压术史,双侧神经根受压需要双侧减压的患者亦不宜采用此技术。

综上所述,在严格掌握手术适应证、彻底减压的前提下,单侧椎板减压椎弓根螺钉固定椎间融合术治疗腰椎退行性疾病已获得了良好的中期临床效果。实际操作中该术式仅在症状侧进行椎管减压、髓核摘除及单侧椎弓根螺钉固定及融合器置入等操作,无需将另一侧椎旁肌肉剥离,缩短了手术时间,减少了手术的创伤,有利于患者的早期恢复。同时可以辅助应用具有切口小、出血少,不破坏对侧的正常结构等优点的椎间隙入路,以最大限度的保护椎旁组织,减少术后并发症的发生。但同时应看到单侧椎弓根螺钉固定作为一种新技术,临床应用时间尚短,国内外文献对其并发症和远期疗效报道不多。在采用时应谨慎选择病例,重视其可能带来的并发症。随着病例的积累和随访时间的延长,远期的效果还需要更长时间和更大宗病例的研究来做出客观的评价。

三、肌间隙入路单侧椎弓根螺钉内固定的临床应用

1. 椎弓根螺钉内固定技术的临床应用　脊柱的稳定性是指脊柱在生理载荷下脊柱功能单位无异常应变和过度异常的活动。如果腰椎过度不稳则会引起相应的一系列的临床表现并有潜在畸形及神经损害的危险,被认为是导致下腰痛的主要原因。腰椎退行性疾病常会伴有不同程度的腰椎不稳,加之彻底减压造成的医源性不稳定,维持腰椎的稳定性对术后患者具有重要作用。维持腰椎稳定性的因素有内源性和外源性两种,外源性稳定因素主要包括腰椎周围肌肉组织,内源性稳定因素由椎骨及其连接结构组成,包括上下小关节、椎间盘和韧带。重建脊柱稳定性的手术中,融合术具有十分重要的地位。椎间融合的主要优点包括:符合脊柱生物力学机制,可以保证最大的植骨融合面积,有利于恢复椎间高度和椎间孔直径,有助于重建腰椎生理前凸。尽管椎间融合术具有许多优点,但在没有坚强内固定装置保护的情况下,由于缺乏足够的机械强度和即刻稳定性,植骨块经常塌陷、移位和脱出。椎弓根内固定装置的出现为椎间融合提供了坚强的保护,使椎间融合技术成功率和临床疗效得到明显提高。1959年,Boucher首先将椎弓根螺钉应用于腰椎融合。椎弓根螺钉内固定可以控制节段间的伸屈运动使植骨块不受牵张力干扰,为腰椎提供良好的即刻稳定性和融合率。随着椎弓根螺钉器械不断的改善,椎弓根螺钉尤其是双侧椎弓根螺钉固定结合腰椎融合术被普遍用于治疗腰椎退行性疾病。

椎弓根螺钉技术对于单节段和多节段脊柱融合的稳定起着至关重要的作用。其固定强度主要取决于钉-骨间的界面强度,与钉骨界面面积和骨强度正相关。因此,增加椎弓根螺

钉的长度和直径有助于增加椎弓根螺钉固定的强度，但合适程度亦需注意，以免过粗突破椎弓根皮质，降低稳固程度，且可能造成其他损伤，如穿破椎体前方骨皮质有潜在性损伤神经、血管和脏器等重要结构的危险；螺钉向内进入椎管易损伤脊髓或马尾，致脑脊液外漏；向外进入椎间孔（管）易损伤脊神经和血管，向上或下角度过大易损伤椎间盘等。坚强的椎弓根固定系统可以为手术节段提供即刻的稳定性，促进融合，使患者早期下床活动，提高生活质量。这项技术可以应用于各种脊柱疾患的手术，包括肿瘤、创伤、感染和畸形（例如脊柱侧凸，后凸及滑脱）手术目的在于矫正畸形、稳定脊柱、促进融合与早期康复。该术式可以有效提高腰椎退变节段的稳定性，增大椎管容积，恢复神经功能，故而是治疗腰椎退行性病变的常规术式。后路椎弓根钉棒系统可提供三维三柱坚强内固定，手术方式包括后路腰椎体间融合术（PLIF）与后路经椎间孔腰椎间融合术（TLIF）2 种。PLIF 技术对硬膜和神经根的牵拉，增加了神经根损伤、硬膜破裂和硬膜外瘢痕纤维化的风险。此外，该技术需要剥离大量的椎旁肌，同时，由于在高位水平易引起脊髓损伤导致严重并发症，所以一般只适用于 L2～S1 节段。TLIF 实际上是对 PLIF 技术的改进，它并不能完全取代 PLIF。TLIF 技术可以联合不同的后路内固定方式，包括对侧关节突螺钉固定、单侧椎弓根螺钉固定以及双侧椎弓根螺钉固定。这项技术的主要特点在于通过单侧后外侧入路即可实现脊柱的前柱固定。其优点主要有，有效减少对椎管内结构的干扰，将对神经根和硬膜的刺激和损伤程度降至最低；保留对侧椎板和关节突关节结构，有助于将来可能的翻修手术以及术后稳定性的恢复和防止内固定断裂。因为无须牵拉硬膜，与 PLIF 技术相反，TLIF 特别适用于上段腰椎。TLIF 的缺点主要是在入路侧需要切除的结构较多，在椎间隙对称地植入融合物困难。

Harris 等通过对尸体标本的生物力学检测，认为椎间植骨融合辅助双侧椎弓根固定才能更好地重建脊柱的稳定性。因为双侧椎弓根固定可以提供较为坚强的固定和较高的融合率。然而该技术不仅需广泛切除双侧小关节突及椎板，而且术中需过度牵拉马尾神经及双侧神经根，一方面破坏了脊柱后部的结构和稳定性，另一方面亦有潜在的术中损伤马尾神经的风险。脊柱融合的目的是为了能使椎间植骨牢固的融合以提供融合节段的稳定，从而防止内固定失败。如果内固定强度不够，就会导致螺钉的松动、融合器的移位。但如果内固定过于坚强，又会导致邻近节段应力集中，加速邻近节段退变。在生理条件下，椎间盘本身会发生退行性改变，而融合术被普遍认为可以改变了脊柱的生物力学，其他非融合节段将会代偿融合节段运动的丢失。融合使得邻近节段活动过度，导致张力增加而引起退变的加速。腰椎融合术后邻近节段退变的发生已为临床和动物实验所证实。在其发生机制的研究中，综合近年来离体生物力学研究的结果，内固定后脊柱的生物力学变化主要集中在两方面：一是邻近节段运动的改变。研究表明，坚强内固定后邻近节段的运动幅度代偿性增大，甚至运动模式也出现了相应改变，这种运动学的变化提示了邻近节段的应力集中。另一方面是椎间盘内压的改变。研究发现固定后邻近节段椎间盘内压有所升高，这种持续性椎间盘高内压状态在促进间盘退变的病理进程中起了非常重要的作用。

Umehara 的生物力学测试显示，由于固定节段前屈的减少，邻近脊柱节段代偿性前屈过度，从而使有效负载增加，加速邻近节段的退变。胡明等对 40 例经后路腰椎椎间固定融合术患者随访 5 年，通过疼痛评分、Oswestry 功能评定、肌电图及影像学检查，发现融合邻近节段椎间盘退变者占 27.5%，但有临床表现者仅 15%。Weinhoffer 在体外测试固定节段邻近椎间盘的压力，显示屈曲位固定的邻近节段椎间盘压力明显增大，并且压力增加的程度随活动度的增加而增大。通过体外标本的生物力学实验证明，随着内固定器械刚度的增加和固定节段的增加，邻近节段的活动位移明显增加。Phillips 等行兔腰椎横突间融合内固定术，3 个月后即可见融合邻近节段椎间盘的环状平行胶原束排列结构紊乱；6 个月时紊乱更明显，并失去了板层结构特征；9 个月时椎间盘被紊乱的纤维组织所替代，并可见纤维环的撕裂，X 线检查见椎间隙变窄、终板硬化和骨赘形成。Ghiselli 等回顾 215 名后路腰椎融合者，平均随访 6.7 年，采用生存分析预测邻近节段出现有症状的退变而需减压及融合者，5 年达 16.5%，10 年达 36.1%。Kumar 发现无内固定融合的患者诊断邻近节段退变（ASD）到出现症状的时间平均为 13.1 年，而 360° 融合的患者为 5.2 年。ASD 的发生率增高被认为与坚强的内固定有关，并且在置入椎弓根钉过程中对邻近节段小关节的损伤会加速 ASD 的发生。Park 等研究表明，经双侧椎弓根螺钉坚强固定法较其他内固定法和不用内固定的融合术更容易发生邻近节段退行性疾病。

赵杰等指出小关节突切除加椎间盘摘除后轴向刚度较正常标本下降 44%。附加同侧椎弓根螺钉固定，其轴向刚度比正常标本分别增加 52%，如果双侧椎弓根螺钉内固定，比正常标本提高 65%。但这种坚强内固定系统承载大部分载荷，使固定节段产生应力遮挡效应，分享的载荷大大减小。同时使邻近节段椎间盘和小关节的载荷改变，活动度增加，椎间盘压力增高，继发如：邻近节段的椎间盘突出、小关节退变，固定节段的骨质疏松、固定节段骨融合下降、假关节形成，椎体楔形压缩性变，以及应力过于集中会导致断钉、断棒并且椎弓根螺钉系统体积较大，撑开椎旁肌肉使之离开后方结构会形成死腔，肌肉不能起到填塞止血的作用而易增加术后血肿和感染的危险。

因此，理想的脊柱内固定手术模式应在实现坚强、稳定固定时，减少固定节段相关并发症的发生，同时最大程度降低术后瘢痕纤维粘连范围，以降低医源性椎管狭窄的发生率。此外通过适当降低刚度，增加载荷分享，为邻近节段创造一个理想的力学环境，以避免内固定系统相关并发症的发生。

研究表明内固定的坚固程度和融合率密切相关，内固定越坚固，融合率就越高。Bridwell 等报告 43 例退行性椎体滑脱伴腰椎管狭窄的患者，术后随访 2 年。结果显示，内固定组融合率（87.5%）和非内固定组融合率（30%），差异有统计学意义（$P < 0.05$）；而在临床疗效方面，24 例接受减压 + 后路内固定融合的患者中 20 例临床疗效理想，9 例接受单纯减压的患者 3 例疗效理想，10 例接受减压 + 非内固定植骨融合的患者中 3 例临床疗效理想。Zdeblick 等报告 124 例退行性腰椎病变患者按具体术式分为单纯后路植骨融合、后路植骨融合 + 半坚强性椎弓根钉 / 板固定系统与后路植骨融合 + 坚强性椎弓根钉 / 棒系统 3 组，术后 1 年时的融合率分别为 65%、77% 和 95%，差异有统计学意义（$P < 0.05$）。比较 3 组术后疗效优良率以及患者自我满意度和恢复工作能力，坚强内固定组也具有明显优势（71%、89% 和 95%）。但也有不少临床研究报道融合率的提高并不一定伴随相应临床疗效的改善，对疗效不满意率甚至高达 35%。造成疗效不满意的原因复杂，目前大多认为与后路手术对硬膜囊及神经根相对较多的牵拉刺激造成术后硬膜外纤维化、椎旁肌肉广泛剥离牵拉损伤有关。同时坚强内固定导致融合节段刚度过高从而造成邻近节段中远期继发性退变而产生相应临床症状的发生率高达 30%～45%，且融合节段越长越易引起邻近节段退变，部分需为此接受再手术治疗。此外脊柱内植物刚度过大可能会导致植骨区的应力遮挡，从而导致骨量减少产生脊柱内植物相关的骨质疏松。在植骨融合过程中，获得理想的生物力学环境，保持合适的植骨区的应力，就可能促进手术节段的融合和取得最好的临床疗效。尽管有许多研究探讨了不同内植物的强度对植骨融合的影响，但适合植骨生长的最理想的生物力学环境仍不明确。

为提高腰椎固定融合术后的疗效，减少后路脊柱内固定可能导致的相关不利因素，陆续有临床医师期望通过降低内固定节段的刚度来减少邻近节段退变的发生率、甚至希望仅通过单侧即患侧减压融合固定来减少双侧手术剥离与神经根牵拉刺激造成的医源性损伤，因而提出如何在不影响融合的前提下尝试采用较少的螺钉来获得同样的融合效果，对于适合的病例仅应用单侧椎弓根钉棒内固定而不是采用传统的双侧椎弓根钉棒内固定、以此同样最终达到融合的治疗目的。单侧椎弓根钉内固定技术的优点在于可以减轻过度坚强内固定所造成的应力遮挡效应，从而减少手术邻近节段退变的发生。许多外科医师主张通过延长固定节段和双侧固定来增强椎体病变部位的稳定性，然而这样的观念存在很多缺点例如高额的医疗费用，更大范围的术野显露，更多的骨质破坏和各脊柱节段螺钉植入并发症的增多。很多研究表明脊柱手术节段刚度和融合节段的增加参与了邻近节段术后退变的发病机制。研究表明后方固定由于应力遮挡效应可以导致骨量的减少，考虑到后方脊柱固定的这些不利因素，减少固定器械的刚度是必要的。另外适当的术后制动可以使较少范围的后方固定获得满意的融合效果。

2. 肌间隙入路的临床应用 最早描述旁正中入路的是 Watkins 是指从腰方肌和骶棘肌外侧入路。后来 Wiltse 又提出一种改良的方法是从更偏向内侧的在多裂肌和最长肌之间劈开髂肋肌的手术入路。多裂肌是躯干肌中的重要肌群，主要起到稳定脊柱的作用。多裂肌起于上位椎体的棘突，斜行走向下位椎体的横突，可分为表层肌束和深层肌束。表层肌束可跨越多个椎体，具有方向特异性，对脊柱活动起定向作用；深层肌束只分布于 2 个相邻椎体间，对脊柱节段间的旋转运动和剪切力起控制作用。多裂肌由腰神经后支的内侧支唯一支配，内侧支从后支的内侧索发出，向后、向下穿过横突间隙，走行于横突底部和上下关节突连接处的沟内，在关节突关节的下方转向内侧，通过骨纤维管道，进而向内下横过椎板，进入多裂肌深面，分支支配多裂肌，分支间并无交通。

后正中切口下需剥离椎旁肌肉来暴露手术区域，使肌肉失去附着点，导致肌肉发生萎缩，同时，正中入路相对而言切口更长，肌肉剥离范围更大，这些成为部分患者术后残留长期腰背部疼痛的原因之一，影响椎间融合术的疗效。旁正中入路并非由传统的后路正中切口作为入路，而是采用了后路的旁正中入路经骶棘肌暴露到椎板及小关节突，Seung 等比较了 26 例患者，其对一侧（融合器置入侧）采用正中入路，而对另一侧采用旁正中入路，结果术后 CT 测量肌肉体积显示正中入路侧的肌肉较旁正中侧明显萎缩（20.7% 和 4.8%，$P<0.01$），而旁正中入路避免了后路正中切口作为入路时对椎旁肌止点的剥离，所以在一定程度上可以减轻对肌肉的损伤，有利于病人的术后恢复。同时，由于旁正中切口的位置在关节突的正上方，而椎弓根有一定的内倾角，所以经由旁正中切口可以更方便的置入椎弓根螺钉，而传统的后路正中切口入路由于相比之下偏内侧，则会有更大的切口，对椎旁肌的剥离也更广泛，所以旁正中切口相对于传统的后路正中切口是有明显优势的。

四、肌间隙入路单侧椎弓根螺钉内固定技术的优势和注意事项

肌间隙入路的优势 局部解剖学和临床研究证实，从多裂肌和最长肌之间进入可直接暴露上下关节突及外侧的横突，减少对软组织的解剖损伤，显著缩短手术时间和减少了术中的出血（图 2-3-6-2）。传统手术中双侧多裂肌的剥离和牵拉会导致肌肉本身和失神经的损伤。

（1）肌间隙入路从多裂肌和最长肌的生理间隙进入，此处进入暴露椎弓根进钉点方便，手术暴露方向与置钉方向一致，操作简单，手术时间明显短于传统后入路显露。

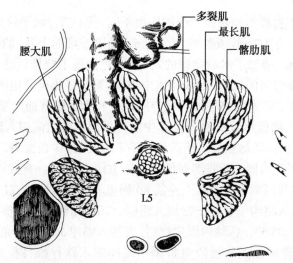

图 2-3-6-2　Wiltse 于 1968 年提出经多裂肌和最长肌间隙入路的旁正中手术入路，能够直接到达小关节 - 横突复合体

（2）从肌间隙进入不需剥离肌肉，术后肌肉间不形成瘢痕组织，并且保护了多裂肌深面的神经支配，避免了多裂肌的失神经性退变。

（3）采用肌间隙入路使手术创伤达到微小化，从而减轻了术后的疼痛程度，减少了术后切口并发症的发生同时保留了脊柱后方韧带复合体结构和功能的完整，其后柱结构和伸肌群形态接近正常，对抗张应力的生理功能保持良好，对预防远期并发症起到了良好的作用。与传统后入路显露方式比较具有手术操作简便、创伤小、术中出血少等优势。

（4）许多胸腰椎骨折患者合并脊髓神经损伤，曾经行椎弓根螺钉系统内固定手术的同时行椎管减压，病椎的棘突和椎板已切除，传统入路从后正中将椎旁肌从棘突和椎板上剥离时，在原开窗减压区上方操作，可能损伤脊髓神经，而经椎旁肌间隙入路直接到达内固定表面，操作时不接触正中椎板缺损区，故避免了脊髓神经的损伤。

（5）保证这一手术成功的关键在于熟悉局部解剖，准确定位多裂肌和最长肌之间的间隙。胸椎椎旁肌分为浅层和深层，浅层包括斜方肌和大小菱形肌；深层又分为浅、中、深 3 层，浅层包括棘肌、最长肌和髂肋肌等，中层为半棘肌，深层为多裂肌和回旋肌。腰椎后部肌肉分浅、深两层，浅层为背阔肌（受胸背神经支配）；深层为椎旁肌（受脊神经后支节段支配）。椎旁肌包括浅面的竖脊肌和深面的横突棘肌（半棘肌、多裂肌、回旋肌）及横突间肌、棘突间肌。因为在胸腰段内，椎旁肌较薄，在下腰椎及胸腰段以上肌肉较厚，位置较深，因而经椎旁肌间隙入路术式适用于胸腰段手术，便于操作，而不适用于上胸椎及下腰椎。腰神经后支在横突间肌内侧缘分出后内侧支及后外侧支。腰神经后内侧支在下位椎骨横突后面，向下位于横突及上关节突所形成的沟内，绕过上关节突的外侧缘，进入后内侧支骨纤维管。出骨纤维管后向内下斜行，至椎弓板的后面转向下方跨越数个椎骨，重叠分布于关节突连线内侧的关节囊韧带及肌肉。腰神经后外侧支沿横突背面向外下方斜行。研究表明腰椎后正中入路手术后，约有 81% 病人的下腰痛与术中神经的损伤刺激有关。因此手术中避免对上述结构的损伤可以有效防止术后腰背痛的发生。

文献报道 Wiltse 入路，大概的位置是距中线 2cm。姜睿等通过术中测量 T_{12} 和 L_4 水平椎旁肌入路间隙距中线距离并观察周围组织的解剖结构。结果表明多裂肌与最长肌之间的自然肌间隙在胸腰段和下腰椎该间隙距中线的距离不同，男性 T_{12} 水平约为 2.1cm，女性平均为 1.9cm；男性 L4 水平约为 3.7cm，女性约为 3.3cm。随着节段的上升，肌间隙距离中线间距逐渐缩小。传统后路手术，增加了术后背痛的发生率，也加速了脊椎运动节段的退变。而椎旁肌间隙入路则避免了椎旁肌的剥离，减少了术中出血，减轻了椎旁软组织损伤，保护了多裂肌的神经支配，明显降低了手术创伤导致的椎旁肌退变和术后腰背痛的发生率，具有良好的临床效果。汪冉等报道了胸腰椎骨折 60 例，其中随机采用椎旁肌间隙入路手术 30 例，传统骶棘肌剥离入路手术 30 例。随访结果表明两组在手术时间、术中出血量、术后引流量差异有统计学意义（$P < 0.05$），拆除内固定后椎旁肌间隙入路 JOA 评分高。曹武等报道了 52 例采用肌间隙入路组的患者，并与同期常规手术入路的 80 例患者进行对比研究，随访后发现手术时间和术中出血量，肌间隙入路组明显优于常规入路组，Coob 角纠正率和椎体塌陷纠正率两组的差异无统计学意义（$P > 0.05$）。拆除内固定物后，常规入路组 JOA 评分低于肌间隙入路组。

杨兵等对无需椎管减压的胸腰段骨折采用肌间隙入路行椎弓根螺钉内固定取得了良好的效果，总共 24 例患者中 T_{11} 骨折 1 例，T_{12} 骨折 10 例，L_1 骨折 10 例，L_2 骨折 3 例。依据 Denis 骨折分型，压缩型骨折 25 例，椎体压缩超过 1/2，余下的 9 例为爆裂型骨折，并且椎管占位均小于 1/3；所有骨折后柱（椎弓根、椎板和小关节突）均完整。随访期为 12.6～24.3 个月，术后复查 X 片椎体高度、椎间隙宽度恢复大于 90% 以上，椎弓根钉位置良好。椎体高度、椎间隙宽度丢失小于 15%。梁天龙等采用椎旁肌间隙入路伤椎植骨椎弓根钉棒系统内固定治疗胸腰椎爆裂性骨折 38 例，随访时间 12～36 个月，发现伤椎前缘高度由术前的 53% 恢复至术后 1 周的 92%，后缘高度由术前 88% 恢复至 97%；术前平均 Cobb 角 24.6°，术后平均 8.2°。末次随访中，伤椎前后缘高度与术后 1 周相比无显著变化。作者认为，胸腰椎爆裂性骨折大多由垂直压缩暴力、屈曲压缩暴力所致，可合并扭转成侧屈曲暴力。对合并神经损伤者，切开减压是必须的。手术入路只能是传统的侧前方或后方入路。对无需减压的病例，经肌间隙入路最大限度地保护了后椎旁软组织，通过三椎固定，对胸腰椎骨折可利用韧带整复原理，达到复位效果，是一个相对微创损伤小，近期疗效较好的方法。在邓红平等的临床对比研究中，采用椎旁肌间隙入路显露的胸腰椎骨折组和 33 例（A 组）；传统后入路显露的胸腰椎骨折 51 例（B 组）。随访结果表明两组手术时间，术中出血量，术后引流量，VAS 疼痛评分，切口并发症比较 A 组优于 B 组，差异有统计学意义（$P < 0.05$）；而椎体高度矫正率，Cobb 角矫正率，ODI 值两组比较差异无统计学意义（$P > 0.05$）。

王文俊认为，适应证的严格把握非常重要。由于椎间隙入路不显露椎板中央部分，因此适用于简单的胸腰椎骨折的病例如压缩性骨折，仅前中柱损伤的爆裂性骨折，椎管占位小于 1/3 且无神经损伤的表现者；部分腰椎退变不稳滑脱仅需作内固定（融合或非融合）而不作椎板减压病例者以及胸腰椎骨折椎弓根螺钉内固定术后取内固定者。李宏斌等提出在胸腰段内，椎旁肌较薄，在下腰椎及胸腰段以上肌肉较厚，位置较深，因而经椎旁肌间隙入路术式适用于胸腰段手术，便于操作，而不适用于上胸椎及下腰椎。然而姜睿等认为骶棘肌的多裂肌与最长肌的肌间隙在胸腰段（T_{12}）容易探查，很容易找到肌肉间隙。在 L4 水平则需要找到骶棘肌的外缘切开深筋膜，自肌束间隙钝性分离进入深层即可见到多裂肌与最长肌的自然肌间隙。下腰椎的肌肉较发达，因而寻找多裂肌与最长肌的自然肌间隙相对困难，可以插入手指进行探查，到骶椎时切口略向内侧弧形切开。在入路的过程中，一些小的血管及动脉会给术者提供一个位置参照，并且这些血管和动脉容易辨认，术中注意找到这些血管并结扎或切断止血，可以使术野清晰，大大减少出血量。采用肌间隙入路可以很容易的暴露 T_{10}～S_1 的横突及关节突，可适用于各年龄段的大部分腰椎后路手术，如腰椎骨折、极外侧腰椎间盘突出症、腰椎滑脱症、腰椎管狭窄症等。

（6）随着胸腰椎骨折行后路椎弓根螺钉系统内固定手术的病人不断增多，骨折愈合后内固定的取出手术也相应增加。张永宏等报道了经椎旁肌间隙入路行椎弓根螺钉系统内固定取出手术 19 例，平均 35 岁。骨折椎体：T_{12} 5 例，L_1 9 例，L_2 2 例，L_1 合并 L_3 骨折 2 例，T_{12} 合并 L_2 骨折 1 例。内固定物采用 AF 系统 14 例，钉 - 棒系统 5 例。内固定取出时间距置入时间 8 个月～2 年。结果 19 例内固定完整取出，切口全部一期愈合，无感染。作者总结采用椎间隙入路可以直接到达内固定表面，操作时不接触正中椎板缺损区，所以避免了脊髓神经的损伤，而传统入路将椎旁肌从棘突和椎板上剥离向两侧牵开，属于间接显露。相比之下，前者操作更简单，显露更清楚，手术时间更短。同时椎旁肌间隙入路从最长肌与多裂肌之间的生理间隙进入，对肌肉的损伤小，避免了肌肉起止点再次破坏，符合微创的理念。而传统入路将椎旁肌从棘突和椎板上广泛剥离，由于上次术后瘢痕愈合，再次原路进入时剥离困难，创伤大，出血多，且再次损伤了多裂肌血供及神经支配，加重了平背畸形等并发症的产生。

综上所述，腰椎后路经肌间隙入路优点可概括如下：①操作简便；②出血少，视野清晰；③手术时间短；④避免了对椎旁肌的大幅度牵拉和剥离造成的损伤，保持了张力带的完整性；⑤避免了对腰神经后支和腰动脉背侧支的损伤，防止骶棘肌失神经性萎缩；⑥可以为椎弓根螺钉的植入提供充足的手术野。

参 考 文 献

1. Watkins MB. Posterolateral bonegrafting for fusion of the lumbar and lumbaosacral spine[J]. J Bone Joint Surg Am, 1959, 41-A（3）: 388-396.

2. Wiltse LL, Bateman JG, Hutchinson RH, et al. The paraspinal sacrospinalis-splitting approach to the lumbar spine[J]. J Bone Joint Surg Am, 1968, 50（5）: 919-926.

3. Sehwender JD, Holly LT, Rouben DP, et al. Minimally invasive transforaminal lumbar interbody fusion （TLIF）: technical feasibility and initial results[J]. J Spinal Dissord Tech, 2005, 18 Suppl: S1-61.

4. Hyun SJ, Kim YB, Kim YS, et al. Postoperative changes in paraspinal muscle volume: comparison between paramedian interfascial and midline approaches for lumbar fusion[J]. J Korean Med Sci, 2007, 22（4）: 646-651.

5. Salehi SA, Tawk R, Ganju A, et al. Transforaminal lumbar interbody fusion: surgical technique and results in 24 patients[J]. Neurosurgery, 2004, 54（2）: 368-374.

6. 汪冉, 杨永宏, 楼肃亮, 等. 后路经椎旁肌间隙椎弓根螺钉内固定术治疗胸腰椎骨折 [J]. 中国骨与关节损伤杂志, 2010, 25（7）: 609-610.

7. 方向前, 胡志军, 范顺武, 等. 胸腰段骨折经肌间隙入路与传统内固定的比较研究 [J]. 中华骨科杂志, 2009, 29（4）: 315-319.

8. 张永宏, 高宏, 王步云, 等. 经椎旁肌间隙入路胸腰椎弓根内固定取出体会 [J]. 中国骨与关节损伤杂志, 2009, 24（9）: 844-846.

9. 郭世绂. 骨科临床解剖学 [M]. 济南: 山东科学技术出版社, 2001: 169-203.

10. Laasonen EM. Atrophy of sacrospinal muscle groups in patients with chronic diffusely radiating lumbar back pain[J]. Neuroradiology, 1984, 26（1）: 9-13.

11. Vialle R, Wicart P, Drain O, et al. The Wiltse paraspinal approach to the lumbar spine revisited: an anatomic study[J]. Clin Orthop Relat Res, 2006（445）: 175-180.

12. Wiltse LL, Spencer CW. New uses and refinements of the paraspinal approach to the lumbar spine[J]. Spine, 1988, 13(6): 696-706.

13. 姜睿, 王润森, 程晓雷. 椎旁肌间隙入路在胸腰椎手术中的临床应用 [J]. 吉林大学学报（医学版）, 2010, 36(5): 975-978.

14. 方向前, 胡志军, 范顺武, 等. 胸腰段骨折经肌间隙入路与传统入路内固定的比较研究 [J]. 中华骨科杂志, 2009, 29(4): 315-318.

15. 汪冉, 杨永宏, 楼肃亮, 等. 后路经椎旁肌间隙椎弓根螺钉内固定术治疗胸腰椎骨折 [J]. 中国骨与关节损伤杂志, 2010, 25(7): 609-610.

16. 曹武, 万双林, 虞和君, 等. 肌间隙入路椎弓根螺钉内固定治疗胸腰椎骨折 [J]. 浙江医学, 2008, 30(1): 58-60.

17. 杨兵, 陈谷才, 朱兴, 等. 经多裂肌和最长肌间隙入路治疗胸腰段骨折 [J]. 局解手术学杂志, 2009, 18(6): 封 2.

18. 梁天龙, 蒋礼源, 郑小春, 等. 经椎旁肌间隙入路伤椎植骨内固定治疗胸腰椎爆裂性骨折 [J]. 中国矫形外科杂志, 2010, 18(14): 1212-1214.

19. 邓红平, 胡灏, 林格生, 等. 胸腰椎骨折后路内固定两种显露方式疗效比较 [J]. 临床骨科杂志, 2011, 14(1): 15-17.

20. 王文俊, 金永, 卞敏凯, 等. 椎旁肌间隙入路进行脊柱后路手术 16 例分析 [J]. 检验医学与临床, 2010, 7(22): 2523-2524.

21. 李宏斌, 张建华, 李玉前, 等. 椎旁肌间隙入路在胸腰椎骨折手术中的应用 [J]. 江苏医药, 2009, 35(10): 1218-1219.

22. Kim JS, Lee SH, Moon KH, et al. Surgical results of the oblique paraspinal approach in upper lumbar disc herniation and thoracolumbar junction[J]. Neurosurgery, 2009, 65(1): 95-99.

23. Pirris SM, Dhall S, Mummaneni PV, et al. Minimally invasive approach to extraforaminal disc herniations at the lumbosacral junction using an operating microscope: case series and review of the literature[J]. Neurosurg Focus, 2008, 25(2): E10.

24. 张永宏, 高宏, 王步云, 等. 经椎旁肌间隙入路胸腰椎椎弓根内固定取出体会 [J]. 中国骨与关节损伤杂志, 2009, 24(9): 844.

25. Boucher HHL. A method of spinal fixation[J]. J Bone Joint Surg(Br), 1959, 41: 248-249.

26. Brodke DS, Bachus KN, Mohr RA, et al. Segmental pedicle screw fixation or cross-links in multilevel lumbar constructs. A biomechanical analysis[J]. Spine J, 2001, 1(5): 373-379.

27. Harris BM, Hilibrand AS, Savas PE, et al. Transforaminal lumbar interbody fusion: the effect of various instrumentation techniques on the flexibility of the lumbar spine[J]. Spine, 2004, 29(4): E65-70.

28. Umehara S, Zindrick MR, Patwardhan AG, et al. The biomechanical effect of postoperative hypolordosis in instrumented lumbar fusion on instrumented and adjacent spinal segments[J]. Spine, 2000, 25(13): 1617-1624.

29. 胡明, 马远征, 郑光新, 等. 经后路腰椎椎间固定融合术后邻近节段发生椎间盘退行性变的 5 年随访 [J]. 中国临床康复, 2005, 9(18): 18-19.

30. Weinhoffer SL, Guyer RD, Herbert M, et al. Intradiscal pressure measurements above all instrumented fusion. A cadaveric study[J]. Spine, 1995, 20(5): 526-531.

31. Chow DH, Luk KD, Evans JH, et al. Effects of short anterior lumbar interbody fusion on biomechanical of neighboring unfused segments[J]. Spine, 1996, 21(5): 549-555.

32. Shono Y，Kaneda K，Abumi K，et al. Stability of posterior spinal instrumentation and its effects on adjacent motion segments in the lumbosacral spine[J]. Spine，1998，23（14）：1550-1558.

33. Phillips FM，Reuben J，Wetzel FT. Intervertebral disc degeneration adjacent to a lumbar fusion. An experimental rabbit model[J]. J Bone Joint Surg Br，2002，84（2）：289-294.

34. Ghiselli G，Wang JC，Bhatia NN，et al. Adjacent segment degeneration in the lumbar spine[J]. J Bone Joint Surg（Am），2004，86（7）：1497-1503.

35. Kumar MN，Jacquot F，Hall H. Long-term follow-up of functional outcomes and radiographic changes at adjacent levels following lumbar spine fusion for degenerative disc diseases[J]. Eur Spine J，2001，10（4）：309-313.

36. Park P，Garton HJ，Gala VC，et al. Adjacent segment disease after lumbar or lumbosacral fusion：review of the literature[J]. Spine，2004，29（17）：1939-1942.

37. 王焰，赵杰. 单枚腰椎间融合器附加椎弓根螺钉行后路腰椎椎体间融合术的生物力学评价 [J]. 第二军医大学学报，2004，259（4）：422-425.

38. Shah RR，Mohammed S，Saifuddin AM，et al. Radiologic evaluation of adjacent superior segment facet joint violation following transpedicular instrumentation of the lumbar spine[J]. Spine，2003，28（3）：272-275.

39. Kotani Y，Cunningham Bw，Cappuccino A，et al. The effects of spinal fixation and destabilization on the biomechanical and histologic properties of spinal ligaments[J]. Spine，1998，23（6）：672-682.

40. Johnston CE II，Ashman RB，Baird AM，et al. Effect of spinal construct stiffness on early fusion mass incorporation：Experimental study[J]. Spine，1990，15（9）：908-912.

41. Bridwell KH，Sedgewick TA，Brien MF，et al. The role of fusion and instrumentation in the treatment of degenerative spondylolisthesis with spinal stenosis[J]. J Spinal Disord，1993，6（6）：461-472.

42. Zdeblick TA. A prospective，randomized study of lumbar fusion：preliminary results[J]. Spine，1993，18（8）：983-991.

43. Hsu CJ，Chou WY，Chang WN，et al. Clinical follow up after instrumentation-augmented lumbar spinal surgery in patients with unsatisfactory outcomes[J]. J Neurosurg Spine，2006，5（4）：281-286.

44. Skaf G，Bouclaous C，Alaraj A，et al. Clinical outcome of surgical treatment of failed back surgery syndrome[J]. Surg Neurol，2005，64（6）：483-489.

45. Coskun E，Suzer T，Topuz O，et al. Relationships between epidural fibrosis pain，disability，and psychological factors after lumbar disc surgery[J]. Eur Spine J，2000，9（3）：218-223.

46. Samy Abdou M，Hardy RW Jr. Epidural fibrosis and the failed back surgery syndrome history and physical findings[J]. Neuroi Res，1999，21（Suppl 1）：5-8.

47. Gillet R. The fate of the adjacent motion segments after lumbar fusion[J]. J Spinal Disord Tech，2003，l6（4）：338-345.

48. Ha KY，Schendel MJ，Lewis JL，et al. Effect of immobilization and configuration on lumbar adjacent-segment biomechanics[J]. J Spinal Disord，1993，6（2）：99-105.

49. Nagata H，Schendel MJ，Transfeldt EE，et al. The effects of immobilization of long segments of the spine on the adjacent and distal facet force and lumbosacral motion[J]. Spine，1993，18（16）：2471-2479.

50. McAfee PC，Farey ID，Suttterlin CE，et al. The effect of spinal implant rigidity on vertebral bone densitometry. A canine model[J]. Spine，1991，16（6 Suppl）：S190-197.

51. Edwards WT. Biomechanics of the spine：spine stabilization. How much is enough? North American Spine

Society. Monterey，CA，1990.

52. Gurr KR，McAfee PC，Warden KE，et al. Roentgenographic and biomechanical analysis of lumbar fusion：A canine model[J]. J Orthop Res，1989，7（6）：838-848.

53. Wu JJ，Shyr HS，Chao EY，et al. Comparison of osteotomy healing under external fixation devices with different stiffness characteristics[J]. J Bone Joint Surg Am，1984，66（8）：1258-1264.

54. Nagata H，Schendel MJ，Transfeldt EE，et al. The effects of immobilization of long segments of the spine on the adjacent and distal facet force and lumbosacral motion[J]. Spine，1993，18（16）：2471-2479.

55. Shono Y，Kaneda K，Abumi K，et al. Stability of posterior spinal instrumentation and its effects on adjacent motion segments in the lumbosacral spine[J]. Spine，1998，23（14）：1550-1558.

56. Ha KY，Schendel MJ，Lewis JL，et al. Effect of immobilization and configuration on lumbar adjacent-segment biomechanics[J]. J Spinal Disord，1993，6（2）：99-105.

57. Craven TG，Carson WL，Asher MA，et al. The effects of implant stiffness on the bypassed bone mineral density and facet fusion stiffness of the canine spine[J]. Spine，1994，19（15）：1664-1673.

58. McAfee PC，Farey ID，Sutterlin CE，et al. 1989 Volvo Award in basic science. Device-related osteoporosis with spinal instrumentation[J]. Spine，1989，14（9）：919-926.

59. Goel VK，Lim TH，Gwon J，et al. Effects of rigidity of an internal fixation device：a comprehensive biomechanical investigation[J]. Spine，1991，16（3）：155-161.

60. Kabins MB，Weinstein JN，Spratt KF，et al. Isolated L4-L5 fusions using the variable screw placement system：unilateral versus bilateral[J]. J Spinal Disord，1992，5（1）：39-49.

61. Chen HH，Cheung HH，Wang WK，et al. Biomechanical analysis of unilateral fixation with interbody cages[J]. Spine，2005，30（4）：E92-96.

62. Kemal Y，K. zafer Y，Seungwon B，et al. Biomechanics of unilateral compared with bilateral lumbar pedicle screw fixation for stabilization of unilateral vertebral disease[J]. J Neurosurg Spine，2008，8（1）：44-51.

63. 陈志明，马华松，赵杰，等. 腰椎单侧椎弓根螺钉固定的三维有限元分析 [J]. 中国脊柱脊髓杂志，2010，20（8）：684-687.

64. Schleicher P，Beth P，Ottenbacher A，et al. Biomeehanical evaluation of different symmetrical posterior stabilization methods for minimally invasive transforaminal lumbar interbody fusion[J]. J Neurosurg Spine，2008，9（4）：363-371.

65. 王建华，夏虹，吴增晖，等. 单枚椎间融合器并对侧经皮椎弓根螺钉固定的生物力学研究 [J]. 临床骨科杂志，2007，10（2）：180-182.

66. 丘奕雁. 后路单节段单侧椎弓钉棒结合椎间融合器的生物力学研究 [D]. 广州：中山大学，2009.

67. Wetzel FT，LaRocca HI. The failed posterior lumbar interbody fusion[J]. Spine，1991，16（7）：839-845.

68. 何蔚，张桦，何海龙，等. 腰椎单侧及双侧椎弓根螺钉固定椎间融合器的生物力学研究 [J]. 解放军医学杂志，2009，34（4）：405-408.

69. 董健文，邱奕雁，赵卫东，等. 单侧椎弓根钉棒固定单节段腰椎及其邻近节段生物力学研究 [J]. 中国临床解剖学杂志，2010，28（1）：85-89.

70. Slucky AV，Brodke DS，Bachus KN，et al. Less invasive posterior fixation method following transforaminal lumbar interbody fusion：a biomechanical analysis[J]. Spine J，2006，6（1）：78-85.

71. Suk KS，Lee HM，Kim NH，et al. Unilateral versus bilateral pedicle screw fixation in lumbar spinal fusion[J]. Spine，2000，25（14）：1843-1847.

72. Deutsch H，Musacchio MJ Jr. Minimally invasive transforaminal lumbar interbody fusion with unilateral pedicle screw fixation[J]. Neurosurg Focus，2006，20（3）：110-113.

73. Sethi A，Lee S，Vaidya R. Transforaminal lumbar interbody fusion using unilateral pedicle screws and a translaminar screw[J]. Eur Spine J，2009，18（3）：430-434.

74. Jang JS，Lee SH. Minimally invasive transforaminal lumbar interbody fusion with ipsilateral pedicle screw and contralateral facet screw fixation[J]. J Neurosurg spine，2005，3（3）：218-223.

75. 羊国民，何文山，徐国平. 单边椎弓根钉内固定椎间植骨融合治疗极外侧腰椎间盘突出症[J]. 中国矫形外科杂志，2010，18（11）：957.

76. 薛华明，涂意辉，蔡珉巍. 单侧 TLIF 联合单侧椎弓根钉内固定治疗腰椎退变疾患的临床研究[J]. 中国矫形外科杂志，2010，18（11）：884-887.

77. 贡小强，张亚俊，黄永辉. 单侧与双侧椎弓根螺钉加椎间植骨融合治疗退行性腰椎不稳效果比较[J]. 江苏大学学报（医学版），2010，20（6）：531-534.

78. 赵晓东，付美奇，袁智锐. 单侧椎弓根螺钉固定治疗腰椎间盘突出伴腰椎不稳症[J]. 实用骨科杂志，2010，16（8）：608-611.

79. 厉晓龙，王生介，刘伟峰. 单侧椎弓根螺钉及单枚融合器治疗腰椎间盘突出症[J]. 临床骨科杂志，2010，13（3）：271-273.

80. 钟斌，邵高海，李波，等. 单侧椎弓根螺钉内固定结合椎间融合器植骨融合术治疗腰椎失稳合并椎间盘突出症的疗效观察[J]. 中国骨与关节损伤杂志，2009，24（11）：1004-1005.

81. 杨群，杨军，王博，等. 单枚 cage 单侧椎弓根螺钉置入内固定治疗退行性腰椎不稳 51 例[J]. 中国组织工程研究与临床康复，2010，14（30）：5690-5693.

82. 张建华，李新志，周宏斌，等. 单枚 cage 和单枚 cage 加单侧椎弓根螺钉内固定术治疗腰椎间盘突出并腰椎不稳症[J]. 中国脊柱脊髓杂志，2010，20（6）：457-461.

83. 赵斌，赵铁波，钟英斌，等. 后路单侧钉棒系统固定治疗腰骶段疾患的临床观察[J]. 中国药物与临床，2009，9（suppl）：7-9.

84. 朱云荣，叶晓健，蒋玉权，等. 改良腰椎后路椎间植骨单侧椎弓根螺钉固定在腰椎融合手术中的应用[J]. 第二军医大学学报，2010，31（10）：1095-1099.

85. 王栋琪，郝定均，宋宗让，等. 微创单侧椎弓根经椎间孔腰椎体间融合技术在腰椎融合手术中的应用[J]. 中国矫形外科杂志，2010，18（3）：188-191.

86. Kim DY，Lee SH，Chung SK，et al. Comparison of multifidus muscle atrophy and trunk extension muscle strength：percutaneous versus open pedicle screw fixation[J]. Spine，2005，30（1）：123-129.

87. Hyun SJ，Kim YB，Kim YS，et al. Postoperative changes in paraspinal muscle volume：comparison between paramedian interfascial and midline approaches for lumbar fusion[J]. Korean Med Sci，2007，22（4）：646-651.

88. Kim KT，Lee SH，Suk KS，et al. The quantitative analysis of tissue injury markers after mini-open lumbar fusion[J]. Spine，2006，31（6）：712-716.

89. 刘涛，李长青，周跃，等. 微创单侧椎弓根螺钉固定、椎体间融合治疗腰椎疾患所致腰痛的临床观察[J]. 中国脊柱脊髓杂志，2010，20（3）：224-227.

90. Panjabi MM，Abumi K，Duranceau J，et al. Biomechanical evaluation of spinal fixation devices：Ⅱ. Stability provided by eight internal fixation devices[J]. Spine，1988，13（10）：1135-1140.

91. Chen HH，Cheung NN，Wang WK，et al. Biomechanical analysis of unilateral fixation with interbody cage[J]. Spine，2005，30（4）：92-96.

92. Lowe TG, Tahemia AD, Brien MF, et al. Unilateral transforaminal posterior lumbar interbody fusion（TLIF）: indications, technique, and 2-year results[J]. J Spinal Disord Tech, 2002, 15（1）: 31-38.

（王　斌　曾忠友）

第四章

腔 镜 技 术

第一节　关节镜技术

一、关节镜概论

目前医学微创手术是各手术科室的发展方向之一,而关节镜技术是骨科和运动医学在微创手术方面的重要进展。

(一)关节镜发展历史

现代关节镜是从膀胱镜技术发展而来的。由于早期设备技术制约及未引起重视,关节镜技术发展缓慢。直到 20 世纪 60 年代,在日本 Takagi 和继承者 Watanabe 的努力下,真正引起医疗界同仁的关注,北美 O'connor,Jackson 和欧洲 Dandy 前往日本学习,返回后潜心研究,研究水平及临床应用后来居上。国际关节镜学会 1974 年成立后,学术交流频繁,学者们发现关节镜下进行诊断的准确率比以往各种医学方法都高,因此被广泛采用。开始仅仅用于膝关节,以后逐步使用于肩关节、踝关节等,再后到肘、腕、掌、指、髋等关节,甚至用到下颌、脊柱等关节。学者们发现应用关节镜进行手术,创伤小,准确率高,因此关节镜手术随着临床应用大为发展,器材不断改进,手术难度不断提高,范围愈来愈广,效果愈来愈好。关节镜集诊断与手术于一身,且不切开关节,效果优于常规手术,已发展成为关节镜外科。

(二)膝关节镜

膝关节镜技术较为成熟,适应证广。膝关节镜的传统手术有关节游离体取出术,半月板修整、切除,关节内粘连松解,关节 OA 清理术。除了具有皮肤感染和关节骨性强直外,任何关节内病变,均是关节镜检查的适应证。国内外膝关节镜手术热点集中表现在①全关节镜下 R-ACL、R-PCL 术;②半月板镜下缝合术;③自体关节软骨移植术;④早期骨性关节炎患者的半开放处理;⑤半月板和交叉韧带的同种异体材料移植。在 R-ACL 手术中,已经由原来的半开放式 B-T-B 髂胫束、股四头肌腱等重建,趋向于全镜下取股薄肌腱和半腱肌腱(Endo-button 法)、取 B-T-B 修复法。随着应用器械的不同,固定法之间存在一定的差异,但基本原理及骨道定位标准趋向一致。半月板缝合技术在原有的 inside-out、outside-in 技术上,目前发展了 T-fix、Lear-fix、Fast-fix、半月板箭技术,使半月板缝合成为简单而快捷的技术,但专家建议,Inside-out、outside-in 技术仍是主流,其次是 Fast-fix 和半月板箭技术,要严格掌握适应证。

对于年龄小于 60 岁,按照负重区软骨区缺损面积的大小可以选择相应的微创干预方式。负重区软骨缺损 1~2cm,采用传统的单纯钻孔促使纤维软骨再生以达到修复;目前发展的 Microfracture 技术及自体软骨移植(马赛克自体软骨移植法),对于恢复关节生理结构、减缓关节退变有较好效果。若面积大于 3cm 则需辅以小切口行自体骨膜移植加软骨细胞培养等技术进行修复。早期和中期膝关节 OA 患者，除传统的关节镜下冲洗、清理、取游离体、表面打磨外，目前建议对内翻小于 15° 的，可行关节镜下清理配合半切开行胫骨平台高位截骨术。术后行外固定架固定后，可早期下地锻炼，能有效的矫正力线，延缓 OA 的进展，推迟膝关节置换的年龄。

在异体材料移植方面，随生物工程技术的发展，在人工材料方面有了很大进步，特别是半月板 CMI 技术比较成熟。另外，异体韧带及软骨的移植，获得了进展，据国际多中心研究结果，一般成功率可达 86% 左右，为重建关节内结构提供了新的思路。单纯的人工 ACL、PCL 移植由于人工材料局限性已经较少使用；人工材料复合自体肌腱修复法，疗效值得肯定。

（三）肩关节镜

肩关节镜技术是继膝关节技术后被广泛运用的关节镜技术，目前最常用于 SLAP 损伤、Bankart Lesion 损伤、肩峰撞击综合征、冰冻肩的治疗，由于双铆钉技术和无结铆钉等新技术配合传统的 out-inside 技术的广泛采用，肩关节内的大部分手术已经能够达到全镜下治疗，当然对于特殊运动员和严重的复发性肩关节脱位患者仍建议用改良 Bristow 术式进行修复。

（四）其他关节镜开展情况

考虑到降低麻醉风险和患者医疗费用的承受能力，局麻下关节镜下手术得到很好发展。另外，关节镜技术在踝关节及肘关节的应用中得到开展，踝关节撞击综合征通过踝关节镜能很好地消除疼痛和活动障碍；肘关节镜一直被认为是危险程度较高的操作，现在临床上多用于肘关节游离体取出。髋关节的关节镜技术亦在进一步探索中，除了关节腔清理，还可关节镜直视下行股骨头多孔道钻孔减压术，对缺血性股骨头无菌性坏死的治疗是一个很好的术式。目前关节镜技术还被运用于颞下颌关节、腕关节、指关节等小关节。

（五）关节外的关节镜手术

关节镜技术的运用已经突破了传统的关节界限，在其他微创治疗方面不断探索。临床开展的弹响髋、腕管综合征、跟腱断裂全镜下手术，关节镜配合下的进行股骨下段骨折逆行交锁髓内钉固定术，全关节镜下 9 孔股骨钢板取出手术，均达到微创目的，且疗效满意。相性关节镜辅助下的微创手术会不断探索和开展。

总之，全节镜手术所具有的安全、可靠、微创及术后恢复快和满足美容方面要求的优势，已经得到医学界普遍重视和认同。随着新技术和新方法的推广和应用，关节镜手术在骨科及运动医学科将呈普及趋势，治疗效果也将进一步提高，适用范围将进一步拓展。腔镜技术配合下对骨科和运动医学传统术式进行微创改良已经成为研究热点，以后关节镜技术的运用会更加成熟。

二、关节镜的原理和类型

（一）关节镜

关节镜是一种光学仪器。在硬体关节镜中有 3 类基本光学系统：①传统的薄透镜系统；② Hopkins 设计的杆形透镜系统；③分度指数透镜系统。在传统薄透镜系统中，其透镜相对于其直径而言较薄，空气间隙把普通透镜隔开。光线和影像经一组中继透镜系统传送到目镜，然后再将图像传送到观察者的眼睛。英格兰 Redding 的 Hopkins 教授设计的杆形透镜系统中，镜片相对于其直径是厚的，透镜间的空气间隙相对小。这个系统在结构和性能方面有许多优点，大多数现代关节镜使用这种光学系统。在分度指数透镜系统中，整个器械是由一个

细长玻璃杆组成。南华大学附属第二医院普骨科符勇

所谓光学纤维关节镜,一般由多束光导玻璃纤维围绕的一个杆状透镜系统组成,这两个系统被封闭在一个特殊处理的硬金属鞘中。

关节镜的某些特征决定了关节镜本身的光学性能。最重要的是直径、倾斜角度和视野。倾斜角是指关节镜轴线与透镜表面垂线间形成的角度,它介于 0°~120° 之间。25° 和 30° 角的关节镜是最常用的。70° 和 90° 角的关节镜适用于观察周围的角落,如经过髁间凹观察膝关节后室,其缺点是观察者难于定位。

视野是指透镜所包括的视角,且随关节镜的类型而变化。1.9mm 镜有 65° 视野,2.7mm 镜为 90° 视野,4.0mm 镜视野是 115°。较大的视角使观察者易于定位。旋转有前倾(25° 和 30°)的关节镜可使观察范围显著增大,而旋转 70° 和 90° 的关节镜可看到极大的范围,但在镜的正前方可能产生中央盲区。

最后,关节镜的直径是从 1.7~7mm 不等,4mm 是最常用的。小尺寸 1.9mm 和 2.7mm 的关节镜通常分别用于小且紧的关节,如腕和踝关节。用于小关节及不易进入的关节间隙,或用于在诊室局麻下诊断的小型弹性关节镜正在研制,但这些器械所提供的图像质量和视野有待改进。

关节镜分两种:观察诊断型关节镜和手术型关节镜。由 O'Connor 研制的手术关节镜允许直视,手术器械可以放在与关节镜成一条直线的管道中。这套器械的优点是器械的前端直达视野内。两个器械共用一个入口。由于它需要一个较大直径的套管(7.5mm),对小关节不适用。通过观察诊断型关节镜发展起来的三角技术使这种手术关节镜成为历史遗物。

(二)光源

起初的光源是由 150W 的白炽灯泡组成;后出现了 300~350W 的钨灯、卤灯和氙灯。

光导纤维光源的发展克服了许多老方法带来的问题。纤维光缆是由一束包在保护性套管中的特制的玻璃纤维组成。光缆的一端连在远离手术区的光源上,通常有高或低强度的输出能力。另一端连在关节镜上,有光导纤维的纤丝包绕。

玻璃纤维很易碎,应小心操作光缆。弯曲、缠紧或放在重物下均可造成纤维破损和降低光传导的强度及质量。光缆的长度也对光的传导有影响,光缆每英尺长减少光传导 8%。最新设计的系统,增加了导光能力,并且液体性光导(甘油)克服了纤维光缆撕裂的问题。

(三)摄像系统

增加电视摄像的优点包括手术医师操作体位较为舒适、避免术者面部对术野的污染及手术小组的其他人参与手术。早期的摄像机笨重且不方便,但小型、固封的摄像机已经研究出来,可用气体或活性戊二酸醛浸液消毒,并可直接连于关节镜。在这些电视摄像机系统中,芯片和电路正在被改进以使体积更小而分辨率更好。还有其他的特性,包括可控光源和记录系统。

专用录像监视系统可以省去目镜,直接把摄像机连接到关节镜的透镜。摄像系统的改进包括彩色系统和灵敏度的改善,使颜色和分辨度得以改进。还有处在研制阶段的无缆关节镜,它含有自身小型光源并把关节镜发出的电视信号送到监视器。使用三晶镜头可以产生更好的颜色分辨度,电视信号的数字化也促进高质量图像的发展。

(四)辅助器械

基本的全套器械包括关节镜(30° 和 70° 角)、探针、剪刀、篮钳、抓取钳、关节镜刀、电动半月板切削器械、电刀和激光器械及其他器械。以上是用于常规关节镜手术的常用器械。

三、关节镜操作技术和注意事项

（一）关节镜技术培训

关节镜技术的学习包括基础知识、基本理论、基本技能三方面。基础知识指相关的解剖知识、影像学知识和关节镜器械常识；基本理论指正确认识组织修复、重建和替代的治疗原则、熟悉关节康复理论；基本技能主要指三角技术的训练和掌握。

关节镜手术是一门技巧性非常强的手术操作。临床上经常可以看到相同的手术方式，因医师的操作不同而患者得到了不同的疗效。因此，在掌握了基础知识和基本理论后，我们应刻苦训练关节镜操作的基本技能，应养成多看、多想和多练的学习步骤，建立微创理念，追求更快、更高、更强的手术疗效。

（二）关节镜技术操作及临床应用

1. 膝关节镜手术　膝关节镜手术是关节镜微创外科的重要组成部分。不论从检查、诊断、治疗各方面对比，膝关节镜技术效果明显优于开放手术，充分体现了关节镜微创外科的优势，使膝关节镜技术之成为学习并提高关节镜微创外科技术的重要基础。

（1）手术入路：膝关节关节镜手术入路较多，其中前外侧（AL）、前内侧（AM）、后外侧入路（PL）、后内侧（PM）、外上侧（SL）、内上入路（SM）和经髌腱正中入路（MP）入口最为常用，根据病情合理选择并酌情交替使用以上手术入路，能完成绝大多数膝关节手术，其他入路相对很少使用。

（2）插镜前的评估：主要是止血带充气、入路的选择、局部麻药麻醉等，是否在减少出血、减轻术后疼痛、提高术野清晰度方面更具有临床意义。

（3）膝关节镜检查：为建立一个规范化的检查程序，常将膝关节分成以下几个室：①髌上囊和髌股关节；②内侧沟；③内侧室；④髁间窝；⑤后内侧室；⑥外侧室；⑦外侧沟和后外侧室。成功、准确和全面地诊断膝关节内损伤的关键是进行系统而有步骤的观察。从一个室到另一个室，系统地按照该程序对每个膝关节进行检查。

（4）半月板关节镜技术

1）半月板撕裂的分类：在诊断性膝关节镜检查中，探查半月板撕裂并进行分类是决定下一步如何进行关节镜切除或修复的关键。半月板损伤有许多不同的分类方法，如 Johnson、Smillie 分类；Rosenberg-Kolowich 分类方法较新，但临床上以 O'Connor 分类法较为实用。共为 5 类：①纵行撕裂；②水平撕裂；③斜行撕裂；④放射状撕裂；⑤变异型撕裂，包括瓣状撕裂、复合撕裂和退变半月板的撕裂。

2）半月板手术的一般原则：半月板部分切除术优于半月板次全或全切除术。

3）半月板切除的类型：O'Connor 依据切除半月板组织的量，把半月板切除分为 3 种类型：①半月板部分切除术：仅切除游离、不稳定的半月板碎片；②半月板次全切除术：因撕裂的类型和范围而需要切除部分半月板周缘，常见于半月板后角的复合撕裂或退行性撕裂，所谓"次全"是因为在大多数病例中保留了半月板的前角和中 1/3 部分；③半月板全切除术：当半月板与其周边滑膜附着部位脱离，并且半月板内病变和撕裂较广泛时，则需要行半月板全切除术。

4）各种半月板手术：半月板撕裂的类型不同，没有标准的手术方法可以适用于每个患者。因此，手术计划必须合情合理，术中尽量保留有功能的半月板组织。

A. 半月板切除术：半月板切除术由 O'Connor 分为半月板部分切除、次全切除及全切除术 3 种类型。切除术的适应证是具有临床症状、异常活动而且不能修复缝合者。半月板在膝关节的减震和分散压力方面起关键性的作用,现在半月板撕裂外科治疗方面的共识是尽可能保留有功能的半月板组织。

B. 半月板缝合术:半月板损伤并非都可以进行缝合手术,通常半月板滑膜交界处 3mm 以内的有血供区的撕裂、半月板的大体形状正常、撕裂长度大于 7mm 的患者适合修补。小于 5mm 的放射性撕裂难以愈合,但因其一般并无症状可予不处理;半月板体部的显著撕裂如复杂性撕裂、多个小分裂、半月板轮廓已变形及退化性撕裂均可使修补失效。半月板缝合的前提是关节必须稳定。近些年对损伤半月板的修复,特别是关节镜下的微创半月板缝合修复日渐受到重视,越来越多的以关节镜操作为基础的半月板修复方法和器械不断出现。现在的金标准仍是 inside-out 褥式缝合修复,All-inside 是针对同时需要进行前交叉韧带重建时修复半月板的最佳方案。但随着缝合手术的不断开展以及术后回访工作的深入,国内外学者们发现缝合术后短期临床效果较好,随着时间的延长临床满意度有一定程度的下降。

通常,因为缺乏血液供应,半月板白 - 白区(无血管区)被认为是撕裂半月板修复术的禁区。为避免运动活跃的年轻人半月板功能的损失和预防关节炎的发生,许多学者就此问题提出了众多方法,以期改善白 - 白区的血供情况,如单纯血液通道、带蒂滑膜瓣植入、游离滑膜瓣植入、配合凝血块、多乳聚合物植入、纤维蛋白凝块植入等。从报道结果看,半月板白区撕裂经过缝合修复仍然有愈合的可能。

C. 半月板移植修复术:对于损伤严重,半月板不得不全切的情况,以及已经接受半月板切除的患者,则应该设法重建半月板,以维持膝关节的稳定性。目前对半月板的重建方法有:半月板假体、自身组织移植再生半月板、同种异体半月板移植、异种异体半月板移植、生物组织工程半月板移植等。

5)半月板病变及微创手术治疗

A. 盘状半月板:盘状半月板又称盘状软骨,是指半月板的形态异常,较正常的半月板大而厚,尤其是在体部呈盘状因而得名,在人群中发生率约为 3%~5%。发病原因至今不明。根据 Watanabe 等的分类系统,按照外侧胫骨平台覆盖的程度和后方半月板胫骨附着部是否正常,将外侧盘状半月板分为完全、不完全和 Wrisberg 型。完全型和不完全型更为常见,呈盘状,并有半月板的后部附着。这两种类型常无症状,在膝关节屈、伸活动过程中,没有半月板的异常活动。与完全型或不完全型相比,Wrisberg 型盘状半月板常见于更年轻的患者,并不伴有外伤,此型盘状半月板的异常活动可导致膝关节屈伸过程中出现弹响。

关节镜下盘状半月板部分切除成形的方法,多数认为应保留 6~8mm 稳定的边缘部分,并用等离子刀修整成类似正常半月板的斜坡状。对于损伤范围未达到关节囊缘实施半月板部分切除成形术,保留的半月板宽度约为 6mm;半月板全部撕裂、损伤范围广泛、达到关节囊则行半月板次全切除或全切术,主张首先切除半月板内侧约 1/3,创造一个较大的视野,然后用高频电弧刀做出预切割线,将盘状半月板修整成半月形。总之,要在尽量保留正常半月板组织的前提下将半月板修整至具有前角、体部和后角,外形和厚度接近正常且边缘稳定。术中注意探针探查、行麦氏征检查半月板组织稳定性,充分冲洗关节腔,清除半月板碎屑,以免残留关节腔内游离体。

B. 半月板囊肿:半月板囊肿发生率很低,盘状半月板合并半月板囊肿仅占半月板病损的 1%,与外伤、先天因素、退变有关。半月板囊肿主要分 3 型:半月板内囊肿,表现为半月板内液体聚集少见,同时伴半月板撕裂;半月板旁囊肿多见,表现为半月板周围囊肿;滑膜囊肿表现为关节囊的带状突起少见，半月板囊肿有多房性特点，手术中易遗漏。半月板囊肿的关节镜下具体治疗方式目前尚有争议，国内主张连同半月板切除，避免复发，但随着生物力学研究的不断深入，人们认识到半月板是关节功能的必要条件，半月板全切后发生关节退变者高达21%，11年后高达81.3%。但关节镜下囊肿切除与半月板撕裂部位切除是一种疗效可靠的方法，近、远期疗效好。

（5）膝关节游离体：关节镜手术特别适于膝关节游离体摘除。单个游离体可能是单个单纯的独立病变，多个游离体则可能伴有更复杂的病理过程，应该努力了解这个进程。游离体可分为下面几种类型：①骨软骨性：由骨和软骨组成。X线检查可以发现。它可能有几个来源，最常见的是剥脱性骨软骨炎、骨软骨骨折、骨赘和滑膜软骨瘤病。②软骨性：这种射线可透过的游离体，常源于髌骨、股骨或股骨髁关节面。③纤维性：这种射线可透过的游离体不常发生，来自继发外伤或更常见慢性炎性状态的滑膜透明变性反应。滑膜绒毛增厚、纤维化而形成蒂，脱落为游离体掉进关节。结核等慢性炎症可产生多个"米粒状"的纤维性游离体。④其他：关节内肿瘤，例如脂肪瘤和局限性结节样滑膜炎可形成蒂，触之感觉像游离体，极少会掉进关节内。子弹、针和折断的关节镜器械也可能成为外源性的膝关节游离体。

关节镜下取出膝关节游离体已经是相当公认的技术操作。游离体活动空间较广，传统切开手术难以顺利完成。为找到游离体，有时需扩大切口而加重损伤。经关节镜手术治疗膝关节游离体，不仅能方便地清除游离体，而且可准确分析及判断原发病，处理游离体的继发病变，具有创伤小、恢复快、疗效确切等特点。对所见的游离体产生部位，同时进行处理，如骨赘咬除打磨、滑膜软骨瘤病滑膜切除以及半月板修整等。

（6）膝关节滑膜皱襞：在胚胎期膝关节由3个滑膜间室构成，正常情况下滑膜分隔逐渐消退，这些间室融合成单个滑膜腔。膝关节重要的滑膜皱襞都是这些分隔的遗迹。这些皱襞是滑膜皱褶，按其与髌骨的解剖关系分为髌上、髌下、髌内侧和髌外侧皱襞。它们的发生频率、大小、厚度和临床意义各不相同。髌内侧皱襞最常见，临床意义最大，它在正常膝关节的发生率为10%到50%以上。随着膝关节镜诊断技术的发展，髌内侧皱襞的出现率和它在引起膝关节前部疼痛中的作用变得更加明确。

膝关节滑膜皱襞手术方法就是进行全面系统的关节镜检查，除外其他病变。如果发现发白、厚而圆且无弹性的皱襞，关节镜下切除皱襞或许能解除症状。经标准的前外入口用30°关节镜检查髌内侧皱襞，确定其病理性质。经前外入口用镜观察，经外上入口插入剪刀或篮钳，或经前内入口使用侧咬钳，将剪刀或篮钳伸到内侧壁，从皱襞的上部开始切除1～2cm，碟形切除皱襞直到滑膜侧壁。应避免过多切除滑膜，以减少术后滑膜炎。彻底冲洗和吸引关节，去除所有残余的碎屑。

（7）剥脱性骨软骨炎：剥脱性骨软骨炎（OCD）是指各种致病因素导致的局限性关节软骨及其软骨下骨病变，并逐渐与其周围正常骨分离、脱落的一种关节疾病。对于一些经选择的OCD病例的诊断和治疗，关节镜是一种非常有价值的诊治手段。根据关节镜下表现，Guhl把OCD分为4期：Ⅰ期：关节软骨面不规则且软化，关节面尚完整；Ⅱ期：关节软骨裂隙，无分离；Ⅲ期：关节软骨裂隙，且部分分离；Ⅳ期：关节面火山口状缺损和游离体形成。

关节镜手术操作。对于骨软骨块分离、不稳定型OCD和骨骺已闭合患者，经保守治疗无效都应采取手术治疗。手术治疗同样适于经至少6个月的正规非手术治疗无效的关节面尚完整的青少年患者。手术治疗的目的是促进软骨下骨的愈合，保持关节协调性，固定不稳定碎片，修复缺损。

1）关节软骨尚完整的稳定型：OCD 关节镜下钻孔的典型适应证是关节软骨面尚完整的 Guhl Ⅰ度损伤，显示分离早期征象的Ⅱ度损伤也可采用关节镜下钻孔。关节镜下钻孔可分为通过骨骺的逆行钻孔和通过关节软骨的顺行钻孔。

2）关节软骨尚完整的不稳定型：需采用关节镜评估骨软骨碎片与火山口状缺损的大小匹配关系。对于小的碎片，可予以摘除。适当大小的骨软骨块应将其复位固定，固定方式有：可吸收钉（棒）、松质骨螺钉、埋头加压螺钉、Herbert 螺钉和骨软骨栓等。

3）全层骨软骨缺损：Guhl Ⅳ型是否采取固定取决于骨软骨块的软骨条件和软骨下骨的剩余量。如果骨软骨块的软骨条件很差，软骨下骨剩余量不足，不宜采取固定时，必须清除碎片，修整缺损面，采取骨髓刺激技术或移植技术修复缺损。对于小于 10mm 深的骨软骨缺损，适于采用关节镜下关节磨削成形术、钻孔术和微骨折技术刺激骨髓、纤维软骨形成来填充关节缺损。对于深度大于 10mm 的缺损且缺损位于承重部位，宜采用移植技术修复缺损，包括通过采用自体、同种异体骨软骨组织移植和自体软骨细胞移植（autologous chondrocyte transplantation，ACT）的方法达到软骨生物学表面重建。自体骨软骨镶嵌移植术（马赛克技术）是取自体膝关节非负重区（通常在滑车周围）的骨软骨块移植到 OCD 缺损处，其缺点是只能修复小的缺损，且供区仍存在不少并发症。

对大的全层缺损，ACT 因其强大的软骨再生能力成为目前研究的焦点。随着再生医学、分子生物学的深入发展，采用组织工程技术和基因治疗修复骨软骨缺损是未来的研究方向。

（8）交叉韧带重建

1）前交叉韧带重建：前交叉韧带（ACL）损伤是一种常见的膝关节损伤。采用何种方法重建 ACL，尤其是在移植物、单双束重建、隧道、内固定物等方面的选择仍有争议。

A. 移植物的选择

a. 自体组织腱：采用骨 - 髌腱 - 骨（bone-patella tendon-bone，BTB）移植物重建 ACL 以往是 ACL 重建的金标准。该技术优势在于移植物具有足够的强度和刚度，同时移植物骨端与骨隧道间骨与骨愈合快而可靠。但采用 BTB 重建 ACL 的缺点除了供区并发症外，最主要的是无法进行 ACL 的解剖重建。因此，多股腘绳肌腱重建越来越受重视。腘绳肌腱移植优点：减少取材部位病变；膝周病变发生率低；膝前疼痛较少；术后康复快；强度高于髌韧带。另外，临床上还有用股四头肌腱，腓骨长肌腱，髂胫束，阔筋膜张肌等作为移植材料。

b. 同种异体组织腱：常用的包括髌韧带，腘绳肌腱，胫骨前、后肌腱，跟腱及髂胫束等。许多实验与临床研究支持异体移植物用于重建 ACL，异体移植后移植物在体内可以重新血管化并成活，但移植物在体内结合、重塑的速度较自体移植慢，容易发生骨隧道扩大，且术后稳定性较自体移植物差，而且在重塑期间相对容易发生移植物失效。因此，异体肌腱主要适用于 ACL 重建术后翻修及膝关节稳定结构损伤严重而需要较多移植材料时，或不愿或无法使用自身组织的病人，并不是首选的移植物。

c. LARS 人工韧带：LARS 人工韧带于 1985 年法国 laboureau 设计，材料是高韧性的聚酯纤。其优点是它的来源不受限制，克服了自体组织取材受限，异体组织免疫反应的缺陷；避免了自体取材造成的供区并发症；简化了手术操作过程；术后早期即获得稳定，术后不要外固定及制动。LARS 人工韧带同时具有良好的组织相容性，且具有多孔结构，新生组织可以进入纤维间隙生长。LARS 人工韧带存在的问题：韧带两端与骨界面的结合问题；韧带的关节内部分其表面与滑膜的结合程度；人工韧带是否会磨损而影响远期疗效；人工韧带移植后患膝本体感觉的重建问题。

B．内固定技术：移植物的固定是 ACL 重建中最重要的环节，良好的固定近期可以满足术后早期运动、肌肉锻炼与负重的要求，远期有助于移植物与骨的愈合。固定方法的选择因移植物和手术技术的不同而不同。根据固定装置与移植物末端的距离可分为直接固定和间接固定。直接固定是将移植物直接固定于骨的方法，如界面螺钉固定、横穿针固定、门形钉固定、垫圈固定等方法。间接固定是通过其他材料将移植物末端固定于较远部位的方法，如纽扣钢板固定和缝线桩桩固定。根据固定位置距离关节面前交叉韧带解剖止点的距离，还可以把固定方法分为骨道内固定和非骨道内固定（远端固定）。骨道内固定以界面螺钉固定为代表，非骨道内固定有纽扣钢板固定、门形钉固定等。骨道内固定有更大的强度与钢度，并使固定点接近重建 ACL 止点，提高了重建后膝关节的早期稳定性，减少"蹦极效应"与"雨刷效应"，从而减少骨道扩大。因而目前通常认为隧道内固定及直接固定更有利于膝关节稳定性及减轻后期骨道扩大。大多数临床观察表明固定的位置距 ACL 止点越远，术后骨隧道扩大发生率越高；固定点接近于重建 ACL 止点的关节其稳定性明显好于固定点远离重建 ACL 止点的关节。

C．等长点重建问题：ACL 重建的主要目的是恢复膝关节的稳定性。ACL 重建后移植物上的张力变化除受预应力的影响外，关键受到股骨和胫骨隧道内口之间距离变化的影响，该距离变化过大，可能会导致重建韧带过度松弛，或者重建韧带承受过度应力而断裂。ACL 等距重建的目的就是使隧道内口距离在整个伸屈范围内无过度变化，而避免移植物功能不全或者断裂。所谓解剖生理性等长重建，是指 ACL 重建后的移植物长度在膝关节屈伸过程中保持最低变化（不超过 2～3mm），即张力保持最低变化，能够达到移植物最小长度变化的股骨和胫骨隧道内口定位点称为等长点。

传统定位法：目前以髁间窝外侧壁后缘至顶点前 6～7mm 处（右膝 11 点，左膝 1 点）为公认的最佳股骨隧道定位点。但近年来有将股骨隧道定位向下偏的趋势，认为放置 10 点比 11 点表现出更好的旋转稳定性。胫骨隧道的定位尚有争议，目前认为胫骨隧道内口最准确的定位点应该是：膝关节完全伸直时，髁间窝顶线后侧 4～5mm 或 PCL 前方约 6～7mm 处。

双监视法：黄长明等认为目前胫骨及股骨隧道的定位技术存在一种固定模式，而不是根据个体的差异进行选择，同时术中定位大部分是通过目测，根据术者经验定位内口位置，这就造成术中定位重复性差，容易出现失误，使得术后效果不佳。黄长明等借用股骨外髁曲率较单一的原理，自 2006 年 7 月开始采用术前阅片测量及术中双监视法（术中关节镜下及电透下确定骨隧道内口）进行 ACL 重建术。

计算机导航法：随着导航技术日趋成熟，术中使用导航辅助技术能够使 ACL 重建术效果更好。与传统的手术方法相比，使用基于双平面 X 线影像的计算机导航系统辅助关节镜下 ACL 重建术能够将骨隧道精确地放置在手术预想的位置上，其具有提高手术精确度、虚拟手术避免并发症、减少放射线接触等特点，确保手术获得最好的结果。

双束重建等长点选择：ACL 分为前内侧束（AMB）和后外侧束（PLB）两束，这已为大多数学者所接受。由于两束纤维在膝关节屈伸过程中交替紧张及相互旋转的特性，使得模仿 ACL 的正常等距特性难度极大。根据 ACL 的生物力学特性，即屈曲过程中保持张力的 AMB 和接近伸直时紧张、屈膝大于 30° 时开始松弛的 PLB，这应该是双束重建 ACL 时遵循的原则。

D．单束重建与双束重建：ACL 由前内侧束、中间束和后外侧束构成，束间被疏松结缔组织和血管分离，膝关节屈伸时 ACL 发生旋转，且在不同位置各束的张力不同：膝关节伸直位，后外侧束紧张；膝关节屈曲位，前内侧束紧张，这使得膝关节在不同位置均可保持稳定。传统而又经典的 ACL 重建技术主要侧重于 ACL 前内束重建即单束重建，并作为重建标准广泛应用，取得良好的临床效果。但单束重建 ACL 仅能保持膝关节某一位置的稳定，术后膝关节屈曲位稳定性改善，但仍有不同程度伸直位不稳定。之后随着技术的进步与发展，在单束重建的基础上，开始了 ACL 前内束和后外束双束重建的基础与临床研究，并将其称为"解剖重建技术"，双束重建后接近 ACL 正常结构，膝关节屈伸过程中前内侧束和后外侧束交替紧张

2）后交叉韧带重建：后交叉韧带的解剖结构和生物学特征十分复杂，在整个膝关节活动中起运动轴心作用，可限制胫骨后移和过伸，限制小腿内旋、内收和外展，还参与构成膝关节本体感觉。PCL 功能的完全恢复不仅依赖于解剖结构恢复，本体感觉功能恢复同样重要。

A．手术方法：均于关节镜下行 PCL 重建术，合并半月板损伤者同时行损伤半月板成形或缝合术。麻醉成功后切取自体半腱肌和股薄肌肌腱备用：胫骨结节后内侧斜行切口，逐层切开至半腱肌、股薄肌肌腱止点处，分离后切断胫骨侧止点，用取腱器切取（尽量切取全长）。根据肌腱长度将 2 条肌腱对折，用 Ethibond 5 号线编织，一端编织在一起，另一端分别编织，使之成为 Y 形。较粗分开端可替代前外侧束，较细分开端可作为后内束替代物。肌腱编织好后用 100～120N 的力量预张约 15 分钟，以减少蠕变。常规关节镜入路入镜探查，镜下清理 PCL 残端，暴露胫骨与股骨止点，屈膝 90°，于股骨内髁前内上方做一辅助切口，暴露股骨内髁，用定位器由关节外向关节内分别钻入 2 枚导针，导针尖端进入关节腔内的点即为骨道中心点，其在内侧髁间窝壁上的出点位置用时钟钟点描述：前外束：位于髁间窝顶和壁的交界处，即在 PCL 上止点处的前上部分内，1：30（右膝）和 10：30（左膝）处；后内束：位于前外束的下方，PCL 上止点处足迹的后下部分内，3：30（右膝）和 8：30（左膝）处或 2：30（右膝）和 9：30（左膝）处。胫骨隧道定位于 PCL 下止点处，骨道中心距胫骨平台后缘距离不少于15mm。用导针将移植物引入关节，用可吸收膨胀挤压螺钉固定，使螺钉骑跨于两束纤维之间，形成分叉。先固定胫骨端，然后拉紧股骨隧道双束牵引线，反复屈伸膝关节再次预张。屈曲膝关节 90°，前抽屉试验应力下固定前外束，屈曲膝关节 30°固定后内束。

B．术后康复训练：术后均伸直位支具固定，恢复知觉和活动能力后开始进行踝关节屈伸活动。术后第 1 天行股四头肌等长收缩训练，达到一定力量后行患肢带支具直腿抬高锻炼和终末伸膝锻炼，术后第 4～5 天在医师指导下循序渐进行 CPM 功能锻炼，第 4 周开始带支具行走，第 10 周去支具；24 周后指导患者行日常活动锻炼，如平衡板训练、直腿抬高训练、单腿弹跳训练等，共 9 个月。康复训练应注意循序渐进，防止韧带损伤。后期在于增强肌力、耐力和膝关节稳定性，各种锻炼可交叉进行或选择几种特定的方法。

（9）髌骨软骨软化综合征：任何影响关节滑膜正常分泌或关节软骨挤压机制，有碍关节正常活动的因素均可引起关节软骨的损害，一般症状最主要的症状为髌后疼痛，在活动或半蹲位出现，初期为酸乏不适，以后发展为持续或进行性的酸痛。髌骨骨软化症的流行治疗方法是关节囊或外侧支持带松解。软骨软化病因很多，简单地说是关节软骨软化。外侧松解的方法不应用于产生膝前疼痛的各种疾病，只可用于有明显临床、X 线及关节镜下运动轨迹或髌骨动力学异常变化者。关节镜下外侧支持带松解的指征仍在发展，目前的文献报道常常自相矛盾，临床应用热情递减。

（10）关节镜下滑膜切除：滑膜炎是滑膜受到刺激产生炎症反应，引起分泌液失调而形成的以关节腔积液为特征的一种关节病变。全身关节中膝关节滑膜最多，因此膝关节滑膜炎临床多见。可通过关节镜手术治疗的常见滑膜疾病包括滑膜皱襞综合征、创伤性滑膜炎、类风湿关节炎、色素沉着性绒毛结节样滑膜炎、痛风、滑膜软骨瘤病、化脓性关节炎、结核性关节

炎、低毒感染性关节炎等。

手术方法：采取硬膜外阻滞或全身麻醉，于患侧肢体股骨近端上止血带，压力设定为患者收缩压的 2 倍。手术选择标准膝前内外入路，关节镜下依次探查髁间窝、髌上囊、内外侧间沟、髌股关节及内外侧后室。根据手术需要可另行外上、内后、外后入路，用刨刀切除病变滑膜，等离子刀消融和止血，保留正常滑膜。常规进行病变滑膜组织病理学检查。

术后膝关节弹性绷带加压包扎 1 天，局部冰袋冰敷 24 小时，保持膝关节伸直，行股四头肌等长收缩及踝关节屈伸锻炼。第 2 天行膝关节屈伸和直腿抬高锻炼。术后 7 天可下床行走，3 周恢复正常活动。手术后静脉应用抗生素 3 天预防感染。

(11) 急性化脓性膝关节炎：关节镜下治疗化脓性膝关节的优点：①微创手术，住院时间短；②病灶清除直接、彻底，有效地缩短了疗程，避免单纯抽吸和灌洗的不彻底性；③避免因手术切开所引起的关节粘连、僵硬、功能障碍等弊端，最大限度保护了关节功能；④术后关节内持续抗生素滴注引流，疗效可靠，减少复发；⑤术后患肢适当制动，减少感染扩散，防止发生病理性脱位及畸形；⑥只有 2 个长度为 0.5cm 的切口，保持了皮肤的完整性，可早期行膝关节的主动、被动康复训练，有利于关节功能的恢复。

手术方法：腰麻或腰硬联合麻醉。取关节镜前内、前外侧标准入路，先对膝关节进行全面检查，关节镜下见关节液呈清亮的浆液状、絮状或为混浊黏稠的脓液；滑膜充血、水肿、肥厚，并有黄色脓苔附着，严重者关节软骨溶解、剥脱或形成溃疡。先用大量生理盐水反复冲洗关节腔，刨刀彻底清除关节囊及滑膜表面附着的脓苔，对充血、水肿及增生的滑膜组织做部分切除，修整剥脱的关节软骨。关节清理完毕后，自髌上囊、胫股关节间隙分别放置滴注管及引流管，通畅后，撤镜并固定两管，自滴注管中滴入抗生素，引流管接无菌袋。

术后处理：根据药敏试验结果选择敏感抗生素。细菌培养阴性者则选择广谱抗生素治疗。关节腔内滴入 3000ml 生理盐水加庆大霉素（3000ml 生理盐水 + 24 万 U 庆大霉素）、0.2% 甲硝唑 1000ml 24 小时滴完。冲洗时间为 7~14 天。拔管指征：患者体温恢复正常，肿胀疼痛消失，引流液清亮；连续 3 次血常规化验 WBC 正常、C- 反应蛋白正常。停止滴注后将滴注管接无菌袋，继续引流 1~2 天拔管。拔管后继续全身使用抗生素 2~4 周。术后当天麻醉作用消失后行股四头肌等长收缩及踝关节的屈伸功能练习，拔管后行膝关节的主、被动屈伸训练。

(12) 膝关节镜的其他应用概述

1) 胫骨髁间嵴撕脱骨折：胫骨髁间嵴撕脱骨折的临床分型及治疗方法按照 Meyers-McKeever 分型，胫骨髁间嵴撕脱骨折可以分为 4 型，除 I 型骨折可给予制动保守治疗外，II 型、III 型及 IV 型骨折应采取手术治疗，给予准确复位及牢固固定。关节镜手术以创伤小、固定可靠、康复时间短、并发症少等特点，已成为胫骨髁间嵴撕脱骨折的主要治疗方法。

2) 关节纤维化：关节镜手术处理松解和切除术后粘连的方法已有报告。松解术后关节镜手术常结合轻柔手法推拿。Sprague 报告，关节镜手术后平均改善度为：屈 28°，伸 60°。他发现关节镜方法对增加屈曲比增加伸直更为成功。如出现广泛的髌内挛缩综合征，表现为假旁坚硬、髌骨活动受限和膝关节活动丧失，应使用保守疗法减轻炎症、恢复肌张力和伸膝功能。急性反应消退后，可能需行切开手术，如 Paulos 介绍的外侧松解和切除脂肪垫。

3) 胫骨近端截骨前的评价：关于胫骨近端截骨和手术前用关节镜检查评价关节面的质量，存在一些有争议的报告。有些医师推荐常规使用，而另外一些学者报告对侧间隔关节面的情况与胫骨近端截骨的最终结果没有关系。

4) 骨关节炎的清理术：先按常规进行关节腔内各部位探察并进行一般性清理，刨除影响视野的滑膜，处理即将脱落的软骨并得出初步的镜下结论。使用刨刀削除病变的滑膜，然后应用多量生理盐水冲洗，每侧约 5000～10 000ml，将碎屑全部排净，冲洗液澄清为准。对退变的关节面同时进行刨削和搔刮，去除变性剥脱的软骨碎片，将暴露的软骨下骨钻孔至出血，以便局部形成纤维蛋白凝块和纤维软骨。关节腔切削下来的滑膜组织常规送病理活检。术中于关节内注射透明脂酸钠。术后口服或静脉滴注抗生素 3～5 天，术后第 2 天去除加压包扎，开始作股四头肌等收缩练习，术后 3 天松解加压包扎，并鼓励患者进行膝关节屈伸练习。1 周后关节逐渐负重，下地行走。

2. 踝关节镜技术　踝关节镜术可以通过关节镜直视观察踝关节内部结构，用于疾病的诊断治疗和采取病理标本，是关节镜技术的新进展。

踝关节镜检查及镜下手术的适应证主要有：关节内软骨损伤、类风湿关节炎、各种急慢性滑膜炎、关节游离体与关节内异物、骨关节炎与创伤性关节炎，骨赘形成；诊断不明的踝关节慢性肿痛；距后三角骨损伤。踝关节镜检查的绝对禁忌证：局部软组织化脓性感染；相对禁忌证：关节间隙过于狭窄、活动幅度 $<30°$ 等。

手术方法：首先在皮肤上标记足背动脉、内外踝，以及各入路点位置。通过跖屈和背屈踝关节来确定关节线。关节镜入路常规选择踝关节前内侧入路、前外侧入路、后外侧入路，部分患者根据需要选用前正中入路。前内侧，前外侧入路最为常用，这两个入路较为安全。先经前内侧入路将 18 号针刺入关节，注入生理盐水 20ml 使关节囊充盈。再从前外侧入路插入另一枚 18 号针即有液体流出，在此处做一小切口，钝性分离周围软组织至关节囊，用钝的穿戳器及套管穿入，有液体流出即达关节内。插入关节镜，镜鞘连接入水管。同法在关节镜直视下作前内侧入路，并可利用关节镜的光照显示大隐静脉位置，避免损伤。在关节镜直视观察下，经对侧入路口插入手术器械可施行滑膜活检、刨削切除、软骨损伤及软化病灶的清理、修整等手术治疗。术毕松止血带，用大量生理盐水灌洗，用无菌敷料加压包扎。

术后处理：应用广谱有效抗生素 3～5 天。术后第 1 天下肢抬高，术后 48 小时换药并去除加压包扎，关节肿胀消失、活动幅度达术前水平即可完全负重活动。

踝关节镜的其他临床应用现状

(1) 踝关节融合：关节镜下踝关节融合一般采用松质骨加压螺钉经胫骨远端交叉固定胫距关节，也可采用经跟骨进行胫距关节空心螺钉沿导针贯穿加压固定，以减少关节间隙微动、防止骨不愈合。这两种方法都可以经较小的皮肤切口完成操作，从而最大限度保证微创。

(2) 踝关节软组织撞击综合征：踝关节扭伤后长时间肿痛，是因前下胫腓韧带、前距腓韧带、三角韧带深层纤维损伤后瘢痕化、滑膜炎症所致，这类病变统称为踝关节软组织撞击综合征。手术方法：踝关节前外侧撞击综合征，自前内侧入孔进关节镜，前外侧入孔进各种器械；而踝关节前内侧撞击综合征，与其相反。为排水的需要，有时需在踝前两个孔附近辅加一孔，或用踝后外入孔。用硬膜外针或自制 3mm 排水管插进关节内，可以完成病变切除及关节清理术。关节镜采用 30° 广角 2.7mm、30° 广角 4.0mm 两种型号关节镜。

(3) 距下关节关节镜：关节镜技术的发展，使距下关节等小关节镜微创技术成为可能并开始应用。

3. 髋关节镜技术的临床应用现状　随着髋关节镜技术的进展，对髋关节损伤的诊断与处理也有了显著改进。许多以往未被认识和治疗的髋关节软组织病损在髋关节镜下得到了正确的诊断与处理。

髋关节镜主要适应证包括：盂唇撕裂、髂股韧带缺陷所致关节囊松弛、股骨髋臼撞击和股骨头颈偏距缩小、外侧撞击损伤与软骨损伤、圆韧带损伤、游离体和关节外问题（内、外侧弹响髋）。其他相对适应证包括处理股骨头坏死、滑膜软骨瘤病及其他滑膜异常、结晶性髋关节病（痛风和假痛风）、关节内感染，清理创伤后关节内碎屑，处理伴有机械症状的轻度至中度髋关节骨性关节炎。此外，对长时间髋痛不缓解，物理检查阳性的病人施行髋关节镜术也有益处。

髋关节镜的禁忌证包括：髋关节融合、进展性关节炎、开放伤口、蜂窝织炎、肥胖、股骨颈应力性骨折，严重髋关节发育不良和稳定型缺血性坏死。

手术技术：许多学者采用仰卧位手术。Shetty 等建议采用侧卧位，认为侧卧位对肥胖病人更有利于关节镜置入和器械操作。患肢置于牵引架，轻度屈髋位（约 10°～20°），足维持在中立位或轻度外旋位。会阴柱将患肢股内侧向上顶起，避开穿过耻骨支的阴部神经分支。通常选用三个入口，前外侧、大转子近侧和后外侧入口，有时需要选用更多的入口。建立入口时，应特别注意避免穿入髋臼盂唇，当针穿过关节囊时，会感到阻力减低，有落空感，若穿入盂唇会感到阻力增大。注入 40ml 盐水扩大髋关节，若穿刺针进入髋关节囊内，可出现液体返流。将导丝经腰穿针导入关节内，拔出腰穿针，再沿导丝穿入锐头空心穿刺器至穿透关节囊，改换钝头穿刺器进入关节，避免损伤软骨。镜下系统观察所有可看到的部分，并发现任何异常。术中使用关节镜泵灌注盐水，以维持关节扩张。常采用 70° 镜，也要用到 30° 镜。多数情况下髋关节镜术需要采用多个入口，以便适当位置操作器械、动力刨削或电刀等设备。手术结束时，小心放松牵引。

（1）盂唇撕裂：关节镜下撕裂盂唇清理的目的在于去除不稳定的撕裂盂唇瓣，以缓解疼痛。所以术中应清除全部撕裂的盂唇瓣，同时尽可能多的保留健康盂唇。一旦发现盂唇撕裂，就应判断确定其边界，可用探针进行检查。采用可折式韧带凿切除盂唇撕裂部，仅保留该部少许附着。动力刨削器也可用于清理和切除盂唇破裂部。目前已有可行的技术施行髋关节盂唇修复，如盂唇自骨上撕脱可将缝线锚钉锚固于盂唇与关节囊之间的髋臼缘上，操作时采用电视透视监控，一旦锚钉准确置入，将缝线穿过盂唇裂口，呈垂直褥式缝合。若盂唇实质部破裂，则可采用第 2 种技术，用缝合套索或类似穿线器械将缝线环绕裂口穿过打结，将撕裂的盂唇组织修复。生物力学研究表明了髋关节盂唇具有重要功能，且基础研究还表明周围关节囊至盂唇有血液供应，故此，对选择性的病人行盂唇修复术不仅可行，对保留完整髋关节功能也很重要。

（2）股骨髋臼撞击：股骨髋臼撞击是导致盂唇撕裂的重要原因，这与股骨头 - 颈偏距缩短有关。引发股骨头颈交界处与髋臼缘在屈曲内旋位的撞击，造成盂唇和髋臼缘处软骨损伤。置入关节镜首先要清晰地观察到股骨头颈隐窝，定位偏距减小区，准确地逐步切除股骨颈前外侧的撞击骨质。一般情况下，盂唇撕裂区可作为定位骨性撞击位置的标志。随着骨软骨成形向外进行，注意避免损伤外侧血管网。完成操作，应行动态电视透视以确定全部撞击骨病灶已清除。

（3）软骨病变的处理：髋关节镜下所见的早期软骨损害是软骨龟裂，进一步发生更广泛的软骨病变，软骨瓣病损和软骨下囊性变。通常的非侵入性技术来诊断软骨损害极为困难。软骨瓣病损和骨软骨缺损可见于多种髋关节疾病。髋臼前面是软骨损伤最多见的部位，据报道占 54%。早期软骨龟裂可用射频刀修整，大的不稳定软骨瓣则需切除，并行软骨下骨微骨折处理，这些软骨损害的治疗结果取决于诊治是否及时和损伤程度。

（4）弹响髋的关节镜治疗：弹响髋的特点是在髋关节活动时产生可听到或可感觉到的弹

响,多见于体力活动时,常伴有疼痛。已有 3 种类型的弹响髋原因被认识:外侧弹响、内侧弹响和关节内弹响,其中外侧弹响最为常见。目前在关节镜下可完成经关节髂腰肌和关节外髂胫束松解。

(5)其他髋关节镜手术:髋关节镜可以完成的其他手术包括圆韧带损伤的部分或全部清除,游离体和滑膜软骨瘤病清除,局限性色素绒毛结节性滑膜炎病灶清除等。对于轻度至中度骨性关节炎病人可行关节镜下关节清理,但应注意除有机械症状外,手术预后并不确切。若关节间隙丢失大于 50%,应视为髋关节镜术的禁忌证。

4. 肩关节镜技术的临床应用　肩关节镜术包括诊断性关节镜检查和治疗性关节镜手术。适应证:①肩关节紊乱症:怀疑盂唇损伤者;②顽固性肩峰下疼痛或功能障碍:怀疑冈上肌腱上表面部分撕裂或肩峰下滑囊病变者;③非典型性肩关节疼痛:怀疑软骨损伤或软骨性游离体;④对肱二头肌腱长头腱的损伤,还是关节镜能作出准确判断;⑤既往肩关节手术失败者手术过的肩关节,MRI 检查常有异常信号,判断肩关节病损非常困难,常有假阳性表现。所以只能用关节造影判断肩袖情况,用肩关节镜全面判断肩关节情况。禁忌证:切口周围有感染或全身状况不许可。

肩关节镜手术范围及要点:目前包括游离体取出术、盂唇修整术、滑膜切除术、二头肌腱止点固定术、关节镜下肩峰成形术、镜下锁骨远端成形术、镜下 Bankart 手术、肩袖修补术、关节囊挛缩术、关节囊折缝术、肩袖间隙闭合术、肩关节松解术、冈盂囊肿切除术,镜下部分肿瘤切除术等。很多手术,取得了与切开手术同等甚至更满意的临床效果,其中关键是盂唇的镜下固定,肩峰成形术及肩袖缝合术。而镜下固定手术,离不开镜下打结技术。目前打结技术基本上共有 4 种:滑结、非滑结、可锁滑结、锁滑结技术。

(1)肩关节镜下肩峰成型术

适应证:肩峰撞击综合征(1 期、2 期):疼痛持续已经 12 个月或保守治疗至少 6 个月效果不好;肩峰为Ⅱ或Ⅲ型肩峰;肩袖全层撕裂;肩袖滑囊侧部分撕裂。应用全麻,最好同时控制性降压,把收缩压控制在 90~95mmHg 左右。沙滩椅位或侧卧位下手术,手术包括 4 部分:滑囊切除、喙肩韧带切断、肩峰前外下部分切除及肩锁关节下骨赘切除,使肩峰下表面呈Ⅰ型肩峰。

手术操作步骤:①常规检查:标记骨突及切口:肩峰、肩锁关节、喙突;3 个入路:后入路、前上入路、前外入路。常规后入路穿刺进入盂肱关节对盂肱关节检查。②肩峰下滑囊切除术:肩峰下穿刺:后入路,用钝头棒带套管,沿肩峰下穿刺近肩峰前缘。前外侧入路:要求基本与肩峰前缘平行,与肩峰外缘距离 2.5~3cm,使与肩峰下表面平行。滑膜切除:便于对肩袖组织观察。切除时注意几点:一是刨刀面背离镜面,避免碰上镜头;二是刨刀面向肩峰,以免伤及肩袖组织;三是内侧滑囊少切,此处血运丰富,以免引起过多出血。③肩峰下减压术包括 4 部:a. 喙肩韧带切断:肩峰前外缘确立:用射频刀将肩峰前缘及前外缘完全暴露,这是肩峰成形的关键步骤,可用针头作标记。b. 肩峰成形:从前到后,从外到内,用磨钻 Burr。方法主要有两种:从后侧入镜,从前外侧入 Burr;或从前外侧入镜,从后侧入 Burr。成形术的关键是肩峰前缘及前外缘切除足够的量,使其成为Ⅰ型肩峰。术前出口位 X 线片,对确定切除量很重要。需要注意的是对弧形较大及肩峰较薄时要特别慎重,易于切除过量。术中肩峰缘暴露之后,可用 6mm 工作套管来测量切除大小,一般需要 2 个工作套管宽(12mm)。从后侧入镜,将镜管贴于肩峰下表面,将镜面向下,垂直于肩峰下表面,则肩峰前下镜子可视部分均应切除。从后侧入磨钻时,可将其紧贴肩峰下表面,从后向前,从外侧入镜监测,切除隆起部分。c. 肩锁关节成形。d. 肩袖检查。

术后三角巾悬吊 24～48 小时，止疼，消肿；术后 2～3 天起进行摆动练习，以防粘连；如果同时行肩袖缝合，可稍缓进行，但不超过 5 天。7～10 天正规体疗开始，小心被动关节活动；14 天开始，主动助力活动；3～4 周开始主动活动。上肢项目运动员，最早 3 个月开始上肢运动，完全恢复时间，平均 6 个月。

（2）肩袖全层撕裂的缝合修复术

操作步骤：①盂肱关节：关节镜检查。②肩峰下间隙：将钝棒及套管拔出后，从后入路转换方向，穿刺入肩峰下间隙。滑囊切除，暴露肩袖撕裂。③肩峰成形与喙肩韧带：如果撕裂小于 5cm，可以修复，则可常规切断喙肩韧带，行肩峰下减压术；如果撕裂大于 5cm，则尽量保留喙肩韧带，而将肩峰下平整即可。④肩锁关节：是否有骨赘，一并切除；如有症状，可一并锁骨远端切除术。⑤肩袖松动：肩袖巨大撕裂有时需要松解。先肩袖下表面与盂之间：用刨刀清理；其次肩袖上表面与肩胛冈之间粘连；第三前肩袖间隙。⑥缝合床准备：用刨刀及磨钻新鲜化创面及骨面（使出血即可），不要去掉过多皮质，使缝合铆固定牢靠。⑦先行侧侧吻合：对 U 型、L 型及反 L 型撕裂，先清理前后滑囊，使肩袖暴露彻底，检查对合情况，从外侧入路观察，从内侧开始，间隔 5～10mm，将缝合线引入前后肩袖，一般需要 3～4 针，从后侧拉紧打结固定，使这些撕裂变成月牙形撕裂。⑧ Anchor 钉（缝合铆）：恰在肩峰大结节外缘或离软骨缘 5～10mm，与大结节成 45°；间隔 8～10mm；使针孔与缝合边缘垂直，标记线的内外臂；将线的内臂引入肩袖，打结前将所有缝合线的内臂引入肩袖，再逐一将线结送入关节内，剪除多余的缝线。

术后处理：患肢悬吊 3～6 周；期间可作摆动练习（前屈限 90°），被动外旋练习，肘关节屈伸练习。6 周去三角巾，增加活动范围，内旋牵拉练习开始；12 周坚强 Sharpey 纤维形成，可抗阻练习。

（3）肩关节不稳镜下手术［Bankart 手术 - 缝合铆（Suture Anchors）技术］

适应证：①缝合铆技术适用于肩前向不稳和关节前下盂唇撕脱，即 Bankart 病变等。②较理想的治疗对象是创伤引起的初次发病的患者，而且很明确是前不稳且单向性不稳，这种患者通常有明确的 Bankart 病变。③非创伤性多向性肩不稳的患者伴有盂唇损伤。关节囊冗长的因素要同时进行处理，否则将影响前盂唇修复。④关节镜技术适于不希望切开性手术的患者。⑤希望最大限度保留外旋功能的患者。⑥理想的病人是从事非接触性运动伴有 Bankart 病变，而且其盂唇本身没有变性。

手术操作步骤：①麻醉后稳定性检查，采用仰卧位先做双侧肩检查，重点是估计运动范围以及做松弛试验：凹陷征及前后平移试验。②后路、前路进镜检查，特别应该强调的是对 Bankart 损伤、盂缘骨折及缺损、盂唇撕裂、ALPSA、所属关节囊的异常松弛程度或断裂的准确观察和理解。另外，也应检查可能存在的 HAGL 病变、上唇（SLAP）病变以及肩袖的损伤。③手术操作：a. 确定镜下可以修补后作第 2 个前入路：前下入路（AIP），位于喙突尖外 15mm，下 20mm。第 2 个前入路紧贴肩胛下肌腱的上方进关节，用 18 号针采用"由外及里"的方法进入。此针要尽量靠外，保证和关节盂呈一定的角度，以利于随后的操作。b. 分离盂唇：把盂唇从关节盂分离至 6 点或 6 点半的位置，向内松解至关节囊游离，可见肩胛下肌，确定其提升满意。c. 创造愈合区：关节盂颈部彻底清创：关节软骨边缘清理，盂缘前内侧 10～15mm 区域，新鲜化至骨出血。④然后进行以下步骤：通过 AIP 套管采用标准预钻孔技术放置缝合铆钉：a. 缝合铆钉的理想位置是在关节盂缘的关节面边缘上或离缘 2～3mm 处。为了使修复后的盂肱下韧带和盂唇的联合部能起到向前的支撑作用，打孔的位置必须是在软骨表面的前缘，不能向中间到了肩胛颈部。b. 为了避免损伤关节面，钻应与关节盂平面向内侧呈大约 30°～45° 角。c. 通常 3 个 Anchor 钉就足够了，这 3 个钉应均匀分布在 5：30～2 点的位置上（右肩），先放置最下面的一个。d. Anchor 钉放好以后，将缝线使劲牵拉以进一步证实其稳定性。⑤缝线引入盂唇：a. 确定缝线滑动性，确定可否使用滑结技术。b. 确定内外线（靠近关节面为内臂，靠近盂唇的为外臂）并用止血钳标记。这样才能如意地拉动缝线。Anchor 钉放好后，将关节镜撤回后入路。c. 将缝线的外臂穿过关节囊和盂唇，然后从 ASP 拉出。d. 前关节囊和盂肱下韧带缝合的位置和多少取决于前部结构的松弛程度。一般位于缝合铆下 10mm，离关节囊边缘 10mm。镜下软组织缝合可使用不同的器械。缝合器由 AIP 进入，穿过盂唇和盂肱前下韧带，夹钳由 ASP 进入夹住缝线从 ASP 拉出，然后用这根线带动穿过 Anchor 钉的线再次通过盂唇经 AIP 拉回，这样缝线的两个头都从 AIP 的同一个套管露出。⑥打结固定：确定缝线滑动顺畅，用滑结技术系紧缝线，否则用 Revo 结固定，以免拉断缝线。要注意保留正常盂唇 - 盂肱前下韧带对关节盂边缘的支撑作用。在打结之前，要把缝线理直，从套管输入推结器。与后关节囊处理技术一样，也是同样的髓内针导线技术。

术后处理：患肢用三角巾悬吊 6 周，外展 15°。如为前脱位，则置肘于冠状面之前，内旋位；如果为后盂唇修补，则肘置于冠状面稍后，外旋 10° 位。对多向不稳 MDI 患者置于 25° 外展，外旋中立位。主动轻度腕、肘、手活动及三角肌等长练习；第 2 周开始在疼痛许可范围内主动进行各方向活动，但不能外展位外旋。如为前脱位，则允许病人在自己能耐受的范围内主动抬肩；2 周后，每天可取下 2 次三角巾，作抬肩和外旋练习。外旋限制：第 2 周 20° 以内，第 4 周 40° 以内，第 6 周 60° 以内。6 周后，允许外展位外旋。6 周后开始渐进性肌力强化练习：三角肌、肩袖、三头肌及肩胛骨肌。二头肌抗阻稍缓。3 个月，允许上肢运动，不允许投掷，二头肌抗阻练习。4 个月，开始练习投掷，从短距离、低速度开始，逐渐增加。6 个月后允许对抗性运动及举重。

5. 肘关节镜技术　相对于膝关节，肘关节镜更富挑战性。随着手术技术发展、临床经验积累、手术体位和手术入路的改进，肘关节镜手术的危险程度大大降低，严重并发症并不多见，使得运用肘关节镜进行检查及治疗已被逐渐接受并趋于成熟。

（1）手术体位：肘关节镜技术的发展与安全与的手术体位及入路息息相关。手术体位经历了仰卧位、俯卧位、侧卧位的发展历程，目前 3 种体位都有应用，但最常用的体位是俯卧位和侧卧位，尽管俯卧位时患者需要全身麻醉以保持气道通畅，但对于大多数手术，特别是后间室的疾患，多数临床医师认为俯卧位是手术的理想体位。

（2）手术入路：目前常用的肘关节镜入路至少有 10 种之多，包括：中外侧入路（软点）、前外侧入路、前内侧入路、近端内侧入路、近端外侧入路、前上外入路、外侧垂直入路、后正中入路、后外侧入路和肘后软组织入路。至今并没有一组为大多数骨科医师所公认的最安全、最有效的入路点组合，但前内侧、前外侧和后侧入路是仰卧位时较常用的入路；俯卧位时较常用的入路是近端内外侧、中外侧和后正中入路。入路选择及各入路组合常常取决于术者的喜好及病变部位，然而寻求更加安全且便于操作的手术入路一直是关节镜外科医师及解剖学家共同的关心焦点。随着俯卧位及侧卧位技术的广泛应用，近端内、外侧入路被认为具有距离神经更远、操作更方便的优点。

（3）临床应用：理论上，镜下可观察肘关节内任何部位病变并对其处理。然而肘关节结构复杂及紧邻神经血管众多使关节镜运用受到限制。尽管目前开放的肘关节滑膜清除及挛缩松解术仍代表着治疗该类疾病的"金标准"，但关节镜技术可提供更好的关节内视野、更少的手术创伤、更短的术后康复时间，已渐渐取代开放手术，成为治疗大多数肘关节疾患的安全有效方法。

1）游离体摘除：常见病因是剥脱性骨软骨炎、骨软骨损伤、滑膜软骨瘤病、退变性关节炎及创伤性关节炎等。

2）骨性关节炎：肘关节镜通过清除骨赘及游离体可治疗轻至中度的肘关节骨性关节炎。病理特征是滑膜慢性非特异性炎症、骨赘形成、冠状凹和鹰嘴凹变浅。治疗肘关节骨性关节炎时，俯卧位或侧卧位具有优势。

3）滑膜炎：多种原因可导致肘关节滑膜炎，常见的有反复创伤引起的创伤性滑膜炎、类风湿关节炎、结晶体沉着性关节炎或滑膜软骨瘤病等。关节镜下滑膜切除术，手术疗效肯定。处理位于关节前方的滑膜炎，关节镜置于近端内侧入路，刨刀从前外侧入路置入，压力监测或流出通道采用后外侧入路；处理后方的滑膜炎，关节镜可置于后外侧入路，刨刀置于后正中入路，压力监测或流出通道采用前外侧入路。肘关节类风湿关节炎的关节镜治疗近年来报道较多，比较一致的看法是肘关节镜对于 Larson Ⅰ、Larson Ⅱ的类风湿关节炎效果良好，对晚期病例鲜有良好效果。

4）剥脱性骨软骨炎（OCD）：肘关节剥脱性骨软骨炎好发于青年人，以肱骨小头最为常见，可能与反复的肱骨骨骺微损伤影响局部血流供应有关。青少年肱骨小头 OCD 一般采用保守治疗，手术指征是保守治疗无效或疾病有进展。关节镜下可对剥脱软骨行清除及微创软骨成形术。

5）肘关节内骨折：肘关节内骨折的关节镜治疗近年来取得很快的进展。关节镜下手术具有创伤小和恢复快的优点。在急性肘关节创伤中，关节镜技术不仅可以进行小骨折块或脱落软骨的清理，还可行复位内固定术。如桡骨头骨折、鹰嘴骨折、冠突骨折、肱骨髁骨折等复位内固定术均有报道，其中桡骨头骨折的关节镜处理较为成熟，常采用近端内侧入路放置关节镜，克氏针通过近端外侧入路或前外侧入路固定骨折块，后外侧入路为工作通道。

6）肱骨外上髁炎：镜下治疗肱骨外上髁炎是肘关节镜技术近年来的一项进展。相对于开放手术，肘关节镜治疗肱骨外上髁炎具有优势，因为镜下手术可以保留伸肌腱的共同止点，且可以彻底检查关节腔，处理并有的滑膜炎或关节囊损伤。术中彻底清除桡侧短伸肌在肱骨外上髁的止点至关重要，通过对桡侧短伸肌在外上髁的止点处进行磨钻或去除骨皮质可增加疗效。

7）肘关节强直：镜下治疗肘关节强直仅适用于关节内病变、关节囊挛缩、侧副韧带损伤挛缩、伸肌粘连挛缩的病例。镜下手术的主要指征是肘关节达屈曲 30°以上，保守治疗无效，功能受限的患者。禁忌证是有肘关节手术史，改变了神经血管的解剖位置，相对禁忌证是有限的关节镜经验。镜下松解肘关节时经常运用近端内侧入路及近端外侧入路，首先切除约 1cm 左右的关节囊前部以暴露肱肌，所有操作必须保持在肱肌附近，且不可穿透肘部肌肉，避免进一步深入伤及正中神经、桡神经及肱动脉。

8）外翻伸直过载综合征："外翻伸直过载综合征"又称"投掷肘"，为 Andrews JR 首次描述，肘关节内侧张应力、外侧压应力及后方剪应力混合作用是其生物力学基础，常表现为投掷活动加速期出现肘关节后方疼痛及屈伸受限。关节镜手术的适应证为：切除尺骨鹰嘴后内侧的骨赘、评估外翻不稳定、游离体或肱骨小头的剥脱性骨软骨炎，尺骨鹰嘴应力骨折。在评估关节囊后部及清理尺骨鹰嘴内侧顶端时须警惕尺神经及尺侧副韧带受损的可能，尺神经及尺侧副韧带后部纤维与肘关节囊后内侧直接相连,保持肘关节屈曲90°可以减少损伤的可能。

9)桡骨头切除术:与开放手术相比,关节镜可对桡骨头及其与肱骨小头所形成的关节面进行全面观察、评估,并进行操作,且神经血管损伤的发生率较低,术后康复快,近年来已渐成熟。镜下桡骨头切除术的常见适应证为:Mason Ⅲ型桡骨头骨折、骨性关节炎并继发强直、类风湿关节炎、创伤后肱桡关节炎。行此手术,关节镜放置于近端内侧入路,从近端外侧入路置入磨钻去除近端前面2/3、3/4的桡骨头,包括残留的关节软骨,此时必须注意保持环状韧带的完整性。然后关节镜转换到后正中入路,从中外侧入路置入磨钻切除剩余部分,将前臂全面旋前、旋后以及屈曲和伸直,若未发现撞击表示切除完毕。

6.腕关节镜技术 腕关节镜适应证包括各种原因引起的腕关节疾患的诊断和治疗。禁忌证包括:①伴有全身性疾病、不能耐受手术者;②局部有感染灶、不适宜手术者。手术操作中麻醉、体位、切口均根据手术需要选择。

手术入路:

(1)桡腕入路:① 1/2 入路:此入路位于桡骨远端远侧,桡侧腕长伸肌腱桡侧。入点周围有桡动脉及桡神经浅支等重要结构,所以并不常用。但对于囊肿切除术、纤维三角软骨复合体修复术、桡骨茎突切除术等有很重要的辅助作用。② 3/4 入路:这是腕关节镜最基本的入路,位于第3和第4伸肌鞘管之间,Lister结节稍远侧。经此入路几乎可以看到桡腕关节内所有结构,是临床上最常用的入路。③ 4/5 入路:此入路位于第4和第5伸肌鞘管之间,主要用于桡腕关节疾患的诊断和治疗。④ 6R 入路:在第6伸肌鞘管稍桡侧,手术时要避开尺神经腕背支。该入路能够较好地显示纤维三角软骨复合体和月三角韧带。⑤ 6U 入路:在第6伸肌鞘管稍尺侧。常常作为流出通路,也可用来帮助修复纤维三角软骨复合体周缘型损伤。

(2)腕中入路:位于3/4入路或4/5入路远侧1cm处。从此入路可以看到舟头关节、头钩关节和舟大小多角关节,还可以看到舟月关节和月三角关节。

(3)远尺桡关节入路:有远尺桡近侧入路和远尺桡远侧入路2种。从此入路可以看到乙状切迹、尺骨头和纤维三角软骨复合体近侧缘。

注意事项:①腕关节镜是诊断韧带损伤和腕关节不稳定的"金标准",但决不能代替详细的物理检查;②进行腕关节镜手术时,有可能因解剖变异损伤正常的韧带、神经、肌腱和软骨面,术前应向患者说明;③应常规同时检查桡腕关节和腕中关节。

四、关节镜技术的常见并发症及护理

据文献报道,在关节镜镜检、镜下手术操作过程中及术后并发症的发生率在1%~15%不等。发生率的高低与掌握关节镜技术的水平和所进行的手术复杂程度有很大关系。关节镜术中的并发症常见的为手术中关节内正常组织的损伤,关节周围的血管神经损伤,以及较少见的关节液外渗、器械断裂等,多发生在关节镜开展的早期,多为关节镜操作技术生疏、解剖不熟悉,术中关节内结构显露不清,术前未仔细检查磨损老化的器械所致;术后主要为关节内血肿、感染及深静脉血栓及肺栓塞的预防等,如注意手术后护理并及时纠正,可以减少并发症发生。另外,大多数学者都认为关节镜手术的掌握有一个学习曲线,并发症通常多发生在开展此技术的早期,随着技术的熟练和经验的丰富,其发生率会随之下降。

(一)膝关节镜

1.关节内器械断裂 在关节镜手术中极少发生器械断裂事件,但文献也有报道,多数发生在关节镜手术开展早期。注意器械更新、术前检查和合理使用。

2. 关节内正常组织损伤　因操作不当所致关节内正常组织损伤是关节镜手术中最常见也是最严重的并发症之一。必须注意视野清楚，刨削头背向交叉韧带。关节软骨损伤为膝关节镜术最常见的并发症，常为半月板手术时蓝钳所伤，解决的经验是术中最大限度地撑开关节间隙，内侧半月板可采取屈膝 15°～45° 外翻位，外侧半月板手术时可使用"4"字征并随时改变屈膝角度，助手可在膝内侧加压使膝关节内翻。根据病变关节及部位选择与之相适应的器械。在膝关节半月板后角损伤时，可以采用带弧度的蓝钳或射频操作，必要时可更换操作孔和入镜口，注意动作轻柔。

3. 关节周围血管神经损伤　膝关节镜手术中血管损伤低于 1%。由于膝关节周围有较多重要的血管神经，一旦损伤将造成程度不一的后果。其中最为严重的为腘动脉损伤，严重者甚至不得不截肢。损伤类型包括血管完全或部分断裂、动静脉瘘及假性动脉瘤。对于腘动脉主干假性动脉瘤的处理，需行开放缝合修补，对于腘动脉分支的假性动脉瘤可行或经皮股动脉插管栓塞治疗。术中下止点钻孔时易造成腘动脉损伤，由于术中止血带的使用以及术后局部的加压包扎早期并未发现异常，但也提醒我们术后必须注意患肢局部及末梢血运的观察。采取相应的预防措施：①钻取下方隧道时先尽量使用弯头骨锉分离后关节囊与胫骨平台后缘；②采用直克氏针，准确量取长度，电钻出皮质时缓慢钻动，钻透后使用后方保护器套住克氏针后再钻隧道。另外对于髌韧带中 1/3 重建前交叉韧带的手术本组采取横切口，减小瘢痕的同时也减少了隐神经损伤的发生，而对取半腱肌股薄肌腱者则采用斜切口。

4. 冲洗液外渗　关节灌注液外渗的现象多发生于使用灌注泵进行手术的病例，尽管如此，在膝关节镜手术中，因冲洗液渗出至阴囊、腹股沟区甚至腹膜内外而造成巨大水肿或因冲洗液外渗引起筋膜间隔综合征者均有报道。因此，在施行关节镜手术时务必防止冲洗液外渗，时刻注意下肢肿胀情况，如有异常应及时塞住并直达关节内，以防孔周外渗，切忌用手堵住皮肤切口，致使冲洗液沿皮下外渗。

5. 关节内血肿、感染的预防　关节内血肿是关节镜手术常见并发症之一，而术后感染则非常少见。感染和手术难度以及多次手术相关。血肿的患者均发生在开展关节镜手术的早期，由于镜检时间过长，早期没有射频止血，且未放置引流所致。对于关节镜感染的预防经验如下：术前膝关节上下 15cm 进行备皮；术中常规使用碘伏进行下肢消毒；对于交叉韧带手术，常规使用 2 块大贴膜贴盖术侧下肢，术者穿戴定制的塑料防护裙，并在钻孔时尽量先钻上止点以减少冲洗液的外渗，术后一旦发现关节内血肿，及时穿刺引流。

6. 深静脉血栓及肺栓塞的预防　由于关节镜手术创伤小，且多为年轻患者，术后可以早期活动，较多手术者忽略了术后深静脉血栓的预防。关节镜包括普通关节镜及韧带重建术后并发肺栓塞的病例也时有发生，严重者甚至发生猝死。因此有研究者建议使用低分子肝素来预防血栓发生。对于关节镜手术或肢体其他手术一样需要警惕下肢静脉血栓的预防，预防措施包括术前健康教育、减少止血带使用时间、术后及早活动、对于需要制动的患者早期踝泵收缩活动、气压泵及内生电刺激等。住院期间对患者进行仔细检查是否存在腓肠肌压痛及踝关节背伸痛，对于体征阳性者以及高度肥胖、高龄或手术时间较长的患者可积极检查 B 超或深静脉造影排除血栓。一旦明确为深静脉血栓需制动、延迟下地，并正规抗凝溶栓趋聚等治疗。

膝关节镜术中并发症的原因主要为关节镜操作技术生疏、解剖不熟悉所致，多发生于开展关节镜手术的早期。而术后感染、血栓等的预防则在尽量缩短手术时间的基础上必须注意术后临床观察，及时发现及时处理，不可因为手术微创而忽略了潜在的风险。

（二）髋关节镜

髋关节镜并发症通常分为与牵引有关和与手术操作有关的并发症。前者常见的有：神经（坐骨神经、股神经、阴部神经）血管牵拉伤和会阴部挤压伤；后者常见的有：关节软骨或盂唇的损伤、血管神经的直接损伤、切口出血或局部血肿、液体外渗、器械断裂、感染、异位骨化和股骨大粗隆滑囊炎等。

1. 与牵引有关的并发症的处理 良好的体位和安全有效的牵引是手术成功的基础，而过度牵引是产生并发症的重要原因。术中采取仰卧位间断牵引，仔细放置衬垫和会阴柱，术中仔细检查大腿和膝关节的紧张度，髋关节负压消失后马上减轻牵引力量。牵引力量因人而异，目前的观点认为，必须使关节间隙增加至 10mm 以上，才能使股骨头和髋臼分离，安全地进行手术操作。牵引时间不要超过 2 小时，若需再次牵引中间要放松休息 15 分钟以上。

会阴部挤压伤和会阴部神经麻痹的产生，与使用设计不良的牵引床和衬垫厚度不够有关。为避免这类损伤，受压部位应采用足够厚的衬垫和包裹良好的会阴柱（直径至少 10cm），才能有效地分散对会阴部的压力，牵引时间控制在 2 小时之内，可减少并发症的发生。

坐骨神经牵拉伤在许多文献中均有报道。有学者认为仰卧位牵引时，屈曲位可以使关节囊松弛，但可能使坐骨神经受到更大的张力或者使坐骨神经太靠近关节囊。因此，手术时应使髋关节保持伸直位。

2. 与手术操作有关的并发症处理 髋关节周围有丰厚的软组织包绕，关节腔小限制了手术器械的操作，所以，在建立入路及后面的器械操作过程中，股骨头的凸面特别容易受到损伤。另外，在建立入路时，盂唇也很容易受到损伤，尤其是术者为了避免损伤股骨头关节面，而在穿刺时采用偏向髋臼侧的方向，可能会刺伤盂唇。因此，有学者建议在建立入路时，关节间隙要牵开 10~15mm，穿刺点最好低于盂唇，关节镜头置入方向直接向上或略上提以远离股骨头关节面，避免损伤二者。

股外侧皮神经在前入路呈树枝状分布，如果发生损伤，只是表现为一过性的某一分支的麻痹。股外侧皮神经在关节镜前入口区域就分成 3 支或更多分支，其中一支总是紧邻前入路的位置，通过改变前方入路并不能有效避开该神经。当需要从前入路对关节内进行较复杂的操作时，如取出大的游离体时，扩大切口时可能会造成神经损伤或取出时造成挤压伤。精确地对前方入路进行定位，切开皮肤时不要过深，牵引力量不可过度，进出前方入路时轻柔仔细地操作，能够减少该神经损伤的可能。

（三）肩关节镜

1. 手术体位 对于在麻醉状态下进行的患者，正确的体位摆放对于手术后并发症的预防至关重要。完善的体位应保持呼吸、循环功能正常运行，避免肢体神经压迫而造成麻痹等不良后果。由于肩关节的解剖位置比较特殊，一般采用侧卧位或沙滩椅位。手术中加强监测，在不影响手术和患者安全的前提下，可变动受压部位，避免不必要的损伤。

2. 注意事项 尽管肩关节镜手术创伤小，其术中和术后合并症的发生率很低，但是由于各方面的因素和影响，仍然存在许多问题，甚至出现严重的合并症。如关节外周围组织结构损伤、关节内出血、感染、创伤性滑膜炎、关节肌肉功能障碍、器械损坏等，预防措施除了肩关节自身的解剖因素外，其他注意事项类似膝、髋关节镜操作。

（四）踝关节镜

踝关节表浅，关节镜检查入路方便、损伤小、安全、准确性高，发生关节粘连及感染等并发症少见，故踝关节镜检查具有很高的实用价值，并正逐步成为踝关节外科的重要治疗手段。

但从报道来看，踝关节镜的并发症为血管神经损伤，其次为浅部和深部感染，以及其他如关节软骨损伤、韧带断裂、再骨折、器械断裂以及切口疼痛加重等。

（五）腕关节镜

腕关节镜手术并发症的发生与腕关节解剖、入口位置、手术方法及操作方式有关。腕关节镜的并发症很少且往往很轻微，多数可以预防。关节内结构的破坏可能是最常见的并发症，为了预防其发生，手术医师应熟悉腕部的解剖标志，皮肤切开前先用针头试探，确保其进入关节内无阻挡；进入关节后用钝头套管针，以免损伤骨面；在克氏针固定骨折块及缝针修补软骨盘时为避免对神经血管的损伤，可应用软组织保护器。

参 考 文 献

1. Heshmat Shahriaree. O'Connor 关节镜外科学 [M]. 第 2 版. 上海：复旦大学出版社、上海医科大学出版社，2001.

2. 王健全，敖英芳，胡跃林，等. 关节镜下半月板全切手术方法探讨 [J]. 中华微创外科杂志，2001，2（1）：18-20.

3. 敖英芳，王健全，余家阔，等. 膝关节镜下微创重建前交叉韧带 [J]. 中华微创外科杂志，2001，2（1）：14-17.

4. 陈世强，宋世锋，曾凡，等. 关节镜下射频汽化技术治疗半月板损伤疗效观察 [J]. 中国矫形外科杂志，2010，18（2）：153-154.

5. 徐强，孙康，孙洪亮，等. 关节镜下自体与同种异体肌腱重建膝关节前交叉韧带的临床研究 [J]. 中国矫形外科杂志，2010，18（12）：995-998.

6. 宁廷民. 半月板损伤的治疗 [J]. 中国矫形外科杂志，2008，7（14）：1084-1087.

7. Turman KA，Diduch DR. Meniscal repair: indications and techniques[J]. J Knee Surg，2008，21（2）：154-162.

8. Barber FA，Schroeder FA，Oro FB，et al. FasT-Fix meniscal repair: midterm results[J]. Arthroscopy，2008，24（12）：1342-1348.

9. 何亚彪. 半月板损伤的关节镜治疗进展 [J]. 中国骨与关节损伤杂志，2008，5（5）：439-440.

10. Schindler OS. Osteochondritis dissecans of the knee[J]. Curr Orthop，2007，21（1）：47-58.

11. 黄长明，沈瑞群，王建雄，等. 关节镜结合 X 线透视双监视法解剖等长重建技术在腘绳肌肌腱重建前交叉韧带中的应用 [J]. 临床骨科杂志，2008，11（2）：121-123.

12. Larson CM，Giveans MR. Arthroscopic management of femoro acetabular impingement early outcomes measures[J]. Arthroscopy，2008，24（5）：540-546.

13. Julie E，Adams，Scott P，et al. Arthroscopy for elbow arthritis[J]. Techniques in Shoulder and Elbow Surgery，2007，3：120-125.

14. Abboud JA，Ricchetti ET，Tjoumakaris F，et al. Elbow arthroscopy: basic setup and portal placement[J]. J Am Acad Orthop Surg，2006，14（5）：312-318.

15. 陈戎波. 关节镜在诊断和治疗全膝关节置换术后并发症中的应用 [J]. 中国矫形外科杂志，2008，16（21）：1632-1634.

16. 敖英芳. 膝关节镜手术学 [M]. 北京：北京大学出版社，2004.

17. Judd D，BottoniC，Kim D，et al. Infections following arthroscopic anterior cruciate ligament reconstruction[J]. Arthroscopy，2006，22（4）：375-384.

18. Seon JK，Song EK，Yoon TR，et al. An unusual case of pulmonary embolism after arthroscopic meniscectomy[J]. Arch Orthop Trauma Surg，2006，126（9）：641-643.

19. 孙钢,陈卫衡,赵铁军,等. 髋关节镜手术并发症的处理与预防 [J]. 中国骨与关节损伤杂志,2011,26(2): 97-99.

20. 朱娟丽,金莉,张明学,等. 髋关节镜手术配合与护理 [J]. 军医进修学院学报,2010,31(10): 974-975.

21. 张善勇,杨驰,陈敏洁,等. 颞下颌关节镜手术少见并发症的防治 [J]. 中国口腔颌面外科杂志,2011,9(1): 41-44.

22. 邢国文. 关节镜手术的并发症及其意外 [J]. 中国社区医师,2010,12(33): 64.

23. 刘武,米琨,王斌,等. 踝关节镜技术的临床应用和体会 [J]. 中国骨与关节损伤杂志,2011,26(2): 175-176.

第二节　椎间盘镜技术

一、椎间盘镜技术的概述

脊柱的微侵袭技术较开放手术可以减少手术时间和并发症,减少组织损伤,缩短住院时间,减少术后用药,以及更有利于术后康复。患者也期望尽早重返日常工作、生活,要求医师和生物科技工作者向着工作至之上的社会需要方向发展。

1931 年,Burman 首次介绍可以直接观察椎管的脊髓内镜。1934 年,Mixter 等报道了通过椎板开窗方式来用于椎间盘组织突入到椎管内的治疗。1938 年,Pool 开展了 Burman 的工作,应用内镜对马尾神经背根进行检查。1942 年,Pool 提出了脊髓内镜的概念,报道了 400多例患者的检查过程和结果。但脊髓内镜存在较高的并发症并具有较大的穿刺伤口,也就很快失去了流行性。直到 Ooi 等在手术前使用椎间盘镜对硬脊膜腔进行检查,结果发现下腰椎管狭窄伴有跛行的患者的病理变化包括慢性蛛网膜炎、神经根管狭窄。

FDA 批准使用椎间盘镜的指征是:描述病理变化和局部结构减压,神经根和内固定的检查以及药物的局部使用。目前椎间盘镜的使用扩展到对神经根管的闭合减压、联合激光的应用、脊膜活检、经皮椎体融合、胸椎间盘突出的减压。椎间盘镜也可在胸腔镜辅助下进行胸椎椎间盘切除、侧弯的矫正、活检、脓肿的引流、椎间融合以及前后路腰椎间盘的切除和融合。

1. 腰椎显微内镜椎间盘切除　MED(纤维内镜椎间盘切除系统)可以通过微侵袭到达脊柱,有一套专用的工具和技术(图 2-4-2-1,图 2-4-2-2)。

MED 结合内镜可成功地进行游离椎间盘碎片的摘除和侧隐窝狭窄的扩大。同标准的小开窗椎间盘切除手术相比,椎间盘镜手术入路具有更小的手术切口和组织创伤。可实施门诊手术,避免使用全麻,减少住院时间和费用。

MED 的手术指征与微创椎间盘切除术类似。Muramatsu 等认为,MED 不适合于椎间盘突出伴有节段性不稳和下腰痛患者、伴有腰椎管狭窄和突出或二次手术的患者。然 Guito 等认为,这一技术可在通过一侧手术入路进行腰椎管狭窄的双侧减压。

2. 内镜下腰椎椎弓根螺钉固定手术　Boden 及其同事发展了电视 X 线机透视辅助下的经皮后方内镜入路进行椎弓根螺钉技术的操作。Muller 等通过尸体研究了进行椎弓根螺钉固定手术技术的可行性。Endius 公司研发了一套经皮后外侧单工作通道椎弓根螺钉固定和后外侧腰椎关节固定系统(图 2-4-2-3)。

Muller 等设计了经肌肉置入椎弓根钉棒固定设备,这种硬质手术套管的直径是 1.5cm、长5cm,同时采用一次性套针系统,其包括钝头分离器、螺纹套管以及安全套系统,手术野照明通过一个直径为 4mm、长 18cm,视角分别为 0°、30°和 70°的内镜实施,Diapason 钝头椎弓根

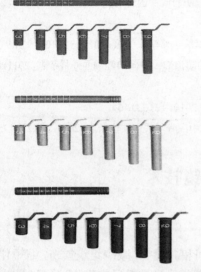

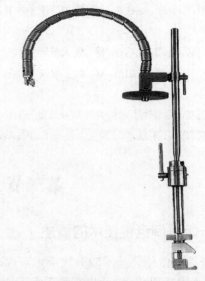

图 2-4-2-1　MED 逐级扩张器和工作通道套管　　　　图 2-4-2-2　微侵袭内镜椎间盘切除系统固定
工作通道的连接装置

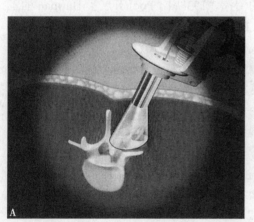
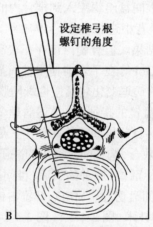
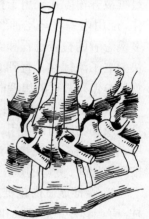

图 2-4-2-3　Endius 系统用于经皮椎弓根螺钉置入
A. 设定椎弓根螺钉的角度；B. 椎弓根螺钉置入 Endius 系统侧位及轴位图

　　探针用于探查椎弓根壁的完整性。椎弓根螺钉使用"U"形头螺钉，螺钉头上的连接棒交锁固定于球环面，椎弓根螺钉安放使用倾斜设计，为术者在安放过程中提供了完整的反馈信息。

　　Endius 系统包含牵开器和探针，Endius 系统的扇形装置便于术者钝形分离同侧两个椎弓根及椎弓根间的间隙，最终该系统可在一个通道完成一个运动节段的椎弓根螺钉固定，而且显露空间足够安放椎弓根螺钉的棒及板系统。

二、椎间盘镜的原理和类型

　　经皮椎间盘手术的理念是通过圆柱状的工作通道进行微侵袭和内镜下的治疗。许多学者报道经皮椎间盘手术可明显缓解疼痛并能改善脊柱的不稳定。工作套管具有不同的形态和大小，从金属到塑料，从刚性到可屈性，这些工作套管具有各种牵开功能，管状牵开器对组织产生压力较小,因此在长时间手术过程中可明显提高组织的灌注。避免了一般的牵开器械常导致局部邻近组织缺血。

内镜手术器械

内镜手术器械与大多数脊柱手术器械有明显的不同。在胸腔镜和腹腔镜手术过程中,工作长度距离在 14~30cm,因此需要对标准器械进行改进,较标准手术器械要长,而前路内镜器械更长并且带有刻度表示深度,以利于术者在局部解剖的二维平面更易观察和定位。套管与器械顶端之间有一段距离,由于杠杆作用,术者动作经常被放大,所以,为了准确操作,术者必须采取新的方法。通常,手术必须用双手操作,也可将工具依胸壁套管为支点来达到稳定。而轻的工具(吸引器、双极电凝、内镜剪刀和髓核钳),可用一只手得到很好的控制,这样术者就能同时使用双手进行操作。然而,对于较重的工具(如枪形咬骨钳、刮匙)或闭合硬膜的工具进行精确操作,医师必须使用双手。

1. 分离工具 大多数内镜脊柱工具类似于开放手术器械,如吸引器、内镜剪刀和髓核钳、枪形咬骨钳、刮匙、组织镊、直角钳、胸膜分离器,双极电凝、神经根拉钩,但为适应内镜手术的需要而有所改进,特殊器械有工作通道器械(如 METRx)、分离剪刀等(图 2-4-2-4)。

2. 牵开器 椎间盘镜手术过程中,常规使用微创牵开器如:肺钳、Allis 钳或 Babcock 钳、扇形牵开器等(图 2-4-2-5)。

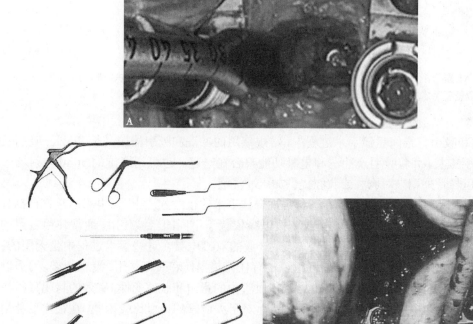

图 2-4-2-4 A. 带有各种刻度的标准手术器械;B. 单工作通道的内镜操作器械具有各种角度和长度;C. 带有电凝的手术器械方便操作、避免交替使用

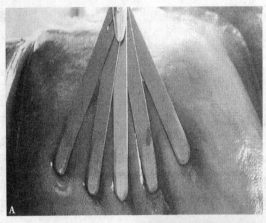
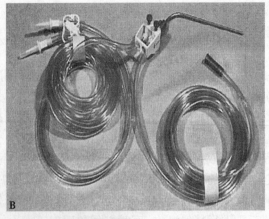
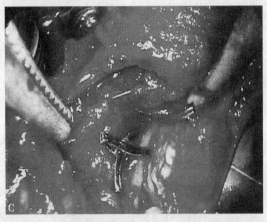

图 2-4-2-5　A. 扇形牵开器便于术中牵开内脏组织；B. 冲洗吸引设备可为手术提供清晰的手术野；C. 内镜血管夹为微侵袭手术提供结扎和止血作用

3．冲洗和吸引　椎间盘镜手术过程中，常规使用的冲洗和吸引器械是长 Frazier 吸引头或喇叭状吸引工具，并将吸引及冲洗和电凝功能整合在一起。也可用廉价的 50ml 注射器带有中心静脉压导管外鞘来对胸腔或腹腔提供加压冲洗液。

4．止血工具和方法　内镜止血方法和常规脊柱手术的止血方法相同，电凝通常整合到分离、冲洗吸引工具中，不论是双极电凝或单极电凝依赖于不同的器械使用，通常使用专用的具有长枪状手柄的电凝设备或斜面双极电凝，一般的双极电凝在这些手术过程中是无用的。另外，超声刀的穿透能力非常弱，对邻近组织没有任何热损伤和破坏作用，没有烟雾，刀刃以 55Hz 的频率振荡，移动距离是 60～80μm，能使血管内的蛋白和胶原变性，有效的封闭直径在 1mm 以内的血管，可兼有切割和电凝作用。然而对于大血管的止血比较困难，往往需要使用内镜血管夹进行血管夹闭止血。

常用的止血剂有明胶海绵、Nu-Knit、骨蜡涂、浸有凝血酶的粉剂及凝胶（图 2-4-2-6a）。

5．内镜电钻　椎间盘镜脊柱手术中通常使用的是现代、低扭曲、高速的气压电钻，多用于内镜下骨的去除，这种内镜电钻柄部的近端装有枪状柄，用双手握住枪状握把和手柄，便于对电钻实现 3 点把持，增加了操作的稳定性和精确性。MidasRex 电钻钻头有 25～40cm 长各种型号，并配有保护性的具有伸缩和可调性外套，能使术者调节钻头的长度，防止邻近组织的损伤。内镜使用的钻头有多种（图 2-4-2-6bc）。粗糙的磨钻用于椎体的打磨，并对周围结构可

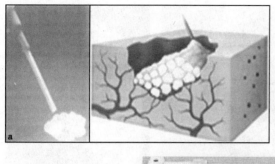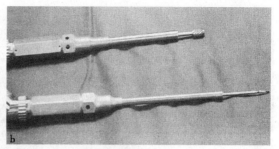

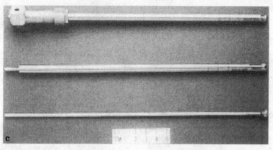

图 2-4-2-6　内镜止血和电钻
a. 各种止血剂；b. 内镜手术使用的各种钻头；c. 带有安全保护罩的钻头

产生热，这种电钻可使骨质产生碎骨浆，填充松质骨的缝隙从而减少骨出血，但在胸腔内不形成过多的碎屑。

6. **手术导航系统**　在椎间盘镜手术过程中，准确定位病变节段是必需的，影像导航系统在提高螺钉安放的准确性上面扮演着重要的角色，常用的辅助影像学定位方法是平片、C 型臂 X 线机和多平面 X 线机常作为内镜下脊柱手术减压和内固定的导航系统。尽管每种模式为手术都提供了有效的价值，但没有一种能完全地提供准确的轴向和三维立体信息。虽然经典的影像导航系统能提供更多的信息，但需要将手术部位术前的影像学数据与术中进行整合（图 2-4-2-7）。术中 CT 数据能提供准确的最新的解剖信息，但该技术增加了手术的费用和时间。在可视下根据患者的个性化解剖进行定位、减压和螺钉置入，使内镜手术的有效性得以提高。影像导航系统对于内镜和微侵袭手术中神经监测和导航具有重要作用，因为内镜手术经常是二维空间，如果加上监测体感诱发电位（SSEP）和肌电图（EMG）则在手术减压和内固定过程中能有效地阻止神经损伤。Neurovision 系统能在术中提供肌电图电波，可提高微侵袭脊柱内固定手术中椎弓根螺钉置入的准确性。

7. **内镜可视系统**

（1）内镜应用：在椎间盘手术过程中手术内镜和照相机的使用类似于标准手术的显微镜，能提供照明和放大系统，能在深部提供照明并能在工作区域改变方向，同时提供无障碍、清晰的手术野、具有长聚焦的作用。然而也有一些学者通过内镜操作进行后外侧腰椎间盘切除。

目前使用的大部分手术内镜是 Hopkin 镜片系统，该系统将空气和几个水晶镜片整合在一起，放入内镜镜筒里，能传送光线和清晰图像，同时变形很小。该系统使用 3 个独立的镜片：远端物镜、中继镜片和近端目镜。然而可屈性、低分辨率或小直径内镜应避免应用在脊柱手术过程中。大多数内镜的物镜视野角度为 0°～60° 不等。通常情况下 0° 内镜用于直接观察内镜前方的术野，失真很小。离轴内镜能使医师看到一圈的范围或者看到深部术野的边缘，

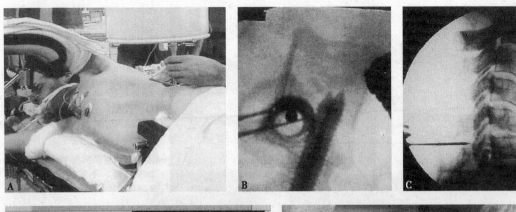

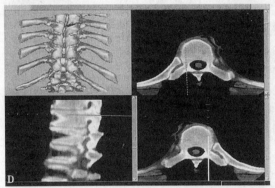
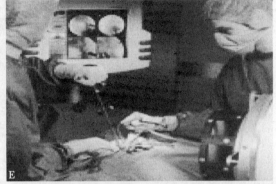

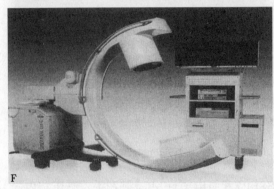
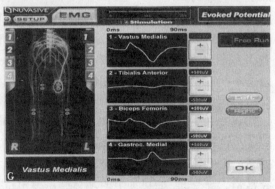

图 2-4-2-7　手术过程，术前和术中的定位；后方入路 Steinmann 定位针的置入；三维影像导航系统的检测，SiemensIso 系统；适时肌电图的检测

它的缺点包括光线较弱和中度的失真。通过旋转镜头的长轴术者能彻底看遍胸腔或腹腔。相对直视和其他视角内镜来说 30° 的视角内镜对于显露脊柱手术范围较广，更加理想。

今天，许多医院具备各种手术使用的高质量内镜系统，这些系统必须包括数码相机、光纤、照明源、信号处理机、录像监视机、图像捕获器、录像机、图像打印机等等。椎间盘镜不但具有 1cm 直径的镜头，而且具有宽广的视野和照明、变焦和聚焦能力、高清晰影像和分辨率、准确的颜色再现、多种偏斜角。在特殊复杂或显微手术过程中，3D 双室内镜能为提供更深的感觉图像。

（2）数字影像：现代内镜手术技术使用光学数码相机联合录像监视系统为术中可视提供明亮的放大的图像，图像传输到多功能录像监视系统以便术者和麻醉师观察手术过程（图 2-4-2-8）。

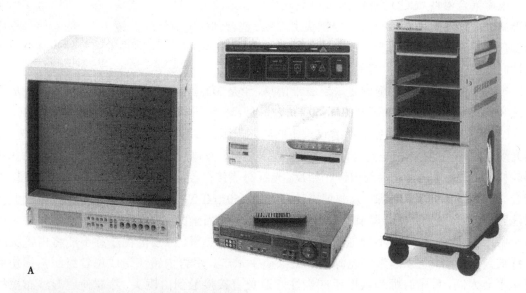

A

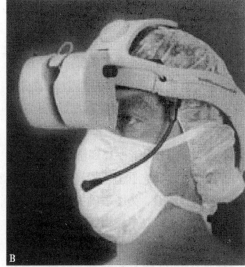

B

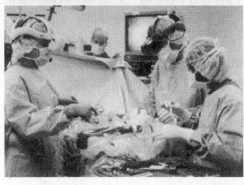

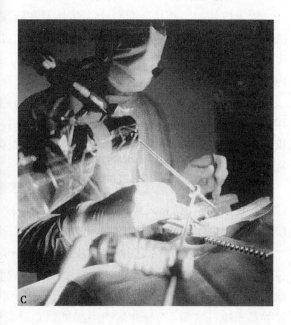

C

图 2-4-2-8 数字系统

A. 数字系统的辅助设备：监视器，照相机，CCD，打印机及记录设备；B. 3D 可视系统；
C. 机械手操作平台

电荷耦合器件（CCD 系统）通过单晶硅片极大地改善了图像的质量、高分辨率数字信号和准确性，CCD 片可直接整合到内镜头上，或者整合到内镜更近端的镜头上，随着信号程序和颜色的重新编码，CCD 为光纤和视频提供了更鲜明的图像。CCD 技术的突破为高分辨率软性内镜生产和 3D 立体内镜的发展提供了可能。

椎间盘镜手术最大的障碍是缺乏三维信息，于是 3D 立体内镜成为可能，3D 内镜的成像方法有 3 种，但由于使用中可产生不舒适、头痛以及环境的限制，3D 系统受到一定的限制。

（3）照明系统：椎间盘镜下手术过程中照明的光源大多数手术室使用的是氙和卤素光源，其光缆有两种类型：一种是光纤，另一种为液体光缆。液体光缆不容易断裂，较耐用，对热传得较快，因此必须马上连接到内镜。相反，光纤对热传得较慢，它的脆性较大，容易断裂，裂缝会降低光线的亮度。通常，光源使用的灯泡为 250～400W，会产生相当多的热量，因此必须注意。光线的亮度可以调节控制。然而，氙光源比卤素光源的亮度大，卤素光源通常应用于临床手术中，因为它不像氙光源那样产生巨大的热量，特别值得注意不能将内镜头或光纤放到无菌手术区，因为氙光源会点燃纸质手术巾。尽管内镜头造成患者组织热损伤的概率不会太高，手术医师和其助手应当注意避免直接接触到内镜头，除非使用湿纱布擦拭镜片。

（4）术中应用：手术前均需调整内镜末端的照相系统以获得清晰的图像，手术团队必须校验一种标准的图像，以便保持在任何时候术者可获得相对稳定的视野。

因为内镜和照相机明显低于人体体温和湿度环境，手术初期雾的产生是必然的，消除方法是：热生理盐水中浸泡预暖内镜头，或在手术过程中用热溶液冲洗，无菌除雾液或 FRED 液可用海绵涂到内镜镜片上，可清除内镜上的雾。有一些内镜带有镜片清洁装置，该装置可在内镜头上喷洒冲洗液。

由于助手在扶持稳定工作通道是容易疲劳，稳定操纵椎间盘镜，使其与患者脊柱的位置相对固定，往往需要使用机械臂或气压连接臂，将内镜固定在手术台上。也有自动、声控计算机辅助内镜固定器。内镜固定器有以下优点：简化手术、稳定图像、将助手的手解放出来进行其他操作。

（5）图像捕获和记录系统：在椎间盘镜手术过程中图像的捕获可采用瞬间录像和持续录像来记录，标准图像格式包括光学图片、数码图片、S-VHS，8mm 的数码或微型数码录像机或 DVD 数字光盘。这些资料可在家庭和办公室打印或播放，并能较长时间保持。

（6）内镜手术过程：选择合适的工作通道一般根据手术部位和疾病特殊的性质。对于脊柱后路椎间盘镜手术来说，通过逐级序列的金属套管扩张器来代替单一的导引套管针。该系统首先安放小的 Steinmann 导针或 Kirschner 导丝作为手术区域定位针，经 C 型臂 X 线机和影像导航系统证实后，沿导针依次逐级扩张并分离肌肉纤维的附着处建立工作通道，从而最大可能地减少了医源性损伤。当扩张至理想直径时，便可安放工作通道，随后安全地置入牵开器。后路椎间盘镜手术系统共用内镜照相系统提供照明和放大工作通道，手术器械和固定均直接通过这一通道使用，这些共用系统包括：Access Port 系统、METRX 系统、Nuvasive 系统、ATAVI 系统，其机制是通过套管进行扩张和建立圆柱状工作通道。对于多节段减压或融合手术要求广泛的经皮暴露，因此需要更特殊的套管，当标准的套管扩张器建立后，此套管可进行扩张，这个系统包括：Xpand 系统、ATAVI 可屈通道系统，扩张后该系统可获得直径为 40～60mm 的工作通道直径。

三、椎间盘镜操作技术和注意事项

（一）经皮内镜下颈椎间盘切除和内固定术

颈椎间盘突出症外科手术治疗的常规方法是在全麻下进行前路颈椎间盘切除、椎间植骨融合。然而，此种术式需要进入椎管，常伴有严重并发症发生的风险，如硬膜外血肿、神经周围纤维化或脊髓损伤，植入物的并发症有髂骨取骨部位的顽固性疼痛，假关节性疼痛，植入物脱位或成角、塌陷，后凸畸形，植入物下沉等，发音障碍和声音嘶哑。经皮内镜下颈椎间盘切除（PECD）是一种治疗颈椎椎间盘突出症的新的微侵袭手术方法治疗，这一手术治疗的方法是通过局麻下经皮切除突出的髓核组织使椎间盘缩小以达到对脊神经根的减压，而微侵袭PECD手术可以避免这些并发症的发生。颈椎间盘软性突出引起的颈臂痛和根性痛是PECD的通常的手术适应证。PECD已经通过了生物力学测试和尸体研究，即使PECD手术失败，可改为传统的颈前路手术治疗。PECD手术的优点是：避免硬膜外血肿、神经周围纤维化的发生，并能更好维持椎体运动节段的稳定性，减少前路椎间盘术后复发的风险，具有好的美容效果，缩短手术时间及住院天数，以及康复较快等。

PECD的局限性是：对节段性不稳定及颈椎间盘源性疼痛治疗无效。传统开放手术需要延长颈部通道向椎间隙置入融合/支撑器以获得脊柱的稳定性，人工椎间盘置换可获得椎间稳定，避免了开放椎间盘切除融合手术带来的各种并发症。

1. 适应证　PECD的手术治疗的指征包括：

（1）颈椎间盘突出引起的颈臂神经痛经保守治疗无效者。

（2）颈椎间盘髓核已破裂突出至后纵韧带下。

（3）颈椎在后伸时根性症状加重，屈曲时减轻，颈神经根牵拉试验和颈椎间孔挤压试验均呈阳性。

（4）因颈椎间盘突出引起头痛和眩晕等头、颈部症状持续1年。

合并颈椎不稳和颈椎间盘源性症状的患者行PECD后应考虑附加增加稳定性的手术。

2. 禁忌证　PECD的禁忌证是：严重的神经病变，节段性不稳，急性锥体束症状，进行性脊髓病变和其他病理性变化（骨折、肿瘤、妊娠、感染）。

3. 手术器械和设备　PECD的器械包括：18号脊柱导针、细导丝、牵开器、工作套管、环钻、各种髓核钳（图2-4-2-9），AYG激光或工作内镜（图2-4-2-10）。图像捕获和记录系统，可透视手术床，全麻设备以及气管切开设备。

4. 术前准备和麻醉　术前应用抗生素以减少感染发生的风险，术前宜使用镇静药物，PECD手术室要严格无菌，患者仰卧于手术床上，颈部轻度后伸，软胶带置于前额固定头部，双侧肩下和颈部垫薄枕，双侧上臂及肩部用条带向下轻轻牵引，C型臂X线机置于头侧，先依据体表解剖标志进行病变间隙的皮肤标记，常规消毒术野皮肤。手术是在1%的利多卡因局麻和镇痛下进行，术中医师和患者保持交流，以便医师了解患者症状和体征的改变。少数主动要求或不能忍受这种体位的患者可采用全麻。如果术中操作加剧脊髓的压迫，则需要紧急转为开放手术。

5. 手术技术

（1）插入导针：术者用食中指将气管和喉推向对侧，在胸锁乳突肌和气管之间向椎体表面紧紧压迫，直至触摸到颈椎前部（图2-4-2-11），使气管和喉推向内侧，颈血管鞘推向外侧（图2-4-2-12），穿刺针经气管食管鞘与颈血管鞘之间的间隙插入，在C型臂电视X线机透视

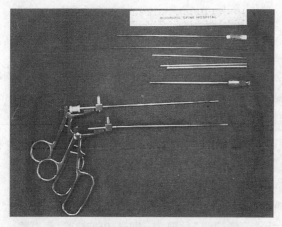 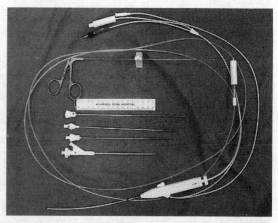

图 2-4-2-9　经皮内镜颈椎间盘切除 WSA 器械：1mm 和 2mm 的扩张器，3mm、4mm 和 5mm 的工作套管、钳子及纤维环环钻

图 2-4-2-10　经皮内镜颈椎间盘切除 WSA 颈椎激光系统

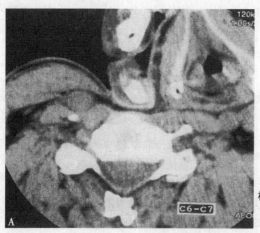 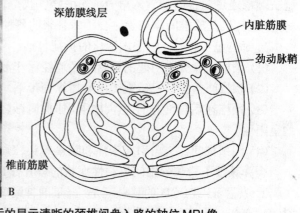

图 2-4-2-11　用手指将气管推开后的显示清晰的颈椎间盘入路的轴位 MRI 像
椎前筋膜、深筋膜浅层、颈动脉鞘、内脏筋膜、颈筋膜

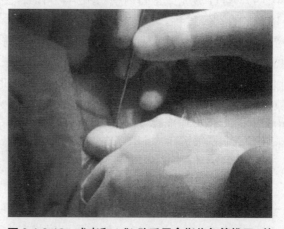

图 2-4-2-12　术者和（或）助手用食指将气管推开，其他手指触及颈椎的前方，将 18G 导针插入

下将穿刺针针尖插入前纤维环的中心，随后将穿刺针向椎间盘再插入约 5mm。在椎间盘后半部分注入 0.5ml 造影剂，插入细导丝取出穿刺针，然后在皮肤上做一小切口(>5mm)。

（2）插入工作套管：皮肤切开后，沿着细导丝逐级置入扩张套管进行安全的扩张，前纤维环用环钻切开，将工作通道安装固定在椎间隙内，再次用 C 型臂电视 X 线机透视确定无误。依据椎间隙的高度，使用 3.0～5.0mm 的工作通道。

（3）椎间盘切除：椎间盘切除术在 C 型臂电视 X 线机监控下进行，用环钻将前方纤维坏切除一小部分，再对后方椎间盘组织进行广泛地切除减压，这样可保留更多的前方结构，髓核钳可取除髓核组织直至后缘，取出包括突出于后纵韧带后方的髓核组织，手术过程仔细操作以防损伤脊髓组织(图 2-4-2-13)，完整切除中部的髓核组织，外侧的髓核根据病变的位置确定是否切除。切除突出椎管的髓核组织时应仔细、谨慎的剥离与周围组织的粘连，椎间盘的前部分可不必切除以防术后后凸畸形发生。通过髓核钳的冲洗通道向椎间隙注入头孢与凝胶混合物使椎间隙抬高。

（4）内镜激光椎间盘切除术：内镜 Ho∶YAG 激光的工作精确度具有 0.3～0.5mm 切除深度(图 2-4-2-14)，可使椎间盘消融和固缩，用髓核钳切除突出的椎间盘后，使用 Ho∶YAG 激

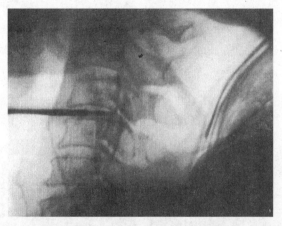

图 2-4-2-13 侧位像显示钳子顶端位置

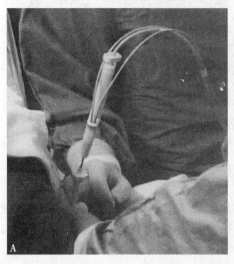 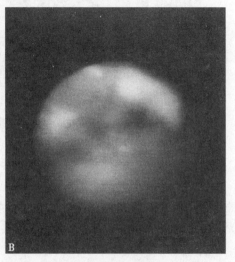

图 2-4-2-14 A. 内镜 AYG 激光系统；B. 内镜下激光椎间盘消融

光进行减压，在激光减压过程中，术者通过在椎间盘内插入小的内镜观察突出组织周围的切除情况，持续进行盐水灌溉以防热量的传输引起脊髓和神经根的损伤，并预防局部发生细菌感染。

（5）置入膨胀器：脊柱膨胀融合系统内置物通过狭窄的工作通道置入椎间隙（图 2-4-2-15，图 2-4-2-16），逐节旋转膨胀柄使内置物膨胀。最终固定于椎间隙，并维持椎间盘的高度，维持脊柱的稳定性（图 2-4-2-17）。

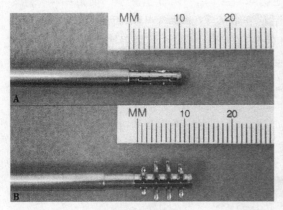

图 2-4-2-15　A. 颈椎膨胀器的最初大小；B. 膨胀后的状态

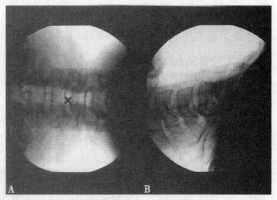

图 2-4-2-16　术中 C 型臂透视见膨胀器固定 C$_5$-C$_6$ 间隙

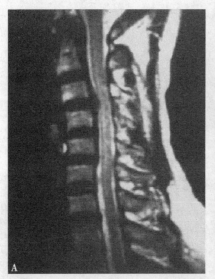
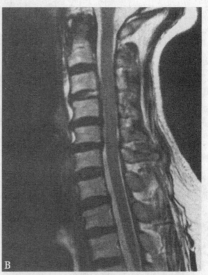

图 2-4-2-17　MRI 显示经皮内镜颈椎间盘切除术后突出的髓核发生固缩

术者在置入导针和套管时应注意并通过手摸感觉颈动脉的搏动，避开颈动脉插入。通过 C 型臂电视 X 线机前后位透视来确定导针和套管的位置，以防损伤椎动脉。术者或助手应用指尖触及到椎体的前面，以避免将气管和食管刺穿。通过 C 型臂电视 X 线机侧位透视来确定导针、环钻、咬骨钳、激光纤维等器械应离椎体后缘 2mm 以保护脊髓，椎间隙常用 1000ml 混有抗生素的盐水灌注以减少椎间盘炎和硬膜外脓肿的发生。

6. 术后护理　患者术后严密观察 3 小时以便发现可能出现的并发症，所有患者可允许手术当天回家,患者卧床休息不超过 24 小时,术后口服抗生素和止痛药 3～10 天,根据患者情况颈围推荐使用 3～14 天。术后的康复治疗包括:理疗,硬膜外注射类固醇及利多卡因,颈部肌力及活动范围的康复训练宜在术后 4～6 周进行,每周 2 次,持续 3 个月。

7. 结论　椎间盘镜技术结合 C 型臂电视 X 线机的导引下经皮椎间盘切除和内镜 YAG 激光椎间盘切除治疗椎间盘突出伴有根性疼痛的患者是一种较保守和没有损伤的治疗方法。PECD 适合对患者实施门诊手术,安全性及有效性与中央性椎间盘突出患者的前路开放手术相当。PECD 可安全有效地对颈椎间盘突出伴有节段不稳及椎间盘源性的颈痛的患者获得稳定。

（二）椎间盘镜下后外侧胸椎间盘切除术

PETD 是一种治疗有症状的胸椎间盘突出症的微侵袭手术方式,需要完全的 PETD 外科解剖、手术知识、专业的外科手术训练、实验室的手法技巧训练以及有经验的外科医师协同工作。

1. PETD 的适应证和禁忌证

（1）PETD 的适应证:①胸椎间盘突出引起的胸椎、胸壁疼痛、麻木,以及引起的椎管内梗阻;②最少 12 周的保守治疗症状无改善者;③ MRI 或 CT 椎间盘扫描结果阳性,并有持续的相应节段临床表现。

（2）PETD 的禁忌证:①严重的胸段脊髓压迫或影像学显示完全性胸段椎管梗阻;②既往有脊柱关节强直合并椎间隙狭窄,或骨质增生导致椎间隙入路梗阻。

2. 手术器械和术前准备　必需的手术设备及器械是（图 2-4-2-18）:① C 型臂 X 线机;②可进行透视的手术床;③装备数码监护的内镜系统,DVT/VHS 记录仪,光源、打印机及三维数码摄像系统;④胸腔镜椎间盘切割系统（Karl Stkrz）,包括 4mm 0° 内镜;⑤胸腔操作内镜,3.5mm,6°,及诊断内镜 2.5mm,0° 及 30°;⑥长、短兼备的胸椎间盘切割器械;⑦内镜下抓持钳及切割钳和剪刀;⑧内镜探头、刀、锉及磨钻;⑨环锯;⑩ Holmivm,YAG 激光治疗仪,配备 550μm 钬纤维并带有 3 种角度探头（图 2-4-2-18）。

3. 麻醉　采用局部麻醉,意识清醒并适度镇静,患者能够有反应。麻醉前给予 2g 头孢唑林钠（Ancef）和 8mg 地塞米松,脑电图检测麻醉的精确度。

4. 患者体位　患者俯卧位,患侧胸部下放一个 20cm 左右可透视 X 线的海绵垫。前臂置于头上的前臂托上。肢体远端、半侧臀部、肩部均固定以防止突然移动。

5. 定位　应用 C 型臂 X 线机透视确定节段,用标记笔标示中线,节段及进入点（图 2-4-2-19）。C 型臂 X 线机透视下精确识别（刺入椎间盘的 18 刻度针）操作节段（图 2-4-2-20）。中胸段进针点标记在中线旁 4～5cm,下胸椎及上胸椎 6～7cm。器械的位置在操作中通过 C 型臂电视 X 线机在两个平面监测。确定相关节段后于肋间肌肉安放电极进行神经电生理监测。

6. 手术操作　有斜角的 20 号、3.5 英寸穿刺针插入进入点,在 X 线透视引异下,以 35°～45° 角从矢状面指向椎间盘,逐渐进入安全点,其位于椎弓根线和肋椎关节的肋骨头之间。在穿刺过程中,始终保持尖端与肋骨头正中面平行,以免进入椎管,并保持在肋椎关节中央以避免刺伤肺脏。刺穿纤维环后,穿刺针很快进入胸椎间盘的中心,拔出穿刺针的管芯针,注入造影剂,观察注射阻力及注射容量,X 线透视下会产生固定的疼痛,表示穿刺成功,即可进行手术（图 2-4-2-21～图 2-4-2-26）。

将一个狭窄的 12 英寸的导线通过脊柱穿刺针进入到椎间盘的中心,去除穿刺针,穿刺点处做 3～4mm 的皮肤切口。椎间盘切割术步骤包括:安放套管,扩张器通过导线进入髓核,用

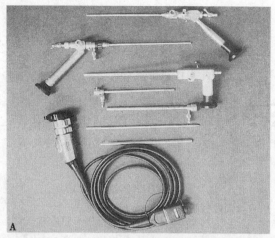
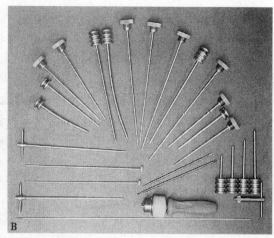
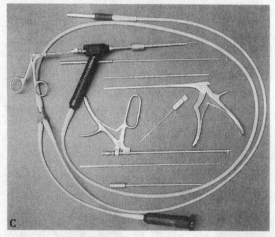

图 2-4-2-18　后外侧入路内镜下胸椎间盘切除术器械
A. 胸腔镜（0°、6°、30°）和 3 晶片数码相机；B. 内镜工作套管系统、环锯、粗锉、圆钻；C. 多种型号的枪钳及咬骨钳

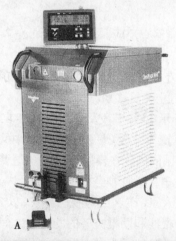
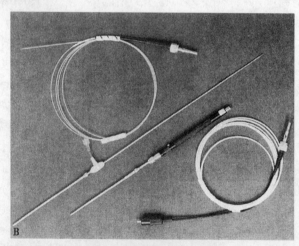
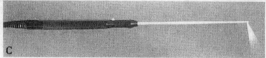
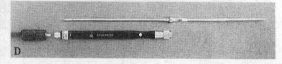

图 2-4-2-19　钬 YAG 激光系统用于激光热固化
A. 80W 双极 YAG 激光发生器；B. 550mm 平头的钬裸露纤维及向右开口探头；C. 一次性的单向加热探头；D. 可重复使用的单向加热探头

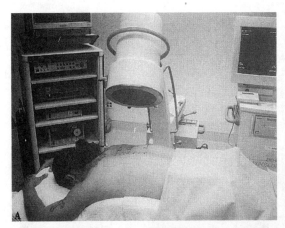
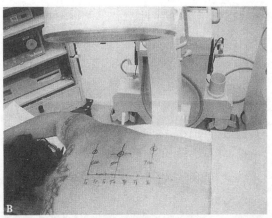

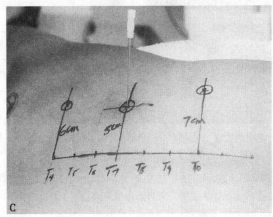

图 2-4-2-20　A. 患者体位；B. 定位、皮肤标志；C. 穿刺针放置

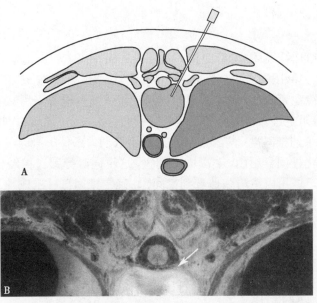

图 2-4-2-21　后外侧内镜下胸椎间盘切除术的手术入路、穿刺针位置
A. 轴位示意图；B. 尸体横断面显示后外侧入路

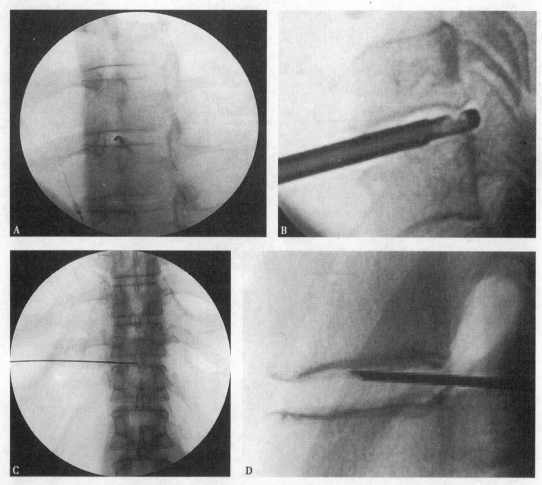

图 2-4-2-22　A、B. X 线透视下针 / 芯的位置；C、D. 其安全区位于椎弓根与肋骨头之间，针芯顶端进入椎间盘中央

环锯取代扩张器并剪切纤维环，套管距椎间盘还有一段距离，应用刮匙、环锯、微型钳进行椎间盘切割，椎间盘激光减压。通过套管 25° 的环形调整轨迹，允许在 50° 范围内切除椎间盘。

在应用椎间盘镜观察的过程中，增厚的椎间盘组织及髓核可采用微型钻、髓核钳或椎间盘切割器去除，去除阻拦进入椎间隙的巨大骨突及肋骨头，或可通过锐利的锯齿的环锯钻孔。YAG 激光可切除残余的椎间盘（表 2-4-2-1），然后于低动力条件下凝固及紧缩间盘，进一步减轻突出的程度及固化椎间盘组织，热凝固椎间盘，这也同时导致去神经化，随后再应用椎间盘切割术去除纤维环。用内镜清楚地看到椎间隙，确定椎间盘减压成功。撤掉探头和套管，0.25% 布匹卡因溶液浸润伤口，以敷贴覆盖伤口。

表 2-4-2-1　胸椎激光热固化术中激光的状态

	阶段	瓦特	焦耳
胸椎	1	10	500
胸椎	2	5	300

激光能量 10Hz，持续 5 秒后结束

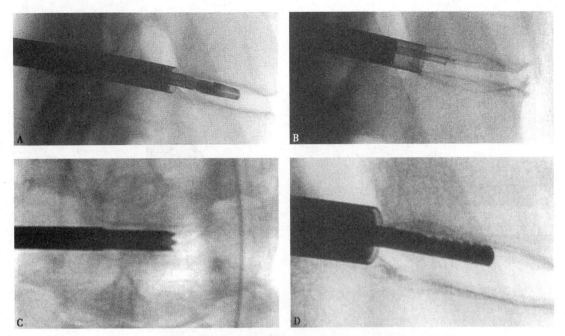

图 2-4-2-23　X线透视下后外侧途径内镜下胸椎间盘切除术的器械
A. 微型钻；B. 环锯；C. 单向加热激光探头；D. 内镜锉

7. 术后护理　术后立即检查神经情况及胸部 X 线机透视以排除气胸，术后卧床 1 小时，也可观察 3 天。对症治疗包括：局部冰敷、止痛。术后第 2 天进行渐进性功能锻炼，1～2 周后可允许工作，但并不包括体力劳动及久坐。

8. 结论　PETD 是微创外科手术技术，用以治疗有症状的胸椎间盘突出症，由于通过内镜操作，组织损伤小，死亡率为 0，它有很大优点，但需要熟练的外科解剖知识，PTED 手术操作技巧，专业的手术训练和实验室里手术操作的训练，以及和有经验的内镜医师一起工作，以便于操作熟练并避免可能的并发症。

9. 并发症　熟悉胸廓及胸椎的外科解剖及手术技巧，选择合适的病例，术前周密的手术计划，正确诊断评估可以使 PETD 熟练并预防潜在的并发症。所有胸椎开放手术的并发症都是可能发生的，但在 PETD 中发生频率较小，不需要切断肋骨或塌陷肺腑。

（1）气胸，肺损伤，术后肺不张：预防气胸的关键是脊柱穿刺针应进入到安全点—位于椎弓根线和肋椎关节的外侧肋骨头之间，即可避免穿刺到肺腑。直接内镜观察帮助避免肺损伤。术后进行胸部 X 线透视，杜绝气胸发生，即可防止肺不张的发生。

（2）感染：严格无菌操作即可避免，术前 30 分钟预防性静脉应用抗生素，发生率比后外侧及经胸腔入路更小。但多个椎间盘镜切口感染的发生与后外侧及经胸腔入路相同。

（3）无菌性椎间盘炎：激光烧灼可预防，但须避免损伤终板。

（4）血肿：通过仔细操作及小切口可减小血肿的发生率，术前 1 周不可服用阿司匹林类药，术后于操作点压迫止血及应用冰敷。

（5）血管损伤：胸主动脉及部分分支，肋间动、静脉，奇静脉，半奇静脉均有可能损伤。熟练的解剖，严格的操作可以杜绝这类损伤。

（6）神经损伤：罕见神经损伤报道，没有脊髓损伤的报道，神经根（肋间神经）损伤引起的

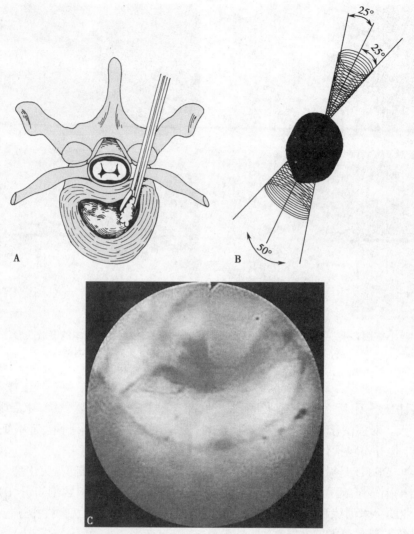

图 2-4-2-24 胸椎间盘切除术的扇形操作技术及内镜直视下激光热固化
A. 胸椎间盘摘除术示意图; B. 扇形操作技术; C. 钛探头操作

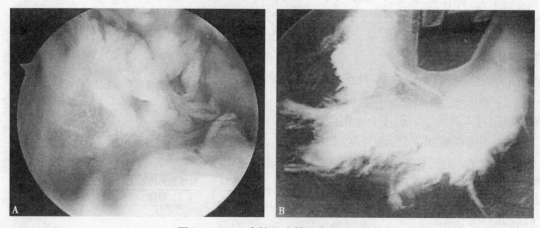

图 2-4-2-25 内镜下胸椎间盘切除术
A. 镜下观; B. 内镜下采用髓核钳切除椎间盘

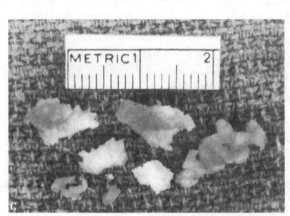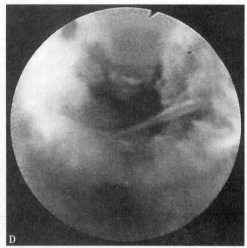

图 2-4-2-25　内镜下胸椎间盘切除术（续）
C. 清除的椎间盘碎片；D. 激光用于椎间盘减压

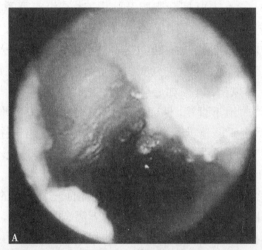

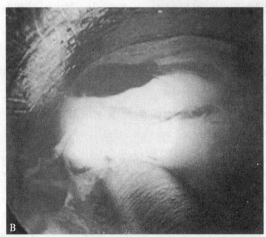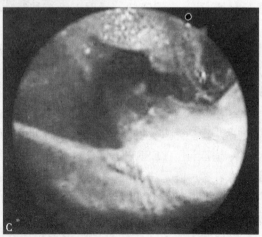

图 2-4-2-26　PETD 治疗后镜下视野

A. PETD 治疗后可见椎间盘终板处的缺损；B. 在肋间神经下方进行椎间盘的切除；C. 微创椎间盘切除术后的肋间神经

肋间肌肉神经电生理监护可以避免。内镜直视下，肋间损伤可以避免。穿刺针在肋骨的后方或表面进入安全点，避开了肋骨上缘的肋间神经。在椎弓根线边缘操作即可避免脊髓损伤。

（7）交感链和分支损伤：手术前准确定位可避免压迫支气管导致的压迫性神经丛病。熟悉解剖及穿刺置于安全点可防范。

（8）过度麻醉：体表电生理监护可以精确监测镇静的程度，可防止过度镇静或镇静不足。另外，患者在整个过程应保持反应。

（9）定位错误：X 线透视定位可防止在错误节段操作。疼痛诱发试脸及椎间盘造影可进一步地确定病变节段。

（10）硬膜破裂：未见报道。

（11）软组织损伤：在 PETD 中不会发生。

（12）椎间盘组织减压不彻底：通过应用多种措施如钳子、磨钻、椎间盘切割器、激光汽化组织，可减少其发生率。

10. PETD 的优点和缺点

（1）PETD 优点：①通常在局麻下完成，而不需要全身麻醉；②切口小，切口瘢痕亦较小；③出血少；④死亡率为 0；⑤不需要打开胸腔及肺塌陷；⑥没有严重感染；⑦避免血管损伤；⑧不需切断肋骨；⑨不需脊柱融合及固定；⑩不切断肌肉、骨、韧带，不干扰硬膜、脊髓、神经根；⑪没有硬膜外血肿；⑫很少使用止痛药，住院时间很短；⑬生理及心理创伤小；⑭不会加重脊柱不稳；⑮恢复日常生活及工作较快；⑯比常规椎间盘切割术花费小；⑰方便进行多节段椎间盘切割术；⑱适宜于高风险患者，如心肺疾病、老年、过度肥胖者；⑲手术当天即可进行功能锻炼，有利于康复；⑳内镜下直视，保证了手术的有效性，可得到安全有效的结果。

（2）缺点：PETD 不适应于严重椎间盘突出压迫脊髓引起的剧烈神经功能缺失（麻木）、椎管狭窄的患者，严重椎关节强硬及椎孔狭窄患者，由于内插入困难也不适合。

（三）后外侧入路椎间盘镜腰椎间盘切除术

腰椎间盘突出症是常见疾患，是背痛和坐骨神经痛的一个主要的根源。传统的后路椎间盘切除术通常采用后正中切口，需要肌肉和韧带的剥离、肌肉牵拉、椎板和小关节面的骨切除、神经根和硬脊膜的牵拉等，这会破坏脊柱后柱的稳定功能，也会引起神经根周围的瘢痕形成。另外，这一术式通常不适用于没有神经功能障碍的椎间盘突出、小的突出、中央型的椎间盘突出以及环状撕裂。

后外侧入路的微创外科手术治疗减小了入路相关的并发症，但仍然需要硬脊膜和神经、肌肉和韧带的骨膜下剥离、半椎板切除以及区域或者全身麻醉。管型牵开器虽然能使浅层组织的破坏最小化，但仍然需要一定的骨切除和神经操作。

YESS 椎间盘镜外科技术（The Yeung Endoscopic Spine Surgery）的逐渐发展成熟为腰椎间盘突出症患者实施微创手术提供了现实的可行性。

1. 适应证　YESS 椎间盘镜手术的适应证有：①所有类型的腰椎间盘突出症患者，除非脱出的髓核片段无法通过椎间孔到达；②环状韧带撕裂者；③通过放射学 X 线造影术确诊的内在的椎间盘破裂（IDD），它也会产生相应的疼痛；④椎间孔狭窄；⑤关节突关节的滑囊炎；⑥椎间盘炎。

后外侧入路内镜椎间盘切除术理想选择是极外侧的椎间孔外的椎间盘突出。由于后外侧入路椎间盘镜手术只需要组织扩张到容纳 7mm 的工作插管，这种微创术式对保守治疗无效，腰椎间盘突出症的患者，可及早进行椎间盘镜下手术治疗。椎间盘突出引起的慢性疼痛导致的生活质量问题和功能问题也可以选择微创外科治疗。引起明显腿痛的小的椎间盘突出、引起明显背痛的中央型椎间盘突出、内在的椎间盘破裂或环状撕裂引起的坐骨神经痛均可以选择椎间盘镜下外科手术。

椎间盘切除减压椎间盘，减少纤维环的压力，除去任何不稳定的、退变的、可能突出的椎间盘碎片，射频可在直视下应用于环状撕裂，能够收缩抗原、切除内生的肉芽组织、新生的血管、敏感的伤害性感受器。环状撕裂的纤维环的内在髓核组织阻止撕裂愈合，宜摘除以利撕裂愈合。

椎间盘镜下椎间孔成形术可以通过骨环锯／锉和 YAG 激光完成。通过椎间孔减压对椎间孔狭窄的治疗比后路减压更有效，同时后路减压手术去除关节面的 1/3 产生的不稳定比后外侧入路椎间孔减压的大。

椎间盘炎可通过后外侧入路椎间盘镜椎间盘切除和清创术治疗，椎间盘镜下切除活检和通过后外侧入路清创术能够立即缓解疼痛，并能取得可靠的组织标本进行实验室分析，此术式因为只进行了组织扩张，没有死腔让感染扩散。许多有椎间盘炎的患者有并发症，并不适合开放性外科手术。

2. 手术器械和设备

（1）YESS 系统包括以下仪器设备（图 2-4-2-27）：①多通道的、有 2.7mm 工作通道的 20°椭圆形的椎间盘镜，配套的灌洗通道；②多通道的、70°椭圆形的椎间盘镜；③具有许多的孔、斜面、末端逐渐变细的 7mm 工作套管；④双通道组织扩张器／阻塞器；⑤可视的单用或双用的椎板咬骨钳；⑥铰链式用于椎间盘切除和目的椎板切除的咬骨钳；⑦环锯；⑧显微锉、刮匙、笔形探子；⑨纤维环切除刀；⑩用于止血、环状杭原的温度收缩、环状伤害性感受器的温度切除可弯曲的双极射频。

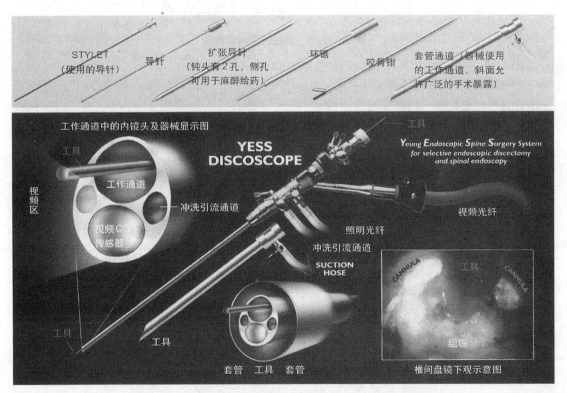

图 2-4-2-27　Yeung 内镜脊柱外科技术（YESS）的部分设备

（2）连接装置：YESS 系统连接装置包括以下仪器设备：①直的和可弯曲的灌洗刮刀；②YAG激光；③能持续灌注的液体机；④内镜视频台。

（3）手术室设备：手术室设备包括一个带脊柱后突的架子的可放射透视的桌子，一个 C型臂 X 线机，可椎间盘镜视频的常规监测的平台。需要的人员包括麻醉师、擦洗技师、循环器、影像学技师，以及一个外科助手（图 2-4-2-28）。

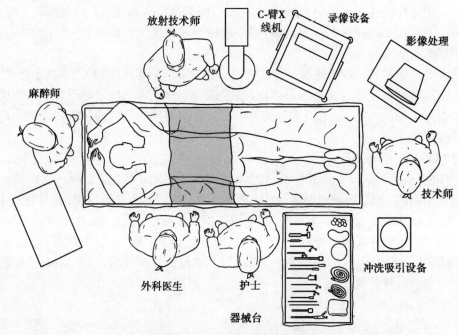

图 2-4-2-28　适当的手术室设备

0.5% 利多卡因溶液局部浸润麻醉，用咪达唑仑和芬太尼进行轻度意识镇静，以保证患者在感觉到神经根刺激引起疼痛时有反应。

3．手术操作

（1）针的放置：用一个细的骨圆针作为放射不透视的标志物，在患者身上画线为引导双平面 C 型臂针的放置标志表面图像。在 C 型臂电视 X 线机透视下确定针放置的 3 个重要的标志：解剖椎间盘的中心、环形的椎间孔窗（椎弓根内外侧边界的中心）、皮肤窗（针进入点）（图 2-4-2-29）。

1）用一个放射可透视的金属棒作为标记，在棘突上画一长线以标记前后位的中线。

2）在确定切开的椎间盘的位置画一横线以标记前后位上的横行的椎间盘的平面，这两条线的交点标志解剖椎间盘的中心。

3）在患者的侧面画一线标记椎间盘的斜面，这线决定针入口的头侧和尾侧位置。在画这条斜线的时候，金属棒的头在侧方解剖椎间盘的中心，棒平分并且平行于终板。

4）自棒的头到后侧皮肤的距离通过抓握棒和皮肤相交的点测量。

5）距离通过中线沿着横行的平面线在后侧皮肤上测量。

6）在侧位测量中，画一个中线的平行线与椎间盘的斜线相交，这个交点标记即是皮肤的针的入口。

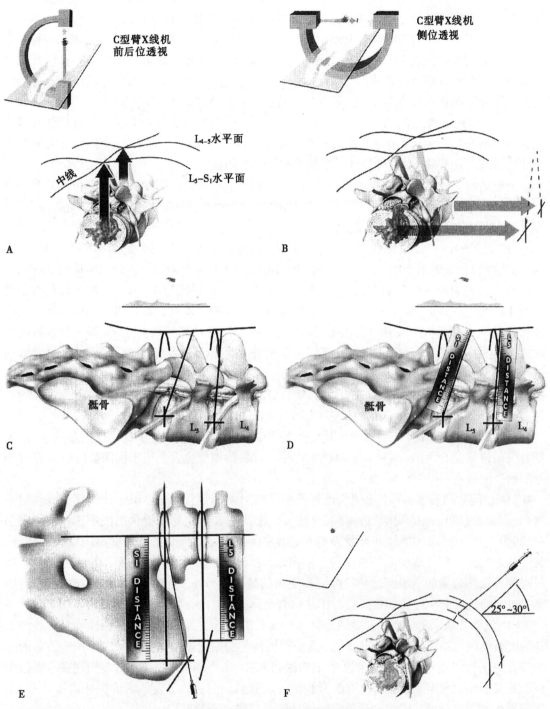

图 2-4-2-29 穿刺针放置示意图

A. 前后位透视中线的定位和横穿的椎间盘平面；B. 侧位透视椎间盘斜面的定位；C. 从侧位椎间盘中心每一个目标椎间盘的斜面在皮肤上标记；D. 从侧方椎间盘的中心到后方皮肤平面的距离沿斜面测量；E、F. 在每一个目标椎体从中线沿着横行的椎间盘平面测量的距离相同，在测量的最后，画一条平行于中线的平行线，即是皮肤入口、或针的皮肤窗皮肤窗自中线的侧方定位决定进入椎间孔窗的轨道角度,与椎间盘45°的轨道角度要放置针头在解剖椎间盘的中心。这有益于椎间盘减压的中心髓核切除术。

大多数需要治疗的椎间盘病变是位于后方,因此放在椎间盘的后1/3是合适的。因此,合适的皮肤窗到椎间盘的后1/3的安置需要向侧方偏离1～2cm。这可以用对椎间盘更浅的针的轨道(冠状面的30°角)以避开关节突关节。也可以把棒的头端放在椎间盘的前路,在侧位透视上测量椎间盘的倾斜角度。这使到后方皮肤的距离更长,因此皮肤窗更靠侧方。

要特别注意极度倾斜的L_5-S_1椎间盘的倾斜面,L_5-S_1陡峭的倾斜面使定位合适的皮肤窗更偏离横向平面头侧,以便避开高的髂嵴。皮肤窗必须更靠近中线以避开髂嵴,并且有时必须切除关节突关节的侧方1/4以便后方的针能置入椎间盘。

一般情况下中性定位的椎间盘斜面在L_{4-5}或L_{3-4},中性定位的椎间盘斜面和椎间盘的横行面在同一平面,因此,皮肤窗和横行平面线在同一线上。反向倾斜的椎间盘平面通常在L_{1-2}和L_{2-3},放置皮肤窗时应向横行平面线微倾。

(2)针的安放:0.5%的利多卡因浸润麻醉,与冠状面成25°～30°的角度插入一长6寸、18G的针(与矢状面成60°～65°角),朝向解剖椎间盘中心的前内侧面。针的轨道的表面入口一般位于C型臂透视图像的周边,一旦针头在C型臂透视图像的周边出现,倾斜C型臂机使平行于椎间盘的斜面,让术者看见前进的针在真正的椎间盘斜面。徐徐进针朝向目标椎间孔环状窗。碰到骨抵抗时或者针进入椎弓根的内侧前,转动C型臂到侧方,最初的骨抵抗碰到的大多是侧方的关节突,增加轨道角度朝向前面的关节突,继续朝向椎间孔环状窗,转动针的斜面朝向背侧,帮助针削去关节突的下面。C型臂的侧方照射能保证针头的正确环状定位。在侧位像,正确的针尖位置宜刚好接触后环的表面;在前后位像,针尖宜刚好位于椎间孔环窗的中心。

当监测前后位像时,通过这个环进针头到中线。检查侧位像,针头位于椎间盘的中心,表明针尖的位置是合适的,这有益于对髓核切除。针头的理想位置是位于椎间盘的后1/3,以指示后路针的放置。

(3)椎间盘造影术:术中椎间盘造影术所用的对照的混合物是9.0ml碘帕醇300注射剂(含iopamidol)和1.0ml靛卡红。此混合物可在椎间盘X线造影中提供射线不透性的可视的图像,并且术中病态的髓核和环状裂隙呈轻度的蓝色染色,帮助指导目标椎间盘碎片切除。靛卡红选择性对酸性退变的髓核染色,这帮助术者选择性的切除突出的和不稳定的髓核。外科医师可跟随蓝染的组织到达环状撕裂和突出的髓核。另外,椎间盘造影术引起疼痛反应的能力可帮助确定产生疼痛的椎间盘。但这也有个体差异。

(4)仪器安放:通过18G的针通道插入一细长的引导线到椎间盘内,拔出针,沿导线滑入钝的逐渐变细的组织打一张内镜通芯,直至充填器的头端紧紧地连在环状窗。内镜通芯的一个偏心的平行的通道可以进行4个象限的浸润麻醉,每个象限用少量0.5%的利多卡因注射液就足够麻醉纤维环,但宜避免麻醉脊髓神经。紧紧朝向纤维环窗的表面握住内镜通芯,取出引导线通过内镜通芯的中心通道对纤维环的全层进行浸润麻醉。

接下来的步骤是,通过用一锤子推进钝头的逐渐变细的内镜通芯进行纤维环窗的开窗术。环状开窗术是整个手术过程中最痛苦的步骤,建议麻醉师在操作此手术步骤前加大镇静剂的用量。推进内镜通芯到纤维环内,并通过C型臂透视确认位置。在内镜通芯上向椎间盘滑入斜面的插管,推进插管直至斜面的头子深深的进入纤维环窗内。取出内镜通芯,插入内镜以取的髓核和纤维环的图像。

　　用钝头的内镜通芯连在外层纤维环上,在纤维环的开窗术前可以看清楚外层的纤维环纤维。然后在椎间盘镜通芯上推进斜面的插管到纤维环内,取出内镜通芯,插入内镜,就可以看见外层的纤维环纤维,以便在行纤维环切除前确认在插管的通路上没有神经结构。在直视下可以用环锯进行纤维环的开窗术,在插管进入椎间盘前去除突出的椎间盘组织。

　　椎间孔窗是一个在 C 型臂上容易辨认的、术中重要的解剖标志,并且是椎间盘镜椎间盘切除开始的地方。通过内镜,可以看到各种大量的蓝染的髓核。通常用的插管有 12mm 的斜边和 7mm 的外径。当插管徐徐地退到纤维环壁的交界处时,广角内镜可同时看见硬膜外间隙、纤维环壁和椎间盘的空间。

　　(5)椎间盘切除术:在此描述的是单通道技术进行旁中央型椎间盘突出的椎间盘切除的基本内镜方式。首先,用一钳状骨针或 YAG 激光扩大突出椎间盘的环状切除,取出突出的纤维环纤维,可夹紧或者阻止纤维环被挤出。大量蓝染的髓核通常刚好在突出的椎间盘的顶端。用椎间盘镜咬骨钳取出在直视下可见的蓝染的髓核(图 2-4-2-30,图 2-4-2-31)。更大的直的、铰链的咬骨钳在椎间盘镜取出后直接通过插管应用。C 型臂 X 线机透视和外科感觉指导这一操作过程。取出突出的椎间盘后可以清楚地看见穿越的神经根(图 2-4-2-31,图 2-4-2-32)。

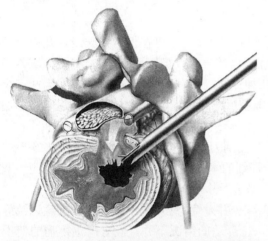

图 2-4-2-30　选择性内镜椎间盘切除的单通道技术,咬骨钳用于直视下的椎间盘碎片切除,斜面插管可定位同一视野看见椎间盘内腔、纤维环壁、硬膜外间隙

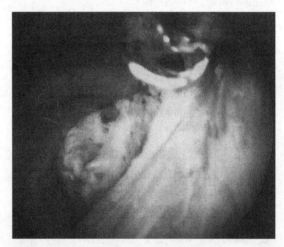

图 2-4-2-31　内镜直视下见右侧椎间孔的 L_{4-5} 髓核突出压迫发炎的神经根出口,突出的髓核被靛卡红染成蓝色,允许进一步的目标碎片切除。图片的顶端是背侧,右侧是头端

　　接着,用一直的或可弯曲的吸引/灌注刮刀进行充分的减压,这个步骤需要在 C 型臂电视 X 线机透视下进行,以免神经根和硬脊膜的损伤和前方纤维环的刺透。通过这一操作过程达到对椎间盘减压,并取出不稳定的髓核组织防止以后再发突出。

　　检查工作通道和椎间隙,取干净所有的蓝染的髓核组织碎片(图 2-4-2-32,图 2-4-2-33)。接着,用一弯曲的射频双极探子收缩突出椎间盘的环状胶原,并进行止血。

　　单一节段小的椎间盘突出可通过单一通道技术治疗。对于大的中央型的椎间盘突出,或多节段椎间盘突出,椎间盘切除往往需要两边(双/多通道技术)。

　　4.并发症　严重并发症和损伤的风险很低,一般情况下,严重并发症的发生率是 1%~3%。常见的风险如感染、神经损伤、硬脊膜撕裂、出血和瘢痕形成常见。最常见的并发症是感觉迟钝,其发生率是 5%~15%,而且是短暂的,发生的原因不完全清楚,和神经恢复有关,手术邻

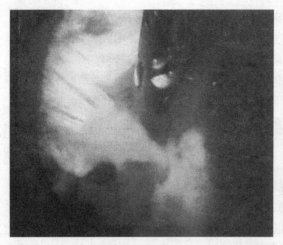
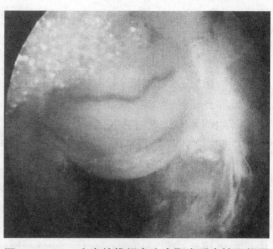

图 2-4-2-32　内镜下横行神经根下蓝染突出的髓核切除。直视下横穿的神经根被咬骨钳和椎间盘碎片阻挡。盐酸二乙胺苯丙酮制剂没有染色的纤维环能够在后侧看到，环绕蓝染髓核

图 2-4-2-33　突出的椎间盘完全取出后内镜下视野同图 2-4-2-32，横行的神经根可清楚看到，并且压迫已解除

近交感神经的神经节，或者一个小的血肿邻近交感神经神经节，可在术后几天或者几周后发生。短暂的触物感痛症状就像多变的、复杂的区域疼痛综合征，但不严重，没有伴随区域疼痛综合征的皮肤改变，甚至在持续的肌电图和 SEP 神经监测没有发现任何不利事件，因此完全可以避免，可通过经椎间孔的硬膜外阻滞治疗，很少用交感神经阻滞，如果需要，逐渐滴加加巴喷丁 1800～3200mg/d。

肠道和大血管损伤极其少见，但如果吸引 / 灌注刮刀从不良的环壁窗口或者取出突出的椎间盘后的缺损刺入对侧的环壁，则可能发生。仔细的术中透视定位和用仪器感觉对侧环壁将阻止刮刀穿破对侧环壁。

直视下看清楚正常的和病理解剖的结构可以减少并发症，应用局部麻醉和轻度意识镇静比全麻和椎管麻醉好。整个手术过程应在患者保持舒适的情况下并且没有严重疼痛的情况下进行完成。除非特殊情况如在椎间盘造影术、纤维环开窗或者经过兴奋的神经进行仪器操作时，才采用 0.5% 利多卡因行局部麻醉允许用普遍的稀释麻醉做疼痛控制，并且在对患者进行神经根操作时能感觉到疼痛。持续性的 EMP 和 SEP 能够帮助监测和防止神经损伤，这常常和患者术中的对神经刺激反馈相关联。

5. 结论　内镜脊柱外科有一个相对比较高的学习曲线，需要适当的训练掌握每一种内镜外科。同任何新的手术操作一样，在学习的过程中并发症的发生率会高些，并随着外科医师手术操作的逐渐熟练和经验的积累而逐渐降低。内镜技术对患者相对更安全，因为患者是清醒的，当产生不适或疼痛时会立即提醒外科医师。外科医师完成这个手术而不引起患者过度的疼痛，可以认为已经能够掌握这项技术。对大多数的椎间盘突出或椎间盘引起的背痛，有经验的脊柱外科内镜医师更喜欢内镜手术方式。

参 考 文 献

1. Daniel H.Kim，Richard G.Fessler，John J.Regan. 内镜脊柱外科学 [M]. 党洪胜，徐少勇，常巍，主译. 北京：人民卫生出版社，2008.

2. Palmisani M, Gasbarrini A, Brodano GB, et al. Minimally invasive percutaneous fixation in the treatment of thoracic and lumbar spine fractures[J]. Eur Spine J, 2009, 18(Suppl 1): 71-74.

3. Beisse R. Endoscopic surgery on the thoracolumbar junction of the spine[J]. Eur Spine J, 2010, 19(Suppl 1): S52-65.

4. Schwender JD, Holly LT, Rouben DP, et al. Minimally invasive transforaminal lumbar interbody fusion (TLIF): technical feasibility and initial results[J]. J Spinal Disord Tech, 2005, 18(Suppl): 1-6.

5. Allain J. Anterior spine surgery in recent thoracolumbar fractures: An update[J]. Orthop Traumatol Surg Res, 2011, 97(5): 541-554.

6. Le Huec JC, Tournier C, Aunoble S, et al. Video-assisted treatment of thoracolumbar junction fractures using a specific distractor for reduction: prospective study of 50 cases[J]. Eur Spine J, 2010, 19(Suppl 1): S27-32.

第三节　胸腔镜和腹腔镜在脊柱骨科的应用

一、胸腔镜和腹腔镜概论

（一）胸腔镜技术在脊柱外科的应用

1991 年，Raiph 报道应用改进的胸腔镜辅助技术可以极大提高镜下手术的视野清晰度。此后，电视辅助胸腔镜手术（video-assisted thoracoscopic surgery，VATS）逐渐发展，临床应用主要是交感神经切除、心包切除术、肺活检和切除以及食管方面的手术。1993 年，Landreneau 等比较了应用 VATS 技术和开胸手术治疗的 106 例肺部疾病的临床疗效。结果表明，VATS 技术具有减轻病人术后疼痛、对肩胛骨功能影响小和缩短住院日等优点。1993 年 Mack 等首次报道应用现代胸腔镜技术进行脊柱外科手术。开始仅是在人体进行诊断性活检和椎旁脓肿引流术，随后进行胸椎间盘摘除手术，均获得成功，目前，在脊柱骨科应用中，前路经胸腔镜手术可用于以下手术：交感神经切断术、脊柱畸形前路松解术、椎体病变活检术、神经根和脊髓减压术、肿瘤和感染切除术、神经鞘瘤去除术、胸椎椎间盘切除术、脊柱骨折减压和稳定术、椎体切除术、椎体重建术、脊柱内固定术。和传统开放手术相比，胸腔镜手术可以保护胸腔内所有正常组织、减少对胸廓的损伤。因此，可减轻疼痛，促进恢复，减少肺功能损害，有益于病人术后外观；胸腔镜手术可全景、直观、无障碍的暴露脊髓前面，使得在充分直视下可进行广泛的分离、减压、重建等操作；沿脊柱的负重轴线（承受 >80% 负荷）重建脊柱，这对于恢复脊柱稳定性有解剖和生物力学上的优点。当然它也具有设备费用高、胸腔镜下手术不能达到脊柱后柱（椎板、棘突等）及对侧椎弓根等缺点。

（二）腹腔镜在脊柱外科的应用

1991 年，Obenchain 报道了第一例应用腹腔镜行前路腰椎间盘切除的手术。随后，Manthews、Zucherman 和 Regan 等先后应用此项技术施行前路腰椎融合术。1995 年，James 等最先报道了腹腔镜下前路腰椎融合术，接着 Zucherman 等用腹膜后腹腔镜技术完成 17 例腰椎融合手术；国内 1998 年吕国华等在动物实验的基础上，首先开展腹腔镜前路腰椎 BAK 融合术。国内外许多学者做了大量相关的工作，如 Ebrabeim 等与 Tribus 等利用尸体标本、Lee 等利用 MRI 行腰椎前方血管的解剖学研究，Aakhus 等与 Vraney 等利用计算机技术行腰椎椎体前方解剖研究，Jaskwhich 等、易西南等、张烽等也在腰椎前方血管与神经解剖方面做了相关报道。由于腰椎前路开放手术创伤大、住院时间长及腹部疝、逆行射精等并发症，腹腔镜下的腰椎手术越来越受到重视。随着骨科医师使用腹腔镜熟练程度的提高和对解剖的熟悉,手术时间和术中改为开放手术率逐渐下降。腹腔镜下腰椎手术日趋成熟,应用越来越普及。目前,腹腔镜技术的应用几乎囊括各种腰椎疾病的前路手术治疗。现代腹腔镜技术可应用于腰椎前路融合术、滑脱、骨折、肿瘤、髓核置换、椎间盘置换等。腹腔镜技术目前可经腹腔和腹膜后两种入路到达腰椎。经腹膜后入路的腹腔镜手术不需要进入腹腔造成气腹,并且可避免分离脊柱附近的大血管。

二、胸腔镜和腹腔镜原理和类型

（一）胸腔镜原理和类型

1. 胸腔镜脊柱手术原理　采用双腔管气管内插管麻醉,使术侧肺暂时塌陷,这样胸腔镜变成一空荡的操作空间,从而容易到达胸椎。将数个较细的套管从预先确定的切口通过肋间隙置入,其中一个用于置入胸腔镜,其余用于胸腔镜的手术器械。将胸腔镜连接电视监视屏上,这样在连续监控下完成手术。

2. 手术原则　胸腔镜手术是通过非常有限的暴露而同样做到与开胸手术一样的准确完整处理脊柱病灶的一种微创手术。如果手术视野暴露不满意,或者胸腔内组织层次发生病理改变,不能安全进行操作时,应及时转为开胸手术。

3. 手术器械　手术除普通外科器械外,尚需准备胸腔镜系统和 30°、0° 角直视镜头,监视器在手术床双侧各置 1 台,胸外科使用的扇形肺拉钩、吸引器、夹钳、双击电凝、钛血管夹,镜下专用长柄骨科器械如骨凿、探钩、刮匙、咬骨钳等以及直径 10mm 以上的聚乙烯套管数个。还包括内固定植入物及器械需使用镜下专用的产品,如实施镜下辅助的小切口手术,也可以使用普通的前路内固定材料。

（二）腹腔镜原理和类型

1. 腹腔镜脊柱手术原理　在腹腔镜下,腹部充气,使小肠移开手术野,显露术野,在腹腔镜监视下,经套管完成一系列脊柱手术。

2. 手术原则　腹腔镜手术是通过非常有限的暴露而同样做到与开腹手术一样的准确完整处理脊柱病灶。如果手术视野暴露不满意,或者腹腔内组织层次发生病理改变、粘连严重等,不能安全进行操作时,应及时转为开腹手术。

3. 手术器械

（1）腹腔镜基本设备

1）镜成像系统

A. 电视腹腔镜:在进行腹腔镜微创手术时,通常使用高分辨率的硬镜。现代腹腔镜管由杆状透镜、镜头间的空气间隙以及补偿周边失真的透镜组成。电视腹腔镜上装有可调节摄像头,可将手术图像传送到信号处理器,并在监视器上显示。由光纤把光线经腹腔镜传送到腹腔。腹腔镜由不同直径（2.0～14.0mm）和视角（0°～70°）。10mm 角度腹腔镜（30°）视野广阔、图像分辨率高,尤其适用于腹腔镜腰椎手术。

B. 冷光源:腹腔镜系统的照明是由冷光源完成的。冷光源用的灯泡中充有卤素或氙气,其输出功率为 70～400W。现在 300W 氙气灯泡已成为多数腹腔镜手术用的标准光源。其突出特点是光线强烈,色温 5600～6000K,与太阳光类似,而且氙气光源具有出色的传输光谱,涵盖了从紫外线到红外线的整个波段。

C. 监视器和影像记录设备:由于腹腔镜手术时影像替代了医师的直觉、视觉感受,因此高质量的视频系统至为重要,监视器是影像链中的最后一环,对其质量要求应与摄像机相同。高分辨率的摄像机应连接高质量的监视器,否则就不能体验出高品质摄像机的优越性,此外,监视器必须要显示不闪动、高分辨率的图像,同时要有良好的对比度和色彩。可应用录像机或图像工作站实时记录手术影像。

2)气腹机:腹腔镜手术有赖于腹腔手术空间建立,因此需向腹腔镜内灌注 CO_2 气体,使前腹壁抬高,以获得良好的术野和操作空间。目前常应用全自动 CO_2 气腹机维持气腹。CO_2 是目前用于建立和维持的主要气体,其在血液中的溶解度很高,37℃时每毫升血液中可以溶解 0.5ml 气体,如有少量的 CO_2 进入血液循环,可以很快吸收、排出,不会引起致命的气体栓塞。CO_2 的主要缺点是腹膜的广泛吸收,可以显著增加血液中 CO_2 的浓度,可以引起心律失常和气管痉挛,还可以导致腹膜反应,引起疼痛和血管扩张。腹腔内压最少维持在 8mmHg。理想的电子控制气腹机流速应达到 30L/min,这样在腹腔抽吸时就不会使腹内压过于降低。

3)冲洗吸引设备:腹腔镜手术时必须要有良好的冲洗设备。冲洗流速最少应达到 1L/min,吸引管内径应该是 5～10mm 可调,以便吸出烟雾、液体或血凝块。吸引头应有多个侧孔,以便快速吸出血块和大量液体。腹腔内冲洗应该是用温热(37℃)等渗液体。最好是使用生理盐水或乳酸林格液。可以在 1000ml 灌注液中加入 3000U 肝素,可以防止注入凉灌洗液时血块形成,也有助于吸引血块时使之破碎,易于吸出。

4)非气腹装置

A. 腹壁提拉装置:作用为机械性地提拉手术视野上方的腹壁来代替气腹营造腹腔镜手术所需的空间。由腹腔提拉器和机械臂组成。

B. 腹膜后分离气囊:是经腹膜后入路的常用设备,置入腹膜后间隙内,气囊内注水或注气,协助剥离腹膜和推开腹膜内器官以暴露术野。有些分离气囊中心有管道以便放入腹腔镜。

(2)腹腔镜手术器械

1)穿刺套管:套管是内镜和手术器械的通道,均带有密封垫和活动阀门,防止气体漏出。有不同形状、大小和质地的穿刺套管,外径 3～35mm。理想的穿刺套管应满足以下条件:①要安全、易于控制、较少创伤;②置入腹壁的套管要有良好的固定,在快速更换器械时不至于连同套管一起拔出;③套管密封良好,防止过多气体泄漏。

2)软组织分离解剖器械:包括软组织抓钳、软组织分离钳、内镜分离剪、电钩、钛夹钳等。这些器械通常有很长的器械轴,达 20～30mm,器械轴可旋转 360° 使头端自由转换方向,方便腹腔内的操作。

3)内镜脊柱手术器械:内镜用脊柱工具是开放手术工具的改进,通常长 30～40mm,上面有刻度,以厘米为单位,其头部可稍微弯曲或成角,这些工具有 Kerrison 咬骨钳、椎间盘咬骨钳、刮匙、骨凿、嵌骨器、骨膜剥离器、神经拉勾等。

三、胸腔镜和腹腔镜操作技术和注意事项

(一)胸腔镜操作技术和注意事项

1. 适应证和禁忌证

(1)适应证:近年来,随着内镜技术设备的改进和手术医师经验的增长,胸腔镜下进行脊柱前路手术的适应证几乎与传统的开放手术相同,感染、创伤、肿瘤、退行性椎间盘疾病以及脊柱畸形等需要前路手术的疾患都可以在内镜下完成,具体包括:①胸椎间盘切除。②胸腰椎骨折、结核、炎症的前路椎体切除、病灶清除、椎管减压和稳定性重建。③神经源性肿瘤或

范围较局限的骨肿瘤切除。④脊柱侧凸的前路松解、固定矫形或者骨骺阻滞术。⑤半椎体的切除。⑥适合开胸手术高危险病人。如有慢性阻塞性肺部疾病、间质性纤维化、高血压和中度心功能衰竭的病人，由于功能性残气量的减少和肺膨胀不全，患者不能耐受开胸带来的生理改变效应。⑦胸腰椎退变性椎间盘疾患术后复发的病人，应用胸腔镜可以不经过原切口瘢痕，在对侧完成残余椎间盘的摘除。⑧脊柱脊髓损伤前路减压内固定。⑨交感神经切断术新鲜的胸腰段骨折，大部分可通过后路复位椎弓根钉内固定手术治疗，但前方损伤为主的不稳定骨折、骨折伴不全瘫且椎管前方持续占位超过 26%，尤其骨折超过 2～3 周者，仍需前方手术。

（2）禁忌证：胸腔镜手术的绝对禁忌证包括患者无法耐受单肺通气，FEV1 值小于 50%，严重的胸膜粘连，呼吸功能不全，大量脓胸和既往开胸手术失败。

相对禁忌证包括有胸壁创伤或手术史、低氧血症、凝血功能障碍和心血管畸形，年龄过小或体重过轻的婴幼儿等。

2. 胸腔镜技术特点 早期胸腔镜通常在床边进行，主要用于胸膜疾病的活检和治疗由于结核造成的肺塌陷。VATS 早期应用在脊柱的范围包括椎体病变和椎旁肿块的活检。目前，应用 VATS 进行活检和较复杂的脊柱疾患的治疗通常需要在设备完整的手术室中进行，其主要技术特点如下：① VATS 程序要求采用全麻，气管双腔插管，以使术侧肺塌陷，对侧肺通气。儿童另外需要气管塞子，但应用中发现放置较困难，且容易造成肺的再通气。②腔镜所需要的设施除专业手术室的建立、人员的配备和基本配备外，还包括通用器械和专有镜下操作器械。通用器械主要包括摄像监视系统，工作套管，镜下电凝钳、剪、牵开器、抽吸灌注系统、银夹止血器缝合系统和双极电凝等；特殊器械包括改良的镜下加长骨科操作器械如枪式咬骨钳、骨刀、刮匙、髓核钳和 Cobb 骨膜剥离器等。③镜下磨钻系统均为长柄，可以通过手控经过平均 16cm 的距离来完成脊柱操作，主要用于磨除椎间隙和椎体。靠近椎管操作时，应用侧方切割钻头操作，可以增加安全性。椎体切割时应用 7mm 钻头可以减少出血。另外一种特殊器械为椎间融合器，其原理与腹腔镜下椎间融合器一样，均包括切除椎间盘、骨床的准备、椎间融合器的植入等。④工作通道的建立在胸腔镜下脊柱前路手术中是相当重要的，一般而言，操作孔要位于腋前线，脊柱侧弯由于脊柱的旋转，操作孔要位于腋中线上。无论椎体的病变部位如何，第一个工作通道必须位于第 6 或第 7 肋间，以防止损伤膈肌和获得良好术野。依据病变的部位，第二个通道位于上或下 3 个肋间处。如果肺塌陷不良，可以应用 CO_2 充气（$8cmH_2O$，$1cmH_2O = 0.098kPa$）来获得良好的肺塌陷，另外可以向术侧侧倾病人和应用肺牵开器，以改善病变部位的暴露。一旦良好的操作视野建立好后，则应用电视 X 线机进行精确定位。

3. 胸腔镜手术方法

（1）术前准备：除了普通开胸手术的准备，此手术对肺功能要求较高，不能耐受选择性肺通气的患者禁忌实施。同时，以往有开胸、脓胸等可能导致胸膜 - 肺粘连患者手术较困难，术前评估时应充分考虑。术前有反复咳嗽、慢性阻塞性肺部疾病或抽烟史的患者应该做痰液培养及针对性使用抗生素并嘱停止抽烟，术后可能需要呼吸支持。肺功能试验（PETS）＜ 80%、动脉血二氧化碳分压（$PaCO_2$）＞ 45mmHg、用力吸气量（FVC）与最大分钟通气量＜ 50%、残气量 / 肺总容量（RV/TLC）＞ 50% 均为高危因素。

（2）麻醉：采用全麻。双腔气管插管，以便术中单肺通气。术中除常规监护外，严密观察血氧饱和度。

（3）体位、定位及入路选择：患者全身麻醉诱导成功后，气管内插入双腔内套管使术侧肺萎陷，另一侧肺通气。儿童要采用术侧支气管阻塞。患者取侧卧位，类似于开胸术体位，上肢屈曲外展，腋下垫圆枕。患者稍向前倾斜，使萎陷的肺远离脊柱前方。当行下胸椎手术时采用 Trendelenburg 体位，病变在上胸椎和脊柱前方时采用反向 Trendelenburg 体位。术中间断吹入胸腔 $8cmH_2O$ 压力的 CO_2 可使肺叶充分萎陷，而无需助手牵开肺叶。

在第 6 和第 7 肋间平腋中线作一 15～20mm 小切口，采用"锁孔"技术安置套管，引入摄像镜头，根据病变部位再插入 2～3 个套管。第 2 个入口取第 1 个入口上下 3 个肋间隙（依照病变部位）。插入扇形牵开器牵开肺脏。当胸椎视野清楚后，通过内镜下数肋骨确定位置。第 2 肋转角处较锐，通常看不到但可触摸到。初步定位后，将一枚定位针通过腋前线皮肤直接穿入相应的椎间盘，避免任何明显的转角。经透视明确定位后，可以安置第 3 个套管位置即主要的操作孔。必要时可放置第 4 个套管用来吸引和冲洗，通常该套管放在腋后线，与病变间隙相对应的位置。

根据病变部位的不同可调整入口的位置，例如胸椎间盘突出症患者行椎间盘切除、椎管减压时，套管应放置近腋前线。脊柱侧凸患者脊柱旋向凸侧，置管的最佳位置在腋中线。

胸腔镜手术比较合适的区域为 T_5～L_2。患者一般取 90° 侧卧位。上区（T_5～T_8）由于左侧心血管影响常取右侧入路，下区（T_9～L_2）由于远侧肝脏影响取左侧入路，同时参考病灶或脊髓受压情况。使用可穿透 X 线的手术床。术者及光源助手站于患者背侧，2 人间置入 C 型臂 X 线机，术者侧监视器供对面的助手观测，术者对侧 C 型臂 X 线机监视器和另 1 台胸腔镜监视器供主刀及光源助手观测。术前透视下描记出病椎及上下邻椎，病椎中心肋间隙为工作通道，距足或头侧 2～3 间隙作腔镜通道置入胸腔镜，上述 2 通道腹侧 5～8cm 处做吸引冲洗通道和牵开器通道。

（4）操作步骤：待术侧肺组织萎缩后，由腔镜通道开口入胸腔，置入腔镜后，分离可能存在的胸膜 - 肺粘连，由牵开器通道以扇形拉钩向中线牵开肺，同时显露主动脉、上腔静脉并注意保护，在 L_1 以下操作时换夹钳拉开膈肌，显露脊椎，如需在 L_1 以下手术，常需在膈肌附着 1cm 处切开。推开腹膜后脂肪即可见腰大肌，分离肌肉，显露节段血管。透视下定位欲固定的椎体，于椎体侧方下后缘的前、上 1cm 处定点，垂直进入导引定位针，引入环钻钻透骨皮质，拧入自攻式空心螺钉，分离、钛夹结扎或电凝节段血管（结核病例需脓液吸引、灌洗），然后切除上下椎间盘，刮除软骨至终板，取出碎骨块或死骨，形成植骨床。如需行椎管减压，其要点是切除邻近的椎间盘，以孤立目标椎体，辨清椎弓根、肋骨头、肋间神经，处理节段血管后，切除 1cm 的肋骨头，通过肋间神经走向探测硬膜囊的大致位置，以咬骨钳自上而下谨慎去除椎弓根基底部分直至硬膜，用取物钳摘除硬膜囊前方碎骨块，在硬膜囊前方用骨刀凿松尚正常的后半椎体，用髓核钳或取物钳小心摘除已碎裂的骨块，形成植骨床。测量床宽及深度后取 3 面骨皮质髂骨备用。从工作通道插入撑开器后与椎体上的螺钉连接，按压背部使脊柱前凸，撑开恢复椎体高度后，置入植骨块。置入合适长度的钢板于螺钉上，螺帽固定，由导向拧入辅助螺钉及锁定螺钉。冲洗后修复膈肌。取出套管后以最下方的通道置入胸腔闭式引流管，最后缝合通道。

（5）术后护理：手术结束后，应对萎缩的肺吸引后再轻柔充气，患者清醒后如情况许可即拔除气管插管，少数不能维持足够氧供的患者须行机械通气一段时间过渡。围术期尽早开始呼吸锻炼。胸腔闭式引流管一般保持 24～48 小时，拔管前胸片检查排除肺不张。术后第 2 天起作康复训练，X 线检查固定可靠后，可在术后 2 周起行走。一般在术后第 3、6、12 个月复查脊柱 X 线片。结合病例术后按标准给抗结核药物正规治疗。

4. 注意事项 无论病变位置,第 1 个入口均选择在第 6 和第 7 肋间隙,以避免膈肌穿孔,而且此位置也能较好地观察胸腔的全貌,利于放置其他套管。此外套管入口位置的选择还应注意以下事项:①插管位置必须远离病灶以获得良好视野,为操作器械提供空间;②避免入口太接近,防止操作器械拥挤,互相干扰;③放置器械和摄像头应面对病变方向,呈 180°,避免镜影成像;④器械的安放、进出及手术均在摄像系统监视下操作;⑤避免摄像头和器械随意移动,在精细操作时要缓慢向后移动摄像头,看到插入的器械后缓慢聚焦而不改变摄像角度。关于手术入路选择左侧还是右侧,主要根据病变的部位。脊柱侧凸采用凸侧入路。如病变在中间,一般选择右侧入路,这是由于左侧入路受主动脉的阻挡,影响了镜下操作空间病变在中胸椎可选择左侧或右侧入路,主要取决于病变的位置及其和胸导管、奇静脉、主动脉等重要结构的关系。病变在下胸椎应选择左侧入路,主要是由于右上腹肝脏使膈肌抬高,影响胸腔暴露。

应用电视胸腔镜技术可在胸部开展多种微创手术,如椎间盘切除椎管减压、脊柱前路松解、结核及肿瘤病灶清除、椎体部分或全部切除椎管减压、椎体切除减压植骨融合、椎体切除减压植骨融合脊柱前路内固定及半椎体切除等。且围手术期并发症发生率较传统开胸术低,是一种安全有效的外科治疗手段,但仍存在一些不容忽视的并发症,尤其是上胸椎骨折合并严重肺部损伤及术前估计有严重而广泛的胸膜粘连的患者,术中、术后更易发生并发症因此,熟练掌握操作技术,充分的病情评估及良好的术前准备,可有效地预防和处理围手术期并发症,使并发症的发生及危害降到最低。脊柱胸腔镜手术常见的并发症的发生原因及其防治如下:

(1) 暂时性肋间神经痛:是多种因素引起的最常见的并发症,其主要原因有:①肋骨头被切除前反复电烧灼;②应用 10mm 硬性穿通套管;③枪式咬骨钳减压时对脊神经的损伤。其防治办法有:①改用 5mm 硬性套管或 10mm 软性套管;②避免对肋骨头重复电凝烧灼;③缓慢序贯扩张防止过分牵拉肋间。

(2) 活动性出血:文献报告为节段血管结扎不牢固而滑脱或因椎体切除后渗血所致,脊柱结核患者的节段血管可能被脓肿推向表面与脓肿壁粘连,误伤可导致大出血,影响手术进行,术中应仔细辨认并将其游离,在远离椎间孔部位,椎体中央用钛夹双重结扎。

(3) 套管损伤肺:为腔镜手术特有的并发症,主要原因系胸膜广泛粘连使得肺未充分萎陷或萎陷困难,往往导致气胸、皮下气肿等并发症。在建立工作通道时尖锐穿刺导针造成肺损伤多见于脊柱结核合并结核性胸膜炎患者胸椎骨折合并创伤性肺炎及胸膜炎患者和其他导致胸膜粘连的疾病患者。预防办法是:①切开皮肤、肋间肌后先将切口内可能的粘连分离,然后缓慢逐渐置入套管;②镜头监视套管置入深度,如已行单肺通气而镜头底部仍可见肺表面,说明肺难以萎陷,需改用微创小切口手术;③一旦损伤应立即修补。

(4) 套管损伤造成膈肌穿孔:该并发症为腔镜手术特有并发症,其防治方法同套管损伤肺。

(5) 脊髓神经损伤。

(6) 肺炎、肺不张:主要原因为:①麻醉时气管双腔管插管时气管上部与导管接触部的组织可发生程度不同的反应,反应程度与导管存留时间成正比,存留时间过长可引起黏膜下出血甚至黏膜压迫坏死等不良并发症,拔管时口腔内分泌物未充分清除亦是术后肺部并发症的重要原因。②上胸椎骨折患者胸式呼吸减弱,术后疼痛抑制患者深呼吸及有效的咳嗽排痰,致病原微生物及异物存留。③术前患者存在较严重的肺部损伤及重度创伤后的免疫功能下降;这一系列原因使得患者容易发生术后肺不张和肺部感染。因此术前应尽可能地改善患者一般情况及肺部情况,术前、术中及术后合理有效地应用抗生素,气管插管时要轻柔,拔管时充分吸痰,并尽可能缩短手术时间及机械通气时间。肺不张很难从临床上作出正确诊断,摄片是唯一正确可靠的方法。一旦诊断确立,应有针对性地早期应用敏感抗生素,并辅以良好的体位引流排痰及雾化吸入帮助排痰,必要时可行纤维支气管镜吸引治疗,以促进支气管引流。

(7)术中术后大出血:其发生的主要原因有血管损伤、结扎止血不可靠、手术创面难以控制的广泛渗血,尤其是上胸椎骨折及胸椎结核等可能引起胸膜广泛粘连的患者,由于分离粘连胸膜的渗血、椎体创面的渗血及椎管减压硬膜囊粘连分离引起椎管内血管的出血等可能使得术中失血较多,对于这类患者,术中每一步操作都必须充分止血。如果胸腔镜下止血困难,一旦出现术中血压下降甚至休克而又不能短时间内有效止血和结束手术,应立即改开放手术,并加快输血补液速度。术前建立有效的多静脉通道,配备有经验的麻醉医师在术中维持血压稳定且有效地处理血压不稳时的相关危急情况,有利于防止更严重的并发症发生。

胸腔镜手术需要有一定脊柱外科手术操作经验的高年资医师进行,本技术操作有一定难度,手术时间与开放手术相同或延长,故开展本技术前要经过严格的训练,并灵活结合术中情况应变。为了操作时不致阻挡视野,一般使用30°的胸腔镜头,这尽管增加了旋转镜头有提供更大视野的优势,但容易使初习者丢失方位感;助手如不熟悉镜下感觉,扶镜时略变位置就可使手术视野完全丢失,延长手术时间并可能导致术中出血量增加。因此,术前术者应接受良好的训练,利用黑盒(black box)或动物做一些模拟训练,培养镜下方位感和操作手感,充分熟悉内固定装置器械,熟悉镜下操作手感并对可能使用的器械了然于心,才能得到良好的结果。术前进行多次模拟手术,初始病例可以邀同胸外科医师参加。为了避免术中发生手术节段定位错误,需要在术前及术中定位时更多地使用C型臂X线机透视观察,这样术者及患者需受到较多的X线辐射。放置手术体位时应将骨盆及下肢良好固定,C型臂X线机透视方向平行于椎体额状位,可减少螺钉进行椎体角度偏斜的可能性,侧卧患者的胸腹部用软垫或通过手术床抬高,以使椎体更接近体表,操作更方便,亦可减少X线的辐射。由于胸腔镜手术需要单肺通气,如果手术时间较长,对患者的肺功能要求更高,故围手术期对肺部状况评估尤其重要,老年患者肺功能衰减更要重视。在术中如果出现快速的氧饱和度下降,则应暂停手术恢复双肺通气,俟情况平稳后再继续操作。如有必要缩短手术时间,也可改为小切口或常规开放手术。较熟练的麻醉师配合是本手术安全施行的良好保障,如有可能,最好配备相对固定的麻醉小组成员。

(二)腹腔镜操作技术和注意事项

1.适应证和禁忌证

(1)适应证:腹腔镜技术的适应证同样囊括了各种腰椎疾病的前路手术,如椎间盘源性腰痛椎间融合、感染病灶清除和人工椎间盘置换等,单个节段的退变是腹腔镜下手术的理想选择。

(2)禁忌证:包括血管解剖异常,过度肥胖,多节段严重病变和既往有腹部手术病史、局部严重粘连。

2.腹腔镜技术特点　腹腔镜手术是利用小管(套管)穿过皮肤进入腹腔内部。套管里有进气阀门。通过这些阀门向病人腹腔内充入二氧化碳气体用于扩大腹腔。二氧化碳气体将腹腔撑成球形。扩大了的腹腔让医师可以看清楚手术区域以及在腹腔内做手术操作。术中通过套管放置一个连接了微型摄像机的有光源的微距镜头(腹腔镜)观察手术区域。术中还需要其他的套管,用来让各种手术器械进入腹腔内部。套管数目取决于手术中使用器械的数目。套管的直径只有 1/4~1/2 英寸。有时一些特殊的手术器械需要在腹部开 2~3 英寸的切口。

3. 腹腔镜手术方法

(1) 经腹腔进行腹腔镜腰椎融合术：术前阅读患者 X 线片、CT、MRI，了解椎体的大小、椎间隙的高度、大血管的位置，确定置入 Cage 的大小，常规在腹主动脉分叉处进入，切除 L_5-S_1 椎间盘。术前行肠道准备，清洁灌肠，仰卧于可透视手术床，取 Trendelenburg 体位，该体位头低脚高仰卧，有利于肠道向膈肌移位。于左侧髂嵴处做一约 2cm 的皮肤切口，通过 7mm 环钻获取髂骨内部松质骨。建立腹腔镜通道：10mm 脐下缘腹腔镜入口通道；5mm 腹壁右下象限入口，该入口用于吸引器或牵开器进入；10mm 腹壁左下象限入口，可放置组织分离器，进行组织分离切除；10mm 耻骨上入口，在 C 型臂 X 线机的引导下平行确定病变的椎间隙，起初作为牵引和分离通道，以后作为操作通道，可扩大至 18mm，完成椎体间的融合。若病变在 L_{4-5} 间隙，可另做一附加牵开通道。使用牵开器将乙状结肠牵向左侧，分清输尿管和髂总血管，用 Kitner 解剖器探查骶骨岬，在 L_5-S_1 间隙将腹膜纵行切开一小口，做此切口不用电刀，提起腹膜向后剪开即可，钝性分离牵开骶前神经丛，分离、结扎骶正中动、静脉，使用血管钳处理出血点，忌用电刀、电凝操作，以免损伤骶前神经丛。术中根据"C 型臂 X 线机定位椎间盘中线，用电凝做标记，将腹腔镜工作套筒放入并稳定于耻骨上的位置。工作套筒分为光滑的外部套筒和一个带有小突起的内部套筒，将后者嵌插固定在腰椎椎体的终板上，在距椎间盘中线 8~10mm 处根据置入物的大小将两侧纤维环各开一洞，然后用 8mm 磨钻扩大，咬除椎间盘组织及上、下终板的骨组织，置入撑开器，作成一前后方向的融合通道，将两枚装满松质骨的带螺纹的钛合金 Cage 分别置入融合通道。术中通过 C 型臂 X 线机观察所做 Cage 的位置，在每个 Cage 的前方再植入准备好的松质骨，止血、缝合切开的腹膜，用可吸收缝线缝合筋膜及皮肤切口。L_{4-5} 椎间节段，在解剖上要较 L_5-S_1 节段复杂，椎体中线左后方骨膜应切开，钝性分离主动脉，C 型臂 X 线机定位，通常不需要解剖结扎节段血管，但要辨认并结扎斜行交叉于 L_{4-5} 椎间盘左侧汇入下腔静脉的髂腰静脉，牵开腹主动脉与下腔静脉，操作要仔细、轻柔，不要损伤该静脉，椎间融合过程与 L_5-S_1 节段一样。

(2) 经腹膜后内镜腰椎融合术：患者取右侧卧位，L_{1-2} 节段可采用 T_{12} 肋前缘 10mm 切口，L_2 以下节段采用腋中线上垂直于病变部位的皮肤切口。在腹膜后操作时要进行手指分离。套管针直视下穿过三层腹肌达腰大肌纤维，通过分离气囊充气扩张，建立腹腔镜操作空间。分别建立工作通道、腹腔镜通道和牵引通道。牵开腰大肌及主动脉、输尿管，暴露椎间盘侧面纤维环，切除椎间盘及部分椎体的终板，然后置入 Cage 或骨栓。

(3) 术后护理：术后 6 小时内采取去枕平卧位，头侧向一边，防止呕吐物吸入气管。因术后大多数患者无疼痛感，所以，不要忽略按摩病人腰部和腿部，半小时为病人翻身 1 次，以促进血液循环，防止压疮发生。当日液体输完即可拔掉尿管，鼓励病人下床活动。脊柱手术后的病人要睡硬板床。手术的病人要待肠蠕动恢复、产生虚恭（即放屁）后方可进液状流食。术后一周内要注意安静休养，辅以少量活动，使身体早日复原。

4. 注意事项　关于并发症的报道，各家报道不一。Escobar 等总结 135 例发现腹腔镜组并发症的发生率(20%)高于开放组(4%)。国内外主要报道的并发症如下：①腹部大血管的损伤：一般出血量较大，可达到 2500ml 以上。Regan 等报道了 58 例中有 5 例血管损伤(9.5%)，3 例由于节段静脉出血而转为开放手术，2 例节段静脉出血通过腹腔镜下成功修补。因为可以立即改为开放手术或扩大切口止血，故尚未见无死亡病例的报道。②逆行性射精：原因可能是误伤副交感神经所致。Regan 等报道的 215 例手术中其发生率为 5.1%。③ Cage 的移位：这与 Cage 的大小选择有很大关系。选择适合的 Cage 非常重要。④ CO_2 注入腹腔的并发症：CO_2 在腹腔内的潴留，可以导致高碳酸血症，减小肺顺应性。术中高压力的 CO_2 被吸入破裂的低压力静脉中形成的栓塞易导致心脏停搏、心动过速、室速等均有报道。应用间断性腹腔压力可以减少此并发症。⑤输尿管损伤：发生率较低，多在术后 2 周患者肋腹疼痛时才表现出来。⑥切口感染：严格遵循无菌操作原则，术后置引流管及抗生素的合理使用，可减少感染。⑦椎管内神经根损伤或椎间盘组织突入椎管。

参 考 文 献

1. Landreneau RJ, Hazelrigg SR, Mack MJ, et al. Postoperative pain related morbidity: video-assisted thoracic surgery versu thoracotomy[J]. Ann Thorac Surg, 1993, 56(6): 1285-1289.

2. MackMJ, Regan JJ, Bobechko WP, et al. Application of thoracoscopy for diseases of the spine[J]. AnnThorac Surg, 1993, 56(3): 736-738.

3. Obenchain TG. Laparoscopic lumbar discectomy: a case report[J]. J Laparoendosc Surg, 1991, 1(3): 145-149.

4. James FZ, Bailey BH, Brown MJ. Instrumented laparoscopic spinal fusion[J]. Spine, 1995, 20(1): 20-29.

5. Zucherman JF, Zdeblick TA, Bailey SA, et al. Instrumented laparoscopic spinal fusion: preliminary results[J]. spine, 1995, 20(18): 2029-2034.

6. 吕国华, 王冰, 钱驭涛. 腹腔镜腰椎手术入路动物模型的解剖学可行性研究 [J]. 中国内镜杂志, 2002, 8(8): 23-26.

7. Ebrabeim NA, Rongming X, Farooq A, et al. The quantitative anatomy of the iliac vessels and their relation to anterior lumboscral approach[J]. J Spinal Disord, 1996, 9(5): 414-417.

8. Tribus CB, Belanger T. The vascular anatomic anterior to the L_5/S_1disc space[J]. Spine, 2001, 26(11): 1205-1208.

9. Lee CH, Seo BK, Choi YC, et al. Using MRI to evaluate anatomic significance of aortic bifurcation, right renal artery, and conus medullaris when locating lumbar vertebral segments[J]. Am JRoentgenol, 2004, 182(5): 1295-1300.

10. Aakhus A, Skaanes KO. Anterior perforation in lumar discetomies discetomies: A report of four cases of vascular complications and a CT study of the prevertebral lumbar anatomy[J]. Spine, 1991, 16(1): 54-60.

11. Vrantomy RT, Phillips FM, Wetzel FT, et al. Peridiscal vascular anatomy of the lower lumbar spine: an endoscopic perspective[J]. Spine, 1999, 24(21): 2183-2187.

12. Jaskwhich D, Zimlich R, Glaser J. Anatomy of the posterolateral disc region[J]. Am J Orthop, 1996, 25(9): 628-630.

13. 易西南, 沈民仁, 罗刚, 等. 腰椎侧面节段血管神经的应用解剖 [J]. 中国临床解剖学杂志, 2005, 23(5): 470-473.

14. 张烽, 段广超, 金国华. 下腰椎极外侧椎体间融合术的应用解剖 [J]. 中国脊柱脊髓杂志, 2007, 17(11): 859-861.

15. Gumbs AA. The open anterior paramedian retroperitoneal approach for spine procedures[J]. Arch Surg, 2005, 140(4): 339-343.

16. Thongtrangan I. Minimally invasive spinal surgery: a historical perspective[J]. Neuro surg Focus, 2004, 16(1): 1-10.

17. 吕国华, 王冰. 腹腔镜技术概论 [M]// 池永龙. 脊柱微创外科学. 北京: 人民军医出版社, 2006: 214-227.

18. 仉建国, 叶启彬, 邱贵兴. 微创技术在脊柱外科中的应用 [J]. 中国微创外科杂志, 2002, 2 (4): 262-263.

19. 池永龙. 关于微创骨科技术若干问题的探讨 [J]. 中华外科杂志, 2005, 43 (24): 1561-1563.

20. 吕国华, 王冰. 胸腔镜在脊柱外科中的应用进展 [J]. 中国微创外科杂志, 2005, 5 (3): 250-254.

21. 吕国华, 王冰, 李晶, 等. 胸腔镜技术在胸椎结核前路手术的应用 [J]. 中国脊柱脊髓杂志, 2002, 12 (4): 250-253.

22. 王冰, 吕国华, 马泽民, 等. 胸腹腔镜联合应用治疗胸腰段结核并腰大肌脓肿 [J]. 中国脊柱脊髓杂志, 2002, 12 (4): 314.

23. McAfee PC, Regan JR, Zdeblick T, et al. The incidence of complications in endoscopic anterior thoracolumbar spinal reconstructive surgery: a prospective multicenter study comprising the first 100 consecutive cases[J]. Spine, 1995, 20 (14): 1624-1632.

24. McAfee PC, Regan JJ, Fedder IL, et al. Anterior thoracic corpectomy for spinal cod decompression performed endoscopically[J]. Surg Laparosc Endosc, 1995, 5 (5): 339-348.

25. Escobar E, Transfeldt E, Garvey T, et al. Video-assisted versus open anterior lumbar spine fusion surgery: A comparision of four techniques and complications in 135 patients[J]. Spine, 2003, 28 (7): 729-732.

26. Regan JJ, Aronoff RJ, Ohnmeiss DD, et al. Laparoscopic approach to L4-5 for interbody fusion using BAK cages: Experience in the first 58 cases[J]. Spine, 1999, 24 (20): 2171-2174.

27. Regan JJ, Yuan H, McAfee PC. Laparoscopic fusion of the lumbar spine: minimally invasive spine surgery: a prospective multicenter study evaluating open and laparoscopic lumbar fusion[J]. Spine, 1999, 24 (4): 402-411.

28. Perez Cruet MJ, Fessler RG, Perin NI. Complications of minimally invasive spinal surgery[J]. Neurosurgery, 2002, 51 (5 suppl): 26-36.

（周明旺　宋　渊　李盛华）

第五章
介 入 技 术

    介入放射学（interventional radiology）是美国著名放射学家 Margulis 于 1967 年首先提出，是 20 世纪 70 年代后期发展起来的一门由临床影像医学与临床微创医学相结合的医学边缘学科，它是在临床影像医学（X-ray、CT、MR、B-us 等）引导下，通过经皮穿刺途径或人体原有孔道，将特制的导管、导丝等细微器械插至病变部位进行诊断性造影和治疗，或采集活体组织标本，进行病理学、细胞学、细菌学及生化检查等。介入放射学以其微创性、并发症少、疗效好等特点而受到医学界的普遍重视。血管介入技术是介入医学（interventional medicine）中发展最快和重要的组成部分，通过医学影像设备的监视和引导，利用穿刺针、导丝、导管等器械经血管进行的诊断和治疗操作，以较小的创伤，达到诊断和治疗疾病的目的，它将影像学技术和微创治疗技术完美结合起来，在临床各学科中得到了快速发展，并很快成为独立的学科。

    介入放射学是 20 世纪 80 年代初传入我国，并迅速发展起来的一门融医学影像学和临床治疗于一体的新兴边缘学科，涉及人体消化、呼吸、骨科、泌尿、神经、心血管等多个系统疾病的诊断和治疗。尤其对以往认为不治或难治的病症，如各种癌症、心血管疾病等，介入开拓了新的治疗途径，且简便、安全、创伤小、合并症少、见效快。它是在影像学方法的引导下采取经皮穿刺插管，对患者进行药物灌注、血管栓塞或扩张成形等"非外科手术"方法诊断和治疗各种疾病。由于其在疾病诊疗方面拥有传统的内、外科学不具备的（具有微创性；可重复性强；定位准确；疗效高、见效快；并发症发生率低；多种技术的联系应用简便易行）等独有特点，在现代医疗诊治领域已迅速确立其重要地位。在 1996 年 11 月国家科委、卫生部、国家医药管理局三大部委联合召开"中国介入医学战略问题研讨会"正式将介入治疗列为与内科、外科治疗学并驾齐驱的第三大治疗学科，称之为介入医学（interventional medicine）。可以预见，随着介入医学的不断发展，该学科将会像内科、外科等临床学科一样，细分为神经介入科、心脏介入科、外周血管介入科、消化介入科等。骨与关节系统介入诊疗技术为介入放射中起步较晚，但骨科微创技术发展之迅速同行们有目共睹。

    介入放射学的发展与普及，使患者有了更多的康复机会，日益成为人们选择性治疗的首选方法，倍受患者关注和欢迎。

第一节　血管介入技术发展概况

一、经血管介入技术的发展历程

    血管介入技术是介入医学（interventional medicine）中发展最快和重要的组成部分，它的发展包括了两个方面的发展,大体可以分为 3 个阶段。

第一阶段是造影技术的发明和发展,经血管介入技术是在影像学基础上发展起来的。1895 年发现 X 射线 2 个月后,Haschek 和 Lindenthal 首次把碳酸钙注入截肢体肱动脉进行动脉造影的尝试,但未成功。1896 年,Morton 对尸体进行了动脉造影。由于缺乏安全的人体造影剂,当时的动脉造影局限在尸体和动物实验的研究。人体血管造影始于 1923 年,erberick 经皮穿刺将溴化锶水溶液注入人体血管内造影获得成功。

1924 年 Brooks 用 50% 的碘化钠做了第 1 例股动脉造影获得成功。之后其他学者相继开展了如颈动脉造影、胸主动脉造影、腹主动脉造影等,但这些操作都是直接穿刺血管注入造影剂完成的,有较大的危险性,不能选择性地显示某些器官的血管分布,于是有人提出了将导管直接插入血管作心血管造影的设想。应用导管进行造影是 Forsssmann 开创的,1929 年他将一根导管从自己的左肘前静脉插入,借助荧光屏的监视,将导管插入右心房并摄下了医学史上第 1 张心导管胸片。

1953 年 Seldinger 首创了经皮股动脉穿刺,钢丝引导插管的动静脉造影法,结束了血管介入技术需手术切开血管的历史,减少了血管损伤,使血管造影术操作简化并迅速得以普及推广。

第二阶段是血管介入操作用于治疗疾病。1963 年 Dotter 在行髂动脉造影时,将引导钢丝送过狭窄病变处,无意中将导管也插过了狭窄的髂动脉段,结果惊奇地发现由于狭窄的血管得到了扩张,肢体的血液循环得到了改善。在这一病例启示下,他于 1964 年 1 月 16 日成功地完成了世界上首例经皮外周动脉成形术。此项里程碑的手术不仅使他荣获了介入放射学之父的美誉,还开创了经血管造影的同时对病变进行治疗的时代。1965 年,Sano 用导管法成功地栓塞了先天性动 - 静脉畸形。

1964 年 Dotter 和 Judkin 推出一种经皮穿刺共轴扩张导管系统,扩张周围血管直到血管再通,但由于并发出血和栓塞机会多,没能推广应用。1967 年,Porstman 采用特制的导管,栓塞未闭的动脉导管,取得了令人惊叹的成功。同年,Baum 和 Nusbaum 经导管灌注血管加压素治疗消化道出血取得成功。1968 年 Newtont 用栓塞血管的方法治疗脊柱血管瘤获得满意效果。

在治疗肿瘤方面,1972 年 Rosch 对肝、肾恶性肿瘤进行栓塞,70 年代 Maddison 和 Spigos 对脾进行部分栓塞治疗脾亢。1974 年,Gruentzig 发明了更为合理的血管成形导管—双腔带气囊导管,在 1977 年更创造性地将球囊导管扩张术从外周动脉应用于冠状动脉,即经皮冠状动脉腔内成形术(PTCA)。1978 年,Gruntzig 首次报道应用 PTA 技术治疗肾动脉狭窄,取得了良好的效果。正是这些工作使人们认识到介入操作的优点和重要性,血管介入技术得到广泛承认并推广开来。

第三阶段是各种复杂的血管介入技术的开展。自从 20 世纪 70 年代兴起以后,随着科学技术的迅猛发展,经血管介入技术水平不断提高,各种新的介入器材不断出现,逐渐形成了新的学科——介入医学。各种高分子新材料、金属合金和镀膜支架的发展为介入医学提供了复杂技术所需的高度专业化器械;荧光透视、DSA 和目前正在研究的 MRI 则提供了可靠的导向工具。

20 世纪 80 年代是以支架发展为代表的,1983 年 Dottor 和 Cragg 分别报道了用镍钛合金丝制成热记忆合金支架;1980—1985 年上海华山医院报告肾动脉栓塞治疗肾癌,上海中山医院林贵应用不同栓塞剂栓塞肝、肾动脉的试验研究,武汉医学院冯敢生等应用中药白及作栓塞剂的试验研究,他们的研究开创了介入放射学的祖国传统医学相结合的新途径。林贵、孙大、彭勃等报告肝动脉栓塞治疗肝癌,动脉栓塞治疗脾亢及超选择颈外动脉栓塞术等。1985年,Palmaz 报道用不锈钢丝制成自扩式 Z 形支架和不锈钢丝编织的球囊扩张式网状支架,之后 Mass、Wright、Sigwart 等相继报道了一些新的支架,并在临床上被广泛应用。90 年代后则是向更复杂的介入技术发展,如经颈静脉肝内分流术(TIPS),主动脉瘤或瘘的腔内移植物修补技术等。

二、经血管介入技术应用现状

血管介入放射学亦称介入性血管造影学(interventional angiography),经血管造影就是全身血管系统经皮选择性血管造影术及经皮超选择性血管造影术。是指在诊断性血管造影的同时,自导管向血管管腔内注射药物或某些物质或施行某种措施,以达治疗目的。常用血管介入技术有 3 种,临床应用分类有 5 种。

（一）血管介入技术

1. 血管内灌注药物治疗

（1）血管收缩治疗或扩张治疗:经导管向有关动脉内滴注加压素,以控制胃肠道出血,例如食管胃静脉曲张出血、支气管扩张的咯血、肺癌的咯血、胃黏膜弥漫性出血及结肠憩室出血等。经导管向有关动脉内滴注血管扩张药物,以扩张狭窄和痉挛的血管,例如闭塞性脉管炎、股骨头无菌性坏死等。

（2）肿瘤化疗:经血管治疗主要包括选择性经动脉注入化疗药物,通过导管在靶血管内直接注入药物,与经静脉用药相比,可以在肿瘤局部达到很高的药物浓度,采用球囊导管可阻挡后续血流冲刷,使局部药物浓度更高,避免首过效应,而全身反应相对较轻,减少了化疗药物的毒副反应,能达到更高的疗效。

根据血管内灌注药物途径的不同,可分为全植入式药盒导管系统灌注化疗、药物注射泵灌注治疗等。全植入式药盒导管系统又称埋入式药泵。由灌注导管和药盒构成。药泵埋入锁骨下、大腿内侧、腹壁皮下等部位所做的皮囊内,导管一端位于靶血管内,另一端与药盒紧密连接,药盒表面有一耐穿刺薄膜,便于反复穿刺注药。

药盒导管系统构成一条靶血管与体外连接的注药通道,避免了反复的穿刺插管操作。药物注射泵可持续地进行血管内药物灌注,其特点包括:适当的注射压力、恒定的注射速度、注射药物的预热功能、脉冲式注射等,使用药物注射泵可使药物的分布更均匀。经血管灌注化疗主要用于恶性肿瘤的姑息性治疗、术前的辅助化疗及术后的预防性化疗。

2. 经导管血管栓塞术(transcatheter embolization)　经皮血管栓塞术是应用最多的一种介入治疗方法。经皮经导管血管内栓塞术是指将人工的栓塞材料有控制地注入到靶血管内,使之闭塞、血流中断,以达到控制出血、闭塞血管性病变、治疗肿瘤及清除病变器官功能的目的。主要用于控制急性出血、阻断恶性肿瘤的血液供应和血管畸形或动脉瘤等疾病。

经原血管造影的导管或特制的导管,将栓塞物送至靶血管内,一是治疗内出血如外伤性脏器出血、溃疡病、肿瘤或原因未明的脏器出血。另一是用栓塞法治疗肿瘤,因肿瘤循环部分或全部被栓塞物阻断,以达控制肿瘤之生长,或作为手术切除的一种治疗手段;亦可用于非手术脏器切除,例如注射栓塞物质于脾动脉分支内,即部分性脾动脉栓塞术,以治疗脾功能亢进,同时不影响脾脏的免疫功能。

常用的栓塞物质有:PVA 颗粒、生物微球颗粒、不锈钢圈、自体血凝块、明胶海绵、无水酒精、聚乙烯醇、液体硅酮、金属或塑料小球及中药白及等。

3. 经皮腔内血管成形术（percutaneous transluminal angioplasty，PTA）　血管扩张即经皮腔内血管成形术（PTA）。应用球囊导管对狭窄的血管进行扩张，现在的技术不但能扩张狭窄的血管，还可以将闭塞的血管再通。经皮穿刺腔内血管成形术（PTA）发展起来以后，20世纪60年代开始应用于动脉，使狭窄的血管扩张，70年代研制双腔气囊导管成功后，得到广泛应用，多用于髂、股、腘动脉及肾动脉。肾动脉PTA（或PTPA）多用于肾源性高血压，使狭窄肾动脉扩张，从而降低血压。PTA亦可用于冠状动脉，称为经皮腔内冠状动脉成形术（percutaneous transluminal coronary angioplasty，PTCA），使硬化的冠状动扩张，以达到治疗冠心病的目的。PTA使用的导管为带胶囊的双腔导管，将胶囊段置于狭窄血管处，囊内注入含有造影剂的液体，加压至3～6个大气压。加压可重复3～4次，多数能使狭窄血管达到扩张的效果。

随后国内外开展了大量肾动脉狭窄介入治疗的基础与临床研究，特别是血管内支架成功应用于临床并与PTA技术相结合治疗血管狭窄性病变，使PTA治疗肾动脉狭窄日趋完善，优于外科手术和内科保守治疗，已成为治疗肾动脉狭窄的一线治疗方案。肾动脉狭窄最常见的原因是动脉粥样硬化、纤维平滑肌发育异常、大动脉炎等。随着肾移植的发展，该技术对术后移植肾动脉狭窄闭塞的诊断和治疗也取得了良好的疗效。

PTA多用于动脉粥样硬化性狭窄的血管，其机制是粥样斑块受压，内膜和中层撕裂、伸展，使管腔增宽。其他原因的血管狭窄，如多发性大动脉炎，先天性血管狭窄，有时也可用PTA治疗。

（二）临床应用分类

1. 血管性疾病

（1）PTA+Stent治疗血管狭窄。

（2）溶栓+PTA和（或）Stent治疗血管狭窄。

（3）应用栓塞材料，钢圈，内支架治疗动脉瘤、AVM、动静脉瘘，血管性出血。

（4）应用穿刺术+PTA+Stent治疗门脉高压症，布加综合征。

（5）应用栓塞术或血管加压素治疗胃肠道血管出血。

（6）下腔静脉滤器预防下肢、腹盆部血栓脱落。

2. 心脏疾病

（1）应用闭合伞治疗ASD、VSD。

（2）应用钢圈或黏堵剂治疗PDA。

（3）应用球囊扩张治疗肺动脉瓣、二尖瓣狭窄。

（4）应用PTA+Stent治疗冠状动脉狭窄。

（5）射频消融治疗心动过速。

（6）心脏起搏器治疗各种心率过缓。

3. 肿瘤

（1）选择性肿瘤供血动脉灌注化疗+栓塞治疗恶性肿瘤。

（2）经皮穿刺注入无水酒精、沸水治疗恶性肿瘤。

（3）应用栓塞术治疗海绵状血管瘤，蔓状血管瘤，子宫肌瘤，骨肉瘤，鼻咽部纤维血管瘤等。

（4）热消融治疗肝癌，肺癌。

4. 非血管性疾病

（1）应用PTA+Stent或单纯PTA治疗消化道，泌尿道、胆道、气道、鼻泪管狭窄。

（2）应用栓塞术或经输卵管注入硬化剂治疗宫外孕。

（3）应用扩张术治疗输尿管狭窄。

（4）椎体成形术

（5）椎间盘射频消融术

5. 穿刺活检术　应用特制穿刺针抽吸或取组织进行病理检查。

三、介入治疗的发展

介入医学是在影像学、细胞学和新材料——导管、导丝、支架、栓塞材料等代表了当代科技先进水平的基础上发展起来的。它代表了 21 世纪现代医学发展的方向，展现了定位精确、疗效显著、微创安全的医学发展模式。目前已与内科学、外科学并立为现代医学的三大学科。

但是介入医学也存在一些需要改进的地方，当前，内支架在运用过程中需亟待研究解决的问题主要为支架对管壁机械刺激和异物反应引起的内膜增生、纤维化、血栓形成、管壁痉挛、瘤组织向腔内生长等原因造成的支架通道再狭窄。为解决支架术后再狭窄或闭塞问题，需要开发新材料支架，如内皮细胞接种支架、临时性金属支架、多聚物涂层支架、药物洗脱性多聚物涂层支架、生物多聚物涂层支架、生物降解多涂层支架等。

在肿瘤治疗方面，介入治疗联合生物免疫治疗是一种很有潜力的新型治疗模式，生物免疫治疗辅助介入治疗可有效杀灭或抑制残留肿瘤细胞，巩固疗效，预防复发及控制转移。但是肿瘤的免疫导向治疗与介入放射学共同应用于临床还有许多待研究的课题，如为增加治疗的敏感性，寻找新的在不同肿瘤组织中有高表达抗体的作用靶点，从而明显降低药物的毒副作用，增加单抗药物的抗肿瘤谱；应用基因工程技术制备能增加血管通透性的单抗药物耦联物，增加肿瘤内的药物浓度等。

把多种介入手段结合起来，联合应用基因工程技术、生物治疗，在独特的微创条件下对肿瘤患者整体、病变器官和肿瘤局部进行多层次治疗以达到有效的根治性微创治疗尚在探索研究阶段。

总之，其未来主要的发展方向将随着生物工程学、基因分子生物学等共同发展，主要有基因治疗和放射性核素及放射性内照射在肿瘤领域治疗和 PTA 后防止再狭窄的应用，新型的影像监视技术以及新型的介入治疗器械的研究和临床应用。它的发展必将给无数患者带来新的希望，必将对疾病的诊断、治疗做出新的、更大的贡献。

第二节　血管介入技术在骨科的应用和展望

纵观我国介入放射学的发展历程，可谓起步较晚，但发展迅速。据估计，我国几乎所有的省、市、自治区已有不同程度地开展了介入治疗工作。从介入治疗的数量和专业队伍看，以腹部、胸部介入治疗最多（约占 2/3），心血管和神经系统次之，其他各系统、部位的工作则较少。同时，血管性介入治疗又远多于非血管性工作。当前介入治疗技术已广及全身各系统的多种疾病和病变，故可概括为介入医学，它将成为同内科、外科并列的三大诊疗技术，而且具有广阔发展前景。

在 1968 及 1970 年，Baum 等先后采用动脉内血管收缩剂灌注、自凝血块栓塞出血动脉治疗急性胃肠道出血获得成功，极大地提高了介入放射学家的临床地位，也赢得了其余临床各科同仁的信任。从此，介入医师与临床医师的关系日益密切，介入放射学进入快速发展的时期,逐步形成了介入放射学的三大支柱技术:①经皮血管灌注治疗技术:由动脉内药物灌注止血术扩展至肿瘤化疗药物灌注术、血管内接触性溶栓术;②经皮血管栓塞技术:从动脉栓塞止血术发展至肿瘤化疗栓塞术、血管性疾病的栓塞术以及内脏器官消融术等。这些技术的发展奠定了介入放射学在临床各学科中的地位,介入治疗的优越性初步显现,一些内外科难治或不能治疗的疾病经过介入治疗可得到轻易解决,介入放射学已成为临床不可缺少的重要组成部分。③经皮血管腔内成形术(PTA)源于 20 世纪 70 年代,现已成为治疗血管腔狭窄或闭塞性疾病的首选方法,内支架是 PTA 技术的延伸。PTA 和内支架技术的临床应用极大地扩展了介入放射学的应用范畴,介入放射学已成为冠心病、血管病的主要治疗方法,是血管介入放射学的重大发展。

随着血管介入放射学的发展,非血管介入技术亦取得了长足的进步。20 世纪 70 年代后期,采用改良的 Seldinger 技术发展起来的经皮肝胆管、输尿管、腹腔脓肿引流术和经皮胃造瘘术等相继建立,并逐步替代了需要剖腹置管的外科手术。20 世纪 80 年代,血管球囊成形术和血管内支架置入术向血管外管道系统延伸、发展,并成为消化道、胆系、输尿管狭窄的主要治疗方法。随着 CT 和实时超声在临床的应用,CT 和超声引导下的穿刺活检、脓肿引流、囊肿硬化、硬膜外血肿抽吸、恶性肿瘤消融术等逐步建立和发展。

骨与关节系统介入诊疗技术为介入放射中起步较晚,但发展迅速。随着介入材料、工艺及生物技术的发展,介入治疗技术更趋于微创、快速、安全和有效,在运动系统(骨科)疾病领域亦取得了飞速的发展。血管性疾病:血管先天异常、动脉瘤、动静脉瘘、动脉粥样硬化、血管闭塞性脉管炎、血管栓塞等已经成为常规诊治方法之一;骨和软组织的肿瘤:提示诊断和鉴别诊断,指示肿瘤活检的部位,并协助外科作出术前估计,为手术方案打好基础;骨肿瘤经皮选择性动脉化疗药物灌注术,经皮选择性动脉栓塞术已经被临床广泛应用。经皮穿刺骨水泥椎体成形术,在脊柱肿瘤与压缩性骨折亦得到广泛应用。股骨头无菌坏死早期超选择动脉局部灌注溶栓与扩血管(建立大量侧支循环)治疗,已成为首选技术;外伤性病变:可了解血管损伤情况,在外伤后期可了解血供状态,有利于矫形或血管移植术,肢体创伤所致动脉损伤动脉造影是一种重要的诊疗方法,越来越被临床所重视。

第三节　骨科血管介入技术的应用指征和适应证

一、骨科血管介入技术的应用指征和适应证

1. 血管性疾病　血管先天异常、动脉瘤、动静脉瘘、动脉粥样硬化、血管闭塞性脉管炎、血管栓塞等,经皮选择性动脉造影术及经皮超选择性动脉造影术或经皮选择性静脉造影术及经皮超选择性静脉造影术,仍然是诊断血管疾病的最好方法之一。

2. 骨和软组织的肿瘤　经皮选择性动脉造影术提示诊断和鉴别诊断,指示肿瘤活检的部位,经皮选择性动脉血管瘤腔内药物灌注术和栓塞术治疗骨和软组织的肿瘤。并可协助外科作出术前估计,为手术方案打好基础。亦可为失去手术机会的患者直接行经皮选择性动脉血管瘤腔内药物灌注术和栓塞术达到治疗的目的。

3. 外伤性病变　经皮选择性动脉造影术可了解血管损伤情况,在外伤后期可了解血供状态,有利于矫形或血管移植术。

4. 作为介入性放射学的协同步骤之一。

二、骨科血管介入技术的应用

（一）血管性疾病介入技术

1. 血管造影　对血流动力学不稳定的骨折患者实施血管造影的目的有两个：①迅速（而非全面）明确动脉出血的来源；②尽快栓塞出血的血管。

尽可能利用骨盆平片和 CT 来判断骨盆骨折的部位和可能存在的韧带损伤。骨折类型和血肿部位能提示动脉损伤的部位。CT 可发现对比剂外渗或假性动脉瘤。如有可能，应检查腹部和胸部，以判断是否需要进行胸部或腹部血管造影。对于不伴骨折的骨盆钝性外伤者，如果有腹膜后活动性出血的 CT 和（或）临床表现，则需要进行血管造影。不伴骨折的盆腔内动脉损伤已有报道。

按发生率从高到低，最常受累的髂内动脉分支依次为臀上动脉、阴部内动脉、闭孔动脉、臀下动脉、骶外侧动脉以及髂腰动脉。盆腔外伤致动脉损伤包括血管完全离断、部分断裂、内膜撕裂、内膜下出血、急性动静脉交通和痉挛。血管造影时表现为弥漫性或者局限性对比剂外溢、假性动脉瘤、血管截断样闭塞、内膜瓣、动静脉瘘和动脉局部痉挛。

血管造影应尽可能经股动脉插管。从股动脉穿刺点到髂内动脉距离较短，便于选择性插管。首先，将 5F 或者 6F 猪尾导管放在腹主动脉分叉上方造影，以显示下腰部和盆腔动脉。对比剂注射速度为 8～12ml/s，持续 3～4s。造影目的是了解动脉解剖和发现血管。因此，足够的对比剂量和延迟摄影至关重要。造影时有可能显示重要的动脉变异（比如闭孔动脉被腹壁下动脉代替）以及老年患者动脉闭塞性疾病。经腹主动脉末端注射对比剂常可显示较明显的髂内动脉分支出血。但是，如造影未显示出血，并不能排除出血的可能。

随后，应常规进行双侧选择性髂内动脉和髂外动脉造影。将导管插至最可能与骨折或者血肿有关的髂内动脉近端。对比剂注射速度为 5～8ml/s，持续 3s，分别行后、前斜位造影。部分患者还可能需要插管至疑有出血的髂内动脉分支进行造影。对于使用盆腔金属外固定器的患者，由于金属固定器对血管的大范围遮挡，有必要多体位造影以免遗漏病变。为显示盆腔动脉出血，有必要在造影时延迟摄影。数字血管剪影（DSA）能在短时间内完成血流动力学不稳定患者的造影检查。DSA 的一大缺陷是存在出血假象，这是因肠气、输尿管蠕动和患者运动而发生的伪像。对于可疑的出血造影，应该仔细选择蒙片、进行像素移位校正以及分析未剪影的造影图像，以判断其确切意义。经期子宫出血和阴茎根部染色都可能被误认为出血。

2. 动脉造影的技术　动脉穿刺的部位取决于对患者的临床评价。单纯性肢体创伤首选股动脉。下肢损伤，通常选择对侧股动脉，以便于经导管介入治疗。偶尔也选择经腋动脉。数字减影血管造影是血管造影标准技术。

动脉造影的范围应包括所有可能损伤的部位。必须进行连续成像，静脉瘘的部位需要早期快速成像，而判断出血部位需要延迟成像。因为每处创伤都需要用此方法来观察，故应当避免步行成像方式。为排除损伤，至少需要损伤在两个方向进行投照，最好在两个相互的垂直的方向。但存在大块异物时，透视和实验性注射可将阻挡的金属物质和感兴趣的血管分开。在潜在损伤部位近侧和远侧的 10～15cm 部位也应评估。

精细的进行导管插入十分重要，以便可以评价潜在损伤路径上的所有动脉。应了解有关入口伤的知识。应尽量将导管插至损伤部位的近端以明显示常见的解剖变异。

动脉造影表现：动脉阻塞，可能是由于血管外压迫或者血栓形成，后者与动脉撕裂或内膜瓣掀起有关。管腔狭窄可能的原因包括动脉痉挛、壁内血肿、外压改变或动脉粥样硬化。出血、假性动脉瘤和动静脉瘘。管腔充盈缺损提示非阻塞性血栓或内膜损伤。内膜瓣表现为在至少一个方向的上附着于动脉壁的条带或小球。血肿或相关长骨骨折错位可能是骨筋膜腔隙综合征在血管造影上重要而唯一的表现。

3. 经皮选择性动脉栓塞术　一旦确认有出血，就应对出血的血管进行选择性插管并行栓塞治疗。骨盆骨折患者栓塞的主要目的是降低或阻断流向受损血管的血流，已达到止血的目的。对血流动力学不稳定的患者仅进行选择性插管就可以进行栓塞，没有必要将导管插入小血管而无意义的延长栓塞操作时间，而且栓塞小血管只能使用小的栓塞材料。与其耗费大量时间去进行超选择性插管栓塞，倒不如早点栓塞髂内动脉的整个前支或后支。对于流血过多的患者，栓塞整支髂内动脉也是可取的。

栓塞材料应该容易获得、使用简便，并能够快速闭塞中等大小的动脉。理想的栓塞材料应该只闭塞血管几个星期，因为这样的损伤恢复之后血管还可以再通。不宜使用难易掌握的栓塞材料（例如组织黏合剂），因为栓塞操作是个争分夺秒的过程。可栓塞终末动脉的栓塞材料，如明胶海绵粉末和其他的微粒也不应该使用，因为可能造成盆腔脏器、软组织和神经缺血。不能使用无水酒精作栓塞，因为会造成组织坏死，而且难以控制这种液体栓塞材料在盆腔内丰富侧支循环流中的方向。最初，骨盆外伤患者所用的栓塞材料是自体凝血块，他需要早无菌小碗中制备。如患者凝血功能障碍，则制备自体凝血块所需要时间较长，长须使用凝血酶。由于难以控制栓塞所需凝血块的大小以及被栓血管数天内即可发生再通，自体凝血块已经不再作为首选栓塞材料。

盆骨外伤患者所用的栓塞材料首选明胶海绵，根据拟栓塞血管的管径将其剪成所需大小，可快速充填到受损出血的血管，而且是短期栓塞材料，便于血管再通。明胶海绵的尺寸应当与出血部位的血管管径一致。血管近端栓塞后，仍可能通过侧支循环供血继续出血，所用明胶海绵通常为 1mm 到 1mm×2mm×5mm 大小。栓塞较大的血管可能需要使用长达 5cm 的明胶海绵条。栓塞时，先将明胶海绵用对比剂浸泡，然后装入 1ml LUKER-LOK 注射器，在注射过程中，通过选择性插入的导管注射即完成栓塞。应该避免使用 tuberculin 注射器，因为这种注射器没有 LUKER-LOK，在注射过程中可能从导管中逐出。注射大的明胶海绵条需用 5～10ml LUKER-LOK 注射器，而且必须使用 5F 或更粗的导管。栓塞过程中可能需要酌情使用多种不同大小规格的明胶海绵。栓塞要一直进行到看不见对比剂外溢为止。

如果发现出血部位较多或者无法将导管插至髂内动脉主干以远，可以使用 Ben-Menachem 等阐述的播散技术。将大量 2mm 的明胶海绵颗粒浸泡在对比剂中以脉冲方式注射入髂内动脉，可栓塞多根血管。明胶海绵易于流向低阻力的出血血管。对于严重骨折伴血流动力学不稳定的患者，如果看不到明显的对比剂外溢，可凭经验进行双侧栓塞。

在盆腔血管栓塞过程中，弹簧圈可作为辅助栓塞材料。大血管横断损伤时，明胶海绵可能经过断短进入腹膜后。先置入的弹簧圈在血管内可供明胶海绵继续填塞。假性动脉瘤或动静脉瘘患者，可能需要精确的栓塞，此时可选用弹簧圈。予注射时相对不好控制的明胶海绵小颗粒时，使用近端弹簧圈闭塞技术，以保护正常血管。不过，这一技术的价值尚未肯定，而且只适应于病情平稳的患者，因为这种栓塞过程耗时要长一些。有各种不同大小和形状的弹簧圈适合于选择性和超选择性微导管使用。但是，对大部分血流动力学不稳定的患者来说，弹簧圈不是首选，因为其精确放置需时较长，而且偶尔不能获得完全栓塞。

对于出血量很大的患者，可在髂内动脉内放置球囊导管以暂时性控制出血。然后，通过球囊导管的导管腔用 3F 微导管进行栓塞。当难以安全栓塞出血的血管时,可采用球囊阻塞技术,例如髂总动脉或髂外动脉出血。也可以留置扩张球囊,以便随后在血管内放置支架移植物或将患者转运到手术室修补破裂血管。

血管栓塞对髂内动脉分支外伤性闭塞的具体作用机制目前尚不明确。这种闭塞可能意指已有血栓形成的动脉横切段或者是动脉痉挛区。血管造影无法鉴别这两者,因为都表现为动脉的突然中断。不主张使用导丝对闭塞动脉进行探查,因为可能会将动脉壁完整但有痉挛的动脉捅破。一些作者主张对这种闭塞血管进行预防性栓塞,以防止将来出血,尤其是血流动力学不稳定的患者尤其应该如此。但是如果血管只要一小段残段是开通的,预防性栓塞的技术的难度很大。这种情况下,预先放置弹簧圈而不是使用明胶海绵,因为明胶海绵的注射不好控制。对于血流动力学稳定的患者,另一种可供选择的方案是先输血而暂不栓塞,一旦发现继续出血(24 小时内输血超过 4~6 个单位浓缩红细胞),则立即返回血管造影室寻找出血证据。由于凝血块溶解无法预测,未行栓塞的患者应当严密监测。

栓塞成功的临床表现通常是在栓塞过程中血流动力学情况迅速好转。从血管造影上表现为对比剂停止外溢和血管痉挛改善。栓塞结果需再次进行血管造影,还要对栓前未怀疑出血的部位进行造影。盆腔血管造影是必做的。如果对比剂外溢只在选择性动脉造影时可见,需要重复血管造影。如果对比剂从中线部位的血管外溢,需要做双侧髂内动脉造影。栓塞盆腔血管后,如果患者的血流动力学情况仍然不稳定,需要进行胸部或腹部血管造影以防存在其他部位血管出血。

骨盆外伤经皮血管栓塞的并发症应当与手术修补或大量输血保守治疗的致残率相比较。如果疑及患者血流动力学极度不稳定是由于难以控制的盆腔出血所致,则绝不要顾虑到病情不稳定而不行血管造影。担心出现对比剂的不良反应如肾衰等是可以理解的,但是并不能因此放弃血管造影。因盆腔出血而进行血管造影诊断和手术治疗的患者都面临死亡。相对于出血致死而言,大部分血管造影诊断和栓塞治疗的并发症都是可以接受的。

异位栓塞是盆腔血管栓塞所特有的一个重要并发症。幸运的是,异位栓塞最常见的部位是髂内动脉的其他分支。通常很少有临床表现,因为膀胱、直肠和盆腔软组织常有多重血供,包括对侧髂内动脉和盆腔外的交通支。只要栓塞材料恰当、大小合适,很少出现缺血并发症。如果导管的位置不是恰好位于髂内动脉或者注射明胶海绵时用力过猛,栓塞材料可能会反流入同侧下肢血管。如果栓塞材料进入股深动脉或其他肌支,通常没有临床表现,除非这些血管是作为侧支循环供给下肢血液。主要的供血血管(如股浅动脉或腘动脉)闭塞可能导致下肢的严重缺血,需要紧急开通闭塞血管。采用抽吸式取栓术取出明胶海绵或者用圈套法取回弹簧圈,就可以成功解决这些并发症。

男性性功能障碍和女性不孕可能是血管栓塞的另一个潜在并发症。在盆腔外伤中随着经皮栓塞技术使用的推广,男性性功能障碍可能与尿道损伤密切相关,发生率达 30%~50%。骨盆骨折后性功能障碍的原因主要是血管和神经损伤。已有女性在手术结扎子宫和卵巢血管后成功怀孕的报道。使用暂时性栓塞材料,如明胶海绵等,进行栓塞阴部动脉、子宫动脉和卵巢动脉,术后可以再通。但是,目前没有研究表明对骨盆外伤患者进行血管栓塞不会引起男性性功能障碍或女性不孕。对出血量很大的患者,应当权衡上述并发症和抢救生命的迫切性。

经皮血管栓塞是针对难治性腹膜后出血的一项救命措施,目前没有更多其他方法可以取代。对于血流动力学不稳定的骨盆骨折患者尽早进行干预对于减少死亡率来说至关重要。

可以安全而迅速的利用许多栓塞材料进行血管栓塞。血管介入将继续在骨盆骨折患者的治疗中发挥重要作用。

4. 栓塞治疗和支架治疗　动脉可以被结扎、被修补、静脉修补动脉壁、自体静脉或少见的人工血管移植物搭桥。血管腔内治疗包括栓塞治疗和支架植入术（带膜支架和裸支架）。长期以来，血管腔内治疗的内容仅限于一闭塞血管为目的的栓塞治疗。通过经皮（经导管）的方法治疗范围逐渐扩大，并作为一种可选择的治疗方法替代那些需要外科结扎的治疗情况。经导管栓塞治疗常用于非轴向动脉（例如股深动脉、腘动脉）或者多分支的末梢轴向动脉（例入胫动脉）。每个患者和每种损伤治疗方式的选择都需要逐一的分析。对于一些严重的损伤经留置管栓塞治疗比外科治疗更有效、特别是在一些手术野显露和（或）血管操作比较困难的部位（例如股深动脉末梢血管）。在这样的病例中，外科术中分离时需要避开一些重要的为末梢肢体血供的侧支血管。对老年患者，应当更加注意避免损伤这些侧支血管。幸运的是大多数肢体损伤的患者大多数是年轻人并且没有动脉粥样硬化（图2-5-3-1～图2-5-3-4）。

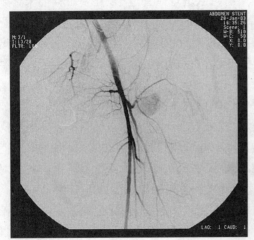
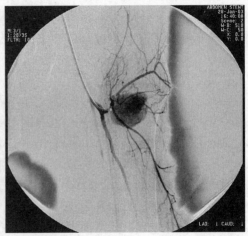

图 2-5-3-1～2　栓塞前造影

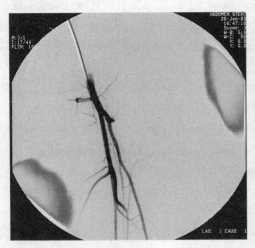
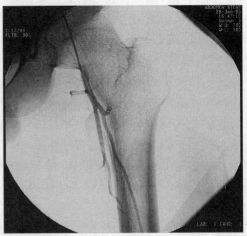

图 2-5-3-3～4　栓塞后造影

栓塞的操作方法主要取决于血管损伤的类型和位置。通常情况下，肢体有一套广泛的侧支供血血管。因此，同样栓塞损伤部位近端和远端的血管以预防动脉逆行灌注和侧支循环的建立是非常重要的。如果损伤部位的远端动脉已有血栓形成，栓塞其近端血管也能得到令人满意结果。只栓塞损伤动脉近端的部分血管能达到满意的效果。可利用的栓塞材料种类繁多。栓塞剂的选择常常根据个人的喜好和经验而不同。在治疗损伤时，使用暂时性的栓塞剂例如明胶海绵颗粒，在理论上是有效的，因为大部分这样的损伤是会愈合的。还可选择纤维弹簧圈，虽然他是永久性栓塞材料，但具有精确定位的优点。在四肢治疗中，通常来说精确定位是最重要的，因此，使用弹簧圈是最合适的。无论应用何种栓塞剂，都应该使用动脉鞘管，保留动脉入路，以防万一栓塞材料堵塞在引导管的情况发生。栓塞术要求置入一根导管于受伤部位。发现动脉损伤适合经留置管栓塞治疗时，一根诊断用导管必须熟练置入到靶血管。导管是否能够到位是成败之举。当导管到位时，用导丝试导管的位置是否稳定。当确定导引导管稳定后，再将合适尺度的弹簧圈释放到位。

对于动静脉瘘和假性动脉瘘、弹簧圈释放的部位和病变部位之间不允许有动脉分支。栓塞动脉瘘和假性动脉瘤瘤体是没有必要的，只要栓塞病灶的远端和近端的血管即可。弹簧圈可跨过病灶，从其远端血管并向其近端逐一释放。开始释放的一个大的弹簧圈可以给小一点的弹簧圈的释放提供一个网状系统。如果受损伤的远端动脉是开放的并且无法达到，应采取其他方法防止血液的逆行灌注。但出现假性动脉瘤时，使用可吸收性明胶海绵颗粒栓塞其远端动脉段。当出现远端动静脉瘘时，可以使用经静脉入路或直接的经皮穿刺其远端动脉的方法。

经导管栓塞治疗动脉损伤的成功率为85%～100%，微导管技术的采用和新型导管的问世极大提高了成功率。栓塞技术相关的并发症与诊断性血管造影术相同，并且包括异位栓塞。谨慎的操作技巧以及必要时应用微导管和微型弹簧圈可减少异位栓塞的发生。如果钢圈释放不当，有很多工具可以将其取出。栓塞后感染的发生率很低。如果适应证选择合适也不会发生肢体的严重缺血。局部组织的坏死一般不会发生，因为我们一般不用可以达到末梢毛细血管床的栓塞剂，例如明胶海绵粉末或无水酒精等。经导管栓塞治疗术对于适应的血管损伤的治疗无疑是安全而有效的。

对于某些重要的血管损伤，支架的置入可以替代手术的治疗，包括带膜和裸支架。一些重要的血管是无法栓塞的。最近很多研究表明对于这些重要血管的损伤，裸支架优于带膜支架，能得到成功治疗。裸支架常用于假性动脉瘤以及外伤性流量有限的动脉夹层的治疗。对于某些部位的动静脉瘘，例如锁骨下动脉、腋动脉、肘动脉、髂动脉、股动脉和股浅动脉等，覆以聚四氟乙烯（PTFE）的金属支架已被用于其治疗。

自从开始有非手术方法探查动脉损伤的报道以来，肢体创伤治疗一直在不断发展。临床表现是肢体创伤治疗的基础。尽管动脉造影对动脉损伤的诊断既敏感又特异，但是肢体创伤时动脉造影的指征仍存在争议。近期文献显示：肢体损伤过于靠近端不再是动脉造影的指征。另外，对较小血管的损伤，期待自然复原的观察疗法已逐渐得到认可，从而使外科医师和放射学家都质疑是否有必要对小的损伤进行诊断。但减少手术和动脉造影探查肯定会遗漏一些动脉损伤，这些损伤可在出现临床表现时再治疗。现在仍不明朗的是这种方法在临床上是否是合理的，主要是因为目前尚不清楚这些动脉损伤（尤其是小动脉损伤）的自然病程。解决该争议的办法是一项艰巨的工作，需要从一大群非应允的，不确切的患者群体中获取足够的随访资料。但动脉造影的作用不仅限于诊断，动脉造影在治疗上可用于指导经导管栓塞或放置裸支架或覆膜支架。对于适应的损伤病例，介入方法是疗效确切的。

5. 血管性疾病的应用治疗　血管性疾病，如血管损伤出血（图 2-5-3-5，图 2-5-3-6）、血管先天异常、动脉瘤、动静脉瘘（图 2-5-3-7～图 2-5-3-10）、动脉粥样硬化、血管闭塞性脉管炎（图 2-5-3-11～图 2-5-3-19），经皮选择性动脉造影术及经皮超选择性动脉造影术或经皮选择性静脉造影术及经皮超选择性静脉造影术，仍然是诊断血管疾病的最好方法之一，是诊断血管疾病的"金标准"。血管造影是使用一定方法把造影剂引入人体各部位血管腔内，用来显示血管内腔的解剖和血流动力状态的变化。治疗方面有动脉闭塞的球囊扩张术及支架植入术。常用的造影剂为离子型造影剂和非离子型造影剂，如泛影钠、泛影葡胺、碘普罗胺 370 等。血管造影主要有 2 种，即动脉造影和静脉造影。

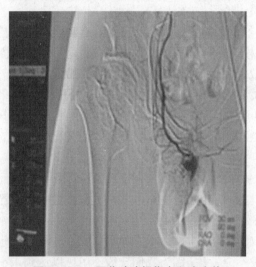

图 2-5-3-5　阴茎动脉损伤出血治疗前

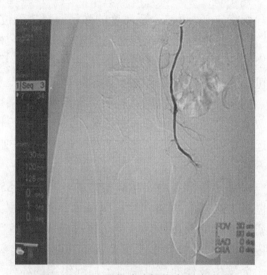

图 2-5-3-6　阴茎动脉损伤出血治疗后

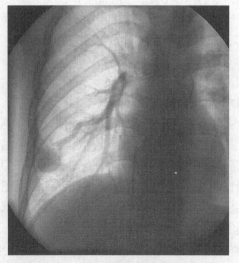

图 2-5-3-7　右下肺动静脉畸形治疗前

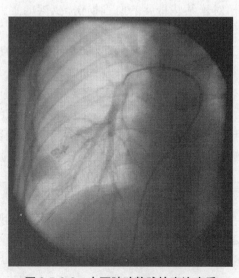

图 2-5-3-8　右下肺动静脉栓塞治疗后

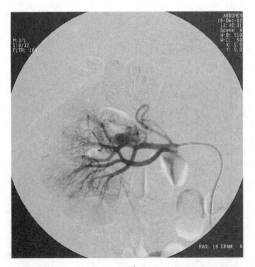

图 2-5-3-9　右肾动静脉畸形治疗前造影

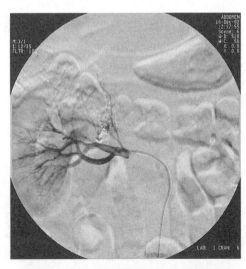

图 2-5-3-10　右肾动静脉畸形栓塞治疗后

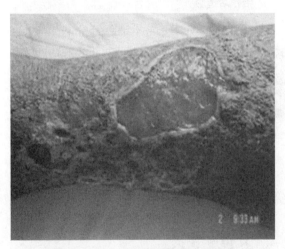

图 2-5-3-11　左髂外动脉闭塞治疗前

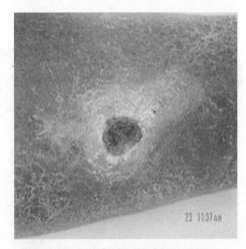

图 2-5-3-12　左髂外动脉闭塞治疗后

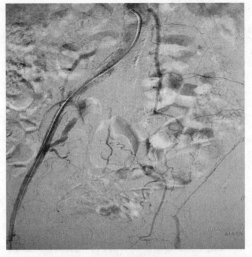

图 2-5-3-13　左髂外动脉闭塞治疗前造影

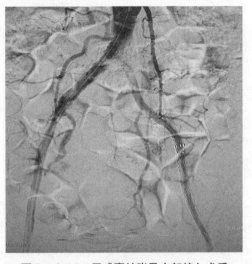

图 2-5-3-14　用球囊扩张及支架植入术后

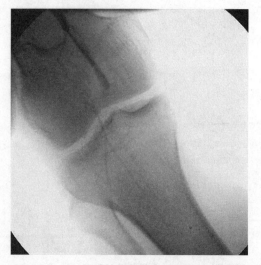

图 2-5-3-15　股动脉下段狭窄 PTA 治疗前造影

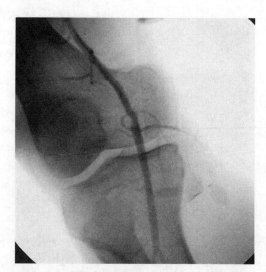

图 2-5-3-16　股动脉下段狭窄 PTA 球囊成形治疗后造影

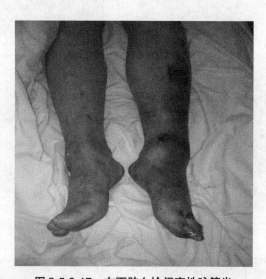

图 2-5-3-17　左下肢血栓闭塞性脉管炎

（二）骨和软组织的肿瘤介入治疗

骨肿瘤的介入治疗

（1）血管造影：血管造影对骨肿瘤的血液供应，周围血管受压移位以及瘤体轮廓等可提供更多、更详细的解剖信息。对其诊断与鉴别诊断可提供一定帮助。但更为重要的是血管造影可指导骨肿瘤的介入治疗，确定治疗方案，以及对疗效进行评价和随访。

骨肿瘤血管造影的主要表现：

1）肿瘤区的供养动脉明显增粗、增多，且走行及排列方向不规则，管径粗细不均，并可见较粗血管腔突然狭窄或阻塞。常为肿瘤直接侵蚀或瘤栓所致（图 2-5-3-20，图 2-5-3-21）。

2）肿瘤内及其外周出现新生的血管网，其分布明显不规则，即所谓的肿瘤血管。往往呈团状扭曲、紊乱。肿瘤区散在斑片状不规则的"肿瘤血管湖"（图 2-5-3-22，图 2-5-3-23）。

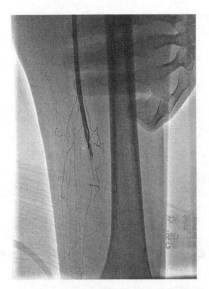

图 2-5-3-18 左下肢血栓闭塞性脉管炎
治疗前造影

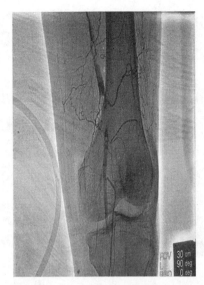

图 2-5-3-19 左下肢血栓闭塞性脉管炎
治疗后造影

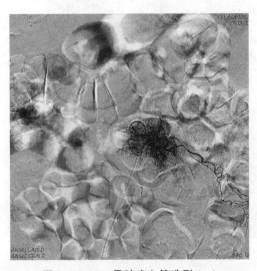

图 2-5-3-20 骨肿瘤血管造影（一）

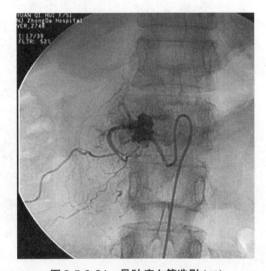

图 2-5-3-21 骨肿瘤血管造影（二）

3）实质期出现肿瘤染色，瘤体密度增加，从而显示出肿瘤之整个轮廓、形态（图 2-5-3-24，图 2-5-3-25）。

（2）介入治疗：随着介入放射学的发展，骨肿瘤的介入治疗也逐渐引起人们的关注。目前介入主要与全身化疗结合，作为手术切除术前、术后综合治疗手段之一。骨肿瘤的血管介入治疗包括动脉灌注化疗和动脉栓塞治疗（图 2-5-3-26～图 2-5-3-29）。对不难手术切除的患者，作为一种姑息治疗，可以减轻患者痛苦等症状，近年也受到人们的重视。

1）适应证与禁忌证：血管介入治疗虽然属创伤性操作，但对治疗骨肿瘤方面不存在绝对禁忌证。对一般情况极差、血象、肝功能、肾功能严重异常或有明显出血倾向者应慎重进行，或在内科积极治疗纠正以上异常后进行。

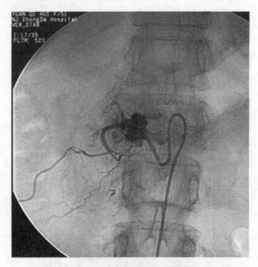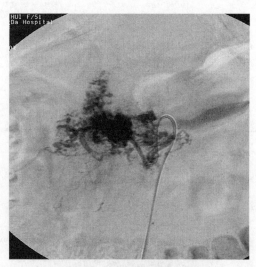

图 2-5-3-22　骨肿瘤血管造影（三）　　　　　　　　图 2-5-3-23　骨肿瘤血管造影（四）

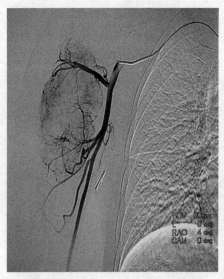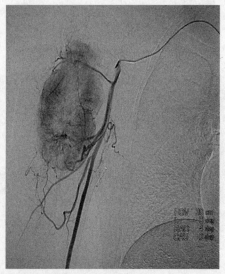

图 2-5-3-24～25　右肱骨肿瘤治疗前造影

2）动脉插管与血管造影

A. 术前准备：术者与患者准备工作与一般血管造影和介入治疗相同。主要包括：禁食、备皮、造影剂过敏试验等。

B. 动脉插管：一般患者可在局麻下进行，儿童或不合作患者可以进行全身麻醉。应注意无菌操作。一般取股动脉入路，采用 Seldinger 技术插管，下肢病变取健侧股动脉插管更便于操作。导管选择，4～6F cobra 或单弯管。若需保留导管，则可取肘动脉入路，以方便患者活动。但宜使用较细导管。进入导管后，透视下将头端置肿瘤区的供血动脉主干造影。

C. 血管造影：其目的是全面了解肿瘤的部位、大小，轮廓，特别是肿瘤供血动脉的数目，供血多少以及有无动—静脉瘘等，以便为介入性超选择插管的治疗方案提供依据。同时血管造影资料作为　评价疗效的指标进行随访。

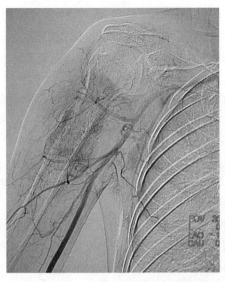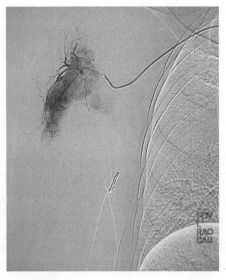

图 2-5-3-26 ~ 27　栓塞治疗

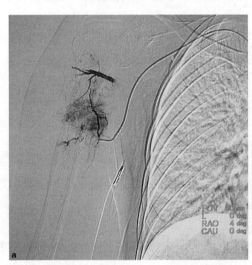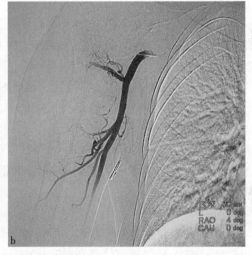

图 2-5-3-28 ~ 29　栓塞治疗后

a. 造影瘤性动静脉瘘,即发现静脉早期显影与引流静脉粗大;b. 肿瘤邻近正常血管受压移位

　　造影剂可选用 60% 的泛影葡胺,根据导管部位、动脉大小及血流情况定造影剂的总量与流速。为减轻注射造影剂时患肢的疼痛和血管痉挛,造影前可经导管推入 1% 利多卡因溶液 5～10ml。使用新型低渗离子或非离子造影剂可明显患者疼痛等症状。造影时可适当固定患肢,以避免活动影响图像质量。摄影时间应足够长,包括动脉早期至静脉晚期各阶段的血管造影图像。

　　D. 超选择插管:根据血管造影后的解剖资料,应尽可能将导管头端超选择插至肿瘤供血动脉的最远端。越接近肿瘤越好,以减少对正常组织的灌注或栓塞。也可使用同轴导管进行超选择插管。超选择插管后,再少量注入造影剂并摄片证实。

　　3) 药物灌注:根据药理学研究,化疗药物对肿瘤细胞的杀伤作用主要取决于:①药物浓度；②肿瘤对药物的敏感性；③肿瘤本身以及药物在瘤体内的代谢；④肿瘤的局部内环境；⑤肿瘤对药物摄取能力；⑥体内对药物的清除、排泄能力。动脉灌注目的就是在总药量不变的前提下，提高肿瘤局部血液循环的药物浓度，增加肿瘤对药物摄取。从而提高杀伤肿瘤细胞作用。

动脉导管血栓的预防与处理：为了防止动脉导管与输液装置在灌注等化疗药物前后血栓形成，可采用肝素盐水缓慢滴注法。也可采取间断性导管内推注肝素溶液，关闭导管尾端三通法。一般情况不需全身肝素化。一旦发现导管堵塞，经会抽吸证明血栓形成应立即处理。若需继续保留导管，可采取动脉导管鞘法更换新导管，即将堵塞导管尾端接头剪掉，选择合适鞘管，沿导管引入动脉。再由导管鞘内拔出原导管，然后重新引入一新导管。若不再需要保留导管，即可直接将栓堵导管拔出。

4）动脉灌注、手术与全身化疗综合方案：虽然有较多研究证明动脉灌注对骨肿瘤可以取得较好疗效。但目前骨肿瘤的治疗仍主张采取综合手段。即术前动脉灌注或静脉同时 MTX 进行诱导治疗，然后施行保留肢体的切除或截肢除术，术后继续静脉注入化疗等联合治疗。

5）药物灌注结合栓塞治疗：骨肿瘤的栓塞治疗应用较少。其主要目的有两个方面：一是为减少术中出血，实行术前栓塞，二是对不能手术或拒绝手术者作为姑息治疗减轻患者痛苦，消除疼痛。

A. 术前栓塞：应在术前 3～5 天进行。栓塞材料以明胶海绵为首选。根据血管造影图像仔细寻找供血动脉。要尽可能超选择插管，并对所有供血动脉干进行栓堵。

B. 姑息治疗：姑息治疗，减轻痛苦，可使肿瘤缺血坏死、体积缩小和减轻症状，如作为主要治疗手段时，栓塞物应选用钢圈、聚乙烯醇微粒，IBCA、无水乙醇等永久栓塞材料。但使用永久栓塞无尤其是液体栓塞剂，必须准确选择插管。栓塞过程需严密监视防止反流引起正常组织缺血坏死等并发症。

骨肿瘤栓塞一般与动脉药物灌注同时进行即在超选择插管成功后先注入化疗药物，再进行栓塞。目前，也有学者使用碘化油、化疗药混合乳剂，对骨肿瘤进行栓塞化疗。该栓塞剂比较安全可靠。

6）术后处理

A. 动脉灌注或栓塞治疗后若不再保留导管即可按常规拔管，压迫止血，加压包扎并嘱患者卧床 24 小时。插管侧肢体避免活动 12 小时。若保留导管，要注意保持导管的通畅和穿刺部位的护理。

B. 注意水化，保持尿量，定期检查肝肾功能及血象变化。

C. 若出现化疗药物的不良反应，如恶心、呕吐等应给以对症处理。

D. 介入治疗后注意肿瘤局部的皮肤变化。如有无充血、皮色、皮温等，注意保护，防止感染。

7）并发症及其处理

A. 胃肠道不良反应：是化疗药物的常见并发症。多在术后 6～12 小时出现，可持续 3～4 天，一般不超过 1 周，在动脉灌注化疗药之前给予地塞米松、甲氧氯普安可减轻胃肠并发症。较重者应给以止吐药等对症处理。

B. 骨髓抑制：主要表现白细胞与血小板减少。多在用药后 1～2 周出现。应常规给以利血生、鲨肝醇等药物。若白细胞数低至 3×10^9/L 以下时，应注意防治感染。可输新鲜血或白细胞悬液。

C. 局部皮肤改变：因高浓度化疗药物刺激或栓塞后缺血,局部皮肤可出现充血、皮疹或轻度坏死。应注意护理,防治感染。

D. 异位栓塞与血栓形成：是栓塞治疗的严重并发症。应以预防为主。操作一定要准确、精细。推注栓塞物时严防返流。若较大动脉血栓形成,早期发现可进行溶栓治疗。

8）疗效与评价

A. 临床表现：介入治疗后的突出表现是患者疼痛明显减轻或消失。病人安然入睡。其次是肿胀消退、肿块缩小。

B. 生化改变：肿瘤指标下降,多开始于治疗后 2～3 周。

C. 影像学表现：平片可见肿瘤区钙化、密度增高,边界清楚。软组织影缩小。CT 和 MR 可更准确地显示瘤体大小与结构的变化,但对判断肿瘤组织的坏死程度尚不完全可靠。血管造影是评估治疗效果的又一重要手段。治疗前骨肿瘤血供丰富。治疗有效表现为供血动脉干变细,肿瘤血管减少,实质期肿瘤染色变淡,瘤体缩小以及出现钙化。

总之,动脉导管灌注术前化疗,作为骨肿瘤综合治疗的一部分,已逐渐被人们接受。

（三）外伤性病变介入治疗

1. 肢体创伤的介入治疗　肢体创伤所致动脉损伤包括假性动脉瘤、动静脉瘘、缺血、坏疽、截肢、高心排血量以及儿童肢体生长不对称等。一旦怀疑创伤导致肢体血管损伤,动脉造影及时而准确的诊断对于尽可能降低上述不良后果来说至关重要。如果能做出迅速处理,保肢成功率通常超过 90%。对于疑有血管损伤的患者,动脉造影仍然是一种重要的诊疗方法（图 2-5-3-30～图 2-5-3-35）。

患者评价及动脉造影的适应证：

（1）穿透伤、医源性创伤及钝挫伤等各种形式的创伤。体格检查是选择患者进行动脉造影的中心环节。并不是所有肢体创伤的患者都需要进行动脉造影。例如,大腿远端的穿通性枪伤,伴有进行性增大的血肿以及远端动脉波动消失,显然存在枪伤处的股浅动脉损伤。这种创伤就需要迅速进行外科修复而不是动脉造影。动脉造影适用于怀疑但不确定是否有损伤时。

（2）肢体创伤时高度怀疑动脉损伤具有临床意义的"硬征象"包括：脉搏消失,活动性出血,血管杂音,震颤及进行性增大的血肿。

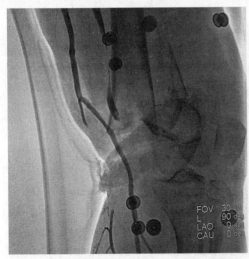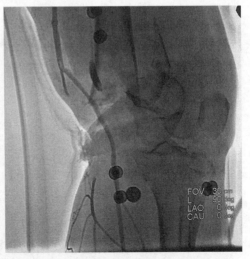

图 2-5-3-30～31　股动脉损伤,超选择造影股动脉下段血流中断

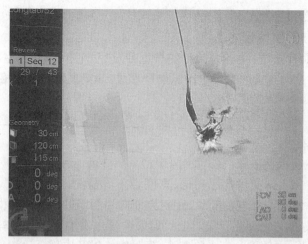

图 2-5-3-32 超选择造影股动脉下段血流中断,造影剂外溢,提示胫前、后动脉同时损伤

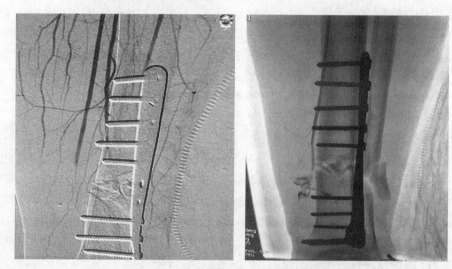

图 2-5-3-33～34 超选择造影胫前、后动脉下段血流中断,造影剂外溢,提示胫前、后动脉同时损伤

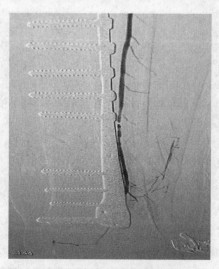

图 2-5-3-35 治疗后胫后动脉显影明显好转

以下情况可能需要进行紧急动脉造影：具有潜在的多处血管损伤、损伤的部位不清楚（例如创伤累及肢体的范围很长）、外科手术入径困难（例如在胸廓出口处）、严重动脉粥样硬化妨碍检查脉搏或者需经导管进行治疗时。

（3）肢体动脉创伤的"软征象"包括：解剖上相关的神经损伤、小而稳定的血肿以及具有低血压或严重出血的病史。

（4）对于怀疑有血管损伤而且病情稳定的患者，有研究报道了其他的评价方法，并提出了一些可替代动脉造影的其他影像学方法供选择。如多普勒超声、CT血管造影、MRI等。

（5）另外，一些创伤专家认为：由于大部分血管损伤可能导致截肢或者肢体功能丧失，所以损伤的诊断和修复至关重要，尤其对年轻患者。漏诊造成的代价和法律纠纷促使一些外科医师对所穿透伤的患者都要求动脉造影。只要损伤的发生率超过1%～2%，就值得动脉造影。

2. 盆腔骨折的出血　骨盆挤压伤患者早期死亡中的60%归咎于出血。盆腔固定或包扎能有效控制大多数严重盆腔骨折所致出血，使死亡率降至10%～20%。然而，5%～15%的患者仍需要进一步用血管介入方法来控制出血。

盆腔骨折后腹膜后出血的原因有很多种，松质骨骨折、动静脉离断和破碎的软组织均可导致出血。大量输血导致凝血功能障碍以及复苏过程中引发对动脉的剪力、附着于韧带的血管随韧带一并撕脱以及骨折碎片均可损伤动脉。

由于许多盆腔出血来自骨折的松质骨，因此有人提出应当对盆腔骨折尽早采取固定措施以控制出血和促进愈合。此后，这已成为骨盆骨折的基本处理措施。最初采用充气抗休克服（压力服或抗荷服）进行盆腔固定。20世纪80年代，改用内固定器和外固定。最近，使用盆骨包扎器和C形夹成为最简便、快捷的骨盆固定方法。尽早对骨盆骨折实施固定可以将骨折碎片复位以及减少骨性盆腔的容积。

及时对骨盆骨折及时予以固定，仍有5%～20%的病例腹膜后出血不能控制。骨盆骨折的发生机制包括侧方挤压、前后挤压、垂直剪力和复合应力。在非战时外伤中，侧方挤压占65%。侧方挤压所致骨折分为1～3级，级别越高，伤情越重。在侧方暴力作用下，盆壁向内折叠，盆腔向折叠，盆腔韧带得以免受损伤。一般情况下，这是一种较稳定的骨折，骨盆容积缩小、韧带保持完整，这些有助于使腹膜后血肿局限化。这类患者通常输血量小，仅1%的患者需要进行血管造影，其中多数为2～3级骨折患者。侧方挤压所致骨折中一种少见但严重的情形是其对侧盆壁向外旋转，即所谓风扫（wind-swept）骨盆。这种情况下一般出血量大，7%的患者需要血管栓塞治疗。前后挤压、垂直剪力和复合应力较侧方挤压少见，但通常导致不稳定性骨折。垂直剪力和复合应力伤较前后挤压和侧方挤压更需要进行血管造影。与侧方挤压所致骨折相比，其他3种骨折更易导致患者血流动力学不稳。韧带断裂后，骨盆潜在容积增加，导致腹膜后出血难以控制。者三种骨折患者较侧方挤压骨折患者的输血量更大。除了尽早进行骨盆固定以外，这3种骨折患者中18%～28%需要血管栓塞治疗。

（四）其他骨病介入治疗

股骨头无菌性坏死（早期）　股骨头无菌坏死是由于各种原因造成供养动脉闭塞，形成单侧或双侧股骨头供血障碍，引起股骨头活性成分（骨细胞、骨髓细胞、脂肪细胞等）坏死，或因回流静脉阻塞而瘀血、骨内压升高或缺血坏死。其发病原因复杂，病变可导致关节功能丧失，致残率很高。因外科明确病因困难，不能针对性治疗，故而半数患者效果不佳。超选择性动脉局部灌注溶栓与扩血管治疗，可同时兼顾2种病因。

目前，关于股骨头坏死的治疗方法很多，一般可以分为改善股骨头血液循环的保守治疗和以股骨头置换为主的手术治疗。股骨头坏死的介入治疗就是改善股骨头血液循环的保守治疗之一。股骨头坏死的介入治疗直接注入药物，改善股骨头供血引起股骨头坏死的核心问题是血液循环障碍。无论何种保守治疗，都是以改善股骨头局部血液循环为目标的。股骨头坏死的介入治疗是介入技术与中西医药物治疗相结合的一种新技术。通过插管将具有溶解血栓、活血化瘀、扩张血管、改善微循环等作用的中西药物直接注入股骨头供血动脉内，术后配合综合治疗，改善患肢股骨头的血供、增加侧支循环、疏通股骨头营养血管、促进成骨细胞增生及破骨细胞的吸收，使坏死骨逐渐吸收，新骨不断形成，股骨头逐步得以修复。它具有简便、无痛苦、疗效可靠等优点（图2-5-3-36～图2-5-3-39）。

股骨头坏死的介入治疗：掌握适应证和禁忌证，介入溶通术可以治疗各期股骨头坏死，尤其对于早期未变形股骨头坏死患者，介入治疗是首选治疗方法。单纯介入治疗适用于Ⅰ～Ⅱ期股骨头坏死；综合治疗可适用于Ⅲ～Ⅳ期塌陷变扁骨坏死患者。但是，股骨头坏死的介入治疗对有造影剂过敏、出血体质、有活动性出血（如溃疡病等）、近期有手术或外伤史、近期发生过脑血管意外以及重症高血压（血压大于180/100mmHg）患者，不适合采用此方法治疗。

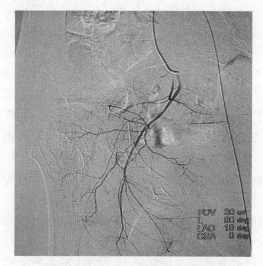

图2-5-3-36　髂内动脉治疗前造影

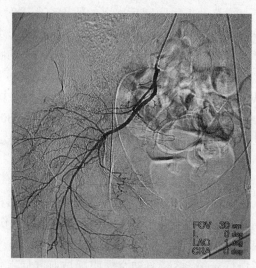

图2-5-3-37　髂内动脉治疗后造影较前明显好转

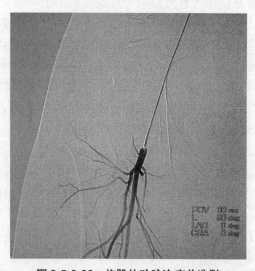

图2-5-3-38　旋股外动脉治疗前造影

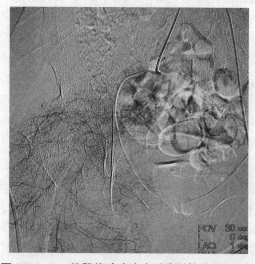

图2-5-3-39　旋股外动脉治疗后造影较前明显好转

（1）适应证：①早期股骨头形态未发生压缩性改变；②股骨头发生轻度压缩、疼痛明显者。

（2）介入治疗：股骨头坏死的介入治疗原理是直接将溶栓药物、扩血管药物及中药制剂注入股骨头供血动脉，从而改善股骨头的供血情况，治疗股骨头坏死。

1）术前常规准备：传染病四项、血、尿、粪常规、血糖、电解质、正位胸片、肝功能、肾功能、凝血全套和心电图。

2）术前特殊准备：双髋关节 CT 或 MRI。

3）介入操作程序：经皮经健侧股动脉穿刺引入 5F 血管鞘，经鞘管引入 5F 眼镜蛇导管完成病变侧髂内外动脉造影；超选择性病变靶动脉插管，经导管局部缓慢灌注尿激酶和罂粟碱。间隔 10～14 天重复治疗，连续 3 次。也可一次性保留导管持续 48～72 小时灌注治疗。

双侧股骨头坏死，可经一侧股动脉穿刺，以导管成袢技术完成两侧病变血管的超选择性灌注治疗；也可经左锁骨下动脉穿刺、引入猎人头导管完成两侧病变血管的超选择性灌注治疗。

（3）术后处理：介入治疗后，骨坏死停止、骨修复开始到完全修复是一个漫长的过程，既要加强下肢锻炼，又要避免股骨头负重而压缩塌陷，若行走、应使用双拐。每隔 2～3 个月复查股骨头 CT，观察疗效。

避免一切不良因素如抽烟、饮酒、使用激素类药物等。股骨头坏死患者求康复心切，对于股骨头坏死患者腿凉的症状，市场上又出现了诸多广告和偏方，这其中不乏有虚假的信息对患者产生误导。很多人轻信于此，并寄希望于泡温泉，以期可以减轻腿凉的症状。殊不知，温泉浴后大汗淋漓，致使津液大伤，阴津受损，阳气流失，如此持续，只需 20 天患者就可由一期转为四期，后果相当严重。其次，股骨头坏死均表现为缺血性坏死，患者的局部供血不足，而干热的理疗、热炕、电热毯会导致患处愈发干燥，阴血亏损，加快骨坏死进程，从而使病情加剧。所以在股骨头坏死治疗方面，中医治疗和西医理论的药物疗法各不相同，中医西医自成体系并各有所长，也各有所短，应扬长避短，全面治疗。

第四节 血管介入的操作技术

一、常用血管造影剂

（一）造影剂的名称

血管造影就是往血管内打入液体状的血管造影剂，然后用血管造影机照射。碘造影剂是血管造影最常用的造影剂，但是对碘造影剂过敏或肾脏功能不好的患者，就无法采用碘造影剂进行血管造影。

血管造影是指将造影剂引入靶血管内，使目的血管显影，从而达到诊断目的。现在的血管造影通常指数字减影血管造影（DSA）是指利用计算机处理数字化的影像信息，以消除骨骼和软组织影像，使血管清晰显示的技术。Nuldelman 于 1977 年获得了第一张 DSA 图像，目前已经广泛应用于临床，取代了老一代的非减影的血管造影方法。DSA 的成像方式分为静脉注射数字减影血管造影（IVDSA）及动脉注射数字减影血管造影（IADSA）。前者指经静脉途径置入导管或套管针注射对比剂行 DSA 检查，可分为非选择性 IVDSA 即导管置入外周静脉或上腔静脉内显示动脉影像，及选择性 IVDSA 即导管头置于受检静脉或心腔内注射对比剂显影。后者也可分为非选择性动脉造影及选择性动脉造影。非选择性 IADSA 是指经动脉途径穿刺插管后，将导管头端置于靶动脉的主动脉近端注射对比剂作顺行显影；而选择性 IADSA

是指将导管头端进一步深入到靶动脉的主干或主干的分支内进行造影。

随着介入放射学的发展，血管造影已经成为临床的一种重要的诊断方法，尤其在介入治疗中起着不可替代的作用。血管造影在头颈部及中枢神经系统疾病、心脏大血管疾病、及肿瘤和外周血管疾病的诊断和治疗中都发挥着重要作用。

正常血管与其邻近的软组织，在 X 线平片中两者不能相互区别，因此必须引入改变对 X 线吸收率的物质（即造影剂）。理想的造影剂应具有高密度、低毒性、低黏稠度以及易与血液混合和易于排泄等特点。目前常用于周围动、静脉造影的均为水溶性含碘造影剂。有以下几类：

（1）泛影酸（diatrizoic acid）：钠盐制剂为泛影钠（Sodium diatrizoate，商品名为 Hypaque sodium），制剂浓度 50%，含碘量 300mg/ml。纯葡胺盐制剂为纯泛影葡胺（Pure melumine diatriazoate，商品名（ardiografin, Angiografin），制剂浓度有 60% 和 85% 两种，含碘量分别为 282mg/ml 和 400mg/ml。钠盐和葡胺盐胺 1:6.6 比例配制的制剂为复方泛影葡胺或泛影葡胺（meglumine diatrizoate，商品名 Urografin, Renografin），制剂浓度有 60% 和 76% 两种，含碘量分别为 288mg/ml 和 370mg/ml。尚有按 1:2 比例配制的钠盐和葡胺盐混合制剂（Hypaque meglumine，或称 Hypague-M），制剂浓度有 75% 和 90% 两种，含碘量分别为 385mg/ml 和 462mg/ml。泛影酸制剂的毒性和刺激性都较低，是目前较常用的造影剂。其主要缺点除渗透压较高外，钠盐制剂含有较高的钠离子，对血管壁的通透性和血 - 脑屏障有一定的损害作用；葡胺盐制剂黏稠度较大，在需要快速注入高浓度溶液时常有困难。

（2）甲基泛影酸（metrizoic acid，商品名 Isopaque）：本品特点是具有以葡胺盐、钙盐和钠盐等不同成分的混合制剂，如 Isopaque280，葡胺盐为 14.01%，钙盐 0.035%，制剂浓度 60.2%，含碘量 280mg/ml；Isopaque440，葡胺盐 7.59%，钠盐 1.66%，钙盐 0.078%，镁盐 0.015%，制剂浓度 82.3%，含碘量 440mg/ml。甲基泛影酸适用于脑血管或冠状动脉造影。

（3）异泛影酸（inthalamic acid）：钠盐制剂为异泛影钠（Sodium inthalamate，商品名 Conray，Angio-Conray），制剂浓度有 66.8% 和 80% 等多种，含碘量分别为 400mg/ml 和 480mg/ml。葡胺盐制剂为异泛影葡胺（meglu-mine inthalamate，商品名 Conray meglumine 或 Conray），制剂浓度为 60%，含碘量 282mg/ml。异泛影酸制剂，尤其是钠盐制剂的主要优点是：浓度可较泛影酸制剂更高，而黏稠度较低，便于高浓度快速注射，适用于主动脉等流量大、流速快的大血管造影检查。

（4）碘卡明酸（iocarmic acid）：为异泛影酸的二聚体。葡胺盐制剂（商品名 Dimer-X, Bis-Conray）浓度 60%，含碘 280mg/ml。另有葡胺盐和钠盐的混合制剂（商品名 Hexabix）。碘卡明酸渗透压较低，对神经系统及血 - 脑屏障的损害较轻，但价格较贵，一般多用作脑室造影、腰椎以下的椎管造影，也可用于周围血管造影，以降低并发症的发生率。

（5）甲泛葡糖：亦称室椎影（metrizamide，商品名 Amipaque），是甲基泛影酸与乙 - 氨基去氧葡萄糖的酰化物。本品是一种非离子型造影剂，渗透压已低压与血浆渗透压接近，因而对神经系统几乎无毒性损害，可用于脑室及全椎管造影。用于周围动脉造影时，由于刺激性轻微，病人很少有灼热及疼痛感。用于周围静脉造影，造影后并发血栓性静脉炎显著低于离子型造影剂。甲泛葡糖的主要缺点是不能高温消毒，也不长期作为溶液存储，因其有降解作用，因而只能在用前配成溶液使用。其他如二丙醇异肽氨酸（inpromide，商品名 Ultravist）、甲羟异肽氨酸（iopamidol）和六羟异肽氨酸（iohexol）等新型非离子型造影剂，产品性能都很稳定，可以配成溶液储存备用。但非离子型造影剂目前价格昂贵，使用上受到很大限制。

(6) 碘普罗胺注射液,是一种水溶性低渗透压非离子型造影剂,主要成分及其化学名称为:碘普罗胺,N, N′-双(2, 3- 二羟丙基)-2, 4, 6- 三碘 -5-[(甲氧基乙酰基)氨基]-N- 甲基 -1, 3- 苯二甲酰胺。药理作用:碘普罗胺是一种新型非离子型低渗性造影剂,动物试验证明其适用于血管造影、脑和腹部 CT 扫描以及尿道造影等。在对未用麻醉或药物抑制的大鼠注射碘普罗胺和其他低渗或高渗造影剂,结果表明碘普罗胺和甲泛酸胺一样具有良好耐受性,比甲醇异泛影酸盐和碘肽盐远为优越;而因其渗透性低,造成的疼痛也比后者为轻。故可推论碘普罗胺在选择性周围动脉及脑动脉造影的应用上,改善了临床耐受性。

数字减影血管造影(DSA):根据使用离子型造影剂的经验,建议静脉"团注"(Bolus)注射 30~60ml 本品 300 或本品 370(肘静脉流速 8~12ml/s,腔静脉流速 10~20ml/s)以清晰显示大动脉,肺动脉以及头部、颈部、肾及四肢动脉,然后,立即"团注"20~40ml 等渗盐水,以减少造影剂与血管壁的接触时间。动脉法 DSA 比静脉法造影剂用量及浓度均可降低。选择性越高,造影剂用量越少。故肾功能损害者宜选用动脉法。与传统的血管造影比较,动脉法 DSA 所采用的造影剂浓度、用量及速率均可减少。

(7) 碘佛醇 Ioversol, 化学名:N, N′ 双(2, 3- 二羟基丙基)-5-[(羟基乙酰基)(2- 羟乙基)氨基]-2, 4, 6- 三碘 -1, 3- 苯二甲酰胺。分子式:C18H24I3N3O9。分子量:807.116。性状:碘佛醇为无气味,细白非结晶状粉末,其水溶液透明,为无色或浅黄色,在室温下不结晶,pH 为 6.0~7.4。药物快速静脉注射后,血液内碘浓度立即升至峰值,在 5~10 分钟内迅速下降,血管内的半衰期约为 20 分钟。血浆内浓度急剧下降。静脉注射后 20 分钟,与细胞外间隙达到平衡,然后浓度下降呈指数性。静脉团注造影剂后 15~120 秒,正常和异常组织的对比增强达到最大程度,因此在注射后 30~90 秒内进行的动态 CT 扫描可以提高增强效果及诊断效率,这在 CT 增强检查时尤为有用。正常人血管内注射碘佛醇后,其清除药物动力学呈两室模型(药物分布的快速 α 期及药物排出的较慢 β 期),根据对 12 名志愿者血液清除曲线的分析(6 人接受 50ml 安射力 320, 6 人接受 150ml 碘佛醇 320),其生物半衰期在上述两种剂量曲线均为 1.5 小时。排泄速度与剂量无关。血管内注射后,碘佛醇主要通过肾脏排泄。在肾功能正常的情况下,注射 50ml 碘佛醇,通过尿路排泄的平均半衰期为 118 分钟(105~156 分钟);如注射 150ml,则为 105 分钟(74~141 分钟)。在开始注射的 24 小时内,注射剂量 95% 以上已排出。尿液中药物浓度在注射后 2 小时达峰值。通过粪便排出量极小。碘佛醇不与血浆蛋白结合,不发生代谢。碘佛醇可能以单纯扩散方式通过胎盘屏障,通过乳汁排泄情况尚不清楚。

IA-DSA 的用量为应少于常规剂量的 50%,具体的剂量取决于注射部位。一般剂量为:颈动脉 6~10ml;椎动脉 4~8ml;主动脉 25~50ml;锁骨下动脉 2~10ml;腹主动脉主要分支 2~20ml,如必须可重复注射,总剂量不超过 200~250ml。

(二)造影剂的副反应和并发症

血管造影的造影剂用量较多,直接注入血管腔内,有些病人会出现反应和并发症。造影剂大都为含碘有机溶液,所引起的反应大多认为是过敏反应,但其发病机制较复杂,尚不完全清楚,可能和造影剂所含的化学结构性状、给药的剂量和注射速度、病人的过敏体质等相关。主要的反应症状为:

1. 喉部、气管和支气管痉挛所致的胸闷、气急、呼吸困难。

2. 血管舒张血压下降和循环衰竭的休克症状。

3. 血管神经性水肿、皮疹、肺水肿。

4. 发热寒战、头痛、昏迷、心律不齐和心跳停止等。

为了防止造影剂反应，应采取各种预防措施，首先应详细询问对药物过敏，尤其是对碘剂过敏的病史。其次是给病人做碘过敏试验，过敏试验以静脉注射造影剂法较可靠，方法把1ml造影剂缓慢注入静脉管腔内，观察有无反应。有造影剂过敏史或造影剂过敏试验阳性的病人，应禁忌作血管造影。目前使用的造影剂种类很多，应选择毒性更低的造影剂，有些病人对某种造影剂（如泛影葡胺）过敏，而对另一种造影剂（如Conray或碘卡明）并不过敏，则可更换造影剂。预防造影剂反应的另一方面在于造影过程中严密观察，并且做好可能发生各种反应的抢救准备，特别要准备好各种抢救药物和设备。在发生造影剂反应时，根据病人症状，可用收缩血管药物升高血压，解除喉部和气管支气管痉挛，如去甲肾上腺素注射液1～2ml，加到葡萄糖注射液中静脉滴注，或用氨茶碱0.25g稀释于葡萄糖注射液内静脉注射。为了转化机体的过敏反应，可用氢化可的松100mg加入5%葡萄糖注射液内静脉滴注，亦可用地塞米松20mg静脉注射，此外还应对症治疗，必要时给氧、插管、人工呼吸、心脏按摩等抢救。

（三）造影剂使用的注意事项

1. 使用造影剂前应做碘过敏试验 经验表明，有过敏倾向的患者较他人更易发生过敏反应。对这种病例，有些医师预防性地给予抗组胺药或皮质类固醇。但造影剂与预防性药物不可混合注射。

2. 检查当日病人须空腹但予以充足水分 必须先纠正水、电解质紊乱，对有这种倾向者尤为重要。腹部血管造影和尿路造影时，肠内无粪块及气体可提高诊断效果。病人自检查前2日起禁食易产气食物，特别是豌豆、黄豆、扁豆、色拉、水果、黑面包、新鲜面包和未烹饪的蔬菜。检查前日，病人应于下午六时后禁食，当晚宜服缓泻剂。婴幼儿检查前不应长时间禁食和使用泻剂。

3. 使病人镇静的措施和给予适当药物可使病人避免过度兴奋、不安和疼痛。这些因素可诱发副作用或加剧造影剂反应。

4. 将造影剂加热至体温，可增加其耐受性。

5. 造影剂应尽可能在病人仰卧时注入。经验表明，给药后应继续观察病人至少30分钟，而严重的副作用大多发生在这段时间内。

6. 非立即使用时，勿将本品吸入注射器内，检查后所剩造影剂必须废弃。

7. 碘造影过敏、严重的肝肾功能损害、心脏和循环功能不全、肺气肿，一般情况极差，重度脑动脉硬化、长期的糖尿病、脑性痉挛状态，潜在性甲状腺功能亢进、良性结节性甲状腺肿、多发性骨髓瘤患者需特别仔细地权衡检查的利弊。

8. 多发性骨髓瘤、长期糖尿病、多尿、少尿、痛风、婴幼儿及一般情况极差的患者，即使注射低渗造影剂，术前亦不应限制液体入量。

9. 孕妇使用本品是否安全尚无定论，但妊娠期应避免辐射，故要仔细权衡X线检查的利害得失，而不论其是否使用造影剂。

10. 嗜铬细胞瘤患者术前宜给予α受体阻滞剂，以防止高血压危象。

11. 注射经肾排泄的含碘造影剂后，甲状腺组织摄取诊断甲状腺异常的放射性同位素的能力降低可达2周，个别病人甚至更长。

12. 有经验的放射学家认为应付极少见的造影剂意外的最好预防措施是做好立即抢救的准备，这包括及时提供给药的血管通路，常备所需药品（如皮质类固醇），气管插管及呼吸器（参见"造影剂意外的治疗建议"）。

13. 造影剂意外的治疗建议，备妥急救药品和器械，熟习急救措施对及时处理造影剂意外至关重要。建议采取以下措施：

（1）静脉注射大剂量水溶性皮质类固醇，如 6α- 甲基去氢氢化可的松半琥珀酸钠，按下述剂量注射：所有病例均立即静脉注射 500mg（4 岁以下 250mg），于 2～3 分钟内注完。危重患者可再追加剂量至 30mg/kg 体重（例如体重 70kg 者，大约注射 2000mg），于 3～5 分钟内注完。保留静脉插管或导管，维持血管通路。有些医师主张给予皮质类固醇之前或同时及早补充血容量。

（2）给氧，必要时可正压给氧，进一步处理视病人情况及最主要的症状而定。下述剂量仅适用于成人，儿童依年龄剂量酌减。注射血液代用品补充血容量。点滴去甲肾上腺素，将 5mg 溶于 500ml 溶液（10% 溶液，5～10ml）。使用强心苷的患者慎用钙剂。

心室颤动：立即进行胸外心脏按摩及人工呼吸。以除颤器除颤，如有必要可重复除颤。若无效或无除颤器，心内注射 0.5g 普鲁卡因胺。每 5～10 分钟静脉注射 8.4%（即 1mval/ml）碳酸氢钠 50ml，以拮抗在心室停搏或心室颤动时产生的缺氧性酸中毒。检查血 pH。

肺水肿：以血压计袖带阻断静脉，成人可切开静脉放血。静脉注射速效利尿剂，成人滴注 40% 葡萄糖溶液用于高渗利尿。如患者未洋地黄化，可给予适当的强心苷使其快速达到饱和量，例如成人给予毒毛旋花子苷 0.125～0.25mg，静脉注射（二尖瓣狭窄患者慎用）。正压呼吸，但不能用于休克的病人。

脑症状：病人烦躁，应肌肉或缓慢静脉注射镇定药如安定，对严重的兴奋状态可加用异丙嗪 50mg 臀部注射。对脑器质性惊厥，肌肉注射 0.2～0.4g 苯巴比妥。严重的惊厥（癫痫持续状态），应静脉注射短效麻醉剂。

过敏症状：①严重的荨麻疹，注射抗组胺药以加强皮质类固醇的作用，亦可予以钙剂（使用强心苷者慎用）；②哮喘发作，可非常缓慢地静脉注射抗组胺药（如异丙嗪 50mg）；③上呼吸道梗阻，可考虑气管切开。

（四）血管造影的注射器

1. 机械注射器　对比剂注射进入血管内即被大量血液稀释，稀释的程度取决于血液的流速和对比剂的注射速度及量。采用 4ml/s 的速度手工注射对比剂即可获得良好的冠状动脉造影图像，而胸主动脉造影需要高达 40ml/s 的速率，显然，如此快的速度只有通过机械注射器才能达到。

影响通过无膨胀性的导管的流量的因素可用泊肃叶定律来描述：$Q = pPr^4/8nl$，式中，

Q——每秒每立方厘米造影剂的量

P——每立方厘米的液体压力

r——导管腔的半径

n——造影剂的黏滞系数

l——导管的长度

本公式假定在注射过程中存在血流分层。

我们可以得出以下推论：

（1）可以通过降低对比剂黏滞度来提高注射速度。因为黏滞度随温度升高而降低，所以注射时要注意使造影剂与体内温度一致。

（2）可以通过采用短的、薄壁的导管来提高注射速度。导管腔与导管壁的比例越大，则通过导管的速度相应越高。短的导管可以降低外周阻力，从而提高注射速度。导管侧孔的作用类似如此。

（3）注射压力越大，注射速度越高。但是导管所能承受的爆裂压力是一个显要的限制因素。

2. 常见的压力注射器类型

（1）手动注射器：通常手法注射器通过钢制或强化玻璃注射器来传递压力。目前这些简单的设备只具有历史意义。它产生的压力不恒定，同时行多次注射非常困难。在通过细小导管注射时通常无法达到足够的压力。

（2）气压注射器：此类设备采用压缩气体将压力直接传递给一个与注射器相连的活塞。其工作原理为气液压定律，根据帕斯卡定理，在液体内的任何一点，向各个方向传导的压力是同等的，如果压力活塞的面积大于注射器，其大于程度采用压力参数表示。例如，压力参数 5 意味着压力活塞的面积式注射器面积的 5 倍。

为了承受系统内的高压，必须采用特殊设计的不锈钢制的注射器。因为这种注射器不是密闭的，因此要采用特殊的措施来避免空气进入注射器内的对比剂中。

有许多气压注射器采用压缩气体。1956 年，Gid-lund 发明了一种用不锈钢针筒的压缩气体注射器。此气压注射器应头朝下垂直放置，以利于气体通过附加的阀门移向注射器的顶部。通过围绕注射器的恒温循环水来保持对比剂的温度与体温一致。注射压力可加以调节。

1960 年，Amplatz 发明了二氧化碳动力的心血管造影气压注射器，有点类似通常的碳酸饮料制备。注射器浸泡于恒温池内，这样造影剂可以保持 38℃ 的温度。本设备的主要优点为重量较轻，仅为 5kg。

电动机械驱动注射器 当前使用的大部分高压注射器均为电动机械驱动注射器。此类高压注射器具有可移动性，仅需电源接头即可开始工作，并且可以做到心电门控。Cordis 注射器即为一种最早应用于临床的高压注射器。

更多现今使用的自动注射器配备有内置保护装置以消除在体内导管与注射器相连时电动注射器接地不充分而产生心室颤动的危险。一个整合的探测器可发现任何电路的故障，在这些电路中，接地电压优先经导管从患者传导给注射器，然后再传至地面。探测器非常敏感，当电压差高于 40mV 时，高压注射器自动断电，程序停止，同时声音报警。实验表明与患者相连的电子设备，如心电图机、电动导管台、压力换能器、压力注射器，在不安全的接地装置时会产生潜在危险。在犬的实验中，低至 20mA 的电流、60mV 的电压即会产生室颤，而对于人体，外科手术中 1～4mA 的电流即可产生室颤。

这些高压注射器能调节注射速度的主要参数，不仅仅通过补偿注射变量来提供流速的自动控制，而且可消除时间延时影响。控制面板上的一个旋钮可选择注射时间窗，另一个则可用于注射速度的选择。

二、血管穿刺技术

20 世纪 50 年代，随着 Seldinger 技术的推广，血管造影进入了一个新的阶段，避免了切开暴露血管，改为直接经皮穿刺血管，运用导管与导丝，将导管插入血管内，这已成为介入放射学的最基本方法，Dotter 称此技术为医学发展的一个里程碑。这一技术以后也发展应用于所有腔道的穿刺，不过在技术与方法各有不同。

Seldinger 术基本概念：目前，把 Seldinger 技术经典化地定为：用带针芯的穿刺针经皮穿透血管前、后壁，退出针芯，缓缓向外拔针，至见血流从针尾射出，即引入导丝，退出针，遇过导丝引入导管，将导管放至主动脉，此即 Seldinger 术。

Seldinger 改良法：Driscoll 于 1974 年提出改良法，他用不带针芯的穿刺针直接经皮穿刺，当穿刺针穿过血管前壁（避免损伤后壁），即可见血液从针尾喷出，再引入导丝、导管即成。这一方法的主要优点是避免穿透血管后壁，一次穿刺成功率高，并发症少，熟练操作后对桡动脉、肱动脉与腋动脉穿刺更有利。目前绝大多数术者均采用改良法穿刺，由于 Seldinger 的贡献，一般文献上仍称 Seldinger 穿刺术，不刻意说明改良法。

Seldinger 穿刺技术要点：

1. Seldinger 法（逆行穿刺股动脉为例），常规准备下消毒，铺无菌巾，此法一般由两人操作，亦可一人操作。通常病人仰卧在造影台上，以逆行穿刺股动脉为例。术者站在由人右侧。以右手为主操作。穿刺前应先确定穿刺部位，穿刺部位应该包括皮肤进针点与血管进针点两个部位。由于穿刺针斜行穿入，所以它们不在同一垂直面上，根据皮下脂肪及肌层的厚薄予以调整。

所有患者除不合作或婴幼儿者作全身麻醉外，一般均采用局部麻醉。术者先确定穿刺针的针芯与针套完全密切套合，再以右食指顶在穿刺针芯处，右拇、中指夹住穿刺针的基板，穿刺针以 30°～40° 角向血管穿刺，功作较快。估计穿刺针穿过血管前、后壁，左手抓住穿刺针，有于将针芯拔出，抓住穿刺针慢慢后退，至见到血液从针尾处喷出即停。初学者可能过于用力，穿刺针的针尖触及骨壁，引起患者疼痛，应予避免。插入导丝穿刺成功后，助于协助插入导丝，这就要求助于与术者能配合好，尤其要注意导丝插入时的阻力情况。

在导丝通过穿刺针插向血管时如有阻力切忌用力猛插，过猛时可能导丝插入血管内膜下，甚至穿出血管。必要时退出导丝，观察穿刺针位置，如正确再插入。退穿刺针导丝进入血管 15～20cm 左右，术者用右手固定导丝，左于将穿刺针退出皮肤，立即用左手压迫穿刺处，右手抓住近穿刺处的导丝。由助手将穿刺针取下。并用肝素盐水纱布，从近穿刺处将导丝抹净至导丝末端，随后进入血管鞘，再选择合适的导管。

2. 顺行股动脉穿刺　许多腹股沟下的血管内介入操作需要行顺行股动脉穿刺。顺行穿刺常常比逆行穿刺困难，特别是肥胖病人。顺行的动脉穿刺部位与逆行穿刺相同。通常病人仰卧在造影台上，常规准备下消毒，铺无菌巾，局部浸润麻醉下，穿刺针斜向穿过软组织，因此有必要在前下腹壁行皮肤切口。肥胖病人通常需要助手帮助推开腹壁的遮挡。如果顺行穿刺的部位过低，穿刺针几乎是进入股深动脉而不是股浅动脉。如果在股总动脉分叉 1cm 之内进行穿刺，导丝一般进入股深动脉。在这种情况下，先将弯头导管引入股深动脉，在斜位透视下小心地回撤导丝，操纵导丝多可进入股浅动脉。或者选用 J 型导丝（译者注：也可用弯头超滑导丝）利用其角度向后旋转，选择性的进入股浅动脉。

顺行股总动脉穿刺具有穿入腹股沟上方的风险，与之相关的腹膜后血肿和假性动脉的风险增加。透视下穿刺部位应为股骨头前上 1/3 或髋臼。或疑穿刺部位较高，以避免置入大导管鞘以降低风险。腹膜后血肿的临床表现隐匿，需要提高警惕。见不到出血，可仅表现为髂窝内境界不清的肿胀感，可伴轻度不适。通常有中度心率加快，血压通常在数小时内维持正常，最明显的表现可为当日午夜血压突然下降。疑穿刺部位高、术后出现不明症状是应将日间留院观察改为持续观察一整夜。现在一种股动脉顺行穿刺针，包括整体式筒状的针身和针柄，内腔通道内具有一分隔壁，分隔壁将所述通道轴向分成两条相互独立的左通道和右通道；所述左通道的端口为斜置的左造影通道出口，在左通道的针柄部位具有一左造影通道；所述右通道的端口为右造影通道出口，右造影通道出口与左造影通道出口背向设置，在右通道的针柄部位具有一右造影通道；在左通道和右通道上分别设有单向止血阀，在左造影通道和右造影通道的端口上分别设有肝素帽。利用本穿刺针进行介入治疗,穿刺针即使穿刺进入股深动脉,也能确保导丝顺利进入靶血管,解决了穿刺成功后导丝跟进,造影后发现进入的是股深动脉,需要重新穿刺,甚至导致手术失败,给患者增加痛苦的问题。

3. 腋动脉穿刺　过去腋动脉(或者差不多接近上臂)穿刺很受欢迎,因为与臂部的肘动脉或桡动脉相比其直径较粗大。

通常病人仰卧在造影台上,常规准备下消毒,铺无菌巾,局部浸润麻醉下,手臂外旋外展时腋(肱)动脉可被触及。肱骨头位于其后方,稍加压迫即可完全止血。与肱总动脉相比,此段的血管有两个缺点:一是血管管径较小;二是邻近臂丛和上肢神经,可引起暂时或永久性的神经后遗症。股动脉和上肢神经在腋窝筋膜鞘内横行,因此,即使筋膜鞘内一个小血肿也可压迫邻近神经引起神经麻痹。

4. 肱动脉穿刺　通常病人仰卧在造影台上,手臂伸直并外展,掌心朝上,肘关节过伸位并轻度外旋。常规准备下消毒,铺无菌巾,局部浸润麻醉下,以肘部皮肤皱褶稍上方肱动脉搏动最强处为穿刺点。1% 利多卡因约 5mL 行皮内注射局部麻醉。采用前壁穿刺技术。完成腔内治疗后拔出动脉鞘管,局部加压包扎。肱动脉入路的主要缺点是邻近正中神经而且供血动脉为单只细小的血管,穿刺部位的局限性动脉夹层可导致严重后果。正中神经通常与动脉一起与肘部正中走行,但与动脉的关系变异较多。正中神经常常在局麻时被阻止,或在穿刺时被触及产生电击感。偶可发生永久性神经损伤。

臂丛或腋神经穿刺引起的永久性神经损伤的机会不大,但性质严重。但触摸不到肱动脉搏动是应考虑选择无创伤性影像学检查如 CTA 来完成诊断目的。

5. 桡动脉穿刺　近年来选择桡动脉作为心脏病介入和造影诊断的穿刺入路较为流行。选择合适的穿刺点能够降低术者穿刺的难度,有助于提高穿刺的成功率,所以穿刺点的选择非常重要。由于桡动脉越靠近远端其走行越为表浅,但其分支也越多,因此如果穿刺点的选择过于靠近远端,误入分支血管的可能性就会增加;而如果穿刺点过于靠近近心端,由于桡动脉的走行较深,也会增加穿刺的难度,而且一旦在选定部位穿刺失败,常需要在向近心端前移重新选择穿刺点。假如原穿刺部位过于靠近近心端,也会给重新选择穿刺点带来一定的困难。通常情况下,穿刺点一般选择在桡骨茎突近端 1cm 处,因为该部位桡动脉的走行较直且相对表浅,穿刺容易成功,而且桡动脉在该部位的分支相对较少,穿刺误入分支血管的概率较小。但在某些病例,由于受到桡动脉迂曲、变异等因素的影响,该部位可能并非是最合适的穿刺点,所以穿刺点的选择应因人而异。理想的穿刺点应选择在桡动脉走行较直且搏动明显的部位。

在局部浸润麻醉时,穿刺前皮下注射过多的麻醉药物会造成穿刺部位的肿胀,从而影响术者对桡动脉搏动的判断,进而增加穿刺的难度,因此建议应用"两步法"给予局麻药物,即穿刺前皮下少量注射麻药,穿刺成功后在鞘管置入前再补充一定剂量的麻醉药物。但是在注射麻醉药物时进针不宜过深,以免误伤桡动脉。

在桡动脉穿刺时最好能够将患者的腕部垫高,保持腕关节处于过伸状态,有利于提高桡动脉穿刺的成功率。穿刺时将穿刺者左手的食指、中指、无名指自穿刺部位由远至近依次轻放于患者桡动脉搏动最强处,指示患者桡动脉的走行方向。食指所指部位即为穿刺的"靶点",三指所指线路即为进针的方向,这里需要避免的一种情况是,有些术者为更清楚地感觉动脉搏动手指按压过度,这样就会造成桡动脉远端的血流受阻,人为增加了穿刺的难度。进针的角度一般为 30°~45°,但对于血管较粗或较硬者,进针角度应稍大;而对于血管较细者进针角度应略小；进针后如果针尾部见血液流出，可再前送穿刺针少许后，缓慢回撤（对于选用 Terumo 套管针穿刺者，应先退出针芯后再回撤套管，应注意的是在退出针芯时应确保固定套管的位置）直至针尾部喷血后再送入导丝。如果进针后未见针尾部回血，不要急于回退穿刺针，可用左手食指判断一下此时穿刺针与桡动脉的位置关系，再回撤穿刺针至皮下，调整针尖方向后再次进针，每次进针如果未见回血，都应先判断针尖的位置后再重新穿刺。

如果穿刺针尾端喷血良好，左手食指和拇指固定针柄以确保穿刺针位置不动的同时右手送入导丝，动作应轻柔，一旦遇到阻力，应立即停止前送导丝，可部分回撤导丝后，通过改变穿刺针的角度或旋转穿刺针调整导丝的前进方向后再次试送导丝以利于导丝顺利前送，此时切忌强行推送导丝，以免误伤小分支导致前臂血肿的发生。通常情况下，要求前送导丝至少应超过尺骨鹰嘴水平后再沿送鞘管。

置入鞘管前，为减少患者的痛苦，常需在穿刺部位补充一定量的麻醉药物，并做一皮肤切口以减少鞘管送入时的阻力。目前使用的动脉鞘管表面多附有亲水涂层材料，鞘管经水浸润后有助于降低鞘管送入时的摩擦力，防止桡动脉痉挛的发生。送入鞘管时，左手食指和中指固定穿刺点导丝的位置，拇指压住导丝的体外部分，右手持鞘的尖端，保持与血管走行方向一致，缓慢推进。如遇阻力应通过前送和回撤导丝来判断鞘管是否穿出血管。置入鞘管后一同撤出扩张管及导丝，如能经侧管顺利回抽出动脉血，可判定鞘管位于血管真腔，桡动脉穿刺成功。

6. 腘动脉穿刺　腘动脉位置较深，邻贴股骨腘面及膝关节囊后部。沿半腱肌外缘向外斜行，至股骨髁间窝水平居膝后中部，而后垂直向下达腘肌下缘，分为胫前动脉和胫后动脉。前者经骨间膜上缘进入小腿前区，后者经比目鱼肌腱弓深面至小腿后区。该动脉除发出肌支分布于邻近诸肌外，尚有五条关节支，即膝上内、外侧动脉，膝中动脉及膝下内、外侧动脉，均参与组成膝关节动脉网。腘动脉上部因与股骨腘面关系密切，当股骨髁上骨折时，可能伤及腘动脉。通常病人俯卧于检查床上，常规准备下消毒，铺无菌巾，局部浸润麻醉下，进行腘动脉穿刺，如果导管已置入股总动脉，可用对比剂使腘动脉显影以指导穿刺，也可选择超速引导穿刺。在俯卧位时，腘动脉位于腘静脉深处，因此，采取腘动脉入路时应注意避免同时穿刺腘静脉。股动脉闭塞者顺行插管失败后，选择腘动脉顺行入路可获成功。腘动脉入路的其他适应证包括：股浅动脉起始部闭塞残端平齐的病变（flush occlusions）的开通；单次穿刺完成髂动脉和股动脉节段的上下串联病变（tandem lesions）的血管成形术。与对侧入路相比，同侧腘动脉入路径线更直。腘动脉入路的缺点是病人取俯卧位带来的不适和腘窝内的穿刺部位较深增加术后徒手压迫止血的难度。但出血的文献报道很少。

7. 小腿动脉穿刺　小腿动脉包括胫前动脉和胫后动脉胫前动脉由腘动脉分出后，穿小腿骨间膜至小腿前群肌的深面下行，沿途发支布于小腿群肌和附近皮肤此动脉下行至足背移行为足背动脉。足背动脉再分支到足背和趾背，并有分支穿至足底称足底深支。胫后动脉是腘动脉的延续，沿小腿后面浅深层之间下行，在起始处发出腓动脉，分支布于胫腓骨和小腿后、外群肌，本干经内踝后方转入足底分为足底内侧动脉和足底外侧动脉，分布于足底肌和皮肤。Spinosa 等（2005）报道了踝部的足背动脉、胫后动脉穿刺插管术的经验。行内膜下血管成形术时，在单纯顺行入路不能重新进入远侧真腔或远侧开发的血管长度有限的情况下，可经上述下肢远端动脉入路进行闭塞病变的双向联合内膜下插管，其六个月保肢率的效果得到认可。在超声引导下或透视下一动脉壁钙化为导引或经顺行插入的导管注入对比剂引导下使用微穿刺套装（Cook）完成下肢远侧血管的穿刺。

8. 颈动脉穿刺　从体表观察,颈动脉位于喉部甲状软骨两侧,胸锁乳突肌的内侧颈动脉注射时,进针位置即上平甲状软骨上缘,下至甲状软骨下缘 1cm 处,用手触摸动脉搏动最明显处即为穿刺部位通过学习解剖学我们应更进一步了解到:颈总动脉在甲状软骨上缘分为颈内动脉和颈外动脉,而在其分叉处有两处重要结构,即颈动脉窦和颈动脉小球,按压或穿刺其部位可引起心跳、呼吸加快、血压升高等一系列临床变化在甲状软骨下缘分布有甲状腺,注射时若不小心容易损伤其组织由此可见,颈动脉注射并不像临床上选位进针那么简单,只有正确的掌握其解剖位置,做到心中有数,才能提高颈动脉穿刺成功率,杜绝护理差错事故的发生及因其引发的一系列不良后果,注射过程中的要求,首先要帮患者选择好正确的体位,一般采用平卧位,将枕头垫于颈下(高约 8～10cm),头向后仰,尽量暴露颈部(致使颈部皮肤绷紧以利于穿刺),头略偏向于穿刺部位的对侧(以偏离正中线 1～2cm 为宜),术者站于病人的右侧进行操作首先要根据解剖位置寻找正确的注射部位,进行常规的皮肤消毒后,用左手食指或食指、中指固定其搏动明显处的血管,右手食指和拇指固定准针柄部位进行垂直进针,见回血,表明穿刺成功进针时要注意进针方向,其垂直角度以与颈动脉垂直方向为准,而非与水平面垂直只有正确掌握其进针角度和颈动脉的部位,才能提高颈动脉穿刺成功率在拔针后按压时要注意按压位置正确,以免按压到颈动脉窦和颈动脉小球引起一系列不良后果。

三、选择性血管置入技术

Seldinger 技术穿刺成功后,更重要的是将导管送入靶血管:

(一) 腹主动脉血管造影

主动脉造影通常采用 Seldinger 法经股动脉途径。主动脉插管一般较易完成,当存在动脉瘤、严重弯曲或动脉硬化时,可以采用头端成角的"J"头可操控超滑导丝插至膈肌水平,再沿导丝引入 5F 猪尾导管。

尽管经常直接行内脏动脉造影而省略腹主动脉造影的步骤,但腹主动脉造影对于获得血管路径图以指导选择性插管仍然具有重要作用。腹主动脉造影会增加血管造影剂使用量,但可能能够节省插管时间,同时在如果需要更换术者时可以减少异议,并且有望发现变异起源的动脉分支或代替分支,以及发现隐匿性的动脉瘤或动脉硬化性狭窄。主动脉造影可以显示正常状态下的动脉分支情况,帮助操作者区分血管狭窄的原因为插管刺激后痉挛还是肿瘤侵袭包绕。

当出现双侧髂动脉或腹主动脉下端完全闭塞时,主动脉造影可以采用经肱或腋动脉入路。一般建议采用左肱或腋动脉,因为采用左侧入路更有利于动脉内脏分支的插管及后续介入处理。但当锁骨下动脉或胸主动脉非常迂曲或存在严重动脉硬化时,从上入路穿刺点至腹主动脉路径可能会较长及迂曲,并且可能出现硬化斑块脱落至头臂干、臂丛损伤或假性动脉瘤形成的危险。在患者无凝血功能障碍或严重高血压时,采取经腰直接穿刺行主动脉造影也是非常安全的,甚至可以经过此途径置入 5F 导管鞘行进一步的选择性插管,但随着 CTA 及 MRA 技术的发展,目前越来越少采用该方法。

(二) 常规导管的超选择性插管

预成形导管,由于大部分的介入操作均始于常规的选择性导管,因此对于操作者来说,弄明白是否能采用花费较少的常规导管成功完成超选择性插管总是具有莫名的诱惑,特别是当患者不存在血管解剖变异的时候。事实上,对于动脉性病变来说,采用常规导管完成支气管、胃、肝、肾、盆腔、四肢的出血性病变或肿瘤性病变的栓塞通常有较高的成功率。而对于静脉性病变来说,这些常规导管在完成静脉采样或栓塞手术时同样具有重要作用。

股动脉入路是大部分胸腹部介入治疗优先采取的途径。肱或腋动脉入路则用于特殊角度的血管分支插管。通常先经皮置入 5F 或 6F 的导管鞘以减少因导管、导丝反复交换而造成的血管损伤。最常用的预成形导管包括头端呈 C 形、牧羊钩或眼镜蛇导管。对于成锐角的血管插管,使用 5F 或 5.5F 的Ⅰ、Ⅱ型 Simmon 导管或 Cobra 导管的"成袢技术"。Simmon 导管可以采用简单的缝线牵引技术于腹主动脉近端快速成形。如果因路径复杂成角导致导管跟进困难,可以更换直的或曲棍球弯导管,最好是表面更为光滑柔顺者。

（三）球囊导管

对于高流量性病变,如动静脉瘘或血管源性肿瘤,简单易行的插管方法是在主要供血分支近端插入双腔球囊阻塞导管。只要球囊导管被二氧化碳或稀释的造影剂的造影剂有效充盈,就可以顺着快速的血流漂至行栓塞治疗的良好位置。或者,也可以使用 2F 或 3F 单腔乳胶球囊导管插入选择性导管内,在充盈状态下,可以被送到血管病灶处。一旦球囊导管到位后,即可抽空球囊,然后插入导丝,此时沿导丝及球囊导管引入外套导管比较容易,一般无扭曲成角。在血管分叉处将血管收缩剂选择性注入非靶血管分支内,这样球囊导管即可自由漂浮进入靶血管分之内。

小的非解脱球囊的用法还用于栓塞血管的血流改造。例如,在有的十二指肠出血的患者中,可能因为严重的血管迂曲或动脉粥样硬化导致无法经肝固有动脉超选择插管进入胃十二指肠动脉。在这种情况下,可以先经导引导管插入 2F Fogarty 球囊导管,在充盈球囊阻断肝总动脉发出胃十二指肠动脉的远端,注入对比剂证实顺利流入胃十二指肠动脉,此时即可安全地经导引管末端"Y"阀侧臂注入栓塞剂栓塞胰十二指肠分支。在有的颌面部血管瘤的患者进行栓塞治疗时,同样可插入球囊导管,从而有效防止栓塞物质反流或逆流。

（四）同轴导管技术超选择性插管

因为人体体内动脉曲度和血管分支情况不同,并且可能因病灶的状态会更加复杂,所以操作医师需要各种各样的导管来完成血管插管。只要血管内径足够大,血管分支径路允许,4～6F 的预成形导管可以完成 3～4 级分支的超选择性插管。随着供血分支迂曲导致靶区增多且更复杂,常规超选择性导管往往因为远端操控性较差而显得力不从心,并且相对较硬的导管与血管壁的摩擦加大可能导致血管内膜损伤,特别在血管分叉处和血管呈锐角的拐弯处更易发生。当导管尖端直径与血管内径接近时,导管与血管内膜的摩擦增大,而且血管远端血流减少,可能引起血管痉挛、血流停滞、相邻组织缺血,偶尔还会出现拔管困难的情况。因此,超选择插管时用的导管应尽可能细和柔顺,有良好的 X 线可视性,同时还要求有足够大的内墙以顺路通过栓塞胶或颗粒。

（五）导丝辅助的超选择性插管

在早期的操作中,用同轴导管系统行外周病灶超选择插管常常受限于缺乏良好的 X 线可视性微导管及适用于迂曲血管的导丝。Cope 介绍了一套更简单、操纵性更好的 0.018 英寸的导丝,起初设计用于肝动脉插管,随后即用于其他血管插管。此导丝包括一内轴,头端逐渐变细,其外可缠绕不锈钢或铂金线圈以增强 X 线可视性,易于手工重塑导丝头端形状。

现今使用的导丝的制造原理类似,直径在 0.010～0.018 英寸,导丝长度从 65cm 至可交换的长度。可控导丝已商业化生产并有全套设计以更好地满足各种类型的血管解剖。有许多因素可影响可控导丝的特性,如柔顺性、跟进性、头端形状等。这些因素包括内轴的直径、长度及光滑度,与头端的连接方式,表面的光滑性、血栓源性以及头端成形的记忆性。

随着 PTCA 临场应用的不断成功，微导丝迅速成为安全地经迂曲病变的冠状动脉引入球囊导管不可或缺的工具。可控导管也开始在引导微导管进入大脑、肝脏及外周血管行诊断、溶栓或栓塞的过程中发挥重要作用。最初的与特殊导丝相配合的 3F 微导管由具有润滑性的 Teflon 制成，但发现质地太硬，无法顺应复杂的弯曲。Sos 则引进了更柔顺、尾端开放的、外涂层的、带有螺旋蜷曲导丝的导管，配套使用可控导丝用于超选择性溶栓及栓塞术，特别是在腹部及肢体介入中。尽管这些导管有良好的 X 线可视性、高压耐受性和良好的跟进性，其内可通过相对较大的栓塞物质，但在更随导丝通过多处呈锐角的血管弯曲时仍然显得不够柔顺。

当今用于超选择插管的微导管设计为渐进性硬质，即包含一个相对较为硬质的体部以提供一定的扭控和推送力，中间部分则为中等程度的柔顺，远端部分最为柔顺且头段有一个金属标记以增加 X 线可视性。导管壁体部的材料为硬质塑料，或由双层塑料，中间有金属网加强。远端柔软的管腔尾部则由聚乙烯或聚氨基甲酸酯制成，其内腔的摩擦系数低，允许相匹配的扭控导丝自由出入。目前有许多厂家生产用于临床的微导管系统。

尽管这些导管最初设计用于神经介入，但介入放射学家迅速地将之运用于全身。Tracker18 导管是微导管的代表品种，其由近段及中段的体部的 3.2F 逐渐变软，并逐渐锥形变细为 2.2F，同时内腔也从 0.039 英寸变为 0.021 英寸。头段因有铂金 X 线标志，其大小为 2.7F。

因为导管表面的摩擦系数较低，微导管能够在 0.018 英寸或 0.016 英寸导丝的引导下顺畅地通过 0.038 英寸的标准预成型导管，其头端可以利用蒸汽手工成形为合适的弯度。尽管其管腔内径较细，但仍可以 0.4～1.0ml/s 的速度注射 60% 的对比剂，并允许通过 600～700μm 的栓塞颗粒。除此之外，微导管在专门的输送系统下还可释放各种类型的铂金钢圈。同其他同轴导管系统一样，在使用时，微导管系统必须使用肝素盐水持续加压冲洗导丝导管腔隙以防止血液及微小栓塞剂的反流可能。

超选择插管过程有许多步骤，首先微导管和扭控导丝通过引导导管到达第二或大三级分支。然后更进一步操控头端弯形的微导丝进入供应病灶的靶动脉内，再轻柔的严微导丝跟进微导管。导丝和导管前后探寻血管的操作必须轻柔，在此过程中，可以采用路径图或血管造影来辅助插管。

第五节　血管介入技术的常见注意事项及并发症

一、血管超选择性插管技术的相关问题

1. 由于标准导管腔大、操作控性好，X 线可视性强等特点，采用标准导管和导丝行超选择插管有一定优越性。但是始终存在着血管痉挛、夹层、阻塞的风险，特别是在"执着"操作或"粗暴"操作的时候更易发生。采用 SP 微导管和扭控导丝能更明显减少对血管的损伤，但即使如此，此类风险仍可出现。

2. 导管和导丝断裂　常规的导管和导丝断裂现在很少见到，原来断裂的主要原因是重复使用。微导管和导丝非常精巧，因此在使用前需认真核查并尽可能小心地使用以防打折、撕裂或分离。微导管进入导管的 Y 形阀时应当使用空芯针或导丝辅助，其头端行进直到靶动脉的全程应在透视监视下进行。在操作中，所有的微导管都应慢慢地旋转跟进以防蜷曲或打折。导丝的头端非常柔软，当不正确地进入阀门或手工塑形时极易受到损伤。术中要注意反复检查导管导丝头端的部分，如果导管或导丝的头端被固定于痉挛的血管腔内，此时操作者

如大力回撤则可能导致头端分离。

3. 微导管穿孔、爆裂及分离 尽管标准微导管的静态爆裂压为 250～350psi，但微导管在较高压力时仍可承受缓慢增高的灌注速度。导管远端柔软部分的壁最为薄弱，也最容易发生爆裂。在笔者的经验中，只要术者不用大力的团注技术，微导管能安全的承受稀释的造影剂以 1ml/s 或更高的速度注射。如果微导管的薄壁部分在没有导丝的情况下被太快的扭转或通过太迂曲的血管，则可能会发生管腔部分塌陷或扭曲，特别是在成锐角的转弯处更易发生。当术者没有意识到这种情况，仍然继续注射造影剂或栓塞剂时，则可能在狭窄处发生导管爆裂。如果没有注意导管已被扭曲，继续重新插入导丝，此时即容易发生导管壁穿孔。在使用同轴导管时，要注意别在 2 个导管之间持续加压冲洗，如果因为某种原因引起加压冲洗障碍，则回流的血液即可能迅速成为纤维素，增大同轴的导管或微导管与导丝之间的摩擦力。在导丝头端推进受阻时，如果术者继续推进导丝则可能导致导管头端断裂。

4. 导管反流及摆动 当细小柔软的端孔导管在承受高压注射时，其头端会出现无法控制的抖动。这样会导致一些严重的后果，例如导管尖端从既定的位置脱出或损伤细小的外周血管，出现痉挛、栓塞甚至穿孔。如果导管在用于液体硬化治疗或栓塞治疗时，过高的注射压力可能导致栓塞剂回流，从而出现周边相邻器官的异位栓塞。但在另一方面，小心地，有目的地大力注射少量造影剂可以有助于头端弯曲的导管进入靶血管内。

二、超选择性插管的临床应用的注意事项

虽然超选择插管技术可以追溯到 20 世纪 60 年代中期，但在接下来的 10～15 年内超选择插管未能得到广泛应用，其原因在于缺乏训练有素的介入放射学家。除此之外，也由于当时使用的导管导丝相对较硬，操控性及跟进性差，在那时，即使是有经验的介入专家也难以保证插管进入血管分支内。随着各种预成形的 5F 或 6F 导管及操控性良好的导丝的出现，极大地促进了插管技术的发展。目前插管进入主动脉的 2～4 级分支，如甲状颈干、支气管动脉、肝动脉、胃十二指肠动脉、肾动脉、胰腺动脉、盆腔动脉以及肢体动脉已经成为许多医疗中心的常规技术。

近期的同轴微导管系统的发展更使得以往技术难以到达或插管太过危险而无法完成的超选择性插管成为现实。当今，可以非常有把握地插管进入外周器官小至 1mm 的血管分支内，同时血管痉挛及夹层的发生率也明显降低。

以下临床常见的血管造影病例即充分说明了同轴微导管插管技术在诊断及栓塞复杂病灶中的价值，笔者把临床常见的血管造影病例和注意事项逐一列举。

1. 隐匿性的甲状旁腺腺瘤 微导管系统经常用于甲状旁腺激素的采血测定中，不仅仅可以从甲状腺静脉采血，还可以从细小的颈部或上纵隔静脉采血。同时，当血管造影显示腺瘤存在时，可采用经超选择插管进入供血血管内注射高渗造影剂来达到器官灭活的效果。一定要微导管系统超选择插管，以免引起并发症和不必要的麻烦。本身对隐匿性的甲状旁腺腺瘤的介入治疗，国内学者支持者和反对者参半。

2. 咯血 在大咯血患者栓塞治疗前的评估中，术者需要特别注意鉴别供血分支和预防出现脊髓缺血。

因为微导管较支气管 - 肋间动脉管径更为细小，从而减少了损伤脊髓供血动脉的概率。此外，当栓塞导管进一步超选越过脊髓供血支时，可明显减少脊髓缺血的发生。同轴系统在迷走支气管动脉或起自于锁骨下动脉的滋养动脉插管时也非常有用。现在部分学者认为先

试验性注入利多卡因，引起脊髓缺血的概率明显下降。

3. 胰腺和胃肠道出血　微导管系统能完成胰及肠道出血点或血管性病灶的选择性栓塞。在一些病例中，可以通过栓塞小肠的或大肠的弓状动脉来控制出血，同时不会引起肠道缺血坏死及后续的外科手术。

胃肠道出血的患者常因低血压而出现明显的内脏血管痉挛收缩，这种情况会导致超选择插管困难甚至无法完成。对于此类患者，由于微导管通常不会加重内脏动脉的痉挛，此时采用微导管常可顺利完成插管并栓塞出血点。术中注意不能反复插管，以免引起动脉痉挛造成的肠缺血。

4. 肝脏外伤及肿瘤　肝脏动脉及分支的超选择插管通常采用 5F 的导管及导丝完成，但同轴技术更能确保插管进入肝动脉远端分支，这样在行栓塞或化疗栓塞术时能保护更多的肝脏组织，减少对十二指肠、胆囊及中央胆管系统的缺血性损伤。微导管技术在肝动脉分支起源于肠系膜上或胃左动脉时更为适用。另外在腹腔干及肝动脉近端闭塞时，采用微导管及导丝可以通过代偿增粗的胰 - 十二指肠 - 胆管侧支、膈动脉及内乳动脉侧支完成远端肝动脉分支的插管。

5. 肾脏外伤及肿瘤　因为肾动脉易分出细小分支，插管时更易发生痉挛，所以微导管非常适用于肾动脉 3～5 级分支的超选择性栓塞治疗，能最大限度地保存肾功能，这一点在移植肾的治疗中特别重要，因为移植肾侧支循环形成的潜在能力较差。

6. 盆腔外伤，肿瘤及阳痿　因为可能出现如脊髓缺血、重要神经损伤，臀部肌肉梗死以及阳痿等副作用，盆腔外伤性动脉损伤的栓塞治疗需小心进行，尽可能行超选择栓塞以减少非靶器官的缺血坏死。

7. 四肢外伤　微导管能够顺利到达腕或踝部的动脉分支，同时不引起血管痉挛，因此微导管非常适用于此类动脉分支的血管造影诊断、栓塞或溶栓治疗。因为微导管能深入 1～2mm 的动脉分支内，故可以成功进行微小的血管外伤性病变的介入治疗，同时减少发生手或足远端反流性误栓的可能。

采用微导管可以越过神经、脊髓及其他敏感组织的供血动脉，避免发生严重并发症，从这一点来说是不可或缺的。超选择性插管是一项非常有用的技术，可以通过对血液中的激素水平测定来诊断功能性内分泌肿瘤。在将来，随着越来越多的敏感性及特异性更强的肿瘤标志物的出现，超选择插管在各种类型的新生恶性肿瘤的定位及毁损治疗中发挥着越来越大的作用。

三、血管造影技术失误和并发症

1. 血管造影技术失误　血管造影技术要求很高，对操作医师也有严格要求，应按行医准则和职责去完成手术。对产品质量要求按当前卫生部招标实际情况进行，一管一用，禁止一管多用，如质量不佳的导管，可在造影操作过程中断裂，成为血管腔内异物，并阻塞血管，不适当的操作还可导致血管腔血栓形成。血管造影由于导管规格选择不当，未能插到应造影的血管腔内；或在经皮直接穿刺时，穿刺针未能刺入应造影的血管腔；在骨髓穿刺法深静脉造影时，骨穿针未穿到骨髓腔内；诸此种种原因，均可导致血管造影失败。为防止上述各种情况发生，在血管造影前，应做好下列各项准备工作。

（1）应在血管造影前准备好合适的造影器械，包括穿刺针。穿刺针应附有钝形的套管和锐利的针芯，针芯移去后套管不会损伤血管壁。亦有用锐利的斜形套管，内有较套管长的钝形针芯。有弹性的导引铜丝,具有相对的柔韧性。用聚乙烯制成不同型号导管,导管端部可弯成各种不同形态,端部并有顶孔和侧孔,为注射造影剂的出路。此外,还有血管扩张器等。

(2)X线机械设备,要有大功率的X线机,并附影像增强器和电视设备,还需有快速换片机和压力注射器。

(3)在造影过程中必须准确无误地把穿刺针或导管头端置于正确的位置,不能顶在血管壁上,在电视监视下先试注少量造影剂以观察效果;还要用含有肝素的生理盐水在造影间隙时间维持冲洗,防止血管内血栓形成。造影成功后,穿刺针部位要有充分时间压迫,防止出血或形成血肿。

2.并发症

(1)出血及皮下血肿:穿刺点出血较容易观察,穿刺点出血后立即压迫穿刺点上方1~1.5cm处,按压15分钟后重新加压包扎6小时,并加强观察。腹膜后出血可能在腹股沟韧带穿刺处,起病较急,多有腹痛症状,常需CT确诊及外科治疗,穿刺点局部血肿较小时,观察较为困难,此时应注意患者穿刺点局部有无明显胀痛及皮下瘀血,以及穿刺点局部有无明显隆起,一旦形成血肿,应立即重新压迫止血,并加压包扎。局部皮下血肿较小者无须特殊治疗,一般可自行吸收,如果血肿较大可试验性穿刺抽血,防止机化后形成硬结,出血停止后可用50%硫酸镁湿敷或理疗,以促进血肿和瘀血的消散和吸收。

(2)血栓形成:静脉血栓形成与穿刺部位局部的压迫时间过长或过紧,患肢制动时间过长、高龄、血液高凝状态等多种因素有关,应密切观察病人意识的改变,足背动脉搏动情况,四肢末梢颜色、温度及活动情况等。预防和及时发现脑栓塞和下肢静脉血栓的形成,同时要高度警惕深静脉血栓引起肺栓塞等并发症。

(3)动、静脉瘘:造成动静脉瘘的因素有多处股动脉穿刺、穿刺点过低、穿刺时透过动脉前后壁等。多数动静脉瘘可以自行闭合,一般观察6周再决定是否需要手术闭合动静脉瘘。

(4)非血管并发症主要有:腰酸背痛、烦躁不安、失眠、尿潴留、便秘等。应做到:①术前介绍介入治疗的目的、意义、手术方法、手术环境、术前准备的内容及必要性;介绍术前术后饮食要求,术后注意事项,指导病人练习床上排尿;②术后取平卧位,拔除动脉、鞘管后沙袋压迫局部6小时,根据穿刺血管路径和术式选择病人几点下床活动。

(5)低血压:目前可分为两大类:一是过度迷走神经反射,二是神经源性休克。应做到:拔鞘管前做好解释,说明拔管的方法,取得病人的理解与配合;要了解术后出现反射性低血压导致危及生命的情况,拔管后30分钟内应密切观察病人血压,心率及心电图变化,面色及表情,询问病人有无头晕、恶心等症状。老年人体质较差,如禁食时间太长,术中紧张,术后输液量较少,容易发生血管迷走神经反射。因此对老年人因尽量避免这些诱发因素。

(6)低血糖:择期手术病人要尽量缩短术前禁食禁饮时间,以保持体力和维持正常的体液内环境稳定,防止和减少并发症。对手术危险极大、不能进食、手术时间较长或极有可能发生误吸的病人可适当延长禁食禁饮时间,但应根据医嘱适当静脉补充能量。

(7)心包压塞:术前要做好病人的健康教育,取得合作;术后及时发现心包压塞先兆,确保静脉通路畅通,快速输液、输血,停用抗凝药物,严密观察颜面、血压、脉搏、心律、尿量的变化,以了解心脏压塞情况及血容量补充情况,注意引流物的量及颜色,判断有无继续出血,拔除引流管后需继续监护2~3天,并密切观察体温的变化。

(8)造影剂不良反应:术前询问患者的过敏史及家族过敏史,严格碘过敏试验;动静脉穿刺成功后,对有过敏史及家族过敏史患者,常规经静脉给予地塞米松5~10mg,防止术中出现过敏反应。术后应严密观察患者各项生命体征,酌情补液,以促进造影剂的排出。

(9)短暂而可逆的心功能障碍:急性心肌梗死病人术后出现暂时的心功能下降,表现为胸闷、恶心呕吐、心率减慢、血压下降、脉搏细弱面色苍白、全身大汗、四肢发冷等症状,尤其在术后3天内心功能下降明显,而后才逐步恢复。在此期间应注意心率、心律血压变化,询问病人有无胸痛、胸闷、心悸等不适症状,根据病人基础疾病和心功能状态调控病人的活动计划,并做好急救准备,准确地配合抢救。

(杜自忠)

第六章
其他骨科微创技术

第一节　微创矫形技术

一、微创矫形技术发展现状及展望

矫形外科微创技术是指应用当代先进的电子电热光学等设备和技术，以电子镜像代替肉眼直视，以细长器械代替手术刀，力求以最小的切口路径和最少的组织损伤，完成对体内病灶的观察诊断及治疗。简单地说，是以最小的侵袭和最小的生理干扰达到最佳手术疗效的一种新技术。它不是独立的新学科或新的分支学科，而是一种比现行的标准外科手术具有更小的手术切口、最佳的内环境稳定状态，出血少、术后疼痛轻、恢复快、瘢痕细微或无瘢痕、更好的心理效应的手术。

近年来我国开展的关节镜、椎间盘镜、经皮内固定钢板、髓内针、螺纹钉以及经皮椎体成形术、经动（静）脉导管介入疗法等矫形外科微创手术的实施使临床医师从传统手术模式转向现代化高科技手术模式。通常这些手术是由医师通过对手术空间的坐标和视觉坐标进行不断地配准，还原三维组织结构定位，依靠手眼协调纠正手术动作，在狭小的手术空间里，完成微小创伤的复杂手术。骨科微创技术在人们的脑海中不像以前那样陌生或仅仅认为其是一种手术方法的改良即"小切口大手术的奇特技能"。微创理念的确立与微创技术的应用，极大推动了临床骨科技术的发展。骨科关节镜及脊柱微创技术是在骨科领域中开展较早，发展比较快的手术形式。20世纪60年代兴起的关节镜技术，被认为是骨科领域最早的微创技术。如今的微创全膝关节置换术旨在术中不破坏股四头肌运动机制及髌上囊，不翻转髌骨，而不仅仅是皮肤切口较小或手术暴露少就称之为"微创"，由于最大限度的保留伸膝功能，术后膝关节功能恢复更好。因而这些手术深化了人们对于疾病通过微创手术治疗的信心。对关节镜在膝关节单间室置换中的应用，由于关节镜手术视野较小，存在皮肤易拉伤形成较大的瘢痕，截骨电刀操作空间受限，易伤及没有被显露或保护的韧带，骨碎屑和骨水泥不易彻底清除，安装假体受限易引起偏移、力线不良及过早松动。因此要求术者必须熟练掌握局部解剖，小切口定位要精确，还要求手术器械必须方便在有限的空间里进行灵活的操作。微创脊柱手术也是继膝关镜手术之后发展的又一大手术形式。包括后路椎间盘镜手术，腹腔镜腰椎手术，胸腔镜胸椎手术以及椎间盘突出症手术等。这些手术越来越多的从过去常规手术中逐步的分离出来，为微创手术所代替。随着微创手术技术提高使临床应用范围更广，为儿童脊柱侧弯矫形、胸椎结核、肿瘤、感染等疾病提高了临床疗效并为患者所接受。

目前,骨科手术存在一味追求微创手术的误区。"微创手术既然如此普及和推广,对常规骨科技术还有必要去探讨发展吗?"实质上微创技术之所以受到欢迎,是由于它根植于传统手术坚实外科手术基本功及丰富外科手术经验之上的一项现代外科新技术,良好的手术技能及丰富的手术阅历是微创手术的重要前提与基础。由于微创手术暴露范围小,难以观察病变和解剖结构的全貌,加上需要借助特殊设备和器械,因此需要理性认识微创技术同样有适应证及应用的局限性,不能一味追求微创手术而放弃传统手术,以微创的益处牺牲骨科疾患治疗的远期疗效。不能简单地把微创理解为"小切口",片面强调小切口,由于术野暴露不充分而影响手术操作,加重对切口区软组织医源性损伤,或者使病变探查不彻底。反而可能将手术由短时变长时,由简单变复杂,由轻创变为重创。微创是一个整体的理念与外科新技术,对微创的认识不能单纯局限在手术上,而应从全局、系统、综合地考虑与应用,合理地选择手术指征,正确实施微创技术。微创并不意味着手术危险性的降低和操作容易,需熟悉局部解剖结构及病变结构,个性化手术操作。微创技术强调的不仅是一个手术小切口,而是非常强调在保证获得常规外科手术疗效的前提下,通过精确的定位技术,减少手术对周围组织造成的创伤和对病人生理功能的干扰,降低围手术期并发症,促使病人早日康复。由于矫形外科微创手术很多是在不显露或没有充分显露手术部位的环境中进行的,医师的手术视野受到限制,往往是凭借经验和 X 线图像的信息来重构手术部位的三维组织结构及解剖信息,因此对医师的操作水平提出了很高的要求。

微创技术作为传统手术技术新的起点,使医师的双手从传统开刀手术中解脱出来,但骨科微创技术目前尚处于起始阶段,需要不断完善与发展。同时,微创骨科能否取得预期的理想疗效,还需要运用循证医学方法进行客观分析与综合评价。使骨科疾患的诊断、检测技术一方面朝着微创、微观、微量或无创方向快速发展;另一方面朝着适时遥控、动态和智能化方向发展,向极微创或无创治疗的目标不断前进。

二、经皮截骨技术

截骨术是矫正肢体畸形常用的手术方式,传统的开放截骨术创伤大,易导致截骨端延迟连接或不连接。经皮截骨术具有创伤小、截骨端愈合快等优点,目前四肢骨科常用的经皮截骨技术有以下几种:

1. 经皮截骨矫正骨折畸形愈合 本法主要适用于儿童骨折畸形愈合,也可用于成人掌、指骨及尺桡骨骨折。

(1)手术方法(以儿童桡骨远端骨折为例):以直径 2.0mm 钢针自骨折成角顶点处进针,钢针针尖在骨膜内剥离骨折端背侧、尺侧、桡侧骨痂,掌侧骨痂不予过多剥离。拔出钢针,术者两手拇指压于骨折成角最明显处,其余手指分别环抱骨折远近端,缓慢持续用力,逐渐矫正骨折端成角畸形,C 型臂 X 线机透视见骨折对位对线良好。由助手维持复位,掌屈腕关节,以桡骨远端背侧为进针点,穿入直径 2.0mm 钢针入髓腔,如果术中检查发现骨折端稳定性较差,可于桡骨茎突桡背侧斜向穿入直径 1.5mm 交叉髓内针,交叉髓内针须穿过桡骨骨折近端皮质,增加稳定性。C 型臂 X 线机透视证实骨折对位对线良好,髓内针固定良好。尺骨成角如较大,以同样方法矫正畸形并以髓内针内固定。

(2)术后处理:术后石膏托外固定,次日拍 X 线片观察骨折复位情况,术后第 2 周、4 周、6 周复查 X 线片,明确骨折端对位对线。4 周拆除石膏托、拔除髓内针行腕关节屈伸功能及前臂旋转功能锻炼。

2．经皮截骨矫正姆外翻

（1）手术方法：取第 1 跖趾关节近的跖骨头内侧 1～1.5cm（头干交界处）作为截骨部位，经截骨部皮肤做一 0.3cm 切口达跖骨颈部。用小弧形骨膜剥离器剥离截骨部位四周骨膜，然后在 C 型臂机下确定截骨位置及角度，在颈部冠状面由内上向外下倾斜约 15°，矢状面上垂直于跖骨干长轴，用微型电动截骨器截开跖骨，然后用 2.5mm 克氏针从姆甲内侧角 2～3mm 处刺入趾骨，沿趾骨骨膜外达姆跖趾关节时内翻姆趾，贴紧第 1 趾骨头内侧骨膜插入至截骨平面时，用弧形骨膜剥离器经截骨切口剥脱截骨后的第 1 跖骨头，使其向外平移并引导克氏针进入跖骨近端髓腔，骨锤敲入至跖骨基底部，固定针尾留 0.5cm 截除，截骨处切口缝合 1 针，包扎伤口，术后用弹力绷带协助克氏针将姆趾固定于内翻位，同时用肾形足底垫置于足底除截除的第 1 趾骨头外的部位，使负重时避免第一趾骨头负重而背屈，同时维持足横弓。

（2）术后处理：麻醉消失后即可穿宽松的鞋下地行走，6 周后拔除克氏针和解除弹力绷带，嘱咐加强第 1 跖骨关节的锻炼。

3．经皮截骨延长肢体

（1）"O" 型腿畸形截骨矫形、下肢延长术为例

首先，胫骨上段截骨矫形手术方法：

1）术前准备：穿针部位定位画线（图 2-6-1-1），即正位：A 点为腓骨头最高点与胫骨结节最高点连线的中点。A′ 点为胫骨结节上 1cm 并偏后 2cm。B 点为踝上 5cm，腓骨的前缘。B′ 点为踝上 5cm，胫骨前、后缘的中点。AA′ 连线应与膝关节水平线平行。BB′ 连线应与踝关节水平线平行。侧位：A 点处于胫骨上端的前后中点，胫骨结节后 2cm。B 点处于踝上 5cm，胫骨下段前后的中点。按此定点用金属丝标记，拍摄 X 线片，如不合适可稍加调整。弧形线为小腿上端皮肤切口线，弧顶向下距结节约 2.5～3cm。纵线为腓骨切口，位于踝上 10cm、腓骨前后缘中间。

2）穿针：按术前定位点及线的方向，由外侧向内侧钻入直径 3.0mm（上端部位）和 2.5mm（下段部位）克氏针。

3）腓骨截骨：腓骨下段斜形截骨：于小腿外侧外踝上 10cm 处做一长约 3cm 的纵切口，在腓骨长短肌之间进入，顺腓骨切开骨膜，剥离显露腓骨干，自外上斜向内上呈 45° 角截断腓骨，此法适用于内翻角度在 5° 左右者。

4）胫骨上端弧形截骨：以胫骨结节为中点，做一弧顶向下的横弧形切口，显露胫骨结节以下约 3cm 一段胫骨。骨膜切开与剥离：沿胫骨嵴内缘 5mm 处纵形切开骨膜约 3cm，再在骨膜纵切口的上端点，斜向内下呈弧形至胫骨内侧缘切开骨膜。最低点应和胫骨嵴骨膜切口最低点相一致。用弧形剥离器沿胫骨嵴向外剥离至胫骨外后，再沿胫骨内侧剥离至胫骨内后，与外侧相通。要把握好剥离时的角度，避免外侧的腓神经及后侧的血管神经受到损伤。剥离好后，可将弧形剥离器留置，以作保护之用。对骨膜弧形切口线之骨膜，只需沿弧形线向远侧剥离约 5～6mm 宽即可。

5）矫形固定：将孟氏架安装在肢体的两枚克氏针上，通过手法矫正内翻，同时尽量使截骨端对位满意。矫正标准：在患者躯体上确定中轴线，使股骨内髁体表处贴于其上，内踝体表处外移距中轴线 1cm——即略矫枉过正。若有小腿内、外旋亦同时矫正。维持矫正状态，于小腿下段已穿克氏针之上通过锁定孔再钻入一枚 2.5mm 之克氏针。最后锁紧固定架上各部位螺栓。

6）关闭切口：放松止血带（止血带充气时间为 1 小时，若手术时间需要，在满 1 小时后放松 1 次，5～10 分钟后再充气），确认无明显活动性出血。检查上述二切口内无异物后，盐水

冲洗后予以分层缝合。腓侧切口要缝合腓骨长短肌外的筋膜,以免其后期与皮下组织形成粘连。胫骨切口缝合骨膜前,将胫腓骨钻孔和截骨时产生的碎骨置于胫骨截骨端的空隙,骨膜要严密缝合(图2-6-1-2a、b、c)。

其次,股骨下段截骨矫形手术方法:

1)切口与暴露:在大腿前外侧自股骨髁上3cm处向近侧做3～5cm的皮肤切口,从股外侧肌与股直肌之间进入,分离股中间肌直达骨膜。纵形切开骨膜后剥离,显露股骨髁上部。

2)截骨矫形:先用骨刀刻画出弧形的截骨痕迹,其远端平面相当于髁上2～3cm处,可用骨凿直接凿之。或先用直径2.0mm钻头,在截骨线上先钻孔数个。然后再凿通,以防止劈裂。截骨后把近侧截骨端插入远侧截骨端之髓腔内约2mm深度,防止远端向后成角。后外展小腿,矫正畸形。

3)穿针安装孟和架:在截骨远端3～4cm由外向内平行于手术台面,垂直于股骨用手摇钻或电钻穿入直径3mm的克氏针,再于近端距截骨面8～10cm的位置,由内向外穿针,使此针垂直于股骨干,并与远侧针的外侧有一与原内翻度数相等的夹角。第2针钻入后,安装孟和架,而后调整两侧螺母使骨端严密接触。此后屈曲膝关节15°,于截骨面近端3～5cm处由内向外穿入第3枚针,使之仅穿透对侧骨皮质,并将其固定于中间螺丝杆上的可调弧形固定座上,冲洗切口,逐层缝合切口。

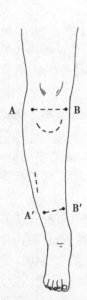 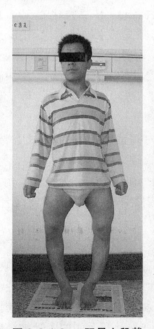 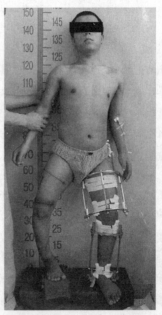 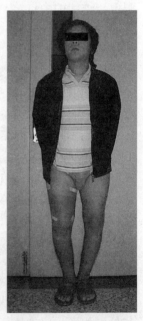

图2-6-1-1 穿针 | 图2-6-1-2a 胫骨上段截 | 图2-6-1-2b 胫骨上段截骨矫 | 图2-6-1-2c 胫骨上段截
部位定位画线 | 骨矫形术前 | 形术中 | 骨矫形手术后

(2)术后处理

①术后用药:如病人身体条件好,且手术顺利,一般不主张用抗生素。如为预防术后感染,也可常规使用一线抗生素3天,3天后体温、血象正常即可停药。如有其他情况,可对症处理。②针道护理:换药是针道护理的一项重要容,一般术后3日内应隔日针道换药1次,以后根据情况2～3天换药1次。换药使用碘酒、酒精涂擦局部皮肤和露于皮外的克氏针,再用干敷料覆盖针道,橡皮膏粘贴。如肢体矫形不满意,仍有残余畸形,可调节支撑干的螺母加以

矫正。③体位及功能锻炼：术后用枕头将术肢抬高，减轻术肢水肿。手术反应消失后，开始练习足踝部运动；术后1～2周即可练习扶双拐下地，患肢不负重功能锻炼。随着锻炼时间延长，逐渐增加术肢的负荷量。当术肢负重量达到体重的2/3时，病人可单拐行走。术后4～6周，当病人上床休息时，可不用枕头抬高术肢，伸直膝关节即可。④其他：术后2周拆线。定期拍摄X线片以观察骨骼形状和其他解剖数据，证实截骨矫形的效果，了解术区骨骼愈合情况。术肢负重量达到病人的全部体重，X线片证实截骨端愈合，即可拆除孟和架。

三、经皮固定技术

从广义上说，经皮固定技术包括：经皮髓内钉内固定技术、经皮锁定接骨板内固定技术、经皮外固定支架固定技术、经皮穿针（钉）内固定技术，本节主要介绍经皮穿针（钉）内固定技术，其余技术参见相关章节。

临床上许多经手法整复不易复位的四肢骨折、撕脱骨折、关节内骨折、关节邻近骨折或脱位，可用钢针穿过皮肤对骨折块或关节部分做撬拨复位或同时以钢针、钢钉、钢丝、丝线或特制固定器材做相应的固定，这是一种简便有效的治疗方法。因各项手术操作均在针孔内进行，故具有损伤轻，并发症少，投资小，见效快等优点。通过简单的手术操作，同样能达到切开复位内固定相同的目的。不至于延误治疗时间，且无手术切开复位的各种危险，所以很容易在临床上推广使用，尤其适用于许多基层医院，在骨折方法上无疑是一个跃进。

经皮撬拨复位并非是一种新的方法。我国古代早已有金针拨骨的治疗方法，但多年来采用此法治疗的报道较少，治疗骨折的种类也不多。随着各地各医院手术技术和仪器设备的不断更新完善，近年来应用此法的学者越来越多，治疗的范围也更加广泛。

马元璋1960年应用钢针经皮撬拨整复桡骨颈骨折，取得满意效果，患肘功能恢复良好。在总结上述经验的基础上，不断改进手术方法和探索新的治疗途径。1972年以来逐渐发展成为经皮的撬拨复位、钢针、钢钉、钢丝内固定和缝合三位一体的治疗方法，大大扩展了该疗法的应用范围。1979年，李同生采用金针拨骨法整复掌指关节脱位和腕掌关节脱位各1例获得成功。

近年来，经皮钢针撬拨复位内固定治疗方法更广泛地应用于四肢骨折和骨折合并脱位、关节内骨折，均获得满意的复位和肢体良好的功能恢复。如马元璋、傅常青、李小如、陶沛霞等一批学者，采用钢针撬拨配合手法牵引内固定治疗关节内、邻近关节及难于复位的骨干骨折，同样取得良好的治疗效果。有的学者在此基础上作了一些技术改进，以利于提高疗效。如史精良采用切开关节囊外组织后钢针撬拨复位及闭式穿针固定治疗18例小儿肱骨外髁骨折和髁间骨折，均获成功。黄晓明使用经皮撬拨复位固定法治疗9例踝部翻转移位骨折。马文学应用斯氏针双向撬拨复位治疗跟骨丘部塌陷型骨折31例（37足），全部达到良好复位。陈兆兴采用克氏针撬拨整复难复性前臂双骨折11例均获得成功。周丙彦采用经皮撬拨结合使用跟骨囊挤压治疗跟骨骨折33例，经2～9年随访，功能恢复良好。徐贺明应用经皮钢针撬拨配合中药内服外洗治疗肱骨外髁翻转骨折26例，成功24例，对失败的2例分析为就诊较迟已达2周以上，周围已血肿机化和纤维组织增生，经撬拨复位带来困难勉强操作造成骨折片的关节面碎裂而告失败。王崇武应用钢针撬拨配合手法牵引复位治疗上肢关节内及某些徒手难于复位的骨干骨折、脱位也应用经皮穿针内固定治疗不稳定的关节内邻近关节及小骨片撕脱骨折共75例，复位成功率达100%，对位优良率94.7%。无针孔感染和血管、神经损伤等并发症。作者提出了用钢针撬拨复位固定上肢骨折、脱位的病例是有选择性的，不能一概而论,且认为对撬拨的复位方法、穿针部位、撬拨方向等应根据不同骨折部位和移位情况灵活掌握。伍少卿采用钢针撬拨复位足托板固定法治疗跟骨体中重度压缩性骨折 43 例,近期优良率为 90.7%,随访 34 例优良率为 92.3%,认为提高疗效的关键是:"三恢复"即恢复跟距关节面;恢复结节关节角;恢复跟骨横径。许鸿照采用撬拨复位,双爪固定器托举固定治疗胫骨平台骨折 21 例,优良率达 95.2%。认为撬拨复位成功的关键在于进针点的选定,且以在电视X 线机监视下进行为宜,用托举固定法,有效固定力强,骨折对位好,可早期进行功能锻炼,所以骨折愈合快功能恢复早而好,克服了其他疗法不能过早负重的不足。余传红采用手法折骨,钢针撬拨复位,小夹板外固定等综合方法,治疗桡尺骨双骨折整形愈合 56 例,结果达解剖复位者 23 例,近解剖复位者 28 例,功能复位者 5 例,经平均随访 29 个月,功能恢复优良率达95.65%,明显高于文献报道的手法复位。闫乔生采用撬拨整复难复性小儿桡、尺骨远端双骨折 23 例均获成功,认为此法对完全移位、复位固定困难的小儿尺、桡骨远端双骨折提供了一个简便易行的非手术治疗方法,且操作简单,成功率高避免了骨骺损伤的发生。适用于横形、斜形、有明显移位,手术复位失败或肿胀明显难于整复者。

综上所述,经皮撬拨复位内固定治疗四肢骨折,尤其是邻近关节和关节内骨折有许多其他疗法没有的优点和长处,这就给许多学者选择并和一些其他治疗方法配合应用开拓了广阔的前景。通过不断的临床应用和创新改进,在不同程度上提高了疗效。但由于客观条件及术者技术操作熟练程度和撬拨针具的单一化不配套,在实际临床应用上还存在一定的局限性,对有些部位和类型的骨折、脱位在应用上受到制约。因此,培训人才,更新设备,并研制多功能骨折撬拨复位及内固定器具,并使之规范化、系列化是进一步完善该项治疗方法,拓展其治疗前景的努力方向。

参 考 文 献

1. 杜传宝,马长生,王明千. 闭合截骨手法整复经皮髓内针固定治疗儿童桡骨远端骨折畸形愈合 [J]. 中国骨与关节损伤杂志,2011,26(3):278.
2. 刘辉. 经皮微创跖骨远端截骨治疗踇外翻疗效观察 [J]. 生物骨科材料与临床研究,2007,4(5):53.
3. 林月秋,周中英,王宇飞,等. 经皮小切口截骨小腿延长术 [J]. 中华骨科杂志,1999,19(4):215-216.
4. 马元璋. 关节骨折 [M]. 上海:上海科学技术出版社,1982.
5. 李同生. 金针拨骨治疗较难复位的小关节脱位 [J]. 武汉医学院学报,1979(1):27.
6. 马元璋. 上肢关节骨折经皮撬拨复位和固定 [J]. 中华外科杂志,1980,18(3):109.
7. 傅常青. 经皮撬拨治疗桡骨颈骨折 [J]. 中华骨科杂志,1990,3(3):179.
8. 李小如. 经皮穿针内固定治疗肱骨外科颈骨折 [J]. 湖南医学院学报,1984(4):411.
9. 陶沛霞,王崇武. 钢针撬拨治疗小儿型前臂下端双骨折 [J]. 湖南医学,1990(1):21.
10. 史桂良. 闭式穿针与撬拨复位治疗小儿肱骨髁部骨折 [J]. 骨与关节损伤杂志,1989,4(3):166-168.
11. 黄晓明. 经皮撬拨复位治疗踝部翻转移位骨折 9 例 [J]. 骨与关节损伤杂志,1990,5(4):208.
12. 马文学. 双向斯氏针撬拨治疗跟骨骨折 [J]. 骨与关节损伤杂志,1991,6(1):47.
13. 陈兆兴. 克氏针撬拨整复前臂骨折的体会 [J]. 骨与关节损伤杂志,1991,6(1):56.
14. 周炳彦. 经皮撬拨治疗跟骨塌陷性骨折 33 例小结 [J]. 中医正骨,1991,3(1):30.
15. 徐贺明. 经皮钢针撬拨治疗肱骨外髁翻转骨折 26 例报告 [J]. 中医正骨,1991,3(2):15.
16. 王崇武. 经皮钢针撬拨复位从穿针内固定治疗上肢难复位的骨折 [J]. 中华骨科杂志,1992,12(5):342.
17. 伍少卿. 钢针撬拨复位足托板固定法治疗跟骨体压缩性骨折 43 例报告 [J]. 中医正骨,1992,4(2):17.

18. 许鸿照. 撬拨复位托举固定治疗胫骨平台骨折 21 例报告 [J]. 中医正骨, 1992, 4(2): 9.

19. 余传红. 撬拨复位治疗桡尺骨骨折畸形愈合 56 例临床观察 [J]. 中医正骨, 1993, 5(2): 10.

20. 闫齐生. 难复性小儿前臂远端双骨折的撬拨整复 [J]. 中国骨伤, 1995, 8(3): 21.

（聂伟志　谭远超）

第二节　微创人工关节置换技术

一、微创人工全髋关节置换

人工全髋关节置换（total hip arthroplasty, THA）已经成为一种成熟的外科技术,是治疗髋关节疾病有效的治疗手段。随着临床应用越来越广泛,对其要求也在不断增加。除要提高植入物的使用寿命外,还要求减少手术的创伤性,缩短康复时间。由于传统手术创伤大和老年人自身的某些疾病和器官功能的退化,如高血压,脑血管硬化,糖尿病等因素,使得对老年人进行人工髋关节置换需冒较大的手术风险,而且术后局部和全身并发症多。而微创小切口技术的应用减少了这些手术风险和并发症的发生。

21 世纪初,许多学者开始将微创技术应用于 THA 手术。2001 年,Berger 等在芝加哥采用微创双切口技术完成第一例全髋置换手术,此后该技术在一些医院迅速开展。

1. 微创髋关节置换的手术适应证与禁忌证　目前微创术式的适应证主要是初次髋关节置换者。而禁忌证则是重要器官功能差,不能耐受手术者;过于肥胖者;需要翻修的关节,先天性髋臼发育不良及后天各种原因所致髋臼破坏者;有内植物需要做大切口才能取出者;需要松解关节周围挛缩软组织者。

2. 微创人工全髋关节置换术式分类　各种微创术式小切口一般指长度 <10cm 切口,而微创并不等于小切口,因此髋关节置换所用的微创技术离真正的"微创"还有一定距离。

目前主要微创术式主要有 5 种,即前侧入路、前外侧入路、后侧入路、后外侧入路、双小切口入路。

（1）前侧入路：前侧入路是经过 Smith-Peterson 入路改良而来。Kennon RE 等报告了该入路方法。患者侧卧,在髂前上棘外侧与股骨大转子前缘做一长约 5~8cm 弧形凸向前切口。切开阔筋膜张肌和缝匠肌,切断股直肌后半和臀中肌,暴露髋关节囊前侧并切开,使髋关节前脱位。Hibbs 拉钩暴露股骨颈和髋臼,髋臼锉磨髋臼,植入臼杯。截除股骨颈,开槽扩髓,选择合适假体。过去前侧入路被认为暴露股管不够充分,但是 Keggi 认为,使髋关节极度外旋,并用拉钩在小转子位置牵开股骨至切口,问题便得到解决。

（2）前外侧入路：该入路是 Hardinge 入路的改进。在与股骨长轴平行的大转子中轴线上标出距大转子尖端 2cm 的位置,手术切口以该点为中心,与股骨长轴成 45° 角由前下方向后上方的方向作长约 7~9cm 切口。逐层暴露大转子和臀中肌于大转子尖端前缘,剥离臀中肌止点前 1/3,暴露臀小肌肌腱。L 形切开臀小肌肌腱,显露关节囊,将髋内收,屈曲和外旋,切断股直肌的反折头,切除前方关节囊后,将髋关节前脱位,暴露股骨颈和髋臼,用髋臼锉磨髋臼,植入髋臼,装入内衬。保护切口近端皮肤,抬起股骨近端,开槽扩髓,装上股骨头假体。

（3）后侧入路：切口以大转子后侧顶端为中心,做长 7~8cm 切口,内部解剖和传统后侧入路手术相似,关键是如何使用特殊器械保护周围软组织。沿肌纤维方向切开臀大肌筋膜和阔筋膜,分离臀大肌,保护坐骨神经,暴露并剥离外旋肌。在股骨颈基底切开关节囊,使髋关节脱位，cobra 拉钩放置在大转子上，暴露股骨颈和小转子，用专用小摆锯行股骨颈截骨术，开槽扩髓，装上假体。再置下肢于中立位，将股骨近端向前牵拉，放置 Meyerding 拉钩在关节囊边缘，磨锉髋臼至，植入假体于合适位置。

（4）后外侧入路：患者侧卧，骨盆垂直于地面，以股骨大粗隆顶点与髂后上棘连经中点，中外 2/3 处为中点向前延长 1/3，向后下延长 2/3，切口约 7.5cm，依次切开皮肤皮下，钝性分离臀大肌，显露臀中肌及其下外旋小肌群，保护坐骨神经，在小粗隆处切断梨状肌附着点并牵开，在外旋肌群附着点与髋关节囊之间切断外旋肌，显露髋关节囊，倒"T"形将其切开，使髋关节脱位，截除股骨颈，备髋臼床，装假体臼，再开槽扩髓，选用合适股骨假体及假体头置入。

（5）双小切口入路：患者仰卧位，借助透视确认股骨颈，从头颈交界处远侧 1.5 英寸作切口。牵开缝匠肌、阔筋膜张肌、股直肌，沿股骨颈切开关节囊，暴露出股骨颈用摆锯切除股骨头，在 X 线透视下，以外展约 45°前倾约 20°位置备臼床，植入臼假体和衬垫。第二切口：下肢内收位，于臀部后外侧作 1.5 英寸切口。透视下在梨状窝开口处用绞刀扩髓，确保绞刀在前后位和侧位观均位于髓腔中心。然后，安置试模、复位，髋关节应该在伸直外旋 90°，屈髋 90°，内收 20°和内旋 50°位置时保持稳定，确定双下肢等长后，安装假体。

3. 和传统术式相比微创术式优缺点　传统术式有四种切口选择，前外侧 Smith-Peterson 切口，外侧 Hardinge 切口及后外侧 Gibson 切口，和后方改良 Moore 切口。无论采取上述哪种切口，其要求切口长约 20～30cm，暴露充分，显露广泛，自然地周围组织损伤较多，术后恢复时间长，各种并发症发生的概率也相应增加，尤以下肢深静脉血栓形成较多。另外，传统术式关节囊开放广泛，破坏了加强关节稳定的肌肉和韧带等，致术后关节不稳定因素增多，远期出现假体松动，假体下沉，关节外展内收屈曲内旋外旋功能障碍。Waldman 等研究报道。

和传统术式比较，微创手术的优点在于：①更小的切口，更小的损伤，术中出血少，输血少，术后关节更稳定，功能恢复更好；②更少的术后疼痛；③可早期下床活动，减少术后并发症如下肢深静脉血栓形成等；④住院时间短，康复快，降低医疗和护理费用，节约医疗资源。

缺点：①缺乏更好的暴露，尤其是肥胖患者，给术中操作带来一定困难；②对于术中需要翻修或松解周围软组织的病人不宜用微创术式；③对于术者技术要求更高；④需要特殊的器械。

4. 微创式临床疗效观察　由于微创全髋关节置换技术是一项年轻的技术，其近期效果可喜，其远期效果有待进一步评价。Berger 等报告了 100 例经双小切口入路行全髋置换术的病人，平均手术时间为 101 分钟。并发症发生率为 1%（股骨矩骨折）。所有病例均在手术当天或次日出院。术后复查股骨柄假体和髋臼假体位置良好。我国张先龙等进行了随机对照研究，结果显示经前侧微创入路组术后未发生全身和局部并发症。其中控制性降压加微创组术中失血平均约 300ml；27%（4）病例术后输血，平均约 350ml。普通微创组术中失血约 450ml；54%（7）病例术后输血，平均约 350ml。常规后路组并发症发生率为 11%，全部病例术后输血，平均约 460ml。小切口全髋置换比常规手术术中软组织损伤少，失血少，术后输血少，能迅速缓解疼痛，恢复快，术后早期即可负重行走，神经损伤率也并不比常规手术高。Dllose 对采用后侧微创小切口和常规后路做全髋置换术做了比较，结果两者在平均住院日和术后并发症方面无显著性差异，但术后一年证实采用微创技术安全且不增加术后并发症。虽然微创技术近期效果好，但由于缺乏长时期追踪观察，其远期效果又如何呢？假体松动，异位骨化，骨折等远期并发症发生率是否低于常规手术，有待进一步观察。

微创技术可能减少手术创伤及出血，降低由于损伤带来的这类并发症，这也是小切口微创全髋置换技术得以迅速发展的基本动因。虽然目前没有完整阐述微创全髋置换的适应证，但并非所有需要做全髋置换的病例都适于该技术；对于髋明显畸形，僵硬，过于肥胖者等不宜用该技术。尽管如此，微创技术将成为日后治疗重症髋部疾患，解除髋部疼痛以及改善关节功能的主要治疗手段。由于切口小，术野暴露不充分，并发症就容易发生。术中出血点不易被发现，有时需要控制性降压，这样就对外科医师提出了新挑战。即怎样在最小的创伤下获得最佳手术效果。使术中术后并发症降低到最低程度，要求外科医师在熟练常规手术基础上进一步学习，进一步创新。同时也对器械提出了新要求，即如何使用特殊器械达到最佳显露，最好的保护周围软组织，达到常规手术疗效。毫无疑问，不是所有需做 THA 的患者都可以应用微创技术，同样，也不是所有的医师都能胜任微创技术。只有对患者的选择和对医师技术的严格要求两者结合，才能使微创人工关节置换术获得理想的效果。因应用时间较短，微创人工全髋关节置换的长期疗效尚有待于今后长期随访。

二、微创人工全膝关节置换

现代膝关节置换术（TKA）始于 20 世纪 70 年代，在过去 30 多年的时间里，手术的方法与技术得到了长足的发展，且不断趋于精细与可靠。微创人工全膝关节置换术（MISTKA）是一种全新的全膝关节置换的术式。虽然报告较多，但尚无明确的统一定义。微创 TKA 应符合如下条件：①皮肤切口长度＜14cm，但必须明确 MISTKA 不能以牺牲远期效果而盲目追求小切口；②尽量避免破坏和扰乱伸膝装置；③尽量避免翻转髌骨；④操作过程中避免膝关节脱位，即原位进行股骨和胫骨的截骨，因此避免了胫股关节的脱位。

自从 20 世纪 90 年代早期，Repiccit 引进了微创技术行人工关节置换的概念，采用微创小切口行膝关节单髁置换取得了成功。当前，采用微创技术行膝关节单髁置换已经成为普遍流行的手术方法，而且，文献报道其短期临床效果至少不差于传统标准的膝关节单髁置换术的效果。随着微创膝关节单髁置换术的成功，激发了人们对微创 TKA 方面的兴趣。首先，Coon 采用了行膝关节单髁置换术的技术，利用胫骨髓腔外定位导向杆，在侧面从股骨开始截骨的微创技术，成功完成了人工全膝关节置换术。Triat 在此基础上，又研制开发出了一套新型的基于微创技术的人工全膝关节置换术的手术器械，极大地方便了在微创技术下完成 TKA。以后，Bonuttit 借鉴膝关节镜的技术，悬垂小腿，利用重力加大膝关节间隙，完成 MISTKA。随着 MISTKA 专用手术器械的开发与发展，计算机辅助定位技术的应用，手术者操作技术的标准化，以及借助机器人进行手术操作技术的出现，使 MISTKA 技术日臻成熟，代表了在这一领域里的最新技术。

1974 年，Insall 等施行第一例全膝关节置换术。经过多年的发展，其技术日益成熟。近期临床效果得到广泛认可。远期效果也非常满意。1993 年，Siguier 等开始用前外侧小切口对 1037 例患者行人工全髋关节置换术。Romanowski 等于 1994 年开始利用小切口行单髁膝关节置换术。微创单髁置换术的成功为微创全膝关节置换术指明了发展方向。因为微创的小切口全膝关节置换术能将人工关节置换手术的创伤降到最低，经过几年的发展，在临床上较为成功，因此小切口全膝关节置换术在国内逐渐开展。

1. MISTKA 的适应证　MISTKA 的手术适应证主要对象是初次的膝关节置换的患者。具体要求包括患者膝关节具有 110° 以上的关节活动范围（10° 以内的膝关节屈曲畸形，125° 以上的屈曲度），10° 以内的膝关节内翻畸形和 15° 以内的膝关节外翻畸形。对合并有骨量减少及炎症性骨关节炎的患者，微创手术是禁忌证，而且也存在膝关节周径过大的问题。对于年龄过大或者有重要脏器有问题的患者，由于微创手术时间较长，不提倡采用 MISTKA。

2. MISTKA 的手术技术 术前的准备都要求更加完善。常规的 X 线片检查，必要时行膝关节 CT 三维重建，了解清楚膝关节、股骨及胫骨的状况，进而制定最佳的手术方案。

全膝关节置换术的手术切口较多，不同的学者行 MISTKA 所采用的手术入路和具体操作方法略有不同。目前主要微创手术入路可以分为膝关节内侧入路和外侧入路及内侧髌旁入路等，其中髌骨旁切口最常用。由于传统的 TKA 的手术入路大多数都是采用膝关节内侧入路，因此，MISTKA 也是从膝关节内侧入路开始起步和发展的，包括手术操作技巧及手术器械等，都是围绕这一入路设计的。因此，只有当术者对膝关节内侧入路熟练掌握和获得深刻心得体会后，才可以尝试使用膝关节外侧入路进行 MISTKA。

（1）内侧髌旁入路：内侧髌旁入路也称前内侧切口，1879 年最先由 VonLangenbeck 报道，1971 年 Insall 加以改良推广，是目前最流行的微创 TKA 手术入路。被广泛应用是因为人们对这种入路比较熟悉，基本上是传统切口的缩短，难度小，切口延长方便，同时它远离血管神经结构，而且可以很好地暴露膝关节的 3 个间室。从膝部前正中作 10～14cm 切口，即从髌骨上极延至胫骨结节上方，然后从股四头肌近端向髌骨上极作 2～4cm 的切口，就可以使髌骨处于半脱位而避免外翻髌骨，并且充分暴露了膝关节。这种入路的优势在于一旦手术遇到困难，只要向两端延长切口，就可以转为传统 TKA。但此入路在一定程度上损伤了伸膝装置，术后疼痛明显，恢复慢。总体来看，内侧髌旁入路相对安全，并发症少，最常见的是伤口不良，其次是隐神经髌下分支损伤，造成的膝关节前外侧皮肤麻木、感觉下降，少数病人也可出现髌内半脱位，脱位及血运受损造成的骨折等。

（2）股内侧肌下方入路（Southern 入路）：由德国 Eikes 于 1929 年首次报道，继而 Hofmann 在 1991 年发表报道认为经股内侧肌下方入路较经典的内侧髌旁入路更符合解剖要求。2006 年，Sporer 报道了应用股内侧肌下方手术入路进行微创 TKA。患者取仰卧位，术侧臀部垫高，强调膝关节屈曲 90°，行肢体驱血、止血带充气，这样可以防止伸膝装置肌腱紧张。以髌骨上缘至胫骨结节内侧 1cm 作一凸缘向内侧弧形切口，长度在膝关节伸展位为 8～10cm，屈曲位为 12～14cm。沿切口切开皮肤及深筋膜，将其从股内侧肌筋膜浅面钝性分离，直至股内侧肌附着点。先确认股内侧肌下缘，沿股内侧肌内缘将股内侧肌肌腹牵开，在远端股内侧肌肌纤维走行方向将关节囊切开 1～2cm，再经髌内侧支持带上股肌附着点和髌骨内缘扩大至胫骨结节止点内侧 1cm。术中应保留髌骨旁软组织袖约 1cm，便于术后缝合关节囊。此入路的优点为保留伸膝装置的完整，可使患者能够更快地恢复股四头肌力量，减少髌股关节的并发症并加速术后股四头肌功能恢复，保护髌骨血供，减少术后疼痛，增加术后患者满意度。其缺点为周围重要的神经血管多，对切口的延长有一定限制。显露局限，尤其对于肥胖的及以前做过膝关节手术的患者，显露更存在问题。

（3）经股内侧肌入路：1998 年，Engh 和 Parks 两位医师共同发表文章详细描述了经股内侧肌入路，其特点为结合了内侧髌骨旁切口良好的暴露和股四头肌下切口对伸肌结构良好保护的优点，但该入路可能会损伤自股外侧肌至股内侧肌的神经支配。具体操作步骤为：膝前正中皮肤切口，长约 8～14cm，切开深筋膜并在适当分离后，屈膝，自髌骨内上极向下切开髌旁支持带及关节囊至胫骨结节上方，向内上方全层分开股内侧肌腹 2cm，松解髌骨后外移髌骨。该入路不适用于过度肥胖、屈膝小于 80°、肥大性关节炎、有过胫骨高位截骨史的患者不宜采用该入路。

（4）前外侧入路（外侧髌旁入路）：1991 年，Keblish 等首次报道膝关节外侧入路技术。采用膝关节外侧切口行 MISTKA 相对于内侧切口，尤其独到的优势。一个主要的优点为完全保留股四头肌,这样股内侧肌可以保证术后的即时康复训;另一个优点是可以维持控制髌骨向内侧,限制髌骨向外移位的倾向。在外侧入路中,由于不暴露膝关节的内侧,这样隐神经的髌下支和伴随膝中动脉降支的隐神经德内侧关节支可以完全避免损伤。膝关节上外侧动脉和上内侧动脉也可以避免损伤。通过外侧入路更容易完成松解紧张的外侧支持带的操作。在膝内翻的 MISTKA 时,通过外侧入路更容易精确胫骨截骨。同时外侧入路可以通过胫骨结节截骨精确地调整髂胫束。外侧入路的缺点是由于胫骨结节大约偏外胫骨中线 7mm,术中达到对胫骨后侧内软组织附着部分困难。另一个缺点为术者对这一入路的熟悉程度远不如传统的内侧入路,操作相对陌生。具体操作步骤为:膝关节固定在大约 60° 左右,在 Gerdys 结节,胫骨结节和髌骨外侧缘做好标记。切口起自髌骨近端,紧邻髌骨外缘向远侧延伸,通过胫骨结节和 Gerdys 结节之间。外侧支持带沿皮肤切口切开。识别股外侧肌的斜行纤维和保留髌骨外上缘的股外侧肌腱性附着部分和股四头肌腱。钝性剥离显露股外侧肌的下端,向后外侧方向切开,分离出股外侧肌附着于股骨的起始部分,髂胫束和膝关节外侧近端关节囊。外侧支持带在近端部分切开,然后向远端延伸至胫骨结节的外侧,再应用弧形骨刀,在此处将附带髂胫束止点的厚 2mm 的 Gerdys 结节骨片切下,而髂胫束同胫前肌腱膜相连续;此时髂胫束和胫前肌成为一个纵行的、连续的、稳定的外侧韧带。这一外侧韧带自我调节,并且在安装完膝关节假体后重新固定在胫骨外侧。Gerdys 结节截骨,可以充分显露外侧胫骨平台。然后在胫骨近端向外侧行骨膜下剥离直至胫骨后外侧角。然后在后交叉韧带和后外侧角之间放置牵开器;切除外侧半月板的前半部分和脂肪垫,充分暴露膝关节外侧间室。在胫骨结节近端的组织在骨膜下自胫骨结节分离至关节线。然后向内侧行骨膜下剥离,从关节线向远端分离关节囊和软组织约 8mm。牵开器放置在髌韧带和前内侧关节囊之间,保持膝关节屈膝 60° 左右,充分显露术野,方便关节置换的操作。

3. MISTKA 截骨和假体安装操作

(1) Tria 手术方法:Tria 采用不损伤股内侧肌的 QS 法,应用 Nexgen LPS FlexKnee(Zimmer, Warsaw, IN)系统进行 MISTKA。该型膝关节假体可以在股骨后侧截骨时,比其他种类的假体多切骨 2mm,使膝关节的屈曲间隙加大,方便施行微创技术操作。进入膝关节后,切除髌下 Hofa 脂肪垫,暴露膝关节结构。先行髌骨置换,接下来将定位杆插入股骨骨髓腔内,从股骨内侧进行截骨行股骨远端截骨。胫骨使用髓腔内定位杆,从胫骨平台的内侧行胫骨截骨。测量膝关节伸直间隙,平衡软组织,保证膝关节截骨后的间隙在 20mm。伸直位,调节膝内、外侧的位置及旋转程度后,精确地进行股骨前后方向及斜面截骨,股骨后髁保持 3 度外旋位截骨。胫骨的旋转对线是参照胫骨截面、股骨的箱型截骨及踝关节的距骨中心而定。完成截骨操作后,安装假体试模,检查关节对线、运动范围、髌骨运动轨迹、屈曲及伸直间隙和韧带软组织的平衡。先用骨水泥固定胫骨假体,接下来固定股骨假体,最后固定髌骨假体,安放聚乙烯的胫骨衬垫。

(2) Bonutti 手术方法:Bonutti 借鉴了膝关节镜手术时的体位,将患肢放在下肢支持架上,悬垂小腿,利用重力加大膝关节间隙,使术者容易观察关节后部的软组织,从而进行软组织平衡比较容易的优点。使用支持架,在患膝后方垫圆形的支撑棒,保持髋关节屈曲 20°～30°,膝关节屈曲 90°～100° 的体位。采用经股内侧肌入路,作膝前偏内侧的长约 6～12cm 的皮肤切口。切断股内侧斜肌约 2cm,切开关节囊,暴露关节腔。先行胫骨截骨,再行股骨截骨。膝关节可以屈曲和伸直活动的状态下进行截骨,截骨相对方便。将膝关节的股骨假体放入后,再放入胫骨侧的假体,调整旋转对线。在此位置准备胫骨平台,以便固定胫骨假体。使用模块保持关节间隙,进行软组织平衡操作,使膝关节两侧对称。接下来行髌骨关节面截骨、固定髌骨假体。其余的操作同传统 TKA 相类似。

(3) Vince 手术:Vince 法关节囊切口采用股四头肌下方入路。关节置换操作与传统 TKA 的操作大同小异。Vince 法的优点是已经熟悉传统 TKA 操作的手术者,不必特别地专门学习截骨技术;缺点是对皮肤和软组织的牵拉过重。

(4) 机器人系统:利用机器人系统进行手术操作,可以显著地提高手术的精确度。机器人系统是和导航系统共同发展起来的,有 Robodoc 和 Caspar 两个系统。其术前的三维有限元分析,设计简单明了,较导航系统具有明显的优越性。机器人系统可以在手术者难以到达的部位进行操作,松解软组织,判断截骨部位的深度等,从而具有避免韧带、神经、血管系统损伤。操作不需要髓内定位导向装置。此外,机器人系统不用锯来切除骨面,而是用磨削的方法,其误差在 0.25mm 以内,保证截骨面保留更多的骨组织,截骨面更加平整,这有利于非骨水泥固定关节假体的生物固定技术的应用,机器人系统的弊端是手术耗时较多和手术费用较高;而且,操作者需要较长时间的专业训练,才能熟练操作系统。

4. 全膝关节置换术操作器械的改进　微创技术采用的小切口定位要精确,以便对伸肌装置进行较好的松解。标准的手术器械太过笨重,操作不方便,需要较大的切口及翻转髌骨来放置截骨模板,假体难于放在恰当的位置,故手术器械的改进也是微创全膝关节置换术的重要发展方向。改良过的手术器具必须是标准手术器具的缩小版,减小尺寸并改变外部几何形状以使校准与切骨器具项器具能够在较小范围的局部软组织中作业。操作起来更加灵活。这在髌骨无法外翻的情况下特别有帮助。同时将有截骨模板的手柄设计成带偏距的,这样能最大程度地满足微创手术的要求。现在绝大部分假体在设计上都是适应从前后方向置入假体,这比较适合传统的手术进路。对于内侧或外侧的微创入路,假体植入有一定的困难。所以假体设计上的改进也是微创与关节置换发展所必需的。微创全膝关节置换术目前处于起步阶段,通过微创切口专用关节假体的设计、精确的术中假体定位、简化的导航技术计算机系统的应用等。使它展现出来的众多优点,前景十分广阔。近年来微创 TKA 逐渐增多,本文就微创 TKA 的定义、适应证和禁忌证、手术技巧、手术入路、治疗效果、计算机辅助技术进行了客观的综述与评价。早期的经验证明 MISTKA 减少了术后疼痛,缩短了住院时间,提高了功能恢复。然而目前常规 TKA 技术,90%~95% 假体能持续 15 年或更长,而微创 TKA 病人疗效并没有长期随访。因此,各种微创 TKA 长期效果需要进一步的研究。

5. MISTKA 的优势　对于 MISTKA,目前不同的学者持有不同的见解。反对者认为这一技术仅仅是对传统标准 TKA 的美容学方面的修饰而已。倡导 MISTKA 的 Tria 则认为:微创技术并不是仅仅基于手术切口的大小和美容学的结果,而是对所牵涉关节的解剖结构的最小的侵害。MISTKA 的操作没有侵及膝关节的伸直装置,也没有波及髌上囊。如果进行微创技术操作切开关节囊时,侵及伸膝装置、髌上囊和使用外翻髌骨,都不是真正意义的微创技术。接受 TKA 的患者主要关心的是术后的膝痛和恢复关节功能所需要的时间,以及关节的远期功能。传统 TKA 可以缓解膝痛症状,但是对一些患者恢复到日常生活的活动却是一个挑战,往往需要很长的时间用于术后恢复。MISTKA 作为一种新技术,虽然不同的手术者操作方法和手术器械有差异,而且术后的疗效随访及评价也都是短期和少量的,但是,MISTKA 与传统 TKA 相比较,具有其独特的优势:手术剥离创伤范围小,对重要的伸膝关节装置的解剖学结构作最小的创伤侵袭,术后膝关节更稳定,关节功能恢复得更好。皮肤切口瘢痕最小化,满足患者美容学的要求。减少术中和术后的失血,疼痛程度降低,膝关节可以早期功能活动,缩短住院时间,降低医疗费用。早期疗效比较明显,手术后遗症较少的优点。微创 TKA 的核心目标是在保证安全暴露条件下减少手术损伤,而皮肤切口长度是次要的。手术技术的改进并不是仅仅为了缩小瘢痕。如果术前评估显示不适于使用微创 TKA。或者手术过程中暴露有困难,或者张力过高,都应该适时延长切口或改行传统 TKA。

6. 微创 TKA 的疗效分析　Triaetal 报道了其所做的 70 例微创 TKA。有 2 例分别因为肥胖暴露不够及后关节囊出血而改行传统 TKA,其他均顺利完成。微创 TKA 较传统 TKA 手术时间有所延长,手术失血量较少。平均住院时间为 4 天,最短为 1 天。有 3 例分别出现暂时性腓神经麻痹、轻微肺栓塞和术中心肌梗死伴术后心源性休克,已逐步恢复。2 例在术后 2～3 天出现暂时性心律失常。无感染及伤口并发症发生,也无假体位置不正等并发症。目前微创 TKA 正处于早期的发展中,其远期疗效还有待进一步观察和研究。Tria 报道的 58 例 MISTKA 中,平均手术用时是 110 分钟;平均失血量是 200ml,其失血量是传统 TKA 手术操作的一半。术后膝关节疼痛指数降低,对止痛药的依赖也明显低,有利于早期膝关节功能恢复。MISTKA 组的膝关节功能的恢复明显快于传统的 TKA;术后 3 个月,MISTKA 组膝关节可屈至平均 116+,而传统的 TKA 则只可屈至平均 97+;术后 1 年时 MISTKA 的关节活动度已达 125+(110+～135+),而传统组则为 116+(95+～130+)。Lask inetal 报道 58 例 TKA。其中 32 例施行经股肌入路微创 TKA,26 例施行内侧髌旁入路传统 TKA。微创 TKA 组平均年龄 70 岁,传统 TKA 组平均年龄 68 岁;微创 TKA 组平均 BMI 为 29,传统 TKA 组平均 BMI 为 30。平均手术时间:微创 TKA 组为 58 分钟,传统 TKA 组为 51 分钟,差异无显著性($P>0.05$)。微创 TKA 组平均每日使用的镇痛剂剂量及镇痛剂总量明显低于传统 TKA 组。术后第 3 天的膝关节屈曲评估中,微创 TKA 组的屈曲度明显高于传统 TKA 组($P=0.0001$)。但术后第 6 周的随访显示在疼痛水平、屈曲范围及关节功能的综合评价等方面差异无显著性,术后 3 个月两组水平已基本相同。然而,还有一些研究报道了微创 TKA 无明显优点。Tenholder 等进行了一项研究,分析了 118 例初次 TKA 患者,69 例用内侧髌旁入路切口小于 14cm,49 例用内侧髌旁入路切口大于或等于 14cm,结果显示两者的住院时间、活动能力、止血带使用时间及术后影像学标准、并发症等并没有区别。只不过小切口患者选用假体较小,股骨髁窄,需要少的输血,术后较好的屈曲功能。这说明小切口手术组仅适合低体重指数,体态较瘦,术前膝关节活动较好的女性患者。Dalury 等对 30 例微创 TKA 和 30 例常规 TKA 进行对比研究,影像学发现 4 例微创 TKA 患者胫骨假体对线不良,而常规 TKA 组无 1 例假体对线不良,Dalury 认为,尽管微创 TKA 具有疼痛轻,术后活动早等优点,但微创入路影响了术者视野,增加了手术的风险,从而影响术后长期效果。

7. 发展期望　计算机辅助技术在微创全膝关节置换术中的应用,计算机辅助技术的应用对微创全膝关节置换术发展方向有较大影响。近年来,计算机技术的迅速发展将物理学电子技术、计算机技术、材料学精细加工等多种高科技手段结合,可将透视成像系统与影像导航结合,逐渐形成了外科导航系统。计算机辅助设计技术已经被成功引入人工膝关节临床应用中。在软件帮助下,可以在电脑上模拟出与患者的膝关节完全相同的虚拟关节。并且利用该模型在关节假体数据库中寻找适合该患者的最佳假体和手术时需要对标准术式做哪些修改。计算机导航技术对于保证植入假体的对线及旋转的精确度是非常有用的。目前已开展应用计算机技术准确判定软组织平衡,术中安装假体试件后。将膜片传感器置入股骨、胫骨间隙,关节由 0+ 屈曲至 90+ 假体试件的压力分布和人工关节的接触中心,即刻在计算机上显示,如果侧关节韧带挛缩,则该侧压力明显增加,可行该侧关节韧带松解。ISCAN 的临床应用,是将人工关节置换术中两侧软组织平衡的判定由经验估计发展至计算机量化测试,大大提高了手术的精确度。应用改进的手术器械,再配合计算机导航技术,避免定位器所要占用的空间,从而减小手术创伤,加快术后恢复。目前,计算机导航技术正处于发展阶段,尚不知植入假体的远期生存率及关节功能的恢复情况。

(刘　峻　谭远超)

第三节　微创显微外科技术

显微外科技术将外科手术从宏观带到了微观世界,将原来在肉眼下不能进行的精细手术操作,现在可在显微镜下取得成功。由于近年来计算机、CT、MRI等发展,将微创技术和显微技术结合起来,应用于临床,将显微外科推向了一个新的高度。

微创显微外科技术先在脑外科得到迅速发展。该技术最大限度地保护了运动、语言和基本视觉功能,显著减少了手术合并症,保证了病人术后生活质量。以CT扫描和MRI影像学为代表的现代影像学的发展使颅内病灶得以准确定位,以无创伤或微侵袭为研究方向的现代显微外科技术改变了以往的手术方法。手术视野的放大,手术操作规程精细,使脑内重要结构部位的病灶也可做到病灶切除。随之出现的新技术如神经内镜、神经导航、血管内治疗等微创技术以及脑神经和脑血流的术中监测等技术的应用,使手术不但从脑结构上,而且从脑功能上均得到了良好的保护;手术伤口和骨瓣也变小,且更精确,有些脑深部较大病灶也可用小骨瓣或经颅骨开孔(锁孔)将病灶完全切除。从现代神经显微外科技术角度来说,微创是一整体和系统的理论,它不只是简单的显微镜下手术,尚需要以显微外科理论技术为基础;不仅局限于小骨瓣开颅和锁孔开颅,而且要从脑重要结构和功能到手术后病人的容貌均得以保护。

现在微创显微外科技术在骨科也得到长足的发展。腰椎间盘突出是导致患者腰腿痛的主要原因,显微下微创手术治疗腰椎间盘突出症目前在国外得到了广泛开展。腰椎间盘突出症传统的手术方案常需扩大开窗、半椎板或全椎板切除减压,破坏了脊柱的后柱结构,易造成医源性失稳。近来微创间盘摘除成为脊柱外科手术的热点,理论上具有微创、术后疼痛轻、神经根周围瘢痕形成少等优点。采用显微内镜能够使手术视野放大4~8倍,易于辨别游离至椎管内髓核与硬膜囊、神经根的关系,对避免神经损伤有一定优势。由于其具有切口小、组织损伤小、术野清晰、恢复快、可获得与常规开放手术同等的疗效而具有吸引力。经显微内镜与显微镜辅助下手术治疗腰椎间盘突出症成为近年来开展较成熟的微创手术。辅助显微镜微创腰椎间盘摘除术,是将传统的椎间盘微创化,显微化。目前常用的微创腰椎间盘切除手术包括显微镜下椎间盘切除术(MSLD)和显微内镜下椎间盘切除术(MED)。微创腰椎间盘切除手术包括MSLD、MED及激光等多种技术。这些技术共同的特征在于使用专用器械设置有限的工作通道,采用专用显微镜改善手术视野,从而得以在对患者微创的前提下达到对脊髓或神经根有效减压的目的。显微镜辅助下的椎间盘手术最早可以追溯到1977年,Caspar等为显微脊柱外科所做的开创性工作。1997年,Smith和Foly率先将显微内镜技术应用于腰椎间盘突出症手术,使之迅速普及并成为目前微创椎间盘手术的重要技术。关于MED已有大量报道,一般认为其疗效与传统开放椎间盘手术相近,但有创伤小、手术并发症少以及患者满意程度高等优势。随着近年来对MED处理外侧型或极外侧型腰椎间盘突出技术的改进,在充分术前准备的情况下,MED已经可以有效用于大多数腰椎间盘突出症患者。但传统MED技术也面临一些问题:①缺少周围视野和立体感,难以判定范围和深度;②工作套管空间有限，使探查操作受限；③术前准备相对繁杂；④对骨性椎管狭窄减压相对困难等，仍然有待改进。MSLD继承了传统显微镜下手术操作精细、止血充分等优势，具备MED的微创特点，并在一定程度上放宽MED所受到的限制。从术中操作情况看，MSLD切口长度较MED切口稍长，但术中出血量与MED近似，而手术时间较MED短。由于MSLD采用与MED相似的经椎板间入路，且能够更加随意地设置工作通道的大小和位置，所以一方面MSLD能够有效保留脊柱后柱的结构，以较小的创伤清楚显露脊髓及神经根受压的区域；另一方面有较大的工作通道可以容纳两个或更多的手术器械同时在通道内操作，便于止血、解剖和显露，有利于术者更加精细地减压神经根管及切除椎间盘。随着操作的熟练，MSLD手术时间得以逐步缩短至与MED相近，且依然能够保障手术的疗效。由于内镜下操作时"手眼分离"，手术受屏幕限制，且显示的是二维图像，没有深度感，容易引起操作失误；而配合显微镜下手术看到的是三维立体图像，与肉眼直视操作无异。在内镜和显微镜配合下顺利完成手术，相辅相成，操作方便，亦无神经损伤等并发症。

由于越来越多的微创技术应用于脊柱外科领域，对于椎管狭窄患者，显微镜与椎板间开窗微创手术相结合，既有微创技术的优势，又有较宽的手术适应证。优点是 ①该技术皮肤切口小，椎旁肌剥离、牵拉范围小，出血少，术后患者恢复快，疗效较满意。②可以清晰显示硬脊膜囊、神经根以及神经根出口，镜下操作较之传统开放手术更精细，对神经组织的干扰更小。术后症状改善明显。③视野清晰，尤其有利于硬膜外出血的处理，双极电凝止血更精确，更确实。④操作学习过程简单，容易尽快掌握；不受手术通道限制，使用范围更大，可随意调整角度范围，减压更彻底且不会无故增加非致病骨质和软组织的切除；椎体间隙显露与撑开更容易，可以方便进行椎间融合器放置或椎间植骨；镜下显示三维图像，与肉眼直视操作相差不大。

微创显微外科技术也可应用治疗腕管综合征。微创小切口治疗腕管综合征，切口小、创伤小，腕管横韧带切除松解彻底且暴露充分、直视空间大，有效避免了对神经、肌腱、血管的损伤，术后不留瘢痕，效果明显。

随着手术方式的改进和显微外科的发展，微创显微外科技术必将充分应用于骨科发展，把骨科发展提高到新的高度。

参 考 文 献

1. 王忠诚，石祥恩. 应重视显微神经外科解剖学研究 [J]. 中华神经外科杂，1999，15（4）：195.

2. 蒋忠，沈伟中. 显微内窥镜治疗椎间盘突出症 [J]. 江苏大学学报（医学版），2005，15（1）：55.

3. 徐琳峰，苏以林，闵敏. 微创双小切口治疗腕管综合征的临床体会 [J]. 中国医药导报，2011，8（11）：162-163.

（王友强　谭远超）

第四节　计算机辅助骨科手术

一、背景和意义

过去几十年里，医学影像学的发展非常迅速，如计算机断层扫描（CT）、磁共振成像（MRI）、正电子发射断层扫描（PED）、数字血管减影（DSA）、单光子发射断层扫描（SPECT）等，他们将人体的三维解剖信息压缩到二维的图像上，为疾病的诊断、病变点的定位、手术方案的确定提供了重要的依据,使得手术的安全性和手术的质量有了明显提高。尽管影像学的出现对骨科的发展有积极的推动作用,但它所提供的信息并不能完全满足骨科手术的需要,近年来随着计算机的发展,人们把计算机技术、虚拟现实技术、医学成像技术、图像处理技术及机器人技术与骨科手术相结合,于是产生了一个崭新的研究领域——计算机辅助骨科手术(CAOS)。它是指利用计算机对数字化医学影像的高速处理及控制能力,通过虚拟手术环境为骨科医师从技术上提供支持的一种新的手术方式,它综合了当今医学领域的先进设备,能使手术更安全、更准确,并逐渐成为开展骨科微创手术的主要手段。

当前骨科手术在向微创化、人工化、智能化方向发展,骨科手术对影像学资料和手术植入物的依赖程度提高,骨科手术中存在的骨性病理解剖结构与周围血管、神经等软组织的关系难以从影像学图片中得到确切、实时的反映,传统的骨科手术中,医师是在自己的大脑中进行术前的手术模拟,以确定手术方案,这是高效、准确、顺利进行手术所必须的准备工作,然后根据其在医师大脑中形成的三维印象进行手术。但这种手术方案质量的高低,往往依赖于医师个体的外科临床经验与技能,且整个手术小组的每一位成员都很难共享某一制定手术方案人员在其大脑中形成的整个手术方案的构思信息。而计算机辅助骨科手术系统却可以为计算机通过病人的诊断图像来构造出病人的内部结构三维模型,以三维模型和手术器械跟踪为基础,辅以相应的软件,医师在骨科手术前后可以得到以下三方面的帮助:在手术开始之前,医师可以漫游病人手术部位的三维重构图像,从而对该部位及邻近区域的解剖结构有一个明确的认识,然后进行手术规划;规划完成后,医师可以在三维图像上进行手术的仿真操作,以确定手术方案的正确性;在手术过程中,医师可以观察到手术器械在人体组织中的位置和器械周边的组织信息,确保手术的安全进行。

CAOS 的重要意义有:

1. 利用重建的医学图像可以在术前对病灶的组织信息和功能信息做出直观准确的判断,同时制定手术计划。

2. 利用定位系统在术中准确定位,提高手术的质量。

3. 结合病人的病理数据,可以有效地对医师进行手术训练和培养。

4. 结合信息技术和定位导航系统对程序化强度高的手术实现远程机器人控制实施。

5. 对于不易接触或是无法用肉眼看到的组织器官,计算机辅助手术是十分必要的。

二、CAOS 的组成和工作原理

1. CAOS 的组成　在 CAOS 的组成中,骨科医师起主导作用,所有的组成部分都是为骨科医师提供信息和辅助,是为了骨科医师更好地进行手术操作,而不可能取代骨科医师的作用。

(1)计算机辅助骨科手术主处理系统:可完成三大功能:数据获取及建模,包括(CT、MRI、PET、DSA)等多模图像数据的获取,定位参考坐标系统的定义,数学模型的建立及医用机器人的校正。术前处理,包括多模图像的配准,组织器官的三维显示、手术方案和手术途径的制定,术前手术模型等。术中处理,包括术中数据获取,如多模图像数据、机器人参数、定位系统的定位坐标、组织器官的位置等;组织器官、机器人、手术器械的术中显示;术中配准及定位,包括多模图像配准、图像与定位系统、手术器械和机器人的配准。术中导航,主要是引导手术的进行;机器人控制,主要是指令机器人按一定的要求进行手术干预。

(2)成像设备系统:用来提供人体组织器官的解剖结构信息和功能信息。

（3）立体定位系统：用来对人体组织器官、机器人和手术器械进行定位。

（4）医用机器人：用来进行术中立体定位和手术干预

2. CAOS 的一般工作步骤

（1）医学图像采集及扫描影像：将 CT、MRI 等医学影像进行数字化重建，在计算机主处理系统中进行手术前模拟。将 C 型臂的视频输出接口与手术导航系统的视频输入接口用视频电缆相连、将 C 型臂扫描的图像能输到手术导航系统。

（2）测量扫描影像时病人解剖结构和 C 型臂之间的相对空间位置，在病人手术部位解剖结构上安装动态参考环、C 型臂影像增强器上安装校准靶、动态参考环和校准靶上安装必要的术中定位仪，判断影像扫描、病人解剖结构和 C 型臂的相对位置。

（3）校准图像：建立起手术器械和病人术前影像之间的位置联系，将手术床上病人解剖结构和影像准确对应。

（4）术中导航及实时跟踪显示、系统跟踪手术器械位置、并以虚拟探针的形式将手术器械的位置同时在多模图像上实时更新显示。医用机器人手术干预、按主系统指令进行必要的手术操作。

3. 所需的关键技术和必要的设备支持

（1）医学图像处理技术：对病人的手术区域进行断层扫描、并将术前、术中的各种医学图像融合、处理，便于实时显示、具体为空间三维坐标测量技术、体素处理技术、伪三维显示技术。

（2）立体定位技术：连接图像信息和手术目标，直接关系到整个系统的精度和计算机辅助手术的成败。目前主要有光学定位、机械手定位、超声波定位、电磁定位等。

（3）虚拟现实技术：集先进的计算机技术、传感与测量技术、仿真技术、微电子技术于一体，特别依赖于计算机图形技术、人工智能、网络技术、人机接口技术及计算机仿真技术。它能利用三维医学图像虚拟一个看似真实的模拟环境，通过各种传感设备，医师可根据自身的感觉、使用手术技能对虚拟世界中的物体进行操作，同时提供视、听、触等直观而又自然的实时感知。利用增强现实把患者的术野与虚拟空间正确的对应，在手术中就可随时作为参考，VR 技术与 AR 技术相结合在系统中可进行术前模拟、术中定位及骨科医师的教育、培训。

（4）医用机器人控制技术：利用遥感控制、电子机械技术，在主系统的控制下进行手术干预。

（5）远程手术：是医师在异地实时对现场病人进行手术，主要是侧重视频信息、网络计算以及机器人传感技术完成远程指导甚至具体手术操作。

在 CAOS 系统中，除 CT、MRI、PET、DSA、C/G 型臂 X 线机等先进的医学设备外，还需要一些必要的定位、导航设备和相关计算机硬件、软件、导航工具。位置侦察仪。工作站，处理显示图像资料和数据。计算手术工具的位置，并将手术工具的位置在病人术前或术中影像资料上显示出来。参考架，安装在病人解剖结构上，用于追踪手术过程中解剖结构的位置改变。校准靶，安装于 C 型臂影像增强器，用于记录扫描影像时 C 型臂与病人解剖结构之间的相对位置。操作系统和巡航软件。

4. CAOS 分类 CAOS 有如下分类方法：

（1）按照立体定位的方法分为光学定位、电磁定位、超声波定位及机械手定位，光学定位在骨科应用最广。

（2）按照交互方式的不同，将手术导航系统分为被动式、半主动式及主动式，被动式目前在临床使用最广泛。

（3）按照影像建立的基础和对图像的依赖程度分为图像依赖导航、X线透视导航及非图像依赖导航，X线透视导航在骨科应用最多。

三、应用

将CAOS技术真正应用于骨科，始于1995年，Nolte应用计算机辅助微创导航手术系统在赫尔辛基实施了世界第一例腰椎椎弓根螺钉内固定术，自此CAOS在骨科手术中的优势逐渐凸显，伴随相关技术的发展，CAOS的临床应用日益增多。

1. 在脊柱外科的具体应用　CAOS在脊柱外科的应用始于20世纪90年代初，在目前CAOS领域中发展最快、应用最广。1992年著名的神经外科专家Kevin Foley将Stealthstation导航系统应用于脊柱外科领域，自此CAOS在脊柱外科中广泛应用于各节段的椎弓根螺钉固定的导航手术中，传统的椎弓螺钉固定技术是靠C型臂或术中摄片提供形态学的监测方法，但对椎弓根螺钉三维的位置不能准确判断。文献报道，X线摄片的准确率为73%~83%，判断准确性与术者的经验有关。X线检测存在较多的假阴性。因此，术中必须探测椎弓根钉道上、下、内、外、前五个壁的完整性，CAOS系统中的导航和监测系统可以在术中精确定位和引导椎弓根螺钉。术前行脊椎CT扫描图像重建、术中把一个动态参考基座紧紧夹在手术部位脊椎的棘突上，基座上装有发光二极管作为标志，其光信号由一光电活动分析系统记录，选择5~7个特征性且可触及的骨性标志（如上、下关节突，棘突等），术中光电活动分析系统将实体上这些标志的信号导入计算机，再执行一个点对点匹配程序，这一匹配程序将术中脊椎的"真实形态"转化为术前CT扫描重建脊椎图像的"虚拟状态"。在跟踪模拟式中检查匹配的精确性，就是说任何一个经校正设备数字化的点都会自动显示在CT像的屏幕上。当校正到二者匹配足够时，开始用经校正的标准脊柱系统器械（椎弓根探子和锥子）准备椎弓根隧道。整个准备过程都在显示屏图像引导下进行，所有使用的器械都实时在屏幕上显示，最后用深度标尺探测椎弓根骨壁以证实骨隧道准备的正确与否。CAOS可将螺钉位置不当的发生率降至2.7%（传统方法高达21%）。在颈椎腰椎的内固定中，由于解剖位置相对稳定，骨科医师当然能够熟练准确操作，但在胸椎及骶骨的内固定中，要相对困难，而CAOS同样能"驾轻就熟"的操作。在颈椎间盘及椎间孔狭窄的手术中，CAOS的三维显示导引功能可彻底准确的完成手术。美国Oklakoma州立大学开发了一种有源机器人。这种机器人是一种在体脊椎运动器（SKI），他用来评价脊椎侧弯的手术校正。SKI安装在一个固定基座上，可方便地到达病人脊柱。选择四个点来确定一个参考框架，三点位于骶骨关节上，第四点位于脊柱的下方，为确定每个侧弯脊柱相对于骶骨参考坐标系统的位置和方向，在每个侧弯脊柱上要收集四个不同位置的点。测出脊柱的曲率曲线，来衡量不同的校正技术，以期获得最佳的手术过程。由于CAOS的引入，骨科医师可以实施更为有效且操作简便、准确、侵袭较小的经皮椎体固定及成形手术。

2. 在人工关节外科的应用和进展　人工关节外科是骨科中发展最为迅速的学科，据统计每年美国12万例换髋手术。消除疼痛和恢复关节功能是人工膝关节和髋关节置换的主要目的。但是截骨位置的不适宜及人工关节假体设计与患者骨骼的匹配问题，影响了治疗的效果，同时这些关节置换手术较复杂，费力，骨科医师必须像安装工人一样费力的进行截骨、翻修、测量尺寸和角度，但却不能像工人那样有精密的机床来辅助装配。CAOS可利用计算机图像重构技术，术前用CT及X线摄片扫描患髋及患膝，制造出同患者真实骨骼尺寸相符的人工关节，这种个体化的人工关节同人体完全匹配，在安装过程中，CAOS系统可遥控医用机器人进行准确安装。North-Western 大学的 Wu Chi-Hanr 等人开发的 CKS 系统是用于帮助骨科医师进行膝关节置换手术，是基于 CT 图像的 CAOS 系统，主要用于手术前仿真。CKS 分为两部分：第一部分读取 CT 数据，在图形工作站上进行图像分析，可对 CT 图像进行编辑操作，如提取截骨边缘，分割图像和连接边界，其输出作为病人截骨的线框数据。其中包括事先已插入骨中的金属针的、用于定位的数据；第二部分是三维图形生成系统，可进行骨的修整，切割、置入仿真。医师规划好的数据，再送给专门设计的机器人，完成相应的手术操作。在髋关节置换手术中，美国的 Garnegic Mell 大学的工作有代表性，他们开发了一套用于全髋置换术的导航系统 HIPNAV。该系统可使骨科医师对不同的病人确定最佳的精确的关节置入，HIPNAV 包括三部分：术前计划、运动范围仿真、术中跟踪及引导。HIPNAV 对髋关节进行更精确可靠的定位，对不同的病人将其特定的解剖结构考虑进去，并可以帮助骨科医师经常性地检查骨及其运动情况，以保证人工关节与人体骨的最佳对位。医用机器人辅助操作系统在无水泥全关节置换术中应用最多，手术要求精确设计股骨及胫骨髓腔形状来适合置入假体的形状，另外还要求精确定位髓腔相对股骨的位置。人工关节与人体关节的吻合程度直接影响手术效果，用传统手术方法，置入假体与骨髓腔的接触面积只有 20%～50%，不仅存在较大间隙，而且髓腔尺寸常比设计尺寸大 30%，而用医用机器人加工，接触面积达 90% 以上。美国的 Tarlor RH 小组开展的图像导引机器人，可在术前行 CT 扫描、在重建的三维模型上进行手术规划，获得人工关节制造参数，手术时将股骨及胫骨上钉 3 个钛合金针用于图像的定位，手术时依靠医师的手工引导和自动的力控制搜索来完成定位。然后机器人通过图像坐标把实际坐标映射到机器人坐标系、指导机器人依靠规划数据完成手术、结果表明手术质量明显提高。1992 年加利福尼亚的综合外科系统设备公司推出了"机器医师"。该系统包括一个策划站，医师可以在这里找到符合患者骨骼尺寸的人造关节，并计算手术前必须去掉多少骨质，一只巨大的机械手臂辅助操作，只要医师一开刀，这只手臂便能到合适的位置。这种机器人的手臂比任何一位人类同行的手都要稳当。迄今，世界各地的医院安装了大约 40 台"机器医师"。

3. 在创伤骨科的具体应用 CAOS 在创伤骨科中，随着高能量损伤的增多以及微创手术的开展，一方面骨折的情况要比原来更复杂，对复位和内固定的要求更高。一方面又要尽量保护骨折周围的血运和软组织的完整，达到手术中的微创要求，很多需要闭合复位经皮或小切口固定，这使得许多创伤骨科手术都需进行术中 X 线影像扫描。X 线扫描系统虽有广泛用途，然而其本身固有的缺点却不容忽视。最显著的是职业性的辐射，特别是骨科医师双手的射线暴露量。此外，术中应用 X 线透视系统辅助定位还存在其他限制。比如同时只能观察到单平面视图，当需要在多平面视图上观察手术器械的位置时，手术过程中需不断重复调节 C 型臂的位置进行扫描定位，造成手术中断，且费时费力。CAOS 系统可弥补型臂的不足，使用骨科手术导航系统可不用术中 X 射线扫描，却可实时显示手术器械与骨折处的解剖关系。1990 年，枢法模公司推出全球第一台针对骨科的光学手术导航系统 Stealth Station ION，并投入临床使用，该系统已通过 FDA 认证。在带锁髓内钉治疗长骨骨折中，ION 手术导航系统可使髓内钉的植入简单方便。将参考架固定于病人骨折肢体表面，术前扫描侧位和前后位图像，手术过程中系统跟踪手术器械和髓内钉并将其位置在多幅影像上实时更新显示，两端锁钉的位置只需在侧位图像上将通用钻套头端和尾端重叠在两端的锁钉孔即可准确植入锁钉。瑞典的 Slomczykowski 用 C 型臂 X 线机及光电传感的方体定位实时跟踪导航系统，应用于非扩髓自锁钉治疗股骨干骨折，X 线暴露时间短，远端锁钉均在短时间内准确锁入螺孔。美国

Lunig 在人体尸体骨的颈椎 $C_3 \sim C_7$ 骨折的椎弓根螺钉固定中,分别用表面做好标记物,可视、可触及的标记系统及 CAOS 系统,比较它们的安全性和准确性,结果表明 CAOS 组椎根弓钉植入位置准确,而且没有血管、神经的副损伤。在前交叉韧带(ACL)重建手术中应用 CAOS,可术前用膝关节 MRI 显示 ACL 的附着点。在 CAOS 导航系统显示下,术中寻找胫骨和股骨之间的恒定影像标记精确定位移植 ACL,同传统的用软组织做标记的移植重建 ACL 相比,更安全、准确。德国 VR 中心研制出的医用机器人"罗马"已用于脊柱骨折时椎弓根螺钉固定的精确定位入钉点。髋臼骨折不愈合的治疗很困难,即使先进的螺旋 CT 三维重建骨折影像,也很难清楚反映髋臼骨折的真实情况,手术入路的选择也很困难,骨科医师很难在这种手术中精确复位,坚强固定而又微创,但在 CAOS 系统的帮助下,可在术中精确定位髋臼骨折的解剖结构,导航系统可准确引导,经皮穿入螺钉即可固定骨折。美国的 Hull 大学的计算机中心研制的 Divide and Conquer 系统可精确的显示髋臼部骨折各骨折片与周围软组织的关系,为内固定精确定位、导航,制定最佳手术入路。膝关节损伤中,韧带的损伤及胫骨平台骨折非常复杂,影像学及理学检查很复杂,难以确定具体损伤,CAOS 却可以准确诊断损伤情况,并可以制定内固定的手术方案。

4. 在骨科其他领域的应用和进展 CAOS 在骨和软组织肿瘤的精确定位和放疗中可起到传统治疗无法比拟的作用,CT 模拟定位系统可对高度不规则肿瘤制定精确的三维立体放疗计划,提供接近肿瘤实际形状的真正适形治疗,对没有骨性标志的软组织肿瘤,提供了比常规平片更好的靶区形态;能够清楚区分肿瘤周围的正常器官,可确定最佳照射角度和放射野来避开重要器官,并使放射计划的剂量分布更为精确合理。CAOS 在骨科病人的康复治疗方面,应用日渐增多,由美国 MOTEK 运动技术公司开发的 CAREN(计算机辅助康复环境)系统可以让病人在各种 VR 产生的环境中功能练习,系统可以计算出关节的运动和肌肉的作用,把得到的数据与先前为病人建立的标准相比较,即可提供早期诊断和及时进行干预。练习环境和程序可以根据病人患者的程度和治疗目标设定。对于骨科病人的康复,其治疗时间渴望缩短。此外在骨科医师的手术培训和远程医疗中,的应用空间更为广阔。

5. 远程骨科手术 远程骨科手术系统是指医师通过网络根据定位系统和力反馈传感器进行骨科手术。1993 年意大利米兰工业大学的远程腹腔镜手术成功给人们树立了远程手术的发展模式。医师在手术过程中远程控制手术器械,通过相关力反馈传感器对骨科医师实际操作进行监测和实时显示,并限制机器手的力量恰如其分,医师根据得到的相关信息做出判断并向机器人发出特定的功能指令。远程手术之所以引人注目,其中最大的诱惑莫过于可以使医疗手术打破地域界限,在远离患者的地区乃至国家将手术全景纳入医师视野并安全实施手术。远程手术结合虚拟现实技术还可以作为对医师培训的最佳选择。然而实现远程手术并不是一件容易的工程,需要解决的问题是图像的实时传输、反馈延迟、分布式协同可视化以及相关生理关键点配准注册等具体问题,当控制系统与机械手上的手术器械的动作配合延迟超过一定程度,就有可能极大的增加手术风险。

定型内植物:开发技术产品,三维建模与设计,计算机辅助工艺制作

四、临床应用中的问题

由于技术的不完善及设备操作的烦琐,目前临床应用中尚存不少问题:

1. CAOS 普遍存在的问题

(1)导航系统应用中的遮挡问题:尽管每种导航技术不同但都是由追踪系统来定位手术

器械及手术对象的解剖位置。目前追踪系统主要采用光学系统操作,如目前最常见的为红外线发光二极管或反射红外线的反射半球。实际应用中若有任何遮挡就会出现问题,如血迹覆盖发光二极管或反射半球、助手及护士的遮挡、手术室其他强光源的影响等,因此常需重新确认定位,使手术时间大大延长。

(2) 导航系统的图像显示与实际操作不同:导航系统的图像显示是基于坚硬物体原则,即假定手术器械是不可弯曲的。但实际操作中并非如此,故应注意其间的不同。

(3) 术中需用示踪器标记手术对象的解剖位置:示踪器要牢固固定在骨性结构上并保持在整个手术过程中始终不变,如果术中移位(骨折块移位、骨质疏松等),则会发生定位错误。示踪器每次只能固定一根骨或一个骨折块,若要治疗像多发腰椎骨折时,则要一个接一个地处理,每一次都要移动并重新固定示踪器使手术操作复杂,手术时间延长。

2. 以 CT 图像为基础的导航技术存在的问题　以 CT 图像作为术中导航是以 3 个假设条件为基础的:术前影像可准确反映术中情况、影像可准确反映拟手术骨的情况及在手术导航过程中这种相关性不变。如果以上 3 条中有 1 条不满足,导航系统将提供错误的反馈导航信息。术者必须准确判断导航设备显示的结果是否正确及符合现实情况,否则可能酿成错误。实际应用中最常遇到的问题是配准或注册过程错误。所谓配准或注册是指将术前输入电脑的影像学资料与术中实际的解剖位置匹配的过程或步骤。通常采用的方法有配对点配准或表面注册法。例如在脊柱手术中通常采用某一椎体的上、下关节突为标记点,假如两个相邻椎体关节突之间的距离恰巧相等时,电脑就无法分辨哪个是拟手术椎体而易发生定位错误,如将 L3 认为 L4。另外在同一椎体也可发生不配准的情况。如术前定位的标记是横突和下关节突,术中用器械定位横突时位置内移,导致两者之间的距离发生变化,电脑则不能确认手术椎体,需术中重新调校确认步骤。另外还需特别注意,在配准或注册过程中软组织层可能阻碍定位器械与骨的接触,而骨质疏松患者定位器械的尖端可能陷入骨表面,这些都可能造成解剖位置的错误确认。

3. 以 X 线片影像为基础的导航技术存在的问题　以 X 线片影像为基础的导航技术与以 CT 图像为基础的导航技术不同,它是以术中实时得到的影像学资料作为基础,解剖位置的注册登记是根据 C 型臂 X 线机的标尺自动进行的。因为普通 C 型臂 X 线机的射线束呈圆锥形,所以成像器上的图像是扭曲和变形的,因此用于导航技术的 C 型臂 X 线机的成像器要有双平面的立体笼形校正标尺。在这点上,目前临床上使用的双向定位荧光影像电视系统 C 型臂线机)有其自身的优势。在实际使用时要特别注意,常由于搬运等物理原因造成标尺的变形,从而导致解剖位置的定位偏移。另外,特别值得注意的是术中若要根据导航仪的提示操作器械,必须保持患者的解剖位置不变,因为导航仪所提示的器械操作是根据所获得的影像学资料来进行的,如果其后患者的位置发生改变,导航仪的提示就没有意义了。必须提及的是普通 C 型臂 X 线机的图像是二维的,其所提示的器械操作只是平面的,并没有提供立体的对位对线,术中操作时还必须参考导航仪显示的其他平面影像。现在市场上出现的三维 C 型臂 X 线机,可提供类似的影像,提高了导航影像的质量,但每次照相要 2 分钟,需麻醉师配合使患者停止呼吸才可,使术中实际应用受到限制。

4. 不需影像学资料的导航技术存在的问题　这类导航技术不需术前或术中将 X 线图像输入电脑形成解剖模型,电脑内已有解剖部位的通用模型,术中由术者根据电脑的提示将真实的解剖位置与电脑内的模型一一对应注册登记,所以配准的准确性完全是由术者决定的。现在常用的方法有两种,一种是由术者用一个类似旧式唱片机的唱针,置于电脑提示的解剖位置,然后用脚踩下确认开关。这要求操作时有足够的连续性,实际位置与要登记的位置必须绝对匹配,尤其在多点注册登记时,必须手脚协调配合。另一种方法是通过被动活动肢体和关节来确认骨的轴线和关节的中心,这是以假定正常的球窝关节或铰链关节为前提的。但在某些病理情况下,正常的关节结构被破坏,如在关节边缘可能有病理改变阻碍运动,导致电脑不能确定正确的旋转中心。此外还需要肢体有一定范围的活动度才能可靠计算旋转中心和运动轴,但当病变导致肢体活动受限时,导航系统可能无法计算出正确结果或得出错误结论。还须注意的是,电脑内的解剖模型是正常的解剖结构,如果患者的解剖结构异常,导航系统将无法建立真实的反馈图像,在这种情况下现有的技术是无法应用的。

5. 设备昂贵、技术尚待完善 商业化的骨科导航设备于 1989 年问世,至 1999 年左右大规模推向市场,其设备一般包括计算机工作站、成像及追踪系统、配套的专用手术器械及其软件。整套设备在 2005 年美国骨科年会展示,其费用为 7.5 万~25 万美元,国内购入价格远远不止于此。目前国内众多中小型医院尚难有充足的资金购置,因此在很大程度上限制了此项技术的开展。另外,即使在大医院有条件购置设备,但掌握技术操作也并非易事。此项技术操作比较复杂,从开始到实际应用,一般要经过 3 个阶段。首先用于尸体骨操作,应用无误、熟练后,可用于手术中作为第二套监视系统及术中测量使用,待熟练后才能开始用于临床。这个过程一般要半年以上。以目前的设备创新发展速度,半年后设备可能已经更新,旧技术可能面临淘汰,手术操作已经熟练的医师又将面临新的挑战。此外,由于目前技术设备仍有许多不完善之处,如操作烦琐、定位及校准的方法多数还是有创的、追踪系统易受影响及干扰、尚不能提供实时动态反馈等,所以此项技术在设备方面还处在不断发展和完善的阶段,尚不具备大规模临床应用的条件。目前国内外也只在少数临床地位领先的医院进行临床应用和研究。鉴于我国仍属于发展中国家,卫生资源有限,而此项技术尚不成熟,处于飞速发展之中,故我们认为不能以引进新技术之名盲目引进,各医院一拥而上,造成经济损失,同时给患者带来损害。CAOS 的历史只有十多年,可以说还处在幼儿期,但它已展现了令人鼓舞的一面。就像腹腔镜和关节镜技术在早期发展阶段一样,尽管在实际应用中还存在许多问题,但是发展趋势表明可提供实时动态的术中情况反馈,手术操作精准,必将促使骨科治疗技术的发展呈现革命性的飞跃。

参 考 文 献

1. Digioia AM. What is computer assisted orthopaedic surgery? [J] Clip Orthop Relat Res,1998(354):2-4.

2. Muir PF,Digioia AM,Jaramz B. Computer-assisted surgery tools and technologies in clinical practice[J]. MD Comput,2000,17(5):34-43.

3. Simon DA,Lavallée S. Medical imagine and registration in computer assi-sted surgery[J]. Clin Orthop Relat Res,1998(354):17-27.

4. Marmulla R,Ilihert M,Niederdellmann H. Intraoperative preci-sion of mechanical,electromagnetic,infrared and laser-guided navigation system in computer-assisted surgery[J]. Mund Kiefer Gesichtschir,1998,2(Suppl1):145-148.

5. Mcrmulla R,Ilihert M,Niederdellmann H. Inherent precision of mecha-nical,infrared and laser-guided navigation systems for computer-assisted surgery[J]. J Craniomaxillofac Surg,1997,25(4):192-197.

6. Schlenzka D,Laine T,Lund T. Computer-assisted spine surgery: principles,technique,results and perspectives[J]. Orthopade,2000,29(7):658-669.

7. Schlenzka D，Laine T，Lund T. Computer-assisted spine surgery[J]. Eur Spine J，2000，9（Suppl）：57-64.

8. Börner M，Bauer A，Lahmer A. Computer-guided robot-assistedhip hip endo prosthesis[J]. Orthopade，1997，26（3）：251-257.

9. Ozanion TO，Phillips R. Image analysis for computer-assisted internal fixation of hip fractures[J]. Med Image Anal，2000，4（2）：137-159.

（江和训　谭远超）

第五节　骨科导航技术

在传统的骨科手术中，医师的可视区域有限，常常依靠反复获取患部的 X 线图像，不连续地获取植入物或手术工具与患骨之间的相对位姿信息。这不仅要求医师具备丰富的临床经验，而且增加了医师与患者的 X 线辐射量，延长了手术时间，增加了患者感染的风险。由于医师不能实时对手术过程进行直接监控，导致最终的手术质量不容易保证。

近年来飞速发展的计算机辅助手术（CAS）为这些问题的解决带来了新的希望。CAS 是计算机科学、医学、机械学、图形图像学等多学科交叉的一个新的研究领域，旨在帮助医师合理地利用 CT/MRI 等多模图像数据、空间定位系统和医用机器人系统，进行手术模拟，制定手术计划，实现计算机辅助医学干预（CAMI）。图像引导的手术导航系统（IGS）是计算机辅助手术的重要组成部分，它是指以 CT、MRI 等医学图像信息为基础，通过建立人体三维几何或物理模型模拟病人位置信息，在手术前利用计算机模拟或规划，在手术进行过程中利用高精度定位跟踪系统实时跟踪病人和手术器械的位置关系，引导医师操作，从而确保术前规划方案顺利实施的一种方法。

手术导航系统打破了传统手术"先打开 - 再看见 - 后实施手术"的手术过程，延伸了骨科医师有限的视觉范围，更好地发挥了骨科医师的主动性和灵巧性，突破了传统骨科手术的界限，更新了骨科手术和骨科手术器械的概念，形成了"先看见 - 再最小创伤的打开 - 后精确实施手术"的技术路线。它通过减少手术创伤、优化手术路径、引导手术进行等手段，在提高手术精度、扩大手术适应证和提高手术成功率等方面具有传统手术无法比拟的优势。

1. 手术导航系统的发展　手术导航技术的最早应用是 1907 年 Horsley 和 Clarke 在小动物身上进行的实验研究。该技术采用体外解剖标志点来确定体内位置，由于精度较差，不适用于人体手术。直到 1947 年，Spiegal 和 Wycis 采用一种被称为"气脑造影术"的图像技术对软组织标志进行空间定位，首次将导航技术应用于人体手术。在这期间，瑞典的 Leksell 和 Riechert，法国的 Talaiach 也各自开发了基于影像技术的定位系统。20 世纪 50～60 年代，导航系统开始广泛应用于丘脑切开术，但是这一时期的导航系统都是基于平面影像的。20 世纪 70 年代以后，计算机断层扫描（CT），磁共振成像（MRI），超声成像（UI），正电子辐射断层扫描（PET）等一系列医学成像新技术的出现和发展，为导航系统向三维空间定位方向的发展提供了广阔的空间。手术导航系统于 20 世纪 80 年代末开始应用于神经外科手术，随后逐渐推广应用于其他手术领域，包括整形外科、骨科、耳鼻喉科以及关节、脊柱类等。

骨科手术导航技术最早应用于椎弓根螺钉植入术。1995 年，Nolte 等开始在实验室进行计算机辅助下的椎弓根钉植入术实验，之后，许多作者报道了临床应用情况。手术导航系统发展到现在的情况大致可分为 3 个阶段：①框架机械立体定向仪：患者被局部麻醉后，用一个轻质的立体定向框架固定在患者头部，然后进行 CT 或 MRI 扫描，最后根据影像确定手术靶点的位置。手术中依靠框架将手术器械准确引导到指定的位置。缺点是机械框架会给患者造成创伤,也给医师的手术带来了不便,而且不能实时显示手术器械的空间位置。②无框架机械臂定位系统:利用机械臂技术和计算机技术结合定位。机械臂上有许多关节,手术中根据计算机测量获得的关节的相对运动,模拟并显示手术工具的运动进度。缺点是定位精度较差。③手术导航系统:采用超声定位跟踪技术、光学定位跟踪技术、电磁波信号定位跟踪技术实时确定手术器械与患者的相对位置。其中,超声定位的超声波束的方向性差,易受干扰;光学定位只要保证探测光路的通畅,便可大大提高手术导航的精确度;电磁定位克服了光学定位中信号传递易受遮挡的局限性,不会因为医师、患者、手术器械的位置而影响导航效果。但是手术室中监护仪、麻醉机等设备的使用产生的电磁干扰会影响电磁导航的准确性和可靠性。

定位跟踪技术早在航空、航天、交通、工程测绘等领域得到了广泛应用,在手术中的应用是近 20 年内发展起来的。现在,定位跟踪技术已成为各类计算机辅助手术系统的关键,直接关系到整个系统的精度和计算机辅助手术的成败。通过定位跟踪技术,可以在术中对常规手术器械、刚性解剖结构、植入物和医学成像设备(如 X 线扫描仪、超声波扫描仪)等的空间位置和姿态进行实时精确定位。

术中目标的空间定位方法可分为接触式和非接触式两种。早期主要是接触式的定位方法,即采用精密的机械结构来达到测量和定位的目的。机械定位的优点是不会被阻塞,不会被障碍遮挡,同时可在特定位置夹住或放置手术器械。后来人们认识到传统的立体定位方法需人工调整,在手术中较为笨拙,施加在机械手上的压力可使数据发生变化,同时存在固定装置和制动器的位移误差,既烦琐费时又容易出错,且需在病人患骨上来钻孔、打钉、安装固定装置,给病人造成了痛苦。随着计算机技术、机器人技术、CT/MRI 图像技术及光学等技术的发展,光学定位法、超声波定位法和电磁定位法等应运而生并取得了一定进展。

超声波定位法:超声波式的工作原理是超声发射器向目标方向发射超声波,超声波接触到被测目标后被反射回来,超声接收器接收反射的超声波。已知超声波的传播速度,由测量得到的发射到接收之间的时间差,可以计算出发射器到目标之间的距离。温度、湿度、气流以及发射器的尺寸是影响精度的主要因素,同时还存在光路(line of light)遮挡问题。虽然在理论上可以达到亚微米精度,但由于实际中存在的客观因素而很难实现。GTCO 公司的 FreePoint3D 超声定位器的分辨率为 ±0.1mm,绝对精度为 ±5mm。

电磁定位法:电磁定位方法的原理和超声定位方法类似。它包含 3 个磁场发生器和一个磁场探测器。每个磁场发生器线圈定义空间的一个方向,探测器线圈检测由磁场发生器发射的通过空气或软组织的低频磁场,由发生器的相对位置关系和接收到的信息就可以确定出探测器的空间位置,从而实现对目标的空间定位。这种定位方法造价低,方便灵活,探测器与发生器之间没有光路遮挡问题。缺点是它对金属物体很敏感,特别是对手术区域中的铁磁性仪器,工作空间小,精度有限。Polhemus 公司的 Burlington Vt 电磁定位系统给出的典型精度为 ±3mm。

光学定位方法:光学定位方法是目前使用最广泛、精度最高、最有发展前途的一种主流定位方法。其优点是精度高,处理灵活方便,但也易受遮挡,周围光线及金属物体镜面反射的影响。光学定位方法通过线阵 CCD 或面阵 CCD 摄像机观察目标,然后根据立体视觉原理重建出目标的空间位置。面阵 CCD 测量系统由两个面阵 CCD 摄像机组成,采用标准镜头,在图像中的每个光点定义了空间的一个投影线,采用空间摄像机可计算其对应投影线的交点,获得点的三维坐标。线阵 CCD 测量系统采用柱面镜头,利用 3 个相对位置固定的线阵 CCD 构成，被测点与镜头的节点轴确定的平面与敏感元件垂直相交处为被测点所成的像，通过 3 个确定的平面相交可以确定被测点的空间位置。由于线阵 CCD 的分辨率可以做的很高，其空间分辨率就会很高，典型的线阵 CCD 导航系统精度 0.5mm 以内，而面阵 CCD 系统的典型精度为 1mm。根据被观察目标是否有源，可将其分为主动式、被动式两种。

主动式光学定位器通常是将一组红外发光二极管集成在刚体上，发光二极管按特定的顺序发射红外光，摄像机接受信号，根据发光二极管的发光顺序和在摄像机敏感元件上的成像位置就可以确定发光二极管的空间位置，然后根据该位置推知刚体的空间位置和运动情况。

被动式光学定位器通常是将特征比较明显的标记（银白色的反光小球）集成在刚体上，用以反射摄像机发出的红外线，根据反射信号在摄像机敏感元件上的成像位置，利用立体视觉原理匹配来自至少两个摄像机中图像的对应点，就可以重建出跟踪标记的空间位置。采用被动式光学定位器不仅可以进行空间目标的定位，同时还可以实现对多目标的自动识别。这种定位器安装和操作灵活方便，被跟踪的对象无需导线连接，更换手术器械方便。其缺点是：这类系统一般对硬件的要求较高，其精度受视频图像分辨力和标定等问题的限制，另外，环境光与摄像机视野内的金属物体的存在会在图像上产生伪像，也会导致错误数据的产生。

图 2-6-5-1 所示的 Polaris 光学定位跟踪系统是加拿大的 NDI（Northern DigitalInc）公司生产的，它已得到了计算机辅助手术研究领域的广泛认同，许多著名医疗器械厂商推出的手术导航系统中都采用了该公司的跟踪系统。

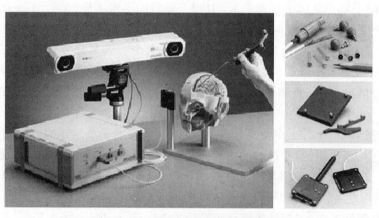

图 2-6-5-1 Polaris 光学定位跟踪系统

2. 骨科手术导航系统的主要模式 与神经外科手术相比，骨关节外科手术有其自身的特点与需求。为适应骨关节外科手术而开发的导航系统主要存在以下 3 种模式：①基于 CT/MRI 断层图像的手术导航系统；②基于 X 线透视图像的手术导航系统；③开放式的无影像手术导航系统。

基于 CT 医学断层图像的手术导航系统是在对 CT 图像进行三维可视化的基础上进行的。其最大的优越性在于：可以由 CT 图像获得解剖组织丰富的三维信息，从而加以充分利用。该类导航是最早开展研究的骨科手术导航系统，典型的系统有 Digioia 等开发的 HipNav 髋关节手术导航系统，Langlotz 等开发的脊柱手术导航系统。近年来，随着骨科手术导航研究的不断深入，MRI 等其他医学断层图像也开始被用于识别患骨周围的重要软组织，因此我们将这类导航统称为基于 CT/MRI 断层图像的手术导航系统。尽管这种类型的导航系统仍然是未来的主要发展方向之一，在临床上也积累了许多成功的案例，但也存在一些缺陷，主要包括：术前的 CT 三维重建模型与术中患骨解剖结构之间的配准精度有待提高、CT 扫描增加了患者的经济负担等。

基于 C 型臂 X 线透视的导航系统及其临床应用是最近几年发展起来的。相对于基于 CT 的导航系统，它省去了术前的手术规划以及较为烦琐的术前 - 术中配准过程。在术中，通过光学定位系统以及 C 型臂成像系统，可以实时获得患者的 X 线图像、手术工具、C 型臂之间的空间位置关系；通过实时的体视化技术，可以预先模拟手术器械在 X 线投射图像中的行进路线，从而直观、形象地帮助医师完成手术工具的精确定位和导向。典型的系统有 Medtronic 推出的 Stealthstation 脊柱手术导航系统，BrainLa 推出的 VectorVision 手术导航系统，Z-Kat 推出的 Voyager 手术导航系统。该类系统的关键技术包括：对传统的 C 型臂成像系统进行标定、对输出的二维 X 线失真图像进行校正、以及手术实体在二维 X 线图像中的实时可视化等。其适用范围较为有限，主要适用于手术规划相对简单、对三维可视化功能要求不高的场合，如椎弓根钉植入等脊柱手术。

人们从临床应用方便及实时性要求等角度考虑，又采取了一种新型的手术导航技术，即无需任何解剖图像信息，只需术中通过光学定位跟踪器实时提取患骨的解剖结构，我们定义该类型系统为开放式无影像手术导航，这种类型的导航系统仅适合于那些解剖结构暴露充分的手术，典型的是全膝置换手术。该系统既不需要术前 CT 扫描，也不需要术中 X 线或超声波图像，只需医师在术中用探针点取解剖结构的特征点即可。1995 年，Dessenne 等最早将该技术应用在前十字交叉韧带重建手术，取得了满意的手术效果，随后该技术又不断得到了发展，应用到全膝置换手术中，并有研究人员又为该系统提供了全膝置换的软组织平衡及韧带功能重建的手术模拟和评价等功能，最终的患骨切削和韧带修复过程都是在导航系统的辅助下由医师完成手术操作。目前研制的开放式无影像手术导航系统主要有瑞士 STRATEC Medical 推出的 Medivision 骨科导航系统，德国 BRAUN（蛇牌公司）推出的 OrthoPilot 膝关节手术导航系统等。

3. 骨科导航手术中数字几何处理相关技术　　三维几何作为一种新的数据媒体在近 20 年来在工业界得到了广泛应用，这一趋势推动了学术界对数字几何处理（digital geometry processing，DGP）的研究。顾名思义，数字几何处理即用计算机对三维几何数据进行处理，这门从 20 世纪 90 年代中后期发展起来的学科属于计算机图形学和数字信号处理的交叉学科。

20 世纪 70 年代以来，多媒体数据已经经历了 3 次革新：声音、图像和视频。从 90 年代中后期开始，我们迎来了第 4 种数字化媒体——三维几何模型。每一次多媒体数据革新都是由不断增长的数据获取能力、计算机运算能力、存储能力和传输带宽引发的。跟随多媒体技术的发展历程，我们可以看到 20 世纪 70 年代的数字声音，80 年代的数字图像和 90 年代的数字视频的出现和普及。每种新的多媒体数据都需要新的处理工具来支持，如对研究图像的数字图像处理和研究视频的数字视频处理。

尽管几何造型技术已经发展了多年，但是手工制造几何模型的烦琐过程大大阻碍了三维几何模型的应用。近几年来，得益于各种三维扫描仪提供的三维几何获取能力的大大发展，把现实世界中的物体数字化成三维几何模型已经不再困难。另外，计算机运算能力和存储能力的大大提高以及各种图形加速卡的出现使得在个人计算机上处理三维几何数据变得很容易。这些因素再加上 Internet 的飞速发展使得我们有理由相信三维几何将继声音、图像和视频之后掀起新一轮的多媒体数据革新高潮。事实上，这几年三维几何在影视工业、游戏工业和制造工业的广泛应用已经验证了这一点。

　　三维几何数据的获取是指为真实世界中的物体生成三维几何模型。最常用的获取技术是通过三维激光扫描仪在物体表面测得一些离散点，然后用离散点重构算法生成网格模型。另外也有些算法能从物体的多幅深度图像中重建三维几何模型。

　　获取了散乱点云数据后，必须对其预处理后才能进行曲面重建，其中最重要的处理是去除噪点。

　　在开放式无影像手术导航系统中，点云数据获取并经过预处理后，每一片点云需要用恰当类型的曲面来表示。目前大多通过人工交互的方法确定，但这种方法容易发生偏差，而且降低了效率。因此，如果能自动准确判定出点云的曲面类型，则可以较好的完成点云的曲面重建。目前已有一些学者进行了曲面自动识别与分类方面的研究，二次曲面根据系数可以确定曲面的类型。

　　医学图像三维可视化是科学计算可视化中一个重要领域，是世界各国研究的一个热点，所谓科学计算可视化，首先由美国国家科学基金会于 1987 年提出，研究如何把科学数据转换成可视的、能帮助科学家理解的信息的计算方法。医学图像可视化，就是把由 CT、MRI 等数字化成像技术获得的人体信息在计算机上直观地表现为三维效果，从而提供用传统手段无法获得的结构信息。这无论是在基础研究还是临床应用上都有很高的价值。1986 年，NLM（美国国家医学图书馆）提出的可视化人体计划（VHP）就是一项医学图像可视化的开拓计划。它通过利用男、女两组 CT、MRI 数据集来进行可视化。

　　各种医学图像三维可视化的方法几乎具有相同的处理步骤：得到序列断层医学图像（CT、MRI、PET 和 SPECT 等）后，将医学图像格式（如 DICOM）转换为便于计算机处理的图像格式，并通过图像滤波增加信噪比或消除医学图像伪迹，采用图像插值算法，使体数据的表达各向同性，然后采用图像分割算法，对体数据的不同组织器官进行分割提取，显示感兴趣组织，而忽略次要的组织结构。这些预处理步骤完成后，最后根据系统的内存容量、计算能力和可视化的目标，选择合适的三维可视化算法进行绘制。

　　在基于序列断层医学图像的计算机辅助手术实时导航系统中，配准是关键技术之一，配准方法及配准精度决定了实时导航系统的鲁棒性、可行性及可靠性。医学图像的术中配准（又称空间配准）是指通过定位跟踪系统，在手术中确定手术器械与患者相对于医学图像之间的空间转换关系，并反映在计算机屏幕上，这样医学图像才能被有效地用来实时引导手术按预先规划方案进行。

　　根据算法不同，配准算法可分为基于基准点的点对点转换、表面轮廓匹配、点对点转换和表面轮廓匹配联合应用等方法。

　　在软件开发工具方面，目前有许多图形工具包可供选择，如 VTK/ITK, Cedara IAP, IDL, AVW 等。其中 Cedara IAP, IDL, AVW 为商业化软件工具包，而 VTK/ITK 可免费下载，功能强大，近年来在计算机图形学、图像处理及三维可视化领域应用非常普遍，在计算机辅助手术导航领域也正成为主流。

　　VTK 作为一套源代码开放的 C++ 类库，于 1993 年 12 月由美国 GE 公司研发部门的 Will Schroeder, Ken Martin, Bill Lorensen 3 人首次发布，后由美国 Kitware 公司负责维护。它容纳了众多优秀的图像处理和图形生成算法，是一个面向对象的计算机图形、可视化技术及图像处理软件系统，可在 C++、Tcl、Java、和 Python 语言环境下使用。VTK 软件系统有两大对象模型，一类是作为所有图形的基础的图形模型；另一类是可视化过程的数据流模型。其中图形模型主要用来将数据集的几何形状展示为直观的三维图形，并对实体、光照、照相机、绘制窗口等属性进行设置和操作,完成图像生成和用户交互的功能。VTK数据流模型是一个数据处理可视化网络,将众多数据处理模块联系在一起,可视化模式由两类基本的对象组成:数据对象(vtkDataObject)和处理对象(vtkProcessObject),数据对象代表了进入可视化网络的数据集类型,在VTK中有5种数据集类型,即:vtkStructuredPoints,vtkPolyData,vtkStructuredGrid,vtkUnstructuredGrid,vtkRectilinearGrid。处理对象按功能分为3种:数据源对象vtkSource、过滤器vtkDataSetToDataSetFilter、映射器vtkDataSetMapper。数据源对象用于产生或接收数据集,将其导入到可视化网络之中,是可视化网络的起点。过滤器用于对数据集进行各种算法的处理,它可接受一个或多个数据集输入,也可产生一个或多个数据集输出。映射器是可视化网络的终点,将处理后的数据集映射为可展示的几何形状。

4. 点云数据的获取及处理 开放式的无影像导航手术由于没有术前CT或MRI影像的支持,一般都需要在术中直接获取骨组织的结构信息。基于CT/MRI断层图像的导航手术也需要在术中获取骨表面特征,用于与术前CT/MRI图像重建的模型进行配准。故术中的数据获取是必要的。数据的获取通常是利用一定的测量设备对物体表面进行数据采样,得到的是采样数据点的空间坐标值。数据获取根据测量设备的不同大致分为两类:接触式和非接触式。

以非接触式为例,在手术导航中,首先从患骨获取表面几何形态信息,然后利用这些信息重构患骨的三维CAD模型或与术前重建的模型进行配准。获取的数据直接影响到曲面重建的效果或配准的精度,因此通常要对获取的数据进行必要的预处理,主要是去除噪点。通过点云数据的预处理,可以得到比较理想的点云。这些点云包含了曲面重建或模型配准时所需要的足够几何信息,同时信息量尽量小,以便提高处理速度。

图2-6-5-2为获取点云数据的光学跟踪系统。

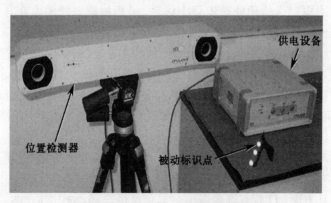

图2-6-5-2　Polaris光学跟踪系统

用定位跟踪设备,可在导航系统中用探针工具测得实际的空间点在现实坐标系下的坐标。其原理如下:设坐标系XYZ为世界坐标系,坐标系$X_0Y_0Z_0$为虚拟坐标系,参考坐标系$1X_1Y_1Z_1$为患者坐标系,参考坐标系$2X_2Y_2Z_2$为取点探针确定的坐标系,参考坐标$3X_3Y_3Z_3$为手术器械确定的坐标系,$A_1(R_1, T_1)$、$A_2(R_2, T_2)$、$A_3(R_3, T_3)$分别为将参考坐标系1、2、3转换为世界坐标系XYZ的变换矩阵(其中R_1、R_2、R_3为旋转矩阵,T_1、T_2、T_3为位移矩阵)。再用欧拉角表示坐标变换时的变换矩阵。根据计算机图形学可知,三维图像绕X轴旋转时,图形上各顶点x坐标不变,y、z坐标的变化相当于在YZ二维平面内绕原点旋转。三维图形绕Y轴、Z轴旋转具有类似的情况,即:绕Y轴旋转时,图像上各顶点y坐标不变,x、z坐标的变化相当

于在 XZ 二维平面内绕原点旋转；绕 Z 轴旋转时，图像上各顶点 z 坐标不变，x、y 坐标的变化相当于在 XY 二维平面内绕原点旋转。所以，三维图像绕 X 轴、Y 轴和 Z 轴旋转变换的表达式分别为：

$$\begin{cases} x_s = x_0 \\ y_s = y_0 \cos(\theta_x) - z_0 \sin(\theta_x) \\ z_s = y_0 \sin(\theta_x) + z_0 \cos(\theta_x) \end{cases}$$

$$\begin{cases} x_s = x_0 \cos(\theta_y) + z_0 \sin(\theta_y) \\ y_s = y_0 \\ z_s = -x_0 \sin(\theta_y) + z_0 \cos(\theta_y) \end{cases}$$

$$\begin{cases} x_s = x_0 \cos(\theta_s) - y_0 \sin(\theta_s) \\ y_s = x_0 \sin(\theta_s) + y_0 \cos(\theta_s) \\ z_s = z_0 \end{cases}$$

因此，围绕各个坐标轴旋转 θ 角度的变换矩阵可表示为：

$$R_x(\theta_x) = \begin{bmatrix} 1 & 0 & 0 \\ 0 & \cos(\theta_x) & -\sin(\theta_x) \\ 0 & \sin(\theta_x) & \cos(\theta_x) \end{bmatrix}$$

$$R_y(\theta_y) = \begin{bmatrix} \cos(\theta_y) & 0 & \sin(\theta_y) \\ 0 & 1 & 0 \\ -\sin(\theta_y) & 0 & \cos(\theta_y) \end{bmatrix}$$

$$R_s(\theta_s) = \begin{bmatrix} \cos(\theta_s) & -\sin(\theta_s) & 0 \\ \sin(\theta_s) & \cos(\theta_s) & 0 \\ 0 & 0 & 1 \end{bmatrix}$$

故局部坐标系中的任意一点 P0 到系统坐标系点 Ps 的转换方程为：

$$(x_s, y_s, z_s)^T = R(\theta)(x_0, y_0, z_0)^T + (t_x, t_y, t_s)^T$$

在骨科导航手术中，原始数据的获取是一个关键步骤。在临床手术中，施行骨科手术的患者如果其部分骨表面暴露，如髋关节表面置换手术中，患者的股骨头和股骨颈完全暴露，我们可以通过探针（一种被动工具）接触该骨表面，在暴露的骨表面滑动，Polaris 光学跟踪系统通过接收工具上标记小球的反射光，实时记录探针尖点所在的位置（骨表面点在系统坐标系下的坐标），并将数据输送给图形工作站，将骨表面空间点的数据统一到同一个坐标系下，即患者坐标系，以方便后续的数据处理。

5. 图像配准　这里的图像就是术前病人的诊断医学图像（CT、MRI），或是术中的实时医学图像。医学图像能被有效的用来指导手术计划和引导手术进行，它们必须和手术空间中的患者进行配准，这样就能将医学图像在三维坐标系上的体素特性直接和手术空间中的患者坐标系上的相关位置建立对应关系。医学图像配准是指对于一副医学图像寻求一种或一系列空间变换，使它与另一幅医学图像上的对应点达到空间上的匹配。这种匹配是指人体上的同一解剖点在两张匹配图像上具有对应的空间位置。术中配准一般可以分成两个步骤：

（1）医学图像坐标系和患者坐标系上的对应点集或表面分别用某一形式表示；

（2）利用以上这些信息计算出映射医学图像坐标系和患者坐标系的变换矩阵。

配准的结果应使两幅图像上所有的解剖点,或至少是所有具有诊断意义的点及手术感兴趣的点都达到匹配。

图像配准的方法较多(图2-6-5-3),但其核心问题是对于关键点的选择,只有在图像上和实际术中病人的实体上都能十分容易找到的点才可以作为配准点。对于膝关节手术而言,有六个合适的关键点,包括股骨远端的内外髁、股骨远端膝关节中心、胫骨近端膝关节中心、胫骨远端内外踝。如果自然的生理标志点不容易找到或是不够用时,就需要事先在做断层扫描时在病人的机体中放置明显的标志物,以起到辅助标志点的作用,这在脑外科中常见。

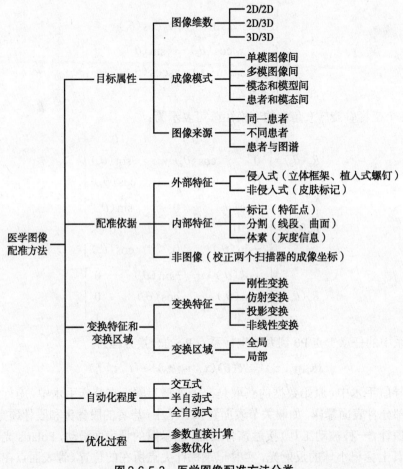

图2-6-5-3　医学图像配准方法分类

6.膝关节置换导航手术的基本方法　人工膝关节置换手术不同于其他手术的特殊性,可以根据人体下肢的生物力学特性进行重要生理关键点位置测量,达到股骨力线和胫骨力线的确定。术者关心的关键点是股骨头中心、股骨远端关节面中点、踝关节中点、胫骨远端关节面中点等。利用测量到的股骨头中心和股骨远端关节面中心的连线作为虚拟力线,实时对插入股骨的导航杆与虚拟力线的夹角进行计算,使得医师根据计算机显示的夹角数据不断地调整导航杆的插入方向,与虚拟力线重合时,进行相应的器械固定,完成股骨远端切股骨。

(1)基于生物力学的股骨力线的测量方法:股骨力线是股骨头中心和股骨远端膝关节中心的连线。为了获得股骨力线,必须对股骨头中心以及股骨远端膝关节中心这两个生理关键点进行依次测量。

股骨头中心的测量：由于患者的膝关节面与股骨解剖轴线存在一定的夹角，在手术时找到股骨头中心以及踝关节中心是核心问题。其中股骨远端膝关节中心点和胫骨近端膝关节中心点容易找到，而股骨头中心则需要利用生物力学方法计算得出：股骨的运动可以被看做是一个定点刚体转动，股骨表面和内部的每一个点都是围绕着股骨头中心做等半径运动的。我们知道，不共面的空间四个点可以确定唯一的一个球体，故可以在股骨远端固定一个指示器，作为已知的标志点（图2-6-5-4），让股骨在空间以髋关节为轴进行缓慢三维运动，那么这个标志点的运动轨迹就可以被光学定位系统精确得知，而这些轨迹点必定是以股骨头为球心的一个确定的球面上，根据这些轨迹点，就能够间接地计算出股骨头中心的位置（图2-6-5-5）。

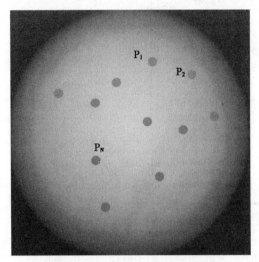

图2-6-5-4 定位系统获得的标志点

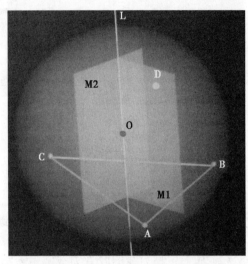

图2-6-5-5 股骨头中心的求解过程

在股骨以髋关节为轴做空间运动的过程中，难免会有手术台或患者本身的移动，为了消除这些刚体移动，可以在患者的髋关节处插入一个跟踪器。如果在股骨中部固定一个指示器，根据上面的方法就可以解算出股骨头中心的坐标了（图2-6-5-6）。

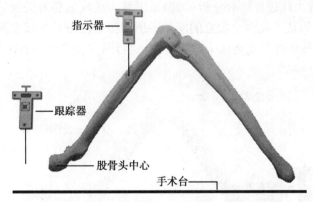

图2-6-5-6 术中股骨头中心测量示踪器布置图

由于定位系统的采样时间间隔不能忽略，在股骨头中心计算过程中要注意转动股骨时动作宜缓慢。如果运动过快，采样时间间隔会导致同一时刻的示踪器位置信息在两次得到的图像中不一致，从而增加系统误差，采用采样频率非常高的线阵CCD定位系统，可以较好的减少这种误差。

股骨远端膝关节中心测量：当医师获得股骨头中心坐标后，就要确定膝关节中心坐标了。此时股骨头，股骨中部的指示器、膝关节中心均在股骨这一个刚体上了，为了消除在后边的导航过程中的各种不确定移动，可以在刚才股骨中部所用的指示器作为跟踪器，而让在髋关节处的跟踪器处于不工作状态。

当股骨远端膝关节中心指示器的尖端位置比较稳定时，指示器的尖端位置就是膝关节中心坐标，与髋关节中心相连，得到股骨虚拟力线（图 2-6-5-7）。

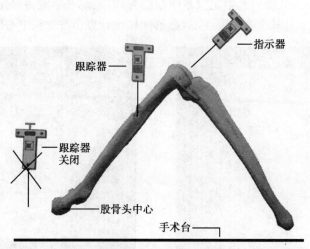

图 2-6-5-7 术中股骨远端膝关节中心测量示踪器布置图

（2）基于生物力线的胫骨力线测量方法：与股骨力线测量相比，胫骨力线的测量要容易得多。由于胫骨的力线与胫骨的生理轴线重合，可以通过测量踝关节中心和胫骨近端关节面中心获得胫骨力线。

踝关节中心测量：踝关节中心定义为内外踝连线中点。人工股骨切骨与胫骨切骨是两个不相关的过程，则可以仅在胫骨中部安置一个跟踪器进行辅助测量。但是往往医师需要对患者的股骨力线和胫骨力线进行综合分析（即整个下肢力线），而患者的股骨和胫骨在术中处于相对分离的状态，可以认为是两个独立的刚体。所以原来在股骨中部安置的跟踪器也必须同时起作用，即胫骨力线的测量需要两个跟踪器，并进行两次相关坐标系转换（图 2-6-5-8）。

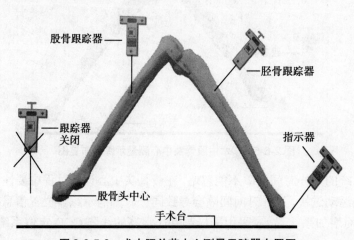

图 2-6-5-8 术中踝关节中心测量示踪器布置图

与前面的过程相似，分别点取内外踝，定位系统记录瞬时结果并换算到原始坐标系下相应坐标。之后计算在原始坐标系下实时的内外踝的中点，即为踝关节中心坐标。

胫骨近端膝关节中心测量：胫骨近端膝关节中心的测量只需要按图示将指示器点中胫骨近端膝关节中心后确认就行了，至此，胫骨力线就测定完成了（图2-6-5-9）。

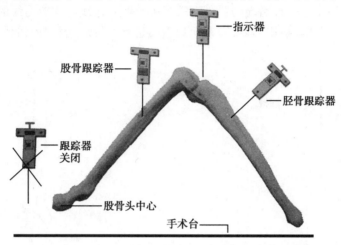

图 2-6-5-9　术中胫骨近端膝关节中心测量示踪器布置图

（3）术中切骨导航：在整个全膝关节置换手术过程中，最为关键的两次切骨过程是股骨远端关节面和胫骨平台面切骨。

股骨远端关节面切骨导航：通过对股骨力线的测量得到虚拟力线后，用图所示的导航杆的前部尖端对准股骨远端膝关节中心点，将指示器放在导航杆的后端凹槽中，导航系统在屏幕上就会显示导航杆的两端实际连线。在导航杆的后端，设计有一凹槽，凹槽的中心处在杆的中心轴上。这样，调整导航杆的方向使导航杆的两端连线与患者连线重合，直到医师满意后，缓缓将导航杆插入股骨髓腔，随时注意导航杆后端与股骨远端膝关节中心连线与虚拟力线的夹角信息。待导航杆安置满足要求后，固定切骨导向器，拔出导航杆，就可以直接进行股骨远端关节面的切骨了（图2-6-5-10）。

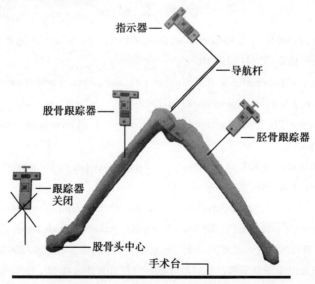

图 2-6-5-10　导航过程示踪器布置示意图

胫骨近端平台切骨导航（图 2-6-5-11）：与股骨虚拟力线导航的过程相似（图 2-6-5-12），通过对胫骨力线的测量得到虚拟力线后，用导航杆的前部尖端对准胫骨近端膝关节中心点，然后将指示器放在导航杆的后端凹槽中，导航系统在屏幕上就会显示导航杆的两端实际连线。调整导航杆的方向使导航杆的两端连线与患者连线重合，直到医师满意后，缓缓将导航杆插入胫骨髓腔，随时注意导航杆后端与胫骨近端膝关节中心连线与虚拟力线的夹角信息。满足要求后，固定切骨导向器，拔出导航杆，就可以直接进行胫骨近端关节面的切骨了。

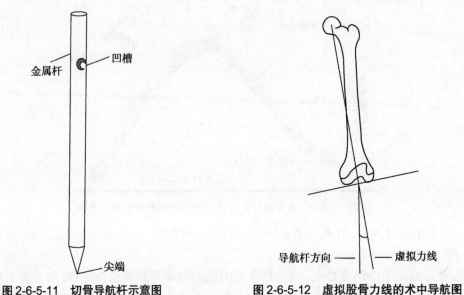

图 2-6-5-11　切骨导航杆示意图　　　　图 2-6-5-12　虚拟股骨力线的术中导航图

切骨后假体的安装与传统手术方法一致。

在其他骨科手术中导航的基本性质相同，但应用的方式、方法不尽相同，不一一描叙。

骨科导航系统目前已在关节置换、四肢创伤、脊柱、交叉韧带重建、假体设计等方面得到广泛应用，并取得了较好的临床效果，相信在不久的将来，将会给骨科手术带来革命性的变化。

参 考 文 献

1.　Tonetti J，Carrat L，Lavalleé S，et al. Peructaneous iliosacral screw placement using image-guide techniques[J]. Clin Orthop Relat Res，1998（354）：103-110.

2.　Benjamin JB，Szivek JA，Hammond AS，et al. Contact areas and pressures beteen native patellas and prosthetic femoral components[J]. J Arthroplasty，1998，13（6）：693-698.

3.　Lee TQ，Budo JE，Glaser FE. Patellar component positioning in total knee arthroplasty[J]. Clin Orthop Relat Res，1999（366）：274-281.

4.　Herz T，Franz A，Giacomuzzi SM，et al. Accuracy of spinal navigation for magerl screws[J]. Clin Orthop Relat Res，2003（409）：124-130.

5.　Ebmeier K，Giest K，Kalff R. Intraoperative computerized tomography for improved accuracy of spinal navigation in pedicle screw placement of the thoracic spine[J]. Acta Neurochir Suppl，2003，85：105-113.

6.　裴国献，相大勇. 计算机辅助骨科技术的现状与未来 [J]. 中华创伤骨科杂志，2003，5（2）：85-88.

7.　叶哲伟，杨述华. 三维医学图像重建及计算机导航在脊柱外科的应用 [J]. 中华骨科杂志，2004，24（2）：125-127.

8. 王军强, 孙磊. 计算机辅助骨科手术的应用和进展 [J]. 中华创伤骨科杂志, 2004, 6 (1): 110-114.

9. 喻忠, 王黎明. 骨科手术导航系统研究现状 [J]. 国外医学 (骨科学分册), 2005, 26 (3): 140-144.

10. 王田苗, 胡磊. 矫形外科微创手术与导航技术研究进展 [J]. 高技术通讯, 2005, 15 (4): 120-106.

11. 穆晓兰, 王满宁. 手术导航中精度问题的探讨 [J]. 中国微创外科杂志, 2004, 4 (5): 444-446.

12. 吕厚山. 现代人工关节外科学 [M]. 北京: 人民卫生出版社, 2006.

（刘德忠　谭远超）

第六节　数字化虚拟现实技术

数字化虚拟现实技术是一门崭新的综合性信息技术, 它融合了计算机图形学、多媒体技术、数字图像处理、传感器技术等多个信息技术分支, 已经和理论分析、科学实验一起, 成为人类探索客观世界规律的三大重要法宝。虚拟现实技术具有超越现实的虚拟性, 它利用三维图形生成技术、多传感交互技术以及高分辨率显示技术, 生成三维逼真的虚拟环境。按最早提出虚拟现实概念的学者 J.Laniar 的说法, 虚拟现实, 又称假想现实, 意味着"用电子计算机合成的人工世界"。

目前, 数字虚拟现实技术已被推广到不同领域中, 尤其在医学领域中得到广泛应用。在骨伤科疾病诊疗领域中虚拟现实应用大致上有两类。一类是虚拟人体, 也就是数字化人体, 这样的人体模型使医师更容易了解人体的构造和功能; 另一类是虚拟手术系统, 可用于指导手术的进行。

一、数字化虚拟人体, 进行立体解剖

近年来, 骨伤科得到快速发展, 特别是微创手术的发展, 除需要特殊的操作设备、器械之外, 还需要手术者掌握比常规手术更全面、更详细、更熟练的解剖学知识。过去普遍采用动物来制造各种骨伤科疾病模型, 但由于低等脊椎动物与直立行走的人类之间在骨关节结构和功能上都存在着极为显著的差异。使得传统模型说服力不强, 缺乏获得国人精确的个体化解剖信息的研究方法, 因此成为微创手术发展的瓶颈。

而数字化虚拟人体解剖, 可以解决这一难题。通过观察"虚拟中国人"横断面解剖, 建立包括脊柱颈椎、胸腰椎、骨盆、膝关节、踝关节、臂丛及腰骶丛神经等可视化数字模型, 以用于临床骨科的教学、训练与手术; 建立股前外侧皮瓣、足背动脉皮瓣、带血管腓骨瓣数字化模型等, 为临床教学术前皮瓣设计提供直观的、数字化解剖依据; 并可实现骨与关节解剖结构的三维可视化、四肢肌肉解剖结构的三维可视化、周围神经的三维可视化等, 使正常人体解剖立体化、具体化, 有利于医师、医学生进一步清楚、深刻地掌握基本解剖知识, 打下牢固的基础。

二、数字化虚拟病变, 清晰诊断病情

数字化虚拟现实技术还可以逼真地表现病变处的立体形态, 无需医师凭自己的空间想象力在大脑中建立抽象的组织三维形态。将不同成像设备或是不同时间得到的成像数据进行融合显示, 清楚地显示出病变的发展过程或显现出其区别于正常组织的特性。

在骨伤科方面, 特别是脊柱、关节结构特殊, 血管、神经分布密集, 给传统的手术操作带来了相当的困难。若运用虚拟现实技术将 MRI 和 CT 等资料在计算机中重建三维影像模型,

仔细确认和分析病灶部位，对于复杂的特殊部位的粉碎性骨折及畸形矫正手术计划的制订有很大的优势。例如骨盆及髋部骨折分类的三维可视化，可以根据清晰的骨折部位及类型分类，预测不同手术操作可能导致的结果，选择降低手术风险的术式，避免盲目进行没有把握的手术方式，从而减少病人痛苦。虚拟现实技术还可以清楚的了解骨肿瘤的范围及其与周围重要组织和解剖学标志的关系，由此来判断肿瘤的可切除性、选择最适合的入路及肿瘤切除的程度，并判断和测量骨切除的程度和方向，这些资料对于后来骨缺损的重建和定制肿瘤假体的设计是至关重要的。

三、数字化虚拟手术，仿真模拟切割

数字虚拟手术是利用计算机对临床外科手术进行模拟与仿真，是虚拟现实在医学上的成功应用。它在帮助医师制定周密的手术方案、术中导航及临床教学中均有重要的指导意义。虚拟手术是利用三维模型来实现对组织器官的任意切割与模拟的，它需要对三维数据场进行大量的计算，运算量大且复杂。同时，真实模拟术中的切割过程也是虚拟手术的核心技术。

虚拟手术为操作者提供一个"真实的世界"，极具真实感和沉浸感的训练环境，使医务工作者沉浸于虚拟的场景内，体验并学习临床手术的相似情况。方便的三维交互工具可以模拟手术的定位与操作，使操作者感觉就像在真实人体上的手术一样，既不会对病人造成生命危险，又可以重现高风险、低概率的手术病例。另外，年轻医师可多次进行手术仿真训练，然后再上真正的手术台，这样大大地节约了培训医务人员的费用和时间，还可记录定量的操作，用来评定训练者的整体能力，并进行训练者之间的比较。手术专家系统还可以在训练中进行必要的提示和指导，极大地提高训练质量，降低训练成本。

虚拟现实的交互式骨伤科手术模拟器，可以让骨科医师运用各种手术器械在虚拟的硬性解剖结构上进行手术，如骨骼、假肢、骨移植的手术。目前已能模拟复杂的骨科手术，包括关节形成术、截骨术、骨折切开复位术、关节离断手术等，成为有效的手术模拟训练系统。

例如关节镜模拟器能有效提高外科医师的关节镜技术，表明计算机仿真技术能帮助外科医师提高手术技能，同时无医源性损伤的发生。膝关节的关节镜模拟器虚拟现实系统包括计算机平台、视频显示器、两个同时可检测位置的力反馈装置接口与操作者双手的操作仪器相连。计算机软件对膝部的视觉、力学、动作方面进行了精确模拟，软件还包括适度的触觉界面，能同时执行冲突检测运算法则以避免器械移动穿过"固体"界面。模型软件与上述运算法则交互作用以提供适当的图像至视频显示器，图像包括正常的膝部解剖及膝部的病理改变如半月板撕裂、关节软骨缺损。任务导向程序管理特定的操作如膝关节彻底的检查、撕裂半月板的切除等。

可视化和虚拟现实技术的出现为外科手术的训练和学习开辟了全新的途径，根据 CT 或 MRI 数据，计算机创建人体组织结构三维模型，赋予相应纹理，实现组织结构动态显示，提高真实感。虚拟环境为操作者提供了方便的三维交互工具，可以模拟手术的定位与操作。高效的、可重复的外科手术训练和教学环境，提高了训练质量，降低了训练成本，应用前景广阔。

第一代医学仿真系统着重于表现人体的几何特征，将虚拟现实技术中的漫游和沉浸概念用于人体解剖数据集中，提供有限的用户交互，在医护人员的教育和培训中得到了初步的应用。第二代仿真系统除了人体的几何特征，还考虑了物理特征，人体器官组织能够在外力作用下做出适当的形变反应，是目前的主流应用系统。第三代医学仿真系统进一步体现了手术

器官的动态变化、交互性与真实感，更接近人体的生理功能。目前，国内外学者已经建立了一些虚拟手术系统。

四、计算机辅助导航，提高手术精准

将数字虚拟现实技术，包括计算机技术、医学成像技术、图像处理技术及机器人技术等与骨伤科手术相结合，形成了计算机辅助骨科手术，它是一种基于计算机对大量数据信息的高速处理及控制能力，通过虚拟手术环境为骨伤科医师从技术上提供支援，使手术更安全、更准确的一门新技术。近年来，随着计算机 X 射线断层造影、磁共振成像等图像诊断仪器的发展，计算机利用这些图像信息进行三维图像重建，为骨伤科医师进行制订手术方案，手术模拟、手术定位、术中导航提供了客观、准确、直观、方便、科学的手段。基于这种三维位置信息的手术支援，极大地减小了手术创面，最大限度地减轻了手术患者肉体上的痛苦，促使微创手术得到了快速的发展。

用计算机代替医师进行手术方案的三维构思比较客观、定量，且其信息可供整个手术组的每一位成员共享，如果引入 CT、MRI 等三维图像，就可对具体图像与同行进行交流，在虚拟的空间进行三维手术模拟，并制订出较为完善的手术方案。目前已经在骨科手术的实际运用中显示出卓越的成效。

例如在寰枕融合及颈椎后路固定术中，枢椎椎弓根螺钉能提供稳定的锚定点，三柱结构固定牢靠，且固定节段缩短，因而最大限度地保留了颈椎的活动范围。但由于枢椎解剖结构独特，椎动脉行经枢椎侧块前下方时，在横突管内迂曲，呈"C"形或"S"形走行，使枢椎上关节面外侧 1/3 呈悬空状，增加了枢椎椎弓根螺钉的置入危险性。因此，将枢椎椎弓根（包括上、中、下宽）作为一个完整的骨性结构行容积型三维重建，用不规则的容积块来显示上、中、下宽的大小和形态差异，并在容积块内进行钉道方向的调整，能立体、直观地设计钉道路径，并确保置钉的安全性。

传统手法椎弓根螺钉置入法除需精确测量侧块进针点外，还要烦琐地测量椎弓根的上倾角和内倾角；各倾角测量参照平面的选择具有很大的主观差异性，使得不同学者测得的上倾角和内倾角相差较大，造成进钉角度参数标准不统一。此外，术中各倾角的确定需要借助多种角度瞄准器，其设计复杂，临床上不容易掌握，且容易出现误差。整个置钉路径选择在很大程度上仍旧依赖于骨科医师的经验、解剖知识和三维空间想象力，不具备直观性、可视性和前瞻性。计算机 3D 导航技术的应用使置钉准确性和直观性大为提高。其原理是把目标椎体通过术前薄层 CT 重建，在其他椎体（非目标椎体）棘突上固定带红外线反射小球的定位参考架，导航系统以参考架作为基准坐标点，采用红外线位置追踪仪实时显示标注的手术器械在虚拟三维影像空间的位置，引导按照设计的路径置钉。从而减少操作范围及时间，减少对患者的创伤。

五、数字化虚拟现实，轻松功能康复

骨伤科疾病多是人体的运动系统疾病，该系统疾病在治疗上不同于其他系统疾病的最大特点即在于治疗目的不仅仅在于解除症状，去除病因，控制病情，更为重要的是尽可能恢复运动系统的功能，使患者能最大程度的恢复到以前的状况，使更多的患者能重新拥有正常的工作、生活能力。单纯依靠骨科手术或药物治疗远远达不到该目的。

肢体关节功能康复锻炼是骨伤科疾病恢复的重要一环，肢体康复是利用一些器械对肢体进行主动或被动牵引的过程。目前的康复治疗过程比较单调、枯燥，甚至痛苦，患者很难产生兴趣，甚至产生恐惧感，因此治疗效果有时不很理想。将数字虚拟现实技术引入到康复治疗中，可实现三个方面目的：一是娱乐和治疗相结合，也就是由屏幕提供一种优美的人工景物，使患者如同置身于游戏或旅游的环境中，使治疗过程充满乐趣，提高患者的乐观情绪；二是心理引导和生理治疗相结合，利用屏幕技术，可以用得体语言和文字对患者进行种种心理提示和诱导，充分调动患者的精神作用，反过来强化生理治疗的作用；三是可以使康复器械产生被动牵引和主动训练相结合的治疗作用。因为器械本身已经是一种和电脑屏幕结合成一体的智能系统，可以很方便地实现主动和被动互相转换的效果。

数字虚拟现实技术能整合多种医学影像数据，成功重建正常及病理解剖结构，为临床疾病的诊治提供了更多的信息。虚拟手术、术中导航系统具有广阔的应用前景，需要我们医学工作者及计算机、多媒体等工作者进一步的探索和不断的努力，才能不断提高医学方面、骨伤科领域的诊疗水平；尤其是进一步提高微创治疗的水平，给患者的治疗带来最少的痛苦、最好的结果。

参 考 文 献

1. 刘文霞，王树杰，张继伟，等. 虚拟现实技术在医学上的应用 [J]. 生物医学工程学杂志，2007，24（4）：946-949.

2. 王亚明，田增民，杨军，等. 虚拟现实技术在枢椎椎弓根螺钉精确植入中的应用研究 [J]. 中国微侵袭神经外科杂志，2007，12（9）：406-409.

3. 于博，陈彦，彭丰平，等. 基于虚拟现实技术的脊柱三维仿真模型的建立及应用 [J]. 中华神经医学杂志，2009，8（1）：61-63.

4. 李伟光，付晓男. 虚拟现实技术在现代医学中的应用研究 [J]. 电脑知识与技术，2009，12（5）：3200-3201.

5. 罗火灵，许永忠，陈世仲. 基于 VTK 和 MFC 的医学图像三维重建研究与实现 [J]. 生物医学工程学进展，2010，31（1）：21-28，46.

（聂伟志　谭远超）

第七节　干细胞技术

干细胞是指存在于组织中数目很少的一些分化相对静止的细胞（resting cell）。这些细胞具有两个方面的重要潜能特点，即具有不对称性细胞分裂的能力和自我更新的能力。1867 年德国科学家 Cohnheim 在研究创伤愈合时提出了骨髓中存在非造血干细胞的观点。1976 年，Friedenstain 等以确凿的证据证实骨髓中除含有造血干细胞外，还含有集落形成的成纤维祖细胞或成纤维集落形成单位，这些细胞在体内处于休眠状态，而在体外适当条件的刺激下可以进入细胞周期，从而形成类似于骨或软骨碎片的细胞集落，这种细胞称为骨髓间充质干细胞（BMSCs）。MSCs 来源于胚胎发育期中胚层，存在于骨髓组织中，较多用于 ONFH 的治疗研究中。在光学显微镜下 BM-MSCs 显示出类似成纤维细胞的外观，体积小，核浆比大；只有少数正在活跃地复制，细胞周期每个阶段的检控点和时间跨度均不明确；高比例的 G0/G1 期细胞暗示 BM-MSCs 具有高度的分化潜能；传代培养多数样本于 P10 代以后开始出现衰老现象。BM-MSCs 的主要生物学性状如下：细胞因子及生长因子有白细胞介素 -1α、白细胞介素 -6、白细胞介素 -7、白细胞介素 -8、白细胞介素 -11、白细胞介素 -12、白细胞介素 -14、白细胞介

素 -15、LIF、SCF、Flt23 配体、GM-CSF、G-CSF、M-CSF；细胞活素及生长因子受体有：IL-1、RIL-7、RIL-4R、IL-6R、IL-7R、LIFR、SCFR、G-CSFR、IFNR、TNF-ⅠR、TNF-ⅡR、TGF-β1R、TGF-β2R、bFGFR、PDGFR、EGFR。目前尚未找到 BM-MSCs 的特异性标志物，通常以其较强的贴壁生长特性、不表达造血干细胞标志物（如 CD14、CD34、CD45 等）、形态似成纤维样细胞、具有多向分化潜能等特征来辨认。由于 BM-MSCs 可表达内皮细胞、表皮细胞和肌细胞等其他细胞的表面抗原，故常用 SH2、SH3、CD29、CD44、CD71、CD90、CD106、CD120a、CD124 等来筛选 BM-MSCs。Tamir 等用一个细胞来源的 BM-MSCs 分别进行骨、软骨和脂肪的定向诱导分化，结果显示 BM-MSCs 具有多向分化能力。细胞因子与骨形成、骨愈合及骨重建有着密切的关系。这些物质有胰岛素样生长因子（IGFs）、成纤维细胞生长因子（FGFs）、转移生长因子 -β（TGF-β）、血小板源生长因子（PDGF）和骨形态发生蛋白（BMPs）等。胰岛素样生长因子 -1（IGF-1）可刺激细胞分化和骨细胞基质合成。PDGF 对骨细胞分化有着强大的作用。在兔胫骨缺损模型中，缺损处局部单纯注射 PDGF 可以提高伤处胶原的体积和密度。FGFs 有多种调节作用，如细胞的有丝分裂、分化、蛋白酶的合成及受体的调节。有学者通过体外细胞培养发现碱性成纤维细胞生长因子（bFGF）对 BM-MSCs 有促进增殖作用。TGF-β 可刺激成骨细胞增殖，也是成骨细胞化学诱导因子和成骨细胞合成的抑制剂。实验表明，TGF-β 可刺激兔颅骨缺损处成骨细胞的募集和增殖，从而导致骨愈合。BMPs 家族由 14 个成员组成，它们可促进骨形成，而且能促进异位成骨。李广恒等将重组骨形态发生蛋白 -4（BMP-4）加入体外培养的兔骨髓细胞内，发现其表达骨钙素和碱性磷酸酶。Lane 等做了重组人骨形态发生蛋白 -2（rhBMP-2）与骨髓修复鼠股骨缺损的实验研究，通过放射学和生物力学检测发现其无论在愈合率还是在生物力学性能上都比单纯自体松质骨组和单纯骨髓组优越。骨髓间充质干细胞具有多种特性多向分化潜能：间充质干细胞在骨髓内维持着未分化特点，在适宜的信号刺激下能够被诱导分化为成骨细胞、成软骨细胞、成脂肪细胞、骨髓基质、神经细胞、肝脏细胞、胰岛细胞和心肌细胞等不同组织类型的细胞。

干细胞的功能如下：①造血支持：在无造血血细胞和分化刺激存在的培养条件下，骨髓间充质干细胞可产生多种造血相关因子，支持造血。②免疫调节作用：由于人骨髓间充质干细胞仅表达中等水平 MHC-Ⅰ类分子，不表达 MHC-Ⅱ类分子和 B7-1，B7-2，CD40，CD40L 等共刺激分子，这些分子是效应性 T 细胞激活所必需的，共刺激分子的缺无，使得 T 细胞活化的第二信号丧失，导致 Th 细胞的无反应性而促成免疫耐受，表现出耐受原性和低免疫原性。自我更新能力：间充质干细胞具有自我更新能力，这一特性使其在相当长的时间内能产生与自身完全相同的细胞，有时甚至是在组织或器官的整个生命期。Friedenstain 等在 1987 年又发现在塑料培养皿中培养的贴壁的骨髓单个核细胞在一定条件下可分化为成骨细胞、成软骨细胞、成脂肪细胞和成肌细胞，而且这些细胞扩增 20～30 代后仍保持其多项分化潜能，其连续传代培养或冷冻保存后仍具有多项分化潜能，而且可以保持正常的核型和端粒酶活性，但不能自发分化。只有在体外特定的诱导条件下，可以向成骨细胞、软骨细胞、肌细胞、神经细胞等方向分化。基于这种强大的分化潜能及易于分离培养、遗传相对稳定的特性，使其在组织工程、细胞治疗方面得到了日益广泛的应用，在骨伤科领域也显示出了其不同于传统治疗方式的优越性。

常用的 MSCs 分离与培养方法有：①密度梯度离心法：根据 MSCs 与其他细胞的密度差异而采用 Percoll 密度梯度分层液将其分离出来；②贴壁筛选法：根据 MSCs 具有在塑料或玻璃培养皿中贴壁生长的特性对其进行分离；③流式细胞仪分选法：根据 MSCs 表面抗原标志

利用流式细胞仪进行分离纯化。目前,MSCs 的培养条件为利用含 10% 胎牛血清、100U/mL 青霉素、100U/mL 链霉素的 L-DMEM 培养基,置于 37℃、5% CO2、80% 湿度的培养箱内培养。以下就干细胞的骨伤科应用简介如下:

一、骨组织工程

将骨髓间充质干细胞作为种子细胞与支架材料复合之后移植到创伤部位,是一种修复骨缺损的良好方法。有学者在培养基内加入抗坏血酸后间充质干细胞排列紧密呈片状生长,将间充质干细胞片与去除矿物质的移植骨片结合植入受损部位,3 周后形态学、组织学、免疫组织化学观察显示,植入物的结构与正常骨膜相似,并向成骨、软骨分化。高强度多孔支架材料和间充质干细胞是骨组织工程的必备条件。学者们研究了间充质干细胞在带有涂层的多孔钛支架中的生长情况(多孔钛支架经快速成型技术制成,Alamar Blue 法提示低原始细胞黏附率为 40%),培养 3 天后钛支架被植入自体大鼠皮下,观察 4 周,组织学显示矿化胶原组织产生。BMSCs 复合支架材料治疗骨缺损的实验研究中,Borden 等在大段骨缺损动物模型中应用 BMP-7 及 BMSCs 复合多聚微球基质材料,发现 BMP-7 能诱导新骨长入,穿过移植物,使 BMSCs 的成骨活性增强。Quarto 等 BMSCs 与羟基磷灰石构建组织工程骨植入长骨缺损区,均能完全恢复肢体功能。朱文雄等采用第 5 代 SD 大鼠 BMSCs,经荧光标记后,调配制成的 1×10^6 个 /ml 细胞浓度后与 BMG 共同培养 6 小时,然后植入 SD 大鼠双侧胫骨的实验性骨缺损中,术后 8 周胫骨骨缺损区可见大量新生不规则骨纤维组织、软骨及纤维骨痂填充,可见骨细胞、骨组织和骨小梁,已形成骨髓腔。李海丰等取第 3 代 BMSCs,以无血清 DMEM 制成 5×10^6 个 /ml 的细胞悬液符合同种异体冻干骨复合物修复 12mm 节段性骨 - 骨膜缺损。8 周时骨折端的间隙被类骨质充填,并出现大量外骨痂,16 周时所有植入物都与桡骨干骨性愈合,并有新骨髓腔生成。结果表明,BMSCs 与载体结合植入体内后,直接增强了病变局部细胞介导的骨再生能力,能够快速修复大段骨缺损。王之允等用第 2 代 BMSCs 符合异种松质骨载体移植于新西兰大白兔胫骨缺损模型,术后 16 周缺损区骨皮质与骨端皮质连续,塑形尚可,肉眼无法分辨缺损区;24 周胫骨塑形完全。以上结果表明,BMSCs 用于骨组织工程学治疗骨缺损具有一定的优越性,为临床治疗骨缺损提供了一种新的治疗思路。沈兵等认为自体 BMSCs 复合同种异体生物衍生骨支架构建的组织工程骨与自体髂骨游离移植修复四肢骨缺损的临床疗效无显著差异。

二、软骨组织工程

骨关节炎或类风湿关节炎引起的软骨缺损日益增多。自体软骨组织取材小,难以达到应有的细胞数量,在体外培养扩增细胞易发生"去分化"而失去原有的特征。同时由于关节软骨覆盖在骨组织表面,软骨的缺损多伴行骨缺损。对于骨软骨缺损,需要修复两种组织,因此间充质干细胞是修复骨软骨组织的较理想的细胞来源。Wakitani 等首次报告了用体外纯化培养的自体 BMSCs 掺入 I 型胶原凝胶修复兔膝关节软骨的大片缺损,术后 2 周即形成透明软骨,24 周缺损的关节软骨得以修复,但修复的软骨比正常的关节软骨薄,有些区域缺乏软骨蛋白多糖。Yoo 等将 BMSCs 分离、体外培养、扩增后导入修饰基因,然后将这些遗传修饰的细胞与软骨诱导因子一起注入损伤集中区域,发现这些细胞的靶细胞和生物活性因子到达受损的关节软骨处并逐渐使受损的关节软骨得到恢复。董启榕等抽取兔骨髓体外扩增后,与 II 型胶原凝胶载体结合,植入兔关节缺损中,获得透明软骨样修复,修复软骨与周围组织连接良好,认为Ⅱ型胶原作为载体较Ⅰ型胶原效果好。Walsh 等兔膝关节内侧半月板部分缺损模型进行修复的研究表明，复合有自体 BMSCs 的Ⅰ型胶原海绵较单纯Ⅰ型胶原海绵和骨膜能更好地促进半月板的愈合，并形成组织学上与正常半月板相似的纤维软骨，但仍会出现关节的退行性变。BMSCs 是动物体内软骨组织损伤后的主要修复细胞，不同来源的间充质细胞修复软骨缺损的能力不同。Nevo 等比较不同干细胞对关节软骨缺损的移植修复效果，发现自体骨髓BMSCs 成功率 100%，而异体骨髓 BMSCs 成功率仅 31%。

三、软组织修复

Badiavas 等抽取 3 例病程超过 1 年的慢性难愈合创面患者的骨髓，体外培养并纯化 BMSCs后回植创面。2 周后伤口面积减少，血管的真皮和真皮厚度增加，最后所有患者创面愈合，真皮重建，组织学显示瘢痕形成减少。耿献辉等将 SD 大鼠 BMSCs 进行体外培养扩增后，以生长状态良好的 BMSCs 接种于制备好的组织工程化脱细胞真皮支架上，进行体外联合培养，构建组织工程皮肤。结果体外培养的 SD 大鼠 BMSCs 生长良好，传代扩增容易，组织工程化脱细胞真皮基质去细胞完全，BMSCs 在脱细胞真皮基质中生长良好，可体外构建组织工程皮肤。闫国和等将人羊膜负载 BMSCs 移植到小香猪全厚皮肤缺损创面，术后 18～20 天脱痂愈合。Giuliana 等将 BMSCs 经静脉系统注入一侧腓肠肌损伤的动物体内，发现移植的 BMSCs可以迁移至受损的腓肠肌组织中，可修复受损伤的肌肉，而对正常的肌肉则无影响。

四、肌腱修复

临床工作当中经常会遇到肌腱的损伤甚至缺损，传统的修复方法存在着很多问题，诸如供源不足、二次损伤、排异反应以及修复效果不理想等。随着组织工程的发展，肌腱的修复出现了新的转机。体外发现成纤维细胞和胶原复合体随时间推移而发生收缩，成纤维细胞改变形状和方向，这些改变和细胞增殖、蛋白合成、细胞外基质形成是一致的。鼠间充质干细胞种植于Ⅰ型胶原凝胶，体外培养后细胞重新排列方向，并且表达长梭形的形态。间充质干细胞数目越多的复合体显示更好地排列及长的梭形细胞核，是收缩的胶原纤维所产生的物理约束力而引起细胞核形态的改变。间充质干细胞胶原复合体移植于兔跟腱缺损处，所形成的肌腱检测分析显示生物力学提高、组织结构及肌腱的功能改善，提示间充质干细胞在体内环境可以分化成肌腱细胞，再生出肌腱。Yavuzer 用家兔自体 BMSCs 复合纤维蛋白胶移植于兔跟腱横断损伤区，结果显示肌腱损伤后即给以腱内 BMSCs 复合纤维蛋白胶治疗可促进肌腱愈合早期组织形态学及生物力学修复。

五、椎间盘退变的修复

椎间盘退变（IDD）是引起下腰痛的常见病因之一，临床上常见腰椎间盘突出等疾病，严重影响人们的生活质量。当前的治疗大都是保护生物学功能和缓解症状，而不能从病理生理上解除疾病的发病因素，因而常导致原位或邻近椎间盘疾病复发。自提出骨髓间充质干细胞概念以来，利用其修复组织损害和促进功能恢复作用的治疗方法成为目前医学领域中最引人关注的热点之一。Sakai 等用自体 BMMSCs 移植治疗有 IDD 的兔模型，分别注射至3 个腰段的脊柱椎间盘，与未经过手术的 IDD 兔作对比，连续观察 24 周，通过 X 线平扫、T2相磁共振、组织学、免疫组化及对基质相关的基因表达的检测得出结果：注射兔组相对非手术组，退化的椎间盘 X 线高度恢复 91%，磁共振信号强度 81%；相对假手术组分别为 67% 和

60%。这些数字表明在兔模型中 BMMSCs 可有效治疗退化的椎间盘，证明 BMMSCs 可能是治疗退化椎间盘的一种有效方案。Ho 等搓破新西兰白鼠下腰段椎间盘的 AP 以诱导椎间盘变性，变性进展程度分别从 1 个月到 7 个月，并注入 BMMSCs，结果，早期组 BMMSCs 未明显表现出抵抗退化的作用，晚期组虽然椎间盘高度较低，但无明显退化表现，而且局部的黏多糖数量没有减少，说明 BMMSCs 有抵抗白鼠椎间盘晚期退变能力。Zhang 等用兔做实验，将 BMMSCs 注入退化的椎间盘后，能增加退化椎间盘蛋白聚糖的表达量，他们的数据支持同种异体 BMMSCs 移植后能存活，并能增加蛋白聚糖表达，支持 BMMSCs 移植有治疗 IDD 的潜力。Wang 等对猕猴 L_{3-4}、L_{5-6} 椎间盘摘除术后，随机分组做陶瓷椎间盘、自体髂骨移植融合及 BMMSCs 陶瓷混合融合等 3 种替代治疗，3 个月后应用 X 线、生化测试、组织学分析及组织形态学，分析其融合及更新状况。结果，BMMSCs 陶瓷混合融合效果最好。Hiyama 等用通过髓核摘除术制作犬腰 IDD 模型，手术后 4 周将 BMMSCs 注入退化的椎间盘，随后 12 个月进行放射学、组织学、生物化学、免疫组化及 RT-PCR 分析，结果与对照组比较，注射了 BMMSCs 组犬有效地促进了退化椎间盘的再生，对 BMMSCsFACS 和 RT-PCR 分析表明，相对未注射前的 BMMSCs，它们从基因水平表达 FasL，是具有免疫豁免特点的表型，表明 BMMSCs 移植具有维持椎间盘细胞免疫豁免，防止退化的作用。

六、脊髓损伤的修复

Chopp 等采用撞击造成大鼠脊髓 T9 节段损伤，1 周后在损伤中心部位注入间充质干细胞，Basso-Beattie-Bresnakan（BBB）评分评价损伤后的神经功能状况，结果发现植入组的情况明显好于对照组。林建华等将骨髓间充质干细胞经静脉移植对外伤性截瘫大鼠进行治疗，发现骨髓间充质干细胞表达神经细胞的表型神经元特异烯醇化酶、微管相关蛋白 2，并促进神经结构的修复及神经功能的恢复。以上事实说明，植入骨髓间充质干细胞对脊髓损伤引起的运动功能障碍有显著的疗效。Deng 等采用改良 Allen 法造成恒河猴脊髓冲击损伤模型。再将经 bFGF 预诱导和丹参酮诱导的第 5～10 代恒河猴 BMSCs 于损伤 2 周后注入实验组猴的脊髓损伤区。结果治疗组动物双侧均恢复正常疼痛退缩反射，且恢复至 Tarlov 2～3 级，表明诱导后 BMSCs 移植促进了恒河猴脊髓损伤功能恢复。Vaquero 等采用重物打击法制造严重脊髓损伤大鼠截瘫模型，3 个月后仍无功能恢复迹象。此时，分别经原造模切口重新切开向创伤后脊髓空洞注入经双苯酰亚胺标记的 BMSCs。并以注入等量 PBS 作为对照组，移植后每日行为学测试，结果 15d 即显示明显和递增的运动恢复，直到移植 6 个月被处死时仍未进入平台期，BBB 评分为（12.8±1.3）分。BMSC 移植对脊髓损伤的治疗作用在不同的实验研究中已得到证实，但其作用机制仍未明确。

七、股骨头缺血性坏死

随着干细胞工程的进展，骨髓间充质干细胞成为治疗股骨头缺血性坏死的重要手段之一。刘长安等用液氮冷冻法造模，24 只新西兰大白兔随机分成 2 组，A 组为髓芯减压组，B 组为干细胞移植组。术后每组分别于 2 周、4 周、6 周、8 周各处死 3 只动物，做 X 射线及组织学检查。结果 2 周时 A 组钻孔区出现少许炎症细胞，边缘出现较多成骨细胞并有骨组织形成，至 8 周时，钻孔区内形成骨髓组织，只在边缘形成骨小梁结构。2 周时 B 组钻孔区有大量的成骨细胞，边缘有较多骨组织形成。8 周时钻孔区内骨小梁成熟，小梁有骨髓组织填充。故认为骨髓间充质干细胞对兔股骨头缺血性坏死有良好的修复作用。Yang 等研究表明经动脉自体骨髓间充质干细胞移植可改善股骨头坏死缺血状态,是治疗缺血性股骨头坏死的有效手段。Asada 等把家兔分为 4 组:第 1 组只注射甲泼尼龙。第 2 组甲泼尼龙注射 2 天后在距离大转子基底部 2.5cm 处钻直径为 1.2mm 小孔。第 3 组甲泼尼龙注射 2 天后,直接注入骨髓腔 2mL 生理盐水。第 4 组甲泼尼龙注射 2 天后直接注入骨髓间充质干细胞。在处理前后进行血清学检测。并行组织苏木精染色等,以细胞周期和胸腺嘧啶摄取能力来分析股骨的细胞增殖能力。结果显示:第 1 组,第 2 组和第 3 组的股骨头坏死发病率分别为 72.7%,70.0% 和 66.7%。而第 4 组股骨头坏死发病为 0%。第 4 组血清学检查几乎正常,组织染色等都比其他组少,吸收的胸腺嘧啶显著增加。因此得出:直接注射自体骨髓间充质干细胞到股骨能阻止短期治疗高剂量类固醇诱导的股骨头坏死。Cui 等研究表明克隆的骨髓间充质干细胞在移植于小鼠股骨头骨缺损区和皮下、肌肉和肾包膜等异位场所后都能直接形成骨。表明了在体外扩增骨髓间充质干细胞可以作为移植材料以提高骨修复和治疗骨坏死。骨髓间充质干细胞移植治疗股骨头缺血性坏死在临床实际上也取得了可喜的进展。Gangji 等研究了 13 例(18 髋关节受损)第 1、2 阶段(根据 ARCO 骨坏死分期标准)的股骨头坏死患者。患者中有糖皮质激素治疗引起 1 例(2 髋)和酒精性股骨头坏死 1 例(2 髋)。患者按髋关节受损分 2 组,一组(对照组)予髓心减压术,另一组(骨髓移植组)做髓心减压术和植入自体骨髓单个核细胞。结果经 24 个月,在移植组患者疼痛显著减少,关节症状、equesne 指数($P=0.001$)和 WOMAC 指数($P=0.013$)都显著减少,而且 5 年后对照组 8 髋中有 5 髋恶化到了第 3 阶段。移植组 10 髋中只有 1 髋到了第 3 阶段,在 2 组之间有着显著的生存差异。Kim 等为 1 名 31 岁的男性双侧股骨头坏死患者,左侧在髓心减压后立即行移植骨治疗。右侧在髓心减压 4 周后注射自体培养的骨髓间充质干细胞。治疗后 1 年内 CT 显示右侧坏死的股骨头修复改善。而左侧坏死股骨头在吸收了移植骨后继续恶化。Yamasaki 等研究表明骨髓间充质干细胞具有促进血管生成和成骨,能有效防止股骨头坏死恶性发展。Ji 等治疗 87 例(103 髋部)的股骨头坏死患者,在患者股骨三孔髓心减压后移植入骨髓间充质干细胞和去钙骨基质。通过治疗前后患者的临床症状、哈里斯指数和放射学检查来评价疗效,结果表明三孔髓心减压联合移植入骨髓间充质干细胞和去钙骨基质可以修复受损组织、减轻疼痛和改善关节功能,是一种治疗早期股骨头缺血性坏死的有效方法。

八、AOT 技术

AOT 技术,即自体骨髓间充质干细胞骨伤疾病治疗技术。是由美国肌肉骨骼,脊髓和神经损伤领域的国际知名专家桑迪诺(Christopher Centeno)博士发明的。美国 ABC,CBS 等最大的电视台都曾对其技术进行专题访问报道。就是通过释放患者自身干细胞的力量来达到治疗股骨头坏死、骨性关节炎、骨不连、椎间盘突出以及由运动造成的肌腱、韧带和半月板损伤等骨病的目的。为干骨髓间充质细胞治疗骨伤疾病提供了一条新的途径。AOT 技术适应证:①骨折延期愈合及不愈合;②骨坏死(如股骨头坏死Ⅰ期和Ⅱ期);③剥脱性骨软骨炎、软骨缺损;④老年骨性关节炎;⑤创伤性关节炎;⑥半月板损伤;⑦肌腱、韧带损伤;⑧椎间盘损伤。AOT 技术禁忌证:①身体健康较差,合并有高血压、糖尿病、心脏病等器质性病变;②骨髓成骨能力较差不适宜自体干细胞移植;③有骨肿瘤和凝血功能障碍。AOT 技术的主要特点;①自体培养,安全可靠:干细胞来自自体骨髓,干细胞的体外培养使用患者自体血小板裂解液,不使用任何外来的细胞培养生长因子。这就最大限度地保持干细胞处于体内状态,保持干细胞不产生变异;②程序规范,标准严格:实验室和临床程序正规完整,严格按照美国国际细胞医疗协会(ICMS)和中国国家中医药管理局的标准进行操作;③微创,痛苦很小:临床治疗创伤轻微,患者痛苦小。患者不需长期住院,不用陪护;④质量保证,无排异反应:具有严格的干细胞质量检测程序,包括染色体变异的核型检测,尚属国内独家。由于完全自体,无免疫排异和传染疾病等问题。AOT技术已经成功由山东文登整骨医院从美国桑蒂诺-舒尔茨医学中心引入应用,取得了良好的治疗效果。

综上所述,由于BMSCs,具有能够快速扩增和多向分化等特点,使其成为再生医学中一个非常引人注目的工具。在骨伤科展示了光明的应用前景。随着对BMSCs的深入研究,一些现在难以治愈的疾病,将来有可能采用新的方法得到很好的治疗。但是利用BMSCs进行基因治疗骨、软骨缺损的研究才刚起步,技术手段还不完善,其治疗的安全性、有效性、载体的选择、特定分化因子或抗炎因子的选择与共同修饰的效果、基因转染的方式等问题还需要深入研究和探索。

参 考 文 献

1. 裴雪涛. 干细胞实验指南 [M]. 北京:科学出版社,2006:83.

2. Mangia A, Noiseux N, Kong D, et al. Mesenchymal stem-cells modified with Akt prevent remodeling and restore per-formance of infarcted hearts[J]. Nat Med,2003,9(9):1195-1201.

3. Ouyang HW, Cao T, Zou XH, et al. Mesenchymal stem cellsheets revitalize nonviable dense grafts implications for repair oflarge-bone and tendon defects[J]. Transplantation,2006,82(2):170-174.

4. Lopez-heredia MA, Sohier J, Gaillard C, et al. Rapidprototyped porous titanium coated with calcium phosphate as ascaffold for bone tissue engineering [J]. Biomaterials,2008,29(17):2608-2615.

5. Borden M, Attawia M, Khan Y, et al. Tissue-engineered bone formation in vivo using a novel sintered polymeric micro-sphere matrix[J]. J Bone Joint Surg Br,2004,86(8):1200-1208.

6. Quarto R, Mastrogiacomo M, Cancedda R, et al. Repair of large bone defects by autologous human bone marrow stromal cells[J]. N Engl J Med,2001,344(5):385-386.

7. 朱文雄,李健,程立明,等. SD大鼠骨基质明胶吸附骨髓间充质干细胞修复骨缺损的实验研究 [J]. 中国临床解剖学杂志,2005,23(1):24-26.

8. 李海丰,汤亭亭,戴尅戎. 骨髓间充质干细胞修复兔骨缺损的实验研究 [J]. 中华实验外科杂志,2004,21(4):509.

9. 王之允,董长和,杨敏云,等. 兔骨髓间充质干细胞复合生物衍生骨修复胫骨缺损 [J]. 中国临床康复,2006,10(13):76-78.

10. 沈兵,谢富林,谢清芳,等. 自体髂骨与组织工程骨植骨的临床应用对比研究 [J]. 中国修复重建外科杂志,2002,16(6):429-431.

11. Wakitan S, Yamatani T. Response of the donor and recipient cells in mesenchymal cell transplantation to cartilage defect[J]. Microse Res Tech,2002,58(1):14-18.

12. Yoo JU, Mandell I, Angele P, et al. Chondrogenitor cells and gene therapy[J]. Clin Orthop Relat Res,2000(379 Suppl):S164-170.

13. 董启榕,戴涟生,郑祖根. 骨髓基质细胞体外增殖后移植修复关节软骨缺损的实验研究 [J]. 中国矫形外科杂志,2000,7(10):983-986.

14. Walsh CJ, Goodman D, Caplan AI, et al. Meniscus regeneration in a rabbit partial mensceetomy model[J]. Tissue Eng,1999,5(4):327-337.

15. Nevo Z, Robinson D, Horowitz S, et al. The manipulated mesenchy mal stem cells regenerated skeletal tissues[J]. CellTransplantation, 1998, 7(6): 3-70.

16. Badiavas EV, Falanga V. Treatment of chronic wounds with bone marrow derived cells[J]. Arch Dermatol, 2003, 139(4): 510-516.

17. 耿献辉, 余春艳, 邓志宏, 等. 骨髓间充质于细胞复合组织工程化脱细胞真皮基质构建组织工程皮肤 [J]. 中国美容医学, 2007, 16(4): 443-446.

18. 闫国和, 粟永萍, 艾国平, 等. 羊膜负载骨髓间充质干细胞对放创复合伤促愈的实验研究 [J]. 中国临床康复, 2002, 6(14): 2072-2073.

19. Ferrari G, Cusella-de Angelis G, Coletta M, et al. Muscle regeneration by bone marrow-derived myogenic progenitors[J]. Science, 1998, 279(5356): 1528-1530.

20. Awad HA, Butler DL, Harris MT, et al. In vitro characte rization of mesenchymal stem cell-seeded collagen scaffolds for tendon repair: effects of initial seeding density on contraction kinetics[J]. J Biomed Mater Res, 2000, 51(2): 233-240.

21. Zantop T, Gilbert TW, Yoder MC, et al. Extracellular matrix scaffolds are repopulated by bone marrow-derived cells in a mouse model of achilles tendon reconstruction[J]. J Orthop Res. 2006, 24(6): 1299-1309.

22. Yavuze R, Tuncer S, Basterizi Y, et al. Reconstruction of orbital floo fracture using solvent-preserved bone graft[J]. Plsatic and Reconstructive Srugeyr, 2004, 113(1): 34-44.

23. Richardon SM, Mobasheri A, Freemont AJ, et al. Intervertebraldisc biology degeneration and novel tissue Engineering and regenerative medicine the rapies[J]. Histol Histopatho, 2007, 22(9): 1033-1041.

24. Sakai D, Mochida J, Iwashina T, et al. Regenerative effects of transplanting mesenchymal stemcell sembeddedin Atelocollagen to the degenerated intervertebraldisc[J]. Biomaterials, 2006, 27(3): 335-345.

25. Ho G, Leung VY, Cheung KM, et al. Effect of severity ofinterver-tebraldisc injury on mesenchymal stemcell-based regeneration [J]. Connective Tissue Res, 2008, 49(1): 15-21.

26. Zhang YG, Guo X, XU P, et al. Bone mesenchymal stem cells transplante dintorabbit intervertebraldiscs can increase proteoglycans[J]. Clin Orthop Relat Res, 2005(430): 219-226.

27. Wang T, Dang G, Guo Z, et al. Evaluation of autologous Bone marrow mesenchymal stem cell Calcium Phosphate ceramic composite for lumbar fusion inrhesusmon key interbody fusionmodel[J]. Tissue Eng, 2005, 11(7-8): 1159-1167.

28. Hiyamaa, Mochidaj, Iwashinat, et al. Transplantation of mesenchymal stemcell sinacanine disc degeneration model[J]. Journal of Orthopaedic Research, 2008, 26(5): 589-600.

29. 林建华, 雷盛民, 康德智, 等. 静脉注射骨髓间充质干细胞对脊髓损伤修复作用的实验研究 [J]. 中华骨科杂志, 2005, 25(9): 556-559.

30. Deng YB, Yuan QT, Liu XG, et al. Functional recovery after rhesus monkey spinal cord injury by transplantation of bone marrow esenchymal stem cell-derived neurons[J]. Chin Med J(Engl), 2005, 118(18): 1533-1541.

31. Vaquero J, Zurita M, Oya S, et al. Cell therapy using bone marrow stromal cells in chronic paraplegic rats: systemic or local administration[J]. Neurosci Lett, 2006, 398(1-2): 129-134.

32. 刘长安, 王江泳, 张卫平, 等. 骨髓基质干细胞移植治疗兔股骨头缺血性坏死的实验研究 [J]. 中国矫形外科杂志, 2007, 15(1): 58-60.

33. Yang XF, Wang HM, Xu YF, et al. Stem cell transplantation for ischemic femoral head necrosis: Analysis in 20 model rabbits and 188 patients[J]. Zhongguo Zuzhi Gongcheng Yanjiu yuLinchuang Kang fu, 2008, 12(8):

1558-1562.

34. Asada T, Kushida T, Umeda M, et al. Prevention of corticosteroid induced osteonecrosis in rabbits by intra-bone marrow injection of autologous bone marrow cells[J]. Rheumatology(Oxford), 2008, 47(5): 591-596.

35. Cui Q, Xiao Z, Li X, et al. Use of genetically engineered bone-marrow stem cells to treat femoral defects: an experimental study[J]. J Bone Joint Surg Am, 2006, 88(Suppl 3): 167-172.

36. Gangji V, Hauzeur JP, Matos C, et al. Treatment of ostconecrosis of the femoral head with implantation of autologous bone marrow cells. A pilot study[J]. J Bone Joint Surg Am, 2004, 86-A(6): 1153-1160.

37. Kim SJ, Bahk WJ, Chang CH, et al. Treatment of osteonecrosis of the femoral head using autologous cultured osteoblasts: a case report[J]. J Med Case Reports, 2008, 2: 58.

38. Yanasaki T, Yasunaga Y, Terayama H, et al. Transplantation of bone marrow mononuclear cells enables simultaneous treatment with osteotomy for osteonecrosis of the bilateralfemoral head[J]. Med Sci Monit, 2008, 14(4): CS23-30.

39. Ji WF, Ding WH, Ma ZC, et al. Three-tunnels core decompression with implantation of bone marrow stromal cells(bMSCs) and decalcified bone matrix(DBM) for the treatment ofearly femoral head necrosis[J]. Zhongguo Gu Shang, 2008, 21(10): 776-778.

（刘　峻　谭远超）

第八节　纳米技术

纳米是一种几何尺寸的度量单位，1nm 为百万分之一毫米，即 1 毫微米，也就是十亿分之一米。略等于 45 个原子排列起来的长度。所谓"纳米技术"，就是在 0.1～100nm 的尺度上，研究和利用原子、分子的结构、特征及相互作用的高新科学技术。"纳米微操作"，是纳米技术的重要内容，其目的是在纳米尺度上按人的意愿对纳米材料实现移动、整形、刻画以及装配等工作。纳米微操作始于 20 世纪 80 年代。目前临床应用主要集中在以下两个方面：纳米中药制备及医用纳米生物材料：

一、纳米技术在中药领域的应用

纳米中药是指应用纳米技术制造的、粒径小于 100nm 的中药有效成分、有效部位、原药及其复方制剂，它是中药纳米后的产物，不是一种新的药物。当中药被制备成纳米级别后，其物理、化学、生物学特性可能发生较大的变化，产生新的药效。与传统中药相比，纳米中药不仅大大增加了药物的生物利用度，加强了靶向作用，还降低了不良反应，这些为以后中药研究现代化的进一步发展提供了一个新的研究思路和方法。

1. 纳米中药的制备　中药种类繁多，对于不同种类的中药纳米化采用不同的加工方法，目前的方法主要是直接将中药原料纳米化及利用纳米载体承载药物两种，在此基础上又融入多种现代化制剂技术。

（1）中药原料纳米化技术：中药经过超微粉碎处理后，使药物粒子表面积增加，提供了大量的活性原子，使药物呈现出许多常态下没有的理化性质和生物学活性，缩短了煎煮时间，提高了溶解度和溶出速率，增强了疗效。对于一些成分、作用相对单一的中药，如矿物药，或某些具有特殊活性的药物利用超微粉碎技术替代传统的粉碎方法是科学可行的。

1）机械粉碎法：机械粉碎是指借助机械力将大块的固体物质粉碎成规定细度的操作

过程,是固体药物微细化处理的主要手段,目前的机械粉碎手段主要有球磨法和气流粉碎法。王晓波等对雄黄进行纳米级粉化研究,考察了球磨时间、球料比、球磨介质、转速、改性剂等对粉体粒度及性质的影响,结果显示在含有活性剂的水中球磨可以得到粉末粒度分布均匀、细小的粉体,当粉末与水量比为 1:2 加入的十二烷基磺酸钠活性剂 1.23g,在球磨机转速 600r/min 的条件下球磨 8 小时,所得粉末中 200nm 的颗粒可达 85% 以上,此为最适宜的球磨规程。边可君等在温度为 30~50℃ 的惰性气氛中利用高能球磨装置并控制其转速(200~400r/min)和时间(2~60 小时),获得了平均粒度不大于 100nm 的石决明粉末。刘彩兵等分别采用干法球磨、气流粉碎和湿法球磨 3 种方法对三七进行超细化加工,分别获得了微米级微粉和三七纳米混悬剂,通过测试种样品的粒度分布和比表面积得出湿法球磨样品颗粒细小,而且粒度分布比较集中;其次为气流粉碎样品,这为三七超细加工的规模化生产以及纳米化加工研究提供了一定的依据。

2) 微射流法:微射流法是将粗分散体加高压形成超音速流,并在孔径仅 50μm 的十字形通孔中央发生高速冲击对撞,产生强的撞击力、超声波作用以及高度湍流分散作用而导致颗粒瞬间超微破碎。詹秀琴等采用微射流法得到纳米级的雄黄颗粒,但由于体积小、表面能大,极易重新聚合成为较大的颗粒,因此又加入了不同的分散剂来提高颗粒的分散性,以提高其稳定性。康波等利用超高压微射流均质的方法制备了乳铁蛋白纳米乳液,并研究了不同均质压力、不同均质次数、不同蛋白量等因素对乳液粒度的影响,结果表明在蛋白质质量分数为 1.5%,均质压力为 120MPa,均质次数为 2 次的条件下,微射流处理能显著减小液滴粒径。

3) 微波法:微波是指频率为 300~3×10⁵MHz 的电磁波,具有较好的穿透性和加热作用。皮振邦等利用微波法,即在高频电磁场的作用下,加入化学分散剂,促使碳酸锌(炉甘石主要成分)颗粒分散,所得到的纳米级粉体粒径为 1~100nm,其稳定性比普通炉甘石更好,并发现微波功率对粒径的影响较大。

(2) 纳米载体技术:纳米载体技术广义就是用一种纳米尺度的分子材料作为载体材料来承载药物,现阶段所采用的技术有固体分散技术、包合技术、聚合物纳米粒载体技术、超微乳化纳米级分散技术等。

1) 包合技术:所采用的载体材料,本身就是一种纳米尺度的分子材料,主要是环糊精(CD),有 α、β 和 γ 型 3 种,以及它们的衍生物。这 3 种环糊精都具有筒状结构,将药物包裹于筒内可降低药物的刺激性和增加其稳定性。程祥龙等利用 POPOP 分子促使 β-CD 和 γ-CD 在水溶液中形成了纳米管结构,并通过紫外吸收光谱、稳态荧光、荧光各向异性和动态光散射等研究揭示了形成机制;pH 和温度效应实验进一步表明 POPOP 分子诱导 β-CD 形成的纳米管在溶液 pH 值大于 12 和温度高于 331K 时不能稳定存在。中药挥发油应用包合技术制备包合物的研究报道较多,有辛夷、细辛、苍术、肉桂、丁香、大蒜、石菖蒲等。Zhao 等以挥发油包合率为指标应用均匀设计法筛选出八角油包合物的最佳制备条件,即温度、研磨时间、样品与 β-CD 的比例。当温度为 35℃,研磨时间为 4 小时,八角茴香油与 β-CD 的比例为 1:13 时,运用红外测定其包合率为 81.4%,表明优选的工艺结果稳定可行,这为纳米中药包合载体的制备提供了一个很好的依据。

2) 聚合物纳米粒载体技术:聚合物纳米粒子通常有两类制备方法:第一类是以具有良好生物相容性和可降解性的脂肪族聚酯型材料及聚氨基酸等为载体;第二类方法是用两亲性聚合物胶束,即用一些带有疏水和亲水段的聚合物在特定条件下形成胶束来承载疏水性药物和保护中药某些成分的特殊活性。药物与聚合物纳米粒的结合可以是包封,也可以是附载或接枝,通过对聚合物粒子表面的修饰还可以改善纳米粒的性能,目前多将磁性粒子与载体材料结合以增加药物靶向性。刘占军等利用引发剂在壳聚糖上接枝醋酸乙烯酯,在水溶液中直接生成具有疏水核心、亲水表面的纳米粒,再利用超声振荡技术将紫杉醇与上述纳米粒混合制成了负载紫杉醇的壳聚糖纳米粒。研究发现紫杉醇的加入量可影响纳米粒的包封率,当紫杉醇的加入量为纳米粒量的 2% 时,可达到最大包封率 93.6%。张东生等采用加交联剂固化法将铁磁粒子和抗肿瘤药物 As2O3 共同包入明胶中制成纳米级微球,通过 X 射线衍射谱图、透射电镜和 X 射线能谱图证实了 As2O3 确实已包覆在载体上形成了核壳状的纳米微球,并进一步表明最终产物中的成分并不只与投入的反应物中各元素的比有关,还可能与其他原因有关,如反应条件等。

3) 脂质体纳米粒载体技术:脂质体是具有类似生物膜活性的磷脂双分子层封闭小囊,作为载体可防止药物快速降解,延缓药物的作用时间,并具有靶向作用。目前的纳米脂质体制备方法有溶剂乳化 - 蒸发法、薄膜蒸发法、冷冻干燥和超声波分散法。采用溶剂乳化 - 蒸发法制得丹参酮ⅡA 长循环固体脂质纳米粒,具体方法是将丹参酮ⅡA、单硬脂酸甘油酯溶于丙酮中,加入大豆磷脂的乙醇液制成有机相,再将有机相加入到以 Myrj59、丙三醇和重蒸水制得的水相中使其乳化,挥去有机溶剂。实验又测定了粒径、Zeta 电位和药物包封率,考察了纳米粒的稳定性,结果显示制备的脂质体纳米粒平均粒径和包封率都较为理想。罗琥捷等利用正交试验法研究了逆相蒸发 - 超声法制备鱼腥草挥发油纳米脂质体的条件,将挥发油、大豆磷脂、胆固醇和表面活性剂聚山梨酯 80 按一定比例溶于有机相,加入一定体积的水相超声混合,减压蒸发,再加入一定体积水合介质,最后于冰水浴中短时间搅拌超声即得。以最佳工艺条件制备的鱼腥草挥发油纳米脂质体呈半透明淡黄色乳液,其包封率为 97.12%。王子好等采用化学沉淀法先制备纳米级雄黄,再用薄膜分散 - 高压均质法制备纳米雄黄脂质体,其平均粒径为 102.3nm,且分散性良好,药物包封率为 82.78%,体外实验显示有良好的抑制肝癌细胞生长作用。

4) 固体分散技术:固体分散技术是指制备制剂时将难溶性固体药物以分子、胶态、微晶或无定形状态分散在另一种水溶性材料或难溶性、肠溶性材料的技术。分散后的药物一般是以微晶、微乳和分子的状态存在,是一种超分散体系,具有速效、高效的特点。陈峰等运用溶剂 - 熔融法将丹参酮ⅡA 分散于熔融的聚乙二醇 6000 中,制备成固体共融物,又利用透射电镜观察其溶解特性,用差示扫描仪测量该固体共融物的熔点,结果显示应用固体分散技术,以聚乙二醇 6000 为固体溶液可将结晶状态的丹参酮ⅡA 迅速分散成纳米级微粒,形成低熔点固体共熔物,并能够溶解于生理盐水形成胶体制剂。Hu 等采用固体分散载体乙基纤维素和阻滞性高分子材料,使用固体分散与球晶制粒相结合的技术制备水飞蓟宾缓释微球,研究发现固体分散剂和阻滞剂的比例控制着药物的释放速度,该制备过程简便、重现性好,是难溶性药物制备缓释微球的有效方法。已报道运用固体分散技术进行纳米化的有青蒿素、丹参酮、黄芩苷、葛根、水飞蓟宾等。

2. 纳米中药的优势 纳米中药并不是将药物简单地进行粉碎到纳米级,而是对组成方剂的某味药的有效部位或有效成分通过纳米技术进行加工处理,赋予传统中药以新的功能,纳米中药主要有以下特点。

(1)提高生物利用度:纳米中药的细胞壁已经破裂,因此有效成分更容易释放出来而被人体吸收;中药经过纳米化后比表面积增大,与介质的接触面积增大,更容易被溶解;其次由于比表面积增大,药物与给药部位的接触面积增大,延长了药物在体内的滞留时间,药物的吸收量也显著增加。王晓波等用家兔进行了纳米雄黄药动学研究，发现纳米雄黄粉体的药动学行为发生显著变化，吸收相增大而消除相减小，在达峰时间、峰浓度、半衰期、生物利用度等方面具有明显优势，这为开发新一代高效低毒的抗白血病新药奠定了基础。难溶性的中药成分一般制成固体分散体制剂来提高生物利用度，缪海均等选用 10 名健康男性随机单剂量口服水飞蓟宾固体分散体胶囊与片剂后，用 HPLC 法测定血浆中水飞蓟宾的浓，结果两种制剂的 AUC、C_{max}、t_{max} 经统计学分析均有非常显著差异，且固体分散体胶囊的生物利用度优于片剂。

（2）降低药物毒性：药物通过多种途径进入机体后在不同水平上引发各种各样的毒性效应。其中许多毒性同自由基与氧化损伤有关。生理条件下体内自由基的产生和清除存在着动态平衡；但在某些病理条件下自由基生成过多，超过清除的能力时就会造成组织损伤。梅之南等将雷公藤内酯醇制备成固体脂质纳米粒，发现固体脂质纳米粒能减少雷公藤内酯醇引起的小鼠体内 MDA 的产生，说明固体脂质纳米粒可减少雷公藤内酯醇在小鼠体内脂质过氧化反应的发生，因此能降低雷公藤内酯醇对肝脏的毒性作用。王俊平采用薏苡仁油研制紫杉醇微乳，以紫杉醇为对照品，分别对小鼠尾静脉给药，结果发现紫杉醇组于给药后第 5 天动物开始死亡，第 14 天动物死亡率达 90%；而紫杉醇微乳组动物在 14 天内没有发生死亡，说明紫杉醇微乳的急性毒性明显低于紫杉醇。

（3）增强原有疗效，产生新疗效：用传统方法制备的炉甘石粒径均在微米级，并且组成不确定，比表面积小，人体皮肤吸收差，对皮肤敏感部位有刺激性，抑菌活性不理想。郭义明利用合成纳米碱式碳酸锌和纳米氧化锌制备了纳米炉甘石，并以四环素为对照，测试纳米炉甘石及其成分的抑菌活性。结果显示氧化锌的量与粒径大小决定了炉甘石的抑菌活性，纳米炉甘石抑菌活性显。将纳米炉甘石与未纳米化的炉甘石进行比较，对金黄色葡萄球菌、埃希氏大肠杆菌和铜绿假单胞杆菌 3 种细菌的抑制作用有显著差异。中药加工至纳米级时，由于物理、化学、生物学特性发生改变，从而使中药呈现出新功能，其次细胞内原有不能被释放出来的某些活性成分由于破壁而被释放出来，可能也会使纳米中药增加新的功能。徐辉碧等在考察不同粒径雄黄对血管内皮细胞 ECV-304 的细胞毒性时，发现雄黄可通过诱导 ECV-304 细胞凋亡抑制细胞的增殖，并表现出很明显的尺寸 - 药效关系，粒径小于 100nm、150nm、200nm、500nm 的雄黄凋亡率分别为 68.15%、49.62%、7.51%、5.21%，结果显示 100～150nm 的雄黄粒子效果最好。

（4）靶向作用：目前，研制和开发具有肿瘤靶向性的药物载体，使药物得以在肿瘤局部释放并发挥作用已经成为人们关注的焦点。由于肿瘤细胞有较强的吞噬能力以及肿瘤等病变部位的血管内皮细胞缝隙远大于正常内皮细胞间隙，因此纳米微球更容易进入肿瘤内部，具有很强的靶向作用。现多应用脂质体、纳米颗粒、胶体溶液、毫微乳等技术实现靶向给药，张阳德等考察了槲皮素脂质体纳米粒在大鼠体内分布情况，实验分别尾静脉给予槲皮素悬浊液和槲皮素脂质体纳米粒悬浊液，于一定的时间点采集大鼠血液及主要脏器，测其槲皮素的浓度。结果发现，槲皮素制成纳米粒悬浊液后，提高了药物在肝、脾中的浓度，降低了药物在血、心、肺、肾中的浓度，提高了其对肝脏的亲和力，达到了肝靶向的要求。目前国内外还将磁性纳米载体运用于载药系统中，通过外磁场达到靶向定位的目的。郑建伟等将荷瘤鼠随机分 3 组，分别尾静脉给予药物，A 组：5- 氟尿嘧啶原液；B 组：单纯 5- 氟尿嘧啶纳米磁性颗粒，无磁场应用；C 组：在肿瘤内部建立 300Gs 的磁场，药物应用同 B 组。结果发现 5- 氟尿嘧啶纳米磁性颗粒与无磁场的相同药物治疗组及单纯 5- 氟尿嘧啶对照组比较，荷瘤鼠的肿瘤组织中 5- 氟尿嘧啶浓度显著增加，说明在磁场引导下，5- 氟尿嘧啶纳米磁性颗粒中磁性载体和所载药物在荷瘤鼠体内具有肿瘤靶向性分布。但中药应用此技术的报道较少。

（5）缓释、控释作用：借助高分子纳米粒作载体等技术手段，可实现药物的缓释、控释。陈丹等将制得的羟基喜树碱（HCPT）纳米微球与普通剂型组分别进行细胞培养，发现纳米微球剂型组 48 小时时细胞生长抑制率低于普通剂型组，至 96 小时时则与 HCPT 普通剂型组已无多少差异，说明 HCPT 纳米微球剂型具有药物缓释优点，体外实验作用平缓，抑瘤效果与羟基喜树碱羧酸钠盐剂型持平。黄惠风等以 Fe3O4 为磁性载体制成磁性纳米紫杉醇微球，并以紫杉醇为对照，观察其对胃癌细胞 SGC-7901 的体外生长抑制作用，发现磁性纳米紫杉醇与紫杉醇相比起效慢，48～72 小时后作用强度相仿，其原因可能是紫杉醇快速释药较快出现浓度高峰，故起效快；而纳米粒表面紫杉醇首先释放，在纳米粒内部的紫杉醇缓慢释放，其具有的控释作用使磁性纳米紫杉醇一直处于较低作用浓度，故抑制作用起效慢而持续时间长。

（6）丰富剂型的选择：利用纳米技术超微粉化药物可适用于口服控释片、颊含片、喷雾剂、口腔速溶片以及脂质体等多种剂型。纳米中药已引起人们的高度重视，由华工科技、武钢股份、长源电力等 7 家公司发起创立的武汉华工创业投资公司投资的"纳米中药"和"集群系统"项目最近已通过专家论证，介入了"纳米中药"高新技术的开发及产业化。

3．纳米中药发展趋势　作为我国中药现代化最前沿的创新成果，纳米中药蕴藏着无限前景和巨大的产业扩张潜力。尽管纳米技术的发展蒸蒸日上，但中药纳米技术仍处于初级阶段，如何将纳米技术正确合理地运用于中药研究当中是一个值得深思的问题。

（1）与中医药理论相结合：中药的药理作用机制较复杂，必须将中医药理论和纳米技术结合起来，在中医理论的指导下，对纳米中药进行研究，保证中药多成分、多靶点、多途径发挥作用。

（2）纳米中药的制备问题：目前纳米中药的制备方法的报道较少，多集中于矿物药方面，纳米中药的制备技术还很不成熟，有许多问题仍需进一步研究。如中药纳米化以后其有效成分和理化性质会发生改变，不能为获得纳米微粒而损坏了药物的有效成分；中药纳米化以后，可能使某些中药原有的缺陷得以纠正，疗效增强，但也可能适得其反，使毒性增加。所以现阶段需对纳米中药的制备进行系统研究，以最大限度地提高药物疗效，降低毒性。

（3）稳定性问题：中药经过纳米粉碎后比表面积增大，使得药物粒子很容易团聚，稳定性降低，难以贮存；而且中药纳米化后有效成分和药效学的不确定性也会给药物质量的稳定可控留下隐患，如何提高纳米中药稳定性也是有待解决的问题。

二、医用纳米材料

纳米生物材料是指具有纳米量级的超微粒构成的固体物质。纳米颗粒具有稳定的物理化学性质，较高的物理强度，较好的生物相容性、生物降解性和活性能基因等特点。国内外学者通过细胞培养、小动物和大动物实验，探讨了从组成成分和聚集态结构两方面仿天然骨组织的纳米磷酸钙／胶原复合骨组织工程框架材料结构降解与成骨过程匹配的一些问题，表明纳米磷酸钙／胶原骨材料与天然骨微结构相同，有利于细胞的长入和营养物质的交换，具有良好的生物相容性和可降解性。叶玲等利用二苯基四唑溴盐比法和流式细胞术对新型纳米根管填充材料（AHA-PA66）作用下的成骨细胞生长情况的变化进行研究，评价其对成骨细胞生长的影响，提示新型纳米根管填充材料的成骨细胞相容性较好，具有用作根管填充材料的基础。赵其纯等利用原代培养绵羊脊髓基质干细胞（BMSCs），传至 2～3 代后，接种至聚羟基烷酸酯（PHBV）膜和泡沫样三维支架上，通过对 BMSCs 和 PHBV 细胞毒性、黏附、生长、扩散、增殖、代谢合成等一系列研究，显示了聚羟基烷酸酯不仅具有无毒性、良好的生物相容性，还具有易于细胞黏附，不影响细胞内 DNA、蛋白质合成的优点。刘广鹏等采用有机泡沫浸渍法制备 β-磷酸三钙支架材料，接种人骨髓基质干细胞，体外成骨诱导培养的方法，发现有机泡沫浸渍法制备的多孔 β-磷酸三钙生物陶瓷具有良好的骨传导性和可降解性。陈功等从靶向药物载体技术、细胞分离技术、免疫分析酶的吸附与固定作用和基因治疗几方面简要分析磁性纳米材料在医学领域的应用，都表明和证实了纳米生物材料具有良好的生物相容性、生物降解性、活性能基因等特点，它可结合各种功能分子，如酶、细胞、DNA 和 RNA 等由于纳米材料拥有天然组织（比如蛋白质）成分类似的尺度，为材料的开发提供了新的选择。对植入体材料表面进行修饰以便获得具有生物仿生的纳米特征表面，无疑会对开发下一代骨修复材料起到关键作用，这点已取得广泛共识，具有纳米粗糙度的植入体诱导骨形成能力普遍优于具有微米粗糙度的植入体。实际上，与传统材料（组成尺度大于 1μm 的材料）相比，很多研究证实具有纳米结构的材料，包括陶瓷、金属、聚合物及复合物，大大提高了骨整合性能。

仿生纳米生物材料：运用仿生学原理与纳米表面工程原理和工艺，将多肽、生长因子、基因等特定分子识别信号固定在材料表面，对其进行分子设计和生物化处理，研制具有特定结构和功能的仿生"智能"基质材料，可以实现分子识别。由于植入体材料表面的初始蛋白吸附对随之细胞黏附等生理行为会产生重要影响，因而，一旦改变材料的表面性能，蛋白吸附和细胞功能都会受影响。如上所述，纳米尺度材料可能会较传统材料更能有效地与关键蛋白（玻连蛋白、纤连蛋白）相互作用，进而调控细胞的功能。已有的研究证实：蛋白质（玻连蛋白、纤连蛋白）在纳米相材料表面的吸附和构象（生理活性）能特异地提高成骨细胞的黏附。Woo 等报道了三维纳米聚乳酸纤维支架相对于传统聚乳酸支架能更好地选择吸附包括玻连蛋白和纤连蛋白在内的蛋白质，进而提高成骨细胞在支架材料的功能表达。其中的机制可能涉及纳米聚乳酸纤维支架具有更好的亲水性以及表面特征更接近于蛋白尺寸（纳米尺度），对所吸附蛋白的生理活性降低较弱。最近有研究报道，以化学方法将 RGD 肽接到纳米晶体羟基磷灰石（HA）和无定形磷酸钙表面，随着纳米域颗粒尺寸和无定形磷酸钙结晶度的降低，成骨细胞的功能表达随之提高。另有研究利用化学键将骨形态发生蛋白（BMP-2）的活性片断大分子固定到纳米材料表面，应用于骨修复重建。

分子自组装纳米生物材料：分子生物材料是由 MIT 的 Zhang 提出的材料设计的新概念，其主要理念在于蛋白质或合成多肽的自组装，形成纳米尺度的生物材料。该自组装受诸如氢键、离子键（静电作用）、疏水作用及范德华力等非共价键力驱动。这些非共价键作用可以调节生物分子的结构和构象，并调控与其他分子间的相互作用。最近发现一类由自组装寡肽组成的生物材料，这些生物材料支架的成分是由自我互补的两性寡肽组成，它们有规则的重复单位：带正电的氨基酸残基（赖氨酸或精氨酸）和带负电的氨基酸残基（天冬氨酸或谷氨酸）被亲水性残基（丙氨酸或亮氨酸）分开。自我互补的两性寡肽包含 50% 的带电残基，并且以交替的离子亲水性和不带电的憎水性氨基酸的周期重复为特征。这些例子包括 RA 天 16-I（以单个字母代替氨基酸，其序列为 AcN-RA 天 ARA 天 ARA 天 ARA 天 A-CNH2）和 RA 天 16-II（其序列为 AcN-RARA 天 A 天 ARARA 天 A 天 A-CNH2）。尽管 RA 天 16-I 和 RA 天 16-II 长度相同，氨基酸数目相同，但是 RA 天 16-I 有（RA-天 A）n 的空间模式（其中 n 代表重复数），而 RA 天 16-II 只有 2 个（RARA 天 A 天 A）n 的空间模式。这类分子自组装纳米生物材料对包括神经细胞的多种细胞具有很好的细胞相容性。

尽管纳米结构植入材料拥有许多如前所述的促进细胞响应的潜在优势，但一个不得不面对的问题是纳米生物材料在体内的相容性。很明显,人们需要进行大量动物实验和前期临床才能将纳米生物材料应用于骨修复植入。一旦纳米颗粒从骨修复植入材料的渗出成为问题,就必须采用其他诸如阳极氧化和刻蚀技术来制备材料的纳米粗糙度。另外,对于微米尺度的磨损碎片对骨健康的影响在过去几十年已有深入研究,而对纳米尺度的磨损碎片对骨细胞和骨健康的影响则知之甚少。显然,今后需大力加强对纳米材料的毒性实验,以实现纳米科技在制备骨修复材料中的应用。

　　总之,目前挑战依然存在,已有的研究结果表明:纳米生物材料可以提高植入体与周边骨组织的整合,已逐步成为一个新的研究领域。即使纳米生物材料最终也并非尽善尽美,我们也可从该研究中获取有关骨细胞对纳米结构表面识别的大量信息,这无疑对提高骨修复植入材料的效率和稳定性有诸多益处。

参 考 文 献

1. Keahler T. Nanotechnology: basic concepts and definitions[J]. Clin Chem, 1994, 40(9): 1797-1799.

2. 杨祥良,徐辉碧,谢长生,等. 基于纳米技术的中药问题研究 [J]. 华中理工大学学报, 2000, 28(12): 104-105.

3. 王晓波,裘荣刚,李忠亮,等. 纳米级雄黄粉体的制备 [J]. 解放军药学学报, 2002, 18(3): 129-133.

4. 边可君,杨祥良,徐辉碧,等. 纳米石决明的研究 [J]. 中成药, 2003, 25(4): 296-299.

5. 刘彩兵,盛勇,涂铭旌. 三七的超细化及纳米化研究 [J]. 食品科技, 2004(11): 21-24.

6. 詹秀琴,郭立玮,付廷明,等. 微米 / 纳米雄黄微粒的制备及粒度测定 [J]. 南京中医药大学学报, 2003, 19(1): 24-25.

7. 康波,齐军茹,杨晓泉. 微射流均质制备乳铁蛋白纳米乳液的研究 [J]. 食品工业科技, 2009(8): 182-184.

8. 皮振邦,田熙科,杨超,等. 纳米炉甘石的制备 [J]. 武汉大学学报(理学版), 2002, 48(2): 649-651.

9. 程祥龙,吴爱华,沈兴海,等. POPOP 诱导环糊精形成纳米管的研究 [J]. 物理化学学报, 2006, 22(12): 1466-1472.

10. 陈玉苗,陈均志,段冬海. 均匀实验设计优化聚 β- 环糊精包合丁香油的研究 [J]. 中草药, 2010, 41(12): 1973-1977.

11. Zhao XH, Sheng JR. Study on inclusion complex of staranise oil with β-cyclodextrin[J]. Lishizhen Medicine and Materia Medica Research, 2008, 19(3): 641-643.

12. 刘毅,张丽艳,谢宇,等. 综合评分法优化蒜油的 β- 环糊精包合工艺 [J]. 中草药, 2009, 40(7): 1077-1079.

13. 蒋刚彪,冯英,赵慧,等. 聚合物纳米粒子作为抗肿瘤药物载体的应用 [J]. 中草药, 2007, 38(8): 1265-1269.

14. 刘占军,张卫国,于九皋,等. 负载紫杉醇壳聚糖纳米粒的制备、表征与释药性能 [J]. 中国组织工程研究与临床康复, 2009, 13(3): 493-495.

15. 张东生,贾秀鹏,樊祥山,等. 砒霜磁性纳米微球的研制及表征 [J]. 电子显微学报, 2002, 21(5): 507-508.

16. 郭波红,程怡,林绿萍. 甘草次酸脂质体的制备及其药剂学性质的研究 [J]. 中草药, 2010, 41(3): 380-383.

17. 覃斌,刘建平,王红伟. 丹参酮ⅡA 长循环固体脂质纳米粒的制备及其理化性质研究 [J]. 中国药科大学学报, 2006, 37(2): 127-131.

18. 罗琥捷,李临生. 鱼腥草挥发油纳米脂质体的制备 [J]. 陕西中医, 2005, 26(12): 1370-1371.

19. 王子好,王丽,张东生. 纳米雄黄脂质体的制备、特性检测和体外抗肿瘤细胞作用的研究 [J]. 东南大学学报, 2009, 28(3): 175-179.

20. 韩丽. 实用中药制剂新技术 [M]. 北京:化学工业出版社, 2002.

21. 陈峰,罗厚蔚. 应用固体分散技术制备丹酮胶体制剂 [J]. 电子显微学报, 2007, 26(2): 148-152.

22. Hu RF, Zhu JB, Ma FY, et al. Preparation of sustained-release silybin microspheres by spherical crystallization technique[J]. J Chin Pharm Sci, 2006, 15(2): 83-91.

23. 邱洪，王宝佳，李悦，等. 纳米中药简介 [J]. 中国药业，2005，14（4）：78.

24. 王晓波，裘荣刚. 纳米级雄黄粉体药代动力学研究 [J]. 解放军药学学报，2002，18（6）：324-326.

25. 缪海均，刘皋林，钱方，等. 水飞蓟宾固体分散体胶囊的人体生物利用度 [J]. 第二军医大学学报，2000，21（10）：965-967.

26. 梅之南，杨亚江，徐辉碧，等. 固体脂质纳米粒降低雷公藤内酯醇肝毒性的实验研究 [J]. 中草药，2003，34（9）：817-819.

27. 王俊平，王玮，赵丽妮. 紫杉醇微乳抗肿瘤作用的研究 [J]. 中国现代医药杂志，2009，2（11）：10-12.

28. 郭义明，赵敬哲，于开锋，等. 矿物药炉甘石成分分析及其纳米形态的抑菌活性研究 [J]. 高等学校化学学报，2005，26（2）：209-212.

（刘　峻　谭远超）

第九节　骨组织工程技术

组织工程（tissue engineering）是用生命科学和工程学的原理及技术，研究生物组织的结构、功能和生长机制，探讨能够修复、维护和改善损伤组织功能的理论和方法，并根据不同的组织损伤情况，选择不同的种子细胞和细胞外支架材料，在体外构建、培育各种具有特定生命功能的组织和器官作为生物替代物，以修复或重建原有组织器官的结构，维持或改善组织器官功能的一门新兴的边缘学科。20世纪80年代以来，全世界科学工作者共同努力，推动了骨组织工程在基础研究和临床应用等方面的长足进步。组织工程学的发展向人们展示了体外复制生命的可能性，为人类疾病的治疗、生命的延长、生活质量的提高等提供了一个新选择。现将近年组织工程研究骨科学方面所取得的成果综述如下。

一、种子细胞的来源、选择及培养

理想的种子细胞应具有的特性有：①适合临床应用需要，来源广泛，取材容易，对机体损伤小。②在体外培养中增殖力强、易稳定表达成骨细胞表型。③具有较强的传代繁殖力。④植入机体后能适应受区的环境并保持成骨活性。⑤快速成骨，且无致瘤性等特点。成骨细胞（osteoblast, OB）是骨组织工程的种子细胞，其来源主要包括自体或异体的骨组织、骨外膜、骨髓和骨外组织。胚胎骨和新生骨源性 OB 生长迅速，繁殖速度快，但面临伦理学和免疫排斥反应等问题；骨外膜中含有的骨原细胞可向 OB 分化，但骨膜来源有限；骨髓中含有具有多向分化能力的间充质干细胞，它来源广泛，易于获取，创伤小、成骨能力强等，是种子细胞来源研究的最大热点，但它对体外成骨诱导环境的要求较高；肝脏、脾脏、肺脏、毛细血管、神经组织及视网膜等骨外组织中也存有一定量的干细胞，但由于它们对于体外培养条件和受区环境的要求更高，限制了它们的发展，而胚胎干细胞和脐血干细胞由于具有获取容易、分化潜能多向植入安全、增殖能力强等优点，逐渐进入更多研究人员的视线。基因转移技术的应用及各种形成因子和生长因子的介入，使得种子细胞在体外能够大量快速增殖分化，从而确保了组织工程化骨的需要。但仍然有许多问题亟待解决：如何使细胞特性在体外环境中保持不变；如何使细胞能够快速增殖但不具有体内成瘤性；如何使细胞生长的体外环境更接近于体内环境；如何使各种因子组合和释放更加适合细胞生长的需要等。

二、体外支架材料的研究

体外支架材料的作用是将体外培养扩增的正常组织细胞吸附于一种生物相容性良好并可被机体吸收的生物材料上,形成细胞 - 生物材料复合物,将复合物植入机体组织、器官的病损部分,细胞在生物材料中扩增,同时支架材料逐渐被机体降解吸收的过程中形成新的在形态和功能方面与相应器官相一致的组织,从而达到修复创伤和重建功能的目的。

1. 人工合成的无机材料　目前常用的有羟基磷灰石、磷酸钙骨水泥、磷酸三钙、生物活性玻璃陶瓷、珊瑚、天然型无机骨、煅烧骨、微孔纯钛、预制微孔煅石膏等。它们虽有较好的生物相容性,但其塑形难、脆性大、降解时间长、表面活性较差,应用受到了很大限制。羟基磷灰石含有和人体组织相结合的键合羟基,钙 / 磷比和人体骨骼相似,有良好的生物相容性,在机体有一定的降解度,安全、无毒、异物反应小,而且以碳酸钙骨水泥的形式运用,其可在人体内自行固化成结构稳定、含微孔的羟基磷灰石移植体,可塑性高,操作简单,但是羟基磷灰石缺乏骨诱导作用,组织脆性大,生物力学强度远低于正常骨,降解速度也较慢,作为骨缺损冲充填材料时不能用于负重较大的区域;磷酸三钙组织相容性好,刚性及脆性均好,无毒无害,但降解速度太快,也不容易加工。针对二者的优缺点,研究人员将二者复合,能够达到改善降解性、增加强度、降低脆性的目的。另有一种通过溶胶 - 凝胶法制成的生物活性玻璃陶瓷,具有特殊的生化组成、纳米团簇结构和微孔,均匀性好,比表面积高,能够吸收不同的细胞或蛋白质,成为很有应用前景的组织工程材料。

2. 人工合成的有机材料　高分子聚合材料,包括聚乳酸、聚羟基乙酸及两者的共聚物、聚乙烯等,可以水解,降解产物是乙酸和乙醇酸,对机体无害,还有很好的可塑性,能加工成各种形状。其对细胞的吸附力弱,机械强度也偏弱。学者们将多种无机和有机材料按比例复合应用,制成了多种复合材料,彼此互相取长补短,对骨修复效果较好。但这些材料难于形成较好的材料 - 细胞界面,也存在一定的抗原性,还需进一步深入研究。延伸性好,可以制造成多孔三维支架、纤维状、板状、微球状等,可降解性能好,并且不会造成疾病的传播。尽管它们有良好的生物相容性、可吸收性、材料的吸收率可以通过共聚单位的相关比例来控制等优点,但仍存在着费用昂贵、降解率低、机械强度较差、可塑性不强及降解后产物会改变周围环境 pH 值、导致纤维化甚至诱发免疫反应等缺点。

3. 天然生物性材料　目前常见的有以下几种,Ⅰ型胶原、可溶性胶原海绵、纤维蛋白、脱钙骨基质、同源松质骨、可溶性非胶原蛋白、胎儿骨、骨基质明胶等。胶原:骨组织中主要为Ⅰ型胶原。它虽然因含特定的细胞识别信号而利于成骨细胞增殖分化,但由于缺乏一定的机械强度,难以单独用作成骨细胞培养基质材料。脱钙骨基质:同种异体DBM具有极低的免疫原性、良好的细胞及组织相容性及消毒后保持其骨诱导能力的特性,本身亦具有一定力学强度,通过改变脱钙率可以调节其力学强度,以适应临床不同植骨部位的需要。通过采集前病原学检测和相应的加工处理,可以保证其具有较好的生物安全性。

4. 复合材料　无论是天然材料还是人工材料,单独利用时总有这样或那样的缺陷。为克服这些缺陷,通过适当的方法将两种或两种以上的材料组合,形成复合材料将是今后细胞外基质材料研究的热点和重点。许多学者综合无机材料、高分子聚合材料、生物性材料的特点,把几类材料进行组合配制成复合载体。如多孔羟基磷灰石 - 磷酸三钙,多孔羟基磷灰石 - 聚羟基乙酸共聚物,胶原 - 磷酸三钙,胶原 - 羟基磷灰石,磷酸三钙 - 纤维素,胶原 - 聚乳酸等,以发挥它们的优点。复合材料不但能保证足够的强度,而且能与靶细胞和各种生长因子有效地结合以利于组织工程骨的构建。目前研究较多的是有机材料和无机材料的复合；各种生物性和非生物性材料，如羟基磷灰石、珊瑚、松质骨基质、无机骨或胶原等与骨形态发生蛋白或其他骨生长因子的复合等。今后的研究方向主要集中在以下几个方面：以天然骨的成分和结构特征为模版的仿生骨替代材料；采用纳米技术制造具有特殊性状的生物材料；能够融合各种生长因子且具有生长因子的缓释能力，并可采取基因操作的细胞外基质材料；具有可注射性，在体内自动成型并可根据宿主体内环境变化而变化的生物材料等。

三、细胞因子的调控作用

VEGF 是具有促进血管生长作用的肝素结合多肽，VEGF 作为血管内皮细胞的特异性有丝分裂原，在体内外均可特异性地刺激血管内皮细胞。大量实验证明 VEGF 可促进血管内皮细胞生成，而血管的生成是软骨骨化的重要基础，进而可以使无血管的软骨逐渐转变为有血管的骨组织。

四、种子细胞的基因改造

为逆转种子细胞在体外培养过程中出现培养周期慢、表型改变以及细胞功能退化等问题，基因修饰细胞越来越受到学者的重视。基因修饰即人为将某些细胞因子，如转化生长因子β、骨形态发生蛋白、胰岛素样生长因子的基因通过某种载体导入种子细胞，从而提高细胞基质表达及维护细胞表型。经基因工程修饰的种子细胞生长迅速，亦能较长时间维持细胞的生物学表型，但其安全性需进一步研究。基因治疗需要合适的载体，以避免载体的宿主细胞对外源性基因产物的排斥反应。基因治疗的载体系统主要包括病毒载体（反转录病毒、腺病毒、腺相关病毒等）和非病毒载体（脂质体、DNA 质粒、DNA 配体复合物、裸 DNA 和基因枪等）。载体可介导目的 DNA 或 RNA 进入靶细胞的细胞核内，并促进其表达。目前被研究应用最多的是腺病毒载体，已有多种腺病毒载体被用作研究基因的传递工具，包括重组腺病毒载体在内。病毒载体能高滴度地生产目的基因，很容易转染分裂期和非分裂期细胞；但其缺点在于病毒壳体蛋白在靶细胞表面，容易吸引免疫活性细胞如细胞毒性疾病引起免疫反应而成为在基因治疗非致死性疾病方面的最大障碍。在基因治疗中，要根据体内或体外转导方式、蛋白功能预计持续时间，解剖部位和治疗条件来选择合适的载体。

局部基因的转移方法有两种：体外转移技术和体内转移技术。体内基因转移是通过直接将含有目的基因的病毒表达载体或质粒注射到骨缺损局部。该技术简单易行，在手术室就可以操作，具有显著的应用优势体外转移技术是从组织中分离靶细胞，进行体外培养，将目的基因进行转染后重新植入局部。因为体外转基因没有将病毒颗粒或 DNA 复合物直接注射到体内，所以可以选择靶细胞，而且在技术上具有高效率的细胞转导。因此用腺病毒载体进行体外转基因比体内转基因安全，同时体外细胞的获取、感染、转导和植入合适的解剖部位所需的时间较短，操作也很简单，可根据实际需要复合人工骨材料后植入。但其缺点是方法复杂，需要收集靶细胞，费时且费用较高。

理想的靶细胞应该是具有成骨能力的细胞，其特点为：①细胞来源可靠，取材方便，对机体损伤小。②在体外培养体系中具有较强的增殖传代能力，生物活性好，能够在较短时间内得到较多数量并易定向分化为成骨细胞。③植入机体后能适应受区环境，保持高质量成骨活性，且远期效果良好。④生物毒性低，组织相容性好，免疫活性低，致瘤性低。因此，选择合适的靶细胞进行基因治疗显得尤为重要。从理论上讲，骨缺损修复部位的所有细胞均可选为基因治疗的靶细胞，但目前在伦理和法律上是不允许使用生殖细胞作为靶细胞进行基因治疗的，并且在选择时须考虑骨缺损具体的解剖部位、骨骼和周围软组织的质量等。目前，骨缺损基因治疗中应用的靶细胞主要有骨髓间充质干细胞、骨骼肌细胞、成纤维细胞等。骨髓基质干细胞具有分化为成骨细胞、软骨细胞、成纤维细胞的潜能，它从体内收集后可以在细胞培养中扩增，再分离出来后用作诱导成骨和促进骨修复的基因治疗的靶细胞，其效果在动物实验研究已有证明。

总之，从 20 世纪 80 年代末期以来，在全世界科学工作者的共同努力下，骨组织工程在基础研究和临床应用等方面都取得了很大的进步。作为决定骨组织工程 3 个成功条件中的种子细胞和细胞外基质材料，其理想的选择和临床应用仍然面对着很大的挑战。其主要表现在：①种子细胞的来源及培养体系尚未完全确定。②细胞外基质材料尚不够完善，还存在这样或那样的缺陷。如基质材料的降解率与成骨速度不协调；基质材料在体内所引发的免疫反应等。③种子细胞与细胞外基质材料的相互作用关系，尤其是如何增加种子细胞在基质材料表面的生物活性及分化方向方面，仍需进一步深入研究。但毕竟组织工程的出现向人们展示了体外复制生命的可能性，为人类的疾病治疗提供了一种新的选择，它巨大的生命力和光辉前景一定会带给我们一个崭新的医学时代。

（刘　峻　谭远超）

第十节　基因治疗技术

基因治疗是现代分子生物学高科技发展的产物，它是将经过重组的基因转入体内，用以替补在病变中缺失的基因，或特异性地抑制致病性的基因产物，以及补充激活机体本身的免疫抗病能力，从而达到治疗的功效。自美国第 1 例基因治疗以来，发展迅速，得到了社会和科学家的重视，不但在一些遗传性疾病如血友病、白化病等，非遗传性疾病如癌症、获得性免疫缺陷综合征的治疗等方面引起了重视。自基因治疗技术发展以来，虽然最初的设想是将基因治疗用于处理遗传性基因缺陷病，但它已被提议广泛用于组织修复与骨骼肌肉有关的疾病，为创伤的临床治疗提供了新的思路。下面在皮肤软组织修复、骨关节炎、椎间盘退变方面的基因治疗简要说明。

一般而言，从策略上考虑，进行基因治疗有两种方法，一是体内法，即将载有目的基因的载体直接注入受损创面，从而将目的基因整合到基因组上，提高生长因子等促创面愈合因子的分泌。然而该方法具有一些明显的不足，首先是被转染的细胞特异性不高，一些非特异性细胞也将被整合上目的基因，导致生长因子表达的紊乱，虽然可能促使伤口愈合，但同时也将影响组织的其他生理功能；其次，如病毒转染，虽然目前尚没有因基因治疗诱发病毒感染，导致癌化的报道，但存在潜在的危险性。另一种是体外法，可克服体内法的不足，将待转染的细胞从机体中分离出来，在体外培养，扩大细胞数，然后再运用多种转基因方法将目的基因导入细胞，经筛选，将载有目的基因的细胞回输入机体，从而在机体中分泌该种生长因子，促进创面愈合。但这两种策略均离不开一些具体的基因转导技术。

一、基因治疗在皮肤软组织修复中的应用

由于创伤可发生在多种组织细胞，每种组织器官有其自身的特点，因此临床基因治疗是一个复杂的生物学过程，战略上一般需要考虑靶器官的特点、目的基因及技术方法的选择等

事项。根据皮肤软组织创伤修复的特点,基因治疗时有不同的侧重点。

1. 促进细胞活性 组织损伤后,需要尽快填补缺损创面,促进细胞分裂增殖,近年研究发现,一些生长因子如 FGF、TGF 等细胞因子能促进细胞从细胞间期进入分裂期,因此其基因是基因治疗的首选对象。研究表明,转染细胞因子后,创面细胞活性显著增高,分裂增生能力增强。但需要指出的是,这些生长因子的作用并不是单一的,在促进细胞活性增加的同时,一些细胞基质如胶原、纤维连接蛋白的分泌也增加,这些复合因素共同促进了创面的愈合。

2. 促使胶原合成 Yamasak 等发现,诱导型一氧化氮合成酶(iNOS)缺陷型小鼠损伤后,修复较野生型延迟 31%,用 NO 特异性合成抑制剂 N6- 乙基亚胺 -L 精氨酸能阻止野生型小鼠的创伤愈合,并且 iNOS 基因治疗缺陷型小鼠后,其修复能力显著提高,这可能是通过 NO 发挥作用的。许多文献证实,NO 能促进损伤组织中胶原的合成。Thornton 等背中线切割 SD 大鼠,将聚乙烯海绵置于皮下,上面滴加含有 iNOS 基因的哺乳动物表达质粒 pM6,结果显示,iNOS 基因转导组损伤部位胶原积聚较对照组明显增多,两者有显著差异($P < 0.05$),说明 iNOS 能通过增加胶原合成,促进创伤愈合,逐渐成为基因治疗的另一选择对象。

3. 促血管合成 血管通过血液运输提供组织修复所需的生长因子、激素、氧气等营养成分,损伤后其形成障碍将导致溃疡等一系列病理变化,直接影响组织的修复。现在发现血管的损伤修复和三大分子调控系统相互作用有关,它们分别是血管内皮生长因子系统、纤维蛋白溶血酶原系统及血凝系统。其中,血管内皮生长因子促进内皮细胞通道形成,血凝酶系统有助于血凝块周围内皮成熟化,而纤维蛋白溶血酶原一方面能溶解血凝块,促进血液流通,另一方面能有利于血管新内膜的形成,因此纤维蛋白溶血酶原在创伤修复的基因治疗中引起了重视。

二、基因治疗在骨关节炎方面的应用

骨关节炎(OA)是一种常见的关节疾患。OA 的患病率和患病人数在世界范围内居于首位。统计资料表明,膝关节是全身各关节中发生运动创伤最多的关节。膝关节病变中又以慢性劳损所致的膝关节骨关节炎最常见。手术治疗对 OA 的治疗效果难于令人满意,均不能很好解决关节软骨的修复问题,更不能解决关节软骨还将被进一步破坏的结局。1996 年进行了第 1 例人类关节炎的基因治疗试验,实验数据显示基因转移可能促进骨关节炎的治疗。

骨关节炎的基因治疗有两种方式,即系统转移和局部转移。前者适用于累及多器官或多系统病变的治疗,但副作用较大;后者适用于局部单病灶治疗,副作用小。由于 OA 主要是影响少数几个负重关节,局部治疗是基因治疗的首选方式。目前,在基因治疗的研究中,所用的载体主要有病毒载体和非病毒载体,各种病毒载体在关节基因转移中已有广泛的应用。在基因治疗的研究中,使用最多的是反转录病毒载体和腺病毒载体,但两者均有一定局限性,反转录病毒载体的最大缺点是不能转导到非分裂细胞内,只能整合处于增殖状态的细胞。腺病毒载体的缺点有:转移基因的表达可随时间的推移迅速减低;腺病毒蛋白质具有抗原性,可刺激免疫系统攻击腺病毒感染细胞。许多研究证实,非病毒载体与病毒载体相比,普遍存在着治疗基因表达效率低下的问题,但由于病毒 DNA 导入系统目前还存在许多争议,因此在基因治疗中,非病毒 DNA 导入系统,尤其体内的非病毒 NDA 导入系统,也受到了人们的广泛重视。

三、基因治疗在椎间盘退行性变方面的应用

椎间盘的退变过程是由于细胞因子的减少和致炎因子的增多,导致基质金属蛋白酶活性

增加,椎间盘软骨样细胞分泌蛋白多糖和Ⅰ、Ⅱ型胶原能力下降,降解加速。由此造成椎间盘软骨样细胞赖以生存的细胞外环境被破坏,髓核成分比例改变,不能维持椎间盘内应有的张力,加剧细胞退变,且这种改变很难自行修复。Nishida 等在对椎间盘用腺病毒进行萤光素酶基因传递的前数周,先把腺病毒注射到宿主皮下进行免疫,后发现椎间盘内萤光素酶的表达没有受到任何影响。这个结果说明椎间盘可能把载体及蛋白产物与免疫系统隔绝开来,使得外来载体和蛋白产物免受免疫系统的排斥。

椎间盘退行性变疾病的基因治疗是通过转基因的方法,维持正常椎间盘细胞种群的表型和数量,降低炎症因子及基质金属蛋白酶含量和增强细胞合成髓核内蛋白多聚糖、Ⅱ型胶原的能力,从而延缓和逆转椎间盘退变。其涉及目的基因的选取、基因载体的选择、靶细胞的选择、转染方法和目的基因的表达调控等。成功的基因治疗首先需将目的基因有效地转移到靶细胞内,并持续的表达,这就要求选择理想的载体。现在使用的载体主要分为病毒载体和非病毒载体。非病毒载体没有免疫原性和致病性,但总的缺陷是表达时间较短暂,在椎间盘等组织中使用这些载体的转基因表达通常只有几天,如此短的表达时间对于治疗椎间盘退变这样的慢性疾病是不适合的。体内基因治疗中,病毒介导的基因转入可达到较高的转入率以及高水平的基因表达,因此病毒载体成为椎间盘退变基因治疗的首选载体,它主要包括反转录病毒载体、腺病毒载体、腺相关病毒载体等。反转录病毒只能转染分裂活跃的细胞,对高度分化的椎间盘细胞感染率极低,已很少应用。而腺病毒载体能高效率地转染有丝分裂不活跃的椎间盘细胞并使目的基因持续表达,所以目前在椎间盘疾病基因治疗研究中应用最广泛的是腺病毒及腺相关病毒载体。

虽然基因治疗椎间盘退变的实验室研究结果是令人振奋的,但基因治疗要真正过渡到临床还有很多困难需要解决:了解椎间盘退变的分子生物学机制及椎间盘退变密切相关因子的生物学作用,选择最佳治疗基因;不断构建高效、安全的表达载体,保证目的基因得到稳定的表达;提高基因转入及表达的有效性,并探讨其调控机制;基因导入方法的改进,使在体直接转染方法不断成熟,为治疗基因产生适宜效果的准确剂量,更加有效地避免基因治疗中可能产生的毒副作用。因此,随着人类对椎间盘退行性变疾病更深入的认识和分子生物学技术在临床上的应用,在椎间盘退变早期进行转基因的干预,对延缓椎间盘退变甚至逆转疾病进程产生了希望。

参 考 文 献

1. Evans Ch, Robbins PD. Possible orthopaedic applications of gene therapy[J]. J Bone Joint Surg Am, 1995, 77(7): 1103-1114.

2. 赵京元,于长隆,敖英芳,等. 兔早期骨关节病发病机制研究 [J]. 中国运动医学杂志,1998,17(3):228-230.

3. 王梅,于长隆. 老年骨关节炎 [J]. 中国临床康复,2002,6(1):25-27.

4. Ghivizzani SC, Kang R, Georgescu HI, et al. Congstitutive intra-articular expression of human IL-1 beta following gene transfer to rabbit synovium produces all major pathologies of human rheumatoid arthritis[J]. J Immunol, 1997, 159(7): 3604-3612.

5. Bandara G, Mueller GM, Galea-Lauri J, et al. Intra-articular expression of biologically active interleukinl-receptor antagonist protein by ex vivo gene transfer[J]. Proc Natl Acad Sci USA, 1993, 90(22): 10764-10768.

6. Gerich TG, Kang R, Fu FH, et al. Gene transfer to the patellar tendon[J]. Knee Surg Sports Traumatol Arthrosc, 1997, 5(2): 118-123.

7. Oligino TJ, Yao QP. Vector systems for gene transfer to joints[J]. Clin Orthop Relat Res, 2000 (379 suppl): S17-30.

8. Whalen JD, Lechman EL, Carlos CA, et al. Adenoviral teansfer of the viral IL-10gene periarticularly to mouse paws suppresses development of collagen-induced arthritis in both injected and uninjicted paws[J]. J Immunol, 1999, 162 (6): 3625-3632.

9. Gerich TG, Kang R, Fu FH, et al. Gene transfer to the patellar tendon[J]. Knee Surg Sports traumatol Arthrosc, 1997, 5 (2): 118-123.

10. Oligino T, Ghivizzani S, Wolfe D, et al. Intra-articular delivery of a herpes simplex virus IL-1Ra gene vector reduces inflammation in a rabbit model of arthritis[J]. Gene Ther, 1999, 6 (10): 1713-1720.

（陈长贤 刘 峻）

第三篇

骨科疾病的微创治疗

第一章
创伤骨折的微创治疗

第一节　骨干骨折的微创治疗

一、锁骨骨折

（一）概述

锁骨骨折是常见的上肢骨折之一，以儿童多见，约 50% 的锁骨骨折发生于 7 岁以下的儿童。而成人锁骨骨折仅占全身骨折的 2%～5%，占成人肩胛带骨折的 35%～45%。锁骨是人体最早发生骨化的骨骼，过去一般认为，锁骨是唯一通过膜内成骨方式骨化的长管状骨，但后来也有学者提出了其软骨化骨的证据。

锁骨内、外两端各有一继发骨骺。内端骨骺出现较晚，于 15～18 岁出现，至 22～25 岁时与锁骨主干融合，是长管状骨中最后闭合的骨骺。锁骨外端继发骨骺在 19 岁左右时出现后很快闭合，故往往只有内侧的骨化中心可被观察到。青少年易因外伤发生锁骨内端骨骺分离，X 线片表现类似于胸锁关节脱位，应注意区分。

（二）病因病机

1. 致伤暴力　间接暴力与直接暴力均可造成锁骨骨折，直接暴力较少见。间接暴力多见于跌倒或运动损伤，多为跌倒后手、肘着地或肩外侧受到撞击，冲击力顺着关节传导至肩锁关节或胸锁关节，使弯曲的锁骨受到挤压，多为横断型或短斜形骨折，偶有来自一侧肩部的传导暴力引起两侧锁骨骨折者。直接暴力亦可从前方或上方作用于锁骨，常引起锁骨外 1/3 横断型或粉碎性骨折，偶尔开放性骨折（如棒击伤、枪伤等）。

2. 骨折机制　对于成人的锁骨骨折，既往认为锁骨骨折最常见的致伤机制为手掌过伸位撑地所致，根据 Stanley 等对 122 例锁骨骨折的病例研究结果发现这受伤机制在锁骨中段骨折中只占到 6.3%，在锁骨远端骨折中只占 5.9%。而最为常见的致伤机制来源于肩关节间接暴力传导所致，当外力作用于肩部，使得锁骨与第 1 肋骨撞击并导致锁骨中 1/3 骨折。此外，交通事故发生的安全带骨折，棒击伤、枪伤等所致骨折常因创伤暴力较大而产生严重损伤，预后欠佳。

（三）诊断

锁骨骨折多为间接暴力所引起。经肩锁关节传至锁骨，并与身体向下的重力交汇于锁骨的应力，形成剪力而造成锁骨骨折。

1. 临床表现　锁骨骨折处局部肿胀，外观畸形，皮下瘀血，压痛，可触及移位的骨折断端，如骨折移位并在重叠，肩峰至胸骨柄间距离变短，典型的体征为胸大肌牵拉重力作用，头侧向患侧，下颌转向健侧，以放松胸锁乳突肌的牵拉，此特点有助于临床诊断。对于婴幼儿患者，由于不能陈述外伤经过及疼痛部位，若锁骨皮下脂肪丰厚，局部观察很难发现显著差异，尤其是青枝骨折，临床表现不明显，故常易贻误诊治。因此临床医师除了细心询问亲属，患者是否有外伤史，托肩试验也有助检查诊断。对于直接暴力引起的骨折，可刺破胸膜发生气胸，或损伤锁骨下血管和神经，出现相应症状的体征。因此在体检时应注意是否合并其他部位的损伤以避免漏诊。

2. 辅助检查（影像学检查）

（1）锁骨中段骨折：一般可以通过前后位 X 线片可明确锁骨是否存在骨折，但是因锁骨有的解剖特点，单一通过前后位 X 线片很难正确判断骨折的移位情况。所以通常建议管球向内侧倾斜 45°，向头侧进行拍照。

（2）外 1/3 骨折：锁骨外 1/3 骨折通常需要拍摄创伤系列 X 线片，如标准的肩关节正位，肩胛骨侧位以及腋位。Neer 推荐投照 3 种角度 X 线片；①双腕悬吊重物投照双肩关节前后位，重量 4.5kg（10 磅）左右。通过与正常对比显示患侧喙突到骨折内侧端之间的距离，来提示存在韧带损伤。②肩胛骨侧位片可见内侧骨折向后移位，外侧骨折端向前方移位。③与前者呈 90° 自后向前投照，或者患者伤侧肩关节内收，肘关节越过身体中线进行前后投照，此时如存在韧带损伤，肩关节会相对锁骨向前内侧半脱位，锁骨的远端位于近折端下方。

（3）对于内 1/3 骨折，临床通过常规 X 线片检查不易判断，且可漏诊，因此经常采用 CT 扫描。也可以通过锁骨的表面三维重建手段进行对锁骨整体评估。

3. 诊断标准　参考 1994 年中国国家中医药管理局判定的《中医病证诊断疗效标准》。

有外伤史，多发于锁骨中 1/3 或中外 1/3 交界处，骨折局部肿胀压痛明显，有移位骨折可触及骨擦感或骨擦音。

X 线摄片检查可确定骨折类型及移位情况。

4. 骨折整复标准　对于锁骨骨折的整复要根据骨折的位置、体片、损伤程度、患者的期望值来综合分析，同时在治疗过程中采用的固定为前提，尽可能恢复骨折前解剖形态，确保无并发症应该是此类骨折整复标准。谭远超等提出锁骨骨折复位标准 2.：①成角移位≤10°；②短缩移位≤1cm。

5. 临床分型

（1）Allman 在 1961 年将锁骨骨折分为 3 型

Ⅰ型为中 1/3 骨折（中段骨折），约占所有锁骨骨折的 80%。

Ⅱ型为内 1/3 骨折（远端骨折），约占所有锁骨骨折的 15%。

Ⅲ型为外 1/3 骨折（近端骨折），约占所有锁骨骨折的 5%。

（2）Neer 将锁骨远端骨折定义为位于斜方韧带内侧边缘以外的骨折并进一步分类，这是锁骨远端骨折最常用的分类法。1990 年，Craig 在 Neer 分型的基础上更详细的对锁骨进行了分类，是到目前为止应用最为广泛的分型法。

1）远端骨折：以斜方韧带内侧边缘以外的骨折，该韧带以远的骨折为锁骨远端骨折，根据稳定情况分为 5 个亚型。

2）近端骨折：发生在锁骨的内 1/3 的骨折。Craig 根据骨折移位程度又将其分 5 个亚型，即：

Ⅰ型：很小移位。

Ⅱ型：有移位（韧带断裂）。

Ⅲ型：关节内骨折。

Ⅳ型：骨骺分离。

Ⅴ型：粉碎骨折。

这类骨折不常见，人们对其研究较少，因此对治疗方法和预后均没有固定的看法。

3）中段骨折：发生在锁骨的中 1/3 的骨折。

Ⅰ　韧带间骨折，通常无明显移位，或轻度移位，骨折仍稳定。

Ⅱ　喙锁韧带内侧骨折，基中又根据韧带的完整性分 A 亚型（锥状韧带和斜方韧带完整性，附着于近骨折端）和 B 型（锥状韧带断裂和斜方韧带完整）。

Ⅲ　锁骨远端关节面的骨折。

Ⅳ　喙锁韧带与锁骨骨膜相连，骨折近端向上方移位。

Ⅴ　粉碎性骨折：喙锁韧带仅与碎骨片相连。

（3）Robinson 分型：是基于对 1000 例锁骨骨折临床观察作出的分类方法，它与预后密切相关。其Ⅰ型为内 1/3 骨折；Ⅱ型为中 1/3 骨折；Ⅲ型为外 1/3 骨折。

（四）治疗

对于锁骨骨折既往认为治疗简单明了，俗称"锁骨不用复位，绑上便舒服"，由于大多数的病人通过简单的固定及制动后往往能取得较好的功能效果及愈合效果，故大部分医者及病患者都能接受，但这种治疗带来的弊端是结果往往是畸形愈合，在一定程度上对外观产生了影响。

对于锁骨骨折的治疗原则要结合骨折的类型，个体差异等进行分析。但锁骨骨折的治疗目标是在恢复功能，消除畸形的前提下使骨折愈合。很长一段时间里，学术界比较一致的观点认为 80%～90% 的锁骨中 1/3 骨折可取非手术的方法进行治疗。可以通过"不同的绑扎"固定形式来治疗。

但近年来随着人们对于非手术治疗导致进行性肩关节畸形、长期固定粘连、功能受限、疼痛、神经血管等的深入研究和固定技术改进，治疗方向又产生了很多的争论。

采用内固定治疗骨折的优势与良好的结果有目共睹，所以更多的医师认识到锁骨骨折术后不愈合主要原因在于手术技术上存在失误，只要技术适当，并不会阻碍骨折的愈合过程。

1. 保守治疗　大多数的锁骨骨折（特别是锁骨中段骨折）可以采用整复后"8"字绷带或石膏外固定治疗。对于采用保守治疗锁骨骨折，在伤后需尽早复位并固定，有利于骨折的愈合，成人骨折 2 周以内均可复位，儿童则在 1 周以内复位，复位要求精准，减少反复多次整复，以减少二次或医源性的损伤，整复通常有两种复位方法。一种方法是在患者仰卧位时，将一枕头放在其肩胛骨之间，此时肩关节处于向上向外侧的位置，再行缓慢展肩，锁骨的前后及上下移位通过旋转回绕，端挤提按等手法使其复位；另一种方法是在患者坐位时，令其挺胸抬头，双手叉腰，助手站于患者身后，用膝部顶住肩胛骨之间，两手握住患者两肩前外侧与膝部对抗，缓慢后拉，使之挺胸展肩，达到"欲合先离"的效果，术者站在患者前方，通过端挤提按，旋转回绕纠正残余移位，同时在上移端加以纸垫，外用纸壳粘布固定。复位后采用双肩"8"字绷带固定，"8"字压扣相结合绷带固定，于两腋下各置一棉垫，用宽绷绷带从患侧肩前上，绕过腋下，横过背部，经过健侧肩前上方，绕过腋下，绕回背部去患侧肩前上方如此反复包绕8～10 层。再用绷带绕患侧腋下，在伤肩的纸壳上打一结后，绷带两端经胸前、后，再经健侧腋下在健侧胸前打结固定。

包扎后用三角巾悬吊患侧肢体于胸前。固定后嘱病人保持挺胸提肩姿势，练习手部及腕、肘关节的各种活动，但要禁忌做肩前屈、内收等动作，禁侧卧。儿童有移位骨折者一般固定 2～3 周，成人固定 4 周，粉碎骨折者固定 6 周。

整复后要求患者平卧位或平卧木板床上，平卧时肩胛部垫以小枕头，使肩部后伸，同时固定要求松紧适宜,太紧会产生血管、神经受压现象,甚至有压迫皮肤溃疡等危险。检查方法为病人抬头挺胸,检查者从"8"字绷带的边缘能伸入一小指不困难为宜。同时要密切观察及时调整。

这种保守治疗适用于儿童及成年人斜形锁骨骨折,不适用于局部皮肤条件差的患者。为减少在整复固定产生的疼痛,操作前可行颈丛麻醉,有利于整复固定。

2. 手术治疗 对严重粉碎的不稳定型锁骨中段骨折,闭合复位外固定后位置难以维持骨折位置,容易导致骨折畸形愈合或威胁软组织者,主张行手术切开复位、钢板螺丝钉内固定。以骨折端为中心做手术切口,逐层切开,显露骨折端,细致保护骨膜,大致复位后取重建钢板予以塑形后放置并行螺钉固定。

对于锁骨外侧端移位骨折,估计整复后难以维持对位者,亦主张行手术切开复位锁骨远端钩状钢板内固定。

3. 微创治疗思路和特点 锁骨骨折一直以来,一直被认为是一个对位要求较低的骨折。故在一段很长的时间里,大多数学者对其治疗倾向于采用保守治疗,即手法整复配合各种"捆绑式"的固定,但这种治疗方法虽然都能取得较好的骨折愈合效果及功能恢复效果,但却很大部分遗留了畸形愈合并不同程度地影响了患者的外观,在后期的疗效随访中,一些患者出现了继发性的创伤性肩锁关节炎及胸锁关节炎而影响生活质量。

然而,切开复位内固定在治疗锁骨骨折的弊端也被大部分学者所共识,因为锁骨骨折软组织覆盖少,切开后行钢板螺钉内固定一者由于骨折内环境的破坏常导致术后骨不连而需多次手术甚至出现骨质吸收导致永久性伤肢病废,二者常常由于内固定物的占据而导致患者内固定物存留时间的痛苦,故很多学者不主张闭合性锁骨骨折行切开复位内固定治疗。

中西医结合骨折一直秉承筋骨并重、动静结合之理念,吸收中西医治疗骨折的利弊并取长补短,在中医骨折整复的基础上予以行有限的经皮固定治疗锁骨骨折不仅能使锁骨骨折在微创中得到良好的复位,还能得到有效的固定。对于锁骨中段骨折采用闭合复位经皮穿针内固定,不但可以避免切开复位内固定所存在的弊端,也能因为其有效的髓内固定避免保守治疗可能产生的畸形愈合之弊端。这无疑是治疗锁骨骨折的另一方向。

4. 微创治疗方法——闭合手法整复经皮穿针固定术 闭合手法整复经皮穿针固定术适应于锁骨中段各型骨折、锁骨外侧端单纯性骨折。

(1)锁骨中段各型骨折:对于锁骨中段骨折,由于整复后常常因为骨折端邻近肌肉的牵拉而导致骨折端再移位,故在后期难免会发现各种短缩或成角畸形而影响疗效。因此,即使严格按传统手法复位外固定治疗者,仍有 80% 以上的锁骨骨折者出现不同程度的再移位。

闭合手法整复经皮穿针内固定术系在手法整复获得良好对位的前提下经皮导入骨圆针行锁骨经髓固定的一种治疗手段,能有效克服整复后再移位的弊端。

1)手术方法:采用臂丛神经阻滞麻醉或局部麻醉。麻醉生效后取仰卧位,肩稍垫高,常规消毒铺巾,先用锁骨钳经皮钳夹住锁骨远折端,予以旋绕至皮下,术者取一直径为 2.5mm 的克氏针经皮沿折端刺入,使之通过锁骨干中心进入远折段并使之穿透皮质从肩后侧皮肤钻出,用电钻从肩后侧将克氏针缓慢退出至针尾与断端平齐,行手法整复使骨折端达到良好对位后,再将克氏针从肩后部缓慢钻入,使之进入骨折近端的锁骨干中心。C 型臂 X 线透视证实折端对位对线良好后,予以拆弯针尾,剪除多余部分,埋于皮下,结束手术。

2)术后管理:术后用三角巾悬吊患肢 4~6 周,前 2 周主要行肩关节前后摆动训练,2~4 周行肩肘关节小范围的伸屈运动,4~6 周行肩关节全方位功能训练。

附：典型病例

患者，曾某，男，46岁，外企工作人员，福建泉州，左锁骨中段粉碎性骨折（Ⅳ度移位）（图3-1-1-1-a）。跌倒时左肩部着地，出现肩锁部肿胀，畸形，3小时后于2005年7月11日11:00入院。

入院后当即在臂丛麻醉下急诊行"锁骨骨折闭合复位经皮穿针内固定术"，在行手法整复后，利用两把锁骨钳夹进行复位后并维持（图3-1-1-1-b），行穿针内固定，术后X线片显示骨折解剖复位（图3-1-1-1-c）。术后按照规范进行康复训练，功能恢复良好，4个月后取除内固定物（图3-1-1-1-d）。

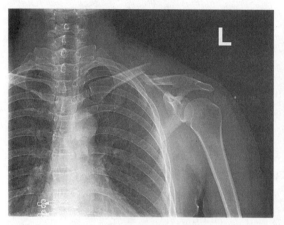

图3-1-1-1-a　术前X线片

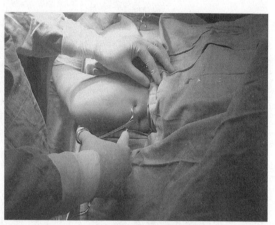

图3-1-1-1-b　钳夹复位穿针

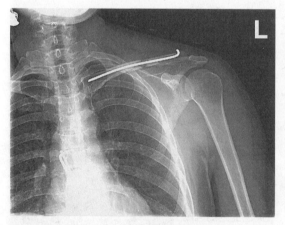

图3-1-1-1-c　术后X线片

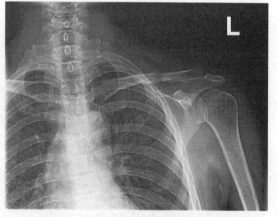

图3-1-1-1-d　取除内固定物后X线片

（2）锁骨外侧端骨折：对于锁骨外侧端骨折，一些通过手法整复能得到良好对位但却因为邻近肌肉牵拉而导致折端无法维持良好对位的患者，可以考虑通过肩锁行交叉样经皮穿针固定的治疗方法得到良好的固定。

1）手术方法：采用臂丛神经阻滞麻醉或局部麻醉。麻醉生效后取仰卧位，常规消毒铺巾，在助手协助下行锁骨远折端的按压复位并维持，取两枚直径为2mm的克氏针经肩峰端骨质穿入（图3-1-1-1-e），使之通过肩锁关节、锁骨远折端、锁骨近折端并透过近折端皮质。经C型臂X线透视证实折端对位对线良好后，予以拆弯针尾，剪除多余部分，埋于皮下，结束手术（图3-1-1-1-f）。

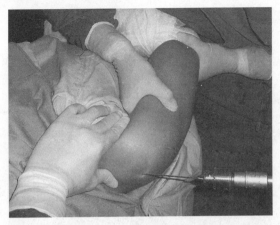

图 3-1-1-1-e 经皮钻入克氏针

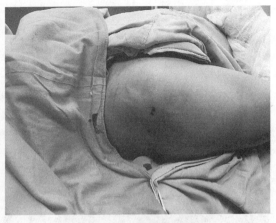

图 3-1-1-1-f 术后没有切口

2）术后管理：术后用三角巾悬吊患肢 4～6 周，前 2 周主要行肩关节前后摆动训练，2～4 周行肩肘关节小范围的伸屈运动，4～6 周行肩关节全方位功能训练。

附：典型病例

患者，曾某，男，46 岁，外企工作人员，福建泉州，左锁骨中段粉碎性骨折（Ⅳ度移位）。跌倒时左肩部着地，出现肩锁部肿胀、畸形（图 3-1-1-1-g），3 小时后于 2005 年 7 月 11 日 11：00 入院。

入院后当即在臂丛麻醉下急诊行"左锁骨外侧骨折闭合复位经皮交叉克氏针内固定术"，在行手法按辅导员整复后，术者利用电钻将两枚直径为 2mm 的克氏针经肩峰端钻入，呈交叉样固定（图 3-1-1-1-e），术后 X 线片显示骨折解剖复位（图 3-1-1-1-h）。术后按照规范进行康复训练，功能恢复良好，4 个月后取除内固定物（图 3-1-1-1-i）。

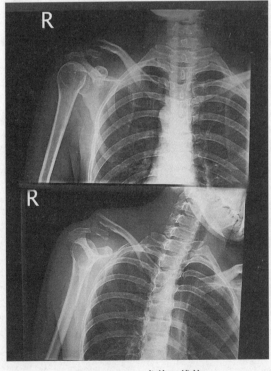

图 3-1-1-1-g 术前 X 线片

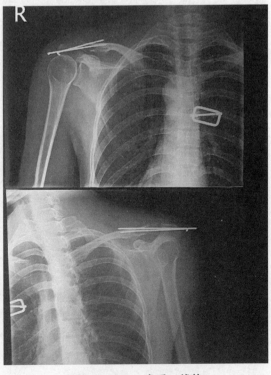

图 3-1-1-1-h 术后 X 线片

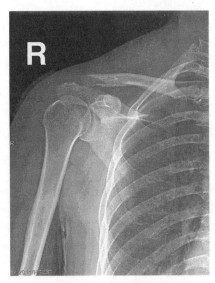

图 3-1-1-1-i 骨折愈合 X 线片

5. 锁骨骨折治疗新进展 目前对锁骨骨折对位要求认识不一，大部分学者认为畸形愈合不会造成肢体功能的影响，故仅对开放性、合并有血管神经损伤者或者粉碎性骨折可能产生血管神经威胁者的病例进行手术治疗。而最近国内有关学者通过相关分析后认为锁骨成角超过 10°，重叠移位超过 1cm 者，除幼儿通过塑造能自行矫正外，成人将遗留永久性畸形，并最终导致肩锁关节或胸锁关节的创伤性关节炎。因此对各种方法及材料进行了探索，设计了各种形式的锁骨外固定器、记忆合金钢板、重建钢板等固定材料，部分学者也采取了空心钉经皮固定、克氏针经皮固定微创术式。根据该疗法的检索结论，提示大部分学者支持微创治疗锁骨骨折中的应用。其中，杨茂清等所做的课题研究结果认为该疗法符合锁骨的生理解剖特点及生物力学原理，能可靠地维持复位后的位置，从而保证骨折在解剖或近解剖位置上愈合，克服了其他疗法所存在的不足，达到了恢复锁骨正常形态和功能的目的。

在治疗方法上，目前国内外对锁骨骨折的治疗态度也转化为微创的观点，在微创治疗方法有闭合复位经皮锁定型接骨板内固定、闭合复位空心螺钉内固定术，闭合复位经皮穿针内固定，闭合复位经皮 TEN 内固定术等，主要的治疗观点仍倾向于微创与人文。切开复位钢板内固定术的手术指征也正逐渐在变窄，除非合并有血管、神经损伤或开放性骨折需同时行切开复位或血管神经探查修补术的特殊情况发生。

（李铭雄 郭颖彬 古建军 许志宇）

二、肱骨骨折

（一）概述

肱骨干骨折系指肱骨外科颈以下 1～2cm 至肱骨髁上 2cm 之间的骨折，占全身骨折的 1.31%。多发于骨干的中部，其次为下部，上部最少。中下 1/3 骨折易合并桡神经损伤，下 1/3 骨折易发生骨不连。

（二）病因病机

1. 致伤暴力

（1）直接暴力：如打击伤、挤压伤或火器伤等，多发生于中 1/3 处，多为横行骨折、粉碎骨折或开放性骨折,有时可发生多段骨折。

(2)传导暴力:如跌倒时手或肘着地,地面反击暴力向上传导,与跌倒时体重下压暴力相交于肱骨干某部即发生斜行骨折或螺旋形骨折,多见于肱骨中下 1/3 处,此种骨折尖端易刺插于肌肉,影响手法复位。

(3)旋转暴力:如投掷手榴弹、标枪或翻腕赛扭转前臂时,多可引起肱骨中下 1/3 交界处骨折,所引起的肱骨骨折多为典型螺旋形骨折。

2. 骨折机制 肱骨干骨折后,由于骨折部位肌肉附着点不同,暴力作用方向及上肢体位的关系,肱骨干骨折可有不同的移位情况。如骨折于三角肌止点以上者,近侧骨折端受到胸大肌、大圆肌和背阔肌的牵拉作用向内侧移位;远侧骨折端因三角肌的牵拉的作用而向外上移位。如骨折于三角肌止点以下者近侧骨折端因受三角肌和喙肱肌的牵拉作用而向外向前移位;远侧骨折端受到肱二头肌和肱三头肌的牵拉作用,而发生向上重叠移位。如骨折于下 1/3 部,由于伤员常将前臂悬吊胸前,引起远侧骨折端内旋移位。手法整复时均要注意纠正。

(三)诊断

肱骨干骨折都由外伤引起,伤后出现上臂的肿胀,疼痛,体检可触及骨折水平的环状压痛及纵向叩击痛,外观上可出现成角及短缩畸形。通过正侧位 X 线能确诊骨折及骨折移位。

1. 临床表现 ①疼痛:表现为局部疼痛、环状压痛及传导叩痛等,一般均较明显;②肿胀:完全骨折,尤其粉碎型者局部出血可多达 200ml 以上,加之创伤性反应,因此局部肿胀明显;③畸形:在创伤后,患者多先发现上臂出现成角及短缩畸形,除不完全骨折外,一般多较明显;④异常活动:亦于伤后立即出现,患者神经干紧贴骨面走行,甚易被挤压或刺伤;周围血管亦有可能被损伤。因此在临床检查及诊断时务必对肢体远端的感觉、运动及桡动脉搏动等加以检查,并与对侧对比观察。凡有此合并症时,应在诊断时注明。

2. 辅助检查 影像学检查:常规拍摄肱骨的正、侧位 X 线片,可直观显示骨折部位、移位方向、严重程度等状况,X 线片应当包括肩肘关节,防止有累及关节内的骨折漏诊。

3. 诊断标准 参考 1994 年中国国家中医药管理局判定的《中医病证诊断疗效标准》。

明确外伤史,局部肿胀,疼痛、环状压痛及传导叩痛,异常活动及成角、短缩畸形。X 线摄片检查可明确诊断。

4. 骨折整复标准 肱骨干骨折的整复至少要达到如下功能复位标准:①纠正重叠移位。②纠正成角移位,保持解剖立线。③纠下旋转移位。④骨折断端接触面至少≥1/2。

5. 临床分型 ①无移位或轻度移位的肱骨干骨折:外伤后局部肿胀、压痛,伤侧骨的传导音减弱,伤肢功能障碍;有间接叩痛;局部有假关节活动。②有移位的肱骨干骨折:除了有上面所说的体征外,还有伤肢短缩或成角畸形。肱骨干骨折,特别是下 1/3 骨折,容易引起桡神经损伤,应注意检查是否有腕下垂、掌指关节不能伸直、前臂不能旋后、前臂桡侧和拇指、食指、中指背侧麻木或感觉消失等现象。

(四)治疗

1. 非手术治疗 肱骨干有较多肌肉包绕,骨折轻度的成角或短缩畸形,不影响外观及功能,故多采取非手术治疗。

(1)石膏固定:上臂悬垂石膏:依靠石膏的重量牵引达到骨折复位并维持对位。要求病人站立时保持上臂下垂于胸前,卧位时上臂置于半下垂位。但悬垂石膏可引起骨折端分离,致骨折延迟愈合或不愈合。肱骨的横断形骨折更易发生这种情况。悬垂石膏适用于肱骨中段短缩移位的斜形骨折及螺旋形骨折。悬垂管型石膏,起于腋窝皱褶,止于掌指关节近端,肘关节屈曲90°，前臂处于中立位。腕部石膏上塑造3个环状襻，分别位于掌侧、背侧及桡侧。骨折对线如良好，则将颈腕吊带系于桡侧环襻，如有向后成角则放松颈腕吊带，如有向前成角则紧缩颈腕吊带，如有向内成角则将颈腕吊带系在掌侧环襻，如有向外成角则将吊带系于背侧环襻。采用悬垂石膏，应每周摄X线片，以便及时矫正骨折端分离或成角畸形。2~3周后应改用其他外固定治疗。

（2）U型接骨夹板：适用于横断形骨折及无明显移位的斜型螺旋形骨折，起维持骨折对位对线的作用以利于骨折愈合。先手法复位骨折，患肢屈肘90°，石膏绷带由内侧腋窝皱褶，向下绕过肘关节至臂外侧，再向上止于肩峰，再以宽绷带缠绕固定并塑形。用颈腕吊带将患肢挂于胸前。

（3）维耳波上肢支持带制动（Velpean dressing）：适用于儿童及老年人很少移位的肱骨干骨折。用以维持骨折对位，病人感觉舒适，无需行骨折手法复位。患肢置于屈肘90°前臂中立位，将维耳波持带套在前臂及上臂，再将另一宽的颈腕吊带套在前臂及上臂，颈腕吊带从上臂外侧绕肩峰、颈部、再转向腕部制动，使上肢悬于胸前。胸侧壁应置衬垫以利于远骨折端外展。

（4）小夹板固定：适用于移位、成角畸形不大、对线较好的肱骨干中部骨折，小夹板由置于上臂前、后、内、外侧，适合于上臂外形的4块弹性板组成，皮肤表面垫有衬垫。外侧、后侧板较长，从肩峰到鹰嘴。前方及内侧板因受肘窝及腋窝的限制而较短。配有3~4固定垫以矫正成角畸形。夹板置于患肢后，用3~4根布带分别绑扎，并应随时调节绑扎带的松紧，避免影响伤肢血运及发生压疮。

（5）肩人字石膏：骨折复位后，为了维持复位后的位置，需要将上肢制动于外展外旋位时，需用肩人字石膏。但石膏较重，影响呼吸、热天易出汗等，病人都感很不舒适，故现已少用或以肩外展支架来替代。

（6）尺骨鹰嘴骨牵引：适用于长时间卧床的病人和开放粉碎性肱骨干骨折，或短期内无法进行手术治疗的病人。尺骨鹰嘴骨牵引应注意避免损伤肘内侧的尺神经。

（7）功能支架：Sarmiento于1977年首先应用。是一种通过软组织的牵拉使骨折复位的装置。功能支架由前后壳组成，用可调节松紧的绑带固定，外侧达肩峰，内侧位于腋下，远端与肱骨内、外上髁相适应，可最大限度地维持肩、肘关节的运动。但功能支架不宜用于有广泛软组织损伤、骨缺损、骨折端对线不良及不合作的病人。功能支架可应用于骨折早期或伤后1~2周。急性期使用时应注意肢体的肿胀程度，神经血管的状况。应保持上臂悬垂于胸前，防止骨折端成角畸形。功能支架在4周内应每周随诊。支架至少应维持8周。

2. 手术治疗　手术治疗方法有多种。临床医师应根据自身的经验，器械设备，骨折类型，软组织条件及全身状况，选择对病人最有利的方法施术。对于开放骨折，应早期行软组织及骨的清创及骨折内固定；对于合并血管、神经损伤的骨折，应用骨折内固定及神经血管的修复；在肱骨干中下1/3骨折伴有肘关节内骨折这种"漂浮肘"损伤的情况下，手法复位及维持复位均比较困难，应行切开复位内固定；对于节段型骨折，采用非手术治疗时，易产生一处或一处以上骨的不愈合。应行内固定术；对于双侧肱骨干骨折，非手术治疗可造成病人生活上不便及护理上的困难。应行内固定术；另外，手法复位不满意的骨折如螺旋形骨折，骨折端间嵌入软组织，即使骨折对线满意，也会导致不愈合，应行内固定术；非手术治疗效果不满意者如横断骨折应用悬垂石膏治疗，因过度牵引致骨折不愈合；短斜形骨折用非手术治疗骨折端有明显移位者，也应行手术内固定。

手术时,根据肱骨干骨折部位的不同,使用不同形状、不同宽度及厚度的钢板。较宽的钢板用于肱骨中段骨折,上段及下段的骨折使用较窄的钢板及弧形异形钢板。使用 AO 动力加压钢板时,要考虑到肱骨干的生物力学特性。肱骨干的皮质易劈裂,即使在长螺旋形骨折,使用拉力螺丝钉固定后,仍需用中和钢板加固,而且要使用螺孔交错的宽钢板以增加相邻螺钉的距离。不应仅仅信赖拉力螺丝钉固定骨折,以避免肱骨在长轴方向劈裂的可能性。肘关节功能正常的病人,肱骨的后方是张力侧,肘关节僵直的病人,肱骨的前方是张力侧。因此,有正常活动的肘关节,行肱骨干内固定时,钢板应放置在后面,肘关节僵直的病人,钢板应置于肱骨前方。然而,实际应用时,由于桡神经位于肱骨后方桡神经沟内,后方入路有损伤桡神经的危险,故肱骨上段及中段骨折时,仍采用 Henry 前入路,将张力带钢板置于前外侧。虽不完全符合生物力学要求,但不致造成手术失误。肱骨下 1/3 骨折时将动力加压钢板置下后方,除"张力带"原则外,肱骨下 1/3 后方扁平,易于使用宽钢板,最远端的螺丝钉也易拧入。又由于钢板避开了鹰嘴窝,故不影响肘关节的屈曲功能。如果从前方或前外侧入路,由于肌肉止点集中,显露骨折端困难,且有损伤桡神经的危险。肱骨接近远侧干骺端的骨折,为了增强内固定,常使用两块半圆形钢板或两块窄的动力压钢板。固定小的骨折片或做肱骨髁上区骨折固定时,应用 3.5mm 直径的骨皮质螺钉或 4.0mm 直径的骨皮质螺钉及相应的钢板。4.5mm 直径的骨皮质螺钉及相应的钢板只适用在肱骨干中部。发育较细的肱骨可使用窄的 4.5mm 直径的动力加压钢板。肱骨下 1/3,只有小部分肱桡肌将桡神经与放置于前外侧的钢板隔开,甚至桡神经可与钢板直接接触,故术后应仔细记录在案,以便日后取内固定物时不会误伤桡神经。在肱骨近端,肱骨干扩张,皮质很薄,螺丝攻不应穿通对侧皮质,以免形成假道,造成内固定松动。要获得肱骨下较强的内固定,至少需用 6～7 孔的动力加压钢板。骨质疏松的病人,应增加钢板的长度及螺钉的数量,使骨折两端的内固定强度相等。接近干骺端的骨折,使用双钢板或异形钢板,使较短的钢板内能拧入较多的螺丝钉,以增加内固定强度。医源性的桡神经损伤仍是最大的并发症,主要发生在肱骨干中下 1/3 骨折和二次手术取钢板中。

近年来,对于肱骨干骨折的治疗,各种治疗技术发展迅速,出现了一些新的治疗技术如锁定加压钢板(LCP)、自锁钉等内固定术等方法。

3. 微创治疗思路与特点 目前治疗肱骨干骨折的方法较多,各具有其优点,但并不完善,应用上均有其限局限性。对肱骨干骨折,用传统的手法复位、石膏或小夹板外固定治疗,可使大多数病人得到痊愈。对于一些不稳定性的肱骨干骨折,可以采用外固定架固定治疗。肱骨干骨折保守疗法效果虽较肯定,但手术内固定已逐渐成为主导治疗方法。AO 动力加压钢板抗旋、抗弯性能好,固定牢靠,愈合率高,但创伤大,易造成桡神经损伤。髓内针技术使手术创伤降低,保护了骨的血运,能够更好地抗旋转及防止髓内针滑出。随着远端锁钉的定位安放装置进一步改进,交锁髓内钉技术将更加完善和安全。各种自锁髓内钉代表一种治疗长骨干骨折内植物的改革方向,试图靠设计改进自身构造,避免锁孔精确定位,实现钉锁一体化,减小医源性创伤及并发症,利于骨折愈合,简便操作,利于推广,但抗旋能力明显劣于交锁钉,往往存在抗轴向拉伸力不足,操作烦琐等弊端,有待进一步研究改进。

因此,完善各种治疗方式,中西医结合,以微创为目的去探求一种理想的固定治疗方案,有利于骨折愈合,有利于患肢的功能恢复,尽可能减少并发症,仍是肱骨干骨折今后临床研究的重点。

4. 微创治疗方法

(1)带锁髓内钉固定:肱骨干带锁髓内钉是从股骨干及胫骨带锁髓内钉衍化来的。依靠髓内钉近端及远端的螺丝钉提供骨折端对位对线的稳定性,防止骨折端短缩及旋转。带锁髓内钉可以顺行打入,即从肱骨大结节进钉经骨折部到肱骨远端。也可逆行打入,即经鹰嘴窝上方 3cm 处钻孔,用螺丝攻扩髓打入髓内钉以增加骨皮质与髓内钉的接触面,加强稳定性。做髓内内固定时都需借助 C 型臂或 G 型臂透视机进行动态定位及观察髓内钉进入髓腔的状况和位置。操作方法是,病人仰卧于可透 X 线的手术床上,两肩间垫沙袋抬高,头转向健侧,最大限度显露肱骨近端,从肩峰外侧沿三角肌做 3～4cm 长切口,沿三角肌肌纤维分离软组织,勿超过 5cm,以免损伤腋神经。确定旋转轴的位置,将其牵开,在肱骨大结节内侧缘,用骨锥打孔进入髓腔。在荧光增强屏监控下将导针插入骨折近端,复位骨折,将导针插入远骨折端。如果骨折端复位困难,可在骨折处前外方另做小切口,探入手指协助复位。如果插入导针困难时,可旋转针方向或旋转远骨折端使导针能顺利通过。肱骨干髓内钉一般选用 8～9mm 粗细。年轻人髓腔较细,常需在打入髓内钉前先沿导针扩髓,而后沿导针打入髓内钉。老人髓腔多较宽,有时可打入较粗髓内钉。髓内钉的长度可用相同长度的导针测量,也可以健侧上臂的长度来决定。髓内钉的尾部应置于肩旋转轴下方。近端的锁钉借助导向器由外上至内下拧入,不要穿透内侧皮质。远端的锁钉由前向后或由后向前拧入。髓内钉术后应早期行肩关节功能练习。

附:典型病例

患者,庄某,女,44 岁,务农,福建泉州,左肱骨中段粉碎性骨折(Ⅳ度移位)(图 3-1-1-2-a)。跌倒时左上臂着地,出现左上臂肿胀,畸形,2 小时后于 2007 年 11 月 21 日 14:00 入院。

入院后当即在臂丛麻醉下急诊行“左肱骨骨折闭合复位交锁髓内钉内固定术”,在行手法整复后,通过顺行切口在透视监视下钻孔后拧入导针(图 3-1-1-2-b)并沿导针导入交锁髓内钉(图 3-1-1-2-c),确定对位对线良好后,在瞄准器导引下拧入远近折段的锁定螺钉并缝合各切口(图 3-1-1-2-d),术后 X 线片显示骨折近解剖复位(图 3-1-1-2-e)。术后按照规范进行康复训练,功能恢复良好(图 3-1-1-2-f、g),1 年后取除内固定物。

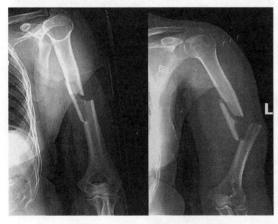

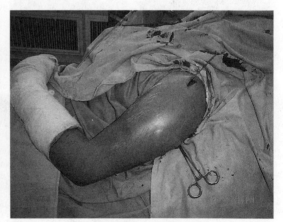

图 3-1-1-2-a　术前 X 线片　　　　　　　　图 3-1-1-2-b　导针插入成功

(2) 闭合复位经皮单侧多功能外固定支架固定术:肱骨干带锁髓内钉是治疗肱骨干骨折的理想方法之一,但其对于肱骨髓腔较窄的患者常常会出现主钉置入困难的弊端,有部分病例甚至出现击入时医源性入钉处骨折的严重并发症。故在整复手法基础上行经皮单边多功能外固定支架体现出了其不同于带锁髓内钉内固定的特别优势。

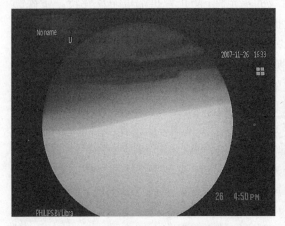

图 3-1-1-2-c 髓内钉顺导针进入骨折远端

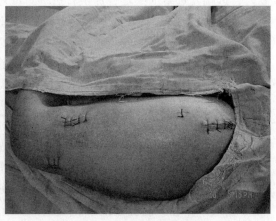

图 3-1-1-2-d 术后手术切口体表

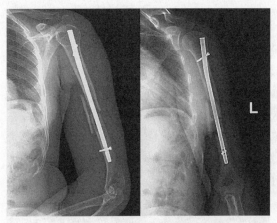

图 3-1-1-2-e 术后骨折端对位良好

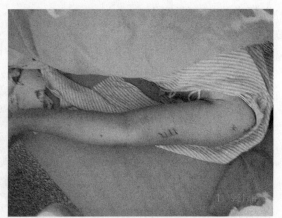

图 3-1-1-2-f 术后肘关节伸直功能

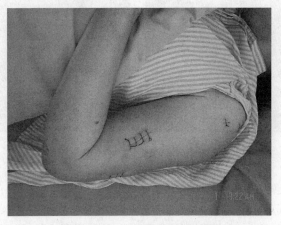

图 3-1-1-2-g 肘关节屈曲功能

　　患者仰卧位，行左侧臂丛神经阻滞麻醉生效后，患肢常规消毒铺巾。第二助手用消毒布带通过腋窝向上，第一助手握持前臂在中立位向下行对抗牵引，术者用手触清骨折端后，双手大拇指按压于骨折远端前内侧，余四指环抱于骨折近端后外侧，在将骨折近端往前内侧端提的同时用大拇指将骨折远端向后外侧推按后，骨折端复位。X 线透视下证实骨折复位满意后由两助手维持牵引保持对位。术者以骨折端为中心，以肩峰至肱骨外髁的连线作为外固定支架放置线，根据支架模具在骨折的远近端选择进针点，于近折段距骨折线 4cm 处作为第 1 穿钉点，靠近肩部与第 1 穿钉点相距 2 个固定螺孔为第 2 穿钉点，以骨折线为中心，按照模具上与近折端上 2 个穿钉点相对称的点作为远折端 2 枚螺钉的穿针点。依次从近折段第一穿钉点，第二穿钉点，远折段第一穿钉点，第二穿钉点的顺序进行钻孔，先用小尖刀作 1cm 的小切口，直钳分离组织，直达骨膜，用定位针连同螺钉外套管经切口一起插入直达骨膜。用定位针在骨的表面左右轻轻滑动以确定套管位于骨的中心后拔出定位针，用锤轻叩外套管使之稍固定于骨表面，插入内套管后，用直径为 4mm 的电钻钻透骨质的双侧皮质后取除电钻，并用 T 形旋入扳手将直径为 5mm 的外固定支架螺钉旋入所钻的 4 个螺孔内，安放外固定支架，放松所有各部件中的内六角螺丝，在助手维持对位的情况下再次透视，确认骨折端对位对线满意，固定螺钉深浅适宜后，依次予以拧紧钉夹结、万向结、延长结，试行活动肩肘关节未发现明显的异常活动后再次经 C 型臂 X 线透视证实位线满意后装上外固定支架副架，缝合各针眼，无菌敷料包扎针眼，结束手术。

　　附：典型病例

　　患者，蔡某，男，24 岁，务工者，福建长乐人，左肱骨中下段骨折（Ⅳ度移位）（图 3-1-1-2-h）。砸伤致左上臂肿痛、畸形、活动受限，1 小时后于 2007 年 1 月 10 日 11：00 入院。

　　入院后当即在臂丛麻醉下急诊行"左肱骨骨折闭合复位经皮单侧多功能外固定支架固定术"，在行手法整复后，通过骨折远、近折段的定位钻孔并拧入相应的支架螺钉后，确认骨折端对位对线良好后，安装单侧多功能外固定支架并拧紧各关节，结束手术。缝合各针眼，术后 X 线片显示骨折近解剖复位（图 3-1-1-2-i）。术后按照规范进行康复训练，功能恢复良好（图 3-1-1-2-j、k），1 年后取除内固定物（图 3-1-1-2-l）。

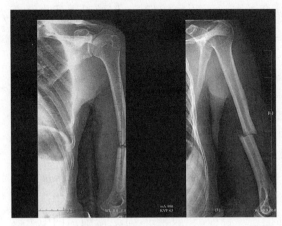 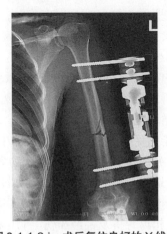

图 3-1-1-2-h　术前 X 线片　　　　　　　图 3-1-1-2-i　术后复位良好的 X 线片

　　5. 肱骨骨折治疗新进展　肱骨干骨折是临床常见的骨折之一，约占全身骨折总数的 1.31%。由于上臂特殊的解剖结构和重力下垂作用，使肱骨干骨折并发神经损伤以及骨折不愈合概率均较高。从年龄及性别上看，儿童代偿能力强、老年人功能要求相对低，且手术麻醉风险都

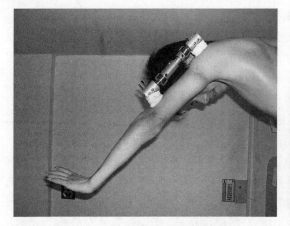
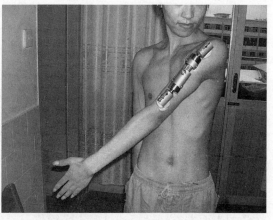

图 3-1-1-2-j　肩关节前举功能恢复　　　　　图 3-1-1-2-k　肩关节内收功能恢复

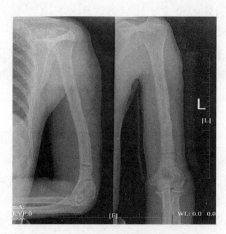

图 3-1-1-2-l　拆除后骨折端愈合

大，故这两类人群可选择保守疗法；肱骨干骨折保守疗法效果虽较肯定，但随着现代生活节奏的加快，成人手术治疗已逐渐成为主导治疗方法。外固定支架治疗肱骨干骨折具有操作简单，创伤小，出血少，固定牢，手术时间短，病人花费少等优点，骨折愈合后拆除简单，避免二次手术的痛苦，克服了石膏及小夹板固定压迫组织的不足。因系外固定，断端骨膜不剥离，不影响骨折端血运，同时运用外固定支架断端可起到加压作用，利于动静结合，进行功能练习，使伤肢循环旺盛，所以骨折愈合快。再者外固定支架与其他固定方法相比可解放邻近关节，使之功能免受影响。在骨折治疗的中、后期，可通过放松旋钮，主杆动力化，使骨折端产生纵向应力，更有利于骨折愈合。AO 动力加压钢板抗旋、抗弯性能好，固定牢靠，愈合率高，但创伤大，易造成桡神经损伤。髓内钉技术使手术创伤降低，保护了骨的血运，能够更好地抗旋转及防止髓内钉滑出，但肱骨远端扁薄形状及骨干解剖形状的多变给钉的植入和锁定带来困难，易引起再骨折及神经损伤、钉尾末端的肩部撞击综合征，一般来讲，靠近鹰嘴窝的中下段骨折不大倾向行带锁髓内钉手术，因为如果行逆行型髓内钉，在行进入孔处理时常遇到困难，而在行顺行髓内钉时，常因长度处理不当而致肩部撞击。

　　肱骨骨折治疗的焦点是令骨折端有个稳定的愈合环境。虽然说其在治疗上若有不当，可以发生重叠、成角和旋转等畸形愈合，但由于肩关节及肘关节的代偿作用，上臂 20° 向前成角和 30° 内翻成角畸形并不影响其功能。同样,若骨折愈合后即使短缩 2.5cm,在上肢体表往往不易发生明显异常。在治疗上应注意防止两种倾向,一是对有可能达到较好复位的骨折而不努力争取,二是一味强求良好的复位而加重局部软组织损伤。通过 14 家数据库及网络检索的结论,目前单侧多功能外固定支架在四肢骨干中的应用已是公认为行之有效的方法之一,但许多骨科临床医师常将其的适应证局限使用于开放性的骨折上,即使是使用在闭合性骨折上也常常采取切开复位的办法进行,所以一般认为切开复位后再行外固定支架治疗肱骨骨折与切开复位钢板外固定或髓内钉固定相比在骨折愈合上没有太明显的优势,故更倾向于通过闭合复位的手段来保护骨折内环境,达到骨折端稳定愈合的治疗目的。

综上所述,肱骨干骨折的治疗方法众多,如何选择应该从患者实际情况出发,以微创为原则,才能达到治疗效果最大化。

（李铭雄　吴天然　孔祥标）

三、前臂骨折

（一）概述

前臂骨由尺骨及桡骨组成。尺骨近端的鹰嘴窝与肱骨滑车构成肱尺关节,桡骨小头与肱骨小头构成肱桡关节,尺桡骨近端相互构成尺桡上关节,尺骨下端为尺骨小头,借助三角软骨于腕骨近侧列形成关节,桡骨下端膨大,与尺骨小头一起,与近侧列腕骨形成桡腕关节,桡尺骨下端又相互构成下尺桡关节。尺桡骨之间由坚韧的骨间膜相连。由于尺骨和桡骨均有一定的弯曲幅度,使尺、桡骨之间的宽度不一致,最宽处为 1.5～2.0cm,前臂处于中立位时,骨间膜最紧张,处于旋转位时较松弛,骨间膜的纤维方向由尺侧下方斜向桡侧上方,当单一尺骨或桡骨骨折时,暴力可由骨间膜传导到另一骨干,引起不同平面的双骨折,或发生一侧骨干骨折,另一骨的上端或下端脱位,尺、桡骨干有多个肌肉附着,起、止部位分布分散,当骨折时,由于及的牵拉,常导致复杂的移位,使复位时十分困难。前臂的功能相当复杂,尺桡骨的相互运动形成前臂旋转,同时还参与肘关节及腕关节的运动。因此前臂骨折后处理不当,除影响旋转功能外,还或能造成肘或腕关节的功能障碍。骨间膜及上、下尺桡关节的参与是前臂旋转功能的基础。前臂骨折后,骨间膜的挛缩,骨折端形成的骨性阻挡,上、下尺桡关节的紊乱以及尺、桡骨上下骨折段本身的旋转畸形或成角畸形,都足以不同程度地影响其旋转。因此在复位及固定上均应严格要求,较其他骨干骨折更需要解剖复位以获得良好的功能。

按照骨折涉及的区域,可以将前臂骨折简单地划分如下:

1. 尺桡骨骨折　尺桡骨骨折为日常生活及劳动中常见的损伤,约占骨折总数的 11.2%。青壮年居多,Wareham 等 2003 年做了前臂骨折的流行病学调查,在南威尔士一年门诊和住院病人的 120 万中,5013 人为前臂骨折或腕部骨折。发现有季节影响的存在,单不同年龄组影响不同:儿童冬季发生率为 5.9‰,其余季节为 10.7‰;老年人冬季最多,75 岁以上发生率为 8.2‰,其他季节仅为 5.8‰;其余年龄组没有显现季节的影响。

2. 桡骨干骨折　幼儿多为青枝骨折。成人桡骨干上 1/3 骨折时,附着在桡骨结节肱二头肌及附着于桡骨上 1/3 旋后肌,使骨折近段向后旋转移位。桡骨干中 1/3 或下 1/3 骨折时,骨折线在旋前圆肌抵止点以下,由于旋前及旋后肌力量相等,骨折近段处于中立位,而骨折远段受旋前方肌牵拉,旋前移位,单纯桡骨干骨折重叠移位不多。

3. 尺骨干骨折　单纯尺骨干骨折极少见,多发生在尺骨下 1/3,由直接暴力所致,骨折端移位较少。

（二）病因病机

1. 致伤暴力

（1）直接暴力：作用在前臂上，致尺桡骨双骨折，骨折线多在同一平面，多为横行，蝶行或粉碎性骨折。

（2）间接暴力：暴力作用在前臂上，多因跌倒，手着地，暴力传导至桡骨，并经骨间膜传导至尺骨，造成尺桡骨双骨折。骨折线多为斜形或短斜形，短缩重叠移位严重，骨间膜损伤较重，骨折水平多为桡骨高于尺骨。

（3）扭转暴力：多为前臂卷入旋转的机器中致伤，多为尺桡骨多段骨折，常合并肘关节及肱骨损伤，软组织损伤很严重。

2. 骨折机制　Frykman 的静力实验证实：腕背伸 40°～90°，产生桡骨远端骨折；小于 40° 时，产生是前臂近端骨折；大于 90° 时产生的是腕骨骨折。成人桡骨干上 1/3 骨折时附着在桡骨结节肱二头肌及附着于桡骨上 1/3 旋后肌，使骨折近段向后旋转移位桡骨干中 1/3 或下 1/3 骨折时骨折线在旋前圆肌抵止点以下由于旋前及旋后肌力量相等骨折近段处于中立位而骨折远段受旋前方肌牵拉，旋前移位，单纯桡骨干骨折重叠移位不多。尺骨干骨折单纯尺骨干骨折极少见，多发生在尺骨下 1/3 由直接暴力所致骨折端移位较少。

（三）诊断

1. 临床表现　受伤后前臂出现疼痛，肿胀、畸形及功能障碍。检查可发现骨擦音及异常活动。儿童常为青枝骨折，有成角畸形。有时合并正中神经或尺神经、桡神经损伤，要注意检查。直接或间接暴力均可造成桡、尺骨干双骨折，骨折部位多发生于前臂中 1/3 和下 1/3 部。桡、尺骨干双骨折后局部疼痛、肿胀，前臂活动功能丧失，动则疼痛加剧。有移位的完全骨折，前臂可见短缩、成角或旋转畸形，有骨擦音，前臂旋转功能丧失。开放骨折可见骨折端戳出皮肤，伤口一般较小，外露的骨折端有时可自行回纳到伤口内。

2. 辅助检查

（1）影像学检查：常规拍摄前臂尺桡骨正、侧位 X 线片，可发现骨折的准确部位，骨折类型、严重程度、移位方向、是否波及关节面以及是否合并有桡骨头脱位或尺骨小头脱位等状况。应包括腕及肘关节，需要和盖氏骨折及孟氏骨折相鉴别，防止漏诊。

（2）骨密度：骨密度检查不作为常规检查手段，但骨质疏松及具有骨质疏松危险因素的患者可检测骨密度。

（3）MRI：用于检查合并下，下尺桡关节损伤时腕关节，肘关节的结构改变。

3. 诊断标准　参考 1994 年中国国家中医药管理局制定的《中医病证诊断疗效标准》。

有明显外伤史，多为间接暴力所致，伤后前臂周围肿胀疼痛，前臂下端畸形，压痛明显，腕肘关节活动功能障碍。X 线摄片检查可明确诊断。

4. 骨折整复标准　桡骨近端的旋后畸形不得大于 30°、尺骨远端的旋转畸形不得大于 10°、尺桡骨的成角畸形不得大于 10°、桡骨的旋转弓应恢复。

5. 临床分型

（1）按是否有与外界相通的伤口分为开放性骨折和闭合性骨折；

（2）按骨折的部位分为上 1/3、中 1/3、下 1/3、尺骨上 1/3 骨折合并上尺桡关节脱位（孟氏骨折）、桡骨下 1/3 骨折合并下尺桡关节脱位（盖氏骨折）。

（四）治疗

1. 保守治疗　用臂丛神经阻滞麻醉，减轻伤员疼痛，使前臂肌肉放松，便于手法复位骨折的移位。伤员坐位,肩关节外展90°、前屈30°～40°,肘关节屈曲90°,这样可使前臂周围肌肉张力一致,牵引下可纠正重叠,成角和旋转移位。并在持续牵引下,如系上1/3骨折(旋前圆肌止点以上),前臂要置于旋后位;中下1/3骨折(旋前圆肌止点以下),前臂要置于旋转中立位,以纠正旋转畸形。然后在骨折处挤压分骨,恢复骨间膜的紧张度和正常间隙,最后使骨折端完全对位。复位后用长臂石膏管型固定(或夹板外固定)8～12周,石膏成型后立即切开松解,固定期间要注意观察肢端血运,防止发生缺血挛缩。肿胀消退后,及时调整外固定松紧度,注意观察和纠正骨折再移位。

2. 手术治疗

(1) 手术入路:前臂骨干骨折的手术入路:患者取仰卧位,患肢置于手术台上,将手臂上举约2～4分钟后,上止血带。止血带应尽可能放置于上臂近侧,以便必要时向近侧延长切口。也可以选择当术中出血比较严重时再上止血带。如果需要植骨,一侧的髂嵴需要提前做好准备。如果只需要少量的植骨,肱骨外侧髁和鹰嘴可作为取骨部位。作为常规,固定尺桡骨双骨折时需要量分别做手术切口,两切口间的皮肤需保留一定的宽度。尝试采用单一切口固定尺桡骨双骨折,将增加神经损伤和尺桡骨之间交叉的愈合的风险,不推荐使用。

1) 尺骨干显露:沿皮下尺骨嵴做一直切口,钢板放置于尺骨的后外侧(伸肌侧)或前侧(屈肌侧)。标志点为鹰嘴和尺骨茎突,皮肤切口沿尺骨嵴走行,通过尺侧腕屈肌和尺侧伸肌之间的间隙进入,直到尺骨手钢板可放置于尺骨后方(张力侧)或前方。若钢板放置于后方,需要将伸肌从骨面剥离。若将钢板放置于前侧,则需要避开尺侧腕屈肌。无论采用哪种方法,在切口的远端都要注意避免损伤尺神经的背侧皮支。它在距腕横纹5～8cm的水平由尺神经前支分出并向背侧走行。

2) 桡骨干下1/3显露:采用前侧 Henry 切口,钢板放置于桡骨前方(屈肌侧)。将肘关节伸直,前臂完全旋前置于支架或手术桌上。近侧的标志点为肱桡肌和远端标志点为桡骨茎突(图3-1-1-3-a)。在前臂前侧放一直切口,如需向近侧延长切口,可将切口向近端弧形延长,绕过肘关节。然后向远端切开肱桡肌和桡侧腕屈肌之间的筋膜,向近端切开肱桡肌和旋前圆肌之间的筋膜。前臂外侧皮神经走行于肱桡肌的表面,而桡神经的浅支在肱桡肌的深面走行。将桡神经浅支向桡侧牵拉,桡动脉向尺侧牵拉,两者之间的间隙即为入路。在显露近端深层结构时(图3-1-1-3-b)。必须仔细结扎供应肱桡肌的桡动脉返支。将肱桡肌牵向桡侧,桡动脉和伴行的静脉牵向尺侧。分离深层结构时,应依据需要显露的桡骨节段,从桡骨上分离5块肌肉。其由远及近分别为:旋前方肌、拇长屈肌、旋前圆肌、指浅屈肌、旋后肌。如需后近侧显露桡骨颈,需在前臂完全旋后位时将旋后肌由内侧向外侧牵开:千万注意保护桡神经野的显露(图3-1-1-3-c)。旋前位时可以更好地显露桡骨近端,但必须记住旋后位能更好地保护桡神经深支。

3) 桡骨干中1/3显露:常选用后外侧入路,钢板放置于桡骨后侧(伸肌侧)。标志点为肱骨外上髁,桡骨茎突。皮肤切口位于肱骨外上髁和桡骨茎突之间。通过桡侧腕短伸肌和指伸肌之间的间隙进入,显露桡骨干。沿肌间隙分离这两组肌肉,直到位于切口远端的拇长展肌肌腹的近端。当处理更远端的桡骨骨干骨折时,需要游离拇长屈肌,以利于钢板经其深面穿过。应注意避免损伤桡神经浅支,该神经位于切口远端内沿肱桡肌走行并穿过拇长展肌。显露桡骨干近端时,应注意保护垂直穿过旋后肌的桡神经深支(骨间背侧神经)。于桡骨下三横指处触及肌肉内的桡神经深支,确认后(必要时劈开肌纤维),将旋后肌连同桡神经深支一起从桡骨剥离。

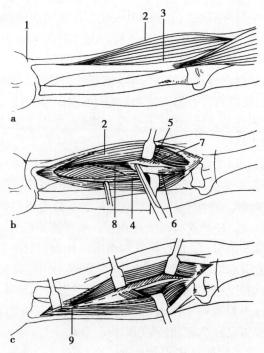

图3-1-1-3-a、b、c　桡骨前侧入路（Henry切口）

图3-1-1-3-a 标志：桡骨茎突（1）、肱桡肌（2）和肱二头肌腱止点（3）之间的间隙。切口：直切口，如果需要向近端延长时跨肘关切采用"S"形切口。

图3-1-1-3-b 深层显露：劈开肱桡骨和桡侧腕屈肌（4）之间的间隙，注意桡神经浅支（感觉支X5）和前臂外侧皮神经。桡神经浅支向桡侧牵拉，桡动脉（6）向尺侧牵拉。在近端，结扎桡动脉的分支。剥离旋后肌的止点（7）在此处显露桡骨，注意桡神经的深支，远侧剥离旋前圆肌的止点。

图3-1-1-3-c 为了更好地显露桡骨，可以将前臂旋前。剥离肱桡肌腱（9），桡骨可以充分显露。

（2）复位器械与技巧

1）简单骨折和楔形骨折：最好采用绝对稳定的方法固定，可能的话，采用1枚拉力螺钉固定。粉碎性骨折可使用相对稳定的桥接钢板固定，单为了恢复前臂的功能，仍需要维持前臂尺桡骨的长度，旋转对位和对线。一般来讲，建议切开复位来达到骨折的精确复位。尽量减少骨膜的剥离，必须避免环绕骨干的完全骨膜剥离。较大的有力故为块可以通过小拉力螺钉固定于主要骨折块上面。可单独置入拉力螺钉或经钢板置入。在主要骨折块复位固定后，如果小的骨块有良好的软组织附着，可置于原位无需固定。如果游离可以通过松质骨代替。

2）简单的横行骨折：可以借助2把复位钳牵引主要骨折端，恢复对线。在进行骨块复位的时候要谨慎，不要剥离骨块上的软组织。可以使用点式复位钳并且避免手术过程中过多的徒手复位。必须将2个骨折端的齿状骨折线精确对合，以完全纠正旋转移位。通常情况下，当简单横行骨折或短斜行骨折不能用复位维持复位时，可将钢板先固定于一侧主要骨折块上（一般是骨折近端），然后将另外一个骨块固定于钢板上，达到骨折复位。

3）前臂双骨折：尺骨简单骨折用拉力螺钉和3.5mm LC-DCP钢板加压稳定固定，桡骨粉碎骨折用3.5mm LD-DCP钢板桥接固定，相对稳定。恢复长度，对线和旋转将有助于恢复前臂功能。

（3）孟氏骨折的手术治疗：对于孟氏骨折强烈推荐立即行手术治疗，因为延迟固定将影响术后功能，故国尺骨已经正确复位及固定，大多数情况下，绕骨头都能自动复位。临床上还要检查前臂的选装功能。

如果桡骨头依然脱位，往往是尺骨复位不良引起的。需要仔细检查和纠正。如果上尺桡关节不稳定则需要手术探查，可以通过外侧、再做一切口探查桡骨头：或延长原切口，剥离旋后肌和肘肌的尺骨止点进行探查。取出嵌于关节内的骨块，缝合修复环状韧带。术后可用火丁的支具将前臂固定于旋后位3周，允许进行可控的肘关节功能锻炼。

（4）盖氏骨折的手术治疗：盖氏骨折被称为"必须骨折"，意味着必须进行复位固定。正确的复位和固定桡骨骨折后，下尺桡关节一般可自行复位，必须通过查体和术中拍片检验，同样如果尺骨头仍然有脱位，常由于不易察觉的桡骨复位不良所致。需要不断的评估，确认，反复纠正。如果下尺桡关节可以复位但不稳定可用1.5mm克氏针在前臂轻度旋后或中立位跨关节固定，这种情况下需要使用支具制动前臂及肘腕关节，以防止旋转和克氏针断裂。但是可在有经验的医师的监督下进行肘关节屈伸锻炼。只有在骨折固定后下尺桡关节不稳或闭合复位无法维持时才需要从背侧切口探查腕关节。

3. 微创治疗思路和特点　近50年来，中西医结合治疗骨折在传统中医药治疗骨折的基础上，形成了"动静结合、筋骨并重、内外兼治、医患合作"的骨折治疗原则，并逐渐建立了中西医结合治疗骨折的CO学派。中医药诊治疾病强调整体观念和辨证论治，对尺桡骨骨折采用手法复位，小夹板、石膏外固定的保守治疗技术已经较为成熟。遵循"动静结合（固定与运动相结合）、筋骨并重（骨折愈合与功能恢复同时并进）、内外兼治（整体治疗与局部治疗兼顾）、医患配合（医疗措施须通过患者的主观能动性发挥）"的骨折治疗原则。前臂不稳定的粉碎骨折，多采取手术内固定或外固定治疗。尽管对于关节内骨折和许多干骺端骨折，不可避免地需要切开复位，但越来越多的医师依然遵循微创的原则，采用有限切开复位内固定结合外固定支架的方法，实施骨折的复位和固定，既最大限度地减少手术创伤对骨折片血液供应的破坏，又达到尽可能解剖复位满足肢体功能恢复的需要。虽然外固定支架的稳定性需要改善，固定螺钉裸露在体外，护理不当容易发生松动和钉道感染。但我们可以通过器械的改进和应用技术的完善，例如使用带有羟基磷灰石涂层的固定螺钉来防止松动。临床上还有应用带关节的支架治疗关节内骨折和关节僵硬的报告，实现动与静的结合，在提供固定的同时允许适度的活动，在很多情况下发挥独特的治疗效果。这些都可以为我们提供中西医结合骨科微创治疗前臂骨折提供思路。

我们可以手法整复的基础上，改进固定方式，如经皮穿针内固定技术配合夹板外固定，或者闭合复位经皮支架固定技术。前者髓内的固定可能有效防止骨折端的侧方移位及成角移位，而夹板固定又能在一定程度上限制骨折端的旋转移位，这是中西医结合微创技术理念的体现；而后者通过支架固定，亦可以使骨折端达到良好的复位与固定。

4. 微创治疗方法——中西医结合骨穿针外固定器疗法

（1）闭合复位经皮穿针固定术：采用臂丛神经阻滞或静脉麻醉，根据髓腔大小选用1.5～2mm克氏针。

1）尺骨的固定：尺骨中上段骨折：进针点为鹰嘴后下方，透视下避开骺板顺尺骨干髓腔穿至骨折断端。手法整复骨折，再将克氏针继续打入远折段髓腔，如果是儿童不超过尺骨远端骺板；尺骨下段骨折：则从尺骨茎突的背侧穿针，沿髓腔顺行穿至骨折断端，手法整复骨折后，将针打入近段髓腔，直至达到尺骨鹰嘴；针尾折弯埋于皮下或露于皮外。

2）桡骨的固定：于桡骨远端背侧 Lister 结节偏桡侧处进针，将克氏针先垂直再渐斜后平行钻入髓腔，沿髓腔内桡侧纵轴方向向近侧徐徐打入至骨折端，复位骨折后再将克氏针继续打入近折段髓腔达桡骨头下。针尾折弯，可埋于皮下或露于皮外。

（2）闭合复位经皮"于仲嘉单边支架"固定术：旋转是前臂的重要功能之一，主要是桡骨围绕尺骨通过上、下尺桡关节进行运动。桡骨骨折单纯克氏针固定，存在因前臂旋转运动而造成骨折端移位或断端的微动，可能引起桡骨骨折骨不连的风险。为了避免上述不足，我们在手法整复的基础上，应用上海第六人民医院研制，浙江仲嘉医疗器械厂生产的单侧多功能外固定器行经皮体外固定，取得了良好的疗效。

在助手协助下，对尺桡骨骨折端进行良好的手法整复并维持，经皮于骨折远近折段距离骨折线约 2cm、4cm 处分别切皮、钻孔后拧入直径为 3mm 的外支架螺钉，并安装单边外固定支架，拧紧各关节，确认固定牢靠后予以缝合针眼结束手术。

（3）术后处理：抗感染、补液、消肿治疗。功能位小夹板固定 5～6 周，定期复查 X 线片观察骨痂生长；锻炼时要做到由轻到重、由小到大、循序渐进、逐步适应。伤后 1～2 周，主要以肌肉舒缩为主，嘱患者做握松拳活动，按摩患指，绝对避免被动活动。伤后 3～5 周，继续肌肉舒缩活动，未被固定的关节应开始活动，患者可以屈伸关节，活动范围要从小到大，肌肉锻炼亦要加强，以防肌肉萎缩，但不宜强烈活动。伤后 6～8 周，患肢多数固定已拆除，应进行全面的肌肉和关节锻炼，增大活动量和活动范围，如做攀登上位等活动，直到功能最后恢复，但要避免过分冲击性活动。功能锻炼时以肘、腕、掌指关节为主，尽量避免前臂旋转运动。骨痂明显增多，骨折线模糊后拆除外固定加强功能锻炼，此期可行前臂旋转锻炼；骨折临床愈合后拔针。

附：典型病例

病例 1：

王某，男，35 岁，因外伤后左前臂肿痛 2 小时入院。诊断：左尺桡骨中 1/3 粉碎性骨折（图 3-1-1-3-d）。急诊行 X 线下手法复位经皮克氏针内固定术。术中通过屈肘位从鹰嘴尖经皮穿针进入固定尺骨（图 3-1-1-3-e），从桡骨远端背侧中点经皮穿针进入固定桡骨（图 3-1-1-3-f），术后无手术切口（图 3-1-1-3-g、h），复查线片骨折端对位对线良好（图 3-1-1-3-i）。12 周后拔针骨折骨性愈合（图 3-1-1-3-j）。

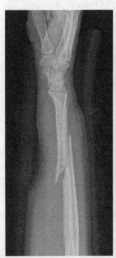 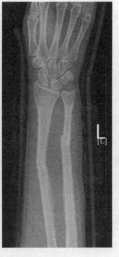

图 3-1-1-3-d　术前 X 线片

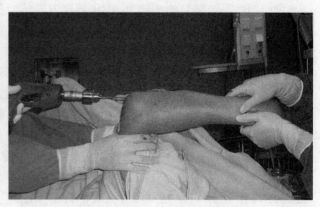

图 3-1-1-3-e　尺骨穿针入针点

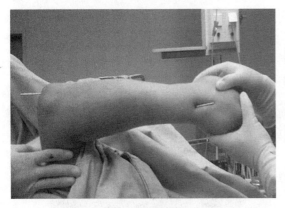

图 3-1-1-3-f　桡骨穿针入针点

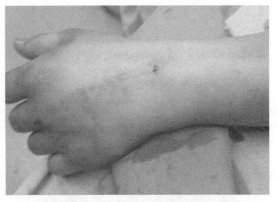

图 3-1-1-3-g　桡骨针尾处理完毕

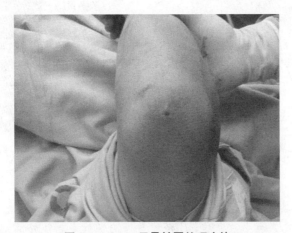

图 3-1-1-3-h　尺骨针尾处理完毕

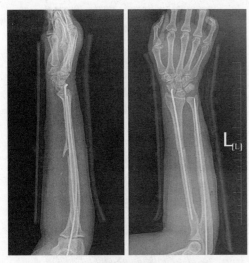
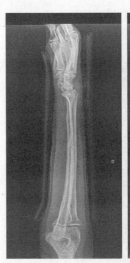

图 3-1-1-3-i　术后骨折端对位对线良好

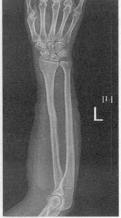

图 3-1-1-3-j　骨愈合拆除克氏针

病例2:

黄某,男,50岁,因车祸致伤右前臂5小时入院。诊断:右尺桡骨中1/3粉碎性骨折(图3-1-1-3-k)。因伤肢高度肿胀,于伤后5天后行切开复位,有限剥离,尺桡骨骨折皆行多功能外固定支架固定术,术后对位对线良好(图3-1-1-3-l)。增加断端的稳定性有利于早期功能锻炼。术后16周撤除外固定支架。

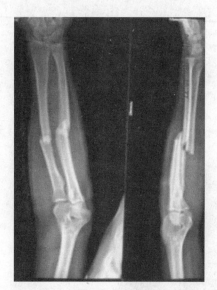

图3-1-1-3-k 复位前X线片

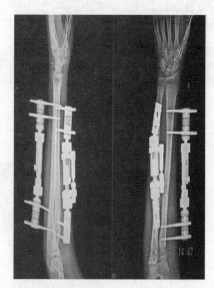

图3-1-1-3-l 复位后X线片

病例3:

刘某,男,48岁,因车祸致伤右前臂2小时。入院诊断:右尺桡骨中1/3粉碎性骨折(图3-1-1-3-m)。伤后急诊行手法复位,尺桡骨骨折端皆行多功能外固定支架固定术。因断端粉碎骨片较小,对骨折的稳定性影响不大,未予切开复位,术后对位良好(图3-1-1-3-n)。体现中西医结合的优势和微创的理念。术后16周撤除外固定支架。

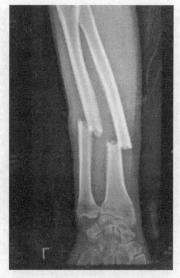

图3-1-1-3-m 复位前X线片

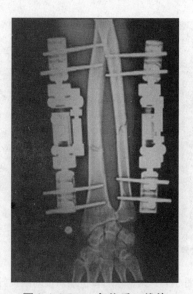

图3-1-1-3-n 复位后X线片

病例4：

张某，男，25岁，因车祸致伤左前臂2小时入院。诊断：左尺桡骨中1/3粉碎性骨折（图3-1-1-3-o）。拟行多功能支架外固定术，但病人经济困难，无法承担。所以给予急诊行手法复位，克氏针内固定术。因断端粉碎骨片较小，对骨折的稳定性影响不大，未予切开复位，术后阅片功能对位对线良好（图3-1-1-3-p）。但是髓内克氏针固定在前臂旋转时容易造成桡骨断端移位，甚至骨不连。故术后要配合石膏固定，严格限制前臂旋转。术后12周及16周拔出固定针。

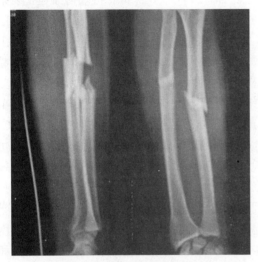

图3-1-1-3-o　复位前X线片

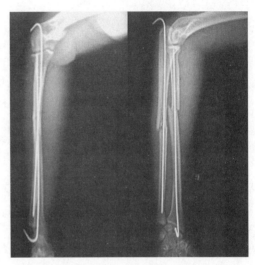

图3-1-1-3-p　复位后X线片

5. 尺桡骨骨折治疗的研究进展

（1）近20年来，随着人们对治疗要求的不断提高以及微创概念、微创技术的发展，越来越多的前臂骨折采用了微创手术治疗，特别是对于开放性骨折和不稳定骨折，髓内固定已被广泛接受。弹性稳定性髓内钉（ESIN）于20世纪70年代末首先被法国人Jean Prevot报道，与传统的Ender针比较，ESIN更强调髓内钉与髓腔的匹配程度，强调个体化的植入物选择，因此长度和直径选择范围更广泛。术者可以根据骨折特性预弯髓内钉，达到2点或多点固定，同时骨折端保持了纵向微动以促进骨痂形成，因此，ESIN是一种适合儿童骨折治疗的微创手术，大量报道证实了其治疗儿童长管状骨骨折的有效性。使用钛合金为材料的弹性髓内钉可以有效完成儿童尺桡骨下1/3的固定，并取得满意的手术效果。

（2）闭合复位后，用克氏针固定尺桡骨。石膏托固定前臂旋前位。本方法创伤小，复位满意牢固，不损伤骨骺，简单易行，骨折愈合快，避免反复手法复位。克氏针髓内固定由于创伤小，不增加前臂容积，少剥离或不剥离骨膜，有利于骨折愈合，操作简便，取出内固定物容易等优点，成为临床上治疗儿童尺桡骨骨折的常用术式。

（3）尺桡骨骨折交锁髓内钉固定比其他髓针固定具有更好的抗轴向压缩、抗弯曲、抗扭转性能，有利于术后早期功能锻炼、前臂功能的恢复和骨折愈合。尤其对于粉碎性骨折或多段骨折，有限切开进行骨折复位与固定，最大限度地保护骨折断端特别是骨折段的血运，促进骨折的愈合。

（4）为了适应用于治疗骨折的微创技术，用于固定骨折的内植入物也不断得到改良、改进和更新。锁定加压钢板（LCP）的研发及其在临床的成功应用，为骨质疏松性骨折的固定提供了一个可靠的固定方法。在螺钉的头部和钢板的螺孔之间设计了互相匹配的螺纹，螺钉旋紧后，螺钉和钢板混为一体，为骨折提供很好的角稳定性。锁定接骨板要求近骨面，可以不与骨骼接触，因此不需要严格塑型，安置时不必剥离骨膜，也不会对骨膜施压，避免对骨膜血管的破坏，符合微创理论，还有点状接触接骨板（PC-Fix），为了跨越骨折部位并便于植骨，以及临床上使用波形接骨板等。

（5）应用记忆合金环抱器治疗前臂骨折也取得了良好疗效，具有弹性模量低，生物相容性好，理化性优良操作简便等特点，减少了对骨内膜的损伤，能较好保持骨折端得血运把复杂的内固定变成了简单的机械装配。

（6）骨或骨替代物移植：部分严重开放骨折，常常伴有骨缺损，可以尝试骨代替物或人工骨移植。植骨的目的是为关节内骨折块提供支撑，诱导骨生长，促进骨愈合目前自体松质骨被认为是最佳的骨移植物，具有良好的骨诱导性和骨传导性，并能提供结构上的支撑。

（7）关节镜的应用，孟氏骨折和盖氏骨折伴有上，下尺桡关节的损伤。能检查腕，肘关节韧带。可能同时存在的关节韧带损伤、关节不稳定、关节软骨损伤或三角纤维软骨盘（TFCC）损伤等进行探查、修补和清理。与开放复位内固定相比，微小的关节囊和周围软组织瘢痕可以减少术后挛缩，获得较好的关节活动度。近年来，随着计算机技术和精密机械自动控制技术的日益成熟、医学影像设备成像质量的不断提高，把计算机医学图像三维可视化处理技术、医用机器人、空间三维定位导航系统和临床手术结合起来研制开发的计算机辅助手术导航系统（CAS）使骨折的固定技术进入到了一个新的发展阶段。应用计算机导航技术辅助髓内钉固定技术和骨盆骨折的复位和固定，更是如虎添翼，既提高手术的准确度又减少病人和手术医师的放射线暴露，两全其美。目前，计算机辅助骨科手术（CAOS）已可完成对内植物的置入进行定位和成像，使用CAOS可使远端锁钉更准确、快捷，减少了患者及术者的X线接触。

四、掌指骨骨折

手的结构精细，复杂，致使手的功能具有高度的灵活性。人的劳动依靠双手，因而手部的损伤，临床甚为多见。掌、指骨骨折则在手外伤中占很大比例。直接、间接外力均可造成骨折或开放性骨折。处理手部骨折应十分慎重，要求有正确的复位，合理而有效的固定。须掌握不同部位骨折处理特点，方不致造成手的功能障碍。掌、指骨骨折的固定，一般均应固定在功能位。使手的功能得到很大限度的恢复。掌、指骨骨折是手部最常见的骨折，多见于成人。掌、指骨骨折发病率很高，占四肢骨折的首位，约占全身骨折总量的6%。直接暴力和间接暴力均可造成掌、指骨骨折，但多由直接暴力所致，且多为开放骨折，骨折有横断、斜形、螺旋、粉碎或波及关节面等。其中闭合骨折以横断骨折较多见，斜形骨折次之。开放性骨折则以粉碎骨折多见。

（一）第1掌骨基底部骨折

1. 概述　第1掌骨基底部骨折指第1掌骨基底部1cm内的骨折，多为横行或粉碎骨折。骨折近端受拇长展肌的牵拉，向桡侧背侧移位，骨折远段受拇长屈肌及拇内收肌的牵拉，向掌侧尺侧移位，骨折部呈向背侧桡侧成角畸形。

2. 病因病机

（1）致伤暴力：一般由外伤引起，可由直接暴力及间接暴力两种致病因素导致，间接暴力经拇指纵轴传递，常在骨折的同时合并有第 1 掌指关节脱位。

（2）骨折机制：第 1 掌骨基底部骨折有两种类型，一种未累及腕掌关节；另一种造成累及第 1 腕掌关节的骨折脱位。由间接暴力引起，暴力经拇指纵轴传递，外力击于第 1 掌骨头部而发生。骨折多发生在第 1 掌骨近端 0.5～1cm 处。横形骨折之骨折线不通过第 1 腕掌关节，骨折近段受拇长展肌的牵拉，向桡侧背侧移位，骨折远段受拇长屈肌及拇内收肌的牵拉，向掌侧尺侧移位，骨折部是向背侧桡侧成角畸形。有的由于外力过大或由于肌肉的牵拉，可使第一掌骨基底尺侧发生一小斜形骨折，尺侧小骨片因有韧带与大多角骨相连，保持原位不变，但桡侧部分因受拇长展肌牵拉，而向桡侧脱位。又称本奈氏骨折（Bennett）。

3．诊断

（1）临床表现：该骨折的主要征象是伤后于第 1 掌骨近端疼痛，压痛明显，微肿，局部向后外侧突起，拇指功能丧失，特别是伸展功能明显受限，虎口不能张开。拍 X 线片确定诊断。

（2）辅助检查：影像学检查：常规拍摄手部的正、斜位 X 线片，可直观的显示骨折部位、移位方向、严重程度及是否波及关节面等状况，怀疑舟骨骨折时可加拍舟骨位片。复杂骨折可以考虑行腕关节计算机断层扫描（CT），必要时可进行腕关节表面三维重建。若怀疑三角纤维软骨复合体损伤时，可考虑行 MRI 检查。

（3）诊断标准：参考 1994 年中国国家中医药管理局制定的《中医病证诊断疗效标准》。

有明显外伤史，多为间接暴力所致，伤后腕关节周围及手部肿胀疼痛，压痛明显，腕及手活动功能障碍。X 线摄片检查可明确诊断。

4．治疗

（1）保守治疗：新鲜骨折复位较易。整复时，术者一手握腕，拇指向内前方按压第 1 掌骨底之突起部，一手牵拉患指，并将第 1 掌骨头扳向后外侧，使第 1 掌骨外展略背伸，即可纠正骨折之移位及关节脱位。复位后，于第 1 掌骨基底部之后外侧，置一小压垫，胶布条贴住，复一小棉垫，将一块塑形的小夹板，置于前臂下段桡侧及第 1 掌骨的后外侧，夹板之成角处正抵在腕关节部，压住小压垫，掌骨头之前内侧，亦放一小压垫，用胶布缠绕，将小压垫及夹板固定，保持第 1 掌骨伸展位（约 30°），拇指对掌位，外以绷带包缠。

（2）手术治疗：对不稳定性第 1 掌骨基底部骨折，闭合复位外固定后位置难以维持骨折位置，容易导致骨折畸形愈合和第 1 腕掌关节功能障碍，AO 主张行手术切开复位、钢板螺丝钉内固定。手术方法采用 Wagner 法，手术切口从第 1 掌骨桡背侧开始做一弧形切口，在腕横纹处弯向掌侧，显露骨折部，复位并维持后用 2～3 孔 T 或 L 形微型钢板行固定。术后根据固定稳定程度考虑是否以石膏托外固定保护。

（3）微创治疗思路与特点：第 1 掌骨基底部骨折后常因邻近肌肉的牵拉导致骨折端的不稳定，尤其是粉碎性骨折或斜形骨折，合并腕掌关节脱位者更加的不稳定，单纯的外固定往往难以维持良好的对位及腕掌关节关系。切开复位内固定虽然能较牢靠地维持骨折端的对位，但损伤相对来讲较大。

中医治疗骨折的观念是无创或者微创，希望通过简单的手法与固定来取得预想中的效果，如果能在手法整复的基础上改进固定思路，寻找一种比单纯石膏或夹板外固定的手段来获得更好的固定，那么就能寻找出一种比切开复位更微创但比单纯的石膏或夹板外固定更稳定的治疗方法。

经皮穿针固定能克服单纯石膏或夹板外固定固定不牢靠的缺点，达到了与钢板内固定近似的固定效果，但从治疗方法及损伤程度上讲，又比钢板固定来得微创与经济。

（4）微创治疗方法——闭合复位经皮穿针内固定术：采用臂丛或局麻、C型臂X线机监视下进行全程操作，第1掌骨基底部骨折复位较易。术者一手握腕，拇指向内前方按压第1掌骨底之突起部，一手牵拉患指，并将第1掌骨头扳向后外侧，使第1掌骨外展略背伸，即可纠正骨折之移位及关节脱位。使骨折达到正确复位，关节面平整。在C型臂X线机透视复位满意后，由助手选择指骨克氏针从掌骨桡侧斜穿向近侧三角形骨块，另一克氏针穿第一掌骨基底部固定在大多角骨上，针尾裸于皮外。应用外展夹板或外展位石膏加强固定。

附：典型病例

患者，黄某，男，48岁，摩托车司机，泉州东海人，左本奈氏骨折（Ⅳ度移位）（图3-1-1-4-a）。摔伤后左手撑地，出现左手部肿痛、左手拇指外展、背伸活动受限，1小时后于2006年10月8日11：33入住我院。

入院后当即在臂丛麻醉下急诊行"左本奈氏骨折闭合复位经皮穿针内固定术"，在行手法整复后，在助手协助下维持复位，行穿针内固定（图3-1-1-4-b），术后X线片显示骨折解剖复位（图3-1-1-4-c）。术后按照规范进行康复训练，功能恢复良好，2个月后取除内固定物（图3-1-1-4-d）。

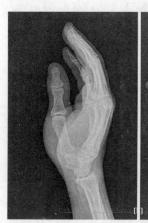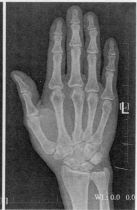
图3-1-1-4-a　术前X线片

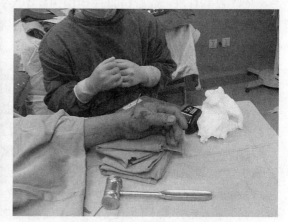
图3-1-1-4-b　克氏针穿针完毕

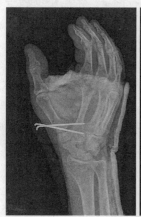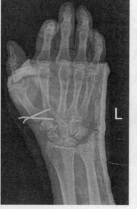
图3-1-1-4-c　术后骨折端对位良好

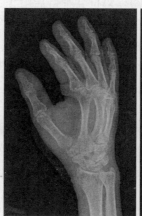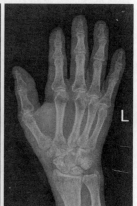
图3-1-1-4-d　拔除克氏针后骨折端愈合

（5）本奈氏骨折的研究进展：本奈氏骨折属关节内骨折，其治疗要求主要是恢复拇指的灵活性及其外观，故在对位上多要求解剖复位。单纯手法整复配合夹板或石膏外固定，无法维持复位，由于拇收肌在远端的牵拉作用，第1掌骨基底部易以骨折端为支点进一步向桡、背侧脱位，再移位率极高，并且单纯用外固定很难有效地将第1掌骨固定于外展、背伸位，而往往是错误的将拇指固定于外展背伸位，从而更加重了第1掌骨的屈曲内收程度，加重了骨折脱位的错位程度，引起治疗失败，导致晚期的创伤性关节炎及"虎口"变窄等并发症。还有术者为了取得可靠的固定，往往用外固定物强硬地勒在第1掌骨头上，引起患者的极度不舒适感，甚至压迫皮肤造成坏死或影响患肢血液循环。而闭合复位经皮双克氏针内固定术，可以弥补传统外固定的不足，使良好复位的骨折端得到稳定的固定，且手术损伤极小，不存在伤口感染及二次取除内固定物之虞，预后较好，是一种理想的选择。而还有专家提出采用微型外固定支架治疗该疾病，同样存在着微创及固定稳妥的优点，但也同时存在着患者依从性差、跨关节固定易至腕掌关节僵硬的弊端。

因拇指活动功能约占手部活动的50%，故出现本奈氏骨折后其治疗要求相对严格。典型的本奈氏骨折，其近端常出现一近似三角形的撕脱骨折块，且由于有掌斜韧带及关节囊的附着而留在原位不动。远骨折端因为拇长展肌腱的牵拉常连同拇指向桡侧及背侧脱位。故在考虑治疗手段时，应考虑上述肌肉对骨折端的影响因素，才能有效地达到固定的目的。原则上应使骨折端达解剖对位，恢复关节面平整及"虎口"宽度（即恢复正常的第1、2掌骨夹角），只有这样才不会出现关节活动受限及创伤性关节炎。目前治疗上保守方面主要有传统的弓形夹板、石膏、鸭形铁丝及绷带卷等外固定；手术方面主要有闭合（或切开）穿针（或微型外固定支架）4种方案，各有其优缺点，而闭合复位经皮穿针固定以其微创特点及固定的简便性显示其优势。国内已有众多学者采用闭合复位经皮穿针固定术治疗本奈氏骨折的文献报道，他们一致认为这种微创的疗法是这种骨折值得推广的疗法之一，而原因正是这种办法能有效克制这种不利的肌肉动力因素而达到治疗目的。

（二）掌指骨骨干骨折

1. 概述 打击、挤压、扭转外力均可引起掌骨骨折。多发生在掌骨干或掌骨颈部位，掌骨基底部骨折较少见。骨折多为横形、斜形或粉碎性，可为单发或多发。由于肌肉的牵拉或暴力方向不同，不同部位的骨折可能有不同的移位。掌骨干骨折断端多向背侧成角，并可有重叠或侧方移位；掌骨颈骨折，远端常向掌侧屈曲，两断端向背侧成角突起。

2. 临床表现 伤后局部疼痛，手背肿胀，手指短缩，多发骨折时，肿胀严重，局限性压痛，顺掌骨纵轴轻轻按压，则产生剧痛。手指功能丧失，掌骨头部向掌侧塌陷或向上缩进，局部异常活动，应拍摄正、斜位X线片以确诊。

3. 辅助检查 影像学检查：常规拍摄手部的正、斜位X线片，可直观显示骨折部位、移位方向、严重程度及是否波及关节面等状况，怀疑舟骨骨折时可加拍舟骨位片。复杂骨折可以考虑行腕关节计算机断层扫描，必要时可进行腕关节表面三维重建。阅片时注意勿把骨骺认为骨折。掌骨骨骺3岁左右出现，18岁与骨干融合，2～5掌骨骨骺在远端（第1掌骨骨骺在近端）。

4. 诊断标准 参考1994年中国国家中医药管理局制定的《中医病证诊断疗效标准》。

有明显外伤史，多为间接暴力所致，伤后腕关节周围及手部肿胀疼痛，压痛明显，腕及手活动功能障碍。X线摄片检查可明确诊断。

5. 治疗 骨折必须正确整复对位，尽量做到解剖复位，不能有成角、旋转、重叠移位畸形，以免妨碍肌腱的正常滑动，造成手指不同程度的功能障碍。对闭合骨折可手法复位、夹板固定。指骨开放骨折应彻底清创，再行复位固定。复位时须用骨折远端对近端。手指应尽量固定在功能位，既要充分固定，又要适当活动。对手法复位不成功或斜形骨折不稳定者，可考虑手术治疗。

（1）保守治疗

1）无移位而稳定的掌骨干骨折，不需整复，可在罹患掌骨背侧两边加分骨卷，再复以棉垫，掌侧亦复棉垫，掌背侧再盖硬纸壳，用绷带包扎即可。

2）有移位而不稳定型掌骨干单发骨折，须予整复。一助手握前臂，术者一手牵引患指，一手施行手法，提按骨折端，纠正成角畸形，然后，在牵引下夹挤骨间隙，纠正侧方移位。整复后，在掌侧附一塑形铝片或竹片，夹板之弧形使指保持功能位，夹板之弧形弯曲部紧靠于手指、掌及腕部，胶布条或绷带固定；然后将患指背面贴以胶布，将胶布之远端绕过夹板远端贴住，罹患掌骨之背侧两边置分骨卷，复以棉垫，纸壳，再以绷带包缠。及时复查，若发现固定松动，应调整固定。

3）有移位的掌骨干多发骨折，先将掌侧置一绷带卷（宽 4～5cm，粗直径 3～4cm），使患手如握杯状握住（手功能位），用胶布条将绷带卷固定，然后用手法依次整复骨折之移位。即整复一处，便用胶布条贴在指背侧，向远端牵引粘贴，逐一进行，各指之纵轴线须指向舟骨结节。再于背侧置分骨卷，复以棉垫，硬纸壳，绷带包扎。整复包扎完毕后，透视检查 1 次，若复位不佳，可再予纠正。第一周内复查 1～2 次，若骨折甚不稳定，应考虑做髓内针固定。

4）掌骨颈骨折，整复时，在牵引下患指掌指关节掌屈至直角，压近折端向掌侧，同时推近节指骨向背侧，即可使骨折复位。整复后，用直角竹片或铝片置于骨折之背侧固定。有移位的掌骨骨折，经复位固定后，应避免患指的活动，直至骨折连接。一般需 4～6 周。解除固定后，中药烫洗，逐步加强手指的功能锻炼活动。主动活动，不得以被动扳拉法纠正暂时活动受限之关节。图片不应放在样稿中。

5）近节指骨骨折整复时，患者取坐位，术者拇、食指捏住骨折近端，另手拇、食指牵引骨折远端。然后，拇指顶住骨折部的掌侧作为支点，继续牵引患肢并屈曲而复位。指骨颈整复时，握其远侧段向背侧呈 90° 牵引，然后以拇指按压近侧断端的掌侧并屈曲而复位。中节指骨骨折整复时，若骨折在屈指浅肌附着点以上，应伸直位拔伸牵引，然后再用挤捏手法和提按手法分别矫正侧方移位及向掌、背侧成角。若骨折在屈指浅肌附着点以下，应屈曲位牵引复位。

6）末节指骨末端粗隆及骨干骨折整复时，术者用拇指和食指在骨折处内外侧和掌背侧进行捏挤，以矫正侧方和掌侧移位。末节指骨基底背伸撕脱骨折整复时，只要将近节指间关节屈曲，远侧指间关节过伸，便可复位。

7）固定方法：患肢应固定在功能位，不能将手指完全伸直固定，以免引起关节囊和侧副韧带挛缩而造成关节僵直，无移位骨折可用塑形夹板或铝板固定手功能位 4 周左右。有移位的近节指骨干或指骨颈骨折，置绷带卷或小圆柱状固定物，手指屈在其上，使手处于功能位，用胶布固定，外加绷带包扎。中节指骨骨折复位后，骨折部位在指浅屈肌腱止点远侧端者，固定方法同近节指骨骨折；骨折部位在指浅屈肌腱止点近侧者，则应将手指固定在伸直位，但不应固定过久。末节指骨末端或指骨干骨折复位后，可用塑形竹板或铝板固定于功能位。

在骨折的整个治疗过程中根据中医辨证论治和骨折治疗的三期用药原则，分别采用口服中药以活血化瘀（早）、接骨续筋（中）、补益肝肾（晚），外用中药以活血化瘀、舒筋活络为主。

根据骨折愈合时间和患肢情况,指导患者功能锻炼,适当运用推拿按摩以舒筋活络,促进肢体功能康复。另可采用物理治疗(离子导入、中频电疗、超声波疗法等)等综合治疗方法以促进患肢消肿及功能恢复。

(2)手术治疗:对不稳定性的掌指骨骨折,闭合复位外固定后位置难以维持骨折位置,容易导致骨折畸形愈合和手精细功能的障碍,可以行手术切开复位、钢板螺丝钉内固定。手术方法以折端为中心取背侧入路,显露骨折部后复位并维持,取直形微型钢板做固定。术后根据固定稳定程度考虑是否以石膏托外固定保护。

(3)微创治疗思路与特点:各种掌指骨骨折,由于手结构的特殊性,指间关节容易僵硬,故掌指骨骨折常常无法耐受长时间的外固定,切开后对骨折端邻近关节的影响是客观存在的。而保守治疗长期的外固定必然会对指间关节造成较大的影响,故在切开复位内固定手术与单纯的手法整复外固定两者之者选择一种介于中医与西医的微创方法是势在必行的。

经皮穿针固定能克服单纯石膏或夹板外固定固定不牢靠的缺点,达到了与钢板内固定近似的固定效果,但从治疗方法及损伤程度上讲,又比钢板固定来得微创与经济。

(4)微创治疗方法——闭合复位经皮穿针内固定术

1)方法:均采用臂丛或指神经阻滞麻醉,一助手握前臂,术者一手牵引患指,一手施行手法,提按骨折端,纠正成角畸形,然后,在牵引下夹挤骨间隙,纠正侧方移位。在C型臂X线机透视复位满意后,根据骨折类型,横形或短斜形骨折可经皮钻入两枚克氏针行髓内固定或折端交叉固定,长斜形骨折可经皮垂直骨面及骨干各钻入两枚克氏针,克氏针直径皆采用0.8~1.5mm,穿针后根据骨折稳定程度决定是否行功能位石膏或指骨夹板固定辅助固定。

2)术后管理:术后2周拆除外固定,逐渐加强功能锻炼,骨折临床愈合后可去除克氏针。为防止或减少并发症的发生,应尽可能解剖复位,在可靠的固定下及早行功能锻炼,同时密切观察局部情况。在骨折的整个治疗过程中根据中医辨证论治和骨折治疗的三期用药原则,分别采用口服中药以活血化瘀(早)、接骨续筋(中)、补益肝肾(晚),外用中药以活血化瘀、舒筋活络为主。根据骨折愈合时间和患肢情况,指导患者功能锻炼,适当运用推拿按摩以舒筋活络,促进肢体功能康复。另可采用物理治疗(离子导入、中频电疗、超声波疗法等)等综合治疗方法以促进患肢消肿及功能恢复。

附:典型病例

病例1

黄某,男,30岁,保险公司业务员,泉州洛江人,左手第2、3掌骨骨折(Ⅳ度移位)(图3-1-1-4-e)。被机台压伤后出现左手部肿痛、畸形、活动受限,伤后未经过任何处理,1小时后于2007年7月14日21:07入住我院。

入院后当即在臂丛麻醉下急诊行"左手第2、3掌骨骨折闭合复位经皮穿针内固定术",在行手法整复后,在助手协助下维持复位(图3-1-1-4-g、h),行穿针内固定,术后X线片显示骨折解剖复位(图3-1-1-4-f)。术后按照规范进行康复训练,功能恢复良好,2个月后取除内固定物。

病例2

杨某,男,30岁,小商贩,晋江陈埭人,右食指近节指骨骨折(图3-1-1-4-i)。撞伤后出现右手食指肿痛、活动受限5小时,伤后未经过特殊处理,于2006年10月17日15:04急诊入住我院。

入院后当即在臂丛麻醉下急诊行"右食指近节指骨骨折闭合复位经皮穿针内固定术",在行手法整复后,在助手协助下维持复位,行穿针内固定(图 3-1-1-4-k),术后 X 线片显示骨折近解剖复位(图 3-1-1-4-j)。术后按照规范进行康复训练,功能恢复良好,1 个月骨折愈合后(图 3-1-1-4-l)取除内固定物。

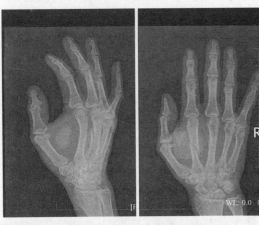

图 3-1-1-4-e 术前 X 线片

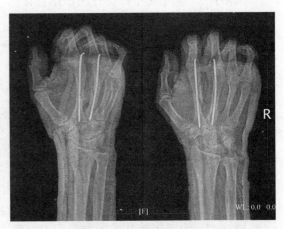

图 3-1-1-4-f 术后 X 线片

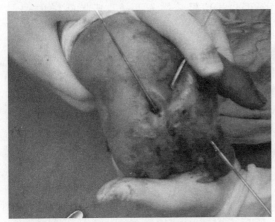

图 3-1-1-4-g 撬拨第 3 掌远折段并穿针

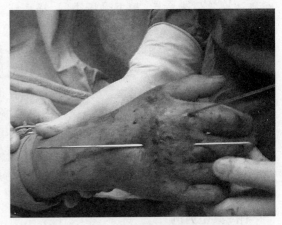

图 3-1-1-4-h 第 3 掌骨远折段穿入成功

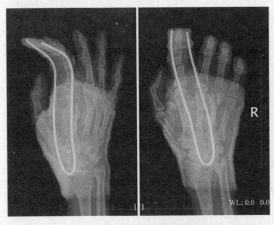

图 3-1-1-4-i 术前 X 线片

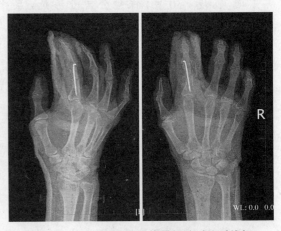

图 3-1-1-4-j 术后 X 线片骨折端对位对线好

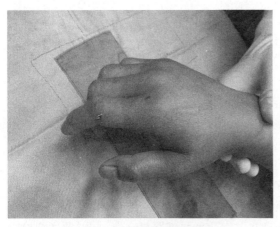

图 3-1-1-4-k　术后针尾处理完毕

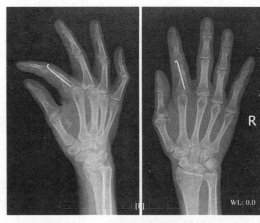

图 3-1-1-4-l　骨折端骨痂生长 X 线片

（5）掌指骨骨折的研究进展：掌指骨骨折治疗主要目的是恢复手指的灵活性同时兼顾其外观。闭合穿针治疗具有创伤小，固定可靠，无留下手术瘢痕，可以早期进行功能训练，很多职业都要求患者需要有一个良好的外形及完美的手部外形，故患者发生掌指骨骨折后往往需要一个快速有效的治疗方法。

手部骨折治疗的目的主要是恢复其灵活性，同时兼顾其外观。目前对掌指骨骨折对位原则是尽量解剖复位、牢固可靠的不经关节的内固定，早期功能锻炼，早期功能恢复。同时因为掌指骨具有短小特点、参与构成的关节多、功能要求较高、对手外形影响较大、骨周围组织结构复杂等特殊的特点，对掌指骨骨折的治疗远比对其他长管骨的治疗要求要高。目前治疗上保守方面主要有传统的石膏、夹板、牵引等外固定。手术方面主要有闭合穿针、切开穿针及微型钢板内固定等。

掌指骨骨折微创治疗几乎适用于所有的掌指骨骨折，特别适用于横断、短斜形的掌骨干骨折，追求手部美观的特殊职业人。禁忌证是只追求影像学完美对位而不在乎医源性副损伤的患者、合并重要血管神经损伤急需剖开探查者以及开放性骨折者。相对禁忌证为长斜形及长螺旋形骨折。

五、股骨干骨折

股骨是人体中最长的管状骨，而且是人体下肢负重的主要骨体之一，骨折后如处理不当可遗留下肢的畸形和功能障碍。

（一）概述

股骨干骨折（fracture of shaft of femur：ICD10 编码 S72.301）是指粗隆下 2～5cm 至股骨髁上 2～5cm 的骨干骨折。是临床上最常见的骨折之一，占全身骨折的 4%～6%，男性多于女性，约 2.8：1。10 岁以下儿童占多数，约为总数的 1/2。股骨干为三组肌肉所包围，其中伸肌群最大，由股神经支配；屈肌群次之，由坐骨神经支配；内收肌群最小，由闭孔神经支配。由于大腿的肌肉发达，骨折后多有错位及重叠。股骨干周围的外展肌群，与其他肌群相比其肌力稍弱，外展肌群位于臀部附着在大粗隆上，由于内收肌的作用，骨折远端常有向内收移位的倾向，已对位的骨折，常有向外弓的倾向，这种移位和成角倾向，在骨折治疗中应注意纠正和防止。股骨下 1/3 骨折时，由于血管位于股骨折的后方，而且骨折远端常向后成角，故易刺伤该处的腘动、静脉。

（二）病因病机

1. 致伤暴力　为强大的直接暴力所致，亦有间接暴力所致的。

2. 骨折机制　骨干是全身最粗的管状骨，强度最高。多由于高能量直接暴力造成骨折，以粉碎性及横行骨折常见。交通事故是主要致伤原因，工农业外伤，生活外伤和运动外伤次之。坠落伤骨折多为间接暴力所致，斜形骨折或螺旋形骨折常见，少年儿童可发生嵌插骨折或不全骨折。直接暴力打击或火器伤所致骨折周围软组织损伤重，出血多，闭合骨折的内出血量即可达到 500～1000ml，可并发休克。如有头、胸、腹部复合伤和（或）多发骨折则更易发生休克。

（三）诊断

1. 诊断标准　参考 1994 年中国国家中医药管理局制定的《中医病证诊断疗效标准》。有明显外伤史，大腿局部肿胀变形均严重，下肢短缩，搬动时有明显异常活动和骨擦音。应常规测定血压、脉搏和呼吸，确定有无休克或其他全身并发症及重要脏器复合伤；同时要仔细检查足背动脉搏动，末梢血运及足趾的颜色、温度和伸屈活动，以判定是否有主要血管和（或）神经损伤。少数病人可合并股骨颈骨折或髋关节脱位，在体检时不要遗漏。摄 X 线正侧位片可明确骨折的部位、类型和移位的特点，作为治疗的依据。

2. 临床表现　股骨干骨折多因强暴力所致，因此应注意全身情况及相邻部位的损伤。全身表现股骨干骨折多由于严重的外伤引起，出血量可达 1000～1500ml。如系开放性或粉碎性骨折，出血量可能更大，患者可伴有血压下降，面色苍白等出血性休克的表现；如合并其他部位脏器的损伤，休克的表现可能更明显。因此，对于此类情况，应首先测量血压并严密动态观察，并注意末梢血液循环。从局部表现上看，可具有一般骨折的共性症状，包括疼痛、局部肿胀、成角畸形、异常活动、肢体功能受限及纵向叩击痛或骨擦音。除此而外，应根据肢体的外部畸形情况初步判断骨折的部位，特别是下肢远端外旋位时，注意勿与粗隆间骨折等髋部损伤的表现相混淆，有时可能是两种损伤同时存在。如合并有神经、血管损伤，足背动脉可无搏动或搏动轻微，伤肢有循环异常的表现，可有浅感觉异常或远端被支配肌肉肌力异常

3. 辅助检查　影像学检查：常规拍摄股骨的正、侧位 X 线片，可直观显示骨折部位、移位方向、严重程度，应包括髋膝关节，防止股骨颈骨折漏诊。

4. 临床分型

（1）根据骨折的形状可分为横行骨折、斜行骨折、螺旋形骨折、粉碎性骨折、青肢骨折。

（2）Winquist 将股骨干粉碎性骨折，按其粉碎的程度分为 4 型：

Ⅰ型：小蝶形骨片，对骨折稳定性无影响。

Ⅱ型：较大碎骨片，但骨折的远、近端仍保持 50% 以上的皮质接触。

Ⅲ型：较大碎骨片，但骨折远、近端少于 50% 的接触。

Ⅳ型：节段性粉碎骨片，骨折的远、近端无接触。

（3）瑞士内固定学会（AO/ASIF）制定的分类方法比较实用，股骨干骨折可分为 A、B、C 三类，各类又分为 1、2、3 三个亚型。

A 型为简单骨折，A1 为螺旋形，A2 为 >30° 斜形，A3 为 <30° 横形。

B 型为楔形或蝶形骨折，B1 为楔形或螺旋楔形骨折，B2 为弯曲楔形，B3 为粉碎楔形骨折。

C 型为复杂骨折，C1 为螺旋粉碎性骨折，C2 为多段粉碎性骨折，C3 为无规律的严重粉碎性骨折。

（四）治疗

目前股骨干骨折的治疗方法较多，必须依据骨折的部位，类型，病人的年龄，体质状况等

选择比较合理的治疗方案，但一定要遵循尽最大努力恢复肢体长度和力线，纠正旋转移位，尽量用微创技术保护骨折局部血运，促进骨折愈合，早期功能康复的原则。

1. 儿童股骨干骨折的治疗 儿童股骨干骨折，在成长期间，能自行矫正 15° 成角，重叠约 2cm，故多采取非手术治疗。①小夹板固定法：对无移位或移位较小的新生儿产伤骨折，一般用小夹板或圆形纸板固定 2～3 周，因新生儿骨折愈合快，骨折塑形能力强，大部分成角及移位均能自行矫正。夹板一般用四块，前侧板近端呈斜坡形或与腹股沟的折纹一致，注意左右要分开清，后侧板两端稍向后弯曲，以适应臀部与腘部的形状，外侧板及内侧板远端稍凹，以免压迫股骨髁。放置位置：根据上，中，下 1/3 不同部位骨折而放置固定垫，然后放夹板固定。②垂直悬吊牵引：适用于 3 岁以下的儿童股骨干骨折。将两下肢皮牵引胶布贴于大小腿两侧，绷带固定妥当，通过末端扩张板穿过牵引绳，经滑车系统加重量，髋关节屈曲 90°，膝关节伸直位进行牵引，使臀部离床面 3～4cm，应用病儿身体重量作反牵引。这种方法简易有效，3～4 周后骨折愈合。便于护理，易被病儿家长接受，也可在门诊使用简便装置，回家治疗观察。

2. 成人股骨干骨折的治疗 原则上有保守治疗及手术治疗。

保守治疗主要是指牵引下协助小夹板固定的一种疗法。因大腿肌肉发达，股骨干骨折后由于大腿肌肉的牵拉而发生畸形，经常导致骨折移位、重叠、成角。宜使用牵引效力较强的骨牵引法，配合小夹板外固定，这对维持复位后骨折位置有较好的效果，借助牵引维持其对线及防止短缩，用小夹板加垫外固定可防止侧方移位。单纯的牵引治疗往往不能完全矫正骨折的移位，矫正畸形，恢复力线的目的，仅可用于无移位或不完全骨折。此方法需长期卧床，住院时间长，并发症多，目前已逐渐少用，现在更多的是作为常规的术前准备或其他治疗前使用。段晓刚提出骨牵引方式，一般开始时牵引，采用患者 1/7 体重的牵引重量，牵引 24 小时后测量对比双下肢长度，若双下肢已等长，复查 X 线片对位良好者则可用夹板外固定，并逐渐减少牵引重量 4～8 周后再次复查 X 线片骨痂形成者可解除牵引，继续采用夹板固定，配合中药分期治疗，直到愈合为止。王国君等采用股骨髁上双针牵引治疗股骨干中下段骨折 20 例，牵引 6～8 周，骨折全部达到骨性愈合。股骨髁上牵引时，小腿纵轴应与床面平行，与牵引绳的分力方向一致，才能有效地避免骨折远端产生的向前旋转弯力而向前成角；胫骨结节牵引时，保持力线在大腿纵轴线下放 1°～30° 角，配合膝关节适当的屈曲，才能克服骨折远端向后旋转弯力，避免向后成角。在骨折的整个治疗过程中根据中医辨证论治和骨折治疗的三期用药原则，分别采用口服中药以活血化瘀（早）、接骨续筋（中）、补益肝肾（晚），外用中药以活血化瘀、舒筋活络为主。根据骨折愈合时间和患肢情况，指导患者功能锻炼，适当运用推拿按摩以舒筋活络，促进肢体功能康复。另可采用物理治疗（离子导入、中频电疗、超声波疗法等）等综合治疗方法以促进患肢消肿及功能恢复。

手术治疗主要是针对骨折粉碎严重，手法整复，夹板固定难以维持骨折位置的患者。对于治疗方法的选择，可根据患者年龄、骨折类型及技术设备条件等确定。其固定方式包括外固定支架固定，钢板螺丝钉固定系统及髓内针固定系统等。

3. 手术方法 骨折手术治疗，除了必须从骨折的部位、类型、软组织损伤的程度，有无合并伤及病人的全身情况等因素考虑外，还需根据两个原则来选择：一是要有足够强度的固定材料，使固定后能早期功能锻炼而不至于骨折愈合前发生内固定器材断裂及失效；二是骨折固定方法上要提倡微创，尽量减小骨折局部血运的破坏及内固定器材不应有应力集中及符合生物固定原则，以促进骨折愈合。AO 内固定治疗成人长骨干骨折的治疗，包括股骨的治疗，在 20 世纪 90 年代，治疗理论从 AO 坚强内固定，向 BO 生物学接骨术转变，虽然对生物学接骨术的内容还无统一认识，但原则是尽量使骨折愈合按照骨折后生物自然愈合过程来进行，骨外膜和软组织在骨折愈合过程中起主要作用，骨髓内血供也是重要因素。髓内针固定为轴心固定，其生物力学较骨外钢板偏心固定为优越。因此生物学接骨术的涵义应当包括不剥离或尽少剥离骨外膜，不扩髓，尽量采用髓内固定，以容许骨折上下关节早日活动，提高骨折愈合率，髓内钉的发展从梅花髓内钉，扩髓髓内锁钉，到不扩髓髓内锁钉，现在的髓内扩张自锁钉，更符合生物学接骨术的原则。近年来髓内钉固定系统发展迅速，已成为股骨干骨折治疗的首选方法。

（1）髓内钉系统：V形钉和梅花钉的强度及防旋转能力差，目前临床已很少使用。Ender钉可用于儿童股骨干骨折的治疗，交锁髓内钉用于治疗股骨干骨折已广泛接受，欧美国家将交锁髓内钉技术对股骨干骨折的治疗称为金标准，其稳定性好，固定可靠。

1）锁式髓内钉：1972年，Klemm和Schellman报道锁式髓内钉固定股骨干骨折，相继出现Gross、Kempf钉和Morris钉等，治疗股骨干骨折取得满意疗效，锁式髓内钉结构特点，髓内钉具有一定弧度，以适应股骨干前弓结构，另外，其髓内钉近端有一斜向带螺纹孔，螺钉穿过孔固定于粗隆部，螺钉与髓内钉成150°，在距髓内钉远端4～8cm处，有2个无螺纹的水平孔，以行远端交锁，配套器械为打入器及锁钉导向器，后者用于髓内钉打入后，使斜向螺钉准确穿过螺孔到达小粗隆，另有一套锁钉导向器在影像增强透视下，引导远端锁钉横向交锁。

A. 锁式髓内钉的设计及原理：保持普通髓内钉的优点，克服普通髓内钉缺点，内锁髓内钉仍保留普通髓内钉的优点，作为骨折的内夹板固定在髓腔内与髓腔内壁相嵌，髓内钉固定骨折处于骨干的中轴线上；力臂从骨折延伸到骨干两端，较钢板大得多，可闭合穿针对骨折部位干扰小，髓内钉取出手术也较钢板的损伤小，同时锁式髓内钉亦克服普通髓内钉手术适应证窄，只适应股骨中1/3的横形、短斜、短螺旋形骨折的缺点，将髓内钉适应证扩大到粉碎性、长螺旋、长斜形骨折及股骨两端骨折，多段骨折，骨缺损等。通过横穿的锁钉获得骨折的最大稳定性：对于峡部以外的髓腔宽大部分，锁式髓内钉可通过横穿的锁钉使之与长骨形成一个整体，因此具有最大稳定性。锁式髓内钉远、近端的锁钉尚具有防止短缩和旋转移位，起到坚强固定作用，这种固定方式亦称之静力固定，对于横形及短斜形股骨骨折只固定远端或近端，另一端不固定，骨折端可以沿髓内钉产生微动及纵向压力，形成嵌插和利于骨折愈合，从而形成动力固定。有些骨折的早期需静力固定，但骨折愈合到一定程度后，可先拔出一端锁钉，改为动力固定。

B. 手术操作：仰卧位有利于骨折远端横向螺钉打入和对远端旋转的控制，患肢水平位并内收，健侧肢体屈曲或伸展以利于放置影像增强器。锁钉的打入方式与传统方式相似，扩髓直径要超过髓内钉直径1mm，使骨折对位、对线，并置入导针，然后打入适当长度、粗细髓内钉。根据骨折的类型选择静力或动力固定模式，将导向器连于打入器上，可以容易使螺丝钉斜向穿过螺孔到达小粗隆部，一般的远端横向螺钉锁定方法为在影像增强器显示下进行，亦可在瞄准器完成。

C. 锁式髓内钉应用中应注意的问题：①术前X线检查：应摄取股骨全长的正侧位X线片，以判定骨折类型，测量骨的长度及髓腔宽度，作为选择内锁髓内钉的长短及粗细的依据。较严重的粉碎骨折将长度测量发生困难，可摄取健侧X线片进行测量。②选用髓内钉类型：骨干骨折除非有很好稳定性，一般均使用内锁髓内钉为好。稳定骨折：如横行或短斜形股骨上中段骨折，可用动力性锁钉治疗，但对任何程度粉碎骨折或股骨远、近端骨折，均应选择静力交锁髓内钉。③手术体位：仰卧位有利于术中观察及骨折整复及控制旋转比较方便，但仰卧位对显露大粗隆顶点及正确的定进针点常困难,应将患肢内收及躯干向健侧倾斜。④插入髓钉方法:闭合穿钉有利于减少感染和提高愈合率,但要求技术较高,手术者接触 X 线量较大,当闭合穿钉有困难时,可做小切口,尽量少剥离软组织,用骨膜起子撬拨复位,顺入导针,不少报道认为,这种小切口复位方法,结果与闭合髓内钉效果相仿。⑤髓腔扩大:在插钉前应用髓腔挫扩大髓腔,有利于使用较粗的髓内钉,可增加钉与髓腔壁的接触面,从而加强骨折稳定性,避免髓内钉疲劳断裂,有利于早期锻炼负重,不少学者认为用锉扩髓腔破坏血供影响愈合,但同样也有不少学者发现血供较快恢复,失活组织可再血管化,甚至骨折周围骨痂反而更加丰富,总的来说,适当用锉扩髓腔,利大于弊,认为扩大髓腔可导致脂肪栓塞的说法,也未得到更多支持。

D. 术后观察:术后第 1 天即应行股四头肌锻炼,尽早开始连续被动活动器做被动活动,拆线后可扶双拐部分负重行走站立。术后 6~8 周根据骨痂情况再完全负重,稳定骨折做动力髓内钉固定者,可早期完全负重,如果新鲜骨折病人 3 个月仅有少量骨痂,陈旧骨折 6 个月仅有少量骨痂,建议将静态固定改为动力固定。

2) 股骨髓内扩张自锁钉:内锁髓内钉治疗股骨骨折,已广泛用于临床及取得效果也比较满意,由于其结构决定,仍存在应力集中,近 4% 患者发生锁钉或髓钉断裂,另外术中需要 X 线透视机等必要设备,为克服以上不足,李健民设计髓内扩张自锁钉,使股骨骨折治疗变坚强内固定为生物学固定,简化治疗。

A. 髓内扩张自锁钉的结构特点:由外钉及内钉两部分组成,外钉为一直径 9mm 不锈钢钉,钉的两侧为"燕尾"形"轨道",下端两侧为 15°~20° 坡形滑道,以便内针插入后,其下端两翼向两侧张开。钉体前后有浅槽,具有股骨平均解剖弯曲的弧度,其横截面为卷翼"工"字梁形。内针截面为等腰三角形,其上端沿三角形高的方向增宽成宽刃状,其下端制扁平 1.6mm 之矩形截面,形成向两侧扩张之两翼,该结构构成两对称,其上端连接有供打入、拔出螺纹。内钉插入外钉后,其上端为嵌于股骨上端松质骨之宽刃(约 3mm),中部内钉侧刃凸出外钉约1mm、1.5mm、2mm 不等,以适应不同的髓腔宽度,并嵌于髓腔狭窄部及股骨上下端的松质骨内,其下端扁平两翼沿外钉坡道伸出,插入股骨髁中,主用于控制骨折部位的旋转移位,并将扭矩分散,避免应用集中。

B. 髓内扩张自锁钉的固定机制及生物力测试结果:髓内扩张自锁钉是一个多钉固定系统,其中外钉有较强的刚度,内钉韧性好,含有侧刃,外钉直径较小,各靠与侧刃宽度不等的内钉组合来适应不同髓腔宽度,并与髓腔内壁相嵌,并切入管状骨端松质骨中,与内钉下部分开的双翼共同抵抗扭转,与带锁钉的横钉相比,扭矩分散,无应用集中现象。内外钉体组合一起,其抗弯强度与较粗内锁钉相当,靠主钉顶部防短缩螺帽与内钉下部分开的交叉翼结合,有良好的防短缩功能。生物力学实验表明,其抗扭转刚度与 GK 钉相近,有良好的抗弯能力,轴向加压抗短缩能力相当于 2 倍体重,可引起松质骨破坏的最低载荷 1158N。在 1200N 轴向压力下,短缩变形小且应力分散,避免应力集中,较符合生物学固定。

C. 髓内扩张自锁钉的操作方法:①术前准备:髓钉的长度及宽度选择,依据骨折 X 线片及测量健肢该骨长度而定,长度要求外钉的钉尾部外露大粗隆间窝上 2cm,远端达髌骨上缘。髓腔狭部的宽度以外钉的宽度加 2mm 为内钉侧刃宽度。如果狭部宽度 <9mm,则按 9mm 计算,术中扩髓到 9mm。②患者取侧卧位,患肢在上,股外侧切口,自外侧肌间隔向前牵开股外侧肌显露股骨,如有骨折牵引复位床和 C 型臂 X 线机,最好闭合穿针,否则切开穿钉。顺行者,先在臀部显露大粗隆间窝,逆行者骨折处少剥离骨外膜以能置入髓钉为限,先置入 9mm

扩髓器，使其通过峡部，然后以扩髓导针逆行穿入至大粗隆间窝穿出，接髓钉开槽器打入，然后置入外钉达骨折部，复位骨折，将外钉置入至髌骨上缘，再打入内钉，至远端分叉后，于外钉尾端拧防旋螺帽。

D. 髓内扩张自锁钉的临床应用：目前已用髓内扩张自锁钉治疗各种类型股骨干骨折530例，骨折愈合率90.9%，内固定失败率2.1%，肢体功能恢复优良率97.7%。此方法优点：骨外膜损伤小，闭合穿钉则不切骨外膜或开放复位少破坏骨外膜；不扩髓；骨髓腔有较长范围的接触固定；无骨端锁钉，应力不集中；内外钉之间有一定弹性，抗折弯、抗扭转应力大；有中等抗短缩能力，还符合骨折端的生理压力，比较符合生物学固定。

（2）钢板螺丝钉系统：对股骨干骨折采用解剖复位，骨折块间加压及钢板螺丝钉固定治疗方法，因其手术不需要骨科手术床及X线影像增强器，仍有广泛应用。目前由于适应证选择不当，应用方法上错误，过早完全负重，其内固定失效及松动率较高，招致骨折延迟愈合或不愈合。应严格掌握适应证。

钢板固定应遵循AO技术原则，选择动力加压钢板，以不同角度拧入螺丝钉，在有蝶形骨块情况下，应以拉力螺丝钉固定，钢板放置张力带侧，也即股骨后外侧，每一个骨折应8～10孔钢板固定，以达到足够稳定，钢板对侧有缺损者，必须植骨。

在操作上，患者取平卧或侧卧位，行股骨外侧切口，将股外侧肌向前掀起，结扎血管穿支，持骨器钳夹住骨折端，依靠向外加大成角及骨膜起子撬拨复位，钢板放置股骨后外侧，首先在邻近骨折部位拧入两枚动力加压螺丝钉，然后拧入钢板两端螺丝钉，其余螺丝钉依次拧入，粉碎折块用拉力螺钉固定，有骨缺者应行植骨，不必修复股外侧肌放回原位，放负压引流，依次缝合切口。术后4周，足趾着地，部分负重，每周增加4.5～6.4kg（10～14磅），直至完全负重，钢板不应在18个月以前取出，取出钢板后3～4个月避免过度负重，4～6个月不参加体育活动。目前AO固定原则，四肢长骨干治疗中不再强调骨折解剖复位和绝对坚强内固定，目前比较重视生物学的接骨板固定方法，如LCP（锁定加压接骨板），手术方法也逐渐改进。

4. 微创治疗思路和特点　20世纪八九十年代很多文献都报道了外固定器治疗成人及儿童的股骨干骨折有并发症发生率低，术后恢复效果好等许多优点。最近的研究也表明用外固定器治疗创伤性骨折是一种很好的选择。Blasier等曾用外固定器治疗了139例股骨干骨折患者，最终全部患者的骨折都得以愈合。虽然，外固定器治疗股骨干骨折也并非完美的治疗方法，与内固定相比外固定器固定不够确实，护理起来也较为麻烦，术中有时对骨折断端的复位也并非易事，该方法与牵引等非手术治疗方法相比外固定植入损伤了软组织，并增加了感染的风险等。但是。外固定器治疗股骨干骨折术后不需要牵引及石膏管型固定，且住院时间短都是其优势；而且外固定较少的影响骨折处的血运及对骨折端的应力遮挡较小进一步减少了骨折愈合的可能。

用外固定器治疗股骨干开放性骨折时，固定针远离骨折端减小了术后感染的危险对于骨折碎块多的复杂骨折术中也较内固定容易操作，避免了切开引起的进一步软组织损伤，而且对青少年的生长发育影响也较小。使用外固定器治疗股骨干骨折不应追求解剖复位，但是必须尽量达到以下功能复位的标准：①复位后骨折没有旋转及分离位移；②少年儿童组骨折若无干骺端损伤缩短位移在2cm内，年组缩短位移在1cm内；③没有与关节活动方向垂直的侧方成角位移，与关节活动方向一致的向前或向后成角位移角度也不能太大；④骨折断端的对位至少达到1/3，干骺端对位至少达到3/4。如果能达到上述功能复位的标准则患者的功能基本不受影响，部分移位机体自身还可进一步矫正。有报道称外固定治疗股骨干骨折的最主要的并发症是针道感染。有国外学者曾统计单纯用外固定器治疗骨折的延迟愈合率为 4%,原发骨折部位再次骨折的发生率为 6%。Domb 等用随机对照试验比较了外固定后的制动和活动,发现外固定后的轴向活动对于骨折愈合时间,外固定出时间,完全负重时间及并发症的发生率没有明显的影响。我们认为外固定后适当的功能锻炼是有必要的,但是负重不宜过早。外固定相对于内固定来说固定不够确实,应该在术后 3 个月拍片复查显示骨折愈合良好后逐步负重,而在此之前应该先做一些不负重的功能锻炼。事实证明这样关节功能能够得到较好的恢复,而且不易再次骨折。所以无论患者的年龄、骨折的类型或骨折的程度如何,都不应该在外固定时缩短患肢。国外有学者认为在股骨干骨折外固定后的 12～14 周,如果拍摄正侧位片可见股骨干皮质基本愈合,则可取出外固定;良好的复位、固定,术后合适的处理并配合适当的功能锻炼是治疗取得成功的关键。

目前,国内外对股骨干骨折多采用切开复位钢板内固定或交锁髓内钉固定,其发展趋势必然是中西医结合治疗。我们坚持传统理论中"动静结合,筋骨并重,内外兼治"的原则。在闭合手法整复使股骨干骨折端达到近解剖对位的前提下行支架螺钉穿入并采用支架固定,可以达到很好的治疗疗效。股骨干骨折后由于局部肌肉组织丰厚,肌张力大,使临床手法整复的难度较大,技巧较难掌握,使许多医师宁愿选择切开复位,因而造就了许多因治疗失败而络绎不绝来诊的患者。而骨折达到解剖复位且能够及时行膝关节功能锻炼,其卓绝的疗效与前者形成了鲜明的对比。骨折愈合是机体自然修复过程,任何干扰因素都会影响骨折修复进程。要将骨折治疗动和静的原则辩证地应用于骨折复位、固定、功能锻炼这 3 个主要治疗环节中。良好复位是骨折断端稳定的前提,稳定的固定是骨折愈合的必要条件,也是骨折愈合的基础;早期合理的功能锻炼可促进骨折修复,采用此法经过不断完善,提高临床水平,将为社会和广大患者提供确切的治疗方法同时降低医疗成本,减轻社会负担。因此将成为患者乐于接受的中西医结合的治疗方法。

5. 微创治疗——中西医结合骨穿针外固定治疗

(1) 适应证:新鲜的股骨干横形、短斜形、螺旋形、多段横形骨折,儿童股骨干骨折,股骨干开放性骨折。

(2) 手术方法:手法复位后行单边式外固定支架外固定术。

行硬膜外或全身麻醉方式后,病人取仰卧位,常规消毒,铺无菌单,在 C 型臂 X 线机监视下,采用"子求母"的原则,骨折近端为母,远端为子,进行手法复位。一助手双手握住两侧髂骨固定骨盆,另一助手双手握住踝部使伤肢中立位进行持续对抗牵引,矫正骨折的成角,重叠移位,术者施苏氏手法复位,下压折顶,回旋提拉,遵循"子求母"的原则,手法复位,由于中间游离断骨体浮动不能解决旋转问题,采用 3.5mm 克氏针 1 枚从前外侧钻入固定,对侧骨皮质作为把手,矫正旋转并与近端对位把住固定。

在大粗隆与外髁中点连线上量好位置,定点画线,在穿针点部用尖刀将皮肤及深筋膜切开 1cm,用止血钳纯性剥离软组织,再放置套管,保持骨的中点垂直,将近端与中间段,用钻头钻透对侧骨皮质,各拧入 2 枚 6mm×150mm 螺纹针。针尖过对侧骨皮质约 2mm 为宜,将多功能近端在针体上锁紧,拔出固定的克氏针,再将远端同样方式拧入 2 枚 6mm×150mm 螺纹针将远端多功能夹块固定在针体上,调整残余移位,锁紧外固定支架及加压器。

(3) 术后管理:复位固定后,伤肢抬高膝关节置于屈曲位。待麻醉复苏后既伸屈膝关节,指导病人做苏氏吐纳功,做股四头肌功能锻炼,并配合 CPM 治疗。针道换药每周 2 次,用 75% 乙醇溶液消毒,无菌敷料包扎。术后 3 周左右即可拄拐离床功能锻炼,骨折的远近关节和肌肉施手法推拿按摩，活动关节是必不缺少的重要环节，防止肌肉萎缩，关节粘连，促进骨折端的血液循环。在10周左右骨痂形成，将加压器撤除解除应力遮挡，改为弹性固定加速骨折愈合。骨折愈合拍片见骨折线模糊，可在20周左右撤除外固定支架及固定针。并嘱患者不间断进行功能锻炼。

附：典型病例

刘某，男，34岁，车肇事致伤，左股骨干多段骨折（图3-1-1-5-a、b），伤后就诊本院，予行跟骨牵引术并小夹板外固定，消肿消退后于连续硬膜外麻醉下行"手法复位、闭合单边外固定支架固定术"，于各段骨折区域上分别钻孔后拧入两枚支架螺钉，安装单侧多功能支架并固定（图3-1-1-5-c），术后X线片骨折解剖复位（图3-1-1-5-d）。

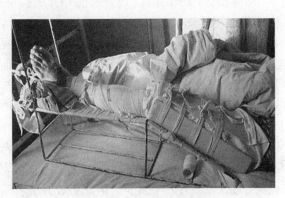

图3-1-1-5-a　术前体表相

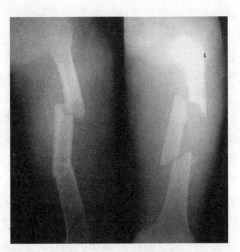

图3-1-1-5-b　术前X线片

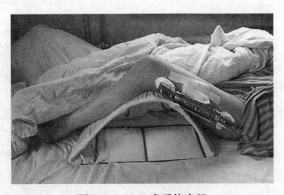

图3-1-1-5-c　术后体表相

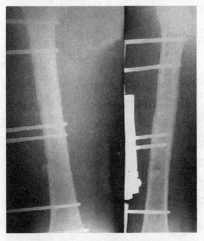

图3-1-1-5-d　术后X线片

6. 股骨干骨折治疗的研究进展　股骨干骨折是全身最常见的骨折之一，约占全身骨折的6%。股骨是人体内最长、最大的骨骼，且是下肢主要负重骨之一。如果治疗不当，将引起下肢畸形及功能障碍。必须综合骨折部位、类型、病人综合情况、医院技术设备条件等各方面情况，选择合理的治疗方案。不管采用何种方法，须遵循以下原则：恢复肢体的力线及长度，无旋转，尽量以微创保护骨折局部血运，促进愈合，采用生物学固定方法及早期进行康复训练。目前对于成人股骨干治疗方法主要有：

（1）保守治疗：即持续骨牵引，配合手法整复及夹板固定，此法可避免手术创伤，花费较低，但需长期卧床，容易出现卧床并发症；邻近关节无法早期功能锻炼，常导致关节僵硬、肌肉萎缩等并发症；此例骨折为粉碎性，断端不稳定，易再发移位，护理较麻烦，若后期出现骨折端移位，对位不满意，仍需手术治疗。

（2）手术治疗：闭合复位外支架固定术、切开复位钢板螺钉内固定术和闭合复位带锁髓内钉内固定术。钢板螺钉固定及髓内钉固定治疗可使断端有效固定，可早期行功能锻炼，但手术有一定的风险，其中钢板螺钉内固定需切开复位，其断端一般可达到解剖对位，但创伤较大，术中可能需输血，断端骨膜剥离广泛，影响生长骨痂，而且属偏心固定，容易导致应力遮挡；而闭合复位带锁髓内钉内固定，此法创伤较小，无需剥离断端骨膜，采用髓腔中央固定，可避免应力遮挡这种缺点。交锁髓内钉固定骨折的力臂比钢板长，作用力均匀分散在整个骨干的中轴上，属轴心固定，不易发生折弯变形，经髓内钉两端的锁钉使骨折的骨干从上至下形成一体，其远端的锁钉可减少髓内钉在骨干内的扭力臂，可防止缩短和旋转，对骨折的固定达到最大的稳定性和坚固性，既能有效固定又能早期活动，且扩髓过程中所产生的骨碎屑沉积于骨折断端，起植骨作用，有利于骨折愈合。早期随着 AO 学派的兴起，切开复位钢板螺钉内固定术为股骨干骨折的常规治疗方法，在 20 世纪 90 年代，治疗理论从 AO 坚强内固定，向 BO 生物学固定转变，现在越来越倾向于髓内钉内固定术。目前髓内钉的种类繁多，归纳起来主要有：①以 V 形钉、梅花钉为代表的单钉系统；②以 Ender 钉、Rush 钉为代表的多钉系统；③带锁髓内钉系统，该型髓内钉在 20 世纪 80 年代以后已逐渐成为发展的主流。闭合复位外支架固定是中西医结合治疗股骨干骨折的一种独特方法，既往支架固定治疗股骨干骨折仅限于开放性骨折，而闭合复位支架外固定治疗股骨干骨折将适应证拓展到了股骨干闭合性骨折，并取得了良好的效果。

（张兴平　李铭雄　吴天然　孔祥标）

六、胫腓骨骨折

（一）概述

胫腓骨骨干骨折（fracture of shaft of tibia and fibula，ZCD-10 编码：S82.201）在全身骨折中最为常见，约占 10%。10 岁以下儿童尤为多见。其中多为双骨折，胫骨骨折次之，单纯腓骨骨折最少。而小腿开放性骨折在各部位中发生率居首位。随着交通日益发达，各种高能量损伤逐年增加，开放性小腿骨折占小腿骨折比例逐年增加。胫骨和股骨一样，是承重的重要骨骼，位于皮下，前方的胫骨嵴是进行骨折后手法复位的重要标志。胫骨干横切面呈三菱形，在中、下 1/3 交界处变成四边形，在三菱形和四边形交界处是骨折的好发部位。由于整个胫骨均位于皮下，骨折端容易突破皮肤，成为开放性骨折。胫骨上端与下端关节面是相互平行的，若骨折对位对线不良，使关节面失去平行，改变了关节的受力面，易发生创伤性关节炎。腓骨的上、下端与胫骨构成胫腓上关节和胫腓下关节，为微动关节。胫骨、腓骨不产生单独运动，但可承受 1/6 的负重。胫腓骨间有骨间膜连接，在踝关节承受的力除沿胫骨干向上传递外，也经骨间膜由腓骨传导。腘动脉在分出胫前动脉后，穿过比目鱼肌腱向下走行，此处血管固定，胫骨上 1/3 骨折，可致胫后动脉损伤，引起下肢严重血循环障碍，甚至缺血坏死。小腿的肌筋膜与胫骨、腓骨和胫腓骨间膜一起构成 4 个筋膜室，由于骨折后骨髓腔出血，或肌肉损伤出血，或因血管损伤出血，均可引起骨筋膜室高压，导致肌肉缺血性坏死，后期成纤维化，将严重影响下肢功能。胫骨的营养血管从胫骨干上、中 1/3 交界处进入骨内，在中、下 1/3 的骨折使营养动脉损伤，供应下 1/3 段胫骨的血循环显著减少，同时下 1/3 段胫骨几乎无肌肉附着，由胫骨远端获得的血循环很少，因此下 1/3 段骨折愈合较慢，容易发生延迟愈合或不愈合。在腓骨颈有腓总神经由腘窝后外侧斜向下外方，经腓骨小结进入腓骨长、短肌及小腿前方肌群，腓骨颈有移位的骨折可引起腓总神经损伤。

（二）病因病机

1. 致伤暴力　有直接暴力和间接暴力两种形式。在间接暴力作用下，骨折常发生在远离暴力接触的部位，通过传导、杠杆或扭转的机制使骨干在着力点的远方折断。直接暴力多见为压砸、冲撞、打击致伤，骨折线为横断或粉碎性；有时胫腓骨在同一平面折断，软组织损伤常较严重，易造成开放性骨折。有时皮肤虽未破，但挫伤严重，血循不良而发生继发性坏死，致骨外露，感染而成骨髓炎。间接暴力多见为高处跌下，跑跳的扭伤或滑倒所致的骨折；骨折线常为斜形或螺旋形，胫骨与腓骨多不在同一平面骨折。

2. 受伤机制　两种暴力均可造成胫腓骨骨折断端重叠、成角或旋转畸形，直接暴力造成者多为胫腓双骨折，间接暴力可造成单一胫骨或腓骨骨折。前者多为横骨折、短斜骨折或粉碎性骨折，骨折缘多在同一平面上，且开放性较多。后者则易造成螺旋形、斜形或粉碎性骨折，骨折缘常不在同一水平缘上，多为闭合性，多见于运动伤或跌落伤。近年，国外一些学者将损伤机制分为应力损伤、低能损伤、高能损伤 3 种。应力损伤是长期应力累积，造成受力处骨骼疲劳骨折。低能损伤最常见于扭转暴力，骨折线多为螺旋短斜或伴有不同程度的碟形碎片，但软组织损伤较轻。高能损伤多见于直接暴力和挤压伤，高能集中一个区域内，常伴有严重软组织损伤，骨折严重粉碎。

（三）诊断

1. 临床表现　主要症状是疼痛。单纯腓骨骨折有时局部压痛并不重，易被误诊为软组织损伤。而胫骨骨折的局部压痛常常很明显，不易误诊，通过压痛部位能确定骨折部位。在活动小腿时疼痛加重，在非稳定型骨折活动小腿时疼痛更为显著。单纯腓骨骨折时，小腿的持重功能有时仍然存在；而在胫骨骨折，即使是无移位的稳定型骨折，其持重功能也已丧失。体征中最明显的是畸形，常常是成角、侧方移位、短缩和旋转畸形并存。在较轻型的损伤，有时只有外旋和内外成角畸形。因为骨折端的出血和组织反应，局部肿胀非常明显。因直接暴力致伤的开放骨折，皮肤及软组织损伤非常明显，常常伴有组织挫灭和皮肤缺损。而由胫骨骨折端自内而外刺破皮肤造成的开放骨折其伤口常常很小，污染不重，因此它的预后要比一般的开放骨折好，但不能忽视通过小伤口发生继发感染的可能性。活动胫骨能产生剧痛，有助于胫腓骨骨折的诊断，但会增加软组织损伤和畸形。因此有可疑时应摄 X 线片予以证实或排除。

胫腓骨骨折直接合并神经损伤很少见，只是腓骨颈骨折容易合并腓总神经损伤。但是，每个胫腓骨骨折的病人必须要记录踝关节背伸跖屈，足趾的背伸和足跖屈以及足的皮肤感觉等神经系统的情况，以备晚期了解是否发生石膏压迫腓总神经的情况，以及有无前筋膜间隔区综合征发生的征兆。

胫腓骨骨干骨折直接合并血管损伤的可能性也很少。但是胫骨上端骨折发生血管损伤可能性较大，胫前动脉在该处穿过骨间膜，骨折时容易拉伤，或被附近的骨折块压迫。另一处容易损伤血管的部位是胫骨下端的骨折，无论什么部位的胫腓骨骨折的病人，必须检查足背动脉和胫后动脉有无搏动,此外还要检查其他有关血运的体征,如毛细血管的充盈、肌肉的收缩力、皮肤感觉及疼痛的类型等,并作详细的记载。软组织损伤的情况要仔细地估计。有无开放伤口的存在,有无潜在的皮肤坏死区的存在,在预后估计上均有重要的意义。捻挫伤对皮肤及软组织均会造成严重的影响,有时软组织和皮肤损伤的真正范围要经过很多天才能估计出来。对深层的肌肉、肌腱的损伤不常见,只是在胫骨下 1/4 的开放性骨折时偶有发生。

2. 辅助检查 胫骨位置表浅,局部症状明显,加上 X 线检查,诊断并不困难。但应注意骨折的合并症,仔细检查软组织损伤程度,及时发现症状,及时处理。X 线检查在胫腓骨骨折中用于诊断、估计骨折愈合的程度、发现骨折的并发症及、做必要的鉴别诊断。

在临床上,一旦怀疑有胫腓骨骨折,就要拍摄小腿正侧位 X 线片,照片质量要求较高,除了能发现明显骨折外,对怀疑的线状裂纹也要确定,因为线状骨折也影响预后和治疗,如行内固定,其稳定性要把线状骨折的因素考虑在内。

在晚期估计其愈合的程度时,有时要拍摄透过骨折端的斜位片。复位后的 X 线片最好包括膝、踝两个关节,以确定这两个关节轴线在平行的位置,防止晚期因膝、踝关节面的不平行而造成的并发症。原则上拍小腿 X 线片时要包括胫腓骨的全长。以防止低位胫骨骨折,合并有高位的腓骨骨折发生漏诊。

在骨的 X 线描述上,首先确定骨折的部位,在上 1/3、中 1/3 或下 1/3。再确定骨折类型是横断、斜形或螺旋形骨折,骨折有无粉碎,以及是否多段。侧方移位严重则愈合很难。X 线片上不易确定上下骨折段的旋转移位,要从临床上来判断和纠正。

3. 鉴别诊断 通常胫腓骨骨折无须多做鉴别诊断。滋养血管的通道不易被误认为骨折。但是,有些应力骨折会造成诊断上的错误。应力骨折有时应有骨膜反应,在骨折处有很细的透亮区。在青年人,这种骨膜反应常常会疑为骨的恶性肿瘤。也有应力骨折被误诊为慢性骨髓炎。通过局部压痛、临床过程及反复 X 线摄片的变化,只要考虑到应力骨折,鉴别诊断不应有困难。此外,在有良性或恶性肿瘤等病理的情况下,或有骨萎缩则容易发生病理性骨折,诊断骨折时不可忽略病理状态。

(四)治疗

胫腓骨骨干骨折的问题治疗目的是恢复小腿负重功能。要求对于骨折断端的成角畸形与旋转移位及肢体缩短应予完全纠正,恢复大把胫骨上、下关节面的平行关系尽管,恢复药物肢体长度,从而避免影响膝踝关节的负重功能。除儿童骨折不太强调恢复患肢于对侧等长外,成人强调恢复肢体力线和长度。治疗方法的选择,主要根据骨折类型、稳定程度和软组织损伤程度而定。

1. 保守治疗 稳定无移位的胫骨单骨折或双骨折。如横骨折、锯齿状骨折、或有小蝶形骨片而易借手法复位的骨折,常较开放性骨折易愈合,对此种骨折,可不需麻醉,只注意纠正患肢的旋转,使小腿悬垂后,胫骨嵴对好髌骨及踇趾及二趾间,以石膏或长腿石膏固定膝关节于轻屈即可。

(1)手法复位夹板固定法

1)适应证:新鲜闭合性胫腓骨骨折,Ⅰ度、Ⅱ度新鲜开放性骨折,伤口不超过 2.0cm,且伤口清洁者。

2)手法复位:一般如无移位则可直接用夹板固定,有移位者应分辨移位的方向和程度,考虑好复位应采取的手法。复位前应给予合理的麻醉,使病人在无痛状态下接受复位。如系开放性损伤,先在手术室行清创缝合术,处理好软组织损伤后,再行复位固定。复位时取仰卧位，一助手用肘部套住患肢腘窝，一助手牵引足部，先顺骨折畸形的方向缓缓稳重牵引。重叠移位纠正后，即改变牵引方向，沿小腿纵轴方向牵引，以矫正骨折的成角畸形。然后把足旋转，置于中立位，纠正旋转畸形。先行胫骨复位，再整复腓骨。术者两手拇指抵住胫骨骨折端移位侧，其余手指环抱骨折对侧，以纠正骨折前后方向的侧方移位。术者屏息后突然用力，拇指按压，余指端提，使骨折复位。以中1/3骨折为例，因远端常向外、后侧移位，拇指应抵按在骨折近端的前、内侧，余指环抱骨远端的外、后侧，五指相对用力，使之复位。如果胫骨有侧方移位，或是骨折端相互并拢，可用挤压分骨法使之复位，但由于小腿肌肉发达，挤压分骨有时难以复位，可用捏挤法，术者用双手拇指、食指分别捏住骨折的远、近端。根据骨折侧方移位的方向，双手应向移位相反的方向用力。因腓骨大部分被肌肉包裹，仅下1/4位于皮下。所以整复时要以拇、食、中三指挤捏使之复位。骨折复位后，牵引远端的助手稍松弛，使骨折端相互对合嵌入。术者用拇指沿胫骨嵴和胫骨内侧面触摸，了解骨折的对位、对线情况，所谓"手摸心会"。如骨折复位有不理想之处，应立即给以纠正。复位满意后，即可进行夹板固定。

3）夹板固定：在助手维持骨折位置下，骨折局部外敷活血化瘀中药，用绷带包裹小腿。在胫腓骨骨折合适的部位放置压垫，以保持胫腓骨的生理弧度和维持骨折的稳定。根据肢体长度、肿胀程度、骨折部位等选择适宜的夹板。上1/3胫腓骨骨折，应超膝关节固定：夹板上至股骨的中下1/3处，下达外踝上。中1/3胫腓骨骨折，不超关节固定：夹板上到胫骨结节，下至踝关节。下1/3胫腓骨骨折应超踝关节固定：夹板上至胫骨结节，下端超过足底4cm，前侧两块可过足背部。将夹板按前后内外的顺序放置好，超关节固定用7条布带、不超关节用4条布带捆扎固定，捆扎的松紧度以能上下移动1cm为宜。

4）固定后护理：早期病人仰卧位，患小腿中立位抬高30°，病人的髋、膝关节略屈曲位。随时观察夹板布带捆扎的松紧，防止夹板过紧所致的皮肤压疮、影响下肢的血液循环等，过松则骨再移位。根据X线检查结果，调整压垫和夹板的位置。早期锻炼股四头肌的主动舒缩，配合膝、踝、趾的活动，并与呼吸运动相结合。如吸气时屈曲关节，收缩肌肉；呼气时伸直关节，放松肌肉，一呼一吸，一屈一伸，一收一舒，有节奏地活动。固定2～3周后，病人可在医护人员正确指导下挟双拐下地行走。患肢的负重量应逐渐增加，以不感觉患肢疼痛为宜。随着功能锻炼和负重量的增加，患肢自觉有力，即可单拐行走。一般7周后，骨折即可达到临床愈合，可根据X线片的骨愈合情况，决定是否继续固定。下1/3胫腓骨骨折愈合较慢，应适当延长固定时间。

（2）手法复位石膏固定：在一般情况下，用小夹板外固定治疗闭合性骨折比石膏固定优点为多。但是，对个别部位、类型的骨折及开放性骨折，石膏绷带外固定术仍不失为一种较好的固定方法。石膏外固定主要优点是，固定牢靠确实，可塑性强。尤其在矫形外科手术后，为了维持肢体与关节在特需用的位置上，或能得到牢靠而确切的固定等，石膏外固定也是一种常用的较好的外固定方法。

1）适应证：与手法复位夹板固定法相同。

2）固定：石膏固定一般应至少固定骨折上下各1个关节。所以，胫腓骨骨折至少应固定膝、踝关节以及足部。石膏固定分为石膏托、管型夹板、管型石膏3种。由于石膏托固定力最弱，适用于骨折无移位或虽移位但属稳定、复位后骨折不再移位者；石膏夹板固定作用较强，适用于不稳定骨折或肌肉强壮者；管型石膏固定作用最强，且固定作用持久，适用于需要较长期固定者。小腿骨折复位后，先在肢体上敷以内衬绷带或棉织套。取石膏绷带卷制成一定厚度、合适长度的石膏绷带片，石膏托长度应由足尖经足底、足跟和小腿后侧到大腿后侧中上 1/3 处；石膏夹板由前后两片组成，后片与石膏托长短相当，前片应由足尖经足背、小腿前面至大腿前面中上 1/3 处；管型石膏的石膏片和石膏夹板长度相当，但应稍薄。将石膏片卷成卷，浸泡在温水中，浸透后双手抓握石膏卷的两头，从水中捞出并用力挤压出多余的水。把石膏卷摊子平后，即可置于小腿上进行固定。石膏托应把石膏片放在下肢的后侧及足的距面，压皮肤；石膏夹板按照石膏托的方法放置后侧石膏片，在防止前侧石膏片，注意踝关节处的平复。然后用绷带缠绕包扎，注意绷带的松紧度。管型石膏的固定方法与石膏夹板相似，把前后石膏片置于小腿后，以浸湿的石膏绷带包缠，以两手掌心置于内、外踝周围处捏塑成形。并注意塑捏足距面的纵横两足弓。为使石膏绷带能符合于足弓之形状而要贴成型，可用手掌的大鱼际面在足的距侧、内侧面中部作出纵足弓，右足用右手，左足用左手，纵足弓成形后即刻用两拇指在第 3 距骨头及其两侧按捺，使横足弓成型。

3）护理：石膏固定后应由助手扶持患肢至石膏固化后，然后将患肢抬高约 30°，以利肢体消肿。应注意固定 1～2 周后，肢体肿胀消退后，石膏固定会松动。如松动严重，不能起到固定作用时，应重新更换石膏。

（3）骨牵引术：斜形、螺旋形或轻度粉碎的不稳定性骨折，单纯外固定不可能维持良好的对位。应在局部麻醉下。维持 4～6kg 重量行跟骨持续骨牵引 3 周左右，纤维愈合后去除牵引保留外固定至骨折愈合。

1）适应证：Ⅳ度腓骨骨折，因各种原因不能行内、外固定者；严重开放、感染小腿骨折需换药者为方便换药可以行此种固定形式。由于严重肿胀、皮肤损伤等某些特殊情况，先以牵引维持骨折位置，待情况好转后再行其他治疗。

2）牵引前准备：需准备牵引床架、托马斯架或布朗架、滑轮、骨钻、克氏针、牵引弓、牵引重量、护被架、牵引绳、胶布等。身体准备全身检查，明确是否有其他系统疾病；足部局部皮肤应完整无损，并做好皮肤清洗以备行牵引。

3）牵引方法：骨牵引术一般可以在病房内进行，术前进行必要的清洁。病人仰卧，常规备皮后，患肢置于托马斯架或布朗架上。用碘酒、酒杯精常规消毒，敷无菌巾。术者戴口罩、帽子、无菌手套。用 1% 利多卡因溶液行进针点皮肤麻醉，进针点一般选在内踝尖部与足跟后下缘间连线中点。将克氏针由内侧进针点刺入皮肤直抵跟骨，用骨钻向外钻入跟骨进针。克氏针的方向与踝关节面平行即可，用骨钻将克氏针钻出，达到两侧针体长度相当，皮肤张力一致后，以无菌纱布覆盖针口。把牵引弓安装在克氏针上，牵引绳经过滑轮连接牵引弓和牵引重量进行牵引。根据病人年龄、体质、骨折移位和稳定程度等调整牵引重量，一般牵引初期重量为 4～6kg，待骨折复位后改换维持重量 2～3kg。根据骨折情况调整牵引方向，尽量保持骨折对位准确。牵引完成后，剪短克氏针，针尾用橡皮膏包裹，以防划伤皮肤。

4）护理：每日用 75% 乙醇溶液滴在针道处皮肤数滴，定期更换覆盖针道的无菌敷料。拍片复查骨折对位情况，根据复位状况调整牵引重量和方向。鼓励病人进行功能锻炼。行跟骨穿针牵引后，配合小腿石膏或夹板局部外固定

2. 手术治疗 胫腓骨骨折骨性愈合期长，保守治疗需要卧床较长时间，且对邻近膝踝关节功能有一定影响。因此，手术治疗日渐增多。

（1）钢板螺钉内固定：斜形、横断或粉碎性骨折均可应用。由于胫骨前内侧皮肤及皮下组织较薄，钢板一般放在胫骨外侧、胫前肌深面。20 世纪 60 年代以来钢板治疗管状长骨骨折已被广泛应用，长期的应用过程中积累了丰富的经验也出现了许多问题。加压钢板固定后骨折处于偏心受力，骨折端受力不均，骨折一期愈合，钢板拆除后存在骨质疏松和再骨折等问

题。但随着固定材料及更合理的钢板螺钉的研制应用和有限显露骨折而间接复位技术的应用，术后结合适当的外固定，有些问题逐步得以完善改进。

（2）髓内针固定：带锁髓内钉内固定，它采用胫骨轴向固定，两侧受力均匀，可使患肢行早期活动和功能恢复，防止所谓骨折病的发生。由于髓内钉安装可采用闭合穿针技术或行小切口手术，对骨外膜的血供影响小。但在髓内钉的安装过程中不同程度的损伤内骨膜，安装好的圆形髓内主钉对骨内膜有持续加压的作用，造成对内骨膜持续的损害，进而影响骨折的愈合。而且由于胫骨髓腔狭窄、规则部分的长度占全长的比例较小，很多部位的骨折在使用髓内钉固定时，骨折的复位稳定性较差。虽然交锁钉固定增加其稳定性，骨折也可获得较好的对线，但却不容易获得完全的解剖复位。骨折间隙相对较大，特别是偏近端或偏远端的骨折。早期的患肢主动活动时，骨折断端可产生微小的活动，对于断端骨折线相对较大的骨折，可能就会导致骨折愈合延迟。带锁髓内钉固定的病例中，在 3～4 个月时如果发现骨折愈合不理想，往往须将一端锁定钉取出而使之动力化，成为动力锁定，有利于骨折愈合。带锁髓内钉固定胫骨骨折术后发现 5 例第 1 趾下垂，这可能与锁钉对其伸肌腱的损伤，而术后又无石膏外固定有关。

（3）外固定器

1）单侧多功能外固定支架：骨外固定支架固定骨折。穿针部位远离骨折端，可以保护骨折局部的骨膜和软组织血液循环，对骨折愈合甚为有利。与内固定物相比，减少了皮肤的张力，使软组织直接接触骨折部位，有利于骨折部位的血液提供，而促进骨折愈合。它可通过上下各两根针与支架共同形成力臂作用，将骨折远近端连成一个整体，使骨折端得到较好的制动。对横断骨折可进行加压，对粉碎性骨折可进行中和位固定，后期可进行弹性固定，减少应力遮挡，增加骨折端的应力刺激，促进骨折愈合。骨外固定支架在皮肤外架空，即使软组织或骨组织再次感染，将有利于局部感染的处理。可早期关节功能运动，避免肌肉萎缩和关节僵硬，有利于肢体功能的恢复。

2）单侧多功能外固定支架的优点：单侧多功能外固定支架由支体、夹块和两头万向关节组成。具有以下优点：结构简单，操作方便、安全，自重轻，便于术后早期功能锻炼；力学性能稳定、可靠，可塑性强。万向关节可 360° 旋转，能灵活多方向调节，矫正各种成角或移位；具备多功能，既能牵伸延长又能缩短对骨端加压，使骨折断端获得静止的坚强固定及动态外固定，消除应力遮挡，符合生物学固定而有利于骨的修复，避免骨质疏松、肌肉萎缩，达到迅速恢复肢体功能的目的，也可以用于肢体延长、关节融合及骨缺损的治疗；配套工具的应用使穿钉的准确率提高，良好的保护周围软组织不受损伤；固定螺钉稳定性好，有松质骨螺钉及密质骨螺钉区分，不易松动滑出，对骨的损伤小；并发症少，即使发生，亦不会导致严重的后果。

3. 微创治疗思路与特点 胫腓骨骨折是一种常见骨创伤疾病，其骨干部的骨折比干骺端的骨折愈合速度快得多，同样的受伤时间，干骺端的骨折复位难度比骨干部的骨折难得多；从骨折的类型来看，单纯的横断或者单向成角的骨折复位容易，而螺旋形或长斜形或有旋转移位者复位难度大；骨折时间愈长，骨折愈合的越牢靠，复位也就越难；另外，从 X 线片可以根据骨痂生长的范围、密度及连续性来判断骨痂量，范围越大、密度越高、连续性也明显则说明骨痂量越大，则复位的难度也就随之增大，还有患者的年龄也是必须充分考虑的因素之一，年龄越小，骨痂生长越快，则同样时间内，复位的难度也就越难。影响顺利复位的不利因素有年龄、受伤时间及骨折类型，而相对有利的因素是 X 线片提示的小骨痂量。如果单从不利因素来考虑，则单纯的手法复位就很难成功。切开复位可以成功，但会造成骨折内环境的再破坏,增加日后骨折愈合时间及骨不愈合的机会,且需二次手术取除内固定物。根据骨折类型,对于斜形骨折我们可采用手法与经皮钳夹复位相结合的办法,使微创复位具备了条件,对于横断型骨折及粉碎性骨折且可通过器械做一定的复位并维持,然后再予以加上外固定支架固定,使固定也具备了条件,这样治疗以后就为以后的骨折愈合及邻近关节的功能训练创造了良好的条件。也是我们考虑采用该方法的原因所在。但应注意的是本法对于存在下列情况之一者使用此疗法应慎重:年龄小于14岁、伤后时间大于4周、X线片显示有大量骨痂生长、骨折后明显重叠畸形伴X线片显示有少量骨痂生长者。

4.微创治疗方法——骨折复位固定器外固定疗法　骨折复位固定器由孟和教授于1978年研制。该固定器几何穿针,弹性固定,穿针少,结构简单,使用方便,愈合快,病人能够早期离床活动。

(1)适应证:新鲜闭合胫腓骨骨折属1度者,无须进行手法复位;新鲜闭合胫腓骨骨折属Ⅱ度,需手法复位者;新鲜闭合胫腓骨骨折属Ⅲ度,用手法能复位骨折。

(2)术前准备:进行仔细的身体检查,特别是局部骨折的检查,结合X线片,分析骨折端的移位情况,制定详尽的手法复位和手术方案。器械准备:骨科牵引包、胫腓骨骨折复位固定器、克氏针等器械消毒备用。

(3)体位麻醉:病人取仰卧位,患侧小腿垫枕抬高。一般选用硬膜外或腰麻。

(4)手术操作

1)定点画线:定点画线的目的是为了保证穿针的准确,所定之点就是穿针、出针的部位,所画之线就是针穿入骨内的体表投影。用棉签蘸甲紫,在皮肤上定点画线,然后再用碘酒固定。点A在胫骨结节高度小腿外侧,胫骨结节后2~3cm处;点A′在胫骨结节高度小腿内侧,胫骨结节后处;点A连结点A′在小腿上段前面所形成的线,应与膝关节面相平行。点B在内踝上3~5cm处,胫骨下段矢状径中点处;点B′在外踝上5~7cm处,腓骨下段前缘处。点B与点B′连线应与踝关节面相平行。

2)手法复位:定点画线完成后,常规消毒,按手术要求敷无菌巾。参加手术者穿手术衣,由两助手对抗牵引,术者整复骨折(如骨折无移位则无须进行手法复位),方法见前所介绍,但不必追求完全解剖复位,因为残留移位可以利用胫腓骨骨折复位固定器加以纠正,使之复位。一般此阶段复位的标准为恢复胫骨、腓骨轴线,允许有轻度的短缩旋转移位。

3)穿针固定:复位完成后,由助手把持防止骨折移位,用骨钻连接克氏针,按照骨牵引穿针的方法钻入克氏针。胫骨上段的穿针应由点A进针,沿A线由外向内,从点A′出针,并尽量保证针与膝关节面平行。胫骨下段的穿针应由点B进针,沿B线由内向外,从点B′出针,保持针与踝关节面平行。

4)胫骨下上下段的2枚克氏针穿好后,可用X线检查以观察针的位置,确实良好则可安装胫腓胫腓骨骨折复位固定器。先调整复位固定器的半环的长度,使之与两针相适应,再将锁针器套在克氏针上,然后连接锁针器与半环,旋紧锁针器的螺母。调节支撑杆的螺母以起至牵引、加压等作用,纠正骨折的短缩、分离、成角等移位。

手法再复位:利用复位固定纠正残余移位后,如骨仍有一些移位的话,可以用手法加以纠正。此阶段手法主要用手指挤压端提,充分应用"手摸心会"仔细分辨骨折移位的方向和程度予以纠正。如仍有不能纠正者,可分析移位的原因。

5)器械复位:把"手法—器械—手法—器械"的原则有机运用到整个过程中,调整支撑杆螺母、锁针器螺母,结合手法进一步纠正细微的骨折移位,一般就能达到解剖复位。

附：典型病例

患者，男，38岁，辽宁省大洼县。1天前因骑自行车被撞倒，伤肢不能站立活动，2002年12月7日送我院治疗。诊断：右胫骨多段骨折（图3-1-1-6-a）。在C型臂电视X线下，由两助手对抗牵引，术者整复骨折使之复位。一般此阶段复位的标准为恢复胫骨、腓骨轴线，有轻度的短缩旋转移位。复位完成后，由助手把持防止骨折移位，用骨钻连接克氏针，按照骨牵引穿针的方法钻入克氏针。胫骨上下段的两枚克氏针穿好后，X线检查观察针的位置，确实良好则可安装小腿复位固定器。先调整复位固定器的半环的长度，使之与两针相适应，再将锁针器套在克氏针上，然后连接锁针器与半环，旋紧锁针器的螺母。调节支撑杆的螺母以起至牵引、加压等作用，纠正骨折的短缩、分离、成角等移位。利用复位固定纠正残余移位后，如骨仍有一些移位的话，可以用手法加以纠正。观察对位对线均满意（图3-1-1-6-b），以剪口无菌纱布覆盖各针眼外。术后1周拄双拐下地锻炼。经治两个半月，骨折临床愈合，3年后随访功能良好（图3-1-1-6-c、d），已参加体力劳动。

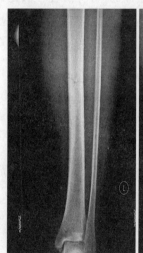
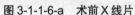

图3-1-1-6-a　术前X线片

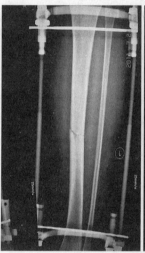
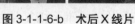

图3-1-1-6-b　术后X线片

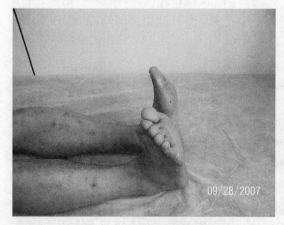

图3-1-1-6-c　踝关节背伸功能恢复

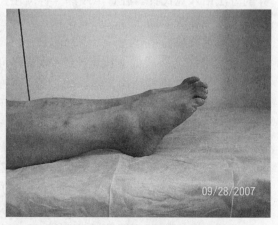

图3-1-1-6-d　踝关节跖屈功能恢复

5. 胫腓骨骨折研究进展

（1）胫腓骨的解剖与生物力学特性：正常情况下，胫腓骨通过上下胫腓韧带及骨间膜将其连结在一起，形成一个完整的力学结构，身体的重量通过这一力学结构传递到足部，其中胫骨负担了85%以上载荷，是小腿的主要负重结构。胫骨骨干并非完全平直，而是有一向前内侧形成的10°左右的生理弧度，其髓腔上下宽、中间窄，狭部相对较短。正是由于这一特殊解剖结构，从而形成了胫骨前内侧为张力面，一旦骨折由于应力不平衡，极易导致移位和成角畸形。同时小腿肌肉均位于小腿后外侧，骨折后在胫骨的前内侧存在着张应力，由于受肌力不平衡和重力的影响，胫腓骨骨折是极不稳定的骨折，位置越低，稳定性越差。另外胫骨的营养血管由其上1/3后外侧滋养孔穿入髓腔，所以中下段骨折时，营养血管极易受损，导致下段骨折供血不足，发生延迟愈合或不愈合。对于胫腓骨骨折治疗选择欠妥、手术不当都极易导致失败。

（2）手法复位石膏固定治疗：石膏固定最突出的优点是其良好的塑形性能，既可使石膏十分符合被固定肢体的体形，又可以利用三点固定的原理控制骨折的移位趋势。石膏固定的三点作用力是通过整个石膏的塑形产生的，而不是作用在几个点上，与肢体接触面积大，造成皮肤压疮的机会较少。但其也有较多不足之处，石膏刚性较大，难以适应肢体在创伤后的进行性肿胀，容易引起压迫而致肢体血运障碍，甚至造成肢体坏死；而一旦肢体肿胀消退，又会因为石膏管型过松而致骨折再移位。传统的包括上下关节的石膏管型固定，还限制了有关肌肉和关节的运动，长期固定可以引起关节僵硬、肌肉萎缩，甚至严重的功能障碍。在临床工作中，由于上述缺点，片面地否定了石膏固定的作用，在某些石膏技术操作上又缺乏严格要求，致使石膏固定的效果极不稳定。但是只要应用得当，掌握石膏固定时必须遵守和注意的要点，石膏固定还是有较大价值的。

1）严格遵守三点固定原理：以存在软组织铰链的对侧为三点固定的中间力点，铰链同侧骨干的上下端各为一个力点。小腿外侧的软组织铰链是维持骨折稳定的重要因素，利用石膏固定时必须正确利用这一稳定因素。

2）良好的塑形：石膏之所以能取得良好的固定作用，除上述三点关系外，另一重要因素就是良好的塑形，使石膏充分符合体形，尤其是在关节部位，只有良好的塑形才能有效地控制短缩和旋转。

3）掌握合理的关节固定角度、体位，除某些骨折为了维持的位置，将关节固定在某种特殊体位外，一般都应固定在功能位。临床最常发生的错误就是拇指的非对掌位，足的内翻位，以及石膏末梢过长，妨碍了指、趾的运动。

4）防止压疮：石膏内的衬垫应该平整，骨突处更应该充分垫匀，关节弯曲处的石膏必须顺纵轴充分拉平，以防出皱褶而压迫皮肤，打石膏时术者只允许用手的大鱼际敷抹石膏以塑形，严禁用手指按捏或挤压。

5）严密观察：石膏管型不能随肢体肿胀的变化而适应，因此在初期必须严密观察肢体末梢血运、感觉、皮温及运动情况，以防过紧出现压迫症状。

6）掌握手法复位达功能复位即可，切忌为达解剖复位而不顾软组织条件，反复多次的手法复位。Russell、Taylor、Lavelle等的标准：内外翻小于5°，前后成角小于10°，旋转小于10°，短缩1cm以下，分离移位不可接受。长骨干横形骨折，骨折端对位至少达1/3左右，干骺端骨折至少应对位3/4左右。本组共29例，优良率达75.8%。感染2例为局部软组织感染，经换药治疗治愈；畸形愈合3例，为复查时间间隔过长，骨折端已纤维连接，调整困难，患者拒绝进一步手术治疗。

（3）AO 钢板、螺丝钉：骨折内固定治疗理念已逐渐由生物力学（AO）向生物学（BO）转变，骨折治疗应在尽可能保护骨折处的软组织与血液循环的前提下达到坚强内固定。

胫腓骨骨折钢板内固定的基本原则：①适应证的选择：闭合性及Ⅰ、Ⅱ度开放性不稳定骨折能在 6～8 小时内完成清创术闭合伤口，即可选用；②骨折块之间最大程度的稳定：骨折必须充分复位，缺损要修复，使用钢板内固定切忌对侧有骨缺损，如骨折片小难以用拉力螺丝钉固定，应行髓内植骨；③钢板置于胫骨外侧，可做直切口或绕经外侧的弧形切口，深筋膜下剥离，注意保护皮肤血运。或采用有限切开的复位技术和桥接技术，经皮微创内固定，尽量不干扰骨折处的血运；④胫腓骨双骨骨折，一般只需整复固定胫骨；⑤伤肢早期主动运动与使用。

由于胫骨内侧面仅有一层皮肤包绕保护，缺乏肌肉覆盖，因此习惯上均将钢板置于胫骨外侧，但在胫腓骨双骨骨折，其移位趋势多为向前内侧成角。这是两方面因素决定的：①致伤外力大多来自外侧；②由于小腿肌群分布的特点，伤后肌肉收缩引起的移位趋势也是向内成角。如将钢板置于胫骨外侧，这与 AO 张力带内固定原则相冲突，存在较大争论，特别是在开放性骨折，绝大部分严重开放性骨折的伤口均位于前内侧，无论是自内而外的"L"形大伤口，或自外而内的广泛挫灭伤，在清创后往往遗留较大创面，而骨折也完全暴露于此，大部分骨膜已剥脱，将钢板置于已裸露的骨折段乃顺理成章的。当以合理的方式用健康皮肤进行覆盖修复后，如不发生严重感染，结果均满意。大部分开放性胫腓骨骨折前内侧软组织多已破坏，而后外侧是完整的，是软组织铰链之所在，因此将钢板置于胫骨内侧，即可使内侧的张力转化为压应力，又可利用外侧的软组织铰链增强骨折复位后的紧密接触及稳定性。另一方面，胫骨张力侧的骨膜严重破损，意味着局部血运的破坏，保护对侧完整的骨膜以保障其尚存的血供显然极为重要。对于单独的胫骨骨折，其成角趋势向外，钢板应置于外侧。本组共 103 例，优良率达到 83.5%。感染、骨外露合计 5 例，经清创、换药，皮瓣转移覆盖治愈。

（4）交锁髓内钉：生物力学研究证明髓内固定可以使下肢骨干骨折断端均匀地承受轴向压力，避免剪切、扭转、弯曲等有害应力，最大限度地克服因偏心固定所产生的应力遮挡效应。由于胫骨髓腔上下宽、中间窄，狭部相对较短，所以髓内固定器材常需借助多根髓内钉弹性固定或锁式髓内钉固定，才能达到理想有效的固定。

交锁髓内钉属于中轴型髓内固定器材，用于胫腓骨骨干骨折具有如下特点：①其设计符合胫骨髓腔的解剖特点，在髓腔内有广泛的接触面，加上带锁可以有效地稳定骨折端，使骨折端的应力改变恢复到正常水平。其所用材料多为钛或钛合金，具有良好的生物相容性和符合胫骨生物力学要求的强度与刚度，所有这些都为骨折的愈合提供了良好的力学环境。②可以闭合穿钉，可以扩髓也可以不扩髓，可以不剥离骨膜，能够按微创技术操作，因此对肢体的生物学干扰少，对骨折端软组织破坏少，符合 BO 原则。③适应证广，只要距胫骨上下关节面有一定距离（5cm 以上）的各类型、各部位、闭合性与开放性胫腓骨骨折都可选用合适的交锁髓内钉。

扩髓与非扩髓交锁髓内钉的使用一直存在争论，两种方法各有优缺点，扩髓可加大髓内钉与骨床的接触面，增加固定的稳定性，但扩髓破坏了髓内血液循环。Giannoudis 等研究发现在胫骨扩髓过程中，骨局部温度可高达 51.6℃，并直接与扩髓程度、扩髓器直径及转速有关。扩髓时产生的热量可引起内侧皮质骨坏死，影响骨折愈合。但是，Keating 总结扩髓和不扩髓髓内钉治疗开放性胫骨骨折后认为，两组在术后感染、骨折愈合时间、骨不愈合发生率等方面无明显差异。扩髓髓内钉固定，扩大髓腔时产生的骨髓碎屑、红骨髓等充填骨折断端，起到自体植骨作用；同时可使髓内物质溢出骨折部位从而诱导新骨产生，刺激骨生长。扩髓增加了钉与髓腔的接触面积，具有较好的稳定性，其直径较粗，不易疲劳断裂。动物实验证明，带锁钉扩髓后造成内层 70% 的皮质血管受损，外层 30% 的皮质及骨膜不受影响，合理扩髓造成的髓内循环破坏将在 8～12 周完全重建，扩髓对髓内血运干扰是暂时的。小直径的非扩髓髓内针，其优点是产生热量低，对内膜血供破坏较少。经动物身上使用空心和实心髓内针内固定的对比试验，统计结果显示空心针的感染率高于实心针，诱导感染的因子考虑为空心针的死腔、骨坏死。我们在临床使用中掌握的原则认为，相对稳定的骨折如胫骨干中段横形骨折采用非扩髓交锁髓内钉。在本组病人中我们选用实心钉和不扩髓技术，既减少破坏骨内膜的血供，同时实心钉自身又有很强的生物力学强度，其刚度和术后断裂概率与扩髓髓内针无明显区别。对于少数闭合复位困难的病人，采用骨折端小切口的有限切开，清除嵌夹在骨折端之间的软组织，运用撬拨等方法使骨折复位；相对不稳定的骨折如粉碎性骨折、多段骨折、偏两端髓腔相对较大部位的骨折采用扩髓交锁髓内钉固定。作者认为，对Ⅲa 型以下开放性骨折，扩髓后植入髓内钉是较完全的，但建议不追求过度扩髓来增加骨接触面、选择能通过最狭窄处略大一些的髓内钉进行有限扩髓，且扩髓速度放慢、次数减少，以期尽量减少骨内膜血供损伤。随访资料显示，该类骨折植入髓内钉术后效果良好。采用动力型还是静力型固定的选择，取决于骨折稳定性。稳定性骨折不必常规使用静力型固定，一开始即可用动力型固定。螺旋形骨折、粉碎骨折等不稳定骨折做静力型固定，消除骨折端的剪切力，产生稳定的力学环境，促进肉芽组织生长，利于骨折愈合。6 周后可根据 X 线片上骨痂形成情况及骨折类型进行静力固定动力化。对 8～12 周仍无明显骨痂形成者，亦应进行静力固定动力化，保护下部分负重行走。

（5）多功能外固定支架：适应证较广，处理小腿闭合性骨折，尤其对于较严重的开放性骨折，或合并其他脏器损伤影响生命者，外固定支架有其独特的优越性。它能够最大限度地保留骨折端的血运，又能够提供相当的固定强度，而且术后可以较方便的调节纠正残余移位和压缩骨折端等优点。另外，对于粉碎性骨折或骨缺损时，外固定架可维持肢体长度，便于晚期植骨，但螺钉松动和钉道感染是其最常见的并发症。Schutz 等认为，螺钉贯穿胫骨髓腔是造成晚期深部感染的重要原因之一，另外由于其固定的强度相对较弱，固定后在骨折端可能产生微动，而过度的微动将会导致骨折不愈合以及畸形愈合。但在严重的开放性骨折或伴有身体其他部位的严重合并伤时外固定支架作为一种简便，有效的固定方法，仍是一种合理选择。组合式骨外固定架对骨断端血运影响小，符合新的骨折治疗观，一般不影响关节活动，并发症少，出现后易于处理。另外，体内不存留异物，免除二次手术，降低医疗费用。因而组合式骨外固定架实为治疗严重开放性及复杂性胫腓骨干骨折的首选。手术只是治疗的一部分，术后处理同样非常重要。轻度肿胀者抬高患肢，指导患者行患肢肌肉等长收缩或 CPM 锻炼，促进静脉及淋巴回流，以利消肿。肿胀较重者除了上述处理外，基于伤后肢体肿胀高峰期一般为 3～5 天，应使用脱水剂 5～7 天。肿胀消除后，血液循环得到改善，药物及吞噬细胞易到达患处，有利于防止感染发生。对张力性水疱形成者，应在无菌操作下用注射器抽吸水疱内液体，保留表皮起到隔离病菌保护创面的作用，任其干燥脱落。术后常规应用抗生素 5～7 天预防感染。

（6）骨折复位固定器与孟氏疗法：研究表明，胫腓骨折复位固定器吸取了现代医学骨牵引及中医夹板固定之长，结构简单，应用方便，疗效可靠，价格低廉，骨折复位固定器固定后即形成了新的力学系统，经复位固定器固定的骨折可达到固定稳妥，骨折端获得生理应力的作用,在平均每千克压力的作用下,骨皮质发生的应变在上针部位要大于下针部位。对于不同直径的针来说,在平均每千克压力作用下骨皮质发生的应变,以 2.5mm 针为最大,依针径增大而递减,新的直径小的针较直径大的针对骨皮质产生的应力大,生物压力的观点认为骨折端在稳妥固定的基础上需要接受适当的周期性的压力刺激才能生成高质量的骨痂,早期下地进行无痛性的负重步行就是使骨折端获得生物压力的最好形式,应用复位固定器治疗胫腓骨折可使患者早期步行锻炼,从而加速骨折愈合,胫腓骨折复位固定器的压板是根据中医骨折固定的小夹板低压垫原理设计的,临床应用表明,压板对骨折的固定,对骨折残余移位的纠正是有很大作用的。随着伤后时间的推移,患肢负重力逐渐增加,而两支撑杆的受力值在逐渐减少,说明随着骨折的愈合,骨痂强度的增加,负重力越来越多地通过骨向下传递。如骨折未愈合,这时取肢负重力无增加,同时双支撑杆的受力维持在一个较高值,并不下降,因此穿针外固定装置除具有固定骨折的作用外,亦有监测骨愈合作用。骨折的治疗原则是"整复、固定和功能锻炼"。孟和教授分析了中西医治疗骨折的利弊之后,把中医学与观代医学技术巧妙在结合在一起,在治疗方法的理论上提出了 4 个结合:手法复位与器械复位结合;弹性内外固定与压板结合;主动活动与被动活动结合;药物内服与外敷结合。把骨折的治疗原则"整复、固定、功能锻炼"融为一体,使骨折的愈合和肢体功能的恢复同步进行。

总之,通过以上分析和大量临床应用随访观察,我们认为理想的治疗方式应根据骨折类型、软组织损伤度、医院的骨科器械条件、骨科医师的操作水平及患者的经济承担能力等综合考虑,同时患者后期的康复治疗也十分重要。

参 考 文 献

1. 黄公怡,刘长贵,温建民. 现代创伤骨科学 [M]. 上海:第二军医大学出版社,2007:15-20.
2. 谭远超. 实用骨科临床 [M]. 北京:中国医药科技出版社,1999:451-452.

第二节　关节内骨折的微创治疗

一、肩部骨折

肩关节指自由上肢与躯干连接的部分,包括臂上部、腋窝、胸前区及肩胛骨所在的背部区域等身体很大的一部分,主要承担悬吊上肢的作用,是人体活动度最大的关节,其功能活动由胸锁,肩锁,盂肱,肩胛胸壁四个关节联合运动完成。其中盂肱关节的活动范围最大,包括前屈、后伸、内收、外展、内旋、外旋。依靠关节囊、韧带等提供静力稳定的同时,肩关节主要依靠肩袖等短肌肉提供运动时的动力稳定。

肩关节的骨折多发在肱骨近端,特别是对不稳定及粉碎性肱骨近端骨折的处理方面至今仍存在分歧。本书重点重点介绍肱骨近端骨折的微创治疗,关节盂,肩峰及锁骨远端骨折较少发生,保守治疗往往可获得较好的效果,本书不作重点讨论。

肱骨近端骨折

1. 概述　肱骨近端骨折是指肱骨外科颈以远 1~2cm 至肱骨头关节面之间的骨折,包括肱骨头、大结节、小结节、肱骨干近端等的骨折,国内报道其发生率约占全身骨折的 2.5%,而国外则报道其发生率约占全身骨折的 4%~5%,其中 80%~85% 的肱骨近端骨折为无移位或轻微移位骨折,15%~20% 为移位骨折。肱骨近端骨折可以发生于任何年龄组。

对于老年患者，轻微暴力即可造成骨折，说明肱骨近端骨折与骨质疏松有关，其他流行病学调查也证明这一点，对于年轻患者一般多为高能量损伤造成。

肱骨近端骨折类型复杂，预后较差，是创伤骨科治疗中的难点，目前临床医师在这类骨折的多数患者中已经取得了较好治疗效果，但在部分患者的诊断和治疗，特别是对不稳定及粉碎性肱骨近端骨折的处理方面至今仍存在一定的困难和分歧。

2．病因病机

（1）致伤暴力

1）直接暴力：较少见，常为暴力直接撞击肩部，造成骨折。

2）间接暴力：常见于在站立位摔伤，即患肢外展时身体向患侧摔倒，患肢着地，暴力向上传导。导致肱骨近端骨折。对于年轻患者，其受伤暴力较大，常伴多发损伤，对于老年患者，轻或中度暴力即可造成骨折。

（2）骨折机制：肱骨近端骨折与骨质疏松有关老年患者，轻微暴力即可造成骨折，在青少年，多见受伤时身体向后摔倒，患肢外展，肘关节伸直，腕关节背伸位着地，暴力向上传导，造成肱骨近端骨折。青壮年多为直接暴力伤，多来自外侧或前外侧，常合并其他损伤，如颅脑损伤、胸部创伤等。癫痫发作、电击或电治疗时因肌肉的剧烈收缩也可致肩关节后脱位或骨折脱位。严重暴力损伤极少情况下造成肩关节骨折脱位后肱骨头脱向胸腔从而产生血气胸。

3．诊断

（1）临床表现：肱骨近端骨折后最明显的表现是疼痛、肿胀、活动受限，因肩部软组织较厚，畸形表现不明显。注意是否有其他合并伤，如颅脑损伤、胸部创伤等。

体检时患肩明显压痛，可触及骨擦感。伤后24～48小时可见瘀血斑，受伤严重者伤后数天可向上臂胸部蔓延。在骨折脱位时，肩关节空虚，前脱位时肩关节前方饱满，肩峰突出，肩关节后方扁平，明显方肩畸形；后脱位时肩关节后方饱满，喙突明显突出，肩关节前方扁平，合并外科颈骨折时，外旋受限可能不明显。诊断需靠良好的X线片或CT。

发生肱骨近端骨折时必须检查患肢的血管神经。肱骨外科颈骨折时远折端向内侧移位，可能伤及腋动脉。腋神经损伤最常见，注意检查肩外侧的皮肤感觉，但无特异性，感觉正常不能除外腋神经损伤。早期因疼痛无法检查三角肌收缩。因三角肌失张力，可导致肩关节半脱位，但4周后仍持续，则应注意区别是否腋神经麻痹。同时注意检查胸部损伤，有肩关节骨折脱位后肱骨头脱向胸腔的报道。对于严重暴力损伤，注意是否合并血气胸。

（2）辅助检查

1）影像学检查：X线检查：清晰准确的X线片对肩部创伤诊断有重要意义，可以帮助判断骨折的部位、移位程度及骨折脱位的方向。在肩部创伤诊断中必须投照3个相互垂直平面的平片，即创伤系列片，包括肩胛骨正位X线片、肩胛骨侧位X线片（肩胛骨切线位片）和腋位X线片。

由于肩胛骨平面与冠状面成30°～40°角，盂肱关节前倾，普通的肩关节前后位和穿胸位片均为肩关节斜位片，不能真正反映移位、成角及脱位情况，只有在真正的肩胛骨正侧位片才可清楚判断肱骨近端骨折移位成角的方向和大小。在投照真正的肩胛骨正位片时，患肩紧靠片盒，健侧向前倾斜约40°。此时投照肱骨头与肩胛盂无重叠，清楚显示关节间隙，肩盂前后缘完全重叠，肩关节发生脱位时，则正常肩关节间隙消失，肱骨头与肩胛盂重叠。当外科颈骨折时，肩关节正位片不能充分反映骨折移位的方向，造成错误印象，导致治疗选择不正确。在投照真正的肩胛骨侧位X线片时，患肩外侧紧靠片盒，健侧向前倾斜约40°，X线束在肩胛冈下切线通过。肩胛骨投影为 Y 形结构，前方分叉为喙突，后方为肩峰，垂直一竖为肩胛体投影，肩盂位于 Y 形结构的中心，在真正的肩胛骨侧位片上，可清晰显示外科颈骨折向前成角、大小结节骨折及肩关节前后脱位。腋位 X 线片可清晰显示盂肱关系，准确诊断肩关节后脱位、大小结节骨折移位方向和程度、盂缘骨折及肱骨头骨折。投照时，尽量取仰卧，患肩外展约 70°~90°（避免加重骨折移位），片盒置于肩上，X 线束稍低于身体，由腋下向上投照。在新鲜损伤患者，因疼痛肩关节外展明显受限，投照困难，可结合 CT 检查。

CT 检查：对于复杂的肱骨近端骨折，创伤系列的 X 线片加上 CT 影像，可以提供更准确的信息。虽然有文献认为 CT 对肱骨近端骨折的分型并无明显的意义，但我们认为 CT 在判断大小结节移位、肱骨头劈裂骨折、压缩骨折、盂缘骨折及骨折脱位方面有很大帮助，尤其是螺旋 CT 三维成像可以显示骨折片的部位，大小，形态，更准确反映了损伤的程度，在临床上应结合使用。

MRI 检查：MRI 对于软组织损伤的诊断有明确意义，尤其是肩袖、肱二头肌腱、盂缘的损伤，但其费用较高，临床一般不作为常规检查。当大结节处有小片撕脱骨折时，因对冈上肌腱、冈下肌腱及小圆肌腱损伤不能完全了解，可考虑做 MRI 检查。

血管造影：肱骨近端骨折及骨折脱位可造成腋动脉、旋肱前动脉、旋肱后动脉损伤，其发生率较低，临床检查过程中，一旦怀疑血管损伤，可通过血管造影来明确诊断。

2）骨密度检查：不作为常规检查，老年骨质疏松患者或具有骨质疏松危险因素的患者可检查骨密度。

3）关节镜检查：以前通常认为分离的结节骨折不会有严重的软组织损伤，目前许多学者已经认识到并报道了分离性结节骨折可伴有肩袖撕裂。此外，结节骨折伴盂肱关节脱位还可致关节唇损伤。这些软组织损伤并不能在 X 线上显示但却会使患者在骨折愈合后感到持续性疼痛并影响肩关节的功能。肩关节镜可直视下观察关节软骨及肩袖的损伤情况并同时进行治疗。

（3）诊断标准：参考 1994 年中国国家中医药管理局指定的《中医病证诊断疗效标准》，肱骨近端骨折分为肱骨大结节骨折和肱骨外科颈骨折。

肱骨大结节骨折的诊断依据：①有外伤史；②肩部肿胀，大结节处压痛，肩外展活动明显受限；③X 线摄片检查可确定骨折类型及移位情况。

肱骨外科颈骨折的诊断依据：①有外伤史；②好发于老年人，亦可发生于成年人及儿童；③肩部肿胀，上臂内侧可见瘀斑，疼痛，压痛，功能障碍，可触及骨擦音和异常活动；④X 线摄片检查可确定骨折类型及移位情况。

骨折整复标准：肱骨近端骨折的整复至少要达到如下功能复位标准：①骨折块分离 <1cm；②大结节移位 <5mm；③骨干移位 <2cm；④骨折端成角 <40°；⑤关节面移位 <5mm。

（4）临床分型：肱骨近端骨折较为复杂，其中大部分为无移位或轻微移位骨折，不同程度移位骨折的治疗及预后有明显不同，因此准确分型非常重要，它不仅能反映骨折部位和移位方向，还可以指导治疗和预后，同时可便于治疗的比较和总结。以往肱骨近端骨折多按骨折线的部位（如解剖颈骨折、外科颈骨折，大结节和小结节骨折）或按受伤机制及成角方向来分类（如外科颈骨折分为内收型、外展型等）。这些分型方法不能完全概括肱骨近端骨折，对复杂的骨折不能清楚地记述，文献中常常发生混乱。基于以上问题，Neer 在 1970 年提出新的分类方法。目前，常使用 Neer 分型和 AO 分型。

1）Neer 分型：Neer 在 Codman 分类基础上，根据肱骨近端 4 个解剖部位，即肱骨头、大结节、小结节和肱骨干,及相互之间移位程度来进行分类。当肱骨近端 4 个解剖部位中,任何一个部位骨折后,其分离移位大于 1cm 或成角大于 45°,即认为其发生移位。虽然 1 个肱骨近端骨折有多条骨折线,但其 4 个解剖部位之间相互移位小于 1cm 或成角小于 45°,即视为无移位或轻微移位骨折,称为一部分骨折。当其中任一部位骨折并且移位时,称之为两部分骨折,它有 4 种形式,即解剖颈骨折、大结节骨折、小结节骨折或外科颈骨折。当肱骨近端 4 个解剖部位中,有 2 个部位骨折并且移位时,称为三部分骨折,它有 2 种形式,常见的是大结节、外科颈骨折,另一种为小结节、外科颈骨折。当肱骨近端 4 个解剖部位均发生骨折移位时,称为四部分骨折,此时肱骨头向外侧脱位,血液供应破坏严重,极易发生缺血坏死。Neer 分型中也强调了骨折脱位,根据脱位方向分为前脱位、后脱位,根据骨折部分分为两部分骨折脱位、三部分骨折脱位及四部分骨折脱位。对于肱骨头压缩骨折,根据其压缩程度进行分级,即 20%、20%～45% 或大于 45%。肱骨头劈裂骨折是指肱骨头关节面劈裂成几个部分,而不是指附着于大结节或小结节骨折上的小部分肱骨头(小于 10% 或 15%),肱骨头劈裂骨折多为严重的暴力创伤所致,常与其他肱骨近端骨折同时存在。

肱骨近端骨折的 Neer 分型较为复杂,医师的经验和专业水平是非常重要的因素,即使最有经验的专业医师在诊断方面也会有疑问,需要手术证实。CT 对诊断有一定帮助。

2)AO 分型:AO 分型是以损伤的严重程度和肱骨头坏死概率为基础,更强调肱骨头血供的破坏。它认为当任何一个结节与肱骨头相连时,肱骨头仍可以有适当的血供。它共分为 A、B、C 3 型,每一型又根据骨折的移位程度、方向、折端是否嵌插及是否合并脱位分成不同亚型。

A 型骨折:指关节外骨折,仅包含一个结节,伴或不伴干骺端骨折;A1 型为关节外单一结节骨折;A2 型为关节外单一结节骨折,伴稳定的干骺端骨折;A3 型为关节外单一结节骨折,伴不稳定的干骺端骨折。A 型骨折发生肱骨头坏死的可能性极低。

B 型骨折:指关节外骨折,其中大小结节均骨折,同时伴干骺端骨折或盂肱关节脱位。B1 型为关节外骨折,大小结节均骨折,伴稳定的干骺端骨折;B2 型为关节外骨折,大小结节均骨折,伴不稳定的干骺端骨折;B3 型为关节外骨折,大小结节均骨折,伴盂肱关节脱。B 型骨折发生肱骨头坏死的可能性相对较低。

C 型骨折:指关节外骨折,且肱骨头血供受到明显破坏。C1 型为轻微关节段骨折(解剖颈骨折);C2 型骨折伴明显移位;C3 型骨折伴肩关节脱位。C 型骨折发生肱骨头坏死的可能性较高。

4. 治疗　肱骨近端骨折的治疗原则是争取理想的复位,尽可能保留肱骨头的血液循环供应,保持骨折端的稳定,并能早期开始功能锻炼,但也要考虑到肩关节是全身活动范围最大的关节,一定程度的畸形可处于活动范围的代偿之内,一般不会造成明显的功能障碍。因此在决定治疗方案时,除考虑骨折的移位、成角的大小及骨折的解剖部位等因素外,尚需根据患者年龄、全身情况、合并损伤、个体对功能的要求、医疗技术条件等进行综合分析。

(1)一部分骨折:肱骨近端骨折中,80%～85% 为无移位或轻微移位骨折,在 Neer 分型中又称一部分骨折。一般保守治疗可取得满意结果,即闭合复位超肩夹板或石膏外固定颈腕吊带制动,早期功能锻炼。但我们认为治疗中要明确骨折的稳定性,合理功能康复训练,以免造成骨折复位后再移位,应尽量避免多次反复整复,以免增加骨折不愈合及肩关节粘连的概率。

稳定性骨折行超肩夹板固定颈腕吊带制动 1 周后,疼痛肿胀等症状明显好转,即可开始功能锻炼,主要增加肩关节的活动范围。固定 4～6 周,当 X 线片上出现愈合迹象后,可解除固定,进行主动的功能锻炼,同时开始三角肌、肩袖肌肉的等长收缩锻炼。随着肩关节主动活动范围的增加,可进行三角肌、肩袖肌肉的等张收缩锻炼。12周左右可进一步增加肩关节力量、活动范围的锻炼。

不稳定性骨折常见为外科颈粉碎骨折。对此类骨折,闭合复位超肩夹板固定颈腕吊带制动。因骨折端不稳定,制动时间相应延长,直到折端稳定,可开始功能锻炼,但需在医师的帮助下进行。肩关节的功能锻炼过程中,要注意活动应发生在真正的盂肱关节,而不是发生在骨折端。当6周左右X线片上出现愈合迹象后,被动活动范围才可增加。对此类骨折,过度的被动活动或过早的主动活动可导致骨折移位。

(2)两部分骨折:两部分骨折共有4种类型,即解剖颈骨折、大结节骨折、小结节骨折和外科颈骨折,其中外科颈骨折最常见。

1)解剖颈骨折:此类骨折罕见,平片很难诊断,必要时需结合CT。解剖颈骨折位于大小结节上方,无软组织附着,肱骨头骨内、骨外交通支均遭到破坏,极易发生坏死。骨折后,肱骨头部分很小,且主要位于关节内,闭合复位很难成功,保守治疗结果很差。对于年轻患者,一般建议采用切开复位内固定。对于年龄较大的患者,可采用人工关节置换术。

2)外科颈骨折:对于无移位或轻微移位的外科颈骨折,经保守治疗即可取得满意结果。对移位的外科颈骨折,经闭合复位后,可采用超肩夹板、经皮穿针固定或外固定架固定。外科颈骨折后,因胸大肌、背阔肌均可牵拉远折端向内移位,应避免上肢外展,因此不建议使用外展架。闭合复位不成功,则钢针撬拨复位,切开复位内固定。

两部分外科颈骨折合并肩脱位较为少见,一旦发生,几乎均为前脱位。可以在麻醉下进行复位,先整复脱位,再整复骨折。应避免反复暴力复位,复位不成功,可采用切开复位内固定。

两部分外科颈骨折脱位的手术指征包括:①合并血管损伤;②开放骨折;③闭合复位失败;④肩脱位伴无移位的外科颈骨折。

手术方法:①闭合复位经皮穿针固定:一定程度的骨质疏松并不是经皮穿针固定的绝对禁忌证。但生物力学实验结果表明穿针固定的生物力学强度低于诸如钢板螺钉固定或髓内固定等其他固定方式,因此对于存在极为严重骨质疏松或外科颈骨折粉碎极为严重,尤其是内侧骨皮质粉碎严重的患者不适于进行穿针固定,也不适于其他诸如钢板螺钉内固定、张力带固定或缝合固定等方式。而应采用髓内固定的方式或锁定钢板固定方式进行治疗。②切开复位内固定:若闭合复位不能获得成功、不稳定骨折、严重粉碎骨折或经皮穿针固定不满意者,可采用切开复位内固定。治疗时可采用的固定方式包括使用不吸收线的缝合进行固定或改良Ender针加张力带固定,以及T形钢板固定,以及近年来面世的锁定钢板固定系统。

3)两部分大结节骨折:根据Neer分类标准,当移位大于1cm时即应手术,但目前认为,大结节骨折不同于其他部位骨折,移位时容易引起症状,当移位大于0.5cm时即应手术。对于骨质良好者,可采用螺丝钉固定;对于骨质疏松者,可采用折块间缝合加"8"张力带固定。术后可早期进行肩关节被动功能锻炼,6周后愈合迹象明显时开始行主动功能锻炼。

两部分大结节骨折合并肩脱位较常见,其占肩关节前脱位的33%。治疗时首选闭合复位。肩关节脱位复位后,大结节基本恢复到正常的解剖位置。复位后颈腕吊带制动,症状消失后即可被动功能锻炼,制动持续3~4周。大结节骨折脱位经保守治疗可获得满意的结果。但当肩关节复位后大结节移位仍很明显,当移位超过5mm时就应手术治疗。

4)两部分小结节骨折:对于移位明显的骨块,若不复位,可影响肩关节内旋。手术可采用三角肌-胸大肌间隙入路。对于骨质良好者可用螺丝钉固定。疏松者可用上述折块间缝合加"8"字张力带固定方法。两部分小结节骨折合并肩脱位常为后脱位，小结节撕脱骨折。新鲜损伤治疗首选闭合复位，最好在麻醉下进行。术后拍片证实复位及小结节移位情况。若肩关节复位且小结节无明显移位，用支具或肩人字石膏将患肢固定于外展10°～15°、后伸10°～15°及外旋10°～15°位，3周后开始功能锻炼。若小结节明显移位，可切开复位内固定。

（3）三部分骨折：对于三部分骨折，保守治疗结果较差。目前趋势认为，对于并不极其复杂的三部分骨折，切开复位内固定有较高的满意率。手术操作要轻柔，避免过多的软组织损伤。对于骨质严重疏松或骨折严重粉碎者，采用切开复位内固定很难达到满意的复位和固定，术后容易发生不愈合、畸形愈合和肱骨头坏死等并发症，且术后不能进行早期功能锻炼，预后较差，可一期行人工肩关节置换。

对于三部分骨折脱位，肱骨头血供破坏严重，仅一个结节与肱骨头相连，可提供部分血供。共有前脱位及后脱位两种形式。对于年轻骨质良好的患者，可采用切开复位内固定，而对于严重粉碎及骨质疏松患者，人工关节置换可作为首选。

（4）四部分骨折

1）外展嵌插型四部分骨折：目前的治疗趋势认为，对于年轻骨质良好的此类骨折，采用经皮撬拨复位、内固定的手术方法，可取得较高的满意率和较低的坏死率。但对于老年骨质疏松者，也可首选人工关节置换，这样可避免软组织瘢痕粘连、挛缩，大小结节畸形愈合等并发症，减小手术难度，以利术后恢复。

2）"经典"四部分骨折及脱位："经典"四部分骨折是指肱骨近端四个解剖部分完全分离，肱骨头移向外或后方，此时肱骨头血供破坏较重，容易发生缺血坏死，保守治疗一般不满意。这类骨折是人工肩关节置换最常见的适应证。

另外，需要特别强调，对较年轻的复杂肱骨近端骨折的患者，选择人工肩关节置换作为治疗手段应十分谨慎。Sperling等认为，从长期随访结果来看应用人工肩关节置换手术治疗复杂肱骨近端骨折可显著改善患者的疼痛症状，并在一定程度上改善活动度，但当使用一种评分系统进行评估时，接近一半的年轻患者的结果不满意，因此对50岁以下的年轻患者应用人工肩关节置换时应十分谨慎，在条件允许的情况下尽可能使用切开或闭合复位、内固定的方法治疗。

（5）肱骨头劈裂和塌陷骨折：肱骨头塌陷骨折常合并于肩关节脱位中，尤其后脱位常见。根据塌陷程度分为小于20%、20%～45%及大于45%，不同的塌陷程度可采取不同的治疗方法。当塌陷小于20%时可保守治疗，肩关节脱位复位后，塌陷处不做特殊处理。当塌陷在20%～45%同时合并肩关节后脱位时，可采用改良的Mclxughlin手术，小结节截骨，移至塌陷处，用螺缝钉固定。当塌陷大于45%时，建议人工关节置换。肱骨头劈裂骨折常合并外科颈骨折或大小结节骨折，仅对年轻骨质良好的患者可行切开复位内固定，但手术较困难，且预后较差。一般建议人工关节置换。

（6）微创治疗的思路和特点：中医学经长期的临床实践，总结出一整套行之有效的骨折整复手法，采用骨折移位的反过程整复骨折，首先在牵引下解除嵌插，矫正重叠，而后内收或外展以矫正侧方移位；再上举过顶，矫正前成角，通常可获得良好的骨折复位。

闭合复位夹板外固定颈腕吊带制动、肩人字石膏固定、外展支架固定、骨牵引等保守治疗技术具有无伤口、感染风险、对骨折块和肱骨头血运破坏小、肱骨头缺血坏死发生率低等优点。Lill等和Ruchholtz等的研究分别证实，对于一部分骨折及大多数两部分骨折进行保守治疗,均可获得较好的疗效。对于三部分骨折和四部分骨折,尽管也有非手术治疗取得良好疗效的报道,但可能会残留肩部疼痛、活动受限、功能恢复欠佳等问题。对于明显移位的骨折,尤其是粉碎性骨折(包括三、四部分骨折),由于附着于大、小结节上的肩袖肌肉牵拉,闭合复位很困难,保守治疗常导致畸形愈合,严重影响肩关节功能。

近年来应用非扩髓的交锁髓内钉治疗大结节及肱骨头完整的外科颈移位骨折,尤其是近端骨折合并肱骨干骨折也逐渐增多,但髓内钉固定技术对四部分骨折的治疗效果尚不肯定,其对骨折的复位不够理想,骨折固定也不够稳定。

随着手术技巧的提高以及内固定器材的发展,钢板内固定正逐渐被广泛采用,并成为治疗肱骨近端骨折最多的一种方式。Ruch 等通过生物力学试验证实,接骨板仍是肱骨近端骨折最稳定的固定措施。钢板内固定的器材有"T"形钢板、三叶形钢板、90°套管角钢板、管形钢板、钩状钢板、肱骨近段锁定钢板(lockiry; proximal humeruaplate,LPHP)等。关于选用何种内固定器材目前有不同的结论,主要还是应该根据患者的具体情况来决定。

复杂的肱骨近端骨折采用切开复位内固定,术后有发生肱骨头坏死的可能,骨质较差的三部分、四部分骨折,以及骨折脱位和头劈裂形骨折等技术上重建比较困难。对老年患者可考虑Ⅰ期行肩关节置换,而对年轻患者应尽可能先尝试切开复位内固定的治疗,把关节置换作为一种补救措施。

中西医结合治疗骨折在传统中医药治疗骨折的基础上借助现代医学影像设备,对复位困难的以克氏针插入骨折端,利用杠杆力撬动复位,纠正残存移位,达到近解剖复位或功能复位后克氏针交叉固定。优点:充分利用干骺端韧带牵拉复位的原理进行复位,不切开关节囊,不对肱骨头用拼积木的方式进行复位,保存肱骨头血供。对肩袖的干扰小,对骨折端和肱骨头血供的破坏减小,固定有效,有利早期功能锻炼及肩关节功能恢复,并发症少,康复期短,尽量避免了肱骨头缺血性坏死的发生。

(7)微创治疗方法——中西医结合撬拨复位经皮克氏针固定疗法:中西医结合撬拨复位经皮克氏针固定疗法适应于不稳定的一部分骨折,两部分外科颈骨折;存在外科颈嵌插骨折的两部分大结节骨折;外展嵌插四部分骨折,两部分大结节骨折合并肩脱位。

1)两部分外科颈骨折:多见于儿童,常有明显的重叠,成角移位,骨折邻近骨骺板,治疗过程中必须考虑勿对骺板造成损伤,以免引起肱骨近端发育异常。光滑的克氏针横切面小,对骨骺生长,发育无影响,放置和取出方便,特别适合于儿童,同时能提供较为稳定的固定,允许早期在颈腕吊带保护下功能训练。

A. 适应证:①新鲜骨折;②闭合复位超肩夹板或石膏外固定颈腕吊带制动后骨折再次移位者;③合并肩关节脱位者。

B. 麻醉方法:采用臂丛神经阻滞麻醉或静脉全麻。

C. 体位:麻醉生效后,患者仰卧位,患侧肩下放垫。

D. 穿针固定:术区常规消毒铺巾,一助手用无菌巾绕过腋下向上提拉患肩部,腋窝垫无菌垫,防止腋动脉,臂丛神经受压。使患肘屈至 90°,前臂置于中立位。患肢外展 20°～30°。持续牵引,术者站在患肩外侧,双手合抱上下骨折端,当嵌插重叠牵开后,术者采用捺正手法纠正骨折侧向移位,牵肘助手配合术者内收(外展)肱骨干,纠正骨折成角畸形,对骨折有前成角或骨折远端有前移位者,术者把住骨折端,令远端助手牵引肱骨干上举过顶,术者在骨折成角处顺势给以推挤,以纠正前成角或骨折远端前移位。注意,在上举过顶进程中,牵引力要保持始终,不可放松,否则肱骨头可受肱骨干的顶推发生旋转移位。C 型臂 X 线机透视观察骨折复位情况，复位困难者以直径 2.5mm 的克氏针插入骨折端，利用杠杆力撬动复位，纠正残存移位，达到近解剖复位或功能复位。

复位满意后由助手维持复位，术者采用 3 枚长 250mm、直径 2.0mm 或 2.5mm 克氏针从肩峰外侧，肱骨头和大结节交界处进针，进针角度在冠状面上与肱骨干成角约 20°～30°，在矢状面上与肱骨干成 30° 或 40° 角，由肱骨头外侧皮质骨经断端穿过至肱骨远断端内侧骨皮质，穿透，针尖穿出 2～3mm。上臂前外侧进针，自骨折端远侧 2～3cm 处，避开头静脉及桡神经，进针角度在冠状面上与肱骨干成 45° 角，在矢状面上与肱骨干成 30°～45° 角，由外侧皮质骨经断端穿过至肱骨头软骨下 0.5cm。被动活动肩关节，在 C 型臂 X 线机透视观察骨折端是否有反常活动，满意后针尾折弯剪断，以钢丝将 3 枚克氏针靠紧，固定。

E. 术后管理：一般不需石膏固定，颈腕吊带制动。术后 3 天更换针道敷料，以后 3～5 天换药 1 次，保持针道清洁，干燥。术后 6～8 周骨折达临床愈合即可拔出克氏针。患肩理疗，减少渗出，于骨折部位周围行局部按摩，分别依次应用中医的揉搓、点压、拍击、屈伸手法治疗，每次 15 分钟，每天上、下午各 1 次，连续治疗 5 周。同时采用抗炎及中药活血化瘀、肩关节功能康复训练。第 1 阶段（骨折后第 2 天至 3 周）：主要以被动功能锻炼为主，颈腕吊带保护下嘱患者"小云手"练功，以保持肩关节的活动范围，防止关节囊及韧带等软组织粘连。第 2 阶段（术后第 4～10 周）：X 线片证实骨痂形成后逐步增加肩关节活动范围及三角肌及肩袖肌力的锻炼。此阶段开始"大云手"练功，同时在仰卧位下主动肩关节前屈训练，以后逐步在坐位或站立位下进行。鼓励患者双手抱头，进行上肢外展外旋锻炼。第 3 阶段（从术后 3 个月开始）：主要目的是增加肩关节的活动范围与力量，上肢可倚于墙上，用力加强前屈，以伸展肩关节。并逐步开始力量锻炼。

附：典型病例

李某，男，13 岁，学生，汉，大石桥市小河沿村。左肱骨近端合新鲜骨折（两部分骨折）。系间接暴力所致。

患者于 2011 年 7 月 13 日跌倒致伤（图 3-1-2-1-a），来我院行手法复位、小夹板外固定，伤后 3 天在臂丛麻醉下行"手法复位、闭合穿针复位固定术"，在手法充分复位后，于大结节外侧干骺端处和骨折端远侧 2～3cm 处，避开头静脉及桡神经，各贯穿直径 2.0mm 克氏针，针尾折弯剪断，以钢丝将 3 枚克氏针靠紧，固定。术后 X 线片显示骨折解剖复位（图 3-1-2-1-b）。术后 2 周主动肩关节锻炼，复查 X 线片示愈合（图 3-1-2-1-c）。

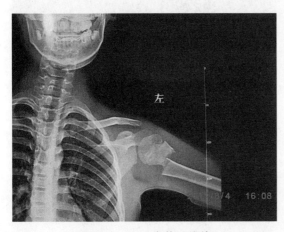

图 3-1-2-1-a　术前 X 线片

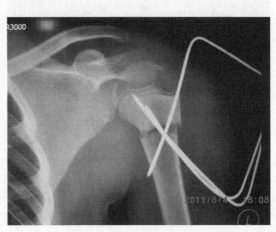

图 3-1-2-1-b　术后 X 线片

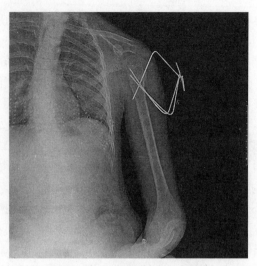

图 3-1-2-1-c　复查 X 线片示愈合

2）三部分、四部分骨折：多见于成人，复位及穿针固定方法同外科颈骨折，根据骨折的形态及骨块的位置，选择进针点。因骨折粉碎，愈合时间较外科颈长，术后 8～12 周，骨折临床愈合后，拔出克氏针。

附：典型病例

宁某，女，53 岁，教师，汉，辽阳市辽化集团。右肱骨近端远端粉碎闭合新鲜骨折（四部分骨折）（图 3-1-2-1-d），系间接暴力所致。

患者于 2011 年 1 月 15 日跌倒致伤，来我院行手法复位、小夹板外固定，伤后 4 天臂丛麻醉下行"手法复位、闭合穿针复位固定术"，在手法充分复位后，于大结节外侧干骺端处和骨折端远侧 2～3cm 处，避开头静脉及桡神经，各贯穿直径 2.5mm 克氏针，针尾折弯剪断，以钢丝将 3 枚克氏针靠紧，固定。术后 X 线片显示骨折解剖复位（图 3-1-2-1-e）。术后 3 周主动肩关节锻炼，随访骨折顺利愈合（图 3-1-2-1-f），Neer 评分 92 分，优级。

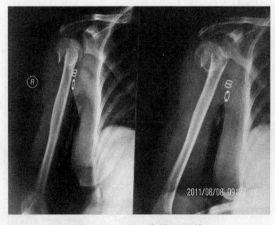

图 3-1-2-1-d　术前 X 线片

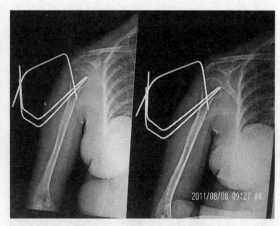

图 3-1-2-1-e　术后 X 线片

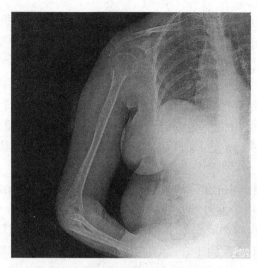

图 3-1-2-1-f　复查 X 线片示愈合

（8）肱骨近端骨折治疗的研究进展：肱骨近端骨折类型复杂，预后较差，是创伤骨科治疗中的难点。自 1970 年 Neer 提出四部分分型法后，临床医师在这类骨折的多数患者中已经取得了较好治疗效果，但在部分患者的诊断和治疗，特别是对不稳定及粉碎性肱骨近端骨折的处理方面至今仍存在分歧。

中医药对肱骨近端骨折，采用中医正骨手法复位、小夹板配合纸压垫外固定疗法治疗；在骨折的整个治疗过程中根据中医辨证论治和骨折治疗的三期用药原则，分别采用口服中药以活血化瘀（早）、接骨续筋（中）、补益肝肾（晚），外用中药以活血化瘀、舒筋活络为主；根据骨折愈合时间和骨折部位局部情况，指导患者积极功能锻炼；适当运用推拿按摩以舒筋活络，促进肢体功能康复；另可采用物理治疗（离子导入、中频电疗、超声波疗法等）等综合治疗方法以促进患肢消肿及功能恢复。

肱骨近端骨折的治疗原则是争取理想的复位，尽可能保留肱骨头的血液循环供应，早期开始功能锻炼，一定程度的畸形可处于活动范围的代偿之内，一般不会造成明显的功能障碍。因此骨折的治疗需根据骨折的类型，患者年龄、全身情况、合并损伤、个体对功能的要求、医疗技术条件等制定遵循个体化治疗方案。近年来，随着肩部部生物力学，解剖学及内固定材料的发展，治疗观念不断更新。现代医学主要采用保守治疗和手术治疗两种骨折治疗方式，保守治疗多通过骨折闭合复位石膏外固定，手术治疗采用切开复位内固定。

固定方法的选择取决于骨折是否存在不稳定，是否易于发生骨折的再度移位。对于无移位的稳定骨折或有移位骨折复位后可维持稳定的骨折，宜采用闭合复位石膏或夹板外固定；骨折原始移位骨折块分离＞1cm，大结节移位＞5mm，骨干移位＞2cm，骨折端成角＞40 关节面移位＞5mm 多提示骨折不稳定，易于发生再度移位，应考虑手术治疗。一部分骨折一般保守治疗可取得满意结果，不稳定性骨折倾向经皮穿针固定治疗；两部分骨折闭合复位经皮穿针固定或切开复位内固定；三部分骨折，对于年轻骨质良好的患者，可采用切开复位内固定，而对于严重粉碎及骨质疏松患者，人工关节置换可作为首选；四部分骨折年轻骨质良好的，采用经皮撬拨复位、内固定的手术方法，可取得较高的满意率和较低的坏死率，50 岁以上骨质疏松者，也可首选人工关节置换。

1）闭合复位石膏（夹板）外固定：闭合复位石膏或夹板外固定是大多数肱骨近端骨折的

主要治疗方法。对于儿童或中老年人发生的低能量损伤、关节外骨折或累及关节面无移位的患者,闭合复位可取得良好的疗效,手法复位后应密切复查骨折对位情况。

2）经皮穿针复位固定:经皮穿针复位固定适合两部分外科颈骨折;存在外科颈嵌插骨折的两部分大结节骨折及外展嵌插四部分骨折。近年尝试对三部分骨折进行治疗,取得了较好的结果,但是内侧骨皮质粉碎严重或严重骨质疏松的患者不适于进行穿针固定,也不适于其他诸如钢板螺钉内固定、张力带固定或缝合固定等方式。近端自肱骨头和大结节交界处进针,远端自骨折端远侧 2～3cm 处,避开头静脉及桡神经进针,交叉固定,针尾以钢丝拉近固定增加稳定性。

3）外固定支架的应用:Monga 等和 Altay 等则应用外固定技术治疗移位的肱骨近端骨折亦取得满意结果,采用 3 枚带螺纹的克氏针自骨折远折端打入肱骨头下,外固定架固定,使骨折端的固定更加牢固,也存在固定不牢、针道感染、皮肤刺激等问题,主要是用于开放性骨折、污染中或局部软组织损伤重的患者,以避免内固定物置入引起感染。

4）切开复位内固定:开放复位内固定一般适用于两部分外科颈骨折、大结节骨折、小结节骨折及大多数三部分骨折,对于四部分骨折进行切开复位内固定尽管还存在较大争议,部分患者还是可以取得比较满意的疗效。切开复位内固定大致可分为钢板内固定,非扩髓的交锁髓内钉和张力带钢丝固定。Ruch 等通过生物力学试验证实,接骨板仍是肱骨近端骨折最稳定的固定措施。钢板内固定的器材有"T"形钢板、三叶形钢板、90°套管角钢板、管形钢板、钩状钢板、肱骨近段锁定钢板（lockiry；proximal humeruaplate，LPHP）等。关于选用何种内固定器材目前有不同的结论,主要还是应该根据患者的具体情况来决定。管型双钢板和 LPHP 钢板在临床应用中也都取得了很好的疗效。张力带钢丝固定,应用张力带的原则是使造成骨折片分离的力转变为骨折端的压缩力,有利于骨折的早期愈合,并允许较早地进行关节功能锻炼。髓内钉固定技术对四部分骨折的治疗效果尚不肯定,其对骨折的复位不够理想,骨折固定也不够稳定。

常用的手术入路有:三角肌胸大肌间隙入路,外侧经三角肌入路,前外侧肩袖入路。常规的三角肌、胸大肌间沟入路,切口偏内侧,不仅手术创伤大、暴露不够充分,常致头静脉、腋神经损伤,经前外侧三角肌及肩袖入路切口小,对软组织及骨折周围组织损伤小,保护软组织血运,有利于骨折的愈合,但为避免损伤腋神经,切口长度不能超过 6cm,显露不充分,适合简单的一、二部分骨折,尤其消瘦患者。

5）肩关节镜技术:肩关节镜是一种微创诊治技术,不仅能够全面准确地进行诊断,并利用微创技术对需要手术治疗的大结节骨折进行内固定,同时还能够及时地修复其他关节结构的损伤。国外已报道了许多肩关节镜下予中空加压螺钉固定大结节并行肩袖修补术,术后优良率令人满意。近期亦有学者将双排桥式缝合技术应用于移位或粉碎性肱骨大结节骨折,效果满意。急性肩关节脱位一期关节镜检并行盂唇修复手术,特别是对于年轻患者,术后效果明显优于保守治疗。此外,肩关节镜还可治疗陈旧性骨折。2000 年,有学者报道了 23 例大结节骨折移位的病人在先经过了至少 6 个月的保守治疗后,未能达到满意的效果,之后行关节镜手术治疗并随访 2 年,肩关节功能较之前有明显的提高。

6）人工肩关节置换:对肱骨近端骨折采用肩关节置换的治疗仍然存在较多争议,因为对于复杂的肱骨近端骨折采用切开复位内固定,即使术后有发生肱骨头坏死的可能,也可能会取得较好的临床结果。一般认为,对骨质较差的三部分、四部分骨折,以及骨折脱位和头劈裂形骨折等技术上重建比较困难、肱骨头坏死可能性大的患者可选择性地行肩关节置换手术,对老年患者可考虑Ⅰ期行肩关节置换,而对年轻患者应尽可能先尝试切开复位内固定的治疗,把关节置换作为一种补救措施。

7)其他手术方法:对于肱骨近端粉碎性骨折,既往还有肱骨头切除、关节融合以及腓骨头替代等多种治疗方法,但因治疗效果多不满意,目前临床已很少应用。

8)肱骨近端骨折常见并发症的治疗:常见的并发症有神经血管损伤、畸形愈合、不愈合、肩峰下撞击、肱骨头缺血坏死、感染等,创伤后肩关节僵硬,创伤后关节炎等。这些并发症不仅由损伤本身造成,也常由不适当的诊断和治疗所造成。防止或减少并发症的发生,应尽可能解剖复位,在可靠的固定下及早行功能锻炼。功能锻炼是肱骨近端骨折术后取得良好效果的重要环节,即使手术复位再好,没有术后正确的功能锻炼,也很难取得满意结果。具体方法应根据骨折的类型、稳定性、手术方法、固定是否牢固及患者理解程度来决定。术前术后对患者的指导至关重要。早期锻炼时应尽量减轻疼痛,消除疑虑,配合中医按摩推拿,理疗,中药熏洗。

参 考 文 献

1. 张鹏翼,黄煌渊,陈文钧.肱骨近端骨折的手术治疗进展[J].上海医学,2004,27(12):946-948.

2. Joseph D,Anthony J. Fracturesd of the proximal humerus: diagnosis and management//Joseph P, Gerald R,Williams Jr. pisonders of the schoulder: diagnosis and management. Philadelphia: Lippiontt William andwikoms.,1999:639-685.

3. Kim SH,Ha KI. Arthroscopic treatment of symptomatic shoulders with minimally displaced greater tuberosity fracture[J]. Arthroscopy,2000,16(17):695-700.

4. Wilcox RB,Arslanian IE,Millett PJ. Management of a patient with an isolated greater tuberosity fracture and rotator cuff tear[J]. Orthop Sports Phys Ther,2005,35(5):521-530.

5. 国家中医药管理局.中医病证诊断疗效标准[M].南京:南京大学出版社,1994:163.

6. [瑞士]T.P.鲁迪,[英]W.M.墨菲.骨折治疗的AO原则[M].戴尅戎,荣国威,主译.北京:华夏出版社,2003:271-274.

7. 田伟.实用骨科学[M].北京:人民卫生出版社,2008:385-387.

8. Neer CS. Displaced proximal humersl frac tures. I. Classification and evaluation[J]. J Bone Joint Surg Am,1970,52(6):1077-1089.

9. 尚天裕.中国接骨学[M].天津:天津科学技术出版社,1995:82-87.

10. Lill H,Hepp P,Korner J,et al. Proximal humeral facturea: how stiff should an implant be? A comparative mechanical study with new implants in human specimens[J]. Arch Orthap Trauma Surg,2003,123(2-3):74.

11. Ruchholtz S,Nast-Kolb D. Humeral head fmcture[J]. Umfallchirurg,2003,106(6):498-512.

12. Kayalar M,Toros T,Bal E,et al. Theimpostance of patient selection for the treatment of proximal humerus fractures with percutaneous technique[J]. Acta Orthop Traunudol Turc,2009,43(1):35-41.

13. Ciesielczyk B,Tuchocka-PiotrOWska A. Benefits and risk of early physical rehabilitation following surgical treatment of osteoporotic fractures of the proximal humerus[J]. Ann Rheum Dis,2005,64(Suppl 3):1677.

14. Uchmann T,Ochsner PE,Wingstrand H,et al. Non-operative trealment versus tension-band osteosynthetis in threc-and four-part proximal humeral fractures. Aretrospective study of 34 fracture from two different trauma centers[J]. Int Orthop,1998,22(5):316-320.

15. Iacobellis C,Serafinri D,Aldegheri R. PHN for treatment of proximal humerus fractyres evaltuuian of 80 cases[J]. Mus culoskelet Surg,2009,93(2):47-56.

16. Handschin AE, CardeU M, Contaldo C, et al. Functional results of angularstable plate fixation in displaced proximal humeral fractures[J]. Injury, 2008, 39（3）: 306-313.

17. Helwig P, Bahra C, EppleB, et al. Does fixed-anglc plate osteosynhcsis solve the problems of a fractured proximal humerus? A prospective series of 87 patients[J]. Acta Orthop, 2009, 80（1）: 92-96.

18. Monga P, Verm R, Shama VK. Close reduction and extemalfiration for displacedproximal humeral fracturee[J]. J Orthop Surg（Hong Kong）, 2009, 17（2）: 142-145.

19. Altay T, Karapinar L, Kaya A, et al. Treatment of two-part proximal humeral fractures with extemal fixators[J]. Ulus Travma Acil Cerrahi Derg, 2005, 11（2）: 153-156.

20. Drosdowech DS, Faber KJ, Athwal GS. Open reduction and intemal fixation of proximal humerus fracturea[J]. Orthop Clin North Am, 2008, 39（4）: 429-439.

21. Ruch DS, Glisson RR, Marr AW, et al. Fixation of three - part proximalhumeral fractures: a biomechanical evaluation[J]. J Orthop Trsuma, 2000, 14（1）: 36-40.

22. 鲁谊, 姜春岩, 朱以明, 等. 应用肱骨近端镇定钢板治疗肱骨近端骨折的临床结果分析 [J]. 中华外科杂志, 2007, 45（20）: 1375-1378.

23. Bhatia DN, de Beer JF, van Rooyen KS. The bony partial articular surface tendon avulsion lesion: a arthroscopic technique for fixation of the partially avulsed greater tuberosity fracture[J]. Arthroscopy, 2007, 23（7）: 1-6.

24. Bonsell S, Buford DA Jr. Arthroscopic reduction and internal fixation of a greater tuberosity fracture of the shoulder: A case report[J]. J Shoulder ElbowSurg, 2003, 12（4）: 397-400.

25. Kim KC, Rhee KJ, Shin HD, et al. Arthroscopic fixation for displaced greater tuberosity fracture using the suture-bridge technique[J]. Arthroscopy, 2008, 24（1）: 120.

26. Robinson CM, Jenkins PJ, White TO, et al. Primary arthroscopic stabilization for a first-time anterior dislocation of the shoulder: A randomized double-blind trial[J]. J Bone Joint Surg Am, 2008, 90（4）: 708-721.

27. Solber BD. Moon CN. Franco DP, et al. Surical treatment of three-and-four part proximal humeral fractures[J]. J Bone Joint Sur Am, 2009, 91（7）: 1689-1697.

28. Kontakis G, Tosounudis T, Galanakis I, et al. Prosthetic replacement for proximal humeral fractures[J]. Injury, 2008, 39（12）: 1345-1358.

（付 伟 江和训 张峻玮 苏继承）

二、肘部骨折

肘关节指由肱骨远端与桡尺骨近端构成的关节。肘关节是上臂和前臂的运动连接，解剖上虽然只有一个关节腔，但生理上却具有两种不同的功能——前臂的旋转功能近端发生在上尺桡关节，肘关节的屈伸功能发生在肱桡和肱尺关节。肘关节发挥功能起到的作用是调节手至躯干之间的距离和控制手的空间朝向，从而使手在特定的空间位置发挥作用。

肘关节是上臂和前臂的机械性连接，其稳定有力和良好的活动范围有助于发挥手部功能。肘部创伤治疗不当则可致慢性疼痛和永久性功能丧失。本书将肘部骨折分为肱骨远端骨折，桡骨颈骨折进行介绍。

（一）肱骨远端骨折

1. 概述 肱骨远端骨折约占成人骨折的 2%，关节周围骨折 3.5%，肱骨骨折的 1/3，是临床上相对难于处理的骨折之一。老年患者多由低能量的摔伤所致，年轻患者多为高能量的交通伤和坠落伤所致。

2. 病因病机

(1) 致伤暴力

1) 直接暴力：常为暴力直接撞击肘部，造成骨折。

2) 间接暴力：常见于在站立位摔伤，患肢着地，暴力向上传导至肘部，导致肱骨远端骨折。

(2) 骨折机制：受伤时身体摔倒，腕关节背伸位着地，暴力向上传导，使肘部过伸或过屈，造成肱骨近端骨折。暴力轻时，骨折可无明显移位，如暴力持续作用，远断端向前或向后重叠移位，形成"靴状畸形"。严重暴力损伤可造成骨折端嵌压肘前的肱动脉，正中神经从而产生血管神经损伤。肌肉的剧烈收缩也可致撕脱骨折。

3. 诊断

(1) 临床表现：伤后肘部肿胀，疼痛，甚至皮下瘀血，并有触痛和骨擦音。远折端重叠移位，出现"靴状畸形"但肘后三角关系正常。伤后或复位后应注意是否有肱动脉急性损伤和前臂掌侧骨筋膜室综合征，是否出现"5P"征，即：①疼痛；②桡动脉搏动消失；③苍白；④麻痹；⑤功能障碍。

(2) 辅助检查

1) 影像学检查：常规拍摄肘关节正、侧位 X 线片，清晰准确的 X 线片可以帮助判断骨折的部位、移位程度及骨折脱位的方向。复杂骨折可行 CT 检查，必要时行肘关节三维重建，确定骨折块的部位，关节面塌陷程度。

2) 骨密度检查：不作为常规检查，老年骨质疏松患者或具有骨质疏松危险因素的患者可检查骨密度。

(3) 诊断标准：参考 1994 年中国国家中医药管理局指定的《中医病证诊断疗效标准》。

(4) 骨折复位标准：肱骨远端骨折的整复尽量解剖复位，至少要达到如下功能复位标准：①干骺端向内侧移位完全纠正，向外移位 <1 个骨皮质；②恢复携带角 10°～15°；③恢复前倾角 30°～45°；④关节面移位 <1mm。

(5) 临床分型：关于肱骨远端骨折分型，目前被广泛接受的是 AO 分型，其按照关节外、部分关节内、完全关节内分为 A、B、C 3 大类型，其更细的分类为 27 个亚分类，共 61 小类。

A 型：关节外骨折，其中 A1 型为骨突撕脱骨折，A2 型为简单干骺端骨折，A3 型为干骺端粉碎骨折。

B 型：部分关节内骨折，其中 B1 型为外侧矢状面的部分关节内骨折，B2 型为内侧矢状面的部分关节内骨折，B3 型为累及前面的冠状位的部分关节内骨折。

C 型：完全关节内骨折，其中 C1 型为简单关节内、简单干骺端骨折，C2 型为关节内简单、干骺端粉碎骨折，C3 型为关节内粉碎、干骺端粉碎骨折。AO 的 C 型骨折即为肱骨髁间骨折。

1) A1 型骨折：肱骨内上髁骨折，肱骨外上髁撕脱骨折。

A. 外伤史。

B. 内（外）上髁区域肿胀、甚至皮下淤血，并有触痛和骨擦音，前臂屈（伸）肌的牵拉可加重疼痛。

C. X 线表现

Ⅰ型：内（外）上髁骨折，轻度移位；

Ⅱ型：内（外）上髁骨折块向下、向前旋转移位，可达肘关节间隙水平；

Ⅲ型：内（外）上髁骨折块嵌夹在肘内侧（外）关节间隙，肘关节实际上处于半脱位状态；

Ⅳ型：肘向后或后外侧脱位，撕脱的内（外）上髁骨块嵌夹在关节间隙内。

2）A2、A3 型骨折：肱骨髁上骨折。

A. 外伤史

B. 肘部肿胀，疼痛，远折端向后移位，可与肘后脱位相混淆，但肘后三角关系正常，据此可鉴别。

C. X 线表现：X 线所见取决于骨折移位程度，不论移位程度如何，正位片骨折线常呈横形，恰位于关节囊近端，中度移位者，远折端可位于肱骨干内侧或外侧；重度移位者，远折端在冠状面上可有轴向旋转或成角。侧位 X 线片上，若骨折无移位，仅可发现"脂肪垫征"阳性。轻度移位者，可见关节面与肱骨干纵轴的交角变小；明显移位者，可发现远断端重叠。

3）B1 型骨折：肱骨外髁骨折。

A. 外伤史。

B. 局部可出现相对于肱骨干和内髁的异常活动。上肢悬垂在肢体一侧时，携带角消失。常出现骨擦音，前臂被动旋转可使骨擦音增强。

C. X 线表现：骨折线常呈斜形，由小头 - 滑车间沟或滑车外侧缘斜向髁上嵴。根据骨折类型不同，可出现尺桡相对于肱骨干的外侧移位。伸肌附着点的牵拉可使骨块发生移位。

4）B2 型骨折：肱骨内髁骨折。

A. 伸肘位摔伤史。

B. 局部异常活动，如桡骨头与尺骨及内髁折块一起向内翻移位，则外髁和肱骨小头明显突出。伸肘使前臂屈肌张力增加，可造成骨块移位。有时可出现尺神经损伤症状。

C. X 线表现：可见由关节面呈斜行攀升至髁上嵴的末端或小头 - 滑车间沟呈斜行斜向内上的骨折线。

5）B3 型骨折：肱骨小头骨折。

A. 跌倒后手掌撑地史。

B. 肘部活动受限，前臂旋转不受限制是其特点，可有骨擦音。

C. X 线表现：因骨折块包含有较大的关节软骨，故 X 线片不能准确反映其真正大小。正位 X 线片有助于判断合并的滑车骨折块大小，侧位则表现为"双弧征"。普通平片上对骨折块大小、来源及移位程度进行准确判断比较困难时可行 CT 检查。

6）C 型骨折：肱骨髁间骨折。

A. 外伤史。

B. 肘部肿胀，疼痛。因髁间移位，分离致肱骨髁变宽，尺骨向近端移位使前臂变短。可出现骨擦音，肘后三角关系改变。

C. X 线表现：正、侧位 X 线片可评估骨折移位和粉碎程度，骨折真实情况常比 X 线表现还要严重和粉碎，可行多方向拍片或 CT 检查，严重粉碎骨折可行肘关节三维重建进一步判断骨折情况。

4. 治疗 肱骨远端骨折属于关节周围或关节内骨折，其治疗应遵循解剖复位、牢固固定、早期功能锻炼的原则。大多数患者需手术治疗，对于无明显移位、仅累及干骺端、未累及关节面的肱骨远端骨折，可以通过等非手术治疗方法获得良好疗效。

（1）保守治疗：对于无明显移位、仅累及干骺端、未累及关节面的肱骨远端骨折，可以通过等非手术治疗方法获得良好疗效。尤其是 A2 型骨折，多发于儿童，闭合手法复位，小夹板纸压垫固定取得了良好的治疗效果。对于累及关节面的骨折，在移位不明显、患者功能要求较低或有手术禁忌证时，也可以采用外固定等保守治疗方法。固定体位：屈肘 90°，前臂外旋位。防止骨折远端内旋引发肘内翻畸形。骨折早期肘部肿胀明显，先石膏外固定，局部外用消肿膏，消肿止痛，1周后组织水肿减轻，更换小夹板纸压垫固定，逐步开始肘关节功能主动训练。

（2）手术治疗：不稳定的肱骨远端骨折，闭合复位后不能维持满意的复位；骨折合并血管损伤；合并同侧肱骨干或前臂骨折，需手术治疗。因肘关节不耐较长时间的固定，近30年来的共识是，除了对有手术禁忌证或无移位骨折患者采取保守治疗外，其他患者尽可能通过手术和早期功能锻炼使患肘功能得到最大程度恢复。儿童克氏针固定，成人可用重建钢板，解剖钢板＋1/3管状钢板或特制的Y形钢板固定，粉碎骨折应一期植骨，采取内、外侧联合切口或后正中切口。

（3）微创治疗思路和特点：A1骨折，若骨折无移位或轻度移位，可将患肢制动于屈肘、屈腕、前臂旋前位，7～10天即可。如果骨折块嵌顿于关节内，则应尽早争取手法复位，可在伸肘，伸腕，伸指、前臂旋后位，使肘关节强力外翻，重复创伤机制，利用屈肌群的紧张将骨折块从关节间隙拉出，变为Ⅱ型损伤，然后用手指向后上方推挤内上髁完成复位，以X线证实骨折复位满意后，用小夹板压垫固定或石膏制动2～3周。中度或重度移位骨折，即使骨折不能获得理想的复位，移位的内上髁骨块可导致出现晚期尺神经症状及屈腕肌力弱和骨折不愈合，行外翻应力试验检查时会产生肘关节不稳定，但是所遗留的任何残疾与持续存在的移位骨折块之间没有明确关系；获得纤维愈合者没有出现肘部疼痛和残疾；内上髁骨块向远端移位并未导致肘部功能下降或前臂屈肌和旋前肌力减弱；对患者来说获得纤维愈合与获得骨性愈合的最终结果是一样的。所以采取保守治疗时，肘部不稳定并不是严重问题，应尽可能进行早期功能锻炼，否则将导致关节僵硬，而不是关节不稳定；功能恢复可能需要长达一年时间，无须过分注意骨折块移位或局部疼痛，即使出现尺神经症状，也可通过在后期进行骨折块切除或神经松解、前移来解决。

A2骨折多发儿童闭合手法复位，小夹板纸压垫固定取得了良好的治疗效果。但对于不稳定的肱骨髁上骨折，常出现骨折再移位，多次整复易引起肘关节骨化肌炎，而且夹板固定造成上臂浅静脉受压，前臂及手部静脉回流不畅，肿胀加重。闭合手法复位克氏针固定在C型臂透视下骨折复位满意后，以2～3枚细克氏针固定。克服了小夹板固定不稳定，术后7～10天即可主动肘关节功能训练。

有移位的A3骨折，B型及C型骨折保守治疗难以获得满意的复位及稳定的固定。无手术禁忌证的患者尽可能切开复位，关节面准确对位，坚强内固定和早期功能锻炼使患肘功能得到最大程度恢复。A3、C1、C2骨折选择后正中切口，肱三头肌内、外侧缘分开显露骨折端，双解剖钢板固定，C3骨折选择后正中切口尺骨鹰嘴"V"型截骨显露骨折端，可较好的显露肱骨远端全貌，在直视下进行骨折复位及固定方便，保护了肘前软组织及肱三头肌腱的完整性。尽量不采用劈肱三头肌或"舌瓣"翻开肱三头肌。此入路显露不充分，肱骨小头、肱骨滑车无法充分显露，骨折整复操作困难，关节腔内可能残留的碎骨块和剥脱的关节软骨无法完全清除，这而且不利于早期功能锻炼。

（4）微创治疗方法——闭合手法复位经皮克氏针固定术：中西医结合闭合手法复位经皮克氏针固定疗法适应于不稳定的A2骨折，复位手法"直拉上提"，复位顺序：先纠正侧向移位再纠正前后移位。

1）伸直型肱骨髁上骨折：不稳定性肱骨髁上骨折尤其是尺侧移位或向内侧成角，因尺侧骨质在在碎骨片，断端缺少支撑，难以维持良好的对位，导致再移位，易引发肘内翻畸形。

闭合手法复位经皮克氏针固定疗法在传统中医复位手法的基础上,利用 C 型透视机监视,交叉克氏针经皮固定,以最小的组织损伤,获得满意的复位和稳定的固定。术后早期主动肘关节康复训练,最大限度恢复肘关节功能,降低肘内翻的发生率。

A.适应证:①新鲜骨折;②闭合复位夹板或石膏外固定后骨折再次移位者;③开放性骨折。

B.麻醉方法:采用臂丛神经阻滞麻醉或静脉全麻。

C.体位:麻醉后仰卧位。

D.穿针固定:术区常规消毒铺巾,一助手握住患儿上臂保持中立位,另一助手握住患儿腕部使前臂旋后,肘关节伸直位,两助手对抗持续牵引,纠正重叠移位。术者左手握住骨折近段,右手握住骨折远端,两手相对挤压,矫正旋转和侧方移位后,再以两手拇指从肘后推动尺骨鹰嘴向前,同时两手四指重叠环抱骨折近段向后拉,并让助手在牵引下屈曲肘关节。C 型臂 X 线机透视观察骨折复位情况,如复位困难,以直径 2.5mm 的克氏针插入骨折端,利用杠杆力撬动复位,纠正残存移位,达到近解剖复位或功能复位。

复位满意后由助手维持复位,术者采用 2 枚长 250mm、直径 2.0mm 或 1.5mm 克氏针分别从肱骨外髁,肱骨内上髁的前侧进针,进针角度在冠状面上与肱骨干成角约 10°～20°,在矢状面上与肱骨干成 30°～45°角,经断端穿过至肱骨远断端内,外侧骨皮质,穿透,针尖穿出 2～3mm。(年小龄或肘内侧肿胀明显,内上髁触摸不清的患者,两枚针均从外侧穿入,以免误伤尺神经)在 C 型臂 X 线机透视观察骨折端是否有反常活动,满意后针尾折弯剪断。

E.术后管理:术后石膏托屈肘 80°位固定,3 后天更换针道敷料,以后 3～5 天换药 1 次,保持针道清洁,干燥。术后 7～10 天去除石膏托,主动肘关节功能训练,6～8 周骨折达临床愈合即可拔出克氏针。

附:典型病例

杨某,男,7 岁,学生,汉,海城市马凤村。左肱骨远端合新鲜骨折(两部分骨折)。系间接暴力所致。

患者于 2011 年 7 月 16 日跌倒致伤(图 3-1-2-2-a),来我院行手法复位、小夹板外固定,伤后 3 在氯胺酮麻醉下行"手法直拉上提复位、闭合穿针复位固定术",在手法充分复位后,于肱骨外髁,肱骨内上髁的前侧进针各贯穿直径 2.0mm 之克氏针,针尾折弯剪断,术后 X 线片显示骨折解剖复位(图 3-1-2-2-b)。术后 1 周主动肘关节锻炼。

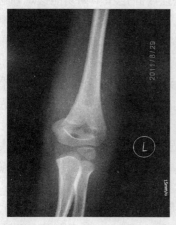 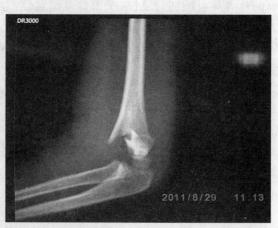

图 3-1-2-2-a　术前 X 线片

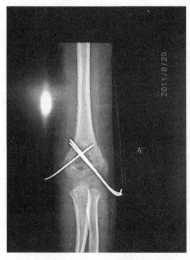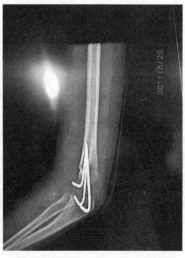

图 3-1-2-2-b 术后 X 线片

2）屈曲型肱骨髁上骨折：少见。占髁上骨折的 2%～4%，穿针固定方法及术后管理同伸直型肱骨髁上骨折，复位方法与伸直型相反。

（5）肱骨远端骨折治疗的研究进展：肱骨远端解剖形态复杂，前后位扁平，有两个关节面—滑车和小头。滑车关节面的上方有三个凹陷，前侧有冠状突窝和桡骨头窝（radial fossae）。屈肘时容纳冠状突和桡骨头；后侧为鹰嘴突窝，伸肘时容纳鹰嘴突，它比冠状突窝深，使完全伸肘成为可能并可轻度过伸。肱骨远端骨质比较坚硬的部分位于冠状突窝和鹰嘴突窝的两侧，形成支柱状，称之为内侧柱和外侧柱，向远端延伸张开，由鹰嘴窝分隔；再进一步靠远端，由滑车分隔。内外髁的旋转中心都处于同一水平面上。当骨折波及内，外侧柱，即使较轻微的移位也会造成冠状突窝和鹰嘴突窝的形态发生改变及一个髁的旋转中心相对于另一个髁发生异常，从而影响肘关节屈伸活动。因此肱骨远端骨折后准确地重建肱骨远端解剖形态是关节功能恢复的基础。成人肱骨远端复杂骨折至今仍是比较常见的复杂骨折，其治疗具有很大的挑战性，是很难处理的少许几个骨折之一。许多学者进行不断探索和研究，治疗观念不断更新。

1）闭合复位石膏或夹板等外固定：此种固定方法很难解决骨折固定与关节锻炼的矛盾，常带来邻近关节僵硬，肌肉萎缩，失用性骨质疏松等不利影响。成人的肘关节不能耐受甚至是几天的制动，手术延迟一周以上出现异位骨化的危险也将增加，由于骨折断端固定不坚强，骨折延迟愈合、不愈合、畸形愈合发生概率增高。因此，除 A1 型骨折外，成人肱骨远端复杂骨折常进行手术固定治疗。

2）经皮穿针复位固定：经皮穿针复位固定适合不稳定的 A2 骨折，尤其是儿童，以最小的组织损伤，获得满意的复位和稳定的固定。术后早期主动肘关节康复训练，最大限度恢复肘关节功能，降低肘内翻的发生率。分别从肱骨外髁，肱骨内上髁的前侧进针，经断端穿过至肱骨远断端内，外侧骨皮质。年小龄或肘内侧肿胀明显，内上髁触摸不清的患者，两枚针均从外侧穿入，以免误伤尺神经。任东等通过对 64 例患儿随访，观察认为，采用克氏针内固定治疗儿童肱骨髁上骨折，内外交叉和外侧平行进针固定效果相似，但外侧进针操作更简单，且可避免医源性尺神经损伤，是治疗 Gartland Ⅱ、Ⅲ型肱骨髁上骨折的一种有效方式。我们的经验年龄较大的儿童，存在内侧旋转不稳的尽量内侧穿针固定。

3）外固定支架的应用：Ciullo 等首先使用 Iliizarov 超关节外固定器治疗不稳定性肘关节骨折脱位，近年来经过不断改进，手术器械性能和手术技巧的不断改善，手术疗效也在不断提高。陈兴礼等使用的 Orthofix 铰链式超关节外固定支架结合有限内固定治疗肱骨远端粉碎骨折，效果满意。固定稳定，术中不需剥离更多的组织，对骨折部位血循环干扰较小，有利于骨折愈合和关节功能的康复。但是骨折需切开复位，也存在固定不牢、针道感染、皮肤刺激等问题。

4）切开复位内固定：年轻患者有明显移位的骨折；老年患者的简单骨折，以及骨质疏松不严重的复杂骨折，闭合复位后不能维持满意的复位；需手术治疗。B 型骨折一般选择肘关节内或外侧入路，A3 及 C 型骨折有 3 种手术入路：①肱三头肌舌形瓣入路；②尺骨鹰嘴截骨入路；③经肱三头肌内外侧联合入路。袁天翔等对比了前两种入路的术后效果，认为尺骨鹰嘴截骨入路术后优良率明显高于肱三头肌舌形瓣入路，其能更好显露肱骨远端关节面，并将肌肉与肌肉的愈合转变为骨与骨的愈合，有利于早期功能联系，其不足之处是造成关节内骨折，增加骨关节炎发生机会。丁卫华等研究认为肱三头肌舌形瓣入路并发症较多已出现关节疼痛，僵直，肘内翻等。我们的经验：A3、C1、C2 骨折选择经肱三头肌内外侧联合入路，C3 骨折选择后尺骨鹰嘴"V"型截骨入路，可较好的显露肱骨远端全貌，在直视下进行骨折复位及固定方便，尽量不采用劈肱三头肌或"舌瓣"翻开肱三头肌。

内固定方式主要有克氏针张力带和钢板两种方式克氏针张力带虽然可以固定碎骨块，但有时难以达到解剖复位，固定相对欠牢靠，容易退针，所以限制关节活动时间较长，而导致肘关节功能恢复不佳，此种方法渐渐被淘汰。加压钢板是肱骨干骨折常用的治疗方法，取得良好的治疗效果，但加压钢板也存在一些缺点。①术中需充分暴露，剥离软组织较多，对骨折处血供干扰较大，且属于偏心固定，应力遮挡率高，容易出现钢板下骨质疏松，导致骨折延迟愈合，不愈合的发生率增加。②加压钢板塑形能力差，对于肱骨下段贴服性不强，对骨折线靠近肱骨髁的骨折无法达到有效固定。"Y"钢板符合肱骨远端背侧的解剖形状，具有良好的整体性牢固和抗旋转性。"Y"钢板两臂对肱骨小头、肱骨滑车具有一定的支持作用，有助于维持关节面的稳定性。但"Y"钢板必须放在肱骨远端背侧，由于鹰嘴窝占据了肱骨远端后侧几乎50%的面积，这种解剖特点使得肱骨远端髁上后部能放置钢板的空间减少，"Y"钢板内固定术中钢板容易造成对鹰嘴窝的占位及遮挡，钢板上下左右位移范围有限，因此"Y"钢板的应用也受到一定限制。肱骨远端后外侧锁定钢板符合肱骨干下 1/3 后外侧解剖形态，术中无需折弯，其固定属于微创固定，能减少对骨折端血运的破坏；同时，其锁定成角稳定性特点，钢板与螺丝钉之间形成内支架，不必紧贴骨干，不仅能提供稳定性，而且允许骨折端的微动，有利于骨折的愈合。但其价格昂贵，且需要特殊器械，限制了其应用。AO 双钢板是根据肱骨远端内外髁的解剖特点，于后外侧使用重建钢板，内侧使用 1/3 管型钢板或重建钢板，而钢板互成 90°，形成肱骨远端一个立体三角形，双钢板放置灵活，放置位置更为合理，可先处理一侧的骨折，再处理对侧骨折，对鹰嘴窝的占位及遮挡更少，在固定刚度和抗疲劳上都达到最强，可尽早进行关节功能练习。其缺点是操作复杂，易损伤尺神经。

5）肘关节置换术：肱骨远端严重粉碎性骨折，骨质疏松明显，尤其是老年患者，无论采用何种内固定方法，都很难取得满意效果。创伤性关节炎、骨折不愈合、畸形愈合发生率高，是导致肘关节残废的主要原因。近年来，有学者对严重复杂的肱骨远端骨折尤其是老年患者采取全肘关节置换术，目前临床应用较多的是半限制型假体，取得很好的疗效。但是肘关节置换术后患者不能提重物超过 2.5kg，因此对于那些从事体力劳动的年轻患者，只追求活动度而让其丧失工作能力显然是不合适的，一个僵硬但能从事重体力劳动的肘关节可能更有用。因此，在骨折的治疗过程中不能片面追求新技术的开展，一定要全面衡量该技术给患者带来的利弊。全肘关节置换作为一种挽救性手术，虽然能使患者恢复较大的肘关节活动度，但力量会损失较多，常让老年患者在用力扶拐时感到困难。

6）肱骨远端骨折常见并发症的治疗：临床疗效取决于骨折粉碎程度及是否获得了准确复位和稳定固定。解剖复位和稳定内固定有助于防止出现创伤性关节炎和活动受限。不正确的复位或固定失效在 A 型骨折可造成肘内外翻畸形外，B 型 C 型骨折因骨折涉及滑车沟，很可能造成关节面残留"台阶"，导致活动受限及发生创伤性关节炎。骨折畸形愈合或骨痂过度生长可造成迟发尺神经症状，常需在晚期行松解前移术。国家"十一五"科技支撑计划课题组通过对 82 例肱骨远端骨折手术治疗的完整随访病例的研究，形成了肱骨远端骨折的基本治疗理念：解剖复位、支撑固定、辅助下主被动功能锻炼，针对不同的患者具体情况采取个体化治疗策略。损伤关节的确无法重建时，采用全肘关节置换术治疗。

（二）桡骨颈骨折

1. 概述　桡骨颈骨折多发儿童，成人多为桡骨头骨折。占全身骨骺损伤的 5%，占 16 岁以下儿童肘部骨折的 4.5%，平均年龄为 10 岁，约 3/4 的发生于 9 岁以上，无性别差异。由于儿童及青少年骨骺尚未闭合，桡骨头为大量的软骨组织，可以缓冲暴力冲击，因此，真正的单纯桡骨头骺骨折极罕见，绝大多数是桡骨头骺分离，所发的移位或多或少地累及干骺端，所以多数属于 Salter Ⅰ或Ⅱ型骨骺损伤。二者从解剖位置上称为桡骨颈骨折。此种骨折移位影响上尺桡关节的旋转运动，故应给予充分的重视。

2. 病因病机

（1）致伤暴力

1）直接暴力：直接暴力挤压性损伤极为罕见。

2）间接暴力：桡骨颈骨折绝大多数为间接暴力所致，如跌倒时手掌着地，传达暴力使桡骨颈发生骨折。

（2）骨折机制：多由于肘关节伸直，手指伸展，前臂旋后位摔倒所致。在伸直位尺骨鹰嘴被肱骨远端鹰嘴窝环绕锁住，加之正常携带角在上肢伸直位摔倒时产生外翻力，故应力通过桡骨干向上传导，身体的动量驱使肱骨小头与桡骨头的外侧部分相对抗，因此经常是向外倾斜移位，在损伤的一瞬间，肘内侧有一外翻张力，可使内侧副韧带断裂，内上髁骨折或尺骨干上端或尺骨鹰嘴骨折，对侧的压力可造成肱骨外髁骨折。这些伴发的骨折通常移位很小，桡骨头骨折移位和倾斜主要是因旋转位置不同，若受伤时前臂完全旋后，则桡骨头向外侧移位，若在中立位，则向后移位。

小儿桡骨近端骨骺是软骨，具有一定弹性，穿过桡骨头关节面的骨折是罕见的，在小儿，骨折部位通过骺板，带有干骺端骨折块（Satter-Harrisl Ⅰ型或在幼儿多为Ⅰ型），通过桡骨颈固定位置，即骺板下 3～4mm；有时外翻性损伤造成 Satter-Harrisl Ⅳ型。成人即为桡骨头 - 颈粉碎骨折。

3. 诊断　桡骨颈骨折多为间接暴力所引起，外力通过手部传导作用于桡骨近端，导致这一部位发生骨折。

（1）临床表现：伤后患肢肘关节呈半屈曲位，前臂呈中立位，肘外侧肿胀，并有淤斑，按压桡骨头和桡骨颈时，有明显疼痛，并向桡侧腕部放射。轻柔地被动伸屈肘关节，只有轻度受限，疼痛相对较轻，而旋前和旋旨活动时，疼痛严重。若使前臂向侥侧偏斜时，肘关节明显疼痛。一般无捻发音。需要仔细检查有无注并损伤的诊断，如肱骨内上髁骨折、尺骨近端干骺端的青枝骨折、桡骨远端骨折，少数患者合并桡神经深支损伤，出现伸指障碍。

（2）辅助检查

1）影像学检查：常规拍摄肘关节的正、侧位 X 线片，可直观显示骨折部位、移位方向、严重程度及是否波及关节面等状况，同时应常规测量桡骨头倾斜，外移的程度。如一般位置 X 线表现，不能确诊时，最好在肘关节半屈曲和前臂旋后占位摄片，也可以采用几种不同旋转角度进行 X 线摄片。当 X 线片确诊困难时，可行 MRI 检查以明确诊断。

2）骨密度检查：不作为常规检查手段，但骨质疏松及具有骨质疏松危险因素的患者可检测骨密度。

（3）诊断标准：参考 1994 年中国国家中医药管理局制定的《中医病证诊断疗效标准》。

（4）骨折整复标准：对桡骨颈骨折的整复至少要达到如下功能复位标准：①8 岁以下的儿童，桡骨头倾斜 <40°；②8～10 岁的儿童，桡骨头倾斜 <30°；③10 以上岁的儿童，桡骨头倾斜 <15°；④水平移位 <3mm。

（5）临床分型：许多作者都试图对桡骨颈骨折进行分类，方法也非常纷乱。但是从临床治疗角度出发，有两种对此种骨折的分类方法可以被大多数医师所接受，分别根据成角和水平移位的程度来分型。这些分类有利于治疗和估计预后。

1）成角的程度分类

Ⅰ型：成角小于 30°

Ⅱ型：成角在 30°～60°

Ⅲ型 a：成角在 60°～80°

Ⅲ型 b：成角大于 80°

2）移位的程度

Ⅰ型：水平移位小于桡骨颈直径的 1/3

Ⅱ型：水平移位介于桡骨颈直径的 1/3～1/2

Ⅲ型：水平移位超过桡骨颈直径的 1/2

4. 治疗　桡骨颈骨折属于关节内损伤，应当尽量争取解剖复位，但接受功能复位位置。具体治疗方法的制定需要考虑病人的年龄、受伤的时间、骨折移位的程度以及有无合并损伤等因素。

（1）保守治疗：病人年龄软小并且为Ⅰ型骨折时可接受此成角或水平移位，原位石膏制动 3～4 周即可。疼痛减轻后即可开始活动，依靠强大的生长塑形能力可自行完全调整并获得满意的功能。对于年龄较大，移位不多而且不影响旋转功能的桡骨头骨折，如嵌插骨折、关节面倾斜不超过 30° 的骨折、塌陷性骨折占周径 1/3 以内者，可在局麻下手法整复，超肘关节夹板，颈腕吊带悬吊于胸前，术后用 2～3 周拆除固定，练习活动，可以期待病人恢复满意的临床功能。复位方法：术者先用拇指按摩桡骨头外侧，祛瘀消肿摸准桡骨头。伸直肘关节，一助手牵引上臂向近侧，术者一手握住前臂向远侧牵引，在肘关节内收位来回旋转，另一手拇指用力将桡骨头由前下方向后上内方挤推，使其复位。

在骨折的整个治疗过程中根据中医辨证论治和骨折治疗的三期用药原则，分别采用口服中药以活血化瘀（早）、接骨续筋（中）、补益肝肾（晚），外用中药以活血化瘀、舒筋活络为主。采用物理治疗（离子导入、中频电疗、超声波疗法等）等综合治疗方法，早期减少渗出，中，晚期促进血肿吸收，根据骨折愈合时间和患肢情况，指导患者主动功能锻炼。运用轻柔的推拿按摩手法以舒筋活络,促进肢体功能康复。肘关节禁粗暴的手法按摩及强力被动锻炼以免产生骨化性肌炎。

(2)手术治疗:手法整复失败的Ⅱ型骨折和移位较大的Ⅲ型骨折,应及时行切开复位术。肘外侧切口,暴露骨折端,将骨骺复位。术中观察桡骨颈凹侧软组织合叶完整时可直接复位。结合石膏外固定的稳定作用,极少发生骨折的再移位。即使有移位绝大多数情况也是在可以接受的范围内。若直视下骨折移位明显,软组织合叶已损伤,复位后骨折不稳定时可使用细而光滑的克氏针斜行穿过骨折端或自远段穿入至桡骨头关节面以下稳定位置。不提倡贯穿肱桡关节的金属针固定,此种固定有损伤关节软骨面和固定针折断的危险。成人可用微型钢板内固定。术后石膏托固定2~3周。

成年人的粉碎性骨折、塌陷性骨折超过周径1/3者,嵌插性骨折关节面倾斜度在30°以上者,切开复位难以获得理性的对位及稳定的固定,可行人工桡骨头置换术或桡骨头切除术。

(3)微创治疗思路和特点:中西医结合治疗骨折起源于手法复位,小夹板固定,功能锻炼的整体原则,经过近30多年的发展,其基本概念已有了很大的改观。已由过去的以中医为主配合有限的西医治疗发展到中西医各半相辅相成的治疗方案,基础理论研究方面由以往的以中医理论解释深入到利用现代医学的高新技术对其机制进行分析,使其更具有科学性。有限手术配合手法治疗融入中西医结合治疗骨折,尤其是中医"金针拨骨"结合"西医内固定"使中西医结合治疗骨折产生了质的飞跃,并使其更具有特色。

长期以来,对桡骨颈骨折采用手法复位,小夹板、石膏外固定的保守治疗技术已取得了较好的效果。但对不稳定的Ⅱ型骨折,移位较大的Ⅲ型骨折难以获得理想的复位及稳定的固定。桡骨颈骨折时,桡骨头相对桡骨颈发生移位,则桡骨头不再做光滑的圆周旋转,而呈凸轮样转动,近尺桡关节的相容关系被破坏,旋前和旋后活动受限。有人认为移位大于10%即破坏了近尺桡关节的相容性,桡骨头不再做圆周旋转,因此,骨折尽量恢复近解剖复位。随着科学技术的进步,人们对医疗质量的要求越来越高。治疗时除骨折的因素外,还应考虑便于护理,满足个人生活习惯要求,利于无痛关节功能康复训练等要求。

近年来,现代医学针对于手法整复失败的Ⅱ型骨折和移位较大的Ⅲ型骨折目前常用的方法主要有切开复位克氏针或钢板内固定术,经皮撬拨复位术,弹性髓内针复位术。切开复位内固定虽然可获得良好的复位及稳定固定,但本身存在开放手术所固有的并发症,如术后感染、环状韧带损伤、桡神经损伤、内固定物的松动脱出、瘢痕挛缩导致的关节功能受限,破坏桡骨头骺周围骨膜的完整性及血供,术后易导致骨骺的缺血坏死、关节内或外异常钙化,等并发症。D Souza.Steinberg等报道切开复位后并发症的发生率甚至>50%。特别对于幼儿患者,手术并发症风险明显增加。撬拨复位缺乏稳定的固定,需石膏外固定较长时间,难以维持复位后的对位,,弹性髓内针复位术对移位较大的Ⅲ型骨折难以获得理想的复位。

撬拨复位弹性髓内针固定疗法采用闭合复位,桡骨髓内支撑固定,从桡骨远端进针,髓内针逆行向上到达骨折端,留置髓内针维持复位的位置,通过弹性髓内针弯曲的钝头对桡骨头支撑固定。短期石膏制动至肿胀消退,疼痛消失后即可开始主动功能锻炼,结果令人满意。

(4)微创治疗方法——撬拨复位弹性髓内针固定疗法:适用于手法整复失败的Ⅱ型骨折和移位较大的Ⅲ型骨折。

1)适应证:①新鲜开放性骨折;②桡骨头关节面完整,无较大的骨块;③成角<80°;④手法整复失败的Ⅱ型骨折和移位较大的Ⅲ型骨折。

2)麻醉方法:采用臂丛神经阻滞麻醉或静脉全麻。

3）体位：麻醉生效后取仰卧位，伸肘0°，前臂置于旋前位。

4）穿针固定：消毒铺巾后，术者先用拇指按摩桡骨头外侧，祛瘀消肿摸准桡骨头。一助手牵引上臂向近侧，术者一手握住前臂向远侧牵引，在肘关节内收位来回旋转，另一手拇指用力将桡骨头由前下方向后上内方挤推，使其复位。C型臂X线机透视观察骨折复位情况，复位困难者以尖刀自骨折端平面，肘外侧做约0.8cm的切口，止血钳钝性分离至骨折端。以止血钳抵住倾斜或外移的桡骨头轻轻向内上方推挤复位。C型臂X线机透视观察骨折达功能复位后。取桡骨远端骺板以上1.5cm处桡背侧偏中纵切口，长约2cm，逐层显露桡骨干，注意勿损伤头静脉，骨皮质钻孔，合适直径（桡骨髓腔狭窄处直径的60%）的弹性髓内针，穿入桡骨髓腔，注意髓内针头端朝向桡侧，勿折弯髓内针，逐步将髓内针穿至骨折处，左手固定桡骨头，右手继续推进髓内针，双手配合，使髓内针头端穿入桡骨头，旋转髓内针头纠正残余的成角畸形和侧方移位，留置髓内针维持骨折对位，儿童注意勿穿出桡骨头骨骺，根据患者的年龄及要求，决定针尾保留于皮下或皮外，缝合切口，屈肘60°，前臂旋后位石膏管型固定。术后石膏托固定2～3周后解除固定，练习肘关节功能。6～12周视骨折愈合程度拔出固定针。

附：典型病例

李某，男，37岁，工人，汉，盘锦市辽河油田。右桡骨颈新鲜骨折（Ⅱ型骨折）。系间接暴力所致。

患者于2009年10月14日跌倒致伤（图3-1-2-2-c），来我院行手法复位石膏托外固定，伤后3天在臂丛麻醉下行"撬拨复位、闭合穿针复位固定术"，在骨折充分复位后，于桡骨中下1/3处穿直径2.0mm弹性髓内针，针尾折弯剪断。术后X线片显示骨折解剖复位（图3-1-2-2-d）。术后2周主动肘关节锻炼。

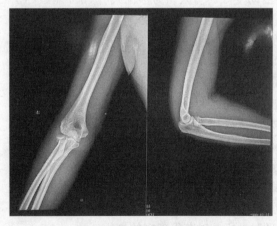

图3-1-2-2-c　术前X线片

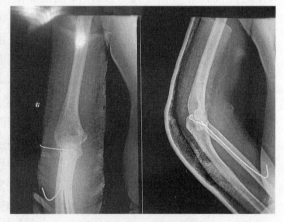

图3-1-2-2-d　术后X线片

（5）桡骨颈骨折治疗的研究进展：桡骨颈骨折是儿童一种常见骨折类型，成人较少发生。文献报道在儿童肘关节骨折中占第3位，发病率约为5%～10%。以往对明显移位的儿童桡骨颈骨折的复位和固定存在诸多困难和问题，多以手术切开复位和（或）克氏针固定为主，经多年临床观察治疗效果不满意，特别是手术后患儿桡骨头骺缺血坏死改变或骺早闭导致肘关节屈伸和前臂旋转功能受限。

中医药对桡骨颈骨折的干预采用中医正骨手法复位、小夹板配合纸压垫外固定治疗；根据骨折愈合时间和骨折部位局部情况，指导患者积极功能锻炼；适当运用推拿按摩以舒筋活络，促进肢体功能康复；另可采用物理治疗（离子导入、中频电疗、超声波疗法等）等综合治疗方法以促进患肢消肿及功能恢复。

桡骨颈骨折的治疗是通过骨折的复位和固定，恢复骨骼的解剖形态，在治疗过程中指导患者功能锻炼，从而恢复肘关节功能，减少并发症的发生。近年来，随着肘部生物力学的发展，治疗观念不断更新。现代医学主要采用保守治疗和手术治疗两种骨折治疗方式，保守治疗多通过骨折闭合复位石膏外固定，手术治疗采用切开复位内固定。

固定方法的选择取决于骨折是否存在不稳定，是否易于发生骨折的再度移位。对于无移位的稳定骨折或有移位骨折复位后可维持稳定的骨折，宜采用闭合复位石膏或夹板外固定；手法整复失败的Ⅱ型骨折和移位较大的Ⅲ型骨折骨折端不稳定，易于发生再度移位，应考虑手术内固定，儿童克氏针固定，成人可用微型钢板内固定。

1）闭合复位石膏（夹板）外固定：年龄较小并的Ⅰ型骨折时可接受此成角或水平移位，原位石膏制动3～4周即可。依靠强大的生长塑形能力可自行完全调整并获得满意的功能。对于年龄较大的Ⅰ型和部分小年龄的Ⅱ型骨折患者可以试行麻醉下手法整复，患者坐位或平卧位，持续对抗牵引，以推挤，捺正手法，配合前臂回旋，松解骨折端的嵌插，将肱骨头推向内上方，争取将一个Ⅱ型骨折治疗后能够至少变为Ⅰ型，尽可能将成角减少到30°以内，肘关节屈肘60°，前臂旋后位，石膏制动3周，大多数病人可以恢复满意的临床功能。

2）经皮针拨复位：手法整复失败的Ⅱ型骨折和移位较大的Ⅲ型骨折可尝试麻醉下钢针拨正法，即用克氏针推顶复位，骨折复位满意后石膏固定。此项操作需要高清晰度的C型臂影像监视器配合，由具备丰富经验的医师来操作。但操作较困难，对于明显移位或成角的骨折类型常很难达到满意的效果。即使成角或畸形纠正满意，如骨折端不稳定，在没有良好内固定的前提下术后骨折再移位发生率较高，钱驭涛等认为的Ⅱ型和Ⅲ型骨折骨折常合并环状韧带的撕裂，撕裂后的韧带向近端移位易嵌顿于肱桡关节间，使得闭合或者经皮克氏针撬拨复位变得异常困难。桡神经深支的损伤概率也会明显增加。临床上应用逐渐减少。

3）弹性髓内针复位固定：1980年Metaizeau报道经桡骨远端置入髓内针复位和固定桡骨颈骨折的方法取得良好疗效。自桡骨远端骺板以上插入弹性髓内针，穿入桡骨髓腔，髓内针头端穿入桡骨头，通过旋转髓内针头引导肱骨头复位，留置髓内针维持骨折对位。利用桡骨头周围骨膜、韧带相对完整的有利因素达到维持复位的目的，又减少了对桡骨头骺周围血供的破坏，且对于不稳定的骨折起到了固定的作用，减少了术后再移位的发生率。此方法存在一定的局限性，在一部分Ⅱ型和大部分Ⅲ型骨折单纯使用弹性髓内针无法达到骨折复位目的，必须辅助克氏针撬拨以达到部分复位或切开复位的方法才能获得满意的结果，治疗创伤的增加使桡骨头骺的血供进一步被破坏，术后易出现桡骨头骺缺血坏死改变、骨骺变形膨大、关节周围异常钙化等并发症，对肘关节屈伸及前臂旋转功能的恢复产生影响。

4）切开复位内固定：骨折移位严重，手法复位不成功者，或关节面倾斜过多的骨折，应及时行切开复位术。肘外侧切口，暴露骨折端，将骨骺复位，一般不用内固定，若不稳定，可用1根克氏针沿桡骨头长轴固定，自远段穿入至桡骨头关节面以下。术后石膏托固定2～3周。不提倡贯穿肱桡关节的金属针固定，此种固定有损伤关节软骨面和固定针折断的危险，而且不能有效进行肘关节功能锻炼。对于成人患者克氏针固定不能有效对抗骨折断端之间的旋转移位，只能以石膏辅助固定，不能早期进行肘关节功能训，近些年多采用而微型钢板内固定，术后不需石膏辅助，早期即可行主动屈伸、旋转肘关节的功能锻炼，从而能最大限度地恢复肘关节的正常功能。刘杰等总结21例患者，微型钢板组优良率达到了93.8%，明显高于克氏针内固定组（优良率为 60.0%）。但是微型钢板内固定时需要切开环状韧带，而且对钢板的塑形，安放的位置，有很高的要求，钢板放置的不当、环状韧带缝合过紧，都会对前臂的旋转功能造成极大的障碍。

5）桡骨头切除术：适用于成年人的粉碎性骨折、塌陷性骨折超过周径 1/3 者，嵌插性骨折关节面倾斜度在 30° 以上者。一般 14 岁以下儿童不宜做桡骨头切除术。一般主张伤后 4～5 天进行切除手术。切除桡骨头 1～1.5cm 左右，必须保留桡骨结节。术后颈腕吊带悬吊患肢，肘关节功能位。2 周后开始活动。通过桡骨头切除后对肘关节稳定性影响的生物力学研究发现完整的肘内侧副韧带和前臂骨间膜是防止桡骨头切除后桡骨干上移的最重要因素，前臂骨间膜也是防止桡骨干进一步侧移的最重要因素。当桡骨头粉碎骨折时如没有合并其他组织的损伤，单纯做头切除是可行的，术后对肘关节稳定性基本无影响，这样损伤少，病人康复快。

6）人工桡骨头置换术：当桡骨近端因复杂骨折行桡骨头切除术后，很多患者术后会出现肘腕关节疼痛；肘关节屈伸及前臂旋转受限，尤其以旋后受限为著；肌力及握力减弱；桡骨短缩、桡骨向近端移位，桡尺远侧关节半脱位；肘外翻角度加大等并发症。生物力学研究发现随着桡骨头粉碎程度及移位程度的增加，桡骨头周围的骨膜、关节囊、韧带等软组织的损伤也随之加重，尤其是肘内侧副韧带和前臂骨间膜的损伤。当两者均有损伤时，仅做桡骨头切除是远远不够的，这样会引起肘关节的严重不稳定和下尺桡关节的脱位，应作假体置换加内侧副韧带的修补，这样可有效防止桡骨下的上移不稳定和增加肘关节的稳定性。

7）桡骨颈骨折常见并发症的治疗：桡骨颈骨折处理不当往往会发生诸多并发症，常见并发症有内固定失效，骨折再移位，畸形愈合，不愈合，桡骨头骨骺坏死，尺桡骨融合前臂旋转功能障碍，桡骨上端骨骺早期闭合，肘外翻畸形为防止或减少并发症的发生，应尽可能解剖复位，在可靠的固定下及早行功能锻炼，重视桡骨头粉碎骨折的合并伤，术前应认真分析和仔细检查肘关节，有无合并肘内侧副韧带和前臂骨间膜的损伤，不同的损伤采用不同的治疗方法，同时密切观察局部情况，后期前臂旋转严重障碍者用延期桡骨头切除或人工桡骨头置换术改善功能。

参 考 文 献

1. 姜保国，张殿英，付中国，等. 肱骨远端骨折的治疗建议 [J]. 中华创伤骨科杂志，2010，12（12）：1147.

2. 国家中医药管理局. 中医病证诊断疗效标准 [M]. 南京：南京大学出版社，1994：164-166.

3. [瑞士]T.P. 鲁迪，[英]W.M. 墨菲. 骨折治疗的 AO 原则 [M]. 戴尅戎，荣国威，主译. 北京：华夏出版社，2003：313-315.

4. 田伟. 实用骨科学 [M]. 北京：人民卫生出版社，2008：399-402.

5. Muller ME. The comprehensive classification of fractures of long bonen//Muller ME, AllgOwer M, Schneider R, et al. Manual of intema fixation. 3rd ed. Berlin: Springer-Verlag, 1991: 118-150.

6. 尚天裕. 中国接骨学 [M]. 天津：天津科学技术出版社，1995：119-120.

7. 王静，姜保国，张培训. 尺骨鹰嘴截骨与肱三头肌两侧入路内固定治疗肱骨髁间骨折的疗效比较 [J]. 中华骨科杂志，2009，29（3）：235-239.

8. 史法见，赵晓龙，张锦洪. 肱骨髁间粉碎性骨折的治疗 [J]. 中国矫形外科杂志，2007，15（22）：1709-1712.

9. 任东，邢丹谋，冯伟，等. 克氏针固定治疗儿童肱骨髁上骨折不同进针方式的比较 [J]. 中华手外科杂志，2011，27（2）：102-104.

10. Ciullo JV, Melonakos AE. Hinged external fixation of the elbow: a salvage procedure[C]//Proceeding in the 61 st Annual Meeiing of the American Academy of Orthopaedic Surgeons. New Orleans: 1994.

11. 陈兴礼,王军胜,胡小吾,等. 超关节外固定架有限内固定治疗肱骨远端粉碎骨折[J]. 实用骨科杂志,2011,17(3):248-249.

12. 袁天翔,马宝通,刘林涛,等. 肱骨髁间粉碎性骨折的手术疗效分析[J]. 中国矫形外科杂志,2006,14(4):257-259.

13. 丁卫华,刘明. 肱三头肌切断造瓣对肘关节功能影响的研究[J]. 中华骨科杂志,2003,18(5):337-338.

14. 史法贝,赵晓龙,张一洪,等. 肱骨髁间粉碎性骨折的治疗[J]. 中国矫形外科杂志,2007,15(22):1709-1712.

15. 姜保国,张殿英,付中国,等. 全肘关节置换术治疗复杂肱骨髁间骨折的早期疗效分析[J]. 中华骨科杂志,2007,27(2):110-112.

16. Carcia JA,Mykula R,Stanly D. Complex fractures of the distal humerus in the elderly: the role of total elbow replacement as primary treatment[J]. J Bone Joint surg Br,2002,84(6):812-816.

17. Kamineni S,Bemard F. Distal humeral fractures treated with noncustom total elbow replacement. Surgical technique[J]. J Bone loint Surl Am,2005,87 Suppl 1(Pt 1):41-50.

18. 潘少川. 实用小儿骨科学[M]. 第2版. 北京:人民卫生出版社,2005:455-459.

19. 国家中医药管理局. 中医病证诊断疗效标准[M]. 南京:南京大学出版社,1994:167-167.

20. 顾云伍,韩慧,尚天裕,等. 中西医结合治疗骨折新概念[J]. 中国骨伤,2001,1(14):3-4.

21. 吴崇昊,王晓东. 手法复位结合弹性髓内针内固定治疗儿童桡骨近端骨折[J]. 中国医学创新,2011,8(3):33-34.

22. González-Herranz P,Alvarez-Romera A,Burgos J,et al. Displaced radial neck fractures in children treated by closed intramedullary pinning(Metaizeau technique)[J]. J Pediatr Orthop,1997,17(3):325-331.

23. 钱驭涛,王玉琨,张建立,等. 弹性髓内针治疗儿童桡骨颈骨折[J]. 中国矫形外科杂志,2008,16(24):1867-1870.

24. 刘杰,郭士方,王栓科,等. 不同内固定方法治疗成人桡骨颈骨折的疗效分析[J]. 中华手外科杂志,2010,26(5):284-295.

25. 杨运平,徐达传,甄明生,等. 桡骨头的应力传导作用及其临床意义[J]. 中华骨科杂志,2001,21(2):84-86.

三、腕部骨折

腕关节为人体中最为复杂的关节之一,直接参与灵活的手部运动,活动范围大,受伤机会多,骨折发生率较高,如处理不当可遗留腕部畸形、疼痛、活动受限,可严重影响手的功能。

腕关节的解剖范围,有广义和狭义两种概念:广义的腕关节包括从旋前方肌远侧缘平面开始至腕掌关节平面处的范围;而狭义的腕关节则是指桡骨远端与近排腕骨间关节即桡-腕关节。本书将腕部骨折分为桡骨远端骨折、腕舟骨骨折二部分进行介绍。

（一）桡骨远端骨折

1. 概述　桡骨远端骨折(distal radius fracture,ICD-10 编码:S52.5)是指距桡骨远端关节面以上 3cm 以内的骨折,是临床上最常见的骨折之一,发病率约为 144/10 000,占全身骨折的 6.7%～11%,约占急诊骨折病人的 1/6,女性发生率高于男性,好发于中老年。多由于间接外力引起,外力通过手部传达于桡骨远端而发生该部位的骨折。在 20 岁以前的患者,骨骺与骨干尚未完全闭合,跌仆时可发生桡骨远端骨骺分离。

2. 病因病机

（1）致伤暴力

1）直接暴力:较少见,如汽车摇柄反弹,直接击于桡骨远端的背侧所致(回火骨折)。

　　2）间接暴力：桡骨远端骨折绝大多数为间接暴力所致，如跌倒时手掌着地，传达暴力使桡骨远端发生骨折。

　　（2）骨折机制：前臂旋前，腕背伸位置跌仆手掌着地时，由上或由下而来的力量交集于桡骨远端，而桡骨远端2～3cm处，正是松质骨与皮质骨交界处，也是力学上较为脆弱的部位，传达暴力使其掌侧面的骨皮质在张力作用下发生骨折，而背侧由压缩应力的作用，发生松质骨的嵌插及远端骨折块后移。暴力轻时，骨折嵌插而无移位。如暴力持续作用，则腕关节的正常关系改变，骨折远段向背侧和桡侧移位。移位明显时远近两骨段互相重叠，腕及手部形成"餐叉样"畸形（图3-1-2-3-a）。桡骨远段关节面，改向背侧倾斜，向尺侧倾斜减少或完全消失，甚至成相反的倾斜。如尺骨茎突骨折，下桡尺关节之三角纤维软骨盘随骨折片移向桡侧背侧。如尺骨茎突完整，骨折远端移位明显时，三角纤维软骨附着点必然破裂。骨折片移位明显的掌侧屈肌腱及背侧伸肌腱亦发生相应的迂曲、扭转和移位。

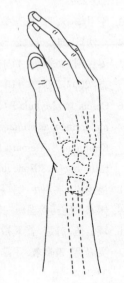

图3-1-2-3-a　餐叉样畸形

　　3．诊断　桡骨远端骨折多为间接暴力所引起，外力通过手部传导作用于桡骨远端，导致这一脆弱部位发生骨折。

　　（1）临床表现：伤后腕部疼痛并迅速肿胀，手和前臂可出现瘀血，常波及手背及前臂下1/3，手指作握拳活动时疼痛加重，腕关节活动功能部分或全部丧失，前臂的旋转活动也因疼痛而受限。

　　桡骨远端骨折暴力轻时，骨折嵌插而无明显移位，畸形不明显；暴力重则表现为典型腕部"餐叉样"畸形。部分严重移位的桡骨远端骨折呈"工兵铲"样畸形。

　　临床检查桡骨远端有压痛，可触及移位的骨折端及骨擦感。伴有三角纤维软骨复合体损伤或下尺桡关节脱位的患者，尺骨茎突可有压痛或凸向背侧。少部分患者可伴有尺神经或桡神经浅支损伤从而导致神经支配区感觉障碍。

　　（2）辅助检查

　　1）影像学检查：常规拍摄腕关节的正、侧位X线片，可直观显示骨折部位、移位方向、严重程度及是否波及关节面等状况，同时应常规测量桡骨短缩程度、掌倾角、尺倾角（图3-1-2-3-b）；怀疑舟骨骨折时可加拍舟骨位片。复杂骨折可以考虑行腕关节计算机断层扫描（computed tomography，CT），必要时可进行腕关节表面三维重建。若怀疑三角纤维软骨复合体损伤时，可考虑行MRI检查。

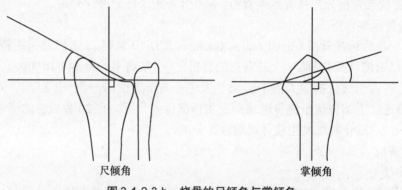

尺倾角　　　　　　　　　掌倾角

图3-1-2-3-b　桡骨的尺倾角与掌倾角

2）骨密度检查：不作为常规检查手段，但骨质疏松及具有骨质疏松危险因素的患者可检测骨密度。

3）关节镜检查：可直视下观察腕部韧带损伤、关节软骨损伤及三角纤维软骨的损伤，并可同时进行治疗，如对桡骨远端关节面骨折可在关节镜监视下将骨折块完全对合，保证关节面的平整性。

（3）诊断标准：参考1994年中国国家中医药管理局制定的《中医病证诊断疗效标准》。

有明显外伤史，多为间接暴力所致，伤后腕关节周围肿胀疼痛，前臂下端畸形，压痛明显，腕臂活动功能障碍。

X线摄片检查可明确诊断。

（4）骨折整复标准：对桡骨远端骨折的整复至少要达到如下功能复位标准：①掌倾角的减少≤9°；②尺偏角减少<3°；③桡骨短缩<5mm；④关节内骨折关节面移位<2mm。

（5）临床分型：根据桡骨远端骨折中西医结合分型，主要依据骨折受伤机制及移位情况进行分型，有利于指导非手术疗法的手法整复和外固定方式。

1）伸直型桡骨远端骨折（Colle骨折）

A. 有跌倒用手掌撑地的病史。

B. 伤后有腕部肿胀，并出现"餐叉样"畸形。

C. X线片表现（图3-1-2-3-c）：①骨折远端向背侧及桡侧移位；②桡骨远端关节面向背侧倾斜，掌倾角、尺倾角减小；③桡骨长度短缩。

2）屈曲型桡骨远端骨折（Smith骨折）

A. 有跌倒用手背撑地的病史。

B. 伤后出现腕部肿胀，并出现"工兵铲样"畸形。

C. X线片表现（图3-1-2-3-d）：①桡骨远折端连同腕骨向掌侧及近侧移位；②骨折端向背侧成角，掌倾角增加，尺倾角减小；③桡骨长度短缩。

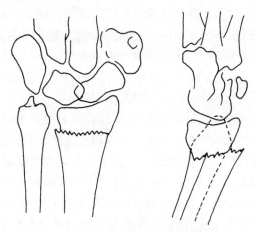

图3-1-2-3-c Colle骨折X线表现

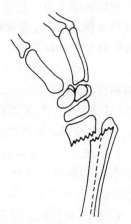

图3-1-2-3-d Smith骨折

3）骨折脱位型桡骨远端骨折（Barton骨折）

A. 桡骨远端背侧缘骨折脱位（背侧型Barton骨折）：损伤机制与伸直型桡骨远端骨折相似。桡骨远端背侧缘骨折连同腕骨向背侧半脱位或脱位（图3-1-2-3-e）。

B.桡骨远端掌侧缘骨折脱位（掌侧型 Barton 骨折）：损伤机制与屈曲型桡骨远端骨折相似。桡骨远端掌侧缘骨折片连同腕骨向掌侧脱位或半脱位（图 3-1-2-3-e）。

C.X 线片表现：桡骨远端背侧缘或掌侧缘骨折片连同腕骨向背侧或掌侧脱位或半脱位。

4.治疗　桡骨远端骨折的治疗是通过骨折的复位和固定，恢复骨骼的解剖形态，在治疗过程中指导患者功能锻炼，从而恢复腕关节功能，减少并发症的发生。

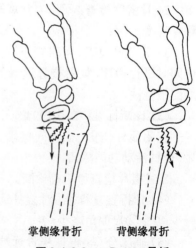

掌侧缘骨折　　　　背侧缘骨折
图 3-1-2-3-e　Barton 骨折

桡骨远端骨折的治疗遵循个体化治疗原则。大多数骨折均可采用手法闭合复位、夹板或石膏外固定而治愈。对于经手法闭合复位后不能满足整复标准要求的骨折、或外固定后发生再移位的粉碎不稳定骨折及陈旧性桡骨远端骨折，则需采用手术内固定矫正畸形，恢复腕关节及手的功能。

（1）保守治疗：大多数新鲜桡骨远端骨折患者采用闭合手法复位、小夹板或石膏外固定治疗。桡骨远端骨折整复越早越好，骨折 2 周之内均可进行复位，对复位后再移位的桡骨远端骨折可行再次复位。对于 5 周内的陈旧性桡骨远端骨折，骨痂生长欠牢固，仍可以考虑采用闭合手法复位。对于 6 周以上的陈旧性骨折，手法复位困难。闭合复位方法按正骨十法（手摸心会、拔伸牵引、旋转回绕、屈伸收展、成角折顶、端挤提按、夹挤分骨、摇摆触碰、对扣捏合、按摩推拿）的原则进行骨折整复，闭合手法复位需达到桡骨远端骨折功能复位标准。

对无移位或经闭合手法复位达到功能复位标准的桡骨远端骨折行夹板或石膏外固定，固定位置强调对那些粉碎性、不稳定性伸直型骨折固定于掌屈尺偏位。不但如此，由于原始损伤时桡骨的远折端常有旋后畸形，因此不仅应固定在掌屈尺偏位，而且应该固定在旋前位，以防骨折再度错位。外固定时间通常为 4～6 周。

在骨折的整个治疗过程中根据中医辨证论治和骨折治疗的三期用药原则，分别采用口服中药以活血化瘀（早）、接骨续筋（中）、补益肝肾（晚），外用中药以活血化瘀、舒筋活络为主。根据骨折愈合时间和患肢情况，指导患者功能锻炼，适当运用推拿按摩以舒筋活络，促进肢体功能康复。另可采用物理治疗（离子导入、中频电疗、超声波疗法等）等综合治疗方法以促进患肢消肿及功能恢复。

（2）手术治疗：对严重粉碎的不稳定型桡骨远端骨折，闭合复位外固定后位置难以维持骨折位置，容易导致骨折畸形愈合和腕关节功能障碍，AO 主张行手术切开复位、钢板螺丝钉内固定。掌侧入路切开复位、钢板螺丝钉内固定术：沿桡侧腕屈肌腱表面向远端至掌横纹处做长约 5cm 的纵行手术切口，从桡侧腕屈肌腱、掌长肌腱之间向深层显露，在桡骨止点处切断旋前方肌，根据需要可以适当打开关节囊，显露桡骨远端。牵引、撬拨复位满意后，放置掌侧"T"形钢板，依次固定骨折远近段螺钉，对于骨质压缩明显，复位后局部骨质缺损较多，常规行植骨治疗。术后根据固定稳定程度考虑是否以石膏托外固定保护。

近年来针对严重粉碎性不稳定型的桡骨远端骨折，各种治疗技术发展迅速，国外出现了一些新的治疗技术如锁定加压钢板（LCP）、背侧 Pi 形钢板内固定与关节镜技术治疗桡骨远端骨折等方法。

（3）微创治疗思路和特点：近 50 年来，中西医结合治疗骨折在传统中医药治疗骨折的基础上，形成了"动静结合、筋骨并重、内外兼治、医患合作"的骨折治疗原则，并逐渐建立了中西医结合治疗骨折的 CO 学派。中医药诊治疾病强调整体观念和辨证论治，对于桡骨远端骨折的保守治疗，在良好的手法复位及外固定的前提下，急性期重在对症治疗，恢复期标本兼治、扶正祛邪，康复期则以扶正固本为主，综合干预治疗的效果是促进患者骨折愈合、恢复腕关节功能、提高生活质量。

长期以来，对桡骨远端骨折采用手法复位，小夹板、石膏外固定的保守治疗技术已经较为成熟。但对严重粉碎的不稳定型桡骨远端骨折，桡骨远端常产生松质骨的压缩性骨折，导致松质骨的骨缺损，当骨折整复后，这种骨缺损致使桡骨丧失其支撑结构，在承受到轴向压力时，难以避免发生短缩畸形，使复位后的骨折位置难以维持，导致骨折的再度移位。因此，即使严格按传统手法复位、石膏或小夹板外固定，仍有 24%～60% 再度移位，后果不良，容易导致骨折畸形愈合和腕关节功能障碍。曾有人认为，桡骨远端骨折后虽残留畸形，但对腕关节功能影响小，没有必要强求解剖学复位。但许多学者通过长期随访，发现畸形愈合患者多有腕关节活动受限、疼痛、握力低下等后遗症，而解剖复位的患者其腕部功能恢复良好，明确提出腕部功能障碍与畸形有直接关系。

近年来现代医学针对不稳定型的桡骨远端骨折，各种治疗技术发展迅速，目前常用的方法主要有经皮穿针内固定、切开复位钢板内固定以及外固定支架技术等，对严重粉碎性的桡骨远端骨折取得了较好的临床疗效。但手术切开复位、钢板螺丝钉内固定本身存在开放手术所固有的并发症，如术后感染、骨膜剥离造成的血运破坏、内固定物的松动脱出、瘢痕挛缩导致的关节功能受限等，特别对于高龄并伴有多种疾病及严重骨质疏松的患者，手术并发症风险明显增加。

据国外文献报道，外固定支架治疗桡骨远端骨折的并发症在 27%～62%，其主要是骨折再移位、固定针松动、针道感染、针道再骨折、晚期塌陷及反射性交感神经营养障碍等。然而，绝大多数并发症并不严重，且极少引起严重后遗症。近年来随着支架设计与穿针方法的改进，及操作技术的提高，并发症发生率已日趋减少。

骨折复位固定器疗法是采用闭合复位、骨骼穿针超腕关节牵引的形式，克服了传统外固定因缺少纵向牵引力易导致重度桡骨远端骨折再移位的缺点，并配合体外压板的方式维持掌倾角，为骨折块在稳定的状态下愈合创造了条件，并纠正各种畸形及由这些畸形造成的肌腱迂曲和桡骨腱沟粘连，恢复腕及手部的正常功能。由于骨折复位固定器疗法是中西医结合的产物，因为引入了小夹板固定技术——压板的应用，故穿针少（骨折远、近端各穿入 1 枚），针径细（直径 2mm），对骨折端形成弹性固定的几何不变体系。我们认为，只要术前仔细阅片，术中认真操作，术后严格管理，并积极配合运用压板维持掌倾角、尺倾角，即可有效减少并预防并发症的发生。

（4）微创治疗方法——中西医结合骨穿针外固定器疗法：中西医结合骨穿针外固定器疗法适应于开放性骨折、软组织挫灭严重的骨折、关节面粉碎必须依靠牵引维持其稳定和关节面平整的骨折、整复固定后再度移位的骨折以及陈旧性骨折畸形愈合。

1）伸直型桡骨远端骨折（Colle 骨折）：对于严重的 Colle 骨折，常产生桡骨远端松质骨的压缩性骨折，导致松质骨的骨缺损，当骨折整复后，这种骨缺损致使桡骨丧失其支撑结构，在承受到轴向压力时，难以避免发生短缩畸形，导致再度移位。因此，即使严格按传统手法复位、石膏或小夹板外固定，仍有 24%～60% 再度移位，后果不良。

骨折复位固定器疗法是采用骨骼穿针超腕关节牵引的形式，克服了传统外固定因缺少纵向牵引力易导致重度桡骨远端骨折再移位的缺点，并配合体外压板的方式纠正各种畸形及由这些畸形造成的肌腱迂曲和桡骨腱沟粘连，恢复腕及手部的正常功能。

　　A．适应证：①新鲜开放性骨折；②软组织挫伤肿胀严重的骨折；③关节面粉碎必须依靠牵引维持其稳定和关节面平整的骨折；④手法复位、夹板或石膏外固定后再度移位者；⑤陈旧性骨折畸形愈合。

　　B．麻醉方法：采用臂丛神经阻滞麻醉或局部麻醉。

　　C．体位：麻醉生效后取仰卧位，肩外展90°，屈肘90°，前臂置于旋前位，沿前臂轴向牵引3～5分钟，术者用牵抖法或提按合骨法充分纠正旋转和短缩畸形后，平放在手术台上。

　　D．穿针：消毒铺巾后，取直径2.0mm的克氏针1枚，在尺骨鹰嘴部由尺侧向桡侧穿过尺骨，注意避免损伤尺神经；再取同样直径的克氏针1枚，在第2、3掌骨颈由尺侧向桡侧钻过第2、3掌骨，穿针要求与掌骨轴线的垂线呈20°左右，桡侧偏高，以利于维持腕关节的尺偏位，以无菌辅料覆盖针孔。

　　E．安装复位固定器：将前臂置于中立位，安装前臂骨折复位固定器并进行纵向牵引，纠正短缩畸形后，再辅以手法纠正残余移位，放置掌、背侧压板维持腕关节于轻度掌屈位，以恢复桡骨远端关节面的掌倾角度（图3-1-2-3-f）。

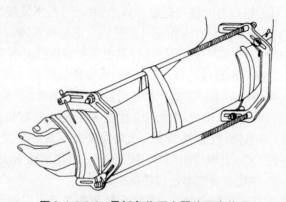

图3-1-2-3-f　骨折复位固定器外固定外观

　　F．术后管理：术后用三角巾悬吊前臂，抬高患肢，待麻醉恢复后即鼓励患者进行手指屈伸活动及肩、肘关节活动。术后3天更换针孔辅料1次，以后每隔5～7天用碘酒、酒精擦拭针道周围皮肤，更换无菌辅料，保持针道清洁、干燥。如针道有渗出或出现感染征象应及时换药，必要时用适当抗生素治疗。术后根据X线片调整外固定压板的位置，新鲜骨折一般需固定6～7周。

　　附：典型病例

　　史某，女，61岁，退休工人，汉，北京昌平。左桡骨远端粉碎闭合新鲜骨折（Colle骨折），属Ⅲ度移位。系间接暴力所致。

　　患者于1994年7月9日跌倒致伤（图3-1-2-3-g），来我院行手法复位、小夹板外固定，伤后3周复查X线片可见骨折再度移位，桡骨短缩5mm，尺倾角9°，掌倾角-15°，回复至原始畸形（图3-1-2-3-h）。当即在臂丛麻醉下急诊行"手法折骨、闭合穿针复位固定器固定术"，在手法充分折骨后，于尺骨鹰嘴和第2、3掌骨颈处各贯穿1枚直径2.0mm克氏针，安装骨折复位固定器并辅以手法纠正骨折移位，术后X线片显示骨折解剖复位（图3-1-2-3-i）。术后47天骨折临床愈合，拆除复位固定器。6个月后复查（图3-1-2-3-j），腕关节功能完全恢复，无疼痛及活动受限，握力15.3kg（为健侧的57.7%），Gartland-Werley功能评分（1分）属优级。

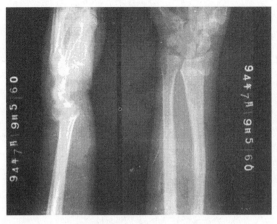

图 3-1-2-3-g　左 Colle 骨折

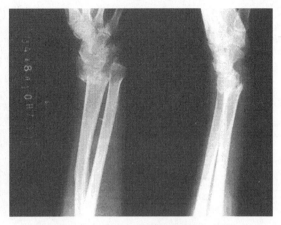

图 3-1-2-3-h　小夹板固定后 3 周

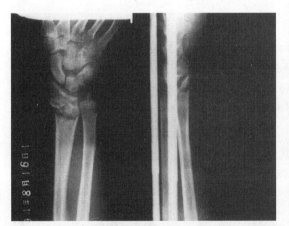

图 3-1-2-3-i　骨折复位固定器固定后

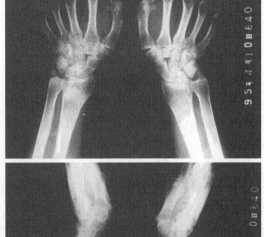

图 3-1-2-3-j　6 个月后复查

2）屈曲型桡骨远端骨折：骨穿针及固定方法同伸直型桡骨远端骨折，但屈曲型桡骨远端骨折应放置掌、背侧压板将腕关节固定于功能位或轻度背伸位。术后管理同伸直型桡骨远端骨折。

3）桡骨远端掌侧缘和背侧缘骨折脱位：桡骨远端掌侧缘和背侧缘骨折脱位是不稳定的关节内骨折，整复后多不易维持固定，容易再度移位。这类骨折不稳定的机制，有学者认为是肌肉收缩活动所产生的肌张力和纵向传达的外力沿腕关节的轴心线通过三角形骨折块，而该骨折为斜形骨折，轴向压力极易引起三角形骨片伴随腕关节向掌侧或背侧移位（图 3-1-2-3-k）。骨折复位固定器采用骨骼穿针超腕关节牵引的外固定方式，以克服三角形骨折块所承受的轴向压力,用压板的直接与间接的横向作用力,以防止三角形骨折块与腕关节再次向掌侧或背侧移位(图 3-1-2-3-l),保证关节面的平整。

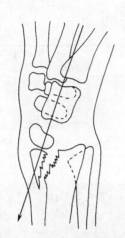

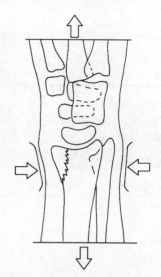

图 3-1-2-3-k　Barton 骨折再移位模式图　　　　图 3-1-2-3-l　骨折复位固定器固定示意图

　　基本方法同伸直型桡骨远端骨折。麻醉下手法充分复位后,穿针、安装骨折复位固定器于前臂中立位并进行牵引,在患腕掌、背侧放置压板对向挤压,纠正残余移位,固定 5～6 周。

附:典型病例

　　郭某,女,44 岁,干部,汉,北京西城区。

　　患者于 1994 年 5 月 25 日跌伤(图 3-1-2-3-m),在外院行手法复位、小夹板外固定,伤后 9 天复查 X 线片示:左桡骨远端掌侧缘关节面折块移位 5mm,左桡 - 腕关节半脱位,骨折再度移位(图 3-1-2-3-n)。来院后在臂丛麻醉下急诊行"手法复位、闭合穿针骨折复位固定器外固定术",于尺骨鹰嘴和第 2、3 掌骨颈处各贯穿 1 枚直径 2.0mm 克氏针,安装骨折复位固定器并纵向牵引,于掌、背侧分别放置弧形压板,术后 X 线片骨折解剖复位(图 3-1-2-3-o)。术后 42 天骨折临床愈合,拆除复位固定器。6 个月后复查(图 3-1-2-3-p),左腕关节功能完全恢复,无疼痛及活动受限,握力 14.3kg(为健侧的 70%),Gartland-Werley 功能评分(0 分)属优级。

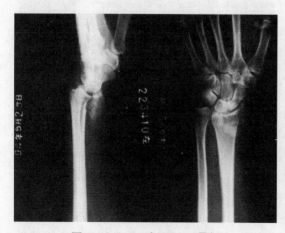

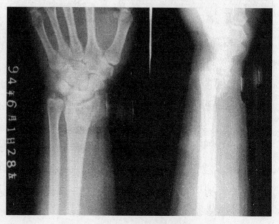

图 3-1-2-3-m　左 Barton 骨折　　　　　　　图 3-1-2-3-n　小夹板外固定后

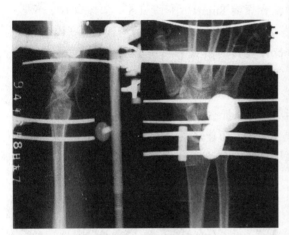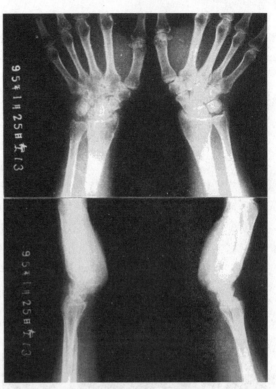

图 3-1-2-3-o　骨折复位固定器外固定后　　　　图 3-1-2-3-p　6个月后复查

4）陈旧性桡骨远端骨折：骨折时间超过 2 周者为陈旧性骨折。由于桡骨远端骨折为松质骨骨折，骨折愈合良好，迟延愈合少见，不愈合极为罕见，而各种原因造成的桡骨远端骨折整复固定失败导致骨折畸形愈合，则有较高的发生率。对桡骨远端骨折畸形愈合较重、伴有下尺-桡关节脱位的患者，可采用手术矫形治疗。

对陈旧性桡骨远端骨折在 5 周内畸形愈合但不甚坚强者，在臂丛神经阻滞麻醉下，经手法充分折骨并整复后，再按新鲜桡骨远端骨折处理，用骨折复位固定器矫正畸形和维持固定，直至骨折愈合。

对陈旧性桡骨远端骨折在 6 周以上，畸形愈合坚强者，则需采取矫形手术方式来进行治疗。特别是青壮年患者，同时有神经刺激或压迫症状，肌腱功能受限或前臂旋转功能障碍者，更应早期采用矫形手术。

骨折复位固定器疗法采用桡骨远端横形或斜形截骨，骨折复位固定器超腕关节外固定，术中 1 次（也可配合自体或异体骨移植）或术后分次骨延长的方式治疗，可较好的恢复桡骨原有的长度及桡骨远端的解剖关系。

A．适应证：本法适用于陈旧性桡骨远端骨折在 6 周以上已坚强畸形愈合，畸形较重伴有明显桡骨短缩者。

B．方法：臂丛神经阻滞麻醉下，取仰卧位，气囊止血带下取腕桡背侧"S"形切口 5～8cm，术中勿损伤桡神经背侧支。显露骨折线后用钝、锐相间法将畸形部位松解，在畸形部位桡背侧做横行或斜形截骨，然后在尺骨鹰嘴及第 2、3 掌骨颈处各贯穿 1 枚直径 2.0～2.5mm 的骨圆针（穿针方法同 Colles 骨折），安装骨折复位固定器并进行牵引，直视下位置矫正满意后即可关闭切口。也可另在尺侧做小切口，取部分尺骨作为桡骨截骨处植骨之用，或行异体骨或人工骨移植。如桡骨短缩程度较重，也可于术中延长桡骨 3～5mm，术后 1 周左右开始行骨延长，每日延长 1～2mm 直至恢复桡骨原有的长度。术后骨折复位固定器外固定，切口拆线后根据畸形情况放置掌、背侧压板，维持固定至截骨愈合后拆除骨折复位固定器，术后管理同 Colle 骨折。

附：典型病例

李某，女，57 岁，教师，汉，北京市朝阳区。

患者于 1993 年 6 月 1 日跌伤后在外院即行手法复位、前臂石膏托外固定（图 3-1-2-3-q），伤后 6 周拆除石膏，骨折畸形愈合，X 线片示：桡骨短缩 8mm，尺倾角 1.5°，掌倾角 0°，下尺 - 桡关节脱位（图 3-1-2-3-r）。伤后 10 周来我院，在臂丛麻醉下行"桡骨远端截骨矫形、骨折复位固定器外固定术"，取腕桡背侧"S"形切口 6cm，显露骨折线并松解畸形部位，用骨刀沿骨折线横行截骨，于尺骨鹰嘴和第 2、3 掌骨颈处各贯穿 1 枚直径 2.0mm 克氏针，安装骨折复位固定器并纵向牵引，直视下位置矫正满意后分层缝合切口。术后 X 线片显示桡骨恢复原长度，下尺桡关节完全复位（图 3-1-2-3-s）。术后 69 天骨折临床愈合，拆除骨折复位固定器。4 个月后复查（图 3-1-2-3-t），左腕关节无畸形，偶有疼痛，功能轻度受限，握力 16.8kg（为健侧的 68.8%），Gartland-Werley 功能评分（6 分）属良级。

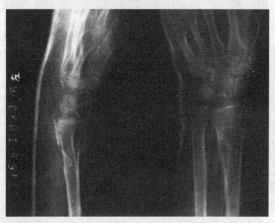

图 3-1-2-3-q　左桡骨远端粉碎骨折石膏托外固定后

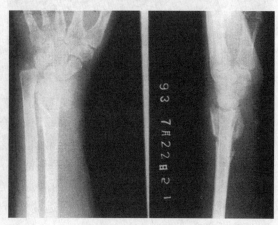

图 3-1-2-3-r　骨折畸形愈合

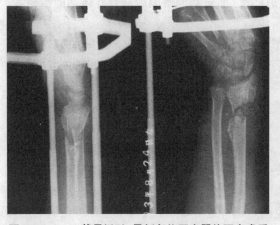

图 3-1-2-3-s　截骨矫形、骨折复位固定器外固定术后

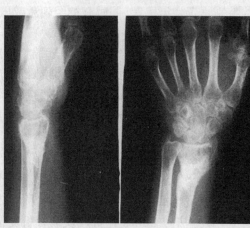

图 3-1-2-3-t　术后 4 个月复查

（5）桡骨远端骨折治疗的研究进展：桡骨远端骨折是指距桡骨远端关节面以上 3cm 以内的骨折，是临床上最常见的骨折之一，女性发生率高于男性，好发于中老年。在老年，特别是绝经期后的妇女，此种骨折的发生与骨量减少、骨质疏松密切相关。

中医药对桡骨远端骨折的干预遵循"动静结合（固定与运动相结合）、筋骨并重（骨折愈合与功能恢复同时并进）、内外兼治（整体治疗与局部治疗兼顾）、医患配合（医疗措施须通过患者的主观能动性发挥）"的骨折治疗原则，采用中医正骨手法复位、小夹板配合纸压垫外固定或中西医结合外固定器疗法治疗；在骨折的整个治疗过程中根据中医辨证论治和骨折治疗的三期用药原则，分别采用口服中药以活血化瘀（早）、接骨续筋（中）、补益肝肾（晚），外用中药以活血化瘀、舒筋活络为主；根据骨折愈合时间和骨折部位局部情况，指导患者积极功能锻炼；适当运用推拿按摩以舒筋活络，促进肢体功能康复；另可采用物理治疗（离子导入、中频电疗、超声波疗法等）等综合治疗方法以促进患肢消肿及功能恢复。

桡骨远端骨折的治疗是通过骨折的复位和固定，恢复骨骼的解剖形态，在治疗过程中指导患者功能锻炼，从而恢复腕关节功能，减少并发症的发生。如治疗不当可导致腕关节慢性疼痛和僵硬，甚至严重影响手的功能。骨折的治疗遵循个体化治疗原则，良好的复位才能获得腕关节更好的功能，也是治疗的关键。近年来，随着腕部生物力学及解剖学的发展，治疗观念不断更新。现代医学主要采用保守治疗和手术治疗两种骨折治疗方式，保守治疗多通过骨折闭合复位石膏外固定，手术治疗采用切开复位内固定或外固定支架固定。

固定方法的选择取决于骨折是否存在不稳定，是否易于发生骨折的再度移位。对于无移位的稳定骨折或有移位骨折复位后可维持稳定的骨折，宜采用闭合复位石膏或夹板外固定；骨折原始移位存在掌倾角向背侧倾斜 $>20°\sim25°$，骨折端背侧缘粉碎，桡骨缩短 5mm 或更多，关节内粉碎骨折，关节面移位 $>2mm$ 多提示骨折不稳定，易于发生再度移位，应考虑手术治疗。按照 AO 分类，A 型和 B1 型骨折首选闭合复位石膏外固定；对 B 型和 C1 型骨折在手法复位不满意的情况下首选切开复位斜 T 形钛板内固定；对 C2 型和 C3 型骨折首选切开复位斜 T 形钛板内固定；干骺端严重粉碎无法进行钛板内固定时，可以采用切开复位、外固定支架固定术，并视术中情况决定是否使用克氏针内固定；对骨质疏松的老年患者采用锁定加压钢板（LCP）内固定，视骨缺损情况及骨质疏松情况决定是否进行骨移植。

1）闭合复位石膏（夹板）外固定：闭合复位石膏或夹板外固定是大多数桡骨远端骨折的主要治疗方法。对于儿童或中老年人发生的低能量损伤、关节外骨折或累及关节面无移位的患者，闭合复位可取得良好的疗效。在局部血肿内麻醉或臂丛神经阻滞麻醉下，患者坐位或平卧位，持续对抗牵引、左右摇摆、成角反折、提按等手法予以整复，首先恢复桡骨的高度，其次为掌倾角，再次为尺偏角。骨折手法复位后，根据骨折类型采用不同的固定体位。Colles 骨折固定于掌屈 $5°\sim15°$ 及适度尺偏位；Smith 骨折固定于前臂旋后和腕关节背伸位，并且石膏过肘；Barton 骨折外固定不容易稳定，在不能采用内固定的情况下，背侧 Barton 骨折固定于腕关节背伸及前臂旋前位，掌侧 Barton 骨折固定于腕关节掌屈及前臂旋后位。上述位置固定 3 周后改成腕关节中立位固定至 6 周。由于石膏外固定对骨折端再移位的控制力较差，手法复位后应密切复查。

2）经皮穿针复位固定：关节外不稳定的粉碎骨折或某些关节内骨折，为防止闭合复位后再移位，可采用经皮穿针内固定，外用石膏加强固定；它具有手术简单、取出容易、较少影响肌肉功能等特点。对于不同类型的骨折可有不同的穿针技术，穿针部位有桡骨茎突处穿针，如 Uhl 技术（1976 年）；尺骨茎突下进针横穿尺桡骨，如 Rayhaek 技术（1989 年）；经过下尺桡骨关节穿针，如 Uhl 和 Rayhaek 技术；经过骨折间隙进针，如 Kapandji 技术（1976 年）。方法是分别通过小切口进针，将克氏针插入，经杠杆作用复位，针尾埋于皮下，石膏外固定，6 周后拔针。目前单纯的经皮穿针技术已经很少单独应用，多与外固定架结合应用。

3）外固定支架的应用：1954 年 Bohler 首先将外固定支架用于治疗桡骨远端骨折。外固定支架能持续维持骨折端轴向牵引，克服重叠移位甚至嵌插，及其他不利于稳定的因素，从而有效地防止畸形的发生，直至骨折愈合。所以，在严重的桡骨远端粉碎性骨折伴明显短缩时，外固定支架是首选的方法。当某些关节内骨折在使用外固定支架时，加用桡骨茎突经皮穿针固定骨折块，则进一步扩大了外固定支架的应用范围。目前使用外固定器有超关节和关节周围 2 种固定方式，具体选择须根据骨折类型决定：在关节外骨折和某些累及下尺 - 桡关节的骨折，可采用关节周围方式的外固定支架，即将支架远侧的穿针部位选择在桡骨远端骨片，近侧选择在桡骨骨干至少距骨折线 3～4cm 处；在伴有桡腕关节损伤的关节内骨折和某些下尺 - 桡关节损伤的关节内骨折，外固定支架需超关节固定。远侧穿针部位选择在第 2 掌骨，近侧与关节周围固定方式相同。

4）切开复位内固定：对于一些极不稳定的骨折，如复杂的关节内骨折则需行切开复位、内固定手术。手术治疗的目标是达到解剖复位，以减少创伤性关节炎的发生。Baratz 等认为：桡骨远端关节面移位 >2mm，局部应力将增加 27%～51%，同时应力中心大部分将转移到尺骨，产生腕关节的位置和运动变化，并导致腕关节的创伤性关节炎，影响腕关节的功能。Trumble 等报道桡腕关节内骨折片移位 1mm 就会导致关节的疼痛、僵硬。因此，重建桡骨远端的正常解剖结构显得至关重要，手术直视下复位和固定是恢复其解剖关系较为可靠的治疗方法。

常用的手术切口有 3 种：掌侧切口、背侧切口、桡骨茎突切口。近年临床观察发现，固定于桡骨远端背侧的钢板引起伸肌腱磨损或断裂的概率很高，背侧切口本身也极易损伤桡神经浅支或桡动脉的分支，当其向尺侧延长时，尺神经手背支也极易损伤。如将钢板放在掌侧，减少腕背侧软组织的损伤和瘢痕形成，有利于术后腕关节功能的恢复，掌侧入路也同样适用于多数原始移位的骨折和粉碎部位在背侧的骨折，故目前大部分学者倾向于选择掌侧切口。接骨板以锁定加压钢板（LCP）内固定生物力学稳定性更好，能维持至骨折愈合，即使是骨质疏松的患者也可以达到较为稳定的固定效果。

5）腕关节镜辅助下复位固定：腕关节镜下能直接评估关节面的分离和错位，同时还能检查腕关节韧带，骨折的复位与固定都是在直视下进行，从而争取解剖复位；并且对可能同时存在的腕关节韧带损伤、腕关节不稳定、关节软骨损伤或三角纤维软骨盘（TFCC）损伤等进行探查、修补和清理。与开放复位内固定相比，微小的关节囊和周围软组织瘢痕可以减少术后挛缩，获得较好的关节活动度。

6）人工腕关节置换：人工腕关节逐渐被应用于临床，为那些因腕关节严重创伤、关节僵硬和严重创伤性关节炎的患者提供了一种可供选择的新方法，如应用得当，患者的腕关节功能可得到明显改善，提高生活质量。

7）骨或骨替代物移植：桡骨远端骨折属松质骨骨折，常存在干骺端骨缺损，尤其是老年骨质疏松明显的患者。骨质缺损是桡骨远端骨折治疗面临的最大挑战之一，有时需要进行骨或骨替代物移植。

骨或骨替代物移植主要的适应证有：严重的粉碎性骨折，干骺端压缩，复位后存在缺损，关节面有下沉倾向者；严重的骨质疏松，容易造成各种内固定物松动而引起骨折再移位或畸形愈合者。植骨的目的是为关节内骨折块提供支撑，诱导骨生长，促进骨愈合，减少外固定时间,为尽早开始功能锻炼、减少并发症创造条件。但是,关于多大的缺损需要植骨尚无统一的标准。目前自体松质骨被认为是最佳的骨移植物,具有良好的骨诱导性和骨传导性,并能提供结构上的支撑。

8)桡骨远端骨折常见并发症的治疗:桡骨远端骨折处理不当往往会发生诸多并发症,常见并发症有骨折畸形愈合、下尺桡关节脱位、腕管综合征、严重创伤性腕关节炎、前臂筋膜室综合征、关节僵硬、骨质疏松、压迫性溃疡、活动受限及手术并发症等。未准确复位和未可靠固定所导致的骨折再移位是造成骨折畸形愈合的主要原因;下尺桡关节脱位是桡骨远端骨折最容易忽略的并发症;关节僵硬、骨质疏松是最常见的并发症。为防止或减少并发症的发生,应尽可能解剖复位,在可靠的固定下及早行功能锻炼,同时密切观察局部情况,后期关节僵硬用中药熏洗配合中医按摩推拿、功能活动有较好疗效。

（二）舟骨骨折

舟骨骨折是最常见的腕骨骨折,舟骨本身具有独特的解剖和血液供应特点、复杂的生物力学机制。舟骨骨折后带来的并发症及高致残率受到了学者们高度的重视,特别是近二三十年来,关于舟骨骨折损伤机制(包括与舟骨相关的韧带结构、血液供应及生物力学特点等)、分类、诊断、治疗,及其并发症处理的基础和临床研究及其相关文献难以计数:在此基础上对舟骨骨折相关知识的认知水平也有了极大的提高。但是,仍有相当多的问题尚未得到统一和解决,如舟骨骨折的分类、治疗等。舟骨骨折的误诊、漏诊,骨不愈合或迟延愈合、缺血性坏死等仍是需要迫切解决的难题。

1. 概述 舟骨骨折在腕骨骨折中最为常见,舟骨骨折在上肢骨折的发生率仅次于桡骨骨折,占全身骨折的2%,多发生于15~40岁男性,儿童和老年人少见。男女之比为6:1。15岁以下人群舟骨骨折罕见,且多发生于舟骨近端,为不完全性骨折。舟骨的近极几乎均为软骨覆盖,没有直接的血液来源,仅有一韧带结构,即桡舟月韧带,可提供极少量的血供,因此在舟骨腰部或近极发生骨折时,很容易发生坏死、延迟愈合、不愈合、舟骨缺血坏死及后期的创伤性关节炎,应正确进行诊断和治疗,防止漏诊误诊,影响功能。

2. 病因病机

（1）致伤暴力

1)直接暴力:较少见,暴力直接作用于腕部部,如重物砸压,碾压等,常造成舟骨严重的粉碎骨折。

2)间接暴力:大多数为间接暴力所致,如高处坠落,手部着地,传达暴力使舟骨发生骨折。

（2）骨折机制:典型舟骨骨折的发生机制为腕关节背伸着地,多发生于体育活动及摩托车车祸。细长形舟骨最易发生骨折,占所有舟骨骨折的80%,其骨折大都发生在舟骨腰部;粗短形舟骨很少骨折,如发生则多在远端和结节部;不规则形舟骨虽不易骨折,但常发生旋转不良,易合并腕骨多发性损伤,应加以注意。舟骨的不同损伤机制产生的损伤形式也很不一样,当腕背伸桡偏位着地时,地面冲击力由舟骨远端向上传导,桡骨远端关节面背侧缘及月骨正好托住舟骨,桡骨茎突在身体重力的作用下,对其腰部或远近端产生撞击以致其发生骨折。另外,当腕关节尺偏着地时,桡骨远端和大、小多角骨将舟骨固定,头骨近端顶住舟骨亦可致其发生骨折。舟骨发生骨折后,近远排腕骨的旋转运动就成为通过骨折线的活动,易造成舟骨移位,但不同受伤机制引起的移位并不相同:桡偏位受伤骨折后,近端骨块易随近排腕骨向尺侧移位,远端随远排腕骨向桡侧移位,舟骨纵轴与桡骨远端关节面趋于平行;尺偏位受伤骨折后,舟骨近远端骨块移位与桡偏位相反,舟骨纵轴与桡骨远端关节面趋于垂直。

3. 诊断　腕舟骨骨折多为间接暴力所引起，外力通过手部传导作用于舟骨，导致这一脆弱部位发生骨折。

(1) 临床表现：典型的临床表现为鼻烟窝和舟骨结节的肿胀、压痛。Parvizi 认为这两个体征的敏感性较高（100%），特异性较差（鼻烟窝压痛 9% 和舟骨结节压痛 30%），活动时挤压拇指顶端诱发疼痛这一体征的特异性较高（48%），24 小时内三个体征联合应用检查特异性可高达 74%。对于症状不典型的陈旧性舟骨骨折，尤其是不稳定性骨折或有舟月分离者，可做舟骨移动试验来帮助诊断，方法：将腕关节被动尺偏，检查者一只手握在患腕，用拇指压迫舟骨结节，另一只手握住手掌渐渐将腕桡偏，舟骨在正常时可使拇指明显感到舟骨结节向掌侧突出，舟骨骨折时则无这样的感觉，且在做此试验时可诱发腕部疼痛。

(2) 辅助检查：常规 X 线片包括腕关节正位、舟骨位、侧位、前后斜位和后前斜位，可见到舟骨解剖连续性中断或部分中断。多数情况下，诊断可得到明确。常规 X 线片无异常发现，而临床高度怀疑时，可选用 CT、MRI 等进一步明确诊断。以往对临床高度怀疑舟骨骨折而最初摄片结果为阴性的患者，处理方法是石膏托外固定 10～14 天后再摄片。但有研究表明这种处理方法并不能显著提高舟骨骨折的确诊率。

CT 是发现舟骨骨折更加有效的方法，最细微的裂缝骨折也可在 CT 片上得以显示，并可判断骨折移位程度。在 X 线平片未明确，CT 扫描又难以诊断时，MRI 可有较大帮助。MRI 诊断舟骨骨折的敏感性为 100%，特异性为 92%，不仅能很好的评价舟骨结构的完整性，更关键的是其能准确的反映舟骨血液灌注情况以及是否伴有韧带损伤。核素骨扫描国外近年来已广泛应用于舟骨骨折的诊断，敏感性高但特异性低，主要用于排除舟骨骨折。其最大优点在于骨折后 7～24 小时内核医学检查即可呈阳性结果，持续 1 年以上，最好在伤后 48 小时进行核医学检查。阴性结果即可排除舟骨骨折。

(3) 诊断标准：参考 1994 年中国国家中医药管理局制定的《中医病证诊断疗效标准》。

有外伤史，多为间接暴力造成。腕部肿胀，以"鼻烟壶"部为明显，压痛明显，拇指外展并沿拇指纵轴向腕部叩击时疼痛加剧，腕关节功能受限。

X 线摄片检查可确定骨折类型及移位情况，必要时 10～14 天后摄片以明确诊断。

(4) 骨折整复标准：对腕舟骨骨折骨折的整复至少要达到如下功能复位标准：①骨折间隙 <1mm；②骨折侧方移位 <1mm；③侧位及后前位 X 线片上显示舟骨间的夹角 <35°；④CT 片示舟骨高度和长度之比 <0.65。

(5) 临床分型：依据是骨折的位置、稳定性分型，为治疗提供了预后信息。可以有助于选择治疗方案。

1）A 型稳定骨折

A. 有跌倒用手掌撑地的病史。

B. 腕关节桡侧肿痛，舟骨结节或解剖鼻烟窝有压痛，拇指纵向挤压试验可诱发骨折部位的疼痛。

C. X 线片表现：①舟骨结节骨折；②舟骨中、远 1/3 无移位裂缝横行骨折。

2）B 型不稳定骨折

A. 有跌倒用手掌撑地的病史。

B. 腕关节桡侧肿痛，舟骨结节或解剖鼻烟窝有压痛，拇指纵向挤压试验可诱发骨折部位的疼痛。

C. X 线片表现：①斜行舟骨骨折；②移位或裂开的舟骨骨折；③近端 1/3 舟骨骨折；④经

舟骨骨折月骨周围脱位。

4. 治疗　舟骨骨折治疗的目的是在避免各种并发症的前提下最短时间内达到舟骨解剖愈合，尽早使腕关节的功能恢复正常。稳定性的舟骨骨折治疗可保守治疗，不稳定骨折常需手术治疗，稳定性骨折有时为了减少固定时间，尽快恢复腕关节功能也需手术内固定。

（1）保守治疗：适用于无移位及可闭合复位的移位性舟骨骨折。保守治疗的前提是舟骨在石膏绷带内维持解剖复位的位置。在石膏绷带内无法维持复位位置的骨折以及伴其他损伤的舟骨骨折不能采用石膏外固定治疗。

根据骨折线的形态，桡斜行（骨折线由近桡侧斜向远尺侧）应腕背伸尺偏固定，尺斜行（骨折线由舟骨桡远侧斜向尺近侧）则宜腕背伸桡偏固定，横形骨折用腕中立位固定。至于舟骨结节骨折以腕中立位或桡偏位固定，避免尺偏位固定。传统的尺偏位固定使结节部骨折块受桡侧副韧带及掌侧桡腕韧带纤维的牵拉而分离，使骨折愈合变慢。临床上改为中立位或桡偏位固定后，结节部骨折愈合时间缩短。固定前将小圆纸块用薄层棉花包裹，放入鼻烟窝内，紧靠桡骨茎突下方，避免压在大多角骨上，用胶布固定之。压垫要稍高出伸拇长肌腱，并小于鼻烟窝，拇人字管形石膏固定。固定范围：远端位于拇指掌指关节远侧和手指掌指关节近侧，近端可位于肘关节下。

固定时间一般 8～10 周即可。腰部或近侧 1/3 骨折，斜形不稳定骨折、陈旧性骨折的固定时间要长些。陈旧性骨折愈合后，短期内不应作手腕过累的体力劳动。要充分认识"症状随诊治疗"原则，即临床症状的好转要比 X 线片上的愈合征象要早得多，不宜过度强调 X 线片上的愈合。

在骨折的整个治疗过程中根据中医辨证论治和骨折治疗的三期用药原则，分别采用口服中药以活血化瘀（早）、接骨续筋（中）、补益肝肾（晚），外用中药以活血化瘀、舒筋活络为主。适当运用推拿按摩以舒筋活络，促进肢体功能康复。另可采用物理治疗（离子导入、中频电疗、超声波疗法等）等综合治疗方法以促进患肢消肿及功能恢复

（2）手术治疗：如果舟骨骨折块有移位或成角，产生了某种程度的腕部不稳定，则需要考虑是否具备手术指征。对于不稳定型骨折或骨折脱不稳定型骨折或骨折脱位、有移位的骨折和伴有韧带损伤者均应采取切开复位内固定术。固定的方法可采用克氏针、Warner 加压骑缝钉、AO 空心螺钉、Herbert 不等螺距骨螺钉以及可吸收螺钉等。螺钉要尽可能的与舟状骨长轴平行，并通过背侧入路垂直骨折线。手术后采用肘下石膏固定或在整个恢复期采用肘上石膏固定。Prosser 建议舟骨骨折后的病人在损伤治疗后的 6 个月中应进行复查。近年来，微型 Herbert 螺钉、空心 AO 加压螺钉等新型螺钉的出现为舟骨骨折提供了更多的内固定器材的选择余地。

手术入路有掌侧入路，侧方入路和背侧入路三种入路。考虑到舟骨血液供应主要来自背侧滋养动脉，大家都倾向于掌侧入路或侧方入路。在愈合时间和功能恢复（包括疼痛、运动范围、重返工作时间、握力）上掌侧入路与背侧入路差别无统计学意义，但背侧入路有以下优点：准确定位舟骨中轴线，更精确的植入螺钉，避免损伤掌侧腕韧带。

（3）微创治疗思路和特点：新鲜的腕舟骨骨折，石膏制动仍然是治疗的主要手段，大部分的舟骨骨折都可以通过石膏固定获得愈合。但石膏固定要一段相当长的时间，并存在关节运动范围受限和功能恢复缓慢的可能。另外，愈合时间长，不完全愈合概率高。资料表明，腕关节屈曲位固定六个月后出现伸展受限。R.Arora 等进行的统计和分析表明，在无移位的舟骨骨折患者中采用内固定治疗，骨折愈合时间和重返工作时间分别为 43 天和 8 天，而石膏固定则分别需要 74 天和 55 天，前者有明显优势。

切开复位固定可以做到固定准确,但比闭合复位创伤大,存在潜在的手术并发症以及造成医疗费用上升。经皮螺钉内固定治疗舟骨骨折最早于 1970 年由 Streli 报道,但当时的手术效果并不令人满意。近年来,随着中空拉力螺丝钉的临床应用,克服了以往钻孔过程中易造成骨折移位,骨折块劈裂等意外,操作更加容易,安全。经皮穿针中空拉力螺丝钉内固定治疗舟骨骨折具有许多优越性,实现了微创操作,减少了对韧带和软组织的损伤及对舟骨血供的干扰,允许腕关节早期活动,避免了腕关节长时间制动所带来的并发症,缩短了制动时间,使患者能够尽早返回工作岗位。瘢痕小,对外观影响少。

(4)微创治疗方法——中西医结合经皮穿针中空拉力螺丝钉内固定疗法:中西医结合经皮穿针中空拉力螺丝钉内固定疗法适合于稳定性骨折和可复位的不稳定性骨折以及整复固定后再度移位的骨折。

绝大多数的稳定骨折经保守治疗经保守治疗都可获得良好的愈合和腕关节功能的恢复。但需要一段相当长的固定时间,并存在关节运动范围受限和功能恢复缓慢。经皮穿针中空拉力螺丝钉内固定疗法在保证骨折愈合的情况下,减少腕关节固定时间,帮助患者早期活动患肢并提前返回工作岗位。

不稳定性骨折都需要手术,只要闭合复位能够成功,都可采用经皮穿针中空拉力螺丝钉内固定。

1)适应证:①新鲜骨折;②整复固定后再度移位骨折。

2)麻醉方法:采用臂丛麻醉。

3)体位:麻醉生效后取仰卧位,前臂旋前 40° 位。

4)经皮穿针中空拉力螺丝钉内固定:术中根据骨折的形态腕关节尺偏或桡偏,使骨折复位。自舟骨结节处做长约 1.0cm 的切口,钝性分离至骨质,在 C 型臂 X 线机透视下,自舟骨结节平行于舟状骨长轴钻入直径 1.2mm 的导针,沿导针钻孔,选择合适长度的中空拉力螺丝钉沿导针拧入。C 型臂 X 线机透视下观察骨折对位及螺丝钉位置满意后,缝合切口。腕关节中立位石膏托固定。

5)术后管理:术后用三角巾悬吊前臂,抬高患肢,待麻醉恢复后即鼓励患者进行手指屈伸活动及肩、肘关节活动。术后 3 天更换辅料 1 次,术后 12～14 天切口拆线。一般石膏固定 3 周,去除石膏后指导患者主动锻炼腕关节功能。

附:典型病例

江某,男,31 岁,工人,汉,辽中县茨榆坨采油厂。左腕舟骨闭合新鲜骨折(B 型骨折),系间接暴力所致。

患者于 2010 年 10 月 18 日跌倒致伤(图 3-1-2-3-u),来我院行手法复位、石膏托外固定,伤后 3 天复查 X 线片可见骨折分离 2.5mm,伤后 4 天在臂丛麻醉下行"手法折骨、闭合穿针经皮拉力钉固定术",在骨折充分复位后,于舟骨结节平行于舟状骨长轴钻入直径 1.2mm 的导针,沿导针钻孔,拧入 1 枚直径 3.0mm 的中空拉力钉。术后 X 线片显示骨折解剖复位(图 3-1-2-3-v)。术后 2 周拆除石膏托。6 个月后复查(图 3-1-2-3-w),腕关节功能完全恢复,无疼痛及活动受限,骨折愈合良好。

(5)骨折治疗的研究进展:腕舟骨是远近排腕骨之间的桥梁,是连接近排与远排腕骨的杠杆,对腕关节的稳定起着重要作用,舟骨骨折对腕关节的活动与稳定产生相当大的影响,如不及时治疗可发生腕关节不稳、慢性疼痛、创伤性关节炎、延迟愈合、不愈合或骨坏死等,所以对舟骨骨折正确及时的诊断及治疗至关重要。

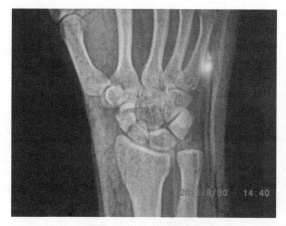

图 3-1-2-3-u 术前 X 线片

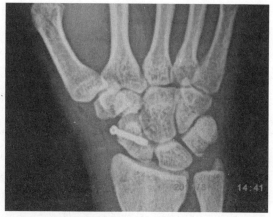

图 3-1-2-3-v 术后 X 线片

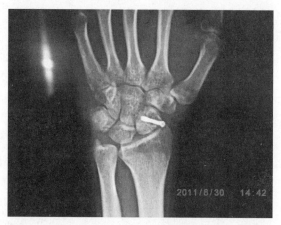

图 3-1-2-3-w 6个月后复查 X 线片

　　舟骨表面 80% 为关节软骨所覆盖，血运主要来自桡动脉，舟骨远端的血供由桡动脉的小分支从掌侧进入，而舟骨腰部及近侧血液供应由背侧动脉于舟骨腰部背侧进入，舟骨的近极几乎均为软骨覆盖，没有直接的血液来源，仅有一韧带结构，即桡舟月韧带，可提供极少量的血供，因此在舟骨腰部或近极发生骨折时，很容易发生坏死、延迟愈合、不愈合、舟骨缺血坏死及后期的创伤性关节炎。

　　人们对腕舟骨骨折的研究已有 100 多年历史，随着医疗技术和诊疗设备的发展，治疗效果不断提高，但目前仍然有许多疑问，其中争议最大的是舟骨骨折的治疗。

　　1）保守治疗：闭合复位石膏外固定适用于无移位及可闭合复位的移位性舟骨骨折。至目前为止，有关舟骨骨折保守治疗方法并未统一。关于使用长臂还是短臂石膏，有学者认为长臂石膏托可减少骨折不愈合率并缩短骨折愈合时间。但亦有学者认为短臂石膏托已足够，仅对不稳定的骨折、近 1/3 骨折及诊断延误的骨折等特殊类型的骨折，采用长臂石膏托固定 6 周后改用短臂石膏托固定的方法。关于石膏固定时间的长短，临床上多数人选择固定时间为 6 周。但梁振兴认为总体固定时间应不超过 7～8 周，因为长期固定容易导致关节粘连强直，加重缺血，发生骨质疏松，不但不利于骨折的愈合，甚至还易形成骨坏死。关于固定的位置，对于患腕应固定在掌屈位还是背伸位，有很大的争议。主张采用掌屈位固定的学者认为舟骨骨折多是由于手掌着地腕背伸位造成的，固定应逆损伤机制。但多数人主张将患腕固定于背伸拇指对掌位,认为这样可以减少桡侧伸腕肌的张力和骨折处的剪力,而且该位置接近腕的功能位,亦适合于舟骨骨折固定时间较长的特点,有利于腕关节功能的恢复。至于是将患腕固定在桡偏好还是尺偏好则有比较一致的意见,多数人都认为应根据骨折线走行的方向而定,如骨折线是从桡侧近端斜向尺侧远端,应将腕制动于尺偏位;如骨折线从桡侧远端斜向尺侧近端,则应将腕制动于桡偏位。总之,制动后应尽量使骨折线垂直于前臂纵轴,以使骨折端得以嵌合,避免剪力,有利于骨折的愈合。

2) 切开复位内固定:对于所有移位的舟骨骨折,均可以切开复位内固定。用于舟骨骨折的内固定物有传统的 Herbert 螺钉、空心 Herbert-Whipple 螺钉、AO 空心加压螺钉及生物可吸收螺钉等。术后根据骨折固定的稳定程度及康复锻炼的进程,决定腕关节需要制动的时间。Herbert 螺钉的应用使舟骨骨折的愈合率得到了显著提高,术后康复时间也明显缩短。Herbert,螺钉固定时钉尾埋于关节面以下,不影响关节活动。Kujala 等首次报道应用新型生物可吸收螺钉治疗 6 例舟骨骨折。该螺钉成分为自增强聚左旋乳酸(SR-PLLA),其弯曲系数与骨骼相似,且降解缓慢,克服了金属螺钉的应力遮挡作用所致的骨质吸收,更有利于骨折的愈合。Kujala 认为,该螺钉可作为舟骨骨折的理想内固定材料。

3) 经皮复位内固定:1970 年开始经皮螺钉内固定治疗舟骨骨折但当时的手术效果并不令人满意。近年来,随着各种新型螺钉的出现,该项技术临床应用的报道越来越多。经皮螺钉内固定术最初用于无移位或微小移位的舟骨骨折,主要目的是在保证骨折愈合的情况下,帮助患者早期活动患肢并提前返回工作岗位。近年来,该项技术逐渐用于治疗移位的不稳定的舟骨骨折。只要闭合复位能够成功,就可采用此方法。经皮穿针内固定治疗舟骨骨折实现了微创操作,减少了对韧带和软组织的损伤及对舟骨血供的干扰,允许腕关节早期活动,缩短了制动时间,瘢痕小,对外观影响少。

4) 腕关节镜协助下穿针或螺钉固定:随着腕关节镜技术的发展和临床应用,腕关节镜也应用于舟骨骨折的治疗。腕关节镜可同时诊断是否伴有腕部韧带,特别是舟月骨间韧带损伤,并及时治疗。腕关节镜下固定舟骨骨折,要比 Herbert 螺钉内固定术创伤小,也可利用关节镜辅助复位不稳定型的舟骨骨折。该方法能准确的复位,创口小,恢复快,且能早期运动例。腕关节镜协助下空心加压螺钉治疗腕舟骨骨折术中可以达到骨折处紧密贴合,为骨折愈合创下先决条件,在保护血供的基础上,促进了骨折的愈合,临床效果明显,但手术价格要高。

5) 骨或骨替代物移植:植骨术植骨的作用有骨传导、骨诱导作用,提供成骨细胞,填充骨缺损,纠正骨畸形。常见供骨区:髂骨嵴、桡骨远端、尺骨近段。临床研究证实,髂骨嵴供骨优于桡骨远端供骨。带血运骨移植,以带血管的桡骨瓣移位最为流行。主要用于治疗骨折近段缺血性骨不连或复位良好的近段骨折。

6) 近排腕骨切除术:如果患者不适合长时间腕关节制动,并且对腕关节功能有要求或经植骨术后骨折不愈合,可选用近排腕骨切除术,其禁忌证为:桡月关节或头状骨关节炎。该手术有可靠、相对简单、可缓解疼痛、保留关节部分功能和握力、术后大部分病人可重返工作岗位等优点。

7) 部分腕关节融合术:长期存在骨不连,严重关节炎或广泛缺血性骨坏死伴有腕塌陷的患者,还有某些特定职业,需要腕关节有一定活动度的,另外还有些病人愿意以轻度疼痛为代价而保留部分腕关节活动功能者,可选部分腕关节融合术。该术既能减轻腕关节疼痛,又能获得稳定和一部分活动度。出现了舟骨、大、小多角骨局限性腕骨融合术治疗舟骨旋转性半脱位,头、月、三角、钩骨局限性融合术治疗舟月骨进行性塌陷,也有学者称之为四角融合术。

经大样本长期随访发现，与近排腕骨切除术及全腕关节融合术相比，四角融合术确有消除腕痛、恢复握力、保留腕部分活动范围等优点，但术后腕活动丢失 50%。在相同的是适应证下，部分腕关节融合术比近排腕骨切除术术后可获得更好的握力，适合重体力劳动者。

8）全腕关节融合术：适用于以上方法都失败，全腕关节炎的病人。手术后关节运动功能丧失，但关节稳定，疼痛消失，握力恢复。

9）骨折常见并发症的治疗：腕舟骨骨折并非罕见性损伤，但不少临床医师由于缺乏足够的重视和经验，容易漏诊，漏治，最终导致舟骨延期愈合、骨不连和缺血性骨坏死。腕舟骨骨折为关节内骨折，若骨折复位不良，将遗留腕关节的疼痛和不同程度的腕关节功能丧失，甚至发生创伤性关节炎。早期诊断，早期治疗十分重要。仔细的体检，正确的腕舟骨投照体位，MRI 的应用可以减低漏诊概率。随着新的手术方法和内固定技术的出现，结合计算机辅助导航技术的应用，相信可以在更少破坏舟骨血运的前提下获得更好的疗效。一旦舟骨延期愈合、骨不连和缺血性骨坏死可以采用弥补治疗措施。

参 考 文 献

1. 王亦璁,郭子恒. 骨与关节损伤 [M]. 第 2 版. 北京：人民卫生出版社,2000：301.
2. Lee BP, Tan CT. Comminuted intra-articular fracture of the distal radius: results of early open reduction and internal fixation[J]. Singapore Med J, 1992, 33(6): 612-615.
3. 敖新华. 2110 例老年人骨折流行病学分析 [J]. 骨与关节损伤杂志,2000,15(2)：142-143.
4. 刘志强,廉宗,韩约. 创伤性三角纤维软骨复合体损伤的 MRI 与临床对照研究 [J]. 中华放射学杂志,1998,32(12)：855-858.
5. 国家中医药管理局. 中医病证诊断疗效标准 [M]. 南京：南京大学出版社,1994：168-169.
6. 尚天裕. 中国接骨学 [M]. 天津：天津科学技术出版社,1995：175-189.
7. 汪新民,钟世镇,赵卫东,等. 桡骨掌倾角改变对桡腕关节稳定性影响的生物力学研究 [J]. 第一军医大学学报,2003,23(4)：352-354.
8. 于金河,李增炎,彭阿钦,等. 桡骨短缩对桡腕关节影响的生物力学研究 [J]. 中国临床解剖学杂志,2005,23(1)：103-105.
9. [瑞士]T.P.鲁迪,[英]W.M.墨菲. 骨折治疗的 AO 原则 [M]. 戴尅戎,荣国威,主译. 北京：华夏出版社,2003：374-376.
10. 周正新,刘安平,王峰. 竹塑夹板治疗伸直型桡骨远端的临床研究 [J]. 中医正骨,2008,20(11)：5.
11. 史咏. 杉树皮夹板与石膏托外固定治疗桡骨远端骨折比较 [J]. 浙江中西医结合杂志,2008,18(10)：627.
12. 汤欣,曲巍. AO/ASIF 锁定加压接骨板治疗桡骨远端不稳定骨折 [J]. 中华创伤杂志,2004,20(9)：125-127.
13. 孙明宏,刘德群. 老年桡骨远端骨折锁定钢板固定与保守治疗的比较 [J]. 实用骨科杂志,2008,14(8)：487-488.
14. 秦宏敏,许铁. 内固定钢板治疗不稳定型桡骨远端骨折的疗效分析 [J]. 中华创伤骨科杂志,2006,3(5)：329-330.
15. 陈国奋,土井一辉. 桡骨远端关节内骨折的分类与关节镜下复位固定 [J]. 中华创伤骨科杂志,2004,6(10)：324-325.
16. 史定伟,王友. 腕关节镜下治疗桡骨远端关节内骨折 [J]. 中华创伤骨科杂志,2002,22(9)：95-97.
17. 孟和. 中西医结合骨科外固定治疗学 [M]. 北京：人民卫生出版社,2005.
18. 张兴平,郭建安,袁纯峰. 复位固定器治疗不稳定型 Colles 骨折 [J]. 中国骨伤,1999,12(5)：52-53.

19. 孟和. 中国骨折复位固定器疗法 [M]. 北京：北京医科大学、中国协和医科大学联合出版社，1993：124.

20. 张连仁，温建民，徐昭，等. 复位固定器治疗掌侧 Barton's 骨折疗效观察 [J]. 中医正骨，1996，8（4）：14-15.

21. 李盛华. 骨科微创治疗学 [M]. 兰州：甘肃民族出版社，2003，89.

22. 陈伯健，张莉，王昭佩，等. 两种外固定治疗桡骨远端骨折的临床对比研究 [J]. 时珍国医国药，2007，18（8）：1877-1878.

23. 陈文有，张同会. 桡骨远端不稳定骨折的手术治疗 [J]. 职业与健康，2007，23（8）：661-663.

24. 王军，唐诗添，石波，等. 桡骨远端骨折的治疗 [J]. 实用医院临床杂志，2004，1（1）：60-62.

25. 潘晓华，肖德明，徐忠世，等. 低强度超声治疗桡骨远端骨折的临床研究 [J]. 中华物理医学与康复杂志，2006，28（3）：184-187.

26. Fernandez DL. Should anatomic reduction be pursued in distal radial fracture[J]. J Hand Surg（Br），2000，25（6）：523-527.

27. 姜保国. 桡骨远端骨折的治疗 [J]. 中华创伤骨科杂志，2006，8（3）：236-239.

28. Shin EK，Jupiter JB. Current concepts in the management of distal radius fractures[J]. Acta Chir Orthop Traumatol Cech，2007，74（4）：233-246.

29. Handoll HH，Huntley JS，Madhok R. External fixation versus conservative treatment for distal radial fractures in adults[J]. Cochrane Database Syst Rev，2007，18（3）：CD006194.

30. Tan V，Capo J，Warburton M. Distal radius fracture fixation with an intramedullary nail[J]. Tech Hand Up Extrem Surg，2005，9（4）：195-201.

31. Schutz M，Kolbeck S，Spranger A，et al. Palmar plating with the locking compression plate for dorsally displaced fractures of the distal radius first clinical experience[J]. Zentralbl Chir，2003，128（12）：997-1002.

32. Baratz ME，Des Jardins JD，Anderson DD，et al. Displaced intra-articular fractures of the distal radius: the effect of fracture displacement on contact stresses in a cadaver model[J]. J Hand Surg（Am），1996，21（2）：183-188.

33. Trumble TE，Schmitt SR，Vedder NB，et al. Factors affecting functional outcome of displaced intra: articular distal radius fractures[J]. J Hand Surg（Am），1994，19（2）：325-340.

34. Cognet JM，Geanah A，Marsal C，et al. Plate fixation with locking screw for distal fractures of the radius[J]. Rev Chir Orthop Reparatrice Appar Mot，2006，92（7）：663-672.

35. Lindau T. Arthroscopic treatment of distal radius fracture[J]. Chir Main，2006，25（S11）：161-170.

36. Tang CW，Kay RM，Skaggs DL. Growth arrest of the distal radius following a metaphyseal fracture: ease report and review of the literature[J]. J Pediatr Orthop B，2002，11（1）：89-92.

37. Duncan SF，Weiland AJ. Minimally invasive reduction and osteosynthesis of articular fractures of the distal radius[J]. Injury，2001，32（S1）：14-24.

38. Arora R，Lutz M，Hennerbichler A，et al. Complications following internal fixation of unstable distal radius fracture with a palmar locking plate[J]. J Orthop Trauma，2007，21（5）：316-322.

39. 罗进林，蔡锦成，胡思进，等. 中药熏洗配合功能锻炼治疗骨折后关节强直 29 例 [J]. 实用中医药杂志，2008，24（8）：502.

40. 王京平. 中药熏洗辅助手法整复及石膏固定治疗桡骨远端骨折 [J]. 山东医药，2008，48（24）：94.

41. 陈兵. 手法治疗 Colles 骨折后遗症 52 例 [J]. 甘肃中医学院学报，2003，20（1），25-26.

42. 徐建钟，谢国华. 理筋法合接骨丹治疗桡骨远端骨折后遗症 35 例 [J]. 江苏中医，1998，19（1）：32.

43. 陈凯，谢韶东，朱干. 理筋手法结合功能锻炼治疗桡骨下端骨折后期腕关节僵硬 [J]. 国际医药卫生导报，2006，12（9）：31-32.

44. Schaefer M，Siebert HR. Die Kahnbeinfraktur[J]. Ufallchirurg，2002，105（6）：540-552.

45. 顾玉东，王澍寰，侍德. 手外科学 [M]. 上海：上海科学技术出版社，2002：382-389.

46. Filan SL，Herbert TJ. Herbert screw fixation of scaphoid fractures[J]. J Bone Joint Surg（Br），1996，78（4）：519-529.

47. Polsky MB，Kozin SH，Porter ST，et al. Scaphoid fractures：dorsal versus volar approach[J]. Orthopedics，2002，25（8）：817-819.

48. 缪锦浩，冯丹，宋滇文. 腕舟骨骨折的解剖特点、损伤机理与影像学诊断 [J]. 中国误诊学杂志，2003，3（8）：1264-1265.

49. Parvizi J，wayman J，Kelly P，et al. Combining the clinical signs improves diagnosis of scaphoid fractures[J]. J Hand Surg（Br），1998，23（3）：324-327.

50. Tiel-van Buul MM，van Beek EJ，Bom JJ，et al. The calue of radiographs and bone scintigraphy in suspected scaphoid fracture. A statistical analysis[J]. J Hand Surg（Br），1993，18（3）：403-406.

51. Albertsen J，Mencke S，Christensen L，et al. Isolated capitate fracture diagnosed by computed tomography[J]. Case report. Handchir Mikrochir Plast Chir，1999，31（2）：79-81.

52. Krimmer H，Schmitt R，Herbert T. Scaphoid fractures：diagnosis，classification and therapy[J]. Unfallchirurg，2000，103（10）：812-819.

53. Downing ND，Oni JA，Davis TR，et al. The relationship between proximal pole bloocl flow and the subjective assessment of increased density of the proximal pole in acute scaphoid fractures[J]. J Hand Surg（Am），2002，27（3）：402-408.

54. Munk pl，Lee MJ，Logan PM，et al. Scaphoid bone waist fractures，acute and chronic：imaging with different techniques[J]. Am J Roentgenol，1997，168（3）：779-786.

55. 国家中医药管理局. 中医病证诊断疗效标准 [M]. 南京：南京大学出版社，1994：169.

56. Trumble TE，Gilbert M，Murray LW，et al. Displaced scaphoid fractures treated with open reduction and intemal fixation with a cannulated screw[J]. J Bone Joint Surg（Am），2000，82（5）：633-641.

57. 田伟. 实用骨科学 [M]. 北京：人民卫生出版社，2008：627-630.

58. Sampson SP，Wisch D，Akelman E. Fractures and dislocations of the hand and wrist[M] // Roger Dee，Lawrence C.Hurst，Martin A.Gruber，et al. Principles of Orthopaedic Practice. 2nd Ed. New York：McGraw-Hill，1997：429-442.

59. Jeon IH，Micic ID，Oh CW，et al. Percutaneous screw fixation for scaphoid fracture：a comparison hetween the dorsal and the volar approaches[J]. J Hand Surg Am，2009，34（2）：228-236.

60. Prosser GH，Isbister ES. The presentation of scaphoid non-union[J]. Injury，2003，34（1）：65-67.

61. Slade JF，Grauer JN，Mahoney JD. Arthroscopic reduction and percutaneous fixation of scaphoid fractures with a novel dorsal technique[J]. Orthop Clin North Am，2001，32（2）：247-261.

62. Hambidge JE，Desai W，Schranz PJ，et al. Acute fractures of the scaphoid. Treatment by cast immobilisation with the wrist in flexion or extension[J]. J Bone Joint Surg Br，1999，81（1）：91-92.

63. Arora R，Gschwentner M，Krappinger D，et al. Fixation of nondisplaced scaphoid fractures：making treatment cost effective：Prospective controlled trial[J]. Arch Orthop Trauma Surg，2007，127（1）：9-27.

64. 梁振兴. 腕舟骨骨折诊治之我见 [J]. 山东中医杂志，2000，19（10）：607-608.

65. Kujala S，Raatikainen T，Kaarela O，et al. Successful treatment of scaphoid fractures and nonunions using bioabsorbable screws：report of six cases[J]. J Hand Surg（Am），2004，29（1）：68-73.

（张兴平　王玉春　孟　和）

四、髋部骨折

髋关节由髋臼，股骨近端骨折构成，是人体最大的杵臼关节，主要以骨性结构提供静力性稳定。髋臼骨折多合并髋关节脱位，股骨近端骨折多见股骨颈骨折；股骨粗隆间骨折，单纯的大粗隆或小粗隆骨折较少见，本书重点介绍股骨颈及粗隆间骨折的微创治疗。

（一）股骨颈骨折

1. 概述 股骨颈骨折多发生于老年人，股骨颈骨折是常见骨折，约占全身骨折的 3.58%，随着社会人口年龄的增长，股骨颈骨折的发生率不断上升。年轻人中股骨颈骨折的发生主要由于高能量创伤所致，常合并有其他骨折。股骨颈骨折存在 2 个主要问题：①骨折不愈合；②晚期股骨头缺血坏死。因此一直是创伤骨科领域中重点研究的对象之一。

2. 病因病机

（1）致伤暴力

1）直接暴力：很少见，暴力直接撞击髋关节前或后方，造成股骨颈骨折。

2）间接暴力：股骨颈骨折绝大多数为间接暴力所致，大多数老年人股骨颈骨折创伤较轻微，年轻人股骨颈骨折则多为严重创伤所致。

（2）骨折机制：创伤机制可分为 2 种：①跌倒时大转子受到直接撞击，暴力传导至股骨颈，造成骨折。②肢体过度外旋，股骨头由于前关节囊及髂股韧带牵拉而相对固定，股骨头向后旋转，后侧皮质撞击髋臼而造成颈部骨折。此种情况下常发生后外侧骨皮质粉碎。年轻人中造成股骨颈的暴力较大，暴力沿股骨干直接向上传导，常伴有软组织损伤，骨折也常发生粉碎。

3. 诊断

（1）临床表现：老年人跌倒后诉髋部疼痛，不敢站立和走路，应首先想到股骨颈骨折。即使还能走路或骑自行车，而有以下症状者，也应先按股骨颈骨折看待。

1）畸形：患肢多有轻度屈髋、屈膝及外旋畸形。

2）疼痛：髋部除有自发疼痛外，活动患肢时疼痛更为明显。在患侧足跟部或大粗隆部轻轻叩击，疼痛加重。在腹股沟韧带中点的下方常有压痛。

3）肿胀：股骨颈骨折多系囊内骨折，骨折后出血不多，又有关节囊、韧带及丰厚肌群的包裹，因此，外观上局部不易看到肿胀。

4）功能障碍：移位骨折病人在伤后就不能坐起或站立。但有一些无移位的线状骨折或嵌插骨折的病人，在伤后还能走路或骑自行车。对这些病人要特别注意，不要因遗漏诊断使无移位的稳定骨折变为移位的不稳定骨折。

5）患肢短缩：移位骨折，远段受肌群牵引而向上移位，因而患肢变短。表现为大粗隆位上移，双下肢不等长。

（2）辅助检查

1）影像学检查：常规拍摄髋关节的正、侧位 X 线片，可直观显示骨折部位、移位方向、严重程度，对应力骨折或嵌插骨折更为重要，应提起注意的是某些无移位的骨折在伤后立即拍摄的 X 线片上可以看不见骨折线，可先按骨折处理，等 2～3 周后，因骨折部骨质发生吸收现象，骨折线才显示出来。骨折端可见分碎骨片的应进行 CT 扫描，判定粉碎骨片的部位和范围，决定是否进行肌骨瓣移植术。MRI 的价值在于早期评价股骨颈骨折后股骨头的血供情况。由于核素浓聚无法定量，随着每个个体股骨头血液灌注的不同而不同，因此无诊断意义。

2）骨密度检查：股骨颈骨折多为老年人，一般都有不同程度的骨质疏松或骨质疏松危险因素应检测骨密度。

（3）诊断标准：参考 1994 年中国国家中医药管理局制定的《中医病证诊断疗效标准》。

有外伤史，好发于老年人，患侧髋部疼痛，腹股沟中点压痛，髋关节功能障碍。

X 线摄片检查可明确诊断及类型。

（4）骨折整复标准

1）股骨颈骨折要求解剖复位，在正位 X 线片上，股骨颈内侧骨小梁束与股骨内侧骨皮质延长线的夹角正常为 160°，在侧位 X 线片上股骨头中心线与股骨颈中心为一条直线，其夹角为 180°，复位后正，侧位上两个都在 155°～180° 之内即可认为复位满意。

2）在各个平面上移位 <5mm 且成角 <10°。

（5）临床分型：股骨颈骨折的分型有很多种，常用 Garden 分型：根据骨折移位程度将股骨颈骨折分为 4 型。

Ⅰ型：不全骨折，股骨颈下方骨小梁部分完整，该型包括所谓"外展嵌插型"骨折。

Ⅱ型：完全骨折，但无移位。

Ⅲ型：完全骨折，部分移位，该型骨折 X 线片上可以发现骨折远端上移、外旋，股骨头常表现为后倾，骨折端尚有部分接触。

Ⅳ型：完全骨折，完全移位，该型骨折 X 线片上表现为骨折端完全失去接触，而股骨头与髋臼相对关系正常。

4. 治疗 大多数股骨颈骨折需要手术治疗。只有少数无移位骨折和外展嵌插的稳定型骨折可进行卧床 8～12 周的保守治疗。骨折移位程度与股骨头缺血坏死及股骨头晚期塌陷有极大的相关关系。

（1）保守治疗：Ⅰ型和Ⅱ型骨折可以保守治疗，患者平卧位，患肢中立，髋关节外展 30°，皮肤牵引或股骨髁上牵引 8～12 周，治疗期间禁侧卧，减少起坐，口服中药以活血化瘀（早）、接骨续筋（中）、补益肝肾（晚），外用中药以活血化瘀、舒筋活络为主。根据骨折愈合时间和患肢情况，指导患者功能锻炼，适当运用推拿按摩以舒筋活络，促进肢体功能康复。

由于股骨颈骨折的患者多为老年人，尽快手术治疗可以大大减少骨折合并症发生及原有心肺疾病的恶化。除非患者有明显的手术禁忌证，均应考虑手术治疗，以防止骨折发生再移位，并减少患者的卧床时间，减少发生骨折合并症。

（2）手术治疗：无移位及嵌插型股骨颈骨折（Garden Ⅰ、Ⅱ型）约占所有股骨颈骨折的 15%～20%。无移位的股骨颈骨折虽然对位关系正常，但稳定性较差。嵌插型股骨颈骨折骨折端相互嵌插，常有轻度内翻。由于骨折端嵌入松质骨中，其内在的稳定性也不可靠，应考虑手术治疗，以防止骨折发生再移位，并减少患者的卧床时间，减少发生骨折合并症。

移位型股骨颈骨折（Garde Ⅲ、Ⅳ型）的治疗原则是：①解剖复位；②骨折端获得加压；③坚强内固定。移位型股骨颈骨折如患者无手术禁忌证均应采取手术治疗。Bredhal 发现 12 小时之内进行手术治疗的患者死亡率明显低于迟延手术对照组。另外，急诊手术尽快恢复骨折端的正常关系，对于缓解对股骨头颈血供的进一步损害有一定的益处。Mar-sie 统计的一组患者中，12 小时之内手术者，股骨头缺血坏死率 25%；13～24 小时之内手术者，股骨头缺血坏死率 30%；24～48 小时之内手术者，股骨头缺血坏死率 40%。目前多数作者主张应在 6～12 小时之内急诊手术。

应尽可能采取闭合复位，只有在闭合复位失败，无法达到解剖复位时才考虑切开复位。一旦闭合复位失败，应该考虑切开复位，即直视下解剖复位。以往认为切开复位会进一步损害股骨头颈血供。近年来，许多作者都证实切开复位对血供影响不大。其理由是，首先切开复位时关节囊切口很小，而解剖复位对血供恢复起到了良好的作用。切开复位可采用前侧切口或前外侧切口（Wataon-Jonea 切口）。有人提出，如存在股骨颈后外侧粉碎，则应选择后方切口以便同时植骨。但大多数作者认为后方切口有可能损害股骨颈后外侧残留的血供故应尽量避免。

（3）微创治疗思路和特点：股骨颈骨折存在较高的股骨头坏死率和骨折不愈合率，原因是移位型股骨颈骨折发生后，股骨头便可以被认为已部分或全部失去血供。血供的重建主要靠残留血供的爬行替代。血供重建主要有 3 个来源：①圆韧带动脉供血区域与其他部分的吻合。②骨折端骨内血管的生长，这一过程较为缓慢。骨折端的移位及纤维组织生成都将阻碍骨内血管的生长。因此，良好的骨折复位，牢固的固定极为重要。③股骨头未被关节软骨覆盖部分血管的长人。

关节囊内股骨颈骨折发生后，关节囊内的出血及凝血块将增加关节囊内的压力，产生所谓"填塞效应"。许多作者认为填塞效应对于股骨头的血供有一定影响，甚至是股骨头晚期塌陷的原因之一。实验表明，当关节囊内压力大于舒张压时，股骨头内血流明显减慢，甚至可造成骨细胞坏死。因此，很多作者主张在内固定手术时应行关节内穿刺或关节囊部分切开，以减小关节囊内压力，对降低股骨头坏死的发生率有一定作用。

骨折端的复位情况对于股骨头血供有很大影响，骨折端复位不良、股骨头旋转及内外翻都将使圆韧带动脉及其他残留的动脉扭曲，从而影响股骨头血供。内固定物也是股骨头血供的影响因素之一。内固定物的体积增大对股骨头的血供是有害的。另外内固定物的位置也对股骨头的血供产生影响。许多作者认为，内固定物置于股骨头外上方时将会损伤外侧骺动脉（股骨头主要血供动脉）。因此，应避免将内固定物置于股骨头上方。内固定物（如三翼钉）会使骨折端产生一定分离，同时反复的捶击振动，会造成不同程度的骨损伤。目前认为，应选择置入时对股骨头颈损伤较小的内固定物。

股骨颈骨折的治疗既要满足复位，固定的需要，又要减少对残留血供及血供重建的干扰，这是治疗的关键。以传统的骨折整复手法闭合复位，中空拉力钉内固定，前关节囊微创减压治疗股骨颈骨折即可达到满意的复位，可靠的固定，同时消除"填塞效应"，创伤小，对股骨头的血供干扰小，为骨折的愈合及股骨头血供的重建提供了良好的基础。

（4）微创治疗方法——中西医结合抖牵旋按拉力钉内固定前关节囊减压疗法：适用于无后外侧粉碎的Ⅲ型，Ⅳ股骨颈骨折，Ⅰ型和Ⅱ型骨折无需整复，直接拉力钉内固定前关节囊减压。

1）适应证：①新鲜骨折；②年龄＜70 岁；③后外侧骨质完整，无明显粉碎骨片及骨缺损。

2）麻醉方法：采用联合阻滞麻醉或气管插管全麻。

3）体位：麻醉生效后，患者仰卧位，患肢中立位。

4）复位固定：术区常规消毒铺无菌单，一助手双手扶患者腋下，一助手双手持患肢足踝部，两助手对抗牵引，保持牵引同时，助手轻轻上下抖动及旋转患者，松解骨折端嵌插，利用关节囊的牵张，纠正股骨头的旋转，术者使用捺正手法纠正侧向移位，最后术者一手掌压于股骨颈前方，一手扣住大粗隆向上提，纠正向前成角。C 型臂 X 线机透视观察骨折复位情况，骨折复位满意后，自大粗隆外下方做约 4cm 的切口，切开皮肤，髂胫束至股骨外侧骨壁。自股骨颈内下，中线及中上 1/3 处，呈三角形，分别以低速电钻平行钻入三枚导针至股骨头下 0.5cm。C 型臂 X 线机透视观察导针的位置良好，骨折复位满意，分别拧入三枚合适长度的中空拉力钉，断端加压固定。自腹股沟中点的外侧，避开股动脉，做约 2cm 的切口，切开皮肤，以止血钳钝性分开皮下组织及关节囊。冲洗创口，缝合。

5）术后管理：术后患肢穿防外旋鞋，保持中立，髋关节外展30°，麻醉复苏后卧床主动股四头肌训练，切口定期换药，2周切口愈合，拆线，主动锻炼髋、膝关节功能。3个月内禁侧卧，禁盘腿，禁负重。3个月后根据骨折愈合情况，扶双拐，患肢部分负重，离床功能训练。

附：典型病例

姜某，女，64岁，农民，汉，辽阳市唐马寨。左股骨颈骨折（Garden Ⅲ型骨折），（图3-1-2-4-a、b）系间接暴力所致。

患者于2010年7月26日跌倒致伤，来我院行手法复位、患肢皮牵引，伤后3天在联合阻滞麻醉下行"手法抖牵旋按复位、拉力钉内固定术"，在骨折充分复位后，以3枚直径7.3mm的拉力定经皮内固定，术后X线片显示骨折复位良好（图3-1-2-4-c、d）。术后3周锻炼髋、膝关节功能。6个月后复查（图3-1-2-4-e），髋、膝关节功能完全恢复，无疼痛及活动受限。

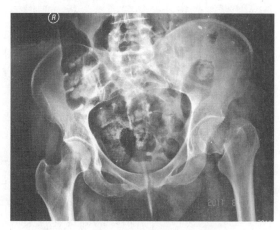

图3-1-2-4-a　术前双髋正位X线片

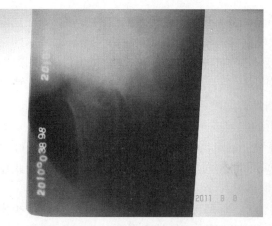

图3-1-2-4-b　术前股骨颈轴位X线片

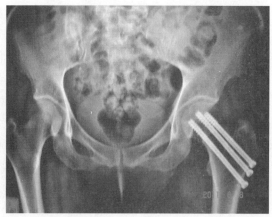

图3-1-2-4-c　术后双髋正位X线片

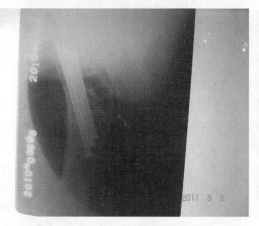

图3-1-2-4-d　术后股骨颈轴位X线片

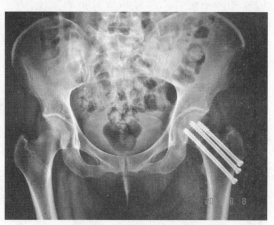

图3-1-2-4-e　术后6个月复查X线片

（5）股骨颈骨折治疗的研究进展：股骨颈骨折多发生于老年人，女性发生率高于男性。由于老年人多有不同程度的骨质疏松，而女性的体力活动相对较男性少，再加上由于生理代谢的原因其骨质疏松发生较早，故即便受伤暴力很小，也会发生骨折。目前普遍认为，尽管不是唯一的因素，但骨质疏松仍是引起股骨颈骨折的重要因素，甚至于有些学者认为可以将老年人股骨颈骨折看做是病理性骨折，骨质疏松的程度对于骨折的粉碎情况（特别是股骨颈后外侧粉碎）以及内固定后的牢固与否有直接影响。

各型股骨颈骨折在无手术禁忌证的前提下都需手术治疗，以减少并发症的发生。许多人认为应尽早（6～12 小时之内）实施手术，常规在术中切开前关节囊进行关节内减压，12～24 个月后去除内固定物。

复位的方法有 2 种，即闭合复位和切开复位。应尽可能采取闭合复位，只有在闭合复位失败，无法达到解剖复位时才考虑切开复位。股骨颈骨折复位后稳定与否很大程度上取决于股骨颈后外侧是否存在粉碎。如果出现后外侧粉碎，则丧失了后外侧的有效骨性支撑，随后常发生复位失败以至骨折不愈合。即使内固定物置放位置正确，也无法抵消股骨颈后外侧骨缺损所造成的不稳定。因此，对于伴有后外侧粉碎的股骨颈骨折，可考虑一期进行植骨。

应用于股骨颈骨折治疗的固定物种类很多。合格的固定原则是坚强固定和骨折端获得加压，各种固定材料均有自身的特点和不足，医师应该对其技术问题及适应证非常熟悉以便选择应用。

闭合复位持续骨牵引仅适用于有明显手术禁忌证，不能承受手术治疗的患者。先在局麻下做胫骨结节骨牵引，关节囊穿刺抽血减压。根据病人年龄、体重和肌力强弱给以适当的牵引重量，一般为 4～8kg。患肢牵引方向应和股骨头的变位方向一致，若股骨头内收，则患肢先在内收位牵引；若股骨头外展，则患肢先在外展位牵引；若股骨头在中立位，则在中立位牵引。牵引 2～3 天后照正、侧位床边 X 线片。如骨折远段已牵下，则将内收位牵引改为中立位或外展位，患肢由外旋改为内旋，以便纠正骨折的向前成角，使复位的骨折端紧紧地扣住。如尚未牵下，则调整内收或外展角度或适当调整牵引重量，同时采用"抖牵旋按"手法复位，直到获得满意复位为止，一般在 1 周内完成。卧床期间加强皮肤护理，定时翻身、拍背，防止压疮的发生。定期复查床头 X 线片，观察骨折对位情况。

1）经皮多针复位固定：经皮多针固定的优点主要是可在局麻下经皮操作，从而减少出血、手术死亡及感染的危险。其缺点是：①固定强度不足；②在老年骨质疏松的患者中，有在股骨粗隆下进针入点处造成骨折的报道；③存在固定针穿出股骨头的可能。多针固定时如进针过深，此针道应该废弃，否则如再次经此针道穿针，容易穿出股骨头。多针固定时，每根针应相互平行，许多作者的试验结果证明，多针平行打入股骨颈（不论何种形式排布：三角形、四边形等）可有效地防止骨折端旋转，并且增加骨折端的稳定性。多针固定总的牢固强度较弱，因此主要适用于年轻患者中无移位的股骨颈骨折（Garden Ⅰ、Ⅱ型）。

2）外固定支架的应用：1984 年黄克勤，董福慧等研制力臂式外固定器治疗股骨颈骨折，股骨粗隆间骨折，借助 3 枚穿入股骨内的克氏针，与伤肢组成几何形不变的体系，充分发挥器械和骨的作用共同抵抗外力，保证了骨折局部稳定。生物力学测试，压力在 160kg 以下时，力臂式固定器的固定作用强于三翼钉，加压螺纹钉及 2 枚克氏针。具有损伤小，使用方便，早离床活动等优点。术后 3～10 天即可扶双拐下地，患肢免负荷功能训练。一般术后固定 3～4 个月，骨折已基本愈合，即可拆除力臂式外固定器。存在针道感染、滑针、软组织激惹等缺陷。据统计针道感染率约为 7%，以肥胖者为多。因此，糖尿病，肥胖患者慎用外固定疗法。

3）切开复位内固定：一旦闭合复位失败，应该考虑切开复位，即直视下解剖复位。以往认为切开复位会进一步损害股骨头颈血供。近年来，许多作者都证实切开复位对血供影响不大。Bankn 的结论甚至认为切开复位后不愈合率及股骨头缺血坏死率均有下降。其理由是，首先切开复位时关节囊切口很小，而解剖复位对血供恢复起到了良好的作用，而且骨折血肿可增加关节囊内压力，妨碍关节囊静脉回流，减少股骨头动脉血供。关节囊切开可清除关节内血肿，不必缝合关节囊，可以减少关节囊内的压力，改善关节囊静脉回流，降低头坏死率。

切开复位可采用前侧切口或前外侧切口（Wataon-Jonea 切口）。有人提出，如存在股骨颈后外侧粉碎，则应选择后方切口以便同时植骨。但大多数作者认为后方切口有可能损害股骨颈后外侧残留的血供，故应尽量避免。

1985 年，Aanis 和 Wanek-Sgaglione 首先报告多枚平行空心螺钉固定股骨颈骨折，术中通过螺钉对骨折端进行初始加压，愈合过程中骨块沿螺钉产生滑动加压，以促进骨折愈合。由于该手术创伤小，对股骨头残留的血供破坏较少，且一旦内固定失败，施行补救手术较为方便，因此，目前平行空心螺钉在股骨颈骨折的内固定治疗中应用最为广泛。平行螺钉技术最关键之处是：①螺钉之间要相互平行，以保证骨折端之间的滑动加压；②螺钉在股骨颈内要尽量分散，位于股骨颈下方和后方的螺钉要尽量贴近皮质，这样如果螺纹在股骨头内有足够的把持力，螺钉就可获得骨皮质的支撑，从而实现三点固定，防止螺钉向后方及下方倾斜而产生股骨头后倾和内翻。

股骨颈基底部骨折及骨折线接近垂直的 Pauwels Ⅲ 型骨折更适合滑动髋螺钉固定，缺点在于防旋能力相对较差，且手术创伤较大，还有可能增加股骨头坏死的风险。一项随机对照研究显示，术后空心螺钉内固定组股骨头血供是滑动髋螺钉组的 3.5 倍。其可能的原因包括：①内固定安放位置欠佳，螺钉进入股骨头后上象限，从而破坏股骨头血供；②拧入主钉的过程中出现股骨头旋转，进一步损害其血供。滑动髋螺钉的另一个缺点是螺钉直径大造成股骨颈中央骨质丢失较多，一旦患者出现骨不连而需行补救手术时，重建难度很大。

应用平行空心螺钉技术治疗后，常常出现股骨颈短缩，导致髋关节外展肌力臂减少，股骨颈偏心距下降，患者出现 Trendelenbur 征阳性，还可能造成凸轮型股骨髋臼撞击综合征。

应年来应用股骨近端锁定钢板可提供角稳定性以防止股骨颈短缩。Haidukewych 等采用 Synthes 公司的股骨近端锁定钢板治疗 37 例股骨颈骨折，经初步临床分析发现，与空心螺钉相比，锁定钢板可提高骨折端的稳定性，降低并发症的发生率。该钢板本身不提供普通螺钉孔，因此需通过拉力螺钉对骨折端进行加压后再行锁定螺钉固定。

4）人工关节置换术在股骨颈骨折中的应用：1940 年，Moore 与 Bohlman 首先应用金属人工假体置换术治疗股骨近端骨肿瘤。随后人工关节技术不断发展。在对于新鲜股骨颈骨折治疗方面，人工关节置换术曾被广泛应用于老年人移位型骨折。应用人工关节置换术治疗老年人股骨颈骨折主要基于 2 点考虑：①术后患者可以尽快肢体活动及部分负重，以利于迅速恢复功能，防止骨折合并症，特别是全身合并症的发生，特别是全身合并症的发生，使老年人股骨颈骨折的死亡率降低。这一点曾被认为是应用人工关节置换术的主要理由。近年来，内固定材料及技术不发展提高。当代的内固定材料完全可以满足上述要求。因此，人工关节置换术的这一优点便不再突出。②人工关节置换术对于股骨颈骨折后骨折不愈合及晚期股骨头缺血坏死是一次性治疗。关于这一点有许多不同意见。首先，目前无论采用何种技术方法，对于新鲜骨折不愈合及晚期股骨头缺血坏死都无法预测。其次应用当代内固定材料后，多数作者报道股骨颈骨折不愈合率低于 5%。

5）骨或骨替代物移植：对于移位明显的头下型和头颈型股骨颈骨折，2/3 的病例股骨头处于缺血状态，尤其是外后侧粉碎，骨质缺损的病人，单靠骨折复位和内固定很难避免并发症的发生，20 世纪 80 年代以来随着显微外科及修复技术的发展，利用带血管的肌骨瓣、骨膜瓣或骨块修复给股骨颈骨折治疗提供了有益的尝试，常用骨方肌骨瓣，旋髂深血管蒂髂骨移植，缝匠肌骨瓣移植，带血管蒂股骨人转子骨瓣移植，带阔筋膜张肌蒂髂骨移植，，吻合血管腓骨移植等方法。

（二）股骨粗隆间骨折

1. 概述　股骨粗隆间骨折（intertrochanteric fracture，ITF）又称转子间骨折，占髋部骨折65%，占全身骨折的 3%～4%。发病率与年龄、性别、种族和国家有关，年龄大于 80 岁发生率高，女性高于男性。现在，医师可以选择多种方法手术治疗，但没有一种内固定完全满意针对多种类型的骨折，伤后 1 年的死亡率仍高达 20%。因此治疗转子间骨折我们将面临多方面的挑战，治疗最重要的是用一种可靠的内固定保证病人迅速的康复。

2. 病因病机

（1）致伤暴力

1）直接暴力：暴力直接撞击髋部，青壮年常因车肇事造成股骨粗隆下粉碎骨折。

2）间接暴力：90% 老年粗隆间骨折受伤原因是摔伤，大粗隆着地，即可引起该部位骨折。

（2）骨折机制：老年人因粗隆部骨质疏松，内分泌失调，骨质脆弱，即使轻微外伤直接或间接暴力，或扭转外力肌肉失去平衡。如滑倒、扭伤，大粗隆着地，即可引起该部位骨折。青壮年由直接暴力可造成粗隆下粉碎骨折。年轻的转子间骨折的病人通常由高能量损伤引起，如摩托车车祸和高处坠落伤，这些病人要密切注意合并伤，如颅脑、颈椎和胸腹部的损伤。

3. 诊断

（1）临床表现：外伤后下肢患肢短缩，内收，屈曲外旋畸形，大粗隆向上移位。按压大粗隆时引起疼痛，叩打足跟有纵向叩击痛。局部肿胀严重，有大面积皮下瘀血或瘀斑，有时触及骨擦音，髋关节功能活动丧失，主动及被动活动受限。

（2）辅助检查

1）影像学检查：常规拍双髋正位和患髋侧位片，正位片肢体放在内旋位，明确骨折线的方向和骨的质量，侧位对判断后侧骨折块的大小、位置和粉碎程度极为重要，帮助判断骨折的稳定性。怀疑病理性骨折和普通 X 片判断骨折不明确，CT 检查是必要的，也可以考虑做 MRI 检查。严重粉碎的骨折还需螺旋 CT 三维重建，明确骨折块的部位，大小，移位情况等。

2）骨密度检查：股骨粗隆间骨折大多为老年患者，有不同程度的骨质疏松可检测骨密度，判定骨质疏松的程度。

（3）诊断标准：参考 1994 年中国国家中医药管理局制定的《中医病证诊断疗效标准》。有外伤史，多发于老年人，髋部疼痛，肿胀明显，大粗隆处压痛，功能障碍。X 线摄片检查可明确诊断及类型。

（4）骨折整复标准：对股骨粗隆间骨折的整复至少要达到如下功能复位标准：①内侧和后侧骨皮质都恢复了完整性；②颈干角控制在 135° 左右；③前倾角保持在 12° 左右。

（5）临床分型：改良 Evans 分型。Jensen 对于 Evans 分型进行了改进，基于大小粗隆是否受累及复位后骨折是否稳定而分为 5 型。

Ⅰ型：两骨折片段，骨折无移位。

Ⅱ型：两骨折片段，骨折有移位。

Ⅲ型：三骨折片段，累及大粗隆，因为移位的大粗隆片段而缺乏后外侧支持。

Ⅳ型：三骨折片段，累及小粗隆，由于小粗隆或股骨矩骨折缺乏后内侧支持。

Ⅴ型：四骨折片段，骨折累及大，小两个粗隆，缺乏内侧和外侧的支持。

Jensen 研究发现Ⅰ、Ⅱ型骨折 94% 复位后稳定；Ⅲ型骨折 33% 复位后稳定；Ⅳ型骨折 21% 复位后稳定；Ⅴ型骨折 8% 复位后稳定。Jensen 指出大小粗隆的粉碎程度与复位后骨折的稳定性成反比，改良的 Evans 分型为判断复位后的稳定性和骨折再次移位的风险提供了最为可靠的预测。

4. 治疗　股骨粗隆间骨折的治疗是以重建患者自身骨骼的原有生物力学结构和强度为最终目的的，没有一种治疗措施是在所有情况下都适用的，需综合考虑患者骨折的临床类型、固定物的生物力学特点以及患者的年龄、身体情况与经济状况等，最终选择一个最佳的个性化治疗方案。做到治疗前充分评估，治疗中随时调整，治疗后积极预防。

（1）保守治疗：虽然股骨转子间骨折治疗现在以手术治疗为首选，但仍然有时候手术治疗不能进行而只能采取保守治疗。保守治疗的相对适应证有：伤前不能行走，伤后疼痛不严重的患者；内科情况不能耐受麻醉和手术的患者等。

病人卧床休养，患肢穿木板鞋，防止旋转，以 15% 体重行胫骨骨牵引 8～12 周（其间拍 X 线片以了解骨折端情况并加以调整），患肢保持外展 30°～40°。矫正内翻、短缩和外旋畸形，达到并维持骨折复位直至骨愈合，视骨折稳定程度，3～5 周，牵引下卧床锻炼髋，膝关节功能，8～12 周后撤除牵引，在外展板保护下，持双拐练习步行，直至患肢负重，骨折愈合。

在骨折的整个治疗过程中根据中医辨证论治和骨折治疗的三期用药原则，分别采用口服中药以活血化瘀（早）、接骨续筋（中）、补益肝肾（晚），外用中药以活血化瘀、舒筋活络为主。根据骨折愈合时间和患肢情况，指导患者功能锻炼，适当运用推拿按摩以舒筋活络，促进肢体功能康复，高度注意预防继发并发症，如肺炎、骶部和跟部的压疮、足的跟腱挛缩和血栓。

保守治疗的优点是：方法简单易行；对患者生理干扰小，不破坏骨折处血运；牵引状态下可允许患者进行功能锻炼，亦能适时调整颈干角及前倾角角度，在一定程度上可以预防骨折的畸形愈合；患者不需要忍受手术的痛苦及承担相关的风险。因此，在不具备手术治疗条件的基层医院或者患者体质差，伴有不同程度的全身基础性疾病，心、肺等重要器官储备及代偿能力低下，不能耐受手术，骨质疏松严重，手术无法达到坚强固定的治疗效果，保守治疗仍不失为股骨粗隆间骨折一种可供选择的治疗手段。

（2）手术治疗：保守治疗住院时间长，并发症发生率及患者病死率高，愈合后多伴发髋内翻、髋外旋、患肢短缩等畸形或膝关节僵硬等并发症。因此股骨转子间骨折治疗现在以手术治疗为首选，手术治疗的根本目的是复位后对于股骨转子间骨折进行牢固的固定，减少卧床产生的并发症。而固定是否牢固取决于以下因素：①骨骼质量；②骨折类型；③复位；④内固定物的设计；⑤内固定材料的置放位置。近年来治疗股骨转子间骨折的内固定材料不断发展更新，其中常用的标准内固定物可分为 2 类：一类是滑动加压螺钉加侧方钢板，如 Rich-ards 钉板、DHS 和 DCS 等。另一类是髓内固定，如重建带锁髓内针、Gamma 钉和 PFFN 等。

（3）微创治疗思路和特点：长期以来，对股骨粗隆间骨折采用手法复位，持续牵引固定的保守治疗技术体现了动静结合、筋骨并重的原则，缩短疗程，防止髋内翻的发生，取得了一定的效果。但是保守治疗，患者卧床时间长，护理极为不便，并发症发生率及患者病死率高，保守治疗一年死亡率约 29.6%，愈合后多伴发髋内翻、髋外旋、患肢短缩等畸形或膝关节僵硬等并发症。

近年来随着手术技术的不断提高，内固定材料不断发展更新，治疗股骨粗隆间骨折的理念逐渐趋于一致：除非患者有明显的手术禁忌证，均应考虑手术治疗，减少患者的卧床时间，降低并发症发生率及患者病死率。但是切开复位内固定除感染，内固定失效，不愈合等风险外，各种内固定物又有自身缺陷，DHS 内固定手术伤口暴露大、手术时间相对较长、术中失血较多、主螺钉影响股骨头血供继发股骨头坏死、抗旋转力差、主螺钉因力臂较长又可能引起割出、断钉、断板、不利于早期活动，Gamma 钉的主要并发症有术中大转子及股骨干劈裂骨折、拉力螺钉退出或切出股骨头、拉力螺钉控制股骨近端旋转的能力较差，医源性股骨干骨折。PFN 髓内固定更符合生物力学要求，允许患者早期负重。Paarineri 等认为治疗股骨粗隆骨折中 PFN 术后功能恢复优于 DHS。但是 PFN 拉力螺钉可切割股骨颈以及拉力螺钉或防旋螺钉退出所造成的"Z"字效应，操作技术要求高，而且价格较昂贵，不易被低收入人群所接受。

外固定架治疗股骨粗隆间骨折具有手术时间短，损伤小的优点 20 世纪 70 年代后期我国各医院开始采用起重机式外固定架，可调式外展支具，力臂式外固定器等外固定器技术治疗股骨颈及粗隆间骨折，减少死亡率及合并症的发生，远期效果良好，但是支撑体系远离骨折断端，抗内翻应力能力差，固定强度不够；螺钉穿过阔筋膜及股外侧肌固定，活动时的牵涉痛，妨碍了患者术后的功能锻炼，阻碍了髋、膝关节的屈伸活动，早期的报道它有明显的并发症如针道感染、针松动和继发内翻畸形，病人在活动过程中疼痛等。随着外固定器械的不断改进，固定强度不断增强，闭合复位外固定器固定技术，方法简单易行，对患者生理干扰小，不破坏骨折处血运，骨折愈合快，允许患肢早期不负重功能训练等优势逐渐显示出来。而且随着外固定器术后管理的不断完善，并发症逐渐减少。

（4）微创治疗方法——中西医结合骨穿针外固定器疗法：中西医结合骨穿针外固定器疗法适应于开放性骨折、软组织挫灭严重的骨折、整复固定后再度移位的骨折。

1）适应证：①新鲜开放性骨折；②软组织挫伤肿胀严重的骨折；③手法复位、夹板或石膏外固定后再度移位者；④陈旧性骨折畸形愈合。

2）禁忌证：①严重骨质疏松的患者；②大粗隆纵行劈裂的Ⅲ型、Ⅴ型骨折。

3）麻醉方法：采用坐骨神经阻滞麻醉或联合阻滞麻醉。

4）体位：麻醉生效后取仰卧位。

5）复位固定：术区常规消毒铺无菌单，一助手双手扶患者腋下，一助手双手持患肢足踝部，两助手对抗牵引，使屈曲、外展、外旋位逐渐变成中立位。术者根据骨折移位程度、方向自后前端，从外向内托，在牵引外展同时，推挤骨折近端，使其向内侧嵌插，矫正侧方分离和旋转畸形，稳定内侧弓，保持外展 30°，足放于中立位。C 型臂 X 线机透视观察骨折复位情况，骨折复位满意后，自大粗隆外下方做约 4cm 的切口，切开皮肤，髂胫束至股骨外侧骨壁。自股骨颈内下及中上 1/3 处，分别以低速电钻平行钻入两枚导针至股骨头下 1.0cm。C 型臂 X 线机透视观察导针的位置良好，骨折复位满意，分别以直径 4.5mm 的空心钻头沿导针扩孔，拧入直径 6.5mm 的螺纹钉。自股骨干中下 1/3 处分别以低速电钻，直径 4.5mm 的钻头及保护套管垂直股骨干的轴线钻孔，拧入两枚直径 6.5mm 的螺纹钉，连接 120°斜孔多功能外固定器。屈膝 90°，以尖刀充分松解针道周围紧张的皮肤及阔筋膜，冲洗创面，缝合皮下组织及皮肤阔筋膜及筋束不缝合。

6）术后管理：术后患肢穿防外旋鞋，保持中立，髋关节外展 30°，麻醉复苏后卧床主动股四头肌训练，床上练习起坐，切口针道换药，3～5 天 1 次，7～10 天后肿胀消退，主动锻炼髋，膝关节功能,2周切口愈合拆线扶双拐,患肢部分负重,离床功能训练。3～4个月骨折达临床愈合,撤出外固定器。

附:典型病例

张某,女,73岁,退休工人,汉,鞍山市鞍钢集团。左股骨粗隆间骨折粉碎骨折Ⅳ型骨折),系间接暴力所致(图3-1-2-4-f,图3-1-2-4-g)。

患者于2009年5月22日跌倒致伤,来我院行手法复位患肢持续皮牵引,伤后3天在联合阻滞麻醉下行"手法复位、外固定器固定术",在骨折充分复位后,以1枚直径3.0mm的克氏针经皮内固定,自大粗隆外下分别扩孔,拧入直径6.5mm的螺纹钉方安装外固定器。术后X线片显示骨折复位良好(图3-1-2-4-h,图3-1-2-4-i)。术后1周主动锻炼髋,膝关节功能。2周扶双拐离床活动。

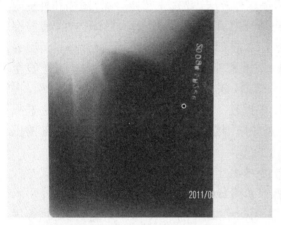

图3-1-2-4-f　术前股骨颈轴位X线片

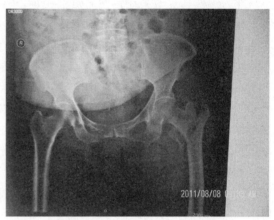

图3-1-2-4-g　术前双髋正位X线片

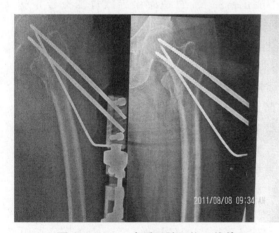

图3-1-2-4-h　术后双髋正位X线片

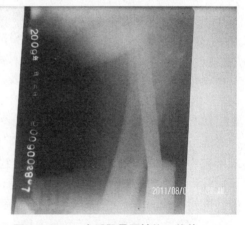

图3-1-2-4-i　术后股骨颈轴位X线片

(5)股骨粗隆间骨折治疗的研究进展:股骨粗隆间骨折是指股骨颈基底至小粗隆水平之间的骨折,又称转子间骨折,是临床上髋部骨折中的常见类型。其好发于伴有骨质疏松的老年高龄患者,发生率占全身骨折的3%～4%。股骨粗隆间骨折发生的主要原因是外伤和骨质疏松,骨折常合并有粗隆后部和股骨矩的破坏,治疗不当易产生髋内翻畸形。

中医药骨折的干预遵循"动静结合、筋骨并重、内外兼治、医患配合"的治疗原则,采用中医正骨手法复位、持续牵引或中西医结合外固定器疗法治疗；在骨折的整个治疗过程中根据中医辨证论治和骨折治疗的三期用药原则，分别采用口服中药以活血化瘀（早）、接骨续筋（中）、补益肝肾（晚），外用中药以活血化瘀、舒筋活络为主；根据骨折愈合时间和骨折部位局部情况，指导患者积极功能锻炼；适当运用推拿按摩以舒筋活络，促进肢体功能康复。

　　股骨粗隆间骨折的治疗是通过骨折的复位和固定，尽早使患者离床功能活动，减少因长期卧床引发的并发症及病死率。骨折的治疗遵循个体化治疗原则，根据患者的具体境况选择合适的治疗方案。近年来，随着医疗技术和固定器械的发展，治疗观念不断更新。现代医学主要采用保守治疗和手术治疗两种治疗方式，保守治疗多通过骨折闭合复位牵引固定，手术治疗采用切开复位内固定或外固定支架固定。

　　1）保守治疗：保守治疗治疗有 2 种方式，一是每天病人服止疼痛药把病人放在轮椅上，一旦病人一般情况改善扶拐杖无负重行走，但选择这种方法，要接受肢体内翻、短缩和外旋畸形。适于合并多种内科疾病的患者，以减少长期卧床之并发症。二是病人卧床休养，患肢穿木板鞋，防止旋转，以 15% 体重行胫骨骨牵引 8～12 周（其间拍 X 线片以了解骨折端情况并加以调整），患肢保持外展 30°～40°。矫正内翻、短缩和外旋畸形，达到并维持骨折复位直至骨愈合，视骨折稳定程度，3～5 周，牵引下卧床锻炼髋，膝关节功能，8～12 周后撤除牵引，在外展板保护下，持双拐练习步行，直至患肢负重，骨折愈合。适于有行走可能患者。总之选择保守治疗的病人，特别是牵引的患者，要高度注意预防继发并发症，如肺炎、骶部和跟部的压疮、足的跟腱挛缩和血栓。

　　2）外固定器治疗：外固定器固定是一种介于手术治疗与非手术治疗之间的半侵入式穿针治疗方法。外固定架治疗股骨粗隆间骨折，具有手术切口小，对人体干扰少；操作简单，手术时间短，患者痛苦小，手术失血量少；术后可早期离床活动，无需二次手术取出内固定物等优点。但是螺纹钉穿过阔筋膜及股外侧肌固定，活动时的牵涉痛，妨碍了患者术后的功能锻炼，阻碍了髋、膝关节的屈伸活动；钢针外露，患者不能正常穿衣，钉道感染导致骨髓炎等并发症。我们经过近 20 年外固定器临床应用总结出的经验是：术中针道周围阔筋膜充分松解，不缝合，术后早期髋膝关节功能训练，严格的针道管理可以控制并发症的发生。

　　3）切开复位内固定：切开复位内固定 的根本目的是复位后对于股骨转子间骨折进行牢固的固定，允许患者早期离床，减少并发症。复位对于内固定后的稳定非常重要，应该力求达到解剖复位。因为解剖复位，特别是内后侧骨皮质连续性恢复，仍是复位后稳定的基础。复位方法可采用闭合复位或切开复位，无论骨折类型是否复杂，均应首先试行闭合复位。转子间骨折应在麻醉下应用牵引床进行牵引闭合复位，直接牵引轻微外展和外旋，纵向牵引恢复颈干角，对于多数顺转子间骨折可以得到满意的复位，对于多数逆转子间骨折和一部分顺转子间骨折，闭合复位不能满意，则应考虑切开解剖复位，需要在骨折近端的前方用骨膜剥离器撬拨间接复位，满意后用斯氏针做临时固定。对于小转子的复位不进行切开复位，原因是小转子复位从力学上恢复了后内侧的稳定性，但同时破坏了内侧的结构血供，影响骨折的后内侧的愈合，另外手术创伤大，出血量大也是一个缺点。

　　近年来治疗股骨转子间骨折的内固定材料不断发展更新，其中常用的标准内固定物可分为 2 类：一类是滑动加压螺钉加侧方钢板，如 Rich-ards 钉板、DHS 和 DCS 等。另一类是髓内固定，如重建带锁髓内针、Gamma 钉和 PFN 等。滑动加压螺钉加侧方钢板最常用的是 130°或 135°动力髋螺丝钉（dy-namic hip screw，DHS），容易沿股骨头颈中心插入，最近研究侧板 2 枚螺丝钉固定能够起到很好的稳定作用。适应证：稳定和外侧壁完整的术稳定转子间骨折；

股骨颈基底骨折。禁忌证：逆转子间和外侧壁破坏的不稳定的骨折。髓内固定由于力臂短，内固定受到应力减少，降低内固定失效的风险；髓内钉匹配滑动螺丝钉，能够骨折加压；髓内针阻挡骨折向外侧移位，能够限制滑动的范围，避免肢体短缩；插入髓内针手术暴露小出血少，手术时间短，减少并发症的发生；可以早期负重。由于 Gamma 钉术中，术后并发较多，尤其是医源性股骨干骨折，现髓内固定最常用 PFN。

4）混凝式固定：治疗严重骨质疏松的粉碎不稳定的粗隆间骨折，方法是在 DHS 的头钉或侧板的钉道内注入骨水泥，以达到增加螺丝钉对骨的把持力。这项技术要求骨折端在手术时要很好的加压，骨水泥不能渗漏到骨折端和周围的软组织，否则将影响骨折的愈合。硫酸钙填充也用在不稳定的转子间骨折以增加固定的稳定性，其优点是硫酸钙以一种非放热的反应凝固，而且硫酸钙有骨传导作用，可以吸收最终被骨替代，实验室证明不稳定转子间骨折 DHS 固定，用硫酸钙增加固定，能够增加固定强度的 2 倍，减少短缩和内翻移位。

5）假体置换：假体置换的病人可以早期活动和负重行走，最大化使病人康复，对于粉碎的转子间骨折，选择假体置换治疗，需要重建股骨距和大转子，手术需要广泛的剥离，手术时间和麻醉时间都长，出血量大，导致并发症多。转子间骨折假体置换手术适应证还存在争论，多数医师认为假体置换只适用于严重骨质疏松高龄的粉碎不稳定转子间骨折、转子间骨折不愈合和转子间骨折合并严重髋关节骨性关节炎的病人。

6）股骨粗隆间骨折常见并发症的治疗：老年粗隆间骨折保守治疗死亡率高且功能预后差，标准的治疗方式是在坚强固定的基础上早期下床活动，5 天之内早期手术可以改善功能并降低死亡率，粗隆间骨折术后并发症高，特别是逆粗隆间骨折，常见：固定失效螺大约在术后 3 个月内发生，骨折不愈合，畸形愈合，髋内翻，股骨头缺血坏死，固定螺钉断裂，髋、膝关节僵硬，疼痛等。术式的正确选择、内侧骨皮质的完整性、螺钉合适的位置和深度、术后锻炼的正确指导以及并发症早期的积极处理对预后至关重要。术后大粗隆移位可明显影响臀中肌的肌力，从而影响术后患者的行走能力并可以造成行走疼痛。对于大粗隆游离甚至大粗隆冠状面劈裂的不稳定性粗隆间骨折，术中复位并固定大粗隆是非常必要的。关节僵硬可通过早期功能训练、中晚期理疗、按摩、康复训练等治疗进行预防和改善。

参 考 文 献

1. 王亦璁. 骨与关节损伤 [M]. 第 3 版. 北京：人民卫生出版社，2001.
2. 国家中医药管理局. 中医病证诊断疗效标准 [M]. 南京：南京大学出版社，1994.
3. 田伟. 实用骨科学 [M]. 北京：人民卫生出版社，2008：445-448.
4. Haidukewych GJ, Rothwell WS, Jacofsky DJ, et al. Operative treatment of femoral neck fractures in patients between the ages of fifteen and fifty years[J]. J Bone joint Surg Am, 2004, 86-A（8）: 1711-1716.
5. 尚天裕. 中国接骨学 [M]. 天津：天津科学技术出版社，1995：223-234.
6. 孟和. 中西医结合骨科外固定治疗学 [M]. 北京：人民卫生出版社，2005：497-522.
7. 王立江，魏海强。郭连江，等. 应用皮质支撑原理固定股骨颈骨折的生物力学研究 [J]. 中华创伤杂志，2009，25（7）：614-617.
8. Madsen F, Linde F, Andersen E, et al. Fixation of d; splaced femoral neck fractures. A comparison between sliding screw plate and four cancellous bone screws[J]. Acta Orthop Scand, 1987, 58（3）: 212-216.
9. 殷吉昱，张长青，李广翼，等. 股骨颈骨折内固定术后股骨髋臼撞击综合征二例报道 [J]. 上海交通大学学报（医学版），2010，30（3）：363-364.

10. Haidukewych CJ, Liporace F, Games R. Pauwels' type 3 vertical femoral neck fractures. what ia the best fixation device//Tometta P IH, LeiShton RK, Schmidt AH, et al. Orthopaedic Trauma Association, Ottawa. 2005. NY: HWB foundation, 20011: abstract 21.

11. Sadowski C, Ltibbeke A, Saudan M, et al. Treatment of revense oblique and transverse intertrochanteric fractures with use of an intramedullary nail or a 95 degrees screw-plate: a prospective, randomized study[J]. J Bone Joint Surg Am, 2002, 84-A（3）: 372-381.

12. 国家中医药管理局. 中医病证诊断疗效标准 [M]. 南京: 南京大学出版社, 1994: 168-169.

13. 张才德. 离合手法联合撬拨复位锁定钢板在粉碎型粗隆间骨折中的应用 [J]. 湖北中医药学报, 2010, 12（1）: 104-105.

14. 朱江涛, 卫小春. 股骨粗隆间骨折分型 [J]. 实用骨科杂志, 2007, 13（7）: 410-413.

15. 何跃文. 两种方法治疗股骨颈骨折的比较 [J]. 山西医科大学学报, 2002, 33（z1）: 43-44.

16. 胡芳科. 股骨粗隆间骨折各种术式对比及其手术相关并发症的研究 [J]. 南开大学报, 2009, 11（2）: 108-109.

17. 曹俊培, 王哲军, 饶根云, 等. 股骨粗隆周围骨折的内固定治疗 [J]. 中国骨与关节损伤杂志, 2007, 22（6）: 494-496.

18. Pajarinen J, Lindahl J, Michelsson O, et al. Pertrochanteric femoral fractures treated with a dynamic hip screw or a proximal femoral nail. A randomised study comparing post-operative rehabilitation[J]. J Bone Joint Surg Br, 2005, 87（1）: 176.

19. 何跃文, 韩鹏飞. 股骨粗隆间骨折的临床分型及治疗进展 [J]. 中国药物与临床, 2010, 10（8）: 904-906.

20. Moroni A, Faldini C, Pegreffi F, et al. Dynanuc hip screw compared with extemal fixation for treatment of osteoporotic penrochanteric fractures: a prospective, randomized study[J]. J Bone Joint Surg Am, 2005, 87（4）: 753-759.

（李铭雄　苏纪权　付　伟　周奉皋）

五、膝部骨折

膝关节是全身最大的屈戍关节，由股骨远端，胫骨平台及髌骨构成，是人体的承重关节，也是最易受损的关节之一。既要有灵活的功能又要有相对的稳定性。股骨远端及胫骨平台骨折的治疗至今仍存在诸多问题，本书重点介绍这两部位骨折的微创治疗。

（一）股骨远端骨折

1. 概述　股骨远端骨折不如股骨干和髋部骨折常见，在这类骨折中，严重的软组织损伤、骨折端粉碎、骨折线延伸到膝关节和伸膝装置的损伤常见，这些因素导致多数病例不论采用何种方法治疗其效果都是不十分满意。在过去 20 年，随着内固定技术和材料的发展，多数医师采用了各种内固定方法治疗股骨远端骨折。但股骨远端区域的由于皮质薄、骨折粉碎、骨质疏松和髓腔宽等，使内固定的应用相对困难，有时即使有经验的医师也难以达到稳定的固定。虽然好的内固定方法能改善治疗的效果，但手术治疗这类骨折，远未达到一致的满意程度。

2. 病因病机

（1）致伤暴力

1）直接暴力：常发生在与摩托车车祸相关的高能量损伤，这些骨折常有移位、开放、粉碎和合并其他损伤。

2）间接暴力：多见老年患者中，常由于屈膝位滑倒和摔倒在骨质疏松部位发生粉碎骨折。

（2）骨折机制：多数股骨远端骨折的受伤机制被认为是轴向负荷合并内翻、外翻或旋转的外力引起。外力沿股骨干向下冲击股骨远端松质骨区，致使股骨髁部发生劈裂，加上扭转或直接打击而发生骨折多向移位；纵向重叠短缩，侧向分离倾斜，前后成角嵌插，冠头面劈裂移位等，造成了股骨髁面或髌面不平整和膝内外翻畸形。

3. 诊断

（1）临床表现：伤后膝关节和膝上肿胀，瘀血青紫，畸形和压痛，活动时骨折端有异常活动和骨擦感，膝关节活动功能部分或全部丧失。仔细询问患者的受伤原因，明确是车祸还是摔伤，对于车祸创伤的患者必须对患者进行全身检查和整个受伤的下肢检查：包括骨折以上的髋关节和骨折以下的膝关节和小腿，仔细检查血管神经的情况，怀疑有血管损伤用 Doppler 检查，必要时进行血管造影。

股骨远端骨折重叠移位严重者，可因骨折端压迫股动脉及坐骨神经造成血管神经损伤，出现小腿及足部皮肤苍白，冷凉，感觉及运动障碍。

（2）辅助检查

1）影像学检查：常规摄膝关节正侧位片，如果骨折粉碎，牵引下摄正侧位骨折的形态更清楚，有利于骨折的分类，当骨折涉及膝关节骨折粉碎和合并胫骨平台骨折时，倾斜 45° 片有利于明确损伤范围，车祸所致的股骨远端骨折应包括髋关节和骨盆正位片，复杂的骨折进行 CT 检查可以清楚显示骨折粉碎程度，骨片的大小，部位及移位情况，螺旋 CT 三维重建检查可以更加直观显示骨折的情况。除外这些部位的骨折，如果合并膝关节脱位，怀疑韧带和半月板损伤，可进行 MRI 检查。

2）骨密度检查：不作为常规检查手段，但骨质疏松及具有骨质疏松危险因素的患者可检测骨密度。

3）关节镜检查：可直视下观察膝部韧带损伤、关节软骨损伤及半月板的损伤，并可同时进行治疗。

4）Doppler 检查：不作为常规检查，怀疑有血管损伤用 Doppler 检查，必要时进行血管造影。

（3）诊断标准：参考 1994 年中国国家中医药管理局制定的《中医病证诊断疗效标准》。

有明显外伤史，多发于成年人，伤肢局部有明显肿胀和疼痛，压痛敏锐，功能丧失，出现缩短，成角或旋转畸形，可扪及骨擦音、异常活动。严重者可损伤血管神经。

X 线摄片检查可明确诊断及类型。

（4）骨折整复标准：对股骨远端骨折的整复应尽量达到解剖复位，整复至少要达到如下功能复位标准：①冠状面（内外）不超过 7 度畸形；②矢状面（前后）不超过 $7° \sim 10°$ 畸形；③短缩不超过 1.5cm；④关节面移位不超过 2mm。

（5）临床分型：股骨远端骨折的分类还没有一个被广泛接受，所有分类都涉及关节外和关节内和单髁骨折，进一步根据骨折的移位方向和程度、粉碎的数量和对关节面的影响进行分类。

AO 组织将股骨远端分为 3 个主要类型：

1）A 型（关节外）：A1，简单两部分骨折；A2，干骺端楔形骨折：A3，粉碎骨折。

A. 有外伤史。

B. 伤后膝部肿胀，畸形。

C. X 线片表现：①骨折未波及关节面；②股骨长度短缩。

2）B 型（单髁）：B1，外髁矢状面骨折；B2，内髁矢状面骨折；B3，冠状面骨折：

A. 有外伤史。

B. 伤后膝部肿胀,畸形。

C. X线片表现:①骨折未波及内髁或外髁关节面;②股骨长度短缩。

3) C型(双髁):C1,无粉碎股骨远端骨折("T"形或"Y"形);C2,远端骨折粉碎;C3,远端骨折和髁间骨折粉碎。

A. 有外伤史。

B. 伤后膝部肿胀,畸形。

C. X线片表现:①骨折未波及内髁或外髁关节面;②股骨长度短缩。

4. 治疗 股骨远端骨折治疗的目的是重建关节面的解剖结构,恢复股骨干和干骺端的解剖,包括正常的力线、长度和旋转对位,促进骨折的愈合。在治疗过程中指导患者功能锻炼,从而恢复膝关节功能,减少并发症的发生。

由于股骨远端骨折多是不稳定骨折,单独应用石膏固定很难维持复位,牵引能纠正短缩畸形和维持对线,但是长期的牵引治疗,使压疮、肺部感染、血栓性疾病的风险明显增加。多数患者对石膏固定的依从性较差,且长时间膝关节固定常导致膝关节僵硬。随着手术技术、内固定材料的改进,以及患者对生活质量的追求,大多数患者进行手术治疗,非手术治疗主要用于无法耐受手术(有手术禁忌证)的患者、稳定无移位骨折及儿童青枝骨折。

(1)保守治疗:非手术治疗股骨髁间骨折,自20世纪60年代以来仍停留在牵引、石膏等传统方法上,并无新的突破。中西医结合治疗骨折遵循动静结合,筋骨并重的治疗原则,采用手法整复,冰钳髁部牵引,超膝关节夹板固定,为股骨髁间骨折提供了新的理论依据和治疗途径。

无移位或轻度移位的骨折。无菌操作下,抽出关节内积血,加压包扎。超膝关节夹板固定,两周左右开始膝关节活动。股骨髁间严重的多向移位骨折。先在无菌下,抽出关节积血,然后在内外髁中点行冰钳牵引。将小腿置于牵引架上,膝关节屈曲45°位,使腓肠肌处于松弛状态,进行手法复位。在牵引下,术者用双手掌扣挤推拉股骨内外髁,使两髁骨折块复位,并同时端提挤按骨折远近端,矫正前后移位和成角。最后施行超膝夹板固定。固定期间进行股四头肌锻炼和膝关节伸屈活动。6周后解除牵引,继续超膝夹板固定,开始不负重下地活动。至骨折临床愈合后,始可负重和拆除夹板。

治疗过程中根据中医辨证论治和骨折治疗的三期用药原则,分别采用口服中药以活血化瘀(早)、接骨续筋(中)、补益肝肾(晚),外用中药以活血化瘀、舒筋活络为主。根据骨折愈合时间和患肢情况,指导患者功能锻炼,适当运用推拿按摩以舒筋活络,促进肢体功能康复

(2)手术治疗:由于手术技术和内固定材料的发展,在过去25年移位的股骨远端骨折的内固定治疗已被广泛接受,内固定的设计和软组织处理以及应用抗生素和麻醉方法的改进结合使内固定更加安全可靠。从1970年后,所有比较手术和非手术治疗结果的文献均表明用内固定治疗效果要好。

手术治疗股骨远端骨折的顺序是:①复位关节面;②稳定的内固定;③骨干粉碎部位植骨;④老年骨质疏松的骨折嵌插;⑤修补韧带损伤和髌骨骨折;⑥早期膝关节活动;⑦延迟、保护性负重。采用一外侧长切口,如远端骨折合并关节内骨折,切口需向下延长到胫骨结节。切口应在外侧韧带的前方,从肌间隔分离股外侧肌向前向内牵拉,显露股骨远端,避免剥离内侧软组织,当合并关节,内骨折,首先复位固定髁间骨折,一旦关节面不能解剖复位,可以做胫骨结节截骨有利于广泛显露。

由于股骨远端骨折损伤类型变化范围广,没有一种内固定材料适用于所有的骨折,不正

确应用内固定其结果比非手术治疗还要差。术前必须仔细研究患者状况和 X 线片,分析骨折的特点,选择合理的手术方案。近年来随着微创技术的进步,目前更倾向于有限切开,干骺端间接复位 LISS 钢板或逆行髓内针固定。

(3)微创治疗思路和特点:中西医结合治疗骨折的动静结合,筋骨并重的治疗原则,采用手法整复,冰钳髌部牵引,超膝关节夹板固定,大多数患者可以做到良好的对位,可靠的固定和早期膝关节功能锻炼,少数复杂的 B 型和 C3 型骨折,关节面粉碎,塌陷,骨质缺损,单纯手法整复,牵引难以恢复关节面的平整及骨质的连续,影响骨折的愈合和膝关节功能的恢复。

切开复位内固定可以获得良好的复位,稳定的固定,同时骨缺损区一期植骨,但是需要较长的切口,广泛的软组织剥离,破坏骨折端的血供,影响骨折的愈合,同时也增加感染的风险。

外固定架曾尝试用于股骨远端骨折的治疗,具有快速、软组织剥离小、可维持长度、方便换药和患者能够早期下床活动的优点,通常需要使用螺丝钉对关节内骨折进行固定,然后超关节外固定架固定。其缺点是针道渗出和感染,超关节固定限制关节早期锻炼,股四头肌粘连继发膝关节活动受限,骨折迟延愈合和不愈合增加。目前主要用于严重开放开放性骨折,多发创伤的闭合骨折,不允许进行内固定时,作为临时固定,患者一般情况允许后再更换为内固定。

随着 LISS 技术在临床的应用,大量的临床报告证实 LISS 系统锁定螺钉与钢板的锁定构成一个具有角度稳定特性的整体,具有更好的抵抗纵向循环负荷能力。干骺端可以闭合复位、软组织损伤小、血运破坏小,有利于骨折愈合和早期功能锻炼的优势。利用中医正骨手法复位技术,有限切开复位,结合 LISS 固定系统治疗股骨远端骨折是目前极具应用前景的技术。

(4)微创治疗方法——中西医结合微创 LISS 固定疗法:中西医结合微创 LISS 固定疗法适用于干骺端,髁间粉碎的 A 型、C 型骨折,骨质疏松的患者,整复固定后再度移位的骨折。

1)A 型骨折:属于股骨远端干骺端关节外骨折,治疗原则为恢复股骨的长度、对线、旋转关系,提供相对稳定的固定,允许进行早期的关节功能锻炼,促进骨折在正确的位置愈合。首选闭合复位,逆行髓内钉或股骨远端锁定钢板经皮固定;闭合复位不成功则可以通过切开复位钉板系统或髓内钉固定。在能够闭合复位的患者中尽可能采用闭合复位以保护骨折周围的血供。

目前逆行髓内针存在几个理论上的问题,髓内针虽然从交叉韧带止点的前方插入,近期对交叉韧带的力学性能影响小,但长期对交叉韧带的血供影响是可能的。另外髓内针的入孔部位关节软骨受到破坏,实验证明入孔部位是由纤维软骨覆盖而不是透明软骨覆盖,在屈曲 90°与髌骨关节相接触,长期也可能导致关节炎的发生。

A.适应证:①新鲜性骨折;②骨折端粉碎,不稳定;③手法复位、夹板或石膏外固定后再度移位者;④Ⅰ、Ⅱ和ⅢA 型开放性骨折污染不严重者;⑤全膝置换后发生的股骨远端骨折。

B.麻醉方法:采用联合阻滞麻醉或气管插管全身麻醉。

C.体位:麻醉生效后取仰卧位。

D.复位固定:患肢常规消毒,铺无菌单,在 Cerdy 结节近侧做长约 6cm 的膝外侧切口。将无菌巾垫在股骨髁上的后侧,屈膝 25°纵向牵引,以纠正骨折重叠移位及股骨髁部骨块向后移位。按压骨折侧方成角端的同时,将远侧肢体相应内收或外展,以纠正股骨髁上的内、外翻成角。此后,对残余侧方移位可采用提按端挤手法复位。

骨折复位满意后,将 LISS 钢板经膝部切口沿股骨干外侧插入。钢板远端应置于股骨外髁前缘的后侧 1~1.5cm 及其远端关节面的近侧 1~1.5cm 处,并注意保持钢板内旋 10°与股骨外髁的外侧面贴附。经瞄准臂 A 孔钻入 1 根克氏针临时固定。如果复位满意且钢板位置正确，这根克氏针应平行于股骨远端关节面，否则应检查骨折复位或钢板位置是否适宜。

在钢板最近端两孔的体表投影处做一约 3cm 切口，示指由此深入触摸，以确保钢板近段位于股骨干外侧中央。随即经最近端的稳定螺栓钻入第 2 根克氏针完成临时固定。拍股骨正、侧位 X 线片，明确骨折的复位情况及钢板的位置是否满意。如果骨折在冠状面仍有轻度内、外翻畸形，可在移位的近或远折端钻入提拉器来纠正。骨折复位及钢板位置满意之后，在瞄准臂引导下，分别在远、近骨折段钻入 4～6 枚锁定螺钉，拧紧螺钉完成锁定。骨折粉碎严重，骨皮质不连续者，骨缺损区一期髂骨植骨。

E. 术后管理：麻醉复苏后指导患者卧床股四头肌等长训练，术后第 1 天开始患膝 CPM 功能锻炼。术区 3 天后换药，以后每隔 5～7 天换药 1 次，2 周后切口愈合，拆线，开始主动髋膝关节功能训练，3 周扶双拐患肢不负重下地，手术 6 周后可扶双拐下地，患肢部分负重，但必须待 X 线片显示骨折端骨痂形成后患肢才可完全负重。

附：典型病例

蔡某，男，35 岁，农民工，汉，沈阳市苏家屯。左股骨远端粉碎骨折（C2 型骨折），左胫骨平台粉碎骨折（V 型骨折）（图 3-1-2-5-a），系间接暴力所致。

患者于 2010 年 3 月 19 日跌倒致伤，来我院行手法复位、石膏托外固定，伤后 6 天在联合阻滞麻醉下行"微创 LISS 钢板内固定术"，股骨远端及胫骨平台关节面以复位钳夹持复位，关节面充分复位后，以 2 枚直径 2.0mm 的克氏针临时固定，骨折闭合复位，股骨远端及胫骨平台分别插入 LISS 钢板，拧入螺丝钉，骨缺损区植入髂骨。术后 X 线片显示骨折复位良好（图 3-1-2-5-b）。术后 3 周拆除外固定石膏锻炼膝关节功能。5 个月后复查（图 3-1-2-5-c），膝关节功能完全良好，无疼痛，关节活动轻度受限，HSS 膝关节临床功能评分总分为 81 分，属良级。

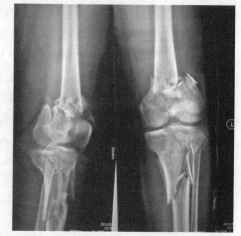

图 3-1-2-5-a　术前 X 线片

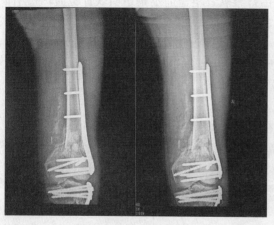

图 3-1-2-5-b　术后 X 线片

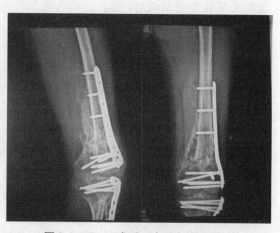

图 3-1-2-5-c　术后 5 个月复查 X 线片

2）C 型：既有关节面的骨折又有关节外的骨折，充分暴露所需的关节面，关节内骨折复位后主要靠拉力螺钉坚强固定，闭合间接复位桥接固定关节外骨折，LISS 进行固定。LISS 和锁定髁支撑钢板，能提供多枚角度稳定性的螺钉来固定粉碎的骨折块和防止内翻畸形，是 C3 型骨折处理的一大进步，特别是对于靠近关节面的粉碎骨折，可以获得较稳定的固定。

A. 适应证：①新鲜性骨折；②骨折端粉碎，不稳定；③手法复位、夹板或石膏外固定后再度移位者；④Ⅰ、Ⅱ和ⅢA 型开放性骨折污染不严重者；⑤全膝置换后发生的股骨远端骨折。

B. 麻醉方法：采用联合阻滞麻醉或气管插管全身麻醉。

C. 体位：麻醉生效后取仰卧位。

D. 复位固定：患肢常规消毒，铺无菌单，采用髌骨旁外侧切口，约 15cm，稍屈膝，将髌骨牵向内侧，暴露整个股骨远端关节面的前、外侧。直视下操作，复位关节内骨折块，克氏针临时固定后，用 6.5mm 空心钉或松质骨螺钉将股骨远端关节面进行折块间加压固定。然后将连接在插入或瞄准导向器上的 LISS 钢板沿骨膜与股外侧肌之间的间隙插入；对骨折做闭合手法复位，使用 C 型臂进行正、侧位透视检查，骨折对线良好，无明显成角移位，无短缩。通过对插入或瞄准导向器的操作将 LISS-DF 钢板放置在妥当位置（正位透视下钢板远端贴服于股骨髁外侧，远端大致贴服于骨面；侧位透视下钢板长轴与股骨长轴一致，钢板前后边缘不超出股骨前后缘），C 型臂确认后在近端和远端用克氏针临时固定。然后股骨远端用自攻 - 自钻锁定螺钉固定，股骨干部分经瞄准导向器辅助，做 3～4 个 0.5～1.0cm 的刺状切口用 3～4 枚自攻 - 自钻锁定螺钉固定，再次经 C 型臂确认后依次用扭力限制螺丝刀完成所有螺钉的自锁步骤。最后冲洗、放置负压闭式引流，关闭各个切口。

E. 术后管理：麻醉复苏后指导患者卧床股四头肌等长训练，术后第 48～72 小时根据引流量拔出引流管，开始患膝 CPM 功能锻炼。每隔 5～7 天换药 1 次，2 周后切口愈合，拆线，开始主动髋膝关节功能训练，3 周扶双拐患肢不负重下地，手术 6 周后可扶双拐下地，患肢部分负重，但必须待 X 线片显示骨折端骨痂形成后患肢才可完全负重。

附：典型病例

曹某，男，47 岁，个体，汉，鞍山市千山区。右股骨远端粉碎骨折（C3 型骨折）（图 3-1-2-5-d），系间接暴力所致。

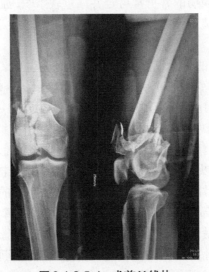

图 3-1-2-5-d　术前 X 线片

患者于2011年4月30日跌倒致伤，来我院行手法复位、石膏托外固定，伤后5天在联合阻滞麻醉下行"微创LISS固定术"，股骨远端关节面以复位钳夹持复位，关节面充分复位后，以2枚直径2.0mm的克氏针临时固定，书中见前交叉韧带股骨付丽处断裂，钢丝内固定。骨折闭合复位，股骨远端插入LISS钢板，拧入螺丝钉，骨缺损区植入髂骨。术后X线片显示骨折复位良好（图3-1-2-5-e）。术后3周拆除外固定石膏锻炼膝关节功能。3个月后复查（图3-1-2-5-f），膝关节功能完全恢复，无疼痛及活动受限，HSS膝关节临床功能评分总分为92分，属优级。

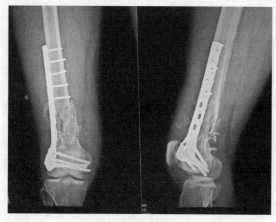

图3-1-2-5-e 术后X线片

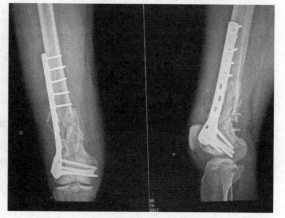

图3-1-2-5-f 术后3个月复查X线片

（5）股骨远端骨折治疗的研究进展：股骨远端骨折通常指股骨远侧15cm内的骨折，包括干骺端及关节面骨折，约占股骨骨折的4%～6%。骨折在不同人群中呈双峰状分布，15～50岁的年轻患者中，以高能量创伤（交通伤、坠落伤和体育运动损伤等）多见，男性为主；而50岁以上的患者，多为低能量创伤（跌倒摔伤等）所致，常合并严重的骨质疏松症，以女性为主，股骨远端骨折中年龄50岁以上者占85%。

股骨远端解剖结构特殊，皮质薄、髓腔大是造成骨折的重要因素。骨折通常发生在股骨远端特定的薄弱区，高能量损伤的骨折常可合并严重软组织、血管、神经损伤，而低能量损伤患者又常伴有骨质疏松症，造成内固定困难，因此股骨远端骨折一直是创伤骨科医师的一个难题。

中医药对股骨远端骨折的干预遵循"动静结合、筋骨并重、内外兼治、医患配合"的骨折治疗原则，采用手法整复，冰钳髁部牵引，超膝关节夹板固定治疗，在骨折的整个治疗过程中根据中医辨证论治和骨折治疗的三期用药原则，分别采用口服中药以活血化瘀（早）、接骨续筋（中）、补益肝肾（晚），外用中药以活血化瘀、舒筋活络为主；根据骨折愈合时间和骨折部位局部情况，指导患者积极功能锻炼；适当运用推拿按摩以舒筋活络，促进肢体功能康复；现代医学对股骨远端骨折的治疗以手术治疗为主，主要包括髓内固定和钢板螺钉内固定。

固定方法的选择取决于骨折的稳定性，骨折的类型，患者的身体条件等。非手术治疗采用。采用手法整复，冰钳髁部牵引，超膝关节夹板固定治疗，牵引能纠正短缩畸形和维持对线，并且使闭合复位更加容易。手术内固定适应证：①关节内骨折，骨折移位关节面不平整；②干骺端明显移位、不稳定骨折；③合并血管损伤；④合并同侧胫骨干或胫骨平台骨折；⑤保守治疗失败；⑥骨折不愈合、畸形愈合等。A型骨折：首选闭合复位，逆行髓内钉或股骨远端锁定钢板经皮固定。B 型骨折：切开在直视下解剖复位关节面，通过跨骨折线拉力螺钉达到骨折端的绝对稳定固定。如果骨折延伸至近侧干骺端或骨干，且骨质坚硬的患者，则应使用拉力螺钉或支撑钢板固定；块的缺血、减少骨折不愈合的发生率。C 型骨折：首先切开在直视下解剖复位关节面，采用拉力螺钉技术达到骨折端的绝对稳定固定，对于干骺端骨折尽可能采用闭合复位钢板螺钉固定和逆行髓内钉固定，以获得相对稳定。

1）手法整复，冰钳髌部牵引，超膝关节夹板固定：主要用于无法耐受手术（有手术禁忌证）的患者、稳定无移位骨折及儿童青枝骨折。小腿置于牵引架上，膝关节屈曲 45°位，使腓肠肌处于松弛状态，进行手法复位牵引固定。固定期间进行股四头肌锻炼和膝关节伸屈活动。6 周后解除牵引，继续超膝夹板固定，开始不负重下地活动。至骨折临床愈合后，始可负重和拆除夹板。长期的牵引治疗，使压疮、肺部感染、血栓性疾病、泌尿系结石的风险明显增加，尤其是高龄患者，治疗期间应注意并发症的预防和治疗。

2）外固定支架的应用：外固定架并不常用干治疗股骨远端骨折，最常见的指征是严重开放开放性骨折，特别是ⅢB 损伤。时比较复杂的骨折类型，在应用外固定架之的，通常需要使用螺丝钉对关节内骨折进行固定，然后根据伤口的位置和骨折粉碎程度，决定是否需要外固定架的超关节固定。对于多数患者，外固定架可作为处理骨折和软组织的临时固定，一旦软组织条件允许，考虑更换为内固定，因此安放外固定架固定针时应尽量避免在切口和内固定物的位置。通常在胫骨及股骨的近端跨过骨折线，各插入 2 枚 3.5mm 的固定针，连接框架式外固定器。另外多发创伤的闭合骨折，当患者一般情况不允许进行内固定时，可用外固定架作为临时固定，患者一般情况允许后再更换为内固定。

3）切开复位内固定：移位关节内骨折、多发损伤，多数的开放性骨折、合并血管损伤需修补、严重同侧肢体损伤（如髌骨骨折、胫骨平台骨折）、合并膝重要韧带损伤、保守治疗失败的骨折以及移位关节外股骨远端骨折、明显肥胖、年龄人、全膝置换后骨折等需切开复位内固定。手术目的是达到解剖复位、稳定的内固定、早期活动和早期进行膝关节的康复锻炼。常用一外侧长切口，如远端骨折合并关节内骨折，切口需向下延长到胫骨结节，从肌间隔分离股外侧肌向前向内牵拉，显露股骨远端，采用 95°角钢板，动力加压髁螺丝钉（DCS，)）髁支持钢板，远端髓内针，可弯曲针，弹性针等内固定。近年来，随着微创器械的发展和完善，采用 6cm 长的膝外侧切口或采用约 15cm 长髌骨旁外侧切口，即可完成复位和内固定。生物力学研究证实 LISS 和锁定髁支撑钢板，能提供多枚角度稳定性的螺钉来固定粉碎的骨折块和防止内翻畸形，特别是对于靠近关节面的粉碎骨折，可以获得较稳定的固定。国内作者也报道了采用 LISS 技术治疗股骨远端骨折，效果满意。LISS 还有其他一些不足：① LISS 的锁定螺钉方向相对固定，可能与骨折线难以避开，对骨块的固定带来不便；② LISS 不具备普通贴附钢板螺钉对骨块的挤压把持作用，且不具复位作用；③该操作技术要求高，且还没有长期疗效随访报道；④ LISS 价格仍然较高。

4）膝关节镜辅助下复位固定：1995 年 Guerra 首次将关节镜应用在逆行钉治疗股骨髁上骨折的手术中。两者联合应用可以降低膝关节的风险以及减小对周围软组织的损伤，并且手术时间短、失血少，有利于膝关节的早期功能恢复。

5）人工膝关节置换：人工膝关节已广泛应用于临床，为那些因膝关节严重创伤、关节僵硬和严重创伤性关节炎的患者提供了一种可供选择的方法，主要用于骨折后期形成严重创伤性关节炎，关节疼痛，行走，活动障碍，可以明显改善膝关节功能，提高生活质量。早期良好的复位也为后期的关节置换提供良好的基础。

6) 骨或骨替代物移植：股骨远端骨折属松质骨骨折，常存在干骺端骨缺损，尤其是老年骨质疏松明显的患者。过去内侧粉碎是植骨的绝对适应证，现在间接复位技术的发展减少了软组织剥离，内固定方法减少了许多复杂股骨远端骨折植骨的必要性。植骨的绝对适应证是存在骨缺损，相对适应证是 AO 分型 A3、C2 和 C3 型骨折，以及严重开放性骨折延迟处理为防止发生术愈合而采取植骨，当植骨时，自体髂骨最适宜，老年骨质疏松的患者髂骨最少，可用异体松质骨。

7) 股骨远端骨折常见并发症的治疗：股骨远端骨折最常见的并发症是膝关节活动受限，这种并发症是因为原始创伤或手术固定所需暴露时对股四头肌和关节面造成了损伤，导致股四头肌瘢痕形成和膝关节纤维粘连，从而影响膝关节活动。手术顾忌主要是感染。如术后出现感染则应对伤口进行引流以及积极的灌洗和扩创。如深部感染形成脓肿，则应开放伤口，二期进行闭合。如存在感染，对稳定的内固定可以保留，因为骨折稳定的感染比骨折不稳定的感染容易治疗。如已发生松动，应取出内固定物，采取胫骨结节牵引或外固定架固定，侍感染控制后再进行植骨以防止发生骨折不愈合。远端骨折部位拥有丰富的血供和松质骨，切开复位内固定后骨折不愈合并不常见。内固定后不愈合常由于固定不稳定、植骨失败、内固定失效或感染等一个或多个因素所致。创伤性关节炎的发生率尚无精确统计。对于多数患者涉及负重关节的骨折，关节面不平整可导致发生早期关节炎。对多数骨折后膝关节发生退行性变的年轻患者，不是理想的进行人工膝关节置换的对象。此外还有复位不完全；内固定不稳定；植骨失败；内固定物大小不合适；内固定物折断；深静脉血栓形成等并发症。总之股骨远端骨折，由于其涉及关节面和干骺端骨折，骨质不佳，治疗极具挑战性。各种内固定方法各有利弊，没有一种固定方式适用于所有类型，骨折治疗取决于骨折类型和术者的经验。

（二）胫骨平台骨折

1. 概述　胫骨平台骨折占所有骨折的 1%。老年人骨折的 8%，可导致不同程度的关节面压缩和移位。已发表的资料表明，外侧平台受累最为多见（55%～70%），单纯内侧平台损伤约占 10%～23%，而双髁受累的有 10%～30%。因损伤程度不同，故单用一种方法治疗不可能获得满意疗效。

2. 病因病机

（1）致伤暴力

1）直接暴力：常见于车肇事，暴力直接撞击膝部，造成胫骨平台骨折。

2）间接暴力：多见高处坠落或运动损伤，暴力向上传导，股骨髁撞击胫骨平台，造成骨折，老年人骨质疏松，外力虽轻微也可发生胫骨平台骨折。

（2）骨折机制：胫骨平台骨折是强大外翻应力合并轴向载荷的结果，此时，股骨髁对下面的胫骨平台施加了剪切和压缩应力，可导致劈裂骨折，塌陷骨折，或两者并存。而内翻应力是否造成胫骨内髁骨折文献中有不同的意见，一种意见认为仍然是外翻应力时股骨外髁对胫骨内髁产生剪切应力而发生胫骨内髁骨折，另一种意见则认为存在内翻应力所致之胫骨内髁骨折，常常合并半月板及软组织损伤。

3. 诊断

（1）临床表现：患者伤后膝部疼痛、肿胀，不能负重，体检可发现主动活动受限，被动活动时膝部疼痛，胫骨近端和膝部有压痛。应注意检查软组织情况、筋膜室张力，末梢脉搏和下肢神经功能状态：若有开放伤口，应查清其与骨折端和膝关节的关系。有些患者可准确叙述受伤机制，仔细询问病史可使医师了解是属高能量损伤还是低能量损伤，这一点非常重要，因为几乎所有高能量损伤都存在合并损伤，如：局部　水疱、筋膜间室综合征、韧带损伤、血管神经损伤等。

（2）辅助检查

1）影像学检查：常规拍摄膝关节的正、侧位、双斜位 X 线片。由于胫骨关节面有 10°～15° 后倾，正、侧位 X 线片未必能对关节内的压缩骨折明确诊断，因此有必要摄向远端倾斜 10°～15° 的胫骨平台像，以确认关节软骨的塌陷。对于高速冲击，所致的高能量骨折和干骺端骨折，在助手牵拉下摄片将有助于诊断。在轴向轻度牵引再摄片，可牵拉韧带挤压复位劈裂骨折块，并有助于骨折类型的诊断，同时起到临时固定作用。CT 扫描的矢状面重建能提高胫骨平台骨折诊断的准确性，并提示关节面的压缩情况。MRI 检查可以发现前后交叉韧带、内外侧副韧带及半月板损伤的情况。近年来，三维重建胫骨平台骨折可视模型，可在计算机上实现术前的手术设计、三维数据测量等，而快速成型技术可通过对 1∶1 重建等大骨折模型，明确骨折类型，模拟手术，制定手术方案。

2）骨密度检查：不作为常规检查手段，但骨质疏松及具有骨质疏松危险因素的患者可检测骨密度。

3）关节镜检查：可直视下观察膝部韧带损伤、关节软骨损伤及半月板的损伤，并可同时进行治疗，对胫骨平台关节面骨折可在关节镜监视下将骨折块完全对合，保证关节面的平整性。Abdel Hanud 等用关节镜来评估 98 例胫骨平台闭合性骨折患者，发现损伤半月板、前交叉韧带、后交叉韧带、外侧副韧带、内侧副韧带、腓总神经的患者分别为 71%、57%、25%、5%、3%、3%、1%。

（3）诊断标准：参考 1994 年中国国家中医药管理局制定的《中医病证诊断疗效标准》。

多发于成年人。伤后局部肿胀，疼痛，膝部畸形，有时可扪及骨擦音，伤肢功能障碍。

X 线摄片检查可明确诊断及类型。

（4）骨折整复标准：对胫骨平台骨折的整复至少要达到如下功能复位标准：①关节面塌陷 <2mm；②劈裂骨折移位 <5mm；③额状面上成角畸形 <7°；④髁部变宽 <5mm。

（5）临床分型：胫骨平台骨折分型常用 AO 分型和 Schatzker 分型，二者对手术治疗均有一定指导意义。现在比较合理、临床上应用也最广泛的分类是 Schetzker（1993）分类，它归纳总结了以前的分类方法，将其分为 6 种骨折类型。

Ⅰ型：外侧平台劈裂骨折，无关节面塌陷。总是发生在松质骨致密，可以抵抗塌陷的年轻人。若骨折有移位，外侧半月板常发生撕裂或边缘游离，并移位至骨折断端。

Ⅱ型：外侧平台的劈裂塌陷，是外侧屈曲应力合并轴向载荷所致。常发生在 40 岁左右或年龄更大的年龄组。在这些人群中，软骨下骨骨质薄弱，使软骨面塌陷和外髁劈裂。

Ⅲ型：单纯的外侧平台塌陷。关节面的任何部分均可发生，但常常是中心区域的塌陷。根据塌陷发生的部位、大小及程度，外侧半月板覆盖的范围，可分为稳定型和不稳定型。后外侧塌陷所致的不稳定比中心性塌陷为重。

Ⅳ型：内侧平台骨折，因内翻和轴向载荷所致，比外侧平台骨折少见得多。常由中等或高能量创伤所致，常合并交叉韧带、外侧副韧带、腓神经或血管损伤，类似于 Moore 分类的骨折脱位型，因易合并动脉损伤，应仔细检查患者，包括必要时采用动脉造影术。

Ⅴ型：双髁骨折，伴不同程度的关节面塌陷和移位。常见类型是内髁骨折合并外髁劈裂或劈裂塌陷。在高能量损伤患者，一定要仔细评估血管神经状况。

Ⅵ型：双髁骨折合并干骺端骨折。常见于高能量损伤或高处坠落伤。X线相检查常呈"爆裂"样骨折以及关节面破坏、粉碎、塌陷和移位，常合并软组织的严重损伤，包括出现筋膜间室综合征和血管神经损伤。

4. 治疗 治疗胫骨平台骨折的目的是获得一个稳定的、对线和运动良好以及无痛的膝关节，并且最大限度地减少创伤后骨关节炎发生的危险。要想获得合理的治疗，一定要掌握这种损伤的个体特点，仔细地进行体检和相关的影像学研究，并且熟悉治疗骨折的各种技术。

进行骨折复位时，首先要复位膝关节的力线，避免出现膝关节的内外翻畸形；同时要尽可能的复位好关节面，尽量达到解剖复位，使关节面平整，治疗方法的选择取决于患者的伤情，骨折类型和医师的临床经验。对骨折移位小的老年患者可采取保守治疗。

（1）保守治疗：保守治疗包括闭合复位，骨牵引或石膏制动。主要适用于低能量损伤所致的外侧平台骨折。适应证包括：①无移位的或不全的平台骨折；②轻度移位的外侧平台稳定骨折；③某些老年入骨质疏松患者的不稳定外侧平台骨折；④合并严重的内科疾病患者；⑤医师对手术技术不熟悉或无经验；⑥有严重的、进行性的骨质疏松患者；⑦脊髓损伤合并骨折患者；⑧某些枪伤患者；⑨严重污染的开放骨折（CuBtilo ⅢB型）；⑩感染性骨折患者。

对粉碎骨折或不稳定骨折，中医采用手法复位，骨牵引超膝夹板固定治疗。在无菌下，抽出关节积血，然后在胫骨远端踝上部位穿入骨圆针，把肢体放在牵引架上，膝关节屈曲45°位，使腘绳肌处于松弛状态，进行手法复位。在牵引下，术者用双手掌叩挤推拉胫骨内外髁，使两髁骨折块复位，并同时端提挤按骨折远近端，矫正前后移位和成角。最后施行超膝夹板固定。固定期间进行股四头肌锻炼和膝关节伸屈活动。6周后解除牵引，继续超膝夹板固定，开始不负重下地活动。至骨折临床愈合后，始可负重和拆除夹板。在骨折的整个治疗过程中根据中医辨证论治和骨折治疗的三期用药原则，分别采用口服中药以活血化瘀（早）、接骨续筋（中）、补益肝肾（晚），外用中药以活血化瘀、舒筋活络为主。根据骨折愈合时间和患肢情况，指导患者功能锻炼，适当运用推拿按摩以舒筋活络，促进肢体功能康复。

（2）手术治疗：对于有移位的，出现"台阶"的不稳定和对合不良的胫骨平台骨折，可选择切开复位内固定或外固定架治疗。手术指征和获得稳定的方法取决于骨折类型、部位、粉碎和移位程度，以及合并的软组织损伤的情况。深刻分析X线片和CT或MRI图像，以便制定严格的术前计划。应依据损伤的"个性"制定手术步骤，以便选择和决定手术切口的位置、内固定的类型和部位，是否需要植骨，术后的治疗计划等。手术治疗的绝对指征包括：①开放胫骨平台骨折；②胫骨平台骨折合并筋膜间室综合征；③合并急性血管损伤。相对指征包括：①可导致关节不稳定的外侧平台骨折；②多数移位的内髁平台骨折；③多数移位的胫骨平台双髁骨折。

根据骨折累及内髁或外髁的情况，可采用内侧或外侧的纵切口。应避免使用S形或L形以及三向辐射状切口。对于双髁骨折，建议用膝前正中纵切口。前正中纵切口的优点是暴露充分，对皮瓣的血供损伤小，而且若需晚期重建，亦可重复使用此切口。特殊复杂的病例，采用2个切口：第一个在正前方，第二个在后内或后外方，双侧切口应最少保留8cm的皮肤桥，否则容易出现皮瓣坏死。

固定方式取决于骨折的类型，除用拉力螺钉加压固定外，一般需要附加支撑钢板固定。对于粉碎塌陷的胫骨平台骨折，如严重的Schatzker V、Ⅵ型骨折，即使关节面不能完全解剖复位，膝关节对位也不允许出现内外翻畸形。胫骨平台骨折的固定多需要应用钢板螺丝钉系统。锁定钢板对减少手术创伤，维持关节复位后的关节力线有其特有的技术优势。胫骨平台后方的塌陷骨折一定要有良好的复位，并用支撑钢板固定；此时通常须在胫骨后缘附加切口进行单独操作固定。混合型外固定架对于开放骨折的固定有其独特优势。对粉碎的胫骨近端骨折，应用混合型外固定架进行功能复位，维持膝关节力线也是一个良好的选择。对于胫骨平台塌陷骨折复位后出现的骨缺损，应该应用人工骨、自体骨或异体骨进行填充植骨。

（3）微创治疗思路和特点：长期以来，中西医结合疗法采用手法复位，骨牵引超膝夹板固定治疗无合并韧带及血管损伤胫骨平台骨折，行踝上或跟骨牵引，悬重 6kg，通过韧带的整复作用可使胫骨髁骨折复位，在牵引下鼓励患膝早期练习活动，以促进关节面自身模造，疗效优于其他方法，且安全可靠。骨折愈合后，功能恢复也较快较好，且关节面平整光滑，常出人意料之外。但是对于受嵌压的关节内骨折块，因为没有软组织附丽将它们向上拉起，单纯通过牵引或手法不能将其复位。

生物力学研究证实，理想的膝关节功能取决于关节稳定，对合关系良好，关节面正常，以允许均衡地传导通过膝关节的载荷。关节轴向对线不良或不稳定时，可以加速膝关节退行性过程。保守治疗，难免出现膝关节的内外翻畸形。目前对于胫骨平台骨折的治疗仍有争论。平台出现塌陷或"台阶"时，采取保守治疗好，还是采取手术治疗好，仍无统一的意见。某些学者认为，超过 3mm 或 4mm 的塌陷，必须进行恢复关节面的解剖形态和牢固内固定的手术治疗。超过 20 年的远期随诊研究结果表明，残留的关节面骨性塌陷和发生骨性关节炎之间并不完全相关，但是，若畸形和塌陷可以导致关节不稳定，则临床效果不满意的可能性大大增加，这一点已达成共识。

切开复位内固定需做广泛的软组织剥离来放置内固定物，导致伤口早期裂开和深部感染伸膝装置受损，关节僵硬等风险。而且严重的 Schatzker Ⅴ、Ⅵ型骨折，有时关节面也不能完全解剖复位，在高能量损伤所致骨折的患者，肢体广泛肿胀，直接暴力作用于胫骨近端的前方，可致胫前软组织损伤。此种情况下，手术需延期至肿胀减轻和皮肤情况改善后进行。胫骨近端的复位是按照间接复位的概念，利用骨折块与软组织的连接可使主要的骨折块复位，同时纠正骨干与干骺端的对线。在某些患者，手术可延迟几周后进行，这也给关节面的复位带来很大的困难。

中西医结合采用闭合复位穿针外固定支具治疗胫骨平台骨折骨折，可使患膝早期活动，利于关节面模造和防止关节粘连。但是单靠复位穿针外固定已不能达到满意的疗效，因此有限手术配合手法开始融入中西医结合治疗骨折方法中。侯筱魁提出现代胫骨平台骨折的治疗方向是有限切开，直接或间接复位，生物学固定。运用苏氏正骨传统手法，通过韧带及关节囊的牵拉复位作用，调整劈裂骨块位置，纠正骨干与干骺端的对线，骨折块以拉力螺丝钉固定，结合外固定器支撑固定防止骨折移位、继发畸形。

（4）微创治疗方法——中西医结合有限切开内固定结合外固定器疗法：中西医结合有限切开内固定结合外固定器疗法适应于开放性骨折、软组织挫灭严重的骨折、关节面粉碎必须依靠牵引维持其稳定和关节面平整的骨折、整复固定后再度移位的骨折。

1）Ⅰ型、Ⅱ型、Ⅲ型骨折：Ⅰ型骨折关节软骨无塌陷，闭合复位通常可获得较好的对位；Ⅱ型、Ⅲ型骨折因关节软骨塌陷，单纯的闭合复位难以获得关节面的平整，需切开撬拨复位，复位后因松质骨的塌陷常留下骨质缺损，需髂骨植骨。

A. 适应证：①新鲜开放性骨折；②有明显移位，不稳定的骨折；③关节面粉碎必须依靠牵引维持其稳定和关节面平整的骨折；④手法复位、夹板或石膏外固定后再度移位者。

B. 麻醉方法：采用联合阻滞麻醉或全麻。

C. 体位：麻醉生效后取仰卧位，患肢中立位，沿前臂轴向牵引 3～5 分钟，术者用内翻捺正手法：充分纠正外翻畸形后，平放在手术台上。

D. 复位固定：术区常规碘伏酒精消毒，铺无菌巾。一助手持患肢足踝部，另一助手固定膝上，持续牵引，第三助手一手扶膝关节内侧，一手持小腿，缓缓内翻膝关节约 10° 左右，术者双手持胫骨髁部，以双拇指推按外髁骨块，Ⅱ型、Ⅲ型骨折如通过手法整复后骨块仍有塌陷，自平台外后侧向前外做弧形切口，至胫骨结节的外侧，分离外侧肌的起点和髂胫束直至骨折端，向上掀起外侧半月板，显露关节面，以骨膜剥离器抬起塌陷的关节面骨块，克氏针固定，骨缺损区植入髂骨条，劈裂的骨块以复位钳夹持固定，电视透视下证实骨折复位良好，关节面平整后，以 1～2 枚拉力螺丝钉加压固定。

E. 安装复位固定器：由股骨髁上 2cm 处由内向外平行关节面钻入 1 枚直径 3.5mm 骨圆针，胫骨结节下 2cm 处由外向内钻入 1 枚直径 3.5mm 的骨圆针，连接外固定器并拧紧，同时延伸两侧支撑杆。

F. 术后管理：麻醉复苏后指导患者卧床主动股四头肌训练，术区 3～5 天换药 1 次，1 周后，膝关节 0°～30° 屈伸训练。2 周后切口愈合拆线后即可扶双拐离床活动。3～5 周根据骨折愈合情况拆除外固定器，增加膝关节活动范围锻炼。6～10 个月，骨折愈合可取出内固定螺钉。

附：典型病例

姚某，男，41 岁，工人，汉，辽阳市灯塔县。左胫骨平台粉碎骨折（Ⅲ型骨折）（图 3-1-2-5-g），系间接暴力所致。

患者于 2002 年 9 月 30 日跌倒致伤，来我院行手法复位、石膏托外固定，伤后 4 天在联合阻滞麻醉下行"手法内翻捺正复位、拉力钉内固定外固定器固定术"，在关节面充分复位后，以 1 枚直径 7.3mm 的拉力钉经皮内固定，于股骨髁上和胫骨中下 1/3 处各贯穿 1 枚直径 3.5mm 克氏针，安装外固定器。术后 X 线片显示骨折复位良好（图 3-1-2-5-h）。术后 3 周拆除外固定器锻炼膝关节功能。6 个月后复查（图 3-1-2-5-i），膝关节功能完全恢复，无疼痛及活动受限，HSS 膝关节临床功能评分总分为 92 分，属优级。

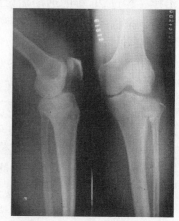

图 3-1-2-5-g 术前 X 线片

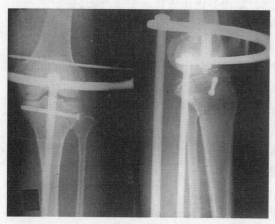

图 3-1-2-5-h 术后 X 线片

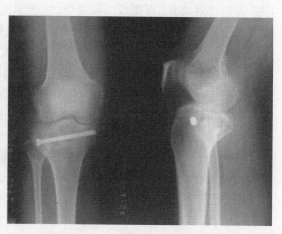

图 3-1-2-5-i 术后 6 个月复查 X 线片

2）Ⅳ型骨折：如骨折块完整、骨质较好、骨折移化较小、无塌陷，则可采用闭合复位后松质骨螺钉或空心钉固定；如骨折较粉碎、塌陷移位明显，则应切开复位，植骨后外固定器支撑固定。

A. 适应证：①新鲜开放性骨折；②有明显移位，不稳定的骨折；③关节面粉碎必须依靠牵引维持其稳定和关节面平整的骨折；④手法复位、夹板或石膏外固定后再度移位者。

B. 麻醉方法：采用联合阻滞麻醉或全麻。

C. 体位：麻醉生效后取仰卧位，患肢中立位，沿前臂轴向牵引3～5分钟，术者用外翻捺正手法；充分纠正内翻畸形后，平放在手术台上。

D. 复位固定：术区常规碘伏酒精消毒，铺无菌巾。一助手持患肢足踝部，另一助手固定膝上，持续牵引，第三助手一手扶膝关节外侧，一手持小腿，缓缓外翻膝关节约10°左右，术者双手持胫骨髁部，以双拇指推按内髁骨块，如通过手法整复后骨块仍有塌陷，自平台内后侧向前内做弧形切口，从鹅足腱的背侧显露胫骨，剥离骨膜显露骨折端，向上掀起内侧半月板，显露关节面，以骨膜剥离器抬起塌陷的关节面骨块，克氏针固定，骨缺损区植入髂骨条，劈裂的骨块以复位钳夹持固定，电视透视下证实骨折复位良好，关节面平整后，以1～2枚拉力螺丝钉加压固定。

E. 安装复位固定器：由股骨髁上2cm处由内向外平行关节面钻入1枚直径3.5mm骨圆针，胫骨结节下2cm处由外向内钻入1枚直径3.5mm的骨圆针，连接外固定器并拧紧，同时延伸两侧支撑杆。

F. 术后管理：麻醉复苏后指导患者卧床主动股四头肌训练，术区3～5天换药1次，1周后，膝关节0°～30°屈伸训练。2周后切口愈合拆线后即可扶双拐离床活动。3～5周根据骨折愈合情况拆除外固定器，增加膝关节活动范围锻炼。6～10个月，骨折愈合可取出内固定螺钉。

附：典型病例

张某，女，41岁，农民，汉，盘锦市大洼县。右胫骨平台粉碎骨折（Ⅳ型骨折）（图3-1-2-5-j），系间接暴力所致。

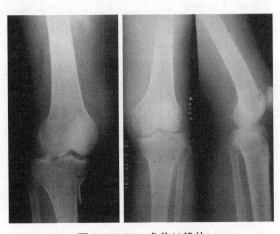

图3-1-2-5-j　术前X线片

患者于2001年7月18日跌倒致伤，来我院行手法复位、石膏托外固定，伤后3天在联合阻滞麻醉下行"手法外翻捺正复位、拉力钉内固定外固定器固定术"，在关节面充分复位后，以

1 枚直径 7.3mm 的拉力定经皮内固定,于股骨髁上和胫骨中下 1/3 处各贯穿 1 枚直径 3.5mm 克氏针,安装外固定器。术后 X 线片显示骨折复位良好(图 3-1-2-5-k)。术后 3 周拆除外固定器锻炼膝关节功能。6 个月后复查(图 3-1-2-5-l),膝关节功能完全恢复,无疼痛及活动受限,HSS 膝关节临床功能评分总分为 90 分,属优级。

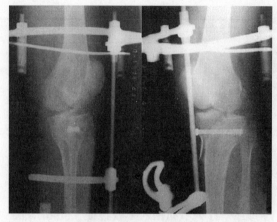

图 3-1-2-5-k　术后 X 线片

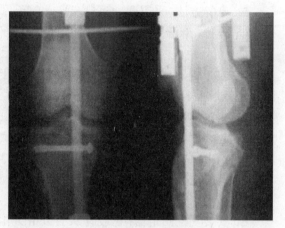

3-1-2-5-l　术后 6 个月复查 X 线片

3)Ⅴ型、Ⅵ型骨折:Ⅴ型、Ⅵ型骨折波及内,外侧两髁,多数情况下外髁塌陷,粉碎较内髁严重,常采用外侧入路＋内侧辅助切口完成复位固定。

A. 适应证:①新鲜开放性骨折;②有明显移位,不稳定的骨折;③关节面粉碎必须依靠牵引维持其稳定和关节面平整的骨折;④手法复位、夹板或石膏外固定后再度移位者。

B. 麻醉方法:采用联合阻滞麻醉或全麻。

C. 体位:麻醉生效后取仰卧位,患肢中立位,沿前臂轴向牵引 3～5 分钟,术者用旋转合拢手法:充分纠正短缩,内翻或外翻畸形后,平放在手术台上。

D. 复位固定:术区常规碘伏酒精消毒,铺无菌巾。一助手持患肢足踝部,另一助手固定膝上,持续牵引,术者双手环抱膝部,用力合拢,同时助手牵引时缓缓内外旋转胫骨远端,使分离骨片复位,如内、外侧骨块略低于对侧,则应用捺正法纠正残余移位,如通过手法整复后骨块仍有塌陷自平台外后侧向前外做弧形切口,至胫骨结节的外侧,分离外侧肌的起点和髂胫束直至骨折端,向上掀起外侧半月板,显露关节面,以骨膜剥离器抬起塌陷的关节面骨块,克氏针固定,骨缺损区植入髂骨条,内侧骨块较大,复位困难者可通过内侧辅助切口复位,劈裂的骨块以复位钳夹持固定,电视透视下证实骨折复位良好,关节面平整后,以 1～2 枚拉力螺丝钉加压固定。干骺端与骨干处不稳定的骨片以复位巾钳复位,螺钉固定。

E. 安装复位固定器:由股骨髁上 2cm 处由内向外平行关节面钻入 1 枚直径 3.5mm 骨圆针,胫骨结节下 2cm 处由外向内钻入 1 枚直径 3.5mm 的骨圆针,连接外固定器并拧紧,同时延伸两侧支撑杆。

F. 术后管理:麻醉复苏后指导患者卧床主动股四头肌训练,术区 3～5 天换药 1 次,1 周后,膝关节 0°～30° 屈伸训练。2 周后切口愈合拆线后即可扶双拐离床活动。3～5 周根据骨折愈合情况拆除外固定器,增加膝关节活动范围锻炼。6～10 个月,骨折愈合可取出内固定螺钉。

附：典型病例

李某，女，44岁，农民，汉，瓦房店市李官村。右胫骨平台粉碎骨折（Ⅴ型骨折）（图3-1-2-5-m），系间接暴力所致。

患者于2002年12月4日跌倒致伤，来我院行手法复位、石膏托外固定，伤后3天在联合阻滞麻醉下行"手法拔伸旋转合拢复位、拉力钉内固定外固定器固定术"，在关节面充分复位后，以1枚直径7.3mm的拉力定经皮内固定，于股骨髁上和胫骨中下1/3处各贯穿1枚直径3.5mm克氏针，安装外固定器。术后X线片显示骨折复位良好（图3-1-2-5-n）。术后4周拆除外固定器锻炼膝关节功能。6个月后复查（图3-1-2-5-o），膝关节功能完全恢复，无疼痛及活动受限，HSS膝关节临床功能评分总分为95分，属优级。

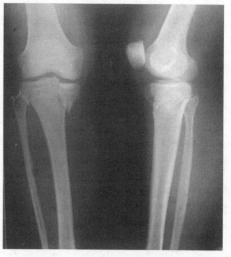

图3-1-2-5-m　术前X线片

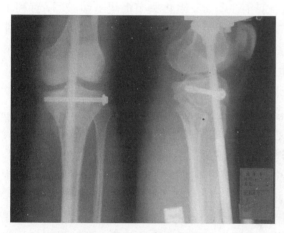

图3-1-2-5-n　术后X线片

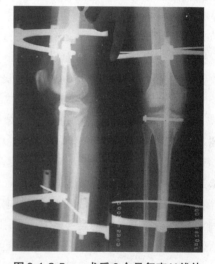

图3-1-2-5-o　术后6个月复查X线片

（5）胫骨平台骨折治疗的研究进展：胫骨平台骨折是常见的关节内骨折，直接影响膝关节的功能，若处理不当，易出现膝关节不稳定，晚期发生膝关节退行性变。随着现代骨科的发展以及对胫骨平台骨折研究的不断深入，治疗方法在逐步改进和完善，治疗概念也不断更新。

中医采用手法复位，骨牵引超膝夹板固定治疗胫骨平台骨折。在牵引下，进行手法复位，矫正前后移位和成角。最后施行超膝夹板固定。固定期间进行股四头肌锻炼和膝关节伸屈活动。在骨折的整个治疗过程中根据中医辨证论治和骨折治疗的三期用药原则，分别采用口服中药以活血化瘀（早）、接骨续筋（中）、补益肝肾（晚），外用中药以活血化瘀、舒筋活络为主。根据骨折愈合时间和患肢情况，指导患者功能锻炼，适当运用推拿按摩以舒筋活络，促进肢体功能康复。现代医学主要采用保守治疗和手术治疗两种骨折治疗方式，保守治疗多通过骨折闭合复位石膏外固定，手术治疗采用切开复位内固定。

随着医疗技术及微创器械的不断发展和完善，骨折的治疗理念已向生物学固定转变：尽可能保护受损软组织,减少对血运的再破坏,有限切开、有效固定,早期活动。胫骨平台骨折所致的软组织损伤包括骨折周围的软组织缺损、神经血管损伤及骨筋膜室综合征等,高能量胫骨平台骨折附近软组织损伤一般都较严重,过早手术切开,不恰当的手术入路、内固定等因素极易致局部皮肤缺血坏死,合并感染,内固定物及骨质外露。分期治疗理念,关节镜及外固定架的应用,微创操作技术的发展都符合了生物学固定的理念,取得了良好的效果。

1)闭合复位石膏(夹板)外固定:主要适用于低能量损伤所致的无移位,轻度移位的稳定骨折或者某些老年人骨质疏松患者,合并严重的内科疾病不适合手术的患者。对粉碎骨折或不稳定骨折,中医采用手法复位,骨牵引超膝夹板固定治疗。固定期间进行股四头肌锻炼和膝关节伸屈活动,在骨折的整个治疗过程中根据中医辨证论治和骨折治疗的三期用药原则,根据骨折愈合时间和患肢情况,指导患者功能锻炼,适当运用推拿按摩以舒筋活络,促进肢体功能康复。保守治疗的目的不是使骨折获得解剖复位,而是恢复轴线和关节活动。只有额状面上不超过7度的对线异常才可以接受,当考虑保守治疗时,应与健侧比较。

2)外固定支架的应用:外固定支架大致分单边和框架式两大类,对胫骨近端干骺端骨折而言,单边外固古定架属于偏心性固定,易产生骨折移位、继发畸形,甚至造成关节面破坏。因此临床上用双侧单边外固古定架来治疗胫骨平台骨折,效果良好。外固定架在治疗高能量复杂平台骨折中有很多优点,特别适合于骨折伴有开放性伤口,软组织损伤的患者。而超关节外固定架可对下肢力线的恢复,防止短缩,维持骨的固定,阻止关节面进一步破坏,有利于后期复位。Haidukewychl认为复杂类型的关节内骨折利用临时的外支架固定,待软组织条件改善后改用内固定或外固定是一种安全而且有效的治疗方式;Jeray等认为应尽早予超关节外固定支架固定,这样可维持下肢力线和肢体长度,减少软组织并发症。

3)切开复位内固定:胫骨平台骨折的手术内固定的目的首先要恢复膝关节的力线,其次要尽量解剖复位胫骨平台关节面,胫骨平台骨折手术复位固定后,不允许存在膝关节内外翻畸形;根据胫骨平台骨折的粉碎程度,尽量恢复关节面的平整。支撑钢板可以用来支撑植骨垫起的压缩关节面的骨折块,Schatzker V、VI型骨折单块接骨板只提供胫骨平台一侧的稳定,存在成角畸形倾向,采取双侧钢板固定的方法以提高骨折内固定的稳定性,正中入路双钢板固定剥离范围较广,感染率较高,采用内,外侧联合切口行取得了良好的效果,一般不需要术后辅助外固定,LISS微创内固定系统具有微创和解剖接骨板固定的优点。有学者随访发现单一外侧LISS钢板较内外侧双钢板治疗高能量胫骨平台骨折术后膝关节稳定性差异无统计学意义,但其术后感染率明显降低。Ali等认为只要胫骨内侧髁粉碎的骨折块可旋入螺钉,一块uss钢板加上锁定螺钉完全能够起到理想的固定作用。然而这种钢板系统对后内侧移位骨块的复位和支持不够,对于内侧骨折块比较小、粉碎及骨质疏松明显的患者,有必要在内侧也安置一块普通的保护钢板。

4)膝关节镜辅助下复位固定:关节镜技术迅速发展,实现了关节内骨折解剖复位原则的基础上的微创治疗。关节镜下复位固定已成为治疗胫骨平台Schatzker II、III型骨折常规的手术方式,多位学者报道了其良好的效果。中长期的观察表明,与传统的切开复位支撑钢板内固定相比易康复,缩短住院时间,更容易实现解剖复位。关节镜用于胫骨平台骨折复位固定的报道多见于低能量损伤,高能量损伤所致的胫骨平台骨折,需广泛切开,关节镜就体现不出优势。但关节镜仍可辅助切开治疗,可以尽可能减少对膝关节周围组织的剥离,降低手术难度,段小军等对39例胫骨平台骨折患者进行关节镜辅助治疗固定,获得良好的效果,对于复杂骨折,关节镜不仅能了解骨折情况,也可明确半月板、侧副韧带、交叉韧带等结构有无损伤及损伤程度。

5) 人工膝关节置换：人工膝关节已广泛应用于临床，目前尚无胫骨平台骨折早期进行人工膝关节置换治疗的报道。主要用于骨折后期形成严重创伤性关节炎，关节疼痛，行走，活动障碍的患者，可以明显改善膝关节功能，提高生活质量。早期良好的复位也为后期的关节置换提供良好的基础。

6) 骨或骨替代物移植：术中适量的植骨是有效固定、骨折愈合、预防关节塌陷的重要措施。临床上关节面复位后植骨不实是造成骨折再次塌陷或移位的重要原因之一，充分植骨后已经整复的平台关节面获得轴向支撑力，为术后膝关节功能锻炼提供可靠的生物力学稳定性。骨折端过多的填塞植骨造成骨折分离移位，，特别冠状面骨折的病例，应适度植骨，以避免骨折间分离。

7) 胫骨平台骨折常见并发症的治疗：胫骨平台骨折术后并发症分为两类，一类是早期并发症，包括：复位丧失、深静脉血栓形成、感染；另一类是晚期并发症，包括：骨不愈合，内植物失效，创伤后骨关节炎等。感染最常见也是最严重的并发症之一：常常因对软组织损伤的程度估计不足，通过挫伤的皮肤进行不合时宜的手术切口，并做广泛的软组织剥离来放置内固定物，导致伤口早期裂开和深部感染。对伤口裂开或渗出应行积极的外科治疗，将坏死的骨质和软组织进行彻底清创和冲洗。有时感染可累及膝关节，为防止软骨破坏，应对踝关节进行全面评估和灌洗。关节面不平滑和关节不稳定可导致创伤后关节炎。若关节炎局限于内侧室或外侧室，可用截骨矫形来纠正；若是 2 个室或 3 个室的严重关节炎，则需行人工关节置换术。胫骨平台骨折后膝关节活动受限比较常见，一般制动时间超过 3～4 周，常可造成某种程度的关节永久僵硬，对多数胫骨平台骨折来讲，早期行稳定的内固定仔细地处理软组织，术后立刻行膝关节活动，配合中医按摩推拿、中药熏洗可望最大限度地恢复膝关节活动范围。

参 考 文 献

1. 国家中医药管理局. 中医病证诊断疗效标准 [M]. 南京：南京大学出版社，1994：171-172.

2. 田伟. 实用骨科学 [M]. 北京：人民卫生出版社，2008：465-470.

3. 王光林，张晖，刘雷. 膝关节周围骨折的治疗建议 [J]. 中华创伤骨科杂志，2010，12，(12)：1150-1154.

4. Seinsheimer F. Fractures of the distal femur[J]. Clin Orthop RelatRea, 1980(153): 169-179.

5. 尚天裕. 中国接骨学 [M]. 天津：天津科学技术出版社，1995：259-276.

6. 孟和. 中西医结合骨科外固定治疗学 [M]. 北京：人民卫生出版社，2005：497-522.

7. Zlowodzki M, Williamson S, Cole PA, et al. Biomechanical evaluation of the less invasve stabilization system, angled blade plate, and retrograde intramedullary nail for the intemal fixation of distal femur fractures[J]. J Orthop Trauma, 2004, 18(8): 494-502.

8. Smith TO, Hedges C, MacNair R, et al. The clinical and radioIogical outcomes of the LISS plate for distal femoral fractures. A systematic review[J]. Injury, 2009, 40(10): 1049-1063.

9. Martinet O, Cordey J, Harder Y. et al. The epidemiology of fractures of the distal femur[J]. Injury, 2000, 31 (Suppl 3): C62-63

10. Kolmert L, Wulff K. Epideiology and treatment of distal femoral fractures in adulis[J]. Acta Orthop Scand, 1982, 53(6): 957-962.

11. 周琦石，黄枫，黄学员，等. 微创稳定系统治疗股骨远端 C 型骨折 [J]. 中华创伤骨科杂志，2007，9(2)：114-117.

12. 王宏川，庞贵根，曾宪铁，等. 微创固定系统治疗股骨远端骨折 53 例 [J]. 中华创伤杂志，2009，25(10)：898-901.

13. 申军国. 股骨远端骨折内固定及其生物力学的研究进展 [J]. 中国医药导刊，2011，13（3）：415-417.

14. Sun Y，Hou X，Wang Y，et al. Retrograde interlocking intramedullary nailing under arthroscopy for supracondylar femoral fracture[J]. Chin J Traumat，2001，4（3）：143-146.

15. Barei DP，O'Mara TJ，Taitsman LA，et al. Frequency and fracture morphology of the posteromedial fragment in bicondylar tibial plateau fracture patterns[J]. J Orthop Traums，2008，22（3）：176-182.

16. 陈健，罗从风. 不同影像学技术对胫骨平台骨折的评估 [J]. 中国组织工程研究与临床康复，2007，11（22）：4395-4398.

17. 常敏，郭英，邓乐巧，等. 快速成形技术在骨科中的临床应用 [J]. 中国矫形外科杂志，2006，14（17）：1297-1298.

18. Abdel Harnid MZ，Chang CH，Chan YS，et al. Arthroscopic evaluation of softtissueinjuries in tibial plateau fractures retrospective analysis of 98 cases[J]. Arthroscopy2006，22（6）：669-675.

19. Rasmussen PS. Tibial condylar fractures. Lmpairment of knee joint stability as an indicator for surgical treatment[J]. J Bone Joint Surg（Am），1973，55：1331-1350.

20. 吕厚山. 膝关节外科学 [M]. 第 3 版. 北京：人民卫生出版社，2006：1193.

21. ［瑞士］T.P. 鲁迪，［英］W.M. 墨菲. 骨折治疗的 AO 原则 [M]. 戴尅戎，荣国威，主译. 北京：华夏出版社，2003：499-514.

22. 顾云伍，韩慧，尚天裕，等. 中西医结合治疗骨折新概念 [J]. 中国骨伤，2001，14（1）：3-4.

23. 侯筱魁. 胫骨平台骨折的现代治疗 [J]. 中华创伤骨科杂志，2004，6（3）：244-245.

24. 苏玉新. 苏氏正骨 [M]. 北京：中国医药科技出版社，1993：293-299.

25. Weigel DP，Marsh JL. High-energy fractures of the tibial plateau Knee funetion after longer fallow-up[J]. J Bone Joint Surg Am，2002，84-A（9）：1541-1551.

26. 侯筱魁. 应用骨外固定器的并发症及其防治 [J]. 中华骨科杂志，1999，19（3）：189-190.

27. 吴希瑞，臧建成，孙涛，等. 交叉置钉法双单边静力外固定架治疗胫骨近端干骺端高能量损伤 [J]. 中华创伤骨科杂志，2007，9（12）：1120-1123.

28. Haidukewych GJ. Temporary extemal fixation for the management of complex intra - and periarticular fracturea of the lower extremity[J]. J Orthop trauma，2002，16（9）：678-685.

29. Jeray KJ，Lochow SC. Staged open treatment of hvhenerfy tibial plateau fractures[J]. Tech Knee Surg，2005，4（4）：214-225.

30. ESol KA，Su E，Tejwani NC，et al. Treatment complex tibial plateau Fracture usying the less invsive srabilization aystem plate：clinical expcrience and a laboratory comparison with double plating[J]. J Trauma，2004，57（2）：340-346.

31. Ali AM，EI Shafie M，Willett KM，et al. Failure of fixation of tibinl plateau fractures[J]. J Orthop Trauma，2002，16（5）：323-329.

32. Duan XJ，Yang L，Guo L，et al. Arthroscopically assisted treatment for Schatzker typeⅠ-Ⅴ tihial plateau fractures[J]. Chin J Traurmtol，2008，11（5）：288-292.

六、踝部骨折

踝关节由胫骨和腓骨的远端以及距骨，包括关节囊和韧带共同组成一功能实体。组成成分之间有任何的不协调长度、轴向和旋转）或踝穴变宽都可引起局部超载，并常导致软骨变性和创伤后关节炎。

踝关节骨折是一种常见创伤，发病率占各个关节内骨折的首位。其致伤原因一部分源于直接暴力,而更常见的原因来自于扭转等间接暴力。高能量损伤常造成涉及关节面的胫骨远端干骺端复杂骨折即Pilon骨折。Pilon骨折复杂多变,多伴有关节面及干骺端的粉碎和压缩,是临床治疗上较具挑战性的骨折类型。本书重点介绍Pilon骨折的微创治疗。

（一）概述

法国放射学家Möllenhoff和Walz在1911年首次使用"Pilon骨折"来描述胫骨远侧干骺端的骨折。目前关于Pilon骨折的定义仍存争议,《坎贝尔手术学》对Pilon骨折的定义是：经胫骨远端关节面的胫骨下1/3骨折,多合并腓骨骨折。汤欣、吕德成等认为Pilon骨折应指由垂直暴力造成的胫骨远端负重关节面（即所谓"胫骨远端天花板"）受损,骨折线向胫骨干骺端延伸,常常伴有严重软组织损伤的骨折。Pilon骨折发生率约占胫骨远端骨折的7%,其中20%~25%合并开放损伤。

（二）病因病机

1. 致伤暴力

（1）直接暴力：少见,暴力直接作用于踝部,如重物砸压、碾压等。

（2）间接暴力：Pilon骨折绝大多数为间接暴力所致,如高处坠落,足跟着地,传达暴力使胫骨远端发生骨折。

2. 骨折机制 病人由高坠下时足跟着地,胫骨传递压缩力到距骨体,经地面的反作用,距骨撞击胫骨远端,造成远端关节面骨折。在损伤过程中,踝关节若处于跖屈位,将造成胫骨后唇骨折;背伸位将造成胫骨前唇骨折,若同时外翻,将合并外踝骨折,同时内翻将合并内踝骨折。

（三）诊断

Pilon骨折多为间接暴力所引起,外力通过足部传导作用于胫骨远端,导致这一脆弱部位发生骨折。

1. 临床表现 伤后局部出现严重的肿胀,疼痛;因胫骨远端四周仅由皮肤包围,不能提供骨片向四周移位的空间,皮肤张力较大,可形成张力性水泡,骨片尖端可刺破皮肤,形成由内向外的开放性骨折,可同时伴有肢体短缩,内翻或外翻畸形。

临床检查时可见踝部明显压痛,可触及移位的骨折端,有异常活动及骨擦感,踝关节活动受限,内翻或外翻检查时疼痛加剧。体检时应详细检查皮肤、软组织和神经血管及足背动脉情况。

2. 辅助检查

（1）影像学检查：拍摄踝关节标准正位,侧位和踝穴位X线片,并加拍外旋45°位正位片以显示胫骨的前内和后外侧面,可直观显示骨折部位、移位方向、严重程度及关节面的状况等。CT检查对判断骨折类型及入路的选择很有帮助。对于坠落致伤的患者,应加拍腰椎片,除外可能存在的并发骨折。复杂的骨折还需螺旋CT的三维重建,MRI在观察有无踝关节隐性骨折和韧带损伤方面有一定价值。

（2）骨密度检查：不作为常规检查手段,但骨质疏松及具有骨质疏松危险因素的患者可检测骨密度。

（3）关节镜检查：可直视下观察踝部韧带损伤、关节软骨损伤,并可同时进行治疗,如对胫骨远端关节面骨折可在关节镜监视下将骨折块完全对合,保证关节面的平整性。

3. 诊断标准 参考1994年中国国家中医药管理局制定的《中医病证诊断疗效标准》。

有外伤史,踝部肿胀,疼痛,压痛,皮下瘀斑,踝部可呈内翻或外翻畸形,可扪及骨擦音,活动功能障碍。

X线摄片检查可明确诊断及移位情况。

4. **骨折整复标准**　对 Pilon 骨折的整复至少要达到如下功能复位标准：①无内、外踝向内侧或外侧移位；②成角畸形 <5°，旋转 <10°，无距骨移位；③大的后侧碎片向近侧移位 <5mm；④关节面间隙 <2mm，台阶 <1mm；⑤外踝向后移位 <5mm。

5. **临床分型**　Ruedi 和 Allgower 提出了 Pilon 骨折分型：

Ⅰ型：无移位的劈裂骨折，骨折线延至胫骨远端关节面（无明显移位）。

Ⅱ型：胫骨远端中度粉碎，关节面中度对合不良（明显移位但关节面无粉碎）。

Ⅲ型：胫骨远端严重粉碎，关节面对合不良（胫骨远端粉碎性压缩骨折）。

（四）治疗

Pilon 骨折治疗的目的是恢复踝关节功能，促进骨折愈合，对医疗条件、器械材料、尤其是医师的技术水平都有较高的要求。治疗方案受很多因素的影响，如患者的年龄和身体情况，骨、软组织、软骨的损伤情况，骨质疏松和骨折粉碎的程度，"骨折的个性"和医师的能力等。

1. **保守治疗**　闭合复位和外固定适用于无移位骨折或身体衰弱不能耐受手术的患者。

Pilon 骨折整复越早越好，软组织损伤程度轻，肢体肿胀轻者可立即整复，软组织损伤程度重，肢体肿胀严重者需延迟整复，7~10 天后组织水肿消退后再进行复位。闭合复位方法：顺着原来畸形方向向下牵引，先用拇指在骨折线处向上下轻轻分推内、外踝，以解脱嵌入骨折裂隙内的软组织，然后采用旋转、翻转、扣挤等手法复位，达到骨折功能复位标准后应用纸压垫、夹板固定，控制侧方移位。不稳定骨折复位后需结合跟骨牵引，利用牵引形成的韧带束缚力，维持肢体长度，防止远近段重叠。牵引下嘱患者主动踝关节功能训练，利用距骨的模造作用，使关节面恢复平整。4 周后解除牵引，再单纯夹板继续固定 2 周，6 周后方可下地负重。

在骨折的整个治疗过程中根据中医辨证论治和骨折治疗的三期用药原则，分别采用口服中药以活血化瘀（早）、接骨续筋（中）、补益肝肾（晚），外用中药以活血化瘀、舒筋活络为主。适当运用推拿按摩以舒筋活络，促进肢体功能康复。另可采用物理治疗（离子导入、中频电疗、超声波疗法等）等综合治疗方法以促进患肢消肿及功能恢复。

2. **手术治疗**　Pilon 骨折的治疗结果依赖于关节重建的质量和软组织覆盖的状况，关节面存在移位者，有必要解剖复位。最常用的手术方法是切开复位内固定。标准步骤是：①恢复腓骨长度并固定；②重建胫骨关节面；③填补骨缺损；④采用胫骨内侧支撑结构。选择腓骨后外侧切口入路，采用动力加压钢板或 1/3 管状钢板固定腓骨，胫骨切口位于胫前肌腱内侧 1cm，向内踝延伸成弧形，腓骨和胫骨的 2 个切口的间隔至少应相距 8cm。尽可能少剥离皮下组织，螺钉、T 型钢板或三叶钢板固定。

近年来内侧钢板固定时建议使用解剖型锁定板（LCP），应尽量注意微创操作，以保护骨的血运。由于Ⅲ型骨折的关节面严重粉碎，于骺端明显压缩，在复位后很难维持位置，骨折往往存在着严重的软组织损伤，主张腓骨切开复位钢板内固定，胫骨关节面有限切开复位，以螺钉、克氏针，钢板结合外固定架固定。

3. **微创治疗思路和特点**　中西医结合在长期治疗踝关节骨折的临床实践中总结出，无论手术或非手术复位，都只能把骨折线对好，达到 X 线片影像上的正确对位，而不一定恢复了踝关节的正常生理解剖关系。为了使内、外、后三踝在正确对位的同时恢复其正常生理关系，只有在合理的外固定保护下，依靠距骨的自身活动时的模造作用，让骨折在微动下愈合，愈合后的踝穴才能适合距骨的正常活动要求。也就是说，治疗踝关节骨折，要贯彻"动静结合"、"筋骨并重"、"医患配合"的骨折治疗原则。

保守治疗有利于保护软组织，对于踝关节形态未破坏，存在的对位、力线问题的 Pilon 骨折，一般可经手法复位整复，取得较好的效果，但在治疗Ⅱ、Ⅲ型Pilon骨折时，固定时间过长且不能有效地维持肢体长度，不能恢复关节面的完整性，易致肢体畸形愈合、关节僵硬及创伤性关节炎。因此只适用于骨折移位不明显或关节囊保持完整，关节面解剖形态正常的严重粉碎性骨折，以及全身情况差的患者。

切开复位内固定能较好地整复胫骨远端粉碎的关节面，对干骺端的骨缺损辅以植骨，能较好地恢复关节面的平整，为功能恢复提供前提，同时辅以坚强的内固定和术后踝关节的可早期活动，可减少或延缓骨性关节炎的发生。在低能量的Pilon骨折的治疗中，一般可取得较好的疗效。但切开复位内固定术治疗高能量损伤Pilon骨折时，由于软组织损伤严重，钢板内固定操作需较大范围的软组织剥离，破坏血供易发生感染、皮肤坏死等伤口并发症及骨折延迟愈合或骨不连，疗效并不令人满意。

随着BO理念的出现，诞生了Pilon骨折手术治疗的生物学原则，强调细致的软组织暴露及间接复位技术、稳定固定后的早活动及晚负重，其治疗目标可归纳为保护（preserve）骨和软组织活力、进行（perform）关节面的解剖复位。提供（provide）满足踝关节早期固定的基础。有限内固定结合外固定，一般先采用小切口对合并的腓骨骨折进行解剖复位和固定，然后切开复位胫骨远端关节面，采用螺钉、克氏针等有限内固定固定关节面，骨缺损区进行髂骨植骨，再采用超关节外固定架固定干骺端骨折。有限内固定能在保护骨与软组织活力的情况下，尽量进行关节面的解剖复位，同时结合外固定器，能提供满足踝关节早期固定，符合Pilon骨折手术治疗的生物学原则。

4. 微创治疗方法——中西医结合切开复位有限内固定结合外固定疗法　中西医结合切开复位有限内固定结合外固定疗法适应于开放性骨折、干骺端粉碎，塌陷，关节面倾斜的Ⅰ型骨折骨折、关节面粉碎的Ⅱ型、Ⅲ型骨折，整复固定后再度移位的不稳定性Ⅰ型骨折骨折。

（1）Ⅱ型骨折：Ⅱ型Pilon骨折胫骨远端粉碎，关节面明显移位但无粉碎。一般关节面的骨块较大，闭合复位难以达到解剖复位，残留关节面不连续，对和不良后期易引发创伤性关节炎。

中西医结合切开复位有限内固定结合外固定疗法采用切开复位，关节面解剖复位后螺丝钉固定，干骺端可闭合复位，纠正短缩，成角及旋转畸形，外固定器固定。一般骨缺损不严重，可不植骨。以外固定器代替钢板，对组织干扰少，降低了伤口并发症的风险。

1）适应证：①新鲜开放性骨折；②关节面明显移位的骨折；③整复固定后再度移位的不稳定性Ⅰ型骨折。

2）麻醉方法：采用联合阻滞麻醉或气管插管全身麻醉。

3）体位：麻醉生效后取仰卧位，止血带充气止血。

4）切开复位有限固定：合并腓骨骨折者首先选择腓骨后外侧切口入路，显露骨断端，复位后采用动力加压钢板或1/3管状钢板，置于腓骨后外侧固定腓骨或克氏针髓内固定。然后显露胫骨关节面，根据胫骨远端骨折块的位置选择前内，或内侧入路，切口向内踝延伸成弧形，利于胫骨穹顶和干骺端的显露。腓骨和胫骨的2个切口的间隔至少应相距8cm。尽可能少剥离皮下组织，以防止皮肤坏死，骨块解剖复位，关节面平整，连续后以螺钉固定，小的骨块以细的克氏针固定。

5）安装复位固定器：在C型臂X线机透视下，手法整复使骨折复位，恢复下肢力线、长度，纠正干骺端成角及旋转畸形后自胫骨远端关节面上0.5cm前内侧及胫骨上段前内侧分别钻孔，拧入4枚螺纹钉，连接多功能外固定器，并进行纵向牵引，纠正短缩畸形后，再辅以手法纠正残余移位。

6）术后管理：患肢置于抬高垫上，利于肿胀消退，吸收，麻醉复苏后指导患者主动练习足趾及踝关节背伸，跖屈。术区 3 天后换药，以后每隔 5～7 换药 1 次，2 周后切口愈合，拆线，开始被动踝关节功能训练。3 周扶双拐患肢不负重下地，手术 6 周后可扶双拐下地，患肢部分负重，12 周左右 X 线片显示骨折愈合成后患肢才可完全负重。

附：典型病例

晏某，男，56 岁，干部，汉，盘锦市辽河油田。右 Pilon 骨折（Ⅱ型骨折）（图 3-1-2-6-a），系间接暴力所致。

患者于 2001 年 6 月 6 日跌倒致伤，来我院行手法复位、石膏托外固定，伤后 6 天在联合阻滞麻醉下行"切开复位有限内固定结合外固定"，外踝骨折切开复位，钢板内固定，胫骨远端关节骨折切开复位，关节面充分复位后，以 2 枚直径 4.5mm 的螺丝钉内固定，干骺端骨折闭合复位，骨折远，近端分别钻孔，拧入四枚螺纹针，安装外固定器。术后 X 线片显示骨折复位良好（图 3-1-2-6-b）。术后 3 周扶双拐离床，踝关节功能训练。6 个月后复查（图 3-1-2-6-c），骨折愈合良好，撤外固定器，踝关节功能完全恢复，无疼痛及活动受限，Mazur 踝关节评价，97 分，属优级。

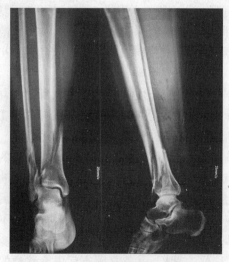
图 3-1-2-6-a　术前 X 线片

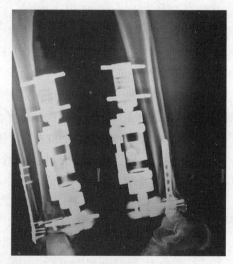
图 3-1-2-6-b　术后 X 线片

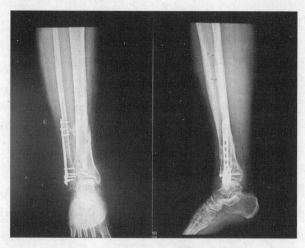
图 3-1-2-6-c　6 个月后复查 X 线片

（2）Ⅲ型骨折：Ⅲ型 Pilon 骨折，胫骨远端严重粉碎，关节面粉碎，压缩，塌陷，往往存在着严重的软组织损伤。骨折端不稳定，复位后很难维持位置，未能解剖复位和内侧支撑不够坚强时，常发生迟延愈合、畸形愈合、不愈合及创伤性关节炎。

中西医结合切开复位有限内固定结合外固定疗法采用切开复位，关节面，干骺端骨块解剖复位后螺丝钉，克氏针固定，骨折复位后干骺端往往有明显骨缺损，需髂骨植骨。越踝外固定器固定，术后早期踝关节不负重功能训练。

基本方法同Ⅱ型 Pilon 骨折，关节面及干骺端复位后，螺丝钉，克氏针固定，骨缺损区植入髂骨，孟氏架越踝固定。术后管理同Ⅱ型 Pilon 骨折。

附：典型病例

穆某，男，37 岁，工人，汉，大石桥市耐火材料厂。右 Pilon 骨折Ⅱ型骨折（图 3-1-2-6-d），系间接暴力所致。

患者于 2009 年 12 月 24 日跌倒致伤，来我院行手法复位、持续跟骨牵引，伤后 15 天在联合阻滞麻醉下行"切开复位有限内固定结合外固定"，胫骨远端关节骨折切开复位，关节面充分复位后，以 5 枚直径 4.5mm 的螺丝钉内固定，干骺端骨缺损区植入髂骨，骨折近端，跟骨分别钻入直径 3.5mm 的克氏针，安装外固定器。术后 X 线片显示骨折复位良好（图 3-1-2-6-e）。术后 3 周扶双拐离床，踝关节功能训练。8 周撤外固定器，加强踝关节功能训练，6 个月后复查（图 3-1-2-6-f），骨折愈合良好，踝关节功能完全恢复，无疼痛及活动受限，Mazur 踝关节评价，96 分，属优级。

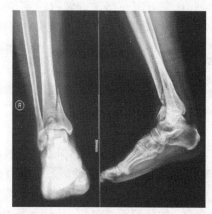

图 3-1-2-6-d 术前 X 线片

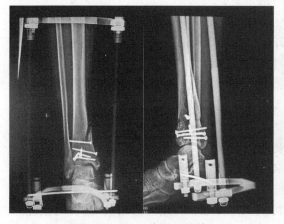

图 3-1-2-6-e 术后 X 线片

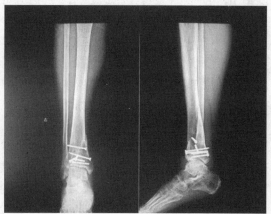

图 3-1-2-6-f 术后 6 个月复查 X 线片

5. Pilon 骨折治疗的研究进展 Pilon 骨折的特征是涉及胫骨远端踝关节面上干骺端骨折，有不同程度的嵌插；呈粉碎性、不稳定性，关节软骨损伤、关节表面不平，可涉及内、外、后踝骨折；75%～85% 可伴有腓骨骨折，常伴有严重的软组织损伤，且骨折局部软组织覆盖差。

中西医结合治疗 Pilon 骨折贯彻"动静结合"、"筋骨并重"、"医患配合"的骨折治疗原则。采用中医正骨手法复位、小夹板配合纸压垫外固定，配合跟骨骨牵引，指导患者主动踝关节功能训练；依靠距骨的自身活动时的模造作用，让骨折在微动下愈合。在骨折的整个治疗过程中根据中医辨证论治和骨折治疗的三期用药原则，分别采用口服中药以活血化瘀（早）、接骨续筋（中）、补益肝肾（晚），外用中药以活血化瘀、舒筋活络为主；根据骨折部位局部情况，适当运用推拿按摩以舒筋活络，促进肢体功能康复。在治疗低能量的 Pilon 骨折取得较好的效果，但在治疗高能量的 Pilon 骨折时，由于骨折粉碎严重，关节面移位明显，很难解剖复位关节面，达到关节面的良好对合，易致肢体畸形愈合、关节僵硬及创伤性关节炎。现代医学研究表明关节面复位后间隙大于 2mm，台阶大于 1mm，及胫骨前外侧骨块未解剖复位使关节面不平整，都会提高了创伤性关节炎发生率。

Ruedi 和 Allgower 在 AO 原则的基础上，提出了 Pilon 骨折切开复位内固定的四项基本原则：①切开复位腓骨并做内固定，可作参照以恢复胫骨远端的长度；②重建胫骨远端关节面，并用松质骨螺钉固定；③松质骨移植于胫骨远端骨缺损处，可用来支撑关节面、填补空隙、刺激成骨、促进骨折愈合；④胫骨内侧支撑钢板。目前仍是 Pilon 骨折治疗的金标准。Sirkin 等根据高能量 Pilon 骨折软组织损伤的特点，提出采用分步延期切开复位内固定治疗高能量的 Pilon 骨折，即在损伤早期先行腓骨骨折切开复位内固定，同时应用超踝关节外固定架固定胫骨骨折，待局部软组织基本修复后，再行胫骨远端关节面的解剖复位及内固定术，将降低伤口并发症的发生率。

（1）闭合复位石膏（夹板）外固定：闭合复位石膏（夹板）外固定适用于Ⅰ型骨折或身体衰弱不能耐受手术的患者。采用坐骨神经麻醉，患者仰卧位，顺着原来畸形方向向下牵引，先用拇指在骨折线处向上下轻轻分推内、外踝，以解脱嵌入骨折裂隙内的软组织，然后采用旋转、翻转、扣挤等手法复位，达到骨折功能复位标准后应用纸压垫、夹板固定，控制侧方移位。不稳定骨折复位后需结合跟骨牵引，利用牵引形成的韧带束缚力，维持肢体长度，防止远近段重叠。牵引下嘱患者主动踝关节功能训练，利用距骨的模造作用，使关节面恢复平整。4 周后解除牵引，再单纯夹板继续固定 2 周，6 周后方可下地负重。

（2）切开复位内固定：在低能量的 Pilon 骨折的治疗中按照 Pilon 骨折切开复位内固定的四项原则，一般可取得较好的疗效。但早期切开复位内固定术治疗高能量损伤 Pilon 骨折时，由于软组织损伤严重，易发生感染、皮肤坏死等伤口并发症，疗效并不令人满意。赵滨等认为应灵活运用 Pilon 骨折切开复位内固定的四项原则，根据具体情况、骨折类型、软组织损伤程度采取合适的方法，以减少并发症的发生。陆军等采用延期切开复位内固定治疗 Pilon 骨折的优良率为 80.8%。

（3）外固定架的应用：外固定架还可起内侧支撑钢板的作用，且对软组织损伤更轻。对软组织条件差或开放性骨折患者，用外固定装置临时固定以达到牵引的目的，至软组织条件允许再次手术，将外固定架更换为钢板固定，同时植骨。外固定架在已经取得良好的复位或患者有手术禁忌不能再次手术时，也可用做最终的治疗方法。使用外固定架时，应特别注意跟骨固定针对胫距关节的影响，尤其是跨关节外固定架，它可影响早期活动，增加关节僵硬的可能性。随着外固定架的不断改进，其性能逐渐提高。目前 Orthofix 踝关节外固定架可在术后 3～6 周提供踝关节 30° 的活动范围，是一种较好的跨踝关节外固定架，但价格较贵，限制了在临床的普及应用。

（4）有限内固定结合外固定：随着 BO 理念的出现，诞生了 Pilon 骨折手术治疗的生物学原则，强调细致的软组织暴露及间接复位技术、稳定固定后的早活动及晚负重。先采用小切口对合并的腓骨骨折进行解剖复位和钢板固定，然后切开复位胫骨远端关节面，采用螺钉、克氏针等有限内固定固定关节面,再采用超关节外固定架固定干骺端骨折。有限内固定能在保护骨与软组织活力的情况下,尽量进行关节面的解剖复位,同时结合外固定,能提供满足踝关节早期固定。传统的外固定架属静态固定,影响了术后关节的早期活动,不利于关节功能的恢复。近年来出现了各种既能满足踝关节早期活动,又不影响骨折移位及关节面塌陷的外固定架。张伯锋等应用超踝关节可动外固定架治疗复杂的 Pilon 骨折,既能维持骨折对位,又不妨碍踝关节活动,且手术创伤小,愈合率高,并发症少。

(5)微创治疗:随着微创技术的发展,尤其是踝关节镜技术和微创钢板固定技术(minimally invasive plate osteosynthesis, MIPO)。近年来采用微创技术治疗 Pilon 骨折的报道逐渐增多。纪方等认为,微创技术利用间接复位技术应尽量减少骨折端不必要的暴露,注重周围软组织的处理,保护骨折端及周围的血供,提高骨愈合能力。Kralingerzsl 应用关节镜辅助下经皮螺钉内固定法治疗了 1 例 AO C3 型 Pilon 骨折。胡茂忠,范猛等对 21 例胫骨远端骨折应用 LCP 通过 MIPO 技术进行治疗,优良率90.47%。

(6)骨或骨替代物移植:Pilon 骨折属松质骨骨折,常存在干骺端骨缺损,尤其是Ⅲ型骨折,关节面存在压缩,在复位后往往有明显的骨缺损,必须植骨。自体髂骨仍然是首选的移植物,对骨折愈合有利。含有抗生素的人工骨水泥对于感染的病例有时是恰当的选择。

(7)初期关节融合术:初期关节融合术已被推荐为治疗胫骨远端严重粉碎性骨折的一种方法。然而,几位学者已经注意到,严重的骨骼损伤及非解剖复位并非一定不能获得满意的临床结果。因此,我们建议对这些骨折用外固定架固定,以维持其对线而获得骨性愈合。晚期,如果病人有明显症状可再行关节融合术。对于合并胫骨及距骨关节面软骨广泛缺损的严重开放性损伤者,可考虑行初期关节融合术。伤口予以清创,去除胫骨及距骨关节面残留的软骨。可用外固定架固定骨折。软组织一旦愈合,必要时可植骨。在一些严重的开放性损伤,功能结果常很差,有时可选择截肢。

(8)Pilon 骨折常见并发症的治疗:Pilon 骨折并发症的发生率较高。术前应正确制定手术计划以免术中的重建失败,导致骨不愈及骨关节炎;同时正确评估软组织的情况及创伤后不过早手术,减少皮肤坏死或感染的发生。术中应避免对位对线不良,防止螺钉穿透关节面;加强外固定和植骨可避免因骨缺损和严重粉碎性骨折所致的内固定失败;也应防止腓骨的重建错误(旋转、重叠、分离),以影响胫骨的复位并使骨折成角畸形。关节面复位后间隙大于 2mm,台阶大于 1mm,及胫骨前外侧骨块未解剖复位使关节面不平整,提高了创伤性关节炎发生率。干骺端的骨缺损及未正确植骨可使得踝穴Ⅱ期塌陷,延迟愈合。术后早期的并发症常源于软组织问题,如伤口裂开,皮肤坏死感染等。一旦发生需手术彻底扩创后皮瓣修复,保证前侧切口无张力缝合及良好的引流是关键。外固定支架应用后,钉道感染取决于术后的护理。术后晚期并发症常包括骨不愈、延迟愈合、畸形愈合、创伤性关节炎及慢性骨髓炎等,一般多需再次手术治疗,严重的需行踝关节融合术及截肢术,或踝关节置换术,但其适应证应从严掌握。

参 考 文 献

1. [瑞士]T.P.鲁迪,[英]W.M.墨菲.骨折治疗的 AO 原则 [M].戴尅戎,荣国威,主译.北京:华夏出版社,2003:539-558.

2. 姜保国,傅中国,张殿英,等.手术治疗踝关节骨折的临床研究 [J].中华创伤杂志,2003,19(7):398-400.

3. 徐海林,徐人杰,王静,等.踝关节骨折的手术治疗 [J].中华创伤骨科杂志,2009,11(6):512-515.

4. Möllenhoff C, Walz M. Tibial pilon fracture[J]. Unfallchirurg, 1998, 101(5):395-401.

5. 汤欣, 吕德成, 唐佩福, 等. Pilon 骨折的解剖四柱理论与临床治疗的关系 [J]. 中华外科杂志, 2010, 48（9）: 662-667.

6. Gardner MJ, Mehta S, Barei DP, et al. Treatment protocol for open AO/OTA type C3 pilon fractures with segmental bone loss[J]. J Orthop Trauma, 2008, 22（7）: 451-457.

7. 田伟. 实用骨科学 [M]. 北京: 人民卫生出版社, 2008: 484-486.

8. 江浩, 何国祥, 陈克敏, 等. 骨与关节 MRI[M]. 上海: 上海科学技术出版社, 2002.

9. 国家中医药管理局. 中医病证诊断疗效标准 [M]. 南京: 南京大学出版社, 1994: 172-1173.

10. Buewell HN, Chamley AD. The treatment of displaced fractures of the ankle by rigid internal fixation and early joint movement[J]. J Bone Joint Surg（Br）, 1965, 47（4）: 634-660.

11. 李欢, 沈忆新. 胫骨远端骨折的治疗进展 [J]. 生物骨科材料与临床研究, 2007, 4（4）: 30-35.

12. Rüedi TP, Allgower M. Fractures of the lower end of the tibia into the ankle-joinl[J]. Clin Orthop Relat Res, 1979（138）: 105-110.

13. 尚天裕. 中国接骨学 [M]. 天津: 天津科学技术出版社, 1995: 311-323.

14. 王伯珉, 孙占胜, 王鲁博, 等. Pilon 骨折不同治疗方法及疗效分析 [J]. 中华创伤杂志, 2004, 20（4）: 254.

15. 刘英杰, 刘利芳. Pilon 骨折 59 例疗效分析 [J]. 中华创伤骨科杂志, 2004, 6（2）: 234-235.

16. Egol KA, Wolinsky P, KOval KJ. Open reduction and internal fixation offinal Pilon fractures[J]. Foot Ankle Clin, 2000, 5（4）: 873-885.

17. Watson JT, Moed BR, Karges DE, et al. Pilon fractures: treatment protocol based on severity of soft tissue injury[J]. Clin Orthop Relat Res, 2000（375）: 78-90.

18. Bartlett CS, D'Amato MJ, Weiner LS. Fractures of the tibial Pilon[M]//Browner BD, Jupiter JB, Levine AM, Trafton PG, eds. Skeletal Trauma. Vol 2. 2nd ed. Philadelphia: W.B.Saunders, 1998: 2295-2325.

19. 姚小涛, 林斌. Pilon 骨折的分型与治疗进展 [J]. 湖北中医学院学报, 2008, 10（2）: 54-59.

20. Sirkin M, Sanders R, DiPasquale T. A staged protocol for soft tissue management in the treatment of complex Pilon fractures[J]. J Orthop Trauma, 2004, 18（8Suppl）: 32-38.

21. 赵滨, 张云强, 陈艺新, 等. Pilon 骨折手术治疗方法选择 [J]. 国际骨科学杂志, 2007, 28（2）: 130-132.

22. 陆军, 陈辉, 李永刚, 等. 延期切开复位内固定治疗胫骨 pilon 骨折 [J]. 中华骨科杂志, 2004, 24（1）: 40-43.

23. 张伯锋, 李衡, 李增利, 等. 超踝关节可动外固定架治疗严重粉碎和开放性 Pilon 骨折初步报告 [J]. 中华骨科杂志, 2003, 23（4）: 220-222.

24. 纪方, 王秋根, 张秋林, 等. Pilon 骨折的微创治疗 [J]. 中华创伤骨科杂志, 2005, 7（3）: 225-229.

25. KralinSer F, Lutz M, Wambacher M. Arthromcopically assisted reconstruction and percutaneous screw fixation of a Pilan tibial fracture [J]. ArthrOSCOPY, 2003, 19（5）: E45.

26. 胡茂忠, 范猛, 井万里, 等. 经皮 LCP 固定治疗胫骨远端骨折 [J]. 中国矫形外科杂志, 2008, 16（2）: 135-138.

七、跟骨骨折

　　足部是带有弹力的弓形结构, 骨性结构由跟骨, 距骨, 足舟骨、楔状骨。足前部: 距骨, 趾骨 26 块骨头构成, 具有支持体重、缓冲、推进、平衡身体等功能。足部骨折多发于跟骨, 且跟骨关节内骨折治疗后常常会出现持续疼痛和步态异常, 造成较高的致残率。随着对跟骨及其周围软组织解剖知识、损伤机制、潜在合并症认识的加深, 以及 CT 技术的常规应用, 目前切开复位内固定正在得到推广, 但直到今天为止, 也仍然没有一个被广为接受的诊治规范。本书重点介绍跟骨骨折的微创治疗。

（一）概述

跟骨骨折（fracture of calcaneusDistal, ICD-10 编码：S92.001）在临床上较为常见，占全身骨折的 2%，占跗骨骨折的 60%；累及距下关节的骨折占全部跟骨骨折的 83%，以青壮年伤者最为多见。传统的非手术治疗容易发生骨折畸形愈合、创伤性关节炎等并发症，致残率很高，有文献报道致残率高达 30%。多年来对其采用非手术治疗还是手术治疗一直有较多争议，近年来较多学者主张手术治疗，但手术治疗后有可能发生切口感染、皮瓣坏死、骨髓炎、距下关节炎等并发症，有文献报道高达 30%～50%。

（二）病因病机

1. 致伤暴力

（1）直接暴力：跟骨骨折最常见的损伤机制是直接暴力，如高处坠落伤。其他病因还包括：机动车事故、小腿三头肌突然剧烈收缩等。

（2）间接暴力：较少见，为跟骨遭受反冲击力。

2. 骨折机制　轴向应力是导致跟骨关节骨折的主要原因，距骨纵轴位于跟骨轴内侧，两者约成 25°～30° 角；当受到偏心位垂直轴向暴力时，距骨外侧突像楔子一样插入跟骨内，使距下关节外翻。并将跟骨剪切为内外两部分，形成初级骨折线。如果受伤时足处于外翻位，则骨折线偏外，反之则偏内。内侧骨折块由于有坚韧的跟距内侧韧带及骨间韧带，所以常维持在原位；外侧半骨块由于缺乏类似的韧带连接而向跖侧移位并旋转。如果暴力继续作用，将产生次级骨折线，根据次级骨折线的走行，Essex-Lopresti 将其分为舌型骨折和关节塌陷骨折两类。如果暴力持续，往前方会形成骨折线穿经跟骰关节。还有一些特殊的损伤机制：如分歧韧带牵拉造成的跟骨前突骨折；跟腱牵拉造成的跟骨结节撕脱骨折。

（三）诊断

1. 临床表现　伤后足跟部剧痛，肿胀，局部皮肤青紫瘀斑，压痛或叩痛，踝关节和距下关节活动受限，足跟不能着地，严重的骨折可见足跟增宽和内外翻畸形以及足弓塌陷等。局部可触及移位的骨折端及骨擦感。

2. 辅助检查

（1）影像学检查：常规拍摄足正侧位片，跟骨轴位片，踝关节正位片。可直观的显示骨折部位、移位方向、严重程度及是否波及关节面，跟骰关节受累情况等，关节内跟骨骨折通常都有跟骨高度的丢失，常规测量 Bohler 角和 Gissane 角。CI 检查：跟骨 CT 扫描可以清楚地判断跟骨骨折的部位及移位程度，有助于骨折分型和手术治疗。检查时，患者取平卧位，屈髋屈膝足底置于台上，调整扫描平面与后关节面垂直；之后伸膝伸髋，调整扫描平面与后关节面平行，均以 3mm 间距扫描。冠状位 CT 片可以清楚地看到后关节面、载距突、足跟外形以及屈蹋长肌腱和腓骨肌腱的位置。水平位 CT 片应注意观察跟骰关节，跟骨的外侧壁、载距突及后关节面的前下部。

（2）骨密度检查：不作为常规检查手段，但骨质疏松及具有骨质疏松危险因素的患者可检测骨密度。

3. 诊断标准　参考1994 年中国国家中医药管理局指定的《中医病证诊断疗效标准》。

有明确的外伤史，多由高处坠下致伤，好发于青壮年，伤后跟部肿胀，皮下瘀斑，疼痛剧烈，压痛和叩击痛，骨折严重者可呈现足底扁平、增宽或外翻畸形

X 线摄片检查可明确骨折诊断及骨折分类。必要时加做 CT 检查确定骨折情况并指导治疗。

4. 骨折整复标准 ①关节面移位＜3cm；② Bohler 角恢复 30°～45°；③跟骨畸形消失；④跟

骨增宽和短缩消失,后关节面比正常大 10% 以上。

5. 临床分型　跟骨骨折有多种分类,相比之下,Sanders 分型比较全面而简单,对不同的骨折类型能够指导治疗及预后。依据跟骨骨折片段的数目和冠状位、轴位 CT 进行分类。

Ⅰ型:所有无移位的关节内骨折;

Ⅱ型:后关节面 2 片段骨折,根据骨折线的位置分为 A、B、C 3 个亚型。

Ⅲ型:后关节面 3 片段骨折,按照 2 个骨折线的位置分为 AB、AC 或 BC 3 个亚型。

Ⅳ型:后关节面 4 片段骨折,为严重粉碎的关节内骨折,常不止 4 个骨块。

（四）治疗

跟骨骨折的治疗目的是使患者能最大限度地恢复足部功能,无痛地返回到生活和工作中去。大多数跟骨关节外骨折都可以采取非手术治疗。移位明显的跟骨结节骨折应予切开复位内固定。当关节外骨折 Bohler 角小于 10°,跟骨明显增宽时,可以辅以穿针牵引手法复位。跟骨关节外骨折的预后大多很好。

1. 非手术治疗　本方法一般适应于:①无移位的关节内跟骨骨折;②患有严重心血管和糖尿病等或伴有严重复合伤危及生命的骨折患者;③关节重建无必要或无意义者,如年迈不能行走或已截瘫者;④骨折移位 2mm 以内的关节内骨折。此外,也有人认为骨骼发育尚未成熟者关节内骨折可行非手术治疗,而骨骼发育已成熟者必须手术治疗。保守治疗通常采用手法复位、跟骨牵引、石膏或夹板固定。手法复位较易整复外侧壁向外移位。通常术者用双手大鱼际或用 Bohler 夹置跟骨两侧向中间夹挤,逐渐使增宽的横径尽量恢复正常。术者再用双手拇指扣紧跟骨结节向下按,助手同时双手握足部,来回屈伸踝关节数次,最后助手尽量屈踝关节让跟腱松弛,以使 Bohler 角得以恢复。手法毕,跖屈位石膏固定 1 个月,再更换石膏中立位固定 1 个月。也有学者手法复位后,外敷中草药,再用 2 块夹板超踝关节固定 4～6 周,固定期间即开始行踝关节功能锻炼,配合内服中药活血化瘀,消肿止痛。拆除夹板后给予伤科洗药熏洗,外敷红药膏,不负重练功。2 个月后经 x 线片证实骨痂生长牢固后,逐渐练习负重。难于整复的可先行跟骨牵引,对于严重畸形者可尝试使用矫形鞋。

2. 手术治疗　目前较多学者主张关节面塌陷型骨折,移位 >2mm,估计软组织条件不会增加发生合并症的危险而且患者可配合术后康复者,均应该进行手术治疗。手术时间一般在伤后 7～14 天待肿胀消退后进行。通常采用延长的外侧切口途径,显露较充分,无须内侧切口就可较好地完成跟骨骨折的复位与固定。常用内固定物有各种松质骨螺钉、二头或三头"U"形钉、各种形状的钢板("P 形、"H"形、"Y"形加"H"形、1/3 管形及重建钢板、多叶钢板)等。梅炯等运用重建钢板、可塑形钢板、Y 形钢板和 T 形钢板对 69 例 77 侧跟骨骨折进行治疗,其优良率为 94.5%,认为对于后关节面有移位的跟骨骨折应充分考虑开放复位内固定治疗,并指出手术除要遵循无创技术外,争取良好的复位是提高疗效的关键,特别是 Gissafle 角和 Bohler 角的恢复,恢复 Gissanc 角关键在于对向前倾斜和下沉的后关节面正确复位。其他学者采用切开复位钢板内固定治疗跟骨骨折也取得了满意的疗效,同意切开复位钢板内固定治疗跟骨关节内移位骨折是一个较好的方法,尤其适宜 Sanders Ⅲ型、Ⅳ型,临床效果满意,但围手术期需注意预防并发症。如跟骨骨折伴有跟骰关节损伤,则需要同时处理。

3. 微创治疗思路和特点　保守治疗虽然可以免除手术带来的不利影响,但需较长时间的固定,同时对于一些关节面塌陷较严重的骨折很难做到精确地复位,另外由于跟腱的强力牵拉,常常使骨折再移位,发生一些合并症,如骨折畸形愈合,足跟增宽,腓骨长短肌卡压综合征,距下关节及跟骰关节创伤性关节炎,腓肠神经炎,创伤性平足和足内翻,肢体变短及跟腱短缩，跟腱处石膏（或夹板）压疮等。骨折后慢性疼痛率高达 80% 以上。手术治疗后有可能发生切口感染、皮瓣坏死、骨髓炎、距下关节炎等并发症。

中西医结合经过深入研究发现跟骨宽度的变化及 Bohler 角的改变是跟骨骨折愈合后慢性疼痛的主要原因。为减少术后慢性疼痛的发生，采用经皮撬拨复位配合跟骨靴固定，弹性踏轮练功，取得了满意的效果。由于跟骨由松质骨构成，单纯克氏针固定不足以抵抗跟腱产生的牵拉，有时会发生继发性 Bohler 角的丢失。随着外固定器技术及器械的发展，外固定器逐渐应用于跟骨骨折的治疗，固定更坚强，不需石膏固定，可以早期踝关节功能训练，避免了因石膏固定产生的踝关节僵硬等并发症。

中西医结合经皮撬拨复位配合外固定器治疗跟骨骨折，在传统中医手法复位的基础上，经皮克氏针撬拨复位，纠正手法复位后残余畸形，恢复 Bohler 角和 Gissanc 角，为骨折的愈合及减少创伤性关节炎的发生提供了良好的基础，体现了中医"金针拨骨"的理念。配合外固定器固定，固定更坚强，不需石膏固定，可以早期踝关节功能训练，为足踝部功能的恢复提供了良好的条件。

4. 微创治疗方法——中西医结合经皮撬拨复位外固定器疗法 中西医结合骨穿针外固定器疗法适应于开放性骨折、Ⅰ、Ⅱ和大部分Ⅲ型骨折、整复固定后再度移位的骨折，Ⅳ型骨折后关节面严重粉碎，骨块不完整，骨质缺损较多，克氏针固定效果不佳，不适合本治疗方法。

（1）适应证：①新鲜开放性骨折；②关节面明显移位的Ⅱ、Ⅲ型骨折；③整复固定后再度移位的不稳定性Ⅰ型骨折。

（2）麻醉方法：采用联合阻滞麻醉或气管插管全身麻醉。

（3）体位：麻醉生效后取仰卧位，健侧骨盆垫枕。

（4）经皮撬拨复位：术者用双手合抱足跟部，大鱼际压住跟骨两侧向中间夹挤，逐渐使增宽的横径尽量恢复正常。术者再用双手拇指扣紧跟骨结节向下按，助手同时双手握足部，来回屈伸踝关节数次，最后助手尽量屈踝关节让跟腱松弛，以使 Bohler 角得以恢复。患肢外展外旋，电视透视下观察骨折复位情况。从跟骨后上缘向前、内，下钻入 2 枚直径 2.5mm 克氏针，与跟骨成 45°～60° 角，把 2 枚钢针插入到后关节面塌陷的骨折块的下方，足跖屈，钢针同时向足底挤压，将塌陷的关节面撬起，再用手法挤压内外两侧，透视关节面恢复平整，骨折达功能复位标准后再把钢针向前击入，固定骨折块。

（5）安装复位固定器：在 C 型臂 X 线机透视下，自跟骨头部（或骰骨）及跟骨结节处各转入 1 枚直径 2.5mm 克氏针。连接外固定器，调整加压器。

（6）术后管理：患肢置于抬高垫上，利于肿胀消退，吸收，麻醉复苏后指导患者主动练习足趾及踝关节背伸，跖屈。术区 3 天后换药，以后每隔 5～7 针道换药 1 次，2 周左右扶双拐患肢不负重下地，手术 4～6 周后可撤除外固定器，10～12 周左右 X 线片显示骨折愈合成后拔出固定克氏针，患肢才可完全负重。

附：典型病例

刘某，男，38 岁，农民，满族，辽阳市华子乡。左跟骨粉碎性骨折（Ⅱ型骨折），系间接暴力所致（图 3-1-2-7-a、b）。

患者于 2010 年 11 月 28 日因高处坠落致伤，来我院行手法复位、石膏托外固定，伤后 4 天在联合阻滞麻醉下行"经皮撬拨复位外固定器固定术"，在关节面充分复位，Bohler 角恢复到 40° 后，以两枚直径 2.5mm 的克氏针经皮固定，于骰骨及跟骨结节处各贯穿 1 枚直径 2.5mm 克氏针，安装外固定器。术后 X 线片显示骨折复位良好（图 3-1-2-7-c、d）。

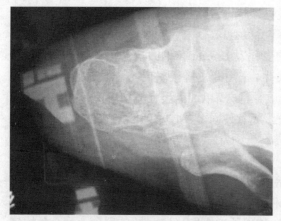

图 3-1-2-7-a　术前轴位 X 线片

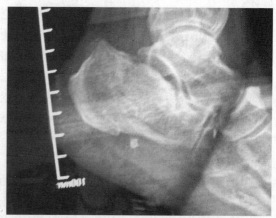

图 3-1-2-7-b　术前侧位 X 线片

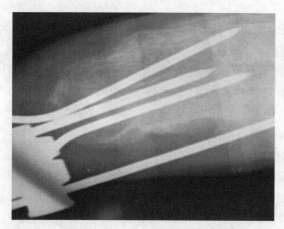

图 3-1-2-7-c　术后轴位 X 线片

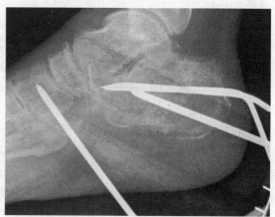

图 3-1-2-7-d　术后侧位 X 线片

5. 跟骨骨折治疗的研究进展　在跟骨骨折的治疗进展中经历了巨大的变化。Goff 在 1938年总结发现有不下 41 种的跟骨骨折手术治疗方法，但由于感染率高、固定方法不良等问题，使得跟骨骨折内固定手术在 20 世纪中叶逐渐减少。以往跟骨关节内骨折治疗后常常会出现持续疼痛和步态异常，造成较高的致残率，对社会经济方面造成巨大的影响，多年来对其采用非手术治疗还是手术治疗一直有较多争议，直到今天为止，也仍然没有一个被广为接受的诊治规范。

中西医结合治疗跟骨骨折贯彻"动静结合"、"筋骨并重"、"医患配合"的骨折治疗原则。采用中医正骨手法复位、石膏（小夹板配合纸压垫）外固定，配合跟骨骨牵引，指导患者主动踝关节功能训练；借助其周围完整韧带牵拉复位，让骨折在微动下愈合。在骨折的整个治疗过程中根据中医辨证论治和骨折治疗的三期用药原则，分别采用口服中药以活血化瘀（早）、接骨续筋（中）、补益肝肾（晚），外用中药以活血化瘀、舒筋活络为主；根据骨折部位局部情况，适当运用推拿按摩以舒筋活络，促进肢体功能康复。治疗大部分跟骨骨折取得较好的效果，但在治疗Ⅱ，Ⅲ型骨折时，由于骨折粉碎，关节面移位明显，很难解剖复位关节面，达到关节面的良好对合，易致肢体畸形愈合、关节僵硬及创伤性关节炎。现代医学研究表明跟骨骨折，特别是波及关节面跟骨骨折会导致跟骨长度缩短、宽度增加，高度降低，距下关节面不平整，X

片示跟骨结节关节角（Boher′angle）度变小，交叉角（Gissane′angie）变大，跟骨轴位角（Perie′angle）度变大，这将造成足弓塌陷，影响足的整体外形和力学稳定，并可形成创伤性扁平足，甚至"船形足"。

随着科学技术的发展、跟骨解剖及生物力学的研究，跟骨骨折的治疗有了很大的提高，基于生物力学和临床的研究，跟骨骨折的复位固定应满足以下要求：

（1）准确复位，对涉及关节面的骨折应解剖复位，尤其跟骨后关节面完整非常重要，其复位程度与临床疗效密切相关。

（2）恢复跟骨的整体外形和长、宽、高等几何参数。

（3）恢复 Cissane 角、Bohler 角和后足的负重轴线。因此所有 Sanders Ⅱ型和Ⅲ型骨折患者，估计软组织条件不会增加发生合并症的风险，患者可以配合术后康复治疗的，都是手术治疗的指征。但是，跟骨骨折的手术治疗一旦出现严重并发症，往往会带来严重的后果，有的甚至比非手术治疗还不理想。理想的治疗方式既能达到准确复位，跟骨的整体外形和后足的负重轴线，固定应可靠、稳定，允许早期功能锻炼和负重，减少术后疼痛和关节僵硬，同时应减少软组织损伤及切口并发症。

1）闭合复位石膏（夹板）外固定：适用于：无移位的关节内跟骨骨折；患有严重心血管和糖尿病等或伴有严重复合伤危及生命的骨折患者；关节重建无必要或无意义者，如年迈不能行走或已截瘫者；骨折移位 2mm 以内的关节内骨折。通常采用手法复位、跟骨牵引、石膏或夹板固定。治疗期间配合内服中药活血化瘀，消肿止痛。拆除石膏或夹板后给予伤科洗药熏洗，外敷红药膏，不负重练功。2 个月后经 X 线片证实骨痂生长牢固后，逐渐练习负重。

2）切开复位内固定：目前较多学者主张关节面塌陷型骨折，移位 >2mm，估计软组织条件不会增加发生合并症的危险而且患者可配合术后康复者，均应该进行手术治疗。手术时间一般在伤后 7～14 天待肿胀消退后进行。有学者认为，伤后 6 周仍可手术治疗。张俊杰、孔丽萍对不同时间进行手术治疗的患者的临床疗效进行比较，结果表明在全身情况允许的前提下应尽早手术，最好在伤后 8 小时内手术，可减少术后并发症。手术入路采用延长的外侧切口途径，尽量避开软组织挫伤和水泡的区域，紧贴跟腱前外侧缘全层切开，用锐性剥离方法将皮肤皮下组织和后腓血管连同骨膜全层剥离，同时用克氏针插入距骨固定皮瓣而减少牵拉对其血液循环的影响。该入路显露较充分，可较好地完成跟骨骨折的复位与固定。内侧入路有内踝下方横行入路、内踝和跟腱之间入路以及内踝下后方斜行入路。主要适用于伴有神经、血管束损伤以及载距突和跟骨结节骨折的复位固定。内固定物以重建钢板、可塑形钢板、Y形钢板和 T 形钢板为主，目前大多数学者采用 AO 钛合金跟骨钢板、可塑形钛合金跟骨钢板及"Y"形钛合金跟骨钢板内固定。

3）经皮撬拨复位：20 世纪 50 年代 Essex-Lopresti 首创以经皮撬拨复位术治疗跟骨关节内骨折，其适应证是舌型骨折。70 年代后期经天津医院骨科加以改良，除撬拨复位外加上手法复位，其适用范围可扩大到后关节面塌陷型及粉碎型骨折，90 年代中后期再加以改进，即术后以跟骨固定靴取代石膏外固定使患者得以早期功能锻炼，张铁良把这种复位方法称为"撬拨加手法复位"。其复位原理是跟骨骨折为松质骨骨折，骨折块可借助其周围完整韧带牵拉复位。近几年来撬拨复位术在具体应用上又有新的发展，出现了如跟骨牵引加撬拨复位，撬拨复位加外固定器，斯氏针撬拨复位结合皮筋外固定等。

4）固定器的应用：章祖林等研制了跟骨撬拨外固定器，并应用于临床，取得了较好的效果，但其适用范围为舌型骨折，而对严重粉碎骨折并不理想。全允辉等应用撬拨复位固定治疗波及距下关节的儿童跟骨骨折，疗效良好，并分析其原因与儿童再塑型能力较强有关。撬拨复位术在临床中应用较多，因其无须切开复位，对软组织无损伤，对骨膜损伤小，骨折愈合快，可较早进行功能锻炼，减轻关节粘连，减少后遗症，此法对舌型骨折效果好，其改进方法亦多对此类骨折进行，而对跟骨塌陷粉碎骨折的效果不佳。

5) 骨或骨替代物移植：目前对有移位的跟骨关节内骨折术中是否应用骨移植来填充后关节面压缩所致空隙，尚有争论。Leung 等认为骨移植能够对塌陷关节面及骨块起支持作用，并刺激骨折早期愈合，因此为防止复位后骨折不愈合或继发性跟骨体塌陷应植骨，对严重的粉碎性骨折及关节面塌陷者，植骨是必需的，Thomas 等强调跟骨骨折后应用充填物来维持距下关节面，对维持骨折复位及减少术后复位丢失均有明显效果。羟基磷灰石替代骨（人工骨）除具有天然的多孔结构有利于细胞的着床分化外，还具有一定的机械强度，移植后可保持原有形状不变。近年来羟基磷灰石替代骨的应用为一种较好的植骨方法，替代骨诱导成骨快，孙宏慧等临床观察发现植入物术后 3 个月可完全吸收，效果良好。

6) 关节融合术：赵钟岳等主张对粉碎的关节内骨折应 I 期行距下或三关节融合术，这些学者认为由于骨折难于复位固定，所以一个疼痛活动的足不如一个无痛僵硬的足。而 Fitzgibbons 强调除非关节软骨面已严重破损或软骨面已被清除时考虑工期距下关节融合术，否则均应试行切开复位内固定。俞学中等对足弓的生物力学原理进行分析提出跖筋膜在维持足弓的稳定和足弓内应力的平衡及防止足弓塌陷方面起着重要的作用。因此要使三关节融合术取得满意的效果，必须做到重建足弓，正确处理跖筋膜，达到周围肌力的平衡。

7) 跟骨骨折常见并发症的治疗：跟骨骨折并发症包括肿胀、水泡、骨筋膜间隙综合征，肌腱、神经撞击征，骨折畸形愈合，关节炎，跟垫问题，手术治疗的并发症还包括切口皮缘坏死、裂开、感染、血管神经损伤及内固定的问题。在治疗上，对肿胀采用抬高患肢、辅以足底脉冲泵可减轻症状，对水泡采用抽吸法和磺胺嘧银冲洗可有较好的疗效。一旦确诊骨筋膜间隙综合征，应将所有涉及的骨筋膜室都行切开减压，去除所有坏死组织，伤口可保持开放，5～7 天后再行二期缝合或植皮，二期开放整复内固定可在 3 周后进行。恰当的手术时机选择、运用各种方法尽量减轻肿胀、仔细的手术操作和正确的手术入路，可以预防和减少术后切口皮缘坏死、裂开和感染的概率。深部切口感染、裂开和骨浅表感染的患者应经常反复的清创换药，肌肉注射或静脉滴注敏感的抗生素，应尽早皮瓣转移覆盖刨面，内固定一般不需要拆除，除非发生骨髓炎。对一旦发生骨髓炎的患者应拆除内固定，彻底的清创，静脉滴注敏感的抗生素，应用足底内侧皮瓣修复创面。跟骨骨折后，创伤性关节炎可发生在距下关节或跟舟关节，未整复的距下关节可导致后期的关节炎发生，然而即使解剖地整复关节面，关节炎仍然会发生。治疗包括非甾体抗炎药物应用，特制鞋的穿戴或石膏固定下行走 2～3 周，关节镜下清理；引起症状的固定物拔除，各种形式的距下关节固定。

参 考 文 献

1. 王振虎，孙辉生，彭阿钦，等. 跟骨骨折的临床研究 [J]. 中国矫形外科杂志，2004，11（16）：1265-1267.

2. Fracture trealxnent and llealillg[M]. PllJlllde. WB. Seamder company，1980，860-868.

3. 鲍丰，洪炳. 移位的跟骨关节内骨折的手术治疗 [J]. 中国矫形外科杂志，2004，12（8）：90-92.

4. 国家中医药管理局. 中医病证诊断疗效标准 [M]. 南京：南京大学出版社，1994：173-174.

5. 胥少汀. 实用骨科学 [M]. 北京：人民军医出版社，2009：810.

6. Sanders R，Fortin P，DiPasquale T，et al. Operatire treatment in 120 displaced intraarticular calcaneal fractures. Results USing a prognostic computed tomography scan clasSification[J]. C1in Orthop，1993（290）：87-95.

7. Ceccarelli F，Faldini C，Piras F，et al. Sillgial，ersus non-surgical treatment of calcaneal fractures in children：along-term results comparative study[J]. Foot hnkle Int，2000，21（10）：825-832.

8. 李晓松，方爱萍，严惠，等. 跟骨骨折的中医治疗 [J]. 云南中医中药杂志，2003，24（4）：21-22.

9. 李克. 鞋底垫小夹板固定治疗跟骨骨折——附 60 例报告 [J]. 福建中医药，1993，24（4）：38.

10. 梅炯，俞光荣，朱辉，等. 开放复位内固定治疗跟骨骨折 69 例 [J]. 骨与关节损伤杂志，2000，15（5）：332-334.

11. 夏志锋，杜春生. 跟骨异形板治疗关节内跟骨骨折 [J]. 中国矫形外科杂志，2004，12（20）：1586-1587.

12. 赵亮，刘长贵，王宝军，等. 跟骨关节内骨折的钢板内固定治疗疗效及并发症分析 [J]. 中华创伤骨科杂志，2005，7（3）：239-241.

13. 顾云伍，韩慧，尚天裕. 中西医结合治疗骨折新概念. 中国骨伤，2001，14（1）：3-4.

14. 俞光荣，燕晓宁. 跟骨骨折治疗方法的选择 [J]. 中华骨科杂志，2006，26（2）：135-141.

15. 王振虎，孙辉生，彭阿钦，等. 跟骨骨折的临床研究 [J]. 中国矫形外科杂志，2004，12（16）：1265-1267.

16. 张俊杰，孔丽萍. 跟骨关节内骨折的治疗进展 [J]. 中医正骨，2008，20（12），55-58.

17. 俞光荣，梅炯，蔡宣松，等. 重建钢板治疗跟骨骨折 36 例报告 [J]. 中国矫形外科杂志，2000，7（8）：755-757.

18. 金允辉，杨生民，李文霞，等. 撬拨复位固定治疗波及距下关节的儿童跟骨骨折 [J]. 中国骨伤，2004，14（12）：750.

19. Sander s R. Gregory P. Operative treatment of intra-articular fractures of the calcaneus[J]. Orthop Clin North Am，1995，26（2）：203-214.

20. Stephcson JR. Surgical treatment of displaced intraarticular fractures of the calcaneus. A combined lateral and medial approach[J]. Clin Orthop Relat Res，1993（290）：68-75.

21. Ceccarelli F，Faldini C，Piras F，et al. Surgical versus non-surgical treatment of calcaneal fractures in children：a long-term results comparative study[J]. Foot Ankle Int，2000，21（10）：825-832.

22. 孙宏慧，王强，唐农轩. 跟骨骨折的手术治疗 [J]. 陕西医学杂志，2002，31（4）：316-317.

23. 殷西川，刘玲. 可塑型跟骨钛钢板治疗跟骨骨折 12 例体会 [J]. 实用骨科杂志，2003，9（2）：166-167.

24. 于晓雯，施忠民，曾烟芳. 切开复位 Y 形钢板内固定治疗跟骨关节内骨折 [J]. 中华创伤骨科杂志，2002，4（3）：218-222.

25. 阎石，吴永明，翟栋，等. AO 钢板内固定治疗波及跟距关节的跟骨骨折 [J]. 实用骨科杂志，2003，9（4）：319-321.

（孔祥标　潘良春　江和训　李逸群　张峻玮　潘良春）

第三节　脊柱骨折的微创治疗

一、齿状突骨折

（一）概述

齿状突骨折（dens fraltures of the axis）是一种常见骨折，约占所有颈椎骨折 10%～20%。有些类型的齿状突骨折可导致寰枢椎不稳，出现灾难性脊髓损伤的高风险。对于齿状突骨折的治疗仍存在争议，从支具外固定到内固定技术，存在明显差别。

齿状突骨折容易出现被漏诊，任何外伤后出现颈部持续疼痛和僵硬，伴或不伴神经压迫症状的患者，应当给予反复的 X 线检查，包括 CT、MRI 检查，以免可能的齿状突骨折遗漏。同时存在游离齿状突，为先天性发育异常，易与齿状突骨折误诊。

（二）病因病机

齿状突骨折的损伤机制比较复杂，这与齿状突特殊的解剖部位、结构和相关功能有关。成人齿状突骨折通常由外伤性暴力引起，80% 的齿状突骨折是由于头部的直接暴力或受到坠落重物的撞击。Althoff 对尸体颈椎标本进行生物力学研究，分别对寰枢关节施加过屈、过伸及水平剪切等载荷，均未造成齿状突骨折，因此他认为前后水平方向的外力主要引起韧带结构的破坏，而不引起齿状突的骨折；在其进一步的实验研究中，造成齿状突骨折的不同类型的载荷从小到大依次为：水平剪切 + 轴向压缩，与矢状面呈 45° 的前或后侧方的打击，侧方打击，因此提出水平剪切 + 轴向压缩的共同作用是造成齿状突骨折的主要机制，而侧方的打击是引起齿状突ⅡC 型骨折的必需外力。Mouradian 等在实验中也发现侧方载荷可引起齿状突骨折。Doherty 等通过生物力学实验认为侧方或斜侧方载荷导致Ⅱ型齿状突骨折，而过伸暴力导致Ⅲ型齿状突骨折。在多种暴力的联合作用中，扭转暴力的存在，将使齿状突易于发生骨折，其机制有以下三点：

（1）在旋转时，翼状韧带已经被最大限度伸展。

（2）在旋转时，韧带和肌肉均处于紧张状态，小关节突关节咬合紧密，其他平面的损伤被减到最小。

（3）寰枢关节占颈部旋转活动的 50%，受旋转暴力时，该部位所承受的载荷也最大。总之，齿状突骨折的机制复杂，屈曲、伸展、侧屈及旋转暴力都涉及其中，在一个患者身上，分析骨折类型、骨折移位及头面部附属伤之间的关系，常可推断出其损伤机制。

（三）诊断

准确描述的损伤史及体格检查，常能使医师考虑到这种损伤的可能。X 线检查是诊断齿状突骨折的主要依据和手段。当诊断有怀疑时，应行 CT 检查，MRI 检查可提供脊髓损伤的情况，另须注意有无合并颈枕部其他部位的畸形和骨折。

1. 临床表现　临床上对于意识不清、昏迷和醉酒的患者，齿状突骨折常常被遗漏，许多学者报道，50% 的齿状突骨折经常伴随头、面部或四肢损伤。因而，凡遇到上述情况者，应引起高度重视。

齿状突骨折的临床症状往往很轻微或是非特异性的，清醒的患者一般表现为颈后部或枕下局限性疼痛、活动受限。能够行走的患者常感头颈部不稳，用手扶持头部，当患者由仰卧位坐起时这种表现更明显。

枕部和颈后疼痛是最常见的临床症状，并常有枕大神经分布区域的放射痛。颈部僵硬呈强迫体位，典型的体征是患者用手扶持头部以缓解疼痛，此类情况在临床并不常见。部分患者有神经系统的症状和体征。其中以轻度截瘫和神经痛最为常见，曾有齿状突骨折伴第十和第十二对脑神经瘫痪的报道。症状的轻重视骨折移位压迫脊髓的程度和部位而定，严重的可发生呼吸骤停，多见于老年人，常当场死亡。齿状突陈旧性骨折的临床表现较为隐匿，因外伤史有时不明显。症状包括 C2 神经根疼痛、双手无力和行走困难。

2. 辅助检查（影像学检查）

（1）X 线检查：颈椎正位片、开口位片和侧方伸、屈位片，但由于患者就诊时常有颈部僵硬甚至强迫体位，标准、清晰的 X 线片有时难以一次获得。在初次 X 线检查没有显示清晰的解剖关系或明确的骨折征象，而临床仍有怀疑时，两张开口位片和两张枕颈部侧位片应视为常规检查,以明确诊断。

(2) CT 检查:CT 检查可清楚地显示骨折及移位的情况,尤其在患者强迫体位造成普通 X 线片上解剖结构显示不清时。

(3) MRI 检查:MRI 检查可清楚地显示骨折移位造成脊髓受压的情况及脊髓损伤的程度,还有邻近软组织损伤的情况。

3. 诊断标准

(1) 一般均有明显的头枕部外伤史。

(2) 枕部和颈后疼痛的临床症状,常有枕大神经分布区域的放射痛。或 C_2 神经根疼痛、双手无力和行走困难等症状。

(3) 颈部僵硬呈强迫体位,典型的体征是患者用手扶持头部以缓解疼痛。部分患者有神经系统的症状和体征。其中以轻度截瘫和神经痛最为常见,症状的轻重视骨折移位压迫脊髓的程度和部位而定,严重的可发生呼吸骤停,多见于老年人,常当场死亡。齿状突陈旧性骨折的临床表现较为隐匿,因外伤史有时不明显。

(4) 颈椎正位片、开口位片和侧方伸、屈位片:由于患者就诊时常有颈部僵硬甚至强迫体位,标准、清晰的 X 线片有时难以一次获得。在初次 X 线检查没有显示清晰的解剖关系或明确的骨折征象,而临床仍有怀疑时,两张开口位片和两张枕颈部侧位片应视为常规检查,以明确诊断。CT 检查可清楚地显示骨折及移位的情况,尤其在患者强迫体位造成普通 X 线片上解剖结构显示不清时。MRI 检查可清楚地显示骨折移位造成脊髓受压的情况及脊髓损伤的程度,还有邻近软组织损伤的情况。

4. 临床分型 有关齿状突骨折的分类有几种不同的系统。Schatzker 等按照骨折线位于副韧带的上方或下方而分为高和低两类。Althoff 将齿状突骨折分为 A、B、C、D 4 型,A 型骨折的骨折线通过齿状突的峡部,其余 3 型骨折的骨折线定位于更低解剖位置。

在临床上目前最为流行的分类是 Anderson 和 D'Alonzo 分类:将齿状突骨折分为 I、II、III 3 型。

I 型骨折又称为齿尖骨折,为齿状突尖韧带和一侧的翼状韧带附着部的斜形骨折,约占 4%。

II 型骨折又称基底部骨折,为齿状突与枢椎体连接处的骨折,最为常见,约占 65%。

III 型骨折为枢椎体部骨折,骨折端下方有一大的松质骨基底,骨折线常涉及一侧或两侧的枢椎上关节面,约占 31%。

多数作者认为这种分类方法对临床有指导意义,以其为基础,再结合骨折的程位程度和方向,以及患者的年龄等因素,能够借以选择有效的治疗方案并判断骨折的预后。但对其中 II 型齿状突骨折,有作者提出几种亚型:EYSEL 等按在矢状面上骨折线的走行又将 II 型齿状突骨折分为 3 个亚型:IIA 型骨折线为水平走行,IIB 型骨折为前上到后下斜行,IIC 型骨折为后上到前下斜行。

一个齿状突骨折的诊断应包括以下 5 点:①齿状突骨折的类型;②有无移位及方向;③有无神经损伤;④有无伴髓的邻近骨骼和软组织损伤;⑤有无合并全身其他部位损伤。

(四) 治疗

未经治疗或治疗不当造成的齿状突骨折不愈合率为 41.7%～72%,且同时存在潜在的寰枢椎不稳定,一旦发生移位就可能导致脑干、脊髓或神经根的急性或慢性损伤,引起严重的四肢瘫痪、呼吸功能障碍甚至死亡。故对枢椎齿状突骨折的患者应积极治疗,根据骨折类型、移位情况、及年龄等因素综合考虑,采取积极的治疗措施。

1. 保守治疗 包括直接石膏固定、牵引复位＋石膏固定和 Halo 支架固定三种。对无移位的稳定型骨折，可直接选用石膏固定，8～12 周后拍片复查，临床愈合后仍用颈托保护 2～3 个月。对伴有移位的齿状突骨折，采用牵引复位＋石膏固定的治疗方法。牵引重量一般为 1.5～2kg，不宜过大，以免过牵，导致骨折不愈合。牵引方向及颈部位置应根据骨折移位情况而设定，并随时调整。2～3 天内反复摄片复查（床边片包括前后位和侧位片），了解复位的情况，并调整牵引位置，一旦获得良好复位取中立位，维持牵引 3～4 周，然后在维持牵引下取仰卧位施行头颈胸石膏固定。3～4 个月后拆除石膏，摄 X 线片了解骨折愈合情况，临床愈合后同前处理。过早行石膏固定可能导致骨折不愈合。头部"Halo"环固定，借助撑杆与胸部石膏连接，能够保持相当的稳定，国外文献报道可限制 86% 的颈部活动，治疗获得较好效果，但安装较为复杂，由于穿孔和固定，其并发症并非少见，如钉孔感染、压疮等。

2. 手术治疗 手术治疗包括前路螺丝钉骨折端间加压内固定术和后路融合术，及脊髓受压部位的减压术。

（1）前路螺丝钉骨折端间加压内固定术：当前流行的前路螺丝钉内固定术方法基本相似，均是从枢椎椎体的前下方向齿状突顶部钻洞，普通皮质拉力螺丝钉用 2.5mm 的长钻头，中空螺丝钉用 1.2mm 克氏针，到达齿状突顶部的后半部皮质，然后攻丝，最后置入合适长度的螺丝钉。整个过程必须在垂直和水平两个方向同步的影像增加 X 线监视下进行，以即时明确克氏针和螺丝钉的方向、浓度和骨折端的位置，在钻孔和攻丝时牵开并保护好软组织是绝对必要的，以防止损伤重要结构。螺丝钉应达到齿状突后半部顶部的皮质，但又不能穿透皮质进入枕骨大孔。各家争论发生在螺丝钉的选用及放置的数量上。Rilger 等认为使用两枚 Double-threaded 螺丝钉可提供骨折端间的压力和旋转的稳定。McBride 在尸体标本上进行生物力学研究，比较两枚 3.5mm 中空 AO 螺丝钉和一枚 4.5mm 中空赫伯特螺丝钉固定齿状突骨折时的强度，发现 4.5mm 中空赫伯特螺丝钉组的按扭转强度平均值为 1196N·m/deg，3.5mm 中空 AO 螺丝钉组抗扭转强度平均值为 434N·m/deg，两者相差显著。抗剪切强度两组分别为 106.9K·N/m^2 和 86.1K·N/m^2，相差不显著，认为 1 枚 4.5mm 中空赫伯特螺丝钉治疗 II 型齿状突骨折的稳定性优于两枚 3.5mm 中空 AO 螺丝钉，且前者仅需置入一枚螺丝钉，可缩短手术时间，降低手术风险。Graziaro 等在 8 具尸体标本上进行 1 枚和 2 枚 3.5mm 螺丝钉固定齿状突骨折的比较，得出类似结果：一枚和两枚螺丝钉内固定在抗弯曲和抗扭转强度上相差不显著。从脊柱的生物力学观点考虑，前路螺丝钉骨折端间加压内固定术要优于后路融合术，符合 AO/ASIF 原则，且它能够保留至少部分的上颈椎旋转功能，更是明显的优点。但如果技术使用不当，或使用于禁忌证，则并发症较多。

（2）后路融合术：包括寰枢椎后路钢丝（Gillie 和 Brooks 技术）或椎板夹固定技术（Halifax 和 Apofix 技术），寰枢椎后路经关节侧块螺钉固定术（Magerl 技术），寰枢椎椎弓根螺钉内固定术，并寰椎后弓发育不全、寰枕融合及寰椎骨折的病人需行枕颈融合术。

3. 微创治疗思路和特点 前路齿状突骨折螺钉固定并非一项新技术，但是经皮螺钉置入具有一定挑战性。Kazan 等于 1999 年进行经颈前路血管鞘与内脏鞘间隙穿刺，将 25～30ml 生理盐水注入咽后间隙，扩张分离颈椎前组织，然后插入钝头克氏针和导管，经逐级扩张后在工作通道下进行螺钉放置。池永龙教授等在国内外首先报道了经皮前路螺钉内固定齿状突骨折，采用与 Kazan 相似的方法，获得安全有效的临床治疗结果。

齿状突骨折开放前路螺钉固定由于分离范围广，组织牵拉重，易损伤周围血管神经。齿状突骨折后路手术除创伤大外，尚需行寰枢椎植骨融合甚至枕颈融合，使部分颈椎活动功能尤其是旋转功能丧失。

对于齿状突骨折采用经皮穿刺螺钉内固定，不但可以避免切开复位内固定所存在的弊端，也能因为其有效的内固定避免保守治疗可能产生的畸形愈合之弊端。这无疑是治疗齿状突骨折的微创治疗方向。

4. 微创治疗方法——颈前路经皮螺钉内固定术　术前需要通过持续颅骨牵引获得和维持齿状突骨折复位，若不能解剖复位，则要求移位必须小于 3mm 且对线良好。经鼻插管全麻，在 $C_{5,6}$ 平面右侧胸锁乳突肌内侧做一横切口，长 1cm，用血管钳分离颈前浅筋膜和颈阔肌，钝头中空扩张器沿食管和血管鞘疏松自然间隙进入，抵达椎体前方后向上移至 C2/3 间隙，在透视监控下维持扩张管尖端处于 C_2 椎体前下缘，插入直径 1.2mm 导针，沿齿状突冠状面中轴线和矢状面长径（C_2 椎体下缘至齿突尖连线）缓慢钻入导针（图 3-1-3-1-a），反复正侧位透视确定骨折复位和导针位置（图 3-1-3-1-b），导针经骨折线达齿状突尖端后取出，沿导针置入 1 枚直径 4mm 中空松质骨螺钉（图 3-1-3-1-c）。

适应证：①ⅡA 和ⅡB 型，部分ⅡC 型为相对适应证；②浅Ⅲ型；③新鲜骨折和 3 个月内陈旧性骨折；④横韧带完整。禁忌证：C_2 椎体骨折、横韧带断裂、大于 6 个月陈旧性骨折不愈合、颈椎和胸廓畸形，部分ⅡC 型、3～6 个月陈旧性骨折不愈合及严重骨质疏松为相对禁忌证。

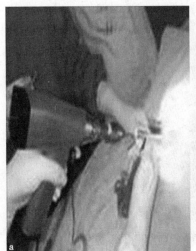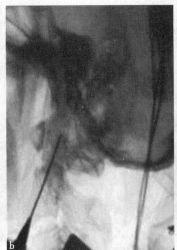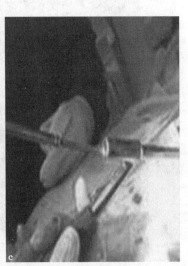

图 3-1-3-1-a、b、c　颈前路经皮穿刺齿状突骨折螺钉内固定术

附：典型病例

患者，林某，男，52 岁，农民，福建泉州，因"摔伤致颈部疼痛、活动受限 2 天。"于 2011 年 10 月 21 日入院。

专科情况：颈椎曲度变直，C2 棘突压痛，颈椎各方向活动均明显受限。躯干、马鞍区感觉正常，四肢感觉正常。四肢肌张力正常，四肢肌力 5 级。双侧肱二头肌反射、肱三头肌反射对称正常，双侧霍夫曼征阴性，腹壁反射存在，双侧膝腱、跟腱反射对称正常，双侧巴氏征阴性，双侧髌阵挛、踝阵挛阴性。

入院后完善术前准备，经鼻插管麻醉，在 C 型臂 X 线机透视引导下行颈前路经皮穿刺螺钉内固定术，术中及术后 X 线见骨折复位良好、螺钉位置良好（图 3-1-3-1d～图 3-1-3-1g）。

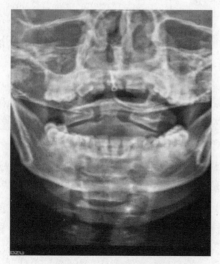

图 3-1-3-1d 术前开口位

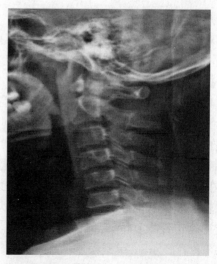

图 3-1-3-1e 术前侧位

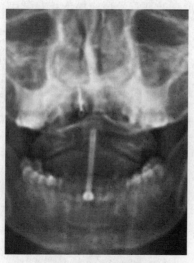

图 3-1-3-1f 术后开口位

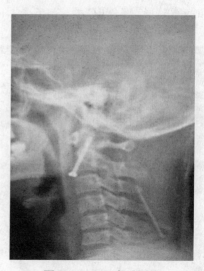

图 3-1-3-1g 术后侧位

5. 齿状突骨折的治疗进展 齿状突 I 型骨折较稳定, III 型骨折相对稳定且骨折端血液循环好, 接触面积大, 采用非手术治疗等骨愈合率较高。所以, 近十余年来争论的焦点一直是 II 型骨折的处理。目前, 对 II 型骨折常用的治疗方法依骨折的形态、粉碎程度、合并损伤、患者年龄、伴发疾病而异。各种手术均有严格的适应证和禁忌证。前路齿状突螺钉内固定最大程度地保存了寰枢椎复合体的运动功能, 较少干扰齿状突的血液循环, 利于骨折愈合, 而且不受寰椎后弓骨折、阙如的影响, 是 II 型齿状突骨折最好的选择。然而, 当骨折粉碎、斜行骨折、骨折复位困难或齿状突发育较小时又使其应用成为禁忌。微创方法进一步提高了前路齿状突螺钉内固定的成功率, 简化了术式, 但术中骨折的解剖复位以及相对严重的穿刺并发症都对手术医师的操作技能提出了较高要求。其他手术均以牺牲寰枢椎的运动功能为代价, 属非生理性固定术。齿状突骨折的手术治疗将向着更注重保留寰枢椎复合体功能的方向发展, 尽量减少对生理的破坏, 力求使稳定性、功能性和操作的简便性达到统一。

参 考 文 献

1. 李家顺,贾连顺. 颈椎外科学 [M]. 上海:上海科学技术出版社,2004.
2. Charles R. Clark. The CERVICAL SPINE. The Cervical Spine Research Society,2005.

（刘联群　柯晓彬　陈长贤　陈小勇　董谢平）

二、胸腰椎骨折

（一）概述

胸腰椎骨折临床颇为常见,占全身骨折的 5%～6%。胸腰段脊柱由 12 个胸椎和 5 个腰椎组成,椎体间借椎间盘、前纵韧带、后纵韧带相连,椎弓之间则借黄韧带、棘上韧带、棘间韧带、横突韧带相连接。12 个胸椎、12 对肋骨、1 块胸骨共同构成胸廓,其使胸椎的稳定性增加,但同时使胸椎的伸屈活动相对较小,旋转活动度亦相对较小;而腰椎由于椎体大而厚,既有良好的稳定性,又有较好的活动性,活动范围大,且可作伸屈、侧屈、旋转运动,故腰椎损伤的发病率高于胸椎。胸腰段一般指 T_{12}～L_1,或 T_{11}～L_1,也有指 T_{11}～L_2 者,其中尤以 T_{12}～L_1 为好发部位。其结构特点：①较固定的胸椎向较活动的腰椎的转换点,②胸椎后凸向腰椎前凸的转换点,③关节突关节由胸椎由胸椎的冠状面向腰椎的矢状面转换之处。因此改部位的损伤较其他胸椎或腰椎的发病率高。

（二）病因病机

胸腰椎骨折绝大多数是间接暴力所致,如高处坠落时,足、臀部着地,使躯干猛烈前屈,产生屈曲型暴力;亦可因弯腰工作时重物砸伤背、肩部,同样使胸腰椎突然屈曲,所以屈曲型损伤最为常见。亦有少数为伸直型损伤,患者自高空落下,中途背部因某阻挡物而使脊柱过伸,造成伸直型损伤,但极为少见。直接暴力见于工伤、交通事故中直接撞伤腰背部,或枪弹伤等。肌肉牵拉,如腰部扭伤或挤压伤可致横突骨折或棘突撕脱性骨折。脊柱原有肿瘤或其他骨病,可造成病理性骨折。

（三）诊断

1. 外伤史　脊柱损伤多由严重外力所致,且常为多发性损伤的一部分。任何高处坠落、重物砸伤、交通损伤和塌陷事故的伤者,均有发生脊柱损伤的可能。

2. 临床表现　伤后脊柱疼痛及活动障碍为主要症状。椎体压缩性骨折或脱位时,常有后凸畸形。单纯椎体骨折者,压痛较轻,但叩击痛明显;若棘突骨折、棘间韧带断裂而局部形成血肿者,压痛尤为明显。在多发性损伤的患者,有时因注意力集中在其他部位,胸腰椎损伤的压痛可以不明显,易被漏诊。胸腰椎损伤后,常因腹膜后血肿刺激自主神经,导致肠蠕动减弱,常在损伤以后数日内出现腹胀、腹痛、大便秘结等症状。同时损伤脊髓或马尾者,表现为损伤平面以下感觉、运动和膀胱、直肠功能障碍。为避免在急救过程中二次损伤,搬运时应尽量做到躯干固定。若确实困难时,也应保证脊柱的轴向翻身原则。

3. 辅助检查(影像学检查)

(1) X 线摄片:X 线片检查是胸腰椎骨折的首选检查方法。能全面观察脊柱的曲度、排列和椎间隙的形态。对椎体和棘突骨折检出率很高。首先应常规摄正、侧位片。必要时可加摄斜位片,观察椎弓根。

(2) CT 扫描:CT 诊断的准确率可高达 98%,能清楚的显示骨折的部位和移位的方向、范围。观察中柱损伤的情况,尤其是骨折片进入椎管的情况。若行三维重建,可观察到细微骨折及其与脊柱的整体关系。

（3）磁共振检查：MRI 不但能清楚的显示椎体、椎间盘、脊髓和周围软组织等结构，判断脊髓损伤比 CT 更为准确。脊髓损伤 3～5 小时后，MRI 就有信号改变，能显示水肿、出血。为临床提供可靠的脊髓损伤影像学依据，对指导临床治疗预后的评估有很大价值。

4. 诊断标准

（1）一般均有明显的外伤史。

（2）受伤部位疼痛，不能站立行走。较轻者可以双手扶腰挺直行走。

（3）腰背部可见局部肿胀青紫、后凸畸形。椎旁肌可有保护性肌痉挛。按压或叩击伤椎棘突，疼痛加重。棘突间距可增宽。椎体侧方压缩，可有轻度侧弯畸形。

（4）出现脊髓神经损伤，可能伴单侧或双侧下肢感觉障碍，肌力减退，腱反射减弱或消失；或者马鞍区感觉障碍，二便功能障碍。

（5）X 线片、CT 或 MRI 检查显示骨折。

5. 临床分型

（1）中医骨伤科学分型：根据受伤时体位不同，可分屈曲型和伸直型，以前者多见。因病人的年龄大小，所受暴力轻重、方向等不同，屈曲型骨折又可分为单纯椎体压缩性骨折、粉碎性骨折、老年椎体压缩骨折。

（2）现代医学分型

1）屈曲压缩型骨折：临床最多见，前柱在压力下崩溃，后柱受到牵张，中柱作为活动枢纽，椎体后缘高度保持不变。

Ferguson 将屈曲压缩型骨折分为 3 度：

Ⅰ度：单纯椎体前方楔形变，压缩不超过 50%，中后柱均完好。

Ⅱ度：椎体楔形变伴椎后韧带复合结构破裂，X 线片可见棘突间距离加宽。可能伴有关节突骨折或半脱位。

Ⅲ度：前、中、后三柱均破裂，椎体后壁虽不受压缩，但椎体后上缘破裂，骨折片旋转进入椎管可致截瘫。

2）爆裂型骨折：受伤瞬间脊柱处于直立位，垂直压缩暴力致椎体粉碎。前柱和中柱均崩溃，椎体骨折块向四周裂开，椎体后壁高度降低。椎体后壁膨出或倾斜进入椎管，常致硬脊膜前方受压，但后纵韧带有时仍完整。后柱亦可受累，椎板发生纵行骨裂，两侧椎弓根距离加大。

3）屈曲牵张型损伤：受伤时以前柱为枢纽，中后柱受到牵张力而破裂张开。其与屈曲压缩型骨折的区别在于前柱无或极少压缩，而后柱的撕裂十分显著。

4）屈曲旋转型骨折脱位：前柱受压缩和旋转力作用，中后柱受到牵张和旋转力作用。通常是椎体骨折伴有关节突骨折或脱位。下一椎体上缘常有薄片骨折块随上位椎体向前移位。前纵韧带从下位椎体前面剥离，后纵韧带也常撕裂，椎体后方骨折块可进入椎管，患者脊柱极不稳定，几乎都伴有脊髓或马尾神经的损伤，常发生进行性畸形加重。

5）剪力型脱位：或称为平移性损伤，由垂直于脊柱纵轴的水平暴力造成。脊柱可向前、后或侧方移位。也可因过伸使前纵韧带断裂，椎间盘前方撕裂，发生脱位而无明显的椎体骨折。移位超过 25% 则脊柱所有韧带均将断裂，常有硬脊膜撕裂和瘫痪。

（四）治疗

1. 保守治疗

（1）卧床休息：稳定性骨折一般不需手术治疗，以卧床休息、镇痛为主，给予护腰带保护腰部,轴向翻身,防止腰部扭转。局部药物外敷、理疗。疼痛缓解后可早期行腰背肌训练。

(2)过伸复位

1)牵引过伸按压法:患者俯卧硬板床上,两手抓紧床头,两助手分别拉患者两足踝部及两侧腋窝部,同时用力进行牵引并逐渐将双下肢提起,使脊椎呈现过伸位,术者双手重叠,压于骨折后突部位,用力下压,借助前纵韧带的伸张力,将压缩的椎体拉开,同时后突畸形得以复平。另可采用仰卧腰椎悬挂复位法,原理同上。

2)腰椎悬吊牵引或垫枕复位:患者卧硬板床,用腰椎悬吊带行持续牵引,以腰部轻微牵离床面为度。无牵引条件或患者不能耐受的,也可于骨折处垫一软枕。软枕高度以患者能够耐受疼痛为度,并逐渐加大垫枕的高度。

2.**手术治疗** 大多数学者认为,对于不稳定的胸腰椎骨折和脱位,应积极手术治疗。其目的是:恢复椎管容积,解除脊髓压迫,重建脊柱稳定性,防止迟发瘫。目前采用切开复位内固定治疗胸腰椎骨折已被多数骨科医师认为是合理的有效方法。

手术的指征:50%以上的椎管受累;30%以上的脊柱后凸;伴有脊髓神经损伤;明确的不稳定骨折及合并脱位。

一般认为,胸腰椎骨折合并脊髓损伤,应尽早手术以促进脊髓功能恢复。若合并脊髓完全损伤,则宜在伤后2周左右进行,以减少对患者全身状况的干扰。

3.**微创治疗思路和特点** 脊柱后路固定已有一百多年的历史。椎弓根螺钉内固定技术在脊柱三柱固定生物力学方面具有以往其他器械无法比拟的优越性,因此被广泛应用于脊柱外科手术。但许多外科医师发现手术后发生的部分并发症与医源性的肌肉软组织损伤有关。因为传统的开放手术需要进行广泛的软组织剥离和长时间的牵拉,以显露置钉的解剖标志,这样往往导致椎旁肌肉失神经支配和萎缩,引起下腰痛的发生。近年来,随着计算机辅助外科技术的发展,微创脊柱外科得到迅速发展。为保护脊柱结构的完整性及预防开放手术导致的医源性下腰痛,人们在力求安全并准确植入椎弓根螺钉的同时,又探索运用微创的手段经皮植入椎弓根螺钉。

Magerl在1982年首先报道了经皮椎弓根钉外固定技术。2001年Foley与同事发明将椎弓根螺钉固定放置在筋膜下,与传统开放手术位置类似。后来Medtronic公司采用了该产品并进行生产成为Sextant系列,这也是目前最常用的经皮椎弓根螺钉内固定系统。其他国内外厂商也纷纷推出了自己的经皮椎弓根螺钉固定系统,如Stryker公司的Mantis系列等。由于经皮椎弓根螺钉技术减少了椎旁肌肉损伤,有效预防了术后并发症的发生,已经逐渐成为微创脊柱外科的一项重要技术。

4.**微创治疗方法——经皮椎弓根螺钉固定技术**

经皮椎弓根螺钉固定技术:适应于不需要进行椎管减压及融合的单纯胸腰椎骨折。

1)手术方法:术前规划对于选定正确的进针点和螺钉方向非常有用。轴位片可以看到皮肤进针点与椎弓根体表投影之间的距离,皮肤进针点一般在椎弓根外上缘再往外平移1~2cm,而不在椎弓根的正上方。

病人采取俯卧位,使用透X线的体位架或者胸垫,不要使用膝胸位。手术操作前要保证椎弓根在前后位和侧位片上可以正确地显示。

用穿刺针确定皮肤进针点,通过前后位的引导,将穿刺针置于椎弓根的正上方,然后向外侧平移1~2cm后穿入皮肤,达到小关节和横突的交点。通过前后位片和侧位片共同确定正确的进针点。拔出穿刺针,在皮肤上做一个1.5cm的切口,切开皮肤和筋膜。然后通过定位钻套对椎弓根进行穿刺。定位钻套的头端在未进入骨质时,前后位透视下显示针尖在进针点处位于椎弓根投影的外缘中部；当侧位显示针尖穿到椎体后缘时，前后位显示针尖位于椎弓根投影的内缘。确认位置正确后，用锤击定位钻套尾部，使钻套进入椎体 0.5cm。拔出内套芯，置入一个钝头的导针，再拔出外套管，完成整个椎弓根穿刺。

在透视下，沿导针依次置入Ⅰ、Ⅱ号导管扩张创口，取出导管Ⅰ，留下导管Ⅱ作为组织保护器。通过导针置入空心钻进行钻孔，置入空心丝锥进行攻丝。在整个过程中保证空心钻和丝锥的前端不能超出导针的最前端。取出导管Ⅱ，选择合适长度和直径的椎弓根钉，通过导针拧入，注意透视监测下椎弓根螺钉到达的位置。植入后逆时针旋转持钉钮，卸下椎弓根钉扳手，取出导针。所有螺钉植入完成后，用置棒器将一只尖头的棒送入螺钉的钉尾槽内，需要时可将棒预弯。通过透视或小的微型拉钩确认棒位于螺钉的长尾槽内后，拧紧棒尖端的螺塞。插入椎体撑开器进行撑开复位，在撑开状态下，拧紧另外一端的螺塞，最终锁紧连接棒。通过断臂器折断所有螺钉的长臂，最后通过透视了解椎体的复位情况（图 3-1-3-2-a～图 3-1-3-2-f）。

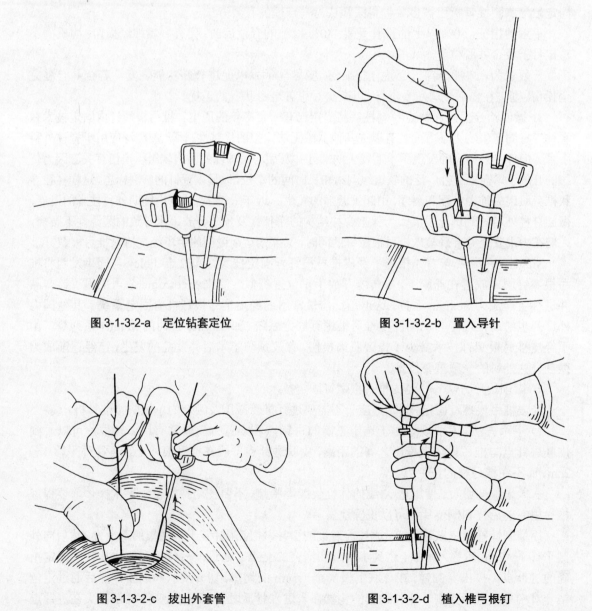

图 3-1-3-2-a　定位钻套定位　　　　　　　　　图 3-1-3-2-b　置入导针

图 3-1-3-2-c　拔出外套管　　　　　　　　　图 3-1-3-2-d　植入椎弓根钉

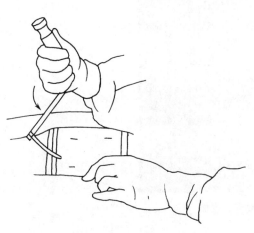

图 3-1-3-2-e　植入棒体

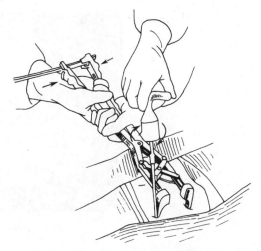

图 3-1-3-2-f　撑开并锁紧

2）术后管理：术后观察下肢感觉运动，疼痛减轻即可早期行四肢及躯体的康复训练，注意防止卧床并发症发生。术后 3～6 周可佩戴胸腰背支具适当下地活动。

附：典型病例

患者，黄某，男，60 岁，工人，福建泉州，L2 椎体压缩性骨折。入院前约 2 小时从约 3m 高处坠落，臀部着地，当即感腰背部疼痛，活动受限。急诊本院。

入院后完善术前准备，在全麻下行"L₂ 骨折经皮椎弓根钉系统复位内固定术"。术后 X 线片显示椎体高度基本恢复，脊柱生理曲度正常。术后按照规范进行康复训练，功能恢复良好（图 3-1-3-2-g～图 3-1-3-2-i）。

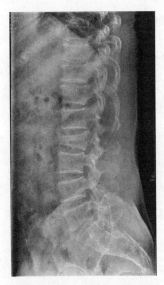

图 3-1-3-2-g　术前 X 线侧位

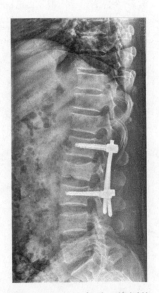

图 3-1-3-2-h　术后 X 线侧位

5.胸腰椎骨折新进展　胸腰椎骨折的治疗方法多种多样，且各有优缺点。恢复椎体高度和脊柱生物力学稳定，减压复位、固定，缓解症状，尽量减少创伤，恢复功能，提高生活质量是治疗的目的。近年来，随着数码影像学、材料学和工程技术的发展，使胸腰椎骨折治疗方法又

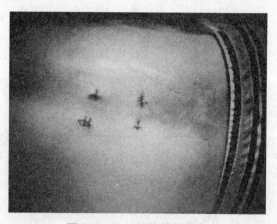

图 3-1-3-2-i　拆线前体表像

有了新的突破。微创成为当代外科的主题。经皮椎弓根途径治疗胸腰椎骨折微创技术应运而生，使许多以往必须开放性手术的脊柱疾病，可以在微创条件下获得解决，从而减少痛苦和手术创伤，也有助于术后早期的功能恢复。微创技术越来越得到临床医师的和患者的认可。目前国内外均有报道用经皮椎弓根螺钉加椎体成形术治疗胸腰椎骨折，可预防椎体的塌陷。其远期疗效有待进一步验证。但可以预测，随着科学技术的发展和经皮椎弓根技术本身的成熟，胸腰椎骨折微创治疗技术将有很大的发展空间和前景。

参 考 文 献

1. 杜建，王和鸣，等. 骨科学 [M]. 北京：北京科学技术出版社，2007：333-349.
2. 饶书城. 脊柱外科手术学 [M]. 北京：人民卫生出版社，2007：231-233.
3. 岑泽波，朱云龙. 中医正骨学 [M]. 北京：人民卫生出版社，1996：219-220.
4. 宁志杰. 骨科临床新进展 [M]. 北京：人民军医出版社，2007：76-80.

（王汉龙　刘联群　陈长贤　孟庆才）

第二章
关节疾病的微创治疗

第一节　关节损伤

一、肩袖损伤

（一）概述

1. 定义　指以肩部疼痛、压痛，活动时加重、弹响，肩关节功能明显受限，甚或日久者可见肩部肌肉萎缩，尤以冈下肌明显为主要表现的疾病。

2. 发病情况　慢性肩关节疼痛目前已经成为继慢性头痛、慢性下腰痛之后的第三大疼痛，引起肩关节疼痛的原因是多方面的，但大多数与肩袖疾病有关，肩袖损伤的发病率占肩关节疾患的17%～41%。

（二）病因病机

1. 病因　肩袖损伤的病因实际上还不太清楚，但主要有两种学说，一是退变外伤学说，即冈上肌乏血管区随着年龄增长而退变，弹性减小，脆性增加，遇肩部摔伤、扭打等外力而断裂。另一种是撞击学说，在低位肩峰、肩峰前下方钩状畸形、肩袖肌腱肥大、肩峰下或肩锁关节下退变增生的人群中，肩关节外展上举时，肩袖与喙肩弓很容易碰撞，而使肩袖发生充血、水肿、变性直至断裂。

2. 病理　肩袖由冈上肌、冈下肌、肩胛下肌及小圆肌组成。肩袖肌群起自肩胛骨不同部位，经盂肱关节的前、后、上、下，止于肱骨近侧的大、小结节部位，形成袖套样结构。冈上肌起自肩胛骨冈上窝，经盂肱关节上方止于肱骨大结节近侧，由肩胛上神经支配。主要功能是上臂外展，并固定肱骨头于肩盂上，使肩肱关节保持稳定。冈下肌起自肩胛骨冈下窝，经盂肱关节的后方止于大结节外侧面中部，也属肩胛上神经支配，其功能是使肩关节外旋。肩胛下肌起自肩胛下窝，经盂肱关节前方止于肱骨小结节前内侧，受肩胛下神经支配，具有内旋肩关节的功能。小圆肌起自肩胛骨外侧缘后面，经盂肱关节后方止于肱骨大结节的后下方，属腋神经支配。其功能也是使臂外旋。以上各肌恰在肱骨头的上面及前后面形成一致密的肩袖或腱帽，它厚约5mm，表面光滑，与关节囊密切贴连，难以划分。

肩袖不仅作为肩旋转肌及短外展肌的杠杆，还是肩关节的稳定结构。各腱在关节囊顶部及前、后部的分布对肩关节的稳定能维持一定平衡。其共同功能是在任何运动或静止状态使肱骨头与肩盂保持稳定，使盂肱关节成为运动的轴心和支点，维持上臂各种姿势和完成各种运动功能。

冈上肌和肩胛下肌由于其解剖上的特点，容易受到损伤。冈上肌、肩胛下肌的肌腱位于肩关节的肩喙穹下。肩关节内收、外展、上举及后伸等活动，上述二肌肉在肩喙穹下往复移动，易受夹挤、冲撞而致损伤。冈上肌腱在大结节止点近侧的终末端 1cm 范围内是乏血管区，即危险区域，是退变和肌腱断裂的好发部位。老年人的肩袖特别是冈上肌腱由于退变常发生撕裂。

（三）诊断

1. 临床表现　肩袖损伤的症状主要是肩关节疼痛，伴抬举无力，夜间患侧卧位疼痛明显加重。疼痛分布在肩关节前方和三角区，患侧肩关节外展、上举困难。查体可见患侧肩关节前方与大结节间隙压痛，活动时可闻及或触及关节内摩擦音，疼痛弧试验阳性，肱骨大结节与肩峰撞击试验阳性。

2. 影像学检查

（1）平片及关节造影：对于怀疑肩袖损伤的患者至少应该拍肩关节前后位片、肩胛骨侧位片（冈上肌出口位片）和腋位片。前后位片用于评价盂肱关节、肩锁关节、和肱骨大结节、冈上肌钙化等病变；肩胛骨侧位片用于评价肩峰、锁骨肩峰端形态、退变等及肩峰下间隙；腋位片用于评价肩峰、喙突形态和喙肩韧带钙化。但 X 线平片检查对本病诊断无特异性。在 1.5m 距离水平投照时，肩峰与肱骨头顶部间距应不小于 12mm，如小于 10mm 一般提示存在大型肩袖撕裂。在三角肌牵引下，可促使肱骨头上移。平片显示出肩峰下间隙狭窄。X 线平片检查还有助于鉴别和排除肩关节骨折、脱位及其他骨、关节疾患。

关节造影是指将含碘造影剂在透视下注入关节囊内，对肩袖完全撕裂有较高的敏感性，但对部分撕裂及其他软组织结构损伤难以显示，目前已基本被淘汰。

（2）CT 断层扫描检查：单独使用 CT 扫描对肩袖病变的诊断意义不大。CT 扫描与关节造影合并使用对肩胛下肌及冈下肌的破裂以及发现并存的病理变化有一定意义。在肩袖广泛性撕裂伴有盂肱关节不稳定时，CT 扫描有助于发现肩盂与肱骨头解剖关系的异常及不稳定表现。

（3）MRI 检查：一般而言，MRI 对检出冈上肌腱全层撕裂很敏感，而部分性撕裂检出相对困难。

部分性肩腱袖撕裂：肩腱袖的滑膜面或关节囊面撕裂区的液体是部分性肩腱袖撕裂的特征性表现，关节面撕裂比滑膜囊面撕裂或肌腱内撕裂更常见。部分性撕裂在冠状面 T1 加权像上呈低到中等信号，在质子密度加权像上呈中等到高信号，在 T2 加权像、脂肪抑制图像上呈高信号。脂肪抑制 SE 序列 T2 加权扫描对检出小的部分性肩腱袖撕裂比 T1 加权扫描更为敏感。在 T2 加权像上，边界清晰的肌腱内线样高信号不累及关节面或滑膜囊面，提示肌腱内部分性撕裂。

完全性肩腱袖撕裂：完全性肩腱袖撕裂的 MRI 表现可分原发性征象和继发性征象两类。原发性征象是肌腱局部阙如，或盂肱关节和肩峰下滑膜囊相通（线样异常信号越过肩腱袖肌腱，从盂肱关节囊延伸到肩峰下滑膜囊）。关节积液和肉芽组织在 T1 加权像、质子密度加权像上呈中等信号，在 T2 加权像和脂肪抑制图像上呈高信号。T1 加权像对显示小的部分性肌腱撕裂有一定困难，但显示伴发的冈上肌萎缩和喙肩弓骨质增生退变较为有用。在 MRI 图像上，如显示肩腱袖完全阙如，则提示大肌腱断裂，肱骨头可直接和肩峰下表面接触。严重肩腱袖撕裂时可同时有冈上肌腱和冈下肌腱的累及和有关肌腱的回缩。冈上肌腱和冈下肌腱的回缩在冠状面上显示较好，回缩的肩腱袖肌腱可到达骨性关节盂边缘水平。同时，撕裂区其他肌腱可检出退变或部分性撕裂。冈上肌腱大片撕裂时，X 线检查可显示肩峰和肱骨间距离正常,而 MRI 检查发现其间距缩小。这是因为 X 线检查时患者常直立而臂下垂,而 MRI 检查时患者仰卧。有冈上肌腱大片撕裂时,肱骨头可向上半脱位。

3．分期　Neer(1972)将肩袖损伤分为Ⅲ期:

Ⅰ期为年龄＜25 岁,病变可逆,活动时肩关节疼痛,肩峰上区点状触痛,有疼痛弧,抗阻力时疼痛加重。

Ⅱ期为年龄 25～40 岁,反复创伤引起慢性肌腱炎,持续性肩痛,常于夜间加重,体征与Ⅰ期相似但更重。

Ⅲ期包括完全性肌腱断裂、骨性改变,年龄在 40 岁以上,病史长,可以轻度肩痛到严重肩痛,夜间为甚。肩活动范围可从正常到严重受限,被动活动大于主动活动。

4．鉴别诊断

(1)肩关节周围炎:一般 50 岁左右,肩关节被动活动差,肩周压痛点广泛,X 线片示肩关节间隙窄,骨质疏松,而肩袖损伤一般被动活动可,压痛点仅限于冈上肌及冈下肌止点(但有些广泛肩袖损伤也有肩关节僵硬),肩峰下间隙有变化,肱骨头旋转。

(2)四边孔综合征:压痛主要在四边孔,肌肉萎缩只有三角肌,其他肌肉不受累,肩外侧皮肤感觉障碍,而肩袖损伤压痛点在大结节,肌肉萎缩主要是冈上肌和冈下肌,虽有时也有三角肌萎缩,但多为几块肌肉同时出现,或三角肌萎缩在后。

(3)肱二头肌长头腱炎:压痛点主要在二头肌间沟,虽也会出现疼痛弧,但是不典型,主要是上肢后背时疼痛较甚,二头肌间沟封闭可立即见效,而肩袖损伤压痛点在大结节,有典型疼痛弧,疼痛多在上举外旋时,大结节部位封闭可立即使疼痛减轻。MRI 可帮助鉴别诊断。

(四)治疗

1．保守治疗　非手术治疗大多数肩袖挫伤及部分性肩袖断裂不需要手术,可用石膏或外展架将肩关节固定在外展、前屈、外旋位 3～4 周,以使肩袖断裂部分接近而获得愈合。然后进行肩关节功能练习。但有人认为制动对老年患者易导致冻结肩,主张在疼痛许可情况下即开始主动功能练习。如经 4～6 周严格非手术疗法仍不能恢复肩关节有力、无痛、主动的外展活动,则需考虑手术修补。

2．手术治疗

(1)单纯肩袖修补术:用于小的撕裂,且不伴有其他病理改变及撞击征者,此种情况临床较少见。

(2)Cluahing 法:是在肱骨大结节上方处使肌腱与骨固定或以肩袖残端埋入解剖颈骨槽内并固定。临床上多为那些撕裂较大,且已卷缩的患者,本法可使肌腱近端与骨的接触部位接近于正常肩袖止点部位的结构。

(3)肩袖手术同时行肩峰成形术:由 Neer(1972)提出用于伴有撞击综合征者,包括切除喙肩韧带、增厚的肩峰下滑囊、肩峰前下部分,直至臂在上举外展时不发生撞击为止。肩峰下减压、肩袖修补、肩峰成形术的联合应用是治疗肩袖损伤最常用的方法。

(4)关节镜下手术:对肩袖撕裂伤适用于肩袖撕裂在 10～30mm 的破损(即小中度撕裂)。对长期保守治疗无效,其他检查方法不易确诊的病例,关节镜具有独特的诊治价值。手术方式包括:肩峰下减压成形术和肩袖修补术,肩关节病灶清除,单纯肩关节镜下清创术。

(5)关节镜肩峰下减压成形术:1985 年 Ellman 首先介绍了肩关节镜肩峰下减压成形术。其目的是解除撞击因素,修复肩袖缺损,改善肩关节功能,使已修复的肌腱避免再受撞击。

3．微创治疗思路和特点　肩关节镜下肩袖修补术是从 20 世纪 90 年代初发展起来的微创治疗肩袖撕裂的手术方法,随着新技术、新设备、新课题、新理论的提出和应用,肩袖撕裂的修补术正逐渐由开放手术转向关节镜下微创手术,关节镜下肩袖修补术的手术技术也日益成熟。

肩关节镜下手术不仅创伤小,且同时能做肩峰成形和关节内清理,提高肩袖修补的准确性和精确性,使患者肩关节功能早日康复。关节镜下肩袖修补术不仅可以同样达到稳定、无张力缝合肩袖,而且还具有许多优点:

(1)协助诊断:肩袖只有在两对力偶平衡的情况下才能在肩关节活动中起作用,而观察力偶是否平衡就只有依赖于关节镜的动态观察,这就是有的患者术前虽然做了磁共振成像和肩关节造影不能确诊,在手术中才发现是肩袖损伤的原因。

(2)把握病情:为治疗方案的制定提供依据。关节镜将临床检查、症状、治疗过程与直视下所见的情况结合起来,可以正确地把握病情,给治疗方案的选择提供依据。另外在手术过程中让患者直接看到病变部位,可以减少医患纠纷,使患者更好地配合治疗。

(3)关节镜直视下还可以同时探查和处理盂肱关节内的疾患:如肱二头肌长头的严重磨损,关节镜下可以直接处理,这样就有效地提高了手术的疗效。而开放手术同时处理这些疾患会影响肩袖开放修补术的疗效。

(4)关节镜下可以更清楚地暴露肩袖撕裂的部位:开放手术需要旋转上臂,才能观察到肩袖损伤的部位,而关节镜可以通过不同的手术入路,方便地观察到肩袖损伤的部位,更好地评价肩袖撕裂并进行相关操作。在肩峰成形术中,关节镜下操作可以保留三角肌在肩峰的止点,避免剥离三角肌止点后可能引起的三角肌止点不愈合,同时术后康复也因此加快。

(5)关节镜下可以更精确地实行软组织松解,从而获得肩袖无张力固定,有利于肩袖愈合。关节镜手术属于微创手术。术后疼痛轻、可以早期功能锻炼、术后瘢痕少,更加符合美学观点。

(五)康复护理

早期功能锻炼具有减轻疼痛,避免软组织挛缩,扩大关节活动范围,缓解肌肉萎缩,改善血液循环,促进组织修复,减轻粘连,软化瘢痕等作用,同时改善局部组织代谢及营养供应,恢复并保持肩关节的正常活动度及肩关节周围软组织作用。术后第1天开始练习肘关节屈伸,腕及手的握力和钟摆、画圈训练,肱二头肌等张、等长肌肉收缩训练,3~4次/天,每次以肌肉出现疲劳感为宜。在无痛范围内肩关节进行被动运动和非抗阻力下的主动助力活动训练。如爬墙、滑车、棍棒、肩梯等器具辅助训练,通过医护人员辅助或由健肢带动患肢,做各个方向的肩关节活动,同时进行手抗阻肩胛骨运动、姿势训练教育,2~3次/天,每次15~20下,并在无痛范围内逐渐进行日常生活活动。

(六)转归和预后

通过保守及手术治疗,大多数患者可恢复日常生活及工作能力,主要并发症有:①肩关节僵硬,这是术后主要并发症,多数是复合因素所致;②肩峰下减压过度,可造成非功能性肩袖和前脱位;③肩袖不愈合或再断裂;④腋神经损伤;⑤内固定物松动或拔出。

(七)现代研究

随着关节镜器械和技术的发展,越来越多的医师开始进行关节镜辅助下小切口肩袖修补术。随着手术医师关节镜技术的进步和完善,最后发展到全关节镜下肩袖修补术并获得良好的疗效。相对于传统的开放式肩袖修补术,小切口肩袖修补术和全关节镜下肩袖修补术有其独特优势,包括三角肌损伤小,术后造成肩关节活动受限与肩关节粘连发生程度低。另外,开放式肩袖修补由于需要将三角肌从肩峰外缘剥离,这也造成了术后明显的功能和肌力下降。

小切口肩袖修补术直接暴露病损部位，符合手术医师的操作习惯，既可行骨槽固定，也可行铆钉固定。相对于小切口肩袖修补术，全关节镜下肩袖修补术创伤更少，发生纤维粘连的概率更低，术后疼痛更轻，切口美观，更加符合患者要求。另外可同时处理关节内其他病损，如盂唇损伤等，但要达到熟练操作需要有较长时间的学习与训练。因此，关节镜下治疗肩袖损伤是未来的发展方向，它不仅视野宽阔，能全面明确病因，而且创伤小，术后康复快。

参 考 文 献

1. 刘玉杰，卢世璧. 肩袖损伤的诊断和进展 [J]. 中华创伤志，1998，14（5）：340-342.

2. Edward V.Craig. 肩 [M]. 陈继营，陆宁，主译. 沈阳：辽宁科学技术出版社，2003.

3. 李宏云，陈世益，陈始秋，等. 全关节镜与关节镜辅助下小切口肩袖修补术临床疗效的比较 [J]. 中华关节外科杂志（电子版），2010，4（1）：25-32.

4. 华英汇，陈世益. 关节镜下肩袖修补术 [J]. 国外医学（骨科学分册），2005，26（2），87-89.

5. 杨述华. 骨科微创手术学 [M]. 北京：人民卫生出版社，2007.

二、半月板损伤

（一）概述

1. 定义　半月板损伤多由外伤、关节退变、炎症及慢性劳损引起半月状撕裂、半月板分层破裂及半月板嵌顿等，出现不同程度的变性、边缘及周围肌肉组织增生、肥厚、水肿等，膝关节失去稳定性及正常的活动功能，出现一系列临床症状和体征。

2. 发病情况　随着社会生活、劳动以及运动水平等方面的转变，半月板损伤在发病年龄、职业分布、就诊年龄等方面也发生了较大改变。半月板损伤可发生于自儿童至老年的任何年龄，大多数报道以20～40岁发病居多，但中老年人发病率有所增加。由于男性运动量以及运动水平均较女性为多，故一般而言男性发病率大于女性。国内较大宗的病例报道中，性别比例差别较大，在侧别方面左膝少于右膝，外侧半月板损伤明显多于内侧半月板损伤。这种差别可能与就诊人群有关。多数半月板损伤患者有与临床症状直接相关的外伤史。

（二）病因病机

在膝关节的股骨髁与胫骨平台之间内外侧，各有一个为圆弧状纤维软骨构成的半月板，其横断面成三角形，边缘厚，中央薄，内侧半月板较大呈"C"型，前宽后窄，中央缘薄游离于关节腔，外边缘中部与内侧副韧带紧密相连，活动范围较小。外侧半月板较小而厚，呈"O"型，前后等宽，内侧缘游离，其外边缘与外侧副韧带之间有肌腱相隔。半月板软骨在维持膝关节功能中起着不可或缺的重要作用。其生物学功能包括：膝关节承重时增大关节的接触面积、分散关节软骨的载荷；减少接触应力，吸收冲击力；加强关节的动力稳定性；提供本体感觉；以及关节的润滑营养作用等。

半月板损伤与年龄、职业、运动水平等有较为密切的关系，半月板损伤可以分为退变性和创伤性2种。退变性半月板损伤多见于40岁以上的中老年人，是长期累积性损伤的结果。创伤性半月板撕裂取决于膝关节运动的突然变化和由此导致的半月板被动性矛盾运动。膝关节屈曲时，突然附加的扭转负荷使半月板不能及时有效的协同股骨髁而移动，其所承受的复合性应力超出半月板的承受水平时，半月板即可发生撕裂。破裂的半月板如部分滑入关节之间，使关节活动发生机械障碍，妨碍关节伸屈活动，形成"交锁"。在严重创伤病例，半月板、交叉韧带和侧副韧带可同时损伤。引起半月板损伤的外力因素主要有撕裂性外力、研磨性外力、嵌顿性外力和扭转性外力等 4 种。半月板盘状半月板因其自身结构缺陷和较大的体积、特殊的形态,较正常半月板更易发生损伤、撕裂。

（三）诊断

1. 临床表现

（1）疼痛:膝关节经常有隐痛,时轻时重。当病人膝关节屈曲或伸展至某一角度时疼痛加重,少数病人有膝关节积液肿胀及浮髌感。

（2）"交锁":由于破裂移位的半月板嵌于股骨髁与胫骨平台之间,妨碍了关节的正常活动,当膝关节由某一伸或屈位置交换到另一位置时,关节内有突然"卡住"的感觉,不能再活动,称为"闭锁"。当摆动小腿或晃动膝关节后,此闭锁可突然解脱,并伴有一响声,称为"开锁"。如此交替发生谓之"交锁"。当半月板纵裂时此症较多。横裂时以关节不稳为主,走路时感觉关节不平,以上下楼时明显。

（3）弹响:当膝关节伸或屈至某一位置时,可发出一较钝的响声,同时伴有小腿的抖动。

（4）查体:可以发现股四头肌萎缩,膝关节间隙有压痛,膝关节过伸或过屈,被动内收或外展时,引起局限性的关间隙部位疼痛。Mumunay 试验大多数为阳性。在膝部由屈到伸过程中,有四种检查方法。即膝内翻时小腿外旋及内旋;膝外翻时,小腿内旋及外旋。有局限性疼痛者及弹响者为阳性。此检查有定位意义。研磨试验部分病例可呈阳性。被检查者俯卧屈膝 90°,检查者以手握住病人足跟,旋转小腿挤压膝部,在某一体位有疼痛时为阳性。

2. 影像学检查

（1）X 线检查:尽管 X 线片不能显示半月板,但在半月板损伤病例,也应列为常规检查项目,以便观察有无解剖学变异以及关节畸形、游离体、关节退变、肿瘤等病变。拍摄体位包括负重前后位、屈膝 45° 后前位、侧位和髌骨切线位;屈膝 45° 后前位可以提供股骨后髁的有关信息。

（2）关节造影:关节造影是 MRI 应用于临床以前用于诊断膝关节半月板和韧带损伤的金标准。尽管可以反映半月板的形态以及撕裂轮廓,但目前关节造影用于膝关节的适应证已非常有限,因其属于有创检查,同时患者必须接受 X 射线照射,且局限性较大,逐渐被 MRI 检查所替代。

（3）MRI 检查:半月板主要是由纤维软骨组成,其内仅有少量的游离氢质子,所以在 T1WI 和 T2WI 像上均呈低信号影。MRI 诊断半月板损伤主要依赖半月板信号和形态的异常,通常信号的异常更为常见。在 MRI 图像上,半月板的信号分为 3 级:Ⅰ级损伤,半月板内有灶性球状或椭圆状高信号影,但不与半月板的关节面相接触。Ⅱ级损伤,半月板内的线状高信号影延伸至半月板关节缘,但未达到半月板关节面缘。这是Ⅰ级信号病变的延续,表明半月板内黏液样变性的进一步发展,范围扩大,其结构亦变性而脆弱。Ⅲ级损伤,根据半月板撕裂的不同形态,MRI 上可表现为水平、纵形、不规则形等高信号影,还可出现半月板结构破碎、大部分或全部消失等。虽然Ⅲ级损伤表现形态复杂且多样性,但其诊断原则一致,即半月板内高信号达半月板的关节面,在多个连续层面 MRI 图像上看到Ⅲ级信号改变或在半月板的一个片段上均看到Ⅲ级信号,并伴有半月板形态不规则,即提示半月板有损伤。

3. 分型　半月板损伤在关节镜下一般可分为纵形撕裂、水平状撕裂、斜形撕裂、放射状撕裂等。

（四）治疗

1. 保守治疗　急性损伤期可用中药内服、外敷,膝关节可用长腿石膏托固定于松弛位 135°

3~4周。其适应证如下：①半月板边缘撕裂者，有可能愈合；②年龄在45以上，有明显关节炎者，对手术应慎重考虑；③对膝关节功能要求不高者。

2. 手术治疗　临床上一旦确诊为半月板破裂多考虑外科治疗，方法从过去的关节切开行半月板全切到关节镜下部分切除，甚至半月板缝合修补术。半月板手术指征为：①持续疼痛和交锁的病史；②体检证实有关节局限性压痛，关节活动度减少和半月板检查的特殊试验阳性；③排除其他疼痛的原因。

对半月板损伤的处理，开始从单纯的切除术式向半月板的修复与功能重建的方向转变，具体的方法分为半月板全切除，次全切除，部分切除术，盘状半月板成形术和半月板缝合修补术。手术效果以部分切除术最好，盘状半月板成形术和半月板缝合修补术次之，次全切除术差些，全切除则最差。尽可能作半月板部分切除术，盘状半月板成形术和半月板缝合修补术是重要原则。

半月板切除的类型关节镜下半月板切除的具体方式有以下几种：

（1）部分半月板切除：此类型仅将松弛的、不稳定的半月板碎片切除，例如切除篮柄式撕裂移位的内侧边缘、瓣状或斜裂的瓣。经部分半月板切除后，健康半月板组织的稳定平衡边缘仍被保留。

（2）次全半月板切除：此类型需切除半月板边缘的常用于半月板后角的复合或退行性撕裂。切除部分需延伸到半月板的边缘，而半月板前角大部分，以及中1/3部分不被切除，故称为次全切除。

（3）全半月板切除：当半月板的边缘从滑膜附着处分离，同时伴半月板内部损伤和撕裂，此时需施行全半月板切除。如仅是半月板边缘部的分离，而无半月板内本身的损伤，则应考虑施行半月板缝合术。

半月板缝合修复治疗，是半月板损伤较为理想的治疗方法。它能对半月板损伤进行解剖修复，从而克服了半月板全切、次全切、部分切除的一些弊端。

膝关节镜下半月板修补的基本技术主要有两种：从内到外的套管术和从外到内的缝针技术。通常采用二者结合的方法进行半月板修补。例如适合修补的内侧半月板大的篮柄式撕裂，通过插入单或双套管，在近后内侧角撕裂的中点，用水平的褥式缝合使其初步稳定。此后通过从外到里的缝针技术缝合后部。因该处接近神经血管组织，故可采用从外到里缝合方法。越是前部的半月板撕裂，越是适合于套管技术。

根据半月板的血液供应情况，可分为3个区：红-红区（半月板血运区，位于半月板滑膜缘1~3mm的范围）；红-白区（由半月板红-红区毛细血管的终末支供应血液，位于半月板红-红区内侧3~5mm范围）；白-白区（半月板的非血运区，位于红-白区内侧部分）。对于红-红区、红-白区的损伤，以上的缝合修复方法即可取得良好的疗效，

3. 微创治疗思路和特点　随着关节镜技术的日趋成熟，关节镜诊断、治疗半月板损伤已成为一种趋势，相比以前的开放手术已达到了真正意义的微创治疗，随着对半月板解剖结构、生理功能、损伤后修复机制的深入研究，尽可能地保留和修复损伤的半月板，已成为半月板损伤治疗的首要原则：①为了避免和减少半月板全切除后的不良后果，经关节镜损伤半月板的全切除改为部分切除术。②多数学者经关节镜部分半月板切除的临床及研究得出除已破损的或力学性能不稳定的部分外，不应更多地切除半月板；同时尽可能保留一个凹形光滑的半月板边缘及半月板周围的纤维环，尤其是靠近外侧半月板腘肌孔处。半月板部分切除优于全切，提出宁可保留退变但无破裂的半月板甚至破裂的但不影响正常关节生物力学的半月板

也不做切除的观点。③半月板部分切除术后，虽可保留一定的半月板功能，但肯定不及完整的半月板。即使切除一小部分半月板，也会使承受压力异常而导致早期的半月板软骨退行性变。半月板应该保留越多越好，最好的方法是破裂口缝合，使裂口愈合。因此，尽可能修复损伤的半月板。在半月板手术中要尽可能缩小手术切除范围，最大限度的保存半月板的原有结构，尽量使用部分切除术取代半月板全切术和次全切除术。半月板部分切除术中切除不稳定的裂瓣，修整后使其边缘相对平滑稳定，但切忌过度追求边缘的光滑而过度切除半月板组织。

（五）康复护理

关节镜手术的优点之一就是可以早期进行功能锻炼，促进功能恢复，缩短病程。术后麻醉消失，即可进行踝关节和髋关节的主动运动（膝关节静止）及股四头肌静力性收缩，术后第一天，指导患者作股四头肌等长收缩及踝关节屈伸练习，以利于防止股四头肌萎缩和下肢静脉血栓形成，并有助于肌力的恢复。术后2~3天疼痛减轻，指导患者作下肢直腿抬高肌肉等长收缩锻炼，第四天拆除弹力绷带及厚棉垫后，恢复术前膝关节不负重的关节伸屈锻炼，以锻炼股四头肌腘绳肌的肌力。术后3~5天可鼓励患者扶拐下地行走，拐杖的高度应当与使用者的身高和臂长相适应。

（六）现代研究

对于损伤严重，半月板不得不全切的情况，以及已经接受半月板切除的患者，则应该设法重建半月板，以维持膝关节的稳定性。目前对半月板的重建方法有：半月板假体、自身组织移植再生半月板、同种异体半月板移植、异种异体半月板移植、生物组织工程半月板移植等。半月板假体（人工半月板），早期应用聚羟乙酸、聚乳酸、不可吸收的聚四氟乙烯，碳素纤维聚合物等人工合成材料制作，但此种人工合成半月板的柔软性、蠕变性及生理功能难以达到人体自身半月板的要求，仅起到填充支撑作用，远期疗效不确切。

对于自身组织移植再生半月板，利用如肋软骨，肋骨膜，半膜肌，自体肌腱，脂肪垫等组织移植于膝关节内，由此化生为半月板。自身组织移植再生半月板的自体组织取材方便，无需进行消毒，无传播疾病及潜在免疫排斥反应的危险。但移植的组织在化生的过程中常不能如人意，且移植化生的组织在生物力学上无法与正常半月板组织相比拟，达不到抗张力又抗压的作用，临床症状改善不明显，目前的技术尚不能阻止移植物影像学退行病变表现，而且移植物不匹配及前后角的固定不当仍是很大的问题。理想的半月板替代物应尽可能接近正常半月板的特性，具有与其相同或者相近的摩擦系数和弹性强度，并能与受体的胫骨平台相匹配，同种异体半月板在此有着绝对的优势。同种异体半月板可以是新鲜的、冰冻的或冷藏的。虽然新鲜异体软骨移植取得了一定的进展，但它仍然存在免疫排斥、软骨下骨塌陷、关节不稳定、移植软骨被吸收等并发症，早中期疗效满意，而远期有不同程度的退变。因此一些学者转向了低温冷藏或冷冻异体软骨。异种异体组织移植替代全切的半月板的材料成本低、取材简单、塑型方便并且容易保存，为开拓移植脏器来源提供了现实的可能性。异种异体半月板移植短期内对关节软骨有保护作用，远期效果不理想。目前对异种异体半月板移植研究国内外资料都很少见。

生物组织工程的最新进展：无论是否应用细胞种植技术，都已经成为当前研究最为关注的部分。生物组织工程是集细胞和分子生物学、细胞组织培养技术和材料学为一体的生物医学研究的多学科领域。随着对细胞生物化学、生长因子治疗、基因治疗及材料工程的研究，组织工程用于半月板损伤修复和替代治疗。组织工程化半月板的主要因素有：种子细胞，支架材料，生物反应器的设计和环境条件。制约的首要因素是种子细胞，要求其能准确复制原有组织细胞,修复损伤的组织器官。当前研究应用最为广泛的细胞是半月板纤维软骨细胞,其可以在关节镜下从自体受损的半月板上获得,移植后不会一起免疫排斥反应,但其来源有限,体外增殖存在去分化现象。间充质干细胞来源广泛,取材方便,增殖能力强,但因其分化的不确定性,并有潜在的癌变可能,故目前仅处于可行性探讨阶段。

随着组织工程学、基因工程、生物力学以及材料学等学科研究的深入,半月板移植修复术会给半月板的修复带来更多的希望。

参 考 文 献

1. 马楚平,梁江山,何光联,等. 半月板损伤关节镜下的处理 [J]. 实用骨科杂志,2007,13(3):139-141.
2. 张文涛,黄英,卢世璧. 三种下蹲试验对半月板损伤的诊断意义 [J]. 实用骨科杂志,2006,12(6):511-513.
3. 赵汉平,孙磊,李佩佳,等. 临床检查对半月板损伤的诊断价值 [J]. 中国矫形外科杂志,2002,9(7):643-645.
4. 王亦璁. 膝关节外科的基础和临床 [M]. 北京:人民卫生出版社,1999.
5. 严力军,王洪. 半月板严重损伤的替代治疗 [J]. 国外医学(骨科学分册),2005,26(2):115.
6. 李强,李箭. 膝关节半月板损伤的治疗进展 [J]. 骨与关节损伤志,2004,19(6):430.
7. Messner K. Meniscal regeneration or meniscal Transplantation[J]. Scand J Med SciSports,1999,9(3):162-167.
8. Kohn D,Verdonk R,Aagaard H,et al. Meniscal substitutes: Anmi al Experience[J]. Scand JMed SciSports,1999,9(3):141-145.
9. Rodeo SA. Meniscal allograft: where do we stand? [J]. Sports Med(Am),2001,29(2):246.
10. Van Tienen TG,Hannink G,Buma P. Meniscus replacementusing synthetic materials[J]. Clin SportsMed,2009,28(1):143-156.
11. Matthew J,Silva PHD,Linda J,et al. Whatisnew inorthopaedic research [J]. Bone JointSurg,2002,84(12):1490-1496.

三、交叉韧带损伤

(一)前交叉韧带损伤

1. 概述　前交叉韧带(anterior cruciate ligament,ACL)损伤是较常见的运动损伤。随着社会的发展,人们对体育运动的热情度增加、交通事故频发,膝关节交叉韧带尤其是 ACL 损伤的发生率越来越高 ACL 是膝关节内起稳定作用的重要结构,一旦损伤,可继发膝关节内软骨、半月板损伤,关节退变等后果。

2. 病因病机　ACL 是人体膝关节中重要的稳定性结构,平均长度约 38mm,宽度约 11mm,起于胫骨上端非关节面髁间前区的内侧及外侧半月板前角,向上后外呈扇形,止于股骨外侧髁内侧面的后部。Girgis 等根据 ACL 在胫骨附着点的位置,将其分为前内侧束和后外侧束两束。前内侧束主要维持膝关节屈曲位的前直向稳定性,后外侧束主要维持膝关节的旋转稳定性和伸直位的前直向稳定性。

研究表明,大多数 ACL 损伤属于非接触性损伤,与运动时膝关节的弯曲角度、股四头肌的拉力以及地面对腿部的反作用力使膝关节的外翻力矩增大有密切关系。主要可分为以下几种:

(1)膝内翻或外翻扭伤:膝在近伸直位内旋内收时(膝内翻),可损伤前交叉韧带的后外束,膝于 90°位外展外旋(外翻)时,可损伤前内束,为部分断裂。如果暴力过大则两束同时断裂,即为全断裂。

（2）膝关节过伸损伤：此机制可单独损伤前交叉韧带。但多数是先撕裂关节囊、后交叉韧带，再撕裂前交叉韧带。足球运动时"踢漏脚"，或膝前被撞引起膝关节突然过伸，是最常见的受伤动作。

（3）膝关节屈曲位支撑伤：大腿前面被撞，股骨髁向后错位，可使前交叉韧带单独受伤。经常见于足球训练和滑雪橇者。

3. 诊断

（1）临床表现：强力外伤时有的患者可觉有膝关节内撕裂声，随即膝关节软弱无力，关节疼痛剧烈，迅速肿胀，膝屈、伸活动受限，部分患者后期出现关节不稳，表现为膝无力、打软腿，关节反复肿胀，体育运动中不能急停、急转身等。查体时，急性期关节肿胀，关节腔穿刺有积血。肿胀消退后 Lachman 试验阳性，前抽屉试验（anterior drawer test, ADT）中立位和外旋位阳性，轴移试验（pivot shift test, PST）阳性。

（2）影像学检查：MRI 可显示 ACL 损伤的直接征象（ACL 连续性中断及肿胀），诊断敏感性和特异性分别为 92%～94% 和 95%～100%，已被临床广泛接受，成为诊断前交叉韧带损伤的主要辅助检查方法。

4. 治疗

（1）保守治疗：ACL 损伤的非手术治疗主要是对膝关节采取制动，创造有利于受损的 ACL 愈合的环境。非手术治疗适应于：① ACL 不完全断裂者；②撕脱骨折移位不明显者；③其他部位严重损伤不便手术者。胥少汀主张对单纯 ACL 断裂或不完全断裂采取将患膝石膏固定于屈曲 30°位 6 周的方法治疗，并配合积极的功能锻炼，以防止肌肉萎缩。王亦璁认为保守治疗主要适用于 ACL 不完全断裂，没有引起急性不稳者，长腿石膏固定于屈膝 30°位 4～6 周，待其修复，其间应尽早开始锻炼股四头肌和腘绳肌。

（2）手术治疗：前交叉韧带急性撕裂的修复由于前交叉韧带血供差，愈合不稳定，且难于对合，修复时难以保持合适的张力，简单的一期修复后成功率很低。我们倾向于在急性损伤后数周内进行重建。对断裂在交叉韧带附着处骨性撕脱时，可考虑进行急诊修复，将撕脱的骨块复位，并用缝线或钢丝通过骨质上的钻孔固定。或用螺钉穿过骨块将其复位至骨床上。前交叉韧带撕脱常发生于胫骨止点处，此时可通过关节镜技术利用钢丝或不吸收缝线进行胫骨髁间棘骨块的复位和固定。

前交叉韧带重建材料的选择：依据医师的经验和可利用的组织选择移植物。目前主要有 3 种。自体材料如带骨块的髌韧带、半腱肌；异体材料如髌韧带和跟腱；假体材料如人工韧带和韧带增强装置等。

下面以半腱肌、股薄肌肌腱重建前交叉韧带为例，将关节镜下手术方法作一简述：①关节镜检查：患膝关节屈曲 90°，标准前内侧、前外侧入路，详细检查交叉韧带、半月板、关节软骨情况，明确关节内 ACL 损伤程度和其他合并损伤情况后，用刨刀清理瘢痕组织以及 ACL 上、下止点残留部分，修整增生滑膜以及损伤的半月板。②移植物的获取和准备：关节镜下明确膝关节 ACL 损伤后，在同侧胫骨结节内下各一横指处做 3～4cm 长的纵切口，屈膝呈"4"字位，显露出鹅足腱分离出半腱肌腱和股薄肌腱并将其连同骨膜切下用取腱器顺向依次取出半腱肌腱和股薄肌腱，去除肌腱残端肌肉组织后将 2 股肌腱并拢并对折后用 2-0 不可吸收肌腱编织线编织缝合两端 3cm，重建的肌腱长度≥8cm，测量肌腱直径为 7.0～8.0mm，在工作台上预牵张 10 分钟，张力为 98～147N。放入湿纱布中备用。③骨隧道的制备：使用 ACL 重建定位器在 ACL 解剖中心点定位胫骨隧道内口，胫骨结节内 1.5cm、关节线下 4.0cm 为外口。用直径 2.0mm 的克氏针或导针沿定位器钻入，确定位置正确后用与肌腱相应直径的空心钻钻出胫骨隧道。通过前内切口或胫骨隧道将股骨定位器放置于股骨髁间窝 ACL 止点处，右膝 11 点钟、左膝 1 点钟方向。钻入直径 2.0mm 的带孔导针穿过大腿皮肤，确定位置正确后用与肌腱相应直径的空心钻钻出股骨隧道深度略长于移植物股骨段长度，一般为 3.5～4.0cm 为宜。④移植物的放入与固定：采用界面螺钉固定，将制备好的肌腱通过胫骨隧道、关节腔股骨隧道放入，采用界面挤压螺钉固定时，股骨端放入导针，开道器开道后拧入界面挤压螺钉固定，拉紧肌腱胫骨端后拧入界面螺钉。然后均采用伸直后抽屉位拉紧肌腱胫骨端，拧入界面螺钉固定。胫骨端最后均将残端肌腱缝合固定于胫骨结节。术毕活动膝关节，检查前抽屉试验。

（3）微创治疗思路和特点：ACL 是维持膝关节稳定的重要组成部分之一，ACL 损伤后需要尽早进行重建修复以恢复膝关节的正常功能，减少继发损害的发生。关节镜下 ACL 重建不但损伤小，而且定位准确、干扰小，对膝关节内的其他继发损害可同时确诊和及时处理，是治疗 ACL 损伤的标准治疗办法。关节软骨是重要的关节内结构，其损伤直接关系到以后膝关节退变。损伤的过程和程度，各种影响膝关节内环境的因素，均可引起关节软骨的损伤，因此，要最大限度地保护关节软骨。以往切开手术重建 ACL 由于手术较大，软骨较长时间暴露在空间，可引起并加重关节软骨损伤。关节镜下重建前交叉韧带，是在冲洗液扩充的关节腔封闭，关节软骨未暴露的环境条件下完成的。避免了关节软骨的暴露，有效预防了关节软骨的损害。手术创伤小术后反应轻微。

5. 康复护理　采用康复治疗目的是：修复损伤及促进重建组织愈合，恢复关节周围及关节液正常循环，预防并发症，恢复关节功能，增强肌力，调整全身功能，结合病员的个体情况，做到个性化和循序渐进的康复原则。

（1）术后 0～4 周：术后常规给予抗感染及常规护理治疗。后逐渐强化肌力及相关功能训练，术后 8 小时开始内服消肿止痛中药连服 7 天后根据病情加减方药。

（2）术后 4～7 周：维持膝过伸并增加关节活动度，膝关节屈曲超过 120° 并尽量达到正常。指导病员扶单拐下地行走，练习上下楼等。可采用低频、中频脉冲电治疗等对症处理出现的不良症状。配合中医内外治法：如在康复训练中出现关节肿胀、疼痛等症，可外敷活血化瘀、利水消肿止痛的中药，电针治疗帮助和巩固膝关节的功能恢复及防治肌肉萎缩。

（3）术后 8～12 周：强化肌力训练，被动屈曲至正常，开始弃拐行走及前后、侧向跨步练习，开始静蹲或患侧单腿 45° 半蹲屈伸练习。

（4）术后 12 周到半年：恢复全部功能，主动屈伸患膝角度基本与健侧相同，且无疼痛。循序渐进开始慢跑、蹬踏等练习。病员开始进入正常生活和运动。

6. 现代研究　ACL 损伤的治疗经历了从单纯切开到关节镜下移植，从单束重建到双束重建，移植物也从自体、异体发展到人工生物工程材料，其治疗的理念和技术都取得了巨大的进步。目前还没有一种治疗方法能够完美重现 ACL 复杂的运动生理功能，也没有学者能够确切的解释 ACL 维持关节稳定及发生损伤的力学机制。植入后的韧带早期易发生松弛、断裂，髁间窝撞击、术后关节本体感觉的缺失，这些都是当前 ACL 重建术后常见的问题。为解决这些问题我们必须对正常 ACL 的三维空间结构、生物力学机制进行更加全面、深入、细致、量化的分析研究，才能从根本上指导我们做好 ACL 损伤的预防、治疗及康复工作。

参 考 文 献

1. Canal ST, Betsy JH. 坎贝尔骨科手术学 [M]. 王岩，译. 第 11 版. 北京：人民军医出版社，2011.

2. Girgis FG, Marshall JL, Monajem A. The cruciate ligaments of the knee joint. Anatomical functional and experimental analysis[J]. Clin Orthop Relat Res, 1975(106): 216-231.

3. Vinson EN, Gage JA, Lacy JN. Association of peripheral vertica meniscal tears with anterior cruciate ligament tears[J]. Skeleta Radiol, 2008, 37(7): 645-651.

4. 胥少汀, 葛宝丰, 徐印坎. 实用骨科学 [M]. 第3版. 北京: 人民军医出版社, 2005.

5. 王亦璁. 骨与关节损伤 [M]. 第4版. 北京: 人民卫生出版社, 2007.

6. Arendt EA. Anterior cruciate ligament injures[J]. Curr Womens Health Rep, 2001, 1(3): 211-217.

（二）后交叉韧带损伤

1. 概述 后交叉韧带（posterior cruciate ligament，PCL）损伤为强大暴力所致，后交叉韧带损伤在所有膝关节韧带损伤中占3%～20%，其中30%是单独损伤，70%是合并其他韧带损伤。因为在膝关节韧带结构中，PCL最为强大。PCL是稳定膝关节的重要因素，对膝关节运动起着导向和限制作用。PCL断裂将直接导致膝关节的后直向、旋转与不稳，从而损害膝关节的功能。

2. 病因病机 后交叉韧带解剖结构复杂，位置较深，起自股骨内侧髁的外侧，向后外侧止于胫骨平台髁间窝后下方约1cm处。后交叉韧带中部稍窄，在两端纤维束附着部较宽。后交叉韧带纤维束是由前外侧束与后内侧束组成的，前外侧束比后内侧束粗，并在伸膝时松弛、屈膝时紧绷，而后内束刚刚相反，行走时，两束韧带轮流松弛与紧绷交替着。生物力学实验证实，在膝关节韧带中，后交叉韧带最为强大，其对抗外力的强度相当于前交叉韧带的两倍，是膝关节屈伸与旋转活动的主要稳定结构。研究表明，单独切断PCL时在膝关节伸直位胫骨后移只有少量的增加，而在膝关节屈曲时后移增大，尤其是在膝关节屈曲达90°时后移达到最大。

损伤机制：

（1）过度屈曲：运动中最常见的损伤是过度屈曲损伤即患者屈膝位跌倒。暴力直接作用到胫骨上部，致胫骨向后半脱位。随着膝屈曲角度增大，PCL的前外侧束紧张，由于突然过度屈曲，PCL张力增加超过其弹性限制极限时发生纤维断裂或破裂。

（2）胫前创伤：最常见的损伤机制是挡板伤。膝屈曲位，后向暴力作用到胫前区，导致PCL在胫骨平台水平破裂或胫骨附着点处撕脱。较大暴力可导致半月板股骨韧带损伤。如果暴力来自前内侧并有旋转因素，可致后外侧角撕裂。屈膝位时的胫前暴力使PCL后内侧束紧张，PCL也可从起点处撕脱。

（3）膝过伸：膝过伸可导致PCL和后关节囊破裂，严重者可致关节半脱位和神经血管损伤。这种损伤常导致PCL在其股骨附着点附近损伤。

3. 诊断

（1）临床表现：患膝损伤时，常可闻及撕裂音或有撕裂感倒地，膝部剧烈疼痛，迅速肿胀，初限于关节内，当后关节囊破裂时肿胀蔓延至腘窝部，并累及小腿后侧。急性期过后，后抽屉试验是最敏感的试验。正常情况下，在膝关节屈曲90°位时，内侧胫骨平台向前有1cm的台阶。胫骨向后移位0～5mm为Ⅰ级，Ⅱ级为胫骨移位5～10mm，在此点（10mm移位）胫骨平台与股骨髁充分结合，台阶消失，称塌陷征。单纯后交叉韧带损伤常常不会马上产生功能缺陷，有症状的患者常感下楼梯困难，膝不稳定感，这与前交叉韧带损伤很容易察觉出的不稳定形成对比。

（2）影像学检查

1）X线检查：表现为关节间隙增宽，PCL胫骨附丽点可见撕脱骨折，对疑似病例可行阻滞麻醉后行前后抽屉试验以确定PCL是否损伤。

2）MRI诊断：急性PCL损伤，确诊率可达100%，但对于陈旧性损伤，有假阳性。

（3）分级：按美国医学会分级（AMA）：按胫骨与股骨间距分级：1级：损伤间距<5mm；2级：损伤间距5～10mm；3级：损伤间距>10mm。

4.治疗

（1）保守治疗：非手术治疗的常用标准是：胫骨旋转中立位后抽屉征<10mm（Ⅱ级），异常旋转松弛度<5°；没有明显的内外翻异常松弛。单纯的PCL断裂或不完全断裂。可先用长腿石膏固定患膝于屈曲30°位，在石膏硬固前，应注意将患侧胫骨上端向前推至于正常膝部形态一致，固定6周，固定中锻炼股四头肌，以免肌肉萎缩。

（2）手术治疗：后交叉韧带重建后交叉韧带重建的一般原则同前交叉韧带损伤。依据医师的习惯选择后交叉韧带移植物。后交叉韧带强度是前交叉韧带的两倍，使用最多的自体组织是髌腱中的1/3。

关节镜下手术方法：

患者仰卧于手术台上，在大腿上部上止血带，维持膝屈曲80°～90°常规进行系统的膝关节关节镜检查，必要时修复伴随的关节内异常。采用标准的前外和前内侧入口，清除软组织和髁间窝上残留的交叉韧带。必要时可做内部的髁间窝骨性成形。用全方位切削器去除后交叉韧带残端，通过髁间窝或后内侧入口用弧形刮匙或骨膜剥离器将后关节囊从其附着处剥离胫骨平台后方。

从髌骨下极开始向远侧到胫骨结节上做一个6～7cm的中线切口，切取髌腱中1/3部分，宽10～11mm、长25mm，骨瓣厚8mm。修整移植物使之通过10mm或11mm的试样。固定在股骨隧道内的骨瓣应短至20mm左右，使其容易通过关节内通道。每个骨瓣钻三个洞，各穿一根肌腱缝合线。在助手保持移植物两端一定张力下，连续缝合移植肌腱卷成索条状。

做胫骨隧道时，在膝前偏内1cm处纵行切开皮肤8～10cm，显露髌前筋膜及胫骨的前内侧用胫骨后髁推开器将后关节囊连同腘血管向后推开。在前外侧入口用关节镜，经前内侧入口插入导向器通过髁间窝。在关节线下10～12mm处后交叉韧带小关节面放进导向器尖端。调整导向钻的方向，与胫骨关节面约成60°角，起点刚好位于胫骨结节的下内侧。在钻孔前及钻孔时采用透视和关节镜监视有助于导向钻的正确定位。精确测量胫骨导向器尖端到胫骨前皮质的距离。调整导针以便使导针尖突出于钻头尖之外，小于导向器测得的距离1cm，这样可防止钻入过度。在后方导针应从髁痕穿出。在打入导针时，最后1cm用锤打进，可防突然穿透。经后内侧入口放入一个5.5mm薄片，可防止进针和钻隧道时穿透而损伤神经血管结构。如已清除足够的软组织，则导针从胫骨穿出时可在关节镜下观察到导针。

根据所选移植物的大小，用带套管的钻做骨隧道，锉修内孔和外孔。扩胫骨隧道时，可在后内侧入路用薄片保护针尖。就在后壁的远端做隧道，然后用手摇钻或动力钻缓慢地钻出整个隧道。经胫骨隧道穿过两根18号钢丝或带线袢的软弯管进入关节。经中央的脂肪垫入口牵拉钢丝或线，用此线将抛光器经胫骨隧道拉进关节。用抛光器修光和去除后部残留的软组织。保证不过多地扩大胫骨隧道。当抛光器无过大的阻力通过时，把移植物连在抛光器上，将移植物线和骨栓拉进关节。骨栓的松质骨部分放到后部以减少移植物的磨损。

在胫骨固定前,确保股骨骨瓣合适地填充在股骨隧道口处。将胫骨缝线固定在距隧道1cm远的双皮质螺钉和垫片上,如移植物长度足够,也可用一枚界面螺钉。做膝关节抽屉试验和膝关节活动范围试验。膝从20°屈曲到100°时,移植物应紧缩2～3mm。用界面螺钉固定股骨移植物,或将缝线结扎在螺钉和垫片上。如屈曲时移植物过紧,可用骨锉向后扩大股骨隧道。如伸直时移植物紧张,可向前扩大隧道并在骨瓣的后方放一枚9mm螺钉替代7mm螺钉。

韧带重建的原则:①功能重建:是指重建交叉韧带的目的应着重在重建膝关节所失去的稳定性功能,而并非要完全恢复交叉韧带的生理解剖,即达到功能性稳定而非生物力学意义的稳定。②等长重建:是指替代物两端固定点的距离在术后膝关节活动中保持恒定,以免在术后受不同张力牵拉而松弛或两端固定失败。

(3)微创治疗思路和特点:后交叉韧带损伤常同时合并关节内其他损伤,包括半月板损伤,前交叉韧带损伤,关节内骨折及侧副韧带损伤等。如果不使用关节镜术,常对这些损伤产生漏诊和误诊。因为即使作关节切开手术,也难以观察整个关节内结构,这是术后效果不佳的主要原因之一。通过关节镜检查,可明确关节内各种损伤及后交叉韧带损伤程度,同时在关节镜下作各种合并伤的处理,根据后交叉韧带损伤情况决定手术方案,明显提高了诊断准确率和处理合理性,减少了手术创伤。因为对半月板损伤,前交叉韧带损伤及关节内骨折,脱落的软骨碎片,一般均能在关节镜下完成手术。

5.康复护理 康复依据选择的移植物材料、患者体型的大小和有无进行其他手术而定。在单纯后交叉韧带重建后,可将膝于伸膝位固定在一个可活动的膝制动装置上制动4周。鼓励早期活动和股四头肌锻炼,但前六周限制屈曲活动到90°。在第3个月时开始腘肌锻炼。在活动和力量康复治疗期间,注意防止胫骨后方的应力。在9个月时可恢复体育活动。

6.现代研究 目前国内外对PCL重建的方法较多,有自体腱性组织重建和异体腱性组织重建,方法各异,效果均较好,临床工作者可根据自己的经验及应有的条件选择。应用关节镜修复交叉韧带损伤是一种创伤小、功能恢复快的方法,可在临床广泛应用。许多学者在小切口下行PCL重建,均获得了很好的疗效。关节镜下重建PCL,能达到缩小切口、降低损伤、减少感染机会、减轻患者痛苦的目的,同时也减少了术后及远期并发症的发生。实践证明,早期手术治疗和及时正确的修复并发伤,可提高疗效,减少膝关节功能的丢失,降低晚期并发症的发生。总之,PCL重建的成功经验很多,随着研究的深入,其重建技术也越来越成熟,特别是随着人工材料的发展,PCL重建的临床效果也会不断提高。

参 考 文 献

1. AmisAA, BullAM, Gupte CM, et al. Biomechanics of the PCL and related structures: posterolateral, posteromedial and meniscofemoral ligaments [J]. Knee Surg Sports Traumatol Arthrosc, 2003, 11(5): 271-281.

2. Arendt EA, Fithian DC, Cohon E. Current concepts of lateral patella dislocation[J]. Clin Sports Med, 2002, 21(3): 499-519.

3. 谭海涛. 关节镜下重建膝十字韧带的治疗进展 [J]. 广西医学, 2005, 27(5): 710-713.

4. 柳海平,王承祥,李盛华,等. 膝后内侧小切口入路治疗后交叉韧带胫骨止点撕脱性骨折 [J]. 中国骨伤, 2010, 23(1): 54-55.

5. 李俊龙,刘志松,祁振良,等. 膝后内侧小切口治疗后交叉韧带损伤 [J]. 实用骨科杂志, 2010, 16(2): 141-142.

四、其他关节损伤

（一）肘关节游离体

摘除游离体可能是肘关节镜最常见的适应证。骨软骨游离体常来自肱骨小头的骨软骨炎病变、外侧压力损伤所致的骨软骨骨折以及滑膜的病变。当肘关节持续疼痛、发生"交锁"和活动受限时，应行关节镜彻底检查。较小的游离体常隐藏在鹰嘴滑车关节或肱桡关节中，如不彻底检查，则可能漏检，为清除这些游离体，常需要用刨刀或关节镜剪刀松解该部位的软组织。较大的游离体有时难以直接取出，则可先将其转移至容易取出的部位，再经辅助入路取出；若因游离体太大，不能通过关节镜的入口取出，可用关节镜钳将其夹碎成数块，然后分别取出，或将其保留在原位置，待完成关节镜操作后，在关节囊上纵向延长切口，直视下将其取出。

（二）腕关节三角纤维软骨盘损伤

三角纤维软骨盘撕裂在临床上并不少见，通常表现为腕关节尺侧疼痛，前臂旋前、旋后时加重。在腕关节镜技术应用于临床之前，诊断三角纤维软骨盘损伤主要依靠腕关节造影，桡腕关节造影的假阳性率较高，因此，其诊断结果远不如关节镜检可靠。MRI 诊断三角纤维软骨盘损伤的敏感性要高于关节造影，但由于三角纤维软骨盘中央部分不太规则，故 MRI 仍存在一部分假阴性。

腕关节镜镜检时采用腕背桡侧入路或桡尺远侧关节的近侧入路，在镜下可清晰地看到三角纤维软骨盘的撕裂部分，配合探针还可确定撕裂的范围和程度。三角纤维软骨盘的撕裂大多位于中央区（这与中央较周围薄有关）和桡侧缺乏血供的部分，由于这些区域的损伤无法自行修复，因此镜下确诊后可考虑行清创或缝合修复术。绝大多数患者术后腕关节的活动范围显著增加，手的握持力增强，而且临床和影像学检查均未发现有桡尺远侧关节不稳定。

（三）舟月韧带和月三角韧带撕裂

舟月韧带撕裂的发生率与舟骨骨折接近，伤后 6 周内进行治疗可使其愈合，并防止舟月关节不稳定和继发退行性变。而月三角韧带损伤常继发于腕关节暴力性尺偏或月骨周围损伤后。

由于临床症状（如局部疼痛）无特异性，且受伤 3 个月之后 X 线平片上才有可能出现异常征象，如相应的关节间隙增宽、三角骨向桡侧移位等，因此，早期诊断舟月和月三角韧带撕裂十分困难。经研究表明，上述韧带损伤后 3 个月内进行治疗的患者，其预后要明显优于 3 个月之后再进行治疗者。故应对外伤后腕关节局部疼痛持续存在者早期行关节镜检，若发现有韧带损伤则应早期治疗。

镜检时，先取腕背桡侧入路，韧带撕裂在镜下表现为韧带部分区域呈不规则的破损状；再取掌背桡侧入路，若发现相应关节表面部分区域无韧带覆盖，则可进一步证实韧带撕裂的诊断。通常不使用探针。若证实因舟月韧带和月三角韧带撕裂导致相应关节不稳定时，应在镜下复位后，经皮置入骨圆针行韧带修复术。

（四）踝关节骨软骨损伤

应用踝关节镜治疗踝关节的创伤性骨关节炎是比较有价值的。但有进行性关节破坏，如关节间隙狭窄、关节不稳定、畸形等的患者是不适合应用踝关节镜治疗的。对于踝关节急性损伤的患者，需要先进行一段时间的保守治疗，包括肢体制动、早期不负重，并进行 X 线片和 CT 检查以评估病情。如正在愈合，则继续保守治疗直到愈合。如果保守治疗 8 周后患者无明显恢复,则应考虑进行踝关节镜检查,了解损伤情况以便进一步治疗。治疗应考虑患者的年龄、损伤部位、严重程度等情况,对于骨骼发育未成熟者,应尽量保留关节软骨。通常将距骨穹隆部骨软骨损伤分为 4 型:Ⅰ型为软骨下压缩;Ⅱ型为骨软骨碎块不完全分离;Ⅲ型为碎块完全分离,但仍在骨损伤处;Ⅳ型为骨软骨碎块完全游离。在行关节镜前,进行 CT 和 MRI 检查,明确骨软骨损伤的分型,对于选择手术方法是十分必要的。

对于保守治疗无效的Ⅰ型损伤可用克氏针在损伤局部钻孔,Ⅱ型和Ⅲ型损伤的处理应根据患者情况而定。对骨骼未发育成熟、关节软骨无退变的患者,应清除病灶后将分离的软骨块用可吸收线固定于损伤处。对有软骨广泛退变或分离的软骨块太小的患者,应修整创缘,搔刮病灶基底直至出血为止。对多数Ⅳ期损伤的患者,应摘除碎块,修整创缘,磨削创面,并在损伤处钻孔。由于大多数骨软骨损伤发生在踝关节前外或后内侧,手术可经前内侧入路观察前外侧损伤,并利用器械进行钻孔、切削和穿针固定等,必要时可根据需要变换手术入路。后内侧损伤较难观察和治疗,可采用关节牵引,并使用 2.7mm 的小关节镜。术后加压包扎,适度功能锻炼,10 天后去拐行走,开始加大运动量。如行软骨固定术,则 6～8 周内不负重。

(周明旺　李盛华)

第二节　关节内游离体

（一）概述

1. 定义　又称关节鼠,是指关节内有可移动的软骨或骨软骨碎片。关节内游离体多继发于其他骨关节病,可来自软骨、骨软骨或滑膜,可以是完全游离,也可以还有软组织束带相连,常由关节创伤和疾病致使关节端骨或软骨小片游离进入关节腔形成。本病多发于膝关节,其次为肘关节。一般为单发,也可能是多发性的。

2. 发病情况　多数患者有外伤或关节炎病史。好发于男性壮年患者,以膝关节发病率最高,其次为肘关节和髋关节。

（二）病因病机

形成游离体的原因是多样的。Bianchi S、Martinoli 等认为,大多数膝关节游离体与骨软骨损害、剥脱性骨软骨炎、各种类型的关节炎症以及滑膜软骨瘤病有关。Norman 认为老年患者中膝关节骨性关节炎是游离体形成的常见原因之一,而且游离体的数量会比较多,尺寸会相差比较大。McGinty 则描述了术后复发的游离体则常见于退行性关节炎。

本组发现游离体形成原最常见的原因有:①剥脱性骨软骨炎,常有 1～3 个游离体,②骨关节炎(1～10 个游离体),③关节内骨软骨骨折(1～3 个),④滑膜软骨瘤病(50～500 个游离体)。

1. 剥脱性骨软骨炎　本病实质上是骨骺或关节内骨软骨的缺血性坏死。软骨下骨坏死后与覆盖其上的软骨逐渐脱落下来成为游离体,最常发生在膝及肘。在膝关节,病变几乎都在股骨内髁,在肘关节则发生在肱骨小头。偶有发生在髋关节(股骨头)和踝关节(距骨)。原因不明,考虑为受累区营养动脉的栓塞。创伤的作用尚不能完全肯定,可能尚有先天性因素在内,因有多关节受累及家族史。

先有一小块关节软骨下骨缺血,可能是软骨下骨的终末小动脉发生栓塞,而其周围有充血带,逐渐与正常骨分离。受累骨的范围大小不一,在膝大约 1～3cm 直径和 0.5cm 厚,而且总在关节的凸面上发生。如果坏死骨较小,可以不脱落而重新附着及修复,特别是在青少年。但大多数人最终发生分离而落入关节内成为游离体。骨面上遗留的空隙则为纤维组织所充填,但常使关节面不平整而最终导致骨关节炎。

常为青少年或年轻成人,男性多于女性4倍。早期表现为受累关节活动后酸痛,反复发生积液。当坏死骨分离成游离体后就可以出现关节"交锁"并伴剧痛。X线片上可见在股骨关节面上有一块缺损区及关节内有游离体。

早期可用石膏固定2月,希望尚未被分离的骨再连接,但如已有游离体存在,宜早日手术。

2.关节面骨折　并不多见,肱骨内髁骨折可嵌入关节内,常有肌肉相连。但大多数关节面骨折为软骨骨折,X线不能发现,起病前有明显的外伤史及关节内出血等。

3.关节内骨折　骨关节炎的骨刺折断或脱落入关节内,亦可构成游离体。这种游离体大多尚有滑膜相连,不产生症状,故不需要做手术摘除。

4.滑膜骨软骨瘤病　是滑膜组织少见的病变,是由于滑膜绒毛的过度增生,后来又发生软骨化而脱落入关节腔内,最后这些游离体大多钙化。治疗时清除游离体外还要同时做滑膜切除术。

(三)诊断

1.临床表现

(1)关节内疼痛,活动时加重。反复出现关节突然锁住,不能伸直和屈曲。稍活动关节后,常出现弹响,随后症状消失。发作后,关节可肿胀、积液。

(2)每次发作时疼痛部位常不相同,病人常能发现时隐时现之关节鼠,可为单个,亦可为数个。

(3)有时在关节表浅处可摸及关节鼠,关节活动可受限,可出现股四头肌萎缩。

(4)病程长者,可出现骨性关节炎。

2.影像学检查　X线检查可见关节内有含骨质的游离体。由软骨组成者,须行关节内空气造影或CT、MRI方可显示。

3.关节镜检查　以往对游离体的诊断,主要依据临床及X线表现而定,但最支持游离体的关节交锁表现,同时可见于半月板损伤及滑膜皱襞综合征,缺乏特异性。本组发现交锁部位、痛点游走不定及病人触及移动性硬块对诊断有帮助,但不少病人难以准确体会,缺乏普遍性。X线片对骨性及骨软骨性游离体诊断较肯定,但对软骨性游离体及较小的骨软骨性游离体则难以显示清楚,因此不论是临床检查还是X线检查,总有部分病人被漏诊或误诊。基于这种原因,我们认为,对有膝关节疼痛交锁的病人,不论游离体诊断是否肯定,均可早期行关节镜检查,手术中不能单凭X线片上有无游离体或有几枚游离体作决定,应想到有诊断不全或漏诊的可能。本组术前X线检查有游离体者13例,占44.82%。镜检游离体数与X检查符合者7例,占24.14%,多于X线检查数目或镜检新发现者22例,占75/86%,说明了X线检查的局限性。值得重视的是,镜下诊断游离体,不应仅限于找到游离体、确定其部位、个数及活动度,还应对其性质及来源进行分析,找出与游离体相关的病灶或损伤部位,为彻底治疗提供依据。

4.鉴别诊断　应与色素绒毛结节性滑膜炎相鉴别,因为本病有时也可触及大小不等并稍能移动的结节,而被误为关节内游离体,但本病关节多呈弥漫性肿胀,局部温度有时增高,特别是关节穿刺常可抽出血性或咖啡色液体,这与关节游离体完全不同。

此外,本病还需与局限性骨化性肌炎,关节周围钙化(如痛风,假痛风、腱钙化),神经关节病、骨软骨瘤及有钙化的软组织肿瘤(纤维瘤、钙化性上皮瘤、血管瘤、韧带样纤维病等)及软骨肉瘤等鉴别。

（四）治疗

1. 保守治疗

（1）消除疼痛、限制活动：患者可以利用护膝进行保护，还可采用牵引、服用止痛药等治疗方法；

（2）消除肿胀：采用局部热敷、理疗、中药内服的方法；

（3）手法治疗：通过屈伸复位法、推拉复位法等手法治疗解除交锁；

（4）关节穿刺，抽出积液，注射玻璃酸钠液，改善症状。

2. 手术治疗　较大的游离体影响关节功能活动者，需行手术摘除，但有时不易寻找，术前必须参照正侧位 X 线片仔细定位；对可触及者，可在触及后，先用消毒针头穿刺固定，再切开关节摘除；若关节本身病变不严重，术后即可恢复正常；若关节已有严重的骨性关节炎病变，术后也只能缓解部分症状。

3. 微创治疗方法　对于关节游离体的微创治疗，现主要采取关节镜治疗。关节镜下取出膝关节游离体已经是相当公认的技术操作。游离体活动空间较广，传统切开手术难以顺利完成。为找到游离体，有时需扩大切口而加重损伤。经关节镜手术治疗膝关节游离体，不仅能方便地清除游离体，而且可准确分析及判断原发病，处理游离体的继发病变，具有创伤小、恢复快、疗效确切等特点。对所见的游离体产生部位，同时进行处理，如骨赘咬除打磨、滑膜软骨瘤病滑膜切除以及半月板修整等。关节镜微创手术除了创伤小的优点以外，还有以下优点：术后恢复快，患者术后第一天就可以下地行走；术后疼痛轻，大多数患者术后连止痛药都不需要使用；伤口愈合快，手术小切口术后一周就完全愈合；术后关节功能障碍一般不会发生，因为不像传统的切开清理手术，手术没有切口，术后关节内发生粘连的可能性几乎不会有，所以功能障碍很少发生；手术副作用少，主要也是因为不需要切开关节，损伤关节周围的血管神经的可能性就大大减少了；手术并发症少见，因为患者术后可以尽快下地活动，长时间卧床导致的深静脉血栓形成、肺部感染、泌尿系继发感染等情况的发生基本不会出现。

（五）预后护理

1. 避免关节损伤，伤后注意局部制动，防止软骨或骨碎片脱落；

2. 发病后注意休息，避免剧烈活动和长期屈膝工作；

3. 适当地功能锻炼，如有规律地练习股四头肌收缩活动；

4. 保护患部关节，如用护膝或弹力绷带包扎膝关节。

（六）现代研究

1. 存在的主要问题　膝关节后室难以观察的区域包括股骨髁后侧和后上方，半月板后角的整个周缘，后交叉韧带的后下部分、后侧板股韧带、后侧纵隔和后侧关节囊。如果通过后外侧入路能够到达后内侧室，或者通过后内侧入路能够到达后外侧室，膝关节后室的关节镜检查和治疗将大大简化而全面。韩国的 Ahn 等人认为，通在后交叉韧带后方、跨膝关节后中隔已被证实是一种安全的关节镜技术。此项操作可以做到不损伤后交叉韧带、后侧关节囊和神经血管结构，同时做到后内侧和后外侧室之间的互通。跨后中隔技术极大地使得关节镜探查更加直视化的处理膝关节后室的游离体，明显增进了膝关节后室的检查，这样后室的游离体就更加容易定位。但是，就像任何一种治疗方法一样，关节镜微创手术也不是万能的，尚存在患处暴露不完全，视野局限，病灶清除不完全，术后症状缓解不佳等缺点，所以不要将关节镜手术作为所有的关节游离体患者的首选治疗方法。

2. 发展趋势与展望　随着社会的进步和发展，人们对医疗水平要求提高，微创治疗关节内游离体将越来越多地被人们所接受。创伤小、副作用少、术后恢复快的医疗手段将成为医疗行业的发展及前进趋势，为满足人们的需要，微创技术将更多、更好地向前发展。

参 考 文 献

1. Bianehi S，Mortinoli C. Detection of loose bodies in joints[J]. Radiol Clin North Am，1999，37（4）：679-690.
2. Norman WN. Arthroscopy of the knee[M]. Philadelphia：Saundors，1990.
3. McGinty JB. Arthroscopic removal of loose bodies[J]. Orthop Clin North Am，1982，13（2）：313-328.
4. 史晨辉，王永明，朱卫国，等. 膝关节游离体的关节镜诊治 [J]. 骨与关节损伤杂志，2000，15（5）：340-341.
5. Dandy DJ，O'Carroll PF. The removal of loose bodies from the knee under arthrosospic control[J]. J Bone Joint Surg Br，1982，64（4）：473-474.
6. Kalb RL. Causes and treatment of loose bodies in the knee[J]. Hosp Pratt，1997，32（10）：193-195.
7. McGinty JB. Arthroscopic removal of loose bodies[J]. Orthop Clin North Am，1982，13（2）：313-328.
8. Ahn JH，Ha CW. Posterior trans-septal portal for arthroscopic surgery of the knee joint[J]. Arthrmcopy，2000，16（7）：774-779.

（周明旺　李盛华）

第三节　关　节　粘　连

（一）概述

1. 定义　关节粘连又称关节内粘连或关节纤维化，是关节附近创伤、手术后或关节制动后的常见并发症，表现为不同程度的关节活动障碍，是造成纤维性关节僵硬的关节内原因。以膝关节粘连为例说明。

膝关节粘连是临床中关节粘连常见病，多见于膝关节创伤及关节感染性疾病，引起膝关节滑动装置粘连、挛缩、纤维化，膝关节活动度丧失。Jane K 等将膝关节粘连定义为伸直受限≥15°和（或）屈曲角度＜75°。该病主要表现为膝关节主动或被动活动范围受限，是膝关节手术如全膝置换、膝关节周围骨折内固定、膝关节韧带重建等的常见并发症，造成患者伤后膝关节屈伸受限，下蹲困难，行走跛行，少数患者甚至终身残疾，对患者的日常生活产生了严重的影响。

2. 发病情况　膝关节粘连是膝关节及周围组织创伤后常见的、严重的并发症，股骨骨折、膝关节脱位、急性期前交叉韧带重建的患者中有11%～57%的可能会发生膝关节粘连。

（二）病因病机

1. 病因　中医学认为，创伤后膝关节粘连归属痹证范畴。其病因病机为暴力外伤或术后机体皮肉筋骨受损，气血瘀阻，经脉不通，津液运行不畅，筋骨失养风寒湿邪乘虚而入，痹着筋骨，久之筋萎肌缩，关节活动不利，可出现关节肿痛及活动障碍，治疗当以舒筋活络、通利关节为法。

现代医学认为，膝关节粘连开始于炎性反应，伴随中性粒细胞浸润受损组织，巨噬细胞迁移，继而出现成纤维细胞及胶原沉积，导致关节滑膜发生粘连。胶原蛋白是细胞外基质的主要成分，Ⅰ型胶原粗大僵硬，Ⅲ型胶原组成网状纤维有弹性，两者均由成纤维细胞合成、分泌，炎症反应中，成纤维细胞增生，胶原纤维合成增多，胶原沉积使组织纤维化，粘连加重。

胶原浓度是决定修复组织机械强度的一个关键性因素，亦是决定粘连组织强度大小的证据。此外,不同胶原比例是决定组织强度的另一个因素,Ⅰ型胶原粗大僵硬,Ⅲ型胶原组成网状纤维,有弹性。Ⅰ型胶原所占的比例越高,纤维组织的强度越大;而Ⅲ型胶原所占的比例越高,纤维组织的力量越弱,因为Ⅲ型胶原使纤丝的直径缩小而减弱了纤维组织的力量。

2. 病理 膝关节粘连僵硬是膝关节疾病及损伤的常见并发症,Nicoll 认为这种病理状况可能由下面一种或多种原因造成:①髌上囊及其近侧股四头肌下方的股中间肌纤维化,使之在股骨之间形成瘢痕;②髌骨与股骨髁间的粘连;③股四头肌的外侧扩张部纤维化及短缩;④股直肌的短缩。

(三)诊断

1. 临床表现 常表现为膝关节主动或被动活动范围受限,下蹲困难,行走跛行,少数患者甚至终身残疾。

2. 影像学检查 膝关节粘连是常见的创伤后并发症,影像学检查常表现为,创伤后骨折已愈合,膝关节间隙发生变窄改变。

3. 实验室检查 膝关节粘连患者实验室检查基本无异常。

4. 诊断标准 目前无统一的诊断标准,参照文献拟定:①有外伤史,下肢骨折史;②膝关节疼痛、僵直、屈伸活动受限,屈膝活动 20° 以下,髌骨不能推动,跛行;③拍 X 线片检查骨折愈合,膝关节间隙变窄。

5. 鉴别诊断 本病当于膝关节周围骨折相鉴别,二者都有外伤史,都有膝关节屈伸活动受限,通过影像学检查,二者不难区分,膝关节粘连只是膝关节周围病变的并发症。

(四)治疗

1. 保守治疗

(1)手法推拿

1)放松法:患者取仰卧位或俯卧位,术者采用摩、擦、拿、揉、捏膝关节周围的软组织和穴位,使膝关节呈舒缓放松状态。

2)拿捏法:术者张开虎口两手拇指和其余四指分别重叠,以膝关节为中心自上而下拿捏内外侧、前后侧组织和穴位,逐渐用力拿捏,穴位处可适当增加拿捏次数和力度,以患者能忍受为度,可反复施术。

3)搓揉法:术者以双手掌根搓揉膝关节两侧,力量逐渐深透膝关节周围的韧带粘连处,然后用两手拇指和其余四指推揉膝关节周围的肌腱及其上下的肌肉组织,用力弹拨,力量由小到大,以松解膝关节周围肌群的肌腱韧带的粘连。

4)摇扳屈伸法:让患者俯卧,术者双手握住踝关节,让助手或他人固定患者膝关节,使膝关节微屈,而后由内向外,由外向内,由侧后向前旋转摇动,范围由小到大,然后顺其自然屈膝时可听到松解粘连声。伸直膝关节,术者一手握住踝部,一手固定膝部,帮助患者向膝关节屈曲方向用力屈曲数次,以患者能耐受为度。然后,患者或陪护人员固定大腿并反向用力拉伸,术者握住患者踝部,反向用力拉伸抖动,做到缓慢适度,抖动时勿过急、过猛、用力过大。

5)功能锻炼:以上手法通过理筋整复,搓、揉、拿、捏、旋、扳,松解粘连,舒筋活络,滑利关节。手法治疗后为巩固疗效,恢复膝关节肌力,逐渐增加膝关节的屈伸活动,指导患者做如下自我功能锻炼法。

伸法:患者站立,两腿伸直,尽力弯腰屈曲过伸膝关节,反复做 20～30 次。

屈曲法:患者双手抓固定物,双膝尽力屈曲做下蹲动作,反复做 20～30 次。

转膝法:患者站立,双手扶于膝部,双膝微屈用腰部带动膝部转动,使膝关节顺时针和逆时针各旋转20～30周,旋转时应使膝关节做由屈曲到伸直、再由伸直到屈曲的动作,以便有利于更好、更快地恢复活动功能。

(2) 中药离子导入法:采用电脑中频药物导入治疗仪,选用自拟方软化瘢痕粘连,在膝关节部位取穴,辨证组方。将正负极药物分别水煎取浓药液各500～700ml,装瓶密封备用。同时,把垫布用温水浸湿,挤出多余水分,然后将标有正负极的中药汁均匀涂于垫布上(分别吸取10～15ml药汁),分别将正负极板(特制)放入垫布中,连接好接口处,置于膝关节周围,如鹤顶、委中、梁丘、阳陵泉等穴位上,再盖砂袋压实或用固定带固定,将输出调为导入挡,再输入处方为松解粘连,调节输出按钮至以最大耐受量为度,治疗时间每次20分钟,一日1次,10次为1个疗程,治疗3～5个疗程。

(3) 电针结合手法治疗:创伤后膝关节粘连,采用3寸毫针2入,以直刺为主,予以平补平泻手法。然后接通电麻仪,用连续频率脉冲波刺激,电流输出大小,以患者感觉合适为度,每次45～60分钟。疼痛处配合针穴。以经穴为基础,以痛点为俞穴。以病位大小决定针刺深度。一般为1～2寸,输出强度以病人耐受为度,每周2次,10次为1个疗程。

针后用手法、推拿按摩,分筋弹拨、分离粘连,每次15分钟左右。

(4) 中药熏洗法:药用伸筋草、透骨草、海桐皮、川牛膝、五加皮、当归各30g,三棱、莪术、秦艽、威灵仙、红花、苏木、独活各20g。上药混匀,加水适量,浸泡1小时,煎沸后加醋500ml,再沸后离火,先以热气熏蒸患膝,以膝关节为中心覆盖厚巾或塑料布,以防热气散发,使热能持久。以皮肤发红,出汗为度。水温适宜后,直接浸洗患膝至水凉。每日2～3次,10天为1个疗程。

中药熏洗法是利用药物煎汤,趁热在患部进行熏蒸、淋洗的一种常用外治方法。《素问·阴阳应象大论》曰:"其有邪者,渍形以为汗。""渍形"即指用热汤熏洗治病的方法。由于熏洗法具有直达病所、方法简便、奏效迅捷、疗效可靠、使用安全、毒副作用少的特点,而易被患者所接受,应用于外科数千年,在中医外科治疗疾病中占有很重要的地位,成为中医学的宝贵遗产之一。现代研究从组织学上证实,中药熏洗治疗外伤后期膝关节僵硬,是通过调控滑膜细胞的胶原基因表达而实现的。它能通过阻抑滑膜细胞对TGF的表达及自分泌,进而下调Ⅲ型胶原mRNA的表达,从而在转录水平上调控胶原的合成。

(5) 针刺法:取膝关节周围的穴位,鹤顶、膝眼、犊鼻、阳陵泉、阴陵泉、膝阳关、梁丘、委中、委阳、风市、膝关、中渎、承筋、阿是穴等,每次选6穴～8穴,隔日交替应用,手法以提插泻法为主,留针30分钟,行针2～3次,并加用治疗仪调节好连续波,选两个输出电极连接应用,10次为1个疗程。休息3天后再行下一疗程,共治疗3～5个疗程。

(6) 中药热疗:根据患部关节处皮肤情况选择中药药包,药物采用独活、骨碎补、川芎、钻地风等中药。将所用中药打碎成小块状,大小1～2cm,用75%乙醇溶液浸泡3天。然后将封包蒸热,待温度达50℃左右时,将其置于患者膝关节处,外用棉垫覆盖保温,治疗时间约20分钟。

2. 手术治疗 膝关节粘连以往的手术治疗采用开放的股四头肌成形术,但并发症很多,如手术创口大、术后伤口皮肤坏死、术后再粘连、股四头肌无力、切口裂开不愈合等。因术后切口剧烈疼痛,部分病人不能进行有效的康复锻炼,或因松解不彻底而影响疗效;麻醉下手法松解则有可能出现髌韧带断裂、髌骨骨折、韧带损伤等并发症。随着关节镜技术的普及,应用镜下松解手术的疗效逐渐被认同,目前膝关节粘连手术方法多采用关节镜微创治疗,关节镜手术属于微创手术,对关节的干扰小,松解彻底,手术精确、安全。关节镜手术之前采用中药熏洗，术后采用功能锻炼，对于膝关节粘连的患者多能起到很好的疗效。

术前熏洗：选用中药方：伸筋草 15g，透骨草 15g，五加皮 12g，三棱 12g，莪术 12g，秦艽 12g，海桐皮 12g，牛膝 10g，木瓜 10g，红花 10g，苏木 10g。加水 800ml，煎沸后每日熏洗 2 次，每次 1 小时。

手术前使用中药熏洗是取得良好疗效的又一重要措施。中医学认为，关节僵直是因为筋骨受伤，瘀血凝滞，气血不通，筋脉失养所致，利用中药外洗，具有活血化瘀、舒筋活络、消肿止痛、软坚散结的作用，能改善局部循环，加快酸性代谢产物的排出，减轻炎症刺激，为功能锻炼提供良好的条件。

(1) 关节镜微创手术方法（sprague）：患者仰卧位，患肢大腿上 1/3 上止血带，硬膜外麻醉成功后，经膝前外侧和前内侧的标准入路置入关节镜套管和钝套管针。在髌骨下小心穿过钝套管针到髌上囊，用此针钝性分开髌上囊和内外侧沟内的粘连，然后插入关节镜常规检查关节。从髌周区域开始清理，向外扩展，继续向下分离，进入内外侧沟和间隔，最后进入髁间窝区。明确关节内粘连的部位，尤其是限制关节活动的粘连纤维束所在位置，以及明确是否合并有其他病变。用钝穿刺锥对髌股关节、髌上囊进行松解、扩张，增加髌骨活动度，恢复髌上囊的容积。在关节镜直视下将粗大粘连带切断及清除，麻醉下缓慢推拿。对一些粘连比较轻、时间比较短的病例，这时在麻醉下辅以外力屈曲关节，往往能够撕断余下的粘连物而完成松解。而对一些粘连严重、时间长的病例，则经常伴有股中间肌粘连和股内、外侧肌处存在增粗的粘连纤维束带，限制了股四头肌和髌骨的活动。因此，往往需要小切口分离甚至切除部分股中间肌和切断股内、外肌处的粘连纤维束带，经常需要一边用力屈曲膝关节，一边检查并切断限制关节活动的纤维束带，如此反复才可以达到完全松解的目的。术中一般能达到屈曲 120°。术后关节腔内注射复方倍他米松注射液 1ml 和玻璃酸钠注射液 2.5ml，弹力绷带加压包扎。

术后处理：术后患者肌力恢复，即进行股四头肌收缩功能锻炼。负压引流拔除后，就开始应用 CPM 被动功能锻炼，每日 2 次，每次 30 分钟。每天增加 10°，术后 1 周屈曲达 90° 以上，10 天达到或接近术中最大活动度。术后局部皮肤条件允许后，下肢继续中药熏洗。膝关节术后患者康复训练往往比较艰苦，在训练时可以适当使用镇痛药物。康复训练的同时可配合中医按摩手法及理疗，以加速功能恢复。

(2) 伸直型膝关节粘连手术方法：患者连续硬膜外麻醉下，取膝关节前内侧"S"形切口，充分显露股四头肌，先将肌肉分离，探查股中间肌及髌上囊，松解粘连，股中间肌硬化则将其切除 2cm。切断髌股关节内粘连带。有骨突阻挡者作骨突切除。对髌骨关节严重变形或融合者作髌骨成形术，即按冠状面方向将髌骨关节面侧的 1/2 厚度切除，然后用邻近脂肪瓣覆盖截骨面，缓慢曲膝关节，撕开关节内粘连，多数病例达 110° 以上。如屈曲度改善不大者，检查股四头肌有无纵向挛缩，分离，横向切开，挛缩迎刃而解。屈膝时形成三角形裂口。在裂口下方距裂口下缘 0.5cm 向远侧剖出一蒂在裂口下缘，约扩张部厚度 1/2 略长于裂口宽度的腱瓣，向上翻转，能在最大屈曲位缝合裂口。上述因素排除后屈膝仍不满意，说明股直肌挛缩，可 V-Y 式延长股直肌肌腱 3cm 使屈膝达 110° 以上。松解后，在髌骨上下缘及中线"工"字形切开髌韧带，将带蒂韧带瓣翻转缝合扩张部，充分止血，放置引流管后关闭伤口，术后石膏托将膝关节固定于屈膝位 110° 左右。

术后训练：可保留麻醉术后镇痛泵 5～6 天。48 小时后拔除引流管。第 5 天起，白天解开石膏后托主动屈伸活动，晚上恢复固定，术后 2 周切口拆线、拆石膏。在麻醉下，手术医师亲自指导患者进行被动屈膝关节练习，尽管屈曲达到术中松解度数，活动数次后，将患者膝部垫高即"垫枕法"活动膝关节。每日被动屈膝关节,可逐渐增大,要循序渐进,不能突然用力,以不使伸膝装置崩裂为度。练习可持续12小时以上。

3. 微创治疗思路和特点　膝关节粘连大多是下肢各种外伤骨病及炎症影响膝关节功能,使膝关节长期不运动而引起膝关节髌上囊、关节囊及两侧副韧带等处的粘连。某些膝关节部位的骨折合并伤,石膏长期固定,未能坚持进行膝关节功能锻炼,致使膝关节伸屈活动受限,严重时膝关节完全处于僵直状态,轻症病人膝关节可有一定范围的活动功能,局部有胀痛或屈膝时有撕裂性疼痛。采用针刺治疗有舒通经脉、活络止痛之功;采用手法推拿加之功能锻炼有松解粘连、滑利关节的作用。但动作要求轻稳、柔和,切忌粗暴的生扳硬弯。药物离子导入达到活血祛瘀、消肿解痉镇痛之效,中药水煎熏洗,能温通经络,调畅气血,濡润关节。四法配合相得弥彰,使气血调畅,确有"行血气而营阴阳,濡筋骨而利关节"的效应,能预防骨质疏松,软化瘢痕,松解粘连,恢复肌腱的张力和弹性,从而使膝关节的功能得到恢复。

使用手法治疗膝关节粘连时,在吸收传统手法精髓的同时,积极吸纳西医康复关节松动术的理论,配合中药热疗和西医康复中的各种微创技术,使之形成规范化的治疗。这种"规范"指的是康复理念和操作程序,而对于各有所长的具体手法,应根据不同的关节、不同的致病因素和病理基础而有所不同。对"同中有异、异中求同"的中医传统关节粘连松解程序的研究将有助于客观评价治疗手段,对于康复测评和治疗有着重要意义。

对于膝关节粘连的手术治疗以往采用的是关节切开和股四头肌成形术,目前普遍认为,其缺点为手术创伤大、疼痛剧烈、影响功能训练、易出现术后并发症。相对来讲,关节镜下粘连松解术有创伤小、适用症广、效果好、术后可以早期开始康复训练的优点。在关节镜松解术前后,经中药熏洗及对患肢局部的热敷,药力经毛窍而入,从外到内,从筋到骨,通透关节,温通经络,除湿散结,软化局部的瘢痕,减轻关节运动时带来的疼痛,有利于增加关节软骨及软组织的营养代谢活动,加速其修复及自身修复,促进消肿及伤口愈合,有利于改善关节活动度,改善整个肢体血液循环代谢,防止静脉血栓形成,减轻因废用所致肌肉萎缩及骨质疏松程度,预防术后膝关节再次粘连。

关节镜下松解术适应于关节内粘连和关节囊挛缩所致的膝关节粘连僵硬,对合并股四头肌挛缩者应辅以其他松解术或股四头肌成形术,而对于关节间隙严重狭窄,关节内外严重粘连者则应慎重。对于粘连时间过长,关节内外软组织严重挛缩者,则难以获得满意的疗效。而对于肿瘤、关节结核等病因所致的粘连,为避免激惹原发病灶导致复发,更应该慎重。

制定合理的术后康复训练方案,对保证疗效非常重要。术后局部加压包扎、冰敷,充分引流,早期进行股四头肌锻炼,有利于减少关节内血肿的出现合理有效的应用CPM伸屈锻炼可消除粘连、减轻疼痛、改善关节活动度;通过对滑膜的刺激,模拟关节正常的内环境,促进软骨的营养和代谢,有利于软骨的修复和再生,防止术后关节的粘连和退变;同时还可渐进增加并尽快达到术中最大屈曲角度,避免术中麻醉下屈曲角度的丢失。鼓励那些对疼痛耐受性差的病人积极主动的进行屈伸锻炼,尽早恢复膝关节功能。

（五）康复护理

1. 护理

（1）心理护理:膝关节粘连大多是膝关节部位的骨折合并伤、膝关节囊及其周围软组织挫伤、石膏长期固定、未能进行关节活动及其功能锻炼,致使膝关节屈伸活动受限。中西医结合治疗骨折的四大特点之一是"医患配合"。这类患者在初次就诊时,须耐心地做好患者及家属的思想工作。清楚地告诉患者要想恢复肢体的功能,只有通过手法松解,配合功能锻炼等微创手段及方法才能达到；做手法时患者必须思想和肢体肌肉放松，让患者了解松解术后的局部疼痛肿胀现象、治疗时间的长短以及有可能出现的并发症，只有密切配合，方能达到治疗效果。

对于膝关节粘连的患者病程较长，饱受疾病折磨，对治疗失去信心，故应关心体贴患者，介绍中西医结合治疗本病的优点，解除其恐惧紧张心理，以便能积极配合治疗。

（2）治疗前后护理：治疗前详细评估患者状况，在中药离子导入治疗过程中控制药温在患者可承受的范围内，从1挡调至9挡，相当于38～55℃，直至患者淋漓汗出，从而促进药物吸收。增加室温，仅暴露治疗部位，使用屏风，避免患者受凉感冒。密切观察熏蒸部位有无烫伤及水疱，有无药物过敏及皮疹。若患者皮肤疼痛、烫伤及皮肤破损、水疱，立即停止治疗，外涂烫伤膏，用无菌注射器抽出水疱内液后换药包扎。熏蒸过程中随时询问患者情况，注意温度是否适宜，观察患者面色及出汗情况，如有头晕、胸闷等不适调低温度，喝温开水或停止治疗，并予对症处理。治疗完毕为患者擦汗、更衣，治疗后患者可有乏力、疲倦等不适，应适当休息，及时补充水分。

术后一般护理术后回病房后去枕平卧6小时，保持呼吸道通畅，由于手术的刺激和加压包扎，患者常有患肢沉重和酸胀感，应抬高伤肢于心脏水平，膝下垫软枕，以利静脉回流。膝关节局部冰袋冷敷24～72小时，以减轻伤口出血和肿胀，随时观察伤肢末梢血液循环及感觉运动功能。观察切口渗血情况，并及时更换敷料，保持负压引流管通畅，不断将积血排尽，注意引流液的性质和量。关节镜术虽为微创手术，但术后仍有脂肪栓塞和下肢深静脉血栓形成的可能，故术后应密切观察生命体征变化，一旦出现呼吸困难、发绀应立刻报告医师，采取抢救措施。

PCA（镇痛泵）的护理早期锻炼时疼痛较重，故术后将硬膜外导管连接镇痛泵持续镇痛。向患者和家属讲解PCA（镇痛泵）的优缺点和保护镇痛泵的注意事项，取得患者和家属的配合。经镇痛泵用药，最危险的是血管和呼吸系统并发症，护理人员应密切监测患者生命体征，出现异常及时采取相应的治疗、护理措施。妥善固定导管，保持导管的通畅，避免导管扭曲打折和脱出，对镇痛效果差的患者要进行仔细检查，找出原因，随时纠正处理，以保证镇痛效果。

2. 康复

（1）术后功能锻炼：遵守早期开始，循序渐进，被动加主动，无痛锻炼的原则进行功能锻炼。术后早期功能锻炼是手术成功的关键；后期的功能锻炼可使挛缩的软组织得到有效伸长，因此必须坚持长期的功能锻炼。

运用CPM行持续膝关节被动活动，CPM的作用是使肢体肌肉处于无收缩状态下的膝关节活动，可加速关节软骨和周围组织的损伤修复，避免再次粘连，加速关节滑液循环，消除肿胀。关节镜下松解术，由于创伤小，未造成关节稳定性的破坏，因此，术后第1天开始，在麻醉镇痛期内即给予CPM功能锻炼。方法如下：患者取仰卧位，患肢放于CPM机上，根据患者肢长，调节好机器的臂长，扎好固定带，设置好各项参数，缓慢进行膝关节屈伸活动。活动范围以患者能耐受为度，每次40分钟，2次/天，以后每天增加5°～10°，直至达到120°以上。指导患者在进行CPM时要尽量放松，不要绷紧腿部肌肉以免受伤。拔除麻醉镇痛管后，可于锻炼前30分钟口服止痛剂。

膝关节主动功能锻炼：包括股四头肌的锻炼和膝关节主动屈伸锻炼。股四头肌的锻炼股四头肌是运动及稳定膝关节最重要的肌肉，术后当天即指导患者进行股四头肌等长和等张锻炼。

　　股四头肌等张收缩：下肢用力伸直，大腿肌肉收缩，膝关节用力下压保持 5 秒，再放松 5 秒，3～4 次 / 天，每次做 5 遍，以后逐渐增加。

　　股四头肌等长运动：仰卧位，患膝尽量伸直，抬高下肢至 30°～45°，股四头肌用力收缩，维持 5～10 秒后放下，反复进行，2 次 / 天，每次 30～60 分钟。

　　膝关节主动屈伸锻炼：术后第 2、3 天，拔除麻醉镇痛管后，鼓励患者行压腿和下蹲锻炼以改善膝关节的屈伸活动。压腿锻炼：坐在床缘，患肢小腿下垂，以健肢协助按压患肢，增加屈曲度；或患者仰卧床上，患肢屈髋 90°，患膝尽量屈曲，以健肢协助按压患侧小腿，以增加膝关节屈曲度，下蹲锻炼，下床双手扶重物，双足分开与肩同宽，身体尽量往下蹲，反复 20～30 次，2～3 次 / 天。根据患者的耐受程度增减运动量，切忌忍痛强行伸屈膝关节，否则会引起滑膜在关节内的挤压，加重滑膜充血水肿。每次运动后用冰袋冷敷 30 分钟，以免关节内出血造成粘连。

　　（2）出院指导：坚持功能锻炼是防止膝关节再度粘连僵硬的重要保证。因此，要反复向患者或家属强调出院后继续功能锻炼的重要性，并教会其锻炼的方法和注意事项。指导患者出院后以主动锻炼为主，被动锻炼为辅。重点加强膝关节主动屈曲锻炼，离院后可借助辅助器进行下蹲及骑自行车锻炼，避免过度锻炼，以最大限度恢复膝关节的功能。目前认为早期的功能康复练习是提高疗效的关键。粘连后患者仅靠自己理解来做康复训练，缺乏正确的康复训练指导，或因疼痛、训练不当等原因都是造成关节功能恢复较差的原因。以往治疗上不建议过早下床负重活动，术后如果能够耐受尽早下地行走训练可以防止关节再度粘连，改善关节活动度，更是促进膝关节周围损伤组织恢复可行的方法。中药熏洗具有温经通络、行气消瘀、疏导腠理、软坚散结、松弛软组织等作用，局部熏洗，通过药物的直接作用，可增强局部组织的血液循环，静脉和淋巴回流通畅，新陈代谢加快，促进局部水肿消失，炎症吸收，有利于消肿止痛。以往关节功能恢复方法较为单调。在 CPM 机持续被动活动的同时使用了其他有利于关节恢复的方法，主动功能练习与被动相结合，西医治疗与中医康复相结合的方法，提高了康复的效率。

　　（3）制定合理的术后康复训练方案，对保证疗效非常重要：术后局部加压包扎、冰敷，充分引流，早期进行股四头肌锻炼，有利于减少关节内血肿的出现；合理有效的应用 CPM 伸屈锻炼可消除粘连、减轻疼痛、改善关节活动度；通过对滑膜的刺激，模拟关节正常的内环境，促进软骨的营养和代谢，有利于软骨的修复和再生，防止术后关节的粘连和退变；同时还可渐进增加并尽快达到术中最大屈曲角度，避免术中麻醉下屈曲角度的丢失。鼓励那些对疼痛耐受性差的病人积极主动的进行屈伸锻炼，尽早恢复膝关节功能。

　　（六）转归和预后

　　1. 转归　虽然上述各种微创方法取得了一定的成功，但粘连仍是外科和创伤领域尚未解决的问题。适当的运动疗法和按摩疗法是预防关节粘连的基础。将可吸收的屏障物质与抗炎或抗纤维化的药物结合，是预防关节粘连最有前景的研究方向之一。采用中药关节内注射，可为预防关节粘连提供新的研究方法和思路。

　　2. 预后　膝关节手术治疗是治疗膝关节疾病的根治性手术，对于改善患者的生存质量非常重要，而较多的术后并发症对于患者的生活质量及预后康复等造成不利影响，其中数后关节粘连成为影响手术效果及患者生活质量的重要原因之一，骨与关节损伤后，首先要进行整复、手术、固定等治疗，固定是骨与关节损伤的重要治疗方法之一。但是固定期间肌肉、关节活动受到限制，血液循环减慢，代谢降低，时间过长可导致肌肉萎缩，组织粘连，关节僵硬，骨折愈合时间延长,骨质疏松等不良后果,其中骨关节粘连是导致关节活动受限的较常见且严重的问题。关节粘连僵硬,治疗时间长,治疗上比较困难,疗效不满意。因此术后如何预防膝关节粘连对于改善患者的预后等意义重大。

（七）现代研究

1. 膝关节粘连采用膝关节镜的微创治疗方法,膝关节镜下粘连松解术是一种安全有效的治疗手段,它能有效地改善患膝屈曲和伸膝关节活动度,并能明显改善患者膝关节功能,同时具有术后并发症少的特点。病程在 1 年以内松解的患者术后效果好于一年以上的患者。原发病变位于关节外的患者更容易合并严重的关节外粘连,导致术后效果变差。

2. 对于单纯关节境下松解困难的患者,采用小切口进行股四头肌腱成型能达到甚至超过单纯切开手术松解粘连的效果,同时具有创伤小、出血少、术后并发症少的优点。

3. 关节松解术后的康复治疗应予以重视,应在专科医师的指导下规律练习6～7个月以上。

4. 导致关节粘连的原因复杂多样,患者的表现也不尽相同,对其治疗应讲究个体差异,针对患者的具体情况制定具有个体特异性的治疗方案。治疗的个体差异性应体现于治疗全过程,从手术指征的选择到手术方式的制定,乃至于术后的康复治疗。

5. 外伤性膝关节粘连功能康复治疗中仍须辨证内外用药;内治法虽说在骨折后期以补肝肾、强筋骨方法为主,从辨证的观点来看,通过手法松解使周围软组织的粘连得以改善,或多或少可造成新的损伤、局部渗出,肿胀和疼痛均属于实证范畴。补肝肾之方剂应该禁忌,应选用活血消肿、舒筋活络之剂为宜。结合些活血消肿止痛的膏酒之剂。关节肿胀的情况下最好不用热敷、熏洗的方法。在手法松解时,为了保护皮肤,可配合使用一些皮肤润滑剂。

参 考 文 献

1. 阎长明,李高玉,庄志高,等. 关节镜技术在膝关节粘连松解术中的应用 [J]. 中国骨与关节损伤杂志,2005,20(2):127-128.

2. Jane K, Charles L, Paul A. Stiffness after total knee arthro Plasty. Prevalence of the complication and outcomes of revision[J]. J Bone Joint Surg Am, 2004, 86-A(7): 1479-1484.

3. 王健全,陈临新,于长隆,等. 严重膝关节粘连的微创治疗 [J]. 中国运动医学杂志,2008,(27)2: 194-197.

4. 黄崇博,向孝兵,叶勇光,等. 舒筋活络方治疗创伤性膝关节粘连实验研究 [J]. 辽宁中医药大学学报,2011,13(6):29-33.

5. Chan D, Cole WG. Quantitation of type Ⅰ and Ⅲ collagens using electrophoresis of alpha chains and cyanogen bromide peptides[J]. Anal Biochem, 1984, 139(2): 322-328.

6. 胡进,赵劲民,杨志苏,等. 改良关节粘连松解术辅以 CPM 功能锻炼治疗内固定术后膝关节强直15 例 [J]. 广西医科大学学报,2007,24(5):773-774.

7. 朱继武. 中西医结合治疗膝关节僵直54 例疗效观察 [J]. 湖南中医药,2001,7(8):419-420.

8. 蒋守森. 综合疗法外治创伤性膝关节粘连50 例 [J]. 中医外治杂志,2009,18(3):28-29.

9. 忻志平,郑晓. 电针结合手法治疗创伤后关节粘连 [J]. 中国骨伤,2000,13(10):636.

10. 高大伟,苏培基,伍中庆. 伤科洗方结合关节镜治疗膝关节粘连41 例小结 [J]. 中国中西医结合外科杂志,2007,13(5):469-470.

11. 苗金波,焦宗乾,楚晓笋. 中西医结合治疗膝关节周围损伤术后关节粘连35 例 [J]. 山东中医杂志,2008,27(8):545-546.

12. 李笑富. 改良的膝关节粘连松解术及术后无痛康复 [J]. 中国临床康复,2002,6(2):234.

13. 宋杭丽，李传玉，王静. 中西医结合治疗膝关节粘连性强直的观察与护理 [J]. 现代中西医结合杂志，2005，14（24）：3303.

14. 吴迪. 康复治疗膝关节粘连疗效观察 [J]. 实用中医内科杂志，2008，22（6）：54.

15. 郭锐. 不同治疗方案在关节粘连预防中的效果比较 [J]. 现代预防医学，2010，37（23）：4570-4571，4574.

（周明旺　李盛华）

第四节　骨性关节炎

一、早、中期骨性关节炎的微创治疗

（一）关节切开清理术

对于骨关节炎进行切开关节而达到清理关节内致炎碎屑，修整不光滑的退变软骨，打磨或钻孔或微骨折造孔，摘除游离体，切除增生性的滑膜等方法，在临床上确有疗效。对膝、髋、肩、肘、踝等关节，均可切开关节进行清理术。但关节清理术主要用于关节间隙狭窄较轻，有游离体或边缘增生的骨赘和增生的炎性滑膜。对于膝关节来说，关节间隙严重变窄，下肢生物力线发生的异常改变，即严重的内翻或外翻畸形，这样的病例单纯关节清理术不能缓解骨关节炎的症状或延缓其病变的进展。关节切开行关节清理术，切口长、出血多、损伤重，术后恢复慢，若不加合理的康复功能锻炼，亦发生关节僵直。自关节镜问世后，绝大多数关节清理术均已在关节镜下完成。

（二）关节镜下关节清理术

虽然关节镜治疗不能改变和阻止骨关节炎的病理进程，但它可以改善关节的功能，减轻疼痛，并且切口小，损伤小，并发症少，恢复快，患者术后很快即能继续日常活动，所以被越来越多的医师应用于 OA 的治疗。但是，什么样的 OA 适于接受关节镜治疗，如何预测关节镜术后的疗效，乃是众多临床医师应当了解掌握的内容。

1. 背景资料　Burman 等（1934）最先报道了用关节镜成功治疗膝关节 OA，他认为关节镜治疗成功的因素是机械清洗（mechanical washout）的作用。但在其后的几年里，文献资料又强调切开关节治疗 OA。直至 20 世纪 70 年代，由于关节镜设备的更新与进展，骨科专业医师才再度对关节镜治疗 OA 进行了大量的研究及临床应用。

2. 清理方法的评价

（1）关节镜下冲洗（lavage）：目前还没有一个长期的对照研究来明确指出冲洗对膝关节炎（arthritis knee）的作用。从现有的资料看，可以认为冲洗的近期效果较好，但远期效果不佳。

有人认为在清除了关节内的软骨碎屑、金属蛋白酶、炎症因子和焦磷酸钙结晶后，患者的症状即可减轻。

但是，当有关节软骨退变松动或半脱落的病理变化时，单纯的镜下冲洗疗效就不令人满意了。

（2）关节镜下清理术：虽然关节镜下清理可明显减轻膝关节炎的症状，但各家所报道的有效率却有很大变化，在 32%～80%。主要原因是对清理术没有一致的概念。一些作者将清理术定义为关节冲洗和去除肥厚的滑膜、骨赘、游离体和纤维软骨。另一些学者则认为除上述外还应包括滑膜皱襞切除、关节打磨成形和切除不稳定（unstable）的半月板。因此，清理术就包括了半月板的处理、关节打磨或修整术、部分滑膜切除术和骨赘切除术，甚至外侧支持带松解术等各家定义不一，很难进行比较。

（3）关节打磨成形术（abrasion arthroplasty）：打磨成形术的近期效果是肯定的，但缺乏远期效果的研究。

3. 关节镜术的预测指征和预测效果 根据各家的报道作者总结的一些前瞻性因素，它们可用来预测关节镜清理治疗膝OA，清理治疗膝关节炎，是否能取得良好效果。

（1）物理体征（mechanical symptom）：患者术前是否有膝关节的物理体征是关节镜手术能否取得成功的重要的前瞻性因素之一。如术前有物理体征，一般来说，手术的效果将较为满意。

（2）膝关节的机械轴线：从统计学上看，关节力线是最重要的前瞻性因素。它应用膝完全伸直站立和曲屈45°站立前后位X线片进行研究发现，即使患者只有$10°\sim15°$的轻微内外翻畸形，的轻微内外翻畸形，手术的效果也要比力线正常者相差很多。此外，几乎50%的内外翻 >5°的患者在平均7.4年后接受了TKA。另外的一些研究也表明关节清理术的疗效和膝关节成角畸形呈不同相反关系。

（3）关节炎症状的持续时间：关节炎病程短的患者对关节镜治疗的反应要好于症状持续时间较长的患者。资料表明患者如在症状出现3个月内接受关节镜手术治疗效果最好。

（4）镜下关节的退变程度：最近有作者提出，如镜下发现关节退变越严重，则术后的临床效果就越差。另外，如关节内侧部分受累，出现较差疗效的概率明显增高。他们认为关节镜下治疗骨关节炎的疗效与关节软骨的状况有直接的关系。

（5）放射学表现：患者膝部的X线片对预测关节镜效果价值大小，学者们意见尚未统一。主要原因可能是放射技术的不同。一些人认为负重位X线片对预测有意义，另有人认为没意义。有的作者在拍照X线片时用完全伸直负重位，有的作者倾向拍照屈曲一定角度的负重位片。

（6）年龄不是预测关节镜治疗骨关节炎效果的重要因素：主要是根据关节病变的程度及上述各项指标来进行预测，因为有的症状严重，但关节内的病损程度轻，相反，病损十分严重（X线片显示）但临床症状轻或根本无症状。年龄因素也有类似现象。

总之，关节镜下治疗膝骨关节炎的基本目的是缓解疼痛，使患者能进行日常活动，还可延迟进一步手术的时间。

当非手术治疗无效时，可选择关节镜治疗膝骨关节炎。对于选择适当的病例，关节镜手术（清理术）可收到很好的近期和中期疗效。

（三）关节冲洗疗法

骨性关节炎是由于年龄、性别、肥胖、遗传、先天性关节解剖异常、创伤或机械磨损、代谢异常、炎症等一些目前尚不十分明了的原因所引起的软骨、骨质、滑膜等一系列病理改变的疾病。大多数学者认为是由于软骨基质的破坏，使关节软骨表面发生显微改变，继而软骨裂折、脱落，关节间隙变窄，进行性发展为软骨丧失而暴露出软骨下骨，关节间隙消失。这些变化可导致膝关节内外翻，甚至脱位。由于关节间隙的狭窄，关节内压升高，滑液通过变性的软骨裂隙挤入骨内或局部血运障碍而出现骨内压升高或骨坏死、骨囊变。随着软骨、骨质的病变，关节滑膜发生病变，其渗出增多，或纤维变性、肥厚、折叠、或滑膜下出现骨性小结节。这些小结节突入关节腔和脱落的软骨碎屑成为关节游离体，可引起关节内炎症。造成关节交锁，关节软骨摩擦，从而促进软骨降解，加重骨关节炎的症状。研究表明，关节液的组成和功能受损与关节疼痛的产生密切相关。

骨关节炎时的免疫机制变化：总补体C_3及IgA、IgG、IgM等含量均低于正常。显示机体局部免疫功能不足。因此,造成内环境紊乱,降低了防御能力,同时增加了对感染的易感性。尤其是锌含量减少,不能吸引白细胞吞噬消灭侵入的微生物。骨关节炎时的一些生物化学变化使关节软骨发生不可逆的病理改变如果不及时终止这些变化的继续进行,最终将使关节病残。

传统治疗包括 NSAIDs、关节内注射治疗、理疗、减轻体重、辅助器械如拐杖、矫形器的使用、从关节镜下清理术到人工关节置换术的外科治疗等。但是,对于早期和中期的膝关节骨性关节炎患者,国内目前还难以开展手术疗法。物理疗法只能相对缓解疼痛,而镇痛药物对静息痛经常有效,但大部分对负重时疼痛效果不佳。且消炎镇痛药物有诸多副作用。而全身使用或关节内注射类固醇虽能减轻炎性反应及具有止痛作用,但有可能伤害关节软骨细胞的生命力和合成,甚至引起软骨基质内蛋白多糖含量的减少,反而加重软骨的损害,促进疾病的发展。因此对那些不宜手术的患者,我们提倡关节冲洗治疗。其治疗机制为:

1. 冲洗可将脱落的软骨碎屑及滑膜下骨性小结节所造成的关节内游离体的一部分冲出关节腔,从而减轻软骨面的磨损及因这些碎屑所引起的炎症或因关节的交锁而造成的疼痛。

2. 因关节滑膜的折叠是造成膝关节疼痛的又一个原因,通过冲洗,可以缓解关节腔的真空状态,使髌骨周围的滑膜折叠撤离关节软骨的非接触区,从而缓解滑膜折叠引起的疼痛。有文献提出向关节内注射生理盐水可增加关节腔内压使滑膜折叠得以舒展可缓解疼痛。

3. 因骨性关节炎关节滑液中的透明质酸浓度的降低,在运动时因滑液的变性而吸收震荡的能力减小,又因骨关节炎软骨丧失致关节间隙狭窄,炎性渗出增多而使关节内压力升高,均可引起关节疼痛。冲洗可以充分引流出这些变性的滑液,并对关节内起到减压作用。从而产生新的相对正常的关节液。这些关节滑液的变性和增多需要相当长的时间,因此在较长时间内能缓解静息关节疼痛。

4. 关节冲洗降低了关节液中一些炎症介质的浓度如前列腺素、白细胞介素 -1、白细胞介素 -6、白细胞介素 -8,以及肿瘤坏死因子和金属蛋白酶(MMPs)等。也可能对滑液的分泌和软骨细胞水分及营养的增加有刺激作用。是否对关节内胶原酶的释放有影响目前尚无定论。胶原酶能特异性破坏基质Ⅰ、Ⅱ、Ⅲ型胶原,尤其对软骨的主要成分——Ⅱ型胶原的破坏作用最大。

5. 关节冲洗还可以调整滑液渗透压,补充钠、钾、镁、钙等电解质;增加对软骨的营养,有利于修复,酸化关节液,根据临床报道,认为酸性液冲洗优于中性及碱性液。

中医学认为骨性关节炎属痹证范畴,根据主骨,肝主筋及通则不痛的理论,采用补肝益肾、活血通络、利血消肿的方法,治疗此症。

治疗方法:患者取平卧位,术者戴帽子、口罩及消毒手套。常规碘酒、酒精消毒,铺无菌巾。1% 利多卡因溶液局部浸润麻醉。分别在髌骨内上、外下行膝关节穿刺,放置 18 号硬膜外穿刺针并接输液管,一个与输液瓶内冲洗液相通,另一个接无菌弯盘放置于低处。也可行髌骨外上、内下穿刺方法。总量 2000～5000ml 时,到最后 250ml 时速度减慢,让冲洗液充分发挥作用。目的是将变性关节液、脱落碎屑、小的游离体及纤维素等冲洗干净。使正常的滑液分泌得以恢复、中断恶性循环,致疼痛缓解或消失。冲洗液配方:

(1)史宝明等采用林格液 500ml,地塞米松 20mg,庆大霉素 24 万单位,维生素 B1 100mg 等配方。临床结果,优良率为 73.6%。

(2)施治青等采用乳酸林格氏注射液主要成分氯化钠 6.0g,氧化钙 3.1g,乳酸钠 3.1g,500ml/ 瓶,关节内注射冲洗。每周 1 次,连续 3 周。

（3）陆庄樵等采用复方氯化钠液 1000ml、11.2% 乳酸钠液 40ml、地塞米松 20mg、50% 葡萄糖注射液 60ml、维生素 C 2g 等。

（4）史卫东等采用自制中药冲洗液，由当归 20g、防风 15g、鸡血藤 20g、牛膝 20g、羌活 20g、白芍 30g、红花 20g、乳香 25g、没药 25g、细辛 10g、牡蛎 30g、丹参 30g、菟丝子 30g、川芎 20g 等组成，由医院制剂室按无菌制剂要求制成 500ml 瓶装，一次冲洗 5000ml，每 7 天 1 次，共 3 次。

（5）惠祺华等采用的冲洗液为 0.9% 生理盐水，总量 2000ml，经临床应用疗效明显。

（6）邱平等使用林格液、生理盐水、1.5% 甘氨酸、5% 甘露醇四种冲洗液进行了关节软骨动物实验研究。结果表明：四种冲洗液对关节软骨在组织形态学及生物化学方面的影响是一过性的、可自行恢复。无论使用离子型溶液还是非离子型溶液，均不会产生骨性关节炎。

因此，建议在行关节冲洗时，尽量选用非离子型溶液来代替离子型溶液，以减少软骨中蛋白多糖丢失。关节冲洗后第 1 周，无论使用离子型溶液还是非离子型溶液，均应避免关节的负重。冲洗后第 2 周应限制关节负重，减少站立及步行的时间。冲洗后第 3 周，非离子型组可恢复正常负重活动。而离子型组正常负重的时间还要延长。另外，在临床应用关节镜时，其灌注液对关节软骨的影响还有待进一步研究。

总之，关节冲洗治疗骨性关节炎，近期疗效满意，无并发症；方法简便、易于开展，痛苦小，为治疗骨性关节炎的一种确切治疗方法。

（四）关节腔补充疗法

关节腔注射透明质酸钠，每次 20～30mg，每周 1 次，连续 5 周为 1 个疗程，2～3 个疗程。复方倍他米松 5mg，关节腔注射，4 个月 1 次，1 年内最好不要超过 2 次，可以考虑和透明质酸钠联合注射。

二、晚期骨性关节炎的微创治疗

（一）膝关节单髁置换术

尽管单髁置换术疗效肯定，但在对膝关节单髁骨关节炎的治疗方法的选择上，仍有较多争议。单髁关节置换术和全膝关节置换术都出现于 20 世纪 70 年代初，但前者的发展速度缓慢，早期单髁置换术的疗效差别较大，远期疗效难以确定，而当时人们普遍采用股骨近端截骨术治疗单髁骨性关节炎。后来随着技术的改进，单髁置换术的疗效不断提高，使得这项技术得以广泛开展。据报道膝关节单髁置换术疗效优良并能保持 10 年以上。与股骨近端截骨术和全膝关节置换术相比，单髁置换术最大限度地保留了骨和软骨，不影响以后再做全膝关节置换术。而单髁置换术比全膝关节置换术费用更低，所需住院日更短，无须使用输血。

对于膝关节单髁置换术手术适应证的把握上差别较大，如何选择手术病人是关系到手术成败的最重要的问题之一。一般而言，单髁置换术主要适用于膝关节内侧室患有骨性关节炎的病人，年龄应偏大。争议的焦点主要集中在手术病人年龄的选择、体重标准、对运动的不同需求以及病人术前膝关节的活动范围和畸形存在的程度。如果发现膝关节两侧间室都存在病变，则不宜做单髁置换术。

膝关节单髁置换术要求病人术前膝关节的畸形程度在内翻 10° 和外翻 15° 之间，屈伸的活动范围能达到 90° 或以上，病人的年龄应在 55 岁以上，不合并炎症性关节炎，肥胖者和对运动要求不高者。另外，手术中对关节面情况的探查，是决定是否采用单髁关节置换术最重要的一环。

　　手术中应详细检查前、后十字韧带，韧带的稳定是确保单髁关节置换术疗效的必要前提。髌股关节疼痛是单髁关节置换术的相对禁忌证，但症状性髌骨软化症不在此列。膝关节对侧间室和髌股关节的病变应不超过 Outerbridge 分级标准Ⅱ级。如果病变比较广泛，应放弃单髁关节置换术而改用全膝关节置换术。

　　从理论上讲，单髁置换术如果手术指征选择合适，这种假体最符合人体的运动、生理，功能恢复也快，但必须解决好一些相关问题，如由于膝关节是扁平关节面，高分子聚乙烯假体面磨损快，7 年磨损率为 13%。手术技术复杂，翻修手术难，手术指征要求严格。适合单髁置换术的病人，大多数可以采用胫骨高位截骨术治疗。

　　（二）全膝关节置换术

　　全膝关节置换术是当前最成功的骨科手术之一。这种手术最早是由 Gunston 于 20 世纪 60 年代后期首先开展，现已发展成为一种相当成熟的术式。全膝关节置换术的疗效肯定，并被骨科界普遍接受。

　　全膝关节置换术能有效解除膝关节疼痛，恢复关节功能，已经成为晚期骨关节炎的重要治疗手段，其远期疗效取决于病人的年龄、病变的程度和对手术指征的掌握。随着全膝关节置换术疗效的提高，许多医师降低了手术的年龄标准，当前手术人群已从老年人扩展到年轻人，而在过去年轻人主要选择为截骨术，老年人则多主张做单髁关节置换术。另外，肥胖也不再作为手术的相对禁忌证。但随着社会人群预期寿命的提高，假体在体内的服务期也将随之延长，必然会造成植入假体失败率的增加。单髁关节置换失败，可以再做全髋关节置换术，但要求第一次手术时必须要做到标准的截骨，骨量切除少，并且股骨髁部用于固定骨水泥的骨孔不宜过大、过深。

　　全膝关节置换术的手术适应证为：

　　1. 膝关节各种炎症性关节炎，如类风湿关节炎、骨关节炎、血友病性关节炎等。

　　2. 创伤性关节炎。

　　3. 严重髌股关节骨关节炎。

　　4. 截骨术后进展性骨关节炎。

　　5. 合并骨软骨坏死性骨性关节炎

　　6. 稳定的感染性关节炎后遗症

　　手术禁忌证是膝关节周围肌肉严重挛缩者。

　　对于存在严重骨质疏松、关节不稳、屈膝挛缩畸形大于 60°、纤维性关节融合以及体重过度超重者应慎重选择。

　　人工全膝关节假体通常有以下几种类型：

　　1. 保留前后交叉韧带型假体，有 Townley 型及 Cloutier 型，由于保留了前后交叉韧带，所以胫骨假体覆盖面少，假体易发生松动，手术技术也较复杂，应用不广。

　　2. 后交叉韧带保留型假体，是通用的种类，但对畸形严重者、特别是后交叉韧带稳定性差或功能不良者不宜采用。应改用后侧稳定性假体，否则会增加膝关节后侧不稳定的可能。

　　3. 前后交叉韧带切除型假体，常见的有 Freeman Samuels 和 Total Condyles 两种，前者易于造成髌骨脱位，后者可通过增强关节面的吻合性来获得稳定。

　　4. 后侧稳定型假体，是最为理想的人工膝关节假体之一，手术要求切除前后交叉韧带，但假体带有后侧稳定装置，以 Insall-Burstein 型（IB-Ⅱ）为代表，对大多数骨关节炎、合并较严重的畸形或后交叉韧带功能不良者均适用。

5. 半月板活动型假体，一般用于前后交叉韧带都能保留的单髁肢体，也用于全膝关节置换，手术技术要求高，应用不广。

6. 非铰链式全限制型假体，只适用于伴有侧副韧带功能不全、关节间隙不平衡及合并严重的膝外翻病人。

7. 铰链式全限制型假体，失败率高，只用于膝关节大量破坏及肿瘤病人。

全膝关节置换术能够有效地缓解退行性骨关节炎和炎症性关节炎所引起的疼痛和改善关节功能。有报道，当前人工膝关节假体使用年限超过 10 年的比例在 94.9% 以上。对于年轻病人，骨水泥型全膝关节置换术的近期疗效与普通人群相类似。

针对所有年龄段病人实施的骨水泥型与非骨水泥型人工全膝关节置换术的随访研究表明，二者的近期疗效无显著差别。

三、骨性关节炎伴畸形的微创治疗

截骨术

下肢力线和关节对位的紊乱导致了关节内的生物力学异常，局部不正常的过度负荷导致软骨磨损退变，引起软骨下骨的微小骨折以及骨硬化，继发性骨关节炎由此而发生。截骨术是指通过截骨恢复下肢的负重力线，调整负重时关节面的应力分布，减少病变部位的负荷，从而延缓关节软骨的退变，迟滞骨关节炎的病程进展，达到减轻疼痛，改善关节功能的目的。

1. 髋关节骨关节炎截骨术　Millis 认为，髋关节骨关节炎（OA）的主要病因是长期的机械力学的异常，主要包括关节不稳、撞击或关节不稳与撞击的共同作用。髋关节机械力学的异常往往是解剖学上的异常所形成，其中以发育畸形最为多见如先天性髋关节发育不良、髋关节半脱位、骨骺滑脱、Perthes 病等。髋关节骨关节炎多数为继发性骨关节炎，矫正畸形，尽可能的恢复髋关节的正常解剖，恢复关节面的对应关系和负重应力作用可以防止或推迟骨关节炎的发生，减缓病变的发展。研究发现截骨术后早期的 X 线观察即可以发现髋关节间隙的增宽，这可能与负重区部位的改变有关。年轻人和活跃的个体的全髋关节置换的失败率较高，截骨不仅可以增加髋臼和股骨头的匹配，提高股骨头的覆盖度，增加负重区的面积，而且使半脱位的股骨头旋转中心得到恢复，从而抑制关节软骨发生进一步损伤和延缓骨关节炎的发生，较多继发性髋关节 OA 的患者截骨术往往是首选的术式。

（1）股骨上端截骨术：股骨上端截骨术治疗髋关节 OA 主要是改变下肢力线，调整关节负重区，使相对正常的关节面移至负重区，同时调节关节周围肌力的平衡。通过截骨达到接近于正常的颈干角，在进行截骨和对位固定时应注意纠正同时存在的屈曲畸形并防止出现旋转畸形。Devane 通过问卷显示股骨近端截骨缓解疼痛效果较好，但关节功能无明显改善。

股骨转子间内翻截骨适用于髋关节负重区退变合并有髋关节外翻及屈曲畸形的患者。转子间截骨使股骨干内移，大转子上移，股骨干内移使髂腰肌、内收肌松弛，大转子上移使外展肌松弛从而减轻了髋关节的负荷 O 同时截骨后髋关节内翻，原退变股骨头负重区外移，相对正常的关节软骨移至负重区也进一步改善了关节功能。

转子间或转子下外翻截骨术适用于髋内翻的患者。外翻截骨使髋关节旋转中心内移，增加股骨头的负重面，减少单位面积的压力，改善了局部应力分布。外翻截骨可以使外展肌松弛但不能松弛内收肌和髂腰肌，因此应同时行内收肌和髂腰肌松解。

1）股骨近端截骨术的选择：对于明确的髋内翻或髋外翻的患者行相应截骨以尽量恢复正常解剖；对于畸形不明确的患者，Pauwela 认为拍摄最大内收和最大外展位的髋关节正位 X

线片，可以借此判断达到髋臼和股骨头最佳匹配的位置，并由此而确定截骨术，即内收时匹配良好则行外翻截骨，外展时匹配良好则行内翻截骨；对于髋臼发育不良或屈曲挛缩的患者应行外翻-后伸截骨可以同时获得冠状面和矢状面矫形，并获得更好的关节活动度。

2）股骨近端截骨的适应证：髋关节疼痛较重，影响生活和工作，保守治疗无效或效果不佳。存在内收或外展畸形，髋内翻患者外展时出现明显疼痛或髋外翻患者内收时出现明显疼痛。髋关节正位和蛙式位X线片，或者CT以至MRI明确病变局限于负重区。

3）股骨近端截骨的禁忌证：股骨头坏死塌陷；关节面广泛破坏；髋关节屈曲度小于60°。是外翻截骨的禁忌证；>25°的外旋挛缩和屈曲度<70°。为内翻截骨的禁忌证。

（2）骨盆截骨术：髋臼发育不良是继发性髋关节OA的主要原因，髋臼对股骨头的覆盖少，导致负重面积减少，负重区局部应力异常集中，而导致关节软骨过早退变。严重髋臼发育不良的患者其病变在髋臼，因此应矫正髋臼的畸形，增加髋臼对股骨头的覆盖尽量达到髋臼与股骨头最佳匹配。矫正异常机械应力，减轻过度负重。假臼周围截骨的术式很多，其基本原理在于恢复髋臼的正常解剖，阻止骨关节炎的进展或改善骨关节炎的临床症状。

1）Salter骨盆截骨：Salter通过临床观察发现先天性髋关节发育不良患者髋关节伸直股骨头的前外侧没有被髋臼完全覆盖，髋关节内收时股骨头外侧未能被髋臼充分覆盖，Salter截骨通过改变髋臼的方向增加了股骨头前侧和上方的覆盖，达到增加关节面负重区的目的。19世纪60年代，Salter将此术式用于治疗成人的髋关节半脱位。Salter报道此手术适合于40～50岁的患者，术后可减缓关节退变，获得较为理想的治疗效果。Salter截骨的截骨线为坐骨切迹至髂前下棘的连线，截骨后将髋臼、坐骨和耻骨一起以耻骨联合为轴向前外侧旋转，以移植模型的髂骨块填塞于截骨处的前外侧。Salter髂骨截骨的要求：①Salter截骨必须使股骨头达到中心性复位，伴有轻度半脱位的患者术中需进行髋臼清理使之复位；②髋关节外展、内旋和屈曲活动度正常；③术中同时进行髂腰肌、内收肌的松解；④髋臼于股骨头应相互匹配，必要时拍摄外展位的髋关节X线片判断髋关节的匹配性。

2）Chiari骨盆截骨：髋臼上缘截骨，截骨远端与股骨头同时内移，截骨近端成为髋臼上壁，关节囊间置于顶壁与股骨头之间。Chiari截骨是一种关节囊成型手术，通过骨盆内移增加股骨头的覆盖，髋关节内移更接近身体中线，从而改善了生物力线。Ohashi等对103名行Chiari骨盆截骨矫形术的患者进行了回顾随访。依据JOA（japanese orthopaedic association hip score）放射学分级评分系统，分为前/早期的骨关节炎组和进展期骨关节炎组。前或早期骨关节炎组平均随访时间为17.1年，患者术前平均JOA临床评分为（78.6±8.4）分，术后临床评分为（89.4±12.5）分，有1例在随访期施行了全髋关节置换术。其中62例单纯行Chiari骨盆截骨未进行转子间截骨的患者，以最后发展为进展期骨关节炎为终点，其平均有效期为（26.0±2.5）年。在进展期骨关节炎组平均随访时间为16.2年。术前平均得分（63.2±7.9）分，术后平均得分（84.0±12.0）分，有4例在随访期施行了全髋关节置换术。作者认为以放射学的方法评价Chiari截骨，效果约维持25年OChiari截骨矫形术形成新的髋臼，更接近于解剖形态，从而为以后的全髋关节置换术创造有利的条件，并且可以推迟进行全髋关节置换术的时间。适用于髋关节没有退变或早期退变、股骨头正常或轻度扁平的髋关节半脱位患者。Chiari截骨骨盆截骨线位于关节囊与股直肌返折头之间，即沿关节囊附着处的曲线由悟前下棘至坐骨切迹。截骨后将截骨远端连同髋关节一并内移。臀肌无力Trendelenburg征的患者恢复臀中肌肌力。

3）髋臼周围截骨：是一种三维截骨手术，可以使髋臼在各个方向上就得到较好的矫正，同时保留了半骨盆后柱的完整和维持了髋臼的血供。作者认为，髋臼旋转截骨不仅改善了髋臼的覆盖率，而且使半脱位的股骨头旋转中心得到恢复。

4）造盖术：用于增加髋臼对股骨头的覆盖，对于髋臼与股骨头已变形但仍然匹配较好的关节，使用改变髋臼方向的手术反而造成股骨头与髋臼的不匹配这时可使用造盖术。

（3）影响截骨效果的因素

1）骨关节炎的分型与效果。

2）髋关节结构改变：髋关节畸形类型和程度对截骨手术的效果产生重要的影响，一般认为对严重髋关节发育不良的患者，保留关节的截骨手术效果相对较差，但对于年轻人和活跃的个体全髋关节置换的失败率较高，截骨术可以提高股骨头的覆盖，增加负重区的面积，抑制关节软骨进一步损伤和延缓骨关节炎的发生，所以对此类患者在严格术式选择的前提下截骨术仍然是一种较好的治疗方法。

3）年龄因素：年轻患者截骨手术多数可获得较好的临床效果，在关节软骨未发生严重退变之前进行截骨手术可以延缓关节软骨退变甚至阻止关节软骨退变的发生，从而获得优良的临床效果。

4）手术入路：后外侧入路，可以使截骨水平更合适，并且可以同时进行大转子前置术。

（4）对关节置换的影响：Chiari 截骨术后进行全髋关节置换与其他髋关节发育不良效果进行初次置换的效果相近，并且所需移植骨量少，臼杯获得自体骨更好的覆盖，髋关节的旋转中心更接近解剖水平。Chiari 截骨推迟髋关节置换，重建髋臼的解剖形态，临床和放射学评价并不影响人工关节置换。

2. 膝关节 OA 截骨术　研究发现一旦下肢机械轴线出现偏移或关节线的倾斜超过 10°，膝关节就会出现异常的应力分布。负重区软骨的过度承重使软骨的弹性防护作用降低，出现软骨下骨微骨折，骨硬化，从而造成软骨退变。单髁骨关节炎的股骨近端或股骨髁上截骨手术的生物力学原理是通过矫正对线不良，使关节的受力重新分布以使病变间室卸载，即加大关节面相对完好一侧的正常软骨的负荷，从而相对地减少受损区的应力而使其得到一定的修复，减轻临床症状。此外，还有证据表明截骨术改变了关节的血供模式，改善关节软骨的血运、降低骨内压这也可能对骨性关节炎的进展产生生物学效应。通过截骨的方法矫正膝关节内、外翻畸形是唯一的针对继发性骨关节炎病因的治疗方法。一般膝内翻行胫骨高位截骨，膝外翻行股骨远端髁上截骨。

手术指征一定要基于临床的症状、体征、影像检查及关节镜检查综合判定，还须认真地考虑患者的年龄、体重、心理状况、脊柱和下肢其他关节的病变、全身性疾病（糖尿病、肥胖、骨质疏松等）。手术前应摄双下肢负重位 X 线片、髌骨切线位片和内外翻应力下的膝关节正位片等以明确关节的稳定性，关节畸形的确切角度、髌股关节病变的程度。截骨术是保留关节的手术，对于单髁病变或年轻者关节炎的患者尤为适用，因为这部分患者活动量较大，人工关节置换后较早出现松动。术前必须要求关节要有一定的运动范围，膝关节屈曲范围应接近90°，伸直应在 15° 内，若活动范围明显受限则不能考虑截骨术，关节的解剖畸形程度过于严重手术无法纠正解剖对位也应慎重。此外，还应考虑到关节外的肌肉及关节部位的韧带对关节及其稳定性的影响。值得注意的是不要试图用胫骨高位截骨的方法来矫正股骨干的畸形。

胫骨高位截骨术近期效果良好，但随着时间的延长，其有效率逐年下降，大多数的作者报道 10 年后的有效率约为 60% 左右。胫骨高位截骨术后有一些术后的因素可能对膝人工关节置换术造成一定的困难，如术后外翻较大（大于 100°）、低位髌骨、胫骨平台后倾角消失等。

若病人术后不进行主动锻炼，有可能产生粘连或关节僵硬，主动的下肢活动还可避免深部静脉血栓形成，感染和截骨端的骨不连接非常少见。

其胫骨截骨平面在胫骨结节以上，因此称为胫骨高位截骨，以区别于胫骨结节远端截骨。胫骨高位截骨要求近侧截骨平面在胫骨关节面以远约 2cm 处，太远则可能使远侧截骨平面损伤胫骨结节的髌腱止点，太近造成胫骨近端骨块过薄容易发生骨坏死或骨折损伤关节内结构。截骨时应保留对侧皮质，并以骨钻钻孔，从而在截骨后矫正力线时产生门轴样效应，方便手术操作并加强了截骨后的断端稳定性，促进骨愈合。Krackow 和 Lennox 使用斯氏针及导向器以确保截骨端的精确对位。术后固定方法可采用石膏或外固定支架，穿针外固定器，钢板螺丝钉，骑缝钉等。最近 Hoffman，Wyatt 和 Beck 比较了使用截骨器（intermedics）截骨、坚固内固定（L 形支撑钢板）和早期活动（术后立即使用连续被动活动机，50% 负重）的结果与测量外侧皮质宽度截骨和术后石膏固定的结果，发现前者愈合快，并发症少及活动范围恢复至 90°所需的时间短。

胫骨高位截骨治疗单室骨关节炎远期效果令人满意。JOA 评分术前平均 65 分，术后平均 81 分。最后随访时临床综合评价满意率约 60%。远期随访显示效果的持续时间约 15 年。

胫骨高位截骨手术适应证：膝关节内侧或前内侧疼痛，行走后加重，可有静息痛或蹲起时疼痛；步行时膝关节有外甩的动作（lateral thrust）；膝关节内侧间隙骨关节炎或合并髌股关节的骨关节炎；负重位 X 线显示内侧髌股关节间隙变窄（3mm 以下），可伴有髌股关节的退变或髌骨外倾；股骨胫骨角（ITA）大于 180°；外侧间隙正常。

胫骨高位截骨的手术禁忌证：膝关节伸直受限大于 10°；屈曲活动度小于 90°；内翻大于 20°或胫骨内侧缺损大于 1cm；3 个间室的病变；胫骨外侧半脱位；高龄（大于 65 岁）；严重的全身性疾病如老年性痴呆、过度肥胖、重要脏器的功能衰竭等；髋关节强直或挛缩于非功能位；下肢深部静脉血栓形成，急性感染性炎症。

胫骨高位截骨的作用机制：①矫正下肢的负重力线，使患侧膝关节的负重应力分布发生变化，内侧间室卸载，有利于退变关节软骨的修复，减缓关节退变。②降低胫骨上端的骨内压，改善局部的血运，减轻症状。③通过胫骨截骨使远端内旋，胫骨结节前置。

胫骨高位截骨的特点：①膝关节骨性关节炎患者的关节间隙狭窄，大多合并有轻度膝内翻，畸形部位在胫骨上端，所以，选择在胫骨高位截骨，靠近畸形部位，符合矫形骨科关于截骨部位选择的原则。②截骨部位选择在胫骨高位，此处位于松质骨、截骨端接触面积大，延迟愈合或不愈合机会较少。③截骨部位在胫骨结节上，髌韧带通过截骨线，股四头肌的张力可以使截骨部位更加稳定，腘绳肌收缩也可对截骨处产生压力，在患者负重后此作用更加明显。但截骨位置高，有进入关节使胫骨上端关节面碎裂的危险，并且近端骨块太薄，有可能发生缺血坏死。

（1）外侧闭合胫骨高位截骨：Coventry 强调在下肢负重的 X 线片上测量时，胫骨角正常有 5°～8°的外翻角。在计算矫正角度时除包括达到正常的角度外，再加 3°～5°过度矫正至接近 10°的外翻。

外翻截骨的一个重要问题是腓骨的处理，由于截骨处位于胫腓关节下，常需切除腓骨头或在腓骨中段打断腓骨以方便胫骨外翻。传统的处理方法是切除腓骨头，然后将股二头肌和外侧副韧带的止点重新固定于腓骨上端。日本有一些学者将腓骨中段作部分切除，打断骨的连续性也能达到手术的要求。Covent 巧在外翻截骨中切除腓骨头而其他作者发现仅切除腓骨头和颈的下内侧部分就可以满足显露，这样就不必重新将腓侧韧带及股二头肌腱重缝到腓骨颈上。以上胫腓骨关节囊切开代替腓骨头切除，仅用咬骨钳去除腓骨的上胫腓关节面，使上胫腓关节半脱位，这样既方便显露胫骨后方骨皮质，也更有利于腘部结构的保护，在纠正胫骨的内翻时不会受到腓骨的阻挡，截骨面闭合时腓骨能够上移。

应用改良 Giebel 槽式钢板固定行闭合式胫骨高位外翻截骨术，Giebel 槽式钢板自 1979 年成功用于临床。并根据临床应用经过改良形成现在改良 Giebel 槽式钢板，用槽式钢板插入截骨近端用两枚皮质螺钉拧入至远端对侧骨皮质。槽式钢板的槽有一较宽的表面，这样当其插入近关节侧的骨块内时可以达到更为稳定的效果。两枚皮质骨螺钉使截骨面之间得以加压，形成张力带加压内固定（图 3-2-4-1，图 3-2-4-2）。

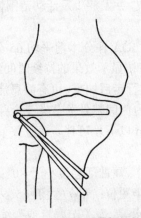

图 3-2-4-1　两枚皮质骨螺钉加压

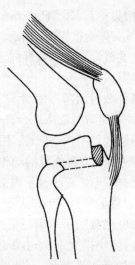

图 3-2-4-2　胫骨高值截骨远端前置

手术方法：从膝关节外侧间隙上方 1cm 至胫骨结节外下方约 3cm 处，做弧形切口，沿胫骨脊切开并剥离附着在其上的肌肉和骨膜，在骨膜下剥至胫骨后侧，向上后剥离，可见上胫腓关节，切开上胫腓关节。以骨凿凿除上胫腓关节面，但不完全切断胫腓之间的韧带连接。显露胫骨上端，首先在距胫骨平台下 1cm 处于外髁中央平行于胫骨平台从前外到后内方向打入 1 枚 2.5mm 克氏针，此克氏针的作用非常重要不但为截骨提供导向而且可防止钢板或是槽刀从关节下方穿入关节内术中。C 型臂 X 线透视确定克氏针的位置良好后，沿克氏针下方平行于关节面打入槽刀至距内侧皮质 2cm 处。安装截骨导向器，经截骨导向器上的钻套打入第 2 枚克氏针，此针距槽刀 0.8cm，据关节面约 2cm 根据术前测量的截骨角度和切除模形骨块宽度移动导向器至相应位置，斜行打入第 3 枚克氏针，屈曲膝关节后沿第 2、3 枚克氏针行模形截骨，注意保留对侧皮质。对侧骨皮质用钻打孔 3~5 个，施以外翻力量使截骨断端对合，可将远端轻度内旋，胫骨结节相对前置内移，可缓解髌股关节面间的压力。然后取下槽刀和导向器，将槽式钢板打入，最后将两枚皮质骨螺钉沿槽钢板螺钉导孔在 45°~60° 方向斜行打入截骨的远端。注意事项：①术前拍摄膝关节负重 X 线片，精确测量矫形角度；②术中保护后方神经、血管；③截骨矫形时避免胫骨内侧皮质骨折，如内侧骨折稳定性丧失应以钢板等重建内侧稳定性；④联合关节镜手术，截骨前行关节镜手术以明确外侧室的关节软骨的情况并处理关节内的病变。

Zazirnyi 主张在截骨时同时使用微创的关节镜手术，解决关节内的病变与损伤。关节镜下进行交叉韧带重建、关节软骨成形、关节清理、半月板部分切除等与截骨术联合使用提高治疗的效果，作者认为以上手术对下肢轴线偏移的内侧骨关节炎 E 级的患者或下肢轴线偏移合并关节不稳的患者有效。截骨前应首先进行关节镜检查，进一步证实截骨后负重区关节面良好的同时进行关节镜治疗，处理合并的半月板损伤、髁间窝狭窄，对软骨下裸露的骨质进行打孔或自体、异体骨软骨移植，对有髁外高压综合征者行外侧髌股韧带松解等。

（2）胫骨高位内翻截骨：胫骨高位外翻截骨治疗膝关节内侧间室 OA 疗效确切，得到众多学者的认可，但胫骨高位内翻截骨治疗膝关节外侧间室 OA 疗效目前尚有争议。

（3）胫骨髁上内翻截骨：当膝外翻超过 12°～15° 或者膝关节线水平倾斜成角大于 10° 时，Coventry 建议使用股骨远端内翻截骨术而不用胫骨髁上内翻截骨术。许多学者认为股骨髁上内翻截骨术对年龄低于 65 岁、外翻少于 15°、体力活动较多的患者可替代全膝关节置换术，其效果与全膝置换术的结果无明显差异。股骨远端内翻截骨术对年轻和活跃的老年人均较适用，可以与全膝置换同时作为治疗外侧间室 OA 的选择方案。继发于外侧骨关节炎的膝外翻畸形的治疗目的是矫正肢体的对线不良，进行股骨远端髁上截骨术后使用内固定达到并保持矫正的精确度和断端的稳定性。圆周加压的理论可以促进皮质骨断端的自身稳定机制，从而加强术后的稳定性，促进骨愈合和截骨角度的保持。若关节镜检查发现股骨内外髁软骨面均有明显的退变则只进行清理术而不再进行截骨。

（4）截骨与关节镜手术相结合：Zazirnyi 主张在截骨时，同时使用关节镜微创手术，解决关节内的病变与损伤。关节镜下进行交叉韧带重建、关节软骨成形、关节清理、半月板部分切除等与截骨术联合使用提高治疗的效果，作者认为以上手术对下肢轴线偏移的内侧骨关节炎 E 级的患者或下肢轴线偏移合并关节不稳的患者有效。截骨前应首先进行关节镜检查，进一步证实截骨后负重区关节面良好的同时进行关节镜治疗，处理合并的半月板损伤、髁间窝狭窄，对软骨下裸露的骨质进行打孔或自体、异体骨软骨移植，对有髁外高压综合征者行外侧髌股韧带松解等。若关节镜检查发现股骨内外髁软骨面均有明显的退变则只进行清理术而不再进行截骨。

运动学的研究显示内收力矩是内侧间室负荷的重要决定因素。内侧室骨关节炎的患者在多个平面存在进展性关节活动度的损害，而运动学的研究表明不同活动度之间存在着动力学的连接。Leon 研究通过动力学的方法卸载内侧间室负荷。以关节镜下松解内侧副韧带、内侧关节囊治疗 38 名内侧室骨关节炎患者，均获得了良好的效果，术后没有出现外翻不稳和其他并发症。内侧副韧带、内侧关节囊松解可以减轻内收力矩及减轻外旋时的限制力。其单独使用、联合胫骨高位截骨术或其他的截骨术治疗内侧骨关节炎的机制和效果还有待于进一步研究。

前交叉韧带损伤合并单室骨关节炎是骨科医师难以处理的疾病之一，尤其是对年轻患者不适于行人工关节置换者。这些患者同时具有前交叉韧带损伤导致的膝关节前向不稳和单侧软骨退行性改变，并且多数有外伤史。如患者在运动或日常活动中有膝关节不稳和疼痛症状、经保守治疗无效者，应手术治疗。目前关节镜下前交叉韧带重建术创伤小、并发症少，能很快重建交叉韧带功能，恢复关节稳定性。膝关节截骨术是治疗单室骨关节炎的有效手段，长期研究的结果显示，对于年纪轻、尚不适于关节置换术的患者，截骨术是治疗单室骨关节炎的有效手段。Williams 主张联合使用截骨和关节镜叉韧带重建术治疗单室骨关节炎合并关节不稳的患者。截骨术加交叉韧带重建术治疗复杂膝关节损伤具有较好的效果。

（5）髌髌关节炎合并单髁病变：资料显示截骨远端前置术对内侧间室骨关节炎合并的髌股关节炎具有明显的治疗效果。Koshino 截骨时进行髌旁支持带关节囊的松解，取出内固定时再次进行松解并切除粘连组织和骨赘,可以进一步增加关节活动度。

(6)截骨术后的软骨修复:膝内翻伴随内侧室骨关节炎,因机械轴线向内侧偏导致关节软骨进行性退变,从而导致骨质象牙化。高位截骨术后由于下肢力线矫正,内侧室关节软骨应力负荷减轻,可以观察到内侧间室关节间隙变宽。有资料证实象牙化骨部位出现了软骨修复现象,何种因素影响软骨的再生尚不清楚。Kanamiya 对胫骨高位截骨术后的患者行关节镜随访关节软骨修复情况。并同时评价关节功能、下肢轴线和体重指数等指标。关节软骨修复情况分为四级:

Ⅰ级:没有软骨再生。

Ⅱ级:关节软骨散在分布。

Ⅲ级:再生软骨部分覆盖软骨面。

Ⅳ:全部覆盖。

(7)影响胫骨高位截骨术后远期效果的因素:部分学者认为良好的疗效与以下因素有关:①患者年龄小于 60 岁;②只有单间室病变;③韧带稳定;④术前至少有 90° 活动范围。

最佳的矫正力线应是外翻截骨时达到过度外翻 3°~6°,内翻截骨时达到,关节线水平。

(1)年龄:多数学者认为高龄对截骨术是一种相对禁忌,高龄患者截骨术会出现更多的手术并发症,如骨不愈合、下肢深静脉血栓形成、关节粘连等。另外高龄患者其骨关节炎病变相对较重,截骨术往往不能很好的缓解症状,也难以达到长期缓解的目的。多数学者建议截骨术应用于年轻或较活跃的老年患者。

(2)截骨矫正的角度:Coventry 认为如果未过度矫正到 8% 外翻,或者患者超重(大于理想体重的 30% 或更多),手术失败的危险就会增加。存在畸形矫正不足或超重两种因素,则术后 3 年失败率为 60%,术后 9 年失败率增至 80%。

(宋　渊　李盛华)

第五节　其他关节疾病的微创治疗

一、膝关节创伤性滑膜炎

(一)概述

1.定义　膝关节滑膜炎,俗称"鹤膝风",是因膝关节急性创伤或慢性劳损引起滑膜非感染性炎症反应,导致滑膜充血、水肿,严重者膝关节腔内积血或积液。是以膝关节局部发热、肿胀、疼痛、积液为主要症状的非感染性炎症,分急性创伤性滑膜炎、慢性滑膜炎。

2.发病情况　急性创伤性滑膜炎是膝关节因各种外伤刺激滑膜而产生的急性炎症反应,多发生于爱运动的年轻人,而慢性损伤性滑膜炎多由于急性滑膜炎转化或长期慢性劳损所致,多发于中老年人、肥胖妇女多见。

(二)病因病机

1.病因　急性创伤性滑膜炎多因暴力创伤,过度劳损,扭挫伤及关节附近骨折等,使滑膜受伤破裂充血,导致关节积液所致。关节内压力增高,阻碍淋巴系统循环,产生酸性代谢产物,如不清除,则会使滑膜出现纤维化,关节粘连而影响正常活动。中医认为是湿热相搏,热灼筋肉引起。多由风寒湿三气夹杂而成。

2.病理　病理检查表现为不同程度的滑膜细胞增生和白细胞浸润,滑膜绒毛发红、肿胀、增生、钙化或见游离体，关节积液内含有血浆，白细胞及吞噬细胞等。正常关节滑液含有大量黏液素，会因酸性代谢产物增多而变为酸性，同时关节内由于滑膜破裂而出现血性渗出物。

（三）诊断

1. 临床表现　膝关节肿胀、疼痛、屈伸受限，局部发热或皮色暗红。滑膜有摩擦发涩的响声。关节穿刺可见淡黄色液体。

2. 影像学检查　X线检查无明显异常或轻度膝关节退行性改变。

3. 实验室检查　查体可见膝关节压痛明显，浮髌试验（+），局部发热，关节穿刺为淡黄色或深黄色液，X线检查无明显异常或轻度膝关节退行性改变。

4. 诊断标准　①多有慢性劳损史或创伤史；②膝关节肿胀、疼痛，屈伸受限；③浮髌试验阳性；④关节穿刺见淡黄色透明液，表面无脂肪滴；⑤经关节液理化检验，X线或MRI等辅助检查，排除急性损伤关节内积血、风湿性关节炎、痛风性关节炎、化脓性关节炎、滑膜结核、肿瘤等疾病。

5. 鉴别诊断　①膝骨性关节炎：浮髌试验多为阴性，伴有关节畸形，髌下有摩擦感，无局部发热。X线膝关节有明显退行性变。②半月板损伤：有明显外伤史，检查麦氏征阳性、研磨试验阳性。

（四）治疗

1. 保守治疗　中药治疗外敷以活血化瘀，消肿止痛为主，内服以清热解毒为主，伸直位固定膝关节同时配合关节穿刺、冲洗及关节腔注射药物等治疗。

2. 手术治疗　最早对于晚期膝关节创伤性滑膜炎患者采用膝关节切开关节滑膜切除术，手术切除大部分滑膜组织，以防止复发。随着关节镜技术的发展，镜下切除滑膜具有更大的优势。创伤小，恢复快。

3. 微创治疗思路和特点　应用关节镜微创技术可以清楚观察到关节腔内的滑膜组织，在治疗过程中安全，操作简单，创伤小，恢复快，较之传统的开放手术，最大限度地减少手术对患者关节功能的影响。传统手术难以达到彻底切除的目的，术后易复发。关节镜下行滑膜刨削切除术，是从表面刨切病变滑膜，而不是整个滑膜囊，术后残留的滑膜组织可再生成新的滑膜囊组织和结构。有利于术后关节功能的恢复。另外，也有研究利用放射性滑膜切除术作为关节局部治疗方法，其滑膜切除率远高于传统手术，不用开放性手术、避免感染的发生，康复较快。

4. 微创治疗方法　宋建治等应用美国StryKer关节镜设备，配备高分辨彩色电视摄像系统治疗膝关节创伤性滑膜炎。患者取仰卧位，持续硬膜外麻醉。屈膝约30°，选择常规膝前外、前内侧径路刺入关节镜及器械，按髌上囊、髌髁关节、内侧沟、内侧间隙、髁间窝、外侧间隙、外侧沟的顺序检查关节各腔室，并在膝位髌骨外上角2cm处插入灌洗套管并与灌洗瓶相连接。检查滑膜的血管形态，有无坏死、钙化及含铁血黄素沉着及充血肿胀程度，还有绒毛形态及数量，同时观察关节内有无其他病变，如有则首先处理其他各种病变，如软骨面病灶清理，游离体摘除等。将刨刀片经内侧膝眼处切口插入关节腔内，在关节镜监视下对滑膜绒毛组织刨削切除，组织碎片经负压吸引管吸出关节腔外。后向关节腔内注入阻止纤维蛋白束形成，防止血肿形成和机化的药物，以配合治疗。

（五）康复护理

术后弹性绷带加压包扎。定期换药，7天左右下地负重活动。滑膜炎治疗过程中，膝关节要绝对制动，避免积液分泌。等到恢复后期，则需要进行功能锻炼。通常进行以下功能锻炼：

1. 直腿抬高股四头肌功能锻炼练习　患者仰卧，膝关节伸直不动，屈髋90°，每次15～

20下，每天3～5次。

2. 膝关节屈曲动力练习 手持物支持，膝关节屈曲，缓慢下蹲，至半蹲位或全蹲位时持续4～5秒，然后缓慢起立，如是反复，每次10～25下，2～3次/天。

3. 压腿训练 站立位，患肢抬高90°架于高凳上进行压腿训练，锻炼下肢肌群及关节韧带，每次15～25分钟，1～2次/天。

（六）转归和预后

关节镜治疗膝关节滑膜炎，一般情况下术后预后较好，很少出现功能障碍。但如不注意保护，仍有复发的可能，手术过程中关节内灌注液的过大压力及不熟练操作器械可能带来的关节软骨损伤，影响着手术后的效果，甚至可能出现创伤性骨关节炎，所以严格手术适应证的把握和熟练的关节镜操作技术是保证手术成功的关键。

（七）现代研究

关节镜微创技术使观察关节腔内滑膜组织充分显示。关节镜通常能放大组织结构10～20倍，便于观察且可直接取病变滑膜组织活检。关节镜诊治滑膜炎的安全性也较高安全，病人创伤小，恢复快，并能最大限度地减少对患者关节功能的影响。较之传统手术，关节镜下行滑膜刨削切除术，不需切开关节囊，不将整个滑膜囊切除，因此对膝关节功能影响较少，术后预后较好。但此方法也有可能损伤关节软骨，日后会增加创伤性关节炎的发生率，所以需要术者对关节镜微创技术的掌握相当成熟。现在有研究利用放射性滑膜切除术作为关节局部治疗方法，是指向膝关节腔内注射胶体或颗粒形式的放射性核素，使其作用于炎性病变的滑膜，利用放射性核素发射的射线达到杀伤病变滑膜组织的目的，此方法治疗滑膜炎不会损坏关节软骨的生长层，或者损坏骨骺上的生长软骨，所以可用于治疗小儿膝关节创伤性滑膜炎其滑膜切除率远高于传统手术，不用开放性手术、避免感染的发生，康复较快，但也会出现放射物副反应，对其安全性还有待研究。

二、习惯性髌骨脱位

（一）概述

习惯性髌骨脱位是在膝关节解剖结构发生异常的基础上，外伤或运动时股四头肌强力收缩导致髌骨内侧支持带撕裂，使髌骨脱位，而后未能及时修复损伤的髌内侧支持带，使其处于松弛状态，则可使患侧髌骨长期处于半脱位或再脱位的状态，甚者可继发创伤性的关节炎。

本病好发于青少年，女性多于男性，与先天性解剖结构不良及从事体育运动的运动损伤有关，通常患膝在屈曲状态时，髌骨可脱位到膝关节外侧方，当伸直患膝时，髌骨可回归到正常位或接近正常位。髌骨长期习惯性脱位使膝关节不能正常发挥作用，膝关节稳定性减弱，股四头肌萎缩无力，患肢功能障碍，严重影响患者的生活和劳动。

（二）病因病机

髌骨内侧支持带主要包括：内侧髌股韧带，内侧髌半月板韧带，内侧髌胫韧带，髌骨内侧支持带浅层，他们是限制髌骨向外侧移位的主要结构。由于先天性结构不良，使髌骨内侧支持带不能有效限制髌骨的位移，在受到轻微创伤时，容易发生髌骨脱位。习惯性髌骨脱位的发病机制主要分为内在的发病因素及外在的诱发因素，内在因素主要是基于膝关节的异常解剖结构：①生理性Q角增大。②股骨髁发育不良。③髌骨内侧支持带松弛或无力。④髌骨外侧支持带挛缩。⑤髌骨发育异常以及高位髌骨。⑥膝关节外翻畸形。⑦股骨髁间窝发育不良。⑧小腿外旋，胫骨结节向外侧移位。这是习惯性髌骨脱位的内在因素，在此基础上由于外部创伤及长期体育运动等外在诱因,即可发生习惯性髌骨脱位,随着病程逐渐发展,可发生髌骨骨关节炎,患肢运动能力下降,重则可出现股四头肌萎缩及膝关节功能障碍等。

（三）诊断

1. 临床表现　本病好发于青少年,女性多于男性,患膝关节常有肿胀,患者常感膝部乏力不适,容易跌倒,有轻微疼痛,下蹲时不稳或站起时困难。年龄较小者呈无痛性跛行,典型患者主动屈膝到30°～45°时髌骨向外侧脱位,伸直时可复位,病程较长患者可出现股四头肌萎缩,检查髌内侧缘压痛,恐惧试验阳性。膝关节 X 线片常见膝关节发育异常,轴位片可见髌骨向外侧脱位,MRI 检查髌骨向外侧移位、可见内侧支持带靠近髌骨内缘处撕裂,急性期可见关节积液。

2. 影像学检查　X 线片正侧位及轴位,可见膝关节结构畸形,如髌骨脱于股骨外髁的外侧,高位髌骨,膝关节外翻畸形,病程长者可见髌股关节骨性关节炎的改变。通过测量 CT 股骨上髁轴的旋转畸形可判定习惯性髌骨脱位。MRI 检查亦可见髌骨向外侧移位、或内侧支持带靠近髌骨内缘处撕裂,髌下脂肪垫表现异常,急性期可见关节积液。

3. 实验室检查　患膝检查髌内侧缘压痛,恐惧试验阳性,髌骨倾斜试验,Q 角增大（正常值男性为8°～10°,女性为10°～20°）。有时也可见髌骨研磨试验阳性。

4. 诊断标准　患膝有过髌骨脱位史,实验室检查:恐惧试验阳性,髌骨倾斜试验,Q 角增大,轴位 X 线:髌骨向外侧脱位。

5. 鉴别诊断　本病应注意与膝关节侧副韧带损伤相鉴别,X 线轴位片示髌骨向外侧脱位可与之相鉴别。

（四）治疗

1. 保守治疗　本病早期的保守治疗主要包括中医手法治疗,矫正器物理固定,患肢制动休息,中药内服以活血化瘀,和营生新为主,可适当配合肌肉训练,主要是臀肌和股内侧斜肌训练。但是,保守治疗有复发率高,易导致关节内游离体的产生等缺点,所以病程较长患者多考虑手术治疗。

2. 手术治疗　传统手术主要是以松解外侧支持带或紧缩内侧支持带为主,单纯软组织手术对于病情较轻的病人效果良好,适用于年龄小、脱位轻的患者,可行带蒂肌腱带控制成形术。对膝关节发育不良的患者,如股骨下端内旋、膝外翻股骨外髁发育不良以及膝外翻畸形,可行股骨髁上截骨或股骨外髁抬高术。此外根据不同情况,还有股内外侧肌止点位移术:将股内侧肌远端止点转移至髌骨外下缘,以加强髌骨内侧的拉力。内侧髌股韧带重建:将半腱肌,股薄肌和缝匠肌的肌腱单独或联合转移至髌骨,加强其稳定性。髌韧带转位手术:将髌韧带外侧 1/2 由止点切断,并重新固定在缝匠肌的止点鹅足部,已达到加强稳定性的目的。胫骨 Fulkerson 结节内移抬高术:将髌韧带的止点在胫骨结节上连同骨皮质向内向上移位固定,已减小增大的 Q 角。

3. 微创治疗思路和特点　传统的开放性手术创伤较大,切口较长,术后可出现关节粘连,严重影响膝关节的功能,并且有不美观的缺陷,而微创治疗习惯性髌骨脱位也是基于关节镜技术,其创伤小,恢复快,降低了发生功能障碍的可能性。在操作过程中能清楚观察髌骨的运动轨迹,判断内外侧支持带的动力失衡程度,准确评估关节腔内半月板和髌股关节软骨等的情况,并有效调控肌腱的张力,使其达到理想状态,同时便于术中对韧带的松解和止血。

4. 微创治疗方法　结合关节镜微创治疗习惯性髌骨脱位,胫骨结节内移抬高术是目前被广泛应用的一种术式,并联合内侧支持带紧缩术与外侧支持带松解术,以达到叠加的治疗效果。其主要步骤为：采用腰麻或连续硬脊膜外阻滞麻醉，气压止血带固定，在关节镜下通过常规前内、前外侧入路探查膝关节，了解内外侧支持带的动力失衡程度及腔内半月板和髌股关节软骨的情况，如有关节内游离体，则一并取出。关节镜监视下行外侧支持带松解：沿前外侧入口，用弯钳分离浅筋膜与外侧支持带，上界达髌骨上极，下至髌骨下极平面。对外侧支持带纵行切开并松解股外侧肌下端附着点，直到髌骨能顺利推至内侧为止，若挛缩严重，可将关节滑膜层一并切开。再进行内侧支持带紧缩，显露内侧关节囊，上至股内侧肌止点与股中间肌交界处，下至髌韧带切开内侧关节囊，并将其固定于胫骨下端，用缝线将关节囊及支持带两边紧缩缝合。最后进行胫骨结节内移抬高术，林志炯等运用改良 Fulkerson 截骨在胫骨结节偏外侧缘作一长约 3cm 的纵行切口，皮下分离显露整个胫骨结节及远侧 3cm 长的胫骨嵴，剥离肌肉以显露胫骨外侧面。从胫骨结节内侧缘，向胫骨外侧面做斜行截骨，截骨面与矢状面呈 45°角，截骨块长 4～6cm，将骨块沿截骨面向内、上方各移 1.5cm，用 2～3 枚螺钉内固定。改良 Fulkerson 截骨是目前被广泛运用的一种术式，只在截骨长度上根据不同情况略有不同，其范围在 3～8cm。

（五）康复护理

术后抬高患肢 30°，支具托进行固定，冰敷膝关节两侧以减轻关节肿胀和减少关节内出血，注意切口渗血及术肢末梢感觉活动状况，协助翻身，预防压疮。术后第 2 天开始进行股四头肌等长收缩和直腿抬高训练，防止肌肉萎缩，增强患肢肌力，同步进行足踝关节背伸跖屈活动，以促进患肢血液循环，消除血肿粘连，减轻疼痛，防止下肢深静脉血栓形成。术后一周可进行抗阻力练习，在支具保护下部分负重下床活动，术后第 2 周开始，在医师的保护下，练习膝关节主动屈曲，每天在 CPM 机上进行膝关节屈伸锻炼，合理控制其屈伸范围及速度，并根据病情逐步增加。4 周后换用软膝护具固定，加强下肢主动肌练习，一般情况下，恢复训练中因根据个体量力而定，按照安全和循序渐进的原则进行。

（六）转归和预后

微创治疗习惯性髌骨脱位，术后复发率较低患膝活动基本正常，不影响日常生活及工作，日后有一定概率发生膝骨性关节炎。如在手术中对胫骨结节的移位过多，则会发生膝反张，髌骨向内脱位，屈膝受限，髌骨下移与胫骨上端相撞击等并发症。所以应根据个体差异严密设计手术过程，防止移位过度，预防各种并发症的发生。

（七）现代研究

目前对习惯性髌骨脱位微创治疗的研究，是以关节镜治疗为基础，以最大限度降低创伤，恢复肢体功能，缩短康复所需时间，降低各种并发症的发生，而无论何种术式，其治疗的核心都是纠正髌骨对线异常并重建伸膝装置，现在的手术主要是以外侧结构松解，内侧结构紧缩，胫骨结节内移抬高构成三联式术式，进一步采用改良 Maquet 术及内侧髌股韧带解剖重建术纠正髌骨运行轨迹，其中截骨采用改良 Fulkerson 截骨。同时纠正 Q 角和重建伸膝装置，而通过关节镜进行手术，则可同时完成外侧结构松解及内侧结构紧缩，且创伤小、利于止血，在手术进行过程中，可通过关节镜不断地观察髌骨运动轨迹和髌股关节间隙的变化情况，同时可利用关节镜清除或修整关节内骨赘，软骨碎片缺损及游离体。

三、肩峰下撞击综合征

（一）概述

肩峰下撞击综合征由 Neer 在 1972 年首先提出，是指肩峰下由喙肩弓，肱骨头及大结节所形成的间隙受到剧烈的挤压,撞击或反复摩擦,而引起肩部炎症损伤,导致肩关节的疼痛及功能障碍。本病以中年以上人群最为多见,平均年龄50岁,男多于女。

（二）病因病机

喙肩弓主要由肩峰、喙肩韧带、喙突及位于缘肩韧带后上方的肩锁关节共同构成,肩关节在做上举及外展运动时,肩峰下间隙内结构与喙肩穹之间反复摩擦,撞击,导致肩峰下组织水肿,出血,粘连,退变挛缩及纤维化,甚至肩袖撕裂。目前最主要的观点认为喙肩弓是发生撞击的主要部位。撞击或摩擦可引起肩袖缺血,退变及钙化。关节镜检查可发现肩袖肌腱和盂唇后上部的退行性变及不同程度的炎性浸润,喙肩韧带磨损,盂唇磨损增生,肩峰下滑囊粘连增生,肌腱磨损钙化,关节面磨损、肩袖磨损、部分撕裂。根据受累组织的不同,可表现为肩峰下滑囊炎、冈上肌炎、冈上肌钙化、肩袖损伤和肱二头肌肌腱炎等。肩峰下撞击综合征一般分为3期:Ⅰ期为急性炎症期,主要以软组织水肿出血为主。Ⅱ期为纤维变性及肌腱滑膜炎期,主要以肌腱的退变挛缩,及周围组织的粘连为主。Ⅲ期肩袖断裂,肩关节的骨性改变,出现关节的磨损钙化。

（三）诊断

1.临床表现　肩峰下撞击综合征均有不同程度的肩部外伤史或慢性劳损史,主要表现为肩周疼痛,夜间疼痛明显,肩部三角肌及肩峰下前方疼痛,活动受限。肩峰前下方与大结节之间的间隙压痛。疼痛弧征阳性,Neer撞击征阳性,Hawkins撞击征阳性,撞击试验阳性。

2.影像学检查　肩关节正位和冈上肌出口位（Y位）X线片可见肩袖钙化,冈上肌腱钙化,肩峰下硬化骨赘形成呈眉毛征,大结节密度增高,肩锁关节退变,肩峰肱骨头间距缩小等。常规MRI表现为冈上肌,冈下肌肌腱边缘轮廓不规整毛糙,肩袖部分撕裂,另外肩关节造影或可发现肩袖破裂。

3.实验室检查　肩峰前下方与大结节之间的间隙压痛。疼痛弧征阳性,Neer撞击征阳性,Hawkins撞击征阳性,撞击试验阳性。

4.诊断标准　患者肩部外伤或劳损,在进行外展和外旋时出现肩关节疼痛,肩周疼痛,夜间痛甚,肩峰下间隙压痛。实验室检查疼痛弧征阳性,Neer撞击征阳性,Hawkins撞击征阳性,撞击试验阳性。X线片可见肩部组织退行性变,肩关节造影或可发现肩袖破裂。

5.鉴别诊断　本病当与肩周炎等各种肩关节疾病相鉴别,根据实验室检查,疼痛弧征阳性,Neer撞击征阳性,Hawkins撞击征阳性,并结合X线及MRI可鉴别。

（四）治疗

1.保守治疗　对于早期肩峰下撞击综合征患者,可采取保守治疗,首先采用手法按摩配合红外线照射治疗,手法以促进血液循环,解除肌肉痉挛,剥离粘连,整复小关节错缝为主。也可进行局部封闭治疗,透明质酸钠注射治疗,以及臭氧注射治疗,再配合中药内服治疗。

2.手术治疗　传统手术治疗本病,是以肩峰前部切开形成术为主,本术式切口自肩峰后侧绕过肩峰至喙突呈"S"形,暴露三角肌,并将其在锁骨和肩峰附着处保留0.5cm切断,抬高患肢,切除喙肩韧带,以增加肩峰下间隙的容量。自肩峰前上方1/3下表面截除楔形骨片,可改变肩峰前外1/3形态。并缝合撕裂的肩袖,恢复肩袖正常功能。

3.微创治疗思路和特点　随着关节镜外科技术介入对肩峰下撞击综合征的治疗,使在传统手术的基础上开展了肩关节镜肩峰下减压成形术,关节镜能直观了解肩峰下退变增生,炎性改变,及腱袖撕裂的情况,且具有创口小,恢复快,可早期开始功能锻炼等优点。

4.微创治疗方法　患者全麻,沙滩椅位,患肢外展60°或自然垂于床旁,行皮肤牵引,向关节囊内注入肾上腺素生理盐水以止血,先行肩关节镜检查,阳性发现包括:炎性浸润,喙肩韧带磨损,盂唇磨损增生,肩峰下滑囊粘连增生,肌腱磨损钙化,关节面磨损、肩袖磨损、部分撕裂。排除和治疗这些肩关节内病变。然后在关节镜下进行减压肩峰成形术。用射频汽化棒或刨削全清除增厚的肩峰下滑膜及喙肩韧带,用电削磨器打磨肩峰前外 1/3 骨皮质肩峰成形,如肩锁关节有向下突出的骨赘,应清理肩锁关节下的软组织,并用磨钻将其骨刺磨平。再在关节镜下修补缝合肩袖。

（五）康复护理

术后患肢予腕颈带悬吊,肘与胸之间垫一枕垫,使肩关节保持轻度外展位,术后 1～3 天,被动活动肩关节,进行外展和内旋、外旋练习。术后 2 周开始主动活动练习,患肢进行绕圈练习。第 4 周,肩关节活动恢复正常水平,患肢可进行爬墙运动,并开始行对抗肌力训练。出院后,继续以上锻炼,同时指导患者行持重物摆动训练。

（六）转归和预后

术后患者均恢复良好,只要坚持术后功能锻炼,患肢基本可以恢复日常工作和生活,少部分患者会因关节镜下暴露不充分,影响肩袖修补质量,对预后产生影响,这需要熟练的关节镜技术以保证手术质量。

（七）现代研究

关节镜微创治疗肩峰下撞击综合征较之开放手术治疗,具有明显的优势,但也存在一些问题:①由于暴露补充分,而导致肩袖修补不完全,引起日后的复发。②手术操作中的失误,导致肩峰骨质切除过多或过少,引起创伤性的关节炎。这需要医师在术前结合影像学检查作出明确诊断,设计详细的手术方案。近年来,肩峰下滑囊炎的慢性炎症反应已经被看做是导致患者肩痛及功能障碍的重要病理基础,所以有学者提出在关节镜下进行关节成形术时应广泛、彻底地切除肩峰下滑囊。

四、踇外翻

（一）概述

踇趾外展外翻畸形是一种常见的足部畸形。其发生率因地区和人种的不同,也会有所差异。且女性踇外翻的发生率高于男性,通常认为是因穿鞋习惯不同所致。本病有家族遗传,且足部其他疾病如类风湿关节炎,扁平足,高弓足,均可导致踇外翻,调查发现本病在 30～60 岁女性当中踇外翻的发病率非常高。增有文献报道本病男女发病率比最高可达 1:19。

（二）病因病机

踇外翻的发生多收内因及外因两方面的作用,内因是与第 1 跖趾关节的结构有关,而外因则与穿鞋习惯有关,长期穿尖头鞋,容易诱发踇外翻。其内因主要造成第 1 跖趾关节半脱位造成的,发生机制与第 1 跖趾关节的结构密切相关,踇趾的所有肌腱的止点附着于近节趾骨基底,而跖骨头则无任何肌腱附着,其形象的比喻就像一个吊篮中放置着一个棒槌,一旦跖骨头这个棒槌发生移位,吊篮即肌腱之间的平衡将会被打破,这些肌腱产生的力量就会促使第 1 跖趾关节发生脱位,继而产生一系列的变化,踇趾近节趾骨发生旋转,肌腱牵拉踇趾外翻,跖骨头内侧韧带附着处骨赘形成,并不断增大,第一跖趾关节关节囊挛缩,韧带变型。

（三）诊断

1. 临床表现　询问病史,排除痛风,外伤等,患者普遍主诉其症状为第 1 跖骨内侧关节囊突起疼痛,穿鞋困难,症状加重,第2、3跖骨头下痛性胼胝,行走困难,美观上缺陷、跖痛症等,体格检查要求患者坐位和站立位。第1跖趾关节外翻畸形,僵硬或可矫正的外翻,踇指内旋,可见局部软组织增厚,容易发生踇囊炎。第2、3跖骨头下可出现痛性胼胝。

2. 影像学检查　X线片检查踇外翻畸形,且踇外翻角>15°,可伴有第1、2跖骨间角>8度。

3. 实验室检查　外观踇趾外展外翻畸形,并伴有红肿,压痛,排除痛风及一般性炎症。

4. 诊断标准　①踇趾外展外翻畸形。可第1跖趾关节处红肿、压痛。穿鞋行走症状明显,甚则活动受限。②或伴有锤状趾、胼胝体。③X线片示:HVA(踇外翻角)>15°,或伴有IMA(第1、2跖骨间角)>8°。

5. 目前针对踇外翻的诊断标准并不一致。现在常用的分型标准有Palladino分期及Mann分型。

(1)Palladino分期

Ⅰ　HVA正常,IMA正常,第1跖趾关节关系正常。

Ⅱ　HVA不正常,IMA正常,第1跖趾关节偏斜。

Ⅲ　HVA不正常,IMA不正常,第1跖趾关节偏斜。

Ⅳ　HVA不正常,IMA不正常,第1跖趾关节半脱位。

(2)Mann分型

轻度　第1跖骨头内侧突出并有疼痛。HVA<30°,一部分畸形可由于趾间关节外翻引起,跖趾关节匹配,IMA通常<13°,胫侧籽骨一般位于正常位置或有轻度移位。

中度　踇趾外偏挤压第2趾,踇趾一般有旋前畸形,HVA 30~40°,IMA 13~16°,胫侧籽骨有明显脱位。

重度　踇趾外偏挤压第2趾形成骑跨趾,踇趾有中重度旋前畸形,HVA>40°,IMA>16°,第2跖骨头下形成转移性跖骨痛。胫侧籽骨脱位于跖骨头腓侧缘外。

6. 鉴别诊断　本病应与其他足部畸形相鉴别,通常外观视症及X线片即可鉴别,与痛风相鉴别,痛风反复发作,常为急性发作,因询问既往史,X线片可鉴别。

(四)治疗

1. 保守治疗　踇外翻的保守治疗方法主要有:中医手法配合矫形支具治疗,对第1跖趾关节发生各种炎性病变的患者,可运用中药活血化瘀,清热解毒穿,并建议患者穿前足部宽松舒适或有专门鞋垫的鞋,但保守治疗只对于轻度畸形或症状不重的患者有一定的作用效果,但对于重度畸形且影响患足功能的患者仍建议手术治疗,对于病情较轻的患者可适当保守治疗,并观察疗效,随时根据治疗情况调整方案,必要时还应尽早采用手术治疗,防止延误病情,加重畸形。

2. 手术治疗　手术治疗踇外翻主要是纠正HVA与IMA的畸形,是踇跖趾关节的生物力学趋于正常,恢复正常的足底负重功能。根据踇趾的外翻,第1跖趾关节的旋转,第1跖骨的内翻及籽骨装置发生偏移等的情况,设计有超过100种的手术方法,现在主要的手术方法有:①第1跖骨干截骨术:沿跖骨干长轴进行截骨,截骨远端水平平移或旋转以矫正IMA。②第1跖骨头颈截骨术:切开关节囊,切除内侧突起,再进行跖骨头楔形截骨,第1跖趾关节内侧关节囊缝合、内侧骨赘切除、外侧关节囊和踇收肌的松解。此外,还有一些术式,如跖楔关节融合术(Lapidus手术),内侧楔骨截骨术,趾骨截骨术(Akin手术),第一跖骨基底截骨术合并远端软组织重建术,可根据病人不同的情况加以选择。

3. 微创治疗思路和特点　传统手术进行截骨,手术切口较大,对患肢创伤较大,术后需要较长的康复时间,且留有伤疤而不美观。微创手术除了具有创伤小,疼痛轻,恢复快,美观等这些微创手术所必备的优势外,较之传统手术,在术中更容易控制除骨赘的程度,掌握合适的融合点,在不损伤软组织的情况下快速截断第1跖骨,此外,其对足部生物力学的影响也是最小的。

4.微创治疗方法　目前常用的微创治疗方法采用小切口,具体步聚为:患者仰卧位,围绕第一跖趾关节做局部麻醉,在足第一跖趾关节内侧骨赘最高点做长度约0.5~0.8cm横行切口,用小骨剥分离关节囊,用特制小型骨刀或Skyer削磨钻剔除增生骨赘,再锉平跖骨头内侧,在第1跖骨远端颈部内侧做一长约0.5cm与前切口平行的切口直达骨膜,用削磨钻从远端向近端,从内上向外下作斜形截骨,角度通常小于30°,截骨后用手法将跖骨头向外侧推开约1个皮质,再剪断第1、2趾蹼间跗内收肌肌腱止点以松解第1跖趾关节关节囊。术后冲洗切口,用绷带在1、2趾间绕踝关节作"8"字包扎固定。温建民教授将微创技术与中医手法、小夹板纸压垫原理有机结合在一起,设计出温氏微创治疗跗外翻畸形,主要是在斜形截骨后,不剪断第1、2趾蹼间跗内收肌肌腱止点,而根据小夹板纸压垫固定原理,在第1、2趾蹼间夹垫,并用"8"字绷带和宽胶布外固定,将跗趾固定于轻度跖屈内翻5~10°位。

(五)康复护理

术后卧床休息1周,定期清洁换药,1、4周拍片复查,必要时可再行手法整复,一般第6周去除包扎,术后可适当下床活动,不影响日常生活,适当进行功能煅炼。患者术后第一趾骨可变短,但不影响外观美观,而且术后第2、3跖骨头下胼胝体会在6~8个月内消失,使病人能够早期适当下地活动,积极进行跖趾关节功能锻炼。

(六)转归和预后

跗外翻微创手术,术后畸形可得到矫正,一般情况下HAV角<20°,IM角<9°。跗趾关节活动正常,趾力及行走正常,外观基本正常,不影响美观。

(七)现代研究

跗外翻是一种多发病,常见病,好发于女性,近年来发病率也较高。双侧较多。其影响外形美观,严重时可影响肢体功能,治疗多以小切口微创手术为主,其优势主要在于对软组织损伤小,切口小,水肿轻,恢复快,患者痛苦小,且致残率低。1993年由温建民教授微创技术配合中医传统手法治疗跗外翻,为日后的研究打下了良好的基础,其精华在于通过传统小夹板纸压垫原理,采用趾蹼垫和"8"字绷带对截骨端进行固定,既可以达到稳定断端的目的,而且一旦发生术后X线片位置不良,可及时调整夹垫位置。但运用小切口微创技术亦存在一些问题有待解决,如小切口作截骨时,有可能引起转移性跖骨痛,微创手术没有内固定,患者不能进行早期功能锻炼,有可能发生功能障碍,说明小切口手术技术还不够成熟,需要提高截骨面的稳定性上,减少并发症的发生。

参 考 文 献

1. 王凯,周占国,张晓卫,等.股骨头髓心减压自体骨髓细胞加松质骨移植治疗[J].颈腰痛杂志,2008,29(2):154-155.

2. 徐琳峰.微创双小切口治疗腕管综合征的临床体会[J].中国医药导报,2011,11(8):163-162.

3. 洪国武.网球肘的微创手术法[J].现代中西医结合杂志,2005,14(17):23.

4. 赵学刚.微创等离子消融治疗顽固性网球肘疗效分析[J].颈腰痛杂志,2008,29(2):150-151.

5. 陈建锋,李浩,白书臣,等.臀肌挛缩症的等离子刀治疗[J].中国中医骨伤科杂志,2009,3(17):51.

6. 宋建治，张晨，徐礼森，等. 膝关节滑膜炎关节镜手术配合几丁糖注射疗效分析 [J]. 中国现代手术学杂志，2008，12（3）：210-212.

7. 丘德赞，尹东，梁斌，等. 臀大肌止点上移松解术治疗重型臀肌挛缩症的应用研究 [J]. 广西医学，2008，30（3）：315-317.

8. 杨素敏. 腕管综合征的手术治疗进展（上）[J]. 医学信息（手术学分册），2007，20（13）：1013-1015.

9. 赵钟岳，李世明，娄思权. 关节外科学 [M]. 天津：天津科学技术出版社，2002.

10. 郭刚，裴国献. 现代微创骨科学 [M]. 北京：人民军医出版社，2008.

11. 李盛华. 骨科微创治疗学 [M]. 兰州：甘肃民族出版社，2003.

12. 杨豪，王衍全. 中医骨关节疾病学 [M]. 北京：人民军医出版社，2006.

13. 温建民，桑志成，林新晓，等. 小切口手法治疗踇外翻临床研究——附 535 例（986 足）研究报告 [J]. 中国矫形外科杂志，2002，9（1）：26.

14. 林志炯，伍中庆，高大伟，等. 微创改良 Fulkerson 截骨治疗习惯性髌骨脱位 [J]. 中国骨伤，2009，7（22）：513-514.

（周明旺　李盛华）

第三章
脊柱疾病的微创治疗

第一节 颈椎间盘突出症

一、概述

颈椎间盘突出症是临床上较为常见的脊柱疾病之一,发病仅次于腰椎间盘突出。主要是由于颈椎间盘髓核、纤维环、软骨板,尤其是髓核,发生不同程度的退行性病变后,在外界因素的作用下,导致椎间盘纤维环破裂,髓核组织从破裂之处突出或脱出椎管内,从而造成相邻的组织,如脊神经根和脊髓受压,引起头痛、眩晕;心悸、胸闷;颈部酸胀、活动受限;肩背部疼痛、上肢麻木胀痛;步态失稳、四肢无力等症状和体征,严重时发生高位截瘫危及生命。

二、病因病机

颈椎间盘突出症是由于颈椎韧带松弛、椎体失稳、颈部软组织劳损等因素导致颈椎间盘变性、压缩、纤维环断裂或髓核脱出,刺激或压迫颈椎动脉、颈交感神经、脊神经、脊髓等,引起头痛、眩晕;心悸、胸闷;颈部酸胀、活动受限;肩背部疼痛、上肢麻木胀痛;步态失稳、四肢无力等症状和体征,严重时发生高位截瘫危及生命。

三、诊断

颈椎间盘突出症的诊断主要依靠症状、体征和影像检查(CT、MRI 磁共振等),特别是磁共振在确诊颈椎间盘突出方面具有重要意义。颈椎间盘突出可根据颈椎间盘病理改变的影像学特征分为颈椎间盘变性、膨出、突出、脱出、游离等主要类型。人的颈椎由于特殊的应力关系往往出现多个节段的同时病变,这与腰椎间盘突出症略有不同。由于椎间盘突出的部位不同,压迫的组织不同,临床表现也不一致,临床上可分为侧方、旁中央和中央型三种类型:

(一)临床表现

1. 侧方突出型 由于颈脊神经根受到刺激或压迫,表现为单侧的根性症状。轻者出现颈脊神经支配区(即患侧上肢)的麻木感,重者可出现受累神经节段支配区的剧烈疼痛,如刀割样或烧灼样,同时伴有针刺样或过电样窜麻感,疼痛症状可因咳嗽而加重。此外,尚有痛性斜颈、肌肉痉挛及颈部活动受限等表现,尚可出现上肢发沉、无力、握力减退、持物坠落等现象。体格检查可发现被动活动颈部或从头部向下作纵轴方向加压时均可引起疼痛加重,受累神经节段有运动、感觉及反射的改变,神经支配区域相应肌力减退和肌肉萎缩等表现。

2. 旁中央突出型 有单侧神经根及单侧脊髓受压的症状。除有侧方突出型的表现外,尚可出现不同程度的单侧脊髓受压的症状，表现为病变水平以下同侧肢体肌张力增加、肌力减弱、腱反射亢进、浅反射减弱，并出现病理反射，可出现触觉及深感觉障碍；对侧则以感觉障碍为主，即有温度觉及痛觉障碍，而感觉障碍的分布多与病变水平不相符合，病变对侧下肢的运动功能良好。

3. 中央突出型　此型无颈脊神经受累的症状，表现为双侧脊髓受压。早期症状以感觉障碍为主或以运动障碍为主，晚期则表现为不同程度的上运动神经元或神经束损害的不全痉挛性瘫痪，如步态笨拙，活动不灵，走路不稳，常有胸、腰部束带感，重者可卧床不起，甚至呼吸困难，大、小便失禁。检查可见四肢肌张力增加，肌力减弱，腱反射亢进，浅反射减退或消失，病理反射阳性，髌阵挛及踝阵挛阳性。

（二）辅助检查

1. X 线片　可观察到：颈椎生理弧度减小或消失；年轻或急性外伤性突出者，椎间隙可无明显异常，但年龄较大者，受累椎间隙可有不同程度的退行性改变；椎前软组织阴影在急性过伸性损伤所致的椎间盘突出中可见增宽；颈椎动力摄片上有时可显示受累节段失稳。

2. CT 扫描　虽对本病诊断有一定帮助，但往往无法依靠常规 CT 扫描确诊。CTM（脊髓造影＋CT 扫描）则可较清晰地显示脊髓和神经根受椎间盘压迫的影像，近年来有些学者主张采用此法来诊断颈椎间盘突出症，并认为其在诊断侧方型颈椎间盘突出症的价值明显大于 MRI。CT 直接征象为向椎管内呈丘状突起的椎间盘阴影，或为软组织肿块影；硬膜囊压变形或移位，椎间盘与硬膜囊之间的脂肪组织层不对称或消失，神经根袖变扁或变粗，神经根袖抬高压尖等。

3. 磁共振成像（MRI）　可直接显示颈椎间盘突出部位、类型及脊髓和神经根受损的程度，为颈椎间盘突出症的诊断、治疗方法选择及预后提供可靠依据。MRI 对颈椎间盘突出症诊断的准确率远远大于 CT 和 CTM。在中央型和旁中央型颈椎间盘突出症中可显示清晰影像。

（三）诊断标准

1. 多见于青壮年，有明显的颈部外伤史或有长时间低头位工作的职业史。

2. 神经根受压者，出现颈部、肩部、上背部剧烈疼痛，伴上肢放射性神经痛；颈部运动和睡眠时，疼痛加重。肌力下降，腱反射减弱或消失，臂丛神经牵拉试验阳性。

3. 颈髓受压者，出现长传导束症状与体征如下肢不完全性瘫痪，运动、感觉障碍，腱反射亢进，膝踝阵挛、病理反射阳性，二便功能障碍等。

4. 部分患者出现眩晕、头痛等症状。

5. X 线摄片检查可排除骨折脱位等其他病变，并可发现一些非特异性的失稳征象，如颈椎前后缘连线成角、椎体前倾或后倾、颈椎滑脱、病变椎间隙变窄或前窄后宽等，但椎体骨赘并不明显。

6. 有条件者可作 CT 或 MRI 检查，以显示突出椎间盘组织与神经根、硬膜囊及脊髓之间的关系，脊髓有无变性等细节，便于针对性治疗。

（四）疗效评价标准

采用日本骨科协会（JOA）颈椎病 3 评定标准评价：该标准将病情分为四级：0～4 分严重，5～8 分重度，9～12 分中度，13～16 分轻度。术前 JOA 评分根据病历记载进行，术后则在随访时进行评分。JQA 评分好转率（The rate of the improved JOA score，RIS）由公式［（术后评分－术前评分）/（16－术前评分）］×100% 计算。结果判定：RIS＞75% 为优，50%～75% 为良，25%～49% 为中，0%～24% 或 JOA 评分低于术前的为差。该患者术后 1 年评价为优。

（五）临床分型

颈椎间盘前部较高较厚，正常髓核位置偏后，且纤维环后方薄弱，故髓核容易向后方突出或脱出，而椎间盘的后方有脊髓、神经根等重要结构，因此突出的髓核容易刺激或压迫脊髓或神经根，产生临床症状。根据颈椎间盘向椎管内突出的位置不同，可分为以下三种类型：

1. 侧方突出型　突出部位在后纵韧带的外侧，钩椎关节的内侧。该处是颈脊神经经过的地方，因此突出的椎间盘可压迫脊神经根而产生根性症状；

2. 旁中央突出型　突出部位偏向一侧而在脊髓与脊神经之间，因此可以同时压迫二者而产生单侧脊髓及神经根症状；

3. 中央突出型　突出部位在椎管中央，因此可以压迫脊髓双侧腹面而产生脊髓双侧的症状。

四、治疗

（一）保守治疗

1. 牵引　一般用颈枕牵引带作颈椎牵引。常用的牵引重量差异很大，可自患者自身体重的 1/10～1/5，多数用 6～7kg，开始时用较小重量以利患者适应。每次牵引近结束时患者应有明显的颈部受牵伸感觉，但无特殊不适，如这种感觉不明显，重量应酌情增加。每次牵引持续时间通常为 20～30 分钟。一般每日牵引 1～2 次，也有每日 3 次者，10～20 天为一疗程，可持续数个疗程直至症状基本消除。利用电动牵引器械可进行间歇牵引，被认为有利于放松肌肉，改善局部血液循环。一般是牵引 2 分钟，放松或减小牵引重量 1 分钟，反复进行半小时左右。

2. 推拿　颈椎病的推拿手法应刚柔结合，切忌粗暴，常用手法程序如：

（1）在颈背部反复做掌揉、㨰法和一指禅推法，然后在颈肩部的督脉、手三阳经的部分俞穴如风池、风府、肩内俞、肩井、天宗、缺盆等穴作点、压或拿法，再在斜方肌与提肩胛肌处行弹拨法。若为神经根型，手法治疗应包括肩、肘、手的主要穴位；若为椎动脉型，应包括头、脸部的百会、太阳等穴位。接着用旋扳手法。最后以抹法、叩击、拍法结束。

（2）施行旋扳手法时，先嘱患者向一侧旋转颈部，施术者两手分别置于病人的下枕部和枕后部顺势同时稍用力旋转头颈。此时必须注意：①旋转角度不可过大；②不可片面追求旋颈时可能发出的"咔嗒"声；③脊髓型及椎动脉型颈椎病不作旋扳手法。

3. 理疗　理疗能改善局部血液循环，放松痉挛肌肉，缓解症状。方法可选用高频（微波、超短波）、低中频电疗（如 TENS，间动电疗，电脑中频）、超声波、磁疗等。

4. 运动疗法　颈椎病的运动疗法主要是做医疗体操练习，颈椎病医疗体操的目的与作用主要有两方面：①通过颈部各方向的放松性运动，活跃颈椎区域血液循环，消除淤血水肿，同时牵伸颈部韧带，放松痉挛肌肉，从而减轻症状；②增强颈部肌肉，增强其对疲劳的耐受能力，改善颈椎的稳定性，从而巩固治疗效果，防止反复发作。

5. 神经阻滞疗法　包括椎间孔阻滞（硬膜外腔阻滞）和椎旁交感神经阻滞术，是有效的治疗方法，反复单次阻滞或置管连续注药，都能收到很好的效果。单次阻滞每周两次，5 次为一疗程。硬膜外腔置管者可每日注药 1 次，每 5 次为一疗程。

6. 药物治疗　颈椎病症状显著时常用药物作辅助治疗以促进症状缓解，常用药物有、解痉镇痛药、非甾体类消炎止痛药、神经营养药及血管扩张药等。中药也常应用。

7. 心理治疗

（二）手术治疗

1. 急性颈椎间盘突出，上肢肌力显著下降者。

2. 颈髓受压的症状和体征明显，临床见颈痛、四肢麻木、无力或踩棉感，躯干束带感，双上肢放射痛。体征为肌力减退、感觉障碍，反射减弱，Hoffmann 征（+），肌张力增高，结合 MRI 检查，可行手术治疗。

3. 神经根受压症状反复发作，经非手术治疗无效或不到 6～8 周又再次发作，影响正常工作、学习和生活时，应考虑手术治疗。

（三）微创治疗思路和特点

目前国内外对颈椎间盘突出症的治疗，往往是症状轻者行推拿、牵引、针灸等非手术疗法，而在出现肌肉萎缩、感觉障碍、行走不稳等脊髓变性症状时才考虑作手术治疗，增加了手术的危险性和病人的痛苦。考虑到颈椎间盘突出症患者患病节段早期髓核腔内的压力明显升高，对纤维环造成两方面的影响：①由于机械压力造成对纤维环的牵张力增加；②内压增加到一定程度影响纤维环的营养，使纤维环本身发生变性，张力减退，甚至破裂。从而髓核向后突出压迫脊髓、神经，产生相应临床症状。故早期减压在治疗椎间盘突出症中有至关重要的作用。而非手术治疗只能缓解其症状，未能从根本上起到治疗作用。随着微创技术的发展，绝大多数患者已经不用通过开刀即可以达到和手术一样的治疗效果。这种技术通过一根非常细的针就能达到治愈，创伤小、安全、疗效好。目前的介入治疗方法包括：胶原酶溶解术、臭氧介入治疗技术、切吸技术、激光髓核气化术、高温射频消融术，低温等离子治疗术。各种方法均有其适应证和禁忌证。

（四）微创治疗方法

随着微创技术、介入技术的发展，绝大多数患者已经不用通过开刀即可以达到和手术一样的治疗效果。这种技术通过一根非常细的针就能达到治愈，创伤小、安全、疗效好。目前的介入治疗方法包括：胶原酶溶解术、臭氧介入治疗技术、髓核切吸技术、激光髓核气化术、射频消融术、低温等离子治疗术。各种方法均有其适应证和禁忌证，一定要到大医院经专业介入医师进行治疗。因为介入治疗需要在高清晰度 C 型臂 X 线透视下进行，且手术必须在有消毒设备，有良好的通风条件的手术室进行，而很多医院条件达不到。另外对于适应证和禁忌证的把握也非常重要，如以下情况就不能进行介入治疗：骨性椎管狭窄；骨刺增生后突压迫脊髓；黄韧带肥厚导致椎管狭窄；突出的椎间盘钙化或骨化；椎间盘组织脱入椎管内；不能配合手术的患者；患心、肝、肺、脑严重疾患；过敏体质；出凝血时间延长等。选择使用哪种治疗方法也非常重要，对于突出的患者，纤维环已经破了，可采用胶原酶溶解术、臭氧介入治疗技术、射频消融术、低温等离子治疗术。对于纤维环没有破的颈椎间盘突出症患者可选择胶原酶溶解术、髓核切吸技术、激光髓核气化术、射频消融术、低温等离子治疗术。在颈椎间盘介入治疗术后还应进行必要的术后处理，包括术后佩戴颈托使颈部制动，卧床休息。患者术后仍有疼痛不适，可对症给予镇静，止痛药口服。总之，介入治疗已经成为颈椎盘突出症的首选治疗方法。

1. 经皮穿刺颈椎间盘切吸术　经皮穿刺椎间盘切吸术是一种微创手术，它是在电视透视的引导下，将切吸设备经皮穿刺到突出间盘的椎间隙内，将椎间盘部分髓核吸出，减轻椎间压力，从而使突出的髓核组织还纳复位，解除对神经根的压迫，达到缓解腰腿疼痛、肢体麻木、肌肉萎缩等症状的目的。该方法创伤小、副作用少、疗效好，术后即可缓解疼痛，术后两天即可下地行走。

（1）适应证

1）症状及体征与 CT，MRI 表现相吻合。

2）颈椎间盘突出症，影像诊断为包容性或单纯性椎间盘突出者。

3）颈椎间盘突出所致的脊髓型，神经根型及交感神经型，无合并骨性椎管狭窄，无后纵韧带钙化和黄韧带钙化。

4）经保守治疗2个月无效者。

（2）麻醉方法：采用局部麻醉。

（3）体位：患者取仰卧位，颈后部放一软垫使颈椎处于生理中立位置，在颈前部标记出气管中线及右侧颈动脉的体表位置，在C型臂透视引导下确定病变节段椎间盘间隙的正侧位体表投影线，以确定皮肤进针穿刺点（图3-3-1-1-a）。

（4）穿针：常规消毒铺无菌单，先用1%利多卡因溶液3ml局部浸润麻醉至病变节段椎前筋膜，术者站在患者右侧用左手食指放在右侧动静脉鞘和内脏鞘之间隙，将动静脉推向外侧，气管推过中线并触及病变椎体前缘。用11号小圆刀于穿刺点处横行切开皮肤长约3mm，用8号穿刺导针在C型臂透视引导下穿刺至病变的椎间隙内，在C型臂透视引导下确定病变节段椎间盘间隙的正侧位（图3-3-1-1-b、c），以确定皮肤进针穿刺点。沿导针由细至粗依次逐级扩张插入套管，套管进入椎间隙前缘的深度约为3mm，插入套管的方法：套管径由小到大，旋转式逐级插管，最后保留外套管为工作套管，拔出其他内套管，工作套管进入C_{4-5}病变的椎间

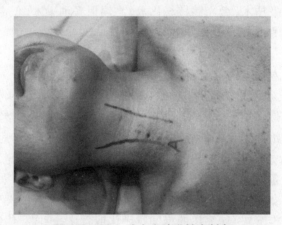

图3-3-1-1-a　确定皮肤进针穿刺点

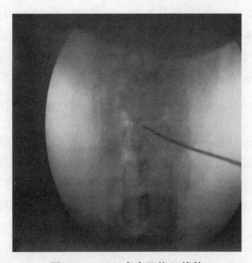

图3-3-1-1-b　术中正位X线片

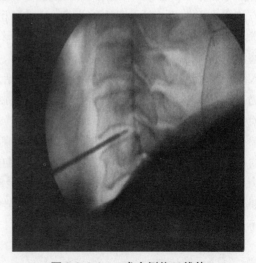

图3-3-1-1-c　术中侧位X线片

隙前缘不得超过 5mm。沿工作套管通道送入环锯，缓慢切割纤维环后，退出环锯，再用颈椎髓核钳夹取髓核（图 3-3-1-1-d），椎间隙后缘部分突出的髓核应尽量取出。然后，经工作套管插入旋切式管状刨削刀（图 3-3-1-1-e），接通电源，刨削切吸取髓核组织，采用边切吸边冲洗的方法，冲洗液浓度为庆大霉素 16 万 U 加入 500ml 生理盐水，操作过程中直至冲洗出的液体澄清无髓核组织碎屑为止，拔出工作套管，穿刺处按压 5 分钟，局部不出血为止，术毕。

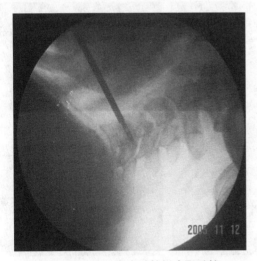

图 3-3-1-1-d 术中髓核钳夹取髓核

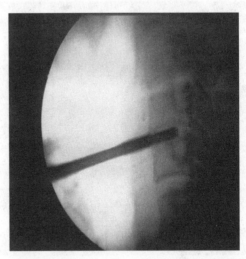

图 3-3-1-1-e 侧位像刨刀经套管插入椎间隙切吸髓核组织

（5）术后管理：手术结束后，立即观察患者双上肢感觉、运动、腱反射、吞咽是否疼痛、发音是否嘶哑、颈部是否有血肿形成等情况，进入病房进一步观察患者病情，饮水是否呛咳，24 小时内卧床休息，并指导患者进行肘关节主动屈伸锻炼、腕关节握拳锻炼，术后 24 小时后可在颈托保护下，开始下地行走，同时开始进行双肩上举、外展等功能训练，双侧肱二头肌、肱三头肌的抗阻力锻炼；术后 3～7 天观察患者是否有颈部痉挛性疼痛，体温是否升高，复查血象、血沉，了解病情变化；术后 48 小时内静脉滴注抗生素预防感染、甘露醇等脱水消肿及营养神经药物等处理；1 周可出院，术后使用颈托保护 4 周。

附：典型病例

患者，于某，女，48 岁，私企工人，福建泉州，C_{4-5} 椎间盘突出症（中央型）。无明显诱因出现颈项部酸胀不适 7 个月，伴胸部紧束感加剧 15 天于 2005 年 11 月 9 日入院。

临床表现：患者颈项部酸胀不适 7 个月，无头晕头痛，无恶心呕吐，四肢感觉无异常，近 15 天来颈项部不适未缓解，伴胸部紧束感。查体：脊柱生理弯曲存在，C_{4-5} 棘间压痛，颈椎前屈、后伸活动明显受限，压颈试验（+），引颈试验（+），双侧肱二头肌腱反射（+），双侧肱三头肌腱反射（++），双侧桡骨膜反射（++），左膝腱反射（+++），右膝腱反射（++），双侧跟腱反射（++），双 Hoffmann 征（+），左髌阵挛（+++），右髌阵挛（++），左侧踝阵挛（+++），右髌阵挛（++），双 Babinski 征（+），左上下肢肌力较右上下肢稍弱，左上下肢张力较右上下肢稍高，双上肢、双下肢、躯干、会阴区痛、触温觉无明显减弱，其他无异常。

影像学资料：颈椎 CT 示 C_{4-5} 椎间盘向后中央突出约 5mm，硬膜囊受压变形，未见椎间盘及后纵韧带钙化（图 3-3-1-1-f）。颈椎 MRI 示颈椎生理弯曲变直，C_{4-5} 椎间盘向后中央突出、硬膜囊及脊髓受压变形，C_{6-7}、C_7-T_1 节段椎间盘轻度突出，脊髓内未见异常信号改变（图 3-3-1-1-g）。

治疗方法：患者 2005 年 11 月 11 日在局麻 C 型臂 X 线监视下行 C$_{4,5}$ 经皮穿刺椎间盘切吸术。患者术后 1 个月内门诊跟踪随访复查，颈肩部酸痛已基本缓解，双上下肢肌张力正常，MRI 复查显示 C$_{4,5}$ 节段椎间盘突出髓核回缩，脊髓无明显受压，脊髓信号正常（图 3-3-1-1-h）。术后 4 个月后，临床症状消失。

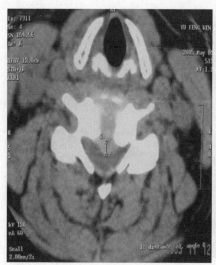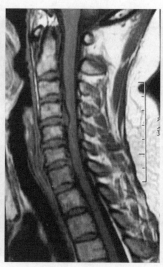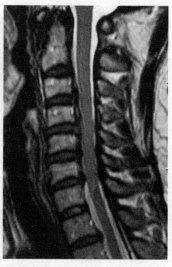

图 3-3-1-1-f　术前 CT 片　　　图 3-3-1-1-g　术前 MRI 片　　　图 3-3-1-1-h　术后 1 个月 MRI 片

2. 经皮穿刺颈椎间盘臭氧消融术　椎间盘突出症的臭氧治疗最早出现在意大利。意大利 Siena 大学 Bocci 教授从 20 世纪 80 年代起即对臭氧的作用机制进行了大量的基础和临床研究。结果表明，臭氧具有消炎、止痛及溶解髓核内的蛋白多糖等作用。1988 年，意大利医师 Verga 首先将臭氧注入腰大肌及椎旁间隙治疗腰腿痛；20 世纪 90 年代中期，Muto 等将臭氧注入椎间盘及椎旁间隙治疗腰椎间盘突出症，并于 1998 年报道 93 例，其中有效率为 78%，Albertini 总结了从 1994 年至 2000 年的 6665 例多中心的研究结果，优良率达 80.9%。臭氧治疗椎间盘突出症目前主要是采用经皮注射椎间盘内治疗，又称为臭氧消融术或氧 - 臭氧化学溶盘术，是将氧 - 臭氧浸润在髓核、神经根和（或）神经节周围，以治疗椎间盘突出症。

（1）适应证：轻至中度的单纯性包容性颈椎间盘突出。

（2）麻醉方法：采用局部麻醉。

（3）体位：患者取仰卧位，颈后部放一软垫使颈椎略处于后伸位置，在颈前部标记出气管中线及右侧颈动脉的体表位置，在 C 型臂透视引导下确定病变节段椎间盘间隙的正侧位体表投影线，以确定皮肤进针穿刺点。

（4）穿针：常规消毒铺无菌单，先用 1% 利多卡因溶液 3ml 局部浸润麻醉至病变节段的椎前筋膜，术者站在患者右侧，用左手食指放在于胸锁乳突肌内侧缘，右侧动静脉鞘和内脏鞘之间隙，将动静脉推向外侧，气管推过中线并触及病变节段椎体前缘，术者右拇食指持 8 号臭氧专用穿刺针，在 C 型臂 X 线机监视引导下，穿刺针与椎体矢状面呈 30° 夹角，经颈血管鞘与颈内脏鞘间隙进针刺入至病变节段椎间隙内，深度达 10mm。正位透视显示：穿刺针尖位于椎间隙左侧中外 1/3 处，针尖不超过脊柱中线（图 3-3-1-2-a）；侧位透视显示：针尖在椎间隙中央，距椎体前缘约 10mm 处，退出穿刺针芯（图 3-3-1-2-b）。在侧位透视下，向病变椎间盘内注射欧乃派克 1ml 进行椎间盘内造影,证实 C$_{5-6}$ 椎间盘突出,但未见病变椎间盘脱出。将出臭氧管道口再次碘伏消毒,调节氧气筒氧分压为 0.2,臭氧仪器氧分压为 0.2,臭氧浓度为 60mg/L,迅速抽出臭氧 20ml,堵住推注器口,脉冲式推注臭氧进椎间盘内(图 3-3-1-2-c),每次推注约 2ml,如此往复 5 次,共推注 10ml。操作时,可调整穿刺针的角度,每次变化一般不超过 10°。对椎间盘内操作完毕后,退针,穿刺点局部压迫 5 分钟,见无局部出血,创可贴外敷,术毕(图 3-3-1-2-d)。

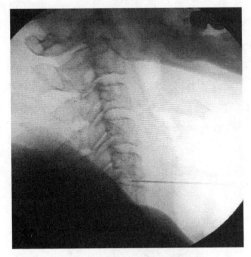

图 3-3-1-2-a　术中正位片

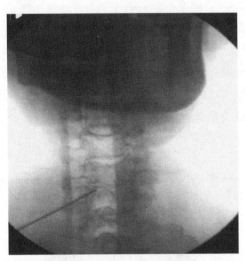

图 3-3-1-2-b　术中侧位片

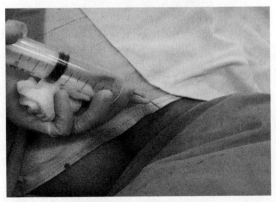

图 3-3-1-2-c　术中注射臭氧

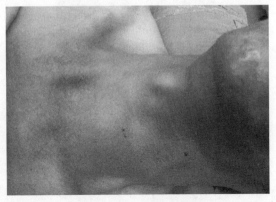

图 3-3-1-2-d　术后体表像

(5) 术后管理:手术结束时,立即观察患者双上肢感觉、运动、腱反射等情况,及注意观察患者呼吸、头晕情况,判断是否有脊髓神经损伤表现;术后即可开始指导患者进行双肩、肘、腕关节的屈伸锻炼,握拳锻炼,肱二头肌、肱三头肌的抗阻力锻炼。术后 24～48 小时内观察患者发音是否嘶哑,饮水是否呛咳,以判断是否有喉上神经及喉返神经损伤情况;术后观察患者是否吞咽疼痛,以判断是否有食管损伤;观察颈部是否有血肿形成,以了解是否有血管损伤,并注意观察患者呼吸情况,防止因血肿压迫气管导致呼吸困难。术后 3～7 天观察患者是否有颈部痉挛性疼痛,体温、血象、血沉是否升高,以判断是否有椎间隙感染等。术后 24 小时内卧床休息,术后 7 天内戴颈围保护,24 小时后可开始下地行走并观察患者步态,48 小时内静脉滴注抗生素预防感染,3～7 天内配合甘露醇或甲泼尼龙脱水消肿。

附：典型病例

患者，温某，男，37 岁，私企工作人员，福建惠安。C_{5-6} 椎间盘突出症（神经根型）。无明显诱因出现颈酸痛 10 个月，加剧伴左上肢酸麻痛 3 个月于 2006 年 3 月 12 日入院。

临床表现：颈项部酸痛 10 个月，加剧伴左上肢放射性酸麻痛 3 个月，沿左上臂外侧、前臂后外侧至拇、食、中及无名指放射，以食指尤为明显并持续存在。查体：C_{5-6} 棘间及左侧棘旁压痛，可诱发左上肢放射痛，颈部屈曲及左侧旋转活动可诱发左颈肩部放射痛。左侧牵拉试验（+），左压颈试验（+），左手拇食指间、掌背桡侧皮肤触痛觉稍减弱，左手握力、腕背伸及掌屈肌力约 4+ 级，右侧牵拉试验（−），双侧 Hoffmann 征（−）。双下肢肌张力正常，双下肢肌力 5 级，双下肢膝腱、跟腱反射对称正常，双 Babinski 征阴性。

影像学资料：颈椎 MRI 显示 C_{5-6} 椎间盘呈后中央偏左突出，局部硬膜囊前缘受压、变形，C_{5-6} 节段椎体未见退变，脊髓内未见异常信号（图 3-3-1-2-e）。

治疗方法：患者 2006 年 3 月 12 日在局麻 C 型臂 X 线机监视下采用臭氧治疗仪行 C_{5-6} 节段经皮穿刺颈椎间盘臭氧消融术。患者术后左上肢酸麻痛较术前明显缓解，术后 3 个月复查，临床症状基本消除。术后 1 年复查，临床症状消失，复查 MRI 显示 C5/6 椎间盘突出消失（图 3-3-1-2-f）。

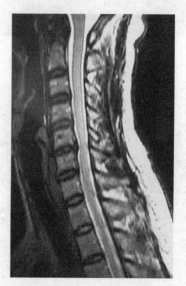 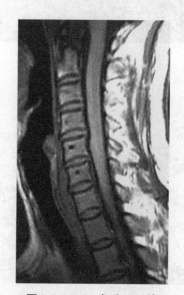

图 3-3-1-2-e　术前 MRI 片　　　　　图 3-3-1-2-f　术后 MRI 片

3. 经皮穿刺颈椎间盘高温射频消融术　经皮穿刺颈椎间盘高温射频消融治疗是直接把突出致病部分的髓核变性、凝固、收缩、减少体积，解除压迫，伤及正常的髓核组织较少，同时直接阻断髓核液中糖蛋白和 β 蛋白的释放，温热效应对损伤的纤维环、神经根水肿、椎管内的炎性反应起到良好的治疗作用。该技术的优点：射频用穿刺针只有 0.2mm 粗，穿刺时病人痛苦小；仪器上神经监测功能和时间、温度可控性造成神经根热损伤较少，且阻抗表显示又能测定出被治疗对象组织的性质；85～90℃ 很少引起出血；极少的创伤及高温射频感染的发生概率很低，因此，此治疗方法具有操作安全、痛苦小、疗效快等优点。

（1）适应证：颈椎间盘突出症。

（2）麻醉方法：采用局部麻醉。

（3）体位（以 C_{4-5} 节段为例）：患者取仰卧位，颈后部放一软垫使颈椎处于生理中立位置，在颈前部标记出气管中线及右侧颈动脉的体表位置，在 C 型臂 X 线机透视引导下确定病变节段椎间盘间隙的正侧位体表投影线，以确定皮肤进针穿刺点。

（4）穿针：常规消毒铺无菌单，先用 1% 利多卡因溶液 3ml 局部浸润麻醉至病变节段椎前筋膜，术者站在患者右侧用左手食指放在右侧动静脉鞘和内脏鞘之间隙，将动静脉推向外侧，气管推过中线并触及病变椎体前缘，助手帮助选取 22G/97mm/0.71mm/5mm 的穿插针，术者右手拇食指持穿刺针沿着已确定穿刺点穿刺进入椎间盘，在 C 型臂 X 线机监视正、侧位像确认在病变节段（图 3-3-1-3-a、b），穿刺到达"靶点"（图 3-3-1-3-c），取出穿刺针芯，将颈椎专用射频电极沿穿刺针管道置入并稳定穿刺针，并将射频电极线与神经射频仪主机正确连接（图 3-3-1-3-d）。检查牢固后打开电源，当射频仪显示阻抗应在 150～250Ω，用高频 0.8～1.0mA，低频 2.0～3.0mA 刺激，观察患者是否上肢及肩背部疼、热及肌肉颤动等异常反应。依次用 60℃、70℃、80℃的

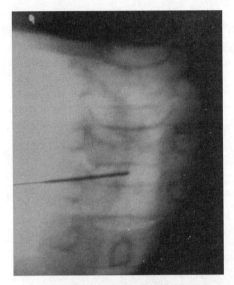

图 3-3-1-3-a　术中正位片

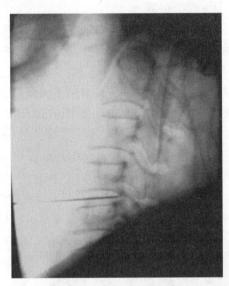

图 3-3-1-3-b　术中侧位片

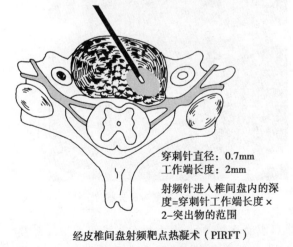

穿刺针直径：0.7mm
工作端长度：2mm

射频针进入椎间盘内的深度=穿刺针工作端长度 × 2-突出物的范围

经皮椎间盘射频靶点热凝术（PIRFT）

颈椎间盘突出　前入路穿刺法

图 3-3-1-3-c　射频靶点消融模式

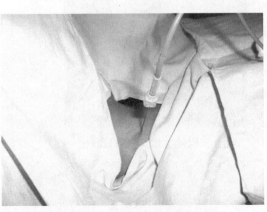

图 3-3-1-3-d　射频靶点消融治疗

温度各治疗 1 个周期 100 秒，在治疗过程中随着温度的提升，患者可能出现颈后部热胀感逐渐增加，但是能够耐受。最后用 90℃的温度再治疗 2～3 个周期 200～300 秒，经上述操作后，即热凝消融治疗后先退出射频电极针，将穿刺针芯放入穿刺针内，一起拔出，穿刺点针眼压迫 3～5 分钟后，无见出血，创可贴覆盖穿刺点，术毕。

（5）术后管理：手术结束后，立即观察患者双上肢感觉、运动、腱反射情况、吞咽是否疼痛、发音是否嘶哑、颈部是否有血肿形成等情况，进入病房进一步观察患者病情，饮水是否呛咳，24 小时内需卧床休息，并指导患者进行双肘关节主动屈伸锻炼、腕关节握拳锻炼，术后 24 小时后可在颈托保护下，开始下地行走。同时，开始进行双肩上举、外展等功能训练，双侧肱二头肌、肱三头肌的抗阻力锻炼；术后 3～7 天观察患者是否有颈部痉挛性疼痛，体温是否升高，复查血象、血沉，了解病情变化；术后 48 小时内静脉滴注抗生素预防感染、甘露醇或甲泼尼龙 80mg 脱水消肿及营养神经药物等处理；术后 1 周可出院，颈围保护 1 个月。

附：典型病例

患者，林某，男，59 岁，办公人员，泉州惠安，颈椎间盘突出症（中央偏右型）。无明显诱因出现颈肩部不适 2 年，双下肢无力加剧 2 个月于 2005 年 12 月 23 日入院。

临床表现：颈肩部不适 2 年，加剧右上肢放射性麻、痛，双下肢无力 2 个月。查体：颈椎生理弯曲存在，颈椎右侧旋转明显受限，C_{4-5} 椎间小关节处压痛，压颈试验（+），引颈试验（+），右侧臂丛牵拉试验（+），双侧 Hoffmann 征（−），四肢肌张力（++），双肱二头肌腱反射（++），双肱三头肌腱反射（++），双桡骨膜反射（++），双膝腱反射（++），双跟腱反射（++），双侧髌阵挛（−），双侧踝阵挛（−），双 Babinski 征（−），双肘、腕及掌指关节活动功能正常，躯体无明显感觉平面异常。

影像学资料：颈椎 MRI 示 C_{4-5} 椎间盘向后中央略偏右侧突出 3mm 硬膜囊受压变形，未见椎间盘及后纵韧带钙化，脊髓内信号正常（图 3-3-1-3-e、f）。

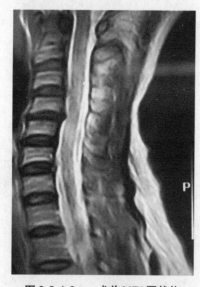

图 3-3-1-3-e 术前 MRI 冠状位

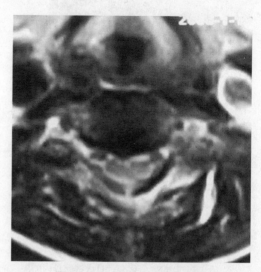

图 3-3-1-3-f 术前 MR 矢状位

治疗方法：患者 2005 年 12 月 26 日在局麻 C 型臂 X 线机监视下行 C_{4-5} 椎间盘高温射频消融术。患者术后即感颈肩部及右上肢酸痛较术前明显缓解，术后 3 个月复查，临床症状基本消除，已能参加工作，复查 MRI 显示：C_{4-5} 椎间盘突出物影像基本消失，硬膜囊无受压

（图 3-3-1-3-g、h）。术后 1 年复查，患者自诉颈肩部偶有轻微酸麻感外无其他不适，从事原来的工作不碍。

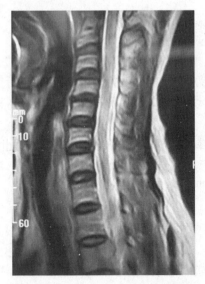

图 3-3-1-3-g　术后 3 个月 MRI 冠状位

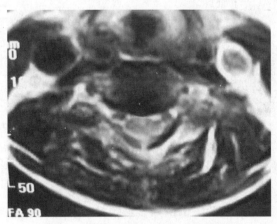

图 3-3-1-3-h　术后 3 个月 MR 矢状位

4．颈椎间盘突出症微创治疗的研究进展　在临床医学中，治疗颈椎病的方法就是保守、微创和手术。大多数颈椎病的患者通过保守疗法治疗取得了很好的治疗效果，一般保守疗法主要包括牵引、理疗、推拿、按摩、针灸等的方法，可以采取多方方法结合治疗，但要在患者减轻工作量，或者处于完全休息的状态，才能够取得最佳的治疗效果。微创介入治疗法较多，可以说是目前国际上治疗颈椎病疗效最好，也是最先进的方法。其能够彻底的治愈病症，而且在很大的程度上减少了复发的可能。手术疗法，手术疗法会给人体带来很大的伤害，所以一般适用于症状严重，日常的工作生活已经受到影响，不得不采用手术治疗的患者。

（李行浩　王汉龙　陶海涛　赖展龙　吴志强　陈长贤）

第二节　腰椎间盘突出症

一、概述

腰椎间盘突出症是临床上常见病、多发病，该病好发于青壮年，男性多于女性，且以体力劳动者多见，国内王全平等报道，发病年龄多在 14～72 岁，其中 21～45 岁占 66.3%。此病属中医"痹症"范畴，是引起腰腿痛的常见原因之一。现代医学认为，腰椎间盘突出症是由于突出物造成的机械压迫及神经根受压时引起的炎症反应和粘连、血液循环障碍以及受化学刺激等因素所致。而中医理论则认为，该病与外伤瘀血、感受风寒、肝肾亏损等因素关系密切。此病据国外报道以 L_5-S_1 椎间盘突出最多，国内则以 L_{4-5} 多见。

二、病因病机

正常椎间盘弹性很大，可承受巨大的压力而不致破裂，随着年龄的增长和经常受到挤压、扭转等应力作用和轻微损伤的积累,在 30 岁以后椎间盘发生退行性变,使纤维环破裂,引起椎间盘病变。多位于 L_{4-5} 和腰 L_5-S_1 两间隙。

三、诊断

腰椎间盘突出症多在椎间盘退化的基础上,再受到外力作用诱发的。

（一）临床表现

1. 腰痛伴坐骨神经痛,疼痛剧烈,沿坐骨神经走行的方向放射,可放射全臀部,大腿后部和小腿外侧,甚至足跟和足背外侧,随咳嗽、打喷嚏、用力大便或弯腰而加剧,休息时好转,整个患病过程有明显间歇性。

2. 局部压痛,在 L_{4-5} 或 L_5-S_1 的棘突间中线旁或中线有深部压痛,并常沿坐骨神经支配区放射。

3. 腰部僵直,生理前凸平直,可出现脊柱侧凸,骶棘肌痉挛,腰椎活动受限。

4. 直腿抬高试验和加压试验均阳性。

5. 下肢的感觉,肌力和腱反射有改变,严重者有肌肉萎缩。

（二）辅助检查

1. X 线片　侧位片显示腰椎生理前突减少、消失或前后径后突,患椎间隙前后等宽,后宽前窄或前后径均变窄,椎体后缘唇样增生等,正位片显示腰椎侧弯,弯度最大点常与突出间隙相一致。

2. CT　直接征象为向椎管内呈丘状突起的椎间盘阴影,或为软组织肿块影;硬膜囊压变形或移位,椎间盘与硬膜囊之间的脂肪组织层不对称或消失,神经根袖变扁或变粗,神经根袖抬高压尖等。

3. CTM　通过脊髓造影结合 CT 扫描对神经根和硬膜囊的压迫显示更加明确,但是要掌握好 CT 扫描的时间,一般在造影后 10～12 小时最佳。

4. MRI　此种检查可同时获得三维影像的新技术,不仅可用于诊断（阳性率可达 98% 以上）,更为重要的是用于定位及分辨"退变"、"膨出"、"突出"、"脱出"、"游离"。

5. 腰椎间盘髓核造影　把碘剂直接注入椎间盘内,根据显影的变化作出腰椎间盘突出的诊断。准确判断椎间盘的"膨出"、"突出"、"脱出"、"游离"。

6. 脊髓造影　阳性准确率达 90% 以上,硬膜囊受压征象表现为弧形压迹,造影剂中断或密度减低,神经根受压征象表现为神经根袖缩短或消失,神经根袖变扁或变粗,神经根袖抬高压尖等。

（三）诊断标准

1. 腰痛伴坐骨神经痛。

2. 局部压痛,并向下肢放射。

3. 直腿抬高试验和加压试验均阳性。

4. 腰部生理曲度平直,脊柱侧凸,腰椎活动受限。

5. 下肢感觉,肌力与腱反射有改变。

6. X 线检查显示椎间隙变窄。

7. 椎管造影显示脊髓有压迫。

8. CT 扫描显示椎间盘突出。

9. 磁共振影像（MRI）显示椎间盘突出。

（四）疗效评价标准

依照中华骨科学会腰背痛手术评定标准进行疗效评价：

优　术前症状缓解，腰椎活动度、直腿抬高试验、神经功能均恢复，并能恢复原来的工作和生活。

良　术前症状部分缓解，腰椎活动度、直腿抬高试验、神经功能部分恢复，不能恢复原来的工作和生活。

差　治疗无效或症状加重，有关体征无改善。

（五）临床分型

此病分类依据不同标准有不同的分类方法，但常用的分类方法是根据突出位置，LDH 按临床大体可分为以下 4 型：

1. 隐匿型　患者在正常载荷下即可出现反复发作和不易缓解的顽固性腰部疼痛，但不伴下肢放射痛和间歇性跛行。X 线、CT 检查均为阴性，MRI 检查病变椎间盘髓核 T2 加权像为低信号或正常。如椎间盘内破裂型或已还纳的纤维环隆起型椎间盘突出症。此型不易与其他原因引起的下腰痛相区别。椎间盘造影是确诊隐匿型腰椎间盘突出症的关键，此型椎间盘造影时可诱发与以往相同的下腰部剧烈疼痛。而其他原因所致的下腰痛行椎间盘造影时不易诱发下腰痛。

2. 旁侧型或称后外侧型　纤维环的后方最薄弱的部位即在椎间盘中线两侧，此处由于椎间盘退变使Ⅱ型胶原增多，纤维环本身薄弱，同时缺乏后纵韧带的强力中部纤维加强，因此为腰椎间盘突出症的常见部位。突出物压迫或刺激神经根可引起根性放射性腿痛。根据突出物顶点与神经根的位置关系，又可分为根肩型、根腋型及根前型。

3. 中央型　是髓核物质通过纤维环后部中间突出，到达后纵韧带下，通过硬膜囊压迫神经根及马尾神经，根据突出物顶点的位置又可分为两种：

（1）偏中央型：髓核突出位于椎间盘后方偏一侧，主要压迫一侧神经根及马尾神经，或两侧均受压，而一侧较重，一侧较轻。

（2）正中央型：髓核突出位于椎间盘后正中央，一般突出范围较大，或纤维环破裂，髓核和纤维环碎块聚集在后纵韧带下或经入椎管，两侧神经很及马尾神经广泛受压。

4. 极外侧型　分为椎间孔内型和椎间孔外型。

（1）椎间孔内型：隆起型的 LDH 髓核可直接向椎间孔内突出，破裂及游离型的 LDH 髓核亦可逐渐经过后纵韧带下或经椎管进入椎间孔，压迫神经根及神经节，因为 90% 的神经节位于椎间孔内，故临床上可产生剧烈的根性痛。

（2）椎间孔外型：突出物位于椎间孔外侧，则脊神经在突出物与横突间韧带之间受压。

四、治疗

（一）保守治疗

目的在于促使神经根的炎性水肿加速消退，从而减轻或解除神经根的压迫，使疼痛减轻或消退。

1. 完全卧床休息，睡硬板床，可行针灸、理疗、推拿。

2. 服镇痛剂对症治疗，如吲哚美辛（消炎痛）25mg，每日 3 次，口服。急性期可采用 20%甘露醇 250ml 加地塞米松 5mg 静脉滴注，连用 3～5 天，目的是脱水消炎，加速水肿消退，解除压迫。

3．用布带骨盆牵引，重量7～10kg，每日2～3次，每次1～2小时，3～4周内可望缓解。但孕妇合并高血压、心脏病的禁用。

4．硬脊膜外注射少量类固醇和麻醉药物，可抑制神经根局部的炎症反应，但注射技术必须绝对可靠。

（二）手术治疗

一般来说，大部分腰椎间盘突出患者通过保守治疗都能恢复，但是，手术治疗腰椎间盘突出症也是一种行之有效的方法，能较彻底地解除神经压迫，消除神经根性症状。随着手术器械的发展及术式的不断改进，手术的损伤相对减少，安全性提高，成为一种越来越完善的治疗方法。目前，仍有许多患者对手术有惧怕心理，不愿接受手术治疗，造成病情的延误，影响疗效。以下几类患者就需采用手术方法治疗腰椎间盘突出症。

1．急性发作，具有明显马尾神经症状者。患者在发病时出现马尾神经受压症状，如大小便功能紊乱者，需紧急手术摘除椎间盘。

2．诊断明确，经长期系统保守治疗无效者。部分患者经正规系统的保守治疗，症状改善不明显，且经CT或造影检查明确诊断，应接受手术治疗。

3．症状反复发作者。一些患者症状显著，经非手术治疗缓解后，不到6～8周又再次发作，影响正常工作、学习和生活时，应考虑手术治疗。

4．病情逐渐发展，神经症状明显者。患者病情加重，出现肌力减弱，神经支配区域持续麻木甚至下垂，查体出现神经损害的体征，结合CT、造影等检查神经根受压状况与症状相符，应及早进行手术治疗。

5．腰椎间盘突出症合并其他腰椎骨性病变，需手术治疗或探查者。

（三）微创治疗思路和特点

腰椎间盘突出症的治疗方法名目繁多，总体归纳为三大类方法，一是保守治疗，例如针灸、推拿、牵引、镇痛等，以缓解症状治疗为主；第二类外科手术治疗，即开刀治疗，主要针对病因治疗，但治疗创伤较大，并发症高。第三类就是介入治疗，是近年来兴起微创治疗方法。

介入治疗是在医学影像设备（如超声、透视、CT等）引导和监视下，经过皮肤穿孔，通过血管或软组织途径，把精细治疗器械或药物精确放置到病灶部位，达到直接诊断和治疗的目的。

腰椎间盘突出症是由于椎间盘压迫了神经并导致神经炎症而发病的，所以介入治疗主要是针对这两面治疗。介入治疗的简要机制就是解除神经压迫和消除神经炎症。

解除神经压迫的介入方法也比较多，统称为经皮椎间盘减压术，也是脊柱介入放射学最活跃的临床和研究领域，目前经皮椎间盘减压术的有效率约为85%。大体归纳为三大类，一是化学消融减压术，如椎间盘内注射胶原酶、臭氧等。二是物理消融减压术，有经皮切吸和高温消融等。三是机械髓核摘除减压术，包括椎间盘镜下髓核摘除术、经皮椎间孔镜下髓核摘除术。

（四）微创治疗方法

随着微创技术、介入治疗的飞速发展，腰椎间盘的疗法越来越多样化，并逐步向微创化方向发展。微创治疗包括胶原酶溶解术，经皮切吸术，经皮激光椎间盘减压术，射频消融髓核成形术，经皮臭氧消融术、后路椎间盘镜手术和椎间孔镜手术等。微创介入治疗的适应证主要是包容性的椎间盘突出症，不合并椎管狭窄者。后路椎间盘镜手术和椎间孔镜手术技术是传统的开放手术和现代内镜下微创技术的完美结合，其与传统手术相比，具有切口小，出血少，对脊柱稳定性破坏小，术后恢复快等优点。经权威数据库检索，国内已经有许多学者应用该技术治疗腰椎间盘突出症，认为准确选择适应证，可取得良好的临床疗效，且创伤小，恢复快，符合骨科微创技术的新趋势。但各家治疗例数不是很多，观察时间不是很长，其远期疗效有待进一步观察。

微创手术的适应证：

（1）腰椎间盘突出患者首次发病，下肢疼剧烈，夜间难以入睡，行走困难，经保守治疗后效果不理想者。

（2）尽管保守治疗有效，但症状反复发作两次以上，发作时症状严重，影响工作和生活，病史超过半年以上者。

（3）病史较长，且反复发作，尽管症状体征都不十分严重，诊断明确，患者有手术治疗要求者。

（4）无论病史长短，一旦出明显神经麻痹损害者，如大脚趾背伸肌肌力4级以下。

（5）中心型椎间盘突出合并马尾神经损害，如大小便功能障碍，CT显示椎间盘或后纵韧带无明显钙化者。

（6）尽管椎间盘突出的病史、症状体征并不典型，但CT、脊髓或硬膜外造影，MRI以及椎间盘造影等影响检查，发现有椎间盘巨大突出者。

1. 经皮穿刺腰椎间盘切吸术　经皮穿刺椎间盘髓核切吸术是一种局限于椎间盘切除的治疗，主要是通过在椎间盘纤维环的小开窗，部分切除髓核，使椎间盘内的压力降低，从而缓解对神经根及椎间盘周围痛觉感受器的刺激，达到消除症状的目的：①显著降低椎间盘内压：因椎间盘自身具有明显的体积弹性模量特性，当在纤维环钻孔并切除髓核后，椎间盘内压可显著下降；②减少突出部分的椎间盘包容：在经皮穿刺椎间盘髓核切吸术时，不仅可以切除椎间盘中央部髓核，从而达到间接减压之目的，而且也可以切除部分突出部位的髓核；③改变髓核突出方向：经皮穿刺椎间盘髓核切吸术不仅经外侧入路切除部分髓核，而且在椎间盘的纤维环后外侧钻孔、开窗，使局部纤维环对髓核的包容消失，此窗的存在人为改变了髓核突出的方向，对椎间盘长期地持续减压起到了重要作用。

（1）适应证

1）症状及体征与CT，MRI表现相吻合

2）椎间盘突出症，影像诊断为包容性或单纯性椎间盘突出者。

3）腰椎间盘突出症，无合并骨性椎管狭窄，无后纵韧带钙化和黄韧带钙化。

4）经保守治疗2个月无效者。手法复位、夹板或石膏外固定后再度移位者；

（2）麻醉方法：采用局部麻醉。

（3）体位：患者清醒状态下取俯卧位，双髂前上棘处垫枕，腹部悬空，使腰椎处于生理中立位置，以病变节段为中心，以病变节段椎间隙平行线标记出横线，距腰椎后正中线及病变节段左侧旁开8cm的脊柱纵轴体表标记，画出垂线，两线交点为穿刺点，并通过C型臂透视确定病变节段椎间盘间隙的正侧位体表投影线，以确定皮肤进针穿刺点。

（4）穿针：常规消毒铺无菌单，术者先用1%利多卡因溶液8ml用7号腰穿针由皮肤至腰骶棘肌后深筋膜层浸润麻醉生效后，术者站在病变左侧，选用18号穿刺套管针于标记点处进针，注意保持穿刺针垂直于脊柱纵轴，与冠状面成45°角插入穿刺针，经皮肤、皮下组织、筋膜、腰方肌、腰大肌、安全三角区进入病变腰4/5节段椎间盘内。确认穿刺针部位是：透视下见针尖进入L_{4-5}病变节段椎间隙椎间盘内2mm处，正位透视像针尖位于椎间隙中央与关节突连线内缘处（图3-3-2-1-a），侧位透视针尖位于椎间隙后1/3处且与椎间隙平行（图3-3-2-1-b）。

退出穿刺针的针芯，经穿刺针芯插入导丝针至病变椎间盘中央部，一手固定导丝针，另一手旋转拔出穿刺针。以导丝为中心用 11 号尖刀横行切开皮肤及深筋膜约 5mm，沿导丝针先旋入最细的一根套管，然后逐步由细到粗旋入另外五根锥形套管，使套管前端突破病变椎间盘纤维环至盘内 2mm（图 3-3-2-1-c）。再次 C 型臂透视确认套管在盘内位置无误，一手固定留下最外层工作套管，另一手拔出导丝针及其余套管，经外层套管内插入环锯，术者与患者密切沟通，确认患者无出现激烈的腰腿痛症状，缓慢向椎间盘内旋转切开纤维环，退出环锯，将髓核钳插入椎间盘内夹取髓核组织（图 3-3-2-1-d），夹取椎间盘过程中，在盘内改变方向 10°，重新调整工作套管插入 2mm，再夹取操作后，退出髓核钳。然后，经外套管的工作通道插入旋切式管状刨削刀，检查刨削切吸仪、吸引器与冲洗用生理盐水瓶正确连接，打开电源，刨切吸取髓核组织，刨刀以 300r/min 的速度在盘内刨削残余的髓核组织，边刨切边吸取冲洗，冲洗液浓度为庆大霉素 16 万 U 加入 500ml 生理盐水，直至冲洗液澄清无髓核残渣吸出为止，退出刨削刀及工作套管，压迫穿刺部位 5 分钟，局部不出血为止，包扎穿刺点，无需缝合切口。

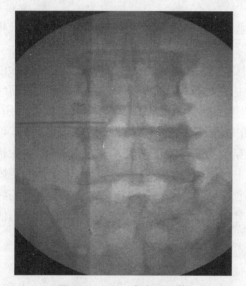

图 3-3-2-1-a　术中正位片

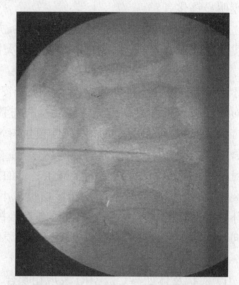

图 3-3-2-1-b　术中侧位片

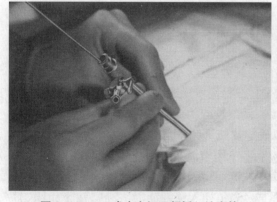

图 3-3-2-1-c　术中由细至粗插入扩张管

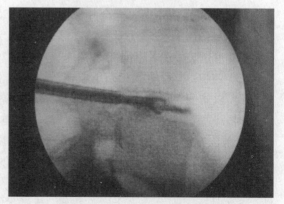

图 3-3-2-1-d　术中经工作套管夹取髓核

　　（5）术后管理：手术结束后，立即观察患者的双下肢运动、感觉情况。72 小时内需卧床休息，但不要求绝对卧床，并指导患者进行双下肢静力锻炼；术后 72 小时指导患者进行双下肢踢腿锻炼,每条腿 20 个 / 次,一天 3 次,可在腰围保护下下地行走。术后 5 天开始指导患者进行腰背肌功能锻炼,30 个 / 次,一天 3 次。术后 72 小时内静脉滴注抗生素预防感染,应用脱水药消除神经根水肿及营养神经药物,配合理疗等对症处理。7 天后可出院,下地行走腰围保护 2 周。

附:典型病例

薛某,男,37 岁,工人,福建泉州。L$_{4,5}$ 椎间盘突出症(中央偏左型)无明显诱因出现腰痛并左下肢放射性麻痛 4 个月于 2002 年 6 月 18 日入院。

临床表现:腰痛并左下肢放射麻痛,疼痛放射至左小腿外侧,劳累后加重,休息可缓解。查体:脊柱生理弯曲存在,L$_{4,5}$ 棘间及左侧椎旁压痛,并向左小腿外侧放射痛。股神经牵拉试验(-),左侧直腿抬高试验 50°(-),加强试验(+)。左小腿外侧、足背及左足踇趾外侧背侧区皮肤感觉迟钝,双膝腱反射(++),双跟腱反射(++),双 Babinski 征(-),双下肢张力正常,左足踇趾背伸肌力 4 级,其他肢体肌力无减低。

影像学资料:腰椎 MRI 提示 L$_{4,5}$ 节段椎间盘向左后方突出,左侧 L$_5$ 神经根与硬膜囊受压,L$_{4,5}$ 节段椎体无黄韧带肥厚及后纵韧带钙化,无椎管及侧隐窝狭窄,脊髓内未见异常信号(图 3-3-2-1-e)。

治疗方法:患者 2002 年 6 月 20 日在局麻 C 型臂 X 线机监视下行经皮穿刺 L$_{4,5}$ 椎间盘切吸术。该患者术后 1 个月复查,腰腿酸痛基本消除,久行后仍稍觉左小腿部酸痛,双直腿抬高试验 60°(-)。术后 3 个月复查,临床症状及体征基本消除,行走活动自如,恢复正常工作。复查 MRI 提示 L$_{4,5}$ 椎间盘突出消失(图 3-3-2-1-f)。

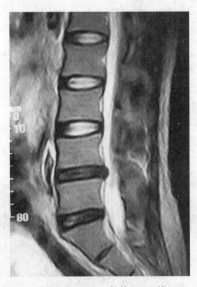 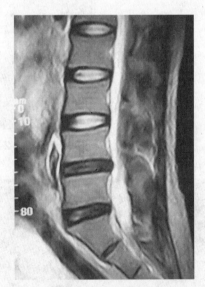

图 3-3-2-1-e 术前 MRI 片　　　　　　图 3-3-2-1-f 术后 MRI 片

2. 经皮穿刺腰椎间盘臭氧消融术　椎间盘突出症的臭氧治疗最早出现在意大利。意大利 Siena 大学 Bocci 教授从 20 世纪 80 年代起即对臭氧的作用机制进行了大量的基础和临床研究。结果表明,臭氧具有消炎、止痛及溶解髓核内的蛋白多糖等作用。1988 年,意大利医师 Verga 首先将臭氧注入腰大肌及椎旁间隙治疗腰腿痛;20 世纪 90 年代中期,Muto 等将臭氧注入椎间盘及椎旁间隙治疗腰椎间盘突出症,并于 1998 年报道 93 例,其中有效率为 78%,Albertini 总结了从 1994 年至 2000 年的 6665 例多中心的研究结果,优良率达 80.9%。臭氧治疗椎间盘突出症目前主要是采用经皮注射椎间盘内治疗，又称为臭氧消融术或氧 - 臭氧化学溶盘术，是将氧 - 臭氧浸润在髓核、神经根和（或）神经节周围，以治疗椎间盘突出症。

（1）适应证：椎间盘源性腰痛，轻至中度的单纯性包容性腰椎间盘突。

（2）麻醉方法：采用局部麻醉。

（3）体位（以 L_5-S_1 节段为例）：患者取俯卧位，双髂前上棘垫枕，腹部悬空，使腰椎处于生理中立位置，在 C 型臂 X 线机透视下确定病变 L_5-S_1 椎间隙正侧位体表投影线，来确定穿刺点：将金属尺沿 L_5-S_1 椎间隙的体表投影平行放置，用甲紫溶液作线性体表标记为横线，以脊柱纵轴的体表投射为垂线，两线相交处即为 L_5-S_1 椎间盘中心的体表投射点；取左髂后上棘与左侧髂嵴最高点的连线中点为穿刺点，穿刺点与椎间盘中心的体表投射点的连线即为进针路线（图 3-3-2-2-a）。

（4）穿针：术区常规消毒铺无菌单，先用 1% 利多卡因溶液 5ml 行穿刺点局部浸润麻醉生效后，术者站在病变左侧，从病变腰椎小关节内侧缘入路，采用 10 号臭氧专用穿刺针进行穿刺，在 C 型臂 X 线机监视下：正位透视下穿刺针与冠状面呈约 55°，与横切面呈约 30° 插入穿刺针，经皮肤，皮下组织，筋膜，腰方肌，腰大肌，通过安全三角区进入病变 L_5-S_1 椎间盘内（图 3-3-2-2-b）。侧位示针尖位于 L_5-S_1 椎间盘后 1/3 部偏左侧（图 3-3-2-2-c）。透视确认后退

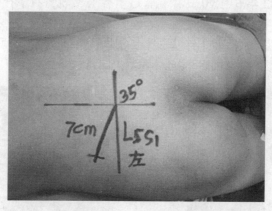

图 3-3-2-2-a　术前体表定位像

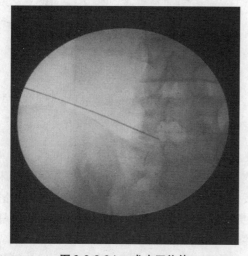

图 3-3-2-2-b　术中正位片

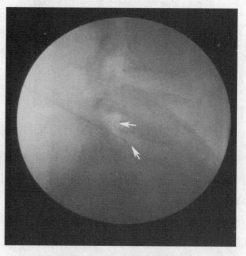

图 3-3-2-2-c　术中侧位片

出穿刺针芯，向椎间盘内注射欧乃哌克 2ml 造影剂，观察所见椎间盘内的造影剂无向外泄漏现象，属包容性突出。将准备好的医用氧气筒管道连接到三氧治疗仪，调节医用氧气筒氧分压为 0.2，臭氧仪氧分压为 0.2，臭氧浓度为 60mg/L，将出臭氧管道口再次碘伏消毒，迅速抽出臭氧，每次抽吸的臭氧浓度为 80mg/L 20ml，堵住推注器口，迅速往椎间盘内往复脉冲式推注（图 3-3-2-2-d），每次注入量约 2ml，如此往复 5 次，总量为 10ml。操作治疗中，如果增加疗效，可调整穿刺针的角度，每次变化一般不超过 5～10°。对椎间盘内操作完毕后，退针后局部按压 5 分钟，见无局部出血，创可贴外敷，平车返回病房。

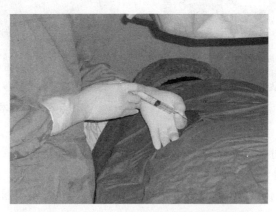

图 3-3-2-2-d　进行往复脉冲臭氧注射治疗

（5）术后管理：术后立即观察患者的双下肢运动功能与感觉情况；24 小时内尽量卧床休息，并指导双下肢各关节肌群进行静力锻炼；术后 24 小时后可在腰围保护下下地行走；术后 3 天指导患者进行双下肢踢腿锻炼，每条腿 20 个 / 次，一天 3 次。术后 5 天指导患者进行腰背肌、腹肌功能锻炼，30 个 / 次，一天 2 次。术后 72 小时内静注抗生素预防感染，应用激素、脱水药 3 天以减少神经根水肿，应用神经营养药物治疗 7 天，配合理疗等对症处理。术后使用腰围保护，1 周后可出院。

附：典型病例

患者，庄某，男，39 岁，商人，福建泉州。L_5-S_1 椎间盘突出症（中央偏左型）。无明显诱因出现腰部酸痛伴左下肢麻痛反复发作 1 年余于 2005 年 04 月 11 日入院。

临床表现：腰部酸痛，活动受限，伴左下肢放射性麻酸痛 1 年余，平卧休息后症状稍缓解。

查体：腰椎生理弯曲正常，L_5-S_1 棘间及棘旁左侧压痛，疼痛可放射至左臀后，左小腿后侧，左直腿抬高试验 50°（+），加强试验（+），右直腿抬高试验 80°（-），加强试验（-），双下肢膝腱反射对称正常，左跟腱反射较右跟腱反射弱，双下肢肌张力正常，左足背外侧部皮肤触痛觉减弱，双 Babinski 征阴性。

影像学资料：腰椎 CT 显示 L_5-S_1 椎间盘髓核组织向中央偏左侧突出约 5mm，左侧 L5 神经根与局部硬膜囊受压，其他节段椎体未见退变（图 3-3-2-2-e）。

治疗方法：患者 2005 年 04 月 12 日在局麻 C 型臂 X 线机监视下行 L_5-S_1 节段经皮穿刺腰椎间盘臭氧消融术。患者术后即感腰部酸痛伴左下肢麻痛明显缓解；1 个月复查，腰左腿部酸痛基本消除，但久行后稍觉左小腿后部麻木，双直腿抬高试验 60°（-）；术后 3 个月复查，腰酸痛、左下肢麻痛基本消除，行走活动自如，恢复正常工作及生活，复查 CT 显示 L_5-S_1 椎间盘突出已基本消失（图 3-3-2-2-f）。

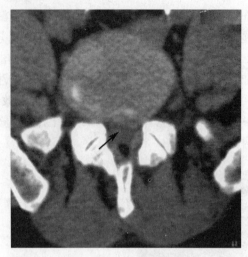
图 3-3-2-2-e　术前 CT 片

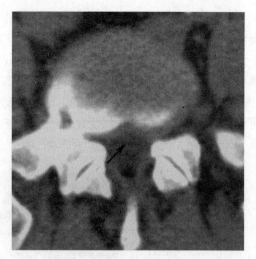
图 3-3-2-2-f　术后 3 个月 CT 片

3. 经皮穿刺腰椎间盘高温射频消融术　腰椎间盘突出高温射频（radiofrequency，RF）治疗技术是通过特定穿刺导针精确输出超高频电波，使局部组织产生局部高温，起到热凝固或使椎间盘髓核消融萎缩作用，从而治疗椎间盘突出的技术，因此被又称之为"椎间盘突出射频热凝"或"椎间盘突出射频消融"。

（1）适应证：椎间盘射频消融术主要用于椎间盘源性腰痛，膨隆性和包容性椎间盘突出，对于较大突出，髓核脱出、游离则无效。

（2）麻醉方法：采用局部麻醉。

（3）体位（以 L_{4-5} 节段为例）：患者取俯卧于介入床上，骨盆的髂前方垫薄枕，腹部悬空，使腰椎处于生理中立位置，以 L_{4-5} 病变节段为中心，画出横线，标记腰椎后正中线及 L_{4-5} 病变侧旁开 8～12cm 的体表位置，画出纵线，两线交点为穿刺点，并通过 C 型臂 X 线机透视确定病变 L_{4-5} 节段椎间盘间隙的正侧位体表投影线。

（4）穿针：常规消毒铺无菌单，先用 1% 利多卡因溶液 5ml 行局部浸润麻醉生效后，术者站在病变左侧，选取 22G/97mm/0.71mm/5mm 的穿刺针，用右手拇食指持穿刺针沿着病变节段腰椎小关节内侧缘（图 3-3-2-3-a），已确定如上述的穿刺点入路。与冠状面呈约 30° 插入穿刺针，经皮肤，皮下组织，筋膜，腰方肌，腰大肌，通过病变节段的安全三角进入椎间盘内。在 C 型臂 X 线机监视下，确认针尖位于病变节段椎间盘后 1/4 部并偏 L_{4-5} 椎间盘病变左侧，即到达椎间盘突出最高点即"靶点"（图 3-3-2-3-b）。取出穿刺针芯，将腰椎射频电极针沿穿刺针管道入并稳固，并将射频电极线与射频仪主机正确连接线路（图 3-3-2-3-c），检查牢固后，打开电源，当射频仪表显示阻抗在 150～250Ω，频率高频 1.0mA，低频 2.0mA，刺激无腰腿疼及肌肉颤动等异常反应依次用 60℃、70℃、80℃ 的温度各治疗 1 个周期，每个周期为 100 秒，在治疗时，术者与患者密切沟通，患者通常出现原腰腿痛症状，即疼痛复制，在治疗过程中随着温度的提升，患者可能出现腰腿部热胀感逐渐增加，但是能够耐受。最后，再用 90° 的温度治疗 3 个周期 200 秒，靶点治疗完毕后，在椎间盘内调整穿刺针，使针尖放置于椎间盘中央，再治疗 2 个周期 100 秒。经上述操作后，即热凝消融治疗后先退出射频电极针，将穿刺针芯放入穿刺针内，一并退出，穿刺点针眼压迫 5 分钟后，未见出血，创可贴覆盖穿刺点，术毕。

（5）术后管理：手术结束后，立即观察患者的双下肢运动、感觉情况。24 小时内需卧床休息，但不要求术后绝对卧床限制体位，并指导患者进行双下肢各关节静力锻炼，术后 24 小时后可在腰围保护下，开始下地行走。术后 3 天指导患者进行双下肢踢腿锻炼，每条腿 20 个 / 次，一天 3 次。术后 5 天指导患者进行腰背肌功能锻炼，30 个 / 次，一天 3 次。术后开始使用腰围保护，1 周后可出院。术后 72 小时内常规静脉应用抗生素预防感染，应用脱水药 3 天消除神经根水肿，应用非甾体类镇痛药物 3 天消炎止痛，应用营养神经药物治疗 7 天，配合理疗。

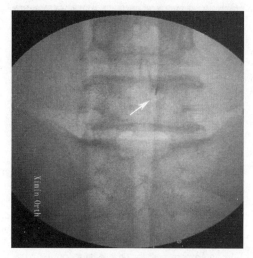

图 3-3-2-3-a　术中正位片

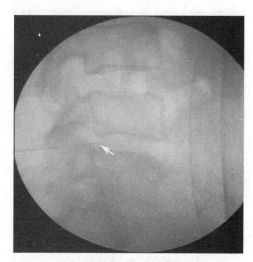

图 3-3-2-3-b　术中侧位片

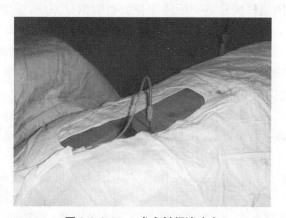

图 3-3-2-3-c　术中射频治疗中

附：典型病例

徐某，女，24 岁，工人，福建泉州。腰椎间盘突出症（中央型），扭伤致腰痛伴双下肢放射性麻痛 6 个月，加重 3 个月于 2006 年 2 月 27 日入院。

临床表现：腰痛伴双下肢小腿放射麻痛 6 个月，以左下肢尤甚，加重 3 个月。查体：腰椎生理弯曲正常，$L_{4,5}$ 棘间及椎旁双侧压痛，颈动脉压迫试验（+），股神经牵拉试验（−），双侧直腿抬高试验 40°（+），加强试验（+）。双侧膝腱反射（++），双侧跟腱反射（++）。左踇趾伸肌力 4 级，左下肢小腿外侧、足背皮肤感觉减弱，双侧踝阵挛（−）。

影像学资料：腰椎 CT 提示 $L_{4,5}$ 椎间盘向中央型突出 6mm，腰椎其他结构未见异常：无侧隐窝狭窄及椎间盘、后纵韧带钙化，无黄韧带肥厚（图 3-3-2-3-d）。

　　治疗方法：患者2006年2月28日在局麻C型臂X线机监视下应用神经射频仪行L_{4-5}经皮穿刺椎间盘靶点热凝射频消融术。患者术后即感腰痛及伴双下肢小腿放射麻痛明显缓解，1个月复查，腰腿部酸痛基本消除，但久行后仍稍觉左小腿部酸痛，双直腿抬高试验60°（-）。术后3个月复查，临床症状及体征基本消除，行走活动自如。术后5个月复查，临床症状消失未复发，CT复查提示L_{4-5}椎间盘突出物消失，硬膜囊无受压（图3-3-2-3-e）。

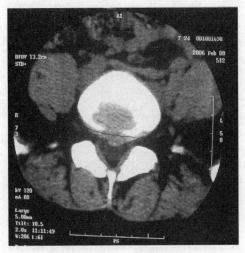
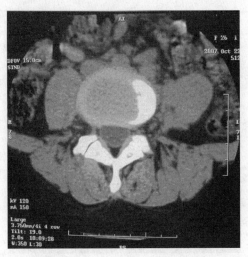

图3-3-2-3-d　术前CT片　　　　　　　　　图3-3-2-3-e　手术5个月后CT片

　　4. 后路腰椎间盘镜髓核摘除术　后路腰椎间盘镜治疗系统，是医学科学发展起来的一种新兴技术，它的问世，使腰椎间盘突出的治疗工作更趋完善，给广大患者带来福音，特别是那些恐惧手术、饱受腰腿痛的患者均能接受。将直径1.7cm的椎间盘镜插入病变腰椎椎板后方，在内镜下将突出的椎间盘摘除。因其可以在纤细的数码内镜指导下完成操作，无须常规手术必要的大切口及较广泛的剥离腰椎周围肌肉、韧带等正常组织。

　　（1）适应证

　　1）腰椎间盘突出患者首次发病，下肢疼剧烈，夜间难以入睡，行走困难，经保守治疗后效果不理想者。

　　2）尽管保守治疗有效，但症状反复发作两次以上，发作时症状严重，影响工作和生活，病史超过半年以上者。

　　3）病史较长，且反复发作，尽管症状体征都不十分严重，诊断明确，患者有手术治疗要求者。

　　4）无论病史长短，一旦出明显神经麻痹损害者，如大脚趾背伸肌肌力4级以下。

　　5）中心型椎间盘突出合并马尾神经损害，如大小便功能障碍，CT显示椎间盘或后纵韧带无明显钙化者。

　　6）尽管椎间盘突出的病史、症状体征并不典型，但CT、脊髓或硬膜外造影，MRI以及椎间盘造影等影响检查，发现有椎间盘巨大突出者。

　　（2）麻醉方法：连硬膜外麻醉。

　　（3）体位（以L_{4-5}节段为例）：患者腰椎连硬膜外麻醉成功后，取俯卧位，腹部悬空，使腰椎处于生理中立位置，在C型臂X线透视下确定病变L_{4-5}节段椎间盘间隙正侧位体表投影定位线，并于L_4棘上韧带注射美蓝0.2ml为定位标记，用2%甲紫溶液在以病变L_{4-5}椎间隙为中心脊柱后正中棘突旁开 15mm 做线性体表标记约 3cm。

（4）手术过程：患者腰硬膜外麻醉成功后，取俯卧位，腹部下、双侧髂前上棘垫软垫悬空，使腰椎处于生理中立位置。常规消毒术区，铺无菌手术巾，用 1.5mm 细定位针在病变 L$_{4-5}$ 椎间隙水平棘突右侧旁开 15mm 插入达椎板，在 C 型臂透视监视下确认定位针于 L$_{4-5}$ 病变节段椎间盘间隙水平（图 3-3-2-4-a）。以定位针为中心做长约 20mm 的纵行切口，依次切开皮肤、皮下组织、腰背筋膜，沿定位针用套管由小至大逐级扩张插入（图 3-3-2-4-b），安装手术工作套管，用自由臂连接工作套管与手术床固定，调节合适位置旋紧自由臂，使其对工作套管有一个向下的压力，再次侧位透视确定工作套管对准病变 L$_{4-5}$ 椎间隙后将内镜插入工作管道并将其锁定，调整内镜头上的对焦环，使镜下视野放大并光源照明达到最清晰状态，调整镜下视野于实际的解剖方位，即脊柱中线的图像位于显示器的上端 12 点位置。用髓核钳清除管道内椎板上的软组织，清楚显示上位 L$_4$ 椎板的下缘、椎板间黄韧带、下关节突的内侧缘及下位 L$_5$ 椎板之上缘。用刮匙或剥离器分离黄韧带，以枪式咬骨钳咬除黄韧带，切除上位椎板下 1/3 及下位椎板上缘，显露并牵开右侧 L$_5$ 神经根和硬膜囊，显露所见突出的椎间盘压迫于右 L$_5$ 神经根的肩上，用 11 号微型尖刀纵行切开病变节段的纤维环，用髓核钳摘除髓核组织，并行右 L$_5$ 神经根管扩大减压，再次探查右 L$_5$ 神经根、硬脊膜周围无破碎的髓核组织存在，右 L$_5$ 神经根骨性管道松弛无受压，并使神经根能横向移动 10mm。用 0.9% 生理盐水反复冲洗，直到未见残留髓核组织冲出为止，冲洗后仔细止血，检查术区无出血后，清点纱布器械无误，拔出工作管道，放置一引流片，由内到外逐层缝合切口，纱布外敷包扎，术毕（图 3-3-2-4-c～图 3-3-2-4-f）。

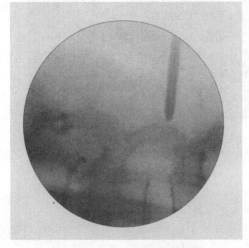

图 3-3-2-4-a 术中侧位定位像

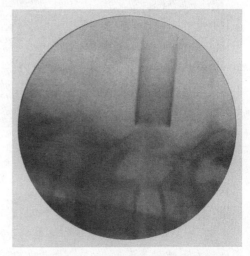

图 3-3-2-4-b 术中植入工作套管侧位像

（5）术后管理：术后密切观察患者头部活动、双下肢感觉活动情况、二便及伤口引流情况，尤其是踝、姆趾背伸肌力情况，术后 48 小时内拔除引流管；24 小时内需卧床休息，指导患者进行双下肢静力锻炼，第 2 天开始在床上进行直腿抬高训练，术后 3 天指导患者进行双下肢踢腿锻炼，每条腿 20 个／次，一天 3 次。术后 5 天指导患者进行腰背肌功能锻炼，30 个／次，一天 3 次，此时，可指导患者在腰围保护下地活动。术后 5 天内静脉滴注抗生素预防感染，应用脱水药 3 天减少神经根水肿，应用营养神经药物及配合理疗等对症处理。术后 10 天后拆线可出院，下地行走活动腰围保护 1 个月，术后 1 个月后可恢复轻体力工作，嘱患者 3 个月内避免负重劳动。

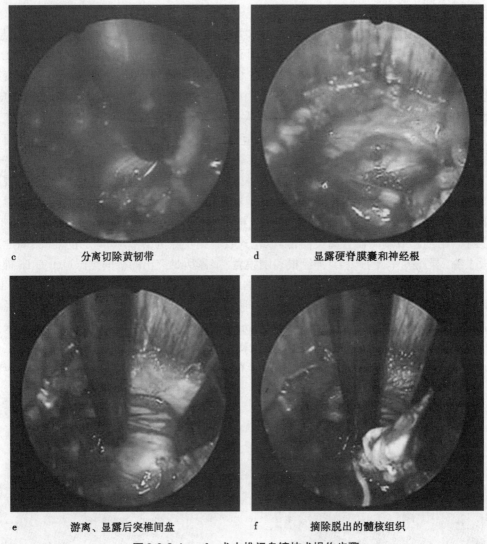

c　　　　分离切除黄韧带　　　　　　　　d　　　　显露硬脊膜囊和神经根

e　　游离、显露后突椎间盘　　　　　　　f　　　摘除脱出的髓核组织

图 3-3-2-4-c～f　术中椎间盘镜技术操作步骤

附：典型病例

朱某，女，54 岁，家庭妇女，福建泉州人，L_{4-5} 椎间盘突出症（右侧型）。无明显诱因出现反复腰痛伴右下肢酸痛 5 年，加剧 1 周于 2005 年 7 月 11 日 11：00 入院。

临床表现：腰酸痛伴右下肢酸痛 5 年，时好时坏，反复发作，加剧 1 周。查体：腰椎生理弯曲平直，左侧弯畸形，腰部屈曲活动功能受限，L_{4-5} 椎旁右侧压痛，无放射痛。右直腿抬高试验 40°（+），双侧膝腱、跟腱反射对称，右侧胫前肌 4 级、趾总伸肌力 4 级，跚趾背伸肌力 4 级，肌张力正常，马鞍区触痛觉正常，右足背及跚趾外背侧皮肤感觉减弱，左下肢、双上肢肌力、张力、反射未见异常。

影像学资料：腰椎 CT 提示 L_{4-5} 节段椎间盘髓核向右后方突出，压迫硬膜囊与右侧 L_5 神经根，继发右侧隐窝狭窄，脊髓内未见异常信号（图 3-3-2-4-g）。

治疗方法：患者于 2005 年 7 月 13 日采用后路腰椎间盘镜行 L_{4-5} 右侧椎板开窗，髓核摘除术。该患者术后即右侧腰腿酸痛消除，5 天后下地行走觉右小腿仍稍觉酸胀感；术后 3 个月复查右侧腰腿酸痛消除,行走无不适,可参加工作,生活正常,双直腿抬高试验70°(-),CT复查显示L_{4-5}椎间盘突出消失,硬膜囊及神经根无受压(图3-3-2-4-h)。术后半年、1年后随访,腰腿痛无复发,生活工作正常。

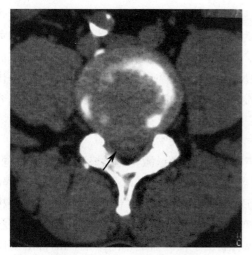

图 3-3-2-4-g 术前 CT 影像

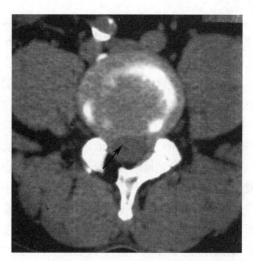

图 3-3-2-4-h 术后 CT 影像

5. 腰椎间盘突出症微创治疗的研究进展 自从 1963 年 Smith 将木瓜凝乳蛋白酶注射入患者椎间盘,开始了微创治疗腰椎间盘疾病的新时代,到 1997 年 Smith 和 Foly 率先将显微内镜技术应用于 LDH 手术,微创治疗 LDH 已成为微创脊柱外科开展最为活跃的领域,且广泛应用于临床。

现将部分微创手术方法在临床应用的现状总结如下:

(1) 化学髓核溶解术(CNL): Smith 于 1963 年首次报道将木瓜凝乳蛋白酶注入病变节段椎间盘内溶解髓核组织以治疗椎间盘突出症。其基本病理为,利用胶原酶对软骨组织的水解作用,将髓核组织溶解,水分释放,最终萎缩,椎间盘内压力降低,从而使神经根压迫得以解除。陈黔等认为胶原酶化学溶解术治疗椎间盘突出症不仅能降解胶原蛋白使椎间盘的总体积缩小,解除突出物对神经根机械压迫,抑制炎性物质磷脂酶 A2 的活性,而且还与其可降低免疫球蛋白这一炎性递质,中断由椎间盘组织引起的自身免疫反应有关。国内谢光贵等胶原酶治疗椎间盘突出症 1000 例,有效率为 88%。GuhaAR 等对 112 例腰腿痛临床治疗,有效率达 83%,研究结果相似。因木瓜凝乳蛋白酶严重并发症多限制了它的发展,现逐步被胶原酶取代。髓核化学溶解术已在美国停止应用。

(2) 经皮穿刺腰椎间盘切吸术(PLD): 1975 年,Hijikata 首先采用 PLD,开辟了微创治疗腰椎间盘突出之间的新途径。其通过后外侧入路进入椎间盘,在纤维环上钻孔、开窗,摘除部分髓核,降低椎间盘内压力,缓解对神经根及椎间盘周围痛觉感受器的刺激,达到治疗目的。但临床结果显示大多数突出椎间盘并无明显回缩,部分病人临床症状改善不明显。洪传明等运用 C 型臂 X 线机、螺旋式腰椎间盘自动摘除器行经皮腰椎间盘摘除术(PLD)共 32 例,结果全部病例随访 3 个月~3 年,优 21 例,良 8 例,差 3 例,有效率为 90.16%。1985 年,Onik 研制集切割、冲洗和抽吸于一体的气动式自动摘除器,将 PLD 改进为 APLD。获得满意疗效。其治疗的机制是将部分髓核切割、吸出,降低椎间盘内压力,减轻对神经根及椎间盘痛觉感受器的刺激。与传统的腰椎间盘摘除手术相比，住院时间短，手术风险小，即使手术未获成功，也没有传统手术的并发症。禁忌证则为影像学显示椎管狭窄；椎间盘突出伴钙化；小关节内聚等。但由于其对髓核的切除系盲切，且无法直接对突出部位予以切除，APLD 已很少被采用。

（3）臭氧髓核消融术：医疗臭氧的临床使用起源于德国。目前已经在俄罗斯、美国、古巴、意大利、英国等国家广泛应用。医学研究认为，臭氧具有抗病毒、抗炎、灭菌、镇痛和免疫调节之作用。国内在 2000 年开始将该技术引入，臭氧治疗椎间盘突出主要休现有四方面作用：①蛋白多糖；②破坏髓核细胞；③减轻炎症反应；④即时镇痛作用。按照俞志坚等提出的经皮腰椎间盘臭氧注射术规范化条例认为臭氧治疗适应证主要为轻至中度的单纯性包容性腰椎间盘突出合并相应的神经功能障碍，经 CT 或 MRI 检查证实者。非包容性中度突出者（突出小于 5ram）亦在适应证之列。国内文献报道，有效率为 88%。

（4）经皮激光椎间盘减压术（PLDD）：利用经皮穿刺技术，通过激光对髓核汽化切割、凝固，减少髓核组织，降低椎间盘内压力，使突出的椎间盘张力下降、回缩。达到治疗目的。1988 年首先由美国的 Choy 等进行临床的成功报道。PLDD 手术适应证包括纤维环完整的包含型椎间盘突出伴与椎间盘病变节段相符的根性症状，对非包含型或游离型椎间盘突出、腰椎管狭窄、侧隐窝狭窄等则不宜行 PLDD。但 PLDD 的成功取决于椎间盘造影的结果。rasshoff 等阐述了 PLDD 临床疗效与椎间盘之间的相关性。李展振等报道，该术式有效率为 96.1%。

（5）等离子射频消融髓核成形术：国外学者于 20 世纪 90 年代将射频消融术引入到脊柱疾病的治疗领域。其理论是部分消融病变椎间盘的髓核可以降低其内部压力，使突出椎间盘部分回缩，减小其对神经根的刺激，从而达到减轻症状的目的。1996 年 Yeung 采用等离子射频消融髓核成形术治疗了 40 例 LDH 患者，优良率达 86.4% 国内在 2001 年底开始引进这项技术。肖少雄等人采用射频消融髓核成形术治疗一组 97 例 LDH 患者，结果各年龄组优良率为各不相同：小于 40 岁组优良率为 90.9%，41～60 岁组优良率为 88.7%，61～70 岁组优良率为 41.5%，大于 71 岁组优良率为 12.7%，总结该结果显示：射频消融髓核成形术主要适用于 60 岁以下患者，以"包容性"腰椎间盘突出症患者疗效最佳，而临床症状以伴有下肢放射痛的腰痛患者疗效较好。

（6）显微镜及内镜辅助技术：显微镜下腰椎间盘切除术是传统后路椎板开窗技术与显微外科技术的结合。显微镜辅助下的椎间盘手术最早可以追溯到 1977 年 Caspar 等为显微脊柱外科所做的开创性工作。Maroon 报道 2500 例以上的显微镜下椎间盘切除术，成功率为 88%～98.15%。他认为显微外科椎间盘切除术在大多数情况下都优于其他经皮介入技术，是大多数需手术治疗的患者可选择的治疗方法。张涛报道 86 例采用显微镜下微创手术治疗 LDH 患者，优良率为 94.12%。与传统的椎间盘髓核摘除术相比，具有切口小、组织创伤小、出血少和术后恢复快等特点。

（7）经皮穿刺椎间孔镜椎间盘摘除术（PELD）：经皮穿刺椎间孔镜椎间盘摘除术是近年发展起来的脊柱外科微创术式。1992 年美国的 Mathews、Kambin 和瑞士 Leu 研制发明了侧后方经椎间孔入路脊柱内镜高效高精度手术器械；1997 年，Yeung 研制出了第三代脊柱内镜 YESS（yeung endoscopy spine system），内镜直视下"由内向外"摘除椎间盘的方法，称为 YESS 技术，2002 年 Yeung 报道采用该技术治疗 LDH 患者 307 例，并且随访 1 年以上，优良率为 89.3%；2003 年，Hoogland 教授采用椎间孔入路，内镜直视下"由外向内"切除突出的椎间盘组织，该方法称为 THESSYS 技术，该技术与 YESS 相比，具有可探查硬膜外、侧隐窝、椎间孔出口神经根和椎管内行走神经根的优点。在微创手术中，PLED损伤更小，更符合脊柱微创手术的理念。

总之，微创技术治疗LDH已取得很大的进展，其具有创伤较小、疗效确切、并发症较少、患者痛苦少、恢复快等优点，已成为治疗LDH的新趋势。然而，在倡导脊柱微创的同时，也不能全面否定传统的开放手术，传统的后路开放手术仍占据主流地位，并常常成为微创手术的补救措施，二者之间不是相互排斥的，而是要正确认识腰椎间盘微创手术，严格掌握适应证和熟练的操作技巧，并根据不同病人情况选择不同的个性化治疗方案。

（李行浩　王汉龙　陶海涛　赖展龙　吴志强　洪友谊　陈长贤）

第三节　椎体滑脱症

一、概述

对椎体滑脱症的认识有许多混淆不清的问题，某些骨科医师和众多神经外科医师对其理解肤浅。椎体滑脱症这个术语是指某个脊椎在其下位脊椎上向前滑动产生的病理过程。脊柱滑脱症能由各种原因引起，而且在临床特征和影像学上的表现也可能存在很大差异，再加之考虑到严重程度、病因、年龄、性别和进展情况等诸多因素的不同，这就需要在治疗上针对每一个病案有所区别。椎体滑脱的发病率在欧洲是4%～6%，而在一些因纽特人部落可高达40%。国内缺乏类似的统计数字，对腰痛患者的常规X线摄片检查发现在成人中约5%患者有腰椎崩裂或滑脱。腰椎滑脱中，先天性腰椎滑脱占33%，峡部裂引起的滑脱占15%，最多见的是退行性腰椎滑脱。

二、病因病机

峡部裂是椎体滑脱症的重要发病原因，而峡部裂的形成较为复杂，一般认为是在遗传性发育不良的基础上关节突峡部受到反复的应力所造成，主要原因有：

1. 椎弓发育不良　有学者认为脊柱滑脱是由于先天性椎弓峡部裂引起，椎弓中央及两侧各有骨化中心，在发育中未能连接而成峡部裂，但临床中在婴儿期很难发现椎弓不连的病例。目前认为峡部裂并非脊柱先天性异常，这种缺陷在新生儿中并不存在，峡部裂没有先天性缺陷的解剖学证据和胚胎学解释。峡部裂是由于先天发育不良的骨骺在关节突的应力作用下分离形成的峡部缺损。脊柱滑脱是因椎弓发育不良，后天负重行走后峡部延长甚至断裂而逐渐获得。

2. 疲劳性骨折　Wiltse（1975）报道观察到17位儿童原先X线无峡部裂隙，参加剧烈活动后出现腰部疼痛，X线片发现峡部出现裂隙，认为是疲劳骨折。Roseberg、Bargar和Friedman复习了大量从来没有行走的患者的X线片，没有发现任何脊柱滑脱或椎体分离，从而进一步支持了疲劳骨折学说。椎弓发育不良的峡部相对细小，正常情况下，L_5椎间盘向前倾斜，L_5椎体存在向前滑移的剪力，背伸时椎弓邻近的棘突受背伸肌和韧带的向下拉力，增加了下关节突抵抗滑移的应力，在运动或外伤时，尤其是后伸位时，容易发生疲劳骨折，由症状轻而忽视治疗，导致骨不连，形成峡部裂。

3. 遗传因素　脊柱滑脱症有明显的家族遗传史。患者中有家族遗传史的占27%～69%，比一般人口中4%～8%的发病率高很多。这类患者常伴有其他脊柱畸形，如骶裂、L_5椎体呈菱形等。本病还有明显的种族因素，白种成年人的峡部裂发病率男性为 5%～6%，女性为 2%～3%，因纽特人的发病率为 50%，而黑人则少于 3%。

4. 创伤　腰椎峡部因外伤特别是后伸损伤，常可造成骨折，导致继发性腰椎滑脱。

椎体滑脱引起腰腿痛的原因较为复杂，除椎间盘的纤维环内层、髓核和硬膜囊背侧外，几乎所有的脊柱结构都有丰富的神经支配，参与腰痛的发生和调控。腰椎峡部裂时，骨折本身可引起背痛。游离的后部结构包括下关节突、椎弓、棘突等在腰椎屈伸运动时，由棘间韧带、棘上韧带及腰背肌的牵拉，会出现异常活动，与正常后部结构活动方向相反。这种异常活动的存在使峡部骨折不易愈合。久之，骨折端形成较大的纤维骨痂样组织，其中亦会有神经末梢长入，在异常活动刺激下引起腰背部疼痛。峡部神经由脊神经后支的内侧支和窦神经的分支组成，分别分布于峡部的椎管外侧和内侧，这些神经末梢受到刺激时，可通过脊神经前支向臀部或股部放射，峡部封闭可暂时缓解其疼痛。增生肥大的纤维样骨痂及可能伴随的椎间盘压迫神经根而造成下肢痛。腰椎峡部裂患者的腰腿痛，可能是上述原因中的一种或两种同时作用引起的。

三、诊断

(一)临床表现与体征

腰椎滑脱患者的主要症状是慢性下腰痛。疼痛表现为两种类型：①椎弓不连或轻度滑脱者表现为下腰部轻度酸痛，偶尔放射到臀部或大腿，症状的产生与过度活动或劳动有关，限制活动后疼痛减轻。腰痛是受累节段的机械性不稳定所致；②腰痛伴有根性放射痛，常见于滑脱程度重的患者。根性痛是由于峡部裂处形成的纤维软骨痂造成的，L_5 向前滑移时骶神经根在骶骨顶上受压、黄韧带增生、椎间盘突出、侧隐窝狭窄也是引起疼痛的常见原因。严重的滑脱(Ⅲ度或Ⅳ度)，也可引起马尾损伤症状。

体征主要表现为站立时腰椎生理前凸增加，严重时骶骨因骨盆向后旋而突出，背伸肌紧张，常常屈膝并使脊椎胸腰椎过伸来维持站立位。行走时 Thalen-Dixon 征阳性，即骨盆性摇摆式鸭步。棘突及上下韧带常有压痛。重度滑脱棘突间或腰骶交界区可看到或扪到阶梯。腰部伸屈活动稍受限，直腿抬高多不受限，下肢的运动感觉及反射多正常。

(二)辅助检查

1. X 线片　X 线片诊断脊柱滑脱或脊柱分离的最好方法，Lowe 等始终建议采用站立位 X 线平片进行诊断，在 50 位患者中，他们发现 26% 的患者在站立位时位移增大。X 线片检查常规应包括正侧位、双斜位及过伸过屈位，以便发现椎弓峡部的骨缺损，以及确定病变为单侧或双侧。腰椎斜位片是发现峡部缺损的最好方法，阳性率可达 84%。在上下关节突与椎弓之间，出现骨缺损性裂隙，为确诊此病的直接 X 线征象。正常椎弓附件投影像一"狗头"状，狗头表示同侧横突，狗耳表示上关节突，狗眼为椎弓根纵切面影，狗颈为关节间部即峡部，前后腿为同侧和对侧的下关节突，狗体为椎板，狗尾为对侧横突。当峡部裂时，狗颈部出现裂隙，"狗头低垂"或"狗戴项链"。

侧位片在椎弓根的后下方，上下关节突之间，可见一透亮裂隙，移位越明显则显示越清楚。有 40% 可见到裂隙，但不能鉴别单侧或双侧。有时侧位片还可以鉴别真性滑脱还假性滑脱：前者脊柱的前后径增大(椎体前缘到棘突的直径)而后者不变，前者受累棘突与下位椎体保留不动，仅受累椎体前移，而后者的椎体和棘突同时前移。正位片多不易发现，阳性率约为11.6%，表现为椎弓环行阴影下方出现斜行或水平的裂隙，宽约 2mm，多为两侧。伸屈侧位平片可显示出脊柱不稳。侧位片可用于测量滑移程度、观察滑脱进展、制定手术方案、推测预后等。对此，Meyeding、Villmann、Meschant 等提出了许多测量指标，部分已广泛用于临床，如椎体向前移位、骶骨倾斜角、矢状旋转角、骶骨前上缘弯曲率、滑脱腰椎楔变率、腰椎前凸角、骶骨水平角、腰骶关节角、腰骶角等的测量。

2. CT　计算机断层扫描在鉴别脊柱滑脱时不如 X 线平片有效，但 CT 扫描可提供多层面的信息，对诊断是有帮助的。CT 的主要表现有：椎弓峡部的骨缺损，边缘不规则呈锯齿状，也可能为局部部膨大，密度增高，有骨痂生成。合并滑脱时滑脱层面椎管前后径增大，呈双管状，硬膜呈纺锤形，滑脱层面上下则椎管及侧隐窝狭窄，神经根孔畸形，有时可见合并椎间盘突出。矢状位和冠状位 CT 扫描可判断神经根受压是来源于软组织还是来源于骨组织，是在椎管内受压还是在椎管外受压。

3. 脊髓造影　采用脊髓造影检查对于发现椎管内病变是非常必要的，但单独使用对于脊柱滑脱的诊断意义不大。脊髓造影后进行多层面 CT 扫描，能够对于判断脊柱滑脱对椎管内外的影响提供最大的帮助，有助于手术方案的制订。

4. MRI　磁共振影像同脊髓造影后多层面 CT 扫描结果相似，对椎间盘退变有诊断意义，有助于确定脊柱融合的上限。

5. ECT　骨扫描能够鉴别急慢性骨折和陈旧性脊柱融合中的假关节形成。

（三）临床分型

众多学者提出了不同的分类系统，其中应用最广泛的是 Wiltse-Newman-Macnab 分类法（1976）。

1. 发育不良型　骶骨上部或腰 5 椎弓先天性发育异常。

2. 峡部裂型　峡部发生损伤，可进一步分为 3 种类型。

（1）峡部发生溶解—疲劳骨折。

（2）峡部完整但发育时间过长。

（3）峡部发生急性骨折。

3. 退变型　这种损伤由长期的脊柱节段性不稳定所致。

4. 创伤型　这种类型由骨折引起，骨折发生椎体各结构如椎弓、小关节、峡部等骨折，而不是峡部孤立骨折。

5. 病理型　发生在全身或局部骨疾病时。

椎体滑脱的其他分类：依据上位椎体相对下位椎体滑脱的严重程度，脊柱滑脱可分为 I ～ V 度。I 度滑脱椎体向前移位为下位椎体前后径的 25% 以下，II 度为 25%～50%，III 度为 50%～75%，IV 度为 >75%，V 度（脊柱前移）为上位椎体与下位椎体完全分离。

四、治疗

多数椎体滑脱患者并没有明确的腰痛和腿痛，很多是在体检中发现的。在 Colonna 的临床随访中发现，约 1.25% 腰背痛患者是腰椎滑脱引起的，而在 X 线平片上证实有腰椎滑脱的患者，仅 50% 左右会出现症状，其中大多数可以通过非手术治疗获得缓解，最终只有 10% 的患者接受手术治疗。

1. 保守治疗　如果腰椎滑脱没有明显的加重，可以采取非手术治疗，定期做腰椎 X 线检查，了解滑脱情况。如果有腰痛和腿部的不适，在休息后通常症状可以得到缓解。非手术治疗包括卧床，禁止增加腰部负重的活动，如提重物、弯腰等，结合理疗如红外线、热疗，口服消炎止痛药,但要防止药物对消化道带来的不良作用。此外,还可以佩戴腰围、支具,由专业和矫形师为患者测量或用石膏取模,然后根据模型制作一个贴身的支具,佩戴后能减轻腰部的负担,缓解症状。

2. 手术治疗　对于出现了对应神经症状的腰椎滑脱患者,通过正规的保守治疗后症状仍无明显缓解,仍然有长期的腰痛和其他滑脱的伴随症状,严重影响生活和工作,可以考虑行手术治疗。20世纪70年代后,随着椎弓根螺钉的应用,腰椎滑脱治疗取得了突破性的进展,使滑脱椎体完全复位成为现实,并且有效地提高了植骨融合率。椎间植骨融合器的应用,又为某些退变性腰椎不稳的治疗提供了有效的方法。腰椎滑脱的手术方法有很多种,要根据患者的情况选择合适的手术方式,而自椎弓根螺钉问世以来,应用最为广泛的术式为后路滑脱复位、椎弓根钉内固定、椎间植骨融合术。

3. 微创治疗思路和特点　由于腰椎滑脱在开放手术过程中需要剥离、损伤椎旁肌肉和周围软组织,术后患者疼痛重、恢复时间长,而且是腰椎手术后出现慢性腰痛的重要原因之一。本世纪初,随着脊柱微创扩张通道、经皮椎弓根钉系统等微创手术器械的应用,该术式得到了很大的改良。脊柱微创扩张通道系统采用后外侧入路,通过建立一个可扩张撑开的工作通道,使脊柱外科医师可精确到达手术区域,不需广泛剥离肌肉及软组织,顺利实现以往只有传统开放手术才能完成的腰椎管减压、滑脱复位、椎间植骨融合、椎弓根螺钉内固定等脊柱后路内固定融合手术要求的所有复杂操作。在充分减压的基础上,尽可能保留棘突、棘上韧带和棘间韧带等腰椎后部结构,大大减少常规手术对肌肉的剥离和牵拉所致的医源性损伤,具有创伤小、出血少、术后疼痛轻、恢复快等特点,逐渐受到手术医师认可及患者的欢迎。而经皮椎弓根钉系统允许通过旁正中经皮穿刺切口放置椎弓螺钉和棒,与标准的开放腰椎椎弓根螺钉固定相比,它椎旁肌是钝性分离而不是从其附着点剥离,并且通过顺序扩张技术达到微创效果。这样同样显著减少了术中的出血,减少了医源性的肌肉损伤及术后的疼痛。

4. 微创治疗方法

(1) 经椎间孔腰椎椎体间融合术:经椎间孔腰椎椎体间融合术(transforaminal lumbar interbody fusion,TLIF)是由 Harms 和 Jeszenszky 于1998年在后路腰椎椎体间融合术(posterior lumbar interbody fusion,PLIF)基础上发展而来的较新的脊柱融合技术。近年来,TLIF 在临床上的应用已越来越广泛。近几年,由于微创脊柱外科(minimally invasive spinal surgery,MISS)的进步,在传统开放 TLIF 的基础上,微创 TLIF 技术也得到了快速的发展,微创 TLIF 相对传统开放 TLIF 又有了更进一步的优势。

微创 TLIF 的适应证目前具有争议。但总的来讲,微创 TLIF 最适合于行单间隙融合的患者。适应证包括:①不合并神经症状或仅有单侧神经症状的Ⅰ度、Ⅱ度峡部裂性或退行性腰椎滑脱症;②不合并椎管内病理改变的椎间盘造影阳性的腰椎退变性疾病,如退行性间盘疾病引起的椎间盘源性腰痛,腰椎退行性侧凸伴有腰椎矢状位不稳;③腰椎再次手术或曾经感染者,如术后复发性腰椎间盘突出伴有或不伴有腰痛,椎板切除后脊柱后凸畸形,间盘切除后椎间狭窄引起的神经根管狭窄及有神经根症状表现;④椎体间的假关节形成等。

目前对于微创 TILF 本身而言尚无明确的绝对禁忌证,相对禁忌证有:3个节段以上的椎间盘退行性疾病;双侧硬膜周围纤维化;严重的骨质疏松症;椎间孔内出现联合神经根,因为联合神经根恰好位于手术入点部位,试图牵拉该神经结构可能会造成永久性的神经损伤;由于间盘退变导致椎体间骨质增生而致椎间隙消失的情况等。

微创 TLIF 必须借助一些特殊的辅助器械实现手术操作，这些辅助器械对于微创 TLIF 的发展有着相辅相成的作用，陆续有新的设备投入商用。现在主要有 METRxX-Tube 扩张管道系统、Atavi 系统、PIPELINE Access 系统、Luxor 系统、MaXcess 系统等。

患者全麻成功后，俯卧于手术床，C 型臂 X 线机透视确定解剖位置：正位像上椎弓根应呈椭圆形，并且可见黑色的外层的皮质骨边界。棘突将同一水平的两椎弓根分开；侧方影像应显示清晰的椎体终板和单一的椎弓根。透视确定腰椎病变节段，于体表作标记后，常规消毒铺巾。在后正中线旁开约 4～5cm 处一长约 2.5cm 纵行切口，通过多裂肌插入定位导针，沿导针插入扩张管分开肌肉纤维，最后在扩张管外插入扩张器，选择长度合适的扩张叶片，固定于万向固定臂后，叶片撑开器上下撑开，再选择合适的左右撑开叶片左右撑开，行 360° 撑开显露切口。显露椎弓根，攻入椎弓根钉。同样的方法，在减压对侧攻入椎弓根钉并安置连接棒。通过椎弓根钉临时撑开椎间隙，在减压侧切除该间隙的上一椎体的下关节突和下一椎体的上关节突，显露椎间孔，清除下方的黄韧带及硬膜外脂肪，显露外侧 1/3 的椎间盘、硬膜囊和神经根，并摘除椎间盘，处理椎体终板。适当撑开椎间隙后，选取适宜的椎间融合器，将自体骨切割修整后用于椎间植骨。或充填松质骨，置入椎间隙，完成节段椎弓根螺钉及棒的固定，通过椎弓根钉之间加压固定。

（2）钉棒固定技术：用前述切口置入螺钉，椎弓根的位置通过透视确定，将一个 11 号的骨穿活检针刺入，直到针的顶端到达关节突与横突交界部位，侧方透视针应该椎弓根环的顶端，且将椎弓根均分，正位透视针的顶端应该位于椎弓根环的外侧边缘。锤击针的末端，沿着椎弓根的轨迹轻轻将针击入椎弓根。侧方透视针应穿过松质骨朝向椎弓根基底部，针到达椎弓根与椎体结合部时，前后位透视针尖应位于椎弓根中心，在开始进针时正位透视就位于椎弓根环的中心，则进针太偏内，有突破椎管的危险。一旦针顺利进入椎体，移除内层的套管针，放入克氏针，在正侧位透视引导下使克氏针通过椎弓根，克氏针放置到位后，顺利放置扩张器，利用套管帽敲打椎弓根。再次浏览 CT 和 MRI 选择合适直径的螺钉，长度根据帽上的标记来选择。螺钉放置之前，螺钉扩张器必须先固定，螺钉扩张器有内外鞘管。内鞘管中插入带锁接头，插头帽插入远端鞘管中，插头帽在鞘管中，允许丝线任意悬挂，内鞘管放置入外面的螺钉扩张器中，且使其位于最上端，有两个位置可供选择，第一种允许悬吊锁钉头的丝线进入万向螺钉的底座，但是保留底座以便安装棒，第二种允许锁钉头拧入最后的位置，将棒锁定于螺钉中，将套管的底座，万向螺钉放入顺序排列螺钉的末端，用起子推进锁钉头。顺序检查保证螺钉在正确的位置上，使螺钉抵达扩大部位。也可以将棒放入螺钉头使其完成适当的排列，将套筒起子放入近端螺钉扩张部位，拧紧锁钉头，完整的螺钉扩张器系统放置在克氏针之上，透视引导下将螺钉拧入椎弓根，重复这一过程，拧入同侧邻近节段螺钉。第一个螺钉扩张部位的近端部位有一椭圆形的表面，其中一个面有一个挤压成形面，而另一个则有与之相匹配的接受部位。螺钉扩张部位可以旋转以便其椭圆形的表面可以冲洗，并适合其接受，调整螺钉扩张部位朝向外侧椎旁肌的下方，准备置棒。反复冲洗螺钉扩张部位表面后，将棒连接至顺序排列的两个螺钉扩张部位，将棒呈弧形连接至螺钉底座的开口处，在棒通过之前，套针尖要连接到钉棒插入器上，在皮肤上做一个小切口，在透视导引下，将棒置入器通过肌肉和筋膜到达第一个螺钉头。这一路径要么从头端开始，要么从尾端开始，至融合节段，可以在矢状位上对棒的位置进行调整，如果关节突对棒的安放影响，可以适当向外进行调整，用模板测定棒的长度，取出套针，将棒放入万向螺钉的底座，多平面透视证实棒的位置正确，在最后拧紧螺钉前可以进行适当的压缩或撑开。将内扩张器鞘管推进到最后的位置，允许带锁接头锁紧棒，带锁接头可以在 1.5 圈范围内调整，如果带锁接头因为某种原因需要松一下，明智的是考虑在移除克氏针后移除螺钉撑开器，一旦松开接头，螺钉和撑开器就会松开，那将是十分危险的，一定要记着接头固定着螺钉和撑开器。最后用起子拧紧锁钉头，用反向扳手固定棒，移除锁钉头的内鞘，将起子与撑开器移除，经皮穿刺钉棒固定系统即被放置到了常规位置上（图 3-3-3-1）。在对侧重复相同的过程，完成后，缝合伤口（图 3-3-3-2）。

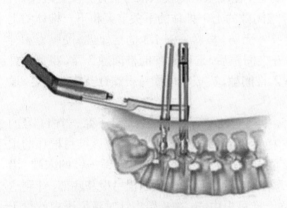

图 3-3-3-1　手术操作模式图

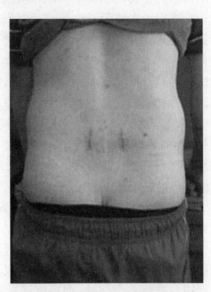

图 3-3-3-2　术后体表图

附：典型病例

患者，李某，男，57 岁，福建省泉州人。长期腰部弯腰体力劳作史，无明显诱因出现双下肢间歇性跛行、进行性加重、伴双下肢麻痛 9 年，加剧 3 个月。诊断为腰椎滑脱症于 2010 年 3 月 19 日入院。

临床表现：双下肢间歇性跛行、进行性加重、伴双下肢麻痛 9 年，加剧 3 个月。查体：腰椎生理前曲加大，L_{4-5} 棘突间有轻度台阶状改变，腰部后伸活动功能受限且诱发症状加重，L_{4-5} 椎旁两侧深部压、叩痛弱阳性，无放射痛。双直腿抬高试验 80°（−），双侧膝腱、跟腱反射对称，双侧胫前肌 4 级、趾总伸肌力 4 级，姆趾背伸肌力 4 级，肌张力正常，马鞍区触痛觉正常，双侧足背及姆趾外背侧皮肤感觉减弱，神经系统生理反射存在，病理反射未引出。

影像学资料：腰椎光片提示 L_4 椎体向前 1 度滑脱（图 3-3-3-3）；及腰椎 MRI 提示：L_4 椎体向前 1 度滑脱，L_{4-5} 椎间向后方突出，椎间关节增生，黄韧带增厚，椎体后缘增生，严重压迫硬膜囊变形，继发椎管狭窄，脊髓内未见异常信号（图 3-3-3-4）。

治疗方法：患者于 2010 年 3 月 25 日采用扩张管道系统联合经皮钉棒固定完成 TLIF 微创手术治疗，该患者术后双下肢麻痛减轻，5 天后下地行走觉双侧小腿仍稍觉酸胀感，间歇性跛行明显减轻；术后 3 个月患者复查示腰腿痛伴间歇性跛行基本恢复正常。复查腰椎 X 片示腰椎内固定物及椎间融合器在位良好，L_4 椎体滑脱已基本复位（图 3-3-3-5，图 3-3-3-6）。术后 18 个月复查双侧下肢麻痛消除，行走无不适，可参加工作，生活正常，双直腿抬高试验 70°（−）；术后 2 年后随访，腰腿痛无复发，生活工作正常。

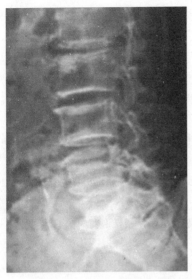

图 3-3-3-3　术前侧位片

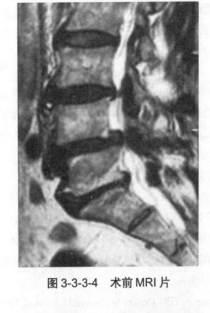

图 3-3-3-4　术前 MRI 片

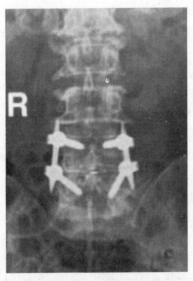

图 3-3-3-5　术后正位片

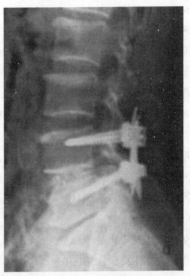

图 3-3-3-6　术后侧位片

5．椎体滑脱症微创治疗的研究进展　脊柱微创治疗是时下研究的一个热点，也是脊柱外科发展的一个必然趋势。顺应微创外科的发展需求，各种微创辅助器械应运而生，又在众多脊柱外科医师的共同努力下，手术技巧的改进，将来腰椎滑脱症采用微创外科治疗必将日趋完善。腰椎滑脱症治疗一般采用腰椎融合术，而腰椎融合是目前治疗腰椎退变性疾病、腰椎不稳、腰椎滑脱及椎间盘源性等疾病的主要手段。尤其经椎间孔腰椎间融合术（TLIF）是近年发展起来的新型的腰椎后路脊柱融合技术，而随着微创脊柱外科的进步，微创 TLIF 技术也得到了快速的发展，相对以往的 PLIF 及 ALIF 有着明显的优势。微创 TLIF 则是在开放 TLIF 基础上发展而来的一种微创手术技术，目前研究表明其与开放 TLIF 有着相同的疗效，但比开放TLIF 有更大的优势。较开放 TLIF 而言，出血量少，平均住院天数短，术后并发症发生率低，对软组织的损伤程度轻，术后恢复快，美观等。随着科技的发展，新的手术技巧和手术器械材料不断充实到微创脊柱外科,其研究也在不断的开展及深化。由于微创脊柱外科开展的时间并不长,对其远期的疗效等还有待进一步观察和研究。

参 考 文 献

1. 侯树勋. 脊柱外科学 [M]. 北京:人民军医出版社, 2005:829-845.
2. 贾连顺. 现代脊柱外科学 [M]. 北京:人民军医出版社, 2007:899-927.
3. Daniel H.Kim, Richard G.Fessler, John J.Regan. 内镜脊柱外科学 [M]. 党洪胜,徐少勇,常巍,主译. 北京:人民卫生出版社, 2008:205-213.
4. 潘杰,钱列,谭军. 微创经椎间孔腰椎椎体间融合术的研究进展 [J]. 中国矫形外科杂志, 2009, 17(21):1624-1628.
5. 胡安文,罗光平,肖业生,等. 显微椎间盘镜下 B-Twin 椎间融合术治疗腰椎退变失稳型椎间盘突出症 [J]. 中国微创外科杂志, 2011, 11(3):249-252.
6. 方晓辉,丁亮华,何双华. 微创腰椎椎间融合技术及其临床应用进展 [J]. 中国脊柱脊髓杂志, 2012, 22(4):362-366.
7. Fourney DR, Dettori JR, Norvell DC, et al. Does minimal access tubular assisted spine surgery increase or decrease complications in spinal decompression or fusion? [J]. Spine(Phila Pa 1976), 2010, 35(9Suppl):S57-65.
8. 张树芳,鲁凯伍,金大地,等. 经皮内窥镜腰椎间盘切除术与开放腰椎间盘摘除术治疗的临床对比研究 [J]. 中国骨与关节损伤杂志, 2008, 23(6):456-458.
9. 孟志斌,李俊,李洪潮,等. X-TUBE 内镜下椎弓根钉内固定治疗退行性腰椎管狭窄伴腰椎滑脱的近期临床观察 [J]. 颈腰痛杂志, 2008, 29(2):124-127.
10. 滕海军,王亮,郭志良,等. Quadrant 通道下治疗退变性腰椎滑脱的临床疗效 [J]. 临床骨科杂志, 2012, 15(5):498-500.
11. 王建,周跃,初同伟,等. 改良内窥镜下行后路腰椎间融合和经皮椎弓根螺钉固定治疗腰椎退变性疾患 [J]. 中国脊柱脊髓杂志, 2007, 17(12):908-912.
12. 刘涛,李长青,周跃,等. 微创手术治疗 I、II 度腰椎滑脱症的疗效观察 [J]. 中国脊柱脊髓杂志, 2009, 19(5):354-359.
13. 李立钧,周炜,陆晴友,等. 微创经椎间孔腰椎间融合术治疗下腰椎疾患的初步报告 [J]. 中国修复重建外科杂志, 2008, 22(4):501-503.
14. 康辉,徐峰,蔡贤华,等. 经 Quadrant 系统微创治疗峡部裂型腰椎滑脱症的临床研究 [J]. 中国矫形外科杂志, 2012, 20(15):1345-1349.
15. 黎庆初,尹刚辉,张忠民,等. 微创 Wiltse 入路与传统后正中入路手术治疗双节段腰椎管狭窄症的疗效比较 [J]. 中国脊柱脊髓杂志, 2012, 22(9):812-817.

(王汉龙　李行浩　吴志强　陶海涛　洪友谊　林小明)

第四节　椎管狭窄症

一、概述

椎管狭窄症是指各种形式的椎管、神经根管以及椎间孔的狭窄,包括软组织(如黄韧带肥厚、后韧带钙化等)引起的椎管容积改变及硬膜囊本身的狭窄。由于椎管狭窄造成对脊髓及神经、血管卡压和刺激从而引起椎管狭窄症的发生。1803 年 Porta 最先注意到椎管管径缩小是椎内神经受压的一个原因。1910 年 Sumita 首先记载了软骨发育不育者的腰椎管狭窄症,其后 Donath 和 Vogl 相继描写了本症。1953 年 Schlesinger 和 Taverus 作了比较全面的叙述。1954 年 Verbiest 和 1962 年 Epstenin 先后提出因腰椎椎管狭窄,压迫马尾神经所引起的神经并发症。1964 年 Brish 和 1966 年 Jaffe 等描述了间歇性跛行与椎管狭窄有关。

二、病因病机

1. 发育性脊椎狭窄　又称原发性椎管狭窄。这种椎管狭窄,系由先天性发育异常所致。故椎管的前后径和左右径都一致性狭窄。椎管容量较小,所以任何诱因都可使椎管进一步狭窄,引起脊髓、马尾或神经根的刺激或压迫症状。如横管横断呈三叶形常可使侧隐窝狭窄。

2. 退变型椎管狭窄　又称继发性椎管狭窄,主要是由于脊椎发生退行性病变所引起。因脊椎有退行性病变,椎间盘萎缩吸收,椎间隙变窄,环状韧带松弛,脊椎可发生假性滑脱或增生。更由于脊椎松弛,椎板及黄韧带可由异常刺激而增厚(如椎板厚度超过 5mm,黄韧带厚度超过 4mm,即为不正常),硬膜外脂肪可变性、纤维化,使硬脊膜受压,引起一系列马尾及神经压迫或刺激症状。

3. 脊椎滑脱性狭窄　如病人有脊椎崩裂症或腰椎峡部不连,常可发生脊椎滑脱。当有脊椎滑脱时,因上下椎管前后移位,可使椎管进一步变窄。更由于脊椎滑脱,可促进退行性变,峡部纤维性软骨增生,更加重椎管狭窄,压迫马尾或侧隐窝内神经根,引起椎管狭窄症。

4. 医源性椎管狭窄　由于各种手术治疗的刺激,尤其是施行脊椎融合植骨术后,常可引起棘间韧带和黄韧带肥厚或植骨部全部椎板增厚,结果使椎管变窄压迫马尾或神经根,引起椎管狭窄症。

5. 外伤性椎管狭窄　当脊椎受到外伤时,尤其是当外伤较重引起脊柱骨折或脱位时常引起椎管狭窄,压迫或刺激马尾或神经根,引起椎管狭窄症。

6. 其他骨病所致之椎管狭窄症　如畸形性骨症和氟骨症等,均可因椎体、椎板、和软组织增厚而使椎管内容减小,压迫或刺激神经根引起椎管狭窄症。

三、诊断

根据详细病史、临床症状和体征、X 线平片、造影、CT、MRT 等不难诊断,但需与腰椎间盘突出症与血栓闭塞性脉管炎等鉴别。

1. 临床表现　本症好发于 40～50 岁之男性多以女性,尤其是腰椎 4～5 和腰 5 骶 1 最多见。其主要症状是腰腿痛,常发生一侧或两侧根性放射性神经痛。严重者可引起两下肢无力,括约肌松弛、二便障碍或轻瘫。椎管狭窄症的另一主要症状是间歇性跛行。多数患者当站立或行走时,腰腿痛症状加重,行走较短距离,即感到下肢疼痛、麻木无力,越走越重。当略蹲或稍坐后腰腿痛症状及跛行缓解。引起间歇性跛行的主要原因,可能与马尾或神经根受刺激或压迫有关。1803 年 Portal 最先注意到椎管前后径缩小,可压迫椎管内神经。1858 年 Charcot 认为下肢血管病变导致骨骼肌供血不足也能引起间歇性跛行,故间歇性跛行又分为神经性间歇性跛行和血管性间歇性跛行两大类。1949 年,Boyd 指出血管性间歇性跛行仅在行走后才发生大腿或小腿肌肉痉挛性疼痛,经休息后临床症状即可减轻。而因椎管狭窄症使腰骶神经根受压所引起的间歇性跛行又称神经源性间歇性跛行症。可由于体位的改变引起下肢放射性神经痛,尤其是每当腰椎过伸时,腰腿疼痛症状加重。因为当腰椎过伸时,腰椎椎间隙前部增宽,后方变窄常使腰椎间盘及纤维环向椎管内突出,使椎管进一步变窄,刺激或压迫神经根。也由于腰椎过伸神经根变短变粗,容易受压而产生神经根或马尾刺激症状。在背伸的同时,腰椎的黄韧带也松弛形成皱襞增厚使椎间孔变小也压迫或刺激马尾及神经根引起马尾及神经根的刺激症状。上述临床症状当腰椎前弯时,可因椎管后方的组织拉长椎管内容减小,脱出的间盘回缩等而减轻,也可于略蹲、稍坐或卧床休息而减轻。因此患腰椎管狭窄症者,往往自觉症状较多,较重,而阳性体征则较少。因为病人于卧床检查时其临床体征或已缓解,或已消失之故。临床常见的体征除腰部前屈时症状减轻,与腰椎背伸时腰腿痛症状加重外,还常有直腿抬高阳性或阴性,往往两侧相同,下肢知觉异常或减退。两腿无力,膝跟腱反射不正常及括约肌无力,二便障碍等。

椎管的测量:1975～1977年,Verbiest根据椎管中央矢状径(m-s径)和椎管横径的测量将椎管狭窄分为3型:

(1)绝对型:即椎管的中央矢状径小于或等于10mm者,为绝对型椎管狭窄(m-s径≤10mm)。

(2)相对型:即椎管的中央矢状径小于或等于10～12mm者(m-s径为10～12mm),较多。

(3)混合型:总之,中央矢状径(m-s径)小于11.5mm由肯定为病理现象。如腰椎管的头侧或尾侧的中央矢状径比值大于1则为异常现象(头尾正常时m-s径之比值小于)。横径:即椎弓根最大距离,平均值为23mm。其正常值下限为13mm(X线照片为15mm)。

2. 辅助检查

(1)X线:正位X线片常显示腰椎轻度侧弯,关节突间关节间距离变小,有退行性改变。侧位X线片显示椎管中央矢状径常小,小于15mm就说明有狭窄的可能。

(2)造影:是诊断本症的可靠方法。正位片可清楚显示硬脊膜腔的大小,如出现有条纹状或须根状阴影,表示马尾神经根有受压现象,或全梗阻,如影柱呈节段性狭窄或中断,表示为多发性或全梗阻。

(3)CT、MRI检查:鞘膜囊和骨性椎管二者大小比例改变,鞘膜囊和神经根受压,硬膜外脂肪消失或减少,关节突肥大使侧隐窝和椎管变窄,三叶状椎管,弓间韧带、后纵韧带肥厚。

3. 临床分类　根据病因不同,它分为原发性和继发性,原发性又称先天发育不良与畸形或特发性腰椎等狭窄,继发性又称后天性椎管狭窄,多由于椎间盘突出,骨质增生,以及关节退化变性或脊椎滑脱外伤性骨折脱位,骨炎、肿瘤、血肿等,其中最主要常见的是退行性椎管狭窄。早期,由于椎间盘退变,髓核脱水,膨胀力减低,使黄韧带及关节囊松弛,导致脊柱不稳定,产生假性滑脱,引起椎管腔狭窄。晚期,可继发椎间纤维环向后膨出,后纵韧带肥厚、骨化、后缘增生、关节囊肥厚、关节肥大、黄韧带肥厚骨化,无菌炎症水肿,肿胀致使管腔容积减少,正常腰椎管矢状径均为15mm以上,横径在20mm以上,根据发生原因不同可分为:①全椎管狭窄,②侧隐窝管狭窄,③神经根管狭窄3种。

四、治疗

(一)保守治疗

保守治疗主要有休息、理疗、按摩、服药、应用支具和硬膜外腔激素封闭等。如卧床休息、消炎止痛类西药、理疗、骨盆牵引,腰背肌锻炼等可以改善局部血液循环,减轻无菌性炎症反应,消除充血,水肿,增加椎管内容积,缓解神经压迫,减轻肌肉痉挛,从而减轻局部症状。非类固醇抗炎药除减轻神经受压所致的炎性反应外,还具有止痛效果,但此类药可致胃及十二指肠溃疡,也影响肝肾功能,用药时应注意。理疗方法是拉力(stretching)疗法、腰肌强度锻炼和无氧健康训练。骑静止的自行车对有些病人很有效，这种锻炼腰呈屈曲位，多数病人能耐受。用马具设计的踏车行走锻炼，因腰椎不受力，故对腰椎管狭窄的病人也很有用。用于软组织理疗的方法较多，包括：热疗、冰疗、超声、按摩、电刺激和牵引等方法，虽较常用，但对腰椎疾患的疗效尚未得到证实。然而，对辅助腰椎活动和进行更强的理疗做准备还是有益的，锻炼和理疗较安全，可延迟手术治疗，锻炼可改善病人全身情况，即使不减轻症状，也有利于更好地接受手术治疗。应用支具及腰围保护可增加腰椎的稳定性，以减轻疼痛，但应短期应用，以免发生腰肌萎缩。硬膜外腔激素封闭治疗腰椎管狭窄的方法仍有争议，一般认为，用于治疗根性痛的疗效较差。Cuckler 等前瞻性研究了一组病人，用于减轻根性疼痛，经双盲交叉对比研究结果表明，在对照组（硬膜外注射生理盐水）与实验组（硬膜外注射激素）之间没有显著性差异。Rosen 等人回顾性研究了一组应用硬膜外激素治疗的病人，60% 疼痛症状短期有减轻，仅有 25% 疼痛症状长期有减轻。

绝大多数病人通过保守治疗是可以获得较好的疗效的，其次是日常生活中要做好积极的预防和保健措施如下：

1. 腰的保护　睡床要软硬适中，避免睡床过硬或过软，使腰肌得到充分休息；避免腰部受到风、寒侵袭，避免腰部长时间处于一种姿势，肌力不平衡，造成腰的劳损。

2. 腰的应用　正确用腰，搬抬重物时应先下蹲，用腰时间过长时应改变腰的姿势，多做腰部活动，防止逐渐发生劳损，而最终引起腰椎退性改变。

3. 腰部保健运动　坚持腰的保健运动，经常进行腰椎各方向的活动，使腰椎始终保持生理应力状态，加强腰肌及腹肌练习，腰肌和腹肌的力量强，可增加腰椎的稳定性，对腰的保护能力加强，防止腰椎发生退行性改变。

（二）手术治疗

目前治疗椎管狭窄症的手术大概分为 3 类：单纯减压术、减压+融合术、微创手术。鉴于许多老年患者的身体不能耐受手术创伤，通过保守治疗又不能缓解剧烈腰腿痛症状，可以选择微创介入治疗技术，该技术在局麻下利用影像学定位技术，将治疗精确到病变部位可以迅速解除神经根受压引起的剧烈根性神经痛。

（三）微创治疗思路和特点

近来又出现不少新的术式，均倾向于以较小的创伤而取得较好效果的原则。随着内镜的广泛使用，临床上也开始应用于脊柱微创手术。1997 年，Foley 和 Smith 研制出经腰椎后正中入路的椎间盘镜手术（microendoscop ic discectomy，MED）系统，最初由 Schreiber 和 Suezawa 运用于临床，是内镜和常规椎间盘手术相结合的脊柱显微手术，大多数仅局限于椎间盘髓核摘除术。但随着术式和器械的更新，其适用范围日渐扩大。Khoo 等认为内镜下椎管减压与开放手术有类似的手术效果，且可以保留棘突、棘上及棘间韧带等结构，尤其适用于老年病人。国内王文军等回顾性分析 43 例退行性腰椎间盘源性疾病在 MED 下行椎间盘摘除、B-twin 椎间融合术的临床资料，平均随访 18 个月，症状改善优良率达 90%。该术式具有创伤小、植骨融合率高且临床症状恢复可靠的优点。周跃等在椎间盘镜（METRx）下对 56 例退变性 LSS 患者施行经单侧椎板间隙入路双侧中央椎管和侧隐窝减压，不但保留了棘上、棘间韧带和对侧的骨性椎板，而且不影响对侧软组织，手术创伤小，安全有效。

（四）微创治疗方法

近年来微创手术方法进入脊柱外科领域，如椎间盘髓核溶解术、射频椎间盘消融术、激光椎间盘消融术、臭氧椎间盘消融术、扩张通道微创疗法、椎间盘后路镜微创疗法等，在临床治疗中均发挥了重要作用。而脊柱显微后路内镜下（microendoscopicdiscectomy，MED）治疗椎管狭窄症，具有损伤小、出血少、恢复快等优点。随着手术技术的成熟，通过椎间盘镜下单侧椎板间隙开窗减压，再潜行减压对侧椎管，在不破坏对侧椎板、关节突和椎旁肌等结构的情况下可以实现双侧减压的目的，其操作治疗在前面章节已描述。下面介绍扩张通道微创疗法。

扩张通道微创疗法

麻醉成功后患者俯卧于脊柱手术床，C 型臂 X 线机透视确定腰椎病变节段，在病变侧距脊柱中线旁 2.5cm 处做一长约 3～5cm 纵行切口，切开腰背筋膜。通过多裂肌插入定位导针，沿导针逐级插入扩张套管，钝性剥离软组织，在扩张管外插入扩张器，取出扩张管并用自由臂锁定在手术床上。撑开扩张器，建立呈喇叭口状的手术通道，连接专用的冷光源，暴露病变节段的上下椎板和关节突（图 3-3-4-1）。用髓核钳清除椎板表面软组织，用椎板咬骨钳咬除病变椎间隙的上椎板下缘及下椎板上缘，切除黄韧带，显露硬膜囊和神经根，扩大侧隐窝，沿神经根潜行咬除侧隐窝内肥厚的黄韧带或增生的骨质，扩大神经根管，如中央椎管狭窄者用高速磨钻磨除棘突下骨质并逐步过渡至对侧的椎板下，仔细清除部分对侧黄韧带。牵开病变侧神经根及硬膜囊，切开后纵韧带及纤维环，摘除髓核（图 3-3-4-2）。探查病变侧神经根并确认减压充分，减压的范围应稍大于狭窄的范围。用双极电凝或明胶海绵压迫对椎管内静脉丛进行止血。冲洗切口，松开叶片并取出扩张管，检查无误后置负压引流管并关闭切口。

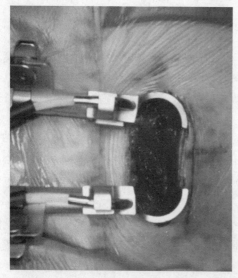

图 3-3-4-1 可扩张管通道暴露椎板和关节突关节

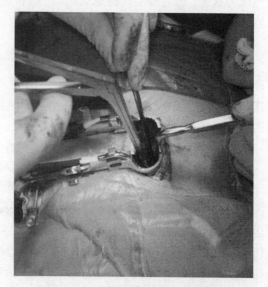

图 3-3-4-2 可扩张管通道下摘除髓核

附：典型病例

张某，男，55 岁，福建省福州人，腰椎管狭窄症。无明显诱因出现双下肢间歇性跛行、进行性加重、反复发作伴双下肢麻痛 5 年，加剧 2 个月于 2009 年 5 月 16 日入院。

临床表现：双下肢间歇性跛行、进行性加重、反复发作伴双下肢麻痛 5 年，加剧 2 个月。查体：腰椎生理弯曲平直，腰部活动功能不受限，L_5-S_1 椎旁两侧深部压、叩痛弱阳性，无放射痛。左侧直腿抬高试验 40°（+），左侧跟腱反射减弱，双侧胫前肌 5 级、趾总伸肌力 5 级，踇趾背伸肌力 5 级，肌张力正常，左侧提踵力下降，马鞍区触痛觉正常，双足底皮肤感觉减弱，神经系统生理反射存在，病理反射未引出。

影像学资料：腰椎 CT 提示 L_5-S_1 节段椎间盘髓核向左后方突出，椎间关节增生，黄韧带增厚，椎体后缘增生，压迫硬膜囊与双侧 S_1 神经根，继发两侧侧隐窝狭窄，脊髓内未见异常信号（图 3-3-4-3）。

治疗方法：患者于 2009 年 5 月 19 日采用可动式椎间盘镜系统 L_5-S_1 左侧椎板开窗，髓核摘除 + 椎管扩大减压术，该患者术后双下肢麻痛减轻，5 天后下地行走觉左小腿仍稍觉酸胀感，间歇性跛行明显减轻；术后 3 个月复查，左侧腿酸痛消除，行走无不适，可参加工作，生活正常，双直腿抬高试验 70°（-）；CT 复查显示 L_5-S_1 椎间盘突出消失，硬膜囊及神经根无受压，椎管扩大，有效腔增大（图 3-3-4-4）。术后半年、1 年后随访，腰腿痛无复发，生活工作正常。

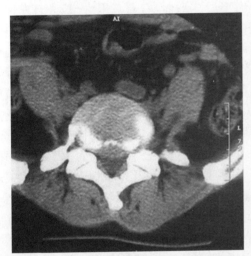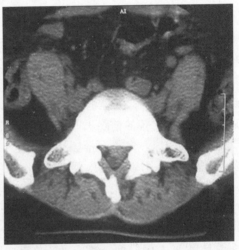

图 3-3-4-3　术前 CT 图片示椎间盘突出并椎管狭窄

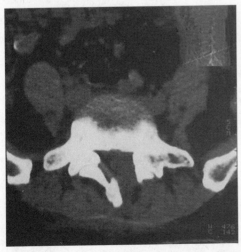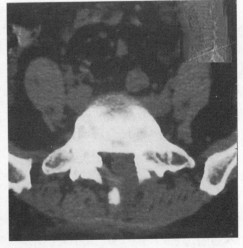

图 3-3-4-4　术后 CT 图片示椎管已有效扩大减压

五、椎管狭窄症微创治疗的研究进展

椎管狭窄症微创介入技术不需要开刀、不输血、手术时间短、副作用小、疗效可靠、较开刀手术安全和易于被患者接受，因此是治疗老年性椎管狭窄症疼痛的理想方法。标准的广泛椎板切除减压方法在所有受累的脊柱横向平面，由侧隐窝的外界去除椎板和黄韧带，受累神经根在直视下从硬膜起始部至神经孔出口的整个行程行彻底减压，所有嵌压神经根的侧隐窝行减压，尽管临床症状提示仅为单平面狭窄，单侧神经根受压。理由是椎管狭窄是一种多平面疾病，单平面减压远期效果不理想有限减压方法理由是退变性椎管狭窄多为阶段性，主要为黄韧带打折、增生性肥厚、小关节和关节囊的增生以及纤维环膨出所致。在矢状面骨性椎管常常不狭窄。因而应行选择性的有限减压，以保留较多的后部骨和韧带结构，从理论上讲，可减少术后发生脊椎不稳定。该操作斜行椎板切除，是将椎板外侧前部斜行切除，选择性的行单侧或双侧以及平面部分椎板切除或椎板成形术（图3-3-4-5）。McCulloch 介绍的方法：后正中皮肤切口（单平面5cm），向两侧游离后，分别作双侧减压，一般先行左侧。距中线 1cm 弧形切开腰背筋膜，避免损伤棘上和棘间韧带，顺棘间韧带和椎间隙向侧方剥分离椎旁肌，单侧椎板切除范围：向上达黄韧带起点处，向下至黄韧带止点（连带下位椎体上1/4椎板）。内侧小关节切除至椎弓内界，以保证达到关节突下彻底减压。滑脱同时行横突间植骨。然后，在另一侧行类似手术。这种保留棘上、棘突和棘间韧带的技术称之为减压术（Microdecompression）。腰椎椎管狭窄症光线片多平面椎板切除减压方法与标准的广泛椎板切除减压方法，相比较的前瞻性与随机分组研究的结果已有报告。这两种方法平均随访 3.7 年，其临床结果相似。多平面椎板切除减压手术时间较长，发生神经损伤为 12%。多平面椎板切除减压中 26% 因术中减压不理想，不得已又改为标准的广泛椎板切除减压的术式。近年来，人们主张对双平面狭窄的患者行选择性椎板切除，应通过神经学检查选择其中之一为引起症状的平面（责任椎），可行走路前后检查或选择性神经阻滞。某一神经根阻滞后症状消失，即表明该神经根受压。一组报告中，28 例两平面解剖性椎管狭窄中，23 例（82%）认为是一平面引起症状，5 例（18%）认为是两平面引起症状，减压手术仅在认为引起症状的 1~2 个平面进行。虽是两平面狭窄，但仅行一平面减压手术，术后效果与两平面狭窄者相似。植骨融合问题近年来，对腰椎管狭窄减压术后行融合的作用讨论较多。减压后没有同时行植骨融合术，已有并发腰椎滑脱的报告，减压同时行小关节全切，术后腰椎滑脱多达 2 倍，是术后效果不好的原因之一。但同时行植骨融合术，使手术复杂化，延长了手术时间，增加了失血量，术后并发症增多，康复时间延长，一般认为同时行脊椎融合术对患者康复无益。下列因素应考虑需同时行植骨融合术，伴有退行性椎体滑脱 Laus 等报告单纯减压取得成功。这表明由于椎间隙变窄和增生性骨刺的作用，该阶段可获得自然稳定。然而，另有资料表明，同时行滑脱阶段融合，有利于改善临床症状。Postachini 等报告 16 例术前有滑脱，术后随访 8.6 年的结果，其中 6 例单纯减压，另 10 例同时行融合术，发现未行融合

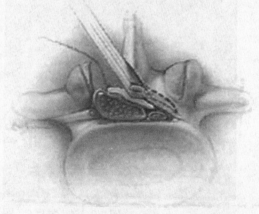

图3-3-4-5　可扩张管通道斜行椎板切除

者骨质长入椎管较多,临床效果不及同时行融合者。

近年来的文献分析资料表明,若同时行滑脱阶段融合,可获得更满意的手术效果。腰椎椎管狭窄症 Postacchinit 和 Cinotti 等发现,术后骨质增生在腰椎单纯减压未同时滑脱阶段融合者较常见。伴有脊柱侧凸或后凸对腰椎管狭窄合并退行性腰椎侧凸行广泛减压,有造成脊柱失稳或畸形加重的可能。很有必要同时行关节融合术。但并不是所有椎管狭窄伴侧凸后凸者均行融合术,是否同时行融合术,取决于 4 个方面:①应考虑弯曲的柔韧性。如果在侧屈位 X 线片显示弯曲可部分纠正,单纯减压有弯曲发展的危险。②弯曲是否为进展性,若有进展就有融合的指征。③伴有椎体侧方滑脱,表明该阶段不稳定,单纯减压会加重不稳定。④侧凸凹侧有明显的神经受压时,行凹侧椎板和部分小关节切除,难以达到凹侧神经充分减压,扩大减压需考虑融合术。同一平面复发性椎管狭窄当确定再次行手术治疗时,应考虑同时行关节融合术。因再次手术需增加小关节的切除,以扩大侧隐窝和中央椎管,小关节切除超过 50% 会导致阶段性不稳,特别是小关节向矢状面倾斜时。复发性椎管狭窄伴有医源性滑脱时,再次手术必然要考虑植骨融合,以增加脊柱的稳定性。小关节去除过多由于手术时小关节切除或切除 >50% 会引起不稳,应同时行脊椎融合术,以防术后脊椎不稳或疼痛。如果至少有一侧小关节的完整性保留,脊椎的稳定性就能维持。但是,生物力学研究表明,单侧小关节切除后(表明节阶活动性明显增加),即使另一侧完整性良好,也将会发生不稳定,单侧或双侧小关节内侧部分切除(<50%),对脊椎的稳定性影响甚微。

参 考 文 献

1. Khoo LT, Fessler RG. Microendoscop ic decomp ressive laminotomyfor the treatment of lumbar stenosis[J]. Neurosurgery, 2002, 51(5 Suppl): S146-S154.
2. 王文军,宋西正,王鹿山,等. 可膨胀式椎间融合器 B-twin 在腰椎间盘退行性疾病治疗中的作用 [C]// 第八届全国脊柱脊髓损伤学术会议论文汇编. 北京: 2007.
3. 周跃,李长青,王键,等. 内窥镜(METRx)下单侧入路行双侧椎管减压治疗退变性腰椎管狭窄症 [C]// 第三届全国微创脊柱外科学术会议论文汇编. 重庆: 2008.
4. 孙常太,张启伟,申剑,等. 经 X-tube 微创腰椎椎弓根螺钉内固定椎间融合术手术体会 [J]. 脊柱外科杂志, 2004, 2(3): 185-186.
5. 李卫东,崔志明,徐冠华,等. Mast Quadrant 可扩张管通道微创手术系统治疗腰椎管狭窄症 [J]. 脊柱外科杂志, 2010, 8(4): 207-210.
6. 徐宝山,夏群,吉宁,等. 可动式椎间盘镜下单侧开窗双侧减压治疗腰椎管狭窄症 [J]. 中华脊髓杂志, 2010, 30(6): 575-578.
7. 贾连顺,杨立利. 退变性腰椎管狭窄症的现代外科学概念 [J]. 中华骨科杂志, 2002, 22(8): 509-512.

(王汉龙　李行浩　陶海涛　吴志强　洪友谊　陈长贤)

第五节　强直性脊柱炎

一、概述

强直性脊柱炎(AS)是一种慢性炎性疾病,主要侵犯中轴骨骼,以骶髂关节炎为标志,而髋、肩以外的四肢关节受累相对少见。其名称源于希腊词根 ankylos 和 spondylos,前者意为弯曲（但现已演变为融合或粘连的意思），后者为脊柱。强直性脊柱炎有明显的家族聚集现象，并与 HLA-B27 密切相关，炎症累及滑膜关节和软骨关节以及肌腱、韧带附着于骨的部位（肌腱端），常引起纤维性及骨性强直。本病可能合并反应性关节炎（ReA）、银屑病关节炎及慢性炎性肠炎（继发性 AS）。

二、病因病机

强直性脊柱炎的病因未明，其病理性标志和早期表现之一为骶髂关节炎和肌腱末端病。从流行病学调查发现，基因和环境因素在本病的发病中发挥作用。

1. 遗传因素　已证实 AS 的发病和 HLA-B27（以下简称 B27）密切相关，并有明显家族发病倾向。正常人群的 B27 阳性率因种族和地区不同差别很大，如欧洲的白种人为 4%～13%，美国黑人为 2%～4%，我国为 2%～7%。我国 AS 患者 B27 的阳性率达 91%。普通人群强直性脊柱炎的患病率约为 0.1%，在强直性脊柱炎患者的家系中为 4%，在 B27 阳性的强直性脊柱炎患者中，其一级亲属中强直性脊柱炎患病率高达 11%～25%。这充分表明 B27 阳性者或有强直性脊柱炎家族史者患强直性脊柱炎的危险性增加。大约 80% 的 B27 阳性者并不发生 AS，以及大约 10% 的 AS 患者为 B27 阴性，提示还有其他因素参与发病，如肠道、泌尿道感染等。最近认为 B27 分子的游离重链与关节炎发生可能有关，另外有研究显示，B27 也许调控细胞对细菌入侵的反应方式。

2. 强直性脊柱炎的发生还有如肠道细菌及肠道炎症等其他因素参与　强直性脊柱炎患者血清中抗肺炎克雷伯杆菌的 IgA 抗体和脂多糖的 IgA 抗体水平升高，而抗克雷伯抗体与强直性脊柱炎患者的肠道损害是密切相关的。有关微生物与关节炎之间的相关性在由衣原体、沙门菌、志贺菌等诱发的 HLA-B27 相关反应性关节炎中得到证实。

3. 其他可能致病因素　包括病毒感染、外伤、甲状腺疾病、肺结核、局部感染等。

三、诊断

1. 临床表现　好发于青壮年男性；起病隐袭，病程缓慢，患者在若干年内逐渐出现腰背部或骶髂部疼痛和 / 或发僵，常在半夜痛醒，翻身困难，晨起或久坐后起立时腰部发僵明显，活动后可减轻。有的患者感臀部钝痛或骶髂部剧痛，咳嗽、打喷嚏、扭动腰部疼痛可加重。疾病早期疼痛多在一侧呈间断性，数月后疼痛多在双侧呈持续性。随病情进展腰椎向胸颈部脊椎发展，则出现相应部位疼痛、活动受限或脊柱畸形。全身症状：腰背痛，骶髂关节痛；肌腱附着点炎症：足跟痛、足底痛及坐骨、大转子、胫骨粗隆、胸肋痛、胸廓扩展受限、颈项拘紧僵硬；外周关节症状：多为非对称性分布，以髋、膝、踝多见，亦可累及肩、胸锁、腕等关节；关节外表现：虹膜炎、葡萄膜炎、主动脉炎、肺纤维化、IgA 肾病和肾淀粉样病变、马尾综合征。

2. 辅助检查

（1）关节检查：骶髂关节和椎旁肌肉压痛为本病早期的阳性体征。随病情进展可见腰椎前凸变平，脊柱各个方向活动受限，扩胸度缩小，及颈椎后突。①枕 - 墙距测定：患者靠墙直立，双足跟贴墙，双腿伸直，背贴墙，眼平视，测量枕骨结节与墙之间的水平距离，正常人后枕部应贴近墙壁而无隙，大于 0 为异常。②胸廓活动度测定：在第 4 肋间隙水平测量深吸气和深呼气时胸廓扩展范围，两者之差的正常值不小于 2.5cm，而有肋骨和脊椎广泛受累者则使胸廓扩张减少。③ Schober 试验：于双髂后上棘连线中点上方垂直距离 10cm 处作出标记，然后嘱患者弯腰（保持双膝直立位）测量脊柱最大前屈度，两者距离在 5cm 以上为正常，脊柱受累者则增加距离少于 4cm。④骨盆按压：患者侧卧，从另一侧按压骨盆可引起骶髂关节疼痛。⑤ Patrick 试验（下肢 4 字试验）：患者仰卧，一侧膝屈曲并将足跟放置到对侧伸直的膝上。检查者用一只手下压屈曲的膝（此时髋关节在屈曲、外展和外旋位），并用另一只手压对侧骨盆，可引出对侧骶髂关节疼痛则视为阳性。

（2）关节外检查：①眼部体征：角膜周围充血，虹膜水肿，眼科检查呈现虹膜睫状体炎较常见；②心脏病变（少见）：查体注意有无杂音（以主动脉关闭不全多见）及心率改变。

（3）实验室检查：血沉增快，C- 反应蛋白升高，免疫学检查：血清免疫球蛋白及补体 C3、C4 升高；AKA、抗 CCP 抗体阴性；组织分型：HLA-B27 阳性。

（4）影像学检查：X 线检查：骶髂关节炎：Ⅱ级以上骶髂关节炎表现（图 3-3-5-1）；脊柱改变：骨质疏松、骨突关节模糊、椎体方形变、典型为脊柱竹样变、脊柱畸形。骶髂关节 CT 和 MRI 检查：对早期骶髂关节病变分辨力更高（图 3-3-5-2）。

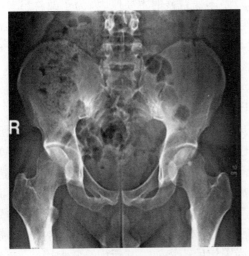

图 3-3-5-1　骶髂关节 X 线表现

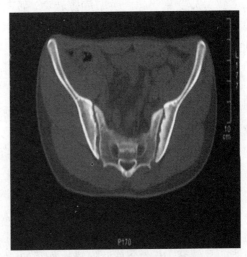

图 3-3-5-2　骶髂关节 CT 表现

3. 诊断标准

（1）参考 1984 年修订的 AS 纽约分类标准：①下腰背痛的病程至少持续 3 个月，疼痛随活动改善，但休息不减轻；②腰椎在前后和侧屈方向活动受限；③胸廓扩展范围小于同年龄和性别的正常值；④双侧骶髂关节炎Ⅱ～Ⅳ级，或单侧骶髂关节炎Ⅲ～Ⅳ级。如果患者具备④并分别附加①～③条中的任何 1 条可确诊为 AS。

（2）2009 年 ASAS 中轴型 SpA 分类标准（起病年龄 <45 岁，腰背痛≥3 个月）：

1）1 条 SPA 特征 + 影像学提示骶髂关节炎。

2）或 HLA-B27 阳性 +≥2 条 SPA 特征。

注：①其中 SPA 特征为：IBP；关节炎、肌腱炎、眼炎、指 / 趾炎银屑病、克罗恩病 /UC、对 NSAIDs 有效；SpA 家族史；HLA-B27 +；CRP 高；②影像学提示骶髂关节炎：MRI 提示骶髂关节活动性 / 急性炎症高度提示与 SPA 相关的骶髂关节炎或明确的骶髂关节炎放射学改变（1984 年修订的纽约标准）。

四、治疗

(一)保守治疗

保守治疗主要包括:

1. **药物治疗** ①非甾体抗炎药物;②缓解病情药物(DMARDs):包括柳氮磺吡啶、沙利度胺、甲氨蝶呤、环磷酰胺等;③中成药:正清风痛宁(青藤碱)、雷公藤多苷、昆明山海棠等;④生物制剂:锝[^{99}Tc]亚甲基二磷酸盐注射液、益赛普(Etanercept);⑤激素。

2. **非药物治疗** ①对患者及其家属进行疾病知识的教育是整个治疗计划中不可缺少的一部分,有助于患者主动参与治疗并与医师的合作。长期计划还应包括患者的社会心理和康复的需要;②劝导患者要谨慎而不间断地进行体育锻炼,以取得和维持脊柱关节的最好位置,增强椎旁肌肉和增加肺活量,其重要性不亚于药物治疗;③物理治疗:内服中药、中药熏洗、针灸、中频理疗、推拿按摩等。

(二)手术治疗

髋关节受累引起的关节间隙狭窄,强直和畸形,是本病致残的主要原因,为了改善患者的关节功能和生活质量,人工全髋关节置换术是最佳选择。置换术后绝大多数患者的关节痛得到控制,部分患者的功能恢复正常或接近正常,置入关节的寿命90%达10年以上。另外脊柱手术,比如矫正截骨术和固定术对有驼背后凸畸形适应证的患者可能有用。

(三)微创治疗思路和特点

针刀疗法始于20世纪80年代,并逐渐被用于AS的治疗,主要针对骶髂关节、脊柱关节及其附着点治疗,通过针刀的微小离断伤,并调动机体的修复能力,起到消除炎症关节、减压和松解软组织的治疗目的。附着点病是强直性脊柱炎的基本病变,是指肌腱、韧带、关节囊等附着于骨的部位发生炎症、纤维化以至骨化,多见于骶髂关节、椎间盘、椎体周围韧带、跟腱、跖筋膜等部位。由于机体组织动态平衡失调导致局部软组织粘连、结疤及挛缩从而产生顽固性疼痛及僵直。骶髂关节的炎症和破坏是AS的起始表现和重要体征,所以,在患者发病的早中期针对骶髂关节治疗尤为重要,在临床上采取骶髂关节针刀松解术后,不仅骶髂关节的疼痛能明显缓解,患者全身性僵痛也能很快改善(在尚未使用药物前),其后配合常规用药,疗效更加明显,并能减少药物剂量,使得患者因服药导致的不良反应大为降低,且疗效明显优于单纯药物治疗。通过小针刀对附着点处病变软组织的切割、剥离、扩通,使粘连得以分开,瘢痕得以刮除,局部血液、淋巴循环因而改善,营养供应增多,炎性致痛物质吸收加速。附着点炎性肿痛得以消除或改善,痉挛的肌肉筋膜得以松弛,动态平衡失调得以纠正,强直性脊柱炎的疼痛、僵直等临床症状得以消除或减轻。同时,通过整体复杂的反馈机制。而达到以下几点:①减压:针刀松解关节囊及周围韧带,能起到减压和松解粘连的作用,打破炎症—疼痛—粘连的恶性循环,增加关节活动度;②对钙化的关节囊及周围组织,针刀直接将其破坏,而使小关节僵硬程度减轻;③松解后不仅恢复软组织活动功能,同时改善局部组织血液循环,改善局部营养,同时将局部堆积的代谢产物清除,尤其是致痛物质,因而有明显的止痛效果;④松解后使内脏神经血液循环及营养改善,解除内脏神经卡压症状。

(四)微创治疗方法——针刀松解术

1. **骶髂关节针刀松解手术** 患者取俯卧位腹部垫枕,先定位髂后下棘下0.5cm骶髂关节处,做标记(图3-3-5-3),局部以碘酒、酒精常规消毒,铺无菌洞巾,局部以2%利多卡因溶液3ml麻醉后,在C型臂X线透视下定位准确后,医师持3号针刀进针刀口线与下肢纵轴方向一致，经过皮肤、皮下组织、骶髂后韧带，进入骶髂关节间隙，再次 C 型臂 X 线透视定位无误后（图 3-3-5-4），在间隙内上中下 3 个层面、内外侧各松解三刀后，拔出针刀，局部以无菌纱布覆盖胶布固定（图 3-3-5-5）。

2. 髋关节针刀　患者取仰卧位，在髂前上棘与耻骨联合连线中点外侧 2cm 再下方 2cm 处，及股动脉搏动处做标记，在 C 型臂 X 线透视下定位后，局部以碘酒、酒精常规消毒后铺无菌洞巾，局部以 2% 利多卡因溶液 3ml 麻醉，医师持 3 号针刀进针，刀口线与下肢纵轴方向一致，针刀体与皮肤垂直，经过皮肤、皮下组织、到达股骨大转子后缘骨面，再次 C 型臂 X 线透视下确认定位无误后（图 3-3-5-6），然后掉转针刀，斜向头侧，针刀体与皮肤呈 130° 角，贴骨面进针，当有落空感时即到关节腔，铲拨松解三刀后，拔出针刀，局部以无菌纱布覆盖胶布固定。

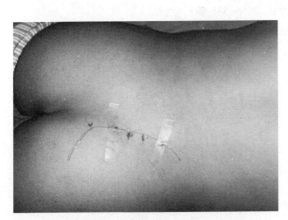

图 3-3-5-3　骶髂关节进针点体表定位

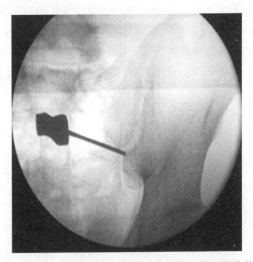

图 3-3-5-4　骶髂关节间隙针刀 C 型臂 X 线透视定位

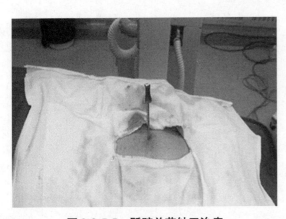

图 3-3-5-5　骶髂关节针刀治疗

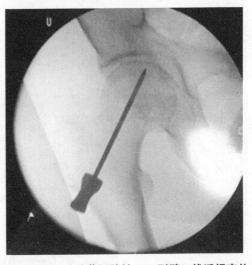

图 3-3-5-6　髋关节间隙针刀 C 型臂 X 线透视定位

3. 脊柱小关节及其附着点针刀治疗　俯卧位、定进针点：常规从驼峰处开始松解，如驼峰处为 T_{12}-L_1 棘间，则第 1 次针刀松解 $T_{11\sim12}$、T_{12}-L_1 棘突间及其两旁 2.5～3.0cm 处，三平面共 9 点。第二次松解术，则取 $T_{6\sim8}$，三平面之 9 点。第三次松解术定 $L_{2\text{-}3}$、$L_{3\text{-}4}$ 三平面之 9 点。依次松解完脊柱各节,松解不彻底之节段可以重复松解。各点松解之组织:用 1-4 号针刀松解棘突间之棘上韧带,棘间韧带等组织。用 1-3 号针刀,从棘间左右两旁之点进针,调整进针方向,分别松解横突间之软组织,上下关节突关节周围组织;以及骶棘肌等。松解后,取出针,针眼贴创可贴。

参 考 文 献

1.　吴东海,王国春. 临床风湿病学 [M]. 北京:人民卫生出版社,2008:268.

2.　左晓霞,陶立坚,高洁生. 凯利风湿病学 [M]. 第 7 版. 北京:人民卫生出版社,2006:963-975

3.　黄烽. 强直性脊柱炎 [M]. 北京:人民卫生出版社,2011:208-283.

4.　朱汉章,柳百智. 针刀临床诊断与治疗 [M]. 北京:人民卫生出版社,1999:2-7.

5.　娄维富,裴爱珍,高佩安,等. 体壁反馈疗法 [M]. 济南:山东科学技术出版社,1996:79

6.　庞继光. 针刀医学基础与临床 [M]. 深圳:海天出版社,2006:588-597.

7.　吴绪平,张天民. 强直性脊柱炎针刀治疗与康复 [M]. 北京:中国医药科技出版社,2010:46-71.

（刘联群　游玉权　李中钦）

第四章
骨科矫形的微创治疗

第一节　膝内、外翻畸形

膝内、外翻为全身最常见的畸形之一，也是膝关节的多发病变。不仅影响患肢外观，而且随着病程的延长而继发膝关节、踝关节的骨性关节炎。既影响入学就业、恋爱婚姻，也妨碍患者正常的生活和劳动。膝内翻畸形一般是指下肢自然伸直或站立时，两足踝部能接触，两膝不能靠拢的畸形，在两腿间形成一个近似字母"O"形的空隙。膝外翻畸形是指小腿自膝关节以下向外偏斜，两足内踝异相分离而不能靠拢的畸形，如字母"X"状。所以，又俗称膝内、外翻畸形为"O"、"X"形腿（图3-4-1-1）。

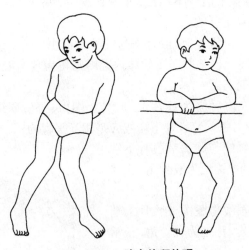

图 3-4-1-1　膝内外翻外观

一、膝内、外翻畸形的病理生理

（一）下肢的生理力学轴线及人线解剖

从功能的角度讲，下肢重要的功能是负重和运动。运动和负重相辅相成，下肢的骨骼是负重的基础，肌肉是运动的动力，关节是运动的枢纽，其他的软组织是负重和运动的稳定结构。双下肢借助骨盆与躯体相连，身体的重量通过骨盆传达到下肢。从人体前后位外形看，大腿呈外上斜向内下，小腿呈垂直状。因此，经股骨下传的重力方向也有顺应大腿外形的趋势，而经膝关节和小腿的重力方向则是垂直的。

下肢的生理力线，一般是由髋关节中点至膝关节中点、由膝关节中点至踝关节中点（图3-4-1-2）。在临床实际测量中，常以骨骼突起作为标志进行测量，即下肢的生理力线是从髂前上棘至踝关节保持中立位的第1、2趾蹼之间，该线正常应经过髌骨中点。如果该线位于髌骨内侧即为膝内翻畸形，该线位于髌骨外侧即为膝外翻畸形。

X线观察，股骨下端的骨化中心一般在2～6岁阶段生长较快，儿童期间内外侧髁的边缘不规则，股骨髁间窝深而宽，在侧位像表现有局部透光区。胫骨上端的骨化中心也与股骨下端有类似情况，边缘不整；胫骨结节骨骺的变异较多，部分与胫骨上端骨化中心相互融合，部分是独立的骨化中心，有时呈分叶状。髌骨一般由多个骨化中心愈合而成，先是呈多数不规则的颗粒状，逐渐下半部愈合成一整体，以后与上部愈合。除骨骼影像外，应注意下肢的几条线和几个角度。

股骨干轴线：在前后位X线片上，股骨干的轴线是一条直线。但如果股骨呈弧形弯曲，如临床上严重的膝内翻畸形影响到大腿，则股骨干轴线呈现上段与下段成角现象。

膝关节股骨下端线：在前后位X线片上，股骨下端内、外侧髁最低点的连线即为膝关节股骨下端线，正常情况下，与膝关节胫骨上端线应是相互平行的。

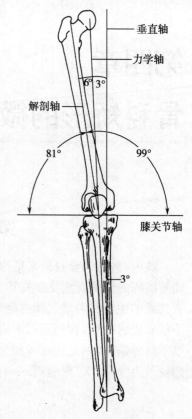

图3-4-1-2 下肢力线

胫骨干轴线：在前后位X线片上，胫骨干的轴线为直线，即胫骨上、下段的中点连线。但某些严重的膝内翻畸形可表现为胫骨轴线呈弧线，胫骨上段轴线与下段轴线形成相互交角。

膝关节胫骨上端线：在前后位X线片上，胫骨上端内、外侧髁最高点的连线即为膝关节胫骨上端线，正常情况下，与膝关节股骨下端线应是相互平行的。

股骨角：股骨干下段轴线与膝关节股骨下端线在膝关节外侧所形成的角，称之为股骨角，正常为80°。

胫骨角：胫骨干上段轴线与膝关节胫骨上端线在膝关节外侧所形成的角，称之为胫骨角，正常为90°。

股胫角：股骨干下段轴线与胫骨干上段轴线在膝关节所形成的夹角，称之为股胫角，正常为10°（图3-4-1-3）。

根据临床大量病例观察，大多数膝内翻患者的畸形发生胫骨上端，表现为胫骨角大于90°；大多数膝外翻患者的畸形发生在股骨下端，表现为股骨角小于80°。但也有一些特殊情况，如某些严重的膝内翻，畸形发生在整个下肢，股骨干和胫骨干都有可能形成向内弯曲的弧形；少数膝内

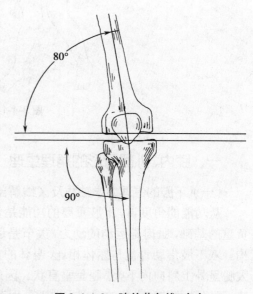

图3-4-1-3 膝关节各线、各角

外翻患者可能由于膝部骨骺发育异常所致；膝骨性关节炎的畸形常由于一侧软组织及关节的过度磨损所致，临床多为内侧磨损过度，因此表现为轻度膝内翻畸形，X 线表现为股胫角大于 10°，而胫骨角正常。

（二）膝内、外翻畸形的生物力学

正常的膝关节的胫骨内、外髁受压力相等。膝关节内翻时原来受压力相等的胫骨内、外髁所受压力改变了，内髁所受压力大大超过外髁，也超出了它所应承受的身体压力。原来膝内外侧韧带在正常时受的牵张力很小，膝内翻畸形后内侧副韧带松弛而外侧副韧带所受的牵引力增加很多。这样病程越长，越可能产生膝关节不稳松弛。内侧关节面的超荷负重易导致关节软骨的破坏，关节间隙变窄，边缘变得尖锐，形成骨赘，引起膝关节骨性关节炎。病人出现了膝关节的行走痛，关节活动受限，影响患者生活，妨碍了劳动。在站立时膝关节在轻度外翻的位置上，也就是股胫角在外翻 2～4° 时，膝关节的两侧髁压力相等，两侧副韧带的牵张力也相等。这也是膝内、外翻矫正的最佳度数。经分析，假如一个体重 60kg 的病人，胫骨长 37.7cm，股胫角为内翻 8°，胫骨内髁的压力从 25kg 增加至 100kg，膝外侧副韧带牵引力从 0 增加到 70kg，可见膝关节的力的不平衡。而手术矫正后，膝关节生物应力将恢复平衡。因而预防了膝关节骨性关节炎的发生。已发生骨性关节炎的膝内、外翻患者，症状可以逐渐消除，恢复正常的膝关节外形和功能。同时因将弯曲的小腿矫直后，小腿长度增加 2cm 左右。

（三）膝内、外翻的病因及分类

膝内、外翻畸形是多种疾患的具体表现，其病因可分为内科疾病和外科疾病。通常可分为骨代谢与内分泌疾病，骨发育紊乱、非化脓性关节炎、外伤等类型。

1. 佝偻病　佝偻病俗称软骨病，为骨关节畸形常见的病因，临床上有多种类型。最常见的是维生素 D 缺乏性佝偻病，一般多发生于小儿，发生在 16～17 岁的青少年为迟发性佝偻病，发生在成人者为骨软化病，主要由于食物中维生素 D 不足或不能得到充分阳光，影响钙磷吸收而致。维生素 D 具有调节体内钙磷代谢平衡的功能。当维生素 D 缺乏时，肠道吸收钙磷功能降低，肾小管再吸收磷的功能也下降，使正常的成骨过程不能充分进行，新形成的骨样组织不能正常骨化，结果已形成的骨组织逐渐被骨化不足的骨样组织所代替，骨骺板处骨样组织不能充分钙化，使负重力的下肢发生畸形，其中膝内翻较膝外翻多见。

晚发性佝偻病常引起青春期膝内、外翻。而且于青年女性多见。本病的发病原因目前尚不明确。可能由于发育过速引起，青春发育期是机体的第二发育高峰，此时如果产生钙代谢的负平衡，导致骨质疏松，甚至软化而产生膝内、外翻畸形。本病的发生男女之比为 1:9 左右。可能和女性初期月经时的激素代谢水平不平衡有关。过多的生长激素可刺激代谢水平生长过速，但未成熟的胶原组织交错结构容易受到损伤，因而影响正常骨的形成。女孩的发育突增期在 10～13 岁，骨骼发育生长迅速，性腺也逐渐成熟，发病高峰、身高生长高峰和月经初期平均年龄一致，说明晚发性佝偻病和激素代谢紊乱有密切关系。

此外，还有少数佝偻病属于其他原因所致，如肾性佝偻病、肠性佝偻病、药物性佝偻病等，也可能出现膝部畸形。

2. 外伤　外伤是膝内、外翻畸形的另一个主要原因，是由于下肢骨关节创伤，如膝关节附近的骨骺损伤，关节内骨折，或股骨远端胫骨近端骨折治疗不当等原因造成畸形。

骨骺是骨端的化骨中心，长骨端的骨骺根据生物力学分类可以分成两类：即主要承受体重压力的压力骨骺和承受肌肉牵拉的牵引骨骺。骨骺损伤多由各种原因引起的股骨远端和胫骨近端骨骺发生撕裂、剪切、劈裂、挤压，特别是劈裂和挤压损伤，更易引起骨骺的延缓生长和早闭。当内髁或外髁部损伤重于对侧、或单独一侧损伤，均可导致骨骺生长缓慢或早闭，但对侧生长发育受影响小或正常，两侧骨骺发育不平衡，引起关节面倾斜，导致膝关节的内、外翻畸形。

骨折也是引起膝部畸形的常见原因。一般进入膝关节内的骨折，最容易导致膝内、外翻畸形。如股骨髁骨折、胫骨平台骨折，由于复位困难，或过早下地负重引起关节面不平，可导致膝内、外翻畸形及骨性关节炎。其次，近关节骨折处理失误，也会出现膝内、外翻畸形。如股骨髁上或胫骨上段骨折，由于复位不满意，固定不牢靠常引起膝内、外翻畸形愈合。另外，下肢骨干骨折，由于某些因素，结果造成骨折畸形愈合，表现为膝内外翻。

3. **骨发育障碍**　骨发育障碍引起的膝部畸形多是由于遗传性疾病所致，患者除了膝部畸形外，还可能伴有其他畸形和异常，有些具有明显的家族史。

软骨发育不全是一种先天性肢体畸形疾病，有明显的家族史和遗传倾向。其病因不详，患者一般没有内分泌紊乱表现，但病理表现为长骨干骺端的软骨细胞排列紊乱，丧失生长能力，出现退行性变，呈黏液样变。由于长骨的软骨内成骨障碍，而骨膜下成骨正常，临床表现为长骨的纵向生长受阻，横向生长正常。患者表现为四肢与躯干的长度比例失调，躯干近于正常而四肢明显短小，身体中心不在肚脐，而位于剑突。头大而圆，前额突出，面颊平坦，鼻梁塌陷。下肢短而弯曲，常伴有膝部内翻畸形。身体直立双上肢自然下垂，指尖常位于股骨大粗隆，甚至在髂嵴。手指短粗，五指伸展时呈车辐状。

干骺续连症、Ollier病、半肢骨骺发育不良患者可表现为膝部畸形，还伴有局部骨性肿块。干骺续连症由于骨骺不能正常塑性而形成类似骨软骨瘤样的包块，即骨疣；Ollier病则是因为骨骺软骨错构增殖而形成的骨软骨瘤，属内生软骨瘤病；半肢骨骺发育不良为骨骺的半侧异常发育过快，局部是正常的骨组织。

除了骨干骺端发育异常引发膝部畸形外，骨干发育异常也是膝部畸形的原因之一。骨纤维异样增殖症因骨干的骨纤维增殖而不能正常钙化，如发生在股骨、胫骨即可形成膝部畸形。脆骨病、畸形性骨炎等也是因为骨组织由于各种原因不能正常发育，出现相应的病变。

4. **其他原因**　脑性瘫痪、小儿麻痹后遗症是由于患者下肢膝部关节承受不对称、不平衡的肌肉动力，致使膝关节出现畸形。大骨节病是一种地方病，其详细的发病机制目前尚不清楚，患者发病后由于骺板遭到破坏，出现关节肥大畸形，部分患者会表现为膝部畸形。

（四）膝内、外翻的病理

由于膝内、外翻改变了关节正常的生物力线，使膝关节生理应力分布发生变化，出现应力集中病理现象。膝关节内翻畸形，膝部应力集中于关节内侧，其内侧关节面超负荷负重；膝外翻畸形膝部应力集中于关节外侧，其外侧关节面超负荷负重。正常的关节软骨为兰色半透明状，但超负荷负重的软骨面变成黄色而不透明，纤维裂隙变性，软骨面软化，破碎脱落，表面由于裂痕及凹陷呈现粗糙不平，使软骨面骨板暴露于膝关节腔内。同时由于膝关节内或外侧的反复的超负荷压力冲击，出现反应性骨质增生。关节运动的压力波可通过关节面上的裂隙传导至骨端疏松骨质的骨髓内，其中的骨小梁受到过重压力而发生断裂、坏死，萎缩吸收。由于畸形和应力集中，在关节边缘出现骨赘。滑膜在病变的中后期出现继发性炎症表现。

二、膝内、外翻的临床表现与诊断

（一）膝内、外翻的临床表现

1. **膝关节不适**　为常见症状。一般儿童或者少年患者，由于患病时间较短，膝部症状较轻或无症状。随着年龄的增长，青春期患者对畸形的重视程度不断加强，心理负担逐渐增大，膝部可能出现轻度不适，但心理压力大于膝部不适。30 岁以上患者症状较明显，一般在行走或劳累后，膝部酸困不适或疼痛。若畸形严重者。可伴有踝关节的不适，休息后症状可缓解。中老年患者则出现膝关节继发性骨性关节炎的临床表现。

2. 膝关节疼痛与活动受限　早期疼痛不太明显，一般在患病 25～30 年以后，开始出现膝关节疼痛症状。开始只在行走较长距离后，出现膝部疼痛，休息后可自行缓解。膝内翻患者在关节的内侧间隙疼痛，膝外翻患者在外侧间隙，后症状渐渐加重，疼痛为持续性，影响睡眠和休息。继疼痛加剧后，膝关节屈伸活动亦有不同程度的受限，屈曲范围可越来越小，有的仅有几十度活动范围，严重的患者，膝关节趋于僵直。

3. 畸形　是膝内、外翻患者最典型突出的体征，膝内翻者，膝关节向外侧凸起，两膝内缘不能并拢，双膝髁间距加大不等，严重者可达 43cm，正面观双下肢呈"O"形；若单膝内翻者呈"D"形，并可继发胫骨内旋、内翻和足外翻。膝外翻者小腿呈外展状，当下肢站立时，双膝并拢，双踝不能接触而留有间隙，呈"X"形腿，单肢外翻者呈"K"字形。

4. 胫骨旋转　正常成人的胫骨从胫骨结节向远侧逐渐外旋，至踝部男性平均左侧外旋 16.26°，右侧外旋 16.42°，女性左侧外旋 21.48°，右侧外旋 22.26°。膝内翻患者的胫骨都有不同程度的内旋，严重者内旋 50° 以上。但膝外翻患者也可发生胫骨内旋。

5. 步态　膝内翻患者，行走时下肢不稳，左右摇摆，在幼童时即可出现，后逐渐加重。膝外翻轻者，步态无明显异常，膝外翻重者，走路时膝关节屈曲，步幅小，频率大且呈左右摇摆状。

（二）膝内、外翻的检查

1. 局部检查　膝部畸形可以通过视诊观察，很容易确定内、外翻畸形的存在。膝内翻畸形多在膝关节的内侧间隙或外侧韧带附着处有压痛；膝外翻畸形在膝关节外侧间隙或内侧韧带有压痛。若伴有其他膝部病变时，如膝部有髌骨软骨软化症时，则压痛点出现在髌骨边缘，并且有髌骨摩擦音。膝关节出现急性滑膜炎时，可表现关节肿胀和积液，如关节积液大于 50ml 以上，则浮髌试验阳性。有些患者如骨骺发育异常，干骺端续连症，骨纤维异样增殖症等在膝部可触及包块，包块骨性硬度，大小不一，不活动，与皮肤无粘连，大都无压痛，少数可有触痛。

2. 内、外翻严重程度的测量　一般膝内翻在立位时要比卧位时内翻程度加重，而膝外翻者，卧位时外翻程比立位时严重，所以一般前者取立位，后者取卧位测量。

（1）膝内翻测量：①胫骨双内髁部之间的距离：患者自然站立，放松。医者摸清双侧胫骨平台内侧后，测量双胫骨平台内侧缘之间的长度，即为胫骨内髁部之距离。距离越大内翻越严重。②最大成角处距离：体位同上，医者首先找双下肢内侧向外侧凸的顶点，然后测量两个顶点之间的距离，即为最大成角处的距离。可精确到 0.1cm。③内翻度数：体位同上，于最大成角处，用量角器测量内翻度数。可精确到 0.1 度。④下肢轴线测量：下肢正常轴线是由髂前上棘，髌骨中点与姆趾和第 2 趾间所连成的直线。膝内翻时轴线内移，从髌骨中点间轴线作垂线，测量此垂线的长度，此时可表示内翻的程度。

（2）膝外翻测量：①双内踝间距：患者仰卧位，两下肢自然伸直放松。测量双内踝之间的距离。距离越大，外翻越重。②外翻度数：体位同上，以股骨轴线为基准，用量角器测量小腿外翻的度数。③下肢力线测量：方法同膝内翻，但此时力线通过髌骨中点的外侧。

（三）Ｘ 线检查

对于膝内外翻畸形的患者进行 X 线检查时应拍摄以膝关节为中心，前后位应包括全长的股骨干和胫骨干、侧位应包括股骨中下段和胫骨中上段的 X 线片。一般采用多张 X 线片分段拍摄的方法,再拼接成整图。为了真实地反映下肢的功能情况,应拍摄卧位和站立位两套X线片。

1.膝内翻　膝内翻除了导致畸形的原发病的X线表现外,一般还有膝关节前后位X线片间隙不对称,表现为内侧狭窄外侧增宽;关节面软骨下骨板致密,关节边缘骨性结构尖锐或有骨刺生成;膝关节面倾斜,股骨内髁发育小。认真地在X线片上画线,测量胫骨角、股骨角、股胫角等。多数患者的胫骨角增大;股胫角减小、甚至膝内翻严重者股胫角呈负角。一般诊断膝内翻胫骨角应等于或大于100°,股胫角等于或小于0°。

2.膝外翻　股骨下端、胫骨上端及腓骨上端骨骺向横方向肥大增厚。测量胫骨角减小,下肢力线改变。股胫角有7度以上外翻。

（四）诊断

本病必须与生理性膝内、外翻相鉴别,生理性膝内、外翻畸形一般较轻,内、外翻度数在10°以内,同时儿童一般状况良好,无慢性病、佝偻病的临床表现。小儿发育的各项指标在正常范围内,实验室检查无异常,X线检查除有膝内、外翻表现外,无其他病理性改变。

膝内、外翻畸形的诊断不仅要求确定畸形的性质,还要明确畸形的程度、畸形所在的部位等具体内容。因此,在诊断时要详细地进行临床检查,拍摄标准的X线片,准确画线测量,必要时根据X线片描样留底,以备手术时实际比量。

三、膝内、外翻的微创外固定治疗

膝内翻畸形的治疗需注意以下几个问题:年龄的选择,畸形矫正一般选择在骨骺闭合之后,女性患者应在18周岁之后,男性患者应在20岁之后。畸形程度的选择,一般如直立位膝内侧间距大于5cm、胫骨角大于100°、胫骨干上下段轴线成角大于10°者,可以考虑矫形治疗。但如患者膝内翻畸形较小,而心理压力较大,也可以根据情况定夺。膝内翻畸形的手术矫正应遵循手术矫形部位即时畸形部位的原则,选择合适的手术方式。

（一）胫骨上端倒U形、腓骨下端斜形截骨、复位固定器固定术

1.适应证　①膝内翻畸形位于胫骨上端者,主要表现为胫骨角大于100°,而膝关节其他部位和大、小腿无明显畸形;②膝外翻畸形位于胫骨上端者,主要表现为胫骨角小于80°,而膝关节其他部位和大、小腿无明显畸形。

2.术前准备　①一般准备:身体检查,明确诊断,准备手术;②器械准备:挑选手术常用的手术器械及胫腓骨骨折复位固定器,消毒备用。

3.麻醉体位　一般选用硬膜外麻醉,患者取仰卧位,术肢捆绑气囊止血带。

4.手术步骤　常规消毒后,缚无菌巾。术肢用驱血带驱血,气囊止血带止血。手术按以下步骤操作:

（1）穿针:按照胫腓骨骨折复位固定器治疗小腿骨折的要求,在术肢穿针。一般选用直径3mm克氏针,上端的穿针部位选择在胫骨结节上1cm处,穿针的方向应把握前后位保持与膝关节面平行,侧位保持针位于胫骨干的中心。下端穿针部位选择在外踝上5cm处,穿针方向前后位保持与踝关节面平行,侧位应使针位于胫骨干的中心。穿针时应由小腿外侧向内侧穿,直接将克氏针穿入皮肤,针尖抵骨皮质时,前后滑动以探知胫骨的前后缘,确定胫骨的中心。

（2）腓骨斜形截骨:在小腿外侧外踝上10cm腓骨外侧做一约长3cm纵形切口。切开皮肤、皮下组织,显露腓骨长短肌。在腓骨长短肌之间分离,直达腓骨骨膜,纵行切开骨膜,行骨膜下剥离,显露局部腓骨。用直径1.5mm的骨钻自外下向内上与腓骨成45°角钻通骨质,在同一平面钻2～3个孔。然后用骨膜启子撬起腓骨保护软组织,用骨刀沿所钻骨孔的方向

截断腓骨。确定腓骨截断后,用干纱布填塞切口。

(3)胫骨倒U形截骨:在胫骨上端以胫骨结节为中心,做一个长约5cm的纵弧形切口,弧顶位于胫骨结节外侧。切开皮肤、筋膜层,显露胫骨结节部。在胫骨结节下纵行切开骨膜约4cm长,用骨膜启子小心剥离胫骨上端骨膜直至胫骨后缘,先剥离一侧再剥离另一侧,注意保持骨膜的完整性。如将骨膜剥离时损伤,术后易形成肢体肿胀。骨膜剥开即可显露胫骨上端。用拉钩牵开一侧骨膜,弧形骨刀做一侧的弧形截骨,弧顶位于胫骨结节下,弧高约2cm,尽量使弧线圆滑,整个截骨线呈开口向下的"U"形。截骨时应先用骨刀在骨表面轻凿出痕迹,确认弧形完美再行截骨;由于切口狭小,应分侧分层截骨;当接近胫骨后缘时,持骨刀之手要注意手感,并轻向上提起骨刀,切不可损伤胫骨后侧的血管神经。截断胫骨上端后,用骨刀撬拨确定截骨处完全截断(图3-4-1-4)。

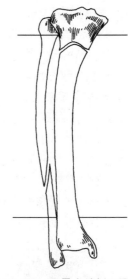

图3-4-1-4 胫骨上端倒U型截骨

(4)矫形固定:将胫腓骨骨折复位固定器安装在术肢的两枚克氏针上,锁针器的螺母不锁紧。把术肢伸直、踝关节中立位,测量术肢力线。同时一手顶膝关节,一手将小腿牵拉,矫正内、外翻畸形。膝内翻畸形者应使术肢的力线经过髌骨的外缘而呈极轻度的外翻位,膝外翻畸形者应使术肢的力线经过髌骨中线,切不可矫枉过正,如患者伴有小腿内或外旋畸形,术者一手握住膝关节,另一手握住足并使之旋转,将踝关节矫正呈中立位。当确认所有畸形均已矫正,由助手维持肢体位置,术者把复位固定器的锁针器和调节杆的螺母用扳手拧紧,使固定器和术肢固定牢固。再次测量术肢力线,观察肢体外形,如仍有残余畸形可用复位固定器进行调整矫形,直至肢体形状满意为止。如是双侧肢体畸形,在矫形时要尽量使双侧肢体一致,保证对称协调。

(5)关闭切口:将胫骨和腓骨截骨处切口内的纱布等填塞物拉出,仔细检查切口内无异物后,用生理盐水冲洗。对于胫骨截骨处缝合骨膜、筋膜、皮肤,关闭切口,对于腓骨截骨就可以全层缝合。无菌敷料封切口,放松止血带。

5. 术后护理

(1)术后用药:如患者身体条件好,且手术顺利,一般不主张用抗生素。如为预防术后感染,也可常规使用一线抗生素3天,3天后体温、血象正常即可停药。如有其他情况,可对症处理。

(2)针道护理:换药是针道护理的一项重要内容,一般术后3周内应隔日针道换药1次,以后根据情况2~3天换药1次。换药使用碘酒、酒精涂擦局部皮肤和露于皮外的克氏针,再用干敷料覆盖针道,橡皮膏粘贴。如肢体矫形不满意,仍有残余畸形,可调节支撑干的螺母加以矫正。

(3)体位及功能锻炼:术后用枕头将术肢抬高,减轻术肢水肿。手术反应消失后,开始练习足踝部运动;术后1~2周即可练习扶双拐下地,患肢不负重功能锻炼。随着锻炼时间延长,逐渐增加术肢的负荷量。当术肢负重量达到体重的2/3时,患者可扶单拐行走。术肢负重量达到患者的全部体重,即可拆除胫腓骨复位固定器。术后4~6周,当患者上床休息时,可不用枕头抬高术肢,伸直膝关节即可。

(4)其他:术后2周拆线。定期拍摄X线片以观察骨骼形状和其他解剖数据,证实截骨矫形的效果,了解术区骨骼愈合情况。

附：典型病例

叶某，女，25岁，工人，汉，黑龙江鸡西。

双膝内翻畸形，中度，身高152cm。

患者患双膝内翻畸形外观像（图3-4-1-5-a），双胫骨内旋分别左侧20°，右侧15°，可见右小腿胫骨结节与踝上以甲紫溶液画线，预示术中进针点与穿针方向，此线需与胫骨平台与踝穴关节面平行，也是膝内翻畸形角。X线片示：胫骨内翻角为20°，畸形发生部位在胫骨上端，双膝最大间距为8cm（图3-4-1-5-b）。患者于1983年9月5日，经硬膜外麻醉，于胫骨上端行倒U形截骨，腓骨中下1/3斜形截骨，于胫骨结节平面下及踝上6cm分别穿入1枚2.5mm克氏针，骨折复位固定器固定，术中检查畸形矫正满意（图3-4-1-5-c），遂关闭伤口。左膝内翻已矫正治愈3个月外观像（图3-4-1-5-d）。治疗6个月后复查，已愈合（图3-4-1-5-e）。左膝术后12周拆除骨折复位固定器，示双下肢外观，身高154cm（肢体延长2cm）（图3-4-1-5-f）。

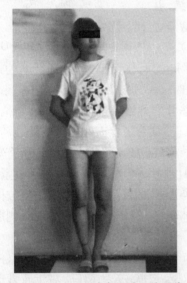

图3-4-1-5-a　双膝内翻畸形外观像

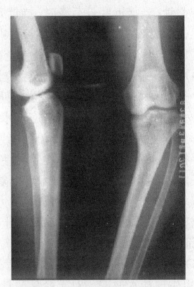

图3-4-1-5-b　术前X线片

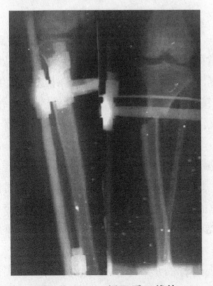

图3-4-1-5-c　矫正后X线片

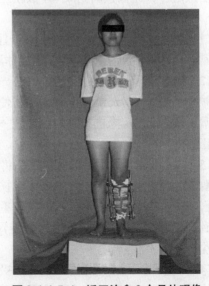

图3-4-1-5-d　矫正治愈3个月外观像

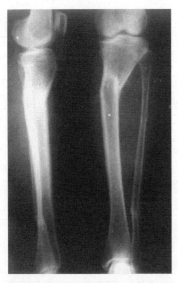

图3-4-1-5-e　6个月后复查X线片

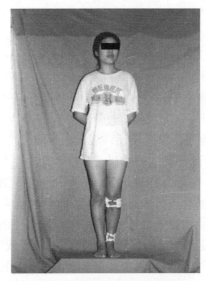

图3-4-1-5-f　拆除骨折复位固定器后外观

注1：膝内翻畸形，截骨位置应在畸形部位附近，倒U形截骨矫正畸形后，远段的近端常因内旋突出到U形近段的远端的内侧壁，因此倒U形截骨时，其内侧壁应短于外侧壁，以利于旋转矫正。本法胫骨采用倒U形截骨，腓骨在不同平面做斜形截骨，可根据需要将胫骨与腓骨做外翻外旋，若发现矫形不满意，仍可在术后进行调整，胫骨矫正后，腓骨因斜形截骨，故截骨面发生重叠现象，且此法胫骨不会丢失骨块，在矫正后，弯曲的肢体变直，则肢体自然增长。

注2：膝内翻畸形矫正，其原则是：允许矫枉过正，切忌矫正不足。矫枉过正时，外形较美观且功能恢复良好，若矫正不足，则影响美观，患者不能满意，易产生医患纠纷，这也是膝内翻矫正过程的重要经验。本法采取胫骨倒U形截骨，除调整内翻角度满意，更重要的是截骨的接触面积大，对截骨面的愈合有利，可大大缩短愈合时间。此例不足之处：侧位片显示，有约10°的向后成角。若术后能注意到肢体前后的成角问题，及时在膝下垫枕即可防止发生。

注3：膝内翻畸形多发生在胫骨上端，故截骨矫形时应选择在畸形附近，矫形效果好，本例取胫骨结节下，行倒U形截骨，目的在于使截骨更接近畸形部位并在松质骨区进行，既有利于矫形，也利于愈合。腓骨取下1/3斜形截骨，因该部位骨质表浅，易于暴露，利于操作。两截骨处不在同一平面，充分利用了两骨的骨间膜及周围组织，对截骨后两骨的稳定大有裨益。

（二）胫骨下端U形、腓骨中段斜形截骨、复位固定器固定术

1．适应证　本术式适用于膝内翻畸形主要位于胫骨下端、踝关节上方者。术前准备、麻醉体位等请参见上述有关内容。

2．手术步骤

（1）穿针：穿针方法与胫骨上端倒U形截骨、腓骨下段斜形截骨相同，请参见上述穿针内容。

（2）腓骨中段斜形截骨：由于小腿中段外侧软组织较厚，腓骨中段截骨的切口应较长。在小腿中段外侧做一长约5cm的纵形切口，切开皮肤、皮下等浅层组织，分开腓骨长、短肌的间隙，显露腓骨表面。牵开腓骨长、短肌，沿腓骨切开骨膜，暴露整个腓骨中段；用骨钻沿预先设计好的截骨方向并排钻2~3个孔。用骨膜启子撬起腓骨，保护好腓骨内侧的软组织；用骨刀沿钻孔方向截断腓骨，切口内填塞纱布止血。

（3）胫骨下端 U 形截骨（图 3-4-1-6）：在胫骨下段前方做一纵弧形切口，长约 5cm。切开浅层组织，显露胫骨前方肌腱群，在胫前肌腱和𧿹长伸肌腱之间解剖，直达胫骨前面。将胫前肌腱向内侧、𧿹长伸肌腱向外侧牵开，纵形切开胫骨前方骨膜，将骨膜剥离干净，保持完整，显露胫骨下端。在胫骨下端做一开口向上的弧形截骨，截骨部位于坚质骨和松质骨结合处。截骨的注意事项参见上述内容。截骨完成后，用骨刀或骨膜启子撬拨截骨端，确认截骨端完全截断无骨性连接。

（4）矫形固定：将胫腓骨骨折复位器安装在术肢上，但所有螺母不紧固。用手法纠正小腿内翻畸形，测量下肢力线，使力线经过髌骨外缘，仔细观察，确认下肢畸形完全纠正后，拧紧固定器的紧固螺母。术肢固定好再观察肢体形状，如仍有残余畸形，可利用复位固定器的调节支撑杆螺母、锁针器等矫正。如是双侧肢体畸形，在矫形时要尽量使双侧肢体一致，保证对称协调。

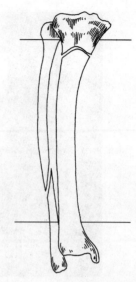

图 3-4-1-6　胫骨下端 U 型截骨

（5）关闭切口：将胫骨和腓骨截骨处切口内的纱布等填塞物拉出，仔细检查切口内无异物后，用生理盐水冲洗。对于胫骨截骨处缝合骨膜、筋膜、皮肤，关闭切口，对于腓骨截骨就可以全层缝合。无菌敷料封切口，放松止血带。

3. 术后护理　参见"胫骨上端倒 U 形、腓骨下端斜形截骨、复位固定器固定术。"

附：典型病例

王某，女，28 岁，外交部副食公司售货员，汉，北京东城。

双膝内翻（弯曲在下 1/3），中度，身高 154cm。膝内翻畸形术前，双胫骨内旋分别为 30°，X 线片示：胫骨内翻角 22°，发生在胫骨中下 1/3 处，两膝最大间距为 14cm（图 3-4-1-7-a）。患者于 1994 年 11 月 16 日在硬膜外麻醉下，行胫骨下 1/3、腓骨在胫骨截骨上 2cm 处斜形截骨，克氏针固定在胫骨截骨端，骨折复位固定器固定，左术后 10 周（图 3-4-1-7-b）术后 3 个月拍片（图 3-4-1-7-c），左术后 7 个月（图 3-4-1-7-d）。右胫骨下端 U 形截骨，腓骨中上 1/3 斜形截骨，克氏针穿针，骨折复位固定器固定，术后 16 周（图 3-4-1-7-e），右术后 11 个月（图 3-4-1-7-f），截骨愈合，身高 156cm（延长 2cm）。

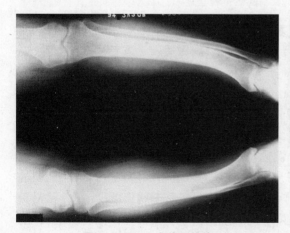

图 3-4-1-7-a　术前 X 线片

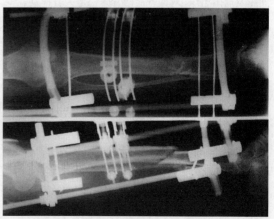

图 3-4-1-7-b　术后 10 周 X 线片（左）

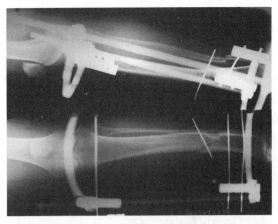

图3-4-1-7-c　术后3个月X线片（左）

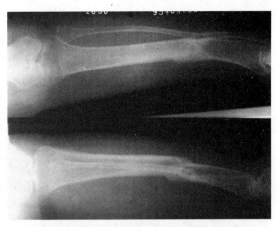

图3-4-1-7-d　术后7个月X线片（左）

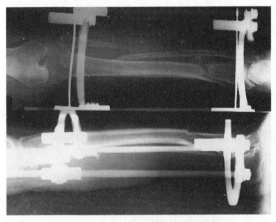

图3-4-1-7-e　术后16周X线片（右）

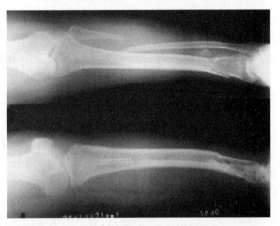

图3-4-1-7-f　术后11个月X线片（右）

注1：膝内翻畸形弯曲在下1/3处，采取在该部位截骨，腓骨在上1/3截骨，可取得满意的矫形效果。因畸形较大，腓骨截骨后内外侧移位较大，在矫正胫骨内翻内旋时，腓骨远断近端向内后侧移位，因此愈合迟延。若将腓骨做三段截骨，即可解决腓骨对位和愈合问题。

注2：胫骨中下1/3处正位于骨滋养血管交接部，且周围缺乏肌肉等软组织的包绕，此处若发生骨折，常易出现骨折迟延愈合与不愈合；对膝内翻畸形发生在中下1/3部位，要想畸形矫正满意，需在此处截骨，因此，采用长斜形截骨，在手术时尽量减少软组织剥离，保持骨膜完整，矫正畸形后，将骨膜间断缝合，以保证截骨端的血运。为稳定截骨端，在胫骨远端平行穿入两枚克氏针，来加强外固定效果。为使骨折端更稳定，在截骨处垂直于截骨面穿入一枚细克氏针，来保证患者能早期（2周）下床活动，12周可达临床愈合，拆除骨折复位固定器。

（三）胫骨上下端正倒U形、腓骨中段截骨、复位固定器固定术

1.适应证　本术式适用于膝内翻患者畸形主要位于胫骨上端和胫骨下端，而胫骨干的畸形不明显者。

2.术前准备、麻醉体位等参照上述内容。

3.手术步骤（图3-4-1-8）

（1）穿针：按照胫骨上端倒U型截骨所介绍的方法穿针，使上、下两枚针与膝、踝关节面相平行。

（2）腓骨截骨：在小腿中段外侧沿腓骨方向做一长约 5cm 的纵形切口，切开浅层组织，显露腓骨长短肌，在上述两块肌肉之间进行解剖，显露腓骨。沿切口方向切开腓骨骨膜，完整剥离骨膜，暴露腓骨。沿外低内高的方向斜型截断腓骨。确认腓骨截断后，用生理盐水纱布填塞切口。

（3）胫骨上端倒 U 型截骨：参见本节"一"所介绍的内容。

（4）胫骨下端 U 型截骨：参见本节"二"所介绍的内容。

（5）矫形固定：将胫腓骨复位固定器安装术肢的两枚克氏针上，矫正术肢的畸形，测量术肢力线，确认畸形矫正满意后拧紧固定的调节螺母和锁针器螺母。

（6）关闭切口：将各切口内填塞的纱布抽出，生理盐水用洗切口，逐层缝合切开的各层组织。无菌敷料覆盖切口和针道。

4．术后护理　参见"胫骨上端倒 U 形、腓骨下端斜形截骨、复位固定器固定术。"

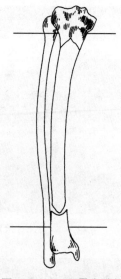

图 3-4-1-8　胫骨上端倒 U，下端正 U 型截骨

（四）股骨下端 U 形、胫骨上端倒 U 形截骨、复位固定器固定术

1．适应证　严重膝内翻畸形，畸形位于股骨下端和胫骨上端。X 线片表现为股骨角大于 90°、胫骨角大于 100°，单独在股骨或胫骨手术矫形不能完全矫正畸形者。

2．术前准备

（1）一般准备：由于患者畸形严重且位于两个部位，所以术前应仔细检查，拍摄大小腿 X 线片，认真测量膝部的各种数据，明确畸形的位置和程度。

（2）器械准备：准备与患者肢体相适应的股骨和胫腓骨复位固定器，消毒备用。麻醉体位与上述内容相同。

3．手术步骤　常规消毒、敷巾，手术应在驱血后、气囊止血带止血下进行。

（1）穿针：①大腿穿针：按照股骨干骨折复位固定器的穿针方法，定点画线，上段的针位于大腿中上 1/3 处，方向由前外斜向后内，注意股内侧的神经血管；下端的针位于股骨髁上，方向由内向外，注意内侧的重要软组织；②小腿穿针：按照胫骨上端倒 U 型截骨所介绍的方法穿针，参见有关内容。

（2）股骨下端 U 形截骨（图 3-4-1-9）：取大腿下段前外侧切口，切开浅层组织，显露肌层。分开股直肌和股外侧肌，显露股间肌。切开股间肌，注意保护髌上囊，切勿进入膝关节囊，显露股骨下段。沿切口方向切开骨膜、剥离，保持其完整性，暴露股骨下段。在干骺端处进行截骨，截骨线形如 U 状的弧形，弧顶位于截骨远段的中央，弧高约 2cm。用弧形骨刀在设计好的截骨处凿出弧形线，确定截骨线良好，再分层截断股骨。截骨时务必要保护好剥开骨膜，确认股骨下段已截断即可，纱布填塞止血。

（3）股骨矫形固定：将股骨复位固定器安装在大腿所穿的两枚克氏针上，将肢体远端向外侧矫形，确认股骨下段畸形矫正后，即可拧紧固定器、锁针器的螺母。

（4）腓骨截骨：参照"胫骨上端倒 U 形、腓骨下端斜形截骨、复位固定器固定术"中有关内容。

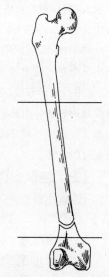

图 3-4-1-9　股骨下端 U 型截骨

（5）胫骨上端倒 U 形截骨：参照"胫骨上端倒 U 形、腓骨下端斜形截骨、复位固定器固定术"中有关内容。

（6）矫形固定：参照"胫骨上端倒 U 形、腓骨下端斜形截骨、复位固定器固定术"中有关内容。小腿矫形完成后，重新测量下肢力线，观察下肢形状。如仍有畸形，调节复位固定器的支撑杆螺母加以矫正，直至畸形完全矫正。

（7）关闭切口：将各切口内填塞的纱布抽出，生理盐水用洗切口，逐层缝合切开的各层组织。无菌敷料覆盖切口和针道，放松止血带。

4．术后护理　参见"胫骨上端倒 U 形、腓骨下端斜形截骨、复位固定器固定术。"但是由于此术式是股骨和胫骨的双截骨，所以下床时间要推迟到 3～4 周，临床愈合时间与拆架时间也应相应推迟。

附：典型病例

党某，女，22 岁，学生，汉，陕西澄城城关。

双膝内翻畸形，右膝中度、左膝重度内翻，身高 148cm。

患者双膝内翻畸形，外观可见右膝中度、左膝重度畸形，双胫骨内旋分别为右侧 20°，左侧 30°（图 3-4-1-10-a）。患者因幼儿时患左胫骨内侧骨骺坏死症，胫骨内髁发育迟缓，随着生长发育，股骨内髁为适应胫骨代偿性发育加快，致使股骨内髁发育过大，造成关节面的倾斜（与水平面呈 28°角），双侧对照片可见左小腿较右小腿短缩 2.4cm，双膝最大间距为 16.4cm（图 3-4-1-10-b），左膝术前正侧位片示胫骨内翻角为 22°（图 3-4-1-10-c）。患者于 1992 年 5 月 21 日在硬膜外麻醉下，行股骨远端 U 形、胫骨近端倒 U 形截骨，腓骨中段横形截骨，将膝关节面调整为水平位，同时矫正内翻、内旋畸形，克氏针交叉固定截骨端，再以股骨与胫腓骨架外固定（图 3-4-1-10-d）。10 周后拆除外固定架（图 3-4-1-10-e）。左术后 12 周复查，截骨已愈合（图 3-4-1-10-f），外观像矫形满意，身高 151cm（增高了 3cm）（图 3-4-1-10-g）。

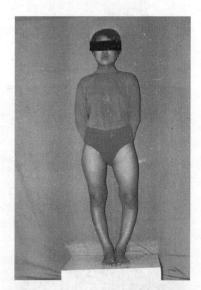

图 3-4-1-10-a　双膝内翻畸形外观

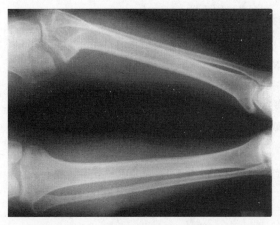

图 3-4-1-10-b　术前 X 线片（双膝最大间距）

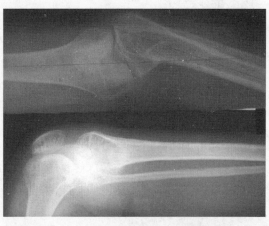

图 3-4-1-10-c　正侧位片所示胫骨内翻角

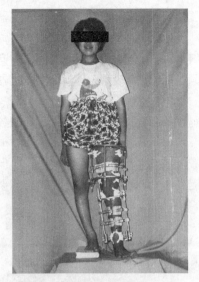

图 3-4-1-10-d　术后外固定

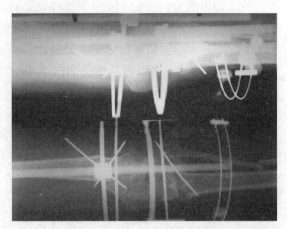

图 3-4-1-10-e　10 周后 X 线片

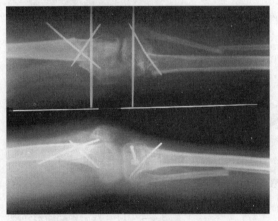

图 3-4-1-10-f　12 周复查 X 线片

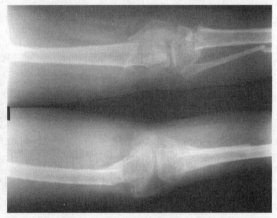

图 3-4-1-10-g　矫形愈合后 X 线片

　　注：本例系胫骨内髁骨骺坏死症，是特殊性的膝内翻，也称 Blount 病，临床上分为幼儿型和儿童型两种，为造成儿童膝内翻常见的原因之一。幼儿型多发生在两岁左右肥胖的幼儿，约半数为双侧性。病儿膝内翻明显，胫骨上端弯曲，走路较晚，而且步态蹒跚，呈鸭步。常合并胫骨内旋、内翻，膝反张和外翻足。此例为儿童型，系左侧胫骨内侧骨骺坏死，12 岁时出现，胫骨上端明显弯曲内翻，胫骨内旋，关节面与水平面呈 28度角，故矫正时，对于股骨下端和胫骨上端采用 U 形截骨，不仅纠正内翻及内旋畸形，更为重要的是纠正呈28 度倾斜的膝关节面。由于此例矫形属于三维纠正，截骨端不稳定，故需克氏针交叉固定，再经皮穿针骨折复位固定器加以固定。

　　（五）胫骨上端倒 U 形、下段长斜形截骨基底截断截骨、复位固定器固定术

　　1. 适应证　本术式适用于膝内翻畸形位于小腿者，X 线表现为胫骨角大于 100°，胫骨干呈弧形，上、下段轴线成角大于 10°。

　　术前准备、体位、麻醉等与上所述内容相同。

2. 手术步骤

（1）穿针：参照"胫骨上端倒 U 形、腓骨下端斜形截骨、复位固定器固定术"中有关内容。

（2）腓骨截骨：在小腿中段外侧相当于腓骨的表面，做一长约 6cm 的纵型切口。切开浅层组织，显露腓骨长、短肌，在二者之间分离，直达腓骨表面。切开腓骨骨膜，暴露腓骨约 4～5cm，采用"胫骨上端倒 U 形、腓骨下端斜形截骨、复位固定器固定术"的方法将腓骨做长斜形截骨。

（3）胫骨上端倒 U 形截骨：参照"胫骨上端倒 U 形、腓骨下端斜形截骨、复位固定器固定术"中有关内容。

（4）胫骨下段长斜形截骨：在小腿中下段沿胫骨嵴外侧做一长约 8～10cm 的纵切口，避免浅层组织的过度剥离，显露胫骨。切开骨膜，做骨膜下剥离，暴露胫骨中下段。在胫骨下段做一内低外高的长斜形截骨线，长约 8～10cm。截骨既可以使用骨锯，也可以使用骨钻和骨刀。但从临床结果来看，用骨锯截骨者愈合时间较用骨钻和骨刀截骨者愈合时间长，可能与骨锯截骨时产生的热能损伤骨组织有关。在截骨近段的 1/3～1/2 横行截断，截下的骨块用生理盐水纱布包裹保护（图 3-4-1-11）。

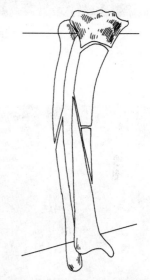

图 3-4-1-11　胫骨上端倒 U 形、下段长斜形截骨

（5）矫形固定：将小腿矫形并测量下肢力线，把胫腓骨复位固定器安装在术肢上，调节复位固定器的螺母，矫正畸形。观察胫骨下段的截骨处截骨端的对合情况。由于胫骨干呈弧形畸形，做长斜形截骨矫正后，截骨处呈开口状。将截下的骨块填塞在开口的骨缺损处。

（6）关闭切口：把切口内的敷料拉出，生理盐水冲洗干净，检查各截骨处截骨断对合情况，确认对合良好，就可将骨膜、筋膜、皮下、皮肤缝合。无菌敷料封切口和针道，放松止血带。

附：典型病例

张某，女，22 岁，工人，汉，河北深县。双膝内翻畸形，重度，身高 141cm。

患者为重度膝内翻畸形，双胫骨内旋分别 60°，双小腿呈麻花状，侧位 X 线片示胫腓骨间呈麻花状内旋畸形，术前胫骨内翻角为 20°，双膝最大间距为 15cm（图 3-4-1-12-a），患者于2000 年 3 月 8 日在硬膜外麻醉下，行左胫骨上端倒 U 形截骨，胫骨中下 1/3 处斜形截骨，为防止畸形矫正后向内侧翘起的骨块，自根部截断，使其与远段截骨面相接触，腓骨在中上 1/3及中下 1/3 处分别做斜形截骨，于胫骨结节处平行于胫骨平台前后穿入两枚直径 2.5mm 克氏针，踝上 5cm 平行于踝关节面上下穿入两枚同直径的克氏针，矫正畸形，以骨折复位固定器固定，再于截骨中段（游离段）穿入 1 枚同直径的克氏针，有效地控制各截骨段间的异常活动，术后 3 天（图 3-4-1-12-b），术后 14 周拍片示，截骨线模糊，矫形力线满意（图 3-4-1-12-c），1 年后，行对侧手术，术前正位片示左侧矫正满意，各截骨线已骨性愈合，延长 2cm，仍可见对侧胫骨内翻角为 20°（图 3-4-1-12-d）、侧位片（图 3-4-1-12-e）。住院后 3 天，行右膝内翻矫正术，术式与左侧相同（图 3-4-1-12-f），术后 114 天拍片，截骨已达临床愈合，畸形矫正满意（图 3-4-1-12-g），术后 28 周（196 天）拍片示截骨已骨性愈合（图 3-4-1-12-h）。

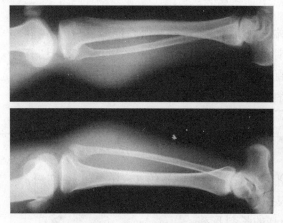

图 3-4-1-12-a　术前 X 线片

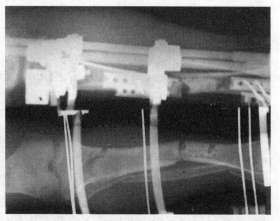

图 3-4-1-12-b　术后 3 天 X 线片（左）

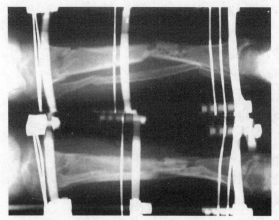

图 3-4-1-12-c　术后 14 周 X 线片（左）

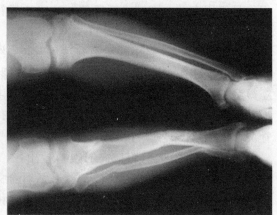

图 3-4-1-12-d　1 年后正位 X 线片

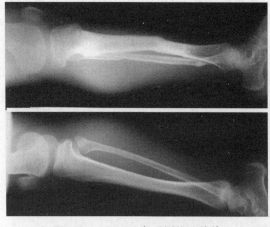

图 3-4-1-12-e　1 年后侧位 X 线片

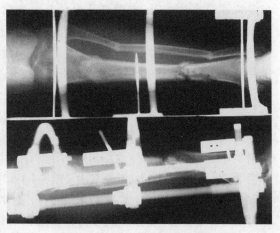

图 3-4-1-12-f　术后 X 线片（右）

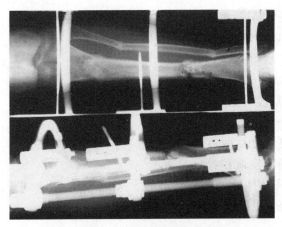
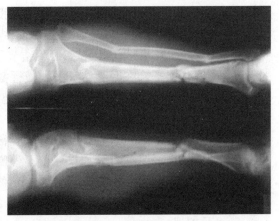

图 3-4-1-12-g 术后 114 天 X 线片（右）　　　　图 3-4-1-12-h 术后 28 周 X 线片（右）

注：凡膝内翻均有不同程度的胫骨内旋，本例系以小腿为主的重度膝内翻畸形，同时伴有 60° 的胫骨内旋畸形，故肢体外形呈麻花状，因而采用胫骨截骨术。

胫骨上段倒 U 形截骨，使截骨端的接触面积增大，以利于截骨端的相对稳定，胫骨远段斜形截骨，因此部位骨质表浅，易于暴露；腓骨三段截骨，既可矫正胫骨内翻畸形，也有利于矫正内旋畸形。

以往的穿针方法是在胫骨结节下、踝上 6～8cm 处及截骨游离段各穿入 1 枚克氏针来矫正畸形。但从近年来的临床经验看，如果在胫骨平台下只穿入 1 枚针，虽然可以纠正膝内翻畸形，但无法防止胫骨断端的前后移位，故在胫骨上端前后平行穿入两枚针，以保证给 U 形截骨留有余地，且固定稳定；同样的，在踝上 6～8cm 处只穿入 1 枚针，也无法控制前后移位，于是改用在胫骨下端穿入两枚针。为保证截骨端稳定，两克氏针间要保有一定距离，而胫骨远端骨干较细，故选用上下平行穿针的方法。以骨折复位固定器固定后，为使已截断的游离中段稳定，故选在截骨中部再穿入 1 枚克氏针，使 5 枚克氏针、肢体、骨折复位固定器之间形成一几何不变体系，能保证较好的固定效果。采用此截骨术式矫形满意，术中应用止血带，可不必输血，能较早地下床活动，缩短肢体废用期，膝、踝关节功能都得到活动，避免关节僵硬，截骨端受到应力刺激，加速截骨端的愈合进程。

3. 术后护理　参见"胫骨上端倒 U 形、腓骨下端斜形截骨、复位固定器固定术。"

（六）股骨下端楔形、胫骨上端横形截骨、石膏外固定

1. 适应证　膝内翻畸形位于股骨下端和胫骨上端，X 线表现为股骨角大于 90°、胫骨角大于 100°。

2. 术前准备　应拍摄大腿和小腿全长的 X 线片，测量股骨、胫骨轴线和股骨角、胫骨角。在透明纸上描出股骨下段、膝关节、胫骨上段的轮廓，根据畸形的角度在临摹纸上画出截骨的位置和截骨块的大小。按照所画的线剪下股骨下端应截除的部分，剪开胫骨上端的截骨线，对接股骨截骨处，将截骨块填塞在胫骨上端的截骨处，观察下肢的形状，测量力线和角度，直至满意为止。

3. 手术步骤

（1）股骨下端楔形截骨：取股骨干前外侧切口的下段，做一长约 5～8cm 的切口。暴露股骨下段后，做一开口向外的楔形截骨线，截骨块的大小应与术前准备所测量的模型一致。为了保证截骨的准确，应先在股骨下端凿出截骨线，逐层截断股骨，以防用力过大过猛，将楔形骨

块凿碎。将截下的楔形骨块取出，向外侧矫正股骨畸形，使截骨端对合。切口内填塞纱布止血。

（2）胫骨上端横形截骨：在小腿上端前侧以胫骨结节为中心做一纵弧形切口，切开浅层组织，显露胫骨结节和胫骨上端，纵形切开骨膜，暴露胫骨上端。在胫骨结节下方横行截骨，最好在胫骨外侧保留部分皮质和骨膜，将小腿向外侧矫形，把从股骨下端截下的骨块填塞在胫骨上端的截骨处（图3-4-1-13）。

（3）石膏固定：取出切口内的纱布，股骨截骨处用两枚3mm的克氏针交叉固定，胫骨截骨处如果保留了外侧的皮质和骨膜的话，可以不用内固定，生理盐水冲洗，逐层缝合组织，切口盖敷料。术肢伸直位管形石膏外固定，在手术切口处石膏开窗，以便于术后换药。

4．术后护理

（1）换药拆线：术后常规切口换药，三周后拆线。

（2）功能锻炼：手术后3～4周患者可扶双拐下地行免负荷功能锻炼，6～8周后可根据情况重新更换带蹄铁的下肢管状石膏，进行部分负重功能锻炼。10～12周后截骨处骨组织愈合后，可拆除石膏，练习膝关节活动。

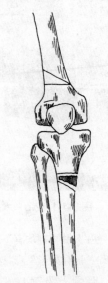

图3-4-1-13 股骨下端楔形、胫骨上端横形截骨

（七）股骨三段截骨、髓内针固定术

1．适应证 膝内翻患者畸形主要位于大腿，X线表现股骨有向外和向前的弧形畸形。

2．术前准备

（1）X线检查：拍摄全长的大腿正侧位X线片，测量股骨干轴线，明确股骨畸形的程度。

（2）器械准备：准备直径、长度适宜的股骨髓内针备用。

3．手术步骤

（1）股骨截骨：取股骨前外侧切口，长度约15～20cm，暴露股骨干中段。在股骨干上中1/3处和中下1/3处做横形截骨线，将股骨截成三段。

（2）髓内针固定矫形：在大腿上端外侧，以股骨大粗隆为中心作一纵切口。分开大粗隆上端附着的臀中肌，暴露粗隆间凹。用开髓器从粗隆间凹进入股骨上段髓腔，经扩髓后，将髓内针顺行打入各段股骨髓腔内。为了固定牢固，一般选用交锁型髓内针（图3-4-1-14）。

（3）关闭切口：冲洗干净后，逐层关闭切口。术后用石膏托或下肢牵引带维持固定一周左右。

4．术后护理 术后2周拆线。拆线之前进行患肢肌肉舒缩练习，拆线之后即可练习扶拐下地行走，随着肢体力量的增加，加大术肢的负重量。

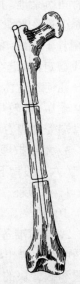

图3-4-1-14 股骨三段截骨、髓内针固定术

（八）股骨髁上U型截骨、股骨复位固定器固定术

1．适应证 以股骨下段为主的膝内、外翻畸形患者。

2．手术步骤

（1）切口与暴露：在大腿前外侧自股骨髁上3cm处向近侧做8～10cm的皮肤切口，从股外侧肌与股直肌之间进入，分离股中间肌直达骨膜。纵行切开骨膜后剥离，显露股骨髁上部。

（2）截骨矫形：先用骨刀刻画出U形的截骨痕迹（图3-4-1-15），其远端平面相当于髁上

2～3cm 处,可用骨凿直接凿之。或先用直径 2.0mm 钻头,在截骨线上先钻孔数个。然后再凿通,以防止劈裂。截骨后把近侧截骨端插入远侧截骨端之髓腔内约 2mm 深度,以防止远端向后成角。后内收小腿,矫正畸形。

(3)穿针安装外固定器:在截骨远端 3～4cm 由外向内平行于床面,垂直于股骨用手摇钻或电钻穿入直径 3mm 的克氏针,再于近端,距截骨面 8～10cm 的位置,由内向外穿针,使此针垂直于股骨干,并与远侧针在内侧有一与原外翻度数相等的夹角。第二针钻入后,安装复位固定器,而后调整两侧螺母使骨端严密接触。此后屈曲膝关节 15°,于截骨面近端 3～5cm 处由内向外穿入第 3 枚针,使之仅穿透对侧骨皮质,并将其固定于中间螺丝杆上的可调弧形固定座上,冲洗切口,逐层缝合切口。

附:典型病例

刘某,女,26 岁,膝外翻。

术前(图 3-4-1-16-a),左股骨髁上 U 形截骨,术后 3 天(图 3-4-1-16-b),右术后 4 天(图 3-4-1-16-c),右术后 8 周拆架(图 3-4-1-16-d)。

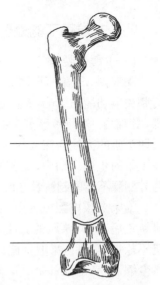

图 3-4-1-15　股骨髁上 U 型截骨

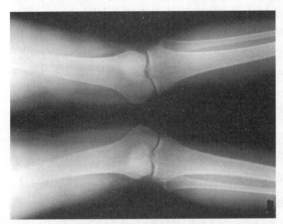

图 3-4-1-16-a　术前 X 线片

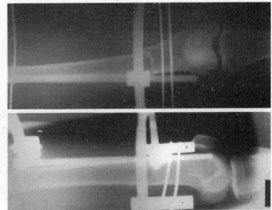

图 3-4-1-16-b　术后 3 天 X 线片

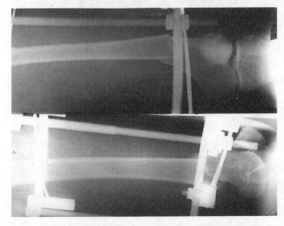

图 3-4-1-16-c　术后 4 天 X 线片

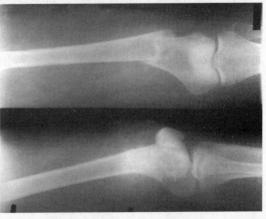

图 3-4-1-16-d　术后 8 周 X 线片

四、并发病变的处理

(一) 髌骨脱位

膝部内、外翻畸形严重者，其中部分患者伴有髌骨脱位，在治疗时要考虑到此并发病变对膝关节功能的影响，最好在矫形时同时予以处理。胫骨结节是股四头肌收缩时肌力的作用点，膝部内、外翻畸形多是由于局部骨骼发育障碍，使股四头肌的作用点位置发生一些变化，股四头肌的力线会在人体的额状面上向内或外侧移位。髌骨作为该力学装置上的一个结构，在上下的生理运动中，必然产生向内或外侧的非生理运动。当这种非生理运动过度，股骨的内外侧髁不能限制髌骨在股骨的关节面上运动而向一侧脱出，就形成髌骨脱位。

临床上膝内翻患者少见髌骨脱位，仅有十分严重者伴有髌骨内侧半脱位或脱位，而经截骨矫正后，股四头肌的力线也自然恢复正常，无须再行其他处理。如髌骨内侧脱位经矫形后仍不能复位，则应采取措施。一般根据脱位的具体原因采用不同的方法：内侧膝关节囊、支持带挛缩，应考虑髌韧带成形术；股四头肌力线不正，可采取胫骨结节移位术；股骨内侧髁发育障碍，应行股骨内髁抬高术。

膝外翻并发髌骨脱位、半脱位者临床较常见。股骨在发育过程中就有一个外倾角，股四头肌在收缩时除了产生向上的力外，还会产生一个向外的分力，使髌骨有向外脱位的趋势。膝外翻畸形使这种分力增大，髌骨更加容易产生半脱位或脱位。大多数的髌骨外侧半脱位、脱位，经股骨髁上截骨矫形手术改变了膝部的生理力线，使股四头肌力的外侧分力减小到正常范围内，髌骨脱位得以恢复。但有些局部发育有畸形者，即使矫正膝外翻，髌骨脱位也难以改善。对于此类病人在术前应有充分准备，采取必要的治疗方法。一般以胫骨结节移位术、髌韧带成形术、股骨外侧髁抬高阻挡术等进行治疗。

(二) 膝关节失稳

膝关节内、外翻畸形患者由于下肢负重力线发生了明显的病理改变，膝关节在负重承受载荷时失去平衡，为了维持人体的直立状态，膝关节的内或外侧就承受过大的张力。这种张力直接作用到膝关节的韧带上，长时间、多次反复的牵张，就会造成某一侧的韧带松弛，膝关节失去韧带的稳定作用，出现失稳。受影响的主要是内、外侧副韧带，而其他软组织受影响较小。所以，临床上出现膝关节前内侧或前外侧旋转失稳。患者表现膝关节不适，软弱无力，摇摆不稳，日久膝关节出现疼痛，严重者畸形复发。

膝关节畸形合并失稳，一部分旋转失稳较轻者，经矫形手术恢复下肢正常的生理力线，失稳可以代偿；或手术后在医师的正确指导下，进行功能锻炼，通过膝部肌力补偿侧副韧带的松弛，使膝关节在运动中保持灵活和稳定。另外一部分旋转失稳较重者，经恢复力线和功能锻炼，仍不能恢复膝关节稳定者，则需手术治疗。关于手术时机的选择，应根据病情而定。如侧副韧带松弛较轻，可以考虑保守治疗；如松弛明显、失稳严重者，可以考虑与矫形手术同时做；介于二者之间，难于决断者，可以向患者说明，先行保守，如术后保守无效且膝关节失稳症状明显，再行择期手术。

前内侧旋转不稳者可行内侧副韧带加强紧缩术。手术取膝内侧切口，切开浅层组织，暴露膝关节内侧关节囊等组织。在切口的后侧寻找半腱肌腱，并将其游离出来。在股骨内上髁处切开附着于该处的纤维组织，用骨凿切下股骨内上髁的一块骨片并撬起。使膝关节伸直并内翻，将游离的半腱肌腱向前牵拉植入股骨内上髁的骨缺损处，把撬起的骨片压盖在肌腱表面，用螺丝钉固定骨片和肌腱。加强缝合移位的肌腱和关节囊、周围的纤维组织，以增强内侧副韧带的紧固度。

前外侧旋转不稳者可行股二头肌腱移位术。取膝关节外侧切口,切开并适当游离浅层组织,暴露膝部外侧组织。在切口后方寻找并分离股二头肌腱及附着的腓骨小头,注意保护腓总神经。将腓骨小头外侧部分斜形凿下,伸直并外翻膝关节。在胫骨平台前下方切开骨膜,凿去表面骨皮质制造一粗糙面,把凿下的腓骨小头向前下方拉紧放在粗糙面上,用螺丝钉固定。加强缝合移位后的股二头肌腱和其附近的关节囊、外侧副韧带等纤维组织,加强外侧组织的强度。

术后均需石膏托固定膝关节于伸直位 3 周,去石膏后逐步练习膝关节功能。

五、疗效标准

1. 优 经治疗后畸形被矫正,关节症状消失,活动正常,无合并症,截骨面愈合时间在 8 周以内。

2. 良 治疗后畸形被矫正,在劳累后膝踝关节有轻微酸痛不适,截骨面愈合时间在 8~10 周内。

3. 差 仍有不同程度的膝内外翻畸形,膝关节骨性关节炎症状改善不大,截骨面愈合时间超过 10 周者;或伴有合并症未恢复的,以上四项中存在一项的都视为差。

六、研究进展

1. 从膝骨关节炎的生物力学与病理学观点,矫正膝内外翻畸形 人体正常的股骨与胫骨纵轴构成 7 度左右的外翻角,当人体站立或行走时随胫骨外侧髁的负重稍大于内侧,但内外侧髁所受的生物应力基本上是相等的。同时膝内外侧韧带,肌腱上的张力也应该是相对平衡以维持膝关节动态的平衡及稳定。

当膝内外翻畸形后,则破坏了膝关节正常力的分布,使一侧所受生物应力增大,而对侧减少。减少侧的韧带张力则骤减。这样天长时久则可发生韧带和关节囊松弛,不稳。关节面所受生物应力增大侧超过正常生理范围后,即易造成关节软骨面的破坏。X 线片可见该侧关节间隙狭窄,关节面硬化,对侧关节面下骨质疏松。即是骨性关节炎的发生发展过程。罹此疾患时,则出现膝关节行走痛,渐渐发生关节活动受限。1972 年 Donald 发表对 1000 人站立时膝内外侧髁压力的定量分析法。他指出如果企图使膝两侧髁上的压力保持相对平衡的状态下,膝关节应在轻度外翻 2°~4° 的位置上,他称之为最佳矫正度数。据他的正式计算:假如一个体重 60kg 的病人,胫骨长 37.7cm,股胫角为 -8°,胫骨内髁的压力从 25kg 增加至 100kg,而膝外侧韧带的牵张力从 0 增至 70kg。

由于膝内外翻至膝关节力分布的不均衡,久而久之(15 年以上)遂引起关节的病理变化而导致继发性膝骨性关节炎。所以在治疗膝内外翻畸形的目的首先纠正膝关节力的不平衡,是从病因学角度来治疗,预防膝骨性关节炎的发生与发展。

2. U 形截骨骨接触面大,愈合快,膝内外翻自 1974 年 Smille 提出胫骨结节下弧形截骨加压内固定再用石膏外固定,改变了传统手术治疗,多采用楔形或 V 形截骨后再以钉板或交叉针内固定,但肢体废用时间长,仍有迟延愈合。本书采用的倒 U(胫骨结节下)U 形股骨髁上截骨均在松质骨与皮质骨交界处进行,加之穿针后以复位固定器外固定,可调性好。术中术后均可调整截骨角度,截骨接触面大稳定。血运好,故无截骨不愈合病例发生。

3. 应用骨折复位固定器治疗膝内、外翻优点

(1)矫形确切,调整简便,固定可靠:国内外报道膝内外翻矫正不满意病例主要由于矫正

角度不足或过大造成。因传统的楔形或 V 形截骨必须术前设计好矫正度数，甚至需根据 X 线片，剪好楔形纸样，术中按楔形纸样底边长度截除骨块，一经交叉针或钉板内固定与石膏外固定后，拍片时，即使发现矫度数不满意也很难再做调整。本截骨处可在矢状面的 U 形截面上做内翻外翻地滑动，也可在额状面的前后滑动，当术者认为矫形满意后锁紧各部件，使肢体一针一架—压板，形成一组几何不变体系，则可收到固定可靠；若术后发现矫正不足或矫枉过度，只要松动各锁针器仍可进行必要的调整。这是楔形截骨内固定不易做到的。

（2）截骨愈合快，疗程缩短：由于截骨 U 形面较楔形接触面大且稳定，能早期下床步行活动，使截骨面即能获得恒定的生物应力刺激又可步行活动获得间歇性生物应力刺激，此两种生物应力之合，我们称其为生理性应力，它对骨愈合提供了极有利的生物力学环境，加速截骨面愈合。

4. 据临床统计，U 形截骨矫正畸形后可使肢体增长，平均增长为 1.9cm（0.5～7cm）平均每内翻一度可增长为 0.6cm，由于膝内外翻病人大都身材矮小，这是经 U 形截骨矫形方法治疗上的另一重要优点，而采用楔形与 V 形截骨治疗是收不到此效果的。

5. 王庆甫、赵东辉等曾对 25 腿立位与卧位 X 线片进行对比测量研究发现，膝内翻者立位比卧位内翻角平均增加 2.6°，而膝外翻者外翻角则平均减少 2.5°，因此，术中设计截骨角度时，需根据术前所拍 X 线片是立位还是卧位加以考虑。故在术前拍片时，最好膝内翻应取立位拍片，而膝外翻则相反。

6. 膝内外翻矫枉过正后 X 线力线问题：一般采用髂前上棘和足背伸 90°位时 1～2 趾间蹼连线，通过髌骨外缘的切线为标准，对膝内翻可适当矫枉过正，但对膝外翻则绝不可。

（王庆甫　周　宁）

第二节　肘内翻畸形

一、概述

肘内翻畸形是由于先天或后天因素造成尺骨轴线向内侧偏移，携物角＜0°称为肘内翻。正常肘关节完全伸直时有一轻度外翻角度称为提携角。男性约为 10°，女性约为 15°，提携角减小成为负值，前臂过于内翻，称为肘内翻畸形。

二、病因病机

肘内翻系由各种创伤引起肘关节携物角＜0°而致病。常为既往肘部病变和创伤的后果，常见原因除了肱骨下端骨折后畸形愈合外，还可因为外伤或感染造成骨骺生长障碍而致。其发病机制如下：

1. **肱骨髁上骨折**　为最常见的原因，约占整个肘内翻的 80%。有人报道肱骨髁上骨折并发肘内翻发生率可达 30%～57%。多数学者认为发生原因是由于骨折远端向内侧倾斜所致。研究表明骨折后复位不良、内侧骨质压缩嵌插、骨折外侧端分开及骨折远端内旋扭转是引起骨折远端内侧倾斜的主要原因。

2. **肱骨远端全骨骺分离和内髁骨骺损伤**　该损伤易产生骨骺早期闭合而引起肘部畸形，亦可因肱骨内髁缺血坏死，使肱骨内髁生长缓慢或停止，并最终导致肘内翻。

3. **肱骨内髁骨折复位不良**　亦较为多见，尤其是肿胀明显情况下易引起复位失败，或是因复位后未能及时更换石膏所致。

4. 陈旧性肘关节脱位　较为少见，大多发生于伤情较为复杂的情况下。

三、诊断

（一）临床表现

1. 肘部畸形　即在肘关节损伤经治疗后（或未经治疗），出现肘关节伸直位内翻角明显增大，严重者可达 15°～35°，此时肘后三角关系改变，外髁与鹰嘴之间的距离加宽。

2. 功能障碍　肘关节一般活动可基本正常，但均有不同程度肌力减弱。

3. X 线照片上可测量　可从测量中显示肘内翻角度，即肱骨纵轴与尺骨纵轴两线的夹角，正常时肘关节有 10°～15° 的提携角（即呈外翻状）；肘内翻时该角度反而变为内翻状。

4. 外伤史　经治疗后肘关节伸直位时内翻角明显增大，严重者可达 15°～35°，肘后三点骨性关系改变。肘关节功能部分障碍，肌力减弱。X 线检查，可确诊并测量其角度。

（二）辅助检查

无相关实验室检查。X 线检查能确诊肘内翻并测量角度。

四、治疗

消除疼痛，改善功能和矫正畸形是治疗肘内翻的三个目标，其中前两项是主要的。由于职业要求或矫形愿望强烈而临床症状轻微的肘内翻者，则另当别论。

（一）保守治疗

一般认为，对肘内翻角小、肘部疼痛轻微、肘关节功能良好的病人，只给予工作、生活指导即可。无需手术治疗。

（二）微创手术治疗

对畸形严重、内翻角为 30° 左右且疼痛较重、肘关节功能障碍影响日常工作和生活者，可考虑手术治疗。应用肱骨髁上截骨术矫正肘内翻畸形，恢复外翻角常可获得消除疼痛和改善功能的目的。楔形截骨术是常用的方法，三角形骨瓣截骨术和"V"形截骨术技术较复杂，需准确设计和仔细操作。无论何种截骨术截骨部位均需固定，固定方法可选用外固定或内固定。对于继发肘关节骨关节炎或尺神经炎的肘内翻病人，除行截骨术矫正畸形外，对继发病变也应进行相应的治疗。

1. 肱骨髁上"L"型截骨、克氏针内固定：

（1）适应证：肘内翻超过 15°，畸形已稳定。

（2）术前设计

1）摄双侧肘关节伸直位 X 线片，描出纸图，与肘关节平面垂直，定出肱骨与尺桡骨轴线，测量肘内翻度数，再测量健侧提携角，二者相加即为应矫正度数。

2）在鹰嘴窝上缘上 1cm 处，做与肘关节面相平行的第一截骨线。在保留肱骨外侧骨皮质，其基底不超过 1cm，然后根据上述角度，自肱内第一截骨线内缘向外做第 2 截骨线，于对合处，除去肱骨外侧皮质，以便于截骨后对合。

3）手术：全麻或臂丛麻醉，平卧位，上肢外展置侧台，应用止血带。取肘外侧切口，于肱三头肌于肱桡肌之间进入，骨膜下剥离，显露肱骨下端前、后骨皮质至鹰嘴窝上缘，不可进入关节囊，切口上端注意桡神经。根据术前设计，于鹰嘴窝上缘 1cm 处，与肘关节面平行做第一截骨线，注意保留外侧骨质，做第二截骨线，保留内侧骨膜，施行矫形，是截骨线于尖角对合。然后分别于肱骨内、外髁用 2.0 克氏针交叉穿针至近端肱骨干对侧皮质。屈肘位缝合切口，石膏固定四周。

2. 肱骨髁上弧形截骨、克氏针内固定

（1）适应证：肘内翻超过 15°，畸形已稳定。

（2）术前设计：摄双侧肘关节伸直位 X 线片，测量提携角，标记鹰嘴窝上拟截骨部位，设计弧形截骨线。截骨线弧弓向远端，弧弓顶点应距鹰嘴窝 1cm，弧形基线应垂直肱骨轴线

（3）手术：全麻或臂丛麻醉，平卧位，上肢置于胸前，应用止血带。取肘关节后正中切口，丁肱三头肌腱膜中线纵行切开腱膜、肌肉、骨膜，向两侧牵开，环形剥离骨膜，显露肱骨髁上。根据术前设计，于肱骨远端畸形部位做弧形标记线，注意保持弧弓顶点与鹰嘴窝上缘距离 1cm 以上。于标记线上用细钻头打孔，骨刀截断，外翻矫形。后分别于肱骨内、外髁用 2.0 克氏针交叉穿针固定。屈肘位缝合切口，石膏固定四周。（注：如有肱三头肌挛缩肌肉切口宜做舌瓣状切开。如需矫正度数较大，需估计矫形后尺神经牵张，可做尺神经前置）。

（三）微创治疗方法——闭合式楔形截骨

通常闭合式楔形截骨方法，从外侧切除一楔形骨块。术前先描出患肢前后位片 X 线图，沿骨骼边界剪下上肢长骨轮廓，按要矫正角度在图上画出截骨模式，确定截骨位置，截除骨块大小和楔形基底宽度。远侧截骨面内缘应在内上髁骨突基底近侧，中部距尺骨鹰嘴 0.5～1.0cm（伸肘位测）。设计图纸上矫形后的肱尺角应与健侧提携角一致。

手术方法可取外侧入路，在肱三头肌外缘切开骨膜，向前后适当剥离显露干骺端，按设计图样截骨，保留内侧楔尖皮质及皮质下薄层松质骨并修理使具有适度可塑性，缓缓闭合截骨间隙使远近截骨面对合，检查提携角符合要求，肘无过伸或屈曲畸形，然后用两枚克氏针固定，闭合切口前拍正侧位 X 线片观察。为了美容效果，皮肤宜用皮内缝合法。术后伸肘位或轻度屈肘位长臂前后石膏托固定，卧床休息 1～2 周，然后下地活动，以免石膏下滑使提携角减小。

附：典型病例

赵某，男，14 岁，学生，北京东城。右肱骨髁上陈旧骨折并发肘内翻畸形。

患儿于 6 岁时跌倒致右肱骨髁上骨折，经手法复位，石膏固定 4 周，拆除石膏后，发现肘关节有内翻畸形，经锻炼 12 周后，肘关节伸屈活动正常，但遗留的肘内翻畸形始终无改善。患儿及家属均对手术治疗有疑虑，故 8 年后，来我院求治（图 3-4-2-1）。在臂丛麻醉下，取肘部外侧切口，暴露畸形部，做骨膜下分离，在肱骨髁上，平行于肘关节截断肱骨髁，根据拟矫正角度，在此截骨线上方斜形截断肱骨干，但保留外侧皮质，用刮匙刮除截骨区域内的骨质，加大肘关节的内翻角度后，将肱骨外侧皮质插入到横断截骨面内（图 3-4-2-2），此种截骨术式术后较易保证其稳定性。一般可不必再做内固定治疗，但为了使截骨端更加稳定，于是在截骨处以 2 枚直径为 2mm 克氏针交叉固定，同时以石膏托外固定。术后 6 周（图 3-4-2-3），拆针后（图 3-4-2-4）。

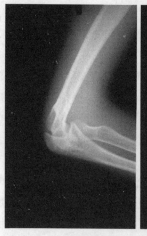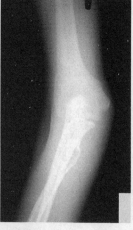

图 3-4-2-1 术前 X 线片

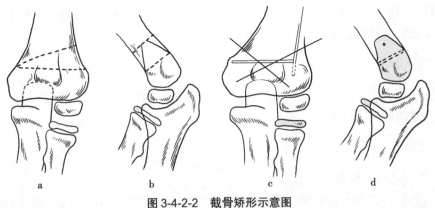

图 3-4-2-2　截骨矫形示意图

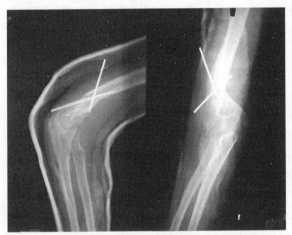

图 3-4-2-3　术后 6 周 X 线片

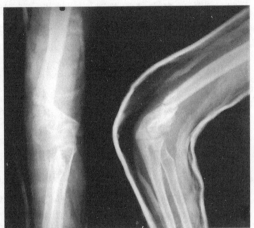

图 3-4-2-4　拆针后 X 线片

（周　宁　李铭雄）

第三节　骨折畸形愈合的微创治疗

一、概述

　　骨折畸形愈合是指创伤或手术后肢体在非正常解剖位置上愈合，导致肢体弯曲或长度改变，存在成角、旋转或重叠畸形，并影响或潜在影响其功能者。上肢的畸形导致功能的明显减弱。下肢畸形导致疼痛、跛行及髋、膝、踝关节负重的改变而导致创伤性关节炎。骨折没有恢复原来正常解剖位置的愈合，但对其功能并无影响，则不属于畸形愈合的范畴，如骨干骨折有侧方移位 1/2 愈合，其长轴线无成角，骨骼长短正常无旋转，肢体功能无障碍，则为骨折正常愈合，而非畸形愈合。从某种意义上来讲，骨折畸形愈合即是骨折的非功能位愈合。

　　当然，功能恢复和许多因素有关，如骨折部位、损伤程度、骨折整复的位置、治疗方法、治疗过程、功能锻炼的情况等，还有神经、肌肉、关节、血运、营养、年龄等因素，均会影响到最终功能的恢复。因此，愈合位置好，功能也并不一定就好。在临床上也常有骨折已达到功能复位而未能达到解剖复位的患者，经反复手法整复、重新折骨、手术切开复位等使用某些多余的治疗手段，从而大大延长了患者的恢复时间，甚至使一些本来可以复原的肢体，遗留下令人遗憾的功能欠缺，临床上应引起足够的重视。

二、病因病机

畸形愈合可能由于骨折复位不佳，固定不牢固或过早的拆除固定，受肌肉牵拉、肢体重量和不恰当负重的影响所致。

三、诊断

（一）不同部位的骨折畸形愈合

在骨的不同部位发生的畸形愈合，对肢体的功能影响程度是不一样的，对不同部位的功能复位的要求也有一定的差别。一般认为，上肢为活动肢体，主要为保证手的灵活运动功能，具有大范围、多方向的灵活运动特性，而下肢为负重肢体，畸形愈合将主要影响下肢的行走与负载功能，因此，骨折畸形愈合对下肢功能的影响较上肢为大。

1. 长骨干骨折

（1）成角畸形：股骨、胫骨、尺桡骨等均有其自然弧度，与骨干自然弧度相一致的成角在10°以内者，对功能多无影响。股骨超过15°、胫骨超过12度，则对其上下关节带来影响。尺、桡骨中任何一骨的成角大于10°，将影响前臂的旋转功能，而肱骨干虽有较大的成角畸形，但对其功能并不产生不良影响。

（2）短缩畸形：下肢骨干骨折短缩1～2cm以内，对行走及脊柱影响甚小，短缩超过2.5cm，则可显示跛行。上肢短缩2cm或更多，对功能影响不大。

（3）旋转畸形：上肢各骨干可允许有10°～15°的旋转移位，对其功能无影响。下肢髋关节有部分代偿旋转的能力，股骨干骨折10°～15°的旋转移位，可以部分或完全代偿；对胫骨骨折，因其上下关节均无代偿能力，10°的旋转畸形，即可使足部产生内旋或外旋畸形。

（4）侧方移位：骨干骨折的侧方移位不伴有其他畸形者，愈合后对功能无任何影响，即使是尺、桡骨1/2的横向移位，除皮下骨不平滑外，对功能也无影响。

2. 手部短骨骨折 手部短骨对复位的要求较长骨干更为严格。各种畸形愈合均可明显影响手的功能。指骨的旋转畸形虽然仅有数度，也可影响拇指与其余手指对捏的正常位置。成角畸形可使手指伸直时桡偏或尺偏，或屈伸受限。前后方移位可影响屈或伸指肌腱的活动功能，侧方移位也有明显的外观畸形。

3. 近关节骨折 近关节骨折的畸形愈合，对其邻近关节产生的不良影响较骨干骨折为大，成角、短缩与旋转畸形，甚至包括横向侧方移位畸形比骨干骨折引起更为严重的功能障碍。如肱骨髁上骨折成角畸形愈合时，向内或外成角，则发生肘内翻或肘外翻畸形，向前或后成角，则影响肘的屈曲或伸直功能。

4. 关节内骨折 关节内骨折的治疗要求恢复关节面的平整性和关节面之间的对合关系，须达到解剖复位。关节内骨折的任何畸形愈合，必将对关节活动功能发生影响，导致创伤性关节炎的发生。

（二）骨折畸形愈合引起的功能障碍

骨折的非功能位愈合所引起的肢体直接功能丧主要表现在以下几个方面：

1. 关节活动受限 邻近关节的骨折畸形愈合，使其骨端关节面失去了正常的角度，限制了关节某个方向的活动。如Colle骨折畸形愈合使桡骨远端失去了正常的掌倾角与尺倾角，使腕关节的掌屈及尺偏受限。

此外，突出的骨折端尚可对邻近关节的活动形成阻碍。如伸直型肱骨髁上骨折，近骨折端向肘前方突出，阻碍屈肘，使肘关节屈曲功能受限。

2. 肢体各关节运动的不协调　人的日常生活工作中，大量的动作都是需要多关节的相互配合方能完成。同样，肢体在完成某种动作时，需要参与动作的各关节共同配合，而骨折畸形愈合后，由于影响了这种关节的协调配合性，因此将会使这些动作受到限制。

如"盘腿"动作需要髋关节极度外旋、屈曲，同时膝关节屈曲的协调动作方能完成，如股骨内旋位畸形愈合，则使"盘腿"动作不能完成。

3. 平衡失调　下肢长骨的短缩、成角畸形、髋内翻、膝内翻或膝外翻等均可形成下肢短缩，导致下肢平衡失调，影响正常步态。如一侧下肢短缩的患者，行走时必须加大健肢各关节的屈曲相对"缩短"健肢的长度以适应患肢的短缩，或利用加大患肢足的跖屈以"增加"患肢的长度，使双下肢的长度差尽量减小，同时患肢负重时，骨盆倾向患侧，以利健肢的前摆，使下肢的平衡失调，形成失常的跛行步态。

4. 肌肉作用的削弱　骨折的成角、短缩、旋转等畸形愈合，改变了有关肌肉的行程、方向，甚至影响了肌肉和关节的关系，在不同程度上影响到该肌肉的作用。如股四头肌除其直头外，均起于股骨，经股骨前、外及内侧向下会合止于髌骨，并通过髌韧带止于胫骨结节，膝外翻畸形使股四头肌改变了其行程和方向，使股四头肌的力量受到削弱，而且也引起了髌骨向外脱位的趋势。

此外，骨折端与肌肉的粘连，使肌肉的有效收缩长度减少及减弱了肌肉的活动程度，也影响了肌肉的收缩，使肌肉不能正常运动所属关节。严重的骨折短缩畸形愈合，也相当于缩短了肌肉之间的距离，使肌肉相对松弛，都将使肌肉的效能削弱。

（三）骨折畸形愈合的晚期并发症

骨折非功能位愈合后，均将造成不同程度的肢体功能障碍。但人体在使用过程中，对于已造成的功能障碍，仍可以通过肌肉关节的调节作用来进行代偿或部分代偿。其代偿的方式有邻近关节的代偿、利用体位或姿势代偿、依靠身体重心的移动来进行调节的平衡代偿等代偿方式。但代偿毕竟是非功能的，是有限度的，有些功能障碍只可能部分代偿；而且代偿是有代价的，代偿部位长期处于非功能位易于引起局部的劳损。因此，长期的代偿将会引起畸形愈合的晚期并发症。骨折畸形愈合的晚期并发症在骨折愈合的相当一段时间内可以完全没有临床症状，或仅有轻微的症状，往往容易被忽视，故在治疗期间，务必要预见到这种可能性，防患于未然。

1. 关节劳损　直接受畸形愈合的影响而发生的关节劳损主要见于下肢，负重时畸形部位关节的韧带及关节囊等软组织长期承受过度的牵拉应力状态，日久必将造成关节的劳损，故应防止出现与所属关节运动方向不一致的骨干成角畸形。

2. 创伤性关节炎　骨折畸形愈合导致关节面倾斜或关节面不平整，均可引起关节面承重不均匀，特别是下肢的负重关节，可使部分长期过度负载的关节软骨发生磨损、退变，造成晚期创伤性关节炎。

3. 代偿部位的劳损　骨折畸形愈合后的功能障碍常能得到代偿或部分代偿，但由于代偿部位的关节或肌肉长期处于过度使用的非生理性状态，晚期往往出现劳损症状，如双下肢不等长所引起的代偿性脊柱侧弯，晚期可因骶棘肌、腰肌及脊柱韧带的慢性劳损而产生下腰痛。其代偿程度越大，出现劳损的症状也就越早、越严重，故对骨折畸形愈合时不应满足于患者已经获得的代偿，而应充分估计代偿的代价，将可能出现的并发症考虑在内，采取必要的措施尽可能减少需要代偿的程度。

4. 迟发性神经炎　周围神经在走行途中与骨骼接近的部位，可由于骨痂包裹、粘连等原因长期对神经压迫、刺激，或对神经牵拉而出现神经炎。如骨折畸形愈合造成肘外翻畸形时，可使尺神经长期受到牵拉而发生尺神经炎，出现尺神经损害。

5. 自发性肌腱断裂　畸形愈合的骨折端突出部，可使经过的肌腱长期磨损而断裂。如 Colle 骨折畸形愈合的骨端，可长期磨损行经此处的肌腱，导致肌腱的自发性断裂。

（四）儿童的骨折畸形愈合

儿童在生长发育过程中，由于骨的生长，通过肢体的使用，常能将骨折畸形愈合完全或部分矫正，以适应肢体使用的需要，在儿童期间这种畸形矫正的能力表现得尤其突出。这种矫形能力有以下特点：①年龄越小改造能力越强，约 9 岁以后发育矫正能力降低，骨骺越接近闭合，改造能力越差。②骨折距骨骺部位越近，对骨折畸形的矫正能力越强，越远则改造能力降低。③短缩畸形：一定限度内的短缩畸形愈合后，通过骨骺的逐渐生长，最终可使肢体长度相等或相近，有时反而较健侧稍长。故儿童长骨干骨折短缩（重叠）移位，并不一定需要矫正。④侧方移位畸形：对横向侧方移位的畸形有较大的矫正能力，通过骨干发育、塑形，可将横移位畸形完全矫正。⑤成角畸形：与所属关节运动方向在同一方向的成角畸形有较强的改造矫正能力，而不在同一方向的成角畸形则矫正能力弱，自行矫正的可能性小。⑥旋转畸形：对旋转畸形愈合的改造矫正能力较弱，通常不能自行矫正。

（五）畸形愈合的分类

1. 短缩畸形愈合　一般胫骨骨折愈合后较健侧短 2cm 以内，可以通过骨盆的倾斜代偿，步行不显跛行。但长期在此状态下运动，会发生腰椎、腰骶、骶髂等关节蜕变，出现上述关节的骨性关节炎。如短缩超过 2cm 则出现跛行，严重影响下肢走、负重功能。因此，短缩畸形愈合一般需要进行治疗。但也有人认为，短缩较少，通过代偿无跛行者可以不予治疗；只有短缩严重，跛行明显，方可考虑治疗。

2. 成角畸形愈合　一般认为，骨折端成角 15° 之内，对下肢运动功能影响较小；如骨折端成角大于 15°，则对下肢运动功能影响明显。

3. 混合畸形愈合　骨折愈合后，上述两种畸形均存在，称为混合性畸形愈合。

四、治疗

1. 骨折畸形愈合的预防　防止骨折畸形愈合的发生，比骨折畸形愈合的治疗更为重要。对大多数骨折都应该做到正常愈合，至少是功能位愈合，除极少数情况外，骨折的畸形愈合是可以避免的。从复位、固定到骨折愈合的整个治疗过程，都有可能在任何阶段出现畸形。对骨折的畸形愈合还应注意以下几个问题：

（1）骨折复位：片面、盲目地追求解剖复位是不正确的，但是把肢体功能恢复的希望完全寄托于骨折愈合本身的塑形、发育过程的改造及功能的代偿上，复位时不做必要的努力，这种现象更为错误。骨折的复位应尽可能的努力做到解剖复位，至少也应达到功能复位的基本要求。

（2）骨折固定：对绝大部分骨折而言，骨折局部的有效固定是骨折愈合的重要保证，而每一种固定方法都有其适应证和局限性。片面认为某种固定方法的绝对可靠性，一味依赖方法本身的固定作用，而忽视对患者功能锻炼的指导和对固定效能的连续观察，不因情况的改变而做必要的调整，则会使本来有效的固定完全失去固定作用，导致骨折的畸形愈合，这是造成骨折畸形愈合最为常见的原因之一。

（3）骨折愈合的判断：每种骨折均有其大致的骨折愈合时间，但每一个具体骨折的愈合时间都不尽相同，必须根据每个骨折的愈合过程和征象，来判断骨折的愈合程度。如骨折尚未愈合而判断失误，过早去除固定，甚至过早使用患肢，使本来位置良好的骨折重新错位、变形，最终形成骨折畸形愈合。因此，在判断骨折愈合上，必须有足够的把握才能去除固定，如对骨折是否愈合尚有怀疑，宁可多观察一段时间。

2. 骨折畸形愈合的治疗原则　骨折断端错位愈合后，并不一定造成功能障碍。骨折畸形愈合是否需要矫正，应根据临床表现与理论指导相结合做出决定，并不单纯依靠畸形所改变的机械力学所考虑，在下肢还必须考虑改变下肢负重力线，包括下肢受累的骨、关节及重要的软组织。而骨折畸形愈合功能有障碍，但又得到充分代偿的，还须进一步分析其晚期出现并发症的可能性，可能性确实较大的仍应矫正。骨折断端在错位情况下愈合，畸形较轻，不影响肢体功能者，或 12 岁以下患者，在其生长发育过程中可以逐步自行矫正，则无须治疗。若旋转移位大于 10°及严重成角移位大于 30°，肢体短缩大于 3cm 的畸形，或其他非功能位愈合影响肢体功能及外观者，一般均应及早治疗。

3. 骨折畸形愈合的治疗目的　治疗骨折畸形愈合的目的是改善畸形愈合所致的功能障碍，改善外观是次要目的，矫形所要达到的目的是恢复肢体的正常轴线，减轻受累关节的压力，消除或改善代偿劳损，增加关节的活动范围，兼顾改善外形，以从整体上改善肢体的功能。

在多数情况下，对畸形愈合的骨折重新截断复位，恢复其原始的解剖关系，应该是最为合理的治疗方法。但必须指出，骨折畸形愈合的矫形是以最大限度地恢复功能为目的，而并不是进行骨折的再复位，因此，在某些情况下，矫形措施并不一定通过原骨折部位，也不一定是骨折的原位对合。如骨干畸形愈合的骨质已十分坚硬时，经骨折部截骨矫形，因局部粘连、骨质坚硬而使操作困难，即使截骨顺利术后也容易造成延迟愈合或不愈合，但如果选择从接近干骺端的部位截骨，然后对原有的旋转或成角畸形做相应的矫正，则可以避免上述情况的发生。

4. 治疗时机的选择　骨折畸形愈合严重影响肢体功能者，均应及早矫形治疗。但有的病例在骨折畸形愈合后，估计将来可能出现肢体功能障碍或并发症，但目前还尚未出现，是否现在就应矫正畸形，有时判断十分困难。除对畸形愈合的骨骼局部以及 X 线片进行详细检查和测量外，尚应结合整个肢体的功能状态综合分析方能准确判断。对畸形愈合较轻，但晚期出现并发症的可能性仍然存在的病例，有时并不一定需要早期矫形，可以通过肢体的使用观察其转归，如长期不出现并发症则无须治疗，如逐渐出现了并发症的早期症状，则应当机立断，及早矫形治疗。

骨折在非功能位愈合后，肢体均存在一定的功能障碍，包括关节活动受限、肢体肌肉萎缩、失用性骨质疏松等不利于进一步治疗和手术的因素，如以上情况较为严重，应适当推迟手术时间，术前尽可能消除一切全身和局部的不利条件，加强肢体功能锻炼，增加局部血液循环，改善肌肉萎缩，增加僵硬关节的活动度和消除骨质失用性脱钙状态，为了改进局部治疗条件而推迟手术时间，将使矫形术后肢体功能更快恢复，效果更为理想，反而可使整个疗程缩短。

5. 骨折畸形愈合的处理方法　骨折畸形愈合后并非一定要通过矫形治疗才能恢复肢体功能，即使对有功能障碍而又不能得到充分代偿的，也应首先考虑简单的局部替代等非手术方法。如骨折畸形愈合所致两下肢不等长,而差距不太大的,可以适当加高患肢的鞋底,使双下肢相对等长,此种方法简单易行,效果可靠;又如对髋内翻畸形出现臀中肌失效步态的老年患者,可利用手杖支持健侧,抵消患肢负重时骨盆向健侧倾斜的趋势,可以基本行走自如,并不一定必须通过手术治疗。

对一骨折畸形愈合患者而言,再次的矫形处理,将陈旧性骨折转变为新鲜骨折,再次对新鲜骨折进行处理,从某种意义上说,患者对矫形治疗的失误是难以接受的,因此,骨折畸形愈合的矫形治疗要做到万无一失,包括对伤肢认真细致的体格检查,详细的阅读、测量 X 线片,综合分析肢体的功能状态,详细制订治疗计划,改善局部血运和关节功能,考虑到治疗过程的每一个环节,避免治疗上的失误和意外。

骨折畸形愈合在不同时间、不同部位均有不同的处理方法,以下就常见的矫形方法、原则做一简要介绍。

(1)闭合手法折骨术:适合伤后 3 个月以内的骨干骨折,虽已愈合但不甚坚强,可以在麻醉下,施行闭合手法折骨术,将陈旧性骨折变成新鲜闭合骨折,按新鲜闭合骨折处理。此法对骨折损伤小,术后骨折愈合快。

施行手法折骨时,患者取平卧位,选用神经阻滞麻醉或椎管内麻醉。一助手固定骨折近段,术者用双手握住骨折远段,在双方对抗牵引下,术者缓慢地旋转骨折远段,在骨折远、近段间形成一种扭转力,首先将骨折断端间的桥梁骨痂折断。在扭转过程中常可听到或感到桥梁骨痂断裂的撕裂声。如此反复扭动,直到骨折断裂处已明显松动为止。对骨痂形成已比较坚固,采用上述手法不能折断时,可用一棉花包裹的三角形木块作为支点,术者两手分别握紧骨折远近段,先将凸侧骨痂折断,然后再反折凹侧骨痂。折骨时必须稳妥准确,注意保护皮肤,切忌使用暴力,避免造成邻近骨骼的新骨折。

(2)切开钻孔折骨术:伤后超过 3 个月,骨折端重叠坚固愈合,或靠近干骺端部位的畸形愈合,闭合手法折骨术难以折断者,通过尽可能少的手术显露,在骨折愈合部钻孔后,再行手法折骨,此法对软组织和骨折端血运损伤较小,骨折端尚存在一定的稳定性,便于骨折愈合。

(3)手术截骨术:伤后超过 6 个月以上甚至髓腔已通的畸形愈合,可行手术切开,显露骨折断端,将已愈合的上、下骨折段凿开,周围骨痂尽可能保留在骨折的远近段(图 3-4-3-1)。保留骨痂、减少剥离的目的是使骨折端相对稳定,血循环较好,以利骨的修复。对重叠移位过多者,可先部分矫正并缝合切口,日后根据需要逐渐牵伸延长,以防一次牵伸过多所引起的血管神经反应。

对 6~10 个月内有成角畸形愈合的病例,对凸侧可行楔形截骨术矫正(图 3-4-3-2),术中应尽可能将凸侧畸形部位暴露清楚,可不必显露凹侧骨质,保留凹侧骨痂,同时也要部分地保留凹侧骨皮质。因此类畸形愈合之病例,凹侧面多有较为丰富的骨痂,此种骨痂尚存在一定柔韧性,不必处理,而作为畸形矫正的支点。由于保留了骨痂的大部分,因而可以起到截骨端的相对稳定作用,也可看做是近端带血管蒂的植骨,尽可能的保留了截骨端的血运,术后可大大缩短截骨面的愈合时间。

对骨折畸形愈合时间超过 1 年或更长的病例,骨折愈合后塑型已完成,髓腔已通,患者多因成角畸形影响走路或肢体短缩跛行求治(每 10° 成角肢体短缩约为 1cm)。对此类病例手术治疗时,对矢状成角畸形可采用额状面截骨,对额状成角者可采用矢状面截骨,截骨方式可取舌形或 U 形截骨(图 3-4-3-3),根据成角度数沿截骨面旋转远折端,将成角纠正后加压固定。由于未切除骨块,没有骨损失,截骨后即可恢复原有的骨骼长度,而且截骨端接触面大,因

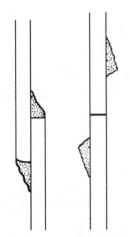
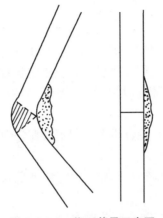
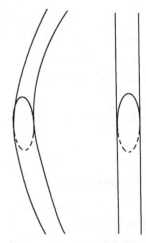

图 3-4-3-1　断端截骨示意图　　　　图 3-4-3-2　楔形截骨示意图　　　　图 3-4-3-3　舌形截骨示意图

此,与楔形截骨相比,矫形角度可随意调节至满意为止,并增加了截骨端的稳定性,使骨愈合时间缩短,提高疗效。

(4) 固定方式的选择:对闭合手法折骨术的病例,按闭合骨折处理,因骨折端尚存在相当的稳定性,多选用小夹板或石膏外固定治疗即可,同时遵循三点固定原则防止骨折的再次移位,特别是原始畸形的再次出现。

对手术开放截骨后的固定问题,如采用内固定方法,则必须加大骨膜剥离范围,加上内固定物的放置,严重破坏了截骨处的血运及自身的稳定性,使骨愈合速度减慢,甚至可带来骨折迟延愈合、不愈合的危险,骨愈合后尚需二次手术取出内固定物。我们在开放截骨后通常采用骨穿针外固定器外固定,如孟和半环形外固定器即骨折复位固定器,通过远离截骨部位的骨骼穿针的有效外固定,方能做到有限的手术显露,尽可能保留截骨部位的血运和稳定性,同时,术中及术后尚可利用骨折复位固定器的可调节性,以器械配合手法充分纠正原有的畸形或逐渐纠正畸形,以最小的骨和软组织损伤换取充分的畸形矫正,极大降低了骨折迟延愈合、不愈合的危险性,而且骨穿针外固定器外固定通常不固定关节,不影响相邻关节的功能锻炼和关节活动,使骨折愈合和关节功能恢复同步进行。各部位具体穿针固定方法见有关章节。

(5) 矫形术后处理原则:骨折畸形愈合矫形术后较同部位的新鲜骨折愈合速度慢,而且再回复原始畸形的移位力也较大,因此固定时间较同部位的新鲜骨折固定时间要长。这些病例中有些相邻关节功能较差,故应指导病人进行积极的功能锻炼,包括全身性锻炼和伤肢肌肉、邻近各关节的功能锻炼,充分改善全身情况和肢体血液循环,并避免对骨折端形成剪切、扭转等有害应力的肢体活动。在治疗期间,如病人能很好配合,在达到骨愈合的同时,关节功能也能得到相当程度的恢复。

6. 微创治疗方法——中西医结合骨穿针外固定器疗法

(1) 手法折骨、复位固定器固定术

1) 适应证:骨折成角畸形愈合时间较短,骨痂愈合不坚固,尚可手法折骨;骨折成角畸形大于 15°者。

2) 术前准备

A. 分析 X 线片,明确骨折畸形的位置、成角方向等病理情况,制定手法折骨的方案。

B. 准备小腿复位固定器、克氏针、骨钻等手术用具、折骨用木垫,消毒备用。

3）手术操作：患者取仰卧位，在适当麻醉下行手术。

A. 手法折骨：麻醉生效后，将折骨用木垫放于床上，用棉垫铺衬。术者双手握骨折上下段，将骨折成角处只尖端放在木垫上，沉稳缓慢用力折断骨折畸形愈合处。如骨折愈合坚强，折断有困难，则应适当加力，确属不能折断者，应该用手术切开，不必强求，以免引起其他意外。

B. 复位固定：按照"手法复位、胫腓骨骨折复位固定器疗法"介绍的方法在小腿上下段各穿一枚克氏针，用手法复位，使下肢的力线恢复，安装复位固定器，调整相应部件，纠正骨折的畸形。

其他事项参见"手法复位、胫腓骨骨折复位固定器疗法"所介绍内容。

附：典型病例

刘某，男，33岁，工人，汉，山东平原县。右陈旧性胫腓骨干骨折畸形愈合，Ⅳ度移位。系直接暴力所致。

1982年4月9日，因工作中车间发生爆炸，患者从窗中跳出，左腿被梯子卡住，造成右侧粉碎性胫腓骨骨折，胫骨四段、腓骨三段骨折（图3-4-3-4），在当地经治疗畸形愈合8个月，可见小腿弯曲短缩4.5cm（图3-4-3-5）。并可见膝关节屈曲100°位，踝关节呈110°的关节功能障碍。由于长时间的伤病困扰，给患者带来沉重的精神痛楚（图3-4-3-6）。在硬膜外麻醉下，手法折骨，于胫骨结节及踝上各穿入1枚直径为4.0mm克氏针，应用骨折复位固定器逐步牵引，矫正肢体短缩与内翻畸形（图3-4-3-7，图3-4-3-8），术后2周开始挂双拐下床活动，4周后，改用单拐。可见患者精神饱满（图3-4-3-9）。经治8个月，已临床愈合（图3-4-3-10）。1年后复查，下蹲时，髋、膝、踝关节功能恢复正常，肢体外观也无畸形（图3-4-3-11）。

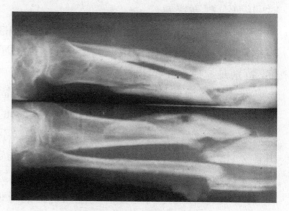

图3-4-3-4　骨折后X线片

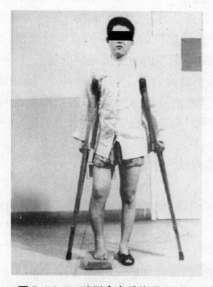

图3-4-3-5　畸形愈合后外观（站位）

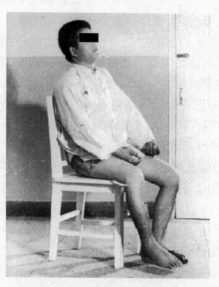

图3-4-3-6　畸形愈合后外观（坐位）

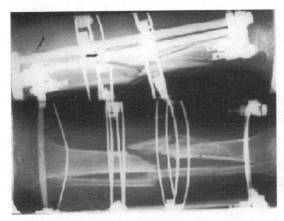

图 3-4-3-7　术后 X 线片（一）

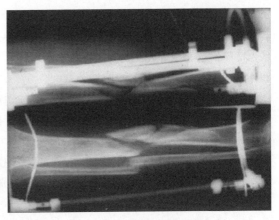

图 3-4-3-8　术后 X 线片（二）

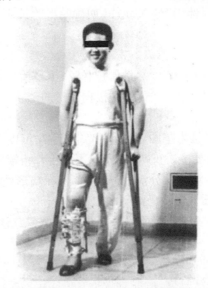

图 3-4-3-9　术后 4 周外观

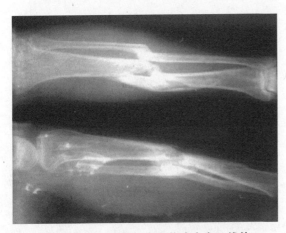

图 3-4-3-10　术后 8 个月临床愈合 X 线片

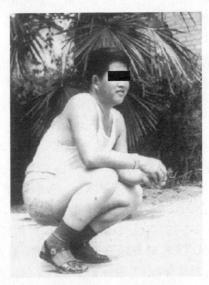

图 3-4-3-11　1 年后外观

注1：对本例陈旧性胫腓骨粉碎骨折畸形愈合，骨折粉碎为7个骨块，若采取切开复位内固定，骨折暴露较广泛，给骨折固定与愈合带来困难。我们主要解决长度和力线问题，从X线片看，骨折对位并不满意，对线也稍有不足，但愈合后肢体外观和功能均属优等。因此，骨科医师不应只看重X线片，而忽视对病人体征和外观的治疗。

注2：若骨折重叠畸形较大，愈合坚强，则需延畸形部位做分离截骨；若成角畸形愈合，可在成角部做短斜或U形截骨，骨折复位固定器固定，利用牵引作用矫正畸形。因需要长时间持续的牵引，故克氏针直径应在4mm以上。

注3：接近干骺端的胫腓骨陈旧骨折，骨折愈合虽不甚坚强，但在折骨时，由于折骨的作用力常常被关节吸收，且易损伤关节组织，故应采用切开截骨术，再以骨折复位固定器固定治疗。

（2）切开截骨、复位固定器矫形固定术

1）适应证：陈旧性胫腓骨骨折成角畸形愈合3月以上者；成角畸形大于15°。

2）术前准备：检查骨折局部，拍摄X线片，明确畸形的具体病理变化。准备手术用具，制定手术方案。

3）手术操作

A. 骨折暴露：选用最常用的切口，尽量保护骨膜，暴露骨折畸形愈合处。

B. 截骨：截骨应在骨折畸形愈合部位，要根据畸形的形状、骨痂的多少、愈合的坚固程度等决定截骨的位置和方式。

愈合时间较短，骨痂不多且未坚固，骨折端尚能分清，可以沿骨折线截骨，并尽量保留成角顶部的骨痂和其连续性，只要能矫正畸形即可，不必将骨折端完全截断。

时间略长，骨折线和骨折端无法分清时，截骨部位在畸形处，横行截开畸形的凹部，保留成角顶部的少量骨痂和骨皮质。

C. 复位固定：按照"手法复位、胫腓骨骨折复位固定器疗法"所介绍的方法，进行穿针、复位、固定。

D. 关闭切口：生理盐水冲洗切口，逐层关闭。

术后的各项事宜参照"手法复位、胫腓骨骨折复位固定器疗法"。

4）术后护理：手术后一般不必使用抗生素预防感染，如手术时间过长或其他因素有可能引起感染者，可以使用一线抗生素，一般不超过3天。其他事项可参考"手法复位、胫腓骨骨折复位固定器疗法"。

附：典型病例

李某，女，51岁，工人，汉，辽宁北票市。

左胫骨结节下、腓骨中段陈旧骨折畸形愈合，Ⅱ度移位，系直接暴力所致。

患者于1年前被撞击致伤，经当地治疗，骨折畸形愈合，走路跛行，伴有膝关节活动疼痛，不灵便，来院求治。X线片示：胫骨重叠2.5cm，前后移位1个骨皮质（0.7cm）（图3-4-3-12）。经硬膜外麻醉，取前侧切口，暴露胫骨，在畸形部做倒U形截骨，腓骨下1/3斜形截骨，应用胫腓骨型骨折复位固定器固定，术后7.5个月，截骨处已临床愈合，已

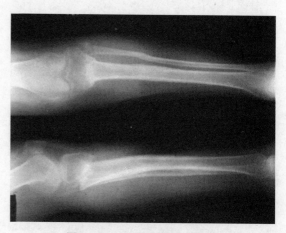

图3-4-3-12 畸形愈合X线片

能弃双拐行走，步态基本正常（图3-4-3-13）。术后4年复查，X线片示：胫骨后侧原畸形愈合部仍有较多的残留骨痂，胫骨结节部有5°反张，走路步态正常，髋、膝、踝功能恢复良好，骨性愈合（图3-4-3-14）。

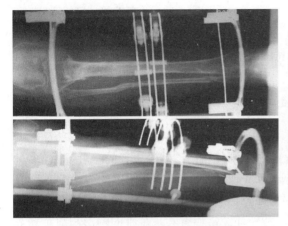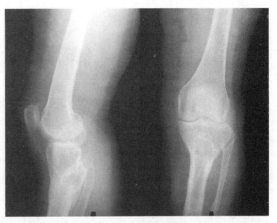

图3-4-3-13　术后7.5个月X线片　　　　　图3-4-3-14　术后4年复查X线片

（3）胫骨长斜形截骨、复位固定器延长术

1）适应证：陈旧性胫骨短缩畸形愈合，短缩大于2cm；骨折畸形愈合时间6个月以上。

2）术前准备：术前进行详尽地检查和拍摄X线片，制定手术方案。准备手术器械、胫腓骨复位固定器等，消毒备用。

3）手术操作：手术取仰卧位，采用腰麻或硬膜外麻醉，术肢用止血带止血。

A. 暴露：一般采用胫骨前外侧切口暴露胫骨、小腿外侧切口暴露腓骨下段。如患肢曾行手术可考虑用原手术切口。暴露时应注意保护骨膜等软组织，如无必要不必剥离，必须剥离时尽量完整剥离，显露胫骨干和腓骨下段。

B. 穿针：参照"手法复位、胫腓骨骨折复位固定器疗法"所介绍原理穿针，由于骨延长后需牵引，所以应在上下端各穿2枚克氏针。

C. 腓骨截骨：在腓骨下段、外踝上约5cm处截断腓骨。截骨时应注意截骨方向，一般由外下向内上。截骨时可以采用多种工具，如电动摆锯、骨刀等。由于腓骨干骨质坚硬，截骨时不要将腓骨截碎。

D. 胫骨干截骨：用骨刀截骨应在胫骨干轻凿出斜形的截骨线，一般应使截骨线长4~6cm。先用骨钻沿截骨线每隔0.5cm钻一骨孔，再用骨刀截断胫骨。也可用骨锯按照截骨线的方向将胫骨截断。

E. 延长固定：将复位固定器安装在小腿上，紧固缩针器上的螺母，调整支撑杆上的螺母，对胫骨牵引延长，注意保持小腿的轴线，将胫骨延长约1cm即可。

F. 关闭切口：用生理盐水冲洗伤口，将骨膜尽量缝合，然后逐层关闭切口，切口和针道盖无菌敷料。

4）术后护理

A. 体位：术后将患肢置于抬高小腿、膝关节屈曲30°位，约1周。

B. 肢体延长：术后1周如切口无异常，即可开始延长；如切口周围红肿、渗出严重等情况，应适当延缓延长。肢体延长应遵循每天分2次延长，每次延长0.5mm。定期拍摄X线片观察截骨端情况，当双下肢均衡后即可停止延长。

C. 功能锻炼：术后延长期内患者一般在床上进行下肢的肌肉主动舒缩练习和膝、踝、趾关节活动，延长结束即可下地进行功能锻炼，负重量应根据患肢的骨愈合程度而定。其他事项参考"手法复位、胫腓骨骨折复位固定器疗法"有关内容。

（李铭雄　孟　和）

第四节　踇趾外翻畸形

一、概述

踇外翻（hallux valgus）是指踇趾偏离中线，向外倾斜大于正常生理性角度的一种足部畸形。踇外翻是临床上一种足部常见病、多发病，能占足踝外科门诊就诊患者的一般以上，多见于中、老年妇女。按第三届全国足外科会议统计，我国妇女踇外翻的发病率约为 20%。踇外翻畸形形成后，难以自行矫正，由于长期穿鞋局部摩擦，可在踇趾跖趾关节内侧骨性凸起处形成疼痛性滑囊即踇囊炎，影响日常穿鞋和行走。踇外翻经常伴有其余足趾的畸形和前足痛等症状，如锤状趾、疼痛性胼胝、跖趾关节脱位、小趾内翻等。

二、病因病机

1. 病因　踇外翻的发病原因众说不一，至今仍未完全明了。国内外众多学者从不同角度对其可能的致病因素及发病机制提出了很多看法，但均未取得一致结论。总的来说，踇外翻的发生有内因和外因两大方面因素，其发病实际是外因通过内因作用于足的一个过程。

（1）遗传因素：遗传因素是踇外翻发生的最主要的内在病因。早在 20 世纪 50 年代，很多欧美学者就发现踇外翻患者具有家族遗传性，Hardy 及 Clapham 发现，91 例踇外翻病人中，63% 有阳性家族史；Glynn 及其同事发现，41 例病人中，68% 有家族史。欧美其他学者报道，踇外翻患者中 50%～60% 有家族遗传性，多为染色体显性遗传。Piggott 报道，至少 50% 以上的患者在 20 岁以前就已发生踇外翻。Hick 报道，如果一位女性在 20 岁以前踇外翻角仍然小于 10°，以后发生踇外翻的可能就很小。Wallace 调查了 224 例 9 岁踇外翻患儿，发现全部有踇外翻家族史或有第 1 跖骨不稳定。

温建民等于 2006 年通过对 1491 例（2827 足）踇外翻患者进行大样本流行病学调查结果发现，有明确家族史患者 1036 例，占总数 69.5%，其中母系占 50.2%，父系占 14.4%，父系母系均有占 4.8%；无家族史患者占 28.6%；家族史不详者占 2.0%。有家族史的踇外翻患者在发病年龄、病情加重年龄上均要早于无家族史的踇外翻患者，其中 55% 有家族史的踇外翻患者，在 20 岁之前就出现踇外翻畸形，尤其是集中在 11～20 岁这一年龄段之间，而无家族史的患者则发病时间非常散在，无集中趋势。

（2）鞋袜因素：踇外翻一般发生于穿鞋人群，所以多数学者都认为穿鞋，尤其是穿高跟、尖头等时髦皮鞋是产生踇外翻的主要原因。习惯不穿鞋的民族几乎无踇外翻的病例报道。在日本，踇外翻的发病率由穿木屐时代到现在穿皮鞋时代呈正比上升。20 世纪 60 年代以后，随着生活方式的西化，皮鞋产量猛增，而木屐制造骤减，踇外翻的发病即大幅上升。1981年，Kato 在对日本踇外翻发生原因进行调查后认为，日本人穿鞋式样由木屐改为皮鞋，是导致踇外翻发病率增加的原因。几乎所有统计资料都表明女性发病率高于男性。温建民等在1999—2004 年对 2026 例（3814 足）踇外翻患者调查中发现，男女比例为 1:17.5。由于女性爱穿尖头、高跟皮鞋，故可在一定程度上解释女性发病率高于男性是由于女性爱穿时髦高跟尖头鞋所致。

但是，大多数研究不能得出鞋袜致畸的确切性结论。一些学者也提出了不同的看法，Root 曾指出对于功能正常的足，没有证据说明鞋能引起蹞外翻畸形。因此穿鞋并不是引起蹞外翻的唯一原因，它可能只是加重了某些结构不良足的病理变化。

（3）骨性结构异常：①第 1 跖骨内翻：第 1 跖骨内翻一直被认为与蹞外翻有明显关系。先前的研究大多数学者认为蹞外翻是原发而跖内翻为继发。蹞外翻后蹞收肌挛缩，牵拉足趾挤压跖骨头外侧，跖骨向内侧移位，同时胫侧关节囊牵拉跖骨头内侧也向内侧移位，形成跖面上的绞盘机制，导致跖骨内翻。近年来越来越多的学者支持跖内翻为原发，是引发蹞外翻畸形的原因之一。另有观点认为，跖内翻与第 1 跖骨活动度增加是一种返祖现象。因人类祖先始于树栖生活，要求第 1 跖骨向内侧伸出，且第 1 跖趾关节有较大的活动范围以便攀缘抓握。人类直立行走后，则要求第 1 跖骨与第 2 跖骨之间有紧密联系，不要活动太多，要牢固稳定，若第 1 跖骨内翻，前足增宽，蹞收肌收缩而产生蹞外翻。②第 1 跖骨头形态：第 1 跖骨头形态亦可能是诱发蹞外翻的原因之一。第 1 跖骨头有三种形态，即圆形、方形和方形带嵴，其中后两种最稳定，较少发生蹞外翻。圆形的跖骨头较方形的跖骨头具有更大的活动度，使第 1 跖趾关节的横向稳定性丧失，活动度增加，因而助长了跖骨向内成角的趋势，故更易导致蹞外翻。③第 1 跖楔关节松弛：第 1 跖楔关节是足内侧纵弓和中足横弓的重要组成部分，在人体站立和行走过程中起到传递前足应力的作用，它的解剖异常和生物力学性质的改变与蹞外翻、跖痛症等前足功能紊乱的发生、发展有密切联系。胫前、胫后和腓长肌腱附在跖跗关节周围，起到加强跖跗关节稳定和提供动态平衡的作用，其解剖异常也与蹞外翻有一定联系。第 1 跖楔关节韧带松弛，活动度加大，增加蹞外翻发生的可能性。虽然目前第 1 跖楔关节活动度过大是否该作为蹞外翻发生发展的原因之一还存在争议，但是有研究表现蹞外翻足存在第 1 跖楔关节活动度过大。

（4）肌力失衡：在足的内在肌中，蹞收肌肌腹强于蹞展肌，蹞短屈肌强于蹞短伸肌，因此蹞趾易于跖屈和外翻。同时蹞收肌、蹞短伸肌和蹞短屈肌 3 块肌肉合力的方向可使蹞趾外翻，而仅蹞展肌使蹞趾内翻，这种先天的肌力不平衡可能会导致蹞外翻的发生。蹞外展肌名义上为蹞展肌，但其止点只有 5% 附着于第 1 趾骨内侧，实际上只有 17% 的外展功能，而 83% 的功能是屈曲蹞趾。加上正常的蹞外翻角度，即形成了先天性蹞外翻趋势。这样在屈曲蹞趾时必须增加蹞外翻力，使蹞趾跖趾关节在轴线上运动失去平衡。

蹞外翻与足外在肌力功能紊乱的联系由来已久。胫后肌腱是支持舟骨防止内侧纵弓塌陷的主要动力结构。一旦胫后肌腱乏力，反复应力作用下内侧纵弓的支持韧带变长。当距骨头跖屈、前足外展时，第 1 跖骨头相对向背侧移位，这个过程使第 1 跖楔关节复合体韧带拉长，加上交织在一起的胫后肌腱乏力使第 1 跖楔关节变得更加不稳定。而第 1 跖骨的背侧移位为第 1 跖骨的旋转提供了条件，同时发生跖跗关节变化的代偿——蹞趾的外翻旋前。蹞外翻患者中虽然存在足外在肌力的功能紊乱，但这种紊乱是蹞外翻的原因或是结果目前尚不明确。

（5）炎症性及神经肌肉性因素：某些关节炎类疾病（例如类风湿关节炎、痛风性关节炎等）、遗传性疾病（如 Down 综合征、Ehlers-Danlos 综合征等）及神经肌肉性疾病（如先天大脑性麻痹）经常可形成典型的足部畸形。这些疾病引起蹞外翻畸形是由于病变破坏了足部软组织及骨关节的正常平衡结构，或足部动力性肌肉失平衡引起第 1 跖趾关节内在稳定性破坏所致。

（6）创伤性因素：第 1 跖趾关节的创伤通常与蹞趾活动受限及僵硬有关。这些损伤经常为碾压伤或关节内损害。跖趾关节扭伤的软组织损害或脱位，可削弱关节韧带及内在肌稳定性，而导致蹋外翻畸形。创伤亦可包括手术诱因，如胫侧籽骨切除以及第2趾切除后形成医源性蹋趾外翻。

（7）韧带松弛：韧带松弛也一直是人们讨论的焦点。Mann等一些学者认为第1跖趾关节囊韧带松弛亦可能是蹋外翻发病的原因。由于女性的关节韧带松弛度明显较男性高，且爱穿尖头高跟鞋，而男性为数众多的穿尖头皮鞋者中却仅有极低的蹋外翻发病率，所以有学者提出松弛的关节韧带是蹋外翻重要的内在原因。第1跖趾关节松弛的关节韧带使蹋趾在外来的压力下更容易处于外翻位，并随着病程的进展而渐固定于畸形位，产生蹋外翻畸形。

但是顾湘杰等通过对蹋外翻患者和正常人的关节韧带松弛度进行测量后发现，蹋外翻病人的关节主动和被动活动度与正常人无明显差异，其主、被动活动度差也与正常人无明显差异。但是，随着年龄的增长，蹋外翻患者和正常人的关节主动和被动活动度都逐渐减少，并有显著相关度，而反映关节韧带黏弹性的关节主、被动活动度差与年龄无相关关系。由此认为，随着年龄的增长，关节退变，关节韧带相对缩短，导致关节活动度减少，而韧带的理化性质并无明显变化。因此认为关节韧带松弛度与否并不是蹋外翻成因的影响因素，所以对上述观点又持否定态度。

（8）激素水平：女性患者的蹋外翻畸形可能与激素水平有关。温建民等对蹋外翻患者进行调查时发现，有些女性蹋外翻患者在月经初潮后逐渐开始出现蹋外翻畸形，而有些人在绝经前后畸形明显加重，并出现疼痛症状。而统计结果也显示：蹋外翻畸形出现年龄多集中在11～20岁这一青春期发育阶段，而病情加重多在45～55岁，正是女性绝经前后。

2．病理　虽然蹋外翻患者的发病原因各不相同，但都会经历一个从蹋趾向外偏斜到随后出现各种病理改变的过程。随着对蹋外翻研究的深入，人们发现蹋外翻时，除水平面上有蹋趾外翻、第1跖骨内翻外，尚有第1跖骨及蹋趾的旋前、足横弓的塌陷及足底应力分布等异常。因此，蹋外翻并非是局限于第1跖趾关节的平面畸形，而是涉及足部一系列解剖及生物力学异常的复杂三维畸形。很有可能引起全足功能异常或作为全足功能紊乱的结果。其主要病理表现为：

（1）蹋趾外翻：蹋趾是重要的承重、推进结构，强大的蹋长屈肌腱及完整的跖骨籽骨滑车装置是蹋趾功能结构稳定性的保证。由于蹋长伸肌、蹋长屈肌和蹋收肌紧张牵拉，蹋趾沿其长轴外旋、外翻，脱离中线，并继续加重。

（2）第1跖骨内翻合并跖骨头内侧骨赘增生和蹋囊炎：对于第1跖骨内翻是蹋外翻的病因还是继发于蹋外翻的病理表现，目前文献研究尚有争论。蹋长伸、屈肌腱的弓弦样作用，使得第1跖趾关节内侧产生明显的张力，而外侧则产生明显的压力。由于骨所受的应力改变将会发生骨的形态重塑，当应力超过最小有效应力时将发生骨重建。这样承受异常增大张力的第1跖骨头内侧结节出现骨化并产生骨赘。第1跖趾关节外翻角增加，在外力的作用下打乱了跖趾关节的平衡关系，使其丧失稳定性，第1跖趾关节内侧产生明显的张力，内侧关节囊和侧副韧带被牵拉变长，跖骨头内侧韧带附着部发生骨的重建，骨赘不断增大，和外部鞋面的摩擦形成蹋囊炎，局部红肿，甚至表面皮肤形成胼胝体。

（3）第1跖趾关节半脱位或合并骨关节炎：蹋外翻的患者外侧关节囊和韧带结构挛缩，第1跖骨头外侧在向外挤压应力下出现骨重建，产生跖骨头关节面的外翻倾斜，如果从蹋趾来的压力继续作用在第1跖骨头产生内翻的推挤力，再加上第1跖骨头的过度负重，逐渐产生第1跖楔关节的下移、过度活动，从而出现第1跖骨内翻，进而出现跖趾关节半脱位。

（4）第 1 跖骨籽骨系统脱位及退行性改变：踇趾外翻初期，籽骨并无半脱位，跖骨籽骨系统处于力量平衡状态，这能解释为什么踇外翻足中也有籽骨位置正常者。当踇趾外翻角超过 30°～35° 时，通常会导致踇趾旋前，正常情况下位于第 1 跖趾关节屈伸轴内侧的踇外展肌移向跖侧，失去踇外展肌对抗的踇内收肌进一步牵拉踇趾使其外翻，牵引内侧关节囊韧带，特别是关节囊籽骨部分，使内侧跖趾关节囊紧张，通过"绞盘机制"产生对第 1 跖骨头内侧的牵拉力。同时，推挤跖骨头外侧，加重第 1 跖骨内翻，导致籽骨相对半脱位，从而跖骨籽骨系统的力量平衡遭到破坏，踇外翻畸形加重；而"绞盘式机制"又促使跖骨进一步内翻，籽骨进一步脱位，跖骨籽骨系统的力量平衡则进一步遭到破坏，如此周而复始，便形成了踇外翻加重的恶性循环。这一循环在外力启动后，就不再需要外力的参与。所以，踇外翻患者即使不再穿尖头鞋，其畸形也会加重。

籽骨相对脱位于第 1 跖骨轴线以外，踇短屈肌、踇长屈肌、踇内收肌和踇长伸肌将进一步增加跖趾关节外翻的力矩，更进一步加重第 1 跖列的畸形。最后第 1 跖骨头跖面上的籽骨嵴因受内侧籽骨的压迫而变扁平，由于失去了骨嵴的限制，内侧籽骨部分或完全脱位至第 1 跖骨间隙，造成横弓塌陷，第 1 趾列负重减少，而第 2～5 跖骨头负重增加，增大了第 2～5 跖骨发生跖骨转移痛、足底胼胝体和应力骨折发生的可能性。因此，第 1 跖骨籽骨脱位在踇外翻的发生发展中起着重要作用，在矫正踇外翻时应注意矫正第 1 跖骨籽骨系统的相对半脱位。

（5）前足横弓塌陷及足底疼痛性胼胝体：前足的负重是一个动态过程，每一个跖骨头均是重要的承重结构，在不同时相承担不同比例的体重。足横弓的动态运动方向垂直于其弓形方向并略偏内侧，随着足横弓向前倾斜，全部跖骨头相继达到其负重高峰。任何足横弓在功能、形态上的变化都将产生跖骨头负重分布异常，最终导致前足的疼痛。

踇外翻引起前足横弓塌陷的原因主要有：①第 1、2 跖骨头间距增大和第 1 跖骨头抬升；②第 1 跖骨籽骨关节脱位和第 1 跖骨旋前角度加大，使第 1、2 跖骨头负重比增加；③第 1 跖骨内翻使足内侧纵弓的传导发生异常，从而影响足横弓的变化；④足部内外肌力减弱。以上因素导致负重时第 1 跖骨头区由主要负重区变为次要的负重区，从而造成负重向外侧的第 2～5 跖骨头移位，使其负重增加、向跖侧塌陷，进而横弓弧度下陷、足横弓高度下降。因此，当足部负重比例增加时，踇外翻足前足横弓降低的程度较正常足明显，尤其是第 2、3 跖骨头。与正常足相比，相同的负重即可引起踇外翻足的横弓塌陷。而第 2～5 跖骨头区压力的代偿性负荷增加，必然会引起疼痛性胼胝体的发生。

（6）踇内收肌及外侧关节囊过度紧张：踇外翻时，踇展肌和踇短屈肌内侧头及其内籽骨向外移位，力量减弱，失去外展作用，而踇收肌力量相对增强，肌腱紧张，牵拉近节趾骨向外侧移位，使踇外翻畸形更明显。进而在外侧的踇收肌与踇短屈肌外侧头挛缩，外侧关节囊挛缩并增厚。踇内收肌的牵拉可诱发或加重踇外翻畸形，前足横弓易塌陷、变平，甚至凸向下方，使跖骨头下形成胼胝体疼痛。由于踇内收肌是维持前足横弓稳定的重要动力性结构，故踇外翻手术时应注意保留它，或重新建立它的止点。

（7）第 2 足趾向背侧半脱位，锤状趾畸形：踇外翻和第 1 跖骨内翻，都会挤压第 2 趾，占据第 2 趾的位置，使第 2 趾受到向外的推拉。如果同时受到第 3 趾的阻挡，或者伸趾肌腱的牵拉，第 2 趾就会抬起与踇趾重叠，使第 2 趾之跖趾关节过伸，近端趾间关节屈曲，形成锤状趾。甚至不同程度的向背侧半脱位，突出的 2 趾与第 3 趾背侧，近端趾间关节背侧受鞋面摩擦、挤压，形成疼痛性胼胝体或溃疡。

（8）第 1 跖楔关节下移、过度活动：第 1 跖楔关节的活动度与踇外翻存在密切的联系。虽然目前第1跖楔关节活动度过大是否该作为踇外翻发生发展的重要因素还存在争议,但临床工作中可见到一部分踇外翻足存在第1跖楔关节活动度过大。踇外翻足出现第1跖楔关节背屈活动度增大后,必然导致行走时第1跖骨头上抬,其他跖骨头横弓塌陷,从而使前足其他跖骨负重增加,多见于第2、3跖骨头下出现胼胝,产生转移性跖痛症。Faber 等研究还发现踇外翻足的第1跖楔关节刚度较正常足有所降低,即在较小的应力作用下发生较大的位移,这使得第1跖骨在步态周期中更易抬升,外侧跖骨承重时相延长,进一步促使了跖痛症的发生。同时由于刚度的降低,使踇长伸屈肌的弓弦样机制更易使第1跖骨内收。

(9)足纵弓塌陷:目前人们对踇外翻足纵弓研究较少,对踇外翻足中是否存在足纵弓的塌陷尚无共识。足纵弓的形态是由足部骨骼上宽下窄的特有形状决定的,但其维持却依赖于强大的足部韧带,足外肌对足纵弓提供动力支持。众多的骨间韧带将足骨牢牢地连接在一起,为足提供了良好的局部稳定性。跖筋膜拉紧足纵弓的前后两端,阻止足纵弓前后柱的分离。研究表明,切断跖筋膜,足纵弓的稳定性降低25%。相邻的跖筋膜及其与跖骨头处的跖深横韧带相互交织,组成强大的筋膜—韧带系统,维持足弓的三维形态。Hicks 于1953年提出了跖筋膜的绞盘样机制,认为跖筋膜对足纵弓的支持不依靠肌肉。跖筋膜的绞盘样作用在踇趾最大,向外依次减弱,在第五趾处几乎不存在,而第1跖列绞盘样作用的正常发挥依赖于第1跖列的正常跖籽关系。踇外翻时第1跖列对线遭到破坏,跖筋膜于第1跖列的绞盘样作用被削弱。当足负重站立时,踇趾近节趾骨失去跖筋膜的牵拉,第1跖骨稳定性降低,背向活动增加,足纵弓前壁塌陷。踇外翻足内侧足纵弓塌陷,可导致第1跖骨头负荷减少,第2、3跖骨头负荷增加,前足弓的负荷外移,产生胼胝性跖痛等一系列前足症状。

三、诊断

1.临床表现　踇外翻的临床表现主要是畸形、疼痛以及合并症。同时要询问发病年龄、家族史、是否有足部外伤史及踇外翻手术史、是否同时患有其他疾病(如:风湿、类风湿、痛风、糖尿病等),疾病是否是造成踇外翻的直接或间接原因。

(1)疼痛:踇外翻患者常常是以踇趾的疼痛和踇趾外翻畸形就诊。约有70%的踇外翻患者合并有疼痛,需要了解疼痛的部位在第1跖趾关节内侧,还是位于跖趾关节或籽骨部位;疼痛有无向踇趾的放射;疼痛的严重程度,疼痛是否影响到运动、工作还是日常生活;疼痛缓解的方式,行走时痛还是静息痛;疼痛和穿鞋的关系,如有些患者只能穿宽松的鞋,严重的患者甚至不能穿任何种类的鞋。疼痛开始的时间,持续的时间和进展的情况。外侧足趾疼痛的情况。

值得注意的是,踇外翻畸形的严重程度与疼痛症状并不成正比。畸形严重者也可无明显疼痛,故治疗的目的不单纯是矫正畸形,同时包括解除患者静止和行走时的疼痛。

(2)胼胝体:检查患足是否患有胼胝体,确认第几趾跖骨头下胼胝体,有否疼痛存在。

(3)踇趾位置:踇趾正常情况下轻度外翻(15°以内),此位置为中立位,若踇趾向足的胫侧过度倾斜为内翻,若踇趾向足的腓侧倾斜过度,超过正常角度为轻度外翻,程度加重为中度外翻、重度外翻。检查踇趾位置是否中立位,内翻或外翻。

(4)跖籽关节研磨试验:被动内、外、上、下摩擦籽骨,活动受限且活动时摩擦响痛提示跖籽关节病变(跖籽关节炎)为试验阳性。

(5)步态:观察患者走路姿态,确认是否是正常步态,是否跛行,是否靠支具辅助行走。可用 Footscan 测量患者行走时足底压力。

（6）足部畸形：检查患足是否有扁平足、高弓足、马蹄足、扇形足、风吹样足等足部畸形。检查患足是否合并锤状趾、叠趾、足背隆突、足趾隆突、小趾内翻等。

（7）第 1 跖趾关节关节运动：包括第 1 跖趾关节背伸角度和第 1 跖趾关节跖屈角度。患者最大主动跖屈与背伸，二者所成夹角，正常第 1 跖趾关节被动最大背伸 65°～75°，跖屈 15°以上。

（8）第 1 跖趾关节外侧紧张度：被动纠正踇外翻畸形时如果感到踇趾不能轻易纠正到正常位置，提示外侧关节囊及踇收肌挛缩紧张，应在手术时注意松解。

（9）足部肌力检查：包括胫前肌、胫后肌、腓骨长短肌、踇背伸肌、趾背伸肌、踇屈肌、趾屈肌等肌力。

（10）足部其他关节松弛度检查，特别是距楔关节。

2．X 线检查　踇外翻拍片要求摄负重位正侧位片，一般要求双足同时拍摄，以资对比。拍片方法要求受试者站于 X 线片盒上，膝关节伸直，小腿垂至地面，X 线投照方向与人体纵轴成 15°，球管距片盒 1 米。如果单足摄片，则中心光束对准足舟骨外侧部；如果双足摄片，则中心光束对准两舟骨之间位置。

（1）踇外翻角（HVA）：第 1 跖骨纵轴（第 1 跖骨头中心与跖骨基底中心连线，以下同）与近节趾骨纵轴夹角。正常不大于 15°。

（2）第 1、2 跖骨间角（IMA）：第 1 跖骨纵轴与第 2 跖骨纵轴夹角。正常不大于 9°。

（3）第 1、2 跖骨头长度差：第 1、2 跖骨头关节面最高点水平线的间距。（通常情况下第 2 跖骨稍长于第 1 跖骨，约 2mm）。

（4）胫侧籽骨位置：通过胫侧籽骨与第 1 跖骨轴线的位置关系确定胫侧籽骨位置，一般讲，胫侧籽骨越向外，踇外翻越重。

（5）第 1 跖趾关节位置：①和谐关节：跖骨头关节软骨面与近节趾骨基底关节面平行；②关节偏斜：第 1 跖趾关节软骨面的两条画线相交于关节面（跖趾关节对合欠佳）；③关节半脱位：第 1 跖趾关节软骨面的两条画线相交于关节内；④关节全脱位：第 1 跖趾关节软骨面的两条画线相交于关节外。

（6）第 1 跖骨头的形状：①圆形，通常最易于发展为踇趾外翻，亦最易复位；②斜形；③方形。

（7）第 1、2 跖骨头间距：第 1、2 跖骨头间最短的距离。

（8）第 1 跖骨头宽度：第 1 跖骨头颈两侧（与跖骨头轴线相垂直的水平线上）最宽的距离。

（9）第 1 跖趾关节骨性关节炎表现：关节间隙变窄、关节周缘有骨唇等。

3．实验室检查　踇外翻诊断一般无需特殊实验室检查。临床个别踇囊炎较重者需行血常规及血尿酸检查，以除外感染和痛风性关节炎。

4．诊断标准　国外文献中没有统一诊断标准。国内，温建民等根据国内外文献资料与临床实践经验，制定如下诊断标准：①外观踇趾外展外翻畸形，可有踇囊处红肿、疼痛，穿鞋行走受限；②伴或不伴有锤状趾、胼胝体等相关病症；③X 线片示：踇外翻角（HVA）>15°，或伴有第 1、2 跖骨间角（IMA）>9°。

5．分度标准　目前国内外尚缺乏踇外翻统一的分度方法。

（1）温建民分度法：根据 X 线测量结果及临床表现确立分度，并将踇趾外翻畸形分为 3 度：

轻度：踇外翻角（HVA）<25° 或（和）第 1、2 跖骨间角（IMA）<13°。踇趾跖趾关节对合欠佳，踇囊处疼痛。

中度：踇外翻角（HVA）25°～35°，或（和）第 1、2 跖骨间角（IMA）13°～16°。踇趾跖趾关节半脱位，可伴有距骨头下胼胝体疼痛、锤状趾畸形等。

重度：踇外翻角（HVA）>35°，或（和）第1、2跖骨间角（IMA）>16°。踇趾跖趾关节脱位，可伴有其余趾跖趾关节脱位，伴跖骨头下胼胝体疼痛、锤状趾、叠趾畸形等。

（2）Palladino 分期

Ⅰ期　HVA 正常，IMA 正常，第1跖趾关节关系正常。

Ⅱ期　HVA 不正常，IMA 正常，第1跖趾关节偏斜。

Ⅲ期　HVA 不正常，IMA 不正常，第1跖趾关节偏斜。

Ⅳ期　HVA 不正常，IMA 不正常，第1跖趾关节半脱位。

（3）Mann 分度

轻度：第1跖骨头内侧突出并有疼痛。HVA<30°，一部分畸形可由于趾间关节外翻引起，跖趾关节匹配，IMA 通常<13°，胫侧籽骨一般位于正常位置或有轻度移位。

中度：踇趾外偏挤压第2趾，踇趾一般有旋前畸形，HVA 30°～40°，IMA 13°～16°，胫侧籽骨有明显脱位。

重度：踇趾外偏挤压第2趾形成骑跨趾，踇趾有中重度旋前畸形，HVA>40°，IMA>16°，第2跖骨头下形成转移性跖骨痛。胫侧籽骨脱位于跖骨头腓侧缘外。

6. 鉴别诊断　需与足部感染、痛风、丹毒等一些常见足部疾病鉴别。

四、治疗

1. 保守治疗　踇外翻的保守治疗包括①减轻局部压力，穿宽松的鞋。②消肿止痛，对于已形成踇囊炎的患者，可理疗，局部使用消炎止痛药物，减轻症状。③使用矫形辅具，对于轻度畸形的患者，可用硅胶制作的顺趾垫放置于踇趾和2趾之间，减轻踇趾的外翻，缓解疼痛。也可使用夜间矫正夹板，将踇趾固定于内翻位。对于较重的畸形，支具不能永久地纠正畸形，只能延缓畸形的发展，缓解疼痛。④功能锻炼，比如可用橡皮筋套住双侧踇趾向内牵拉。⑤中药外用泡洗患足。

由于许多研究者证实，踇外翻是一种进行性发展的畸形，保守治疗往往只能在畸形刚刚出现时，在一定程度上缓解症状，起不到根本性的治疗作用。故对于轻度畸形、症状不重的患者，可以在初次就诊时建议其采用一些保守治疗方法，观察疗效，并随时根据治疗情况调整方案，必要时还应尽早采用手术治疗，防止延误病情，加重畸形。

2. 手术治疗　手术治疗踇外翻仍是目前治疗本病的一种主要手段，国内外传统治疗踇外翻手术方法有200多种，大致可归纳为以下七类：①第1跖趾关节成形术：如 Keller 手术、Mayo 手术等；②踇囊肿切除术及软组织手术：如 Silver 手术、McBride 手术、Hiss 手术等；③第1跖骨头颈截骨术：如 Reverdin 手术、Mitchell 手术、Wilson 手术、Johnson-Smitch 手术、Chevron（Austin）手术等；④第1跖骨干部截骨术：如：Scarf 截骨术、Ludolff 截骨术等；⑤跖骨基底截骨术：如 Loison 手术等；⑥特殊手术：如 Akin 踇趾近节趾骨截骨术、Lapidus 第1跖楔关节融合术、McKeever 第1跖趾关节固定术等；⑦踇趾跖趾关节人工假体置换术：如 Swanson 人工跖趾关节置换术等。

以上传统手术一般切口较大，术中对组织损伤大，术后要作内固定，或加石膏外固定，病人痛苦大，并发症较多。因此，踇外翻的治疗是矫形外科界尚未解决的问题。故国内外足外科医师一直在努力改进和探讨新的治疗方法。

3. 微创治疗思路和特点　近年来微创外科在临床的应用越来越广泛，微创理念逐渐深入人心,微创技术正成为未来研究和发展的方向。微创技术在足骨科的运用始于20世纪70年代末的美国,1983年传入我国。经过国内同仁的探索和实践,微创技术在足外科的应用越来越广泛,适应证不断扩大。中西医结合治疗蹐外翻正是将微创技术与传统中医骨伤理论相结合的产物。20世纪80年代末至今,笔者在总结国内外治疗蹐趾外翻经验的基础上,在中医"筋束骨"、"筋出槽、骨错缝"理论指导下,结合中医整复骨折畸形的手法、小夹板纸压垫原理及中药治疗骨折的经验,创立了中西医结合治疗蹐趾外翻新方法。该技术将微创技术引用到蹐外翻的治疗,具有术式简便,矫形满意,畸形不复发,术后少痛,不做内固定,术后能下地活动,恢复快,合并症少等优点,是目前治疗蹐趾外翻的最佳方法。应用十多年来已完成蹐外翻手术近2万例,优良达98.5%。先后荣获2001年获北京市科学技术进步二等奖,2002年获国家科学技术进步二等奖及国家专利一项。2003年作为国家中医药管理局作为科技推广项目向全国推广。此方法经临床应用,获得了医务工作者和患者的好评,目前全国已有20多个省市医院开展该手术。

4. 微创治疗方法

(1)术前准备:术前进行体格检查;抽血化验检查;心电图、X线检查;填写手术知情同意书;填写术前蹐外翻病例报告表;数码相机拍摄双足外观像。有条件者可行双足足印检查、足底压力测定等,以便观察手术前后足底压力变化。术前指导患者进行踝关节伸屈锻炼、跖趾关节、趾间关节跖屈背伸锻炼;若患者其他基础疾病,如糖尿病、重度高血压、重度心脏病等,需先纠正原发疾病至接近正常,方可手术。术前常规消毒,备皮。

足外洗1号中药泡脚(生大黄20g、黄连10g、黄柏15g、苦参10g、蛇床子20g、川牛膝10g、蒲公英20g、地丁20g、生甘草5g等)。清热解毒,每天2次,每次30分钟,泡足2~3天,若有足癣,可适当延长泡脚时间。

(2)基本术式

体位:仰卧位,术足伸出手术台外,台下接清创车或污物桶。

消毒与铺单:碘酒、酒精常规消毒。一般采用直接带无菌手套,用手消毒,消毒范围到踝上10~15cm即可(图3-4-4-1)。常规铺单。

麻醉:采用1%利多卡因局部浸润麻醉,沿蹐囊周围分层浸润麻醉,注意麻药不要注射在蹐囊部位,以免组织水肿影响手术定位。

手术器械:高速磨钻、小骨膜起子、小骨锉、钻头(图3-4-4-2)。

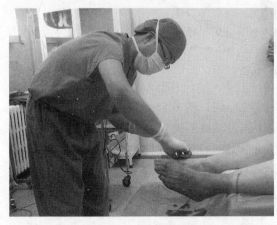

图3-4-4-1　消毒方法

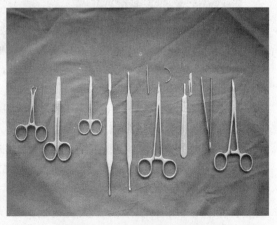

图3-4-4-2　蹐外翻微创常用器械

手术步骤：

1）松解外侧关节囊：如关节囊外侧紧张或外侧㧡收肌挛缩，可在㧡趾背外侧做一 0.5cm 切口，松解外侧关节囊及跖籽联合结构、㧡内收肌斜头（图 3-4-4-3）。

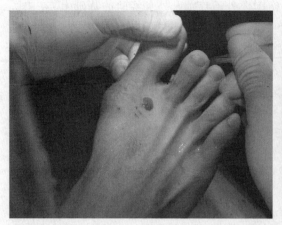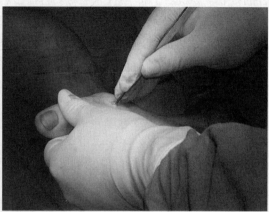

图 3-4-4-3　关节外侧结构松解切口部位与方法

2）入路及削磨骨赘：用 15 号小圆刀在㧡趾近节趾骨近端内侧做弧形切口，长约 1cm，切开皮肤、皮下组织直达趾骨（图 3-4-4-4）。用足外科小骨膜剥离器从远端向近端在关节囊和内侧跖骨头之间分离关节囊（图 3-4-4-5）；用削磨钻磨去内侧跖骨头骨赘（宽不超过跖骨干内侧缘连线，不要超过矢状沟），骨赘可磨成糊状或成骨片取出。用小骨锉锉平跖骨头内侧，不使其有棱角（图 3-4-4-6～图 3-4-4-8）。

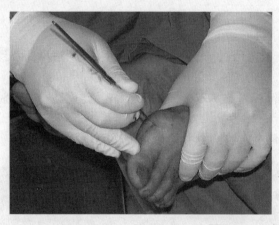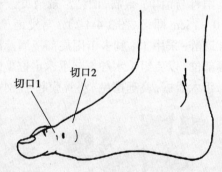

切口1　切口2

图 3-4-4-4　切口

3）截骨：在第 1 跖骨头颈内侧切开皮肤直达骨膜，切口约 0.5cm，用削磨钻做一斜形截骨。在水平面截骨线从远端内侧至近端外侧与第 1 跖骨轴线的夹角为 10°～30°，在矢状面截骨线从远端背侧至近端跖侧与第 1 跖骨轴线的夹角为 5°～15°。截骨完毕冲洗切口：由近端向远端冲洗，冲洗要彻底，避免骨渣残留在关节腔内（图 3-4-4-9）。

手法整复：通过手摸心会、拔伸牵引、推挤、端提等正骨手法纠正畸形及跖趾关节半脱位。整复标准：用手法将远端跖骨头由内向外推开约一骨皮质（在跖骨头内侧手感可触及小凹陷），并使截骨远端不向背侧移位（背侧截骨处无台阶），㧡趾置于内翻位 0°～5°（图 3-4-4-10）。

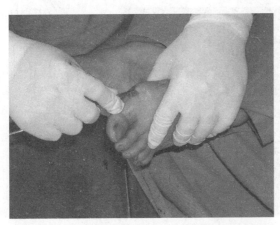
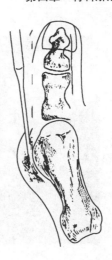

图 3-4-4-5　分离内侧关节囊

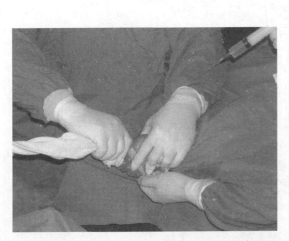
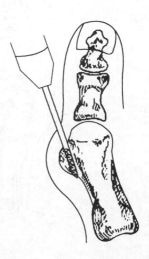

图 3-4-4-6　削磨骨赘

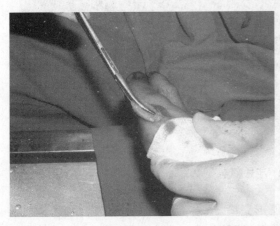

图 3-4-4-7　取出骨赘

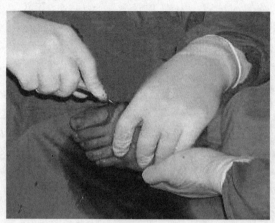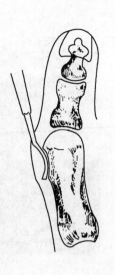

图 3-4-4-8　骨锉锉平截骨面

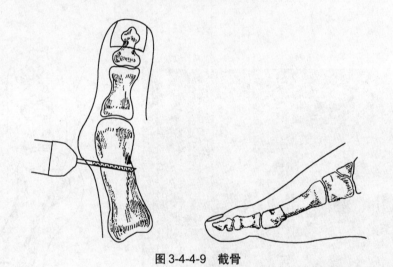

图 3-4-4-9　截骨

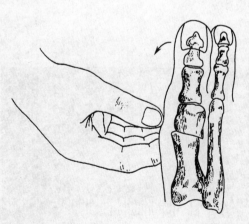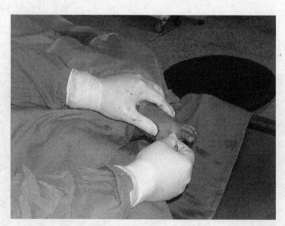

图 3-4-4-10　手法整复

　　包扎固定：用 4 列绷带卷成直径约 2cm 的圆形夹垫，放于 1、2 趾蹼之间，将绷带从第 1、2 趾蹼夹垫间通过踝关节做"8"字形包扎，（因个体差异不同，夹垫大小有异）将踇趾固定在内翻位约 0°～5°，然后用粘膏从足背内侧通过第 1、2 趾蹼间，绕过足跖内侧到足背作"8"字形，加强蹬趾的内翻位固定（图 3-4-4-11～图 3-4-4-14）。

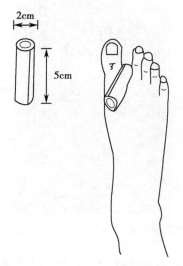

图 3-4-4-11 第 1、2 趾蹼间夹垫

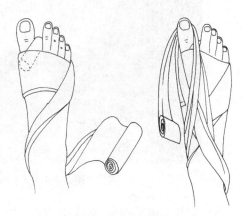

图 3-4-4-12 8 字绷带包扎

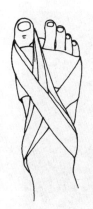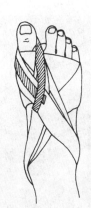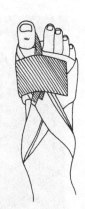

图 3-4-4-13 胶布做半 8 字加强固定

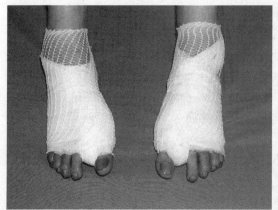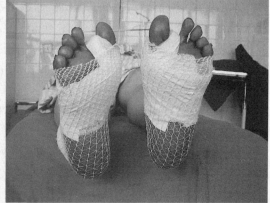

图 3-4-4-14（1） 8 字绷带外固定后外观

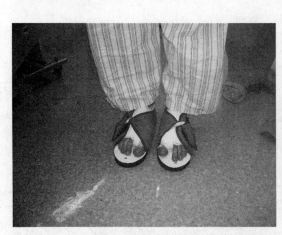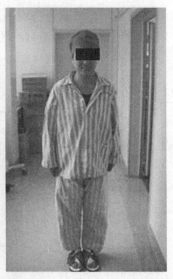

图 3-4-4-14(2) 8字绷带外固定后外观

固定完毕，用手提式 X 线机透视，如位置不满意，可用手法整复，直至位置满意为止（图 3-4-4-15）。术后患足拍正侧位片（图 3-4-4-16）。

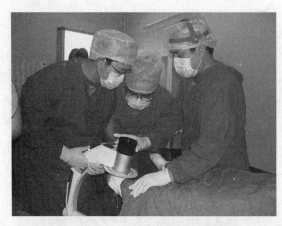

图 3-4-4-15 术后便携式 X 线机透视

术后穿硬底、前开口的矫形鞋，步行走出手术室，轮椅推至放射线科摄像（双足正侧位）。若 X 线显示位置不满意，即刻回手术室重新整复，再次轮椅推至放射线科摄像。

（3）不同程度姆外翻手术方法：①轻度姆趾外翻：一般采用标准术式；姆囊炎疼痛症状较重，畸形不明显者，可行单纯骨赘磨削术。②中度姆趾外翻：主要根据第 1 跖趾关节外侧结构的紧张度，外侧结构紧张的则在标准术式的基础上加外侧结构松解。③重度姆趾外翻：常规在标准术式的基础上加外侧结构松解；合并其他跖骨头下疼痛者，行跖骨头颈截骨；合并固定性锤状趾者，行趾间关节成型术。

（4）姆外翻合并症手术方法：根据患者姆外翻畸形程度与合并畸形情况，在常规标准术式的基础上可酌情采用以下术式。

1）第 1 跖趾关节外侧结构松解术：检查外侧结构松紧度：术前检查姆趾近节趾骨，如果姆趾较易扳到正常位置，则表明外侧结构不紧张，无需处理；如果很难达到正常位置，则需松

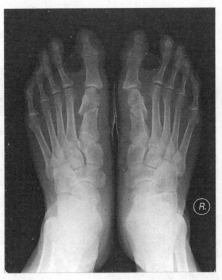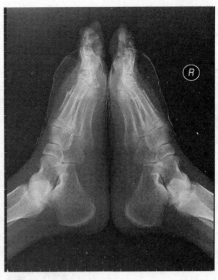

图 3-4-4-16 踇外翻术后 X 线片

解外侧结构。在第 1 跖趾关节外侧做一 0.5cm 纵行切口，紧贴外侧关节囊，小圆刀纵行切开外侧关节囊。重新检查外侧结构松紧度。如果仍然紧张，则用小骨膜剥离器做进一步松解。手法松解第 1 跖趾关节外侧组织时，由于长期踇外翻致使趾蹼皮肤挛缩，可能会致趾蹼皮肤撕裂，如果撕裂仅到皮下可不用缝合或植皮，换药后可自行愈合。

　　2）锤状趾近节趾间关节成形术：以 1% 利多卡因趾间关节周围及关节间隙进行局部浸润麻醉。用小圆刀在趾间关节外侧作约 0.5cm 纵行切口，直达趾间关节间隙；用骨膜剥离器从趾间关节外侧进入关节间隙，以确定进钻位置。用削磨钻分别磨削趾间关节的近端及远端关节面，使其光滑没有棱角。术毕冲洗切口，酌情将外侧关节囊及切口全层缝合，并与邻趾包扎固定。3 天后拆开包扎换药；7～10 天后拆除缝线（图 3-4-4-17，图 3-4-4-18）。

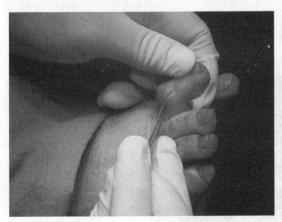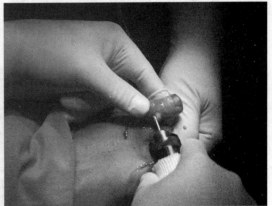

图 3-4-4-17 锤状趾近节趾间关节成形术

　　3）跖骨头下疼痛（跖趾关节无脱位）跖骨头颈截骨术：以 1% 利多卡因于跖骨颈周围进行局部浸润麻醉。用小圆刀在跖骨颈背侧做约 0.5cm 切口，直达跖骨颈。用骨膜剥离器剥离跖骨颈周围附着组织及骨膜，确定进钻位置。用削磨钻行跖骨头颈横行截骨。术毕挤出截骨碎屑，冲洗切口，全层缝合，跖骨头下垫纱布垫约0.3cm厚，保持跖骨头抬高。患者可下地行走，自行调节跖骨头的高度。3天后拆开包扎换药，7～10天后拆除缝线（图3-4-4-19，图3-4-4-20）。

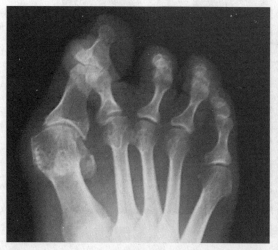
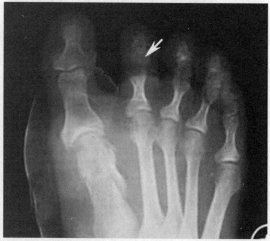

图3-4-4-18　锤状趾近节趾间关节成形术前术后X线片

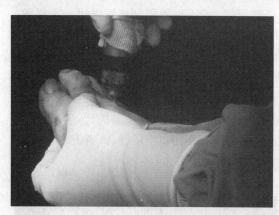
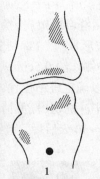
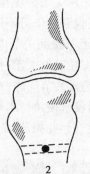
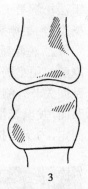

图3-4-4-19　跖骨头颈部的截骨与抬高

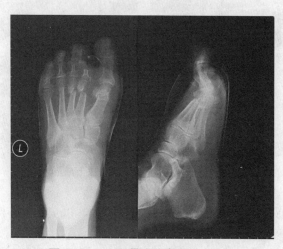

图3-4-4-20　跖骨头抬高术后X线片

五、康复护理

1. 护理　①术后 24 小时内患足可行冰袋冷敷,以减轻术肢出血。监测患者的生命体征变化,密切观察伤口敷料渗出情况,术肢末梢血运、感觉、运动情况。②指导患者将术肢置于合理的体位,抬高术肢以促进静脉回流。③注意观察外固定的松紧情况,若固定过紧会影响术肢血运或出现皮肤压疮,过松则失去固定作用。④指导、帮助、督促患者每日进行行术后功能锻炼,纠正其错误动作,保证患者掌握正确的锻炼方法,同时对患者在康复锻炼中出现的不适、疼痛等症状进行耐心解释,强调术后康复锻炼的重要性,使其主动、积极地配合治疗,达到最佳治疗效果。

2. 康复　微创技术治疗踇趾外翻,损伤小、术后无需内固定,术后可下地,生活自理,疗效确切、痛苦少、康复快等特点。术后的康复治疗非常重要,在很大程度上决定手术效果,应引起高度重视。

(1)康复治疗原则:动静结合,内外同治,局部和全身并重。以恢复足趾原有功能为目标,采取综合性康复治疗,主动锻炼为主,被动锻炼为辅,循序渐进,突出重点,加强重点关节的功能锻炼。注意增加有利骨折修复的活动,勿引起或加重损伤。

(2)康复治疗的目的:骨折的愈合过程就是"瘀去、新生、骨合"的过程,整个过程是持续的和渐进的,大体可分为血肿机化期、临床愈合期和骨性愈合与塑形期三个阶段。根据截骨愈合的不同阶段的病理变化制定相应的康复方法,以达到尽早康复的目的。

(3)康复治疗的方法

1)血肿机化期(术后 1～3 周):本期特点是截骨端血肿形成,组织炎性渗出、水肿,其后毛细血管增生,成纤维细胞、吞噬细胞侵入,血肿逐渐机化,形成肉芽组织,进而演变成纤维结缔组织,截骨端形成纤维连接。治疗目的是减少出血,防止截骨端形成较大血肿,以减少软骨内化骨的范围,加速骨折愈合。促进血肿、炎性渗出和坏死组织的吸收,加速截骨端的纤维组织连接。改善血液循环,消肿止痛,预防下肢静脉血栓。再次手法或调整外固定纠正截骨端出现的位置不良。改善患者身心状态。

手术当日即可行踝摆动练习:行踝关节伸屈活动及踝关节环绕运动,以活动踝关节及牵拉小腿肌肉,每天 4～5 次,每次 2～3 分钟。足趾背伸跖屈练习:足趾主动背伸、跖屈,活动跖趾及趾间关节,重点以第 1 跖趾关节为主,每天 4～5 次,每次 2～3 分钟。患肢肌肉等长收缩训练:每日至少 3 次,每次时间以不引起肌肉过度疲劳为宜,一般需 5～10 分钟或更长。第 1 跖趾关节的主动和被动活动:术后满 2 周嘱患者进行第 1 跖趾关节的主、被动活动,在加强主动活动的基础上,辅以被动屈伸第 1 跖趾关节,方法为:患者一手握紧截骨端,维持截骨端位置不动,另一手握住第 1 跖趾关节远端,做关节的屈伸活动,每天 2～3 次,每次 2～3 分钟。注意应循序渐进,逐渐增加活动量,以免影响断端稳定。

术后第 1 天即可开始物理治疗,辐射热疗可改善患肢血液循环,促进血肿吸收,加速刀口愈合。治疗每日 1～2 次,每次 30 分钟,10 次为 1 个疗程。但要注意避免过热,以免引起术后再出血。半导体激光治疗:无热量,治疗每次 8 分钟,每日 1～2 次,10 次为 1 个疗程。此法有助于改善局部血液循环,消肿止痛,促进骨痂生长。其他可根据病情酌情采用光浴、超短波法、蜡疗、低强度磁场疗法等方法。

2)临床愈合期(术后 4～6 周):本期特点是疼痛基本消失,水肿明显好转,局部受损的软组织基本恢复,截骨端位置和关节对位已基本稳定,截骨端骨痂出现并不断钙化加强,能够抵抗相当的外力。但出现了肌肉萎缩无力，关节的粘连和活动不利。治疗目的是继续促进患足肿胀消退，促进骨痂形成和成熟，增强肌力，防治肌肉失用性萎缩，松解关节粘连，恢复正常关节活动范围。

术后 6 周拆除外固定后，予足外洗 2 号外洗患足，以活血消肿、舒筋活络。方药组成：桃仁 15g，红花 10g，川芎 10g，生大黄 20g，伸筋草 20g，透骨草 20g，路路通 20g，川萆薢 20g，枳壳 10g，赤芍 15g，桂枝 10g，鸡血藤 30g，生甘草 6g，川牛膝 10g。每天 2 次，每次 30 分钟。注意早期水温不可太高，以免加重肿胀。熏洗之后配合关节功能锻炼。

第 1 跖趾关节的松解粘连手法：患者一手握紧截骨端，维持截骨端位置不动，另一手握住第 1 跖趾关节远端，尽力跖屈关节，此时可听到粘连撕裂的声音，表明关节粘连已松解。手法后嘱患者每日主动和被动活动第 1 跖趾关节，每天各 2 次，每次各 10 分钟。以维持关节活动范围。此法一般在术后 4 周和 6 周各施行 1 次，此后根据患者复查时的关节活动情况，再酌情使用。延长患肢等长收缩时间，运动每日 2 次，每次时间不少于 20 分钟，以次日肌肉略感酸胀，手术部位水肿不加重为宜。

做其他关节的主动运动和相关肌肉的抗阻运动训练，其他关节活动度减少，应加做被动活动，并加大全身运动量，增加离床运动时间，早期所采用的物理治疗方法在本期仍可继续应用，温热疗法可作为运动疗法的辅助治疗。站立提踵练习：患者双足站立，足跟抬起，保持片刻后放下，进行跖屈肌群肌力训练，反复进行。

3）骨性愈合与塑形期（术后 7～12 周）：本期特点是骨折部形成骨性连接，断端骨痂随着肢体活动和负重，应力轴线上的骨痂不断得到加强，应力轴线以外的骨痂逐渐被清除，骨髓腔再通，恢复骨的正常结构。此期应着重于增强肌力，改善关节活动度，加强应力刺激预防骨折病，重塑足底负重关系预防术后继发症的发生。

可继续使用足外洗 2 号方熏洗术足，此时水温可稍高，并可外擦正骨水等活血化瘀、消肿止痛药物。

滑动第 1 跖趾关节：患者取仰卧位，患肢屈膝，术者面向患者站立，上方手放在跖骨上，拇指在足底，食指放在足背，下方手放在相应的趾骨近端，拇指在足底，食指在足背，上方手固定，下方手将趾骨上下推动，使之松动。可增加跖趾关节活动范围。

术后足踝肌肉萎缩力弱，是康复治疗的重点。运动量逐渐加大，以主动运动为主，必要时辅以抗阻运动，可进行弹力带训练，需增强踝跖屈肌力时，将弹力带放在足底，双手握住另一端并拉紧，患者主动跖屈踝，需增强踝背伸肌群力时，将弹力带放在足背，两端固定在远端，患者背伸踝，需增强踝内翻或跖外翻肌群力时，双足分开，将弹力带绕在双足上并绷紧，训练时一足固定，另一足跖外翻，或双足跖外翻。

在沙土上赤足走，用足趾反复夹取放在地面上的一块毛巾或布，每天重复 2～3 次。用足趾转动圆棒。将小玻璃球放在地上，用足趾夹取，放在器皿里，每天做 2～3 次。以训练足趾外展内收屈伸肌群。单足站立，足跟抬起，保持片刻后放下，反复进行。

本期物理治疗的重点是解决骨折后遗症。瘢痕及粘连时可做直流电碘离子导入，超声波、音频电疗、温热等治疗。关节挛缩时可配合运动疗法、做温热治疗、被动运动等。挛缩较重者做关节功能牵引治疗，非治疗时以支具（矫正带或矫形架）支持，以提高疗效。将足趾抵于地面，足跟抬起，使足趾背伸，持续 5 秒，然后将足趾背侧抵于地面，持续 5 秒，每天做 2～3 次。

4）术后复发及继发症的预防：跖外翻矫形术后的康复训练非常重要，在很大程度上决定手术效果，正确和规范的康复训练可预防畸形的复发和继发症的发生，应引起高度重视。穿合适的鞋对预防姆外翻的复发非常重要，选用鞋头较宽的鞋，鞋跟不宜太高，一般不要高于3cm。向足内侧按摩搬动姆趾，锻炼足肌。在两侧第 1 趾上套胶带，做左右相反方向牵引并维持 5 秒，每天 2～3 次，每次 5～10 分钟。将一橡皮圈套在 5 个足趾上，尽力使足趾向外分开并维持此位置 5 秒，每天 2～3 次。用布、橡胶或软木做成四个圆柱体，分别置于各趾之间，然后用手向内挤压，每天做 2～3 次，每次 5～10 分钟。对于术后胼胝体不能改善的患者，患者可以进行踝关节屈伸旋转、足趾向足掌部会聚、踩球或沙地、足跟走路等加强足部的内外肌肌力。对于足掌部疼痛的患者，还可使用特制的跖骨垫，再配合功能锻炼。转移性跖骨头下疼痛患者，加强足趾跖屈训练，如：站立提踵、捡球及拾布练习等。

六、转归和预后

微创技术治疗姆外翻手术虽然较简单，因而很多人认为只要有手术经验，仅凭几次手术观摩就可以独立完成。但由于姆外翻病理的复杂性，即使对于有传统姆外翻手术经验的医师来说，手术操作不当，术后管理不善也常常容易造成并发症的发生。有文献报道，传统姆外翻手术并发症的发生率为 10%～55%。并发症已成为患者不满意的主要原因。严格按照手术操作规范进行操作，必须有姆外翻手术经验，熟悉姆外翻的病理和解剖，把握好手术的适应证，是减少并发症的关键。

1. 神经、血管损伤 微创技术治疗姆外翻相对很安全，极少出现血管及神经损伤，初学者由于切口选择不当，手术操作粗暴，有时会发生血管神经损伤，出现足趾内侧的麻木，痛性神经瘤，甚至是足趾皮肤坏死。后期还可能出现跖骨头的坏死。足趾皮肤坏死虽属罕见，但一旦发生要及时处理，避免病情进一步加重。

预防与处理：做远端切口时要避开足趾内侧的血管神经经行部位，是预防足趾内侧神经损伤引起麻木的有效方法。重度姆外翻松解外侧结构时应紧贴跖骨头，以免损伤第 1 跖背动脉。术后应注意观察术足足趾血运情况，观察足趾的皮肤颜色，触摸足趾趾腹质感，检查毛细血管充盈时间。如果出现足趾皮肤颜色发暗、青紫，提示足趾瘀血，有静脉回流障碍。出现足趾皮肤颜色苍白，足趾趾腹质软瘪陷，提示足趾缺血，有动脉损伤。

一般出现血运障碍应立即松开外固定包扎，注意患足保温，持续烤灯，盐酸罂粟碱 20mg 肌内注射，每 6 小时 1 次解除血管痉挛。静脉滴注低分子右旋糖酐，改善微循环。口服烟肌酯、己酮可可碱等药物扩张血管。必要时可行普鲁卡因趾根阻滞。如属静脉瘀血者，间断趾尖点刺放血。

2. 畸形纠正不足和复发 姆外翻畸形纠正不足和畸形复发是姆外翻术后常见的并发症。最多见于重度姆外翻患者中。传统手术预防姆外翻畸形复发一般要注意跖趾关节的适合与否、远端关节固定角的变化、内侧跖楔关节的稳定性等方面。大部分学者认为 IM 角的大小对于选择跖骨截骨部位非常重要，跖骨远端截骨只适于矫正 IM 角 <14°。并根据以上各种情况设计了不同的术式。

微创技术治疗姆外翻应用的是头端截骨技术，我们在临床上用于治疗轻、中和重度姆外翻。经过 10 多年 2 万余例患者的临床观察，疗效确切。一般而言，作为手术医师对于复杂的姆外翻畸形，既然考虑手术，就要获得手术者心目中的理想效果。但是临床的实际病情需求和理想的畸形矫正之间往往存在着矛盾。是有限的手术解决主要问题，还是复杂手术获得理想的畸形矫正，这是临床医师经常要面临的抉择。有学者提出姆外翻手术做得越复杂，疗效越差。我们比较赞同这个观点。医师临床应首先了解患者的需求，对于一名年轻患者可能她会既要求功能好，又要求美观和不复发，对这样的患者可能更适合通过各种方法达到完美矫正。对于一个老年重度踇外翻患者，仅仅要求解决踇囊炎疼痛和行走问题，如果治疗上一味追求完全矫正，势必造成手术复杂化的问题，从学术角度来看，这无可厚非，但从患者的角度看这未必符合患者的最大利益。通过有限的手术，解决患者最主要的问题，应该是每一名医师要首先考虑的。因此，对踇外翻畸形的纠正程度要辩证地看，对于年龄较大、畸形较重主要改善症状的踇外翻患者，不必过分要求将 HAV 角及 IM 角矫正到正常范围。临床常见到残留轻度踇外翻的患者自我感觉比完全矫正好这种现象，有时患者会因叉状趾再次要求加大踇外翻角治疗，提示我们畸形的纠正不能一概而论。我们的经验是：只要第 1 跖趾关节能得到复位，一般临床疗效是满意的，HAV 角和 IM 角不能作为评价疗效的唯一标准。

预防与处理：虽然我们持上述观点，畸形的矫正不全和复发仍是每个医师要注意的并发症。术中对于外侧结构紧张的患者，注意先行外侧结构松解，以踇趾不费力扶正到外翻矫正位置为度。水平面截骨线与跖骨轴线的角度要稍加大。术后及时拍片观察踇外翻畸形纠正情况，重点要看跖趾关节的适合度，根据跖趾关节的位置调整夹垫的大小，对于部分患者需要矫枉过正，将固定踇趾于内翻位，而对于另一部分患者则需要固定于功能位，否则，有发生踇内翻的危险。加强术后复查，术后 6 内应每 1～2 周随诊患者，指导患者进行正确的功能锻炼，可达到部分矫正残余畸形和预防复发的目的。

对于畸形复发的病例，如无症状，可以观察。有症状的患者，应该仔细分析手术失败的原因，根据检查的情况，采取相应的手术方法。

3. 踇内翻　踇内翻是踇外翻手术较严重的并发症，几乎所有的后天踇内翻均由手术造成。轻度踇内翻患者可没有症状，尤其是踇内翻角度 <10° 时，一般不需要特殊处理。严重的踇内翻会造成跖趾关节半脱位、锤状趾及踇长屈肌腱挛缩，影响穿鞋行走。

预防与处理：术后加强管理，及时拍片复查，一旦发现有踇内翻的趋势，应将夹垫放小，将踇趾固定于功能位，如发生明显踇内翻，则要去掉夹垫，将踇趾固定于稍外翻位。

对于踇内翻的治疗，轻度可不予处理观察，有症状的踇内翻可根据病情采用软组织松解、肌腱移位、截骨及关节融合等方法治疗。

4. 转移性跖骨头下疼痛　转移性跖骨头下疼痛的发生与第 1 跖骨截骨后发生短缩及跖骨头向背侧移位等因素有关，第 1 跖骨的短缩和跖骨头的抬高引起负重改变，其他跖骨负重加大，就会出现跖骨头下的痛性胼胝。患者感觉踇趾不能着地，行走足底疼痛。目前到底第 1 跖骨短缩多少既可以引起转移性跖骨头下疼痛尚无定论。

预防与治疗：首先，手术截骨时要一气呵成，不要用削磨钻反复趟磨，可有效避免跖骨的过度短缩。其次，手法整复时务使跖骨头保持跖屈或跖移状态，以维持内侧纵弓前臂的高度。如果术后患者出现了外侧跖骨头下疼痛，可先指导患者进行功能锻炼，如屈趾夹球等动作，增加足内在肌力量，可缓解症状。也可使用横弓垫以减少局部压力。非手术治疗无效时，可考虑手术治疗，如作跖骨头颈部截骨抬高外侧跖骨，减少外侧跖骨头的负重。注意手术时需要判断邻近跖骨头的负重情况，因为疼痛可能会转移到下一跖骨头。

5. 跖骨截骨后迟缓愈合　微创技术治疗踇外翻由于对跖骨周围软组织损伤小，发生跖骨截骨后迟缓愈合和不愈合极为少见。Rosen 定义不愈合为截骨后 6～8 个月没有发生愈合者，而迟缓愈合为截骨后 2～6 个月没有完全愈合者。发生迟缓愈合和不愈合除了一些全身性因素外，如使用激素，糖尿病，重度骨质疏松等，最常见的局部因素与患者负重过多有关。由于微创技术治疗踇外翻不做内固定，亦不使用石膏等外固定，仅凭夹垫及绷带、胶布行弹性外固定。术后允许患者适当下地活动,如果患者在 12 周前下地活动过多,易造成截骨的延迟愈合。

预防及治疗:术后嘱患者适当下地负重,以生活自理为度。患者下地时间随手术后时间延长而循序渐进逐渐延长,6 周内避免过度负重。定期复查拍 X 线片,发现截骨有延迟愈合的迹象,要嘱患者近期减少下地。如已出现截骨端延迟愈合,主要让患者减少下地,避免长时间、远距离行走,口服促进骨折愈合的药物等。一般经处理都能愈合,目前为止没有一例骨不连情况发生。

6. 感染　感染对于骨科手术来说是灾难性的,如果合并骨髓炎常常缠绵难愈,临床处理非常棘手。微创技术治疗蹞外翻由于对术区周围软组织损伤小,没有内置固定物,几乎不会发生感染。我们近 2 万例手术尚未发现切口感染者。但临床应当注意两种情况,一是术后第一次换药时常常出现刀口内有淡红色分泌物流出,有时量很大,患者常常感觉切口部位疼痛较重,这种情况一般是冲洗切口时有冲洗液残留所致,一般经 1～2 次换药后,分泌物会自然减少、消失。临床上遇到这种情况时不要误以为感染,按感染处理,切口内放置引流条,往往会造成切口的愈合不良,甚至出现截骨端外露。另一种情况是术后 2 周左右,更换外固定时切口周围出现脓疱,可散发也可连成片状,疱内可见黄白色分泌物,患者自觉瘙痒,但手术切口无红肿、疼痛,患者常常有脚癣病史。这种情况一般局部包扎所致真菌感染,处理方法是局部消毒后剪开脓疱即可,无需特殊用药。对于这类患者,术前应用足外洗 1 号方泡足,合并有足癣的积极治疗足癣,能起到一定的预防效果。

七、现代研究

小切口在足外科的运用始于 20 世纪 70 年代的美国,但截骨方法是行第 1 距骨头颈 V 形截骨。这种方法在实际运用中很容易出现截骨端的不稳定。1984 年中国中医研究院骨伤科研究所在引进该技术后,进行了创新。温建民教授在继承陈宝兴教授经验的基础上,经过十几年的探索,将 V 形截骨改为斜形截骨,解决了截骨远端不稳定的问题。并将中医正骨手法、中医中药、小夹板纸压垫外固定原理与微创技术结合起来,创立了中西医结合治疗蹞趾外翻及相关畸形的新方法。此方法经临床应用,获得了患者的肯定,总优良率为 98.5%。先后获 2001 年获北京市科学技术进步二等奖,2002 年获国家科学技术进步二等奖。

应用温氏蹞外翻疗法治疗蹞外翻,要求术者对足的解剖十分熟悉,且手法整复经验丰富、复位准确。此方法根据"筋束骨,筋骨并重"的理论,结合足部解剖学特点及生物力学特性,通过理筋手法,将蹞伸、屈肌腱在蹞外翻的弓弦病理作用变为纵向的挤压,成为保持截骨端稳定及促进骨折愈合的有利因素。其次按照小夹板纸压垫固定原理,采用 1、2 趾蹼间夹垫,"8"字绷带和宽胶布作外固定的方法,病人适当下地活动,进行蹞趾关节、踝关节锻炼,避免了病人长期卧床及"石膏病"的发生。对于蹞收肌处理,主张蹞外翻手术不应破坏其作用。必须保留它或重建它。蹞内收肌是维持前足横弓稳定的主要动力性结构。切断了蹞收肌会破坏前足横弓结构,引起前足横弓塌陷,胼胝体加重。此外距骨颈截骨后,也不作内固定,只要不损伤蹞长伸、屈肌,蹞长、短伸肌腱,可依靠截骨的二维角度,来阻止截骨端的背侧移位。

此外,对该手术能否治疗重度蹞外翻问题在学术界存在一定的争议,主要是没有开展过微创技术治疗蹞趾外翻的医师对此方法不甚了解。我们通过大量的临床病例观察后认为,对重度蹞外翻患者的治疗该方法是可行的,中远期疗效是确定的。我们认为对重度蹞外翻患者的治疗不必过分强调必须矫正到正常角度,关键看患者症状改善情况,术后残留轻度蹞外翻是可以接受的,一味追求完全矫正手术损伤较重,同时可能出现叉状趾影响穿鞋行走。对于有人提出中西医结合微创技术截骨术后第 1 跖骨截骨短缩过多问题,我们通过大样本术前、术后 X 线测量,短缩一般在 0.5cm 以内,是可以接受的,患者术后发生转移性跖骨头下疼痛的概率很小。中西医结合微创技术截骨术后跖趾关节功能只要复诊到位,及时指导患者进行规范的康复训练,术后第 1 跖趾关节功能恢复一般均很满意。

参 考 文 献

1. 温建民. 中西医结合治疗踇外翻及相关畸形 [M]. 北京:人民卫生出版社,2010.

2. Hardy RH,Clapham JC. Observations on hallux valgus:based on a controlled series[J]. J Bone Joint Surg Br,1951,33-B(3):376-391.

3. 温建民,梁朝,佟云,等. 遗传因素与踇外翻相关性的临床研究 [J]. 中国矫形外科杂志,2006,14(7):516-518.

4. 田少华,张致. 踇外翻矫形术后疗效观察 [J]. 齐齐哈尔医学院学报,1999,20(2):116-117.

5. 温建民,桑志成,林新晓,等. 小切口手法治疗踇外翻临床研究 [J]. 中国矫形外科杂志,2002,9(1):26-29.

6. 吴昊天. 高跟鞋始穿年龄与女性患踇外翻的程度有重要关系 [J]. 中华医学杂志,2005,85(35):2486.

7. Glynn MK,Dunlop JB,Fitzpatrick D. The Mitchell distal metatarsal osteotomy for hallux valgus[J]. J Bone Joint Surg Br,1980,62-B(2):188-191.

8. 胥少汀,于学钧. 踇外翻的手术治疗 [J]. 解放军医学杂志,1982,7(1):36-38.

9. Mclennan R. Prevalence of hallux valgus in a neolithic New Guinea population[J]. Lancet,1966 1(7452):1398-1400.

10. Coughlin MJ,Mann RA,Saltzman CL. Surgery of the foot and ankle[M]. 8ed. Philadephia:Mosby,2007:183-363.

11. 袁晓明. 踇外翻矫形术 125 例报告 [J]. 江苏医药,1997,23(3):163-164.

12. 冯传汉,张铁良. 临床骨科学 [M]. 北京:人民卫生出版社,2004:2654-2664.

13. 吴昊天,张英泽,刘殿武,等. 石家庄市区 1233 名成年人踇外翻病因学调查 [J]. 中国矫形外科杂志,2007,15(11):863-874.

14. 温建民,桑志成,林新晓,等. 小切口手法治疗踇外翻临床研究:附 535 例(986 足)研究报告 [J]. 中国矫形外科杂志,2002,9(1):26-29.

15. 王正义. 足踝外科学 [M]. 北京:人民卫生出版社,2006:455-489.

16. 顾湘杰,马昕,鲍根喜,等. 韧带松弛度对踇外翻成因的影响 [J]. 上海医科大学学报,1998,25(3):184.

17. Kato T,Watanabe S. The etiology of hallux valgus in Japan[J]. Clin Orthop Relat Res,1981(157):78-81.

18. Mann RA. Symposium on foot and ankle[M]. St Louis:Mosby Company,1983:157-178.

19. Kitaoka HB,Alexander IJ,Adelaar RS,et al. Clinical rating systems for the ankle-hindfoot,midfoot hallux,and lesser toes[J]. Foot Ankle Int,1994,15(7):349-353.

20. Root ML,Orien WP,Weed JH. Forefoot deformity caused by abnormal subtlar joint pronation. In Norma and Abnorma F nct of the Foot,Clinical Biomechanics,vol 2. Los Angeles:Clinical Biomechanics Corp,1977:349-462.

21. 温建民,孙卫东. 论"骨离缝、筋出槽"对踇趾外翻诊疗的指导意义 [J]. 中医杂志,2007,48(10):877-878.

22. 孙卫东,温建民,胡海威,等. 康复疗法在中西医结合治疗踇外翻术后应用 [J]. 现代中西医结合杂志,2010,19(22):2731-2733.

23. 温建民. 中医理念在踇趾外翻临床中的运用 [J]. 医学与哲学(临床决策论坛版),2007,28(5):22-23.

24. 温建民,林新晓,杨魏,等. 小切口治疗踇趾外翻畸形 [J]. 中国骨伤,1995,8(3):26-27.

25. 孙卫东,温建民,胡海威,等. 微创截骨治疗踇外翻的远期疗效分析 [J]. 中华骨科杂志,2010,30(11):1133-1137.

26. Wei-dong Sun, Jian-min Wen, Hai-wei Hu, et al. Long term efficacy of minimal incision osteotomy for hallux abducto valgus[J]. Orthopaedic Surgery, 2010, 2(3):223-228.

27. 温建民,孙卫东,陈思,等. 微创截骨治疗小趾囊炎 [J]. 中国矫形外科杂志,2008,16(23):1784-1786.

28. 温建民,孙卫东. 微创技术在足踝外科的应用进展 [J]. 医学信息(手术学分册),2008,21(4):291.

29. 温建民,孙卫东,桑志成,等. Swanson 人工跖趾关节置换治疗 Freiberg 病临床报告 [J]. 中国骨伤,2009,22(6):423-425.

（孙卫东 温建民）

第五节 脊 柱 畸 形

一、青少年特发性脊柱侧弯

（一）概述

青少年特发性脊柱侧弯（adolescent idiopathic scoliosis, AIS）是特发性脊柱侧凸中最常见的一种,约占 80% 以上。是指青春前期或骨骼成熟前发生的脊柱侧凸,一般患者年龄常见于10～18 岁。常伴有脊柱的旋转畸形和矢状面上生理弯度的变化,胸廓、肋骨、骨盆、下肢的长度、双侧肩胛高度也会随之变化,并常伴有骨质疏松,严重的病例（Cobb 角 >80°）会影响到呼吸功能、心脏变位,甚至发生截瘫。但侧弯患者一般并无任何先天性脊柱异常或合并有神经肌肉及骨骼疾病。

（二）病因

由于青少年特发性脊柱侧凸占特发性脊柱侧凸症的绝大多数,如能了解其病因,则对防治有重要的意义。因此多年来,人们一直致力于青少年特发性脊柱侧凸病因的探索,但至今仍然没有找到明确的发病原因。有关病因学说有神经肌肉学说、脊柱结构学说、内分泌学说、姿势平衡学说及遗传因素等。虽然因素诸多,但没有具体阐明其与青少年特发性脊柱侧弯的机制。因此,青少年特发性脊柱侧凸的病因仍是人们今后努力探索的重要课题。

（三）诊断

1. 临床表现

（1）病史

1）对青少年型脊柱侧凸应仔细询问发现畸形的年龄,由于脊柱位置深在,不易早期发现侧凸,待两肩不等高,或肋骨隆起后才发现脊柱侧凸,此时,脊柱侧凸角度已较大。脊柱侧凸的实际发病年龄较发现时间早。

2）畸形发展速度的印象:包括脊柱侧凸及肋骨隆起程度,身体倾斜程度,两肩高度差等。仔细询问畸形发展快的时期,估计是否有继续发展的趋势。

3）并发症状:如易疲劳、运动后气短、呼吸困难、心悸、下肢麻木、大小便困难等。

4）实足年龄及发育体态:包括身高、第二性征出现时间、月经初潮时间、既往健康情况和智力水平。

5）家族史及母亲妊娠分娩史:考虑有无遗传因素。

（2）体检:检查过程中患者仅穿短裤,充分暴露上身,测量患者站高及坐高,观察患者的营养、生长发育情况、语音、第二性征,皮肤状况。

1)躯干对称性检查:患者直立,由背后观察,由患者后枕部中点用铅垂线测量,正常情况垂线应通过臀中沟。如垂线移向臀中沟的一侧,应测量移开的距离。在脊柱侧凸病例中,如代偿性侧凸与原发侧凸的角度不同,垂线仍可通过臀中线,称为脊柱平衡。如代偿角度与原发侧凸角度不相等或代偿侧凸为结构性改变。则垂线偏移一侧。观察两肩是否等高,颈肩角是否对称,胸廓侧斜后凸隆起情况,肩胛是否后凸,肋骼距离是否对称。骼骨翼是否突出,两肩与躯干是否等距。沿棘突顺列触诊可大致得知脊柱侧凸的方向和程度。

2)胸廓变形程度:视诊胸廓一侧后凸而另一侧前胸下陷,两侧乳房不对称,触诊检查胸廓两侧厚度及呼吸扩张度是否对称。患者并足前屈做弯腰试验时,可见胸廓旋转畸形加重,伴有肩胛骨不等高,即所谓的"剃刀背"畸形。

3)侧凸弧度的柔软和僵硬程度:观察患者左右侧屈及体重悬吊下侧凸角度的变化,判断脊柱的柔软度。

4)神经系统检查:后背部皮肤是否有色素病变、皮下包块、局部皮肤凹陷和异常毛发分布等,以上体征的出现可能提示存在脊柱、脊髓的发育畸形。仔细检查四肢感觉、运动、肌力、肌张力及反射情况,并应定期检查。注意是否有局部的感觉和运动障碍,腹壁反射的减弱、消失与不对称以及病理征。

5)了解心肺功能、生长骨龄和其他并发畸形:心脏情况应注意有无心脏畸形、右心肌肥厚等情况,应进行肺功能、血气分析检查。检查并记录第二性征的发育情况,并注意有无身体其他部位的畸形。

2. 辅助检查 X线平片是诊断和评价青少年特发性脊柱侧凸主要手段。可以确定侧凸的类型、部位、严重程度和柔韧性,有助于判断病因,进行术前设计。

青少年特发性脊柱侧凸的X线特征表现为:

(1)无脊椎骨性结构的改变:少数早期侧凸的顶椎可有轻度楔形变。

(2)侧凸的弯曲度呈均匀性改变,不会出现短弧及锐弧。

(3)具有一定的呈均匀变化的柔韧性,从顶椎到端椎柔韧性逐渐增加。

(4)侧凸在胸椎以右侧凸多见,如左侧凸则要考虑非特发性脊柱侧凸的可能性。

(5)特发性胸椎侧凸在矢状面上大多表现为胸椎的生理性后凸减少或消失。

(6)特发性脊柱侧凸的前柱(即椎体)大多转向凸侧,而后柱(棘突)则是转向凹侧,如旋转方向相反,要排除肿瘤或其他原因所致的侧凸。

X线平片要求是站立后前位 T_1 至 S_1 全脊柱片,手术者需要拍侧位片和 bending 片。在冠状面上测量侧凸的角度常应用 cobb 法,首先在正位片上定出侧凸的上下端椎,端椎在整个弯曲中倾斜最重,沿上端椎的上终板和下端椎的下终板各画一条直线,两线垂直线的交角即为侧凸的 cobb 角。骨骼成熟度的评价在预测脊柱侧凸进展和决定治疗措施中非常重要,最常采用骼骨骨骺进行估计,即 Risser。骨化由骼前上棘逐渐移向骼后上棘,将骼嵴分成四等分,骨骺移动 25% 为Ⅰ级;50% Ⅱ级,75% 为Ⅲ级,移动到骼后上棘为Ⅳ级,骨骺与骼骨融合为Ⅴ级,此时标志骨骼系统发育停止。

特发性脊柱侧凸一般不需要进行 CT 和 MRI 检查。对"非典型性"青少年特发性脊柱侧凸,如胸椎左侧凸,伴有局部感觉或运动的缺失,腹壁反射异常,病理反射阳性,异常的皮肤表现等,MRI 可排除椎管内病变,如脊髓空洞、chiari 畸形、脊髓栓系和脊髓纵裂等。

3. 分型 对青少年特发性脊柱侧凸进行合理的分类是确定治疗方法的前提。目前临床常用分型有 King 分型及 Lenke 分型。

（1）King 分型：1983 年，King 等在冠状面上测量了特发性脊柱侧凸的范围和 Cobb 角，对侧凸的活动度进行进一步的分析，将侧凸划分为 5 个类型，并提出不同类型脊柱侧凸融合固定标准。但 King 分型对胸腰椎侧凸等类型不能加以分型，故而不是完善的分型标准。

1）King Ⅰ型侧弯：为 S 形侧凸，胸椎和腰椎侧凸均越过中线，站立位片上腰椎侧凸角度大于胸椎侧凸，柔软指数为负数，胸椎的柔软度大于腰椎。

2）King Ⅱ型侧弯：为 S 形侧凸，胸椎和腰椎侧凸均越过中线，胸弯大于或等于腰弯。腰弯必须越过骶骨中线。柔软指数 ≥ 0，腰椎的柔软度大于胸椎。

3）King Ⅲ型侧弯：为单胸椎侧凸，腰弯不越过骶骨中线。腰椎旋转隆起很小或者没有。

4）King Ⅳ型侧弯：为累及较多脊柱的长胸弯型，L_4 倾斜与胸椎长型侧弯相延续，L_5 位于骶骨正上方。外观畸形明显。

5）King Ⅴ型侧弯：为结构性双胸弯，即胸椎双主侧凸上下胸椎侧凸均为结构性。T_1 椎体倾斜与上胸弯的凹侧相延续，T_6 常为两侧凸的交界椎体。

（2）Lenke 分型：Lenke 等以脊柱冠状面、矢状面、轴位三维因素为基础提出了 Lenke 分型系统。根据冠状面结构性弯的位置进行分型。根据腰弯顶椎与骶骨中线的关系，对腰弯进行修订。最后，又增加了对胸弯矢状面畸形的修订。将侧弯类型、腰弯修订和胸弯矢状位修订三者结合起来，对一个具体侧弯类型进行分析，可以清楚显示胸椎矢状位轮廓。Lenke 分型具体可分以下三步进行：

1）第一步，根据主侧弯的位置和次要侧弯的结构性特征来确定侧凸类型（共 6 型）。

1 型：主胸弯，胸弯是主弯，近段胸弯和胸腰弯 / 腰弯是非结构性次要侧弯；

2 型：双胸弯，胸弯是主弯，近段胸弯是结构性次要侧弯，胸腰弯 / 腰弯是非结构性次要侧弯；

3 型：双主弯，胸弯和胸腰弯 / 腰弯是结构性侧弯，近段胸弯是非结构性侧弯。胸弯是主侧弯，其 Cobb 角大于、等于胸腰弯 / 腰弯或二者相差不超过 5°；

4 型：三主弯，近段胸弯、胸弯和胸腰弯 / 腰弯均为结构性侧弯。胸弯和胸腰弯 / 腰弯均可能是主侧弯；

5 型：胸腰弯或腰弯，胸腰弯 / 腰弯是结构性主侧弯，近段胸弯和胸弯均是非结构性侧弯；

6 型：胸腰弯 / 腰弯及胸弯，胸腰胸 / 腰椎弯是主侧弯，其角度至少比胸弯大 5°，胸弯是结构性次要侧弯，近段胸弯是非结构性侧弯。

2）第二步，根据骶骨正中垂线（CSVL）与腰弯的位置关系，将腰弯进一步修正为 A、B、C 3 种分型。

A 型：CSVL 在稳定椎以下的腰椎椎体两侧椎弓根之间穿过，如果对 CSVL 是否穿过双侧椎弓根之间存在疑问，则判定为 B 型，该型侧凸必须同时存在顶椎位于 T_{11}-T_{12} 椎间隙或以上的胸椎侧凸。

B 型：CSVL 位于腰椎凹侧椎弓根外侧界至腰椎椎体或椎间盘外缘之间，如对 CSVL 是否接触椎体或椎间盘外缘存在疑问，则判定为 B 型。此型侧凸同样只见于顶椎位于主胸椎的侧凸，因此也不包括胸腰段 / 腰椎侧凸。

C 型：CSVL 位于腰椎椎体或椎间盘外缘以外。此类畸形的主侧凸可能位于胸椎、腰椎和（或）胸腰段。如对 CSVL 是否接触椎体或椎间盘外缘存在疑问，也同样判定为 B 型。C 型可能包括所有的以主胸椎侧凸为主侧凸的畸形，必然包括所有的胸腰段 / 腰椎侧凸。

3）第三步，根据矢状面胸椎（$T_{5\sim12}$）后凸的特点确定了 3 种胸弯修正型。$T_{5\sim12}$ 后凸角度小于 10° 判定为负型（-），10°～40° 则为正常型（N），大于 40° 者为正型（+）。至此，就完成了特发性脊柱侧凸的 Lenke 分型。

（四）治疗

1. 非手术治疗　常用有支具治疗法，电刺激疗法和体操疗法等。目前公认有效的非手术治疗方法是支具治疗，其他方法疗效不确切，只能作为辅助治疗手段。初诊时患者的 Cobb 角在 20° 以下，可进行随访。初诊时 Cobb 角在 20°～30° 之间，如果进展在 5° 以上，则应进行治疗。初诊时角度已达 30°，应立即进行以下非手术治疗。

（1）支具治疗：应用支具的目的是控制脊柱畸形的恶化，对青少年则主要用于防止畸形的发展。一般来说，支具只能控制畸形和防止较轻的脊柱侧凸恶化，但不能使较明显的侧凸减少角度。

1）应用原则：①所有支具的作用力均需通过皮肤、肌肉等软组织，不可直接压迫骨隆起处，以免压伤。②支具的牵拉力对大角度弧度侧凸有效，而侧方压力则对小角度畸形的矫正更为重要。③侧方作用力通过向下方倾斜的肋骨传导到脊柱，所以作用点必须在侧凸顶点的下方。直接压迫顶点处的肋骨会使肋骨倾斜角度增大，而使胸廓容积减少。④支具必须符合三点固定原则。矫正腰椎畸形的支具必须包括固定骨盆。支具必须长期穿着，并根据生长情况进行调节。支具不应对胸廓、乳房、下颌部分过度压迫，否则会引起上述部位的发育障碍。

2）应用指征及时间：适用于处在生长发育期中脊柱软柔的患者，一旦椎体的环形骨骺融合，脊柱骨的生长停止，支具即失去作用。使用支具应考虑的因素有畸形病因、年龄、骨龄、畸形程度及脊柱柔软度。配用适当的支具后，患者应全天穿着，随身体的生长更换合适的支架，直到椎体环形骨骺融合。以后，于去除支架 2 小时后拍 X 线片，若畸形无明显变化，侧凸不超过 3 度，则每天可卸掉支具 2 小时，共 3 个月。同样方法，去除支具 4 小时、8 小时、12 小时，其间隔为 3 个月。若畸形无大变化，以后则只在夜间佩戴，为时 1 年。

（2）电刺激疗法：对于电刺激疗效的治疗效果，目前学者持怀疑态度，尚待进一步临床观察。

2. 手术治疗　对于具有进展性的青少年特发性脊柱侧凸的治疗以手术为主，其目的是完全或部分矫正并稳定畸形，重建或保持脊柱平衡，并消除形体畸形和心理障碍。目前，脊柱侧凸手术矫形已进入全新的三维矫形时代，概括地说，由早期单纯的冠状面的矫正过渡到目前三维空间的旋转矫正。另外，微创手术在青少年特发性脊柱侧凸的应用也成为崭新的方向。如胸腔镜下前路松解术式等方法。但应严格掌握其适应证、手术时机及手术方法。

（1）适应证：①支具治疗不能控制侧凸发展，测图呈进行性加重；② Cobb 角 >40°，伴有胸椎前凸，胸廓旋转、剃刀背畸形，躯干倾斜失代偿等。

（2）手术时机：应考虑畸形形成的年龄、畸形进展速度、身体发育程度、外观畸形、躯干平衡等因素。评估患者身体发育情况，应根据患者的骨龄、Risser 征、月经史、第二性征等综合评价。手术在青春发育期后为适宜，女孩为 12～13 岁，男孩为 14～15 岁。

（3）手术方式：可分为传统前后路手术治疗及微创手术治疗。

1）前后路手术：虽然后路内固定，植骨融合一直被认为是矫正脊柱侧凸的经典方法，适用于双弯型或三弯型侧凸，但对于伴有的后凸的矫正效果并不满意。对于单弯型、短节段结构性侧凸，可以应用经前路内固定融合相对较少椎体的前提下达到冠状面、矢状面和水平面上更好的矫形效果，对上下代偿性侧凸也能很好地矫正。显著降低了神经损伤、内置物突出、腰背部疼痛和上位椎体后凸畸形等并发症，而且通过椎体间坚强的固定降低了假关节的发生率。Skaggs 等发现前路手术的术中失血量、返修、感染率也明显低于后路手术。前路内置物的棒体必须有足够的强度以维持稳定的固定。如果棒体直径过小，前路内置物失败的发生率明显高于后路手术。

大量的研究表明生长发育期的脊柱侧凸，后路固定可因为椎体前、中柱的继续生长而有产生"曲轴现象"的可能。通过前路短节段椎间盘切除、椎体间植骨固定和椎体骨化中心的破坏达到预防目的，而且在胸段侧凸和胸腰段侧凸中通过减少融合节段而使腰椎获得最大的活动，降低了腰背部疼痛等并发症。JulesEylsee 等报道与后路相比，前路手术更易引起呼吸系统并发症，如炎性渗出、膈肌功能不全，严重的引起急性肺功能衰竭，虽然经胸腔途径矫正能力更强，但术后肺功能减退更为明显。

2）微创手术：Wall 等成功地应用胸腔镜行前路椎间盘切除、椎体间融合和后路内固定技术治疗脊柱侧凸。另有大量的研究报道了利用胸腔镜或腹腔镜治疗脊柱侧凸，与传统开放式手术比较，腔镜技术有切口小、失血少、术后疼痛较轻、全身并发症较少等优点。Levin 等进一步利用胸腔镜下胸腔切开术（vedioassisted thoracoscopic surgery，VATS）和胸腔镜下小切口胸腔切开术（miniopen thoracoscopically assisted thoracotomy，MOTA）治疗脊柱侧凸获得与开放手术相似的矫正效果。VATS 术后出现邻近椎体退行性变伴有疼痛。MOTA 术中出现一过性低血压，术后有一定程度的肺功能降低，但降低程度明显低于传统术式。Krasna 等发现术后出现肺膨胀功能不全、气胸、肺炎、创伤性感染等并发症。从美学观点来看腔镜技术是未来脊柱侧凸治疗的发展趋势，由于开展的时间较短，其手术的适应证还较窄，只应用于结构性单弯，而对于双弯或三弯型脊柱侧凸应用还处于探索阶段。远期有哪些并发症尚不完全清楚。

（五）结论

随着解剖学、病因学对 AIS 认识的不断深入，治疗上对侧凸脊柱的内固定范围、融合水平更为明确。内固定器械的不断发展、新方法的不断应用为侧凸的外科治疗提供了广阔的选择空间。后路中间锁定、两端滑动椎弓根螺钉系统为治疗生长发育期脊柱侧凸开辟了新的途径。腔镜技术的广泛应用不但在治疗上提供了新的手段，更在美学上极大地方便了患者。

参 考 文 献

1. Bentley G, Haddad F, Bull T, et al. The treatment of scoliosis in muscular dystrophy using modified Luque and Hurrington-Luque instrumentation[J]. J Bone Joint Surg Br, 2001, 83 (1): 22-28.

2. Betz R, Harms J, David H, et al. Comparison of anterior instrumentation for correction of adolescent thoracic idiopathic scoliosis[J]. Spine, 1999, 24 (3): 225-239.

3. Skaggs DL, Friend L, Cortese K, et al. Anterior versus posterior spinal instrumentation for the treatment of thoraeolumbar curves in adolescent idiopathic scoliosis[J]. Spine, 2003, 3 (5): 140.

4. Brodner W, Yue WM, Möeller H, et al. Short segment bone-on-bone instrumentation for single curve idiopathic scoliosis[J]. Spine, 2003, 28 (20): S224-233.

5. Fred A, Lawrence G, Keith H, et al. Prospective radiographic and clinical outcomes and complications of single solid rod instrumented anterior spinal fusion in adlescent idiopathic scoliosis[J]. Spine, 2001, 26 (18): 1956-1965.

6. JulesElysee K, Urban MK, Urquhart BL, et al. Pulmonary complications in anterior-posterior thoracic lumbar fusions[J]. Spine, 2004, 4 (3): 312-316.

7. Newton P, Marks M, Faro F, et al. Use of video-assisted thoracoscopic surgery to reduce perioperative morbidity in scoliosis surgery[J]. Spine, 2003, 28 (20): S249-254.

8. Levin R, Mamsz D, Hasharoni A, et al. Mini-open thoracoscopically assisted thoracotomy versus video-assisted

thoracoscopic surgery for anterior release in thoracic scoliosis and kyphosis: a comparison of operative and radiographic results[J]. Spine J, 2005, 5(6): 632-638.

9. Krasna MJ, Jiao XL, Eslami A, et al. Thoracoscopic approach for spine deformities[J]. J Am Coil Surg, 2003, 197(5): 777-779.

二、脊柱侧凸胸腔镜下前方松解手术

(一)概述

电视辅佐胸腔镜外科技术(video assisted thoraco scopicsurgery, VATS)早在 1910 年就用来辅助心脏和肺脏疾病的手术治疗,直到 20 世纪 90 年代早期才应用于脊柱外科领域。在 90 年代初期,Michael Mark 和 John Regan 在得克萨斯州的背病研究所首先将胸腔镜用于脊柱外科的临床,应用胸腔镜技术经前入路治疗 95 例脊柱疾病,包括突出椎间盘的摘除(57 例)、脊柱畸形矫正术中多间隙椎间盘切除(27 例)、椎间隙化脓性感染的脓肿引流(2 例)、椎体骨膜切除术(9 例),切除范围包括 $T_2 \sim L_1$,只有 1 例患者因术中操作困难临时改为常规开胸手术。其手术耗时、术后置管引流时间及住院天数与常规手术相比均有显著的减少。Michael Mark 于 1993 年最先开展了胸腔镜下脊柱畸形前路松解手术,与传统开胸手术相比,胸腔镜手术用胸壁锁孔代替长的手术切口,无须切断背阔肌、前锯肌和肋间肌,对肩关节的活动和呼吸功能影响小,术后并发症少,恢复快,不留瘢痕。随着这一技术的不断发展和完善,胸椎侧凸的微创矫形治疗成为可能。脊柱胸腔镜技术的总结既而出现在 1993 年的 11 月份的《今日美国》的杂志上。带有多重芯片的图像技术的发展明显提高了外科医师通过小的切口或鞘管在胸腔内辨认结构的能力。电视内镜在器械上保证了脊柱外科医师能够进行脊柱畸形的内镜下前路松解手术。取自髂棘或肋骨的植骨块通过一个狭窄的内镜鞘管置入椎间盘的空间。与开胸手术的 9~12 英寸以上的切口相比,胸腔镜治疗脊柱侧凸的美学效果也有巨大的提高。Picetti 等于 1996 年 10 月开展了第一例胸腔镜下脊柱侧凸前路矫形术,至 1998 年 10 月他们共完成 50 例胸腔镜 Eclipse 矫形术,取得了良好的矫形效果。

胸腔镜手术一般采用直径较大的硬性内镜(1cm 左右),以保证成像的清晰和视野的开阔。而直径较小或柔软的内镜成像效果较差,视野相对较狭窄,因此胸腔镜手术一般不予采用。锁孔装置:胸腔镜手术的操作是通过胸壁上的数个操作锁孔来进行的。锁孔装置包括套筒和套针两部分。套筒有硬性套筒和软性套筒两种,软性套筒可减轻对肋间血管和神经的压迫。套筒的直径有 7mm、15mm 和 20mm 等几种。

前路松解手术的意义在于提高脊柱前柱柔软度、改善脊柱活动度以提高矫正率;同时通过前方植骨达到稳定脊柱、减少后方假关节形成和断棍、脱钩等并发症;对于先天性侧凸、特发性侧凸年龄过小,为防止曲轴现象所作的前路松解目的明确,且效果肯定。脊柱侧凸的主弯以胸弯最为多见,所以胸椎前路松解术在脊柱畸形,尤其是严重、僵硬脊柱畸形的矫形术中的作用突显重要。在 1993 年之前,脊柱外科医师们乐于在开胸的情况下进行脊柱的前路松解。电视胸腔镜的应用使得脊柱前路松解的适应证进一步扩展,而没有开胸手术所带来的并发症和影响美观。

(二)手术适应证和禁忌证

1. 适应证

(1)角度达 75°或 75°以上的僵硬性的脊柱侧凸畸形,X 线侧屈位片上矫正度数仍在 50°以上者。

（2）防止角度大于50°的骨骼尚未成熟的患者发生曲轴现象。

（3）角度大于70°的脊柱后凸畸形。

（4）治疗肺功能差的神经肌肉型脊柱侧凸患者。

（5）进展性脊柱畸形和代谢性疾病。

（6）通过脊柱矫形内固定不能矫正的肋骨隆起畸形。

（7）合并有明显脊柱畸形且胸腔内有肿瘤的神经纤维瘤患者。

（8）先天性半椎体的切除。

（9）前路椎间融合术后的假关节畸形。

2. 手术禁忌证

（1）术前存在严重的呼吸功能障碍、肺气肿等，不能够耐受单肺通气。

（2）严重或急性的呼吸功能不全。

（3）正压通气时气道压增高。

（4）曾有过肺炎、结核等病史的患者，存在较广泛的胸膜粘连。

（5）脓胸。

（6）对于非常严重的脊柱侧凸，尤其是神经肌源性脊柱侧凸和儿童患者，更适宜做开放性手术。有开胸手术或胸廓造口术病史是相对禁忌证。

（三）手术方法

1. 麻醉与体位　麻醉诱导成功后，双腔气管插管，选择单肺通气，手术体位为凸侧在上侧卧位。

2. 手术技术　首先在需要松解矫形的侧凸顶椎所对应的肋间隙的腋中线作第1个直径为2cm锁孔通道。行2cm切口，再用中弯钳分离肌肉及胸膜（注意动作轻柔，防止误伤胸膜下方的肺组织），安放套管建立锁孔孔道。在做锁孔时尽量靠近肋间上缘，以避免损伤肋间神经和血管，使手术侧肺组织塌陷后，由第1个锁孔插入胸壁套管，然后沿套管插入胸腔镜，在其监视下根据侧凸节段从头侧和尾侧分别作其他锁孔并插入套管，手术器械可以在这些锁孔之间相互替换操作。暴露上胸椎的锁孔选择：操作锁孔通常作在3、4肋间隙，而插入胸腔镜的锁孔位置应位于4、5肋间隙、背阔肌的前缘。暴露中胸椎的锁孔选择：中胸椎的操作一般3～4个锁孔便可完成。如采用0°角的内镜，则锁孔的位置可设计成T型，如采用30°角的内镜，则锁孔的位置可设计成L型。对于脊柱侧凸前方松解手术而言，锁孔的位置设计成L型更加合适。暴露下胸椎的锁孔选择：T_9～L_1椎体离膈肌很近，因此在暴露时需将膈肌向尾侧牵开。可适当升高手术台的头侧，利用重力作用使膈肌、肝、脾等腹腔内容物的位置下降。T_{12}、L_1椎体的暴露较为困难，可适当切开膈肌脚并尽量压低膈肌暴露其椎体，一般无须在腹膜后间隙另作锁孔。暴露下胸椎时，锁孔的位置设计成T型或L型均合适。为了充分松解脊柱侧凸，必须切除多个节段的椎间盘组织，一般至少需要切除5～7个椎间盘组织。用电刀纵向切开椎体侧方的壁层胸膜，向前钝性分离牵开壁层胸膜和椎体前纵韧带，向后方分离至肋骨小头。以电刀切开纤维环，使用髓核钳、刮匙等去除椎间盘组织及上下终板。在切除椎间盘后，取自体肋骨植入椎间隙。植骨完成后，再次查看有无出血存在。无需缝合椎体前方的壁层胸膜，通过最下方的锁孔放置胸腔引流管。术后引流量<50ml/24h时可拔除胸腔引流管。

3. 手术技术要点　熟练掌握胸腔镜技术以及具有开展传统前后路脊柱侧凸矫形技术是开展胸腔镜手术的前提条件。作者认为开展胸腔镜辅助下脊柱侧凸前路松解矫形手术，必须注意以下几点：

（1）第1个锁孔通道应选择在需要松解矫形的侧凸顶椎所对应的肋间隙的腋中线。

（2）在操作进入胸腔时应贴近肋骨上缘，以防损伤肋间神经及肋间血管。

（3）各个孔通道避免太接近，以防影响术中操作。

（4）器械的安置及工具进出均在胸腔镜监视下操作。

（5）夹持螺钉帽进入胸腔内安置时要持稳，防止意外脱落在胸腔里寻找困难。本组两例病人在胸腔镜监视下操作时螺钉帽掉入胸腔膈脊角处，寻找非常困难，延长了手术时间。

（6）应避免胸腔镜和器械随意移动，在精细操作时要缓慢向后移动胸腔镜，使镜下视野增大，看到插入的器械后缓慢聚焦而不要改变视野角度。

（7）肋骨头是进钉安全重要的参考标志，进钉点应位于两个肋骨头连线的前方，参考其位置选择进钉点，根据椎体旋转角度决定螺钉进钉角度。

（四）手术并发症及对策

1. 出血 当发生出血时，外科医师应该保持冷静，将持有海绵的棒通过其中一个鞘管插入胸腔。在出血的血管上施加轻柔的压力，并且用吸引器将出血部位吸干净。一般使用带有一个延长头的单极电凝设备足够达到止血的目的。尽管如此，还是要准备一个内镜下的双极电凝镊子或者一个氩气电凝器。同时也应该准备内镜下施放的夹子和一系列的止血药（如可吸收的凝胶海绵、局部使用的凝酶、胶元止血剂等）。护士应该确保在后方的无菌台上放有常规开胸器械，以免在紧急的情况下延误时机和慌乱。

2. 肺组织损伤 尽管在手术过程中肺已经萎陷并且从脊柱上被拉下，但是在任何时候，脆弱的肺组织还是容易遭到损伤的。护士必须注意确保随时准备着内镜下的缝合线或缝合钉等设备以便封闭肺组织损伤导致的漏气。

3. 脑脊液漏 脑脊液漏通常是通过脊柱中有清亮的脑脊液溢出而被发现。如果是小的脑脊液漏，可以使用纤维胶、组织覆盖、腰椎穿刺留置引流管以及使用止血药等方法处理，可以使用的药物有：可吸收的凝胶海绵、局部使用的凝血酶、胶元止血剂等。

4. 淋巴管损伤 在手术野中出现牛奶样或云雾状的液体提示淋巴管损伤，可能是胸导管或是一个淋巴管的分支受损。通过使用内镜下的夹子或小的外科不锈钢夹或内镜下电凝装置可以使淋巴管损伤得到关闭。

5. 脊髓损伤 如果SEEP检测仪提示已经危及脊髓的安全，应该立即给予可的松，术者应该改变内镜下内固定器械或脊柱的位置。

6. 交感神经切断 交感干的横断带来的后果极其轻微或丝毫没有影响。但是外科医师应该告诉患者及其家属，这种并发症可以会导致在损伤平面以下体温和皮肤颜色的改变。

（五）电视胸腔镜下前路松解手术的优缺点

1. 开展此项技术较常规开放式手术有以下优势 ①能给手术组成员，包括麻醉医师提供手术全貌和手术进度，有利于共同参与和手术配合；②胸壁作3～4个锁孔，可扩大胸腔脊柱解剖视野，便于直视下松解切除椎间盘；③操作小切口长5～7cm，锁孔长2cm，切口瘢痕明显减小，符合现代青少年美体要求；④避免开胸手术带来的肋骨切除和过度撑开肋间隙，因此可减轻术后切口疼痛，防止肩胛带功能障碍；⑤与长切口开放式手术相比，小切口相对密闭，可减少术中失血量和术后感染可能；⑥术后疼痛轻，有助于围手术期肺通气，便于护理；⑦胸腔镜下前路松解可达到开胸手术同样效果；⑧缩短住院时间，利于早期康复，从而减少总住院费用。

2. 缺点 需要大量的时间和精力学习熟悉操作，手术时间明显延长，较高的术中出血量、较多的术后引流量。

（六）疗效评估

Newton 等报道了 112 例胸腔镜下脊柱前路松解融合术的效果（包括先天性的、特发性的、神经源性的脊柱侧凸），术后患者疼痛轻，肩关节及肺功能的影响小，而且在胸腔镜的辅助下可以松解更多的节段，手术切口小，术后外观更佳。在该组病例中，椎间植骨融合失败率 8%，作者认为与植骨材料的选择有关，提倡使用自体骨以提高融合率。邱勇等设立了两组年龄、侧凸类型、柔软度、松解节段等均具有高度可比性的病例，并进行了前瞻性的比较观察，其临床结果与 Newton 报道的结果相似，胸腔镜松解组平均松解节段（5.8±0.9）个、术后平均 Cobb 角（39.6±10.8）°、平均侧凸矫正率（54.7±10.3）%、半年后矫正丢失率（2.9±1.1）%。开胸松解组平均松解节段（6.0±1.1）个、术后平均 Cobb 角（41.9±13.2）°、平均侧凸矫正率（53.2±12.5）%、半年后矫正丢失率（3.2±1.3）%。两组术后平均侧凸矫正率、松解节段个数及半年后的矫正丢失率均无显著差异（$P > 0.05$）。因此可以认为胸腔镜下脊柱侧凸前方松解手术完全能达到传统开胸前方松解手术的临床效果。

参 考 文 献

1. Mack MJ, Regan JJ, Bobeehko WP, et al. Application of thoraeoseopy for diseases of the spine[J]. Ann Thorae Surg, 1993, 56(3): 736-738.

2. Pieetti GD III, Pang D, Buef HU. Thoraeoseopie techniques for the treatment of scoliosis: early results in procedure deve. 1opment[J]. Neurosurgery, 2002, 51(4): 978-984.

3. newton P0, White KK, Faro F, et al. The success of thoracoscopic anterior fusion in a consecutive series of 112 pediatric spinal deformity cases[J]. Spine (Phila Pa 1976), 2005, 30(4): 392-398.

4. 邱勇. 特发性胸椎侧凸前路矫形手术的入路选择和疗效比较 [J]. 脊柱外科杂志, 2004, 2(5): 314-315.

三、胸椎侧凸胸腔镜下矫形术

（一）概述

特发性胸椎脊柱侧凸的传统前路矫形手术需要切口胸廓，手术创伤及对患者肺功能的影响均较大。Mack 和 Regan 等最早报道了将胸腔镜应用于严重胸椎脊柱侧凸的前路松解手术并获得良好的效果。随着脊柱外科医师对胸腔镜技术的掌握以及内固定材料和操作器械的发展，该技术被成功应用于特发性胸椎侧凸的矫形固定和植骨融合。胸腔镜辅助脊柱侧凸前路矫形内固定术，即应用胸腔镜辅助进行前路的脊柱松解、矫形内固定，希望用较小的手术创伤为代价，而其最终目的仍是安全有效地完成脊柱三维矫形和恢复躯干的平衡，取得与开胸手术相似或更好的矫形效果。

（二）手术适应证和禁忌证

1. 手术适应证

（1）适用于年龄较轻、Cobb 角较小、侧凸较柔软、脊柱矢状面形态正常或有轻度前凸的特发性胸椎侧凸病人，对于 King Ⅱ型和 King Ⅲ型脊柱侧凸尤其适合。

（2）Risser 小于 2 的病人，胸腔镜 Eclipse 矫形术可消除椎体的生长潜能，防止"曲轴效应"的发生。

2. 手术禁忌证

（1）术前存在严重的呼吸功能障碍、肺肿、高气道压力等，以致不能耐受单侧肺通气的病人。

（2）曾有过肺炎、结核和开胸手术病史的患者，可能存在较广泛的胸膜粘连；

（3）低体重儿童胸腔容积小、肋间隙狭窄、单肺通气困难、"操作距离"短，因此体重低于20kg可作为胸腔镜手术的相对禁忌证。

（4）非常严重的脊柱侧凸，尤其是神经肌源性脊柱侧凸和儿童患者，更适宜做开放性手术。

（5）对于后凸型胸椎侧凸，行胸腔镜Eclipse矫形术时前方加压可加重已经存在的后凸畸形或产生"曲轴效应"。如胸椎前凸畸形过大，则会影响病人的肺功能，使其不能耐受单肺通气，并且会使胸腔镜下的操作空间变得更加狭小。因此以上两类病人不适合做胸腔镜Eclipse矫形手术。

（三）手术方法

1. 麻醉与体位　麻醉诱导成功后，双腔气管插管，选择单肺通气，手术体位为凸侧在上侧卧位。上肢尽量向头向屈曲，以避免肩胛骨影响上胸椎的镜下操作，肾区位于手术床腰桥部位，术中可适当升高腰桥，便于下胸椎的操作。

2. 手术技术　胸椎侧凸胸腔镜下矫形术的初始步骤与胸腔镜下前方松解手术基本相同。C型臂X线机正侧位透视，定出须行内固定的最上端和最下端的脊椎在侧胸壁的体表投影。最上端锁孔位置应位于需固定的最上端椎体的中部水平，最下端锁孔位置应位于需切除的最下端椎间盘水平，这样可以使上、下端脊椎的螺钉置入变得更加容易。胸椎侧凸胸腔镜下矫形术的固定节段一般为 $T_5 \sim L_1$，如膈肌位置较低，可固定到 L_2，一般在腋中线和腋后线上作4～5个锁孔便可完成手术。一般在腋中线和腋后线上第6或第7肋间隙作第一个直径2cm的锁孔，以免损伤膈肌。

当镜下松解手术完成后，便可在C型臂X线机引导下置入中空螺钉。取克氏针作导针，用电钻将克氏针穿到对侧皮质下，但是不能穿透对侧皮质，否则会损伤对侧的节段血管和肺脏，并且要确保克氏针平行于椎体；然后用中空的攻丝器进行攻丝，这时，要用钳子抓住克氏针；攻丝完成后，选择合适螺钉（为了达到双侧皮质，螺钉的长度要比椎体宽度长5mm），旋入椎体。螺钉置入的位置一般位于肋骨小头的前方，椎体的中央。螺钉的置入位置必须位于椎体的中央并且与终板平行。螺钉位置的偏斜可产生两种情况，一种是置棒困难，当棒强行置入螺钉后，位置偏斜的螺钉处便可产生很大的应力，很容易导致脊椎骨折。另一种情况是棒的置入变得更加容易，但产生的矫正力减弱，从而达不到预期的矫形效果。透过操作孔置入相应长度的短棒，从下向上依次抱紧压缩螺钉矫形固定。无需缝合椎体前方的壁层胸膜，再次查看有无出血存在，通过最下方的锁孔放置胸腔引流管。术后引流量<50ml/24h时可拔除胸腔引流管。出院时石膏外制动，为期3个月。

（四）并发症

主要并发症包括内固定相关的并发症、肺部并发症、神经系统并发症和切口并发症，其他并发症还包括大出血、渗出性胸膜炎、乳糜胸、肠系膜上动脉综合征、膈肌损伤、胸腔引流量多及引流时间长等。内固定系统并发症，包括假关节形成、断棒、螺钉拔出、棒太短致从螺钉中滑出及短期内矫正丢失超过10°等。肺部并发症最常见的为肺黏液残留，其他的还包括气胸、肺塌陷、呼吸窘迫、肺撕裂、呼吸抑制、乳糜胸等。神经系统并发症，包括短暂性胸壁麻木、SEP改变、上肢感觉减退和翼状肩胛。尽管并不常见，血管和脊髓损伤仍然是胸腔镜下脊柱侧凸矫形手术严重的潜在的并发症。

（五）疗效评估

Picetti等报告应用胸腔镜下前路脊柱器械矫形内固定治疗50例脊柱侧凸患者，平均随访31个月，术前胸弯Cobb角平均为58.1°（44°～98°），平均矫正率50.2%（37.5%～91%），技术熟练、器械改进后的最后 10 例患者矫正率达 68.6%。胸后凸过小者后凸平均矫正 20.7 度。手术平均失血量 267ml（100～700ml），无 1 例患者需输血。邱勇等报告应用胸腔镜下前路脊柱器械矫形内固定治疗 8 例脊柱侧凸患者，平均手术时间为 6.0 小时，平均术中出血量为 629ml，平均术后引流量为 500ml，平均固定节段 7.4 个，术后 Cobb 角平均 15°，Cobb 角矫正率平均 74%。全部病例随访 3～12 个月，平均 6.5 个月。平均矫正丢失率为 8.3%，但尚无内固定并发症发生。

参 考 文 献

1. Pieetti GD III，Pang D，Buef HU. Thoraeoseopie techniques for the treatment of scoliosis：early results in procedure deve1opment[J]. Neurosurgery，2002，51（4）：978-984.
2. 邱勇，王斌，吴亮，等. 胸腔镜下前路矫形术治疗特发性胸椎侧凸的初步临床结果 [J]. 中华骨科杂志，2004，24（2）：65-69.

四、胸腔镜辅助下小切口胸椎侧凸前路矫形术

（一）概述

全开放胸椎侧凸前路矫形手术创伤较大、恢复慢、伤口长、不美观、在处理上下终椎区域时，全开放前路矫形手术较困难。胸腔镜下胸椎侧凸矫形手术虽然克服了全开放前路矫形手术的上述缺点，但是自身也具有一定的局限性，如手术适应证相对较少，对肺功能的要求较高，另外它还存在技术要求较高、操作复杂、手术者过量接受 X 射线等缺点。胸腔镜辅助下小切口开胸前路矫形手术是一种新型胸椎侧凸前路微创矫形手术。该技术是传统前路矫形和胸腔镜相结合的全新矫形技术，通过在手术小切口的上下方各增加一个操作锁孔，使手术切口大大缩小，从而实现对胸椎侧凸的微创矫形。它将传统开胸矫形手术和胸腔镜手术的优点融合在了一起，克服了两者的缺点和局限性。胸腔镜辅助下小切口开胸前路矫形手术的适应证与传统开胸前路手术一样，但是创伤大大减小，外形更加美观。由于采用胸腔镜技术，因此在处理上下终椎区域时，操作难度大大降低，与胸腔镜前路矫形手术相比，其技术难度较低，费用减少，手术者也无需接受大量 X 射线的照射。

（二）手术适应证和禁忌证

1. 手术适应证

（1）Cobb 角小于 80°，Bending 相侧凸矫形大于 50% 的胸椎侧凸。

（2）胸椎后凸减少或前凸的胸椎侧凸。

（3）对 LenkeIB、IC 型侧凸，患者需满足胸椎选择性融合条件。

2. 手术禁忌证

（1）术前存在严重的呼吸功能障碍、肺气肿、高气道压力等，以致不能耐受单侧肺通气的病人。

（2）曾患病可能存在较广泛的胸膜粘连的患者。

（3）非常严重的脊柱侧凸，尤其是神经肌源性脊柱侧凸和儿童患者，更适宜做开放性手术。

（4）后凸型胸椎侧凸、双胸弯型侧凸。

（三）方法

1. 麻醉与体位　麻醉诱导成功后，双腔气管插管，选择单肺通气，手术体位为凸侧在上侧卧位。上肢尽量向头向屈曲，以避免肩胛骨影响上胸椎的镜下操作，肾区位于手术床腰桥

部位,术中可适当升高腰桥,便于下胸椎的操作。

2. **手术技术** 首先在需要松解矫形的侧凸顶椎所对应的肋间隙的腋中线作第1个直径为2cm锁孔通道。使手术侧肺组织塌陷后,由第1个锁孔插入胸壁套管,然后沿套管插入胸腔镜,在其监视下根据侧凸节段于头侧和尾侧分别作其他锁孔并插入套管,手术器械可以在这些锁孔之间相互替换操作。为了充分松解脊柱侧凸,必须切除多个节段的椎间盘组织。用电刀纵向切开椎体侧方的壁层胸膜,向前钝性分离牵开壁层胸膜和椎体前纵韧带,向后方分离至肋骨小头。如需要行椎体置钉矫形内固定,则需要将节段血管电凝后切断。切除间盘组织,用髓核钳及刮匙清除残余椎间盘组织,以明胶海绵填塞止血。在胸腔镜监视下,将侧凸顶椎所对应的锁孔延长至5~7cm,作为操作小切口通道。在C型臂X线机监测下,将适合长度椎体螺钉依次旋入需融合椎体中,其操作既可于直视下使用传统脊柱手术器械完成,也可以在胸腔镜的辅助下完成。测量固定胸椎节段长度,剪取适合长度预弯30°左右弧度的固定棒置入椎体钉尾中并安放固定螺帽,向两端椎交替进行安放,将棒旋转成胸椎后凸,矫形完成,逐个锁紧钉尾固定螺帽。通过最下方胸壁锁孔通道放置胸腔引流管后缝合伤口。术中常规行唤醒试验。

(四)疗效评估

肖联平等报告9例胸腔镜辅助下小切口治疗特发性脊柱侧凸Lenko I 型Lenke I 型9例,术前冠状面Cobb角54°~68°,平均59.7°;术后冠状面Cobb角16°~27°,平均20.4°,Cobb角矫正率平均65.8%。胸腔镜辅助下小切口开胸前路矫形手术的平均手术时间为4.2个小时,术中平均出血量为400ml,术后平均引流量250ml,平均固定节段7.5个,平均cobb角矫正率为72%。邱勇等统计资料显示胸腔镜下胸椎侧凸Eclipse矫形手术的平均手术时间为6.3小时,术中平均出血量600ml,术后平均引流量480ml,平均固定节段7.2个,平均cobb角矫正率为76%,而胸腔镜辅助下小切口开胸前路矫形手术的平均手术时间为4.2个小时,术中平均出血量400ml,术后平均引流量250ml,平均固定节段7.5个,平均cobb角矫正率为72%,因此可以看出胸腔镜辅助下小切口开胸前路矫形手术完全能达到胸腔镜下胸椎侧凸Eclipse矫形手术的矫形效果,而其手术时间、术中出血量、术后引流量等均较后者明显减少,另外胸腔镜辅助下小切口开胸前路矫形手术的费用较胸腔镜下胸椎侧凸Eclipse矫形手术明显降低,由于其操作大部分在直视下完成,因此避免了胸腔镜矫形手术时手术者过量接受X射线的缺点。

总之,作为一种新型胸椎侧凸前路矫形方法,胸腔镜辅助下小切口开胸前路矫形手术值得推广。

参 考 文 献

1. 肖联平,江毅,田永刚,等. 胸腔镜辅助下治疗特发性脊柱侧凸[J]. 中国矫形外科杂志,2007,15(1): 8-10.

2. 邱勇,王斌,朱锋,等. 青少年特发性胸椎侧凸胸腔镜辅助前路矫形的疗效[J]. 中华显微外科杂志,2007, 30(6):406-409.

五、保护膈肌分段小切口胸腰椎侧凸前路矫形手术

(一)概述

传统胸腰椎侧凸前路矫形为经胸腹膜后入路,需要切开膈肌,对术后肺功能影响较大。

胸腰椎侧凸小切口前路矫形技术采用胸、腰部两个小切口，不切开膈肌，具有美观、组织损伤小、呼吸功能恢复快等优点。

（二）手术方法

采用凸侧在上的侧卧体位，首先腹膜后暴露 $L_{1\sim4}$，沿第 10 或第 11 肋的前 1/3 向前下腹壁作一长约 8～10cm 的切口。钝性剥离骨膜后切除此肋的远端 1/3 部分，将肋软骨沿中线剖开后找到腹膜后间隙，并依次切开腹外斜肌、腹内斜肌和腹横肌，从膈肌下将腹膜连同腹腔内容物向中线方向推开。在腰大肌前缘向后钝性分离暴露 $L_{1\sim4}$，结扎节段血管，切除 $T_{12}\sim L_3$（或 L_4）的椎间盘组织，并在相应椎体内置入直径 6.5mm、长度 35～40mm 的椎体螺钉。然后沿同一肋的后部作一长 8cm 的切口（两切口间隔约 7～12cm），切除同长度的肋骨，经胸或经胸膜后分离直达脊柱。结扎节段性血管，暴露出 T_{11} 或 T_{12}。紧贴脊柱分离膈肌角并进入下方的腹膜后间隙，使膈肌上间隙与膈下腹膜后间隙相通，注意避免损伤膈肌角下方的 L_1 节段性血管。植入椎体螺钉（$T_{11}\sim L_3$ 或 L_4），一般经膈肌上方的切口置入 $T_{11,12}$ 的椎体螺钉，但此螺钉置入通常比较困难，根据椎体旋转和矢状面形态调整螺钉方向。椎间隙植入自体剪碎的肋骨。将棒预弯成理想的矢状面弧度，通过膈肌角处的一个小洞将棒穿过膈肌，置入每一螺钉内，对棒进行去旋转完成腰椎前凸化，再对螺钉作向着 L_1 方向的向心性加压，可进一步矫正侧凸畸形。X 线透视下根据纠正程度调整压缩力并防止过度纠正。

（三）疗效评估

邱勇等比较传统开放及保护膈肌的小切口微创胸腰椎脊柱侧凸前路矫形技术各自的临床疗效和并发症。结果显示，保护膈肌前路矫形内固定术后 Cobb 角平均 12°，纠正率为 81%，4 例胸腰段后凸畸形术后矢状面恢复形态良好。随访 12～24 个月，最终随访冠状面 Cobb 角平均 14°，丢失率 4%。3 例出现手术侧下肢皮温升高，术后渗出性胸膜炎 2 例，胸腔积液 2 例（其中 1 例行穿刺引流）。传统开放胸腰段前路矫形内固定组术后随访 6～22 个月（平均 13 个月），冠状面侧凸术后平均 15°，矫正率 73%，最终随访 Cobb 角平均 18 度，丢失率 5%。5 例出现手术侧下肢皮温升高，胸腔积液 2 例。结论认为，保护膈肌的小切口微创胸腰椎脊柱侧凸前路矫形是可行的，在减少手术创伤的同时能够达到与传统入路相似的临床疗效，没有明显的并发症增加，具有较大的临床实用价值。

参 考 文 献

邱勇，王斌，朱锋，等. 特发性胸腰椎脊柱侧凸微创小切口与开放前路矫形的临床疗效比较 [C]// 第八届全国脊柱脊髓损伤学术会议论文汇编. 北京：2007.

六、小切口治疗脊柱侧弯

（一）概述

采用小切口手术的优点是手术创伤小、出血少、可能不需要输血或者少量输血，对患者全身的干扰小，术后患者恢复快、下地活动早、降低了由长期卧床引起并发症的可能性。但是在有明显畸形的上胸段置入椎弓根螺钉难度很高，需要有丰富的上胸段椎弓根螺钉置入经验的医师在 C 型臂 X 线机引导下完成。植入椎弓根螺钉以后进行内撑开，矫正部分侧凸畸形，既克服了皮肤、肌肉不能缝合的问题，又减少了手术的创伤。

（二）手术方法

采用小切口对脊柱侧弯进行内撑开，在术前选定的支撑点部位切开皮肤，每个切口长约

6～10cm，显露凹侧椎体及小关节。在 C 型臂 X 线机下定位，上下各置入 2 枚椎弓根螺钉，然后穿过肌层置入 2 根金属棒，两两连接椎弓根螺丝钉。之后首先使用短棒进行撑开和 90° 内的去旋转，然后进行长棒的撑开，进一步行双棒的交替撑开，以便取得较好的矫形效果，每例撑开 4～6cm，最后上下分别放置横连杆使之构成稳定的框架结构，并且在椎弓根螺钉周围进行植骨以便加固椎弓根钉的强度，预防出现松动和脱出。

（三）疗效评估

谭荣等观察小切口分期延长和生长阀两种不同术式治疗早发型小儿脊柱侧凸的临床疗效和安全性。生长阀组术前 Cobb 角为（92.0±16.4）°。终末融合后侧凸主侧凸冠状面 Cobb 角为（37.2±22.1）°，平均矫形率 59.6%。小切口组术前 Cobb 角为（95.0±15.4）°，终末融合时术后侧凸主侧凸冠状面 Cobb 角为（31.8±6.6）°，总矫形率为 65.4%。两组均有并发症发生。结论认为，小切口分期延长技术或生长阀技术均可以治疗早发型小儿脊柱侧凸，小切口分期延长技术治疗较生长阀技术具有更高的矫形率，并发症发生率低，是值得推荐的治疗早发型小儿脊柱侧凸有效方法。

参 考 文 献

谭荣，马华松，吴继功，等. 后路小切口分期延长技术与生长阀技术治疗早发型脊柱侧凸的临床比较研究 [J]. 中国矫形外科杂志，2012，20（7）：584-588.

七、胸腔镜辅助小切口胸椎半椎体切除后路矫形内固定治疗先天性脊柱侧凸

（一）概述

1. 概念　先天性脊柱侧凸（congenital scoliosis）即通过 X 线，MRI 或手术证实的特定的先天性椎体异常而引起的脊柱侧凸。这种畸形出生后即发病，因而患者出现畸形较特发性脊柱侧凸早。早期发病使先天性脊柱侧凸患者很少能接受到早期最佳的治疗。由于形成的弯曲易于进展，并且患者仍有较长的生长期，所以容易产生较严重的畸形。先天性脊柱侧凸通常较僵硬，难于矫正。根据畸形的类型对脊柱侧凸进行分型，主要分为形成障碍，分节不良和混合畸形。形成障碍最典型的例子即半椎体；典型的分节不良为骨桥，即两个或多个椎体一侧或双侧的骨性连接；混合型即同一患者同时具有以上 2 种畸形。

先天性脊柱侧凸畸形和其他先天性畸形一样，病因不清楚，多数学者认为是胚胎发育异常所致，与遗传关系尚不明确。Winter 指出：先天性脊柱侧凸很少有家族遗传关系，因为在他报告的 1250 例先天性脊柱畸形病例中，只有 13 例有明显的先天性脊柱畸形家族史。

2. 临床表现　80% 患者原因不明，多数为姿态性脊柱侧凸，男孩较少。早期畸形不明显，也没有脊柱结构变化，易于矫正，但往往被忽视。10 岁以后，椎体第 2 骨骺发育迅速，1～2 年后侧凸明显，凸侧肩高，凹侧肩低，易于鉴别。严重者可继发胸廓畸形，胸腔容积缩小，引起气短、心悸、消化不良、食欲不振等内脏功能障碍。脊柱侧凸长期得不到有效治疗，可出现脊髓神经牵拉或压迫症状。

3. 并发症　先天性脊柱侧凸患者会并发许多其他畸形，其中发生比例最高的是泌尿生殖系统的异常，如单肾，双输尿管，交叉肾异位，尿路梗阻等等。除此之外还往往伴有许多其他异常，如先天性心脏病，Spregel 畸形，Klippell Feil 畸形，Goldenhar 综合征，全骶骨或半骶骨发育不全，肛门闭锁等。

还有不少患者合并有脊髓异常，其中脊髓纵裂，脊髓栓系综合征是最常见的。因此对于

先天性脊柱侧凸患者应全面检查,作出正确诊断。对于先天性脊柱侧凸最重要的是判断侧凸的进展,但有时初诊时很难作出决定。例如某些混合型畸形的患者因为同时存在多种畸形,包括半椎体,骨桥,畸形不同的部位可能抵消了相互之间的作用而使脊柱达到平衡,进展可能性小。这样需要密切随访,对畸形进展的潜力作出及时而正确的评估。

4. 治疗　影响先天性侧凸治疗的因素很多,如患者年龄、性别、畸形部位,侧凸程度、节段长短、畸形类型、可屈性及进展性等均有重要意义。医师应根据不同情况,选择不同治疗手段。

(1) 非手术治疗:先天性脊柱侧凸不同于特发性侧凸,对体操疗法,物理疗法,运动疗法,电刺激疗法等无效。因此,在先天性脊柱侧凸非手术治疗中主要是支具疗法。尽管支具疗法是先天性侧凸非手术治疗主要的或唯一的治疗手段,但不是所有的先天性侧凸都适用于支具治疗。其适应证是有一定限度的,对尚未发育成熟、畸形逐渐加重,侧弯节段长且柔软的患者适应于支具治疗。对无进展的病例不需要应用支具,更不适用于畸形已有自动改善的病例。而对节段短且僵硬的病例,支具治疗几乎无效。支具治疗是一个长期而困难的治疗方法,必须要求家长及患者合作。要求患者全日穿戴支具,每日只允许有一小时脱下的时间,不允许间断穿戴,部分时间穿戴,或按季节穿戴,穿戴时间直至发育成熟,垂直生长停止。Risser征4级(度),停掉支具一般尚需2年,第一年由全日穿戴过渡到由白天穿逐渐改为夜间穿戴,第二年完全夜间穿着,过早过快停掉支具会造成侧凸加重。

(2) 手术治疗:手术治疗是治疗先天性脊柱侧凸的主要方法,对于生长潜能大,畸形进展迅速的患者,手术治疗是唯一有效的方法。先天性脊柱侧凸手术治疗时机一般而言越早越好,具体应根据患儿体质,合并其他器官系统异常以及手术医师经验,技术综合判断。

手术方式主要有以下4种:①后路融合内固定,②单侧骨骺阻滞术,③半椎体切除术,④椎体切除术。对完全分节的半椎体引起的侧凸及侧后凸畸形,早期进行上下端椎间的凸侧后路原位融合术或半侧骨骺阻滞术。对较年长的患者(8~14岁),可采用半椎体切除联合前路和(或)后路融合。

胸椎半椎体畸形经前后路联合切骨矫形有较多优点:异常骨结构切除完全、矫形率高、无包绕胸脊髓实质的操作而神经损伤风险小等,但手术创伤相对较大,体表瘢痕多影响美观。胸腔镜辅助下小切口经胸完成半椎体切除,其优点为可彻底切除半椎体且创伤、瘢痕较小,短期随访效果满意。

(二) 手术方法

1. 麻醉与体位　患者全麻后采用凸侧(半椎体侧)向上的全侧卧位,上肢尽量向头向屈曲,以避免肩胛骨影响上胸椎的镜下操作,肾区位于手术床腰桥部位,术中可适当升高腰桥,便于下胸椎的操作。

2. 手术技术　根据半椎体的位置选择T_7、T_8或T_9肋间腋中线做2cm切口并建立胸腔镜观察通道。再选择与半椎体同一水平面所对应肋间隙的腋中线与腋后线之间做5~7cm切口,沿肋间隙逐层切开(不做肋骨切除,注意保护肋间血管与神经)。用小号胸腔自撑器械撑开切口约3cm并将肺底牵开即可暴露半椎体。用微创器械将脊柱侧方壁层胸膜纵向切开3~4cm,用微创骨膜剥离器将壁层胸膜向前、后方剥离,前方过中线,后方过肋骨小头,暴露并游离半椎体表面的节段血管给予结扎和切断,可使用推进器帮助打结,用长柄的窄骨刀、刮勺、髓核钳等逐步切除半椎体以及半椎体上下的椎间盘。在切除过程中可向对侧、前方切除正常椎体间的椎间盘、前纵韧带以达到脊柱中前柱的充分松解;向后方尽量多切除半椎体椎弓根部分以利后路手术操作（可到达脊髓的侧后方）。切除半椎体后用明胶海绵填充缺损处，观察无活跃出血后安放胸腔闭式引流并逐层关胸。后路手术前路术毕将患者翻为俯卧位，以半椎体为中心。取背部正中切口，显露完全后先于畸形椎上下椎体各置入两对椎弓根螺钉，并用单侧螺棒固定凹侧。切除畸形椎的棘突、椎板、椎弓根及关节突后，旋转螺棒初步矫正脊柱侧凸。连接凸侧螺棒并加压矫正侧后凸畸形。矫形固定完毕后用切下的畸形椎的自体骨和（或）异体骨行椎间植骨融合。

3. 疗效评估　刘立岷等探讨电视胸腔镜辅助下小切口经胸前路行半椎体切除的可行性及优点胸腔镜辅助小切口胸椎半椎体切除，一期或二期经后路切除半椎板及附件，并应用椎弓根螺钉矫形、固定和植骨融合治疗先天性脊柱侧弯。结果矫形后冠状位 Cobb 角由平均 41° 减为 21°，矢状位由平均 36° 减为 15°。术后患者均未出现呼吸困难、肺部感染及双下肢神经症状。短期随访患者切口瘢痕小，无肋间神经痛，脊柱融合及内固定物良好。结论经电视胸腔镜辅助下小切口半椎体切除治疗胸椎半椎体，在保证前、后联合手术的矫正率同时可有效减少手术创伤及手术瘢痕。

参 考 文 献

刘立岷，宋跃明，李涛，等. 胸腔镜辅助小切口胸椎半椎体切除的初步疗效 [J]. 中国骨肿瘤骨病，2008，7（2）：88-91.

八、胸腔镜下前路松解结合后路矫形治 Scheuermann 病后凸畸形

（一）概述

Scheuermann 病，又称青少年驼背，以中胸段椎体楔形变为特点，是一种最常见的引起青少年结构性后凸畸形的疾病，由丹麦医师 Holger Scheuermann 于 1920 年首先描述，其病因至今尚不清楚。文献报道，Scheuermann 病在普通人群中的发病率为 0.4%～80%，一般情况下，如果 Scheuermann 病能在患者骨骼发育成熟以前被及时发现，那么支具治疗常常能够获得成功。然而本病常于青春期前后出现，患者父母常认为这种畸形是因为不良姿势引起而延误诊断及治疗，致使畸形进展，甚至导致严重的背部疼痛。如保守治疗不能缓解背痛，则需要手术治疗。手术治疗包括单纯后路矫形融合术以及前路松解结合后路矫形融合术。对于柔韧的后凸畸形（过伸侧位片上后凸可矫正至小于 50°）患者，单纯后路矫形融合术可获得满意效果。而对于僵硬的后凸畸形，或者椎体前缘有骨桥形成，或者顶椎有严重的楔形变，不适于采用单纯的后路矫形融合术，而应行前路松解结合后路矫形融合术，胸腔镜下手术创伤小，仅需 3～4 个 1.5～2.0cm 的小切口，不需要切断背阔肌、前锯肌以及肋间肌，与开胸手术相比，术后肩胛带功能障碍明显减少，手术瘢痕小，外观漂亮，这对于因身体外观不满意而要求手术的患者尤其重要。

（二）手术治疗的指征

后凸持续进展，保守治疗无效；后凸严重并大于 75°；合并疼痛和（或）神经症状；畸形影响外观，患者有美容要求。

（三）手术方法

1. 麻醉与体位　采用双腔支气管插管全身麻醉，俯卧位。通常选择右侧胸腔进行前路松解，如同时伴有脊柱侧凸，选择凸侧胸腔进行前路松解。上肢尽量向头向屈曲，以避免肩胛骨影响上胸椎的镜下操作，肾区位于手术床腰桥部位，术中可适当升高腰桥，便于下胸椎的操作。

2. 手术技术　根据松解节段数选择 3～4 个手术通道,在 C 型臂 X 线机帮助下,确定胸壁手术通道的位置并做标记,使手术通道位于胸椎正侧方。第 1 个通道通常位于第 6 或第 7 肋间隙,使手术侧肺塌陷后,由第 1 个通道进入胸腔,在通道插入金属或塑料套管。由第 1 个通道将胸腔镜插入胸腔,在胸腔镜监视下,在胸壁已标记的部位切开其他通道并插入金属或塑料套管。在 C 型臂 X 线机帮助下确定手术节段。

用电刀沿需要松解的胸椎节段侧方纵行切开壁层胸膜,用电凝凝固椎体侧方的节段血管,或用血管夹结扎节段血管,然后切断节段血管。钝性剥离胸膜,前方超过前纵韧带,后方至肋骨头。切断椎间盘纤维环和前纵韧带,用专用的髓核钳摘除椎间盘,并用专用的刮匙刮除上下软骨板,用止血纱布填塞止血。所有节段椎间盘及软骨板摘除后,取出椎间隙止血纱布,插入中空的植骨导向器至椎间隙,沿导向器植入异体骨碎屑将椎间隙填满。观察胸腔无异常出血后,使塌陷的肺充气,在最下方的通道留置胸腔引流管,关闭胸腔各通道。

在胸椎后侧做纵切口,剥离椎旁肌肉。植入后路矫形内固定系统并进行矫形。将固定节段范围内的椎板、横突及小关节突去皮质后植入异体骨融合。固定及融合节段上限包括后凸畸形的近端终末椎,下限超过后凸畸形远端终末椎,包括远端第 1 个前凸椎间盘。

术后在 ICU 病房观察,24 小时转入普通病房。胸腔引流液低于 30ml/8h 或低于 90ml/24h 即可拔出胸腔引流管。拔出胸腔引流管后即可让患者下床活动。患者术后无需佩戴矫形支具。

（四）疗效评估

杨操等探讨胸腔镜下前路松解结合后路矫形治疗 Scheue 病后凸畸形的效果。对 16 例 Scheue 病后凸畸形患者在胸腔镜下行前路松解、椎间盘摘除、植骨融合,结合后路矫形内固定。手术前后及随访期间测量后凸畸形 Cobb 角,了解后凸畸形矫正情况。评定术前及术后 Oswestry 功能障碍指数,了解背部疼痛缓解情况。结果 16 例后凸畸形患者均获得满意矫形,术前 Cobb 角平均 78.8°（70°～92°）,术后平均 40.5°（36°～47°）,最后一次随访平均 41.7°（36°～50°）。患者背部疼痛症状明显改善,Oswestry 功能障碍指数术前平均 37.3（30～72）,术后平均 6.4（0～30）。结论胸腔镜下前路松解结合后路矫形是一种较好的治疗 Scheuerm 病后凸畸形的手术方法。

参 考 文 献

1. Axenovich TI, Zaidman AM, Zorkoltseva IV, et al. Segregation nalysis of Scheuermann disease in ninety families from Siberia[J]. Am J Med Genet, 2001, 100(4): 275-279.

2. 杨操, Geoffrey Askin, 杨述华. 胸腔镜下前路松解结合后路矫形治 Scheuermann 病后凸畸形 [J]. 中华外科杂志, 2004, 42(21): 1293-1295.

（李盛华　关永林）

第五章

软组织疾病的微创治疗 ○

第一节 卡压性疾病

一、神经卡压综合征

（一）概述

神经卡压综合征属骨 - 纤维管、室压迫综合征之一。为周围神经行径某部骨纤维管，少数为纤维边缘受到压迫和慢性损伤引起炎性反应，产生神经功能异常。或为支配肌肉和皮肤的周围神经在其走行过程中在肢体的某些特定部位，因这些部位较硬韧，神经因肢体运动在这些部位反复摩擦造成局部水肿等炎症反应，使鞘管容积减小，神经受压并在反复摩擦下引起血液循环障碍，发生脱髓鞘改变，造成不同程度的感觉及运动功能障碍。

（二）病因病机

1. 病因 病变多位于一些特定解剖部位，骨 - 纤维管，或无弹性的肌肉纤维缘、腱弓等神经通道关键卡压点，该处受压神经难以回避、缓冲。其病因可归纳成三大类：①管内压迫：腱鞘囊肿，神经纤维瘤，神经慢性损伤性炎症。②管外压迫：骨疣、骨与关键损伤、韧带损伤。③全身疾患：类风湿关节炎、黏液水肿、肥胖病、糖尿病、甲状腺功能亢进、Reynaud 病、妊娠等可合并神经卡压征。

2. 病理 神经卡压病变的致伤因素为神经缺血和机械性损害。病理改变分为 3 个基本的变化：早期局部缺血，致血 - 神经屏障破坏，微循环障碍，导致神经水肿，早期治疗大部分为可逆性损害。疾病不积极治疗继而发展至中期结缔组织变化，神经外膜增厚，神经束间结缔组织增生。随着神经卡压程度的进行性加重和时间的延长，处于狭窄通道内神经纤维在机械刺激下发生慢性损伤性炎症，后期有髓纤维出现 Waller 变性，神经束与神经束之间形成粘连以及永久性瘢痕，使得神经束变硬变窄，不能完成其生理功能而形成继发的卡压因素。

（三）诊断

1. 临床表现 其主要表现是卡压神经支配区的感觉障碍，如麻痛、感觉减退；严重时可发生运动功能障碍，如无力、肌肉萎缩等。夜间加重又称休息痛。疼痛可向近侧远侧同时放射。交感神经受累征表现为温度、颜色、发汗及营养障碍。卡压点的局限性压痛、放射。卡压点远近侧均有压痛称 Vallex 现象。Tinel 征为卡压点的轻叩痛并有发麻感。

2. 电生理 神经根病 EMG 可显示纤维震颤和去神经电势，一般无传导速度减慢。周围神经受累可有传导速度减慢和远端潜伏期减慢。

3. X 线片 仅能发现骨增生和陈旧损伤征象

（四）治疗

1. 保守治疗　采用局部制动，注射皮质类固醇和服用 NSAID 减轻卡压病变的炎性反应，缓解症状。但本病为缓慢进行性疾病，很少自愈。

2. 微创手术　一般治疗可选择微创手术松解骨 - 纤维通道及降低筋膜室压力。因为各种引起应力集中的因素都可以引起骨 - 纤维通道、筋膜室压力增高，如炎性渗出、肌肉痉挛或筋膜痉挛，这种压力在引起肌肉发生缺血性挛缩之前就对各种神经末梢产生了病理性刺激，筋膜表现张力的增高和筋膜室内压的增高均可对分布于其表面或穿过其间的神经产生牵拉或压迫。我们在临床上行微创治疗减压的过程中，针刺入皮肤的时候，有噼噼啪啪的响声，这种应力多属于高压；同时从另一方面也说明了针刀、刃针等有创性较针尖稍大的一些器具所治疗的效果较好的原因。应注意避免手术操作粗暴，进一步损伤神经。

（五）臀上皮神经卡压综合征

1. 概述　臀上皮神经卡压综合征是一种临床的常见病，又称为"臀上皮神经嵌压症"、"臀上皮神经炎"、"臀上皮神经痛"等，是指臀上皮神经在其行径途中的骨纤维管、筋膜的出入点，神经本身等因损伤、水肿、粘连而受到卡压，引起相应神经支配部位疼痛的综合征。

臀上皮神经卡压综合征在腰腿痛中占 16.38%，多见于中老年人，主要表现为腰臀腿部疼痛麻木，但有时也出现直腿抬高试验阳性，临床如不详细询问病史及认真检查，可误诊为腰椎间盘突出症。

2. 病因病机

（1）应用解剖：臀上皮神经来自 T_{11} 至 L_4 神经支的后外侧支，其中发自 T_{12} 至 L_3 者最恒定。臀上皮神经的数目以 4 支最多，占 50%；5 支占 30%，6 支和 3 支各占 10%。按神经与相邻组织关系，可分为骨表段、肌肉段、筋膜下段和皮下段 4 段，以及出孔点、横突点、入肌点、出肌点、出筋膜点及入臀点 6 个局部点，其中最易遭受卡压的部位是出筋膜点。臀上皮神经在进入臀部时被坚强的由骶棘肌与腰背筋膜在髂嵴上缘附着处形成的扁圆形骨纤维管固定，神经由此隧道通过，这种解剖特点使臀上皮神经在受到牵拉或此管变形、缩窄即能卡压。

（2）发病机制：当腰部进行各种运动、较重的体力劳动或体育运动等可使神经受牵拉，造成腰背筋膜及纤维组织的劳损，炎症水肿、纤维增厚、变性有可能使骨纤维管狭窄，嵌压臀上皮神经或使该神经与髂嵴间的骨纤维管发生摩擦，炎症水肿而受压。腰骶部慢性损伤、外伤后、受凉致肌肉痉挛，也是臀上皮神经损伤的原因或诱因。另外，腰背筋膜的深面有较丰富的脂肪，尤以女性明显，当臀上皮神经行走过程穿过脂肪团块或受较大的脂肪团块压迫等也可致病。另外，不正确的骨盆牵引或腰椎间盘突出症推拿整复手法不当也可致本病。

3. 诊断

（1）临床表现：腰痛及臀部疼痛，呈刺痛、酸痛、撕裂样或触电样痛，多为单侧性，有时较为剧烈，可扩散到大腿及腘窝，但较少涉及小腿。常诉起坐困难，行走开始时疼痛明显，行走活动后减轻，咳嗽、打喷嚏时疼痛可加重，夜间难以入睡。

临床检查在髂嵴中部及上下方常有明显压痛点，有时可扪及条索状硬结或小脂肪瘤，压之可有剧烈疼痛，并向下放射。直腿抬高试验可为阳性，但加强试验均为阴性，患肢肌力、肌张力正常，无感觉障碍，膝腱反射、跟腱反射均正常，无病理征。

（2）影像学检查：本病无特异性影像学表现，常规拍摄腰椎正侧位 X 线片可排除腰部肿瘤、结核等病变所引起的腰臀部疼痛及下肢放射痛，CT、MRI 及脊髓造影有助于鉴别腰椎间盘突出症、腰椎管狭窄症、椎管内肿瘤等病变。

（3）诊断标准：主要依据病史、症状及体格检查确诊。患者大多有腰臀部闪挫、扭伤或慢性劳损等软组织损伤病史，主要表现为腰臀部弥漫性疼痛，呈酸痛或撕裂样疼痛，尤以髂骨、髂嵴中部最为明显，并可向大腿后侧放射。压痛点多位于髂嵴中部及上下方，压痛点周围可扪及 1 个或数个直径约 2cm 的痛性包块，行利多卡因局部封闭后症状明显缓解对诊断有重要意义。

4. 治疗

（1）保守治疗：保守治疗主要包括理疗、外用中药、推拿按摩、针灸口服非甾体类药等，或以利多卡因和糖皮质激素行痛点封闭，但治疗后症状有时会复发。

（2）手术治疗：对于急性起病症状较重者，或慢性起病患者病程在半年以上且经 3 个月系统保守治疗无效者建议采用臀上皮神经松解术。

手术以疼痛部位为中心取"S"形切口，或在局部触摸到的团块或条索状物表面切口。切开至臀筋膜时注意有无筋膜的破裂及深部脂肪组织的疝出，注意有无粘连带卡压或肿瘤压迫。在脂肪组织内仔细寻找臀上皮神经分支，将其游离出，松解卡压。如果无明显卡压物，需将神经游离到髂嵴后上方神经入臀处，将该部位筋膜鞘管切开松解。

若臀上皮神经受到包膜完整的组织包块，如脂肪瘤、脂肪疝，或受到与神经无粘连的光滑的纤维束压迫，或神经在腰背筋膜孔、骨纤维管处受卡压，选择神经松解术；其他病例，即神经受到破坏性损害，如神经瘤、转移癌的侵蚀破坏，注射药物引起的神经变性坏死或神经已被占位性病变包埋难以分离出来等，神经已失去正常弹性与光泽，变硬、变细，估计已发生不可逆的病理性变化，应行神经切断术。

（3）微创治疗思路和特点：中医学认为本病属痹证，又名"筋出槽"，属伤筋范畴，多为闪挫劳损，感受风寒湿邪，痹阻经络，气血运行不畅，不通则痛所致，推拿疗法能松弛腰背部筋膜痉挛，改善局部循环，使条索状物消散、柔顺，疏通经络气血，达到舒筋止痛目的。针刀疗法能疏通经络，镇定止痛，剥离粘连，松解挛缩，降低孔道内局部张力，使卡压神经得到缓解。针刀还具有针刺效应，针刺信息可达到许多脑区，产生中枢性镇痛效应。

临床治疗臀上皮神经卡压综合征应用针刀松解是对纤维粘连及瘢痕进行疏通，达到松解组织的相互粘连、松解应力纤维、破坏异常敏感的神经感受器、消除感觉源，从而达到止痛的目的。应力纤维的松解也减少了对神经的刺激作用，阻断疼痛反射弧，消除症状从而达到治愈的目的。而术后配合适当推拿手法能更好地促进炎症水肿消失，疗效显著。

（4）微创治疗方法——经皮针刀松解术：患者俯卧位，术者用拇指在骶棘肌外缘与髂嵴交界处寻找压痛点并做好标记，严格皮肤消毒，2% 利多卡因溶液 3ml 行局部浸润麻醉。麻醉起效后，沿麻醉针孔进针刀，刀口线平行于神经走行方向、针体垂直骨面进入，缓慢推进，行切开剥离法：①在神经出筋膜体表压痛点，刀口线与神经走行方向一致，垂直皮肤进入，达酸胀感较重或有向下放射感时，纵行切开几刀，横行摆动针体 2 下出针。②皮下条索压痛处，刀口线与条索或臀上皮神经平行，针体垂直皮肤刺入条索物，纵行疏通剥离，大幅横行摆动针体。术后刀口敷创可贴，压迫止血 5～10 分钟。经多次治疗效果不佳者，可考虑切开行臀上皮神经松解术。

参 考 文 献

1. 陈廷明，刘怀清，闵苏. 颈肩腰背痛非手术治疗 [M]. 北京：人民卫生出版社，2006：239.
2. 冯天有. 中西医结合治疗软组织损伤的临床研究 [M]. 北京：中国科学技术出版社，2002：160-173.

3. 王明礼,张满江,邵国喜,等.中老年人臀上皮神经卡压症的误诊原因分析及治疗体会 [J].中华老年学杂志,2005,25(8):968-969.

4. 陶甫,秦学敏,郭等绥,等.腰部脊神经后支的解剖探讨腰腿痛的机制 [J].中华骨科杂志,1982,2(6):328-332.

5. 李传夫,李家明,严志祥.臀上皮神经临床意义 [J].中国骨伤,2006,19(9):552-553.

6. 王正义.臀上皮神经松解术 [J].中华骨科杂志,1995,15(12):864.

7. 朱宝林,陶铁成.臀上皮神经卡压22例分析 [J].中国误诊学杂志,2008,8(16):3960-3961.

8. 郭庆福.推拿联合针刀及封闭治疗臀上皮神经卡压综合征 [J].中国基层医药,2008,15(z2):59.

9. 钟康华,招仕富.小针刀并推拿治疗臀上皮神经卡压综合征的临床观察 [J].按摩与导引,2006,22(5):44-45.

10. 代成章.针刀治疗臀上皮神经卡压综合征疗效观察 [J].湖北中医杂志,2011,33(2):65.

11. 刘荣新,崔莲玉,马尚波.小针刀松解治疗顽固性臀上皮神经卡压综合征 [J].中医正骨,2008,20(1):54.

12. 王俊华,付立勇,朱小虎,等.针刀松解术治疗臀上皮神经痛 [J].中国康复,2001,16(3):169.

13. 刘卫校.针刀松解治疗臀上皮神经综合征73例 [J].中国临床康复,2003,7(2):280.

二、骨纤维隧道综合征

（一）腕管综合征

1. 概述

（1）腕管综合征（carpal tunnel syndrome CTS）是由于正中神经在腕管中受到压迫而表现出以手指麻木,大鱼际进行性萎缩为主的感觉,运动和植物性神经功能紊乱等一系列症候群。

（2）据资料统计,CTS 的发病率在特殊职业中发病率较高,患者以中年人居多,儿童发病者偶有报道,优势手多发,患者中女性明显多于男性。

2. 病因病机

（1）腕管综合征的病理生理机制比较复杂,任何原因引起的腕管容积减少,腕管内容物增加,造成腕管内压力升高都可导致正中神经受压,而产生神经功能障碍。其机制主要有:①腕部外伤;②局部肿瘤;③腱鞘囊肿;④腱滑膜炎;⑤急性感染;⑥解剖异常;⑦正中动脉压迫;⑧出血性血友病、抗凝治疗、创伤引起的腕管内出血、正中神经内血肿也可造成CTS。

（2）CTS 的病理改变是由于正中神经暂时的或永久的压迫性缺血,神经主要表现为水肿性肿胀,充血。腕管内的正中神经由于压迫性缺血造成神经内纤维化,长期的压力增高将导致细胞肿大、分解、脱髓鞘改变,最终导致神经干转化为纤维组织,神经内管消失并被胶原组织替代,而成为不可逆性的改变。

3. 诊断

（1）临床表现:典型的腕管综合征表现为患肢桡侧三个半手指的疼痛、麻木和指端感觉异常,其中中指较重。疼痛以夜间加重,常有夜间痛醒和麻醒史。反复屈伸腕关节症状明显。由于滑膜炎是最常见的病因,故临床检查时可见到腕管区饱满、肿胀;检查时发现拇短展肌及拇对掌肌的肌力减弱,严重者可有大鱼际肌萎缩表现。屈腕试验 Phalen 征和腕部正中神经 Tinel 征阳性等物理检查法,有较高的灵敏度和特异性。

（2）影像学检查:X 线无明显改变。

（3）实验室检查:屈腕试验 Phalen 征阳性,腕部正中神经 Tinel 征阳性,压脉带试验阳性,出汗试验阳性。

（4）诊断标准：患肢 3 个半手指感觉异常，主要以麻木为主。病程长者有大鱼际萎缩和拇指无力，肌电图检查测定拇指对掌肌或拇短展肌处的运动纤维传导时间可长达 20 秒，而正常短于 5 秒。再结合实验室检查，可明确诊断。

（5）鉴别诊断：①胸廓出口综合征（TOS）：手部的麻木疼痛不仅陷于正中神经，患者往往伴有血管症状，X 线显示有颈肋等；②颈椎病：神经根受压前臂也有感觉减退，运动及腱反射也会出现变化，但屈腕试验 Phalen 征与腕部正中神经 Tinel 征均为阴性；③胸廓出口综合征（TOS）④多发性神经病：常为双侧发病，正中、尺桡神经均受累，感觉成套式减退。

4. 治疗

（1）保守治疗：手法治疗，揉按扳压患肢外关，阳溪，鱼际，合谷，劳宫及痛点等穴，依次拔伸 1、2、3 指，并屈伸腕关节。中药内服以温经，活血，通络为主。针灸取外关，阳溪，鱼际，合谷，劳宫等穴。对于早期病例可采取制动或腕管内封闭等非手术疗法。

（2）手术治疗：手术治疗主要用于病程较长，大鱼际出现萎缩，经保守治疗无效者。传统手术方法以腕管切开松解减压术为主。但这种方法会在手掌部留有较大的瘢痕，有些瘢痕还会产生疼痛，并且出现手墩柱部疼痛。

（3）微创治疗思路和特点：腕管综合征微创手术目前主要分为两种，包括内镜腕管松解术及小切口腕管松解术，有研究也采用内镜微创双小切口治疗腕管综合征，并取得了良好的疗效。与传统手术相比，微创手术创口小，瘢痕不明显，可以很好地保护正中神经掌支，降低出现疼痛性瘢痕的可能性，对正常组织的破坏小，有效降低了并发症的发生率，术后病人的恢复也更快。

（4）微创治疗方法：徐琳峰等介绍了运用微创双小切口治疗腕管综合征的方法。是在掌长肌腱尺侧做近端切口，平行于腕横纹处切开 1.5cm，将拇指完全向桡侧外展，在拇指上面作一横线与中指、环指指蹼间向近端作的延伸线构成一个直角，向近端延伸直角的平分线 1cm，此为远端切口，在近端切口显露屈指肌腱、腕横韧带、正中神经，识别掌长肌后，钝性分离掌长肌深面与腕横韧带浅面，用刀尖挑起并切断部分腕横韧带约 0.8～1.0cm，在远端切口打通近端切口内掌长肌深面腕横韧带与远端切口中腕横韧带间间隙，拉钩拉置于两切口间，尽量暴露腕横韧带，直视下在远端切口和近端切口内完全松解腕横韧带。

5. 康复护理　术后应将腕关节及手置于功能位，用厚敷料加压包扎腕部。术后 24 小时应鼓励患者做手指的屈伸运动，3～7 天后可去除包扎，练习腕屈伸及前臂旋转活动。10～14 天后可拆线，鼓励患者从事日常活动。

6. 转归和预后　微创术后患者如进行良好的功能锻炼，基本都可以完全恢复其功能，已有少数患者术后患腕可能出现肌腱神经血管损伤及返支损伤等并发症，其中手墩柱部疼痛是腕管松解减压手术最常见的并发症。

7. 现代研究　腕管综合征的治疗目前仍以腕管切开松解减压术和窥镜松解减压术为主，随着微创手术的发展，窥镜松解减压术治疗本病逐渐被广泛应用于临床治疗中，其主要包括单切口和双切口两种技术。此外，国内也有利用中医针灸、小针刀和微型钩刀等治疗腕管综合征的方法。腕管切开松解减压术极容易损伤正中神经掌支，出现疼痛性瘢痕，或出现手墩柱部疼痛，而且康复治疗时间甚长。内镜松解腕管虽然创伤较小，康复较快且不容易损伤神经血管，但其适应证有限。中医治疗对于轻症患者效果好。因此运用微创方法治疗腕管综合征，也要更久其病情选择适当的方法，主要目的是降低手术中的损伤及各种并发症的发生率，使患腕较早恢复正常功能。

（二）腕尺管综合征

1. 概述　腕尺管综合征又称为"Guyon 管综合征"、"豆 - 钩裂孔综合征"、"腕尺管神经卡压征"等，是指尺神经在腕部尺管内，受到各种因素的卡压而出现的一组症状和体征。

2. 病因病机

（1）应用解剖：腕尺管位于腕尺侧，该管顶部为部分腕横韧带、深筋膜和掌短肌，底部为屈肌支持带和豆钩韧带，内为钩骨钩，外为豌豆骨。约在管的中部相当于尺骨茎突下方 5mm 处，尺神经分为深、浅两支，浅支与尺动脉的主干伴行；深支与尺动脉的深支伴行，发出后先略向尺侧越过豆钩韧带和小指展肌、小指屈肌、小指对掌肌，于钩骨钩部之后经小指屈肌与小指展肌之间进入屈肌腱的深层，分支支配小鱼际肌、第 3、4 蚓状肌、全部骨间肌及拇收肌、拇短屈肌深头。由于尺神经主干及其分支在腕部不同部位受压时，会有不同的临床表现。为了便于根据临床表现来判断尺神经的受压部位，Gross 等将尺管分为三区，第一区：尺神经分支前的部分，受压后表现为尺神经主干的损伤，既有运动障碍，又有感觉障碍；第二区：尺神经在管内走行的部位，受压后表现为单纯的运动障碍而无感觉异常；第三区：尺神经在管以远走行的部分，神经受压后主要表现为感觉障碍而运动功能正常。

（2）发病机制：有学者将其病因归纳为 6 大类：管内容物增多、管内容积减少、管形状改变、先天性解剖异常、职业慢性损伤、其他如尺动脉炎等。局部占位性病变是其常见的病因，如腱鞘囊肿、脂肪瘤、腱鞘巨细胞瘤等，其中腱鞘囊肿引起者最多，此外尺动脉病变、腕骨骨折、掌骨骨折、类风湿关节炎等均可导致组织异常增生、骨组织纤维化、慢性损伤而引起局部组织增生，压迫尺神经而出现相应症状及体征。

3. 诊断

（1）临床表现

第一区：神经受压后表现为尺神经主干的损伤，既有运动障碍，又有感觉障碍。

第二区：神经受压后表现为单纯的运动障碍，患者常诉写字、结扣、拿筷子等动作不灵活。临床检查：①小鱼际肌和骨间肌有不同程度的萎缩，大鱼际肌尺侧部分萎缩。肌力减弱或丧失，2～5 指不能内收外展，不能在屈环、小指掌指关节的同时伸直其指间关节，拇、小指对捏时不能成菱形。拇指捏物时掌指关节过伸、指间关节屈曲。②环、小指爪形指畸形。③夹纸试验阳性，Froment 试验阳性。

第三区：神经受压后主要表现为感觉障碍，患者常有感觉迟钝、麻木、疼痛或放射痛等症状。检查可发现尺侧 1 个半手指掌侧感觉减退，或小指远侧两指节掌侧感觉减退或消失。

（2）辅助检查：肌电图测出尺神经传导速度减慢，腕部 X 线检查可判断是否腕骨骨折、掌骨骨折、类风湿关节炎所引起的骨结构改变，超声检查、腕部 MRI 检查有助于发现局部占位性病变。

（3）诊断标准：主要依据病史、症状、临床检查及辅助检查确诊。患者常主诉小指及环指尺侧麻木，腕尺侧疼痛不适，临床检查骨间肌、拇收肌萎缩，夹纸实验、Froment 试验及 Tinel 征均阳性。肌电图检查可出现正相锐波、纤颤波，神经传导速度减慢，复合肌肉动作电位的潜伏期延长。腕部 X 线检查有时可见钩骨、豌豆骨等的骨性结构改变。

4. 治疗

（1）保守治疗：保守治疗主要包括内服中药、中药熏洗、针灸、痛点封闭、推拿按摩等，对于缓解疼痛、麻木等症状有效。

（2）手术治疗：切口沿小鱼际肌桡侧缘纵形向近侧至腕，向尺侧斜而弯曲越过腕横纹，继续转向前臂尺侧腕屈肌桡侧缘,呈"S"形,长约 5~6cm,切开皮肤、皮下组织,向两侧稍作游离牵开,在切口近段牵开尺侧腕屈肌腱显露尺神经。在神经浅面逐步切开腕掌侧韧带、尺侧腕屈肌腱扩张部和掌短肌,显露尺神经浅、深支的起始部,彻底松解尺神经行径途中粘连,将豆钩韧带切断或部分切除,尺管附近的占位性病变一并切除。如探查中发现嵌压部神经变粗且有硬韧感,则需作神经束间松解。

(3) 微创治疗思路和特点:现代研究认为本病多由于尺管内无菌性炎症、水肿、压力增高造成。通过针刀松解,可加速局部血液循环,改善局部组织的有氧代谢,改善血液和淋巴液的循环,刺激和调节末梢感受器,解除肌肉、肌腱粘连,缓解痉挛,促进无菌性炎症的吸收,消除肿胀,降低管内的压力而达到治疗效果。

(4) 微创治疗方法——针刀松解术

第 1 支针刀松解尺管入口:在 Tinel 征阳性点近端 0.5cm 定位,刀口线先与前臂纵轴平行,按针刀手术四步操作规程进针刀,经皮肤、皮下组织,刀下有坚韧感时到达腕筋膜掌侧和尺侧腕屈肌延续部,提插切法切割 2~3 刀,范围不超过 0.5cm,切开部分腕筋膜掌侧和尺侧腕屈肌延续部。

第 2 支针刀松解尺管出口:在 Tinel 征阳性点近端 0.5cm 定位,刀口线先与前臂纵轴平行,按针刀手术四步操作规程进针刀,经皮肤、皮下组织,刀下有坚韧感时到达腕筋膜延续部,提插切法切割 2~3 刀,范围不超过 0.5cm,然后继续进针刀,当有坚韧感时即到达小鱼际肌腱弓,提插切法切割 2~3 刀,范围不超过 0.5cm,切开部分小鱼际肌腱弓。再次消毒穿刺点,敷料覆盖,术毕。

参 考 文 献

1. Gross MS,Gelberman RH. The anatomy of the distal ulnar tunnel[J]. Clin Orthop Relat Res,1985(196):238-247.

2. 郑素明. 针刺治疗腕尺管综合征 12 例疗效观察 [J]. 中外医疗,2009,28(25):94.

3. 雷胜龙. 神经卡压综合征针刀治疗与康复 [M]. 北京:中国医药科技出版社,2010:81-82.

(三)肘部尺管综合征

1. 概述 肘部尺管综合征是一种临床常见病,又称为"迟发性尺神经炎"、"肘部尺神经卡压综合征"、"创伤性尺神经炎"等,是各种原因造成肘管内尺神经受卡压所引起的,以进行性的手内在肌萎缩无力和手尺侧麻木为主要表现的临床症侯群。

肘部尺管综合征是仅次于腕管综合征的第二大外周神经卡压综合征。

2. 病因病机

(1) 应用解剖:肘管位于肘关节的内后方,是一个椭圆形的骨性 - 纤维管道,其管腔呈尖朝下的漏斗形,尺侧上下副动静脉、尺侧返动静脉和尺神经通过此管。管内有少量脂肪组织填充。管的前壁即底是由肘关节的尺侧副韧带、肘关节囊、肱骨滑车、尺骨鹰嘴及冠突内侧缘组成;外侧壁是尺侧腕屈肌的尺骨头;内侧壁是肱骨内上髁和尺侧腕屈肌的肱骨头;后壁即顶是由弓形横跨于尺侧腕屈肌尺骨头与肱骨头之间的腱膜弓组成,又称为 Osborne 韧带或三角弓状韧带。肘管的上口是由尺侧副韧带的起点、肱骨内上髁的顶点、弓状韧带的近侧缘、尺骨鹰嘴顶点及冠突的内侧结节围成;下口是由尺侧腕屈肌、指浅屈肌、尺侧副韧带的止点围成。尺神经起自臂丛内侧束,含有 C_8、T_1 神经根的纤维,在腋窝和上臂上段走行于肱动脉内侧、肱静脉下方,于上臂中段离开神经血管束,向后走行于内侧肌间隔浅面,在肘部经肘管下行到达前臂。尺神经在尺神经沟发出 1 个肘关节支及 1~2 个尺侧腕屈肌肌支,末端支配手内在肌和小鱼际肌。在各种病理因素与解剖因素的共同作用下,尺神经可被机械性卡压和磨损,并且出现慢性缺血缺氧,从而导致肘部尺管综合征的发生。

(2)发病机制:先天性肘外翻畸形、尺神经半脱位、肘关节骨关节炎、肘关节骨化性肌炎、弓状韧带肥厚、肘管内肿物、肱骨髁上骨折、肱骨内上髁骨折、职业劳损等均可引起肘部尺管综合征或加剧其病情。

尺神经在肘部的独特解剖结构使它易受损伤。肘管为一骨性纤维管,前、后、外侧壁均为骨性,内侧壁为致密结缔组织构成的弓状韧带,其形态结构缺乏伸展性,所以在正常情况下,肘关节的屈伸就可使尺神经受到压迫力、牵拉力和摩擦力的作用,且尺神经的位置表浅,反复的运动可以引起炎症 - 水肿的恶性循环而限制尺神经的正常滑动。当屈肘引起的牵拉力对神经内部组织产生附加的压力时,可造成进一步的损伤,神经损伤的严重性取决于作用力的强度、持续时间和性质。尺神经在肘管中被卡压后,早期因神经局部缺血,可导致血 - 神经屏障破坏,微循环障碍而发生神经内水肿。中期神经结缔组织发生变化、外膜增厚。晚期则神经束见结缔组织增生,神经干变硬、棱形膨大直至产生瘤样变。

3. 诊断

(1)临床表现:患者首先出现手背尺侧、小鱼际、小指及环指尺侧半感觉异常,表现为麻木或刺痛。此后逐渐出现小鱼际肌、骨间肌无力,手握力明显下降,无法完成握物、系扣等动作。

临床检查时可见手背尺侧、小鱼际、小指及环指尺侧半感觉减退,手部小鱼际肌、骨间肌萎缩,小指对掌功能丧失,蚓状肌亦萎缩者呈"爪形手"畸形。肘部 Tinel 征和屈肘试验阳性,夹纸试验和 Froment 试验阳性。除此之外还可见肘后内侧局部饱满、肿胀、疼痛、压痛或有硬结、肿物,该部尺神经呈条索状变硬或可触及脱位、半脱位,少数病人伴有肘外翻畸形。

(2)辅助检查:肘关节 X 线检查无特异性改变,但对于发现肘部相关骨性结构的异常如骨关节炎、创伤性关节炎等有一定价值。肘部神经电生理检查可发现肘段尺神经传导速度减慢,小鱼际肌及骨间肌肌电图异常等,对肘部尺管综合征的诊断意义较大。近年来研究表明B超检查对本病的诊断、尺神经病变程度的分期及治疗方法的选择均有参考价值。

(3)诊断标准:主要依据病史、症状体征及辅助检查确诊。患者大多有职业劳损病史,如运动员、司机、体力劳动者、长期伏案工作者等,部分病例有肘关节外伤史或先天性肘外翻畸形。常以手尺侧皮肤感觉异常为首发症状,此后逐渐出现小鱼际肌、骨间肌无力,手握力明显下降。查体可见小鱼际肌萎缩,小指不能对掌、各手指不能内收,部分病例可见"爪形手"畸形。肘部 X 线片检查有骨质增生、畸形,结合肌电图检查通常可确诊。

4. 治疗

(1)保守治疗:保守治疗主要包括改变不良的生活习惯和姿势、外用中药、口服非甾体类抗炎药及营养神经药物、中频理疗等。目前大多数学者主张对于病程短、症状轻、无明显诱因者先给予非手术治疗 3 个月,无效时再考虑手术治疗。

(2)手术治疗:手术治疗主要包括单纯尺神经减压术、尺神经前置术及肱骨内上髁切除术等 3 种术式。

1)单纯尺神经减压术:是将尺侧腕屈肌肱骨头和尺骨鹰嘴头间的纤维筋膜组织切开,并松解尺神经外膜,尺神经不前置。这是一种简单术式,它可以缓解部分患者的症状,但不能解决肘关节屈曲时对尺神经的急性牵拉所致的神经张力增高，术后复发率高，目前已经很少有人使用此术式治疗肘部尺管综合征。

2）肱骨内上髁切除术：是在骨膜下显露肱骨内上髁，切开屈肌-旋前圆肌总腱起点，用骨凿或咬骨钳去除整个内上髁和部分髁上嵴，将骨膜与屈肌-旋前圆肌总腱缝合以防尺神经与粗糙的松质骨面接触。但内上髁切除后骨断面易造成尺神经的损伤，且骨断面出血也可造成血肿机化形成瘢痕从而再次卡压尺神经。目前的观点除非内上髁有明确增生肥大，已较少应用此法。

3）尺神经前置术：是目前用于治疗肘部尺管综合征的主要术式，主要包括3种术式：肌内前置、皮下前置和肌下前置。①肌内前置是将尺神经移至屈肌群与旋前圆肌内；②皮下前置是将尺神经移至肘前皮下，用筋膜将其悬吊；③肌下前置是将尺神经移至屈肌群与旋前圆肌下方。肌内前置因出血多、粘连重目前很少应用，常用的皮下前置与肌下前置二者的选择取决于神经移位后神经卡压因素的彻底解除、神经床的质量好坏及神经通道的顺畅，只要达到这三项要求，两种手术方式都可以取得满意的疗效。

（3）微创治疗思路和特点：针刀疗法治疗肘部尺管综合征的目的是闭合性松解已纤维化、结疤粘连的组织，解除尺神经的压迫，使受压的血管神经复原，改善局部血液循环，增加营养供给，加强新陈代谢，使剥离的瘢痕组织尽快吸收，肌肉韧带得到修复，神经血管不再受压，疼痛即可消失。

（4）微创治疗方法——肘管内针刀松解术：患者仰卧位，患侧肩关节外展90°、肘关节屈曲90°，在肱骨内上髁、尺骨鹰嘴处做好标记，严格皮肤消毒，2%利多卡因溶液3ml行局部浸润麻醉。麻醉起效后，刀口线与尺神经方向一致，针体垂直于肱骨内上髁的后内方骨面，于敏感压痛点处进针深达骨面，先纵行疏通，后横行铲剥。然后提起针刀摸索进针达肘管壁切开尺侧腕屈肌的弓状结构，同时将针刀沿肘管内侧缘向中间平推数下，目的是将肘管的切口加大、松解尺神经与周围组织的粘连，起针后嘱患者主动屈伸肘关节2～3次，再次消毒穿刺点，敷料覆盖，术毕。

参 考 文 献

1. 侯巍，冯世庆，郑永发．肘部尺管综合征的解剖和病因学探讨[J]．中国矫形外科杂志，2007；15（7）：534-537.
2. Hirata H. Carpal tunnel syndrome & cubital tunnel syndrome[J]. Rinsho Shinkeigaku, 2007, 47（11）: 761-765.
3. 虞聪，顾玉东．对中重度肘部尺管综合征治疗方式的探讨[J]．中华手外科杂志，2000，16（3）：156-158.
4. 张展，陈德松，陈为民，等．超声检查在肘部尺管综合征诊治中的应用[J]．中华手外科杂志，2007，24（6）：98-100.
5. 曹洪艳，陈定章，丛锐，等．高频超声在肘部尺管综合征诊断中的应用[J]．中国超声医学杂志，2008，19（9）：546-548.

（四）骨间背侧神经卡压综合征

1．概述　骨间背侧神经卡压综合征又称为"骨间背侧神经麻痹"，是指骨间背侧神经由于各种原因在前臂近端背侧受压而产生肘部疼痛及前臂、手部功能障碍的症候群。本病临床多见，且由于其临床表现与肱骨外上髁炎相似常易误诊或漏诊。

2．病因病机

（1）应用解剖：桡神经在外上髁附近分为浅支和深支（即骨间背侧神经），骨间背侧神经即桡神经深支,分为桡管段、旋后肌管段、旋后肌管后段。

骨间背侧神经桡管段:桡神经在外上髁附近分为浅支和深支(骨间后神经),此段骨间后神经长度为(19±3.5)mm,该段神经有1～4支神经分支,1支分布于桡侧腕短伸肌,2～4支均有1支分布于桡侧腕短伸肌,其余分支均分布于旋后肌。桡管的前外侧壁为肱桡肌和桡侧腕长、短伸肌,内侧壁为肱二头肌腱和肱肌,后壁为肱桡关节、关节囊及韧带组织。

骨间背侧神经旋后肌管段:此段骨间背神经走行在旋后肌浅、深两层构成的旋后肌管内。旋后肌浅层以腱性、深层以腱性或肌性起于外上髁、桡侧副韧带和桡骨头环状韧带等处,包绕桡骨并止于其上1/3段。旋后肌管平均长度为34.8±5.6mm,其前壁由肌性加腱性组织构成,后壁由肌纤维构成,上口即骨间背侧神经穿旋后肌处。下口即旋后肌浅层的远侧缘和深层围成,浅层近侧缘即是旋后肌腱弓(Frohse腱弓)。

骨间背侧神经旋后肌管后段:骨间背侧神经穿旋后肌后呈鱼尾状,可见两个较恒定的分支,一支为尺侧支,支配小指伸肌、指伸肌和尺侧腕伸肌。另一支为桡侧支,支配拇长展肌、拇短伸肌和示指伸肌。其终末支部分与拇短伸肌支并行一段后继续沿桡骨的背侧缘、尺桡骨骨间行向远端至腕关节。

有四种索带状结构可造成神经卡压,即桡骨头前面纤维束、桡侧返血管扇、桡侧腕短伸肌内侧腱样缘及Frohse腱弓。桡骨头前面纤维束横跨神经表面,数目少但很坚韧,可使神经受卡压。在Frohse腱弓上方,桡侧返动、静脉呈扇形在骨间背神经浅面或深面形成交叉,这些动、静脉在外伤、炎症等致病因素的作用下发生水肿、增粗均可压迫骨间背侧神经。桡侧腕短伸肌的起始处可为锐利的腱样缘,它与Frohse腱弓关系密切,前臂被动旋前时该腱样缘可直接压迫骨间背侧神经或压迫Frohse腱弓。Frohse腱弓是起于外上髁向下1cm处,再返折向上附着于外上髁的内侧部分。该弓在前臂完全旋前时,可以对神经产生压迫[2]。除上述四种情况外,呈腱性的旋后肌管出口也是引起神经压迫的结构之一。

(2)发病机制:Frohse腱弓的开口大小与本病的发生发展有直接关系,这个解剖特点和病理改变是发生本病的主要内因。而诱发本病的外在因素包括外伤后骨折、类风湿关节炎及占位性病变等。骨间背神经受到持续性机械性压迫后,早期局部血流暂时性中断,导致周围组织缺血、缺氧,血-神经屏障破坏,引起内膜和束膜水肿,神经内压增高。当嵌压持续存在,这一病理过程形成恶性循环,造成神经束内环境发生剧烈变化,束间胶原含量增多,部分神经纤维受压,影响轴突的兴奋性及传导速度,从而出现神经损伤的症状和体征。

3.诊断

(1)临床表现:常见于体力劳动者的优势手,早期表现为肘外侧疼痛,可向肩部及前臂、腕部放射,夜间疼痛加剧。逐渐出现伸拇、伸指、前臂旋后肌群无力,病情严重者可出现垂拇、垂指、腕关节桡偏、前臂旋前畸形。

临床检查可见拇伸肌群、指伸肌群、前臂旋后肌群萎缩,后期可出现垂拇、垂指、腕关节桡偏、前臂旋前畸形。压痛点常位于肱骨外上髁下2～4cm处,伸肘位前臂抗阻力旋后、中指抗阻力背伸时前述疼痛症状加剧。

(2)辅助检查:肌电图检查表现为神经的运动神经传导速度下降,伸拇、伸指及尺侧腕伸肌有纤颤电位。

(3)诊断标准:主要依据病史、症状及临床检查确诊。本病好发于长期从事体力劳动的男性,以肘外侧疼痛起病、夜间疼痛加剧,肱骨外上髁下方压痛,伸拇、伸指、前臂旋后功能障碍,随病程发展出现垂拇、垂指、腕关节桡偏、前臂旋前畸形,前臂抗阻力旋后试验、中指抗阻力背伸试验阳性,神经电生理检查有一定辅助诊断价值。

4. 治疗

(1) 保守治疗:保守治疗主要包括内服中药、中药熏洗、针灸、中频理疗、痛点封闭、推拿按摩等,对于早期以疼痛为主而功能障碍不明显的病例疗效显著。

(2) 手术治疗:取前臂上端背外侧纵行切口,分离并牵开桡侧腕长伸肌与指总伸肌,暴露旋后肌,在其下缘找到骨间背侧神经。若为肿瘤压迫时,将肿瘤切除;若为桡骨头脱位时,将其复位并固定,如复位困难,可考虑切除桡骨头。将前臂旋前及旋后运动,观察神经粘连及受压情况。然后松解一切压迫神经的纤维束带,打开 Frohse 腱弓,必要时结扎桡返血管及其分支,切开旋后肌近侧浅层,将旋后肌管内的骨间背侧神经全程松解。

(3) 微创治疗思路和特点:本病因外伤劳损后瘀滞肢节、经络阻隔,筋脉失养,气血不和,不通则痛,故见肢体疼痛,活动不利。针刀治疗能直接松解粘连、消除狭窄,促进局部血液循环、加快组织代谢,具有活血化瘀、舒筋活络之功,术后如配合中药熏洗,更有利于血肿吸收,达到解痉止痛、减少粘连和促进损伤组织修复的目的。

(4) 微创治疗方法——针刀松解术:患者取坐位,肩关节外展前臂旋前位,肱骨外上髁下2～4cm 即 Frohse 腱弓处做好标记,严格皮肤消毒,2% 利多卡因溶液 3ml 行局部浸润麻醉。麻醉起效后,持针刀垂直于皮肤,刀口线与上肢纵轴一致,从标记点刺入经皮肤、皮下组织、浅筋膜,当出现局部胀痛及前臂外侧放射痛时即达桡神经卡压点。用提插法切割 2～3 刀,手下有松动感后出针刀。再次消毒穿刺点,敷料覆盖,术毕。

参 考 文 献

1. 廖文波,洪嵩,安荣泽. 骨间后神经卡压综合征的应用解剖学研究 [J]. 骨与关节损伤杂志,2004,19(9):595-596.

2. Lister GD, Belsose RB, Martin MD. The radial tunnel syndrome[J]. J Hand Surg Am, 1979, 4(1): 52-59.

3. 刘强,杨波,李义凯. 骨间背神经卡压综合征压痛点定位规律及其解剖学基础 [J]. 解剖学研究,2010,32(4):276-278.

4. 雷胜龙. 神经卡压综合征针刀治疗与康复 [M]. 北京:中国医药科技出版社,2010:146.

(五) 跗管综合征

1. 概述　跗管综合征又称为"跖管综合征"、"踝管综合征",是指胫后神经在内踝后下被屈肌支持带及跟骨形成的骨 - 纤维管内受压而产生的局部疼痛和足底放射性疼痛、麻木的神经症候群。

2. 病因病机

(1) 应用解剖:由屈肌支持带、内踝、距骨、跟骨、三角韧带围成纤维性骨性隧道,长 2～2.5cm。由一顶一底,上、下两进出口构成。其顶为屈肌支持带、三角韧带,起自内踝后下方,止于跟骨结节内侧面。其底由距骨、跟骨、关节囊及距下关节的相应部分组成。跗管的上口即入口由屈肌支持带上缘与其周围结构形成,下口即出口则由屈肌支持带下缘与其周围相应组织围成。跗管内容物有胫后肌腱、趾长屈肌腱、胫后动脉、胫后静脉、胫后神经、姆长屈肌腱。由于胫后神经位于趾长屈肌腱和姆长屈肌腱两者之间,位置相对固定,随着踝关节背伸和跖屈时移动范围较小,因此对上述骨纤维管的任何压迫均可挤压胫后神经束,引起相应症状。

（2）发病机制：局部占位性病变、足外翻、扁平足、软组织感染、静脉曲张、踝关节的反复扭伤、外伤致使局部软组织出血机化等，均可使跗管内容物增加，造成胫后神经受压。其中占位性病变常见的有局部腱鞘囊肿、神经鞘瘤、先天性异常肌肉、副舟骨、距跟融合、外生骨疣及跟骨骨折愈合过程中骨痂等，这些因素均可造成胫后神经受压。

3. 诊断

（1）临床表现：典型的症状是足底神经损害，患者常感内踝下部不适，足内侧、足底多汗或无汗，有间歇性灼热、麻木感，沿足弓走行有抽搐感，休息后缓解。后期可为持续性痛，夜间尤重。疼痛不适也可放射到腓肠肌区，一般不会延及足背。

临床检查见患侧内踝与跟骨间肿胀，局部叩击痛，疼痛可向足底或踇趾放射，屈肌支持带和拇展肌在跟骨的止点也可有压痛。足趾震动感减弱，两点辨别力异常，足底内侧皮肤感觉迟钝。足固有肌群萎缩、无力。足被动外翻时有神经牵拉痛。Tinel 征阳性，止血带充气试验和背伸外翻试验可诱发剧烈足痛。

（2）辅助检查：肌电图测出胫神经传导速度减慢，X 线可以显示出少数病例跗管内侧骨质增生。动态超声检查可检测到胫后动脉搏动，明确占位病变与血管神经的位置关系，对于手术中操作有重要意义。

（3）诊断标准：主要依据病史、症状、临床检查及辅助检查确诊。轻者常在行走、久站或劳累后，内踝下方有不适感，局部有压痛；较重者足底部和跟骨内侧出现麻木或蚁行感，踝管部有梭形肿块，叩击可引起明显疼痛并可向足底放射，上述症状可反复出现，发作时间逐渐延长。严重者可出现足趾皮肤干燥、发亮，汗毛脱落与足部肌肉萎缩等。

影像学检查部分病例可提示骨质增生、类风湿关节炎、跟骨内侧骨赘形成等；肌电图见胫神经传导速度减慢，对于早期症状体征不典型但怀疑本病者，神经电生理检查具有重要意义；超声检查对于诊断局部占位性病变引起的跗管综合征意义较大。

4. 治疗

（1）保守治疗：保守治疗主要包括内服中药、中药熏洗、针灸、痛点封闭、推拿按摩等，由于其无创、安全、价廉、高效等特点，对于早期病例应用较为广泛。

（2）手术治疗：患者取仰卧位，患肢外旋，局部浸润麻醉，做一弧形切口，从内踝后上方开始，沿胫神经向远侧切断支持韧带，直至游离出整个胫神经。如胫神经被纤维束带或间隔所约束，须将其一并切除，使跗管充分减压。同时探查及修平跗管的基底，切除造成跗管压力增高的骨刺或腱鞘囊肿等局部占位组织。再沿胫神经向远侧解剖出其分支（足底内侧、外侧神经），将压迫各神经的纤维束完全切断松解。

（3）微创治疗思路和特点：针刀疗法切割紧张的屈肌支持带可解除其对跗管的压迫、降低管内压力、扩大容积、松解管内粘连组织而达到消除症状的目的；另外，相对于外科手术而言，因其具有损伤小、出血少、再次粘连少而复发率低等特点，并且病人无痛苦、费用低、不住院即可进行治疗，故易被患者所接受。

（4）微创治疗方法——针刀松解术：患者取侧卧位，患侧在下，充分暴露内踝，用甲紫溶液在内踝后下缘与足跟骨后缘划一直线，内踝前缘与跟骨底内侧最前缘划一直线，这两条直线中点即为进针点，做好标记，严格皮肤消毒，2% 利多卡因 3ml 行局部浸润麻醉。麻醉起效后，持针刀垂直于皮肤，从标记点刺入，经皮肤、皮下组织、浅筋膜，部分切断支持带，再在支持带两端沿韧带内缘用通透剥离法松解粘连。再次消毒穿刺点，敷料覆盖，术毕。经 1 次治疗未愈者，1 周后再给予第 2 次治疗。一般不超过 2 次。

参 考 文 献

1. 郭义柱,张伯勋,纪中宇. 跖管综合征的诊断及治疗 [J]. 骨与关节损伤杂志,2003,28(9):829-830.
2. 宫旭,路来金,丰波,等. 踝管综合征的诊断和治疗 [J]. 中国修复重建外科杂志,2002,16(6):418-419.
3. 殷春霞,李莉,张文云,等. 高频超声在踝管综合征手术中的价值 [J]. 河北医药,2007,29(4):334-335.
4. 陈跃山,岳凤英,周强. 小针刀松解治疗跖管综合征56例 [J]. 实用中医内科杂志,2009,23(12):115-116.

三、其他

（一）胸廓出口综合征

1. **概述**　胸廓出口综合征是由于臂丛或锁骨下动静脉在胸廓出口的不同部位受到压迫,而引起上肢疼痛、麻木、肌力减退等症状及相应体征的一种临床综合征。根据其病因可分为颈肋综合征、前斜角肌综合征、肋锁综合征、第1肋综合征及过度外展综合征等五类。

本病发病率约为 0.3%～0.7%,多见于 20～40 岁体形肥胖的中青年人群,男性与女性患病率之比约为 1:4。

2. **病因病机**

（1）应用解剖:胸廓出口上界为锁骨,下界为第1肋骨,前方为肋锁韧带,后方为中斜角肌。胸廓出口区内有前、中斜角肌、C_5～T_1 神经根及其组成的臂丛神经的 3 个干、膈神经、胸长神经、肩胛背神经、星状神经节、锁骨下动静脉、胸导管、斜角肌淋巴结和肺尖等重要结构。

胸廓出口综合征引起神经血管卡压主要存在于斜角肌三角、肋锁间隙、胸小肌下间隙等 3 个解剖空间。斜角肌三角前界由前斜角肌组成,后界由中斜角肌组成,下界由第1肋组成;前中斜角肌变异、肩部下垂或第1肋发育异常、斜角肌三角区肿瘤压迫等都会引起斜角肌三角狭窄。肋锁间隙前界为锁骨内侧半、锁骨下肌和肋锁韧带,后中份由第1肋及前中斜角肌止点组成,侧方由肩胛骨上界组成;锁骨骨折、肩部下垂、锁骨下肌或肋锁韧带肥厚、肩部反复外展引起肋锁韧带压迫神经血管束等可引起肋锁间隙狭窄。胸小肌下间隙狭窄主要是由于上臂过度外展时胸小肌止点受牵拉而压迫神经血管束,常见于需反复抬臂的青年患者。

（2）发病机制:任何能使胸廓出口通道狭窄的原因均可导致神经血管受压而产生症状。引起通道狭窄的病因有外来压迫和动脉病变两大类。外来压迫包括骨的因素如锁骨或第1肋肥大、颈肋;肌肉因素如斜角肌、锁骨下肌、胸小肌或罕见的胸肋肩胛肌等增生肥大,以及颈肩部牵拉伤使斜角肌产生损伤、痉挛、纤维化等。动脉病变主要是由于损伤后炎性病变所引起的血栓形成和局部栓塞。

3. **诊断**

（1）临床表现:表现为疼痛、麻木、肌力减退、患肢肿胀。疼痛性质为钝痛或锐痛,疼痛向肘部、前臂及手尺侧放射,严重者须用麻醉药方能缓解。麻木分布于尺神经支配区、前臂内侧皮神经支配区是胸廓出口综合征的重要特点之一。手内在肌无力者无法完成手部精细动作。交感神经受压者除上述症状外还可出现肢体苍白、发绀、怕冷、出汗及雷诺现象等。

临床检查患侧锁骨上窝饱满,部分病例可触及前斜角肌紧张肥厚,颈肋者可触及骨性隆起,局部压痛并可向肘、前臂及手放射。屈腕肌群、大鱼际肌、蚓状肌萎缩、肌力减弱。斜角肌挤压试验、肋锁挤压试验、肩关节过度外展试验、上臂外展试验、锁骨上叩击试验阳性。交感神经受压时患肢远端肿胀、发青、肢体冰冷、双手大量出汗。

（2）辅助检查:除 X 线有助于诊断颈肋以外,其余影像学检查无特异性表现。上肢血管造影及彩超检查显示动静脉受压，可直观地发现血管受压部位，为诊断提供可靠依据[3-5]。神经电生理检查提示尺神经传导速度减慢有一定的诊断价值。

（3）诊断标准：主要依据病史、症状体征及辅助检查确诊。患肢疼痛、麻木、肌力减退，交感神经受压者还可出现肢体苍白、发绀、怕冷、出汗等症状，查体上述某一个或数个动态体位试验阳性。X线检查提示颈肋、陈旧性锁骨骨折畸形愈合、第1肋肥大，肌电图示F波延长、尺神经锁骨部传导速度减慢，上肢血管造影及彩超检查显示动静脉受压等均有助于诊断。

4. 治疗

（1）保守治疗：保守治疗主要包括纠正不良姿势、适当肩部功能锻炼、中药内服、外敷、针灸、中频理疗、痛点封闭、高压氧疗等。对有严重神经血管并发症和经4个月以上保守治疗症状无明显改善甚至进行性加重者，应积极行手术治疗。

（2）手术治疗：手术治疗主要包括斜角肌切断术、经腋路第1肋切除术及经锁骨上入路第1肋切除术。

1）斜角肌切断术：单纯切断前中斜角肌能将上抬的第一肋下放，斜角肌三角的两边放松，术后早期病人的症状可得以缓解。但当瘢痕形成后，第一肋可再次上抬，症状复发，目前较少采用此术式。

2）经腋路第1肋切除术：在腋中线、胸大肌与背阔肌之间做弧形切口，切开皮肤直达胸壁，将腋窝下脂肪垫和淋巴组织向上方拉开显露腋窝顶部。游离前斜角肌和中斜角肌后将其拉向前方切断。切开第一肋骨的骨膜并将其周围组织游离后，锯断第一肋骨。然后用骨膜剥离器沿第一肋的断端向两侧剥离。应尽可能地将第一肋完全切除，尤其是在后弓部位，这里是卡压神经的主要部位。伴有颈肋的病人要一并切除。检查神经血管周围的组织，如在神经血管的周围仍有其他韧带应彻底予以清除。

3）经锁骨上入路第1肋切除术：在锁骨上缘1cm作长的7～10cm的横形切口，切开皮肤、皮下组织和颈阔肌，将胸锁乳突肌向内牵开显露肩胛舌骨肌，切断其腱性部分并向两侧牵开，即可显露前斜角肌。如前斜角肌痉挛或肥大应将其与周围分离，在靠近止点处将其切断并切除3-4cm，应注意有无跨越或穿插其间的纤维束带，若有则彻底切除；如臂丛神经被颈肋或过长的颈椎横突压迫，应纵向切开颈肋或过长横突的骨膜，然后用咬骨钳切除颈肋和过长的横突；臂丛神经被畸形愈合的锁骨骨痂压迫者需凿除增生的骨痂并松解神经；胸小肌止点如发生纤维变性需切除纤维变性的胸小肌止点，并松解臂丛神经。

（3）微创治疗思路和特点：胸廓出口综合征属中医痹证范畴，由于经络闭阻不通，气血运行不畅，甚至气滞血瘀，引起肢体的麻木、痿软、胀痛、拘挛等症。针刀治疗切断痉挛的部分斜角肌腱性起点，斜角肌可立即松弛。有利于促进肢体血液循环和淋巴回流，消除水肿，增强组织营养和代谢。且针刀疗法在去除了压迫因素的同时并没有触及斜角肌的臂丛神经，所以没有破坏臂丛神经的环境，术后很少出现神经刺激症状，是治疗胸廓出口综合征较理想的一种方法。

（4）微创治疗方法——胸廓出口区针刀松解术：患者仰卧位，斜角肌间隙及喙突处做好标记，严格皮肤消毒，2%利多卡因溶液3ml行局部浸润麻醉。

第1支针刀松解前中斜角肌间隙：术者持针刀，刀口线与中斜角肌肌纤维走行一致，针刀体与皮肤垂直进入，通过皮肤、皮下组织进入斜角肌间隙后，再向内下方推进。刀下有韧性感或患肢麻木时即到达粘连、瘢痕部，纵疏横剥2～3刀，范围不超过0.5cm。

第2支针刀松解前斜角肌锁骨止点：在锁骨下动脉搏动点外侧0.5cm、锁骨上约1cm处进针刀，刀口线与中斜角肌肌纤维走行一致，针刀体与皮肤垂直进入，通过皮肤、皮下组织达第 1 肋骨面，沿第 1 肋纵轴向前探寻，有韧性感即达前斜角肌止点，调转刀口线 90° 后提插法切割 2～3 刀，范围不超过 0.5cm。

第 3 支针刀松解胸小肌起点：于喙突定位处，术者持针刀，刀口线与胸小肌肌纤维方向一致，针刀体与皮肤垂直进入，按针刀手术四步操作规程进针刀直达喙突顶点骨面，向内探寻当有落空感时即达喙突内缘，退针刀至喙突内 1/3 骨面上，调转刀口线 90° 后提插法切割 2～3 刀，范围不超过 0.5cm。

（二）梨状肌综合征

1. 概述　梨状肌综合征又称"梨状肌卡压综合征"、"梨状肌损伤综合征"，是由于梨状肌的慢性损伤导致局部充血、水肿、痉挛，或者解剖变异，使通过梨状肌出口的坐骨神经受到刺激或卡压，所引起的一组临床症候群。本病在下肢神经慢性损伤中较为多见，多见于青壮年，男性多于女性。

2. 病因病机

（1）应用解剖：梨状肌为臀中肌深层的一块小肌肉，起于第 2-4 骶椎前面骶孔外侧缘，止于股骨大粗隆，主要与臀部内外肌群及其他肌肉配合，使大腿外展、外旋，受骶丛神经支配。梨状肌向外下穿坐骨大孔，将坐骨大孔分成梨状肌上孔及梨状肌下孔。坐骨神经在臀部与梨状肌关系密切，二者间关系常有变异，主要包括以下 9 型：

Ⅰ型：坐骨神经总干穿梨状肌下孔至臀部，此型为常见型，占 61.19%。

Ⅱ型：胫神经穿梨状肌下孔，腓总神经穿梨状肌肌腹，此型为常见变异型，占 32.89%。

Ⅲ型：坐骨神经总干穿梨状肌肌腹，占 0.61%。

Ⅳ型：坐骨神经在骨盆内已分为 2 大终支，即胫神经和腓总神经，两支同穿梨状肌下孔，占 1.99%。

Ⅴ型：腓总神经穿梨状肌下孔，胫神经穿梨状肌肌腹，占 0.26%。

Ⅵ型：坐骨神经总干穿梨状肌上孔至臀部，占 0.08%。

Ⅶ型：胫神经穿梨状肌下孔，腓总神经穿梨状肌上孔，占 2.6%。

Ⅷ型：腓总神经在骨盆内分为 2 支，1 支穿梨状肌上孔，1 支与胫神经同经梨状肌下孔出骨盆，占 0.17%。

Ⅸ型：骶丛穿梨状肌肌腹至臀部后，再分出坐骨神经，占 0.17%。

在中国人群中，梨状肌与坐骨神经的关系常有变异，其中以Ⅰ型和Ⅱ型居多，这也是梨状肌综合征坐骨神经痛的主要原因。

（2）发病机制：坐骨神经与梨状肌解剖关系的变异是梨状肌综合征导致坐骨神经痛的主要原因，在此基础上由于外伤、劳损引起梨状肌水肿、变性、挛缩、瘢痕、血肿及骨化性肌炎等均可卡压坐骨神经及其营养血管，致使局部血液循环障碍和瘀血、肿胀。这些患者常有外伤史，如闪、扭、跨越、站立、肩扛重物下蹲、负重行走及受凉等。某些运动如下肢外展、外旋或蹲位变站位时梨状肌须收缩或被牵拉，久则形成慢性损伤。此外，由于部分妇科疾患如盆腔卵巢或附件炎症以及骶髂关节炎症时也可能波及梨状肌，影响通过梨状肌下孔的坐骨神经而发生相应的症状，因此对于此病的女性患者还需了解有无妇科炎症疾患。

3. 诊断

（1）临床表现：患者常主诉大腿后侧至小腿外侧或足底有放射性疼痛及麻木感，患肢无力，出现跛行，但腰痛常不明显。

临床检查见小腿外侧及足部感觉减退或消失,有时臀部可触及条索状物,梨状肌紧张试验(+),直腿抬高试验可为阳性,但加强试验为阴性。股后肌群、小腿前后肌群及足部肌群肌力减弱,严重者踝、趾间关节活动完全丧失,可出现足下垂。臀部压痛点 Tinel 征阳性。

(2)辅助检查:本病无特异性影像学表现,但有髋臼骨折病史者 X 线检查有助于显示移位的骨块或骨痂,腰椎 CT 检查有助于与腰椎间盘突出症鉴别,肌电图检查可鉴别神经根受累或肌源性损害,超声检查可发现梨状肌形态异常、坐骨神经变异或显示不清等。

(3)诊断标准:主要依据病史、症状及体征确诊。患者大多有闪、扭、长时间站立、肩扛重物下蹲、负重行走等病史,主诉臀部疼痛且向同侧下肢的后面或后外侧放射,大小便、咳嗽、喷嚏时症状加重。查体:臀部明显压痛并可伴肌肉萎缩,压痛点局部可触及条索状物,患侧小腿外侧及足部感觉减退或消失,梨状肌紧张试验(+),直腿抬高试验在 60° 以前出现疼痛而继续抬高后疼痛反而减轻是本病的特点。部分病例 X 线检查可发现骶髂关节炎等病变,超声检查也有一定辅助诊断的价值。

4. 治疗

(1)保守治疗:保守治疗主要包括内服中药、中药熏洗与外敷、推拿按摩、针灸、中频理疗、痛点封闭、口服非甾体类抗炎药等。早期病例经保守治疗症状可得到缓解,但对于已形成较重瘢痕粘连或有骨痂压迫者保守治疗效果不佳,应尽早行手术治疗。

(2)手术治疗:患者侧俯卧位,患肢呈屈髋屈膝位。于髂后上棘前 5cm 处向外下方做一弧形切口至股骨大转子,切开皮肤、皮下组织后沿臀大肌纤维方向钝性分开臀大肌,在臀区深层脂肪组织中找出坐骨神经干。游离梨状肌并从大转子附近的腱性部分切断,让其自由回缩。若对坐骨神经仍有压迫者行梨状肌部分切除。留置负压引流,逐层缝合切口,术毕。

(3)微创治疗思路和特点:针刀疗法治疗梨状肌综合征的作用机制有 3 个方面:①通过松解挛缩的梨状肌及腰骶神经根行走通道中挛缩的肌肉,降低局部组织张力,从而消除疼痛,恢复正常功能;②通过对病变部位较强的刺激,以提高局部组织的兴奋性,调动人体生物能康复系统,阻断疼痛和肌紧张的恶性循环及其对中枢的不良刺激,消除疼痛。③针刀疗法改善了局部血液和淋巴液循环,促进了新陈代谢,使炎性物质和有害代谢产物以及被剥离松解的瘢痕组织迅速被吸收。

(4)微创治疗方法——针刀松解术:患者俯卧位,在压痛点或条索物处做好标记,严格皮肤消毒,2% 利多卡因溶液 3ml 行局部浸润麻醉。麻醉起效后,持针刀垂直于皮肤,刀口线与坐骨神经走行一致,快速刺入皮肤达皮下组织层,然后缓慢深入,当出现第 2 个突破落空感、患者有明显酸胀感时,表明针刀已到达梨状肌病灶部位,此时需行钝性摆动剥离可避免对神经、血管的损伤,将针刀刀体作"十"字型摆动 3～4 下,当患者出现非常明显的酸胀感或轻微向下肢的放射感即可,出针后按压 3 分钟以防出血,敷料覆盖,术毕。

(三)臀肌挛缩症

1. 概述

定义:臀肌挛缩症是由于多种原因引起的臀肌及其筋膜纤维变性、挛缩,导致髋关节屈曲、内收、内旋功能障碍,表现为特有的步态,姿势异常和体征的临床病症。本病患者以儿童居多,男性与女性之比为 4∶1。

2. 病因病机 臀肌挛缩又称注射性臀大肌挛缩症,发病原因与长期反复注射药物及儿童易感性,先天因素有关。注射药物刺激局部组织,继发纤维化、纤维组织增生,最终形成瘢痕挛缩,从而产生临床症状。臀部肌肉及其筋膜纤维变性,形成的纤维束带阻碍了髋关节的内收及内旋,中立位屈髋受限。

3. 诊断

(1)临床表现:坐位双膝不能靠拢,下蹲时髋关节呈外展外旋,双膝分开呈蛙式位,患者不能中立位屈髋,髋部可闻及弹响声并触及弹响感,站立或行走时下肢外旋,呈外"八"字步态,跑步时双下肢呈外展外旋位跳跃,俗称"跳步征",双髋病变者跛行尤为明显,表现为绕圈步态。交腿试验、Ober 征阳性,臀区外上象限注射部位皮肤与皮下筋膜粘连呈"酒窝样"。

(2)影像学检查:X 线片大多无异常,有时可见继发性改变,股骨颈干角变大,骨盆轻度外旋前倾,形似贝壳,同时髋臼指数及 CE 角增加。

(3)实验室检查:髋部可闻及弹响声并触及弹响感,站立或行走时下肢外旋,呈外"八"字步态,出现"跳步征"。臀区外上象限注射部位皮肤与皮下筋膜粘连呈"酒窝样"。Ober 征,交腿试验及蛙式位正蹲均为阳性。

(4)诊断标准:Ober 征,交腿试验,蛙式位正蹲为阳性。出现外"八"字步态及"跳步征"。臀区外上象限注射部位皮肤与皮下筋膜粘连呈"酒窝样"。X 线片出现继发性改变或无明显异常。

(5)鉴别诊断:①髂胫束挛缩症,一般无臀部肌肉注射史,髋关节屈曲,外展,外旋畸形。②臀部纤维瘤,无臀部肌肉注射史,好发于臀部外侧,有片状,散在分布的肿块。

4. 治疗

(1)保守治疗:中医手法治疗,患者取仰卧位或侧卧位,在患部施以各种手法,包括擦法,弹拨法等幅度由小到大,沿臀大肌纤维方向,配合摇髋法进行。加强股四头肌的锻炼,防止其萎缩。内服中药以益气活血通络为主。

(2)手术治疗:手术治疗主要是切断纤维挛缩束带,充分松解臀肌,方法患者取健侧卧位,取后外侧切口,切开皮肤,屈曲、内收、内旋髋关节,使臀肌与髂胫束紧张,切断纤维挛缩束带,并充分松解臀大肌,必要时可切开髂胫束。术中注意保护坐骨神经、不断被动屈曲内收内旋髋关节、找寻挛缩组织并检查松解程度松解标准为髋关节内收内旋各 15° 以上,伸髋 0°,屈髋 135° 以上。

(3)微创治疗思路和特点:随着关节镜微创技术的发展,臀肌挛缩的手术方法也在不断进步,在关节镜技术的基础上,使用等离子刀射频气化治疗臀肌挛缩症在提高疗效的同时,更加安全可靠,创伤小,出血少,可早期进行功能锻炼,患者容易接受。

(4)微创治疗方法:国内陈建锋等应用等离子刀射频气化治疗臀肌挛缩症:术前应明确股骨大转子、臀肌挛缩带前后缘、坐骨神经和臀上神经、血管的走行,并予以标记。硬膜外麻醉后取侧卧位。首先在股骨大粗隆顶点上 2.5cm 处作一 0.5cm 切口。切开皮肤,插入窄的剥离子,钝性分离臀肌挛缩带与皮下筋膜组织,做出一个约 5cm×8cm 的工作腔隙。充分显示关节镜视野,后放入关节镜充满生理盐水后,初步观察挛缩带的确切宽度,于挛缩带中心水平前后缘分别作 0.5cm 的切口,用于放置刨削器及等离子气化电极,使用刨削器使视野清楚。在关节镜监视下,以等离子刀射频汽化电极边分边切边止血,手术操作应由浅入深逐层斜形切断挛缩带。对于弹响髋病例应注意股骨大转子后方臀大肌附着处的松解,直至髋关节内收屈曲活动不受限,无弹跳,无活动性出血为止。

5. 康复护理 术后放置引流管,术后24小时切口停止出血后辅助进行主动起坐练习,术后第2天开始,进行被动双膝交叉练习及被动屈髋屈膝练习。拆线后积极锻炼髋关节屈伸,内收,内旋功能,做四面摆腿登空曾力,仰卧举腿,屈髋下蹲等动作,并将被动练习转换为主动练习,还要指导患者进行跷"二郎腿"训练。早期练习时注意避免用力过大至切口出血。

6. 转归和预后 本病预后较好,如手术松解彻底,一般不会出现肢体功能障碍,术后很少出现并发症,患髋功能可以恢复到满意程度。但如手术未做到充分松解,则本病有可能复发。

7. 现代研究 臀肌挛缩症经发现后,都应及时选择手术治疗,早期手术有利于下肢功能的恢复,避免长期挛缩对骨骼发育的影响。微创手术创伤小,出血少,患者痛苦降低,术后康复较快。国内也有利用椎间盘镜系统微创治疗臀肌挛缩症,基本思路与离子刀射频气化治疗臀肌挛缩症相同,效果基本一致。但其也有局限性,由于手术视野暴露不充分,对挛缩区域广泛的重度臀肌挛缩患者需行大范围挛缩组织切断时有一定难度,术后容易造成关节功能障碍,因此术前需完善相关检查定位病变,正确选择病例。

参 考 文 献

1. 侯春林,张长青. 周围神经卡压综合征 [M]. 上海:第二军医大学出版社,1998:63-66.

2. 戴坤扬. 胸廓出口综合征 [J]. 外科理论与实践,1998,3(4):250-251.

3. 陆恩祥. 胸廓出口综合征彩色多普勒的诊断 [J]. 中国超声医学杂志,1999,15(11):856-858.

4. 张宪生,邹英华,王维亮. 胸廓出口综合征的动脉造影诊断 [J]. 介入放射学杂志,2006,15(6):368-369.

5. Schneider DB,Dimuzio PJ,Martin MD,et al. Combination treatment of venous thoracic outlet syndrome: Open surgical decompression and intraoperative angioplasty[J]. Journal of Vascular Surgery,2004,40(4):599-603.

6. 雷胜龙. 神经卡压综合征针刀治疗与康复 [M]. 北京:中国医药科技出版社,2010:48-50.

7. 侯春林,张长青. 周围神经卡压综合征 [M]. 上海:第二军医大学出版社,1998:137.

8. 张鹏贵,赵道洲. 梨状肌综合征的机理与治疗进展 [J]. 甘肃中医,2007,20(6):92-94.

9. 潘铭紫. 国人坐骨神经与梨状肌相互关系的报告 [J]. 解剖学报,1962,5(2):143.

10. 翟磊,单云官. 梨状肌综合征的解剖与临床研究进展 [J]. 第一军医大学分校学报,2003,26(1):77.

11. 张海波. 梨状肌综合征29例手术治疗分析 [J]. 中国矫形外科杂志,2004,12(5):388-389.

12. 施晓阳,陈梅,李玉堂. 针刀治疗梨状肌综合征的临床研究 [J]. 上海针灸杂志,2005,24(11):21-22.

(张建新)

第二节 慢性无菌性炎症

一、肱二头肌长头腱炎

(一)概述

肱二头肌长头肌腱鞘炎是指肱二头肌腱在其腱鞘内与腱鞘长期磨损、退变出现炎性反应及粘连而产生的肩痛和肩关节活动障碍等临床症状,又称肱二头肌长头腱鞘滑膜炎或肱二头肌长头狭窄性腱鞘炎,该病发病率很高,在肩部软组织损伤病变中占有很大的比例。该病发病缓慢、缠绵难愈。应用针刀治疗,既简便、效果又好。

(二)病因病机

1. 应用解剖 肱二头肌长头腱经肱骨结节间沟止于肩胛骨的盂上粗隆,沟中的肌腱有滑液鞘包绕,其鞘上有肱横韧带覆盖。长头腱在三角肌下的全长几乎全被腱鞘包绕。在上肢活动时,长头腱在鞘内上、下被动滑动,肱二头肌长头腱移行入肱骨结节间沟鞘管时折成一定的角度,在上臂活动时,折点处应力相对要大,是上下两个牵拉力作用的合力点,因此易产生摩擦而损伤,从而容易引起损伤。肱二头肌肌腱由 $C_{5\sim6}$ 组成的肌皮神经支配。

2. 发病机制

(1)急性损伤:如投掷标枪、手榴弹、练吊环、举重、单杠、打篮球、羽毛球,以及各种劳动等动作不慎、用力过猛、直接撞击,可引起本肌腱的急性损伤,引起腱鞘的充血、水肿。

(2)慢性劳损:肩关节是全身最灵活的关节,肱二头肌收缩与舒张频率高。由于肩部单调重复的动作,肩关节超常限度运动,尤其是肌腱在组织退变的基础上,肱二头肌长头肌腱和腱鞘长期受结节间沟狭窄处粗糙面的机械刺激(如摩擦、挤压等),肌腱与腱鞘反复摩擦就会使腱鞘发生变性,腱鞘组织则充血、水肿、渗出,从而产生疼痛。渗出被吸收后,渗出液内的蛋白质、纤维素析出、沉着,最终引起肌腱与腱鞘的粘连。

(三)诊断

1. 临床表现

(1)疼痛与活动受限:肩峰下,三角肌中上部、肱骨大小结节之间有疼痛,肩外展受限。有时为隐痛不适,有时疼痛向三角肌放散。当再次受伤,当时即有不适,随即疼痛加剧甚至疼痛剧烈,关节活动受限,提物亦有疼痛。

(2)压痛与摩擦感:结节间沟处有明显压痛,压痛点局限,有时可触及条索状物并伴有压痛。在肱二头肌活动时,在该处可扪及细微的摩擦感。

(3)自主屈曲肘关节,外旋、内旋引起疼痛加剧。

(4)如有长头肌腱脱位,在肱骨内、外旋转时,局部可有弹动或弹响,重者可有腱脱位的绞锁感。以此与肱二头肌长头腱肌腱炎相鉴别。

(5)摸背试验:嘱患肢后伸,手指尖向背部肩胛骨触摸,正常时可触及肩胛下角。此为正常肩关节后伸、内旋活动,肱二头肌长头腱肌腱炎时,此活动明显受限。

2. 辅助检查 X线检查一般无异常改变,个别患者可见肱骨头部骨质疏松、结节间沟变浅、骨质增生。

3. 诊断标准

(1)有肩部劳损或受风寒湿邪侵袭病史。

(2)中年人较多见,大多数呈慢性发病过程。

(3)肩部酸胀,疼痛以夜间为明显,疼痛可向三角肌下放射。

(4)肱骨结节间沟处有明显压痛,肱二头肌腱抗阻力试验阳性。

(四)治疗

1. 保守治疗 本病一般采用手法治疗即可,让患者取坐位,医者站在侧位,先用拇指在其结节间沟处静压 1 分钟,然后由轻到重弹拨、揉推、顺压肱二头肌长头肌腱 10 分钟,每日 1 次。急性期可采用局部痛点封闭、理疗、中药热敷外洗等治疗。

2. 手术治疗 对慢性疼痛难忍、症状持久、反复发作者,可考虑手术治疗,将长头肌腱切断,远端缝在短头肌腱上或固定在肱骨上界。

3. 微创治疗思路和特点 本病可由急性损伤,如投掷标枪、手榴弹、练吊环、举重、单杠、打篮球、羽毛球,以及各种劳动等动作不慎、用力过猛、直接撞击,导致肌腱的急性损伤,引起腱鞘的充血、水肿。也可由于慢性劳损,如肩部单调重复的动作,肩关节超常限度运动,尤其是在肌腱组织退变的基础上,肱二头肌长头肌腱和腱鞘长期受结节间沟狭窄处粗糙面的机械刺激(如摩擦、挤压等),肌腱与腱鞘反复摩擦就会使腱鞘发生变性,腱鞘组织则充血、水肿、渗出，从而产生疼痛。渗出被吸收后，渗出液内的蛋白质、纤维素析出、沉着，最终引起肌腱与腱鞘的粘连。小针刀治疗本病，是通过剥离粘连，松解减压，使炎症得以吸收。

4. 微创治疗方法——针刀松解术　患者取端坐位，双手自然放于膝部。用 0.5% 甲紫溶液在肩部结节间沟最痛点标记定位，常规消毒铺无菌巾后，取 1% 利多卡因溶液 3～5ml 做局部浸润麻醉。沿麻醉针孔进针刀，刀口线与肱二头肌长头腱纤维走向平行，刀体与皮面垂直。快速刺入皮肤、皮下组织、三角肌，达结节间沟上的肱横韧带。纵行切开肱横韧带 2～3 刀，再行纵行摆动针柄疏通、横行摆动针柄剥离，刀下有松动感后，出针刀。术毕压迫穿刺点 3～5 分钟以防止出血，再次消毒穿刺点覆盖包扎。

（五）康复护理

微创术后采用无菌敷料局部加压包扎，最初 24～48 小时内，可以每日冰敷手术部位 2～3 次，每次 20 分钟。3 日后进行局部热敷和简单的牵张运动，但应避免剧烈运动或臂部过头。疼痛减轻后开始肘关节等长屈曲锻炼。

（六）转归和预后

运用小针刀松解术治疗肱骨外上髁技术损伤小，操作简便，大多患者一次即可痊愈，但后期应注意改变日常生活习惯，减少前臂的屈伸活动，避免复发。

（七）现代研究

大部分肱二头肌长头腱损伤建立在慢性退行性变基础上，一旦受到轻微的外力就会发生肱二头肌长头腱损伤或断裂。Cerber 等首先提出肩关节前上撞击综合征（ASI）的概念认为水平外展内旋上臂时肱骨表面的滑轮结构和肩胛下肌撞击关节盂前上缘，导致其结构损伤；滑轮系统具有稳定和保护肱二头肌长头腱的作用，使其能够灵活滑动；肩关节在内旋的情况下肱二头肌长头腱的张力增高，如果同时做减速伸肘运动，可诱发肱二头肌长头腱极度收缩肩袖组织损伤；盂上韧带损伤导致肱二头肌长头腱不稳定与半脱位，造成肩胛下肌和肱二头肌长头腱损伤。Habermeyer 等 89 例关节镜下证实盂上韧带损伤患者进行研究，发现 89.9% 伴有肱二头肌长头腱损伤，43.8% 患者发生 ASI，因而认为三者互为因果，加重肩部疼痛。

随着关节镜和 MRI 技术的发展，对肱二头肌长头腱损伤的发病机制有了更深入的了解。Balg 等研究发现，肱二头肌长头腱在结节间沟中活动时容易与小结节及结节间沟的内壁发生摩擦，肱二头肌长头腱受到反复的负荷磨损会产生继发性炎症反应，而长期的炎症反应会引起肱二头肌长头腱退行性变，当受到外力时就容易发生断裂。

参 考 文 献

1. 庞继光. 针刀医学基础与临床 [M]. 深圳：海天出版社，1996：125.
2. 国家中医药管理局. 中医病证诊断疗效标准 [M]. 南京：南京中医药大学出版社，1994：192.
3. 蒋鸣福，刘景生，共桂成，等. 软组织损伤临床研究 [M]. 北京：北京科学技术出版社，2006：126.

（翁文水　刘联群）

二、肱骨外上髁炎

（一）概述

肱骨外上髁炎也称网球肘。此病虽命名为网球肘，但并非网球、羽毛球运动员所独有，也好发于经常做旋转前臂、伸屈肘关节工作或运动的人。它是体力劳动者、运动员及家庭主妇等人群中的常见病、多发病。一般认为是由于肱骨外上髁伸肌总腱的慢性劳损及牵扯损伤引起的,尤其是桡侧伸腕短肌最易损伤。严重影响日常生活、工作。临床上多以非手术治疗为主,小针刀微创治疗,对于肱骨外上髁炎的治疗效佳。

（二）病因病机

1.应用解剖　肱骨外上髁是肱骨下端外侧的膨大隆起部。屈肘成直角,可见肱骨外上髁明显突出于肘外侧面上。该部为前臂伸肌腱的总起点,其肌腱由外上（桡侧）至后内（尺侧）排列有:桡侧腕长伸肌、桡侧腕短伸肌、指总伸肌、小指伸肌、尺侧腕伸肌,还有肘肌和旋后肌从此处起始。

肱骨外上髁后上方续外侧肌间隔的凹沟,沟前方为肱桡肌和肱肌;沟后方为肱三头肌内侧头。自外上髁延至前臂的隆起为桡侧腕长伸肌、桡侧腕短伸肌。当腕做背伸并向桡侧偏斜动作时可见到上述各肌明显收缩。

外上髁前下方约 25mm 处,恰在肱桡肌隆起后缘的凹窝内为桡骨头所在。当前臂做旋前、旋后动作时,可触及桡骨头在转动。

前臂后皮神经（桡神经分支）穿肱三头肌外侧后,沿臂外侧面及前臂后面下降,分布于外上髁、鹰嘴和前臂后面达腕。

2.病因　本病的病因有很多学说,目前被广泛认可的是由 Cyriax 提出的肱骨外上髁肌腱大体撕裂或显微撕裂,长期从事屈腕,旋转,伸腕,伸指活动,使肌肉长期处于紧张状态,使肌腱附着点反复受到牵拉刺激,引起肌腱发生断裂,从而出现炎性反应、渗出、粘连,而产生疼痛。尽管局部没有炎症的红肿热痛症状,但有研究表明肱骨外上髁局部存在谷氨酸盐、P物质、降钙素相关基因肽等物质为临床治疗提供了方向。采用激光多普勒流速仪技术显示肱骨外上髁炎病灶处微循环和缺氧的新陈代谢可能与疾病有关。中医认为本病是由于气血虚弱,风寒湿邪承袭而瘀阻经筋,流注关节引起。

3.病机

（1）本病病理变化比较复杂,主要以局部充血水肿,渗出粘连为主。并且常有肌纤维撕脱及关节滑膜嵌顿等,肌腱纤维内有退行性变及老化,也可出现支配伸肌神经分支的神经炎,或肱骨外上髁骨膜炎等,退化的肌腱周围有淋巴细胞浸润,瘢痕组织既边缘有囊性变,在病理检查时可发现包裹在瘢痕组织中的微小骨折块。

（2）神经卡压说:如桡神经深支卡压、前臂外侧神经皮支绞窄或为筋膜卡压所致等。

（3）微血管神经束卡压说:国内外部分学者认为,伸肌总腱深处有一细小的微血管神经束,从肌肉、肌腱发出,穿过肌筋膜或肌腱膜进入皮下。当该微血管神经束穿过筋膜或肌腱时受到卡压即可引起症状,压痛点就在微血管神经束穿过肌筋膜处。

（4）腱末端病说:肱骨外上髁有桡侧腕长伸肌、桡侧腕短伸肌、指伸肌、小指伸肌和尺侧腕伸肌。这些肌肉的主要功能是伸腕和伸指,当这些肌肉在伸腕和伸指运动时都会使附着于肱骨外上髁部的肌腱筋膜受到牵拉,一旦超过了它所承受的压力,则将损伤伸肌总腱从而劳损、撕裂、瘢痕形成。

（三）诊断

1.临床表现　肘关节外侧,肱骨外上髁处局限性酸痛为主要症状。多起病缓慢,其疼痛在旋转背伸、提拉、端、推等动作时更为剧烈,如拧衣、扫地、端茶壶、倒水等,同时沿伸腕肌向下放射。轻者,轻微症状时隐时现,有的经数日或数月自然痊愈。重者,可反复发作,疼痛为持续性,前臂旋转及握物无力,局部可微呈肿胀。肱骨外上髁处,环状韧带或肱桡关节间隙处明显压痛,以及沿伸腕肌行走方向广泛压痛。前臂伸肌紧张试验阳性。密耳（Mill）试验阳性。

2．辅助检查　X 线片检查多无异常，有的可见外上髁粗糙或钙化阴影。

3．诊断标准　①有前臂伸肌的慢性牵拉损伤史；②肘外侧痛；③肱骨外上髁即桡侧腕伸肌起点处压痛；④前臂内旋、屈腕伸肘时引起肘外侧痛，前臂伸肌群紧张试验阳性，伸肌群抗阻试验阳性；⑤肘关节活动正常，肘部 X 线片显示未见明显异常。

4．分期标准　①急性炎症期：病史较短，疼痛较轻，肘部活动稍受限；②粘连挛缩期：病史较长，疼痛明显，活动受限，患肢不能从事正常的工作和生活，经多次局部封闭治疗效果不佳。

5．鉴别诊断　肱桡关节炎，常规肘关节正侧位片，肘关节间隙变窄，关节面硬化，有明显骨赘形成。而肱骨外上髁炎肘部 X 线片一般显示无明显异常，因与之相鉴别。

（四）治疗

1．保守治疗　本病限制腕关节的活动，尤其是限制用力握拳伸腕动作是治疗和预防复发的基本原则。压痛点注射醋酸泼尼松龙溶液 1ml 和 2% 利多卡因溶液 1～2ml 的混合液，只要注射准确，均能取得极佳的近期效果。疗效是否巩固，与能否适当限制腕关节活动关系很大。对不能间断训练的运动员，应适当减少运动量，并避免反手击球，同时在桡骨头下方伸肌上捆扎弹性保护伞，以减少腱起点处的牵张应力。本病轻者可休息、局部热敷或红花油外用，在压痛点处行激光、超激光等治疗，症状重、发病急者可三角巾悬吊患肢，腕部制动 1～2 周，并口服非甾类抗炎药如双氯芬酸 25mg，3 次 / 天。较重者可行痛点阻滞：在肱骨外上髁压痛最明显处注射 1% 利多卡因、维生素 B_{12} 0.5mg、得宝松 3～4mg 混合液 2～3ml，每周 1 次，3 次为 1 个疗程。

2．手术治疗　当传统治疗失败后，要考虑采用外科手术。记载的手术方法有伸肌总腱附着点松解术、选择皮下神经血管束切除术、桡神经深支减压术等。

3．微创治疗思路和特点　一般认为是由于肱骨外上髁伸肌总腱的慢性劳损及牵扯损伤引起的，尤其是桡侧伸腕短肌最易损伤。小针刀微创治疗，将受损粘连的肌腱进行松解，瘢痕刮除，切断神经血管束，使局部的动态平衡得到恢复，具有创伤小，治疗效果佳的特点。

4．微创治疗方法——针刀松解术　患者清醒状态下取坐位，患侧肘部屈曲平放于治疗桌上，用 0.5% 甲紫溶液在左肱骨外上髁骨凸周围压痛明显处定位，常规消毒后，在痛点定位处用 1% 利多卡因 2～3ml 做局部浸润麻醉生效后，沿麻醉针孔进针刀，刀口线与前臂纵轴平行，刀体与肱骨外上髁皮面垂直刺入，进刀直达骨面，转动针刀 90°，使刀口线与前臂伸肌总腱走行垂直，排切 3～5 刀，然后轻轻松开刀柄，让其刀锋"浮"起，然后摆动刀柄 45°，做纵行疏通、横行剥离。术毕，拔出针刀后压迫穿刺点 3～5 分钟以防止出血，再次消毒穿刺点覆盖包扎。

（五）康复护理

微创术后采用无菌敷料局部加压包扎，最初 24～48 小时内，可以每日冰敷手术部位 2～3 次，每次 20 分钟。可以使用腕关节夹板固定几日，随后进行局部热敷和简单的牵张运动，但应避免剧烈运动或上举。症状改善后可以进行等长抓举锻炼和腕关节伸直锻炼。

（六）转归和预后

多数患者经手术治疗后会完全正常，局部疼痛和压痛消失，手腕和前臂活动良好，日常生活及工作不受任何影响。运用小针刀松解术治疗肱骨外上髁炎技术损伤小，操作简便，大多患者一次即可痊愈，但后期应注意改变日常生活习惯，减少手腕及前臂的活动，避免复发。

（七）现代研究

肱骨外上髁炎用于描述发生在肘关节外侧部的一系列症状。非运动员的发生率比运动员要高,在接近50岁的人群中发生率最高,无性别差异。可发生在肘关节几乎伸直时前臂反复内外旋的活动中。1873年,Runge首次描述了这一疾病的临床表现,自那以后大约有30种不同的疾病被怀疑是本病的病因。目前,尽管初期的观点是炎症过程,大多数学者认为桡侧腕短伸肌起点的微撕裂是本病的病因,显微镜下观察到血管纤维母细胞样增生的不成熟修复组织。病变主要在桡侧伸腕短肌,也可以波及桡侧腕长伸肌和指总伸肌。临床治疗方法多种多样,如休息、冰敷、注射和理疗,包括超声、离子投入、电刺激、推拿、软组织活动、按摩、伸展与力量锻炼以及对抗力支具的理疗。

参 考 文 献

1. 庞继光. 针刀医学基础与临床 [M]. 深圳:海天出版社,1996:135.

2. 国家中医药管理局. 中医病证诊断疗效标准 [M]. 南京:南京中医药大学出版社,1994:195.

3. 龙智铨. 顽固性网球肘的治疗研究进展 [J]. 中医正骨,2005,17(6):57.

4. 蒋鸣福,刘景生,黄桂成,等. 软组织损伤临床研究 [M]. 北京:北京科学技术出版社,2006:131.

5. 刘联群. 骨伤科微创技术案例评析 [M]. 北京:人民卫生出版社,2009:373.

三、桡骨茎突部狭窄性腱鞘炎

(一)概述

桡骨茎突部位的腱鞘因劳损、风寒刺激发生创伤性炎症改变,引起肌腱局部变粗、腱鞘管壁增厚、粘连或狭窄,称为桡骨茎突狭窄性腱鞘炎。临床资料显示女性发病多于男性。该病是手腕部最常见的腱鞘炎。

(二)病因病机

1. 应用解剖 桡骨茎突位于桡骨的下端揭开皮肤、皮下组织可见桡骨茎突腱鞘。其腱鞘底为桡骨下端茎突外侧的浅沟,在沟上由附着于桡骨下端外侧缘及桡骨茎突上的腕背侧韧带覆盖,形成了骨纤维管,内有拇长展肌腱与拇短伸肌腱通过,部位狭窄,且浅居皮下。于桡骨茎突处二条肌腱共同行于该骨纤维管中,肌腱出鞘管后折成一定的角度分别止于拇指及第一掌骨。当拇指及腕关节活动时,此折角加大,从而增加肌腱与纤维骨性鞘管管壁的摩擦,特别是用拇指用力捏持操作,做快速动作的工作,时间久之,即可造成肌腱滑膜炎症,进而出现临床疼痛等症状。在女性,此折角较男性为大,加之抱小孩等家务劳动较多,因此女性发病率高于男性。

2. 发病机制 经常持久地活动腕部是该病常见的发病原因。腱沟浅而窄,底部骨面凹凸不平,沟面覆盖有腕背韧带,两条肌腱被约束在狭窄的比较坚硬的腱鞘内,两肌腱出鞘管后,分成一定的角度止于不同骨面。由于腕和拇指的活动度大,且以此处为支点,从而增加了肌腱与腱鞘摩擦的力度。手工操作者捏持工作,拇长展肌经常处于紧张状态,而增加了肌腱与鞘管的摩擦。久之,造成积累性劳损,腱鞘内壁产生炎症,不断渗出、肿胀、结疤,以致腱鞘增厚而变狭窄、硬韧。由于腱鞘内层不断结疤,在一定条件下和鞘内肌腱发生粘连,而肌腱还在不断的运动,肌腱将又受到挤压,还要水肿、粗大,最后则被挤压而萎缩变细。如此恶性循环,致使功能障碍。

(三)诊断

1. 临床表现 患者的主要礼成表现为桡骨茎突部的局限性疼痛,疼痛可向手及前臂部放散,严重者可放散至拇指及肘部。腕部和拇指的活动可使疼痛加重,拇指伸展活动受限。发病初期,患者可只表现为腕部桡侧的不适,常因腕部活动过多而加重,以后逐渐出现腕部及拇指背部持续性钝痛。急性发作者疼痛剧烈,并可向手及上臂部放散。

2.辅助检查　X线检查桡骨茎突一般无明显异常。

3.诊断标准

(1)有劳损史,好发于家庭妇女及长期从事腕部操作者。

(2)桡骨茎突部疼痛,肿胀隆起,压痛,腕部劳累后或寒冷刺激后疼痛加剧,局部腱鞘增厚,握物无力,活动受限。

(3)握拳尺偏试验阳性。

(四)治疗

1.保守治疗　病情轻者可口服非甾体消炎药(NSAID)和行物理治疗等,必要时可做局部封闭治疗,用1%利多卡因溶液5ml加醋酸曲安奈德12.5mg在局部严密皮肤消毒下注射于腱鞘内,每周1次可连续注射3~4次。

2.手术治疗　经非手术疗法治疗无效者,可在局部麻醉下行狭窄腱鞘切开术术,中注意探查拇短伸肌腱与拇长伸肌腱是否包裹在同一腱鞘内,若是分别在两个腱鞘中则必须把两个腱鞘都切开,如有迷走肌腱必须切除,将肌腱提起检查腱鞘底部有无异常,如有骨刺则需切除,术中需注意勿损伤在局部走行的桡神经浅支和头静脉,术后早期练习拇指活动。

3.微创治疗思路和特点　本病保守治疗存在疗效差或容易反复发作的缺点,而应用小针刀治疗本病可剥离粘连,解除腱鞘内压,具有操作方便、见效快、疗效佳等优点,值得推广应用。

4.微创治疗方法——针刀松解术　患者取坐位,握拳立于治疗桌上。用0.5%甲紫溶液在左桡骨茎突压痛最敏感处定点,常规消毒后,在痛点定位处用1%利多卡因溶液2ml局部麻醉生效后,沿麻醉针孔进针刀,刀口线与肌腱走行平行,刀体与皮面垂直。快速刺入皮肤,刀锋即达浅表层腱鞘处,纵向一刀挨一刀排切硬结及增厚的腱鞘,此时可听到"嗑嚓"的声音,若不彻底,可重复排切,当切透腱鞘时有突破感,在到达肌腱表面时"嗑嚓"声音消失,刀下有松动感后出刀。注意不要伤及深处肌腱。术毕,拔出针刀后压迫穿刺点3~5分钟以防止出血,再次消毒穿刺点覆盖包扎。

(五)康复护理

术后采用无菌敷料局部加压包扎,术后24小时应鼓励患者做拇指的屈伸运动,最初24~48小时内,可以每日冰敷手术部位2~3次,每次20分钟。术后第1周夜间用拇指夹板固定,避免过度使用手和腕关节。

(六)转归和预后

大多患者经过小针刀闭合松解术后基本痊愈,后期应避免拇指及腕关节过度活动,少数微创手术过程中可能伤及肌腱、桡动脉和桡神经浅支出现肌腱断裂、术后肌腱严重粘连、腱鞘炎复发和周围神经损伤以及感染等严重并发症。

(七)现代研究

腱鞘炎属中医"伤筋"范畴,系因局部劳作过度,积劳伤筋,或受寒凉,致使气血凝滞,不能濡养经筋而发病。中医中药有独特优势,如针刺、灸法、中药熏洗等;针刀治疗桡骨茎突狭窄性腱鞘炎的理论基础主要是针刀能够解除卡压及所谓的粘连,以达"松则不痛"、"通则不痛"之效。常配合鞘内注射局麻药和激素的混合液,以达到止痛消炎、减轻充血、水肿和纤维性粘连的作用。通常认为肌腱被松解的标志是拇指伸展能够活动轻松自如。但由于桡骨茎突纤维鞘近端与桡神经浅支最短距离约 7.0mm，如果切割范围较大，很有可能伤及桡神经浅支。同时又由于迷走肌腱存在、拇长展肌腱及拇短伸肌腱为各自独立的腱鞘等变异，针刀治疗后狭窄并没完全获得松解，因此可在 B 超引导下进行小针刀松解治疗术。

参 考 文 献

1. 庞继光. 针刀医学基础与临床 [M]. 深圳：海天出版社，1996：140.

2. 国家中医药管理局. 中医病证诊断疗效标准 [M]. 南京：南京中医药大学出版社，1994：196.

3. 张志钧，刘有生，万道富，等. 桡骨茎突狭窄性腱鞘炎封闭疗法的解剖学基础 [J]. 中国骨伤，2001，14（3）：139.

4. 蒋鸣福，刘景生，黄桂成，等. 软组织损伤临床研究 [M]. 北京：北京科学技术出版社，2006：157.

5. 刘联群. 骨伤科微创技术案例评析 [M]. 北京：人民卫生出版社，2009：378.

四、屈指肌狭窄性腱鞘炎

（一）概述

本病又称"弹响指"和"板机指"，好发于拇指、中指和环指，多发于掌骨头相对应的屈指肌腱鞘的起始处。该病是由于手指伸屈频繁使屈指浅、深肌腱与腱鞘反复摩擦，致肌腱与腱鞘受损，出现炎症改变（非化脓性感染所致）。由于膨大的肌腱被狭窄的腱鞘嵌顿，手指屈伸活动时，肌腱上的硬结挤过狭窄处时发出"嘎嘣"的声音，故命名。该病是骨伤科的常见病和多发病，采用保守疗法，疗效较差。手术疗法又不易为人们接受，而针刀闭合型手术治疗既简便、又安全，疗效颇佳。

（二）病因病机

1. 应用解剖　腱鞘是套在长肌腱表面的鞘管，存在于活动性较大的手足等处，使腱固定于一定位置并减少腱与骨面的摩擦。腱鞘分纤维层和滑膜层。纤维层位于外层，为深筋膜增厚所形成，对肌腱起滑车和约束作用，腱鞘的滑膜层位于腱纤维鞘内，为双层圆筒形的鞘，两层之间含有少量滑液，起润滑和营养肌腱的作用。整个滑液鞘内层包在肌腱的表面，外层贴在腱纤维鞘内面，由此构成了密闭、潜在的间隙 - 滑膜腔。在内、外层滑膜转折部，其间的结缔组织、血管、神经和淋巴管一起，在骨面到肌腱下面即在肌腱贴骨面的一侧，犹如肠系膜，相互移行形成的滑膜皱襞 - 腱系膜，其中有供应肌腱的血管通过。这是有滑膜肌腱与周围组织之间的重要联系通道。肌腱在跨越关节处有坚韧的腱鞘将其约束在骨膜上，以防止肌腱像弓弦样弹起，或向两侧滑移。因此，腱鞘和指骨形成了弹性极小的"骨 - 纤维隧道"，骨纤维管自第 3 节指骨底至掌骨小头，指屈肌腱为滑膜所包围，指鞘韧带位于掌骨小头处，宽 4～6mm，厚约 1mm，边缘清楚，与掌骨构成骨纤维性隧道肌腱能够在这个隧道，即鞘内自由滑动。腱鞘的近侧或远侧缘为较硬的锐缘，在掌指关节处腱鞘增厚最明显，称为环状韧带。指神经和指动脉走行于手指的两侧。

2. 发病机制　狭窄性腱鞘炎的常见原因为慢性损伤，如手指的长期快速活动、手指的长期用力活动，肌腱在环状韧带近或远侧缘上长期摩擦后，有可能发生肌腱和腱鞘的损伤性炎症。病变处纤维鞘管增厚，形成环状狭窄。受卡压的肌腱呈局部隆起，色暗黄失去原有光泽，触之皮下为结节样肿物或硬结。发病早期，手指屈伸时，膨大的屈肌腱可勉强滑过鞘管的狭窄环，产生扳枪机样的动作及弹响，可有明显的局限性压痛。重时不能主动屈曲，或固定在屈曲位不能伸直。手指屈伸时结节处有弹跳感。

（三）诊断

1. 临床表现 发病缓慢，起始于早晨醒来时，患指发僵、酸楚不适，手指活动欠灵活，经刷牙、洗脸等活动后，症状消失。继后晨起醒来，手指伸屈不畅，并时或出现嵌顿弹响声，患手指因炎症程度不同而疼痛轻重不等。活动或温水浸泡后，弹响声消除，有些患者需活动1～2小时后症状逐渐消失。再继续发展，晨起后，患指疼痛闭锁，常诉疼痛在指间关节，而不在掌指关节。有些患者只诉手背面疼痛不适，活动后手指疼痛减轻，但手指终日屈伸活动均有弹响声；有些患者手指屈伸时不能自行伸直或屈曲，需另一手协助方能完成动作。严重者，手指疼痛剧烈，手指屈曲动作明显受限，甚至被"固定"在伸直位。被动屈伸患指疼痛如锥，弹响显著。由于平时手指活动少，手指淋巴回流障碍而显得肿胀。

2. 辅助检查 X线检查一般无明显异常。

3. 诊断标准

（1）有手部劳损病史。多见于妇女及手工劳动者，好发于拇指、中指、无名指。

（2）手指活动不灵活，局限性酸痛，晨起或劳累后症状明显。

（3）掌指关节掌侧压痛，可触及结节，指伸屈活动困难，有弹响或交锁现象。

（四）治疗

1. 保守治疗 本病按严重程度分为4度：

Ⅰ度：局部有疼痛、压痛及肿块。

Ⅱ度：疼痛、压痛及肿块伴摩擦感，偶尔有弹响。

Ⅲ度：经常发生弹响，偶尔有闭锁。

Ⅳ度：经常发生闭锁。

对于Ⅰ度的患者，可采用局部固定、制动，使患者休息，或改换工作、局部热敷、理疗均可治愈。对于Ⅱ度患者，可用鞘内注射疗法。

2. 手术治疗 手术采用局部麻醉，纵行切开肌腱鞘管的增厚部分，并做部分切除，以松解肥厚狭窄的腱鞘，检查手指主动屈伸活动自如，即表示松解已彻底。

3. 微创治疗思路和特点 对于Ⅲ～Ⅳ度患者，建议采用针刀治疗。针刀是采用闭合性手术打开屈肌腱环形部或骨纤维管，使肌腱顺利通过。效果好，损伤小，基本无复发，安全、简单，患者更易接受。

4. 微创治疗方法——针刀松解术 拇指屈指肌腱狭窄性腱鞘炎治疗：患者取端坐位，患手平放于治疗床上，掌心向上，腕背垫枕。用0.5%甲紫溶液在远侧掌横纹与拇指纵轴延长线相交点的两骨突间最痛点定点。常规消毒后，用1%利多卡因溶液2ml在定点处做局部浸润麻醉，最好作腱鞘内注射，使拇指远端有发胀感。麻醉生效后，沿麻醉针孔进针刀，刀口线与拇指纵轴平行，纵向一刀挨一刀排切硬结及增厚的腱鞘，此时可听到"咔嚓""咔嚓"的声音，若不彻底，可重复排切，当切透腱鞘时有突破感，在到达肌腱表面时"咔嚓""咔嚓"声音消失。注意不要伤及深处肌腱。再检查患者右拇指屈伸自如，弹响消失，触摸硬结也不复存在，手术成功。术毕，拔出针刀后压迫穿刺点3～5分钟以防止出血，再次消毒穿刺点覆盖包扎。

第2～4指屈指肌狭窄性腱鞘炎的治疗：定点掌远纹尺侧端与掌中纹桡侧端两端的连线，是屈指肌腱腱鞘的起始部，刀口线与屈指肌腱走行绝对平行，刀体与掌部皮面垂直。快速刺入皮肤，匀速推进，避开肌腱刺达骨面，纵行疏通剥离。硬结较大者，术者左手拇指固定住硬结，针刀稍提起，刀口线不变，在硬结上切2～3刀，不可过量切割。

（五）康复护理

小针刀松解术后采用无菌敷料局部加压包扎，术后 24 小时应鼓励患者做手指的屈伸运动术后，最初 24～48 小时内，可以每日冰敷手术部位 2～3 次，每次 20 分钟。几日后可以进行局部热敷和简单的牵张运动，但应避免用手或剧烈的手部运动。手夹板（掌指关节 10°～15°）可以通过保护手指减轻疼痛。

（六）转归和预后

运用小针刀松解术治疗屈指肌腱狭窄性腱鞘炎技术损伤小，操作简便可控性强，一次即可痊愈，且复发率低；但松解过程中可能出现损伤手指两侧的血管神经束及肌腱，如果小针刀松解后症状无缓解者应外科处理。

（七）现代研究

屈指肌腱狭窄性腱鞘炎的治疗方法很多，但疗效欠佳，在临床上治疗基本趋于一致的认识是：对初期及弹响前期的患者采用按摩手法、封闭、功能锻炼、外用药物、针灸等方法；而对出现弹响和功能受限的屈指肌腱狭窄性腱鞘炎患者，多采用刀具进行治疗。但现在临床医师使用手术刀具均为自制，如两刃刀、针灸刀、Y 型刀、注射针头等，由于临床经验的多寡，有时不可避免的会出现并发症。

参 考 文 献

1. 庞继光. 针刀医学基础与临床 [M]. 深圳：海天出版社，1996：149.
2. 国家中医药管理局. 中医病证诊断疗效标准 [M]. 南京：南京中医药大学出版社，1994：198.
3. 何金山，潘明德. 指屈肌腱狭窄性腱鞘炎非手术治疗的前瞻性研究 [J]. 中华手外科杂志，2002，18（3）：162.
4. 刘联群. 骨伤科微创技术案例评析 [M]. 北京：人民卫生出版社，2009：382.

（翁文水　刘联群）

第三节　软组织损伤性疾病

一、肩周炎

（一）概述

肩周炎是一类引起盂肱关节僵硬的粘连性关节囊炎（adhesive capsulitis），表现为肩关节周围疼痛，肩关节各个方向主动和被动活动度降低，影像学检查除骨量减少外无明显异常的疾患。本病并非肩周某一点独立的疾病，而是继某种局部病理变化之后波及整个或大部分关节周围的综合病变，而肩关节的退行性变为本病的原发病因，外伤、劳损或风寒湿邪侵袭为其诱发外因。内外相互影响而形成本病。肱二头肌腱长头腱鞘炎为本病的首发病变。

（二）病因病机

1. 应用解剖　肩关节由盂肱关节、肩锁关节、胸锁关节和肩胸关节组合而成。其中，盂肱关节在肩关节正常运动中占有重要地位。盂肱关节由肱骨头和肩胛骨的关节盂连接所构成。其稳定主要依赖关节囊，肌腱袖，韧带等结构来维持。由于肱骨头较大，关节盂甚浅，韧带薄弱，关节囊松弛，故关节活动范围最大，极易产生劳损。肱二头肌腱长头，起自盂上结节，跨过肱骨头，进入结节间沟，介于肩胛下肌之间，而肩胛下肌又抵止于肱二头肌腱长头的内缘。肱二头肌腱长头在肱横韧带的保护下完成正常的活动功能，防止其自结节沟向外滑脱。关节滑膜沿肱二头肌腱长头的外侧，在结节间沟内向下，延展，再向上反折，形成骨纤维性管，可束缚肱二头肌腱长头沿结节间沟滑动，但由于退变，极易导致狭窄性腱鞘炎。肱二头肌腱有悬吊肱骨头，防止肱骨头脱位的功能。喙肱韧带在盂肱关节的上方，起自喙突后外侧和基底部，向外横向伸展，横跨于肱二头肌腱的前上方，抵止于肱骨大、小结节。肌腱袖为包围肱骨头的主要腱膜组织，由肩胛下肌、同上肌、同下肌、小圆肌构成，腱袖的肌腱扁阔，紧密地附着于关节囊止于肱骨结节。肩胛下肌起于肩胛下窝，构成腱袖的前壁，抵止于肱骨小结节，然后在其外侧与关节囊混淆。小圆肌起自肩胛骨腋缘，与同下肌并行向外，抵止于肱骨大结节的后下方，构成腱袖的后壁。在腱袖的内面与肱骨头的外方，尚有起自关节盂唇，抵止至肱骨解剖颈的关节囊和关节滑膜。囊壁的前方受上、中、下三个盂肱韧带保护。大圆肌起自肩胛下角的背面，经过肱三头肌的前方，抵止于肱骨小结节脊；背阔肌起自6个胸椎及全部腰椎棘突，髂脊后部，抵止于肱骨小结节；以及起自喙突的肱二头肌短头和喙肱肌等，围绕在盂肱关节的周围。一旦肩关节遭受某个部位的病理变化侵袭之后，各机相继发生反应。

2. 发病机制　根据肩关节解剖结构的关系，则不难理解本病的形成与发展。任何有关盂肱关节附近结构的炎性改变，如肩峰下滑囊炎、冈上肌腱炎、钙化、撕裂、肱二头肌腱长头肌腱炎的病理变化，均可成为导致肩关节周围炎的诱发原因，但通过临床观察则认为肱二头肌腱炎为本病的首发原因。由于年老体差，气血不足，退行性变，结节间沟内骨质增生，骨纤维管变浅变窄，加以感受风寒湿邪，或过度劳损，使肱二头肌腱鞘肿胀，肥厚，管腔积液，形成狭窄性腱鞘炎，影响肌腱在腱鞘内正常滑动，从而局部疼痛，关节活动受累。此时为急性炎症表现期，如能适当合理地进行治疗，消除炎性病变，即可早期治愈，不再继续发展。如未能进行有效治疗，其炎性病变可蔓延扩散，侵犯至关节囊滑膜，韧带，以及肌腱袖等附件软组织，发生肿胀，渗液。久之，则逐渐程度不等地加深肱二头肌长头肌腱和腱管的退行性变，且腱鞘肥厚与骨纤维变窄，渗液机化，产生粘连，成为慢性狭窄性腱鞘炎，并使周围其他肌腱相继受累，影响关节活动。有的患者害怕关节疼痛，不敢进行功能锻炼和有效活动，关节滑膜、关节囊、韧带、肌腱袖均与肱骨头发生早期粘连，尤其喙肱韧带在结节间沟的前侧发生痉挛、缩短、粘连，限制肱骨外旋，同时大圆肌、喙肱肌、肱二头肌腱短头，甚至大、小菱形肌均产生反射性痉挛，使盂肱关节的活动完全丧失。肩部肌肉逐渐萎缩，失去收缩功能，使盂肱关节完全处于僵硬而呈冻结状态。

（三）诊断

1. 临床表现　本病早期肩关节呈阵发性疼痛，常因天气变化及劳累而诱发，以后逐渐发展为持续性疼痛，并逐渐加重，昼轻夜重，肩关节向各个方向的主动和被动活动均受限。肩部受到牵拉时，可引起剧烈疼痛。肩关节可有广泛压痛，并向颈部及肘部放射，还可出现不同程度的三角肌的萎缩。临床上分为3期：①急性发作期：一般持续2~3周，骤然发觉肩前疼痛，怕活动，以肱二头肌腱长头处压痛为多且疼痛最明显，关节活动时疼痛加剧。②慢性缓解期：由于急性疼痛的影响使患者始终制动休息，患肢处于固定位，约2~3周后出现肩关节粘连，关节活动受限。但此期疼痛却有所减轻，而肩部周围肌肉逐渐显示不同程度萎缩。此期，维持2~3个月。③僵硬冻结期：此期多数患者因体质虚弱，怕疼痛而未进行锻炼或治疗不当，暴力牵拉，盲目求速，而引起软组织撕裂，出血，炎性病变扩散至附近其他软组织而致粘连，整个关节处于固定、僵硬状态，严重丧失了关节活动。

2. 辅助检查　X线检查可无明显异常，有时可见骨质疏松，冈上肌腱钙化或大结节处有高密度影。肩关节造影则有关节囊收缩，关节囊下部皱褶消失等改变。

3. 诊断标准

(1) 慢性劳损,外伤筋骨,气血不足复感受风寒湿邪所致。

(2) 好发年龄在 50 岁左右,女性发病率高于男性,右肩多于左肩,多见于体力劳动者,多为慢性发病。

(3) 肩周疼痛,以夜间为甚,常因天气变化及劳累而诱发,肩关节活动功能障碍。

(4) 肩部肌肉萎缩,肩前、后、外侧均有压痛,外展功能受限明显,出现典型的"扛肩"现象。

(5) X 线检查多为阴性,病程久者可见骨质疏松。

(四) 治疗

1. 保守治疗

(1) 口服药物:如非甾体类消炎镇痛药(NSAIDs),疗效有限。

(2) 局部痛点封闭:常用的有可的松,据报道长期效果并不理想。

(3) 降钙素:如"密盖息",有肌肉注射和鼻腔喷雾给药两种剂型,治疗原理是基于肩周炎属于"反射性交感神经营养不良"的理论,尚有待深入研究。

(4) 局部麻醉:有报道肩胛上神经周围或臂丛神经肌间沟注射局麻药物,可以缓解肩周炎的疼痛症状,然而疗效维持时间短暂。

(5) 关节扩张法:又称为水成形技术,主要针对关节腔容量的减小,关节内注射 40～50ml 液体(混有布比卡因、利多卡因等局麻药,以及皮质类固醇激素)。

(6) 透明质酸钠做关节腔内注射:早期应用能使肩周炎缩短疗程及减少粘连。中期关节粘连或冻结期时应用更显得重要,病人给药后被动关节活动立即改善,活动增加,外展改善尤为明显,疼痛减轻。

(7) 按摩疗法:按摩能够松弛肩部肌肉和韧带,改善肌肉组织的血液循环,恢复肩关节内外平衡。在肩周炎发生粘连、冻结肩时按摩疗法更显得尤为重要,也可配合麻醉下手法松解,即在麻醉状态下,通过手法松解关节周围的粘连组织,以恢复肩关节活动度。

2. 手术治疗　手术松解,包括开放手术和关节镜微创手术。随着近年来关节镜微创外科技术和设备的进步,关节镜下松解逐渐成为治疗"肩周炎"关节僵硬的重要手段,甚至门诊手术即可完成。肩周炎关节镜下松解术主要包括切除肩袖间隙处的炎症滑膜,松解盂肱上韧带、喙肱韧带和前方关节囊,松解肩胛下肌腱,分离肩下方关节囊,术后对于缓解肩周炎疼痛和恢复关节活动度具有明显疗效。关节镜下松解术对于注重生活质量、希望缩短自然愈合时程,或保守治疗无效的肩周炎病例,是一种良好的治疗手段。

3. 微创治疗思路和特点　任何有关盂肱关节附近结构的炎性改变,如肩峰下滑囊炎、冈上肌腱炎、钙化、撕裂、肱二头肌腱长头肌腱炎的病理变化,均可成为导致肩关节周围炎的诱发原因。小针刀治疗通过闭合性松解粘连及对一些肌肉、韧带的高应力点松解,从而阻断了疼痛和肌紧张之间的恶性循环,起到镇痛解痉的作用。部分病例经数月至数年保守治疗未能奏效,严重影响生活工作者,建议用针刀治疗。

4. 微创治疗方法——针刀松解术　患者取仰卧位,上肢自然放于体侧。用 0.5% 甲紫溶液在喙突、大结节、小结节、肩峰下寻找最明显的压痛点作标记。常规消毒后,用 1% 利多卡因溶液 5ml 在以上各点做局部浸润麻醉生效后,沿麻醉针孔进针刀,使针刀口线与肌纤维走向一致,先做纵行疏通剥离,使粘连松解,再将针身与骨面呈 45°角,刀口紧贴骨面上部的软组织进行剥离,直到针刀下感觉松动,对肩峰下滑囊需做通透性剥离,充分减压。在肱骨大小结节间沟针刀以横剥为主。术毕,拔出针刀后压迫穿刺点 3～5 分钟以防止出血,再次消毒穿刺点覆盖包扎。

（五）康复护理

针刀微创疗法术后注意观察患肢面色及检测血压，无异常后方可离开；24 小时内禁止伤口接触水；术后三天内针孔疼痛属正常现象，可给予消炎止痛药对症治疗。手术 24 小时后，医者每天 1 次性肩关节推拿与功能训练，幅度与强度从小到大循序渐进。关节镜微创术后以颈腕吊带制动。第二天即可开始进行功能锻炼，但主要以被动运动为主，并结合爬墙、棒操、拉绳等辅助器械锻炼。一周后开始进行主动运动功能锻炼。

（六）转归和预后

微创术后患者如进行良好的功能锻炼，基本都可以完全恢复其功能，但有糖尿病史或结核病史的患者，治疗效果较差。

（七）现代研究

肩周炎的治疗主要有两个目的：缓解疼痛和恢复关节活动度。

目前，国际上缓解疼痛的治疗手段主要包括：①口服药物：如非甾体消炎镇痛药，疗效有限。②局部痛点封闭：常用的有可的松，据报道长期效果并不理想。③降钙素：如"密盖息"，有肌肉注射和鼻腔喷雾给药两种剂型，治疗原理是基于肩周炎属于"反射性交感神经营养不良"的理论，尚有待深入研究。④局部麻醉：有报道肩胛上神经周围或臂丛神经肌间沟注射时间短暂，没有证据表明能够改变自然病程。⑤关节扩张法：又称为水成形技术，主要针对关节腔容量的减小，关节内注射 40~50ml 液体。有学者报道，关节扩张法对于缓解疼痛和恢复关节活动度具有良好效果。

缓解关节僵硬，恢复关节活动度的治疗方式包括：①麻醉下手法松解：即在麻醉状态下，通过手法松解关节周围的粘连组织，以恢复肩关节活动度。然而手法松解有一定难度，不同手法可能疗效不同。另外，手法松解有骨折、关节脱位、肩袖损伤、臂丛神经损伤，关节周围软组织损伤等并发症。②手术松解：包括开放手术和关节镜微创手术。随着近年来关节镜微创外科技术和设备的进步，关节镜下松解逐渐成为治疗"肩周炎"关节僵硬的重要手段，甚至门诊手术即可完成。

参 考 文 献

1. 国家中医药管理局. 中医病证诊断疗效标准 [M]. 南京：南京中医药大学出版社，1994：195.

2. 陈疾忤，陈世益. 肩周炎研究进展 [J]. 国外医学（骨科学分册），2005，26（2）：94.

3. 李殿宁，叶平. 针刀治疗肩周炎的中西医结合机理探讨 [J]. 针灸临床杂志，2002，18（11）：54.

4. 朱国庆，苏慧. 针刀手法闭合松解术治疗肩周炎 [J]. 中医外治杂志，2002，11（5）：36.

5. 胥少汀，葛宝丰，徐印坎. 实用骨科学 [M]. 北京：人民军医出版社，2005：1614-1616.

6. 桂鉴超，王黎明，顾湘杰，等. 关节镜下手术松解治疗肩周炎的临床研究 [J]. 中华手外科杂志，2008，2（24）：30-33.

7. 刘联群. 骨伤科微创技术案例评析 [M]. 北京：人民卫生出版社，2009：370-373.

二、第三腰椎横突综合征

（一）概述

第三腰椎横突综合征是腰痛为主要临床症状，并以 L3 横突局限性压痛为特征的一组临床症候群。是腰背痛的常见病因之一。1974 年国内首先做了报道，认为病因是腰三横突过长,故又命名为腰三横突过长综合征,另外又称第三腰椎横突尖综合征等。

（二）病因病机

1. 应用解剖 腰三横突位于肋弓与髂嵴之间,横突前后扁平、薄而长,向后外方伸成30°角左右,向前倾斜15°左右,近尖部骨面增厚粗糙。腰背筋膜中层附着于腰三横突尖部,另外横突上附着的韧带肌肉较多。如上下缘是横突间肌,后面是骶棘肌抵止,前面是腰方肌、腰大肌抵止,尖部还附着着横突间肌、多裂肌,横突间有横突韧带。有神经血管在横突尖周围,腹横筋膜的表面穿过。如横突前方有 L_3 脊神经前支通过,后方有 $L_1 \sim L_3$ 脊神经后支穿行。腰三横突受到的横向的拉力比其他横突大,因为 L_1、L_2 横突的侧面有肋弓,L_4、L_5 横突侧方有髂嵴,当腹压增高时腹肌的张力通过肋弓和髂嵴再传递给横突时将会减少,而腰三横突的侧方则没有像肋弓和髂嵴这样的缓冲带而是直接承受腹横筋膜的张力,长期受较大的作用力则受损伤的机会也增多。

2. 发病机制 第三腰椎横突比其他腰椎横突较长,处于腰椎的中段,起到加强腰部稳定性和平衡的作用。由于这一生理特征在腰部做屈伸活动时增加了横突尖部摩擦损伤腰部软组织的机会,当人体做过多的持久的弯腰屈伸活动时,第三腰椎横突尖部就会摩擦损伤腰部深筋膜和骶棘肌。受第三腰椎横突尖部摩擦损伤的肌肉,会有毛细血管出血,肌肉纤维断裂,自我修复的过程中,在一定条件下肌肉内部就会结疤。而与第三腰椎横突尖部粘连,限制腰背筋膜和骶棘肌的活动（腰部的屈伸）。当人体用力做弯腰活动或劳动时,深筋膜和骶棘肌就会受到牵拉而进一步损伤,引起局部出血、充血和水肿,出现严重的临床症状。经过一段时间的休息,充血和水肿被吸收,临床症状又有所缓解,但是粘连更加严重形成恶性循环。所以临床上未得到有效治疗者（剥开粘连或切除第三腰椎横突）都有症状加重的趋势。由于受第三腰椎横突尖部摩擦牵拉损伤的肌肉部位是在第三腰椎横突尖部运动范围内的一条线上,因此发生粘连必在横突尖部,当粘连形成后,将痛点就固定在第三腰椎横突尖部这个点上,故形成第三腰椎横突综合征。

（三）诊断

1. 临床表现 腰部有负重或不同程度的外伤、劳损史,腰部呈持续性酸痛、疲软无力。多数为单侧。部分病人的疼痛范围可波及臀部、股后、膝下及股内侧肌等处。弯腰及旋转腰部时疼痛加剧,劳累后明显加重,稍微活动,疼痛减轻。患者无间隙性跛行。腰部俯仰转侧活动受限,尤以健侧侧屈或旋转时尤甚。患侧腰三横突处有局限性压痛,有时可触及一纤维性硬结,常可引起同侧臀部及下肢后外侧反射痛。臀中肌后缘可触及一隆起条索状物,压痛明显。早期横突尖端部肥厚,呈轻度肿胀。

2. 辅助检查 腰椎X线检查:腰三横突肥大或过长,有时左右不对称。

3. 诊断标准

（1）有突然弯腰扭伤,长期慢性劳损或腰部受凉史。

（2）多见于从事体力劳动的青壮年。

（3）一侧慢性腰痛,晨起或弯腰疼痛加重,久坐直起困难,有时可向下肢放射至膝部。

（4）第三腰椎横突处压痛明显,并可触及条索状硬结。

（5）X线摄片可示有第三腰椎横突过长或左右不对称。

（四）治疗

1. 保守治疗 保守治疗主要包括内服中药、中药熏洗、针灸、中频理疗、痛点封闭、推拿按摩等。

2．手术治疗　在硬膜外麻醉下，于骶棘肌外侧以 L3 横突为中心，做长约 10cm 的纵行皮切口，逐层切开皮下组织，骶棘肌后鞘，沿筋膜间隙分离至横突，将骶棘肌拉向内侧，显露 L$_{2\sim4}$ 横突末端，松解粘连和变性增厚的组织，切除 L$_3$ 横突末端 0.8～1cm，术后 2 周开始进行腰背肌功能锻炼，术中应免作广泛的软组织剥离，勿损伤腰椎横突前动静脉。

3．微创治疗思路和特点　本病因外伤劳损后，受第三腰椎横突尖部摩擦牵拉损伤的肌肉部位是在第三腰椎横突尖部运动范围内的一条线上，因此发生粘连必在横突尖部，当粘连形成后，将痛点就固定在第三腰椎横突尖部这个点上，故形成第三腰椎横突综合征。针刀可直接松解粘连，剥离瘢痕，使被瘢痕组织"卡压"的神经血管束"解放"出来，且针刀有类似针灸疗法的作用，能疏通经络，加速气血流通，促进软组织炎症吸收，从而消除各种病理因素对末梢神经的刺激或压迫；恢复腰部的动态平衡。

4．微创治疗方法——针刀松解术　患者取俯卧位，于 L3 棘突上缘右侧旁开 3～4cm，横突尖部找准压痛点，用 0.5% 甲紫溶液标记。常规消毒后，取 0.1% 利多卡因溶液 10ml，用 7 号腰穿针刺入达横突尖，退出式局部浸润麻醉。麻醉生效后，术者左手拇指按压标记处，右手持针刀，使刀刃和人体纵轴平行，针刀紧贴左手拇指缘，沿麻醉针孔快速垂直刺入直达横突骨面，再移刀锋至横突尖端外缘，行纵向剥离 2～3 下，然后将刀锋移至横突尖端上下缘，行横向剥离 2～3 下，使横突与周围粘连之筋膜组织之间有松动感后出针。术毕压迫穿刺点 3～5 分钟以防止出血，再次消毒穿刺点覆盖包扎。

（五）康复护理

术后应保持手术局部皮肤清洁，出刀后刀眼处盖以"创可贴"，3 天内刀眼处避免接触冷水，密切观察生命征及手术局部的皮肤感觉、颜色、有无渗血等，嘱患者卧床休息，保持室温适宜，以避免出汗感染。疼痛剧烈者，可间断使用芬必得、扶他林、曲马多等止痛药物对症处理。在针刀术后 2～5 天开始作弯腰曲背活动，防止再度粘连。

（六）转归和预后

术后患者如进行良好的腰背肌肉功能锻炼，基本可以缓解腰部酸痛症状，亦可恢复腰部屈伸功能。

（七）现代研究

第三腰椎横突综合征，是指第三腰椎横突及周围软组织的急慢性无菌性炎症，引起腰臀部疼痛的综合症候群。现代医学认为，由于腰椎生理性前突，第三腰椎位于五个腰椎的中间部位，是腰前凸的顶点，第三腰椎横突最长，又是活动枢纽，故其所受杠杆作用力最大，其上所附着的肌肉、韧带、腹膜等软组织承受的拉力亦大，所以易受损伤，针刀松解法是一种新型的闭合型微创治疗方法，有实验证实它可直接作用于第三腰椎横突局部的炎症病灶，直接剥离粘连瘢痕组织，松懈横突与软组织之间的粘连，使神经根内的高压得到立即解除，改善局部循环，减轻炎症反应，并调节血清和肌肉组织匀浆中 5-HT 和肌肉组织中 -EP 的含量，介导外周的镇痛效应，这可能是针刀松解法治疗第三腰椎横突综合征的外周镇痛机制之一。

参 考 文 献

1. 庞继光. 针刀医学基础与临床 [M]. 深圳：海天出版社，1996：178.
2. 国家中医药管理局. 中医病证诊断疗效标准 [M]. 南京：南京中医药大学出版社，1994：216.
3. 秦学敏，王铁林，桑建美，等. 第三腰椎横突综合征 [J]. 中华骨科杂志，1995，15（10）：714.
4. 刘联群. 骨伤科微创技术案例评析 [M]. 北京：人民卫生出版社，2009：389.

三、棘上韧带损伤

（一）概述

棘上和棘间韧带损伤是指在弯腰时突然遭受外力或负重时，腰肌突然失力或长期劳损而引起棘上和棘间韧带的撕裂性损伤，从而导致腰背急、慢性疼痛和活动功能障碍的一种病症。本病好发于青壮年体力劳动者，男性多于女性。棘上和棘间韧带在弯腰时，位于腰背部的最外层和正中线，应力最大，容易损伤。据临床统计，棘上和棘间韧带损伤占软组织损伤所致腰背痛患者的18%，因而本病是导致腰背痛的常见疾病之一。

（二）病因病机

1. 应用解剖　棘上韧带起自第七颈椎棘突至骶中嵴，自上而下附着于各棘突上，止于腰4棘突上的占73%，止于腰3棘突的占22%，只有少数止于腰5棘突。腰5骶1之间没有棘上韧带。其纤维与棘突骨质密切相连，分层附着棘突后方，深层纤维连接两个棘突，中层纤维连接2~3个棘突，最表层的纤维一般连接3~4个相邻棘突。大部分纤维在深部连接相邻的棘突，起止于棘突的上、下角，浅层纤维在棘突尖部表面与下面相邻的棘突连接。胶原纤维排列成"Z"形，脊柱屈曲时该韧带即被拉紧，当脊柱侧屈时"Z"形的排列变直，伸直还原，具有一定的弹性。棘上韧带处于最外层，其作用是限制脊柱的过度前屈。其感觉由脊神经后支内侧的末梢支配，是极敏感的组织。

2. 发病机制

（1）急性损伤：棘上韧带受直接暴力或间接暴力作用，超过负荷时可发生韧带断裂。如急性腰扭伤、腰椎压缩性骨折所导致。

（2）慢性损伤：脊柱长期前曲后伸活动，反复牵拉，可使棘上韧带纤维有不同程度的撕裂，或自骨质上轻微掀起，特别是长期过久地埋头弯腰工作，而不注意工作姿势者，容易发生 $T_{3~4}$、$T_{4~5}$、胸腰段棘上韧带炎。出现纤维变性、水肿和周围组织粘连，并刺激末梢神经，产生背部疼痛。镜下可见淋巴细胞浸润、小血管壁增厚、软组织内神经变性及钙盐沉着等。

（3）继发性损伤：如椎间盘突出、腰椎滑脱、失稳等病变，可使棘上韧带承受过大的应力而发生继发性损伤。

（三）诊断

1. 临床表现　患者多为30岁左右青壮年，局部多为酸痛，弯腰时疼痛加重，后伸减轻，常呈挺腰姿势，重者疼痛可向背、臀部及周围组织放射。行走时用双手撑扶臀部以减轻疼痛，腰部呈僵紧状态，局部无红肿，压痛仅局于棘突上。急性损伤后，只表现在胸腰段伤处棘突局部痛，伤后次日，疼痛反而加重，背腰板直不能弯腰，疼痛尚可沿脊柱向上、向下扩展，由损伤的一个棘突发展到数个，严重者咳嗽、打喷嚏时均感损伤部位疼痛加剧。步伐短小，行走拘谨。慢性损伤患者多有长期低头、弯腰的劳损史，主诉腰背中线由酸困不适而逐渐发展为疼痛（数周或数月），疼痛以酸痛者为多，有时也会有针刺样疼痛，或诉憋胀感。可向颈部或臀部扩散，重者不敢仰卧，特别是伏案和弯腰时症状明显。

2. 辅助检查　X线检查一般无异常发现，晚期病例可见棘突的韧带附着处有骨质硬化、变尖或有游离的钙化影。

3. 诊断标准

（1）急性损伤常在弯腰负重时伸腰后突然发病，慢性损伤者有长期弯腰劳损史。

（2）多发生于中年以上患者，以下腰段损伤多见。

（3）腰部疼痛，活动受限，弯腰及劳累后症状加重，腰部局限性压痛，压痛点常固定在1～2个棘突上，或伴有下肢反射性疼痛。

（四）治疗

1. 保守治疗　本病治疗可分为非手术疗法和手术疗法。绝大多数患者可经非手术治疗治愈。急性损伤者宜卧床休息，减少弯腰运动，保证组织正常修复。可做局部封闭治疗，以止痛消炎；亦可服用消炎镇痛药和舒筋活血药物。要注意急性期推拿、按摩效果往往不佳，有时甚至加重疼痛。慢性疼痛者可用针灸、理疗等方法治疗。

2. 手术治疗　对于非手术疗法无效，疼痛影响生活工作者，可施行损伤韧带修补或切除术，或进行椎板植骨融合术。

3. 微创治疗思路和特点　小针刀对病变棘上韧带进行剥离，使粘连的瘢痕组织得以松解疏通，消除病损韧带挛缩状态，恢复其原来生物力学结构，重新恢复胸椎脊柱力学平衡起关键作用。

4. 微创治疗方法——针刀松解术　俯卧位，胸部垫枕，胸椎稍后突。用0.5%甲紫溶液在后正中线棘突上痛点处定位，常规消毒后，用1%利多卡因溶液3～5ml做局部浸润麻醉生效后，沿麻醉针孔进针刀，刀口线与脊柱纵轴平行，针体与皮肤呈90°角刺入，达棘突顶部骨面行纵、横疏通、剥离2～3下，稍提刀在变性软组织上切2～3下，然后调整针刀与足侧背部皮肤成45°角，到达棘突上角骨面，刺入达骨面，纵切2～3刀后，纵行疏通剥离。再次调整角度使针刀与头侧背部皮肤成45°角，刀锋达棘突下角，纵切2～3刀后，纵行疏通剥离。术毕，拔出针刀后压迫刺点3～5分钟以防止出血，再次消毒穿刺点覆盖包扎。

（五）康复护理

小针刀松解术后采用无菌敷料局部加压包扎，手法被动屈髋、屈膝运动，术后24小时应鼓励患者做胸腰部屈伸、屈髋、屈膝运动，术后最初24～48小时内，可以每日冰敷手术部位2～3次，每次20分钟。几日后可以进行局部热敷和简单的牵张运动，但应避免剧烈的胸腰部运动。

（六）转归和预后

运用小针刀松解术治疗棘上韧带损伤创伤小，操作简便可控性强，使局部血运得到改善，从根本上治疗该病，术后配合功能锻炼可巩固疗效，基本都可以完全恢复其功能。

（七）现代研究

棘上韧带损伤是导致腰背疼痛和活动功能障碍的一种病症，是临床常见病之一。目前治疗棘上韧带损伤的方法多样，目前临床上仍以保守治疗为主，常用如下：

（1）针刺：利小华等在痛点、左右旁开0.5寸、上下旁开1寸各针刺1针，每10分钟行针1次，留针30分钟。每天1次，10次为1个疗程，配合TDP照射，针刺完毕后，在痛点中心处，用梅花针叩刺微出血，再用闪火法拔罐，并留罐10～15分钟。此治疗方法隔日1次，5次为1个疗程。所有病例经治疗全部有效，治疗次数均在1～3疗程以内。胡思进等利用铍针在痛点进行点刺、剥离治疗69例棘上韧带和棘间韧带损伤患者，总有效率95.65%。

（2）推拿：毛雄伟等利用点穴、按摩、整复三步推拿法治疗98例棘上韧带损伤患者，治愈68例（69.4%），好转24例（24.5%），无效6例（6.1%），总有效率93.9%。朱守应采用放松腰部、按揉患者腹直肌、手指点压肝俞、太冲、肾俞、太溪、绝骨、阳陵泉、腰俞、命门、人中、气海、膈俞、血海等穴，3次治疗后患者症状完全消失。

（3）针刀：李东霞等用汉章Ⅳ型针刀，刀口线垂直体表，顺脊椎方向进刀。在坚硬处纵行切割、疏剥，然后旋转针身成 45° 角向内刺入 4mm，纵行疏剥，出刀。局部按压片刻，用创可贴敷盖刀口。手法被动屈髋、屈膝运动。痊愈 54 例，其中治疗 1 次者 40 例，2 次者 14 例，治愈率达 93.1%；好转 3 例；无效 1 例。李先星在离压痛点最近之棘突顶上进针刀，刀口线和脊柱纵轴平行，针体和背面成 90°，深度达棘突顶部骨面，将针体倾斜 45°，在疼痛棘突的上缘或下缘，再斜刺 4mm 左右，先纵行剥离，然后沿脊柱纵轴移动针身，调整刀锋，使刀锋正对棘突上、下角，在棘突顶部上、下角的骨面上纵行疏剥，再在骨面上横行剥离一二下，刀下如遇韧性硬结，则纵行切开后出针。再用 7 号针头穿刺达棘上韧带处，回吸无异常后注入曲安奈德 20mg 加 1% 利多卡因溶液 2ml，局部浸润，出针。用消毒纱球压迫针孔 2 分钟后用胶布固定。56 例患者，治疗 1 次者 30 例，治疗 2～3 次者 26 例。治愈 45 例，好转 11 例，总有效率 100%。

（4）综合疗法：李继光等对棘上韧带损伤 32 例患者采用针刀结合拔火罐并手法治疗，显效 24 例，有效 8 例；无效 0 例。总有效率为 100%。张少君等将名患者随机分为针刺组（38 例）、刺络拔罐组（38 例）和小针刀组（37 例）进行治疗。结果刺络拔罐组和小针刀组在疗效上优于针刺组，刺络拔罐组和针刀组的疗效无明显差异。

（5）其他：罗昭燕等将 80 例门诊棘上棘间韧带损伤的患者随机分为观察组和对照组，观察组使用神经阻滞配合超激光疼痛治疗仪 SUPER LIZER HA550 照射治疗，对照组单纯神经阻滞疗法。治疗前后采用视觉模拟评分法（VAS）记录疼痛评分。结果：治疗前两组患者差异无统计学意义，治疗后均有明显疗效。VAS 值显著下降。结论：神经阻滞配合超激光照射治疗棘上棘间韧带损伤疗效显著，作用持久，不易复发。

参 考 文 献

1. 刘联群. 骨伤科微创技术案例评析 [M]. 北京：人民卫生出版社，2009：385.
2. 庞继光. 针刀医学基础与临床 [M]. 深圳：海天出版社，1996：173.
3. 国家中医药管理局. 中医病证诊断疗效标准 [M]. 南京：南京中医药大学出版社，1994：215.
4. 李来友，方鸿秋. 单纯腰骶棘间韧带损伤 260 例治疗体会 [J]. 郧阳医学院学报，2003，22（4）：232.
5. 利小华. 针刺配合 TDP 及刺络拔罐治疗慢性棘上韧带损伤 30 例 [J]. 针灸临床杂志，2009，25（4）：19-20.
6. 胡思进，黄凌云，薛道义，等. 铍针治疗棘上韧带和棘间韧带损伤 [J]. 中国中医骨伤杂志，2008，16（1）：58.
7. 毛雄伟，王爱红. 三步推拿法治疗棘上韧带损伤 98 例 [J]. 山东中医杂志，2009，28（12）：856-857.
8. 朱守应. 推拿点穴治疗腰椎棘上韧带损伤 1 例 [J]. 按摩与导引，2006，22（10）：42.
9. 李东霞，方巧巧，曾利友，等. 针刀治疗陈旧性腰段棘上韧带损伤 58 例 [J]. 安徽中医学院学报，1999，18（4）：25.
10. 李先星. 小针刀加局部封闭治疗腰部棘上韧带慢性损伤 56 例 [J]. 广西中医药，2000，23（6）：34.
11. 李继光，段晓梅，马艳. 综合疗法治疗棘上韧带损伤 32 例 [J]. 云南中医中药杂志，2010，31（5）：54-55.
12. 张少君，骆钧梵，陈竞芬. 针刺、刺络拔罐及小针刀治疗慢性棘上韧带损伤的疗效比较 [J]. 深圳中西医结合杂志，2006，16（2）：109-110.
13. 罗昭燕，查贵胜，阳煦. 神经阻滞配合超激光治疗棘上棘间韧带损伤的疗效观察 [J]. 四川医学，2009，30（7）：1055-1056.

四、跟痛症

（一）概述

跟痛症是骨科的一种常见多发病。多发生于 50 岁中年人和老年人。主要表现为患者在早晨起床后站立或行走时，足跟疼痛而不敢着地，行走几步或十几步后疼痛减轻，但活动量越大，休息后疼痛越明显。严重患者需扶拐移步，以致日不能行，夜不能睡，严重影响正常的日常生活和工作。跟骨刺所产生疼痛与跟下脂肪垫炎、跟结节前下滑囊炎及跖腱膜炎等有着密切的关系。对症治疗只对部分病人有疗效，手术切除"骨刺"也不易根治。针刀闭合型手术疗法，有很好的疗效。

（二）病因病机

1. 应用解剖　跟骨为最大的跗骨，呈不规则长方形，前部窄小，后部宽大，边缘呈隆凸状，称跟骨结节。跟结节上部光滑，中部粗涩为跟腱的附着处，下部两侧较凸隆处为跟骨结节内侧突（较大）和跟骨结节外侧突（较小）。在跟骨结节前下有跖长韧带、跖方肌、趾短屈肌和跖腱膜共同附着。足底的肌和腱膜可分五层，由浅入深为：

第1层——跖腱膜　位于足底皮下层之内，是足底深筋膜浅层的中间增厚的部分。跖腱膜与手掌掌腱膜相似，前宽后窄，后方最厚，可达2mm，附于跟骨结节，其深面与趾短屈肌愈合。前方宽而薄，分成5束伸向1～5趾，止于前足跖垫内。跖腱膜与皮肤间借许多纤维束连结，故皮肤移动性较小。

第2层——趾短屈肌（包括外展肌和小趾外展肌）　位于足底中部，在跖腱膜的深面。起自跟结节和跖腱膜，与跖腱膜关系密切。肌腱向远端移行于四条肌腱，分别止于2～5趾。

第3层——足底方肌（包括长屈肌、趾长屈肌和蚓状肌）　位于趾短屈肌的深面，大部分起自跟骨底面的外侧，小部分起自内侧。

第4层——短屈肌、收肌和小趾短屈肌　此层与跟骨无关。

第5层——足骨间肌、胫骨后肌腱与腓骨长肌腱　此层也与跟骨无关。

跖长韧带　亦称足底长韧带，是足底的最深层，强而厚韧。此韧带的后部起自跟骨下面跟骨结节内、外侧突的前方，大部分纤维向前止于骰骨下面的锐嵴上，另一部分纤维向前内方走行，止于第2～5跖骨底。跖长韧带与跖腱膜共同具有维持足的外侧纵弓的作用。

2. 发病机制

（1）慢性无菌性炎症学说：足部炎症如跟骨的滑囊炎、腱膜炎、肌腱炎、骨膜炎等。位于跟骨的内结节接地面大，承负体重，跟部经常撞地，或经常站立，或在硬地上行走，在跟骨内结节下可发生一滑囊，滑囊刺激神经可引起疼痛。在跟骨后方跟腱止点的前后方各有一滑囊，后方滑囊在跟腱与皮肤之间；前方滑囊在跟腱与跟骨后方，长期反复挤压、摩擦，引起跟腱及滑囊充血、水肿、浆液性渗出、纤维性增生，使囊壁增厚，跟腱周围粘连，引起慢性无菌性炎症，出现局部肿胀、疼痛，提踵时疼痛加重。

（2）骨刺学说：源于慢性无菌性炎症学说，在过去一段很长的时间里，很多人认为骨刺也是导致跟痛症的一个主要因素，认为由于创伤或足内肌群的牵拉引起跟骨结节处骨质异常增生所致治疗上主张切除骨刺，并配合理疗或神经切断术。

（3）髓内压增高学说：跟骨高压是指跟骨内压力高而产生的跟部疼痛，由于跟骨由海绵样松质骨构成，髓腔内静脉窦大，且跟骨处于身体最低处，受重力影响，动脉易注入而静脉回流困难，随年龄增加，机体内分泌失调，跟骨血液循环遭到破坏，导致跟骨内瘀血或充血，使内压升高，引起足跟疼痛。

（4）小神经根卡压说：近年来有报道认为足踝部细小神经、特别是足底小趾展肌神经支卡压是引起足跟痛的主要原因。跟骨骨刺、跟下软组织炎及慢性劳损等无菌炎症刺激和增生性压迫足跟部皮神经，便可产生足跟痛。在正常情况下由于跟骨运动轴的偏心性，即跟骨呈外翻状着地，着力点主要在内侧突部，支撑人体大部分重力。因此，跟骨骨刺、跟下软组织炎及慢性劳损等病变多发生在跟骨的内侧部，提示足跟痛与跟内侧皮神经支有更直接的关系。足底外侧神经第一枝发出小趾展神经，它沿途还发出 3～4 条细枝分布于跟骨跖面骨膜、跖长韧带及跟骨刺所在范围。由于行走时的反复应力通过无弹性的足底筋膜在内侧结节上的牵拉，致使内侧跟结节反复撕裂及足底筋膜、足固有肌本身反复的疲劳损伤，产生无菌性炎症，使足底外侧神经第一枝卡压于拇展肌深筋膜与跖方肌内侧头下缘之间。局封跟内、外侧皮神经支对足跟痛均有明显效果，表明跟内、外侧皮神经支与足跟痛有密切关系，支持卡压、刺激足跟部皮神经支是产生足跟痛的主要原因。

（5）与某些疾病有关：与某些疾病如痛风、强直性脊柱炎、类风湿关节炎、全身性红斑狼疮、Reiter 综合征、骨关节炎、牛皮癣关节病、周围神经炎等疾病有密切关系。

（三）诊断

1. 临床表现　通常无外伤史，病人诉疼痛呈灼痛状，随着病程的推移疼痛逐渐加重，尤其在负重爬楼或跑步、跳跃后出现。跟骨高压引起的休息性跟痛症当患者在活动状态时跟骨疼痛减轻或不明显，休息时疼痛反而加重，有时伴有酸胀感，下肢置于高处时，症状减轻，挤压跟骨两侧或跟骨底部患者感疼痛或酸胀样疼痛。跟部脂肪垫病变多由于外伤或寒冷潮湿引起，主要为跟骨底面疼痛，老年人伴不同程度的脂肪纤维垫萎缩变薄。疼痛多发生在一侧或两侧。跟骨跖侧疼痛，常发生于早晨起床后开始踏地时，或久卧、久坐后突然站立时疼痛加重，行走片刻后疼痛可逐渐减轻。跖筋膜炎所致疼痛于晨起后足跟着地时感疼痛，行走后有轻度缓解，再休息后可明显减轻或完全缓解，疼痛的性质为刺痛。

压痛是临床最常见而且是诊断最可靠的体征。跟骨高压症引起整个足跟部均有压痛。足底外侧神经第一支卡压的特有体征是压痛点位于展肌深筋膜与跖方肌内下缘之间的卡压部位。跖筋膜的慢性炎症是此神经卡压的重要前置因素。患者在内侧跟结节、跖筋膜近侧有压痛，但无足底内侧的压痛，不能诊断此神经卡压。由于损伤所致的跟下脂肪垫炎症，压痛点位于内侧跟结节外侧，不累及跖筋膜及其附着点。跟骨骨刺引起的压痛点多在跟骨内侧，但与骨刺的部位并无明显对应关系。跖筋膜炎所致压痛点局限于跟骨结节中央及跖筋膜附着处，其他部位无压痛。

2. 辅助检查　X 线检查：是确诊的重要依据，如 X 线片显示有骨刺，只能确诊骨刺形成，绝大多数跟骨骨刺无疼痛，只有当骨刺方向与着力点成斜角时才会引起疼痛。

3. 诊断标准　临床症状均为足跟部疼痛为主，多伴有酸沉不适、肿胀麻木、活动受限、步履不便，依据症状及 X 线片表现，我们将其分成 3 型：

I 型（跖筋膜型）　症状：晨起后着地行走即感足跟部痛，稍走几步疼痛轻度缓解。疼痛性质为刺痛。体征：大部分患者足跟局部无红肿，皮肤温度正常，压痛点局限于跟骨结节中央及跖筋膜附着处，其他部位无压痛。X 线片：大部分病人有跟骨骨刺。

II 型（骨内压增高型）　症状：休息痛；极少数活动时痛，活动量越大，疼痛越重。疼痛性质为酸困痛。体征：整个足跟部均有压痛。X 线片：大部分正常，极少部分有跟骨骨刺。

III 型（神经卡压型）　症状：跟骨内外侧痛。行走时疼痛，但不随行程增长而加重，疼痛性质为钝痛。体征：跟骨内外侧有一局限性压痛点，而其他部位无压痛。X 线片：大部分正常，少部分有跟骨骨刺。

（四）治疗

1. 保守治疗　跟痛症轻、中度者可用中药熏洗、理疗、封闭、针灸、按摩等方法治疗。

2. 手术治疗

(1) 跖腱膜切断与跟骨刺切除：沿跟骨内缘，内踝前下方，足底平面上方 1cm 处，行平行于足底的切口长约 3～4cm，分离皮下脂肪，显露跟骨跖面，分离出跖腱膜，予以切断。对有跟骨刺则以骨刀切除跟骨内侧结节处的骨刺，切除骨刺时尽量贴紧骨刺根部勿使骨刺有残余。伤口置引流胶条，缝合切口，术后 24 小时拔除引流胶条，2 周后拆线，3 周后下地行走。

(2) 跟骨钻孔减压：沿跟骨外侧自外踝后方至外踝前下方行 3～4cm 弧形切口，切开皮肤、皮下组织与骨膜，以骨膜剥离器行骨膜下剥离，显露跟骨外面骨皮质，用直径 3mm 钻头沿骨皮质垂直方向钻孔并穿过对侧骨皮质，伤口置引流胶条，缝合切口，术后 24 小时拔除引流胶条，2 周后拆线。

(3) 胫后神经跟骨内侧支切断：沿胫骨内缘与跟腱之间行 3～5cm 长纵向切口，其下端平内踝下方 1cm，切开皮肤与皮下组织，显露胫后血管神经束，在拇长屈肌与趾长屈肌间分离出胫后神经跟骨内侧支，并沿其走行分离至其进入跟骨处，将其进入跟骨处切断，并切除 1cm。伤口置引流胶条，缝合切口，24 小时拔除引流条，术后 10～12 天拆线。

3. 微创治疗思路和特点　小针刀可以将局部粘连的肌腱、筋膜及滑囊剥离、切开、松解，以消除肌、筋膜紧张痉挛，降低局部软组织的张力，解除微细血管神经束的卡压；又人为造成局部出血或充血，改善局部的血供，促进了新陈代谢，加速炎症吸收；能恢复跟部软组织的生物力学和动态平衡，使疼痛得以缓解消失。同时通过针刀的针刺作用，疏通经络，调和气血，达到"通则不痛"的目的。

4. 微创治疗方法——针刀松解术　患者取俯卧位，患足置枕垫上，0.5% 用甲紫溶液在足跟底部（相当于跟骨结节处）最痛点标记定位。常规消毒后，用 1% 利多卡因 3～5ml 做退出式局部浸润麻醉。沿麻醉针孔进针刀，刀口线平行跖筋膜走向，并与足底后平面呈 60° 角左右方向进针，直抵足跟骨结节处，感刀尖达骨面后，轻转提起，使刀口与跖筋膜横行呈 90° 做横向切开剥离 3～5 下，刀下有松动感即可出针。术毕压迫穿刺点 3～5 分钟以防止出血，再次消毒穿刺点覆盖包扎。术毕即可下地行走，3 天内保持患足干燥，以防感染。术后最好穿着足跟部加软垫的半高跟鞋。

(五) 康复护理

术后刀眼处盖以"创可贴"，并轻压 2～3 分钟。术毕扶起患足，使足跖过度背伸，医者一手握住跖部，用另一手小鱼际在术区周围按摩，并握空拳在跖筋膜处叩击 3～5 下，使切开剥离的组织得以充分分离和松解。术后 48 小时均应保持局部清洁干燥，治疗 3～5 天后指导患者适当行牵张功能锻炼，嘱肥胖及老年患者不宜穿硬底及平跟鞋。

(六) 转归和预后

微创术后患者局部出血或充血，从而可改善局部血供，促进新陈代谢，加速炎症消除，疼痛感也会随着高应力点的消失而消失。

(七) 现代研究

跟痛症的治疗目前仍以小针刀松解减压为主，小针刀纵行剥离，可松解跖腱膜，消除跖腱膜粘连神经卡压，横形切割，可切断跖腱膜内侧附着点，消除跖腱膜绞盘机制，以消除瘢痕，解除压迫改善血供，使足底软组织功能得以逐渐恢复。现代医学表明，跟痛经小针刀松解减压治疗后，配合中医传统治疗手段——中药熏洗，以药力与热力共同作用于足跟部，经皮肤渗透到组织中，使患部的皮肤血管扩张，改善局部微循环，加快新陈代谢，促使药物吸收，从而缓解肌肉痉挛，促进炎症水肿吸收，使粘连僵硬的组织变软，达到行气活血、舒筋活络的目的。小针刀结合药物局部浸泡是既对因又对症治疗，可减少复发。而且操作简单、起效迅速、疗效显著、费用低廉，值得基层医疗单位推广。

参 考 文 献

1. 庞继光. 针刀医学基础与临床 [M]. 深圳：海天出版社，1996：218.
2. 潘亚林，左立新，吴秀全. 顽固性跟痛症的分型手术治疗 [J]. 中国矫形外科杂志，20007（7）：696.
3. 蒋鸣福，刘景生，黄桂成，等. 软组织损伤临床研究 [M]. 北京：北京科学技术出版社，2006：201.
4. 刘联群. 骨伤科微创技术案例评析 [M]. 北京：人民卫生出版社，2009：394.
5. 韦以宗. 现代中医骨科学 [M]. 北京：中国中医药出版社，2004：935.

（翁文水　刘联群）

第四节　其他软组织疾病的微创治疗

一、弹响髋

（一）概述

弹响髋是指髋关节在某种位置活动时出现可以听到或感觉到的声音，当髋关节内收、内旋时，增厚的髂胫束后缘从大转子划过时出现弹响，弹响髋分为外侧型、内侧型和关节内型3种类型，其中外侧型弹响髋最常见。外侧型弹响髋是指髂胫束或臀肌的挛缩束带越过股骨大转子产生弹响并引起功能障碍的综合征。其病理机制是髂胫束后缘或臀大肌前缘纤维异常增厚，导致髂胫束过度紧张，限制髋关节的功能。本病多见于从事运动训练的人群中，其发病与髋部慢性运动损伤密切相关，尤以跳跃类运动员发病为多。

（二）病因病机

1. 应用解剖　髂胫束起于髂前上棘与髂结节之间髂嵴（图3-5-4-1），止于胫骨外侧髁，其前上部分两层包绕阔筋膜张肌，向前上牵引髂胫束维持其张力。臀大肌近端起于髂嵴后部，远端肌腱在止于臀肌粗隆之前与髂胫束结合（结合部）向后上牵引髂胫束维持其张力。髂胫束的力学形态呈"Y"形，其连结点是髂胫束结合部。由于大转子向外突出，顶起髂胫束，从前后位看，髂胫束又呈弓形，其力的作用点在大转子表面的髂胫束结合部。当髋关节活动时，髂胫束结合部在大转子表面滑行，协助运动的平衡。弹响髋的挛缩束带通过髂胫束结合部影响髋关节活动功能，其作用点即在结合部。

2. 发病机制　阔筋膜张肌移行至髂胫束段变性增厚，屈伸髋关节时在大转子处滑过产生弹响，故又称髂胫束摩擦综合征或阔筋膜紧张症。一般认为是髂胫束遭受长期的慢性劳损所致，好发于运动员和战士。

（三）诊断

1. 临床表现

（1）关节外弹响、不适，每当髋关节在做屈伸、内收、或内旋运动时，由于髂胫束的后缘或

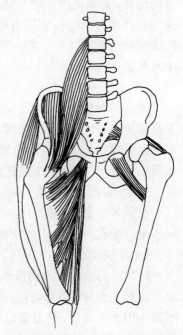

图 3-5-4-1　髂胫束的解剖示意

臀大肌肌腱前缘的增厚组织滑过大粗隆的突起部而发生弹响。同时可触及到（瘦弱的人甚至可从体表见到）一条粗而紧的纤维在大粗隆上前后滑动。一般是没有痛感，但患者始终自觉髋部不舒适。若伴有继发性滑囊炎时，可有局部疼痛。

（2）慢性下腰部疼痛由于腰骶角的加大，腰部负重力线由前部的椎体向后移至关节突，容易造成腰骶后关节的慢性损伤。

（3）髂胫束挛缩试验阳性。

2. 辅助检查　本病无特异性影像学表现，但骨盆平片可排除髋关节病变、超声检查、髋关节 CT、MRI 检查有助于发现局部占位性病变。

3. 诊断标准

（1）既往反复出现主动活动时髋部弹响。

（2）查体：髋关节主动屈伸，内收或内旋时，触诊股骨大转子部位有增厚腱性组织的弹响，摸到或看到条索状物在大转子上滑移，即可确诊。

（四）治疗

1. 保守治疗　弹响髋不伴疼痛时，一般不需治疗。伴有疼痛或对弹响有精神负担时，可采用休息、针灸、推拿、理疗，制动和皮质激素类药物局部封闭治疗。由于其无创、安全、价廉、高效等特点，对于早期病例应用较为广泛。

2. 手术治疗　如症状重，条索状物增厚明显，保守治疗无效时应手术治疗，在局麻下进行，有 4 种方法：①增厚的索状物切断或切除，直至弹响，摩擦完全消除为止，这是常用的术式；②索状物切断，远侧断端移位缝合，如伴有滑囊炎同时切除大转子滑囊；③髂胫束延长术，此术可保持骨盆在站立或走行时的稳定性；④如局部骨突过大，也可将骨突部分凿去，术后早期功能锻炼。

常用的手术方法：

（1）"Z"形松解束：手术以大转子外侧最隆起处上方 4～5cm 为中心，局麻下行前上至后下的斜行切口，长约 4～5cm，切开皮下组织，显露髂胫束及臀大肌筋膜，"Z"形切开髂胫束及臀大肌挛缩筋膜，同时松解部分挛缩的浅层筋膜，检查髋关节，屈曲、内收、内旋明显改善，大转子处弹响消失，Ober 征阴性，冲洗伤口，充分止血，伤口内放置负压引流管 1 根，缝合伤口，棉垫及弹力绷带加压包扎。

（2）关节镜下髂胫束松解术：腰麻下取侧卧位，患侧在上，以大粗隆为中心，其前上 3cm 及后下 3cm 处取小切口，阔筋膜与皮下脂肪间钝性分离，制造人工囊腔，置入关节镜，注水后刨消器清除视野内脂肪组织，暴露髂胫束与臀大肌结合部，引起弹响的挛缩束带一般位于髂胫束后缘与臀大肌前缘，关节镜直视下将挛缩束带斜形汽化电刀切断，敞开大粗隆滑囊。术中反复屈髋内收内旋关节，彻底松解挛缩束带。术后屈髋屈膝抬高患肢，术后第 1 天，双膝并拢持续髋膝关节伸屈锻炼；术后第 2 天站立交腿、坐位二郎腿训练；术后第 3 天，在上述基础上行并膝下蹲，并逐步行走。术后 1 周出院，2 周后恢复正常。

3. 微创治疗思路和特点　弹响髋治疗方法很多，手术被认为是最为有效的方法。既往常规行髂胫束 Z 字形切开，虽弹响、疼痛可改善，但创伤大，易并发血肿、感染等，术后不能早期锻炼而致瘢痕再粘连，影响远期疗效。长切口亦为年轻患者无法接受。关节镜下髂胫束松解术亦存在感染、血肿、瘢痕粘连等问题，采用针刀治疗即达到松解粘连，又达到解除痉挛、舒筋活络之目的。它既能减轻病员痛苦，又能提高生活质量，而且疗效满意、稳定，故易被患者所接受。

4. 微创治疗方法——针刀松解术　患者侧卧位，健侧肢在下伸直，患肢在上屈膝，屈髋。

在髂胫束及大转子区域寻找压痛点及硬结,用甲紫溶液标记。常规消毒,用2%利多卡因溶液在标记点做皮丘局麻,持针刀刺入皮肤深达骨膜或筋膜,臀大肌肌纤维从内上斜向外下,其上半部纤维延伸入髂胫束,下半部浅层也延伸髂胫束,深层纤维止于肌骨臀肌粗线,其近侧缘与髂胫束相连。股骨大转子内后方即臀大肌上半部纤维延伸入髂胫束深层存在一个与股骨纵轴平行的间隙,可作为松解标志。手术时只要切开臀大肌近侧缘和髂胫束相连处即可显露,坐骨神经在其深部偏内筋膜下。在其浅面进行臀大肌松解较安全简便。病人有明显的酸胀痛感觉的地方用直切和纵切,髂胫束切开一部分,起到松解的作用,直至松解粘连。拔出针刀,术者双手交叉位于大粗隆上方和下方,推剥几下,使松解更彻底,然后令患者屈伸髋关节,如仍有弹响,在最紧张处再选一点在髂胫束上横切几刀,在小针刀治疗部位用创可贴或小敷贴包扎,一般1~3次可愈。

（五）康复护理

小针刀松解术后采用无菌敷料局部加压包扎,术后24小时应指导患者用力进行踝关节背伸跖屈活动,并辅以下肢肌肉被动按摩。术后第1天,双膝并拢持续髋膝关节伸屈锻炼;术后第2天站立交腿,坐位二郎腿训练;术后第3天在上述基础上行并膝下蹲,并逐步行走。2周后恢复日常工作、生活。根据症状制定康复训练计划,不能屈髋屈膝并腿的术后着重二郎腿训练,不能伸髋伸膝并腿的术后着重站立交腿训练。整个康复锻炼过程遵循循序渐进、个别对待的原则,根据锻炼后及次日的反应予以增减运动量,主被动运动形式相结合,患者易耐受。临床实践证明与隔日长时间运动相比,每日短时间多次运动效果更好。

（六）转归预后

运用小针刀松解术治疗弹响髋创伤小,不留瘢痕,可反复操作。0.8mm宽的刀刃不可能也不需要将变性组织完全切断,术后手法可进一步手法松解。通过3~5次针刀闭合性松解术,直至髋关节弹响消失即可。术后配合功能锻炼可巩固疗效,基本都可以完全恢复其功能。

（七）现代研究

弹响髋早期疼痛不明显时应适当休息,弹力绷带包扎或局部短期制动,限制屈髋运动。针灸、推拿、理疗,局部封闭亦有一定的效果,但保守治疗存在容易反复等问题,所以弹响髋的根治治疗目前仍以手术治疗为主,其手术治疗的主要方式是通过开放(传统手术方式)或关节镜辅助下(微创手术方式)松解引起弹响的髂胫束挛缩带,达到消除症状,恢复功能的目的。大量的文献表明,传统手术方式和微创手术方式治疗弹响髋,只要手术技巧熟练,均能对挛缩带进行有效松解,两种方法疗效相仿。但关节镜辅助下松解在术后恢复时间方面存在优势,肖洪等对关节镜辅助下半月板钩刀髂胫束松解术与开放髂胫束松解术治疗弹响髋的疗效、手术时间、功能恢复时间和并发症等方面进行研究,结果证明二者在疗效、手术时间、并发症等方面差异无统计学意义,而在术后恢复时间方面差别有统计学意义,关节镜辅助下半月板钩刀髂胫束松解术的恢复时间远远短于开放髂胫束松解术治疗的恢复时间。但手术存在的血肿、感染、切口等问题使很多患者望而却步,因此小针刀松解术因其创伤小、费用低,操作简便等优势逐渐被患者接受。汪学红等利用小针刀松解治疗运动损伤性弹响髋27例结果27例全部治愈。赵挪安等利用针刀闭合松解术治疗1例弹响髋患者,5次痊愈,3年随访未复发。

参 考 文 献

1. Kim DH, Baechler MF, Berkowitz MJ, et al. Coxa saltans externa treated with Z-plasty of the iliotibial tract in amilitary population[J]. MilMed, 2002, 167（2）: 172-173.

2. Allen W C, Cope R. Coxa Saltans: the snapping hip revisited[J]. J Am Acad Orthop Surg, 1995, 3(5): 303-308.

3. 汪学红, 王海芹. 小针刀治疗运动损伤性弹响髋 27 例 [J]. 中国中医骨伤科杂志, 2010, 18(12): 53.

4. 赵挪安, 朱昌荣. 针刀闭合松解术治疗弹响髋 1 例报道 [J]. 中国医药导报, 2009, 6(31): 105-106.

5. 焦晨, 林共周, 龚熹, 等. 臀肌挛缩症(弹响髋)"Z"型松解手术的切口改良 [J]. 中国运动医学杂志, 2003, 22(1): 45-46.

6. 储旭东, 陈伟南, 李宏, 等. 弹响髋的关节镜下手术治疗 [J]. 中国矫形外科杂志, 2006, 14(1): 72-73.

7. 肖洪, 张怡五, 王青, 等. 关节镜辅助下半月板钩刀髂胫束松解术治疗弹响髋 13 例 [J]. 重庆医学, 2010, 39(15): 2020-2024.

二、腱鞘囊肿

(一) 概述

腱鞘囊肿是关节附近的一种囊性肿块,病因尚不清楚,慢性损伤使滑膜腔内滑液增多而形成囊性疝出,或结缔组织黏液退行性变可能是发病的重要原因。目前临床上将手、足小关节处的滑液囊疝和发生在肌腱的腱鞘囊肿统称为腱鞘囊肿,可发生于任何年龄,多见于中青年。

(二) 发病机制

腱鞘囊肿的发病机制仍存在较大争议,主要有以下几种学说:①黏液样变性学说:多数学者认为,在连续的重压之下,胶原组织周围发生了黏液样变性。Bergin 等认为腱鞘囊肿与黏液样变性通常并存,可能存在着类似的发病机制。②滑膜组织疝入学说:滑液组织通过腱鞘的缺损部位疝入而形成。③滑膜组织异位学说:胚胎发育过程中,滑膜组织进入腱鞘。④化生和结缔组织增殖学说:随着组织退变,原始干细胞分化增殖,组织细胞胞质分泌黏蛋白、黏蛋白积聚在结缔组织胞质内。⑤外伤学说:Bui-Mansfield 等认为,外伤后细胞可以反应性地产生黏蛋白、透明质酸等一些物质,分散韧带纤维束之间,引起梭形扩张,随着关节和组织的运动,黏蛋白可以分解部分韧带纤维束,并且可以进入韧带附着处和膝关节髁间窝。尽管许多患者可能并不存在外伤史,但是过度锻炼和反复轻微外伤也可能是一种诱因。

(三) 诊断

1. 临床表现　本病以女性和青少年多见。腕背桡侧区腕肌腱及足背部发病率最高,手指掌指关节及近侧指间关节处也常见到。偶尔在膝关节前下发胫前肌腱膜上也可发生这类黏液退行性变囊肿,但因部位较深诊断较困难。腱鞘囊肿多附着于关节囊上或腱鞘内,可与关节腔、腱鞘沟通。分为单房性和多房性。囊壁的外层为纤维组织构成;内层为白色光滑的滑膜所覆盖,囊内充满着淡黄色澄清的胶冻状黏液。囊的基底部与腱鞘紧密粘连。囊肿部位有高出皮面的块隆起,呈圆形或椭圆形,大小不等,临床常见的为蚕豆大小。初起质软,触及有轻微波动感或坚硬如橡皮样质感,表面光滑饱满,与皮肤无粘连;日久纤维化后,则可变硬。多无明显临床症状,重压包块有酸胀感,用 9 号针头穿刺可抽出透明胶东状物。[1]

2. 辅助检查

(1) X 线检查:骨关节无改变。

(2) B 超:在包块肌腱区检查见圆形液性无回声,边界清楚,内部无血流信号,其与关节腔不相通。

(3) 病理组织学检查:本病主要为囊性肿物,囊内充满胶冻物,少数囊壁破裂,黏液大部分流失,囊内壁光滑,单房或多房,囊壁系结缔组织黏液变性并液化而成。

(4) 血液检查和肌电图一般均为正常。

3. 诊断标准 本病的诊断不难，根据临床表现，如腕背侧、掌侧或足背等处出现生长缓慢的半球形、表面光滑、张力较大的囊性肿块即可确定。但是该病需要和应与相应部位的皮脂腺瘤、组织纤维瘤、脂肪瘤等鉴别。

（四）治疗

1. 保守治疗 通常是在囊内注入醋酸泼尼松龙 0.5ml，然后加压包扎，使囊腔粘连而消失。本方法简单，痛苦较少，复发率较低。

2. 手术治疗 腱鞘囊肿手术关键在于残留的囊壁必须外翻安置在皮下，穿出皮肤的缝线位置安排要适当，不宜太近切口，以免囊壁过分卷曲外翻不良，该缝线的针距不宜过宽，避免打结后影响皮肤血运。其手术方法为用 1% 利多卡因局部麻醉生效后，切开囊肿中正皮肤，注意避开附近的神经分支和血管，钝性或锐性游离皮下至囊肿边缘，切开囊肿，如囊肿较大，可切除部分囊壁，清除囊肿内滑夜，将囊肿壁呈放射状切开，使之形成 3~4 个瓣，将各瓣的边缘外翻缝合一针，各缝线经皮下缝至皮外，术中勿损伤腱鞘或肌腱，缝线传出皮肤的位置安排在切口周围，打结后应确保囊肿内层敞露于皮下（术后 6~7 天拆除缝线），清理手术视野后缝合皮肤。

3. 微创治疗思路和特点 传统手术方法进行囊肿切除需要较为熟练的手术技巧及相当清晰的局部解剖常识且并不是都能完整切除。囊肿壁残留及死腔再次封闭是腱鞘囊肿复发的主要原因。微创皮下内引流术：可使良性囊肿的治疗归根到底是解除症状，无需将囊肿完全切除，只须破坏囊肿生成的基础。破坏囊壁的分泌以及破坏囊肿的完整性，使囊液不能形成聚集，少量分泌被皮下吸收，从而降低复发率低。

4. 微创治疗方法——微创皮下内引流术 患者取卧位或坐位，充分暴露术野，以利多卡因做局部麻醉。按皮纹方向设计切口，于囊肿顶部中央做切口，长度为囊肿直径的 1/3~1/2，注意避开神经及血管分支，显露囊肿顶部后保护切口，用 12 号针头做囊肿穿刺，连接注射器，缓慢抽吸，至囊液基本吸尽。肿块缩小后用组织钳钳夹囊肿，壁沿穿刺孔切开约 0.5~1cm，钝性分离囊肿内腔，排尽残余囊液并分离直至囊腔底部。用无水酒精反复处理内壁后不做切除，在囊壁顶部切口四周用 3 缝线作皮下翻转缝合 3~4 针，使囊肿顶部切口开口于皮下，形成皮下内引流。仔细结扎出血点，必要时修复腕（足）背侧关节囊及韧带，缝合伤口。术后对伤口适当加压并保持清洁，预防应用抗生素 1~2 天，无特殊情况 10~12 天拆线。

（五）康复护理

术后早期进行腕关节、掌指及指间关节及踝关节的功能锻炼。腕关节：两手掌用力相对使前臂放于胸前，练习背伸，两手背用力相对练习掌屈，健手可帮助患手做尺偏及桡偏活动。掌指及指间关节：最简单的锻炼方法为：用力握拳和伸直，使 2~5 指各个关节屈曲以指尖达掌横纹为正常。踝关节：一手握患肢的跖趾部，另一手握住小腿下部，然后用力进行踝关节的背屈、跖屈、内翻和外翻锻炼，也可以应用反复下蹲、气力的锻炼方法。

（六）转归和预后

微创术后患者如进行良好的功能锻炼，基本都可以完全恢复其功能，复方率低，无明显不良反应。

（七）现代研究

腱鞘囊肿的治疗目前主要是切除、穿刺，但治疗后复发率较高，随着微创手术的发展，微创皮下内引流术治疗本病逐渐被广泛应用于临床治疗中，其此外，国内也有利用中医针灸、小针刀、封闭等治疗腱鞘囊肿的方法。中医治疗对于轻症患者效果好。因此运用微创方法治疗腱鞘囊肿,也要更久其病情选择适当的方法,主要目的降低手术中的损伤及各种并发症的发生率,使患部较早恢复正常功能。

参 考 文 献

1. 吴在德,吴肇汉. 外科学 [M]. 北京:人民卫生出版社,2008:832.

2. Bergin D,Morrison WB,Carrino JA,et al. Anterior cruciate ligament ganglia and mucoid degeneration:coexistence and clinical correlation[J]. AJR Am J Roentgenol,2004,182(5):1283-1287.

3. Zantop T,Rusch A,Hassenpflug J,et al. Intra-articular ganglion cysts of the cruciate ligaments:case report and review of the literature[J]. Arch Orthop Trauma Surg,2003,123(4):195-198.

4. Huang GS,Lee CH,Chan WP,et al. Ganglion cysts of the cruciate ligaments[J]. Acta Radio,2002,43(4):419-424.

5. Marra MD,Crema MD,Chung M,et al. MRI features of cystic lesions around the knee[J]. Knee,2008,15(6):423-438.

6. Bui-Mansfield LT,Youngberg RA. Intraarticular ganglia of the knee:prevalence,presentation,etiology,and management[J]. AJR Am Roentgenol,1997,168(1):123-127.

7. 郭瑞军. 超声医师培训丛书肌肉骨骼超声 [M]. 北京:人民军医出版社,2011:23.

8. 刘彤华,李维华. 诊断病理学 [M]. 北京:人民卫生出版社,1998:832.

9. 刘锐昌,尹苗. 简要介绍一种腱鞘囊肿的手术方法 [J]. 中外医学研究,2011,9(10),116-117.

10. 王伟强. 微创手术治疗腱鞘囊肿的探讨 [J]. 内蒙古中医药,2010,29(20):94.

11. 韩克辉,李芸. 腱鞘囊肿康复治疗 [J]. 现代康复,2000,4(10):1554.

（翁文水　刘联群）

第六章
骨坏死的微创治疗

第一节 股骨头缺血性坏死

一、概述

股骨头缺血性坏死（osteonecrosis of the Femoral Head，ONFH）是指由于股骨头缺血，股骨头内骨的活性成分包括骨细胞、骨髓造血细胞及脂肪细胞死亡，继而伴随修复反应股骨头发生结构改变，在力的作用下导致股骨头塌陷和功能障碍的疾病。ONFH 是骨科领域中至今尚未解决的疑难疾病之一，未经及时、有效治疗大多数患者病情将进行性发展，并最终导致严重的髋关节骨性关节炎，病人丧失劳动能力甚至生活不能自理（图 3-6-1-1）。近年来由于高速交通工具普及（外伤）、药物的不规范使用（激素）、生活饮食习惯的改变（酗酒）等原因，使股骨头缺血性坏死的患病率呈明显上升趋势，发病年龄也趋于年轻化。然而对于本病的治疗，由于医师自身诊治水平的不足，出现很多认识上的误区：一方面不少医疗机构及个人诊所迎合病人惧怕手术的心理，一味采用保守治疗，使很多病人失去了保留股骨头的最佳手术时机；另一方面很多医师对于股骨头坏死的患者一律进行关节置换，而没有考虑年龄和病变分期，使后期并发症很难处理。对于青壮年的股骨头缺血性坏死患者，选择既能保留股骨头又不至于对可能进行的人工关节置换造成不利影响的微创治疗方案，是临床医师积极努力的方向。

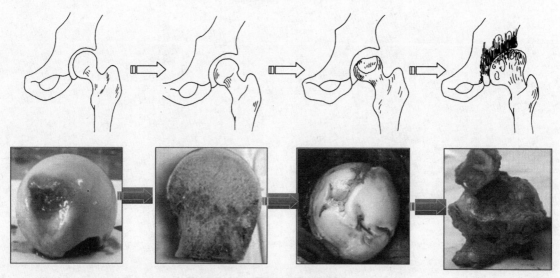

图 3-6-1-1 股骨头坏死的发病过程

二、病因病机

(一)病因

引起股骨头缺血性坏死的病因很多,归纳起来有创伤性和非创伤两大类。据目前的研究,创伤性病因可能有股骨颈骨折、股骨头骨折、外伤性髋关节脱位及发育性髋关节脱位等。非创伤性病因可能有长期大剂量使用激素、酗酒、Perthes 病、减压病、血红蛋白病等。

中医学把股骨头缺血性坏死归属于"骨蚀"、"骨痿"、"骨痹"等范畴。《灵枢•刺节真邪》中云:"虚邪之入于身也深,寒与热相抟,久留而内著,寒胜其热,则骨疼肉枯,热胜其寒,则烂肉腐肌为脓,内伤骨,内伤骨为骨蚀。"《脾胃论》也指出:"脾病则下流于肾,则肾乏无力,是为骨蚀,令人骨髓空虚,足不能履也。"中医临床中根据其病机归纳为气滞血瘀型、湿热蕴结型、肝肾亏虚 3 型。

(二)病机

股骨头缺血性坏死的发生的机制,经百余年来研究,国内外学者一致公认:股骨头缺血是造成坏死的主要发病机制(表 3-6-1-1)。但其可能是发生于动脉的供血,可以是由静脉的回流不好,或由于骨内压的增高导致缺血而产生坏死。它又可以分为:

表 3-6-1-1 骨坏死发病机制示意图

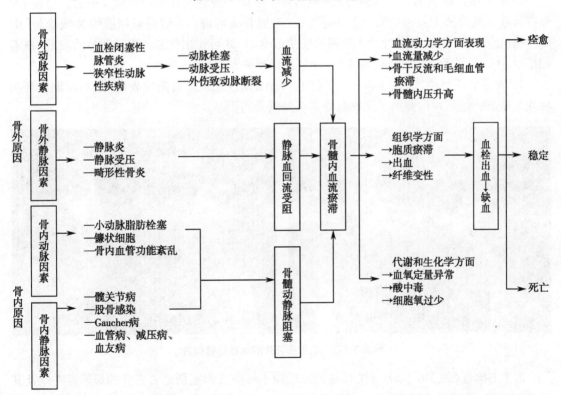

1. 骨外因素 外伤所致的股骨头血管折裂、受压、脉管炎、动脉硬化所致的血管阻塞、雷诺氏病、减压病和交感神经反射性所致的血管痉挛都可直接或间接导致股骨头缺血性坏死。

2. 骨内因素 血红蛋白病的异常红细胞,减压病的氮气栓子,酒精中毒以及胰腺疾病所产生的脂肪拴子均可阻塞骨内微血管,导致股骨头缺血性坏死。另外,高雪氏病的异常红细胞堆积，转移的肿瘤，激素所致的肥大脂肪细胞造成的骨髓内容物体积增大，可致骨髓腔内压增高，压迫骨内微血管或骨内血管本身的病变或痉挛，以致供血受阻。

骨内、外的各种致病素均可使骨髓内压增高，升高的骨内压又增大了血流的阻力，从而进一步导致缺血、细胞变性坏死、水肿等。组织的水肿使已增高的骨内压进一步升高，形成一系列的恶性循环，尤其是患肢继续负重，增加缺血的股骨头压力，会加快骨的坏死并导致骨小梁的塌陷。

三、诊断

（一）临床表现

本病起病缓慢，病程较长，发病初期可无明显症状，其症状与X线表现不一定呈平行关系。最常见的早期症状为髋部轻度疼痛，尤以劳累或行久后疼痛明显，疼痛常向腹股沟区或臀后侧、外侧或膝内侧放射。随着跛行及髋痛加重，患髋呈轻度屈曲、内收畸形、外展及内旋活动受限。症状可持续加重，晚期表现为骨关节炎症状。早期体征表现为关节活动不利，一般内旋活动最早受限。后期体征主要为局部深压痛，"4"字试验（+），托马氏征（+），艾利斯征（+），脱仑德兰堡试验（+），患肢可缩短，肌肉萎缩，甚至有半脱位体征。

（二）影像学检查

普通X线片检查为首选检查方式，但其对于早期的股骨头坏死诊断意义不大。目前CT扫描可获得高分辨力及确切的轴位断层图像，对股骨头可进一步取得较精确的X线诊断；但CT同样需要等骨组织在X线片上的密度发生改变时，才可作出诊断。随着科技的发展，核素扫描及MRI应用于股骨头坏死的诊断，使早期诊断率大大提高。

1. 髋关节正蛙位片（图3-6-1-2） 对于FicatⅡ期以上病人有阳性表现；但对早期股骨头坏死欠敏感。蛙位片主要用于观察股骨头前外侧壁的形态。

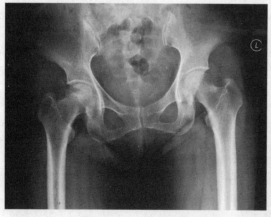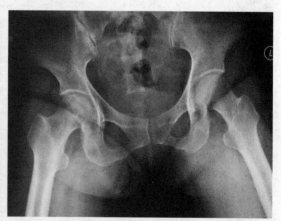

图3-6-1-2 股骨头坏死的标准正蛙位片

2. CT检查（图3-6-1-3） CT可早期发现微小的病灶和鉴别是否有骨的塌陷存在以及其延伸的范围，清楚显示病灶大小、部位、坏死灶的边界、硬化带、坏死灶内骨修复情况、骨小梁隐形骨折、新月征等；对于治疗方案的选择有重要意义。

3. MRI检查（图3-6-1-4） MRI是一种有效的非创伤性的早期诊断方法，其特异性何敏感性高；典型的ONFH表现为T2W像上出现"双线征"；骨髓水肿表现预示着股骨头已发生或即将发生塌陷。

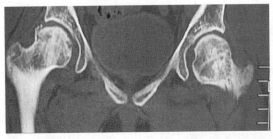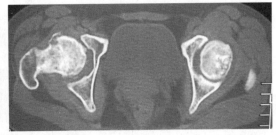

图 3-6-1-3 股骨头坏死 CT 检查

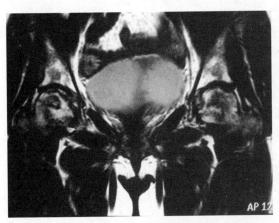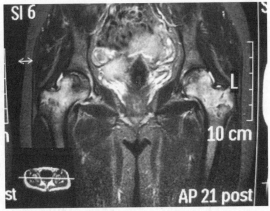

图 3-6-1-4 股骨头坏死"双线征"和骨髓水肿

4. 同位素核素扫描（ECT）（图 3-6-1-5） 是一种安全、简便、灵敏度高、无痛苦、无创伤的检查方法；对于 ONFH 的早期诊断具有很大价值；其主要反映骨细胞代谢状态。典型 ONFH 表现为"热区"中有"冷区"；即"炸面包圈"现象。

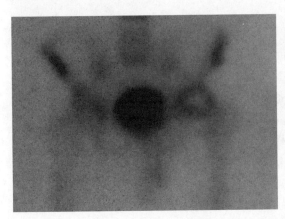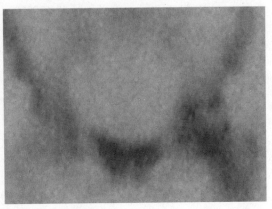

图 3-6-1-5 股骨头坏死同位素扫描

（三）诊断标准

ONFH 采用（Japanese Investigation Committee，JIC）诊断标准：

1. X 线示股骨头塌陷，不伴有关节间隙变窄或髋臼异常。

2. X 线示股骨头内有硬化线，不伴有关节间隙变窄或髋臼异常。

3. 骨扫描示热区中有冷区。

4. MRI T1 加权中有低信号带（线样征）。

5. 病理检查有骨小梁和骨髓坏死。

以上 5 项标准中满足 2 项并排除骨肿瘤和髋关节发育不良可以诊断为股骨头坏死。

（四）分期和分度标准

关于 ONFH 的分期，自 1980 年以来国内外学者在文献中报道的方法较多。Ficat 分期（1980 年，又称法国分期）方案简便、易记、临床使用方便，被广泛应用于临床。1993 年，骨循环研究协会（ARCO）委员会提出提供了骨坏死和影像学的简单而清晰的病例特征 ARCO 分期。

1. Ficat 分期

Ⅰ期：髋痛僵硬，活动受限，而 X 线没有特殊征象，或有骨小梁轻度不匀。

Ⅱ期：髋关节间隙正常，股骨头外形正常，头内密度高低区不均或出现囊性改变。

Ⅲ期：股骨头连续性断裂、塌陷或变扁，关节间隙存在。

Ⅳ期：关节间隙变窄，股骨头塌陷、变形，股骨头、髋臼边缘骨质增生。

2. ARCO 分期

0 期：骨活检结果与缺血性坏死一致，但其他检查均正常。

Ⅰ期：X 线无特殊征象，但 ECT 或 MRI 阳性或两者均呈阳性，依股骨头累及的位置，病变分为内侧、中央及外侧。

    ⅠA：股骨头受累＜15%（MRI）。

    ⅠB：15%≤股骨头受累区域≤30%。

    ⅠC：股骨头受累区域≥30%。

Ⅱ期：X 线异常，股骨头斑点状变化、硬化或囊性变形成等，无股骨头塌陷，ECT 及 MRI 阳性，依赖股骨头受累的位置，病变分为内侧、中央及外侧。

    ⅡA：股骨头受累＜15%（MRI）。

    ⅡB：15%≤股骨头受累区域≤30%。

    ⅡC：股骨头受累区域≥30%。

Ⅲ期：股骨头塌陷，可见新月征但无关节间隙变窄，股骨头或髋臼可以发现小的骨赘；依据股骨头受累区域病变分为内侧、中央及外侧。

    ⅢA：股骨头受累＜15%（MRI），股骨头塌陷＜2mm。

    ⅢB：15%≤股骨头受累区域≤30%，2mm≤股骨头塌陷≤4mm。

    ⅢC：股骨头受累区域≥30%，股骨头塌陷＞4mm。

Ⅳ期：股骨头关节面变扁，关节间隙变窄，髋臼出现硬化，囊性变及边缘骨赘。

（五）鉴别诊断

1. 髋关节骨关节炎 髋关节骨关节炎分为原发性和继发性。原发性骨关节炎多见于 50 岁以上肥胖者，常为多关节受损，发展缓慢。X 线表现为关节间隙狭窄，股骨头变扁肥大，股骨颈变粗变短，骨赘形成；髋臼顶部可见骨密度增高，股骨头及髋臼可见大小不等的囊性改变，囊性变周围有骨质硬化现象，严重者可有股骨头外上方脱位。但组织学上股骨头并无缺血，无广泛的骨髓坏死。继发性骨关节炎常继发于骨折、髋臼发育不良、扁平髋等；常局限于单个关节，病变进展较快，发病年龄较轻，其 X 线表现与原发性关节炎相似。

2. 强直性脊柱炎累及髋关节 髋关节的病变为强直性脊柱炎的继发改变；本病起病缓

慢，多表现为不明原因的腰痛及晨僵，活动后减轻。本病多见于男性，20～40岁多见。其典型X线表现可出现骶髂关节边缘模糊或间隙消失。病变累及髋关节者表现为关节间隙均匀狭窄，软骨下虫蚀样小囊变，头面增生变形，但无塌陷。

3. 类风湿关节炎 类风湿关节炎是进行性慢性系统性炎症性疾病，主要累及滑膜关节，女性多见。以髋关节病变为首发症状的类风湿关节炎极少见，出现髋关节病变时，病人其他关节常已有明显的病变。其X线特征表现为关节周围骨质疏松，关节同心性狭窄，可致髋臼内突，关节侵蚀，极少修复。

4. 色素沉着绒毛结节性滑膜炎 色素沉着绒毛结节性滑膜炎是一种局限性破坏性纤维组织细胞增生，表现为多量绒毛状与结节状滑膜侵蚀软骨下骨。临床缓慢进展，表现为轻度疼痛、关节肿胀及活动受限。2/3患者表现为无外伤的血性关节液。男性为女性2倍。其X线片可见关节软骨锯齿状破坏，囊性变广泛，头颈部有线状硬化带；关节间隙均匀变窄。MRI见T1和T2像关节内肿物中到低信号，典型者可看到结节状信号。

5. 髋关节结核 髋关节结核大部分表现为全关节结核，多见于儿童和青壮年。发病时疼痛剧烈，并出现跛行。常有低热、盗汗等临床表现。其X线早期表现为关节间隙的增宽和关节周围软组织肿胀，随着病情的进展，髋关节关节面出现骨质破坏，关节间隙变窄，局部骨质出现费用性萎缩。发展到晚期会出现股骨头脱位或埋入髋臼内。

6. 髋关节化脓性关节炎 髋关节化脓性关节炎多发于婴幼儿和少年儿童。起病急，可出现高热、寒战等全身不适，伴有剧烈的关节疼痛。X线早期可出现关节间隙增宽。随着病情的发展出现骨质破坏，关节塌陷，关节间隙消失，最后发生骨性融合。本病血象明显升高，血沉加快，CRP增高，关节穿刺可发现关节液呈血性或脓性，细菌培养可发现致病菌。

7. 骨髓水肿综合征 骨髓水肿综合征，又称为一过性骨质疏松症。是一组以髋关节疼痛为主要表现的、自限性的临床症状，伴有MRI上可逆信号改变，其发病原因尚不明。其X线无特殊表现，MRI表现为股骨头甚至股骨颈水肿，均质，没有十分明确的边缘信号带，没有局部的高低信号集中。

四、治疗

（一）保守治疗

保守治疗是以中医理论为基础，运用中医传统疗法并结合现代的康复医学达到防治疾病的治疗方法。我们认为，确定保守治疗的指征可以从以下几个方面来概括：①股骨头缺血性坏死早期患者，由于股骨头外形尚可，关节间隙正常，通过不负重的情况下，运用中西医结合治疗而达到改善血运，恢复关节功能，疗效是肯定的。②对于老年患者，65岁以上，由于身体状况较差，术后并发症多，在患肢疼痛不是很严重，功能中度受限，经服用中药3个月～6个月，使疼痛减轻，功能好转，生活基本能够达到自理的情况下，我们采取保守治疗以避免不必要的手术损伤。③对于Ficat Ⅲ期以上又有手术禁忌证患者或双侧股骨头坏死，都采取保守治疗。虽然保守治疗对中晚期不能够恢复股骨头外形，但只要减少患肢负重，规则治疗，效果也是不错的。一般经过治疗后可以达到一定时间内不出现疼痛。总之，保守治疗可治愈早期股骨头缺血性坏死，对中晚期改善血供与减轻，消除疼痛和改善功能有一定的作用。

（二）介入治疗

介入治疗的应用原理就是直接将溶栓剂注入股骨的血供动脉内，改善微循环，增加血供，使坏死的骨质吸收，股骨头得以修复，功能逐步向好的方向转变。近10年来，股骨头坏死介入治疗报道较多，多数认为对于 ONFH 早期（Ficat Ⅰ、Ⅱ期）治疗效果可，但尚无远期得跟踪报道，目前临床上尚得不到推广。

（三）微创手术治疗

髓芯减压技术是最早运用于股骨头缺血性坏死的手术方式。其原理在于打通了股骨头坏死的硬化带，打开股骨头髓腔的封闭状态，减低周围血管阻力，降低了骨内压，增加了血流量，从而达到改善股骨头内血液循环，促进骨的再生，终止或逆转股骨头缺血坏死进程的目的。在 1974—1980 年，髓芯减压是 ONFH 的主要治疗手段。但该手术可加速股骨头塌陷，可使本已薄弱的软骨下骨的机械支撑力进一步减弱，导致应力集中，从而加速了股骨头塌陷进程，目前已较少单独采用。而髓芯减压后植入具有骨诱导和成骨作用的"种植物"可能成为治疗 ONFH 的一种发展趋势。截骨术是也是较早应用于 ONFH 的治疗方法，已发展了多种术式。其治疗原理是通过截骨使坏死区偏离负重轴线。截骨术可分为向前旋转截骨术（Sugioka截骨术）、向后旋转截骨术和多种角度截骨术。但因其改变了股骨近端的结构，对增加了人工全髋关节置换的手术难度，近年来已少有此方面的报道。近 20 年来，通过各种带血管或不带血管的骨移植术治疗股骨头 ONFH 得到广泛的临床应用。骨移植术不仅对坏死的股骨头进行减压，而且将具有骨传导或骨诱导的移植物植入坏死的股骨头内，可起到支撑及促进再生的作用。文献报道的骨移植术治疗股骨头 ONFH 的方法较多，包括各种带肌蒂的骨瓣、带血管的骨瓣、吻合血管游离腓骨、同种异体骨植骨等。

（四）微创治疗思路和特点

虽然 ONFH 的治疗方法很多，但至今尚无一种方式能将其完全治愈。随着人工关节制备工艺和手术操作技术的不断发展和完善，越来越多的患者选择进行髋关节置换。优秀的髋关节置换手术可以为病人带来 15～20 年良好的效果，从而使患者可以更好地回归社会。但是关节置换同样有其不可忽视的问题：感染、血栓、骨溶解、松动等；很多年轻患者一生不得不面对多次手术。因此，我们认为，如何准确判断本病的病程以及受累的范围，采用操作相对简单而疗效确切，既能保留股骨头又不至于对可能进行的人工全髋关节置换造成不利影响的治疗方案来阻止本病的进一步发展，应该临床医师积极努力的方向。现介绍几种治疗 ONFH 的微创技术：

1. 关节镜辅助下髓芯减压植骨术　该术式是在髓芯减压的基础上，采用关节镜辅助技术完成的。应用关节镜的主要目的是经股骨颈减压隧道观察股骨头内部骨质病变和经皮进入髋关节间隙观察关节腔内结构及股骨头与关节表面情况。在 C 型臂透视及关节镜交替指导下有效刮除死骨并植骨，做到有的放矢，避免单纯 C 型臂透视不能直视下清除病灶的盲目性。同时镜下清除关节内的炎性致痛因子、增生的滑膜组织，有效的改善股骨头内外部环境，有效减轻疼痛提高疗效（图 3-6-1-6～图 3-6-1-11）。

（1）适应证：适用于股骨头坏死内侧、中央型，无塌陷或轻度塌陷者（ARCOⅡA、ⅡB、ⅢA 期）。

（2）手术步骤

第一步，先行髋关节腔关节镜检查和滑膜及病变组织清理：下肢外展 30°，双下肢牵引，使患侧髋关节间隙增宽。取髋关节前侧入路，即髂前上棘垂线与耻骨联合水平线之交点（图），髋关节穿刺，注入生理盐水扩张关节腔，将穿刺锥和关节镜套管插入关节腔内，建立工作通道，置入关节镜工作套管，插入关节镜，首先镜下检查髋关节腔内组织结构，是否有滑膜绒毛肥大、血管翳增生、软骨磨损、碎裂、剥脱，有无游离体，髋臼缘是否有骨赘等不同的病理改变,分别采取不同的镜下治疗,包括刨削或射频汽化清理增生肥厚、充血水肿的滑膜组织和血管翳,摘除游离体,咬除影响关节活动的骨赘,生理盐水反复灌洗关节腔。

第二步,股骨头治疗:患髋垫高,在大转子下 2cm,股骨侧中线纵形切开皮肤 3cm,分开阔筋膜及股外侧肌,C 型臂透视结合术前影像学与关节镜检查,定位坏死区,沿股骨颈中轴,将一枚 2mm 导针钻入股骨头坏死区域中央,至股骨头软骨下骨 0.5cm,使用 10mm 或 12mm 空心钻套在导针上去除骨至软骨下区,中央减压完毕后,经此骨隧道插入死骨刮除器,刮除股

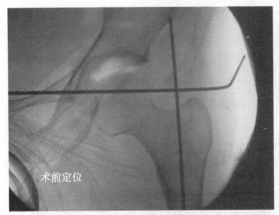
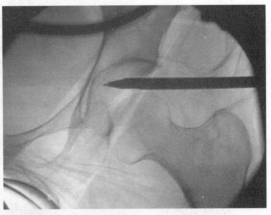
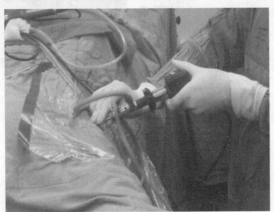

图 3-6-1-6　髋关节内镜下操作

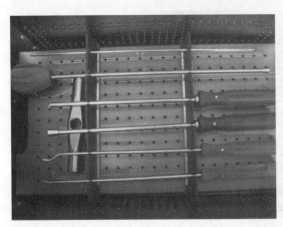
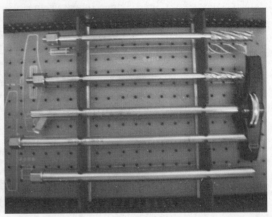

图 3-6-1-7　股骨头坏死髓芯减压器械

骨头内坏死或硬化骨，至创面有新鲜血液渗出，上述过程是在透视引导下并用关节镜经骨隧道观察交替完成，以生理盐水冲洗骨隧道内的骨碎屑后，用植骨器经隧道将同种异体骨，植入股骨头的病变刮除区，并打压至结实牢靠。缝合切口，刮除物常规送病理检查。

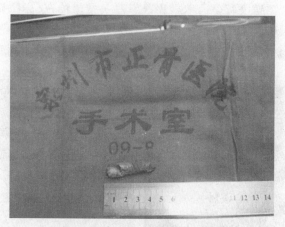

图 3-6-1-8　整段取出的坏死骨

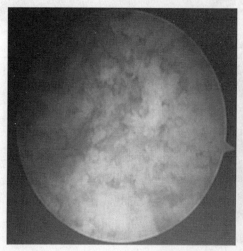 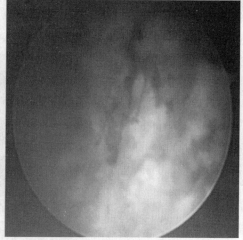

图 3-6-1-9　刮除死骨前后对照图

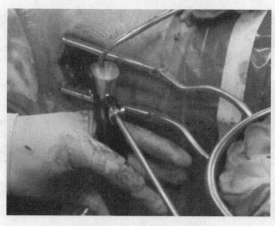

图 3-6-1-10　减压后植骨

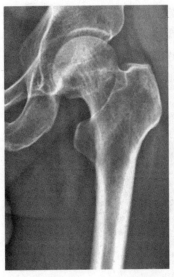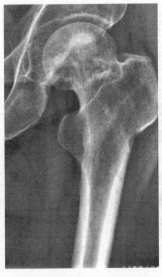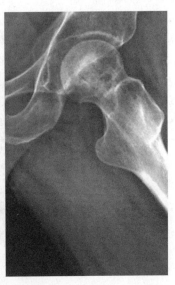

图 3-6-1-11 股骨头髓芯减压植骨术前、术后X线片

（3）操作要点及注意事项

1）行髋关节镜检必须在牵引床上进行，通过牵引使髋关节间隙有效增宽，以利于术中操作。同时操作时应注意避免器械刮伤软骨面。

2）在透视引导下用关节镜经骨隧道观察交替完成死骨刮除的过程，应刮除至镜下骨质新鲜血液渗出。

3）因器械的局限性，对于大面积股骨头坏死者，采用股骨直隧道无法完全有效地刮除死骨，不建议采用本术式。而对于股骨头坏死累及前外侧柱者，可能导致股骨头支撑力下降，加速股骨头塌陷；因此亦不建议采用。

2. 髓芯减压打压植骨异体腓骨支撑术　股骨头坏死塌陷对股骨头及髋关节造成的最主要和最直接影响是各种形式的不稳定，临床可见股骨头软骨与软骨下骨分离、软骨下骨与骨分离。因此，何伟等在传统经股骨颈行不带血管腓骨植骨的基础上，借鉴打压植骨理念，开展打压同种异体腓骨植骨手术。本术式在尽量清除死骨后，先采用自体或异体松质骨进行层层打压植骨，改善塌陷，而非靠器械或腓骨直接打击软骨下骨来纠正塌陷，理论上避免了可能产生的应力集中。在软骨下骨附近植入松质骨有利于早期再血管化，而在打压植骨下方植入皮质骨条则加强了对上方植骨的支持。植入皮质骨条时采用同种异体腓骨，能尽可能减少对正常解剖结构的损伤，进一步减少并发症。皮质骨条旁拧入的螺钉可稳定骨条及骨条周围坏死区可能存在的断裂，在重建生物学骨传导途径的同时，重建了股骨头的力学稳定。以清除死骨使植入骨有良好骨床接触来改善局部血运，以松质骨和皮质骨有层次地植骨来实现早期股骨头内部稳定，打压支撑植骨术为坏死股骨头的修复提供了良好环境（图 3-6-1-12～图 3-6-1-17）。

（1）适应证：股骨头缺血性坏死围塌陷期的病人。①股骨头坏死塌陷前期（ARCOⅡB、ⅡC 期）；②塌陷早期（ARCOⅢC 期）<4mm，③股骨头硬化常不明显，④出现疼痛小于 6 个月。若坏死病灶累及股骨头前外侧柱及前外侧壁，建议慎用此术式。

（2）手术步骤

1）体位：术侧臀后略垫高，使股骨颈与手术台平行，手术操作在"C"型臂 X 线机引导下进行。

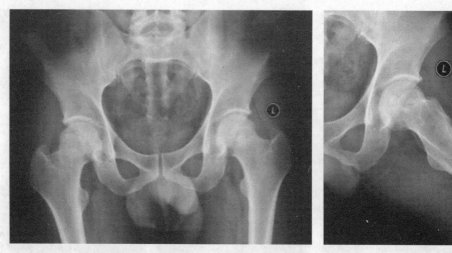

图3-6-1-12 股骨头缺血性坏死术前 X 线片（左侧 ARCO ⅡB 期，右 ARCO ⅢB 期）

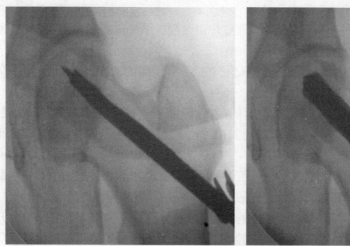
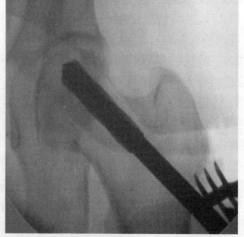
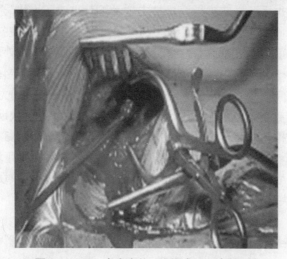

图3-6-1-13 术中定位、髓芯减压、刮除死骨

2）髓芯减压、病灶清除：大腿外侧股骨大粗隆下方做纵行切口长约 6～8cm，暴露股骨大粗隆，于大粗隆下 1.5cm 股骨外侧中线处沿股骨颈中轴偏向坏死区中心钻入 1 枚直径 2mm 导针至股骨头下 0.5cm 进行定位。确定定位准确后，沿导针用扩孔器钻出骨隧道至软骨下 3～5mm，然后根据干燥异体腓骨直径（外包装有标记腓骨直径及长度）用扩孔器扩大骨隧道，清

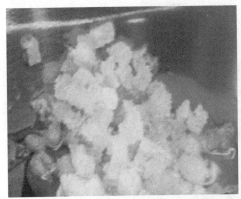
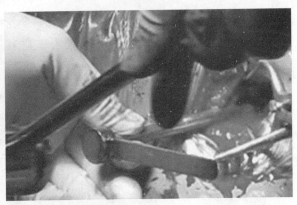
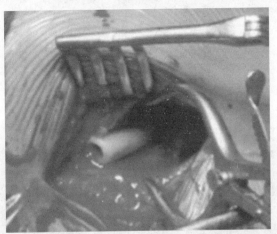

图 3-6-1-14　术中使用同种异体骨打压植骨，并植入同种异体腓骨

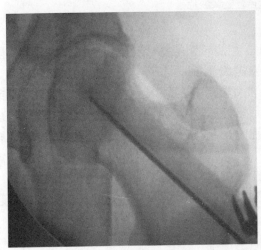
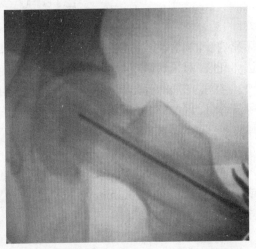

图 3-6-1-15　在腓骨内后方打入导针，并拧入空心钉

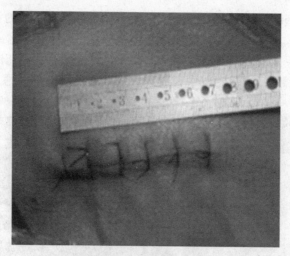

图 3-6-1-16　伤口长度

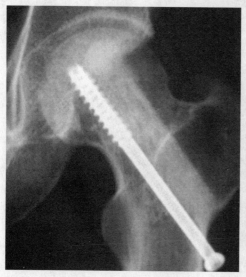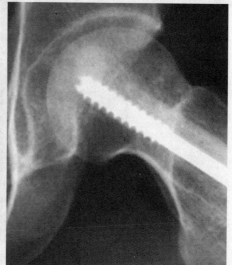

图 3-6-1-17　术后复查 X 线片

除坏死病灶，同时收集骨隧道内健康的骨泥备用。用旋转切削器（或长柄角度刮匙）伸入骨隧道达坏死区，尽量清除死骨，注意操作过程不要穿破关节面。

　　3）打压、支撑植骨：病灶清除完毕，充分冲洗骨隧道后，经隧道填充松质骨粒（自体骨或同种异体骨），用不同直径及角度的自制植骨棒适当打压改善或纠正塌陷的股骨头轮廓，松质骨厚度约 5～10mm，然后测量植骨棒位于骨隧道的长度，植入相应直径及长度的干燥异体腓骨（直径约 9～12mm，长度约 7～9cm）。

　　4）挤压螺钉固定：紧贴腓骨后下方钻入导针，深度不要超过腓骨，测量导针长度，拧入 1枚或 2 枚相应长度直径 7.3mm 的 AO 钛合金松质骨螺钉挤压固定腓骨，注意螺钉深度不要超过腓骨。

　　（3）操作要点及注意事项

　　1）减压深度：减压深度应达软骨下骨板但不能穿出软骨面。

2）足量松质骨打压植骨：以股骨头基本恢复球形和头内新月征、台阶征、裂隙征消失为度；厚度以 5mm 为宜，太少起不了缓冲作用，太多局部力学性能下降，容易引起再塌陷。

3）腓骨近端要修平：与松质骨有最大的接触面积，同时可考虑在腓骨条四周使用 1.5mm 克氏针钻孔，使减压隧道周围的血管可以长入。

4）内稳定的空心钉螺钉要放在腓骨的正后方或者后内方，不能放在腓骨的前上方和外上方，螺钉的长度不宜超过腓骨顶端。

3．钽棒支撑术　　钽棒支撑术是在髓芯减压和腓骨移植技术的基础上发展起来的。钽棒使用的多孔钽金属材料在结构和力学特征上都十分接近天然骨组织，而钽棒的蜂窝状立体结构有利于骨的直接附着。钽棒支撑原理在于其充分的支撑减少周围骨组织的应力，从而防止塌陷，为骨组织的修复提供条件（图 3-6-1-18～图 3-6-1-21）。

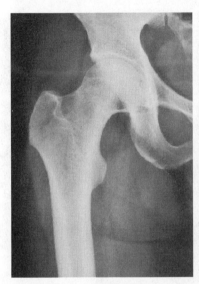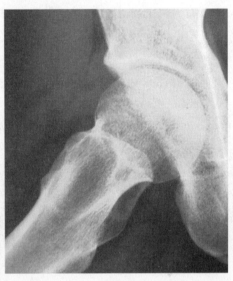

图 3-6-1-18　股骨头缺血性坏死（ARCO Ⅰ B 期）

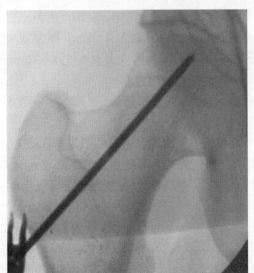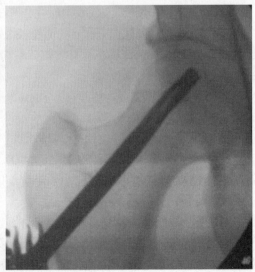

图 3-6-1-19　术中导针定位并行髓芯减压

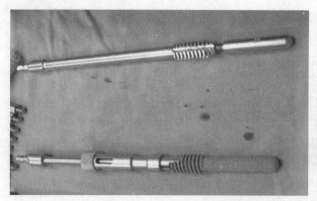
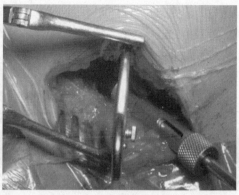

图 3-6-1-20　术中扩髓

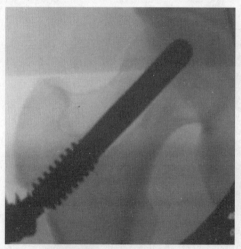
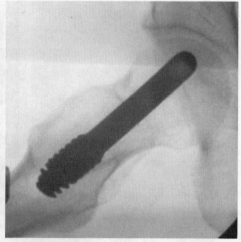

图 3-6-1-21　拧入钽金属棒

（1）适应证：使用于股骨头缺血性坏死无塌陷的病人（ARCO Ⅰ期、ARCO Ⅱ期）。

（2）手术步骤

1）体位：术侧臀后略垫高，使股骨颈与手术台平行，手术操作在"C"型臂 X 线机引导下进行。

2）确定髓芯加压轨道：大腿外侧股骨大粗隆下方做纵行切口长约 4～5cm，暴露股骨大粗隆，于大粗隆下 1.5cm 股骨外侧中线处沿股骨颈中轴偏向坏死区中心钻入 1 枚直径 2mm 导针至股骨头下 0.5cm 进行定位。

3）扩髓：在导针位置，用空心钻从 8mm 直径开始逐步扩髓至 10mm，扩髓过程中清理空心钻，以防止骨碎片在其中聚集。

4）测深：插入测深尺确定所需钽棒的长度，应避免过度外露以磨损周围软组织造成疼痛。

5）攻丝：在攻丝的前端安装相应长度的攻丝延长部分，顺时针旋转，使螺纹全部进入股骨。

6）植入钽棒：钽棒尾部螺纹卡于骨皮质上以获得早期稳定性。

7）关闭切口。

（3）操作要点及注意事项

1）钽棒支撑手术需严格掌握手术适应证；若股骨头坏死已塌陷，应避免采用该术式。大面积坏死如 ARCO ⅡC 期病人，建议慎用该术式。

2）导针深度不能穿出关节面。

3）钽棒尾部螺纹卡于骨皮质上以获得早期稳定性，但应避免过度外露而造成周围软组织疼痛。

五、康复护理

（一）护理

1. **手术前护理** 外科手术作为重大的心理性和躯体性应激源，引起一系列心理生理反应，患者常有恐惧、焦虑等不良心理；而股骨头坏死的病人病程长、手术效果不一，患者心理压力大。针对这些问题，护理人员要体贴病人，给其安慰和温暖，以解除其顾虑，增强信心。同时，专科护士必须掌握股骨头坏死的分期特点，并熟悉系列手术方法和不同病变分期采取的手术方法，以便有针对性地对病人进行解释，介绍同种病例的治愈患者，使其身心处于最佳状态。手术护士应在术前进行病人访视，介绍手术室环境，检查相关的术前准备情况，告知手术及麻醉体位等，同时与患者充分沟通，解除其恐惧心理。

2. **手术后护理** 术后应迷走观察生命体征变化，观察切口渗血情况，遵医嘱进行术后制动和固定的护理。同时应加强术后疼痛、倦怠及疲劳的护理。股骨头坏死术后病人常需长时间卧床，应加强护理避免肺炎、尿路感染、压疮等一系列卧床并发症的发生。

（二）康复

手术是为了重建髋关节运动系统功能，良好的功能恢复训练是手术效果的保证。康复工作应从术前开始。患者手术前 2～3 天开始康复教育和术前评定，主要是针对术后身体及患髋关节功能的改变对患者进行心理辅导和测评，并练习单腿转移及扶拐行走等，同时进行臀肌及股四头肌等肌力训练。

术后康复原则：

1. **早期肌肉锻炼** 术后 2 周以内，局部反应较明显，应强化肌肉训练。主要采用股四头肌静力收缩法；即将下肢平方于床上，伸直膝关节，用力背伸踝关节，每次持续 5～10 秒，重复 10～20 次，每日 3～5 次。股四头肌静力收缩训练可促进肢体血液回流，预防血栓，减少肌肉粘连，消除肿胀，减慢肌萎缩时间。

2. **髋、膝关节被动活动的指导** 术后 3～6 周，局部反应逐渐消失，逐步进行髋膝关节活动训练。具体主要借助下肢功能康复器（CPM）进行。根据股骨头坏死的程度及手术方式的差异，指导患者进行髋、膝关节主动活动训练。

3. **负重时间的选择** 关节镜辅助下髓芯减压植骨术和髓芯减压打压植骨异体腓骨支撑术术后负重时间需根据病人的恢复情况而定，一般建议 6～9 个月，X 线片显示股骨头内恢复稳定，关节无塌陷，方可逐渐负重。钽棒支撑术术后病人可早期进行负重训练。

4. **扶拐步行的训练指导** 指导病人正确用拐，持拐时患者直立，肩部放松，腋和拐顶之间应有 2～3 指空隙，扶手应调节到使患者紧握时肋部呈弯曲状态。步行时两拐和患肢三点步行，患肢不负重，健肢负重独立步行，助手站在患者前方，防止跌倒，每日步行 20～30 分钟，每日 2～3 次。直至患者可使用拐杖完全自理行走。

六、转归和预后

股骨头缺血性坏死的微创治疗，临床报道均取得了较好的疗效。杨新民等采用关节镜辅助下髓芯减压植骨术治疗股骨头坏死 Ficat Ⅱ期 92 例，术后随访 36 个月，总改善率为 80.43%。何伟等采用改良髓芯减压打压植骨同种异体腓骨移植术治疗股骨头坏死 136 例，平均随访

36.14 个月,采用 Harris 评分,获得了 82.12% 的优良率。Tsao 等最早开展钽棒支撑的临床研究,对 98 例股骨头坏死患者植入 113 个多孔钽棒假体,结果显示所有 II 期患者 Harris 评分由术前平均 63 分提高到术后 6 个月 75 分,术后 1～2 年 78 分,术后 3 年 86 分和术后 4 年 83 分。以多孔钽棒植入时间为起点,患者行髋关节置换术为终点,则术后 3 个月、6 个月、12 个月、24 个月、36 个月和 48 个月髋关节生存率为 97.8%、97.8%、85.3%、79.1%、72.5% 和 72.5%,所有病例没有出现相关并发症。许多研究结果显示,多孔钽棒治疗早期股骨头坏死的近期临床效果满意,远期效果仍有待进一步观察。

七、现代研究

虽然股骨头缺血性坏死的治疗方法很多,但至今未有一种方法可以适用于每一位患者;特别是股骨头坏死塌陷后的保髋治疗存在较大争议。微创治疗股骨头坏死有其一定的局限性,特别是对已经塌陷的股骨头坏死病人,很难通过微创方法恢复股骨头的形状,从而获得良好的远期效果。文献报道的治疗塌陷后股骨头坏死的方法较多,包括各种带肌蒂的骨瓣、带血管的骨瓣、吻合血管游离腓骨等。滑利等报道带蒂肌骨瓣移植治疗 ONFH 全组 28 例,得到 85% 优良率的结果。谢章家等报道带缝匠肌肌蒂的髂骨植入治疗青壮年 ONFH 治疗 20 例 23 髋,随访时间 18 个月～96 个月,按照成人 ONFH 疗效评价法草案进行评价,有效率 89%。赵德伟等报道应用带旋股外侧动脉横支及升支,臀中肌支双血管蒂大转子骨瓣治疗 ONFH 32 例(Ficat II～III 期),临床成功率 90.6%,影像成功率 85.7%。张常青等对近年来的骨移植治疗 ONFH 的研究表明,吻合血管的骨移植随访超过 10 年,有效保头率达 80% 以上,可达到良好的股骨头修复的长期疗效。

随着组织工程技术的发展,干细胞移植为治疗股骨头缺血性坏死提供了新方法。常廷杰,唐康来等采用髓芯减压与联合自体血清培养 BMSCs 移植治疗早期 ONFH 8 例 16 髋,平均随访 23.5 个月,采用 Harris 评分,获得了满意疗效。杨晓凤,王红梅等采用超选择性动脉干细胞移植治疗创伤性股骨头缺血性坏死,移植后第 3、6、12、24 个月,根据髋关节 Harris 评分评价疗效,对接受自体 BMSCs 移植治疗的 127 例患者随访 3～24 个月(平均 18.3 个月),其中髋关节疼痛缓解患者 111 例(占患者总数的 87.6%),髋关节功能改善患者 107 例(占患者总数的 84.3%),行走间距延长患者 109 例(占患者总数的 85.9%);影像学检查:干细胞移植术后 6 个月,127 例患者中随访到 24 例患者行股骨头供血动脉 DSA 检查后,显示供血动脉较移植前明显增多、增粗,血流速度增快;12～24 个月后 36 例患者股骨头区骨质病变获得改善。超选择性动脉干细胞移植方法简便、安全有效,对因缺血导致坏死的股骨头无再次损伤,能够有效地治疗创伤性缺血股骨头坏死。目前干细胞移植治疗 ONFH 多选择抽取自体骨髓,分离获取干细胞,直接注入坏死区。但局部坏死区获得的干细胞数量往往较少,附着能力差,且为了获得更多干细胞需使用异种血清在体外分离培养,存在潜在抗原性、致病性,限制了其临床推广应用。干细胞移植治疗 ONFH 需解决以下几个关键问题:如何快速扩增培养自体干细胞、有效黏附并减少干细胞流失、避免异体或异种血清带来的免疫反应、客观评价其临床疗效等。相信随着研究的不断深入,干细胞移植应该可以在股骨头坏死治疗领域,特别是在微创治疗股骨头坏死领域有着更大的作用。

参 考 文 献

1. 赵德伟. 股骨头缺血性坏死的修复与再造 [M]. 北京:人民卫生出版社,2008:33-35,83-88.

2. 刘尚礼. 骨坏死基础与临床 [M]. 北京：人民军医出版社, 2008: 148-166.

3. 戴尅戎. 现代关节外科学 [M]. 北京：科学出版社, 2007: 1066-1077.

4. 程祝忠, 陈君辉, 席晓秋, 等. 导管灌注溶通术治疗 52 例股骨头缺血性坏死 [J]. 西部医学, 2005, 17 (2): 163-164.

5. 秦荆峰, 潘瑛, 成瑶, 等. 股骨头缺血性坏死的介入治疗（附 12 例）[J]. 国际医药卫生导报, 2005, 11 (20): 43.

6. 王东林. 介入治疗成人股骨头缺血性坏死 28 例报告 [J]. 中医正骨, 2005, 17 (4): 38.

7. 王正, 黄相杰, 姜红江. 股骨头缺血性坏死的髓芯减压及其相关研究进展 [J]. 中医正骨, 2006, 18 (10): 78-79.

8. 苏云, 胡春明, 莫丽娟, 等. 髓心减压术治疗早期股骨头缺血性坏死的疗效观察（附 90 例报告）[J]. 吉林医学, 2005, 10 (10): 1086-1087.

9. 张永兴, 徐法铭. 斯氏针髓芯减压加中药辨证治疗股骨头缺血性坏死 [J]. 中国骨伤, 2006, 19 (5): 301.

10. 赵建彬, 张洪磊, 魏鑫, 等. 中心减压自体骨与 BMP 植入治疗缺血性股骨头坏死 [J]. 中国骨伤, 2006, 19 (2): 83-84.

11. 杨新明, 石蔚杜, 雅坤, 等. 关节镜辅助下髓芯减压植入复合自体骨髓的骨诱导材料联合钛棒支撑治疗Ⅱ期股骨头坏死 [J]. 中华临床医学杂志, 2010, 45 (5): 622-625.

12. 李鸿帅, 张长青. 股骨头缺血性坏死保头治疗进展 [J]. 中国修复重建外科杂志, 2006, 20 (6): 655-658.

13. 何伟, 李勇, 张庆文, 等. 自体或同种异体腓骨联合打压植骨治疗股骨头坏死的初步研究 [J]. 中国修复重建外科杂志, 2009, 5 (5): 530-533.

14. 何伟, 陈镇秋, 张庆文, 等. 蛙式侧位分型在植骨支撑术治疗酒精性股骨头坏死中的意义 [J]. 中华临床医学杂志, 2011, 5 (1): 27-30.

15. 夏天, 杨述华. 钽棒支撑用于股骨头坏死研究概况 [J]. 国际骨科学杂志, 2010, 31 (1): 5-8.

16. 常廷杰, 唐康来, 陶旭, 等. 自体血清培养 BMSCs 移植结合髓芯减压治疗早期股骨头缺血性坏死的初步应用 [J]. 中国修复重建外科杂志, 2010, 6 (6): 739-743.

17. 杨晓凤, 王红梅, 许忆峰, 等. 超选择性动脉干细胞移植治疗创伤性股骨头缺血性坏死的研究 [J]. 中国医药生物技术, 2009, 4 (4): 257-261.

（吴昭克　唐立明　庄至坤　徐福东）

第二节　儿童股骨头缺血性坏死

一、概述

儿童股骨头缺血性坏死（avascular necrosis, AVN）又称 Legg-Calve-Perthes 病，股骨头无菌性坏死、股骨头幼年变形性骨软骨炎等，是一种儿童期特发的股骨头坏死的病症，其临床表现主要为跛行和髋关节疼痛，包括股骨近端和股骨头缺血。由于缺血，股骨头化骨核停止生长，头的密度增高。

1910 年 legg（美国）、Calve（法国）、Perthes（德国）三人分别同时报道此病，故称 Legg-Calve-Perthes 综合征，简称 Perthes 病。病因与病理目前仍末完全清楚，是骨科领域中尚待解决的问题之一。本病属自愈性疾病，慢性病程。当病变自然愈合后，坏死的股骨头往往遗留扁平状畸形。因此，通常又称为扁平髋。

本病的严重程度不一，4～12 岁儿童为易发人群，其中 4～8 岁更为多见，其发病率男性为

1∶740；女性为 1∶3700，男、女儿童的发病率为(4～5)∶1；14 岁以上儿童发病率为 1∶18 000，年龄分布无性别差异，多见于左侧，单髋受累，双侧受累的约占 10～20%，有家族史遗传倾向，约 30% 患儿的直系亲属有同病。身高较正常同龄儿童矮小。日本、中国、朝鲜、菲律宾等亚洲国家发病率相似，而黑色人种儿童则明显比同区白色人种儿童发病率低。

二、病因病机

（一）病因

自从 1910 年 Legg-Calvé-Perthes 病被 Legg、Calvé 和 Perttles 发现以来，其有关的病因与病理研究颇多，观点也不尽相同，如创伤、滑膜炎、髋臼发育不良、生长素介质（Somatomedin）过低、体质遗传等，真正的病因尚不完全清楚。

最初 Legg 认为儿童股骨头坏死与外伤有关，后来 Calvé 确认系一独立疾患，称其为假性髋关节病。Perthes 认为其基本病理组织学改变是软骨炎，然而其后许多学者并未见到软骨炎。1922 年，Waldenstrom 就首先发现该病坏死股骨头出现的软骨下骨折征，所以许多学者认为外伤是该病的原因，但是 1966 年 Salter 等证明了这种呈新月形的骨折属于病理性骨折，亦即骨坏死在先而骨折在后。

儿童股骨头骨骺的血液供应主要依靠外骺动脉和下干骺动脉；9 岁以后直至老年靠外骺动脉和来自圆韧带的内骺动脉供应；在 5～9 岁时，仅由一支外骺动脉供应，在此期间如股骨头骨骺受到某种创伤虽不足以骨折，却可引起血供障碍，从而导致股骨头骨骺缺血性坏死。

另外，许多学者研究发现儿童尤其男孩股骨头的营养血管在解剖上存在着先天性异常和缺陷。儿童股骨头骨骺的血液供应完全由支持带动脉供给。在 3～9 岁的儿童，圆韧带动脉尚未参与供应股骨头血液循环，而来自干骺动脉的血液循环又被骺板阻挡而供应很少，只有外骺动脉是唯一的供应者。该动脉的走向自旋股内侧动脉发出后，经过后侧转子窝关节囊，再转向外侧头与颈的交接处进入。该处的关节囊特别厚，间隙又特别窄，因而该处的血管极易受压而栓塞。该动脉一旦栓塞，则导致股骨头骨骺的缺血性坏死。另外，男孩的股骨头内外血管吻合弓的变异较大，甚至阙如，故男孩发病比女孩高待多。

Perthes 病多见于男孩的另一个解释是，髋关节是一个活动多的负重关节，男孩好动，自我保护能力差，虽然 Perthes 病的损伤程度多属不重，可能是反复轻微劳损，有学者认为 Perthes 病的患儿对损伤的敏感性比正常儿童高所致。

另外有不少学者指出该病合并其他畸形高于正常人群，而且该病患儿身高较之正常者矮小，骨龄发育也延迟，然而更多的学者对该病的血管因素作了大量研究后，认为该病属于缺血性坏死。

总之，该病患儿的骨骼发育倾向迟缓、身材矮小、躯干与四肢比例失常。尚有胎位不正、臀位产、孕妇高龄、家庭生活困难等因素。

纵观以上研究结果，可以认为 Perthes 病的病因不是单一的，而是多因素的。

（二）病机

股骨头缺血性坏死和病理过程，包括骨质坏死、继之死骨吸收和新骨形成，以及股骨头再造等一系列病理变化，一般分成 4 个阶段。

1. 初期即滑膜炎期　滑膜和关节囊水肿和充血，关节液渗出增多，以滑膜增厚水肿为主，但滑液中不含炎性细胞；此时 X 线片表现为关节囊阴影肿胀，软组织增厚，关节间隙加宽，邻近骺板下方的干骺部因充血而脱钙，此期持续 1～3 周。

2. 缺血性坏死期　病理改变主要是骨髓的坏死，骨小梁断裂成片状或压缩成块，骨细胞的细胞核消失，坏死的骨髓和死骨的粉状物聚集成为坏死团，在坏死团内偶见残余存活的骨组织。股骨外前侧骨骺最早受累，或整个骨骺均因缺血发生坏死，此时骨结构保持正常，但骨陷窝多空虚。骨髓腔由无定型的碎屑填充，骨小梁碎裂成块状或压缩成块。

此期骨无再生迹象并有退行性改变。骨的质地较正常软，关节囊造影或 B 超检查股骨头软骨仍保持球形。X 线显示股骨头密度普遍增高，其中无透亮区。软骨变薄，股骨头外侧有不同程度的变扁。关节间隙加宽系软组织肿胀及关节软骨不规则增厚所致。这一阶段可以长达数月或一年。

3. 碎裂或再生期　股骨头借"爬行替代"而再生，由于死骨的刺激，毛细血管和单核细胞所组成的连接组织侵入坏死区，吸收坏死的骨小梁碎片，并在髓腔内形成纤维组织，破骨细胞增多且功能活跃，参与吸收坏死的骨小梁。软骨变化与坏死期所见相似。X 线片显示股骨头变扁，有碎裂与透亮区这反映该区有纤维血管组织长入和未骨化的不成熟骨组织。股骨颈增宽，关节囊造影显示股骨头增大畸形改变。B 超检查可见股骨头圆弧线有中断现象。上述过程历时 2～3 年。

4. 愈合期或未期　正常骨组织取代坏死骨组织，因为新形成的骨小梁是一种不成熟的板层骨，且纤细脆弱，容易与尚未吸收的坏死骨小梁压缩在一起，最终股骨头变形（扁平、椭圆或不规则形），由于坏死的骨骺塌陷或外侧被挤压致白浅不规则，形成"济公帽"畸形。

X 线片上的透亮区消失，并出现正常骨小梁。至于股骨头的形状能否恢复正常，是否残留扁平髋，有无股骨头呈马鞍状畸形、股骨颈增宽、大粗隆高位犹似髋内翻畸形等，取决于病儿的发病年龄、性别、病变累及的范围以及治疗是否及时、充分、恰当等因素。

有学者统计本病的自然转归，有 1/3 病例可不留任何解剖异常，预后良好；有 2/3 病例残留不同程度的巨髋症，其中 1/3 病例后遗严重巨髋畸形，扁平而增大的股骨头超出髋臼边缘。这种解剖结构的异常，至青壮年可出现退行性关节病。

三、诊断

（一）临床表现

起病隐匿，病程长，跛行和患髋疼痛是本病的主要症状。跛行是典型的避痛性和臀肌步态的混合，即患儿为缓解疼痛所采取的保护性步态，步态的负重相躯干多斜向患侧以减轻外展肌的负担和降低患髋的关节内压。早期表现腹股沟区、大腿内侧、膝上或臀部疼痛，走路过久或跑跳时疼痛加重，休息后减轻。肌肉痉挛，外展、内旋时明显受限，臀部和股部肌肉轻度萎缩。

部分病儿早期可无症状或仅有轻微症状，有时只有轻微步态异常，如行走时小腿内旋。典型体征为患髋有轻度屈曲内收畸形，伸直时，外展和内旋受限。旋转髋关节时，有轻度肌肉痉挛。该病于活动期，症状较明显。约 20% 病例有外伤史，伤后急性发病，有跛行，髋关节疼痛及活动受限，患肢短缩。通常伴有肌痉挛，以内收肌和髂腰肌最显著。大腿及臀部肌肉有失用性萎缩，髋关节活动受限，多为屈髋、外展外旋动作，即"4"字试验阳性。有时会出现固定的屈曲内收畸形。

临床上有 3 个重要体征，即肥胖、髋关节活动范围减小和内收肌痉挛。晚期由于扁平的股骨头与髋臼相碰撞，产生"嵌顿性"外展。髋外展肌功能紊乱出现明显的跛行，偏臀步态，行走时，健侧骨盆上下起伏，躯干来回摆动，双侧患者行走似鸭步。临床表现有时不一定与 X

线所见一致,有时在 X 线片上显示股骨头明显畸形但症状很轻,甚至无症状,这可能表明髋臼对畸形的股骨头已相适应。愈合病例至晚期症状逐渐缓解,以至于消失。关节活动可恢复正常,或仅留外展和旋转活动受限和大粗隆膨突。

（二）影像学检查

1. X 线检查 X 线摄片检查仍是目前临床诊断的主要依据,必须强调拍摄高质量的 X 线片,包括双侧髋关节的骨盆正侧位,后者即所谓"蛙式"位,以便了解股骨头病变的确切部位和病变程度。依病情进展的 X 线分期,通常分为 4 期,即初期、节裂期、骨化期和残留期。每期的时间越长,病情越重,尤其是愈合期。

（1）初期:髋臼内的股骨头稍偏外,股骨头的化骨核稍小,髋关节内侧间隙似有增宽。本病的初期还可以观察到一些改变。大约 1/3 的病例在股骨头软骨下可见线状骨折,通常称该表现为 Waldenstorm 征,此征在蛙式位时显示的最好。有时在侧位还可见到股骨头化骨核致密度稍增高。继而股骨头密度日益增加,系坏死的骨小梁上有新骨堆积的结果。这与日后股骨头塌陷的范围无大关联。此外,X 线片上在干骺端部还可见到边缘清晰的多个小囊性影和朦胧的透亮区。在骨化的化骨核中见到透亮区表明本期结束。初期平均为 6 个月,最长可达 14 个月。

（2）节裂期:已经骨化的化骨核中数月后出现透亮区。化骨核的其余部位仍有硬化现象。常见的是股骨头中部致密,与内外部有清楚界限。严重的病例中部和外侧部无分界。有时中内侧分界限也不清楚。节裂期以股骨头软骨下出现新生骨而告终。X 线片上所显示的改变平均存在 8 个月（介于 2～35 个月）。轻型病例只有在蛙式位才能看到节裂,而在前后位只有轻度斑点样致密。这说明只是前段骨骺坏死。最轻的病例并无节裂期,股骨头致密逐渐消散。

（3）骨化（愈合期）期:股骨头软骨下出现新生骨,骨化常于头骺的中部开始,再向内、外侧扩展。正常情况下股骨头前方最后骨化,这只在蛙式位能看到。股骨头透亮区渐由编织骨充填,过一段时间再塑形成为板状骨。整个股骨头全部完成再骨化则愈合期结束。该阶段平均持续 51 个月（介于 2～122 个月）。

（4）残留期:股骨头在本阶段不再增加致密度,但股骨头的形状还在不断变化直至骨骼停止生长。若影响过重的,头骺停止发育,而大粗隆骨骺相对生长过度。

2. 磁共振影像检查 磁共振检查是及早确诊 Perthes 病的方法并能见到股骨头和髋臼的结构。与 X 射线片相比,MRI 具有良好的软组织分辨力,能够直接观察关节、骨骺软骨,骨髓,肌腱和韧带等结构。尤其通过骺板的变化,可以预测股骨近端最终的畸形程度。在早期诊断方面,MRI 具有高度的敏感性,不仅能够精确描述病变程度和部位,还可以早期发现头坏死征象。在股骨头血供中断 2～5 天后,骨髓脂肪细胞坏死,MRI 即可显示股骨头信号强度的改变。Theissen 等人报道 MRI 对诊断的准确率达 97%～99%,而 X 线诊断准确率为 88%～93%。Egund 对比观察了 MRI 与关节造影,发现 MRI 显示的软骨的股骨头骺内外侧更为清晰。用 MRI 连续观察 Perthes 病可与 Catterall 分类相关。在 Catterall Ⅱ组,影像显示在内外和后侧有存活的骨组织,Ⅲ组的骨坏死较多,而Ⅳ组骺板受累而有修复延伸进入干骺端。

（三）骨扫描检查

近年来,锝 99m 骨扫描也开始应用于 Legg-Calvé-Perthes 病的早期诊断。若有骨坏死,局部缺血区可出现所谓冷区,修复期血管增生,有新骨形成,就出现核素密集,出现所谓热区,与健侧比较,可测知股骨头的供血状态。与 X 线平片相比,骨扫描对 Legg-Calvé-Perthes 病的诊断可以提前 2～5 个月，而且确诊率高达 95%。另一方面，骨扫描能够早期获得股骨头骺缺血程度的精确信息，预测坏死的严重程度。Conway 根据修复期股骨头骺血运重建机制的不同，将 Legg-Calvé-Perthes 病患者的骨扫描成像特点划分为 3 型：

A 型：表现为股骨头骺外侧柱出现浓聚，代表血管再通，恢复过程短，预后好。

B 型：表现为基底充盈和蘑菇化，代表血管再生，愈合时间长，易发生骨折、塌陷和外突等并发症，预后较差。

C 型：是由于在愈合阶段，特别是骨重建的再吸收期出现并发症，使 A 型转变为 B 型，预后也较差。

（四）关节造影

关节造影可清楚显示股骨头的形状和髋臼的关系。内侧关节间隙增宽和头外移可借助平片看出。对关节间隙增宽关节造影可看出是因为关节软骨肥厚，股骨头形状变化所导致的头外移。关节造影可显示头在臼内包容情况。

（五）分类

1. Catterall 分类　Catterall（1971）根据病理改变，结合 X 线片上股骨头受累情况，确定的分类方法，它对指导临床治疗和估计预后均有指导意义，已被临床医师普遍接受与应用。

1 级：正位片显示骨骺轻度囊样变，骨骺不塌陷，无死骨形成，无软骨下骨折线，无干骺端变化。侧位片仅累及骨骺的前面部分。

2 级：正位片显示有中央致密椭圆形团块，其内外侧均有存活的骨片，以保持愈合时的骨骺高度。干骺端变化不明显。侧位片显示骨骺前方的侵袭范围增大，死骨碎片与后方的存活区之间有一 V 形透亮区相隔。

3 级：只有骨骺后方和侧方的一小部分无死骨形成，早期可有"头内头"征象；后期则有中央死骨形成，并伴有内外侧新生骨片，干骺端呈广泛变化，股骨颈增宽。

4 级：正侧位片均显示整个骨骺累及并出现塌陷，骨骺板与髋臼之间的距离减小，表示股骨头扁平，骨骺向前、向后、向例方突出，呈蕈状。

Catterall 描述了 5 个危象头征，可用于预测病儿的预后。① Gage 征：股骨头骨骺外侧有一小的 V 形骨质疏松"碎片"；②干骺端受累病变扩展，范围增大；③髋臼边缘外侧、骨骺外侧有斑点状硬化或钙化；④股骨头向外侧脱位，变形的股骨头有一部分凸于髋臼之外；⑤骺板呈水平位，产生剪切力，造成股骨头的半脱位。

2. 外侧柱分类法　外侧柱分类是根据节裂期的前后位 X 线片上股骨头外侧变化而制定的。在节裂期之初，股骨头可分为内、中和外侧三段（柱形）。外侧柱完整时在负重时可作为中央缺血段的支撑。按此可划分为 A、B、C 3 组。

A 组：外侧柱只是密度稍有增加，头骺高度无变化（图 3-6-2-1）。

B 组：外侧柱透亮，高度减少但不超过原来厚度的 50%。本组中央部塌陷低于外侧柱的在初期常见，随病程发展外侧柱丧失原有高度而向外突出。外侧柱厚度不低于原有厚度的一半则列为 B 组（图 3-6-2-2）。

C 组：外侧柱有透亮区，外侧柱与中央部无明显分界，而外侧柱厚度变薄，超过原来的 1/2。在节裂期之初外侧柱的厚度常较中央柱低矮（图 3-6-2-3）。

外侧柱分类与病人日后结局紧密相关。A 组最好，B 组居中，C 组最差。保留外侧柱可能是因力学原因使预后良好。若只有中央部坏死，其余部分特别是外侧柱能成为应力遮挡而不塌陷。如果坏死范围广泛时则应力遮挡作用不复存在，股骨头塌陷。

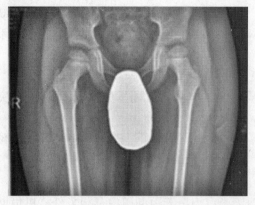

图 3-6-2-1　A 组

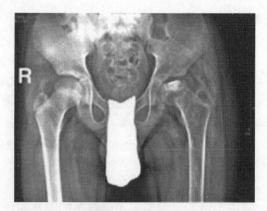

图 3-6-2-2　B 组

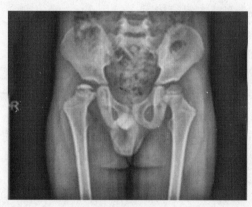

图 3-6-2-3　C 组

四、鉴别诊断

（一）暂时性滑膜炎

好发于 3～9 岁儿童，属原因不明的非细菌性炎症，关节液渗出增多可使髋关节内压力增高。该类病孩在发病后两年内可有 2%～10% 发展成为 Perthes 病，所以应严密观察随访，3～6 个月中必要时行 X 线片重复检查，直至排除 Perthes 病。近来有人采用 B 超扫查提示一过性滑膜炎患儿，以关节积液为主，动态 B 超扫查，该类病人绝大多数 4 周内积液将减少或消失，若超过 6 周仍不消失，则 Perthes 病早期极为可能。另外 Perthes 病早期 B 超扫查可以发现以滑膜水肿增厚为主，亦伴有不规则头骺软骨与臼软骨增厚。二者通过 B 超检查可以早期作出鉴别。

（二）髋关节结核

该病有较明显的全身症状，血沉性，髋关节活动系多方向明显受限。Thomas 征阳性，X 线片显示骨质破坏和关节间隙变窄；而 Perthes 病的全身症状不明显，血沉正常，活动受限甚微。

（三）其他

如大骨节病、呆小病、黏多糖病、骨骺骨髓炎等，均有各自特点，一般不难鉴别。

五、治疗

鉴于 Perthes 病的病因至今不明，故很难预防。治疗的目的在于：①避免股骨头的机械压力,保持股骨头外形,并与髋臼形态一致,使股骨头能深置髋臼内,有利于股骨头的生物塑形,保持髋关节的正常活动范围;②改善或恢复股骨头的血液循环,促使股骨头的充分复原;③降低关节内和骨内压力,避免或减轻后期发生骨关节病,使病儿日后的关节不痛,能够负重行走;④避免长期卧床,使之能自己活动,照顾个人生活。

Salter 认为,发生该病最有意义的预后因素是股骨头畸形和半脱位,髋臼不能完全覆盖股骨头,从而影响髋臼顶发生髋臼侧缘倾斜。既往认为股骨头发生畸形的机制是由于股骨头骨骺受到机械性压迫而造成塌陷变形,因此在 X 线征象完全恢复正常以前,患髋不宜负重。这通常需要 2~3 年,甚至 4 年以上。这样长时间的制动对于儿童是不适宜的,也是不可能,甚至是有害的。近年来许多学者指出股骨头发生畸形的主要原因是股骨头与髋臼解剖关系的失常,股骨头有半脱位倾向,向外突出,活动受限,是造成股骨头畸形的主要因素,所以提出了股骨头深置于髋臼内的"包容治疗"原则。

Perthes 病的治疗方法很多,总的有非手术和手术两种,应根据患病时的年龄、病程长短和 X 线片分期,选择不同的治疗方法,若初期有髋关节滑膜炎的刺激症状,疼痛跛行明显,伴内收肌痉挛时,应卧床做皮肤牵引,待症状缓解消退后方可允许病儿下床活动。

（一）中医辨证施治

1. 风寒阻络型 患肢疼痛,行走不便,跛行或绕行,关节活动时疼痛加剧,皮肤温度不高,遇寒剧痛,得热痛减,伴鼻流清涕,或咳嗽痰白,苔薄白,脉弦紧或浮紧。方用麻桂温经汤加减。

2. 风热蕴结型 患肢疼痛或行走不便,跛行或绕行,关节活动时疼痛加剧,皮肤温度较高,遇热痛增,得凉痛减,伴流黄涕,或咳嗽痰黄,口渴喜饮,尿黄,发热、咽痛,舌质红,苔黄,脉浮数。方药白虎加桂枝汤加减。

3. 湿热痹阻型 患肢疼痛,行走不便,跛行或绕行,身热不扬,关节屈伸不利,无明显外感征象,口渴喜饮,尿黄,舌质红,苔黄腻,脉滑或濡。方用滑膜炎汤或二妙散加减。

4. 血瘀气滞型 髋关节疼痛,躯干向患侧倾斜,活动受限,腹股沟处压痛,患肢较健肢长,舌质黯红,苔薄白,脉涩或弦。方用桃红四物汤和肢伤二号方加减,或药膳西红花和共芪炖瘦肉服。

5. 脾胃虚弱型 患肢轻微疼痛或无疼痛,行走不便轻度跛行,关节活动基本正常,患肢肤温正常,无外感征象,面色萎黄,形体瘦弱,纳差、便溏,舌淡,苔少,脉细弱。方用参苓白术散加减、健脾汤、八仙汤和保和汤加减。

（二）保守治疗

一般处理包括清淡饮食,避免负重,双下肢皮肤牵引,卧床休息是基本的治疗方法。

（三）非手术包容治疗

1. 适应证

（1）病变仅累及头骺前外侧部分或骨化核压缩在 50% 以内。

（2）患儿年龄在 6 周岁以下者。3、5 项危象中只伴有 1 项或 2 项者。

2. 目的

（1）使股骨头置于髋臼深处,避免了髋臼外缘在股骨头上产生的直接压应力。

（2）整个股骨头的关节软骨承受均等的压力,从而行走也减少了髋臼软骨上的平均压力。

（3）股骨头深置后能最大限度保持其活动范围,促使股骨头在髋臼内的正常活动与塑形。

（4）负重行走时,维持关节内"滑液生理循环代谢泵"的正常状态,充分流动的滑液使软骨和滑膜的营养得到加强,避免了关节软骨的变性改变。

3.治疗方案　将髋关节置于45°外展,5°~10°内旋位支具,使之较长时间内股骨头受到圆形髋臼窝的保护,维持髋关节的正常解剖状态(图3-6-2-4~图3-6-2-6)。

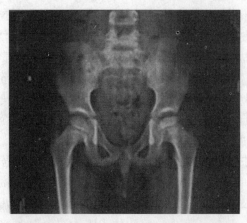

图3-6-2-4　患儿,男,7岁,就诊时X线片

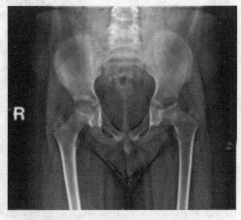

图3-6-2-5　就诊1年后X线片

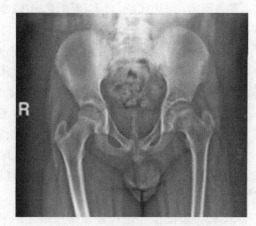

图3-6-2-6　就诊6年后X线片

(四)手术包容治疗

1.适应证

(1)病变累及头骺前外侧部分或骨化核压缩在50%以上。

(2)患儿年龄在6周岁以上者。

(3)5项危象中伴有1项或1项以上者。

(4)股骨头外移呈半脱位,Shenton线不连续。

(5)股骨头变扁,包容不良。

2.目的　是为了增加股骨头的包容,保持股骨头的形态。缩短疗程,且效果更为确实。

3.治疗方案

(1)内翻截骨术:常用的是股骨上端内翻截骨术,也可同时行旋转截骨术,原理是通过截骨增加股骨头在髋臼内的包容,改变股骨头负重力点和降低骨内压。手术将具有塑形潜力的股骨头骨骺完全置入髋臼内,恢复股骨头与髋臼的同心圆关系,使患儿尽早下床活动,使关节内持重应力更加合理,利用髋臼对股骨头的制动作用,塑形出一个正常或接近正常的关节关系,同时还可纠正过大的股骨颈干角及前倾角。该术式的不足是术后患儿肢体会出现暂时的长短不齐,产生股骨上端内翻角过大,且随患儿生长发育,颈干角会有所减小。如果合并骺板损害,患儿可能出现永久性患肢短缩及暂时或永久性臀中肌乏力等。

1)适应证:Catterall Ⅲ型或Ⅳ型病变;有 2 个以上危象者;股骨头有半脱位或伴有前倾角过大和 CE 角较小者。

2)手术方法:选择股外侧途径显露大转子区,在转子下用线锯截除一基底朝内侧的楔形骨块。楔形骨块基底高度决定关内翻角度的大小。根据术前外展内旋位 X 线片,估计和计算内翻截骨的角度,多数学者的经验是,截骨术后颈干角在 110° 左右较为合适。然后用儿童髋部锁定钢板做内固定。X 线片证实截骨愈合后,开始下床功能锻炼(图 3-6-2-7,图 3-6-2-8)。

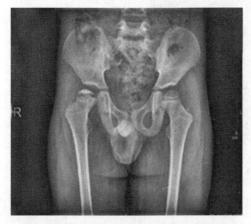

图 3-6-2-7　患儿,男,5 岁,术前 X 线片

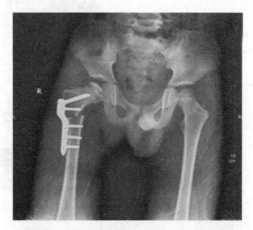

图 3-6-2-8　患儿,男,5 岁,术后 X 线片

(2)骨盆截骨术:骨盆截骨术是通过改变髋臼的方向增加股骨头前外侧覆盖来增加包容。该手术主要适用于股骨头髋臼比例不称、股骨头半脱位、年龄 <6 岁的患儿,或年龄 >6 岁、头臼比例失衡严重的患儿,包括恢复髋关节的正常活动、股骨头接近圆形、造影显示关节一致性好者。手术应在 Perthes 病发病早期进行,术后使股骨头相对髋臼屈曲、外展、内旋位,手术可纠正患肢短缩。优点是改变髋臼方向,增加对头的前外侧包容,改善臀中肌步态。缺点是不能增大髋臼容积,股骨头不能完全被包容。

1)适应证:Catterall Ⅲ型以上和病变处于坏死期、碎裂期、股骨头有明显外移或半脱位者。

2)手术方法:选择 Smith-Peterson 切口,注意保护股外侧皮神经,沿缝匠肌和阔筋膜张肌间隙暴露股直肌腱,并将其切断向下翻转,沿腹外斜肌与阔筋膜张肌之间显露髂嵴前部,用骨刀沿髂嵴干骺端将髂骨凿开,将髂骨内外板行骨膜下剥离,显露坐骨大切迹,导入线锯沿髂前上下棘之间截骨,固定截骨近端,将截骨远端以耻骨联合为铰链,使整个髋臼连同耻骨和坐骨作为一个单元一同旋转,使髋臼向前下方移位,从而更好地覆盖股骨头。从髂骨翼上取下合适的三角形骨块植入截骨间隙,并用克氏针固定。

(3)骨盆与股骨内翻联合骨盆截骨术:该手术主要适用于单一手术方法不能获得满意包容者。骨盆截骨术会使肢体延长并增加关节腔内或骨内压力;股骨内翻截骨术可解决股骨头的负重点,改善包容,但可能出现患肢短缩和永久臀肌步态。理论上,骨盆与股骨内翻联合截骨术中股骨截骨使股骨头方向更指向髋臼,可减轻骨盆截骨对关节的压力;骨盆截骨增加的股骨头覆盖减少了单纯股骨截骨所需的内翻角度,降低了髋内翻及外展肌乏力的发生率,同时避免患肢短缩;还可促使下肢早期负重、缩短疗程。

1) 适应证:Catterall Ⅲ型以上的患儿,通过单纯的股骨上端内翻和骨盆截骨术均不能充分解决股骨头包容。

2) 手术方法:如前述(图3-6-2-9~图3-6-2-11),其优点是可最大限度增加股骨头包容,可避免单纯任何手术的并发症。股骨截骨使股骨头方向更指向髋臼,同时减轻了骨盆截骨对关节的压力和僵硬化程度;骨盆截骨增加的股骨头覆盖减少了单纯股骨截骨所需的内翻角度,降低了髋内翻及外展肌乏力的并发症,同时避免患肢短缩。

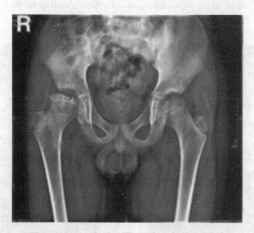

图3-6-2-9　患儿,男,8岁,术前X线片

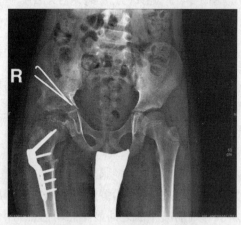

图3-6-2-10　术后4个月X线片

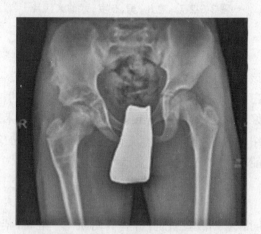

图3-6-2-11　术后27个月X线片

(4) 股骨大转子骨骺阻滞术:通过对股骨大转子骨骺进行阻滞,可以尽量降低因为股骨颈变短、大粗隆上移高位对臀中肌力量的影响。一般来说,8岁以下进行股骨大转子骨骺阻滞效果较好。股骨大转子骨骺阻滞可以和股骨近端内翻截骨或骨盆截骨进行联合应用(图3-6-2-12,图3-6-2-13)。

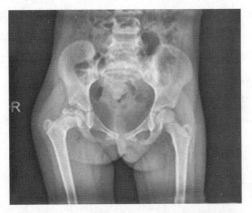

图 3-6-2-12　患儿,女,7 岁,术前 X 线片

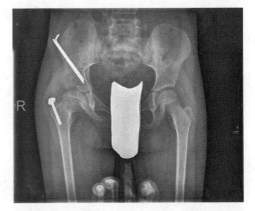

图 3-6-2-13　患儿,女,7 岁,术后 X 线片

六、转归和预后

儿童股骨头缺血性坏死是一种自限性疾病,自然病程大约 2~4 年。病变愈后往往遗留不同程度的畸形和关节功能障碍,最终结果优、良、差各占 1/3。畸形严重者往往在青春期发生骨关节炎。

儿童股骨头缺血性坏死可以治愈,但要积极地早期合理诊治。许多人错误地认为其为不治之症,其实,儿童股骨头缺血性坏死是与成人股骨头坏死截然不同的两种疾病,是一种可治愈的自限性疾病。

临床经验表明,本病的痊愈与发病年龄、性别和病变类型有关。一般说来发病年龄越小,其发育和塑型的潜力就越大,最终结果越好,甚至可发育成完全正常的关节。

1. 年龄小预后好　6 岁以下发病者,很少发生骨关节病。6~9 岁的病儿将有 38% 残留畸形,致使在中年发生骨关节病。10 岁以上发病者,将在后期发生骨关节病。这主要是由于年幼儿童塑形能力强、有足够时间促进髋臼与变形的股骨头相协调,或称非球形调谐,年龄小体重轻,对股骨头的应力也小。年长儿童不可能完全塑形,最终将发生骨关节病。

2. 女孩预后差　主要是由于女孩的骨骼成熟比男孩早,故塑形的时间较短。

3. 股骨头受累范围和骨骺被损害程度与预后成正比　如早期在干骺端上的变化,增宽范围大于 3~4mm,在以后观察中不断发展者,预后较差。

4. 髋臼不能完全包容股骨头提示预后不良,如髋关节半脱位、向外侧突出,关节活动受限明显,特别是外展,说明已残留股骨头畸形,最终将导致骨关节病。

5. 除了以上原因,如有以下因素其预后不佳:①股骨头外移;②外侧钙化;③股骨头与泪滴间距增宽;④节裂出现前股骨头增宽;⑤土星环现象(指硬化的头骺四周环以透亮区);⑥起病初期即有股骨颈增宽。

参 考 文 献

1. 潘少川. 实用小儿骨科学 [M]. 北京:人民卫生出版社,2005:272-288.

2. Herring JA,Neustadt JB,Williams JJ,et al. The lateral pillar classification of Legg-Calvé-Perthes disease[J]. J Pediatr Orthop,1992,12(2):143-150.

3. David L.Skaggs,John M.Flynn. 小儿骨科规避后患要略 [M]. 潘少川,主译. 北京:人民卫生出版社,2008:268-272.

4.　Kathryn E.Cramer, Susan A.Suherl. 儿童骨科 [M]. 赵黎，钱济先，主译. 西安：第四军医大学出版社，2008：55-58.

5.　John P.Dormans. 小儿骨科学骨科核心知识 [M]. 潘少川，主译. 北京：人民卫生出版社，2006：231-239.

6.　吉士俊. 小儿髋关节外科 [M]. 北京：人民卫生出版社，2005：250-269.

7.　吉士俊，潘少川，王继孟，等. 小儿骨科学 [M]. 济南：山东科学技术出版社，2000：301-310.

8.　冯兴义，付志厚. 儿童 Perthes 病的手术治疗进展 [J]. 山东医药，2011，51（10）：113-114.

（刘又文　李炳钻　陈献韬）

第三节　胫骨结节骨骺坏死

一、概述

胫骨结节骨骺坏死又称胫骨结节骨骺炎或 Osgood-Schlatter 病、胫骨结节骨软骨炎、胫骨结节骨软骨病等。它是由于股四头肌的长期、反复、猛烈的收缩暴力，通过髌骨和髌韧带集中于胫骨结节骨骺，使其发生慢性损伤，以致骨骺缺血坏死而引起的临床症状。胫骨结节骨骺坏死是一种青少年的疾患，患儿的胫骨结节变大伴疼痛。其临床表现主要为胫骨结节部位疼痛、肿大和压痛，无明显功能障碍。本病多见于 11～15 岁的青少年，男多于女，多为单侧，亦可双侧（约占 30%），好发于喜爱剧烈运动（如跑跳、球类等）的中小学生，发病缓慢。

二、病因病机

胫骨结节骨骺是胫骨上端骨骺向前下方延长的部分，一般有 2 个骨化中心，16 岁时结节的骨化中心与胫骨上端骨骺的骨化中心融合，18 岁是胫骨结节与胫骨上端融合。在 18 岁以前该结节与主骨之间有一层增殖的软骨相联系，在软骨下方新骨比较薄弱，故易受伤害。胫骨结节与胫骨上端融合前该处血液循环来自髌韧带。股四头肌是人体最强大的肌肉，但它的附着点 - 胫骨结节甚小。在该点上经常受到较强烈的张力。剧烈运动或外伤时，部分病例髌韧带过度牵拉骨突，可引起部分撕脱，从而影响血液循环造成骨骺缺血。由于髌韧带的牵拉，胫骨结节处的成骨细胞活跃，产生骨质增生，使胫骨结节增大，明显向前突出。

三、诊断

（一）临床表现

好发于 11～15 岁的男孩。在胫骨结节处疼痛，轻度肿胀并伴有压痛，劳累后加重。有的病孩发病前有剧烈运动或外伤史。疼痛在伸膝时加重，这是因为受累的骨骺被收编的股四头肌拉紧所致；在被动屈膝时亦痛，这是由于股四头肌将骨骺牵拉所致。

1. 患肢胫骨结节部位逐渐肿大、疼痛，上下楼梯及快步行走可使疼痛加重，严重者，可有跛行，伸膝乏力。

2. 患肢胫骨结节隆起，局部压痛明显，但皮肤不红、不热。在阻力下伸膝，局部疼痛加重。

（二）影像学检查

X 线表现：膝关节侧位片尤其略呈内旋位者，对诊断最有帮助。因胫骨结节于胫骨中部略偏外侧。在发病初期，可见局部软组织肿胀，髌腱增厚以及髌下脂肪垫下角消失。以后在胫骨结节前方可见一个或数个游离的新生小骨片。在后期，新生骨片显象更明显，邻近的胫骨结节有骨增生现象（图3-6-3-1～图3-6-3-2）。

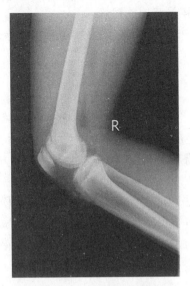

图 3-6-3-1　膝关节侧位片

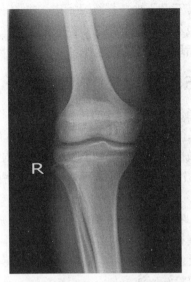

图 3-6-3-2　膝关节正位片

（三）诊断诊据

1. 多发生于11～15岁男孩，常为单侧，亦可双侧（约占30%）。

2. 发病缓慢，患肢胫骨结节处肿大、疼痛及压痛。

3. X线片可显示胫骨结节有舌状骨骺，不规则，常有隆起破碎，骨质密度不匀，软组织肿胀。

四、治疗

（一）保守治疗

限制活动，暂停跑、跳、踢等动作，尽量少走路及避免做伸屈膝关节活动。大多数病人只要减少活动2～3周即可。症状严重者需用伸直位石膏托固定4～6周。

配合局部热敷、理疗，有助于血运状况的改善，以减轻肿胀、疼痛。恢复膝关节剧烈活动，则至少要4个月之后。亦可以用醋酸氢化可的松类做局封，但也有人反对，因它可致周围软组织萎缩，甚至髌腱自发性断裂。

（二）手术治疗

如果反复发生疼痛及膝功能障碍，而且年龄较大者，应采用手术治疗。

1. 将髌腱劈分，用一薄骨刀在中线将胫骨结节的两侧皮质翻开，用锐利的刮匙将碎屑抓刮干净，再将皮质缝合原处，这样可解除疼痛，并使过分突出的胫骨结节缩小到正常的形状。

2. 不连接的胫骨结节切除术（Ferciot-Thomson手术）　以胫骨结节为中心，做一长约7cm的纵形切口。顺切口方向纵形切开髌韧带，并向两侧剥离，显露整个胫骨结节。彻底切除该处的骨性隆起，包括松动的骨皮质、骨松质、碎骨块、软骨。但不要损害髌韧带的止点。然后逐层缝合切口。术后管型石膏固定2～3周，然后开始功能锻炼。

3. 胫骨结节骨钉插入术（Boswonth手术）　从髌韧带远侧1/3开始经胫骨结节向下延长做一约7cm长的正中纵形切口。在胫骨结节远侧纵形切开骨膜，并在其前方取长约3cm的火柴棒样骨钉2枚，基底略宽。于胫骨结节上钻2个孔，一个接近胫骨近侧骺板，但不与其接触，钻孔时略向上外侧偏斜；另一孔距骺板稍远，向上内侧偏斜。将骨钉分别打入所钻的孔中。切除骨孔外多余的部分,仔细止血后逐层缝合。踝上长腿石膏管型固定6周。术后2周可以带石膏下地扶拐练习行走。拆除石膏后逐渐加强膝关节功能锻炼。

成年后,有长期局部疼痛者,主要是由于小块骨骺未与结节融合之故,可手术切除未融合的骨骺块;有明显畸形者,亦可手术切除之。

五、微创治疗思路和特点

当保守治疗无效,且症状持续,并造成功能障碍时,可考虑微创手术治疗。

1. 胫骨结节经皮钻孔术 局部麻醉下用克氏针经皮肤钻孔。第1次钻孔在胫骨结节外上方做向内下方向心性斜穿,直达髓内。第2次在1周后,于胫骨结节内上方向外下方斜穿。一般2次钻孔后疼痛即可消失。对特别顽固者则在第3周后再钻第3个部位。

2. 小针刀治疗 小针刀疗法是一种介于手术方法和非手术疗法之间的闭合性松解术。操作的特点是在治疗部位刺入深部到病变处进行轻松的切割、剥离等不同程度的刺激,以达到止痛祛病的目的。治疗时切口小,不用缝合,对人体组织的损伤也小,且不易引起感染,无不良反应,病人也无明显痛苦和恐惧感,术后无需休息,治疗时间短,疗程短,患者易于接受。小针刀疗法应注意如下几点:

(1)体位的选择以医师操作时方便、患者被治疗时自我感觉体位舒适为原则,一般采用仰卧位。

(2)选好体位及进针治疗点标记部位后,作局部无菌消毒,医师戴无菌手套操作。

(3)为减轻局部操作时引起的疼痛,可作局部麻醉,阻断神经痛觉传导。

(4)小针刀在胫骨结节压痛点处进针,刀刃与肌腱方向平行进针达骨膜后,顺肌腱方向纵行疏通剥离,再横行铲剥几下,一般至感觉骨质与周围粘连的筋膜有松动感时出针,若X线示胫骨结节有缺血坏死,可选用大号针刀在结节最高处垂直进针钻孔,突破胫骨皮质与髓腔相通,见有新鲜血液渗出。伤口加压包扎,一般待3天后创口愈合再行四黄散外敷。

六、康复护理

1. 护理

(1)限制活动,暂停跑、跳、踢、打球等动作,尽量少走路及避免做伸屈膝关节活动。

(2)清淡饮食,避免辛辣刺激食物。

(3)防止伤口感染。

2. 康复

(1)股四头肌功能锻炼。每天3次,每次锻炼30下。

(2)石膏固定者,解除石膏固定后进行膝关节屈伸活动锻炼。

七、转归和预后

本病一般预后良好。Krause、Williams和Catterall共总结了50例69侧胫骨结节骨骺炎,发现尽管60%的患者下跪时有不适,但76%的患者认为自己无活动受限。临床上将本病分成不同的两组:

1. 治疗前X线片上显示已有碎裂,随访时有胫骨结节异常或小骨分离。

2. 治疗前有软组织肿胀而X线片上没有碎裂,随访时无症状。

Krause等认为,Osgood-Schlatter病的症状在部分患者中有可能自动消失,而那些症状持续者容易发生胫骨结节变形,这与早期 X 线片显示的骨骺碎裂有关。Lynch 和 Walsh 报道了 2 例非手术治疗 Osgood-Schlatter 病致胫骨上端骨骺前部提前闭合的情况,提醒大家注意这种罕见的并发症。

本病可能有 3 个晚期并发症:

1. 由于胫骨结节骨骺向上拉脱,股四头肌止点上移,使髌骨的不规则面与股骨下端接触而易发生骨关节炎。可在股四头肌收缩时拍摄双侧侧位 X 线片,观察髌骨的位置是否一致,如有移位宜手术纠正。

2. 胫骨结节的异常骨骺,早期与胫骨上骨骺融合而造成膝反屈。

3. 高位髌骨。

参 考 文 献

1. 潘少川. 实用小儿骨科学 [M]. 北京:人民卫生出版社,2005:289-290.

2. David L.Skaggs, John M.Flynn. 小儿骨科规避后患要略 [M]. 潘少川,主译. 北京:人民卫生出版社,2008:141-143.

3. 吉士俊,潘少川,王继孟,等. 小儿骨科学 [M]. 济南:山东科学技术出版社,2000:310.

(李炳钻　陈长贤)

第四节　其他部位骨缺血性坏死症

一、肱骨头缺血性坏死

(一)概述

肩关节是人体最灵活的关节,是影响上肢功能的关键部位。肱骨头的解剖结构与股骨头有相似之处,但其发病率却远低于股骨头坏死。临床上将肱骨头坏死划分为创伤性和非创伤性两大类。

(二)病因和病机

1. 病因　肱骨头的血液循环主要由旋肱前动脉和旋肱后动脉供应。肱骨头在关节腔内无软组织附着,所有供应血管皆在肱骨颈以远进入,因此在较大的外伤可引起外科颈骨折及关节脱位,极易导致肱骨头动静脉直接损伤断裂或压力性阻塞,严重损伤肱骨头血供导致肱骨头坏死。非创伤性肱骨头坏死往往与一个或多个因素相关。大多数病例与使用皮质激素或酗酒有关,其他相关高危因素包括减压病、放射病、镰状红细胞贫血症、高尿酸血症、系统性红斑狼疮、家族性高脂血症等,也有少数病例无特定原因,为特发性。

2. 病理　早期见肱骨头呈骨软骨炎性变化,进一步发展见肱骨头节段骨小梁排列不规则,骨细胞核消失,可以伴有肱骨头关节面塌陷,周围纤维组织增生,骨软骨碎片显示骨软骨连接处的分层现象,修复期见有新骨形成。像股骨头坏死一样,软骨下骨坏死可引起骨的生物学损害,难于修复。如果反复的微小创伤导致小梁骨折及缺乏修复与塑形功能,将不可避免出现塌陷。随之逐渐出现骨关节炎,导致严重关节疼痛并影响关节功能。

(三)诊断

1. 临床表现　肱骨头坏死早期并无明显症状,通常是至中晚期才出现关节疼痛,病人往往诉说一种渐进性过程,主要与活动有关,休息后可缓解。轻微活动引起疼痛或夜间静息痛常是病变发展到晚期的表现。部分病人有关节交锁、弹响或疼痛性制动等症状。体格检查时三角肌、肩袖肌肉可能萎缩,主动外展或前屈活动范围首先受到影响。至病变晚期,关节活动明显受限。

2. 影像学检查

(1) X线片表现:肩关节的标准平片应该包括前后正位及经腋窝侧位片。

Ⅰ期:正常,或软骨下区不规则密度点状密集区。

Ⅱ期:肱骨头近关节部位可见边缘样高密度区,偶见较大致密区但无软骨与骨的分离。

Ⅲ期:新月征;高密度区(同Ⅱ期),明显裂隙。

Ⅳ期:高密度区,碎裂但无肱骨头轮廓改变。

Ⅴ期:轻度塌陷伴有垂直高度、宽度变小,关节面不规则。

Ⅵ期:严重塌陷伴有增生性关节炎改变。

(2) CT表现:普通X线检查是本病诊断和分区的主要方法,但难以显示早期病变。CT检查可显示X线可以或难以显示的坏死骨早期修复改变。CT最早表现为肱骨头近关节面处部分硬化,随后出现囊状或不规则软组织低密度区。

(3) MRI表现:MRI可显示坏死期改变,是诊断早期肱骨头坏死较为敏感和特异的方法,能直接多方位确定坏死的位置和范围,MRI T1WI表现为软骨下局限性或条带状低信号区,低信号带常包绕含脂肪髓的中心高信号区。T2WI可见线样征。

3. 诊断与鉴别诊断 肱骨头坏死与股骨头坏死有相同的诊断标准,根据该疾病的病史,结合影像学检查往往能做出正确诊断,但应注意该疾病的早期诊断,若临床怀疑肱骨头坏死而平片阴性者,则应考虑MRI检查。本病需与肩关节退变、肩周炎、肩袖损伤等疾病相鉴别。

(四)治疗

肱骨头坏死的早期可采用非手术治疗以缓解疼痛和保持关节功能。但应注意避免暴力促使症状加重并增加软骨下骨塌陷的机会。若该治疗措施无效,可行髓芯减压术。与股骨头坏死髓芯减压一样,尽可能在早期及肱骨头未塌陷前进行;这样可以减轻骨内压,促进骨内静脉回流。

(五)康复护理

术后观察患者患肢感觉活动,局部予冰敷;麻醉恢复后可开始进行肩关节被动运动,术后48小时开始进行肩关节主动活动训练。定期拍片复查了解病情恢复情况。

(六)转归和预后

Laporte等人报道了髓芯减压术用于治疗肱骨头坏死的结果。他们对43例病人(女18例,男25例)62个肩的肱骨头坏死做髓芯减压,随访2~18年(平均8.5年);全组最后随访结果,按VCLA计分法,优良率为76%。Mont等报道了20例病人,30个肩关节行髓芯减压的结果,22个效果属优良,8个需要再行关节置换。

(七)现代研究

文献报道关于肱骨头坏死可供选择的治疗方法有限,若肱骨头坏死达晚期病变,则有必要做关节置换。但年轻人施行关节置换应慎重,因为术后肩关节功能丧失较大。现代研究表明,病人有明显的静息痛或继发性关节炎,是关节置换的手术指征。Gruess及Rutherford等报道肩关节置换术治疗晚期肱骨头坏死,效果均十分满意,术后患肩疼痛消失或仅遗留轻度疼痛。

二、腕月骨缺血性坏死

(一)概述

腕月骨缺血性坏死(Kienbock病)是于1910年由Kienbock所描写的疾病,又称金伯克病，由于血供障碍及超负荷应力作用，导致月骨微骨折，继而发生骨坏死、塌陷，引起一系列的临床症状；是腕关节疼痛的原因之一。本病好发于20～40岁从事体力劳动的成年人，发病特点表明过度使用手导致创伤是本病发生不可缺少的因素；本病男女比例为（3～4）:1，右左手比例为3:1。

（二）病因病机

本病病因尚不完全明确。有些病例是由于月骨外伤脱位后中断了血运而发生坏死，但大部分病例却无明显外伤史。有作者认为患者中以从事重体力劳动者居多，工作中常需使腕关节强度背伸，同时又常受到外力自手掌向腕部冲击或工作时常手握高频震荡工具者，因此长期反复的撞击导致月骨发生缺血、破坏、变形；但也不能解释所有月骨坏死的原因。同时也有作者经大量病例的详细研究后指出，从功能解剖和病例组织学角度上看，月骨坏死是月骨骨折的延迟愈合状态，这种结论也值得注意。

本病的病理特征是骨折和骨坏死。病例检查可见月骨前部软骨下骨松质不完全骨折，伴有骨小梁分解吸收，肉芽组织、瘢痕组织长入小梁间的骨髓内。病变见表面软骨细胞增生，进一步见骨组织变形坏死，排列疏松并可见囊性改变。有些骨折可以破坏关节软骨，邻近的骨小梁发生坏死。修复与重建区可见有血管增生、新骨沉积。继发性的关节退行性变可见有关节软骨的破坏和纤维化。

（三）诊断

1. 临床表现　本病大多起病缓慢；临床表现为局部疼痛、轻度肿胀和运动障碍，尤其是背伸活动障碍明显。这些症状可继发于外伤，也有无明显外伤者。病程可长达数年，叩击第三掌骨头时可诱发腕部疼痛。由于月骨的纵轴变短，故握拳时，第二掌骨头的正常骨突常消失。本病也有自愈的相关报道。

2. 影像学检查

（1）X线表现：早期月骨的形态和密度正常，但可见有线样骨折和压缩性骨折；中期月骨密度增高，形态改变，变小；晚期整个月骨碎裂崩解，在侧位上表现更为清晰（图3-6-4-1）。

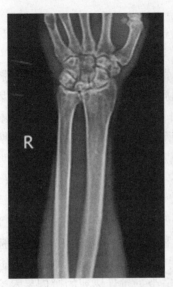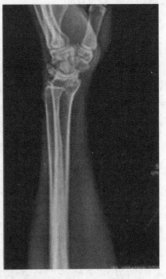

图3-6-4-1　月骨坏死X线片

（2）CT 表现：早期可出现月骨皮质下软组织密度裂隙。随后，月骨密度增高，正常骨小梁结构模糊或消失，可伴有裂隙样及囊状密度区。月骨变小，外形异常，上下缘趋向平行。周围相邻关节间隙增宽。晚期出现骨关节炎表现（图 3-6-4-2-a）。

（3）MRI 表现：早期表现为月骨内局限性或弥漫性低信号区，伴有关节积液。中期表现为点状的密度改变；随后出现骨塌陷或裂隙；晚期 T1WI 和 T2WI 均为弥漫性低信号，塌陷明显，甚至碎裂（图 3-6-4-2-b）。

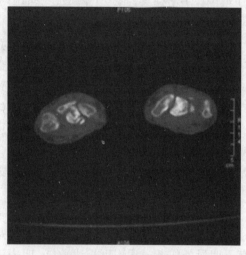

图 3-6-4-2-a　月骨坏死 CT

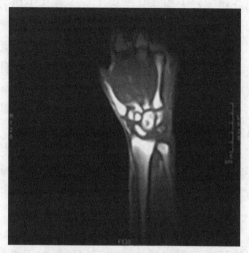

图 3-6-4-2-b　月骨坏死 MRI

3. 诊断标准　月骨缺血性坏死的诊断一般不困难；根据临床症状、体征及相关检查，常可正确诊断。临床中常用的分期方法来自于 Lichmem 和 Ross 于 1944 年提出的影像学诊断标准。

Ⅰ期：常规 X 线片阴性，MRI 可显示出可逆性髓腔水肿。

Ⅱ期：CT 扫描显示松质骨硬化。

Ⅲ期：月骨近极出现骨折，MRI 对区分Ⅱ期还是ⅢA 期有较大价值。如果在ⅢA 期诊断基础上再发现腕骨不稳定，即为ⅢB 期。

Ⅳ期：为骨关节炎期，表现为月骨碎裂、压扁，关节面不平整，关节间隙狭窄，关节边缘出现骨赘。

4. 鉴别诊断　本病应与月骨结核、单纯月骨骨折和二分月骨相鉴别。腕关节结核有一般结核的症状和 X 线表现，如骨质疏松，关节间隙模糊和变窄等。月骨结核常同时侵犯其他腕骨并伴有关节间隙变窄。月骨骨折常有明显外伤史，骨折裂隙锐利，这与本病的月骨密度不均匀和不规则"碎裂"不同。单纯月骨骨折显示密度骨折线和相邻骨质早期密度降低及随后的高密度硬化。二分月骨为正常贬义，常双侧对称性发生，无任何症状，两骨块边缘光整锐利，并有骨质围绕，密度和信号均正常。

（四）治疗

腕月骨缺血性坏死治疗方法很多，但应以改善血液循环促进成骨形成为主，如不能达到此目的时，则以止痛对症处理。在早期可用各种物理治疗和固定方式，将腕关节用石膏固定于功能位，固定时间尽量要长，固定 2～5 个月。但保守治疗症状不一定能消失。如治疗无效，可择期性各种不同方法手术治疗。文献报道少见月骨坏死的微创手术治疗。对于早期坏死患者，可在月骨背侧开孔，刮除坏死骨之后，在骨移植的同时利用腕背侧血管及其掌背侧动脉支进行带血管蒂骨片移植,将骨片插入月骨内,以重建血运。也可采用带蒂头状骨或带蒂豌豆骨移位术。若月骨坏死已有塌陷变形,并伴有腕关节创伤性关节炎时,仅作月骨摘除不能缓解症状,根据关节炎病变范围,可选择做近排腕骨摘除术或腕关节融合术。因上述手术方式均属于开放性或显微外科手术,本文不做详述。

(五)康复护理

术后用石膏托在腕关节背屈 20°位固定。麻醉消失后可开始做手指屈伸活动以避免肌腱粘连。术后 4~6 周去除石膏,开始进行腕关节主动活动训练。

(六)转归和预后

月骨摘除术往往会引起腕关节的功能严重障碍,故很少使用。各种带血运骨瓣及带蒂骨移植术的手术成功与否取决于月骨崩解之前的早期诊断。若月骨坏死已有塌陷变形,并伴有腕关节创伤性关节炎时,可根据关节炎病变的范围,选择做桡腕关节融合或全腕关节融合。

(七)现代研究

杨志明等报道的月骨坏死的不吻合血管豆状骨移位替代治疗,裴福兴等报道的腕骨间融和联合带蒂豌豆骨移位治疗月骨缺血性坏死,均对该病的治疗进行了实验和探讨。近年来,有人主张早期月骨摘除术后,植入硅胶或金属假体,可取得较好疗效。也有人在月骨摘除后的空隙内填入带蒂的后背纤维瓣,取得满意效果。

三、腕舟骨缺血性坏死

(一)概述

腕舟骨缺血性坏死又称 Preisr 病,几乎所有病人均继发于舟状骨骨折,特别是近侧部的骨折。

(二)病因病机

腕舟骨表面大部分为软骨面所覆盖,血运较差。舟骨的血供来自桡动脉和尺动脉的分支,一般来自两条血管,一条自结节部进入,一条自腰部进入。桡动脉在解剖学鼻烟窝外分出 2~4 条恒定的小动脉,由外上向内下,穿过桡腕背侧韧带,经手舟腰部背侧棘的远侧部及结节部进入骨内,供应该骨 70%~80% 的血液,此外尚有腕背网发生的分支也从该骨的背侧进入骨内。从手舟骨掌侧进入的血管较少,仅有掌浅支的鱼际支分出的小支通过腕掌侧韧带进入骨质。舟骨近 1/3 段血液供应由远侧经腰部而来,血供很差。舟骨腰部及近端骨折时后,血供中断,近端骨块血运差,坏死机会多。文献报道,舟骨坏死率占舟骨骨折的 15%,在经舟-月骨周围骨折脱位时,舟骨骨折的不愈合率及坏死率更高。

(三)诊断

舟骨缺血性坏死的主要症状是腕部疼痛,于劳动或活动时加重,腕桡偏后活动受限。局部轻度肿胀,鼻烟窝区有压痛,握拳叩击第二、三掌骨远端腕部有疼痛。X 线片(图 3-6-4-3)可见早期为骨质密度增高、硬化,中期可见死骨碎裂,局限性骨吸收呈囊性变。后期死骨虽可被新生骨替代,但舟骨往往变形呈扁平状,关节间隙变窄,关节软骨退行性变,呈严重骨关节炎征象。舟骨的缺血性坏死最终不仅可导致舟骨的压缩变形,而且可引起周围相关诸骨的移位。后期的关节炎改变也可波及邻近的腕骨。

鉴别诊断应包括二分舟状骨变异和单纯舟状骨骨折。儿童正常发育期间,舟骨可出现暂时性的裂纹,边缘粗糙不整以及均匀性密度增高和多点骨化的现象,此为正常变异,需注意鉴别。

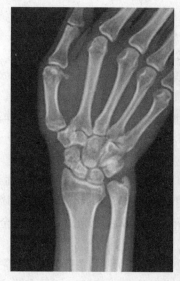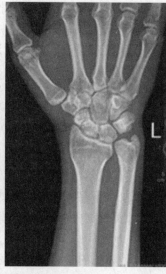

图 3-6-4-3　舟骨陈旧性骨折伴坏死

（四）治疗

腕舟骨缺血性坏死与外伤关系密切。由于腕舟骨的血供特点，腰部及近端的骨折好发生骨不连及骨折近端的缺血性坏死舟骨的脱位坏死率也高。治疗方法传统的有植骨、桡骨茎突切除术、近排腕骨切除术等。目前常采用显微外科治疗方法进行，效果明显提高。这种方法大致与月骨缺血性坏死的治疗方法相同，即在舟骨背侧开孔，刮除坏死骨之后，在骨移植的同时利用腕背侧血管及其掌背侧动脉支进行带血管蒂骨片移植，将骨片插入舟骨内，以重建血运。

（五）康复护理

术后用石膏托在腕关节背屈 20° 位固定。麻醉消失后可开始做手指屈伸活动以避免肌腱粘连。术后 4～6 周去除石膏，开始进行腕关节主动活动训练。

（六）转归和预后

刘建寅等采用桡动脉茎突返支为蒂的桡骨茎突骨瓣植入术治疗舟骨骨折不愈合及舟骨近端骨折块缺血坏死，15 例患者舟骨骨折全部愈合，其中 5 例近端已缺血坏死的舟骨骨折块又重新成活，临床效果显著。

（七）现代研究

近年来，有学者主张进行舟骨摘除术后，植入硅胶或金属假体。Swanson 等在 20 世纪末研发了一款全新的钛合金舟骨假体，其因为没有硅胶舟骨假体所导致的明显溶骨性骨吸收和反应性滑膜炎等缺陷而受到人们的关注，且在通过对该假体置换术后平均 5.7 年的随访研究发现，97% 的患者术后无痛或少有不适，关节功能良好，显示出了良好的应用前景。当然，该假体也可能存在某些潜在缺陷，诸如钛合金弹性模量明显高于周围软骨，容易造成邻近关节软骨磨损，导致创伤性关节炎以及其重量较大，周围韧带不能长期控制其位置，晚期容易发生假体滑脱和移位。

四、膝部周围骨坏死

（一）概述

膝部周围骨坏死包含特发性骨坏死和继发性骨坏死。特发性膝部骨坏死多见于老年人；

继发性膝部骨坏死多发生于青年人,且伴有特殊病因,确切发病率仍不详。膝部周围骨坏死大多数发生于股骨内侧髁,较少发生于股骨外侧髁、胫骨平台及髌骨;在全身骨坏死中膝关节周围骨坏死仅次于股骨头坏死而居第二位。

（二）病因病机

膝部骨坏死的病因及发病机制尚不明确,可归纳为以下几点:

1. 血液循环障碍骨梗死　目前主要观点认为特发性膝部骨坏死是膝关节血液供给障碍造成的骨梗死。任何导致膝关节动脉供血及静脉回流障碍的原因均可引起膝部骨坏死。

2. 创伤　膝关节受到创伤,可导致其软骨下骨板的微小骨折,使附着其上的骨与软骨塌陷,进而造成髓内压力增高出现坏死。

3. 激素　长期使用激素造成骨坏死的原理包括脂肪栓塞、凝血机制改变及骨质疏松等三种学说。激素引起骨缺血坏死可以单骨发生,也可多骨发生。

4. 减压病　减压病史人体处在高压环境下存在一定时间后,由于减压过于迅速,使血液和组织中气体特别是氮气急性逸出而造成的后果。由于氮气易于积蓄在富有脂肪的组织中,而髓腔内脂肪骨髓很难将这种气体释放出来,因而造成骨内栓塞引起骨坏死。

（三）诊断

1. 临床表现　病人常以膝部突然激烈疼痛就诊,而且疼痛常局限于关节内侧。体检时可见膝部肿胀、积液,在坏死部位常有明显压痛,活动受限。晚期可出现关节持续肿胀,活动受限或关节交锁。

2. 影像学表现

（1）X 线表现:初期的 X 线显示骨质正常,经过数周或数月后,可发现在股骨内髁承重部分的软骨面有不易发现的轻度变平或股骨髁部密度改变。邻近受压骨面的一条狭窄的放射性致密阴影,并逐渐出现透亮带。就诊较晚的病人,可发展为骨性塌陷、关节内游离体,骨质硬化;并逐渐发展到关节间隙变窄、象牙样骨赘形成、关节畸形及轻度脱位等晚期骨关节炎表现（图 3-6-4-4-a、b）。

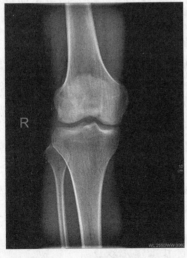

图 3-6-4-4-a　股骨髁坏死（正位）

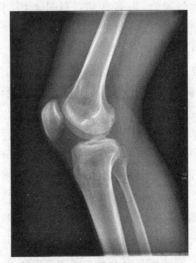

图 3-6-4-4-b　股骨髁坏死（侧位）

（2）MRI 表现:MRI 对于膝关节缺血性坏死的早期诊断有重要意义。骨坏死早期,病理上主要为均匀或不均匀性的水肿,在 MR 上可见关节面下小片异常信号,T1WI 为低信号,

T2WI信号略升高,边缘较模糊,软骨层完整。此时,骨小梁结构尚完整,如果病变诱因不能及时祛除,继续进展即可出现骨小梁塌陷、破坏,脂肪细胞坏死和出血,可以形成小囊变,周围伴有新生毛细血管生长,形成肉芽组织,MR表现为T2WI稍高信号,如果病灶面积稍大,肉芽组织在周围生长,可以形成T1WI低、T2WI高的信号环,随着病变时间的推移,周围反应性的硬化边出现,则形成典型的低信号环绕的高信号区(地图样改变)(图3-6-4-4-c、d)。

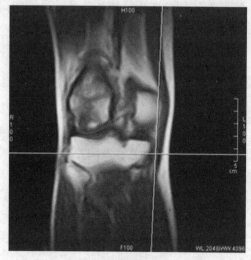 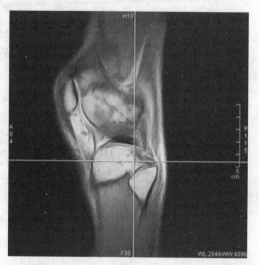

图3-6-4-4-c　股骨髁坏死MRI(正位)　　　图3-6-4-4-d　股骨髁坏死MRI(侧位)

3. 诊断及鉴别诊断　根据临床症状、体征及相关检查,常可做出正确诊断。应注意与以下疾病相鉴别:

(1)剥脱性骨软骨炎:剥脱性骨软骨炎在青年患者中较常见,多见于男性患者,常有外伤史。关节内多见游离体形成。MRI检查没有骨坏死的表现。

(2)膝关节骨软骨骨折:本病好发于男性青少年,常见于股骨外髁。一般均有外伤史。由于髌骨脱位、股骨或髌骨软骨骨折,脱落的骨碎片常形成游离体。病人伤后早期有关节积血,损伤部位以外的关节软骨均正常。

(3)骨髓炎:急性骨髓炎在MRI上表现为骨髓腔局限性长T1、长T2信号,增强扫描时周边呈较厚的不规则边缘强化,中央不强化,软组织肿胀明显;骨坏死早期周围软组织肿胀不明显,呈典型"地图"样改变。慢性骨髓炎可出现窦道、瘘管、死骨和包壳,而骨梗死则不会出现。

(四)治疗

膝部周围骨坏死的非手术治疗包括限制负重,口服止痛药物等,但只有20%的患者获得满意疗效。一些作者建议采用保留关节手术,如关节镜下清理,髓芯减压,带血管移植和异体骨关节移植的表面成形。手术治疗对于骨坏死关节面无塌陷者有效。如果晚期病变已继发关节炎,无论病人年龄大小,保留自身关节的手术很难获得满意的疗效,应考虑行单髁关节置换或全膝置换。微创手术治疗方面,本章节重点介绍关节镜下清理＋髓芯减压治疗术。

关节镜下清理＋髓芯减压治疗术

1. 适应证　股骨髁骨坏死疼痛,关节面无塌陷,经保守治疗无效者。

2. 手术步骤　麻醉起效后,取仰卧位。术区消毒铺巾,高患肢驱血,上止血带;用20ml一次性注射器7号针头行左髌上囊穿刺并向关节腔内注入生理盐水,使之加压充分充盈。屈膝90°置于手术床上,取膝关节前内、前外侧入路,即胫骨平台上方1cm与髌腱韧带内外侧旁开 1cm 相交处各取一长 0.5cm 皮肤切口，用 11 号尖刀纵形切开皮肤、皮下浅深筋膜 0.5cm，将锐性穿戳器连同镜鞘通过皮肤切口插入胫股关节腔，退出锐性穿戳器，改钝性穿戳器连同镜鞘对准前外侧入路穿透关节囊置入髌股关节腔内，将镜鞘连同钝性穿戳器一起在关节内各方向来回滑动数次，分离黏膜，然后逐渐伸膝，观察入路通畅，退出钝性穿戳器，将镜头 30° 检视镜置入关节内，同样将锐性穿戳器连同镜鞘通过皮肤切口置入前内侧入口关节间隙后，退出锐性穿戳器，将刨削刀置入关节间隙，安装关节镜及灌洗引流装置，接通光源，打开入水阀门，大量灌注液充分冲洗关节腔直至液体清亮后开始镜检。镜检顺序，检查外侧室、髁间窝、内侧室，内侧隐窝、髌上囊、外侧隐窝，探查清理关节内环境及阻碍视野的软组织。根据探查结果做相应处理。清理剥脱的软骨面，用刨削刀与气化仪修整关节剥脱的软骨面及增生肥厚的滑膜。用大量生理盐水冲洗，对有软骨下骨暴露处可用克氏针做钻孔减压。同时可使用 2.5～3.0 克氏针自股骨头内侧髁，由内向外钻数个骨道以降低骨内压力，促进静脉回流。冲洗关节腔，再次探查各腔室确认无游离体残留。引流出关节内灌洗液，缝合切口。膝部无菌加厚棉纱垫包裹并以弹力绷带加压包扎，放松止血带，术毕。

3．操作要点及注意事项

（1）术前反复阅片，判断软骨面情况，同时明确是否合并游离体。

（2）术中探及关节退变的，应予一并刨削修整解决，提高临床治疗效果。

（3）针对坏死范围大小，做相应的钻孔减压。但应避免钻孔过于密集导致骨折。

（五）康复护理

术后观察患者患肢感觉活动，患肢置于软垫枕，局部予冰敷；术后 24 小时内进行踝关节和髋关节的主动运动，膝关节保持静止，进行患肢的股四头肌"静力性收缩训练"；术后 24 小时后换药，可持拐下地不负重行走，30min/d，股四头肌训练由"静力性收缩训练"改为"直腿抬高训练"；术后 48 小时开始进行膝关节主被动活动训练。要求 2 周内膝关节屈曲活动达 90°以上。术后 3 月避免负重，定期拍片复查了解病情恢复情况。

（六）转归和预后

关节镜探查清理术可清理关节内合并的半月板、软骨损伤，清除增生的滑膜；但单纯关节镜清理并不能改变这种疾病的自然病程。髓芯减压技术是相对较小的手术治疗方法，已经证明可以延长病变进展到需要行关节置换的时间。减压后患者会感到明显的疼痛减轻；国外研究表明，经平均 10.5 年的随访发现有 74% 的患者减痛效果持续存在。目前有人建议通过估算骨坏死灶的大小来决定疾病的预后，Lotke 及其同事建议采用骨坏死灶横向宽度与受累的股骨髁宽度之比，若比值大于 0.4 则提示预后差。

（七）现代研究

现代研究证明，根据疾病自然发展以及治疗的结果，可以相信早期治疗应着力于预防关节病。Ⅰ、Ⅱ期特发性膝关节骨坏死患者可采用消炎止痛药物、部分负重等保守治疗或采用髓芯减压等微创技术。在疾病后期，治疗应着力于关节面的重建，截骨术能有效地治疗Ⅲ期骨坏死患者，特别适用于病灶不超过股骨内髁横径 50% 者，尤其适用于年轻患者。Ⅳ期患者建议行单髁或膝关节置换术。

五、距骨坏死

（一）概述

距骨坏死是严重踝关节创伤的常见并发症。根据影像学研究，距骨坏死过程也与股骨头坏死的过程类似。距骨在踝关节遭受创伤时,可使距骨的血供遭到完全破坏而发生缺血性坏死。最终导致距骨体塌陷变形造成踝关节骨关节炎。

（二）病因病机

距骨是全身唯一无肌肉附着的骨骼,分头、颈、体三部分,有6个关节面。表面大约70%由软骨覆盖,其余部分覆以骨膜,借以维持血供。距骨的血运主要由胫前、胫后动脉及腓动脉的穿通支借骨膜血管网供给非软骨面,其中胫后动脉最为重要。距骨没有单独的营养血管,血液供应主要来源是通过跗骨窦内的动脉,或是通过距骨颈背侧进入该骨的一些继发血管。另有少量不恒定血管通过距骨后结节和踝关节侧副韧带进入距骨。整个距骨以距骨头血运最为丰富,距骨体的前部及外侧面是血供的薄弱区。距骨发生坏死的因素主要有:①血管进入距骨内部的入口集中,极易因外伤而损伤血管。②距骨为松质骨,受伤造成压缩性骨折后,会形成距骨局部缺血坏死。③但距骨颈骨折合并脱位时,坏死率极高。除距骨骨折脱位以外,如酗酒、激素、闭塞性脉管、镰状细胞贫血等均可引起距骨坏死。

病理 距骨缺血性坏死多和外伤有关,软骨细胞变性坏死,距骨关节表面不光滑,骨小梁排列不规则伴有骨细胞小时,部分骨组织呈囊性变,晚期骨组织塌陷伴关节活动功能障碍。

（三）诊断

1. 临床症状 主要表现是踝部酸胀不适,疼痛逐渐加重,与活动无关,晚期患者出现跛行。因距骨体塌陷变形,关节软骨面损伤,产生骨性关节炎,活动时产生疼痛;病人因疼痛和关节间隙变窄而导致踝关节屈伸活动受限。

2. 影像学表现 典型X线早期改变为均匀性密度增高,以后出现不均匀性密度增高,中心部有密度增高影,周围有囊状密度减低区,囊变区较小时,距骨关节面正常,囊变区较大时,距骨体易发生塌陷,体积变小;晚期可出现距骨体塌陷变形,形态变小变扁,骨质硬化,关节间隙变窄等(图3-6-4-5-a)。CT可见囊性变或局灶性硬化,软骨下透亮区,软骨塌陷,关节间隙变窄等。MRI表现为多条不规则条带状、裂隙样低信号病灶,边缘有时可见少许高信号,骨皮质破坏或完整(图3-6-4-5-b)。

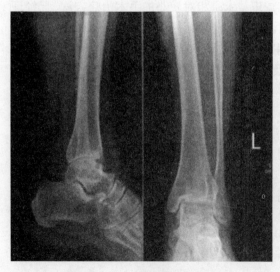

图3-6-4-5-a 距骨缺血性坏死

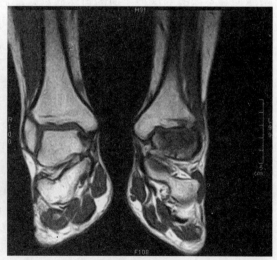

图3-6-4-5-b MRI左侧距骨坏死,右侧正常

3．X 线片分期

Ⅰ期：正常。

Ⅱ期：新骨形成，囊性变和骨硬化，但距骨形态正常，无软骨下骨塌陷。

Ⅲ期：出现软骨下骨塌陷。

Ⅳ期：关节间隙变窄，继发的胫骨远端出现囊性变，边缘骨赘及软骨缺损。

4．诊断与鉴别诊断　根据临床症状、体征及相关检查，常可做出正确诊断。本病应注意与踝关节创伤性关节炎相鉴别。踝关节创伤性关节炎常继发于踝部创伤，早期出现关节酸痛乏力，劳作后症状明显，休息后可缓解。X 线片表现为骨质硬化、唇样增生等。但 MRI 无骨坏死表现。

（四）治疗

目前，距骨坏死在处理上有两种意见：一种是保守治疗，认为缺血性坏死多可自行修复，很少发生塌陷，故可采用避免负重，延长固定时间来治疗。另一种主张手术治疗，认为距骨坏死发生后，即使不塌陷，也可诱发距下或踝关节创伤性关节炎，造成功能障碍，特别是晚期发生塌陷或骨关节炎时应手术治疗。距骨坏死手术治疗主要术式：髓芯减压术、关节融合术、踝关节置换术、骨软骨移植术、自体骨髓细胞移植术、带血管蒂的骨瓣移植术等。本文对于关节融合、关节置换及显微外科手术不做详述；主要介绍踝关节镜探查清理＋髓芯减压术；并简单介绍骨软骨移植术与自体骨髓细胞移植术。

1．踝关节镜探查清理＋髓芯减压术

适应证：距骨坏死疼痛，距骨软骨面无塌陷，经保守治疗无效者。

手术步骤：麻醉起效后，患者仰卧位。屈髋屈膝，取踝关节前内侧入路，插入小于 4.0mm 的 30°镜头，依次作前外侧入路及后外侧入路，插入探针。通过更换镜头入路及跖屈背伸踝关节检查整个关节腔及距骨关节面。清理剥脱的软骨面，用刨削刀与气化仪修整关节剥脱的软骨面及增生肥厚的滑膜。若见软骨面剥脱，清理后使用 1.2 克氏针钻孔直至骨髓流出。使用 1.5 克氏针自内侧向距骨坏死区域钻孔减压。冲洗关节腔并缝合伤口。加压包扎。术毕。

操作要点及注意事项：踝关节间隙狭窄，因此有些学者提倡使用 2.7 mm 镜头，但我们的经验是采用 4.0 mm 镜头，由于镜头及入水管较粗，可以提供更大的视野范围及更充足的灌注量。同时，通过更换镜头入路及反复跖屈、背伸踝关节，可全面观察整个距骨关节面，并完成对病损部位等操作。操作中应注意小心规范，避免医源性损伤软骨面。

2．骨软骨移植术　自体骨软骨移植术是将正常的透明软骨移植到缺损区，可解决传统手术无法成功解决的问题，如晚期距骨坏死所致的大面积软骨缺损。随着新材料技术的发展，同种异体软骨移植术也在兴起，但由于费用较高，尚未普及应用。

3．自体骨髓细胞移植术　王卫明等通过骨髓穿刺获得骨髓基质干细胞，在病灶清除的同时进行自体骨髓细胞移植，利用骨髓基质细胞的成骨特性促进骨坏死病灶清除后骨缺损区的再骨化修复过程，这种移植术操作简单、手术创伤小，患者痛苦少，避免了骨移植供区的并发症，清除坏死骨的同时降低了骨内压，改善了血液循环，为骨坏死的再血管化及再骨化创造了条件。但这种手术只适用于 ANT 早期病例，尤其是距骨尚未出现明显塌陷且关节软骨保持完整光滑者。

（五）康复护理

术后观察患者患肢感觉活动，患肢置于软垫枕，局部予冰敷；术后 48 小时开始进行踝关节主动运动,可扶拐患肢不负重下地活动。术后3～6个月避免负重,定期拍片复查了解病情恢复情况。

（六）转归和预后

踝关节镜探查清理及髓芯减压术对于改善疼痛状态有一定的效果,但对于3、4期软骨面已塌陷的效果欠佳。文献报道39例距骨坏死患者行自体软骨移植术,平均骨缺损直径1～2cm,移植软骨直径1.4cm,平均随访15.9个月,采用改良的Lysholm评分评价疗效,结果平均由62分提高到92分。王卫明等采用自体骨髓细胞移植术治疗早期距骨骨坏死17例,平均随访37个月,17例踝关节功能均有不同程度的改善,AOFAS评分较术前平均提高29.9分。

（七）现代研究

目前有学者用带或不带血管的自体髂骨移植治疗2期距骨坏死,可获取一段带胫后动脉跟骨上分支血管蒂的中间跟骨,其移植的可能性在进一步研究中。距骨坏死发展到3、4期,并伴有距骨塌陷时,则应采取关节融合术,包括距下关节融合术和距胫关节融合术。但无论是哪种融合,均需保持距骨内的血供存在。如果整块距骨均发生坏死或距下关节和距胫关节均被累及,则应实施胫距跟关节融合术。关节融合术已被广泛应用于4期距骨坏死的治疗,该方法可避免因距骨摘除、胫跟关节融合后整个关节功能的丧失。目前也有应用Ilizarov支架技术进行踝关节融合术的报道,并取得了良好效果。还有用距骨假体替代坏死距骨的手术方法,Tanaka等对21例患者进行了距骨假体置换,取得了良好效果。尽管对距骨假体及其长期预后还需要进一步研究,但这些方法均为未来的治疗提供了新的探索方向。随着发病率增加,距骨坏死日益成为人们研究的热点。新的手术方式需要继续从基础、移植、微创等方面以及从预防的角度综合研究。相信不久的将来会有更多更新更好的手术方式出现,使距骨坏死的治疗取得更好的效果。

参 考 文 献

1. 刘尚礼,刘永轶. 骨坏死基础与临床[M]. 北京:人民军医出版社,2008:107-262.
2. 戴尅戎. 现代关节外科学[M]. 北京:科学出版社,2007:1044-1066.
3. 杨述华. 骨坏死学[M]. 北京:人民军医出版社,2002:94-104.
4. 赵德伟. 骨坏死[M]. 北京:人民卫生出版社,2004:379-395,405-444,463-468.
5. 邱贵兴. 骨科学[M]. 北京:人民卫生出版社,2004:405-444.
6. 冯传汉,张铁良. 临床骨科学[M]. 北京:北京出版社,2004:2433-2488.
7. 徐爱德,徐文坚,刘吉华,等. 骨关节CT和MRI诊断学[M]. 济南:山东科学技术出版社,2002:315-318.
8. 路来金,王江宁,张志新,等. 腕月骨无菌性坏死的诊断、分类和治疗[J]. 中华手外科杂志,1998,3(14):35-37.
9. 张绍武. 骨梗死的病理改变和影像学检查进展[J]. 临床误诊误治,2009,3(3):74-75.
10. 李亚伦,于明军,杨茂伟. 距骨缺血坏死手术治疗进展[J]. 中国现代手术学杂志,2009,6(3):238-240.
11. 任进军,崔建岭,孙英彩,等. 膝关节软骨下骨坏死MRI比较研究[J]. 中国临床医学影像杂志,2011,2(22):62-64.
12. 唐诗添,黄富国,王军,等. 头状骨移位治疗月骨无菌性坏死[J]. 华西医学,2009,24(4):829-830.
13. 洪剑飞,夏冰,毕擎,等. 创伤性踝关节病变的关节镜诊治[J]. 浙江临床医学,2007,9(4):447-449.
14. 梁杰,杜远立,金涛,等. 踝关节镜下治疗距骨剥脱性骨软骨炎[J]. 临床骨科杂志,2007,10(2):143-145.

15. 孙佼，张春林等. 第二跖骨头、舟状骨和距骨坏死的研究进展 [J]. 中国修复重建外科杂志，2010，10（10）：1261-1263.

16. Tanaka Y，Omokawa S，Ryu J，et al. Anatomical consideration of vas-cularized bone graft transfer from the medial calcaneus to the talus[J]. Clin Anat，2005，18（2）：115-120.

17. Adelaar RS，Madrian JR. Avascular necrosis of the talus[J]. Orthop Clin N Am，2004，35（3）：383-395.

18. Joseph T，Myerson M. Use of talectomy in modern foot and ankle sur-gery[J]. Foot Ankle Clin N Am，2004，9（4）：775-785.

19. Kovoor CC，Padmanabhan V，Bhaskar D，et al. Ankle fusion for bone loss around the ankle joint using the Llizarov technique[J]. J Bone Joint Surg（Br），2009，91（3）：361-366.

（吴昭克　庄至坤　陈长贤　徐福东）

第七章
骨肿瘤的微创治疗

第一节 骨 囊 肿

一、概述

骨囊肿（bone cyst）的定义为发生于髓内的、常是单房的，充满浆液的骨组织良性瘤样病变，也称单纯性骨囊肿，孤立性骨囊肿。特征是单发的骨内囊性病变，囊内多为血清样液体。本病好发于青少年儿童，绝大多数病例的发病年龄在 20 岁以前，男性多于女性。骨囊肿好发于长状管骨的干骺端，尤以股骨和肱骨近端多发，年龄愈小，病变越接近骺板，随着骨的生长，病变会逐渐移向骨干，直至骨成熟后停止生长。同时存在 2 处或 2 处以上病灶的病例罕见（图 3-7-1-1）。

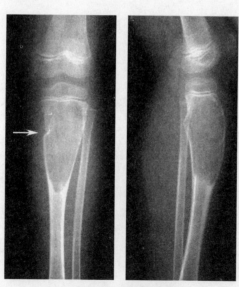

图 3-7-1-1　骨囊肿 X 线片

二、病因

本病病因尚不明确，有发育异常与感染学说、阻滞学说、渗出液潴留学说、骨质吸收学说、静脉阻塞学说等五种假说，每种假说均不能完全阐明本病的发病机制。

三、诊断

（一）临床表现

患者一般无自觉症状，部分患者可有病变部位的隐痛或酸痛等不适。常因自发或轻微外伤所致病理性骨折而就诊。

（二）影像学表现

临床上将骨囊肿分为 2 期：活动期（骨囊肿与骺板接触）和静止期（骨囊肿与骺板不接触）。骨囊肿的影像学（图 3-7-1-1）表现在 X 线平片上表现为：①长管状骨边缘清晰的干骺端透亮病灶，病变邻近骨骺，但不超过骺板，少数可累及骨端但不侵犯关节，沿长轴发展，病变皮质变薄，与正常皮质有明显界限。②病理性骨折时，可见"冰裂"状碎骨片，碎骨片在漂浮在囊内形成特征性的"落叶症"，骨折后可出现致密横行带。囊肿植骨术后复发最早的 X 线所见是植骨腔边缘骨片吸收，边缘模糊，并可逐渐扩大。CT 表现为类圆形骨质缺损，囊肿内为液体样密度，边缘强化。MRI 对囊肿内部结构的现实非常敏感，信号强度取决于液体内的蛋白含量，多表现为囊肿内 T1WI 低到中等信号，T2WI 高信号，在 T2WI 上高信号的囊液和低信号的周围骨硬化之间可见中等信号的囊壁，若骨折囊内有出血或囊肿液蛋白含量高，T1WI 信号增高。无软组织侵犯。

（三）实验室检查

本病实验室检查无特殊。

（四）病理

1. 肉眼所见　见患处骨呈膨胀性破坏，骨皮质变薄，光滑或粗糙，囊样，囊内含透明的黄色或棕黄色液体，囊壁为光滑白色或灰白色纤维薄膜。多次发生病理性骨折者可见囊肿内为血性液体和凝血块，伴发骨折时局部可见活跃的骨痂形成。

2. 镜下所见　骨膜完整，囊壁骨质为正常骨结构，纤维囊壁为疏松结缔组织或富含血管的结缔组织，主要为成纤维细胞及多核巨细胞。合并骨折时可见骨小梁及纤维修复组织增生。

（五）诊断及鉴别诊断

根据发病年龄、部位及影像学表现即可作出正确诊断，必要时可行穿刺活检。本病需要与动脉瘤样骨囊肿，骨巨细胞瘤，非骨化性纤维瘤，单发的骨纤维异样增殖症等疾病相鉴别。

1. 动脉瘤样骨囊肿　发生于长骨干骺段的动脉瘤样骨囊肿早期多为单纯溶骨性改变，生长期较快，显示进行性骨破坏，边界不清，并可有不规则的钙化斑点。MRI 上呈边缘清楚的膨胀性分叶状改变，病灶内可见低信号的间隔，内可见液 - 液平面，T1WI 上液 - 液平面上、下方的液体内均可见到高信号，T2WI 上层位高信号，下层为低信号，为本病特征性表现。可穿刺出新鲜血液，穿刺时常有血液搏动感。而骨囊肿则为黄色或褐色液体。

2. 骨巨细胞瘤　多见于骨发育成熟个体，好发于胫骨近端、股骨远端，早期即可有疼痛、局部肿胀等临床表现，X 线表现为骨端的偏心性膨胀性骨质破坏，多为横向生长，病变可形成软组织肿块。可穿透骨皮质累及骨骺，可形成软组织肿块。但股骨上端的骨巨细胞瘤与骨囊肿有时仍难以鉴别。

3. 非骨化性纤维瘤　多发生于儿童和青年，胫骨、股骨好发，X 片见典型病灶位于干骺端 - 骨干区域，病变范围较小，偏心性，圆形或椭圆形缺损，边缘有明显的强化带。

4. 单发的骨纤维异样增殖症　单发的骨纤维异样增殖症在年龄、发病部位、临床表现与骨囊肿有时极相似，特别是纤维异样增殖症如无毛玻璃状表现或丝瓜瓤状改变而只呈囊状膨胀改变时，很难鉴别，只是纤维异样增殖症病变范围较广泛，不一定呈中心性生长。除骨端外，常侵及干骺端及骨干。

四、治疗

(一) 传统治疗

本病为常见的非肿瘤性疾病，临床上罕见恶变，且部分儿童病例有自愈可能，故应根据患者年龄和病变是否活动性选择治疗方法。治疗的目的是降低发生骨折的风险，防止病理性骨折和畸形的发生。

对于病变远离干骺端的静止期患者（患者年龄大于 14 岁），可采取手术治疗。手术的适应证为：①远离干骺端的静止期病变；②骨折风险大或已反复骨折；③矫正病理性骨折后遗畸形。手术方式为病灶刮除植入自体骨或异体骨，前者常因自体骨量有限，增加手术创伤及出血、取骨区疼痛和髂嵴变形等并发症而受到限制；后者则需要有效的异体骨库，有较低的传播疾病风险和不融合率，最常见的并发症是免疫排斥反应。如发生病理性骨折或有明显骨折倾向的患者，可采取适当的内固定或外固定。

(二) 微创治疗

由于大部分骨囊肿患者为骨骺未闭合的活跃期患者（年龄小于 14 岁），传统治疗后仍有10%～20% 的患者复发，且由于病变紧邻骨骺，术中可能损伤骨骺，不推荐采取手术治疗，可采取的治疗方法有：①注射激素；②注射骨髓；③降低囊内压力的手术：钻孔、留置克氏针或空心针引流等，术后有骨折的风险。现分别阐述。

1. 注射激素　1974 年 Seaglietti 等首先报告用囊内注射甲基泼尼松龙治疗，其优点是方法简单，门诊即可完成治疗，避免了外科手术治疗引起的并发症。甲基泼尼松龙能抑制囊肿局部的炎性因子，阻碍破骨进程，但是它在囊肿局部的维持时间不长，所以需要多次注射，囊肿局部才会出现骨密度增高。具体操作方法为两根穿刺针经皮进入囊内，用生理盐水冲洗囊腔，同时用穿刺针搔刮囊壁，使之出血，最后注射甲基泼尼松龙 50～200mg（依病灶大小决定注射量）。注射后每 2～3 月复查，若仍有囊腔，可再次注射，一般注射 1～3 次，评定疗效，3次后仍无效者，不再注射。改用其他方法治疗。

对于复发性骨囊肿也可继续采用激素治疗，复发性骨囊肿的共性表现为局部隐痛症状，囊腔增大，囊壁更薄和更靠近骨骺，现有学者采用可注射型硫酸钙人工骨 X3（MIIGX3）联合甲基泼尼松龙治疗复发性骨囊肿。硫酸钙人工骨是一种广泛应用于良性骨肿瘤和骨创伤形成的骨缺损的人工材料，而 MIIGX3 实质是一种可流动的糊状物，具有良好的流动性和注射性，固化后能提供优于松质骨的力学强度，并且是一种良好的药物缓释载体，复合使用甲基泼尼松龙有可能使后者在人工骨凝固前弥散到人工骨内，在人工骨降解过程中，缓慢释放出来，持续影响囊肿局部微环境。具体操作中，在注入甲基泼尼松龙后立即注入 MIIGX3，直至近端穿刺针有硫酸钙材料冒出，堵住针口，继续加压推注至不能推进为止，不必将囊腔完全填充，但应尽可能让人工骨多填充囊腔，增大人工骨与囊壁的接触面积。借助术中透视，选准囊腔最低点，并利用体位引流，尽可能排空囊内空气，可有助于人工骨的填充达到最大化。术后下肢避免负重 1 个月，上肢三角巾悬吊 1 个月，避免暴力及外伤。每 3 个月复查 X 线片，1 年后每 6 个月复查 X 线片，随访结果显示 MIIGX3 在术后 3 个月部分降解，未充填满的腔隙变模糊；术后 6 个月可见囊腔内出现新生骨小梁；术后 1 年，MIIGX3 大部分降解，新生骨小梁与正常骨小梁间界限模糊；术后 1.5 年，囊腔完全被新生骨小梁替代。取得了较满意的疗效。

2. 注射骨髓　骨髓可分为造血及基质两大系统，其成骨能力来源于基质系统的骨祖细胞。骨祖细胞有两种类型：一种是诱导性骨祖细胞（inducible osteogenic precursor cell，IOPC），为未分化的间充质细胞，存在于所有结缔组织中，具有多种分化潜能，可向成骨细胞、成软骨细胞、成纤维细胞等方向分化。IOPC 在骨形态发生蛋白（bone norphogenetic protein，BMP）的诱导作用下可转化为成骨细胞；另一种是定向性骨祖细胞（determined OS—teogenic precursor cell，DOPC），仅存在于骨髓基质和骨表面，可定向分化为成骨细胞而生成新骨。骨髓是唯一含有丰富的定向性和诱导性骨祖细胞的组织。经皮自体骨髓移植治疗骨囊肿机制为囊腔减压，注入骨髓促进成骨。骨髓中有具有强大骨诱导和骨发生能力的多潜能干细胞，但每 10 万个有核细胞中仅有 1 个，应用骨髓需达到一定的量才能保证骨诱导和成骨的需要，注射骨髓一般不应少于 40ml。具体操作为局麻或全麻下施术，选取双侧髂后上棘多点穿刺，每个穿刺点抽取骨髓约 5ml，抽吸骨髓后摇匀，备用。选取骨囊肿骨皮质最薄的位置，经皮用骨穿针穿刺，抽出黄色透明囊液，至变为血性为止。若为病理性骨折，开始抽即为血性液体。注入自体骨髓 40～65ml，有一定阻力感后停止。对骨质破坏重者用石膏托外固定，以防发生病理性骨折，术后复查 X 片。有报道称，经皮自体骨髓移植治疗骨囊肿的治愈率在 90% 左右，出血、感染、再骨折等并发症出现概率小，但其远期效果仍有赖于长期观察。但相比于传统的手术方法，该法具有创伤小，操作简单，疗效确切，并发症少，治疗费用低等优点，优势明显，适于在基层医院推广应用。

得益于材料工程的进步，复合其他物质的自体骨髓移植术也越来越广泛应用，常见的复合物包括异体骨粉、生物活性玻璃等。这些物质复合自体骨髓，可减少自体骨髓的采集量，但因主体仍是自体骨髓，故原理与经皮自体骨髓移植术相同。分述如下：

（1）经皮注射自体骨髓加异体骨移植：经皮注射自体骨髓加异体骨粉移植治疗骨囊肿可能的机制有两个方面：其一是通过穿刺达到囊腔减压的目的；其二是通过骨髓内 DOPC 的定向成骨作用生成新骨，以及 IOPC 在异体骨 BMP 诱导下分化为成骨细胞而生成新骨，从而使骨囊肿囊腔逐渐骨化而愈合。具体操作为先取俯卧位，常规按无菌手术要求消毒、铺无菌巾，局部浸润麻醉。在左右两侧髂嵴中后部及髂后上棘处取穿刺点 3～5 处，用骨穿针穿刺，用注射器抽吸骨髓，每一穿刺点抽吸骨髓 10ml。再取仰卧位，常规消毒、铺无菌巾，局部浸润麻醉。在透视下用特制骨穿针穿入骨囊肿囊腔内，抽尽草黄色囊液并化验，如合并病理性骨折则囊液呈血性。将无血凝块之骨髓液排尽空气，注入囊腔，至有一定阻力感后停止。注入骨髓量平均为 30～50ml。再于同一骨穿针内注入冻干异体骨粉 10～20g，术后复查 X 线片。

（2）生物活性玻璃复合自体骨髓移植：单纯骨髓注射疗法不能很好地解决骨髓液注入囊腔的流失问题，会损失有限的成骨效能，尤其在合并病理性骨折时，注射的骨髓液更不易完整地驻留在囊腔内，不适合于大型骨囊肿合并病理性骨折的患者。生物活性玻璃（bioactive glass，BG），为一种非晶体类的表面活性生物陶瓷，具有骨传导性、骨诱导性和可降解吸收性，复合自体骨髓移植修复骨囊肿能起协同作用。BG 具有颗粒均匀的多孔隙特性，孔径 90～310μm（实验发现，孔径 >80μm 才能使新生骨有效地长入其微孔内），孔隙率为 80%，球形颗粒之间有大量空隙彼此相通。该结构能吸附自体骨髓中成骨细胞和成骨诱导因子，在材料微孔内驻留增殖、爬行替代和生物矿化，因此成为新骨再生的合适支架；BG 复合自体骨髓植入囊腔内，其多孔表面迅速与骨髓液反应，释放可溶性硅、钙和磷等离子，在 BG 表面形成含碳羟基磷灰石（HCA）的凝胶层，吸附纤维蛋白、BMP 等与骨修复相关的生物成分及骨前体细胞驻扎其表面，发挥成骨作用；可溶性硅离子又刺激细胞自身分泌，产生 TGF-B、IGF-I，FGF、FGF-2、VEGF 等多种骨诱导因子，促进了定向性骨祖细胞增生和分化，刺激成骨细胞和软骨细胞增生，在 BG 表面诱导形成骨组织并长入微孔与骨骼牢固结合，随着骨细胞在微孔的群集及 BG 替代骨的降解吸收，囊腔骨化逐渐达到正常。因此，生物活性玻璃具有良好的骨传导性和骨诱导性，和自体骨髓互为补充，协同成骨。BG 通过离子交换释放生物活性物质，不但对骨组织而且对软组织都有良好的键合性，并可逐渐降解吸收最终完伞被自身骨取。J.Alejandro Coneiero 报道 BG 表面能形成适合成骨细胞增殖和表达的基质层，有优良的骨诱导性和可降解性，在植入骨缺损 12 周后开始吸收。约 20 周绝大部分吸收，在新骨形成的同时，材料不断降解并逐渐被新生骨所取代，其吸收降解与新骨生成过程同步。据观察，术后很少出现高热及切口持续渗液、结晶析出，说明 BG 免疫排异反应极小，具有良好的生物相容性。因其不含异体或异种有机过敏原，大大减少了宿主的免疫排异反应发生率及继发切口感染的风险。另一方面，条块状的 BG 有接近松质骨的机械性能（密度为 2.45g/cm³，力学强度 100～200MPa），将 BG 剪成均匀的碎块（直径约 0.5～0.8cm）和自体骨髓混匀，密实地填充于囊腔内，有一定的机械强度，一定程度上允许术后早期进行肌肉等张收缩和被动屈伸锻炼。

采髓操作同前，再根据骨囊肿的部位选择手术体位和切口，囊腔开窗，吸尽淡黄色囊液，彻底刮除病灶至正常的骨组织，搔刮靠近骨骺端的囊壁时小心勿损伤骺板，尤其勿损伤软骨板，以免影响长骨生长。残腔用 95% 乙醇溶液浸泡 3 次，每次 3 分钟，根据残腔大小选择适量条块状生物活性玻璃。剪成直径 0.5～0.8cm 碎块，和自体红骨髓液混合拌匀，充分吸透后密实地填充于囊腔内。不放置引流管以免移植物活性成分流失，术后复查 X 片。

3. 降低囊内压力的手术　经皮克氏针或空心针、髓内钉骨囊肿钻孔引流方法机制是清除积液，降低囊内压力，改善局部血液循环，促进骨囊肿愈合。

（1）经皮克氏针钻孔引流：一般经皮打入 2～8 根克氏针，术后每 2～3 个月复查，注意克氏针断裂和移位可能。克氏针保留 6 个月以上。克氏针法初始反应良好，但复发率较高的，原因可能为钻孔后期引流不畅。

（2）空心针持续减压手术：根据影像学所示的病变部位做约 1cm 长的皮肤切口，将骨病变处暴露，在骨囊肿壁上开一个直径约 0.8cm 的骨窗，用刮匙尽量将囊壁包膜刮除，病灶清除后，用生理盐水反复冲洗，并在周围骨上用导针多处钻孔。潜行拨开周围骨膜，将 2 枚导针距骨窗 0.4～0.5cm 处打入囊腔，若原切口软组织牵开比较勉强则可将导针经皮打入，透视明确位置。根据测量的长度，将 2 枚内径为 6.4mm，外径为 7.3mm 的 AO 空心拉力螺钉钻入，持续引流减压，将导针拔出后予以逐层缝合。术后 1 年去除空心钉。本法的治疗效果优于传统的刮除植骨，且手术创伤较小，但本法需再次手术取钉。

（3）髓内钉持续减压：上述两种方法不能应用于初次发现合并移位较明显的病理性骨折患者，且无法给局部带来结构稳定性。而髓内钉持续减压法可解决上述问题。本法还可结合自体骨髓移植，两种方法结合即可完成减压，又可提高局部骨髓干细胞浓度，加速囊肿愈合，但本法髓内钉插入操作不当，可能会损伤生长板；治疗费用较大，同样需再次手术取钉。

五、术后评价标准

通常，治疗后根据 Neer 和 Chigira 的 X 线骨囊肿愈合评价标准进行评估。

Ⅰ级：囊肿清晰，大小无变化。

Ⅱ级：囊肿可见但呈多房模糊。

Ⅲ级：囊腔硬化遗留小囊腔。

Ⅳ级：囊腔消失呈彻底愈合

六、护理

（一）心理护理

骨囊肿多见青少年，复发率较高，所以患者和家属对治疗缺乏信心，护士向患者及家属讲解治疗相关知识，并与患者沟通、交流，帮助重树治疗信心。

（二）功能锻炼

及时有效的功能锻炼可以减少治疗并发症，提高治疗效果。功能锻炼计划：手术后第1天指导患者进行远端指、趾的伸屈、背伸活动，同时观察患肢的感觉、活动及血液循环；手术后第2天指导患者做肌肉的收缩，如上肢握拳与放松交替，下肢进行股四头肌、腓肠肌收缩与放松锻炼；手术后第3天对下肢手术患者指导并协助患肢关节的伸屈锻炼，次数由少到多，时间由短到长，以不疲劳为度，对上肢手术患者指导做上臂的上举及耸肩运动，试着用手摸自己对侧耳朵，以训练肩关节活动；手术后第4天，患者根据自己情况重复以上的锻炼方法。对年龄较小的患者，指导、协助家属帮助患儿做以上运动，注意上肢手术患者下地活动或抱起下肢手术患者时，患肢要高于心脏水平。

七、预后

骨囊肿是一种骨组织良性瘤样病变，原因不明，各种治疗手段缺乏针对性，这是骨囊肿治疗后复发率较高的主要原因。经典的囊肿刮除植骨方法的复发率是25%～40%。经皮注入甲基泼尼松龙治疗骨囊肿的复发率为10%～25%，而采用自体红骨髓注射也仍然不能明显降低复发率。克氏针多点穿刺引流的复发率更高达65%，许多患者须二次手术。髓内钉持续减压的复发率与前几种方法无显著差别。复发的另一个重要原因是患者不愿复诊，微创方法往往需要多次治疗以巩固疗效，由于交通和经济原因，许多患者往往只接受了1～2次治疗，导致复发。但本病一般无转移及恶变，预后良好。

参 考 文 献

1. 鱼锋，牛晓辉，张清. 骨类肿瘤疾病的诊断与治疗 [J]. 中国医刊，2011，46（1）：22-26.

2. 田敏，刘勇，孙磊，等. 同种异体骨移植治疗儿童骨囊肿 [J]. 中国矫形外科杂志，2006，14（19）：1513-1514.

3. Chuo CY，Fu YC，Chien SH，et al. Management Strategy for Unicameral Bone Cyst[J]. Kanhsiung J Med Sci，2003，19（6）：289-295.

4. Sung AD，Anderson ME，Zurakowski D，et al. Unicameral bone cyst: a retrospective study of three surgical treatments[J]. Clin Orthop Relat Res，2008，466（10）：2519-2526.

5. 杨新明，石蔚，杜雅坤，等. 自体骨髓基质干细胞组织工程复合物治疗骨囊肿的疗效 [J]. 实用医学杂志，2006，22（19）：2234-2237.

6. 吴宏斌，杜靖远，杨述华. 经皮注射微创可注射型硫酸钙人工骨 X3 联合甲泼尼龙治疗复发性骨囊肿 [J]. 中国微创外科杂志，2008，8（8）：688-690.

7. 王恩波，赵群，张立军，等. 经皮自体骨髓注射治疗单纯性骨囊肿疗效评价 [J]. 中国修复重建外科杂志，2006，20（9）：925-927.

8. ChoHS，Oh JH，Kim HS，et al. Unicameral bone cysts：a comparision of injection of steroid and grafting with autologus bone marrow[J]. Bone JointSurg，2007，89（2）：222-226.

9. 陈秋，周永德，马瑞雪，等. 应用单纯自固化磷酸钙人工骨修复小儿良性骨肿瘤术后骨缺损 [J]. 中国修复重建外科杂志，2003，17（6）：450-452.

10. Mirzayan R，PanossianV，Avedian R，et al. The use of calcium sulfatein the treatment of benign bone lesions：a preliminary report[J]. J Bone Joint Surg Am，2001，83-A（3）：355-358.

11. 刘宏伟，孙俊英，宋兵华，等. 生物活性玻璃复合自体骨髓移植治疗青少年单纯性骨囊肿 [J]. 中国矫形外科杂志，2009，17（1）：11-13.

12. 郭卫. 中华骨科学——骨肿瘤卷 [M]. 北京：人民卫生出版社，2010：307-308.

13. 徐万鹏等. 骨与软组织肿瘤学 [M]. 北京：人民卫生出版社，2008：534-535.

14. 陶惠民，杨正明，叶招明，等. 空心钉持续减压治疗单纯骨囊肿初步报告 [J]. 中华骨科杂志，2005，25（9）：571-572.

15. 王昶，罗荣城. 单纯性骨囊肿 104 例的临床研究 [J]. 山西医科大学学报，2009，40（7）：641-645.

16. 汪四花，陈秀君，林芬. 微创内引流术治疗单纯骨囊肿的观察与护理 [J]. 护理与康复，2007，6（3）：162-163.

第二节　动脉瘤样骨囊肿

一、概述

1. 定义　动脉瘤样骨囊肿（aneurysmal bone cyst，ABC）首次由 Jaffe 及 Lichtenstein 于 1942 年描述，是一种发生于骨的由反应性出血组织构成的良性膨胀性溶骨性病损，因其在骨质内呈动脉瘤样膨胀性生长而得名。是骨组织中常见的瘤样病变，可为原发性，也可继发于其他良性或恶性肿瘤。

2. 发病情况　ABC 每年的发病率约为 0.15/1 000 000。大部分患者在青少年发病，80% 以上的发病年龄 <20 岁，>40 岁者较少见。在成人超过 50% 的患者有原发病灶，为继发性 ABC；而在儿童大部分的病例在病理上找不到原发病灶，为原发 ABC。女性患者略多于男性。ABC 可发生于所有骨骼，胫骨、股骨、脊椎、骨盆、肱骨及腓骨是较为好发的部位，其中长骨的干骺端占了一半以上。动脉瘤样骨囊肿虽然是良性肿瘤，但其生物学行为表现为活跃、侵袭及破坏性特征。主要症状为局部疼痛、肿胀及患肢功能障碍。位于脊柱时可压迫脊髓出现相应的症状。

二、病因病机

1. 病因　ABC 的确切发病原因目前尚无定论。问题主要集中在 ABC 完全是一种继发性病变，还是可作为一种独立的原发疾病存在。Jaffe 认为 ABC 是由原发病变内出血"爆裂"所引起的继发改变，一部分原发病变可能在这种改变中受到严重破坏而难以辨认。Lichtenstein 则推测该病变是由于小静脉栓塞或异常动静脉交通形成导致局部血液循环障碍所引起，位于骨表面或皮质旁的 ABC 与创伤关系密切，而髓内病变则反映了原发病变继发的出血或血管畸形等改变。认为存在原发性 ABC 的研究者推测病变可能来源于与骨骺二次成骨相关的多分化潜能组织的过度生长。

目前，依据病理学检查结果，ABC 被分类为原发性 ABC 和继发性 ABC。大约 1/3 的

ABC 为继发性,最常见的原发病变为骨巨细胞瘤,约占 19% 至 39%。其他较常见的有骨母细胞瘤、血管瘤和软骨母细胞瘤,少见的包括纤维结构不良、非骨化性纤维瘤、软骨黏液样纤维瘤、孤立性骨囊肿、纤维组织细胞瘤、嗜酸性肉芽肿、骨肉瘤、创伤、纤维肉瘤、转移癌。

2. 病理　病变直径多在 5cm 左右,少数超过 10cm。切面见特征性的大小不等的多个血性囊腔,囊内所含的非凝固血液相互交通。囊内壁光滑,囊腔间实性区的组织质韧,宽窄不一,切面呈暗红色海绵状或肉芽状,病灶周边被覆一薄层反应性骨壳,病变与正常骨边界清楚。

显微镜下可见血性囊腔内壁含有纤维母细胞、肌纤维母细胞、组织细胞、吞噬含铁血黄素的巨噬细胞及多核巨细胞,并可有薄层骨样组织和骨小梁形成,小血管明显扩张充血,呈海绵样网状结构,周围分布骨母细胞和破骨细胞。另有一些病变具有 ABC 的典型特征,但缺乏血管性和囊性腔隙,类似于 ABC 的实性部分。依据病变部位、显微镜下的不同表现及病理医师的主观偏向,这些病变会被称作巨细胞反应(修复)性肉芽肿、含巨细胞的纤维病变以及实性变异的动脉瘤样骨囊肿。约 1/3 的 ABC 病灶内可见到其他病变,这部分被称为继发性 ABC。ABC 化疗后可发生恶变,病理类型多为骨肉瘤和纤维肉瘤。

三、诊断

1. 临床表现　动脉瘤样骨囊肿虽然是良性肿瘤,但其生物学行为表现为活跃、侵袭及破坏性特征。临床表现多为患处疼痛或肿胀,及患肢功能障碍,症状可持续数周或数月,亦有部分患者首发症状是病理性骨折。行肿瘤穿刺时可抽出血性液体,且压力较高。脊椎病变多由于压迫脊髓或神经根,引起节段性神经症状。如果受累椎体坍塌,上述症状可以加重,甚至出现截瘫。继发 ABC 可表现出原发病灶的临床特点。

2. 影像学检查　动脉瘤样骨囊肿在不同的时期,不同部位有不同的影像学表现,早期表现为边缘较清晰的溶骨性骨质破坏,膨胀性改变不明显,与其他良性骨肿瘤或肿瘤样病变类似,当骨质破坏进行扩大时,出现骨膜下囊状膨胀,并出现骨膜反应,病灶中可见粗细不等的骨嵴影,MRI 示病灶边为薄的低信号边界,可多发囊肿并发液 - 液平面形成。术前定性诊断比较困难,需经活检后确诊。

(1) X 线片:X 线平片是诊断骨病的基础方法,且经济简便,仍应作为首选方法。不同时期、不同部位的 ABC 可有不同的 X 线表现。

根据病灶部位与形态特点可将 ABC 归纳为以下类型:①偏心型:最多见,可占 50% 左右,常见于长骨干骺端(图 3-7-2-1)。表现为偏心性囊状透亮区,一面膨出于邻近软组织中,表面有薄层完整、连续骨壳,另一面侵蚀骨组织,边缘光滑而锐利,甚至可显示边缘硬化带,囊状透亮区内有粗细不等的小梁状分隔或嵴。②骨旁型:约占 7% 至 19%。除皮质显示破坏外,病变几乎完全突出于软组织中,表面有骨包壳。于骨皮质穿破处,常出现薄层骨膜新生骨,并可出现骨膜反应中断。③中心型:较少见。显示为对称性梭形膨大的蜂窝状结构,所有发生在手足短骨的病变皆属此型。邻近骨骺的 ABC 部分可穿越骺板,这在骨肿瘤中是一个少见的特点。生长快停止的患者较年龄较小的患者更容易侵犯生长板。骺板闭合以后,约 68% 的病变穿越了骺线,但关节软骨一般保持正常。

ABC 发展的不同阶段,其放射学表现也不同。目前普遍采用 Dabska 以及 Willner 等提出的分期方法,包括溶骨破坏期、活跃期、稳定期、愈合期。早期或溶骨期最有诊断价值的征象是病变的骨内边缘有一界限清楚的硬化边。活跃期病灶进行性增大,并出现特征性的骨膜下囊状膨胀，呈"爆裂"样改变。稳定期后骨干外侧缘骨增生硬化更显著，囊肿有清楚的骨壳(约63%)和明显的骨嵴(约42%)，呈典型"肥皂泡"样改变。病灶内出现局部钙化即认为进入愈合期，病变一旦进入此期便不再复发。ABC是溶骨性病变，几乎所有的病变没有或仅有轻度矿物盐沉积。

实性动脉瘤样骨囊肿好发于中轴骨，放射学表现与典型的ABC类似。

(2)CT：CT表现(图3-7-2-2)为囊状膨胀性骨破坏，边缘骨壳菲薄硬化，囊内无钙化，可有骨性间隔，部分ABC病例可见到特征性"液-液平面"征象，即上方为水样低密度，下方为密度较高的血液。

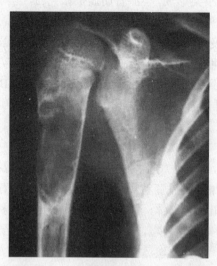

图3-7-2-1　动脉瘤样骨囊肿的X线表现

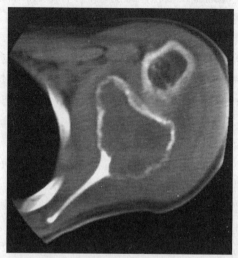

图3-7-2-2　肩胛骨动脉瘤样骨囊肿，肩盂膨胀性溶骨性破坏，边界清楚

CT是一种诊断价值较大的检查方法，其轴位扫描的特点弥补了X线平片前后重叠和密度分辨率低的不足，在观察病变确切范围、骨包壳的完整性、病变内部钙化等征象方面比X线平片更准确。更重要的是CT能够显示ABC病变内有诊断价值的囊性区域、囊间隔、液-液平面等征象。而对于脊柱、骨盆这类解剖复杂部位的病变，CT能清楚显示病变位置以及骨性椎管、椎体小关节、骶髂关节及髋关节等的受累情况，这些都是X线平片无法实现的。另外，多层螺旋CT的多平面重建(MPR)及容积再现(VR)技术弥补了常规CT横断面的不足，可以多方位、立体、直观、全面地观察病变。

(3)MRI：MRI显示病变由大小不一、信号强度不等的囊腔组成，其周围以纤维性间隔，有时可见动脉瘤样骨囊肿特有的海绵样改变。MRI软组织分辨率更高，能从横断面、冠状面和矢状面多角度观察，对出血敏感，因此能更清楚地显示病变内部结构和周围组织层次，有效地发现液-液平面、囊壁和囊间隔、新鲜出血以及病变周围骨髓改变等征象。ABC病理上为含不凝血的腔隙，当患者保持某一体位一段时间后，其内高密度的细胞发生沉降，与低密度非沉降的浆液就形成了液-液平面，所以MRI检查时间较长及组织分辨率高的特点有利于液-液平面这一征象并非ABC所特有，亦可见于其他疾病，如软骨母细胞瘤、骨巨细胞瘤、毛细血管扩张性骨肉瘤、骨髓炎、骨纤维异常增殖症以及活检或放疗后骨的其他良恶性肿瘤，但在实际工作中这种征象还是最多见于ABC。

继发性 ABC 的放射学表现涉及最重要的问题是囊肿是否掩盖了原发病的表现。继发 ABC 其 MRI 显示效果也非常好，能较为清晰地显示原发病灶。继发 ABC 囊内液体密度较高，有时在 CT 与原发灶密度相似而不易显示原发灶，而 MRI 敏感性较高，即使原发灶较小，MRI 也常常能较为清楚地显示原发灶与继发的 ABC，有时原发灶占绝大部分，继发 ABC 成分很少，MRI 亦能清楚显示原发灶中继发 ABC 的囊性成分。在显示液 - 液平面方面，MRI 明显优于 CT，对继发 ABC 诊断有重要参考价值。软组织肿块在 ABC 较少见，NRI 显示软组织肿块有可能提示病灶为继发 ABC。MRI 对骨旁型 ABC 诊断效果最好，清晰显示病变形态与特点，是诊断和鉴别诊断最有价值的影像学手段，除了一般 ABC 的特点，骨旁型 ABC 常有病变区周围软组织水肿改变，MRI 对这方面有较大优势。

Maknken 等通过双盲法研究指出，对于 ABC，把 X 线平片及 MRI 结合分析比单独分析 X 线平片或 MRI，其诊断灵敏度和特异度明显提高。

（4）血管造影：表现为造影剂大量、弥漫而持续地聚集，但并无主要的流入及流出血管，囊肿区密度略增高，呈不均匀斑片状，或为无血管区。血管造影有利于显示病变范围，指导选择治疗方案，但似乎无助于诊断，特别是不能帮助鉴别诊断骨巨细胞瘤与骨囊肿。

（5）核素扫描：大部分病变表现为中央冷区，周边环绕放射性浓集区，也有一小部分表现为均匀浓集。核素扫描主要用于排除多发性病变，进行鉴别诊断。

（6）超声检查：当病变骨性包壳中断，肿块突入软组织中时，超声检查也可显示液—液平，可以补充 X 线平片的不足，对于无条件做 CT 或 MRI 检查的病人有时可有一定帮助。

（7）动脉栓塞术前后血管造影征象分析：栓塞前血管造影均见供血动脉增粗、推移，病变区血管增多，进入囊肿区内的造影剂可见斑片状阴影，是造影剂不规则在血管腔内的停留。若发生动静脉瘘，则可较早地看到肿瘤静脉影，囊内斑片状影显现时间较长久。肿瘤周围血管并不增多，但可见血管受压移位征象。

总结认为具有下列表现应高度怀疑原发性动脉瘤样骨囊肿：发生于长骨近心端；发病年龄较小；病灶呈多囊状膨胀性骨质破坏区，伴有局部骨皮质膨胀性变薄；病灶内见不同阶段出血信号；病灶内见液—液平面内部见骨嵴或 MRI 显示其内的低信号间隔；增强后病灶边缘及内部分隔明显强化，内部囊性区域无强化；病灶在 CT 上与周围正常骨质有明显分界，有明确的硬化边。对继发性动脉瘤样骨囊肿报道的不是很多，具有原发性 ABC 的一般征象，鉴别较为困难，有待进一步研究。

3. 实验室检查　常无特殊表现。

4. 诊断标准　根据病史、临床表现、影像学特点可考虑本病，确诊需结合术中所见及完整的病理学诊断。需与骨囊肿、骨巨细胞瘤、椎体骨血管瘤、骨母细胞瘤等作鉴别。

5. 鉴别诊断

（1）骨巨细胞瘤：有时两者在 X 线平片上非常相似，但 ABC 在 20 岁以下较多见，而且少儿的 ABC 多为原发 ABC，骨巨细胞瘤 20 岁前发病相对较少；ABC 明显的膨胀性改变及偏心性膨胀较骨巨细胞瘤为多；ABC 在干骺端及骨干均发生较多，而骨巨细胞瘤在骨端发生较多；ABC 常可见液 - 液平面，骨巨细胞瘤则相对较少；ABC 发生病理性骨折的机会要比骨巨细胞瘤多；两者常伴发，诊断时尤其是 20 岁以上的患者要充分考虑这种情况，另外，骨巨细胞瘤在 20 岁以前发病者囊性变较明显，两者鉴别有时有困难。

（2）单纯性骨囊肿：单纯骨囊肿好发于儿童及青少年，膨胀多数不太明显，X 线表现为干骺端圆形或椭圆形单房透亮区，中心性生长，囊内无钙化斑点，无骨膜反应，边缘很少有分叶状改变，囊内间隔也少。有时可见特征性的"悬片征"或"碎片陷落征"。在 CT 上囊内液体 CT 值相对较低，在 MRI 上信号比 ABC 均匀，液 - 液平面较少见。

（3）囊性出血性疾病：部分病例还需要与一些囊性出血性疾病鉴别。囊性出血性疾病主要为毛细血管扩张性骨肉瘤，其病灶内部常含有出血性和（或）坏死囊腔，在影像学和病理学表现上与动脉瘤样骨囊肿很相似。但与 ABC 相比，毛细血管扩张性骨肉瘤具有以下特点：①囊腔周围或囊腔之间可见厚层（＞2mm）或结节样肉瘤组织，增强后强化明显；②实性部分及囊壁和囊间隔内可出现骨样组织；③呈浸润性生长，无包膜；④患者病程进展较快，平均为 3 个月。

（4）原发与继发 ABC 的鉴别：①有时继发性 ABC 大部分为 ABC 区域所占据，原发病灶仅位于一局限小部位，因而仅表现为 ABC 的征象，此时必须依赖术后大体病理检查才能确诊；②在典型的 ABC 表现的基础上发现一些用 ABC 难以解释的征象或恶性征象时，应考虑有继发性的可能；③当病变缺乏典型 ABC 表现，而病理报告为 ABC 时，要想到 ABC 可能为继发性。

四、治疗

在选择治疗方法时，要考虑病灶的部位与大小、病理骨折及脊髓压迫发生的可能性和急迫性。生长缓慢的无症状 ABC 可以观察，有自愈可能。大多数病变以手术治疗为主。

1. 手术治疗　ABC 主要的治疗方法为手术治疗。常用的手术方法为开窗刮除病变，应用石炭酸、酒精、过氧化氢或液氮等辅助方法进行腐蚀烧灼以灭活病变部位，然后植骨如同种骨，同种异体骨，人工骨，或骨水泥。

手术治疗原则：有条件者可术前常规行针吸活检，如为原发性动脉瘤样骨囊肿，可根据具体部位决定其手术方式，病变较局限且较小影响功能的病变骨质可考虑行整块切除；病变范围较大或对功能影响较大，可考虑行病灶搔刮骨水泥填充或电刀灼烧植骨术，再根据其术后的稳定性可行内外固定。如病理结果回报为继发性，如合并病变为良性可按照原发性治疗；如合并交界恶性，可根据需要，选择病灶搔刮骨水泥填充、电刀灼烧植骨术、整块切除或假体置换。对于合并有恶性病变者必须行整块切除或假体置换。

对 ABC 患者的手术而言，最大问题是局部复发。大多数 ABC 局部复发见于治疗后 2 年内，因此对 ABC 的随访时间不应低于 2 年。手术操作可能也是影响复发率的重要因素。手术中关键要开窗充分，以便彻底刮除病变而不遗留，同时骨嵴全部应用高速磨钻磨平，然后应用石炭酸、75% 乙醇溶液腐蚀灭活，结合植骨及内固定手术。复发也可能受年龄等因素影响。目前未见因植骨方法选择不同而影响复发率的报道。

ABC 手术后恶变极少发生。虽然放疗导致恶变也报道不多，但有致肉瘤恶变之潜在危险，最好用于较大的或无法进行手术的或多次复发病变。

2. 微创治疗思路及方法

（1）介入治疗：临床对一些动脉瘤样骨囊肿在外科治疗上较为困难，尤其是位于脊柱、骶骨和骨盆的病灶，或是较大段病灶。而近关节病变除上述问题外，切除后植骨手术创伤大，影响关节功能和发育，亦有复发的可能。近年来大段同种异体骨植骨治疗近关节动脉瘤样骨囊肿的临床应用逐渐兴起，但范围较大，难度较高，难以刮出干净，术中大量出血也是难以克服的问题。切除植骨则累及关节和骨，影响生长发育，肢体长度和完整性受到破坏，而且远期出现坏死、吸收。上述手术无论从创伤及疗效上均不甚满意，可重复操作性较差，患者经济负担重，远期疗效欠佳，放射治疗效果亦不佳，易复发。但近年也有学者报道放疗取得较好效果。

在动脉造影基础上行动脉瘤样骨囊肿的超选动脉插管后注入栓塞材料，主要选用 PV 动脉瘤样骨囊肿及不锈钢圈联合，如果超选插管很成功，则无水乙醇是一种非常有效的栓塞剂，阻断肿瘤血供，杀死肿瘤细胞，促使新骨形成。多数患者术后 2 个月复查 X 线片显示，病灶缩小伴有病灶的成骨；1 年后的 X 线显示病灶骨修复，成骨明显。资料表明 90% 的动脉瘤样骨囊肿在动脉栓塞后症状改善。约 60% 的病例几乎产生完全骨化，且成骨往往开始于周边。Cfartand 等对无法切除的蝶骨动脉瘤样骨囊肿进行栓塞，失败后又直接穿刺行无水酒精硬化治疗，其中 50% 直接选用该法，50% 为手术切除及骨片植入术后复发再经该法治疗。随访 27 个月，结果所有病症均缓解。影像检查 60% 病例病灶全部修复，20% 部分修复，20% 不修复。2000 年 Gray 等认为，利用无水酒精或氢化可的松引起血栓和成纤维性的作用特性，治疗动脉瘤样骨囊肿是一个相对简单、安全、微创、无需手术的治疗方法，其通过终止囊肿的继续膨胀和诱发骨内新骨形成达到治疗目的。该方法可能会被用作治疗动脉瘤样骨囊肿的基本方式，包括发生在脊椎的病变。这两种方法均可重复操作，对患者的机体损伤和经济负担均远远小于开放手术，不失为一种简单、安全、微创的治疗手段。我们认为，对发生在脊椎、骨盆等部位的动脉瘤样骨囊肿，同样也可以采用此联合治疗。

（2）脊椎 ABC 术前栓塞的意义：ABC 的术前导管栓塞治疗主要有 2 个目的：一是减少术中大量出血；一是有利于囊肿与周围正常组织分离，使病灶易于完全切除。脊髓的血液供应分为前面部分由脊髓前动脉供血，后面部分由脊髓后动脉供血。脊髓前动脉从椎动脉发出，且接受来自肋间动脉的前根动脉及腰动脉的血液，通常由起自右侧肋间动脉干的脊髓前根动脉供血。最大的脊髓前根动脉又称 Adamkiewicz 动脉。脊椎 ABC 的供血比较复杂，可单支血管供血，亦可多支供血；可由同一水平的肋间动脉或腰动脉供血，亦可由相邻水平的肋间动脉或腰动脉供血。因此血管造影是术前栓塞的一个重要步骤，可为随后的动脉栓塞、手术切除及防止供血血管漏栓和供应脊髓的 Adamkiewicz 动脉误栓提供了客观依据。一旦 Adamkiewicz 动脉显影则应采用微导管超选确定已避开 Adamkiewicz 动脉后方可行术前栓塞。

一般认为，脊椎 ABC 的导管栓塞治疗是一项比较安全的方法，潜在的并发症是栓塞物质返流引起其他脏器的误栓。由于肋间动脉和腰动脉均较细，故易引起栓塞物的返流，预防的措施是选择尽可能细的导管，使导管尖端嵌入靶血管。且术者必须熟悉脊椎血管的解剖，明胶海绵颗粒与少量造影剂混合，同时栓塞时一定要在电视监视下进行，注射时压力要低，一旦血流极度缓慢时便可停止注射，以免栓子返流出靶血管外。栓塞后应密切观察病情，如下肢的皮温、足背动脉搏动的情况等。一旦发现下肢血运障碍则立刻行股动脉插管造影并行局部插管溶栓治疗。

（3）骶髂 ABC 术前栓塞的意义：骶、髂骨肿瘤血供丰富，其供应动脉可来自骶正中动脉、骶外侧动脉、闭孔动脉、臀上动脉、髂腰动脉等。骨肿瘤切除术中出血不易止血，需要输入大量血液，同时术野也不清晰，然而切除术前对肿瘤供血动脉及组织进行介入栓塞，不仅使术中出血明显减少，而且术野清晰，使肿瘤更易被完全切除，提高手术效果。Gellad 等认为术前栓塞成功的标准是：栓塞后造影显示肿瘤染色范围较前减少 75% 以上，且术中出血少于3000ml。因此骶骨肿瘤术前栓塞的要点是尽可能栓塞肿瘤所有供血动脉，既要栓塞瘤血管床又要栓塞肿瘤供血动脉主干。赵刘军等对 62 例各类骶骨肿瘤患者均将两侧的髂内动脉及骶正中动脉栓塞，但本文认为当造影可以证明肿瘤供血动脉栓塞完全时，可以不必将髂内动脉主干栓塞，尽量做到超选择栓塞，减少对正常组织供血动脉的不必要栓塞。

五、康复护理

本病手术治疗一般效果较好，但有复发可能，患者可表现出对病情的担忧、焦虑等一系列心理反应。故术后除了加强一般护理、及早康复锻炼以外，还需要及时了解患者的精神状态、心理变化及自觉症状，根据不同情况采取相适宜的护理方式。

1. 病情观察　术前注意观察肿瘤的大小、范围、生长速度及自觉症状，观察肢体肿胀程度，肢体远端皮肤的感觉、运动及毛细血管充盈情况，肿胀严重的肢体要避免发生碰撞，防止发生瘤体破裂而引起大出血。四肢术后可抬高患肢并观察末梢血液循环、指（趾）端感觉、运动情况，保证伤口引流管通畅，当肢端发凉、发紫、剧痛、感觉减退、麻木等要及时采取处理措施以缓解血管神经受压症状，此外还应密切监测患者生命体征变化。

2. 术前加强患肢保护，防止合并病理性骨折　对于已经发生病理性骨折者，给予患肢抬高并制动。

3. 疼痛的护理　评估疼痛部位有无压痛、皮温增高及血管怒张；疼痛是否导致局部活动受限；为患者提供增进舒适的方法，如安排舒适体位、转移患者注意力等。适当按级给予镇痛药物。肢体制动，避免碰撞。

4. 饮食指导　术前进食高热量、易消化饮食；术后根据病情予流食至普食过渡，以高蛋白、高热量为方针，增加粗纤维及各种维生素，以促进伤口愈合，防止便秘。

5. 术后康复指导　术后卧床期间协助患者进行患体肌肉舒缩运动、扩胸及深呼吸、咳嗽动作，以促进血液循环，防止肺部并发症发生及肌肉萎缩。根据病情变化适时扶助患者床沿坐位、下床扶拐行走，并在旁保护，防止摔倒。

6. 心理护理　分析患者心理，取得家属密切配合，对不同心理的患者，利用不同的开导艺术去引导，使在心理上得到安慰，保持情绪稳定，以利于治疗和康复，起到辅助治疗效果。加强医护人员的专业技术水平，给患者一种安全感、信任感；关心、体贴、尊重患者，主动向患者介绍治疗疾病的机制，鼓励患者加强营养；避免各种不良刺激；保持病房内良好的环境可有效消除畏惧心理。

六、转归和预后

ABC 最主要的治疗手段是手术，经过手术治疗，大部分原发 ABC 患者效果良好，复发率约为 10%～20%，一般年龄越小，复发率越高。文献报道 5 岁以下儿童复发率可高达 75%。继发 ABC 预后则与原发病灶密切相关，其治疗亦常常以原发病变为基础。

七、现代研究

综上所述，动脉瘤样骨囊肿治疗方法以手术为主，手术方式主要根据原发性及继发性两种情况，再视病变具体部位、范围以及对功能的影响等因素决定。日渐成熟的介入栓塞技术对患者的机体损伤和经济负担均远远小于开放手术，不失为一种简单、安全、微创的治疗手段。该方法可能会被用作治疗动脉瘤样骨囊肿的基本方式，对发生在脊椎、骨盆等部位的动脉瘤样骨囊肿，采用此联合治疗，切除术前对肿瘤供血动脉及组织进行介入栓塞，不仅使术中出血明显减少，而且术野清晰，使肿瘤更易被完全切除，明显提高手术效果，故得到了广泛认同。在此基础上，尽量做到超选择栓塞，减少对正常组织供血动脉的不必要栓塞，将是其进一步研究和实践的方向。

参 考 文 献

1. Jaffe HL, Lichtenstein IL. Solitary unicameral bone cyst with emphasis on the roentgen picture, the pathologic appearance and the pathogenesis[J]. Arch Surg, 1942, 44: 1004-1025.

2. Hay MC, Paterson D, Taylor TK. Aneurysmal bone cyst of the spine[J]. J Bone Joint Surg Br, 1978, 60-B(3): 406-411.

3. Mohan V, Arora MM, Gupta RP, et al. Aneurysmal bone cysts of the dorsal spine[J]. Arch Orthop Trauma Surg, 1989, 108(6): 390-393.

4. Mirra JM. Aneurysmal bone cysts[M] // Mirra JM. Bone tumors: clinical, radiologic and pathologic correlations. Philadelphia: Lea&Febiger, 1989: 1267-1309.

5. Cory DA, Fritsch SA, Cohen MD, et al. Aneurysmal bone cysts: imaging findings and embolotherapy[J]. AJR Am J Roentgenol, 1989, 153(2): 369-373.

6. Munk PL, Helms CA, Holt RG, et al. MR imaging of aneurysmal bone cysts[J]. American Journal of Roentgenology, 1989, 153(1): 99-101.

7. Ameli NO, Abbassioun K, Saleh H, et al. Aneurysmal bone cysts of the spine. Report of 17 cases[J]. J Neurosurg, 1985, 63(5): 685-690.

8. Gupta VK, Gupta SK, Khosla VK, et al. Aneurysmal bone cysts of the spine[J]. Surg Neurol, 1994, 42(5): 428-432.

9. De Cristofaro R, Biagini R, Boriani S, et al. Selective arterial embolization in the treatment of aneurysmal bone cyst and angioma of bone[J]. Skeletal Radiology, 1992, 21(8): 523-527.

10. DeRosa GP, Graziano GP, Scott J. Arterial embolization of aneurysmal bone cyst of the lumbar spine. A report of two cases[J]. J Bone Joint Surg Am, 1990, 72(5): 777-780.

11. Boriani S, De Iure F, Campanacci L, et al. Aneurysmal bone cyst of the mobile spine: report on 41 cases[J]. Spine, 2001, 26(1): 27-35.

12. Kónya A, Szendröi M. Aneurysntal bone cysts treated by superselective embolization[J]. Skeletal Radiology, 1992, 21(3): 167-172.

13. MacCarty CS, Dahlin DC, Doyle JB Jr, et al. Aneurysmal bone cysts of the neural axis[J]. J Neurosurg, 1961, 18: 671-677.

14. Vandertop WP, Pruijs JE, Soeck IN, et al. Aneurysmal bone cysts of the thoracic spine: radical excision with use of the cavitron[J]. J Bone Joint Surg Am, 1994, 76(4): 608-611.

15. Capanna R, Sudanese A, Baldini N, et al. Phenol as an adjuvant in the control of local recurrence of benign neoplasms of bone treated by curettage[J]. Ital J Orthop Traumatol, 1985, 11(3): 381-388.

16. Ly JQ, Lagatta LM, Beall DP. Calcaneal chondroblastoma with secondary aneurysmal bone cyst[J]. AJR Am J Roentgenol, 2004, 182(1): 130.

17. Wortler K, Blasius S, Hillmann A, et al. MR morphology of primary aneurysmal bone cysts: a retrospective analysis of 38 cases[J]. Rofo, 2000, 172(7): 591-596.

18. Woertler K, Brinkschmidt C. Imaging features of subperiosteal aneurysmal bone cyst[J]. Acta Radiol, 2002, 43(3): 336-339.

19. Asaumi J, Konouchi H, Hisatomi M, et al. MR features of aneurysmal bone cyst of the mandible and characteristics distinguishing it from other lesions[J]. Eur J Radiol, 2003, 45(2): 108-112.

20. Yamamoto, Marui T, Akisue, T, et al. Solid aneurysmal bone cyst inthe humerus[J]. Skeletal Radiol, 2000, 29（8）：470-473.

第三节　骨样骨瘤

一、概述

1. 定义　骨样骨瘤（osteoid osteoma）由 Jaffe 于 1935 年首先提出，是一种来源于成骨性结缔组织的特殊类型的良性骨肿瘤，其肿瘤核心区域较小，以小于 1.0cm 居多。

2. 发病情况　骨样骨瘤发病率不高，约占良性骨肿瘤的 10%，占所有原发骨肿瘤的 2%～3%。多发于 10～35 岁的儿童和青少年，男女发病率之比为 2：1～4：1；最常见的发病部位为下肢长骨，其次是上肢骨，少见于中轴骨等部位；肿瘤多为单发，也可累及全身多处骨骼，病变可发生在骨骼的任何部位。

二、病因病机

1. 病因　目前，多数学者认为，骨样骨瘤的瘤巢中可分泌高值的前列腺素 E_2，其产物具有血管扩张以及降低痛觉感受器阈值的作用，可引起瘤灶内血管压力的改变，刺激局部的神经末梢产生疼痛。而 NSAIDs 作为前列腺素合成酶之一的环氧化酶的阻滞剂，可抑制前列腺素 E_2 的合成。因此，前列腺素 E_2 在骨样骨瘤疼痛的发生机制中具有十分重要的作用。

2. 病理　骨样骨瘤的病变由直径小于 2cm 的界限清楚的淡粉红色类圆形瘤巢及其周围的反应性增生骨质构成。镜下可见瘤巢界限清晰，由骨样组织和血管丰富的结缔组织构成。瘤巢中心部分以网织骨为主，伴有不同程度的钙化或骨化，大量深染的成骨细胞陷入其中，高倍镜下这些成骨细胞虽可出现体积大、深染，但并不提示恶变。瘤巢外周为血管丰富的纤维基质，血管间含有无髓神经纤维，该病的疼痛就是由大量这些无髓神经轴索传导的。瘤巢周围由增生致密的成熟骨质包绕。骨样骨瘤发展过程分 3 个阶段：初期以成骨纤维及成骨细胞为主，伴有丰富的血管，但骨质形成稀少；中期则形成骨样组织较多；成熟期以网织骨为主要成分。

三、诊断

1. 临床表现　骨样骨瘤患者多数具有典型临床症状，以局部疼痛为主，病灶较浅处可伴有反应骨造成的局部隆起。恒定而明显的夜间疼痛是其特点，水杨酸类药物，如阿司匹林可有效缓解疼痛。有学者认为这种疼痛与病灶产生的前列腺素有关。患者血液中的前列腺素明显升高，为正常人的 100～1000 倍。前列腺素引起瘤巢内的血管扩张充血，张力增高，压迫瘤巢内的无髓神经纤维导致剧烈疼痛，而强烈抑制前列腺素作用的水杨酸类药物能迅速缓解疼痛。这种特殊的临床表现对 75% 以上的患者提供了重要的诊断线索。有些患者也可有肌肉萎缩、腱反射减弱和不同程度的感觉丧失等神经症状与体征，以及病变一侧肢体变长、畸形等表现。

2. 影像学检查

（1）X 线表现：早期尽管临床上疼痛出现一段时间，X 线检查常为阴性，故如症状典型，应间隔 4 周复查拍片。当能发现病变时（图 3-7-3-1），骨样骨瘤的 X 线表现多具特征性，主要为瘤巢及其周围增生硬化的反应骨。瘤巢的确定是 X 线诊断骨样骨瘤的关键。典型的瘤巢常表现为单个边缘清晰的类圆形透亮区，直径一般不超过 1cm；偶可见 2 个以上的瘤巢。半数以上巢内发生钙化或骨化，周边出现一圈透亮带时，形成所谓"牛眼征"。瘤巢周围骨质增生硬化是本病的另一重要表现。位于皮质骨内的瘤巢周围通常硬化广泛，可以遮蔽瘤巢，瘤巢不一定位于骨硬化病变中央，常为偏心性，此时需以体层摄影或 CT 扫描才能显示瘤巢。

瘤巢周围骨质硬化的程度与病变分型有关：骨皮质型巢周骨质硬化广泛，骨皮质呈梭形增厚，以瘤巢所在处最明显；骨膜下型少见，瘤巢位于骨膜下或骨皮质表面，瘤巢周围的骨质硬化较骨皮质型轻，骨膜新生骨呈新月形；松质骨型瘤巢可以较大，位于松质骨内，周围骨质增生硬化反应轻，甚至可以完全不出现；关节囊内的骨样骨瘤表现类似松质骨型，局部还可见骨质疏松及关节间隙增宽、积液等类似关节炎的征象。松质骨型和关节囊内的骨样骨瘤常无典型 X 线表现，瘤巢周围的骨质硬化轻可能是由于瘤巢距离骨膜较远或关节囊内缺乏骨膜反应。解剖结构复杂的部位（骨盆和脊柱等）在平片上的投影相互重叠较多，因此该部位的肿瘤容易误诊或漏诊。

指、趾骨的骨样骨瘤非常少见。近节和中节指（趾）骨骨样骨瘤的影像学表现与发生于长骨者相类似，容易诊断。末节指（趾）骨骨样骨瘤有其特殊性，其特点是骨破坏区边缘不规则，周围骨质增生硬化和骨膜反应不明显或缺乏，因而常易被误诊为末节指（趾）骨的化脓性感染。

（2）CT 表现：薄层（2mm）CT 扫描是目前显示骨样骨瘤瘤巢的最佳方法，比 X 线平片和 MRI 更能准确显示瘤巢，能够确诊平片所不能诊断的可疑病例，尤其适用于关节囊内、脊柱等解剖结构复杂的部位（图 3-7-3-2）。瘤巢常表现为边缘清楚的低密度区，其周围被范围不等的高密度的反应性骨硬化包绕，透亮部中心可见到钙化，巢内血运丰富，增强扫描可见明显强化。当瘤巢周围软组织肿胀明显时，可发现软组织内密度稍减低，脂肪间隙不清，这些征象为瘤周水肿所致，但无一例发现骨髓腔的水肿。关节囊内的骨样骨瘤还可引起关节腔内积液。CT 能清楚显示瘤巢的大小、范围及其确切位置，以利于手术定位，保证瘤巢被完全切除。

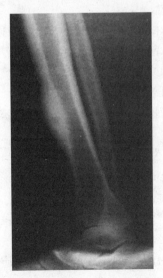

图 3-7-3-1　男性，17 岁，胫骨中下段骨皮质内骨样骨瘤，可见瘤巢

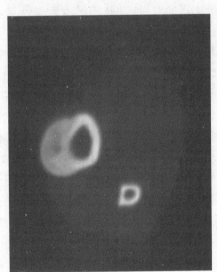

图 3-7-3-2　CT 清楚显示瘤巢

当骨样骨瘤位于关节旁并伴典型症状时，诊断比较容易，但当病变位于椎体附件、骨盆、足跟及关节内等特殊部位，且不伴有典型症状和征象时，诊断往往困难而易误诊为其他病变，如结核性关节炎、滑膜炎。在这些病例中，患者疼痛常不能被水杨酸缓解。关节内骨样骨瘤

常伴有大量的关节积液,其类型常为骨松质型和骨膜下型,大多数发生在髋部。当发生在这些特殊部位时,瘤巢周围骨硬化极微小甚至缺失,这是由关节囊内或囊外的骨膜功能不同所致,囊内骨膜不产生硬化性骨质反应。

(3)MRI 表现:MRI 能敏感地发现病变的存在,尽管能多方向观察,但对于瘤巢的确定仍不如 CT。大部分病例能直接判断出瘤巢,少数需对照平片或 CT 才能肯定,原因可能是瘤巢的信号没有特异性,瘤巢小而瘤周改变大以致影响观察,以及对于钙化和骨化影显示不如 CT。瘤巢在 T1WI 上呈低信号,T2WI 上呈低、中或高信号,这与骨样骨瘤发展的 3 个阶段有关。骨样组织为主者一般在 T1WI 呈中等信号,在 T2WI 呈高信号,内部钙化或骨化为低信号。增强后瘤巢有明显强化,尤其是以骨样组织为主、血管丰富的病灶。周围的反应性骨化区 T1WI 和 T2WI 均为低信号。MRI 显示瘤巢周围骨髓腔及软组织有不同程度的炎性水肿,对炎性水肿的显示明显优于 X 线和 CT。软组织内水肿沿肌间隙和肌束间隙分布,呈羽毛状,在 T1 和 T2WI 和 STIR 上分别呈低信号和高信号。关节囊内和邻近关节的骨样骨瘤还可见滑膜炎及关节腔内积液。病灶周围骨髓及软组织的炎性水肿程度与服用水杨酸类药物有关,长期服用水杨酸类药物者水肿较轻,有学者认为这些炎性水肿也与瘤巢产生的前列腺素关系密切。软组织的炎性水肿多局限在瘤巢周围,少数水肿较广泛。瘤巢周围的炎性水肿缺乏特异性,水肿广泛者肿瘤在 MRI 上似具有恶性征象,有时仅凭 MRI 表现可能误诊为恶性骨肿瘤。

(4)同位素扫描:较为敏感,特别有益于症状不典型和最初 X 线片表现正常的病例,在术中定位瘤巢和术后随访中均有一定的应用价值。有趣的特征是所谓的"双高密度"征象,即瘤巢组织对同位素的吸收可较周围反应性骨硬化组织明显增加,此现象与瘤巢的血管相对增多有关。"双高密度"征象与 X 线片上病变的表现是一致的,有助于同骨脓肿的鉴别。

(5)血管造影:相对运用较少。典型的血管造影显示受损部位的小血管有不规则管腔,提供病灶丰富的血运,动脉相显示为深色,静脉相则为浅的。

骨样骨瘤是常见骨肿瘤中体积最小者,瘤巢的确定诊断是骨样骨瘤的关键,X 线平片是目前诊断此病采用最广泛的方法,而 CT 扫描是目前显示瘤巢,明确诊断的最佳方法。MRI 发现病灶敏感,但对瘤巢及其内的钙化或骨化显示仍不如 CT。

3.实验室检查 骨样骨瘤患者的实验室检查常无特征性表现。

4.诊断标准 根据典型病史、疼痛症状特点,相关体征,以及较为特征性的影像学表现,结合术前活检及术后常规病理检查,诊断不难确立。

5.分型 根据病变在骨骼上发生的部位不同,可以分为以下三种类型:

(1)皮质骨型:较多见,常见于长骨骨干,瘤巢位于一侧骨皮质内,中心为类圆形骨质破坏区,瘤巢直径 1cm 以内,其周围为高密度的反应性硬化骨。

(2)松质骨型:较少见,病灶位于骨端的骨小梁区内。多发生于股骨颈、跟骨、距骨及脊椎等部位,瘤巢周围反应骨增生不明显,诊断比较困难。

(3)骨膜下型:很少见,发生于骨膜下,局部骨质可受压呈浅凹陷,邻近的骨皮质有反应性骨硬化。肿瘤也可将骨膜掀起形成骨膜新生骨。

当骨样骨瘤发生在近关节表面,出现在滑膜反折处时,则可进一步称为关节囊内型,以髋部股骨颈和粗隆间最常见,也可发生在小关节。此时常无特异性表现,无骨硬化和骨膜反应,往往呈滑膜炎和关节炎的表现,其瘤巢不一定被 X 线所发现,诊断依靠典型病史提供线索。

6.鉴别诊断

(1)骨母细胞瘤:二者关系密切,难以鉴别,其鉴别重点是瘤巢的大小。骨母细胞瘤瘤巢>2.0cm，而骨样骨瘤的瘤巢直径常<2.0cm，骨母细胞瘤多位于扁骨或短骨，骨质破坏范围大，发展快，皮质膨胀，骨增生反应轻，无夜间痛特点，水杨酸制剂不能缓解疼痛。

（2）慢性局限性骨囊肿：此病好发于长骨干骺端，既往有局部红肿热疼等炎性症状，骨破坏区较大。X线透亮区内钙化较少，有时X线片难以鉴别时，也可采用CT增强检查，骨样骨瘤瘤巢呈现明显的造影剂增强。

（3）硬化性骨髓炎：此病X线表现为骨干皮质广泛增生硬化，无瘤巢透亮区，且疼痛较轻，无夜间疼痛特点，口服水杨酸类药物缓解不明显。

四、治疗

1. 治疗原则 生长在关节周围的骨样骨瘤经保守治疗可能导致不可逆的关节损害。对表现为可耐受的间歇性疼痛、非关节部位的骨样骨瘤患者可选择药物治疗，并应预防长期服药引起的消化道出血、血小板功能异常等不良反应的发生。Ilyas等报道用选择性环氧化酶（COX）-2抑制剂治疗骨样骨瘤，可减少因COX-1抑制所引起的一系列并发症，并可明显缓解骨样骨瘤所产生的疼痛。药物治疗只能缓解症状，难以从根本上消除瘤巢，患者还会因不愿活动患肢而引起失用性肌萎缩。对疼痛剧烈、药物治疗无效、生长在关节部位的骨样骨瘤应选择手术治疗，手术治疗的关键是彻底切除瘤巢防止复发。学术界以往认为需彻底切除病灶，包括瘤巢和硬化骨，现认为瘤巢切除后患者的症状可迅速缓解，反应骨可自行吸收而不必切除，保留反应骨对降低术后骨折的发生率有重要意义。

2. 药物治疗 Friedrich等报道，使用选择性的COX-2抑制剂保守治疗骨样骨瘤，可以减少由于对COX-1抑制所致的消化道出血、血小板功能异常等一系列并发症，并对骨样骨瘤所产生疼痛有明显的治疗效果。Imaran等通过药物保守治疗骨样骨瘤，取得较好的临床效果，并且认为药物保守治疗可以运用在肿瘤部位比较复杂或外科手术有一定难度的病例中。刘冬发等对6例病人经过门诊治疗观察，主要使用两种非甾体类抗炎止痛药物：①其中2例使用水杨酸类药物，代表药物是肠溶阿司匹林片，0.3～0.9g/d，晚餐后顿服；②另4例使用芳香基丙酸类药物，代表药物是布洛芬，0.1～0.3g/d，晚餐后顿服。6例病人药物治疗时间平均20个月（最短10个月，最长30个月），所有病人局部疼痛的临床症状完全消失、无复发，但X线表现未见明显改变。如上所述，在连续、长时间药物治疗后，虽然骨样骨瘤的疼痛症状可以消失，但影像学上的"瘤巢"并没有消退，况且也无病理组织检查以明确诊断。另外，长期服用非甾体类抗炎止痛药物还有可能一系列不良反应，以及失用性肌萎缩等问题。所以，目前对该病的治疗多选择手术治疗，对疑似"骨样骨瘤"患者多不主张开展药物保守治疗。

3. 开放性手术 对病变范围小的非承重骨可采用单纯病灶切除术，对病变范围较大者或承重骨如股骨、胫骨等可采用病灶切除加植骨内固定术，术后予支具或石膏外固定。对直径较小、部位较深的瘤巢，确定其周围反应硬化骨的切除范围较难，如术中找不到瘤巢还需再次定位，因此术前利用放射性骨显像或CT确定瘤巢的大小、部位和周围反应硬化骨的范围很有必要。根据McLeod等的观点，如瘤巢直径大于15mm，则病变可能是恶性成骨细胞瘤，需采取开放性手术切除，且切除范围需达到肿瘤学切除标准。开放性手术后需制动，并预防血肿、感染、骨折等并发症。对脊柱骨样骨瘤，特别是邻近神经组织的骨样骨瘤，可采用伽马探针引导下的开放性手术切除。术前放射性骨显像显示病灶呈现热结节，这有助于病灶定位和手术切除范围的确定；术后热结节区信号平均降低68%，与正常骨组织吸收率一致，这有助于判断病灶是否彻底切除。

4. 微创手术　微创手术既可避免长期药物治疗引起的不良反应,又可减少开放性手术引起的较多并发症,特别适用于肿瘤生长部位解剖复杂的患者。开放性手术对肿瘤周围骨骼及组织的损伤较大,骨组织切除过多可影响局部骨的强度;如切除部位靠近骺板,常会发生骺板早闭;如切除坐骨、脊柱等部位的骨样骨瘤,还可能损伤邻近的重要血管神经。

(1) CT引导下经皮射频消融术:最早于1992年由Rosenthal等报道。Torriani等认为射频消融术(RFA)的适应证为:①术前临床表现和影像学表现均支持骨样骨瘤;②有16G细针通过的安全通道,瘤体最深处不超出细针所及范围0.5cm;③电极周围Icm范围以内无重要结构。在CT引导下导入16~18G细针,CT扫描层面厚度为1~3mm,这样可避免将灼伤的布罗迪氏骨脓肿或淋巴腔组织误认为肿瘤组织。绝缘电极到达瘤巢部位后(图3-7-3-3),通过射频高温破坏瘤巢组织,还可通过细针获取肿瘤组织作病理学活检以明确诊断。电极进入瘤巢后可发现生命体征的改变,如血压、心率、呼吸均升高,全麻患者的肢体可出现轻微移动,瘤巢清除后这些变化可恢复正常,这一现象有助于判断进针是否准确及瘤巢是否清除。治疗成功的关键在于能否将绝缘电极放至瘤巢中央,以及能否达到预设温度。绝缘电极所能清除的最大病灶范围可按如下公式计算,长轴范围 = 2 × 电极尖长度,纵轴范围 = 2/3 × 长轴,术中参照此标准操作可避免损伤过多的组织。对最大直径超过1cm的瘤巢需多次射频消融才能清除,瘤巢一般呈圆形,可从头尾向两个方向穿刺,进入瘤巢后分别在其浅表和深部各射频消融1次。Cichon等用此方法治疗74例骨样骨瘤患者,术中温度达到90℃并持续4~6分钟,术后经长期随访,结果除9例复发而再次行RFA治愈外,其余患者均一次治愈,无近期和远期并发症发生;以疼痛消失、无需药物治疗而恢复日常生活为治愈标准,初次和再次手术治愈率分别为87.8%和88.8%,总治愈率为98.8%。近年来有学者对较大瘤巢采用双极RFA,可减少灼伤瘤巢周围组织的次数。Mmhnken等采用双极RFA治疗12例骨样骨瘤患者,平均手术时间为4分钟,术后24小时恢复日常活动,平均随访9.5个月,结果有1例复发经再次手术治愈,治愈率为92%,无并发症发生。可见,双极RFA较单极RFA有更高的近期治愈率,但因随访时间和病例数量的限制,远期治愈率和总治愈率尚待进一步研究。由此可见,RFA是一种简单、安全、有效、微创和治愈率高的骨样骨瘤治疗方法。RFA和开放性手术相比较,在疗效相同的情况下,RFA组的住院天数短、术后恢复快、近期和远期并发症少,是首选的治疗方法。需预防的并发症有重要神经血管损伤和皮肤烧伤甚至坏死。Lee等对16例RFA术后患者作MRI随访17个月,发现在T1WI、T2WI上可见已清除的病灶中心向四周的3个明显条带,分别为T1WI、T2WI呈均匀低信号的中央带,T1WI、T2WI呈均匀高信号的周围带和

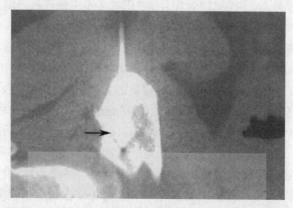

图3-7-3-3　在CT引导下,射频消融电极精确的插入瘤巢

T1WI、T2WI 呈均匀较高信号的外周带；这种表现在术后 1 周到术后 1 个月时较明显，术后 2 个月周围带信号变高且范围向内扩大，中央带逐渐缩小直至消失，外周带信号逐渐降低，增强扫描的表现更明显；虽然 MRI 随访可清楚显示 RFA 术后骨样骨瘤患者连续的特征性改变，但考虑到我国国情，目前尚不能普及。

（2）经皮激光热凝固术（ILP）：ILP 是在 CT 引导下将细小的光纤维从皮肤插入，到达瘤巢部位后产生高温，使瘤巢组织发生坏死。光纤维非常细小，故无法获取组织作病理学诊断。术中需密切监控温度，如温度过高会损伤周围正常组织，如温度过低则会使瘤巢残留，容易复发。Vanderschueren 等采用 ILP 治疗 97 例骨样骨瘤患者，结果 94 例治愈，有 1 例术后发生皮肤脂肪坏死，导致窦道形成，提示术中应避免在邻近皮肤的部位操作。Gangi 等采用 ILP 治疗 114 例骨样骨瘤患者，结果 112 例患者在术后 1 周时疼痛完全缓解，视觉模拟评分为 0 分，术后第 6 周到第 27 周时有 6 例患者复发，其中 5 例患者经再次手术治愈，1 例患者查明原因为交感反射性营养不良，初次治愈率为 95%，再次治愈率为 99%。由此可见，ILP 治疗骨样骨瘤也是安全、简单、有效、微创、治愈率高的方法。

（3）经皮微创肿瘤切除术：采用经皮微创肿瘤切除术时，由于瘤巢直径多在 1.5cm 以下，可在 CT 引导下用较大口径的钻头朝瘤巢方向钻孔清除病灶，如瘤巢较大可多次钻孔。对承重骨且直径较大的瘤巢，术后应注意并发症。Sans 等采用此方法治疗 38 例骨样骨瘤患者并平均随访 3.7 年，结果 32 例治愈，9 例发生并发症，最严重的并发症是股骨骨折和病灶处金葡菌感染导致慢性骨髓炎。对瘤巢直径小于 5mm 且解剖位置较表浅的骨样骨瘤患者可选择肿瘤穿刺切除术，可避免上述并发症的发生。Altinel 等报道在 CT 引导下采用活检针经皮穿刺切除髌骨骨样骨瘤，穿刺前先用 1.5m 钻头朝瘤巢方向钻孔，然后用直径为 5mm、长度为 8mm 的活检针切除病灶，术后患者疼痛缓解迅速。无并发症发生，随访 2 年无复发。计算机辅助成像技术和三维导航系统日臻成熟，也用于骨样骨瘤的治疗。van Royen 等在计算机辅助成像伽马探针引导下，采用高速钻头经后路切除病灶，成功治愈 5 例胸椎骨样骨瘤患者，术中定位和切除范围准确，术后患者疼痛缓解迅速，无并发症发生，随访 6～33 个月无复发。三维导航系统引导下的经皮骨样骨瘤切除术特别适用于瘤巢解剖位置较复杂的患者。这两项技术因经费、硬件等原因，尚未普及。

（4）经皮无水乙醇注射术：经皮无水乙醇注射术因注入的无水乙醇易溢出而引起周围组织损伤，故常作为其他治疗的辅助方法。Akhlaghpoor 等报道在 CT 引导下采用 RFA 联合无水乙醇注射术治疗骨样骨瘤患者，3 年共收集 54 例病例，术中 RFA 温度为 90℃持续 6 分钟，然后将 0.5～1.0ml 无水乙醇直接注入瘤巢；术后仅 2 例发生并发症，分别为进针部位轻度蜂窝织炎 1 例和局部皮肤感觉麻木 1 例，经对症治疗均好转；术后平均随访 28 个月，仅 2 例复发经再次手术治愈，初次和再次手术治愈率分别为 96.3% 和 100%；认为特别适用于持续性骨痛和复发的患者。由此可见，RFA 联合无水乙醇注射术治疗骨样骨瘤是一种安全、简单、有效、微创、治愈率高的方法。

5. 关节镜治疗　位于关节附近的骨样骨瘤除可引起疼痛外，还可引起反应性滑膜炎和关节炎，采用关节镜手术可一次性解决上述问题。Alvarez 等报道 1 例采用关节镜手术治疗的髋臼骨样骨瘤患者，在关节镜下行病灶清除加活检术，术后患者疼痛缓解，组织病理学确诊为骨样骨瘤，随访 6 个月无复发。可见，髋臼骨样骨瘤可选择关节镜手术治疗，既可避免 RFA 损伤关节软骨的可能，又可避免开放性手术引起髋关节脱位的可能。Yercan 等和 Zupanc 等采用关节镜手术分别治愈距骨颈和肘关节骨样骨瘤患者，术中定位准确，切除瘤巢彻底，还同时治疗了滑膜炎。为使术中的定位准确迅速，可将关节镜手术与 CT 相结合治疗骨样骨瘤。Franceschi 等在 CT 引导下采用膝关节镜手术切除病灶并联合植骨术，成功治愈 1 例胫骨平台骨样骨瘤患者，术后患者疼痛缓解，CT 随访 2 年无复发，无并发症发生，移植骨存活，无医源性软骨损害。

五、康复护理

本病手术治疗一般效果良好，术后应加强一般护理，及早康复锻炼，可改善预后。

1. 病情观察　本病好发于四肢，术后可抬高患肢并观察末梢血液循环、指（趾）端感觉、运动情况，保证伤口引流管通畅，还应监测患者生命体征变化。

2. 加强患肢保护，防止并发骨折　根据病情需要可行必要的制动措施。

3. 疼痛的护理　评估疼痛部位有无压痛、皮温增高及血管怒张；疼痛是否导致局部活动受限；为患者提供增进舒适的方法，如安排舒适体位、转移患者注意力等。适当按级给予镇痛药物。肢体制动，避免碰撞。

4. 饮食指导　术前进食高热量、易消化饮食；术后根据病情予流食至普食过渡，以高蛋白、高热量为方针，增加粗纤维及各种维生素，以促进伤口愈合，防止便秘。

5. 术后康复指导　术后卧床期间协助患者进行患体肌肉舒缩运动、扩胸及深呼吸、咳嗽动作，以促进血液循环，防止肺部并发症发生及肌肉萎缩。根据病情变化适时扶助患者床沿坐位、下床扶拐行走等。

六、转归和预后

骨样骨瘤有自愈倾向，一般症状持续时间为 3～5 年，在自愈过程中，病灶由活跃的 2 期向静止的 1 期逐渐转化，随着瘤巢的骨化，巢与反应骨之间的透亮带逐渐消失，症状亦逐渐消失，但病灶周围的反应骨将持续存在多年。对于少部分症状轻微者，可给予非甾体类消炎镇痛药行对症保守治疗，临床观察等待其愈合。但绝大多数患者因其症状较明显，持续时间较长，所以应行手术治疗。本病手术治疗效果非常好，手术可以完全和彻底地解除疼痛，个别手术切除不完全者可复发，但未见恶变报道。

七、现代研究

综上所述，骨样骨瘤治疗方法的选择可根据患者具体病情，分为药物治疗和手术治疗。药物治疗症状缓解明显，但长期服药有药物不良反应，且无法作病理学诊断。手术治疗分为开放性手术、微创手术和关节镜手术，前者创伤大、术后并发症多、住院时间长、恢复慢、费用高；后两者可有效弥补前者的不足，还可用于转移性骨肿瘤的对症治疗，可长期缓解疼痛，患者耐受性好，但应注意皮肤坏死和交感反射性营养不良等不良反应。微创手术适用于除神经组织外任何部位的骨样骨瘤，其中 RFA 和 ILP 的疗效已得到广泛认同，与神经组织相邻的骨样骨瘤的微创治疗还需进一步研究和实践。目前有学者研究双极 RFA、冷冻消融、微波消融等，具体疗效还有待大量临床病例研究的证实。

参 考 文 献

1. Woods ER, Martel W, Mandell SH, et al. Reactive soft-tissue mass associated with osteoid osteoma: correlation of MR imaging features with pathologic findings[J]. Radiology, 1993, 186(1): 221-225.

2. Kayser F, Resnick D, Haghighi P, et al. Evidence of the subperiosteal origin of osteoid osteoma in tubular

bones: analysis by CT and MR imaging[J]. AJR Am J Roentgenol, 1998, 170(3): 609-614.

3. Assoun J, Richardi G, Railhac JJ, et al. Osteoid osteoma: MR imaging versus CT[J]. Radiology, 1994, 191(1): 217-223.

4. Sans N, Galy-Fourcade D, Assoun J, et al. Osteoid osteoma: CT-guided percutaneous resection and follow-up in 38 patients[J]. Radiology, 1999, 212(3): 687-692.

5. Spouge AR, Thain LM. Osteoid osteoma: MR imaging revisited[J]. Clin Imaging, 2000, 24(1): 19-27.

6. Suttner NJ, Chandy KJ, Kellerman AJ. Osteoid osteomas of the body of the cervical spine: case report and review of the literature[J]. Br J Neurosurg. 2002, 16(1): 69-71.

7. Contreras A, Isasi C, Silveira J, et al. Intraarticular osteoid osteoma[J]. J Rheumatol, 2000, 27(6): 1560-1561.

8. Ozaki T, Liljenqvist U, Hillmann A, et al. Asteroids osteoma and osteoblastoma of the spine: experiences with 22 patients[J]. Clin Orthop Relat Res, 2002(397): 394-402.

9. Francesco B, Andrea LA, Vincenzo S. Intra-articular osteoid osteoma of the lower extremity: diagnostic problems[J]. Foot Ankle Int, 2002, 23(3): 264-267.

10. Zanetti M, Eberhard SM, Exner GU, et al. Magnetic resonance tomography in osteoid osteoma: more confusion than benefit? [J] Praxis, 1997, 86(11): 432-436.

11. Georgoulis AD, Papageorgious CD, Moebius UG, et al. The diagnostic dilemma created by osteoid osteoma that presents as knee pain[J]. Arthroscopy. 2002, 18(1): 32-37.

12. Eggela Y, Theumannb N, Lüthi F. Intra-articular osteoidosteoma of the knee: clinical and therapeutical particularities[J]. Joint Bone Spine, 2007, 74(4): 379-381.

13. Franceschi F, Marinozzi A, Papalia R, et al. Intra-and juxta-articular osteoid osteoma: adiagnostic challenge: misdiagnosis and successful treatment: a report of four cases[J]. Arch Orthop Trauma Surg, 2006, 126(10): 660-667.

14. Szendroi M, Köllo K, Antal I, et al. Intraarticular osteoid osteoma: clinical features, imaging results, and comparison with extraarticular localization[J]. J Rheumatol, 2004, 31(5): 9579-9564.

15. Morris GB, Goldman FD. Osteoid osteoma causing subtalar joint arthralgia: acase report[J]. J Foot Ankle Surg, 2003, 42(2): 90-94.

第四节　恶性骨肿瘤的微创治疗

一、原发恶性骨肿瘤的微创治疗

恶性骨肿瘤也有人称为"骨癌"，一般而言，恶性骨肿瘤又可分为原发性骨肿瘤，继发性骨肿瘤与转移性骨肿瘤三种。骨原发恶性肿瘤十分少见，按发病率高低，临床上最常见的原发恶性骨肿瘤为骨肉瘤，软骨肉瘤、纤维肉瘤、尤文肉瘤，骨髓瘤为多见，以大腿骨和小腿骨发生最多，二分之一的原发性恶性肿瘤病人发生在 10～20 岁，尤其是骨肉瘤病人，三分之二发生在这个年龄组内，说明恶性骨肿瘤多发于青少年，危害较大。一般来讲年龄越小，恶性骨肿瘤的恶性程度越高。由于在治疗上尚未有重大突破，故预后较差。本节从基础理论及临床实践两个方面介绍临床上常见的原发恶性骨肿瘤的微创治疗。

（一）骨肉瘤、尤文肉瘤的治疗

骨肉瘤、尤文肉瘤常见于青少年（图 3-7-4-1-a～图 3-7-4-1-c），生长迅速，易发生肺转移，因此这两种原发恶性骨肿瘤的治疗强调全身综合治疗,具体治疗方法包括:手术、化疗、放疗、介入治疗、热疗、生物治疗、基因治疗。

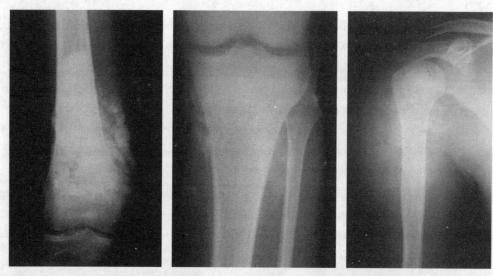

图 3-7-4-1-a　股骨下段、胫骨上段和肱骨上段骨肉瘤 X 线平片表现

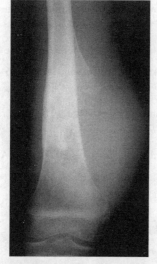

图 3-7-4-1-b　股骨下端骨肉瘤可见典型 Codman 三角

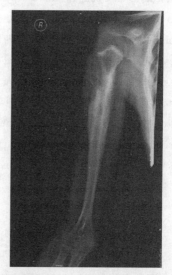

图 3-7-4-1-c　肱骨上段尤文肉瘤 X 线表现

在 20 世纪 70 年代以前,大部分患者采取单纯手术治疗,骨肉瘤、尤文肉瘤治疗效果很差,其远期生存率仅为 20%~30%,即使采取根治性截肢术,术后 1~2 年也有相当部分患者发生远处转移。随着辅助化疗的开展,化疗在这两种肿瘤的综合治疗中起着越来越重要的作用,能显著提高患者的生存率,为保肢手术打下坚实的基础。术前化疗＋手术治疗＋术后化疗是目前最常采用的一种治疗方式。

放疗是局部治疗的方法,治疗的目的是控制局部生长和局部扩散,对未能手术切除或术后复发这,放疗科作为姑息治疗以达到减轻症状的目的,其中尤文肉瘤、骨原发性恶性淋巴瘤和骨髓瘤对放射线敏感,可首选为局部治疗的手段,其他骨肿瘤对放射线均不敏感,但可作为综合治疗的一部分。

介入治疗、热疗、生物治疗、基因治疗是原发恶性骨肿瘤综合治疗中重要的组成部分。其中介入治疗目前在临床上的应用已经比较成熟,而热疗已广泛应用于肝癌、肾癌、肺癌、乳腺癌和胰腺癌等肿瘤的治疗,随着治疗经验的丰富,临床医师对于热疗在这两种肿瘤中的应用也较以往更为成熟。生物治疗、基因治疗理论上治疗效果很好并有巨大的前景,但目前还没用广泛应用于临床。

本章节重点介绍介入治疗及热疗在临床中的应用,现分述如下:

1. 介入治疗 介入治疗可具体分为动脉内灌注化疗,栓塞治疗,以及两者联合应用。原发恶性骨肿瘤术前动脉灌注化疗和(或)栓塞能有效控制转移、提高切除率及延长生存期。

(1)动脉内灌注化疗:近些年,动脉内灌注化疗已成为骨肿瘤的常用外科介入综合治疗方法。骨肉瘤和尤文肉瘤是高度恶性肿瘤,是系统性疾病,易发生早期转移,在疾病被诊断时,即使表现为局限性病灶,也有可能已经有全身的卫星转移灶存在,不进行化疗的长期生存率为5%~10%。

动脉内灌注化疗结合保肢手术已取得显著效果,5年生存率提高到47%~74%,保肢治疗的比例也得到大幅提高。这两者使患者获得疾病和心理上的双重治疗。动脉内灌注化疗的优点有:一是瘤区药物浓度比静脉化疗高6~30倍,而全身毒副作用却减少;二是控制肿瘤的生长浸润,减少种植复发机会;三是抑制肿瘤生长后减少术中出血。四是术前动脉灌注化疗效果作为体内抗肿瘤药敏试验有助于术后化疗药物的选择。

动脉灌注化疗适用于血供丰富的各种原发性和继发性恶性骨肿瘤,无绝对禁忌证,病人的术前准备与一般血管造影及其他介入治疗相同,包括禁食、备皮、胸部X线片、心电图、血常规、肝肾功能化验检查等。采用1%的利多卡因行局部麻醉,儿童或不合作患者可行全身麻醉。采用Seldinger穿刺技术从股动脉穿刺插管。特殊情况下亦可经腋动脉、肱动脉或锁骨下动脉穿刺等途径穿刺插管。下肢骨肿瘤插管方法有逆行性及顺行性2种。逆行性插管即从健侧股动脉穿刺插管,导管经腹主动脉分叉处插入对策髂总动脉,向下选择性进入髂外动脉及股动脉分支,此方法应用较多;顺行性插管即于病变侧股动脉穿刺由近端股动脉向远端插管,将导管头端插入供应肿瘤的分支动脉。上肢肿瘤以股动脉穿刺插管,导管逆行性经主动脉向上插入左或右侧锁骨下动脉,然后根据肿瘤部位选择性插入供血动脉分支(图3-7-4-1-d,图3-7-4-1-e)。

随后血管造影,其目的是全面了解肿瘤部位、大小、轮廓,特别是肿瘤供血动脉的数目、分支走行、供血多少及有无动静脉瘘,以便把导管准确楔入靶动脉内,提高疗效,减少并发症。同时血管造影资料可作为评价疗效的指标进行随访观察对比。

造影剂可选择60%的复方泛影葡胺,总量及流速应根据导管部位、动脉大小及血流情况决定。为减轻注射造影剂时患者血管痉挛程度和造影时的剧烈疼痛,可在造影前行经导管注入1%~2%利多卡因溶液5~10ml,或混合在高浓度的造影剂内同时注入。在病人经济条件较好时最好采用低渗离子型或非离子型造影剂,可明显减轻患者疼痛症状。

在药物的选择上,理论上讲,所有静脉给药中敏感的药物都可以动脉灌注,恶性骨肿瘤种类很多,对各种抗癌药物的敏感程度不一,通常在化疗前需作活检及肿瘤对药物的敏感试验,并选择适当的药物。目前国内外常用的药物有阿霉素(ADM)、博来霉素(BIM)、吡喃阿霉素(THP)、顺铂(DDP)、长春新碱(VCR)、5-氟尿嘧啶(5-FU)、氮芥(NH$_2$)、丝裂霉素(MMC)等。可根据具体情况单独使用或联合使用。

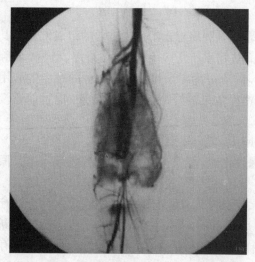

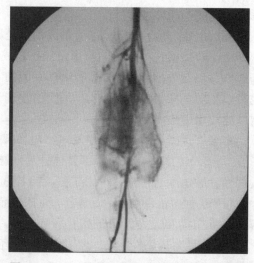

图 3-7-4-1-d 股骨下端骨肉瘤动脉灌注化疗前   图 3-7-4-1-e 股骨下端骨肉瘤动脉灌注化疗后

具体的给药方法上，大剂量冲击疗法为目前最常用的方法，即将导管插入到合适的靶血管后，一次性注入大剂量的化疗药物，治疗后拔管，4 周后重复插管灌注化疗。常用药物剂量为 DDP 120～200mg，阿霉素 30～50mg，吡喃阿霉素 10～20mg，丝裂霉素 10～20mg，单独或联合使用，联合使用时各种药物的用量可适当减少。此方法的优点是造影后可立即进行灌注化疗，手术创伤小，治疗后拔出导管便于患者生活，每次插管均可造影观察瘤区内血管结构的变化，从而判断化疗效果。此法要求操作者具备熟练的超选择靶动脉插管的经验。

也可采取保留导管定时灌注法，Takeuchi 的治疗方案是 5-FU 2～4mg/（kg·d）持续动脉内灌注，VCR 0.03mg/（kg·d），每周第一天灌注 1 次，ADM 0.2mg/kg，DDP 10mg/m^2，每周二、五各灌注 1 次。每个疗程的时间必须等于或长于肿瘤的倍增时间，如骨肉瘤的倍增时间是 21.4 天，故一个疗程为 4～8 周。此方法的优点是一次插管后，固定保留，多次灌注，直至一个疗程结束。由于保留导管存在护理问题，如导管内凝血、容易发生感染等缺点，限制了大量应用。

皮下埋置微型药盒灌注法是在插管造影灌注化疗后，将特制的导管保留于靶血管内，外端接微型储药盒，将药盒埋于胸部或腹部皮下。通过储药盒注射药物可进行定时冲击性化疗或持续性灌注化疗。其优点是既保留了灌注通道，又解决了保留导管术后处理问题。其缺点是导管太细，不能做动脉造影，无法了解肿瘤大小及血供改变。

经皮穿刺区域性动脉内直接注射化疗药物法，由于插管化疗及埋置药盒操作复杂，费用较大，有的作者采用区域性动脉直接灌注化疗药物治疗下肢恶性肿瘤。其方法为：在瘤体两侧预置气囊止血带，在患侧腹股沟部常规消毒，经皮穿刺股动脉成功后，远端气囊首先充气加压并开始注入药物，注完药物后近端气囊迅速加压阻断血流 20 分钟。直接注入经稀释的氮芥 10mg 或 DDP 30～70mg，注射 1～6 次，间隔 1 周。此方法优点为安全可靠，操作简单，经济实惠，其缺点是不能进行造影观察及超选择性注药，只能用于下肢恶性肿瘤动脉插管化疗的补充及辅助治疗。

肢体区域隔离灌注化疗，该方法是利用体外循环的技术对肢体恶性肿瘤行区域隔离灌注化疗，需要全身麻醉下剖患肢动静脉，分别阻断与体循环的通道，然后插管与体外循环机连接，使用化疗药物对患侧肢体进行循环灌注。可加温至 42℃，持续时间 60 分钟。该方法的主要优点是药物不进入体循环，全身化疗毒性极小，药物用量可达到极量，从而提高疗效；缺点是操作复杂，下肢正常组织结构如血管、肌肉和神经等的毒害作用较大，因此应用受到限制。

动脉灌注化疗能使原发肿瘤中的药物浓度增高，对肿瘤的作用增大，有利于实施保肢手术，最大限度地增加了适于行保肢手术患者的数量，而且在动脉灌注化疗的同时可以进行栓塞治疗，尤其对血供丰富的肿瘤，可以大大减少术中出血。对不能手术或术后复发的患者，动脉灌注化疗能有效地缓解症状，减轻患者的痛苦，改善生存质量，动脉灌注化疗作为骨肿瘤的综合治疗手段之一，大大提高了恶性骨肿瘤的长期疗效。

（2）栓塞治疗：恶性骨肿瘤的栓塞治疗，其目的有两个方面，一是为减少术中出血而实行术前栓塞，二是对不能手术或拒绝手术者作为姑息性治疗减轻患者痛苦，消除疼痛。

1）术前栓塞：应在术前3～5天进行，对血管丰富的骨和软组织恶性肿瘤宜行抗癌药物灌注，再做靶动脉栓塞。常用2～3mm的明胶海绵碎块作栓塞剂。根据血管造影图像仔细寻找供血动脉，要尽可能超选择性插管，并对所有供血干进行栓塞。

2）姑息性治疗：目的是使肿瘤缺血坏死，体积缩小，可减轻症状和痛苦。栓塞前应先行动脉灌注化疗。栓塞物可选不锈钢圈、聚乙烯醇微粒、碘油乳剂、中药白及和IBCA等永久性栓塞剂。无水乙醇由于刺激性较大，一般应尽量少用。使用永久性栓塞剂尤其是液体栓塞剂，必须准确超选择插管，避免进入到正常肌肉皮肤分支，否则可引起皮肤坏死、溃疡等并发症。栓塞过程中应严密监视，防止栓塞剂反流引起远端动脉栓塞，造成正常组织缺血坏死等并发症。

（3）临床治疗效果分析：四肢肿瘤的治疗效果（进展或改善）需通过临床症状、实验室检查、X射线检查及病理几个方面来评价。由于对恶性骨肿瘤的治疗反应尚缺乏明确的标准，因此，综合判断至关重要。

目前，保留肢体的外科手术在治疗恶性骨肿瘤中已广泛应用，术前的动脉插管化疗对此起积极的作用。因此，正确估价肿瘤对动脉插管化疗的确切反应是非常重要的，对决定病人的预后亦有重要的临床意义。

1）临床症状的改善：经动脉插管化疗后2～3天，病人肢体的疼痛及局部肿胀会明显减轻。患成骨肉瘤的病人，虽然伸展到骨外的肿块不易立即回缩，但由于肿胀减轻，肢体的外径尺寸亦会明显缩小，关节活动度增加。

2）X射线平片改变（图3-7-4-1-f，图3-7-4-1-g）：局部X射线改变为骨质硬化，这种改变，尤其在混合型骨肉瘤最明显。注意不要将这种硬化好转与肿瘤的发展悉化相混淆，一般来说，肿瘤的恶化，边缘是模糊不清的，而经匀脉内灌注化疗后的硬化，边界是清楚的。疗效观察介入治疗后近期临床表现：肿瘤范围标记或瘤区周径（肢体肿瘤）：Ⅰ级：缩小或接近正常、Ⅱ级：轻度缩小感觉轻松、Ⅲ级：同前或增大。以上Ⅰ、Ⅱ级为有效，Ⅲ级为无效。影像学表现：瘤体或软组织肿块缩小，边缘骨质硬化，骨膜反应减轻，造影示肿瘤血供变少或消失，其中有1～2项为有效，无变化或进展为无效。

3）CT扫描改变：因CT对骨和周围软组织正常解剖结构有更高的分辨率，所以在显示肿瘤的部位、髓内外的范围、骨外侵犯的程度及肿瘤与周围软组织的关系方面，能提供更多、更准确的信息，还可以较敏感地判断治疗的效果。经动脉插管治疗后，有效的反应表现为局部密度的增高，相当于X射线平片上的骨质硬化表现，但较平片显示更加清楚。肿瘤的边界亦变得更清楚，而且周围有一圈低密度区环绕，这也可以被认为是对动脉化疗有反应的表现（图3-7-4-1-h）。

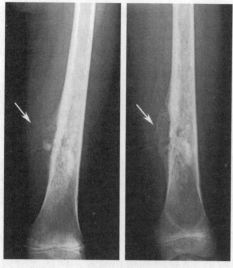

图 3-7-4-1-f 化疗后边界清晰

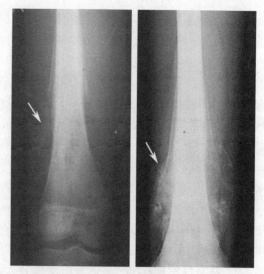

图 3-7-4-1-g 化疗后钙化、骨化增加

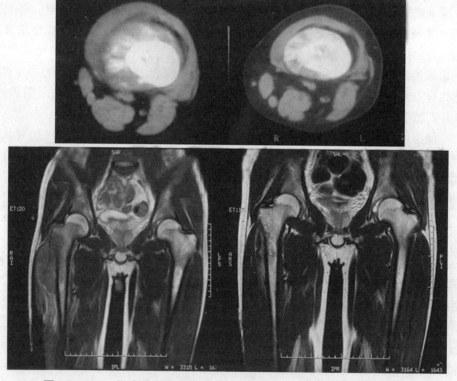

图 3-7-4-1-h 化疗后边界清晰、组织包块减小（左为化疗前,右为化疗后）

4）同位素骨显像：同位素骨显像是估价肿瘤大小及外科切除范围的有效方法,也可以通过放射性物质分布密度的改变来反映化疗的效果。常用方法为用带同位素 ^{99m}Tc 的巨聚白蛋白（^{99m}Tc-MAA）的血管造影来判断。由于肿瘤区放射性同位素聚集较明显,动脉化疗有效的可靠证据是肿瘤区内放射性物质的浓度变淡,在部分病人,这种改变非常明显。另外放射性同位素显像可以同时进行全身骨骼检查,对判断有否远处转移有很大帮助。

5）血管造影表现：一般来说，进行动脉插管化疗的病人，最好每4周进行1次血管造影复查。通过血管造影的改变可以评价肿瘤的局部反应，并能显示残存活化的肿瘤区域。Carrasco曾将化疗后的血管变化与病理变化进行相关比较，出现血管变化的病例均有相应的肿瘤坏死。因此，观察化疗后肿瘤血管的变化是判断动脉灌注化疗有效的可靠指标。动脉插管治疗有效的证据表现为肿瘤血管的消失或减少及紊乱血管的改善，供血动脉干变细，实质期肿瘤染色变淡，瘤体缩小等。Chuang等用DDP动脉内灌注治疗53例骨肉瘤，其中肿瘤血管完全消失24例，80%消失15例。黄伟等（1993年）对38例恶性骨肿瘤进行动脉灌注化疗，有28例（80%）在1～2个疗程后血管造影出现变化，肿瘤血管湖、瘤性血管等消失或明显减少。

6）组织病理学反应：动脉插管化疗后手术切除的肿瘤标本经病理检查表明，在所有肿瘤内均有明显的缺血坏死，在髓腔内，肿瘤组织与正常组织的分界是清楚的，肿瘤组织外部由纤维囊覆盖。

显微镜下，可见到广泛的改变，如细胞核破坏，异常的有丝分裂减少或消失，还可以看到肿胀的肿瘤细胞。纤维囊由致密结缔组织组成，和纤维囊接连的肿瘤细胞表现为明显的变性改变。

Jaffe等多位学者主张骨肉瘤的疗效评价应以病理标本组织坏死的多少为主要依据。当标本肿瘤组织坏死不足40%时，认为治疗无效，坏死可能为肿瘤的自然坏死。当肿瘤组织坏死达40%～60%时，认为化疗可能有效。坏死达60%～90%时，化疗肯定部分有效。90%～100%坏死时说明完全有效。

7）动脉插管化疗的局部肿瘤反应与血流分布监控：自1984年以来，国外有学者利用放射性同位素血管造影来监控动脉插管灌注化疗时血流分布并获得了有价值的信息。在术前的动脉化疗中，欲增强肿瘤动脉插管化疗反应的最基本方法是使抗癌药物准确地释放入靶组织内。在进行动脉插管化疗时，了解合适的血液分布是特别重要的，^{99m}TcAA放射性同位素血管造影可作为监控血流分布的一种方法。^{99m}TcAA是一种直径为10～60μm大小的异体蛋白质，经血管注入后，被毛细血管摄取。放射性同位素血管造影就是依据组织对这种蛋白质微粒的聚集进行观察，可用于估计动脉内灌注化疗药物后的分布。同灌注化疗药物一样，蛋白微粒以"团注"的方式经导管注入，注射完毕后立即用闪烁照相机以每3s/张的速度连续摄片30张。通过适当的调整导管尖端的位置并多次造影。直到肿瘤的全部被显影为止，也就是说，在这种情况下行灌注化疗，可以使化疗药物更有效地分布于所有的肿瘤区域，以便起到更好的治疗效果。

从放射性同位素血管造影的进行性变化，可以推测肿瘤血管床的改变。肿瘤的治疗反应可以通过局部放射活性的改变来判断。通过核素影像学结果分析与切除标本组织病理学之间关系的研究，发现放射性同位素^{99m}TcAA的高摄入区在组织学上表现为变性，相对较低的摄入区表现为完全坏死，这些区域常位于高摄入区的中心部位。低摄入区的边缘是模糊的，有部分肿瘤细胞仍然存活。

8）生存时间：四肢部位恶性肿瘤，尤其是骨骼部分的恶性肿瘤，治疗效果较差，5年生存率较低。据Takeuchi等观察，单纯手术治疗（截肢或关节离断术）5年生存率为10%～15%，单纯放射治疗5年生存率为16.5%，术前加放射治疗，5年生存率仍不超过20%，全身静脉化疗加截肢术的5年生存率为46%，而15例患者术前动脉内化疗并做保留肢体的局部肿瘤切除术，5年生存率力60%。

Carrasco对115例骨肉瘤行术前动、静脉化疗，大剂量动脉灌注DDP 120～150mg/m²，结果 58% 病例发生 90% 以上的肿瘤坏死，4 年生存率为 91%。Jaffe 应用术前动脉灌注的综合性治疗方案，使骨肉瘤 5 年生存率达 60%～80%，而且更为引人注目的是 80% 以上病例进行了保留肢体的外科手术而不是截肢或关节离断。Sato 等对 38 例软组织肉瘤行术前动脉化疗，10 年生存率高达 69.5%。

应用动脉灌注化疗的综合方案对四肢恶性肿瘤进行治疗，除可延长存活时间外，很重要的一点是大大增加外科保留肢体的手术机会，而且动脉灌注的同时可以进行栓塞治疗，尤其对血供丰富的病例，可以大大减少术中出血，这是静脉化疗不具备的优越性。已不能手术或术后复发的病例，动脉介入治疗能更好地缓解症状，减轻痛苦。因此，动脉介入治疗作为四肢恶性肿瘤综合治疗的一部分，应提倡应用和推广。

（4）介入治疗注意事项及并发症的处理

1）术后处理：动脉灌注或栓塞治疗后不再保留导管，拔出导管后需压迫止血 15～20 分钟，确诊不再出血时用宽胶带或绷带加压包扎。嘱患者卧床休息 24 小时，注意观察局部伤口有无出血及血压改变。

若保留导管，应注意保持导管的通畅，间断性注入 1∶50 肝素盐水（每 1ml 内含肝素钠 50U）以防止导管内凝血。同时应全身肝素化，预防动脉内血栓形成。灌注药物时注意无菌操作，防止感染。

2）预防感染：一次性大剂量冲击灌注化疗，术后应常规应用青霉素 800 万 U 静脉注射，每日 1 次，或配合应用甲硝唑 250ml 静脉滴注，连用 3 天，预防感染。栓塞化疗者抗生素使用适当延长，以防止栓塞部位继发感染。若留置导管则抗生素应使用到灌注化疗结束，导管撤出再停用抗生素。

（5）化疗药物毒性反应处理：注意水化，保持尿量：大剂量 DDP 应用容易引起肾脏毒性，必须水化利尿。一般水化方案在动脉灌注 DDP 前 2～10 小时静脉补液（糖盐水）150～200ml/h，动脉滴注 DDP 前 15～20 分钟快速静脉滴注 20% 甘露醇 50ml，灌注后 24 小时内继续静脉滴注液体 200～400ml，速度仍为 150～200ml/h，并给 20% 甘露醇 200ml，必要时可静脉滴注速尿 20～40mg，加速利尿。24 小时以后，可根据需要减少或停止输液。补液过程中同时注意补充电解质，特别是钾等，应及时检查电解质及肝肾功能。

此外，仍有多种药理解毒法，以减轻肾脏毒性。常用硫代硫酸钠，即在动脉内灌注 DDP 同时，静脉液体内加入硫代硫酸钠，当日 6.4g，可连用 1～3 天，每天 3.84～6.4g。

1）胃肠道毒性反应：胃肠道毒性反应化疗药物常见反应，多在术后 3～12 小时出现，可持续 3～4 天，一般不超过一周，主要有恶心、呕吐，预防措施为灌注前 15 分钟静脉应用止吐药物，灌注化疗后应用地塞米松 10mg。如呕吐严重，应补充液体并纠正电解质紊乱。

2）骨髓抑制：许多化疗药物均可引起一定程度的骨髓抑制，主要表现为白红细胞及血小板减少，多在用药后 1～2 周出现。应常规给予利血生、鲨肝醇等药物，亦可用粒细胞—巨噬细胞系集落刺激因子、白细胞介素等，具有调节免疫反应和增加外周白细胞计数作用，可提高对化疗的耐受性。若白细胞计数低至 3×10^9/L 以下时，应注意防止感染，可输新鲜血及白细胞悬液。

3）其他：有些抗癌药物在进行灌注治疗时，常常对血管壁有明显的刺激作用，特别是四肢终末血管，常引起病人明显痛苦，最常见的有氮烯咪胺及阿霉素，应用时应注意稀释并缓慢注射。阿霉素用量多时，会引起心肌损害，治疗中及治疗后应随时注意病人的感觉，并观察血压、心电图改变。a. 局部皮肤改变及穿刺部位血肿：因高浓度化疗药物刺激或栓塞后缺血，局部可出现充血、皮疹或轻度坏死，应注意护理，防止感染。在操作过程中，应注意有效地压迫止血，以免穿刺部位形成血肿，如已形成，可进行局部热敷及理疗。巨大血肿可行穿刺及手术治疗。b．异位栓塞及血栓形成：是栓塞治疗的严重并发症，有时血栓脱落或血栓形成亦可引起远端血管的栓塞，应以预防为主。操作一定要准确、精细，推注栓塞剂时要缓慢进行，严防反流。如系血栓脱落或血栓形成，可进行溶栓治疗。c．过敏反应：常见的过敏反应由造影剂引起，主要表现为荨麻疹、血管神经性水肿，严重时可导致过敏性休克。主要预防措施为术前应做过敏试验，并于注射造影剂前 10 分钟肌肉注射地塞米松 10mg、异丙嗪 25mg，有条件时，可应用非离子型造影剂，如发生过敏性休克，应立即进行有效的抢救，包括静脉快速输液及升压药应用。

2．热疗　目前常用的热疗方式有射频消融和微波消融，两者皆是利用热效应杀死肿瘤细胞，起到灭活肿瘤组织的效果。

（1）微波消融：微波产生的高温不仅可以杀死肿瘤细胞，同时可使肿瘤血管发生透壁性坏死，血栓形成，凝固肿瘤血管，减少肿瘤血供，减少了肿瘤扩散和转移。超声引导经皮穿刺微波治疗骨肿瘤可使骨肿瘤凝固性坏死，缩小肿块，使肿瘤失去血供，恢复肢体功能，保持骨的连续性和原状，利于骨的重建，避免截肢，止痛，缓解症状。尤其因转移性骨肿瘤缺乏有效手段，而该方法对缩小肿瘤，减轻症状、恢复功能有很大帮助，可作为不能手术切除实体瘤选择性或替补性治疗，有望成为这些肿瘤非手术治疗的重要手段。

有报道微波治疗后机体免疫功能增强，可抑制或消灭远处转移，所以远处转移病灶不是微波治疗的禁忌证。微波灭活的骨显示良好的修复能力，坏死肿瘤与正常组织粘连是再血管化和骨爬行替代的前提，利于新生骨的形成。由于疼痛影响了肿瘤患者生活质量，而微波使肿瘤灭活，缩小肿瘤，肿瘤的生长减慢或停止生长，这对缓解疼痛和恢复肢体功能有着重要意义。正常骨超声探测受限，而骨肿瘤浸润破坏骨皮质，超声能清晰显示并定位，且较易穿刺成功。治疗前骨肿瘤境界不清、形态不规则，治疗后境界清晰，回声增强是坏死的表现。超声引导可确定病变大小范围，了解周邻关系，定位准确，无需内固定和截肢，而手术肉眼难以确定病变范围和浸润情况

目前微波消融治疗多采用经皮超声引导穿刺，外科术中微波辐照透热骨肿瘤受许多因素影响，表面与内部温度不均匀，导致坏死不均匀且表浅，有残癌的可能。手术时间长，复杂，损伤大，感染、骨折等并发症机会多。而经皮超声引导穿刺减少了感染、转移的机会，时间短无病理性骨折等并发症的发生，确定要凝固的部位坏死均匀，残癌少，灭活肿瘤组织的同时周围正常组织影响小。由于骨肿瘤表浅，应防止烫伤。由于骨肿瘤破坏骨质，轻微用力便可能发生骨折，故穿刺中用力适当，操作轻柔缓慢，术前了解周围解剖关系，注意穿刺深度，防止损伤血管和神经，治疗中要观察治疗侧肢体有无活动、抽搐，若有应停止治疗。术后适当固定患肢，防止骨折发生。靠近关节的肿瘤，注意保护关节。由于骨肿瘤常通过骨髓腔直接扩散及跳跃病灶，设计微波凝固范围要超过肿瘤 1cm。但对肿瘤较大，软组织及周围广泛浸润的慎用；脊柱肿瘤因有损伤脊柱肿瘤周围组织、血管、脊髓的危险，不易用此方法。

（2）射频消融：射频消融是一种热损毁方法，射频电极使局部温度达到 80～90℃，使电极周围的肿瘤组织脱水、干燥，继而产生凝固性坏死，并最终形成液化灶或纤维组织，起到灭活肿瘤组织的作用。同时，肿瘤周围组织凝固坏死形成一个反应带，切断肿瘤血供并防止肿瘤转移。射频消融治疗时，组织中热量的积存与电流的强度成正比，而随着传播距离的增大，能量迅速下降，其彻底灭活，实质脏器肿瘤的消融范围至少包括周围 1cm 以上的正常组织。

成骨性的病变通常不适宜用射频消融，溶骨性病灶伴有软组织成分的病灶更为适合，因

为电极针在成骨性的病变中很难打开。最佳的治疗效果是包括消融肿瘤和正常邻近骨及组织的交界区。病灶－骨交界区域没有消融的话，临床疗效差和并常引起复发。射频消融治疗的可用于以下病变：①转移性恶性骨肿瘤，如皮质完整的椎体转移性肿瘤（结合或不结合椎体成形术），髂骨、骶骨、坐骨等部位的转移性肿瘤的姑息性治疗。②原发性恶性骨肿瘤（结合或不结合放、化疗及骨水泥充填技术）。③对放、化疗不敏感的骨或软组织肿瘤。④没有手术指征的晚期转移性骨肿瘤的止痛治疗。射频消融治疗的禁忌证为：①椎体后侧皮质不完整的椎体肿瘤。②包裹重要血管和神经的肿瘤。③有出血倾向或凝血机制障碍的患者。

采用射频消融治疗后的患者的疼痛症状往往得到改善，其原因可能为：①物理性损毁进入骨膜和骨皮质的邻近传感神经纤维，阻止了疼痛的传导。②肿瘤容积减小后减轻了对传感神经纤维的压迫刺激。③产生神经刺激因子的肿瘤细胞被损毁。④抑制引起疼痛的破骨细胞活动。临床上，对于脊椎和髋臼的恶性骨肿瘤，单靠消融不能达到足够的疼痛缓解，骨水泥成形术通过加固上述部位的稳定性可增强射频消融减轻疼痛的效果。

需要指出的是，骨肉瘤，尤文肉瘤目前的治疗模式仍是以手术为主，以化疗及区域性介入化疗为辅，联合放疗的治疗模式，热疗等微创治疗目前的主要目的仍是缓解疼痛，改善生活质量。原发恶性骨肿瘤的微创治疗仍然任重而道远。

（二）骨髓瘤的治疗

1. 概述　骨髓瘤（myeloma）是起源于骨髓中浆细胞的恶性肿瘤，是一种较常见的恶性肿瘤。有单发性和多发性之分，以后者多见，通常所说的骨髓瘤一般指多发性骨髓瘤（multiple myeloma，MM）。骨髓瘤的主要表现为广泛的溶骨性破坏伴贫血、高钙血症、肾功能不全，免疫球蛋白异常及感染等。

骨髓瘤在美洲和欧洲发病率很高，按美国统计资料，骨髓瘤占恶性骨肿瘤的首位，多发于40～70岁的老年人，最常累及红骨髓丰富的中轴骨和扁骨。骨损害以典型的溶骨破坏为特点，多见于颅骨、脊椎骨、肋骨、骨盆和近端长骨。出现椎体病理性压缩性骨折是此病的重要特征之一。

多发性骨髓瘤的治疗主要为全身化疗和支持治疗。放疗对缩小病灶和减轻骨痛有一定作用，但不能延长患者生命。

多发性骨髓瘤的骨损害病亦需积极治疗，80%的患者在疾病进展过程中因为严重骨质疏松或破坏而出现胸腰椎椎体压缩性骨折。传统治疗手段包括卧床或支具制动、服用非甾体类或阿片类止痛药等，效果不明显。采用双膦酸盐可抑制多发性骨髓瘤的蛋白异戊烯化，抑制破骨细胞活性并介导凋亡，还可缓解骨痛，预防病理性骨折及减少高钙血症的发生率，但无法修复已塌陷的椎体，且不能阻止后凸畸形的进一步发生，同时也难以达到快速止痛的要求。手术切除和固定椎体的压缩骨折和即将发生的病理性骨折，需要外科处理来缓解疼痛，预防和解决脊髓神经根压迫，增加脊柱稳定性。成功的手术不仅能够减少肿瘤细胞的负荷，同时能给患者解除痛苦及避免其他合并症的发生。在一定程度上恢复活动能力，提高生命质量，再结合放疗、化疗，延长患者的生存期。

对于无法完整清除的多发性脊柱病灶，特别考虑到对预期寿命有限的患者，传统的开放性手术并非理想选择。而经皮穿刺椎体成形术（Percutaneous Vertebroplasty，PVP）及经皮穿刺椎体后凸成形术（Percutaneous Kyphoplasty，PKP）治疗多发性骨髓瘤合并病理性骨折，对缓解患者疼痛，提高生活质量等方面具有肯定的效果，若配合放化疗等综合治疗，其有效率可达100%。PVP与PKP都具有创伤小、手术安全性高等优点，即使手术耐受性较差的晚期椎体肿瘤患者也能安全地接受这种治疗方法,同时亦可取肿瘤组织检查,为后续的放化疗提供客观依据。传统治疗卧床休息会进一步导致骨量丢失,加重骨质疏松,椎体仍处于压缩状态而遗留椎体高度丢失和后凸畸形,后凸畸形将使脊椎负重重心前移,生物力学环境改变,造成再骨折的机会将增加。保守治疗的患者中约有 30% 在发病 3 个月内演变成慢性疼痛,呈进行性发展。PVP 与 PKP 治疗可改变上述状况,迅速缓解疼痛,打断恶性循环,尽可能恢复椎体高度和矫正后凸畸形,提高患者生存质量,降低死亡率。现对于 PVP 和 PKP 分述如下。

2. PVP　经皮穿刺椎体成形术(percutaneous vertebroplasty,PVP)是指在影像系统的辅助下,利用骨穿刺针经皮直接穿刺,经过椎弓根至椎体内,注入骨水泥,骨水泥固化过程中产热,可使肿瘤组织坏死,骨水泥稳定椎体微骨折,同时毁损神经末梢来缓解疼痛;通过恢复椎体部分高度,以稳定和加固椎体、恢复椎体强度、防止椎体进一步塌陷。文献报道,PVP 对椎体转移瘤的良好疼痛缓解率在 90% 左右,止痛效果可保持 1 年。

术前应完善辅助检查,MM 患者由于浆细胞恶性增生造成 M 蛋白异常增高,影响凝血功能,常伴有出血倾向,且白细胞数量下降,易发生感染。因此,最好在化疗间歇期患者一般情况稳定、血象基本正常时进行手术。

具体治疗方法是患者取俯卧位,采用一侧经皮穿刺椎弓根进针路径,在 C 型臂 X 线机透视下穿刺至椎体前 1/3 部位,注射骨水泥时观察其弥散情况,并控制注射速度以尽量避免骨水泥进入静脉或向椎旁尤其是向椎体后方椎管内溢漏而出现并发症。注射完毕,拔出穿刺针,局部压迫 5 分钟止血,加压包扎。文献统计,受累椎体被骨水泥充填 16.2% 足可恢复椎体的强度,29.8% 的充填即可恢复椎体的刚度,即上胸椎需要 2ml,胸腰段需要 4ml 和腰椎需要 6～8ml 骨水泥。

PVP 术中主要并发症是骨水泥渗漏,特别是椎管内渗漏,在治疗椎体转移瘤时发生率高达 37.5%,渗漏的发生率在不同的节段不同,胸椎最高达 87.5%。发生原因主要为骨水泥注射时黏稠度不足和注射量过多所致。大多数情况下渗漏不引起任何症状。预防并发症的措施主要有:①灌注剂应呈糊状时再进行注射,过稀时不但容易渗漏,而且易随静脉回流扩散,可引起肺栓塞;②有良好的监测设备,在透视监测下缓慢注射,发现灌注剂随静脉回流迅速扩散应停止,待其黏稠度增加或灌注剂栓塞该静脉(一般在 60 秒内)后再注射,一旦发现有硬膜外或椎间孔渗漏迹象应立即结束,有椎体后壁破坏时应注意,灌注剂将达椎体后缘时即停止不宜追求充填量或完全充满椎体(图 3-7-4-1-i,图 3-7-4-1-j)。

3. PKP　经皮穿刺椎体后凸成形术(percutaneous kyphoplasty,PKP)是经皮将一个可扩张球囊注入椎体内,使椎体恢复原来高度,纠正椎体后凸畸形,将球囊取出后在椎体内产生一个小的空洞,术者可以在较小压力下注入骨水泥填充空洞。与 PVP 相比,该方法在生物力学及止痛效果上无明显区别,但它可以重建椎体高度,改善后突畸形,从而不仅缓解骨痛,还能改善功能。同时由于其在注入骨水泥之前在椎体内构建了一个空腔,允许注入更加黏稠的骨水泥,降低推注压力,其渗透率也较 PVP 低,大大提高手术安全性。另外,通过球囊在椎体内的扩张,能够挤压骨松质使其变得更紧密,从而密封骨裂隙和静脉通路。达到降低骨水泥漏的目的。

PVP 与 PKP 的治疗选择上,有学者认为,在对多发性骨髓瘤骨损害椎体进行球囊机械性扩张过程中,可能会挤压周围肿瘤组织加速其扩散,因而倾向于应用 PVP。使骨水泥直接在肿瘤组织局部渗透弥散,减少挤压。但对该观点尚存争议,到目前为止,国内外并没有 PKP 对 MM 患者生存期影响的研究。

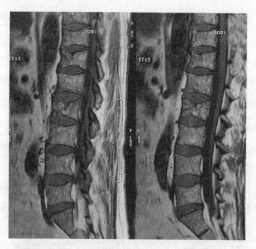

图 3-7-4-1-i　56 岁，男性，T_{12}、L_2 术前 MRI

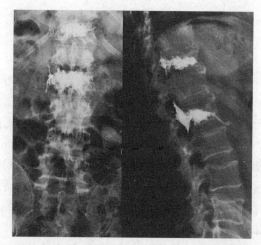

图 3-7-4-1-j　56 岁，男性，T_{12}、L_2 PVP 术后正侧位片

4. 开放性手术结合术中椎体成形术　开放性手术椎管减压脊柱内固定，结合术中椎体成形术或联合其他部位椎体成形术，既可以做到开放手术减压、矫形固定的优点，神经功能改善和稳定性维持较单纯 PVP 好；同时利用椎体成形术灭瘤和强化病椎的优点，较一般姑息手术彻底，又较肿瘤病灶彻底切除术创伤小，患者可以耐受，尤其在破坏程度不同的多发转移瘤中混合应用有很好的价值，扩大了多发椎体破坏的手术适应证，缩小手术范围、减少术中出血及合并症的发生（图 3-7-4-1-k，图 3-7-4-1-l）。

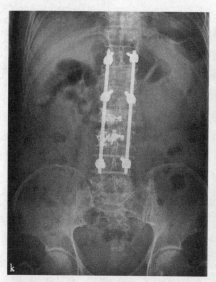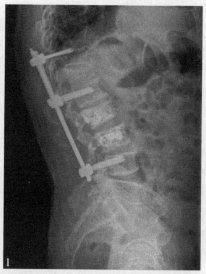

图 3-7-4-1-k、l　腰椎椎管减压后路椎弓根内固定术，L_2、L_3 椎体成形后复查 X 线片

参 考 文 献

1. Wittig JC, Bickels J, Priebat D, et al. Osteosarcoma: a multidisciplinary approach to diagnosis and treatment[J]. Am Fam physician, 2002, 65 (6): 1123-1132.

2. Cai YB, Niu XH, Zhang Q, et al. Long-term results of combined therapy for primary osteosarcoma in extrimities[J]. Chin J Surg, 2000, 38 (5): 329-331.

3. Rosen G，Marcove RC，Caparros B，et al. Primary osteogenic sarcoma: the rationale for preoperative chemotherapy and delayed surgery[J]. Cancer，1979，43（6）: 2163-2177.

4. Alvegard TA，Sigurdsson H，Mouridsen H，et al. Adjuvant chemotherapy with doxorubicin in high-grade soft tissue sarcoma: a randomized trial of the Scandinavian Sarcoma Group[J]. J Clin Oncol，1989，7（10）: 1504-1513.

5. Mertens WC，Bramwell V. Chemotherapy for Malignant Soft Tissue Tumors[M] // Smith MA，Springfield D. Surgery for bone and soft tissue tumors. Philadelphia，New York: Lippincott-Raven，1998: 597-608.

6. Benjamin RS. Evidence for using adjuvant chemotherapy as standard treatment of soft tissue sarcoma[J]. Semin Radiat Oncol，1999，9（4）: 349-351.

7. Pápai Z，Bodoky G，Szántó J，et al. The efficacy of combination of etoposide，ifosfamide and cisplatin in the treatment of patients with soft tissue sarcoma[J]. Cancer，2000，89（1）: 177-180.

8. Esnaola NF，Rubin BP，Baldini EH，et al. Response to chemotherapy and predictors of survival in adult rhabdomyosarcoma[J]. Ann Surg，2001，234（2）: 215-223.

9. Eilber FC，Rosen G，Eckardt J，et al. Treatment-induced pathologic necrosis: a predictor of local recurrence and survival in patients receiving neoadjuvant therapy for high-grade extremity soft tissue sarcoma[J]. J Clin Oncol，2001，19（13）: 3203-3209.

10. Kashdan BJ，Sulivan KL，Lackman RD，et al. Extremity osteosarcomas: intraarterial chemotherapy and limb-sparing resection with 2 year follow-up[J]. Radiolgy，1990，177（1）: 95-99.

11. 吴沛宏. 肿瘤介入诊疗学 [M]. 北京: 科学出版社，2005: 812.

12. 邵培坚，周泽健，李伟科，等. 肢体骨肉瘤介入性综合治疗远期疗效分析 [J]. 中华放射学杂志，2004，38（10）: 1034-1037.

13. 金龙，邹英华，栗怀广. 58 例骨与软组织恶性肿瘤的介入治疗——临床、影像与病理综合评价 [J]. 中华放射学杂志，1999，33（9）: 629-632.

14. Picard L，Bracard S，Roland J，et al. Embolization of vertebral hemangioma. Technic indications results[J]. Neurochirurgie，1989，35（5）: 289-293，305-308.

15. Broaddus WC，Grandy MS，Delashaw JB，et al. Preoperative superselective arterial embolization: a new approach to enhance respectability of spinal tumors[J]. Neurosurgery，1990，27（5）: 755-759.

16. Gellad FE，Sadato N，Numaguchi Y，et al. Vascular metastatic lesions of the spine: preoperative embolization[J]. Radiology，1990，176（3）: 683-686.

17. 李麟荪. 临床介入治疗学 [M]. 南京: 江苏科学技术出版社，1994: 61-86.

18. 张丽云，陈克敏，王忠敏. 骨肿瘤射频消融治疗研究进展 [J]. 介入放射性杂志，2009，18（5）: 395-397.

19. 胡永成，卢世璧，王继芳，等. 微波原位热疗保肢手术后机体免疫功能的变化 [J]. 中华骨科杂志，1997，17（7）: 412-415.

20. 何文，邬冬芳，胡向东，等. 超声引导经皮穿刺微波治疗恶性肿瘤的临床研究 [J]. 中国医学影像技术，2006，22（12）: 1860-1865.

21. 郑龙坡，蔡郑东. 射频消融技术在骨肿瘤治疗中的应用 [J]. 国际骨科学杂志，2006，27（4）: 220-224.

22. 刘玉金，程永德，刘林祥. 骨肿瘤介入治疗进展 [J]. 中国肿瘤，2003，12（6）: 334-338.

23. 陈俊卯，杨德久，张万壮，等. 介入治疗在骨组织肿瘤临床治疗中的价值 [J]. 放射学实践，2008，23（5）: 555-557.

24. 何帮剑，童培建，厉驹，等. 经皮椎体后凸成型术治疗老年多发性骨髓瘤 [J]. 中国中西医结合外科杂志，2009，15（1）: 52-53.

25. 米忠友, 邓忠良. 椎体成形术和椎体后凸成形术的应用比较 [J]. 临床骨科杂志, 2004, 7(3): 351-353.

26. 黄蓓晖, 李娟, 赵莹, 等. 经皮椎体后凸成形术治疗 10 例多发性骨髓瘤的临床体会 [J]. 临床血液学杂志, 2009, 22(6): 582-585.

27. 杨惠林. 科学认识椎体成形术与椎体后凸成形术的临床价值 [J]. 中国脊柱脊髓杂志, 2010, 20(6): 441-443.

28. 袁文, 谢宁. 椎体成形术与后凸成形术的临床应用及相关问题 [J]. 中国骨伤, 2010, 23(10): 726-728.

29. 李西成, 郭卫, 杨荣利, 等. 多发性骨髓瘤的外科治疗探讨 [J]. 中华外科杂志, 2004, 42(1): 48-51.

30. 徐宝山, 胡永成, 唐天驷, 等. 经皮椎体成形术治疗症状性脊椎血管瘤 [J]. 中华骨科杂志, 2003, 23(5): 266-270.

31. 杨祚章, 许建波, 曾才铭, 等. 经皮穿刺椎体成形术治疗多发性骨髓瘤椎体病理性骨折的初步探讨 [J]. 中国修复重建外科杂志, 2005, 19(12): 1040-1041.

32. 燕太强, 郭卫. 脊柱转移瘤的微创外科治疗进展 [J]. 中国脊柱脊髓杂志, 2011, 21(3): 244-247.

二、椎体转移肿瘤的微创治疗

(一)概述

转移性骨肿瘤是由其他系统的恶性肿瘤发生远处转移至骨骼的, 常见的有肺癌, 前列腺癌, 乳癌, 肝癌, 甲状腺癌, 子宫颈癌, 胃癌, 结肠癌, 肾癌鼻咽癌等等。恶性肿瘤患者在病程中约 30% 可发生症状性脊椎转移, 好发于胸、腰椎, 肺癌、乳腺癌、前列腺癌居多, 肾癌、肝癌、甲状腺癌相对较少。乳腺癌、肺癌多发于胸椎, 前列腺癌多转移到腰骶椎。传统非手术治疗包括药物止痛、放射治疗、激素、化疗及双磷酸盐等。放疗一般在 2 周后才能显示效果, 疼痛缓解率约 40%～80%, 其最大缺点是不能加强因肿瘤破坏而造成的脊柱不稳。创伤大、并发症率高、恢复时间长等而难以广泛应用。经皮椎体成形术(PVP)已成为椎体转移性肿瘤的主要治疗方法, 可迅速缓解疼痛, 加固椎体并防止进一步塌陷, 但对于合并附件及椎旁软组织转移者单纯用 PVP 治疗的止痛效果欠佳。Martin 等用椎弓根成形治疗合并椎弓根转移获得较好疗效, 但术中很难判断骨水泥是否渗漏入椎管, 也有学者用射频消融联合 PVP 来提高疗效, 但难以广泛应用。

(二)转移机制

不同类型的原发肿瘤椎体转移机制是不同的, 一般认为, 乳腺癌和前列腺癌转移到中轴骨, 主要通过椎体静脉系统(Batson 椎体静脉丛)转移。而肺癌转移到中轴骨, 主要由于肿瘤细胞在穿过肺静脉后, 通过动脉循环进行转移。然而, 这些转移机制, 尤其是肿瘤通过 Bacson 椎体静脉丛转移的理论受到挑战。其他机制还包括有利于转移瘤的生长的靶器官组织, 以及特异的肿瘤引导因子。椎体血行转移的解剖学基础。

在椎体内, 脊柱动脉和静脉有不同的解剖分布。在胚胎时期, 有 62 个段动脉, 代表 31 对穿过椎体的结构。从段动脉, 发出很多分支, 营养椎体; 椎体由前中央和后中央动脉供应, 它的第一个脊椎分支是 2 个或更多的前中央动脉, 后者直接穿过椎体骨皮质。后中央动脉来自已经穿过椎间孔进入椎管的脊椎分支。这些动脉相对比较大, 不可能挡住小的肿瘤栓子。在椎体内, 细动脉终止于在软骨终板下扩张的毛细血管环路和静脉窦。这些椎体细动脉作用类似于终末动脉, 并且互不吻合。

椎体的静脉循环完全不同于动脉循环, 因此, 静脉转移被认为不同于动脉转移。解剖学上, 椎体静脉管道由管道网络组成, 后者穿过松质骨和皮质骨。它们功能是从软骨终板的骨髓间隙和毛细血管运送静脉血到骨性脊椎周围的椎内静脉丛和椎旁静脉丛。椎骨体静脉是水平走行的静脉管, 位于椎体中央。他们在后方聚合, 并且引流入前内静脉丛, 有时是一个静脉,有时是两个独立的分支。椎体静脉丛根据位于椎管内或外分为椎外静脉丛、椎内静脉丛。两者都可进一步分为前组和后组。众多吻合管道存在于两组静脉之间,终止于椎间静脉,后者穿过椎间孔,进入椎静脉、后肋间静脉、腰静脉、侧骶静脉。除了引流椎体,椎静脉丛引流硬膜和椎旁组织包括脂肪和肌肉。

（三）转移途径

原发肿瘤转移脊柱主要途径:①经动脉播散;②经椎静脉播散;③经淋巴播散;④经蛛网膜下腔播散;⑤邻近病灶直接侵入椎管。另有作者报道 3 个途径:直接侵犯、血行播散和淋巴转移。脊柱转移瘤以脊柱静脉型转移为主,因脊柱静脉丛无静脉瓣,腹腔、盆腔及静脉瓣少的四肢静脉与脊柱静脉相交通,此静脉系统内血流缓慢,有时甚至出现逆流。由于咳嗽、打喷嚏、举重及肌肉牵拉等因素,使胸腹腔压力增高,可使胸腹腔内静脉中癌栓不进入肺、肝而进入椎静脉系统,直接转移至脊柱。

（四）椎体转移瘤的 MRI 特征

1. 早期特征 骨髓替代是脊柱转移瘤早期 MRI 特征。成人的骨髓大部分为黄骨髓,含有大量的脂肪,正常骨髓在 T1WI/TSE 序列中应显示为高信号。当癌栓通过椎静脉进入脊椎,首先停留在松质骨的骨髓内,破坏血管壁或沿着血管壁细胞间隙浸润,替代正常的骨髓组织,即出现"骨髓脂肪替代征",此时病理改变仅仅是骨髓浸润而非骨质破坏。其 MRI 特点是:病灶 T1WI 为低信号,而脂肪抑制序列(T2WI/STIR)将黄骨髓中的脂肪抑去,病灶则显示为高信号,由此可见 MR 在早期诊断骨转移瘤的敏感程度是 X 线片及 CT 所不及的(图 3-7-4-2-a)。

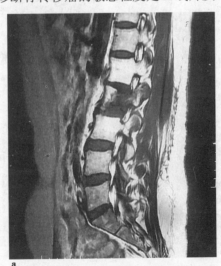

图 3-7-4-2-a 椎体转移瘤的 MRI 表现

2. STIR(脂肪抑制序列)序列的应用 脊柱转移瘤大多数为溶骨性破坏,在 T1WI 显示为低信号,为高低混杂信号、T2WI/STIR 则显示为高信号,少数成骨性转移 T1WI、T2WI 均显示为低信号,而在 T2WI/STIR 序列中显示为等信号或高信号,所以在脊柱转移瘤检查中 STIR 序列是不可或缺的。T2WI/STIR 序列是一种脂肪抑制技术,它能将椎体骨髓中脂肪及周围脂肪信号抑制,清晰地显示替代骨髓成分的病变组织,并且能够准确地显示病变所侵袭的范围。

3. 病变范围的显示 脊柱转移首先侵犯松质骨,随后进一步累及骨皮质、附件,在椎旁（局限在病椎水平）形成软组织肿块,如向后则侵及椎管,压迫脊髓、神经,造成一系列的神经压迫症状。侵犯附件、椎管、形成椎旁软组织肿块是脊柱转移瘤的特征,而 MR 的高组织分辨率、高特异性、多体位大范围扫描观察的特性,能更直观地显示病变所侵及的范围。

4. Gd-DTPA 增强扫描 MR 的高组织对比、多参数成像,使 MR 发现病变的敏感度显著提高,但正常与异常组织的弛豫时间有时有一定的重叠,缺乏特异性,顺磁性造影剂(Gd-DTPA等)的应用,人为缩短了组织的弛豫时间,从而改变了组织的信号强度,增加了组织对比。增强后扫描除极少数成骨性转移外,大多数转移瘤病变区均有强化,且呈不均匀强化,这一强化特征有利于转移瘤的诊断及鉴别诊断。

5. MRI 诊断椎体转移瘤的优越性 MRI 的优越性 ①脊柱转移瘤的病变 MRI 表现更明显。正常椎体内含有较丰富的脂肪组织与黄骨髓,T1WI 和 T2WI 上均表现为中等偏高信号,而转移性病变在 T1WI 表现为低信号,T2WI 信号改变取决于转移类型,溶骨型、混合型均表现为高信号。而成骨型表现为低信号;② MRI 具有更高的敏感性,与其他影像学检查相比较,具有更高的对比度与分辨率。转移瘤病变 T1 及 T2 弛豫时间发现改变与正常的骨髓组织形成了信号对比,易于观察。③ MRI 具有更大的扫描视野,特别行矢状位扫描时,MRI 可同时观察多个椎体,因而易发现多发椎体转移病变,通过与正常椎体比较,容易发现转移病变,甚至检查颈椎时能发现上胸椎病变,在做胸椎扫描时能发现腰椎病变,故不易漏诊,对诊断脊柱转移瘤具有十分重要意义;④ MRI 更容易发现椎体附件破坏及椎旁软组织肿块,是鉴别脊柱良恶性病变的主要依据(图 3-7-4-2-b、c)。

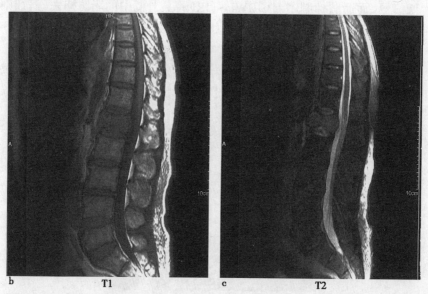

图 3-7-4-2-b、c L1 椎体转移瘤的 MRI 表现,L1 椎体病理性压缩骨折,压迫脊髓

(五)鉴别诊断

脊椎转移瘤骨质破坏后常会并发病理性骨折,表现为椎体前后径延长,前后缘膨隆,呈盘状压缩,此特征性表现有利于与骨质疏松伴椎体压缩。另外,可根据病变的分布、附件破坏否、椎旁软组织影的形态与脊柱结核相鉴别。

1. 骨质疏松伴椎体压缩 骨质疏松致椎体压缩时病椎可多发,椎体信号也为 T1WI 低信号、T2WI/STIR 高信号,但被压缩的椎体多呈楔形或扁状,椎体中上部有一特征性的横形低信号影(T1WI),即骨折线,似"三明治"状,压缩椎体的边缘多无膨隆,附件无破坏,椎旁无软组织肿块。

2. 脊柱结核　脊柱结核常累及椎间盘及椎间隙，椎间盘呈高信号（T2WI/STIR），椎体破坏为相邻椎体上下缘，而非跳跃性分布，较少累及附件，椎旁结核性脓肿边界清晰，范围较脊柱转移瘤椎旁软组织肿块明显广泛，呈梭形，在冠状位扫描序列尤为明显，增强后脓壁明显强化。

（六）治疗

1. 脊柱转移瘤的手术指征　以往文献报道单纯放疗的效果与椎板切除术的疗效相当，脊柱转移瘤患者多接受放射治疗。应用放疗前很少考虑手术治疗。临床观察结果显示，单纯放疗可使44%的脊柱转移瘤患者神经症状得到改善，不实施内固定的椎板切除减压联合术后放疗的疗效和单纯放疗相似。但是放疗不能缓解因脊柱结构异常（肿瘤破坏）而引发的机械性疼痛。对于已经出现脊髓压迫的患者，放疗也不能解除脊髓或神经症状。要解决这些问题。通常需要充分的减压，病灶清除和坚强的脊柱内固定。对于条件允许的脊柱转移瘤压迫脊髓的病例，均应尽早行肿瘤切除、椎管减压手术，以缓解神经症状，增加脊柱稳定性，提高生存质量。

2. 手术治疗　发生于脊柱的转移性肿瘤，最易累及椎体。其原因可能是椎体内的血管丰富，变为终动脉血流缓慢，肿瘤细胞容易停留。当肿瘤自椎体向背侧发展，破坏椎体后缘突入椎管内时，就会压迫硬膜囊。由于肿瘤破坏造成的脊髓压迫主要来自前方（图 3-7-4-2-d、e、f），单纯椎板切除术无法充分显露病变，广泛切除附件会加重脊柱不稳，甚至导致脊柱结构的改变。这都可能加重患者的神经症状，甚至出现截瘫。

文献报告采用椎板切除加内固定术治疗脊柱转移瘤，术后神经症状的平均改善率为72%，80%的患者疼痛明显缓解。虽然由于病变位置的原因，椎板切除减压术的疗效不如椎体切除术，但内固定术减少了由脊柱不稳定引起的神经功能障碍和疼痛的发生率，使得手术疗效明显提高。对于胸段椎体转移瘤（图 3-7-4-2-g、h），前方入路（经胸）能充分显露病变椎体节段，有利于减压、重建与固定。另外，在后路手术中有时需要去除部分未被肿瘤累及的正常骨质，应用前方入路不但能减少这部分骨质损失量，而且能有效重建负重的前柱，缩短固定节段，还能提高伤口愈合率。与后路手术相比较，前路手术提供了到达病灶的最佳路径，可以使术者最大限度地切除肿瘤，进行椎管减压。术中应用经胸钢板螺钉实施内固定时，仅需固定到切除节段上下相邻的一个椎体即可。另外，前路手术中的重建与固定会明显改善患者的疼痛症状，消除手术前已经存在的脊柱不稳。对于全身状况不能耐受经胸椎体切除术或胸段、腰段脊柱的前后部分均被肿瘤累及的患者，可以实施后路椎板切除、重建及内固定。文献报道，椎板切除加内固定术后，80%～90%的患者疼痛症状能得到缓解。

对于单个或两个相邻节段的脊柱转移瘤应按原发肿瘤处理，行前后路联合手术，彻底切除肿瘤，先行后路肿瘤切除，椎管减压，经椎弓根螺钉内固定（图 3-7-4-2-i、j）。后路手术完成后，再经前路椎体肿瘤切除内固定。根据肿瘤出血量的不同，前后路联合手术可分期进行，也可一期完成。对于两个以上节段的脊柱转移瘤应行姑息性肿瘤切除、椎管减压、后路经椎弓根内固定术。

3. 微创治疗　脊柱转移瘤微创手术主要包括经皮穿刺技术和内镜辅助的技术两大类。微创技术以其创伤小、出血少、并发症少、费用低、不影响患者辅助治疗和疗效好等优点，越来越受到骨科医师的重视。

（1）经皮椎体成形术：椎体成形术（Percutaneous Vertebroplasty，PVP）自应用于临床后，因其可以增加椎体强度、缓解疼痛及灭活或部分灭活局部肿瘤细胞，已经在临床得到广泛推广，在治疗脊柱转移癌和骨质疏松性压缩骨折方面取得良好效果（图 3-7-4-2-k、l）。

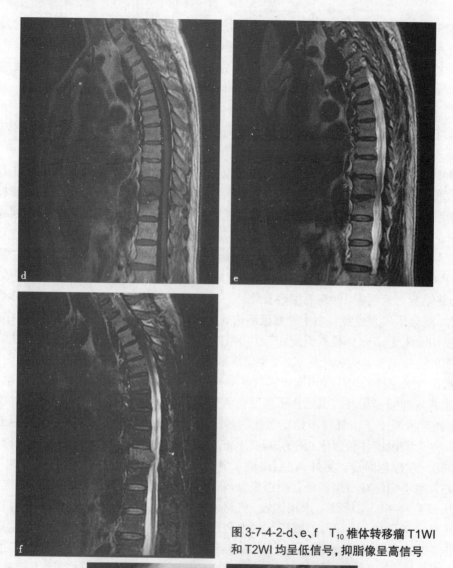

图 3-7-4-2-d、e、f　T$_{10}$ 椎体转移瘤 T1WI
和 T2WI 均呈低信号,抑脂像呈高信号

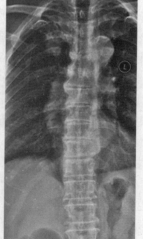

图 3-7-4-2-g、h　胸椎 X 片见 T$_{10}$ 骨质破坏

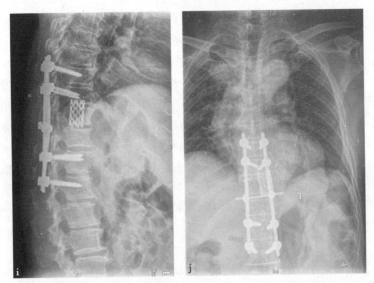

图 3-7-4-2-i、j　T_{10} 肿瘤切除，钛网植入，后路内固定术后

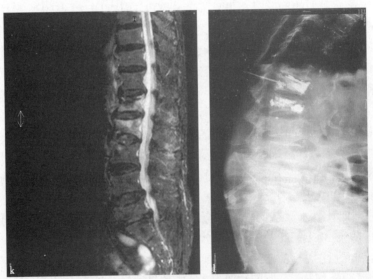

图 3-7-4-2-k、l　L_1、L_2 椎体转移瘤 MRI 表现及 PVP 术后侧位 X 线片

　　1）PVP 手术的止痛机制：对于 PVP 手术的止痛机制公认的有：①骨水泥注入椎体后的稳定支撑作用，在增加椎体强度的基础上，固定了椎体内的微骨折，同时减少了再骨折的发生。②骨水泥硬化时聚合反应所释放的高温，破坏了椎体内的感觉神经末梢，阻止了痛觉冲动的传导。③骨水泥的占位效应阻断了转移癌组织的血运，使转移癌进一步因缺血而坏死。④骨水泥的细胞毒作用，直接杀死了转移癌细胞。我们根据术中所见和术后复查的影像学资料，观察到在 PVP 手术注入骨水泥的椎体中，骨水泥并未完全填充病灶，有时只占据部分病灶，但同样达到了良好的止痛效果。更有部分成骨性肿瘤椎体转移的患者，影像学资料未见明显的椎体内骨质破坏，病灶中可见局限性骨质硬化，在 PVP 术后也获得了良好的止痛作用。我们据此推测可能存在骨水泥注入椎体后，在单体凝聚过程中产生的高温，破坏了椎体内的一

些炎性致痛因子,改变了椎体内的微环境,阻断了疼痛介质的生成,达到止痛的作用。但上述观点需要进一步研究证实。

2)适应证的选择:PVP 治疗椎体转移癌的适应证比较广,具备下述 3 项者应作为 PVP 手术治疗的适应证:①患者有明确的原发癌病史,临床及影像学资料高度怀疑脊柱为转移病灶者。②临床以胸、腰背部疼痛为主要症状者。③影像学检查示椎体后缘骨皮质完整者。只要可以耐受全麻,均可以进行 PVP 手术治疗。邓刚等认为成骨性肿瘤椎体转移者应列为 PVP 手术的相对禁忌证。成骨性转移癌患者,只是在手术操作中增加了穿刺的难度,穿刺进入椎弓根和椎体非常困难,但在穿刺成功、注射完骨水泥后,止痛效果同样是良好的。把椎体后缘皮质破坏不完整者列为相对禁忌证,原因有二:①突破椎体后缘的骨水泥凝聚时产生的高温可能灼伤脊髓和神经,造成难以恢复的神经症状。②突破椎体后缘的骨水泥可能进入椎管,压迫脊髓,引起神经症状。有出、凝血功能障碍、明确的穿刺区感染的患者为 PVP 手术的绝对禁忌证。

3)PVP 手术的注意事项:穿刺方法及技巧本组患者均在单纯 C 型臂 X 线机引导下进行穿刺,在进行皮肤定位时,要考虑到经皮椎弓根穿刺与直视下椎弓根穿刺不同,特别是在消毒、铺巾后,皮肤定位点容易发生变化,而且透视图像是一个平面叠加图像,与实际的人体立体结构有一定差异。我们的经验是皮肤穿刺点一般要在皮肤定位点的外上方,经过正、侧位 C 型臂 X 线机透视图像确定进针位置和角度;在穿刺的过程中,不建议使用骨锤强行进入,尽可能利用手感进行椎弓根穿刺,这样可以降低穿破椎弓根的概率,减少对神经的损伤和骨水泥的渗漏。有条件的医院可以在 CT 导引下进行,以保证穿刺的安全性及有利于对骨水泥注入情况的掌握和控制。

骨水泥的注入量根据 Cotten 等的报道,骨水泥的注入量在颈椎平均 2.5ml、胸椎 5.5ml、腰椎 7.0ml,而且认为,要获得确切疗效,应该充填 50% 以上的椎体。Gangi 等认为 PVP 的止痛效果与骨水泥的注射量不是呈正相关的,在治疗椎体转移癌患者时,骨水泥用量 1.5ml 已足以达到良好的止痛效果,本组患者平均注入量为 3.5ml 通过临床观察支持该观点。建议在术中要严格掌握注射量、密切观察骨水泥的流向,以充盈椎体的前中 2/3 为宜。

骨水泥的注入时机骨水泥从调配到完全凝固大致分为 3 个时期:①稀薄期:在室温下,各成分混合调配后的前 30 秒~1 分钟内,骨水泥相对流动性较大,在此期注射容易引起渗漏。②黏稠期:混合调配后的 1~3 分钟,这是骨水泥注射的最佳时间,到此时段后期或超过此时期,骨水泥黏稠度明显增加,可使推注困难,易导致推注动作变形和失误,甚至因为过于黏稠骨水泥无法注入椎体使手术失败。③凝固硬化期:这一时段是骨水泥产生治疗作用的关键时间,骨水泥的强度和放热均在此时形成。因为黏稠期骨水泥变化较快,为了延长操作时间,在骨水泥抽吸入注射器后,立即置于 0~4℃ 的盐水中,延长骨水泥黏稠时间,增加手术的可控性。

4)并发症及预防措施:骨水泥渗漏是 PVP 手术的最主要并发症,文献报道在治疗椎体转移癌时,渗漏发生率为 54.1% 和 72.5%。常见的渗漏部位有椎旁静脉丛、相邻椎间盘内、椎旁软组织、椎管内硬膜囊外、神经根管等处。我们认为骨水泥渗漏与对 PVP 治疗椎体转移癌的认识及手术穿刺技术有关。在实际治疗过程中,我们发现骨水泥的注入量并不与实际止痛效果正相关,而与骨水泥的渗漏发生率直接相关,骨水泥的注入量与椎体强度的提高呈正相关。因此,对单纯骨质疏松压缩性骨折的患者,止痛效果和提高椎体强度并重,应考虑尽可能加大骨水泥的注入量;而在治疗椎体转移癌的患者时,为追求止痛效果而加大骨水泥的注入量是不可取得。应严格掌握骨水泥注入的时机，避免在稀薄期注入，这是降低渗漏发生率的重要因素。在穿刺过程中避免使用骨锤，凭借手感进行椎弓根穿刺是避免穿破椎弓根减少神经损伤和骨水泥渗漏的又一重要措施。我们强调要由临床经验丰富的骨科医师进行 PVP 手术治疗，是减少并发症，取得良好疗效的关键。骨水泥向椎管内渗漏时会引起较严重的后果。其他部位渗漏引起的临床症状相对较少，对治疗效果影响不大。

PVP 手术有发生肺部血管栓塞的可能，一旦发生，后果非常严重。对此我们认为严格控制骨水泥的注入时机是可以避免其发生的。另外，骨水泥单体可以对人体产生毒性反应，严重者可以引起血压急剧降低，呼吸困难，威胁患者生命。骨水泥单体的毒性反应类似一种过敏反应，发生率较低，但术前很难预料，且发生速度很快，因此采用气管插管全麻下手术，做好各项抢救准备工作，术中进行心电图、血压监护，特别是在骨水泥注入的时间，密切观察患者的血压变化，防患于未然。

PVP 手术治疗脊椎转移癌是安全、有效的，可以明显提高患者的生活质量，达到很好的治疗效果，在严格掌握手术适应证的前提下，可以在脊柱转移癌患者治疗中应用。

5）开放性椎体成形术或联合其他椎体经皮穿刺椎体成形术：良好的椎弓根钉棒内固定可以稳定脊柱，同时骨水泥注入可以达到止痛，抑制肿瘤，恢复椎体高度的作用。术后即重建椎体强度与稳定性，达到预期的效果。开放性手术可以在直视下监控骨水泥椎管内渗漏的情况，因此开放性椎体成形术不受椎体后壁不完整的限制。手术减压内固定的范围集中于引起神经压迫的主要节段，对于其他受累部位联合使用椎体成形术，可以最大限度发挥二者的优势、扩大了多发椎体破坏的手术适应证，缩小手术范围、减少术中出血及合并症的发生，从而提高了治疗效果。

开放性椎体成形术 1999 年由 Wenger 和 Mark.walder 首次使用。尽管 10 例患者中有 7 例出现骨水泥渗漏，但无一例出现症状，因为开放性手术可以迅速清理渗漏于椎管内的骨水泥。Fuentes 报道 18 例（14 例椎体转移瘤，4 例骨质疏松性压缩骨折）经椎弓根开放性后凸成形术，术后所有患者疼痛缓解，下肢功能改善，无一例出现骨水泥椎管内渗漏，他们认为影响神经根功能的危险性非常小，可应用于 T7 以上的节段。北京大学人民医院分别报道了椎体破坏压缩骨折合并脊髓压迫的多发椎体转移瘤和多发性骨髓瘤患者采用后路减压内固定，同时行开放性椎体成形术或联合其他椎体的经皮穿刺椎体成形术，术后患者疼痛症状解除，神经功能改善，疗效满意（图 3-7-4-2-m、n、o、p，图 3-7-4-2-q）。

（2）射频消融：射频消融（radiofrequency ablation, RFA）是利用射频消融仪，在影像系统的引导下，直接穿刺到肿瘤部位，射频电极发出中高频射频波（450～500kHz），激发周围组织细胞进行等离子震荡产生较高的热量（50～100℃），从而有效杀死局部肿瘤细胞，同时可使肿瘤周围的血管组织凝固形成一个反应带，使之不能继续向肿瘤供血。目前射频消融已广泛应用于肝癌、肾癌、肺癌、乳腺癌和胰腺癌等肿瘤的治疗。射频消融缓解椎体转移瘤疼痛的机制在于热破坏了骨膜、骨皮质和肿瘤组织内神经末梢，另外肿瘤细胞坏死产生细胞因子 TNFα 和白介素，抑制了破骨细胞活性。有些患者射频消融后 24 小时内疼痛缓解，大部分患者在术后 1 周内出现。肿瘤距离脊髓 1cm 内不可以使用射频消融，因为脊髓热损伤的危险很大，因此在行射频消融治疗时消融范围只能包括没有进入椎管的肿瘤组织，而且射频电极不能直接放在椎体后方骨皮质上操作。椎体转移瘤射频消融可使患者疼痛症状得到较大程度的缓解（图 3-7-4-2-r）。

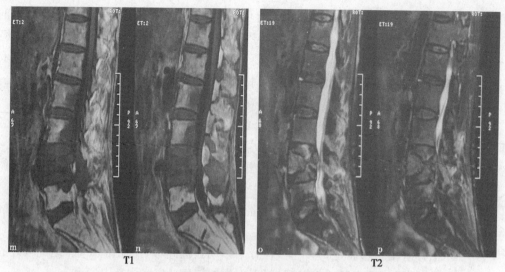

T1　　　　　　　　T2

图 3-7-4-2-m、n、o、p　腰椎多发椎体转移瘤并脊髓压迫 MRI 表现（T1 和 T2）

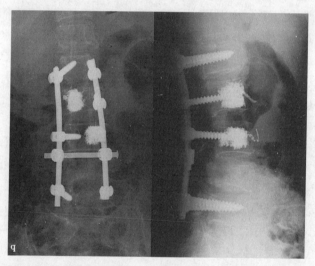

图 3-7-4-2-q　开放性手术椎管减压后路内固定并椎体成形术后 X 线片

　　李浩淼报道 11 例椎体转移瘤 RFA 后再行肿瘤刮除，后路内固定，发现该手术既减少了术中出血，又获得了良好的肿瘤控制。对于并存脊柱不稳定的病例，一些学者联合应用射频消融和经皮椎体成形术治疗脊柱转移性肿瘤，取得的了显著效果。PVP 前行 RFA 通过破坏肿瘤组织和使椎旁、椎体内静脉丛闭塞可能减少骨水泥渗漏的风险。Gronemeyer 等报道 10 例无法行传统手术的脊柱转移瘤行射频消融术和经皮椎体成形，结果表明 9 例患者获得了显著的疼痛缓解和神经功能改善，随访时 MRI 复查未发现肿瘤复发。Nakatsuka 报道 17 例同样无法手术切除的椎体转移瘤患者进行了射频消融术和经皮椎体成形，结果表明 96% 患者疼痛减轻，有 4 例患者由于射频消融的导针靠近后方皮质和椎弓根出现神经根并发症。他们的术中检测证实脊髓温度超过 48℃，则出现暂时性神经损伤，不超过 45℃脊髓是安全的。

　　（3）经皮椎弓根螺钉技术：开放手术应用椎弓根螺钉技术需要广泛的组织切开进行螺钉置入和棒安装，组织创伤大，失血量大。经皮椎弓根螺钉技术（Percutaneous pedicle screw

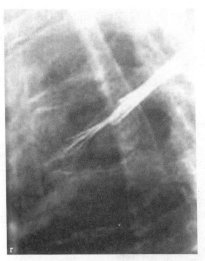

图 3-7-4-2-r　椎体转移瘤行射频消融
（图片来自文献 17）

fixation）则为椎弓根固定技术开辟了新的发展领域。该技术在椎体骨折得到广泛的应用，在椎体转移瘤的治疗上，该技术适用于没有脊髓和神经根压迫但存在严重脊柱不稳的患者，患者体质差，无法耐受常规开放椎弓根螺钉置入手术，局麻即可进行（图 3-7-4-2-s、t、u）。

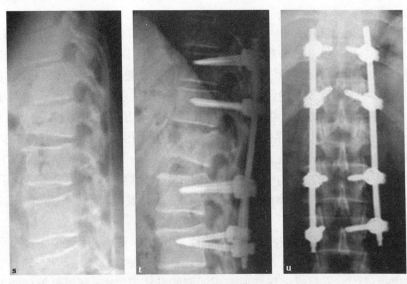

图 3-7-4-2-s、t、u　经皮椎弓根螺钉技术（图片来自文献 18）

（4）胸腔镜手术：胸腔镜手术（Video-assisted thoracoscopic surgery，VATS）可以清楚显示 T_1~T_{12} 整个胸椎，而不必打开胸腔。在椎体转移性肿瘤的治疗上，胸腔镜手术显示其优点包括可以保护胸腔正常组织，减少胸廓损伤，减少肺功能损害以及可以直观、无障碍的暴露脊髓前面，从而可在充分直视下进行广泛的分离、减压、重建等操作，尤其对上胸椎转移瘤切除具有极大的优势（图 3-7-4-2-v、w）。

1）手术操作技术：患者侧卧位，椎体破坏严重或有软组织包块的一侧向上。第一个孔在第五或六肋间腋中线和腋后线之间穿入胸腔，检查定位病变椎体后进行第二个孔的穿刺，第二个孔置于肿瘤所在的部位,通过腋中线穿刺,可能在第一个孔的上方或下方。第三个孔通常置于第九或十肋间偏腹侧。切开壁层胸膜,从病椎中央向头侧和尾侧延伸,必要时可切开膈肌。病椎的切除从上下椎间盘开始由外周向中央逐渐清除肿瘤,直至暴露后纵韧带,切开后纵韧带,清除椎管内的肿瘤,减压脊髓,肿瘤切除后进行前路内固定。

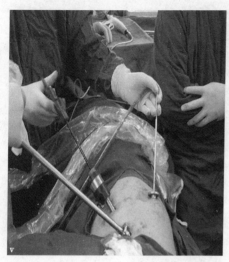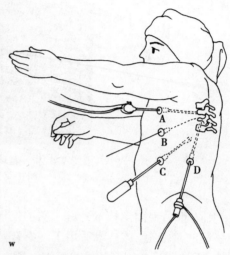

图 3-7-4-2-v、w 胸腔镜手术示意图

2)临床应用:1996 年 Rosenthal 首次将胸腔镜技术(VATS)用于 4 例胸椎转移癌患者的前路减压内固定,减少开胸手术带来的创伤和并发症,获得了良好的手术效果。McLain 等报道了 9 例接受胸腔镜治疗的胸椎转移性肿瘤患者,同时行脊髓减压及椎体重建术,结果表明手术平均时间为 6 小时,术后患者神经功能恢复良好,平均住院时间为 6.5 天。对于 $T_{1\sim3}$ 的肿瘤,Le Huec 等改良了胸腔镜工作通道入路,通过胸骨柄上方和第二肋下缘入路,很好的暴露了 T_1～T_3 椎体,对 2 例颈胸椎交界处转移性肿瘤的患者采用胸腔镜治疗取得了良好的效果。对于胸腰交界处肿瘤可联合胸腔镜和腹腔镜进行手术。Kan 2008 年报道了 5 例 $T_{10}\sim L_1$ 的椎体转移瘤胸腔镜下肿瘤切除,前路内固定(只是切开了部分膈肌),结果显示平均手术时间 4.3 小时,平均出血量 630ml,所有 5 例患者没有出现严重的并发症,随访 4～6 个月,疼痛和神经功能均得到显著改善。

3)并发症和相对禁忌证:胸腔镜下脊柱前路手术技术要求高,至今还没有得到广泛应用,主要存在的并发症为大量出血。相对禁忌证包括严重肺疾患无法耐受长时间单肺通气,既往曾行开放胸腔手术、放疗或创伤造成严重的胸腔粘连等,对于肥厚性胸膜炎和对侧全肺切除的患者无法应用胸腔镜手术。

(5)小切口微创脊柱手术:尽管内镜辅助下脊柱微创手术显示其极大的优越性,然而现在还没有被普遍应用,原因在于其设备和医疗耗材昂贵,操作技术要求高,手术时间长,术中大出血止血困难,因此脊柱外科医师最初对内镜下脊柱前路手术的热情逐渐转向小切口微创脊柱手术。同内镜手术相比,小切口微创手术不需要昂贵的设备,且技术容易掌握,更安全游离神经血管结构,脊髓减压和脊柱稳定性重建的手术时间短。

1)手术操作:患者侧卧位,一般上胸段从右侧,胸腰段从左侧准备开胸(图 3-7-4-2-x、y)。切除 5～6cm 的肋骨,对侧单肺通气,打开胸腔,将肺向内侧牵拉,暴露胸椎病变。也可不切除肋骨和保持同侧肺通气,使用特殊的宽拉钩将胸腔暴露,将肺拉开暴露胸椎。位于胸腰段($T_{12} \sim L_2$)的肿瘤可切开膈肌(图 3-7-4-2-z),胸腹联合切口完成或在胸腔和腹腔外完成手术。L3-4 病变从左侧进入腹膜后,4~6cm 的皮肤切口,切开三层腹肌,推开腹膜进入腹膜后,宽拉钩从上下左右四个方向牵开,暴露腰大肌起点,保护输尿管、髂腹下、髂腹股沟神经,切开部分腰大肌起点,暴露腰椎,首先结扎和切断椎体横动脉,在切除椎体肿瘤前先切除椎体上下椎间盘直至终板,然后切除椎体肿瘤,进行前路钢板或钉棒系统固定重建稳定性。

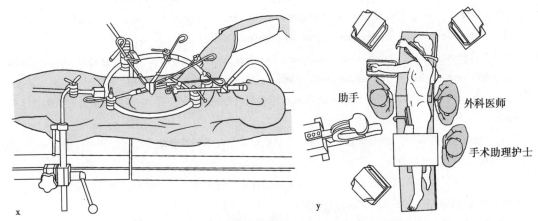

图 3-7-4-2-x、y　小切口体位示意图(图片来自文献 19)

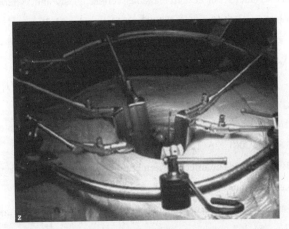

图 3-7-4-2-z　小切口术中照片(图片来自文献 19)

2)临床应用:Huang 等比较了 T3~T12 转移瘤常规开胸手术(17 例)和小切口微创手术(29 例),结果表明两组手术时间、出血量、术后胸腔引流管保留的时间、术后神经功能恢复和总的生存率均类似,但术后患者在重症监护观察 2 天的患者后者(6.9%)显著少于前者(88%)($P < 0.0001$)。Payer 等报道了 37 例前路小切口脊柱微创手术,其中 11 例为椎体肿瘤(包括 8 例椎体转移瘤,2 例多发性骨髓瘤和 1 例动脉瘤样骨囊肿)。结果表明 11 例肿瘤患者平均出血 711ml,术后患者神经功能显著改善。

大部分脊柱转移瘤患者生存期有限且无法耐受常规的开放手术,脊柱微创外科对脊柱转移瘤的治疗提供了前所未有的技术支持和发展机遇。经皮椎体成形术、后突成形术、射频消融、胸腔镜和小切口等微创技术是目前治疗脊柱转移性肿瘤的有效手段。现代先进的外科治疗理念和技术促进了脊柱外科的发展,同时,随着精密影像设备、监测仪器和内固定系统的日益革新,也极大地推动了脊柱外科的进步,微创技术必将在脊柱转移性肿瘤治疗方面发挥更大的作用。

参 考 文 献

1. Martin JB, Wetzel SG, Seium Y, et al. Percutaneous vertebroplasty in metastatic disease: transpedicular access and treatment of lysed pedicles--initial experience[J]. Radiology, 2003, 229(2): 593-597.

2. He SC, Teng GJ, Deng G, et al. Repeat vertebroplasty for unrelieved pain at previously treated vertebral levels with osteoporotic vertebral compression fractures[J]. Spine, 2008, 33(6): 640-647.

3. Gangi A, Dietemann JL, Cuth S, et al. Computed tomography(CT)and fluoroscopy-guided vertebroplasty: results and complications in 187 patients[J]. Sem Intervent Radiol, 1999, 16: 137-142.

4. 徐宝山,胡永成,唐天驷,等. 经皮椎体成形术治疗症状性脊椎血管瘤 [J]. 中华骨科杂志, 2003, 23(5): 266-270.

5. 郑召民,张奎渤,刘辉,等. 经皮球囊扩张椎体后凸成形术治疗多发性骨髓瘤椎体骨折 [J]. 中国脊柱脊髓杂志, 2008, 18(5): 356-360.

6. 杨祚章,许建波,曾才铭,等. 经皮穿刺椎体成形术治疗多发性骨髓瘤椎体病理性骨折的初步探讨 [J]. 中国修复重建外科杂志, 2005, 19(12): 1040-1041.

7. Kilmo P, Schmidt MH. Surgical management of spinal metastases[J]. Oncologist, 2004, 9(2): 188-196.

8. Fourney DR, Schomer DF, Nader R, et al. Percutaneous vertebroplasty and kyphoplasty for painful vertebral body fractures in cancer patients[J]. J Neurosurg, 2003, 98(1 Suppl): 21-30.

9. Appel NB, Gilula LA. Percutaneous vertebroplasty in patients with spinal canal compromise[J]. AJR Am J Roentgenol, 2004, 182(4): 947-951.

10. 张继,吴春根,程永德,等. 经皮椎体成形术治疗累及椎管的椎体转移性肿瘤 [J]. 介入放射学杂志, 2008, 17(2): 118-121.

11. Belkoff SM, Mathis JM, Jasper LE, et al. The biomechanics of vertebroplasty: the effect of cement volume on mechanical behavior[J]. Spine, 2001, 26(14): 1537-1541.

12. Molloy S, Mathis JM, Belkoff SM. The effect of vertebral body percentage fill on mechanical behavior during percutaneous vertebroplasy[J]. Spine, 2003, 28(14): 1549-1554.

13. Barragán-Campos HM, Vallée JN, Lo D, et al. Percutaneous vertebroplasty for spinal metastases: complications[J]. Radiology, 2006, 238(1): 354-362.

14. 李浩淼, Gasbarrini A, Cappuccio M, et al. 术中射频消融后病灶刮除治疗脊柱转移瘤 [J]. 中国脊柱脊髓杂志, 2008, 18(11): 828-831.

15. Grönemeyer DH, Schirp S, Gevargez A. Image-guided radiofrequency ablation of spinal tumors: preliminary experience with an expandable array electrode[J]. Cancer J, 2002, 8(1): 33-39.

16. Nakatsuka A, Yamakado K, Maeda M, et al. Radiofrequency ablation combined bone cement injection for the treatment of bone malignancies[J]. J Vasc Interv Radiol, 2004, 15(7): 707-712.

17. 王卫国,吴春根,程永德,等. 射频消融术联合经皮椎体成形术治疗脊柱转移性肿瘤 [J]. 介入放射学杂志, 2009, 18(5): 362-366.

18. Logroscino CA, Proietti L, Tamburrelli FC. Minimally invasive spine stabilisation with long implants[J]. Eur Spine J, 2009, 18(Suppl 1): 75-81.

19. Palmisani M, Gasbarrini A, Brodano GB, et al. Minimally invasive percutaneous fixation in the treatment of thoracic and lumbar spine fractures[J]. Eur Spine J, 2009, 18(Suppl 1): 71-74.

20. 李春高, 孔祥泉, 徐海波, 等. MRI 全景扫描在脊柱转移瘤中的应用 [J]. 临床放射学杂志, 2008, 27(2): 224-226.

21. 燕太强, 郭卫. 脊柱转移瘤的微创外科治疗进展 [J]. 中国脊柱脊髓杂志, 2011, 21(3): 244-247.

（燕太强　郭　卫）